"十三五"国家重点图书出版规划项目

第 5 版

朱德生皮肤病学

Zhu Desheng Dermatology

主　　编　方洪元

副 主 编　齐蔓莉　王惠平　邢卫斌　张秉新

编写秘书　方　方

人民卫生出版社

·北　京·

图书在版编目（CIP）数据

朱德生皮肤病学/方洪元主编. —5版. —北京：
人民卫生出版社，2020. 12
ISBN 978-7-117-29665-6

Ⅰ. ①朱… Ⅱ. ①方… Ⅲ. ①皮肤病学 Ⅳ.
①R751

中国版本图书馆CIP数据核字(2020)第186464号

朱德生皮肤病学
Zhu Desheng Pifubingxue
第5版

主　　编：方洪元
出版发行：人民卫生出版社（中继线 010-59780011）
地　　址：北京市朝阳区潘家园南里19号
邮　　编：100021
E - mail：pmph @ pmph. com
购书热线：010-59787592　010-59787584　010-65264830
印　　刷：北京顶佳世纪印刷有限公司
经　　销：新华书店
开　　本：889×1194　1/16　　印张：65
字　　数：1922千字
版　　次：1959年12月第1版　　2020年12月第5版
印　　次：2020年12月第1次印刷
标准书号：ISBN 978-7-117-29665-6
定　　价：598. 00元
打击盗版举报电话：010-59787491　E-mail：WQ @ pmph. com
质量问题联系电话：010-59787234　E-mail：zhiliang @ pmph. com

编委名单（各单位编委以姓氏拼音为序）

纪念《朱德生皮肤病学》问世61周年
朱德生教授102周年诞辰

朱德生教授是我国重要的皮肤性病学奠基人之一。1947 年朱德生教授毕业于中央大学医学院，曾担任天津医科大学总医院皮肤科主任、天津市皮肤科学会（现为天津市医学会皮肤性病学分会）主任委员和中华医学会皮肤科学会（现为中华医学会皮肤性病学分会）副主任委员，在全国皮肤科学界享有盛名。1959 年，朱德生教授在中华人民共和国成立 10 周年大庆之际出版了中文皮肤病学专著——《皮肤病学》，这本著作以其全面、深入、详尽、实用的特点得到全国同道的认可，成为当时皮肤科医师的必读教材，影响深远。1980 年朱德生教授总结了 20 余年来国内外皮肤病学的进展和个人丰富的临床经验，出版了《皮肤病学》第 2 版，是当时皮肤科医师的重要参考书目。

1988 年朱德生教授用毕生的精力和心血完成了《皮肤病学》第 3 版的初稿，遗憾的是 70 岁的朱德生教授积劳成疾在工作中毫无征兆地离开了我们，因此《皮肤病学》第 3 版未能如愿出版。为完成朱德生教授的遗愿，2006 年我受家属委托，对《皮肤病学》第 3 版的初稿进行了较大幅度的修订，修改中尽量保留原书的风格，不仅增加了新的病种，也对疾病的免疫学、免疫病理学、遗传学、分子生物学、治疗学、激光医学、美容医学等方面内容做了必要的修改和补充；对现有病种的曾用名做了详细的记载，对以往国内外同病不同名的文献报道给予了明确的说明。《皮肤病学》第 3 版在邢卫斌、张秉新、李燕 3 位同道的帮助下历时 3 年终于完成，由原版的 130 万字增加至 170 万字，特别是以 900 余幅彩色照片替换了原来的黑白照片。该书于 2009 年由人民卫生出版社出版，并更名为《朱德生皮肤病学》第 3 版。

《朱德生皮肤病学》第 3 版问世以后深受广大皮肤科临床医师的欢迎，曾 3 次印刷，使我们深受感动，同时也激励我们继续去完善和提高，坚定了我们出版《朱德生皮肤病学》第 4 版的决心。第 4 版我们邀请了天津市各大医院皮肤科主任医师共同编写，力求能给临床医师提供一部实用的参考工具书。第 4 版的内容与时俱进，在第 3 版的基础上做了较大的补充与修改：增加了激光美容、皮肤病的护理、皮肤外科、其他疾病的皮肤表现等新的章节，原各章节中也增加了一些少见病，并对已经绝迹的疾病如天花、种痘反应及并发症和国内近 20 年文献未见报告的疾病做了删减；修改过程中对已经明确的观点只写结果，争论的部分一带而过，力求简明扼要，通俗易懂，重在实用，使第 4 版在第 3 版的基础上压缩至 150 万字。2015 年《朱德生皮肤病学》第 4 版由人民卫生出版社出版。

《朱德生皮肤病学》第 4 版问世以来得到广大皮肤科临床医师的认可，人民卫生出版社希望我们能够继续出版《朱德生皮肤病学》第 5 版，并入选为“十三五”国家重点图书出版规划项目，这种肯定使我们备受鼓舞，决心进一步提高新版的写作水平和实用性。第 5 版的编写仍由天津市各大医院皮肤科专家共同完成，并邀请了其他国内知名专家参编。第 5 版在以往的基础上做了较多的修改，合并了一些章节，同时增加了新的章节，原各章节中也增加了 100 余种少见病，并更换和增加图片 200 余幅，但仍保留朱德生教授原书的风格，以实用为根本，简明扼要，通俗易懂，注重基础，推陈出新。

《朱德生皮肤病学》凝结着朱德生教授的毕生心血，他把一生献给了皮肤病学事业，为我国的医学事业做出了卓越贡献。一代宗师朱德生教授虽然已经离开我们 30 年了，但他给我们留下了无尽的财富。本书第 3 版、第 4 版、第 5 版的续写充分体现出天津皮肤科学界几代人的努力、继承与发展，凝结着前辈与后辈智慧与心血的结晶。愿《朱德生皮肤病学》万众接力，薪火相传。相信在传承的路上，永远有后起之秀们不懈的努力与创新，在执着接力的路上砥砺前行，不辜负老一辈的期望，传承、求实、发展，使天津的皮肤科学事业蒸蒸日上，兴旺发达。

今年是《朱德生皮肤病学》问世 61 周年，同时也是朱德生教授 102 周年诞辰。我们怀着崇敬的心情，追思他为医学事业不懈奋斗的一生。他非常注重临床诊断并最早倡导临床与病理相结合，坚持每天出门诊，是为了给年轻医师的诊断把好关；他坚持每晚挤出 2 个小时个人休息时间为年轻医师和进修医师辅导病理学知识，是为了年轻医师能够全面发展；他坚持一生潜心研究国外皮肤病学的发展，力求洋为中用，是为了推动祖国皮肤科学事业的发展，造福国人。他是新中国皮肤科学界重要的奠基者和引领者，是影响深远的一代大师。希望我们的青年人能够不负嘱托，继承朱德生教授的匠师精神，把我们的皮肤科学事业推向一个更高的水平。

谨以此书向朱德生教授 102 周年诞辰献礼！

方洪元　敬上

2020 年 3 月

第4版　前言

《朱德生皮肤病学》第3版问世以来深受广大皮肤科临床医师的喜爱，目前已第3次印刷，使我们深受感动，同时也激励我们继续去完善和提高。第4版我们邀请了天津市各大医院皮肤科主任医师共同编写，集各大医院所长，力求能给临床医师提供一部比较实用的临床工具书。

《朱德生皮肤病学》第4版是在第3版的基础上做了较大的补充与修改，增加了激光美容、皮肤病的护理、皮肤外科、其他疾病的皮肤表现等新的章节，原各章节中也增加了一些少见病，并对已经绝迹的疾病如天花、种痘反应及并发症和国内近20年文献未见报告的疾病做了删减，修改中力求简明扼要，通俗易懂，注重基础，推陈出新。

本书的分类仍保留原书的风格，没有严格按照病因或病症的分类方法，而是以一个主要疾病后续与前一疾病有雷同之处的症状或病理改变，以便临床鉴别。对于性传播疾病，因为衣原体和支原体所引起的尿道炎和盆腔炎未涉及皮肤表现，未包括在本书内，即便是经典的性传播疾病如软下疳、腹股沟肉芽肿、性病性淋巴肉芽肿在国内极为罕见，所以本书将性传播疾病分别放在有关章节，除梅毒作为重点，其他仅简单描述。

为便于年轻医师学习和掌握，对综合征的外文部分仍保留有中文译音，由于习惯在常见病上我们力求统一，但对少见病的译音、用字上很难达到统一，应以外文为准。图文并茂是本书的传统，此次编写增加并替换了原有的一些照片，使照片总数达到1 100张，部分照片来自皮肤科同道们，特别是苗国英、郭波、皮超、党林、王润和、朱宝国等提供了大量宝贵的照片，在此表示衷心的感谢。

本书由集体编写实属初次，为保留原书的风格，保持其连贯性和统一性，主编与齐蔓丽、邢卫斌、张秉新3位副主编2次交换互审，并做了必要的修改与补充。主编对全书内容通览至少3遍，每一张照片都逐一核对，并添加、更换。尽管如此，由于我们的水平所限，不妥之处望同道们指正，以便再版时改正。

方洪元

2014年8月

目 录

第一章

皮肤的构造、发育和生理

一、皮肤的构造

皮肤由表皮、真皮和皮下组织构成，表皮有密集的表皮细胞，真皮含有大量结缔组织，皮下组织主要为脂肪。皮肤被覆于人体的表面，与外界环境直接接触，是人体的第一道防线，在解剖学和生理学上均具有重要作用。皮肤包括毛发、皮脂腺、汗腺和指趾甲等，是胚胎发生时由表皮衍生的附属结构，称为皮肤附属器(cutaneous appendage)或表皮附属器(epidermal appendage)。此外皮肤内还有丰富的血管、淋巴管、肌肉和神经。皮肤各处的厚度不完全相同，掌跖的皮肤较厚，而眼睑、外阴、乳房的皮肤较薄，皮肤的颜色也不同，特别和种族有关。皮肤表面有各种深浅不一的沟纹称为皮纹。手指末端的皮纹称为指纹，世界上每一个人的指纹均具有唯一性。皮肤表面有毛囊孔和汗孔以排泄皮脂及汗液。

(一) 表皮(epidermis)

表皮主要由复层扁平上皮构成，可分为五层。构成表皮的细胞是角质形成细胞(keratinocyte)及树枝状细胞(dendritic cell)。角质形成细胞来源于外胚层的上皮细胞，其最终发生和分化成含有角蛋白的角质细胞。树枝状细胞主要包括黑素细胞和朗格汉斯细胞。

1. 角质形成细胞 根据角质形成细胞的不同发展阶段和特点，可将表皮分为五层，各层代表角质形成细胞分化和成熟的不同阶段，从表皮表面到表皮基底分别为角质层、透明层(只见于掌跖部)、颗粒层、棘层和基底层。基底层细胞在向角质层移动过程中逐渐成熟，角质层细胞的细胞核溶解、细胞器消失，细胞质中充满具有保护作用的角蛋白。这种导致细胞死亡的程序化成熟过程称为终末分化。生理状态下，表皮基底细胞分裂周期为13~19日；基底细胞移行至颗粒层最上部约需14日，从颗粒层表面再移行至角质层表面并脱落约需14日，共约28日，称为表皮更替(通过)时间(epidermal transit time)。基底细胞分裂周期加上更替时间称为表皮更新时间(epidermal turnover time)，为41~47日。

(1) 基底层(stratum basale)：基底细胞(basal cell)位于表皮最深层，是一层柱状细胞，在表皮底层排列呈栅形，不断进行有丝核分裂以使表皮更新，因而基底层又称为生发层(stratum germinativum)。基底细胞分裂第一期是DNA合成(S)期，第二期是分裂前(G_2)期，第三期是分裂(M)期，第四期是分裂后(G_1)期，分裂周期为13~19日；分裂出来的基底细胞依次递变成棘细胞、颗粒细胞及无生命的角质细胞，终于角质层有形或无形地脱落，这一递变过程共经27~28日。基底层与真皮的交界面呈波浪状，表皮向真皮伸入的部分称为表皮脚，真皮凸向表皮底部的乳头状隆起称为真皮乳头，两者互相镶嵌。用过碘酸-希夫(PAS)染色在表皮与真皮交界处可见紫红色均质带，称为基底膜带(basement membrane zone，BMZ)，它对表皮与真皮的连接和支持、表皮的代谢和物质交换及免疫功能等有重要作用。基底膜带具有一定的渗透屏障作用，可阻止分子量大于40 000的物质通过。相邻的基底细胞、基底细胞与棘细胞及棘细胞间以桥粒连接。基底细胞与真皮以半桥粒和基底膜带相连。在角质形成细胞的分化过程中，桥粒可以分离，也可重新形成，使角质形成细胞上移至角质层并有规律地脱落。基底细胞的细胞质内张力微丝通到桥粒，还有线粒体、高尔基小体、游离核糖体及内质网等细胞器结构。细胞核呈圆形或卵圆形，核的上方有不定量的黑色素颗粒。

(2) 棘细胞层(棘层，stratum spinosum)：由3~4层多边形棘细胞(spinous cell)镶嵌而成，棘细胞核呈圆形或卵圆形，以有丝核分裂方式繁殖，核质浓缩，核仁明显，细胞质中有丰富的多聚核糖体，故在HE染色中呈强嗜碱性。浅部的棘细胞较扁平,其长轴与表皮表面平行排列。棘细胞的胞膜呈绒毛状突起,与相邻细胞之间由桥粒(desmosome)相互连接,桥粒之间细胞膜呈不规则的褶叠状,电镜下可见许多张力微丝聚集成束,附着于桥粒的胞质面,而在细胞内的其他部位张力细丝排列不规则。棘细胞互相攀附并保持适当的距离,细胞间隙有淋巴液流动以向细胞提供营养物质。

(3) 颗粒层(stratum granulosum):正常皮肤的颗粒层和角质层的厚度大致相等,一般只有1~3层菱形扁平细胞,在角质层较厚处颗粒层也较厚,在掌跖部分可达10层之多,而正常黏膜缺乏颗粒层。颗粒细胞有苍白的细胞核,细胞质内有透明角蛋白(keratohyalin)所构成的嗜碱性粗大颗粒,在电子显微镜下可见张力微丝(tonofibrils)及细胞膜附近的膜被颗粒(membrane coating granules)。

(4) 透明层(stratum lucidum):此层曾经被认为是表皮的一层,现认为是角质层的下部,是均一的嗜酸性狭带,一般不大明显,在角质层最厚处尤其是掌跖部位才明显可见。透明层没有细胞核及细胞膜,含有将变成角蛋白的角母蛋白(eleidin),还有可和蛋白质结合的磷脂类,具有阻止水分向下渗透的作用。

(5) 角质层(stratum corneum,horny layer):角质层在身体的表面,是由嗜酸性扁平角质细胞叠积而成。角质细胞是完全角化而无生命的细胞,没有细胞核或细胞器,细胞之间也没有明显的界限。角质形成细胞中充满纤维蛋白,即张力原纤维组成的角蛋白和无定形基质。角质细胞含有角蛋白(keratin),是由含硫氨基酸等物质构成,这引起细胞紧密排列。角质形成细胞中有两种重要类型的结构蛋白,一为丝聚合蛋白(flagrin),与细纤维基质组合和交叉连续有关;另一种为套膜蛋白(involucrin),形成蛋白质的共价交叉结合膜,以增强基质细胞膜的坚韧性。正常角质层厚度按部位而定,常受外压及摩擦处较厚,特别是掌跖部位角质层很厚,而皮肤常活动处角质层较薄,以眼睑及包皮处角质层最薄。

2. 树枝状细胞

(1) 黑素细胞(melanocyte):在HE染色切片中,黑素细胞有透明的胞质,细胞核色小而浓染,故又称为透明细胞(clear cell)。这种细胞夹杂在基底细胞之间,约占基底细胞数量的1/10。一个黑素细胞约与周围的36个角质形成细胞相联系,形成一个“表皮黑素单位”。常规切片中所见透明细胞并非均是黑素细胞,还可以是胞核皱缩的基底细胞。

黑素细胞含有黑色素,Dopa反应阳性。银染色法可见树枝状突起,这些突起接触邻近的基底细胞时,部分被吞噬,于是所含黑色素颗粒进入基底细胞,甚至棘细胞内。皮肤较黑者,尤其是黑种人,表皮中有较多的黑色素颗粒形成。这些合成黑色素的黑色素小体(melanosome)逐渐移入树枝状突起内,以后被基底细胞接受,黑种人的整个表皮都可含有黑色素颗粒。

黑素细胞起源于胚胎的神经嵴,在胚胎早期移入表皮,由有丝核分裂法繁殖。细胞质内除有黑素小体外,还有线粒体、内质网及高尔基体等细胞器结构,但没有桥粒。

(2) 朗格汉斯细胞(Langerhans cell):在HE染色切片上,可见表皮内尤其棘细胞层浅部及中部有些散布的透明细胞状细胞,细胞间没有桥粒,细胞质透明,细胞核染色较深。正常成人中,朗格汉斯细胞占表皮细胞总数的3%~8%,每平方厘米表皮有46~1 000个,数目多少与部位、性别、年龄有关。在特殊染色法下,细胞呈树枝状;在电镜下,细胞内没有黑素体,但有独特的伯贝克颗粒(Birbeck granule),又称为朗格汉斯(Langerhans)小粒,一端圆钝,小粒内有横纹而成网球拍状。

在人胚胎14周时,可在表皮内找到朗格汉斯细胞,一般认为起源于骨髓,有人认为可起源于脾脏。该细胞除存在于表皮外,也可存在于真皮、黏膜、淋巴结、胸腺、脾脏及身体其他各处。变应性接触皮炎、组织细胞增生病、光泽苔藓及白癜风等多种疾病的皮损内都可有朗格汉斯细胞的活化并游走。

朗格汉斯细胞表面有Ia抗原,以及补体C3与IgG的Fc受体,已知Ⅰa抗原主要存在于免疫活性细胞。朗格汉斯细胞还具有吞噬功能,虽然其吞噬大分子的能力弱于巨噬细胞,而摄取小分子的能力却很显著,能选择性地摄取汞、铬、钴、镍、甲醛、对苯二胺等多种化合物。因此,朗格汉斯细胞具有免疫功能,尤其在迟发性变态反应中可起巨噬细胞的作用,能摄取及处理变应原并将抗原信息递呈给T淋巴细胞而引起变应性接触性皮炎。近来发现朗格汉斯细胞可以传递组织相容性抗原,在移植排斥过程中可起重要作用,移植物内原有的大部分朗格汉斯细胞可被宿主的朗格汉斯细胞替换,只有少数可继续存在而提示为亚群的细胞。

（3）未定类细胞（indeterminate cell）：在电子显微镜下，偶然见到表皮深处有些树枝状细胞没有黑色素及朗格汉斯小粒，起源及功能不明，称为未定类细胞，可能是朗格汉斯细胞前身或未分化或衰老的黑素细胞。

除了上述各种角质形成细胞和树枝状细胞外，表皮底部还有在光学显微镜下不能见到的梅克尔细胞，该细胞由桥粒和角质形成细胞连接，细胞内有连接末梢神经轴突的颗粒，说明可能与表皮触觉有关。HE 染色在光镜下与黑素细胞相混而不能辨认。银和金浸染法虽是较古老的方法，但可较特异地显示它们的分布，可用于细胞分布和数量的研究。透射电镜下梅克尔细胞的胞质内含有许多神经内分泌颗粒，大小为 80～130nm，有膜包裹，内有致密的核心。成年哺乳类细胞数量较少，成年大鼠背部表皮中每平方厘米约有 150 个。据估计人表皮基底层的梅克尔细胞数目每平方毫米为 5～100 个，在感觉敏感的部位，如指尖和鼻尖，细胞数目较多。

3. 角质形成细胞间及其与真皮间的连接

（1）桥粒（desmosome）：是角质形成细胞间连接的主要结构。电镜下桥粒呈盘状，直径为 0.2～0.5μm，厚 30～60nm，其中央有 20～30nm 宽的透明间隙，内含低密度张力细丝；间隙中央电子密度较高的致密层称为中央层（central stratum），其黏合物质是糖蛋白；中间层的中间还可见一条更深染的间线（intermediate line），为高度嗜锇层。构成桥粒的相邻细胞膜内侧各有一增厚的盘状附着板（attachment plaque），长 0.2～0.3μm，厚约 30nm，许多直径约为 10nm 的张力细丝呈袢状附着于附着板上，其游离端向细胞质内折返，附着板上固有的张力细丝可从内侧钩住张力细丝袢，这些固有张力细丝还可穿过细胞间隙并与中央层纵向张力细丝相连，称为跨膜细丝。

桥粒由两类蛋白质构成：一类是跨膜蛋白，位于桥粒芯（desmosomal core），主要由桥粒黏蛋白（desmoglein，Dsg）和桥粒胶蛋白（desmocollin，Dsc）构成，它们形成桥粒的电子透明细胞间隙和细胞间接触层；另一类为胞质内的桥粒斑（desmosomal plaque）蛋白，是盘状附着板的组成部分，主要成分为桥粒斑蛋白（desmoplakin，DP）和斑珠蛋白（plakoglobin，PG）。

桥粒本身即具有很强的抗牵张力，使得细胞间连接更为牢固。在角质形成细胞的分化过程中，桥粒可以分离，也可重新形成，使表皮细胞逐渐上移至角质层并有规律地脱落。桥粒结构的破坏可引起角质形成细胞之间相互分离，临床上形成表皮内水疱或大疱。

（2）半桥粒（hemidesmosome）：基底细胞向真皮的一面有不规则突起，与基底膜带相互嵌合而成半桥粒，是基底层细胞与基底膜带之间的主要连接结构。电镜下半桥粒内侧部分为高密度附着斑，基底层细胞的角蛋白张力细丝附着于其上，主要为角蛋白 14 和角蛋白 5。胞膜外侧部分称为亚基底致密斑（subbasal dense plague），两侧致密斑与中央细胞膜构成夹心饼样结构。半桥粒数目没有年龄、性别、部位差异，皮肤、牙龈、角膜及培养的表皮细胞的半桥粒均是相同的，而且不同的个体之间也很一致。半桥粒的致密斑中含大疱性类天疱疮抗原（230kD 的 BPAG1 存在于基底膜内侧的致密斑、180kD 的 BPAG2 为跨膜蛋白）、整合素（integrin）等特殊蛋白。

（3）基底膜带（basement membrane zone，BMZ）：是基底层下方的波浪形基底膜带，是表皮和真皮的交界区。在 PAS 染色时可见一条 0.5～1.0μm 厚、均匀一致的紫红色带，硝酸银浸染法可染成黑色。

基底层下方的基底膜带，电镜下由以下四层结构组成：

1）基底细胞真皮侧胞膜：可见半桥粒穿行其间，半桥粒借助附着斑与胞质内张力细丝相连。

2）透明板：是紧接浆膜的电子透明带，宽 20～40nm，其内含有连接半桥粒的锚纤维。透明板中的主要成分是层粘连蛋白（laminin）及其异构体，还有将粘连蛋白与Ⅳ型胶原结合的连接蛋白（nidogon）。

3）致密板：有很多微粒，主要由黏多糖及糖蛋白和微细纤维构成，PAS 染色阳性。位于透明板之下，电子密度高，宽 30～60nm，主要成分是Ⅳ型胶原。Ⅳ型胶原通过分子间联系形成连续的三维网格，透明板的锚丝及致密板下的锚原纤维（anchoring fibrils）均附着于致密板。锚原纤维的另一端附于真皮乳头层中不规则的电子致密物锚斑（anchoring plagues）上，再反折将两个末端均附于致密板。

4）致密板下带（纤维网状结构）：主要由锚原纤维及弹力微原纤维束（microfibril bundles）构成。锚原纤维粗 20～60nm，有周期性横纹，在附着于致密板及锚斑处呈扇状散开，弹力微原纤维穿于锚原纤维反折的环状结构中，从而使致密板与真皮乳头紧密连接在一起。锚原纤维的主要成分是Ⅶ型胶原，由角质形成细胞和成纤维细胞合成。营养不良型大疱性表皮松解症是编码Ⅶ型胶原的基因突变所致，获得性大疱性表皮松解症则是因血清中存在抗锚原纤维的抗体。致密板下带中的另一主要成分，弹力微原纤维束一端与致密板相连，另一端向下伸到乳头层深部。真表皮连接处弹力微原纤维束的主要成分是原纤维蛋白(fibrillin)，纤维间基质与基底的基质相同。

基底膜带的四层结构有机结合在一起，除具有使真皮与表皮紧密连接的作用之外，还具有渗透和屏障等作用。其结构异常可以导致真皮与表皮分离，形成表皮下水疱或大疱。

4. 口腔黏膜 除了舌背及硬腭外，口腔黏膜没有角质层和颗粒层。

上皮细胞由基底层向表面演变，细胞内含有糖原等物质而呈泡状，越接近表面的细胞越皱缩，并逐渐变扁平，终于在无形之中由表面直至逐渐脱失。

(二) 真皮(dermis，corium)

真皮上接表皮，下与皮下组织相连，是皮肤的一个重要部分。真皮从上至下通常分为乳头层(papillary layer)和网状层(reticular layer)两层，但是二者之间并无明显界限，其主要由胶原纤维及弹力纤维等结缔组织构成，因而具有较强的弹性及强度。

除了结缔组织外，真皮还有血管、淋巴管、腺体(汗腺、皮脂腺)、毛囊、毛发、肌肉(主要为立毛肌)、神经及感觉末梢器等组织结构，还有一些由皮下组织延伸到真皮下部的脂肪细胞。真皮的厚度因身体的部位而不同，比表皮厚10~40倍。

真皮内还有细胞，主要是纤维附近的成纤维细胞，能产生胶原纤维和弹力纤维，合成黏多糖类，参与胆固醇及类固醇等物质的代谢过程，这些细胞的边界不清楚。真皮内有少量肥大细胞(mast cell)，多半存在于血管及毛囊的附近，这些细胞的细胞核呈圆形，细胞质染色不明显，如用吉姆萨(Giemsa)染色法染色，可见细胞质中大小均匀的异染性颗粒。在发生Ⅰ型变态反应时，肥大细胞增多，这些颗粒就可释放组胺及肝素，在某些动物还释放5-羟色胺。真皮内还有少数组织细胞、淋巴细胞及浆细胞等。

基质(ground substance，matrix)是结缔组织、血管、神经及细胞等之间的充填物，含有水、葡萄糖、无机盐及蛋白质等由血液提供的营养物质，结缔组织及细胞等代谢的产物，如糖蛋白和蛋白聚糖。糖蛋白的聚糖参与许多的生物学功能，如影响新生肽链的加工，运输和糖蛋白的半衰期，参与糖蛋白的分子识别和生物学活性等；蛋白聚糖是由糖胺聚糖和核心蛋白组成，体内重要的糖胺聚糖有硫酸软骨素、硫酸肝素、透明质酸等，在基质中各种蛋白聚糖与弹性蛋白、胶原蛋白以特异的方式相连而赋予基质以特殊的结构，蛋白聚糖还可以吸引、保留水分而形成凝胶，容许小分子化合物自由扩散但阻止细菌通过，起保护作用。还有成纤维细胞所分泌的酸性黏多糖类，黏多糖类是胶样物质，含有透明质酸、硫酸软骨素B(chondroitin sulphate B)及硫酸软骨素C等，基质中含有大量的透明质酸，可与细胞表面的透明质酸受体结合，影响细胞与细胞的黏附、细胞迁移、增殖和分化等细胞行为。细胞外基质其功能是多样的，适合每个组织在生物学上的需求，如胚胎在发育过程中，与水结合的蛋白聚糖为细胞游走和增殖形成一个水合的环境；在发育和组织重塑过程中，基质中的糖蛋白对形成正常的组织结构是必需的。如果基因突变导致表达基质成分异常，就会导致机体发生病变，如淀粉样变、结缔组织病及黏液性水肿等病时，基质都有所改变。

真皮表面突起形成多个乳头，由基膜覆盖，含有乳头的真皮部分是乳头层(papillary layer)，乳头下方是网状层(reticular layer)。

1. 乳头层 有疏松纤细的结缔组织、微小血管、淋巴管、感觉神经末梢和触觉末梢器。指头、趾端、阴茎、阴蒂及乳晕等处的乳头(papilla)内有较多的触觉末梢器(梅斯勒小体)。圆顶形乳头和表皮犬牙交错，纵切面呈波浪形。

2. 网状层 大量结缔组织多半按水平方向排列，在真皮内构成密网，其中穿插着神经、血管、淋巴管、毛囊、皮脂腺、汗腺等组织及组织细胞等。

(1) 胶原纤维(collagenous fibers)：98%以上的结缔组织是胶原纤维，常规的HE染色法呈淡红色。由称为胶原(collagen)的纤维蛋白质构成，若干胶原纤维黏集成纤维束，在表皮下乳头层内、表皮附属器和血管附近，胶原纤维纤细，且无一定走向。在真皮中部和下部，胶原纤维聚成走向几乎与皮面平行的粗大纤维束，相互交织成网，在一个水平面上向各个方向延伸。在电子显微镜下，胶原纤维有平行横列的无数横纹。胶原纤维束略呈波浪形，多半按水平方向排列，没有伸缩性，皮肤伸展时可被拉直。有的较细及疏松的胶原纤维垂直伸入乳头内。成纤维细胞（fibroblast）附着于胶原纤维之间，细胞核一般呈圆形或卵圆形，较成熟的常呈梭形。现发现胶原蛋白家族包含28个不同的亚型，所有胶原蛋白都是由三条多肽链即α链组成，它折叠形成三股螺旋，在每条链上，每三个氨基酸中有一个是甘氨酸（Gly），于是这条α链可表示为$(Gly\text{-}X\text{-}Y)_n$，胶原蛋白的一个标志是羟脯氨酸（Hyp）位于这个重复序列的Y点上。胶原在人体所有组织中表达，胶原蛋白共聚形成有高度组织性的结构，比如纤维和细丝，所处组织的特异性决定共聚的方式。

（2）弹力纤维（elastic fibers）：弹力纤维是弹性硬蛋白（elastin）所构成的坚硬而直的纤维，穿插于胶原纤维束之间，不能由HE染色法显出，经用酸性地衣红、间苯二酚复红、魏格特（Weigert）、露娜（Luna）、魏霍夫（Verhoeff）等特殊染色法时就清晰可见。弹性蛋白使组织具有弹性，弹性蛋白单体含有重复的和高度交联的疏水的氨基酸序列，数个分子之间的交联使弹性纤维具有弹性和不溶解性，它能被拉长一倍或更多并仍可恢复原来形态，除了弹性蛋白，真皮中的弹性纤维还含有微纤维成分，它把弹性纤维黏附到周围的组织。弹力纤维能防止皮肤过度伸展，被伸展的皮肤在失去外力时，弹力纤维使皮肤迅速缩回原状。库欣（Cushing）综合征及妊娠妇女腹部皮肤的弹力纤维变性，皮肤的过度伸展就会引起萎缩纹。

（3）网状纤维（reticulum fibers）：纤维短细，HE染色时呈深红色而不能和胶原纤维区分，依赖银染色法才能分辨。在电子显微镜下，网状纤维也有平行排列的横纹，一般认为网状纤维是尚未成熟的胶原纤维。

网状纤维束在表皮下方和皮肤表面垂直，也排列于毛囊周围，但在毛球附近消失。神经、立毛肌、汗腺、皮脂腺及小动脉的周围都有少量网状纤维束。

儿童皮肤中网状纤维束多于胶原纤维相近似。老人皮肤中网状纤维变粗，胶原纤维束变性，弹力纤维变细。

（三）皮下组织（subcutaneous tissue）

皮下组织有大量脂肪细胞，细胞内含有大量脂质，从而将细胞核推到一侧。成群的脂肪细胞被结缔组织间隔分割成若干小叶，网状间隔内有纤维束、血管、淋巴管及神经。皮下组织与真皮之间无明显界限，两者的结缔组织彼此相连，皮下组织的深部与筋膜、肌肉腱膜或骨膜连接。

不同的人皮下脂肪的厚度不同，胖人的脂肪很多，妇女的皮下脂肪比男人厚，腹部、臀部、乳房及股部等处脂肪都较多，而眼睑、阴茎、阴囊及小阴唇几乎没有皮下脂肪。

（四）血管及淋巴管

1. **血管**　皮肤有丰富的血管，所含血液总量占全身血液总量的1/5。皮肤血管具有重要作用：调节体温，供给皮肤充足的氧和营养，维持正常组织内环境稳定和功能，满足皮肤在各种病理条件下更多的营养需求，及快速排出代谢废物的功能。血流从动脉、小动脉流经毛细血管袢到达毛细血管后微静脉、静脉。

由体内分布到皮下组织的血管较粗，若干分支伸入真皮和皮下组织之间而构成网状血管丛，可称为真皮下血管丛；真皮的血管上行到网状层与乳头层之间时，构成皮肤的血管浅丛，可称为乳头下血管丛。乳头内若干动脉性毛细血管转成静脉性毛细血管并汇合成小静脉，下行到乳头下方而成浅丛，到真皮下方时成深丛，静脉血管与动脉血管并列但数量较多。所有血管内部都是连续的单层扁平内皮细胞，外部是一层连续的基底膜。毛细血管包含另一层不连续的血管周围细胞，称为外膜细胞，周围也有基底膜。大多数小动脉、较大的小静脉和静脉血管壁都有基底膜包裹的可收缩的平滑肌细胞。血管基底膜作为天然屏障，防止处于静态的、非血管生成性血管的内皮细胞以出芽方式生成血管。在正常皮肤，血管静止态是由内源性血管生成抑制剂对血管生成刺激物的抑制作用来维持的，而血管生成是由血管生成因子分泌增加和/或血管生成抑制剂下调引起。

血管球（glomus）是真皮内动脉和静脉吻合形成的特殊结构，多半分布于指趾尖及甲床，也可分散于掌侧或身体别处。血管球的动脉段是壁厚及管腔狭窄的细动脉分支小管，内壁是一层内皮细胞，外壁是细胞质透明的4～6层血管球细胞，被认为平滑肌细胞，周围有疏松的结缔组织并有无髓的神经纤维和血管球细胞连接。血管球的静脉段管腔较宽，管壁较薄，汇合后成为小静脉。血管球细胞在自主神经纤维的控制下有节律地收缩而不受脉搏的影响，其可能与皮肤的体温调节作用有关。

2. **淋巴管** 淋巴系统是一个薄壁的管腔系统,内有来自于细胞外间隙的富含蛋白质的淋巴液,对维持正常组织压力有重要作用。淋巴管在调节免疫细胞从皮肤到局部淋巴结以及在皮肤恶性肿瘤的转移中也发挥着重要作用。淋巴管在真皮的乳头下方构成浅丛,连接皮下组织的淋巴管汇合并到达附近淋巴结。淋巴液通过较大的淋巴管和胸导管收集后返回静脉循环,这种较大的深部淋巴管内有瓣膜,管壁内膜及中膜都含有弹力纤维。毛细淋巴管内淋巴液可渗入表皮及真皮的细胞间隙内。慢性炎症如丹毒由链球菌或葡萄球菌引起的反复感染,导致淋巴管的引流不畅,引起远端水肿,随着病情的反复,形成永久性水肿,同时皮肤表面出现泛发性疣状增生样变化,称为象皮肿。同样,寄生虫感染引起的淋巴引流阻塞可导致淋巴管畸形,最后亦可形成象皮肿。

(五) 皮肤的神经

皮肤的神经纤维包括有髓及无髓两种。现发现支配皮肤的主要传入神经元包括有髓神经元A类和无髓C类神经纤维。A类神经元分为A-beta(A-β)和A-delta(A-δ),前者的传导速度大于30m/s,主要传导轻微触摸、移动刺激,后者的传导速度介于2~30m/s,主要传导疼痛、温度、机械性、化学性(包括致痒物质)。C类神经元传导速度小于2m/s,绝大部分传导疼痛和机械性刺激反应,有5%的独立的C神经纤维传导致痒性和温度刺激,但不传导机械刺激。皮下组织内感觉神经的行径大致与皮肤表面平行,其分支往往和动脉分支伴行,在真皮内分出若干细支进入乳头。神经末梢散布成网状,都无髓质,有的无髓神经末梢散布于外毛根鞘细胞之间,神经末梢也可到达基膜,但在电子显微镜下不能证明游离的神经末梢可入表皮。皮肤内的运动神经是中枢神经系统经过脊髓及交感神经而来的,它是支配皮肤的传出神经。这种神经中含有许多交感纤维,广泛地分布于皮肤血管及其附件等处,控制着皮肤的许多生理活动。皮肤内的交感神经纤维有两种:一种是肾上腺素能纤维,它主要分布于血管、顶泌汗腺及竖毛肌等处,在外泌汗腺和皮脂腺基底膜的肌上皮细胞处也有少量分布,其作用是使血管收缩。另一种是胆碱能纤维,它主要分布在血管及外泌汗腺,顶泌汗腺处也有少量分布,在皮脂腺处是否存在,尚无定论。它的作用是使血管扩张,外泌汗腺分泌等。

一般认为游离的神经末梢受刺激后传达痛觉及痒觉,另有一些感觉神经纤维末梢终止于特殊的神经末梢器,分别接受外来刺激而产生触觉、压觉、冷觉和热觉。产生压觉的是瓦特-帕西尼(Vater-Pasini)小球,又称为环层小体;产生触觉的是梅斯勒(Meissner)小球;产生热觉的是鲁菲尼(Ruffini)小体;产生冷觉的是克劳斯(Krause)小体。这些小体散布于不同层次的真皮内,在组织切片中,梅斯勒小球及瓦特-帕西尼小球可被查见。

1. **梅斯勒小球** 是触觉感受器。其主要分布于掌跖、唇红缘、阴茎、手背及乳部的乳头等处,在指(趾)尖处分布最多,平均每四个真皮乳头中就有一个。小体形状很像松果或枪弹,长80~150μm,宽度约为长度的50%,分布于所在乳头的大部分区域。梅斯勒小球长轴与皮肤表面垂直,扁平的施万(Schwann)细胞横向排列,1~4条有髓神经纤维由小球基部进入小球后变为无髓,并分成若干较细的纤维以螺旋形盘升到小球顶部。小球外围是结缔组织。

2. **瓦特-帕西尼小球** 是压觉感受器,为卵圆形小球,存在于真皮和皮下组织交界处,主要散布于指趾末端,也常见于掌跖、乳部的乳头、肛门及外生殖器等处。小球直径0.5~2mm,是由12~36层疏松排列的变形施万细胞所构成的同心球,形状很像洋葱,球形中央有半固体性物质,中央是一条感觉神经纤维,在球顶分成若干失去髓质的细支纤维。

3. **梅克尔细胞** 是分布于表皮及口腔黏膜底部形状不规则的细胞,在光学显微镜下不能看到。这种细胞很少,不规则地散布,偶然成群。每一个梅克尔细胞均与一个膨大的有髓神经末梢所形成的神经盘相接,可能和表皮的触觉有关。

但在阴茎、包皮、阴蒂、小阴唇、肛周及唇红缘等毛发稀缺部位的皮肤与黏膜交界处,其真皮乳头内可见黏膜皮肤末梢器(mucocutaneous end organs),为2~6根有髓神经纤维失去髓鞘而形成的线球。

现在,一般不再认为某种感觉必由特定的感觉末梢器接受。真皮内存在大量神经纤维都可以接受及传导感觉,但触觉及压觉主要通过真皮乳头的梅斯勒小球及真皮深部的瓦特-帕西尼小球,而梅克尔细胞也可接受触觉。温度觉、痛觉及痒觉由终止于真皮乳头及毛囊附近的无髓神经纤维传导,神经冲动经周围神经、后根神经节而到达大脑后中央回的大脑皮质。切断脊髓前侧区的神经通路时,这些感觉就消失。自主神经系统的节后肾上腺素能性纤维调节立毛肌收缩、大汗腺分泌及血管收缩，而胆碱能性纤维支配小汗腺。

（六）皮肤的肌肉

面部表情肌及颈部阔肌主要是横纹肌，汗腺周围及血管壁的肌肉主要是平滑肌，阴囊、乳晕及眼睑的皮肤内有叠成多层的平滑肌纤维束。

皮的立毛肌（arrector pilli muscle）主要是平滑肌，其下端是附着于毛囊下部 1/3 处结缔组织膜，在于皮脂腺外侧向上倾斜，上端固定于乳头的结缔组织。立毛肌受交感神经支配，突然遇到寒冷等刺激或情绪激动时立即收缩，所附毛囊的毛发因杠杆作用而竖立，局部皮肤随之凸起而形成“鸡皮疙瘩”，立毛肌的收缩也能挤压皮脂腺而促进其排泄。

（七）汗腺（sweat glands）

汗腺包括小汗腺及大汗腺。

1. **小汗腺**（eccrine glands）　除了甲床、外耳道、唇红缘、龟头及包皮内侧外，小汗腺几乎布满全身，尤其手掌、足底、腋窝及腹股沟等处的小汗腺较多。在交感神经胆碱性纤维的支配下，小汗腺可以分泌透明无色的汗液，又称为外分泌腺，一般称为小汗腺，因为小汗腺是真正的汗腺。

汗腺体是小汗腺的分泌部分，在真皮下方 1/3 处或真皮与皮下组织交界处缠绕成线圈状。其分泌细胞呈立方形，外围是一层能收缩的平滑肌细胞，收缩时将分泌液挤入汗腺管而排出体外。汗腺体外有一层透明的薄膜，其外围是含有毛细血管的结缔组织膜，用来供给营养及分泌原料，交感神经纤维细丝成网状分布于平滑肌及腺体细胞。

汗腺管是小汗腺的排泄部分，由两层较小的立方形细胞构成，染色较汗腺体细胞嗜碱性，外围没有平滑肌细胞及透明膜，只有结缔组织鞘，但管腔内壁有嗜酸性薄膜。

进入表皮的汗腺管失去结缔组织鞘及管内壁，汗腺管细胞和表皮细胞衔接而难以分辨，但可见汗腺管通道经网嵴进入表皮，旋转上升到达颗粒层后呈螺旋形而开口于皮肤表面，成为漏斗形汗孔。

2. **大汗腺**（apocrine glands）　大汗腺主要存在于有毛的腋部，也出现于脐部及乳头附近，而肛门周围及外阴的大汗腺较少。在青春期，大汗腺分泌旺盛，女性的大汗腺常较发达，外耳道的耵聍腺、眼睑的摩尔腺和乳房的乳腺可能是变态的大汗腺。

大汗腺是顶浆分泌腺（顶泌腺），分泌细胞的顶部脱落在腺腔内而成分泌物，但在电镜下和组织学观察中尚未发现分泌时分泌细胞顶部脱离。分泌液含有蛋白质、糖类、类脂质、铁和氨等物质，由于同时含有 PAS 阳性的耐淀粉酶的无定形物，被认为由细胞顶部胞质内颗粒溶解而成。大汗腺的分泌方式迄今还未完全明确。大汗腺的分泌受肾上腺素能性神经纤维支配及肾上腺髓质的儿茶酚胺控制，分泌主要受性激素影响，青春期分泌旺盛。分泌液为无色乳状液体略呈碱性，在有微球菌等微生物感染时可有臭味。

大汗腺的细胞大小不均，分泌中的细胞顶部隆起而伸入腺腔，其腺腔比小汗腺的腺腔大 10 倍以上。分泌细胞染色呈嗜酸性，细胞质内有微小颗粒可由铁染色法明显显现，而小汗腺的分泌细胞为弱嗜碱性，细胞质内没有颗粒。大汗腺管由两层弱嗜酸性上皮细胞构成，通入毛囊而不直接在皮肤表面开口。

（八）皮脂腺（sebaceous glands）

除了手掌及足底外，皮脂腺分布于全身各处，特别是面部（尤其鼻部）的皮脂腺显著肥大。

皮脂腺为无腔腺体，外围是囊状结缔组织并附着于毛囊。分泌物是崩溃的细胞残体，因而皮脂腺是全浆分泌腺（holocrine glands），分泌物经导管排泄入毛囊，再沿毛发由毛囊口排出体外。每个毛囊附有 1~6 个皮脂腺，而龟头、乳晕、包皮内侧及小阴唇等无毛处皮脂腺管直接在皮肤表面开口。皮脂腺外层的立方形细胞是生发层，这层细胞不断地进行有丝核分裂而分出若干多角形细胞，细胞质内有脂质小粒而呈网状，细胞核居于细胞质的中心，接近导管的细胞逐渐崩裂溶解，细胞残体及脂质小滴成为无定形物质而进入导管，和脱落的上皮细胞混合成皮脂（sebum）而排出体外。

在婴幼儿时期皮脂腺活动较弱，直到青春期才因雄激素的影响而分泌旺盛。眼睑的睑板腺（tarsal gland），又称迈博姆腺（meibomian glands）和龟头及包皮内侧的太森腺（Tyson glands）以及位于唇黏膜、乳晕和冠状沟等处的腺体都被认为是变态的皮脂腺。

（九）毛（hair）

毛分长毛、短毛及毳毛。头部粗而长的头发属于长毛，胡须、阴毛和腋毛也属于长毛之列。睫毛、眉毛、鼻毛和外耳道等处的毛较短，都是短毛。除了手掌、足底、唇红缘、龟头、包皮、小阴唇及大阴唇内侧、指趾屈侧及乳头等处外，全身各处除长毛及短毛区外都分布着没有色素及毛髓质的短细体毛，被称为毳毛，但不少人的体毛尤其四肢及胸前的体毛较粗较长并呈黑色。

不同的人毛发的形状和颜色不一定，这一般和种族、年龄等因素有关。我国人的长毛及短毛一般黑而直，毛发中含有大量黑色素，毛发的横断面呈圆形，而黑种人的头发往往卷曲或呈波状，横断面呈卵圆形，毛囊往往弯曲呈弧形。

毛发的基部是膨大的毛球，其中黑素细胞所产生的黑色素可以传递给附近细胞，长出的毛发含有大量黑色素颗粒而发黑，而白发的毛球内黑素细胞很少甚至没有，因而毛发内没有黑色素或是只有少量黑色素碎屑。白种人的头发中含有的黑色素颗粒可为均匀的优黑色素（eumelanin）、多形的红黑色素（erythromelanin），也可为多层的嗜黑色素颗粒，因此白种人的毛发呈红褐色、红色或金黄色等不同的颜色。

1. **毛发** 在皮肤表面之下，毛发为毛囊所包围的部分是毛根（hair root），其基部的部分是毛球（hair bulb），长毛及短毛的中心是若干含有色素颗粒的多角形细胞所构成的无定形毛髓质（hair medulla），而毛发末梢及毳毛都无毛髓质。毛髓质周围是长梭形细胞所构成的毛发中层，称为毛皮质（hair cortex），含有角蛋白微丝。毛皮质的外围为毛小皮（hair cuticle），是由相互重叠的角质细胞所构成的半透明薄膜，与内根鞘护膜的细胞繁密衔接，从而使毛发密附于内根鞘并于生长中同时上移。

2. **毛母质（hair matrix）** 由毛球内成群上皮细胞所构成，细胞核大并呈泡状，细胞质嗜碱性。这些细胞逐渐分化成多种细胞，向上延伸而成毛的下部各层。在毛母质细胞向上演变过程中，细胞逐渐角化而失去细胞核，成为构成毛发的角质纤维细丝。

3. **毛囊（hair follicle）** 毛囊是表皮细胞连续而成的袋样上皮，中心是一根毛发，基底是真皮凹进的真皮毛乳头。立毛肌的一端斜附于毛囊壁上，在附着点上方的是皮脂腺通入毛囊的短颈，毛囊在皮肤表面开口而为毛囊孔。

由毛囊孔到皮脂腺进入毛囊处的毛囊上段是漏斗段（infundibular segment），也可称为漏斗部（infundibulum）或毛皮脂腺毛囊（pilosebaceous follicle），此处外根鞘和表皮的角质层相同。由立毛肌附着处到皮脂腺管入口的毛囊中段是峡部（isthmus），此段落外根鞘已经开始发生角化。

毛囊壁的外层上皮是外根鞘（outer root sheath），是由类似表皮的棘细胞及基底细胞的细胞构成，由表皮向下延伸而终止于毛球的外侧，越近毛球时越薄。

毛囊壁的内层上皮是内根鞘（inner root sheath），由外向内，分为亨利层（henle layer）、赫胥黎层（Huxley layer）及内根鞘护膜（inner root sheath cuticle）。内根鞘护膜和毛发的毛小皮紧密衔接，使毛发紧紧地附着于内根鞘。亨利层是由一层立方形细胞排列而成，这些细胞已经完全角化，所以没有细胞核。赫胥黎层在毳毛毛囊是 2～3 层，细胞内有透明角质蛋白颗粒。内根鞘是一层向下倾斜的细胞，和毛护膜的细胞犬牙交错，紧密衔接。

毛囊上皮的外围是由一层透明均匀的嗜酸性膜状物构成的玻璃层（vitreous layer），耐淀粉酶且 PAS 阳性，在毛囊下 1/3 处最厚。玻璃层外围是环行结缔组织所构成的内纤维膜，最外围是纵行结缔组织所构成的外纤维膜。

4. **真皮毛乳头（dermal hair papilla）** 含有结缔组织、血管及神经，突入毛球内而成卵圆体以供给营养及维持毛发生长。毛乳头周围是难分层次的毛母质细胞群。

毛发由硬角蛋白构成，含硫分子链的氨基酸充填于强韧的张力微丝之间，内根鞘有类似透明角质颗粒的毛透明蛋白（trichohyalin）颗粒。

毛发的生长周期分为生长期（anagen stage）、退化期（catagen stage）及休止期（telogen stage）。在正常情况下，80%～85%毛发是积极活动的生长期，毛乳头和毛球的形态都正常。经过数月或数年后，毛发进入退化期，退化期又称为过渡期，毛母质的细胞核停止分裂，毛球随毛囊逐渐缩短而退化，毛囊下部渐细，末梢呈线状。退化期经数周后进入衰老期，衰老期又称休止期，约经三个月或更久，毛根缩短，末端呈杵状，周围无鞘，终于末梢裂成细丝状，毛球卷缩而毛发脱落。毛发脱落后，一个毛胚芽在旧毛囊的一侧出现，逐渐发育成新的毛乳头及毛球而长出一根新的毛发。

毛发的生长周期因毛发种类而不同，而且有种族及个人的差异。例如，正常人头发的生长期一般为 2～6 年，在毛发中生长最快，一般每月可增长 1～2cm，新生儿头发生长更快。在一生中，毛发经常脱落和再生，正常人每日可脱落 20～100 根头发，而胡须、腋毛及阴毛到青春期才开始生长。

影响毛发生长周期的因素很多，如热病、贫血、蛋白质不足、慢性消耗性疾病等都可妨碍毛发的生长，特别是内分泌对毛发的生长有显著的影响。生长激素及甲状腺素可促使毛发生长，而糖皮质激素可缩短生长期并延长衰老期，腋毛、阴毛及胡须在性成熟的青春期才出现，雄激素除和胡须及粗长的体毛有关外，还可以引起雄激素性脱发，而妊娠妇女的毛发生长良好可能是由于雌激素影响引起的。

（十）甲(nail)

指(趾)背侧末端的扁平角质物是甲板。甲板的前缘游离，而隐藏于皮肤下方的基部是甲根。甲根下方是甲床，甲床有纵横交错的结缔组织连接甲板下侧的上皮细胞，因而甲板稳固地紧贴于甲床上。甲板透明，而甲床有丰富的毛细血管，因而甲部呈粉红色。

在甲板后端可见淡白色的甲半月(lanula)，可能是由于该处棘细胞层较厚而遮盖毛细血管的颜色，也可能由于结缔组织松弛且上方的甲板未完全角化的缘故。

甲母质(nail matrix)是甲板的来源，在甲根下方及其近侧，不含颗粒层。甲母质的细胞不断增生，逐渐变成角质甲板并向前推进。甲褶(nail fold)是甲板两侧及后部皱褶的皮肤，后部甲褶前端有一层护膜(cuticle)，其下有一层半月形薄膜覆盖于甲板后部而称为甲上皮(eponichium)，而甲板远侧连接皮肤的折角处角质层为甲下皮(hyponychium)。

在儿童时代，甲的生长速度较快，以后渐慢，成人正常指甲的生长速度每周为0.5~1.2mm。由甲母质演变到指甲尖需5~6个月，而趾甲生长慢，生长速度为指甲的1/3~1/2。疾病及营养不良等因素都可影响指甲的生长。

二、皮肤的发育

表皮由外胚层(ectoderm)发育而成。胚胎期第4~6周时，皮肤仅是一层周皮(periderm)，周皮下方偶有立方形细胞(后发育为生发层)。在第11周时，周皮和生发层之间有中间层(stratum intermedium)出现，即“原始毛胚芽”(primitive hair germ)开始发生。以后，生发层的立方形细胞变成柱状基底细胞，“原始毛胚芽”向下延伸，下端膨大成球状，逐渐分化成毛囊及皮脂腺，最后有毛发生成，有的成为小汗腺胚芽而发展成小汗腺。由胚胎期的生长层发展的基底层细胞大量繁殖，依次递变为棘细胞层、颗粒层、透明层及角质层，甲板为变态的透明层。表皮的黑素细胞起源于外胚层的神经嵴，成黑素细胞逐渐迁移到表皮而称为黑素细胞。表皮的感觉神经及运动神经也是由神经嵴孕育而成。

胚胎期表皮生发层的下方为间质细胞(mesenchymal cell)，和黏液性基质结合成中胚层(mesoderm)，逐渐分化成真皮及皮下组织。结缔组织、血管、淋巴管、肌肉及脂肪都起源于中胚层。

胚胎初期的周皮是一层多边形细胞，以后下方出现立方形细胞。在第1~2个月时有三层细胞，最上层的细胞已变扁平，最下层的变成柱状。在第4个月末时，表皮雏形已经形成，此时已有5~6层细胞，中间数层细胞呈多边形，基底层细胞有明显的有丝核分裂。第5~6个月网嵴开始出现，第7个月时棘层细胞已达成熟状态，第8个月时透明角蛋白颗粒及角质层细胞的角蛋白都已存在。

汗腺：在第5~6个月时，表皮有芽状逐渐延伸，有的细长而成靴状，这些原始的小汗腺中心部分在第6~7个月时裂成管状，下端渐卷曲成线圈状。此时，汗腺细胞内及细胞间有脂质微粒，有人认为胎脂是由这些脂质物质所形成的而不是皮脂腺的分泌物，因为很多没有皮脂腺的掌跖部位也发现有胎脂。在第7~8个月时，雏形的汗孔才出现。在胎儿时期不见大汗腺，到青少年时大汗腺才由毛囊开始发育。

毛囊及皮指腺：“原始毛胚芽”逐渐延伸成毛囊，在第5个月时，有微小突起渐呈梨状，分出支芽而发展成附于毛囊的皮脂腺。

毛发：在第4~5个月时，胎毛开始形成，逐渐发育坚实，后穿过表皮而露出体外。在第7~8个月时胎毛开始脱落，毛囊内长出新毛，有时胎毛于出世后才被新毛代替。

甲：在第3个月时，指趾末端背侧原始甲母质逐渐发育，在第5个月时，真正的甲母质及甲板才生成。

黑色素：在第3~4个月时，起源于神经嵴的成黑素细胞经真皮到达表皮的基底层及毛囊后而称为黑素细胞。新生儿的背部或臀部等处的小儿青斑(蒙古斑)是由于一些成黑素细胞还未到达表皮而滞留于真皮形成的。

纤维组织：在第4~8周时，星状多突的间质细胞及含有酸性黏多糖的黏液样基质构成中胚层。到第3个月时，间质细胞渐变成梭形并有网状纤维出现于细胞之间，这些细胞膜发育成纤维细胞，所附的网状纤维逐渐增多变粗而为胶原纤维，此时真皮及皮下组织已呈雏形。在第4个月时，真皮已分为乳头层及网状层。在第5个月时可见血管。第6个月时，弹力纤维发生，但多数弹力纤维在出生后才生成。

脂肪：在第5个月末的真皮下方疏松组织中，间质细胞的胞质内有脂肪小滴，这些间质细胞逐渐分化成脂肪细胞并不断增生而出现脂肪小叶。

肌肉：面部及颈部的横纹肌，眼睑、乳头、阴囊肉膜等处的平滑肌以及毛囊旁的立毛肌都起源于中胚层。在第5个月时，若干间质细胞分化成梭形细胞成肌细胞，后再发育成立毛肌等肌细胞。

血管及淋巴管：都起源于中胚层的间质细胞。若干细胞聚集并分化成内皮细胞，相互连接成管状，发育分化后成为血管及淋巴管。在第5个月时可见到较大的血管。

神经：皮肤神经起源于外胚层的神经嵴。在第5个月时，表皮的下方已有神经末梢。第6个月时，梅斯勒小球及瓦特-帕西尼小球出现。

三、皮肤的功能

皮肤是人体最大的器官，它覆盖人体的整个体表，具有屏障和吸收、分泌与排泄、调节体温、感觉、免疫、呼吸、内分泌等多种功能，除接受或抵御各种外界刺激以外，它还参与全身的各种功能活动，并维持机体内环境的稳态以达到整体的统一与平衡。

（一）保护作用

皮肤是保护身体的重要器官，能防御机械性和化学性刺激，阻止光线、电、热及微生物等各种外来侵害。

1. **机械性刺激** 表皮是由多层细胞紧密结合而成，最外层是厚度不均匀的角质层。真皮有坚韧的纤维组织，主要由胶原纤维和弹力纤维等构成。皮下为厚而柔软的脂肪层，这样的结构使得皮肤组织，既坚韧又柔软，可大大地减轻或抵消外界的牵拉力和冲击力，并有助于皮肤组织，甚至人体迅速恢复正常状态。

2. **化学性刺激** 皮肤对化学物质都有一定的屏障作用，发挥这种屏障作用的主要是致密的角质层结构，其次是皮肤表面的皮脂中的氢离子对酸、碱的缓冲能力。

3. **光线** 角质层能吸收大量的短波紫外线（波长为180～280nm），棘层的棘细胞和基底层的黑素细胞则吸收长波紫外线（波长320～400nm），皮肤的黑色素颗粒能吸收部分的长波紫外线而阻止光线对人体的伤害。作为人体对紫外线的防御机制，黑素细胞在受到紫外线照射后会产生更多黑色素颗粒，也是人体适应外部环境的一种生理表现。

4. **热和电** 皮肤是电的不良导体，对于低电压的电流有一定的阻抗能力，尤其是较厚的角质层不易传热导电。热刺激皮肤时血管扩张，血流量增加而使热容易散失，但热度太高时可损伤皮肤，甚至引起凝固性坏死。电压太高可使血管扩张麻痹及红细胞外渗，可有树枝状皮损。

5. **微生物** 在微观世界中，我们皮肤的表面就犹如一个微生物乐园，各种微生物定植其中，它们在正常状态下，相互联系又相互制约，形成一个小的微生物生态平衡圈。常见于皮肤表面的微生物有卵圆糠秕孢子菌、微球菌、假白喉杆菌、白色葡萄球菌及厌氧的痤疮酸杆菌等对人无害的腐生菌，或是在皮肤防御能力降低时才能致病的条件致病菌。链球球菌及金黄色葡萄球菌等致病菌可经直接或间接传染而散播于皮肤表面，但皮肤的防御作用使它们只能暂时存在于皮肤上。一方面皮肤表面的致密角质层及角质形成细胞借助桥粒连接能够机械地阻止部分微生物侵入皮肤；另一方面角质层新陈代谢陆续脱落而使所附微生物离开皮肤。另外，皮脂腺及汗腺分泌物在角质层上形成一层pH一般低于6的酸性薄膜，其所含的乳酸、碳酸及脂肪酸等酸类可以抑制微生物的繁殖生长，尤其是皮肤含有脂肪酸及其酯类，可以抑制链球菌及白喉杆菌等致病菌的繁殖。正常皮肤表面一些常驻真菌和细菌互相拮抗，甚至它们还能产生一些抗菌物质来抑制致病微生物的繁殖。研究发现，皮肤表面的一些常驻菌，如痤疮丙酸杆菌、糠秕孢子菌具有产生非酯化酶的特性，这种酶能将皮脂中的三酰甘油分解，产生非酯化脂肪酸，这些非酯化脂肪酸不仅可以润泽皮肤，而且它对某些致病性真菌和细菌还能发挥一定程度的抑制作用，甚至消灭真菌及葡萄球菌等致病菌。在健康的正常皮肤上，链球菌及化脓性葡萄球菌在1～3日内即可消灭，但如过度擦洗或常用碱性洗涤剂而降低皮肤表面的酸性及减少不饱和脂肪酸，致病菌就可存在较长时间，甚至容易侵入皮肤及毛囊而引起炎症反应。

（二）调节体温

人体的体温是相对恒定的，只有相对恒定的体温才能保证人体各脏器功能的发挥。由于人体又

水。将一只手放入冷水碗中，另一只手放入热水碗中，然后将两只手同时放入温水碗中。这时在冷水碗浸过的手会产生热的感觉，而在热水碗浸过的手则出现冷的感觉。

如果皮肤温度改变的速度很快，则人们在主观上很容易察觉。但如果皮肤温度的改变非常缓慢，皮肤的感觉阈值将会大大地提高。例如，当以0.4℃/min的速率冷却皮肤时，可在开始冷却后11分钟，温度下降4.4℃以后才会有冷的感觉。实际上此时皮肤温度已经很低，而主观上却尚未感觉到。人们有时在不知不觉中着凉感冒，往往与此有关。

另外，皮肤受刺激的范围对温度感觉也有一定影响。在小范围皮肤上改变温度，其感觉阈值要大于大范围的改变。这说明，来自温度感受器的冲动在产生温度感觉上可发生空间总和。实验表明，给两只手背同时加热，其感觉阈值可低于单独给一只手背的加热。

由于适应，人的皮肤温度在32~34℃时既无冷的感觉也无热的感觉，这就是皮肤温度的中间范围区。如果皮肤温度的改变超出这个中间范围区，即低于30℃或高于36℃，就会分别引起冷或热的感觉。实验表明，并不是任何热刺激都能达到阈值，只有相当面积的皮肤受到热刺激时，才能被觉察到。有人估算，大约需要50个热感受器同时被激活，才能达到热感觉的阈值，产生热的感觉。提示来自外周热感受器的信息需要一个空间总和的过程，才能激发中枢的感觉机制。至于冷刺激，有人估算，单个冷感受器的兴奋只要其传入纤维的放电频率达到每秒50个冲动，便能产生冷的感觉。

热感受器是游离神经末梢，分布于皮肤表面下0.3~0.6mm处，由C类纤维传导热感觉信号。热感受器的感受野很小，呈点状，对机械刺激不敏感。一根神经纤维可支配若干个热点。冷感受器也是游离神经末梢，分布于皮肤表面下0.15~0.17mm处，由细的Aδ纤维传导冷感觉信号。冷感受器的皮肤感受野也很小，也呈点状，直径约1mm。一根神经纤维可支配1个或多达8个冷点。

3. 痛觉　痛觉(pain-sense)是由体内外伤害性刺激所引起的一种主观感觉，常伴有情绪活动和防卫反应。痛觉不是一个独立的单一感觉，是一种与其他感觉混杂在一起的一种复合感觉。痛的主观体验既有生理成分也有心理成分。

(1) 伤害性感受器的分类与特征：伤害性感受器(nociceptor)的一个重要特征是没有一定的适宜刺激，也就是说，任何刺激只要达到伤害程度均可使其兴奋。伤害性感受器的另一个特征是不易出现适应，属于慢适应感受器。伤害性感受器的这种慢适应过程对人体的生命活动具有重要的意义，假如伤害性感受器显示明显的适应，那么在一定程度上就会失去报警的意义，容易使伤害性刺激给机体造成一定程度的伤害。

根据刺激性质的不同，一般将伤害性感受器分为以下三类。

1) 机械伤害性感受器：机械伤害性感受器(mechanical nociceptor)又称为高阈值机械感受器，它们只对强的机械刺激起反应，对针尖刺激特别敏感。这类感受器有Aδ纤维和C纤维两类传入纤维。

2) 机械温度伤害性感受器：机械温度伤害性感受器(mechanothennal nociceptor)的传入纤维属Aδ类，对机械刺激产生中等程度的反应，对40~51℃温度刺激(45℃为热刺激引起痛反应的阈值)发生反应，反应随温度的升高而逐渐增强。

3) 多觉型伤害性感受器：多觉型伤害性感受器(polymodal nociceptor)的数量较多，遍布于皮肤、骨骼肌、关节和内脏器官。这类感受器对多种不同的伤害性刺激均能起反应，包括机械的、热的和化学的伤害性刺激。现已公认，伤害性感受器是游离神经末梢。在电子显微镜下可见到，神经纤维外裹一层施万细胞膜，纤维内有大量的线粒体。在表皮内，这些游离的神经末梢脱去施万细胞膜，更容易直接接受伤害性刺激或接触细胞释放的致痛化学物质。

传导痛觉信息的传入神经纤维有两类：一类属于Aδ纤维，传导速度为5~30m/s；另一类是C类纤维，传导速度为0.5~2m/s。沿Aδ纤维传导的伤害性信息到达大脑皮质后引起的痛觉称为快痛(fast pain)，其特点是感觉敏锐，定位明确，痛发生快，消失也快，一般不伴有明显的情绪变化。沿C类纤维传导的伤害性信息到达大脑皮质后引起的痛觉称为慢痛(slow pain)，其特点是感觉比较模糊，定位不精确，痛的发生比较缓慢，消退也有一个过程，而且往往伴有明显的情绪反应。另外，与其他体感神经纤维不同，传导痛信息的纤维的阈值较高，只有当压力、温度或其他化学刺激强度达到痛阈时，才能引起痛觉。

（2）致痛物质：能引起疼痛的外源性和内源性化学物质，统称为致痛物质。机体组织损伤或发生炎症时，由受损细胞释出的引起痛觉的物质，称为内源性致痛物质，包括 K^+、H^+、5-羟色胺（5-HT）、缓激肽、前列腺素和P物质等。这些物质的细胞来源虽不完全相同，但都能激活伤害性感受器，或使其阈值降低。例如，从损伤细胞释出的 K^+ 可直接激活伤害性感受器，引起去极化；缓激肽是由损伤和炎症部位的一种激肽释放酶降解血浆激肽原而生成的，它是一种很强的致痛物质，可通过缓激肽 B_2 受体而引起疼痛；组胺由肥大细胞释放，低浓度时可引起痒觉，高浓度时则引起痛觉。这些致痛物质不仅参与疼痛的发生，也参与疼痛的发展，导致痛觉过敏。如果这些致痛物质在细胞间隙内的浓度超过一定阈值，便可引起 Aδ 和 C 类神经终末产生动作电位，传至大脑皮质引起痛觉。伤害性刺激总是先在感觉神经末梢引起跨膜内向电流，造成膜的去极化，然后才有可能在传入神经纤维上诱发动作电位。

4. 痒觉 痛和痒两者均是保护性机制，在生物进化生存中有重要的和互补作用。痛觉可使之从可能有损伤的刺激处撤离，痒觉引起搔抓。外周和中枢的介质在瘙痒发生中起着重要作用，特别是组胺、蛋白酶、P物质、阿片样物质、神经生长因子和前列腺素。痒觉的传导是由占C神经纤维5%的独立的神经纤维完成的。瘙痒引起的因素亦有多种，如有起源于皮肤病的感知性瘙痒，由神经系统疾病引起的神经性瘙痒，以及皮肤屏障功能受损相关的瘙痒，还有因皮肤衰老引起的瘙痒等。

有人认为感觉的传导与所传导该感觉的神经的粗细有关。干燥潮湿、光滑粗糙、柔软坚韧、振动触压等感觉可由直径达 14μm 的 Aβ 神经末梢迅速传导到脑神经和脊髓神经的感觉神经节，而较细的有髓 Aγ 神经纤维则主要传送轻触觉和压觉，更细的 Aδ 神经纤维只能传达触觉、温度觉以及"生理性痒觉"，而直径小于 5μm 的C类纤维可传导痛觉、温度觉及发生于各种疾病的"病理性痒觉"。痒觉是引起搔抓反射的一种特殊感觉，不同的皮肤部位有不同的敏感性，足底及腋窝等处对痒觉最敏感。关于痒觉的病生理学研究还处于初期阶段，我们对痒觉的了解还不完全。已知荨麻疹、湿疹等变态反应性或炎性皮肤病、黄疸、糖尿病等代谢性紊乱、恶性肿瘤等体内疾病以及情绪紧张等都可引起痒觉，生物性、物理性或化学性刺激可能是致痒的因素。这些刺激可使毛细血管、表皮细胞和其他组织释放组胺、乙酰胆碱及激肽等介质，从而兴奋神经末梢而引起痒觉。胰蛋白酶、胰酶等多肽酶类和血流中蛋白酶以及细菌或真菌等微生物所释放的内肽酶类都可能是致痒的物质。能引起疼痛的外源性和内源性化学物质，统称为致痛物质。机体组织损伤或发生炎症时，由受损细胞释出的引起痛觉的物质，称为内源性致痛物质，包括 K^+、H^+、5-羟色胺（5-HT）、缓激肽、前列腺素和P物质等。这些物质的细胞来源虽不完全相同，但都能激活伤害性感受器，或使其阈值降低。例如，从损伤细胞释出的 K^+ 可直接激活伤害性感受器，引起去极化；缓激肽是由损伤和炎症部位的一种激肽释放酶降解血浆激肽原而生成的，它是一种很强的致痛物质，可通过缓激肽 B_2 受体而引起疼痛；组胺由肥大细胞释放，低浓度时可引起痒觉，高浓度时则可引起痛觉。这些致痛物质不仅参与疼痛的发生和发展，还可导致痛觉过敏。如果这些致痛物质在细胞间隙内的浓度超过一定阈值，便可引起 δA 和C类神经终末产生动作电位，传至大脑皮质引起痛觉。

关于痒觉和痛觉的关系尚存争论，有研究表明二者的关系密切。引起痒及痛的神经冲动由表皮、真皮交界处或其附近的神经末梢网沿感觉神经纤维经脊髓前束而到达大脑皮质。但是，痒和痛是两种截然不同的感觉，搔抓可以扰乱输入中枢神经系统的神经冲动节律或暂时损伤传递痒觉使痒觉减轻，但不能止痛，热刺激也可以止痒但可使痛觉加重，而吗啡等麻醉药物可消除痛觉但却不能止痒。

（七）自稳

皮肤的自稳作用是指皮肤保持自身正常生理稳定状态的能力。

1. 各种细胞固有的分裂速度是维持自稳状态的前提 正常情况下，表皮基底细胞约50%进入分裂象时，表皮更新时间为41～47日。当异常情况出现时，根据其作用的时间强度，皮肤做出相应的调节，一方面有可能回复到原来状态，另一方面则是重新产生新条件下的平衡或出现皮肤疾病的发生。短时间小量紫外线照射（如从温带地区短期滞留亚热带或热带地区）后皮肤黑素细胞产生黑素增加，皮肤色泽加深以抵御紫外线对人体可能造成的伤害，而重新回到原来的生存环境后皮肤又会慢慢恢复到以前状态。但如果紫外线辐射过于强大，往往容易诱发皮肤癌变。

2. **修复创伤**　人体处于复杂的外界环境中，难免受到各种物理的、化学的和微生物学的损伤，一旦创伤发生，则细胞外液渗出或血液渗出于创面，后者亦可启动外源性凝血机制使局部血液凝固，加之流动空气的干燥作用或外用药物等使创面有痂皮形成，一方面它可暂时替代缺损组织，另一方面亦可发挥有限的屏障作用，一旦新生组织形成，则痂皮会自行脱落。是否有瘢痕的形成则完全依赖于损害的深度，如果创伤造成基底细胞全部破坏，则修复主要由真皮结缔组织增生完成，同时亦会有瘢痕产生，虽然所形成的瘢痕不如正常组织致密，但毕竟维护了皮肤的完整性，同时发挥了有限的保护作用。

3. **皮脂在自稳中的作用**　皮脂可与表皮表面的水分结合形成乳状脂膜，具有润泽皮肤毛发的作用，另外还可防止水分的蒸发，皮肤中的非酯化脂肪酸还有抑制微生物生长的作用。过于频繁的洗涤或接触碱性物质可使皮肤表面皮脂减少，水分丧失，而易使皮肤干燥甚至皲裂。

四、皮肤的免疫作用

皮肤作为抵御外界环境的主要屏障，可视为一种防御器官，即皮肤会持续面临微生物、物理及化学的损伤。在过去的三十年里，人们逐渐认识到皮肤不仅作为抵抗外界环境的机械屏障，还可以通过免疫系统发挥保护功能。相应地，皮肤也就被赋予了引发免疫应答的能力，由此产生了一个新名词——“皮肤相关淋巴组织”(skin-associated lymphoid tissues，SALT)。

固有免疫(innate immunity)亦称为非特异性免疫，是一种较为原始的防御系统，应答迅速但特异性较低；另一种经典的免疫应答，也就是获得性免疫应答(adaptive immune response)，亦称为特异性免疫，其特点是由免疫记忆引起的特异性免疫应答。此外，这两种免疫应答在皮肤中都可以产生。皮肤的获得性免疫应答并非总是保护性的，也可能是有害的，如超敏反应或自身免疫反应。很多皮肤病是由T细胞介导的，因此是由特异性免疫介导的。正因为如此，许多皮肤病对系统或局部应用免疫抑制剂敏感。

(一) 固有免疫

固有免疫应答以缺乏免疫记忆为特征，与获得性免疫应答相比其复杂性较低，在进化上发生较早。然而，这些“原始”免疫应答的缺陷可能引起致命后果。固有免疫应答的基本组分包括巨噬细胞、中性粒细胞、嗜酸性粒细胞、自然杀伤细胞、肥大细胞、细胞因子、补体，以及最新发现的抗菌肽和Toll样受体等。较之获得性免疫应答，固有免疫应答更为迅速，且很少受到控制。

1. **巨噬细胞与中性粒细胞**　巨噬细胞源于血源性单核细胞的吞噬性细胞。巨噬细胞携有糖类受体，可以识别通常不表达于脊椎动物细胞的糖类如甘露糖。通过这一识别途径，巨噬细胞可区分“外源”与“自体”分子。巨噬细胞还表达抗体及补体受体，因此有利于吞噬被抗体或补体包裹的微生物。被吞噬的微生物会暴露于一系列的细胞内毒性分子，包括超氧阴离子、羟自由基、次氯酸、一氧化氮、溶酶体以及抗菌阳离子蛋白。巨噬细胞还能向T细胞和B细胞呈递抗原，然而其对T细胞的刺激能力远不及朗格汉斯细胞以及其他树突状细胞。活化的巨噬细胞释放粒细胞集落刺激因子(granulocyte colony-stimulating factor，G-CSF)和粒细胞-巨噬细胞集落刺激因子(granulocyte-macrophage colony-stimulating factor，GM-CSF)。这两种细胞因子诱导骨髓中的髓样前体细胞分裂，产生成千上万的中性粒细胞进入循环。正常情况下，中性粒细胞在血流中循环，其中一些还会沿血管内皮滚动。为了进入感染灶，中性粒细胞需依赖一个复杂的机制，包括前炎症介质、黏附分子、趋化剂及化学因子。被募集的中性粒细胞通过形成吞噬溶酶体来吞噬外来病原体，并通过氧依赖及氧非依赖两种机制来杀死外来的微生物。氧依赖机制又称为呼吸暴发(respiratory burst)，包括产生过氧化氢、羟自由基和单线态氧。氧非依赖机制包括高毒性阳离子蛋白、酶类(如髓过氧化物酶)和溶酶体。被抗体或补体成分包被的外源微生物将会被更快且更有效地吞噬杀灭。抗体和补体可分别结合中性粒细胞及巨噬细胞表面的Fc受体和补体受体，进而促进外源微生物对吞噬细胞的黏附。

2. **嗜酸性粒细胞**　嗜酸性粒细胞的主要功能是保护机体免受寄生虫，尤其是线虫的感染。机体感染寄生虫后，产生可包裹病原体的抗原特异性IgE。嗜酸性粒细胞通过低亲和力受体(FcεR Ⅱ，CD23)结合IgE并同时被激活。较之巨噬细胞及中性粒细胞，嗜酸性粒细胞的吞噬力较弱，胞质中的大颗粒中含有主要碱性蛋白、嗜酸性阳离子蛋白、嗜酸性粒细胞过氧化物酶和嗜酸性粒细胞源性神经毒素等，被激活后可释放这些毒性物质杀死寄生虫。此外，嗜酸性粒细胞还可释放前列腺素、白三烯等多种细胞因子。嗜酸性粒细胞还在过敏反应中起着关键作用。

3. 自然杀伤细胞 自然杀伤细胞(natural killer cell，NK 细胞)的主要职能是清除被感染的和恶变的细胞。NK 细胞通过两种途径识别其靶细胞。其一是 NK 细胞表达能与 IgG 结合的 Fc 受体(FcγR Ⅲ，CD16)，从而能附着并杀死被 IgG 包裹的靶细胞。该过程称为抗体依赖性细胞毒性(antibody-dependent cellular cytotoxicity，ADCC)。另一识别系统包括杀伤细胞激活受体和杀伤细胞抑制受体(killer-activating and killer-inhibitory receptors)。杀伤细胞激活受体能识别正常有核细胞表面的一组分子，通过分泌穿孔素来杀死靶细胞。穿孔素可在细胞膜表面打孔并引起颗粒酶注入，后者通过激活细胞凋亡的半胱天冬氨酸酶级联应答(apoptotic caspase cascade)来杀死靶细胞。此外，NK 细胞表面有能识别主要组织相容复合物(major histocompatibility complex，MHC)的Ⅰ类分子，若结合了该受体，杀伤细胞信号将关闭。这样，杀伤细胞抑制受体保证只攻击外来细胞。肿瘤细胞和病毒常下调 MHCⅠ类分子表达，以逃避细胞毒性 T 细胞的攻击，同时也就使之对 NK 细胞的攻击更易感。

4. 嗜碱性粒细胞和肥大细胞 嗜碱性粒细胞和肥大细胞具有相似的功能和形态学特点。前者存在于血液中，而后者见于组织中。根据所含酶及所在组织的不同，肥大细胞至少可分为两种。黏膜肥大细胞只含有胰蛋白酶，而结缔组织肥大细胞既含有胰蛋白酶又含有胰凝乳蛋白酶。与肺、子宫和扁桃体不同的是，皮肤肥大细胞表达 C5a 受体(CD88)，这提示我们过敏毒素 C5a 可诱导皮肤的肥大细胞应答，而不引起系统应答。嗜碱性粒细胞和肥大细胞表达 IgE 高亲和力受体(FcεR Ⅰ)，后者可高效结合 IgE。当特异性抗原结合于肥大细胞表面的 IgE 时，FcεR Ⅰ被激活，进而引起肥大细胞脱颗粒并释放已合成的介质，包括组胺和 5-羟色胺。此外，肥大细胞还可以释放前列腺素、白三烯 B4、C4、D4 和 E4，以及血小板激活因子等，这些介质可增加血管通透性，引起支气管收缩，引发炎症反应。嗜碱性粒细胞和肥大细胞在荨麻疹和血管性水肿等过敏反应中发挥着重要作用。越来越多的证据显示，至少在鼠类，肥大细胞在介导接触性过敏反应中起着重要作用。

5. 细胞因子 细胞因子包括一大族异源性、低分子量的信使物质，它们在细胞间信息交流中起关键作用。几乎任何细胞均可分泌细胞因子，有自分泌、旁分泌或内分泌等分泌形式。细胞因子可通过结合细胞表面受体来发挥多种多样的生物活性。虽然大部分细胞因子以可溶性形式存在，但也有部分细胞因子以膜结合形式存在，这给区分细胞因子及受体带来困难。细胞因子影响细胞的增殖、分化和活化。每种细胞因子都表现出多种活性，因此无法对其作严格的分类。由白细胞产生并优先作用于其他白血细胞的细胞因子称为白细胞介素(interleukins，IL)；集落刺激因子(colony-stimulating factors，CSF)是指能够诱导造血祖细胞分化或增殖的介质；干扰素(IFN)是指能够干扰病毒扩增的介质；具有化学趋化活性的细胞因子称为趋化因子(chemokines)，在白细胞迁徙中发挥关键作用。根据两个半胱氨酸(C)残基与另外一个氨基酸残基(X)的位置关系，将趋化因子分为两类：CXC-或 α-趋化因子和 CC-或 β-趋化因子。能够引起白细胞聚集的趋化因子称为炎症趋化因子，而趋化淋巴组织内细胞迁徙的称为淋巴趋化因子。在固有免疫应答过程中，大多数炎症性细胞因子(如 IL-1、IL-6、TNF-α、炎症因子等)和抗病毒细胞因子(如 IFN-α、IFN-β 等)都参与其中；获得性免疫应答的诱导有赖于具有免疫调节活性细胞因子(如 IL-2、IL-4、IL-10、IL-12、IL-13、IL-18，IL-23、IFN-γ 等)的参与。然而，要清晰地划分出炎症性细胞因子和免疫性细胞因子是不可能的，因为这些介质的功能是多重的，甚至有时是重叠的。

6. 补体 补体系统在固有免疫应答中发挥着重要作用，包含至少 20 种有酶促级联放大激活的血清糖蛋白。该级联反应可经由三种途径激活，经典途径由抗原-抗体复合物诱发，替代途径由微生物细胞壁的细菌脂多糖诱导，最新发现的凝集素途径由细菌糖类与甘露糖结合蛋白相互作用诱导。三种途径都将激活核心成分补体 3(C3)，最终产生一系列免疫活性物质。例如，C3 的裂解产物 Cab 可结合于微生物表面，从而促进表达 Cab 受体的吞噬细胞对微生物的吞噬。另外，补体复合物与抗原-抗体复合物结合，有助于被表达补体受体的抗原呈递细胞捕捉到这些免疫复合物。C5a 是一个很强的中性粒细胞趋化因子。C3a、C4a 和 C5a 又称为过敏毒素，可诱导肥大细胞释放炎症介质，增加血管通透性，进而促进抗体等蛋白成分进入组织。C5b、C6、C7、C8 和 C9 共同组成膜攻击复合物(membrane-attack complex,MAC),该复合物可以使细胞膜穿孔,而细胞死于渗透性溶解。人体细胞比病原微生物更能抵抗补体的杀伤作用,这是因为人体细胞表达补体受体 1(complement receptor type1,CR1,CD35)、促衰变因子(decay-accelerating factor,DAF,CD55)及膜辅助蛋白(memberane cofactor protein,MCP,CD46),这些表面分子可抑制 C3 转化酶发挥作用,进而阻断补体级联反应的进行。CD59 即是一种可结合 C8 并阻止 C9 插入到细胞膜的蛋白。

7. **抗菌肽**　为了应对充斥着各种微生物的生存环境,植物和无脊椎动物产生了各种各样的高效抗菌蛋白,而脊椎动物的上皮也可分泌抗菌蛋白。最近发现人类的上皮,包括表皮,也可以分泌这种抗菌肽,从而产生固有化学防御的能力。人 β-防御素-2(human β-defensin-2,HβD-2)是第一个从人类皮肤特异地从银屑病患者鳞屑中分离得到的抗菌肽,之后又陆续发现了一系列抗菌肽。除了抗细菌活性之外,有些抗菌肽还表现出抗真菌和可能的抗病毒活性。如最近发现的银屑素(psoriasin),可有效地保护机体免受大肠埃希菌的感染,持续表达这些蛋白可及保护皮肤免受细菌的重复感染。很多抗菌肽可被细菌及细菌产物或前炎症细胞因子诱导产生,细菌可能通过 TLRs 诱导产生抗菌肽,但这只是诱导抗菌肽产生的机制之一。银屑病患者皮肤中这些抗菌肽的高表达就可以解释为什么在银屑病患者罕见重复感染,而在抗菌肽趋向于低表达的特应性皮肤中却易发生重复感染。β-防御素还可通过细胞因子受体(chemokine receptor,CCR-6)来趋化未成熟树突状细胞及记忆性 T 细胞,这提示我们上皮防御系统与获得性免疫应答之间存在联系。

8. **Toll 样受体**　固有免疫应答的职能之一是识别入侵机体的微生物,并引发宿主的防御反应。最近新发现的出固有免疫识别的分子机制,即新发现了一族模式识别受体,可介导对病原相关分子模式(pathogen-associated molecular patterns,PAMP)的应答,后者在微生物中保守的存在。人类的 Toll 样受体(Toll-like receptors,TLRs)正是一种模式识别受体。TLRs 是果蝇 Toll 受体的哺乳动物同源物,现已鉴定出 11 种 TLRs,且今后还有可能会发现更多的成员。TLR2 主要识别脂蛋白和糖肽;TLR4 识别细菌脂多糖;TLR5 识别鞭毛蛋白,而鞭毛蛋白是细菌鞭毛的组成成分之一;TLR6 参与脂蛋白的识别;TLR9 参与识别细菌 CpG DNA 序列。此外,TLRs 还可能参与了病毒成分的识别。TLRs 的信号转导途径与白细胞介素-1(interleukin-1,IL-1)受体信号途径高度同源,通过与 MyD88 相互作用,IL-1 受体相关激酶(IL-1 receptor-associated kinase,IRAK)被激活,并最终激活转录因子 NF-κB。活化的 TLRs 还可通过激活干扰素调节因子 3(interferon regulatory factor 3,IRF-3),引起干扰素(interferons,IFN)的释放。

最近发现树突状细胞表达几种 TLRs。微生物成分激活的 TLRs 可以使树突状细胞成熟,并向初始 T 细胞呈递病原性抗原,从而诱发获得性免疫应答。因此,可以认为 TLRs 是沟通固有免疫应答和获得性免疫应答的桥梁分子。TLR8 信号能够控制调节性 T 细胞功能的现象进一步证实了固有免疫应答与获得性免疫应答间存在相互作用。

(二)获得性免疫

获得性免疫亦称为特异性免疫,其发生的基础为再循环的淋巴细胞和抗体,二者在获得性免疫应答过程中都能特异性地产生和调节,以识别外源性物质(主要是源于病原体的蛋白)。最初的识别发生于哨兵树突状细胞(表皮的朗格汉斯细胞或真皮树突状细胞)活化时,活化后这些细胞便具有吞噬各种大小颗粒的能力,并将这些复杂的蛋白分解成小的免疫原片段。这些细胞的迁移能力也同时被激活,通过引流淋巴管从皮肤迁移至局部淋巴结。这样,这些平时栖居在皮肤的免疫细胞在迁移到局部淋巴结后,促使反应性淋巴细胞大量增殖,数目大大地增加。活化的辅助性 T 细胞在淋巴结内可帮助 B 细胞产生抗体,而辅助性 T 细胞和细胞毒性 T 细胞则开始再循环,优先进入皮肤,参与免疫应答。特异性免疫又分为体液免疫和细胞免疫,其二者都是非常复杂的反应过程,多种细胞及小分子都参与其中。

1. 与皮肤免疫系统有关的细胞

(1) 角质形成细胞:数量在表皮中占主导地位,能表达 MHC-Ⅱ类抗原,并能产生多种细胞因子,主要包括 IL-1、IL-6、IL-8、IL-10、IL-12 和 TNF-α 等,这些细胞因子都在皮肤局部免疫中发挥着重要作用。此外,角质形成细胞尚具有类似于巨噬细胞的吞噬功能,能粗加工抗原物质以利于朗格汉斯细胞的摄取。

(2) 皮肤淋巴细胞:主要为 $CD4^+$,其次为

$CD8^+$淋巴细胞，主要分布于真皮乳头毛细血管后小静脉丛周围，通过白细胞介素的作用分化成熟，进而参与免疫反应。

（3）朗格汉斯细胞：朗格汉斯细胞主要起摄取、处理和递呈抗原的作用，它也能分泌细胞因子，能调节淋巴细胞的迁移，同时参与多种免疫过程（如免疫监视、免疫耐受、移植排异等）。

（4）血管内皮细胞：参与血管内外物质交换及合成、分泌、炎症、损伤、修复等过程，在皮肤病的发病和恢复中发挥重要作用。

（5）肥大细胞：位于真皮乳头血管周围，表面有 IgE 的 Fc 受体，能与 IgE 特异性结合从而参与Ⅰ及Ⅳ型变态反应的发生。

（6）巨噬细胞：主要位于真皮浅层，参与处理、调节和呈递抗原，在炎症修复中具有重要作用。

（7）真皮成纤维细胞：可产生大量次级细胞因子以维持皮肤免疫系统的自稳状态。

2. 与皮肤免疫系统有关的分子物质

（1）细胞因子：细胞因子（cytokine）是一类由活化的免疫细胞或某些基质细胞合成和分泌的小分子多肽，具有多种生物学效应，包括调节 T 细胞和 B 细胞的激活，控制干细胞及祖细胞的增生和分化，刺激黏附因子，激活细胞毒效应功能等，在介导和调节免疫及炎症反应中具有重要作用。皮肤是细胞因子产生的重要来源，后者可以由角质形成细胞、朗格汉斯细胞、淋巴细胞、血管内皮细胞、巨噬细胞和成纤维细胞等产生的多种细胞因子，在调节皮肤有关细胞的增生和分化、局部和系统免疫反应及皮肤疾病中均具有重要作用。

（2）免疫球蛋白：免疫球蛋白是一组可以直接参与免疫反应，由浆细胞产生的具有抗体特性的球蛋白的总称。因此，二者的关系是抗体属于免疫球蛋白，免疫球蛋白不一定是抗体，前者包括后者。人类的免疫球蛋白可分五类，即 IgG、IgA、IgM、IgD 和 IgE。抗体和免疫球蛋白的生物活性主要有：①结合抗原；②活化补体；③调理作用：即加强吞噬细胞的吞噬作用；④通过胎盘：IgG 是唯一可通过胎盘的免疫球蛋白。皮肤表面分泌型 IgA 在局部免疫中通过阻抑黏附、溶解、调理、中和等作用参与抗过敏及抗感染过程。

（3）补体：由近 20 种血清蛋白组成的多分子系统，具有酶活性和自我调节能力，其多以非活性状态存在于血浆中，通过经典和旁路两种途径被激活后，可表现出多种生物活性。分别为：①细胞毒、溶菌、杀菌、作用；②调理作用；③免疫黏附作用；④中和毒素作用；⑤炎症介质作用。

（4）神经肽：皮肤神经末梢受外界刺激后可释放神经肽参与局部免疫细胞趋化及炎症反应。

（三）获得性皮肤免疫应答的两面性

皮肤的免疫学功能可帮助预防或诊断疾病，例如皮肤接种疫苗可增强身体防病力，皮肤试验可表达皮肤的免疫或过敏性。

1. 获得性免疫应答的防御性 非己抗原（外在抗原，如细菌、真菌、病毒；内在抗原，如肿瘤抗原）接触，刺激免疫系统产生活化的淋巴细胞及抗体，当再次接触相同抗原时，皮肤即开启免疫保护功能（抗感染免疫或抗肿瘤免疫）。一旦细菌等有害物侵入皮肤，巨噬细胞等能吞噬及消化异物的反应为非特异性免疫反应。当然，抗原物质可引起皮肤的特异性免疫反应。以 B 淋巴细胞为主的免疫活性细胞参与体液免疫；血清胶体组织液内存在的免疫球蛋白可以作为特异性抗体；被称为分泌抗体的 IgA 主要参与黏膜的局部免疫反应；曾被称为反应素（reagin）的 IgE 可参与变态反应；IgG 和 IgM 为循环抗体。此外，补体有时也可参与抗原抗体免疫反应，以 T 淋巴细胞为主的免疫活性细胞参与细胞免疫，所释放的淋巴因子（淋巴活素，lymphokine）、阻止巨噬细胞移动的游走抑制因子（IF）、刺激 T 细胞核分裂的有丝分裂刺激因子（MSF）可以促使淋巴细胞成为免疫活性细胞的转移因子（TF），吸引白细胞的趋化因子（CF），抑制病毒的干扰素（interferon）和损害靶细胞的淋巴毒素（lymphotoxin）等作用。此外，还有促 DNA 的合成、引起炎症、抑制增生及抑制克隆等多种因子，有的 T 细胞还有抑制或协助 B 细胞的作用。

2. 获得性免疫应答的致病性 过敏原（外在抗原，如细菌、病毒、真菌、食物、花粉等），刺激免疫系统产生致敏淋巴细胞及抗体，若再接触该过敏原时，过敏反应即可发作。变态反应是身体对抗原刺激所发生的特殊性免疫反应，如荨麻疹和接触性皮炎等过敏性疾病，是对身体有害的病理现象。自身免疫则是免疫系统不能将自身抗体与病原体区分开，结果错误地将自体组织识别为外来的危险信号，并将其破坏。自身免疫病种类繁多，大多数自身免疫病主要以血管、基底膜、桥粒、和胶原作为靶点，如红斑狼疮及天疱疮等多种皮肤病被认为是自身免疫反应所致的皮肤病。近期的研究表明落叶性天疱疮的靶抗原是桥粒黏蛋白 1；寻常型天疱疮的靶抗原是桥粒黏蛋白3；大疱性类天疱疮的靶抗原是BPAG1、BPAG2；获得性大疱表皮松解症的靶抗原是Ⅶ型胶原；疱疹样皮炎的靶抗原是转谷氨酰胺酶3。也有可能是在基因的影响下，多种生物性、化学性或物理性刺激如病毒感染、化学品或药物的摄入，冷热、日光、电离辐射外伤、烧伤等刺激可以使身体的正常组织成分变为自身抗原，淋巴细胞被自身抗原致敏或体内产生自身抗体，从而引起自身免疫反应。严重的自身免疫反应可破坏更多的自身组织而形成更多的自身抗原，引起的自身免疫反应也更强烈，如此恶性循环便使病情加重。目前，关于自身免疫的确切机制还不太明确，有研究者提出了自身抗原交叉免疫学说、抑制T细胞功能紊乱及克隆选择学说等。

五、变态反应

变态反应（allergy）亦称为超敏反应（hypersensitivity），是同一抗原再次刺激免疫系统后机体发生的反应，可以造成机体组织损伤或功能紊乱。引起变态反应的抗原体可称为变应原（allergen），如花粉、食物、细菌等蛋白质是完全抗原，而药物及油漆等化学性物质须和载体蛋白结合后才能成为抗原，因而被称为半抗原（hapten）。变应原的刺激可以使体内产生相应的抗体，或使淋巴细胞对变应原敏感而使身体的反应性增强，若再遇到相同的变应原时则发生变态反应。药物等致敏物可长期存留于体内，经过一段时期后，体内对药物产生抗体或淋巴细胞致敏时，体内潴留的药物即可作为变应原而起变态反应，因而初次服药后经过数日也可引起药疹；自身组织成分可以是变应原而引起自身变态反应（autoallergy），变应原致敏后，化学组成相似的物质也可引起过敏反应而称为交叉敏感反应（cross sensitization），这是患者对某药过敏后，未曾服用过的化学组成相似药物也可引起药疹的原因。

变态反应通常分为四型：Ⅰ、Ⅱ、Ⅲ型血液中有免疫球蛋白所形成的抗体的变态反应为体液免疫反应，Ⅳ型为T淋巴细胞致敏的变态反应为细胞免疫反应。

1. Ⅰ型（**速发型变态反应**） 变应原入侵机体后，可以引起IgE抗体附着于血液中的嗜碱性粒细胞和组织中的肥大细胞，若变应原再遇到附着于这些细胞的抗体时，就会引起剧烈反应，细胞受损后可放出组胺、5-羟色胺、缓激肽、缓慢反应物质A（SRS-A）及嗜酸性粒细胞趋化因子等介质，作用于平滑肌等部位而引起小血管扩张、毛细血管的渗透性增加、平滑肌痉挛、血浆外渗、组织水肿、腺体分泌增加及嗜酸性粒细胞增多。属于Ⅰ型的疾病有荨麻疹、血管性水肿、异位性皮炎、支气管哮喘、花粉症（枯草热）、过敏性鼻炎、恶心、呕吐及腹痛等消化道症状；严重的过敏性休克可迅速致人死亡。

2. Ⅱ型（**细胞毒性反应，细胞溶解反应**） 变应原主要是细菌产物或磺胺类等物质，这些物质作为半抗原与血细胞或血浆蛋白质结合后成为完全抗原，有时也可以是自身抗原或异体组织或细胞，这些抗原引起体内产生IgG和/或IgM循环抗体而使身体处于过敏状态。抗原性药物再入体内并附于血细胞表面时，和IgG或IgM循环抗体相结合，在补体参与下破坏细胞膜，从而使细胞崩解，最后导致溶血或白细胞和血小板减少。属于此型反应的疾病如砷、苯、锑剂、奎宁及磺胺类药物等所引起的溶血性贫血、粒性白细胞减少、血小板减少性紫癜、系统性红斑狼疮所出现的粒细胞缺乏、血小板减少、贫血、新生儿的溶血性疾病以及血型不合而输血的溶血反应。此外，在补体参与下，附着于肾小球细胞表面的抗原和循环抗体结合后可破坏该细胞进而引起肾小球肾炎。部分的异体移植排斥反应及血管壁细胞破坏的变应性血管炎也可属于此型反应。

3. Ⅲ型（**免疫复合物反应**） 进入体内的抗原量略超过已生成的抗体量时，就产生相对分子质量不大的可溶性免疫复合物在血液中循环，而这些免疫复合物较易沉着于血管壁、基底膜及其附近组织间隙内，激活补体并产生过敏毒素，使肥大细胞脱颗粒而释放组胺等介质，引起血管的渗透性增加而使局部水肿。激活补体所产生的趋化因子能吸引中性粒细胞聚集于血管附近，这些白细胞释放溶酶体酶而引起局部组织发生炎症，甚至坏死。免疫复合物还能活化激肽而引发炎症反应，促使血小板凝聚及血栓形成而使局部组织发生缺血性坏死。此外，还可以导致内皮细胞增生等变化。阿蒂斯（Arthus）现象是一项古老的动物实验：将一种蛋白质抗原由皮下或皮内注射入兔体，每隔几日注射一次，数次以后，注射部位发生浸润性水肿，注射次数越多反应越强烈，最终局部皮肤坏死，这主要是过量抗原引起产生了可溶性免疫复合物的缘故。多次局部注射菌苗、血清、青霉素或胰岛素于人类皮肤可以引起类似的反应。属于Ⅲ型的疾病主要为变应性血管炎性疾病，系统性红斑狼疮等自身免疫性疾病也有此型反应。链球菌感染可引起可溶性免疫复合物产生，渗入肾小球基底膜时可引起急性肾小球肾炎。此外，血清病也是Ⅲ型变态反应。

4. **Ⅳ型（迟发型变态反应，细胞中介性反应）** Ⅰ、Ⅱ、Ⅲ型的血液中免疫球蛋白（抗体）增加，因而血液中丙球蛋白含量增加，而此型没有血行性抗体，因而血液中丙球蛋白并不增加，但该反应组织内致敏淋巴细胞会发生聚集、增殖、分化。此型反应致敏淋巴细胞后，再遇抗原24～48小时内即发生，往往于48～72小时达到高峰。经抗原刺激而致敏的T淋巴细胞再遇抗原和/或有抗原附着的细胞接触时，致敏淋巴细胞大量增殖分化并释放具有生物活性的淋巴活素（lymphokine）（包括细胞毒因子、巨噬细胞移行抑制因子、皮肤炎症因子、转移因子、趋化因子及细胞分裂因子等），引起血管渗透性增加，单一核细胞浸润及组织损伤，而巨噬细胞停留于病灶处以发挥其吞噬作用，并释放溶酶体酶而引起组织损伤。属于Ⅳ型的疾病有接触性皮炎、湿疹类皮肤病、移植排斥反应等。皮内试验如结核菌素试验及麻风菌素试验也是Ⅳ型反应。

在临床上，所见变态反应性疾病不一定是某一型反应，往往是数型同时发生或先后出现，称为混合型。如青霉素过敏反应常常是Ⅰ型，其次是Ⅲ型，偶然是Ⅱ型或Ⅳ型；而系统性红斑狼疮的贫血及血细胞减少可认为Ⅱ型，若发生肾损伤则一般为Ⅲ型反应；首次注射血清经1～2周后所发生的血清病是Ⅲ型，而屡次注射血清后某次注射血清时迅速发生荨麻疹或过敏性休克则是Ⅰ型反应。在多数情况下，数型反应同时存在，但以其中某一型反应最显著。

六、光线对皮肤的影响

日光的光线包括不同波长的波段，波长以纳米（nanometer，简写为nm）为单位。日光中宇宙线及γ线的波长极短，在高空中便消失。日光含有大量波长不一的紫外线，短波紫外线（UVC）的波长范围一般为180～280nm，中波紫外线（UVB）的波长范围为280～320nm，长波紫外线（UVA）波长范围为320～400nm，可见光的波长范围为400～700nm，放出热能但不可见的红外线波长在700nm以上。

光线的能量可使皮肤发生光化学反应从而产生光生物学反应。长波紫外线（UVA）使皮肤在照射后数分钟发生红斑，可持续1小时左右，并可促使黑色素氧化而使皮肤色素加深达数小时之久，还能协助中波紫外线（UVB）引起皮炎，促使皮肤老化。UVB促使表皮细胞分裂，引起急性及慢性日光皮炎，并刺激黑素体生成而使皮肤逐渐晒黑；长期照射UVB可引起皮肤衰老，皮肤的弹力纤维变性及酸性黏多糖增多，色素不均匀沉着或有雀斑样皮疹出现，也可导致皮肤的角化过程失常进而发生光照性角化病，该病易恶变为鳞状细胞癌或基底细胞癌。

光敏感作用（photosensitization）是指皮肤因人体摄入或皮肤接触光致敏物（photosensitizer）而对光线敏感。光致敏物有其吸收光能的吸收光谱（absorption spectrum），和光线中某波段的作用光谱（action spectrum）相适应时便可引起光敏感反应。许多被称为光敏剂的物质可在皮肤受日光或类似光源照射后，诱导异常的反应。这些物质可以通过外部途径（接触）传至皮肤，也可通过内服或胃肠外给药从内部进入皮肤。其结果可以是显著加重的日晒反应，而之前无变态反应性致敏发生过，这种情况称为光毒性。光毒性既可源于外部接触（植物光化性皮炎和香料皮炎），也可以源于内用化学物质（光毒性药物反应）。相反，光变态性反应是由日光激发的、由内服药物（光变态性药物反应）或外部接触物质（光变态性接触性皮炎）造成的真正的变态致敏现象。能诱导光毒性反应的化学物质也可能导致光变态性反应。光敏感反应包括光毒性反应（phototoxic reaction）及光变态反应（photoallergic reaction），有酶参与时为酶导致光敏感反应（enzyme-induced photosensitivity）。

（一）光毒性反应

光毒性反应（phototoxic reaction）是一种非免疫性反应，当有光敏剂存在并受特定波长和一定强度的光照后，便会发生此反应。它是一种日晒伤型反应，伴有红斑、触痛，甚至水疱，只发生于日照部位皮肤。接触光致敏物后，任何正常人都可发生光毒性反应，反应程度和皮肤色素的多少、角质层的厚薄、光致敏物的吸收和排泄程度以及浓度的大小、光线的强弱和照晒时间的长短、环境温度的高低等因素有关。一般来说，激发光毒性反应所需的光敏剂的量必须比诱发光变态反应时的剂量大得多。在2～6小时之内开始出现红斑（如同所有的日晒伤），然后持续加重48～96小时后开始消退。甲床受累可致甲松解，称为光甲松解症（photo-onycholysis）。光毒性反应，尤其是局部使用光敏剂时，日晒后数小时便发生晒伤性红斑，病情在数日内迅速加重，消退后遗留长期的色素沉着，有时甚至不出现明显的先期红斑。光致敏物吸收和作用光谱的波长范围一般为280～450nm，大多数光毒性反应的作用光谱处于UVA范围。常见的光致敏物如口服的灰黄霉素、四环素、磺胺类、萘啶酸及补骨脂素类药物，接触皮肤的煤焦油或其衍化物、含有曙红及吖啶之类的染料、补骨脂、小茴香及无花果等植物、香茅油及柠檬油等挥发油等。

（二）光变态反应

这是一种类似变应性接触性皮炎的变态反应，只发生于已经接触过光致敏物而处于光敏感状态的少数人，光线照射部位在24～48小时后发生丘疱疹、湿疹性或皮肤炎性反应，有时也出现于非照射部位。光变态反应的发生可能是由于半抗原的光致敏物和皮肤细胞结合成完全抗原，经光线照晒后引起变态反应。也可能由于光线先使光致敏物成为半抗原，然后和表皮细胞合成完全抗原而引起变态反应。在临床上，光变态反应和光毒性反应常难以严格区分，有时同时会出现。一般来讲，光变态反应只发生于少数人的日晒部分，但也可出现于别处，皮损为湿疹样，微量的光致敏物即可引起，病变常较持久。引起光变态反应的口服光致敏物包括氯噻嗪、甲苯磺丁脲、氯丙嗪及磺胺类药物等，氯丙嗪类也可能引起光毒性反应，局部应用的光致敏物有补骨脂素等。

（三）酶所致光敏感反应

某些药物如磺胺类、雌激素、巴比妥类及灰黄霉素可在体内加强酶的活性而易引起光致敏反应。卟啉病患者体内的四吡咯类物质（tetrapyrroles）是酶的影响下所生成的光致敏物。酗酒、三氯酚等除草剂、六氯苯等农药、巴比妥等药物可以诱发迟发性皮肤卟啉症，原因是这些物质可以增加肝细胞的氯化四酮戊酸合成酶（delta aminolevulinic acid synthetase），从而促进四吡咯类（卟啉）的合成。

七、角化形成

除树枝状细胞外，表皮各层的细胞都是角质形成细胞，由基底层到角质层逐渐完成角化过程。基底细胞的细胞质中的由张力微丝蛋白构成的张力微丝，在递变到棘细胞时逐渐增多并变粗，到棘细胞层浅部时尤其显著。棘细胞层递变为颗粒细胞层时，由核糖核蛋白构成的透明角蛋白微粒沿张力微丝集结形成嗜碱性粗粒，后者使颗粒细胞层具有一定的强度，颗粒层细胞还可以释放膜被颗粒（membrane-coating granules）到细胞间隙内，有阻止水分遗失和黏着角质细胞的作用。透明角蛋白到角质层时变成角蛋白，表皮细胞的张力微丝分子不含二硫键，角质层的角蛋白是"软"蛋白，而毛表皮及甲板的角质内张力微丝和含有二硫键的氨基酸结合，构成毛表皮及甲板的是"硬"角蛋白。在黏膜内，张力微丝及桥粒均发育不良，上皮的连接主要依赖细胞间无定形黏合物。

八、黑色素的代谢

正常皮肤、毛发及视网膜含有不溶性色素和蛋白质结合形成的黑色素颗粒，该颗粒由黑素细胞生成。未成熟的黑素细胞被称为成黑素细胞（melanoblast），起源于胚胎的神经嵴，逐渐移行到表皮的基底层而称为黑素细胞。黑色素颗粒可以因某些原因掉落在真皮内，吞噬黑色素颗粒的组织细胞而被称为噬黑素细胞（melanophage）。黑色素的合成是一个复杂的化学过程。黑素小体是黑素细胞进行黑素合成的场所，黑素小体内所含酪氨酸酶（tyrosinase）可促使酪氨酸（tyrosine）在细胞内氧化成二羟苯丙氨酸（dioxyphenylalanine），简称为多巴（dopa），而生成的多巴也可以加速这一反应过程。在酪氨酸酶的作用下，多巴陆续氧化而变成一系列的中间产物，最后变成黑色素。在生成黑色素的过程中，巯基（—SH）有调节作用，因为巯基可和酪氨酸酶所含的铜离子结合而抑制酪氨酸酶的作用，该反应是可逆的，可在巯基减少时发生。在正常情况下，黑素细胞所含的巯基和酪氨酸酶保持平衡状态，巯基减少时黑色素增多，巯基大量存在时抑制黑色素生成。多种因素可以影响巯基的含量，例如，紫外线强烈照射试验兔的皮肤后，黑色素增加，此时所测出的巯基的含量仅为照射前的1/5；又如，慢性砷中毒的患者的皮肤常有色素沉着，是由于巯基和砷结合后导致皮肤中所含巯基减少的缘故。此外，色素沉着还和以下因素有关。

1. 基因使人的皮肤颜色深度不同 黑种人皮肤有很多粗大的黑色素颗粒，黑色素甚至分布到表皮浅层，但黑素细胞不增加。基因异常可发生先天的色素性疾病。

2. 内分泌有明显的影响 垂体中叶分泌黑素细胞-刺激激素（MSH），妊娠妇女及肢端肥大症患者垂体分泌旺盛，因而有黑色素沉着。艾迪生（Addison）病患者的肾上腺功能减退，因而难抑制黑素细胞-刺激激素的分泌，于是发生弥漫的黑素沉着。乳晕等处色素沉着可能和雌激素及甲状腺有关。

3. **某些色素性疾病可和神经系统紊乱有关** 可能由于黑色素和肾上腺素都由多巴生成，肾上腺素由交感神经输出，因而多巴也可能经交感神经进入皮肤而产生黑色素。

4. **营养状态也有影响** 色素代谢和营养物质有关，而且生成黑色素的酪氨酸及铜离子都来自饮食。例如，烟酸的缺乏引起有黑色素沉着的，泛酸的缺乏导致鼠毛变色，维生素 C 可妨碍黑色素氧化而使其处于颜色较淡的还原状态。

5. **日光、紫外线、放射线和炎症** 可能促使巯基氧化而降低其对酪氨酸酶的抑制作用，而氢醌却可以使黑色素减少或消失，可能由于氢醌能干扰酪氨酸氧化变成多巴，更可能由于氢醌和黑色素前身的多巴-醌的化学结构相似而相互竞争，因而妨碍黑色素的生成。

6. **影响色素沉着的其他因素** 包括血液中有黑色素抗体的免疫状态、黑素细胞异常、角质形成细胞不能接受黑色素、酪氨酸酶的先天缺陷等。

九、皮肤血管的反应

皮肤有丰富的血管网，物理、化学性刺激和炎症都可使血管扩张而引起皮肤充血发红。机械性刺激可引起组胺释放而引起局部红斑，较轻刺激仅使局部毛细血管扩张而皮肤暂时发红，较重刺激可引起血管的渗透性增加，局部组织水肿而发生红色风团。皮肤的敏感性很高时，轻划或摩擦皮肤即可引起有明显红晕的风团（皮肤划痕现象），可能是由于神经的轴索反射使乙酰胆碱大量释放而使微动脉明显扩张及血管渗透性增加的缘故。热刺激及体温增高时皮肤血管也扩张，但皮肤血管广泛而长期扩张时可以散热过多而引起寒战。指端、手掌及足趾等处有较多的血管球，这些血管球有自动调节血液循环的作用，因而可调节局部的温度。血液流动滞缓时皮肤青紫，血管收缩时皮肤苍白，寒冷时皮肤血管收缩从而减少热的散失。一侧肢体遇寒而引起皮肤血管的收缩时，另一侧未受寒肢体的皮肤也反射性地收缩，甚至于全身皮肤的血管同时收缩。血管的舒缩受自主神经的支配。

十、遗传和皮肤病

某些皮肤病尤其是皮肤综合征多数为遗传性疾病。极少数遗传性疾病是由于染色体数目或结构异常。例如，唐氏（Down）综合征又称为伸舌样白痴（mongolism），是由于第 21 对常染色体有 3 个染色体，除了愚呆、矮小及面貌奇特等症状外，还常有鱼鳞病或干燥成片的苔藓样皮损，往往并发白癜风，舌面常有深沟。克兰费尔特（Klinefelter）综合征的特征为男性征减退，胡须缺乏等，是由于性染色体数为 3 个（XXY）。特纳（Turner）综合征是男性生殖功能缺失，阴毛胡须不生长，颈部皮肤可呈蹼状，是由于性染色体不足（XO）或不完整。绝大多数遗传性皮肤病是由于遗传基因的变化，一般所指的遗传性皮肤病是遵循一定遗传法则的单基因遗传，通过家系调查便可查证遗传方式。

（一）单基因遗传（monogenic inheritance）

等位基因（alleles）处于杂合子（异型合子）状态时，有一显性基因（dominant gene）即有临床表现，否则基因是隐性基因（recessive gene）而存在于携带者（carrier）体内，隐性基因必须处于纯合子（同型合子）状态才有病态出现。

1. **常染色体显性遗传（autosomal dominant inheritance）** 父母或其中一人的遗传性皮肤病将传给下一代而无性别差异。亲代一人患病者，应有一半子女有发病的机会，但显出率（penetrance）不定。显性基因虽在常染色体内，某些皮肤病的表现可受性别限制（sex-limited），例如，雄激素性脱发被认为常染色体显性遗传，但受雄激素的影响。

常染色体显性遗传疾病包括疣状肢端角化病、先天性血管性水肿、先天性淋巴水肿、无甲症、痣样基底细胞癌综合征、毛囊角化病、可变性红斑角皮病、汗孔角化病、先天性掌跖角化病、指节垫、念珠形发、多发性神经纤维瘤病、项部焰色痣、先天性厚甲、黑白轮替发、多发性皮脂腺囊肿、出血性遗传性毛细血管扩张、良性先天性毛细血管扩张、结节性硬化病、斑驳病等。属于常染色体显性遗传的常见病有皮肤松弛症、指（趾）部环形收缩、先天性外胚层发育不良、埃勒斯-当洛（Ehlers-Danlos）综合征（弹性皮肤）Ⅰ、Ⅱ、Ⅲ、Ⅷ型和部分Ⅳ型、大疱性表皮松解症（营养不良性-隐性遗传）、多毛症、鱼鳞病样红皮病（大疱性）、毛发红糠疹、色素沉着息肉病综合征、卟啉症、弹力纤维假黄瘤等。

某些疾病虽属于常染色体显性遗传，但不按或不完全按孟德尔定律遗传。如寒冷荨麻疹、雄激素脱发、蓝橡皮奶头状痣、先天性皮肤形成不全、掌红斑、鼻红粒病、眶周黑变病及瘢痕瘤等。

2. 常染色体隐性(autosomal recessive inheritance) 等位基因是杂合子时,虽其中之一是致病基因,但没有病态,只在一对等位基因都是致病基因(纯合子)时才显出症状。如果父母都是有隐性基因的携带者,则子代中平均有1/4子女患病,1/2是携带者,只有1/4正常,无性别差异。如果父母中有一人正常,另一人为携带者,则子女中仅有携带者而无患者,由于有血缘关系的人结婚后容易带有相同的隐性基因,因而比无血缘关系结婚的子女患病的机会大得多,患病率可达100倍以上。

由于常染色体隐性遗传的皮肤病多半是症状较严重的罕见皮肤病,已知的有白化病、肠病性肢端皮炎、苯丙酮尿症、共济失调性毛细血管扩张、小丑胎(胎儿鱼鳞病、先天鱼鳞病)、赛普-劳伦斯(Seip-Lawrence)综合征、斯约格森-拉森(Sjögren-Larsson)综合征、罗斯门-汤姆森(Rothmund-Thomson)综合征、H病、着色干皮病、类脂蛋白沉积症、密里达岛病、扭曲发、帕匹伦-里费尔(Papillon-lefèvre)综合征、沃纳(Werner)综合征、鲁德(Rud)综合征、雷夫叙姆(Refsum)综合征等。

3. 性联(伴性、性连锁)遗传(sex-linked inheritance) 由于Y染色体只存在于男性,伴Y遗传(Y-linked inheritance)的基因只由父亲传给儿子而不会传给女儿,所有儿子都获得了这一基因而患病,但Y染色体的基因少,迄未发现伴Y遗传的皮肤病。

X联显性遗传(X-linked dominant inheritance)是显性致病基因在X染色体上,女患者的疾病遗传给子女、杂合子女患者的一半儿子及一半女儿可患病。男患者不能把基因传给儿子,但能传给所有女儿并使她们患病。这种遗传方式似乎也未出现于皮肤病,有人认为局部真皮发育不全(高尔兹综合征)可能由此方式遗传,但也有人认为此病是性别限制的常染色体显性遗传疾病。

X联隐性遗传(X-linked recessive inheritance)是致病的隐性基因存在于X染色体上。由于男人性染色体(XY)只有一个X(半合子),凡X染色体带有致病隐性基因的男人都患病,而女人是杂合子时不患病,是纯合子时才患病。必须男患者同女携带者结婚所生女孩子才是纯合子。因此,绝大多数患者是男人,但男患者把隐性基因传给平均50%的女儿而不传给儿子。除非是纯合子,有致病隐性基因的女儿仅是携带者,传到再下一代时,平均50%的女孩是携带者,平均50%的男孩是患者。

X联隐性遗传的皮肤病不太多,其中有先天性角化不良、弥漫性体部血管角化瘤、X联先天性外胚层发育不良(汗闭型)、性联鱼鳞病、埃勒斯-当洛斯(Ehlers-Danlos)综合征V型、门克斯(Menkes)综合征、威斯克特-亚得里克(Wiskott-Aldrich)综合征等。

(二) 多基因遗传(polygenic inheritance)

患者可有家族史,且可能和多种基因有关,但没有遗传的规律性,一般人称为先天的体质。疾病的发生、加重或复发是由于体内或体外环境的因素,常见的皮肤病如银屑病、皮脂溢性皮炎、异位性皮炎、痤疮、斑秃及白癜风等疾病患者的家族发病率可高于正常人群,这可能和遗传基因有关。

在免疫学及遗传学上,人类白细胞抗原(human leukocyte antigen, HLA)的发现引起人们的重视。HLA相当于哺乳动物的主要组织相容性复合物(main histocompatibility complex, MHC),分布于淋巴细胞、皮肤及若干内脏的细胞膜上,目前其意义还不太明了,可能和免疫有关且受基因的控制,基因的位点是在第六对常染色体的短臂内。至1984年,世界卫生组织正式命名的位点已达124个,其分为HLA-A、HLA-B、HLA-C、HLA-D、HLA-DR、HLA-DP、HLA-DQ七大类。在我国,HLA的分布有地理性差异,在北方人群中,出现频率偏高的是A1、A3、A9、B5、B7、BR、CW2、CW4,在南方是A11、B13、BW22、CW1及CW3。

HLA抗原是HLA区内基因产物,可能引发对抗原的免疫反应,可以控制T辅助细胞和T抑制细胞的活动性以及免疫过程中细胞之间的相互作用。在皮肤病方面,HLA抗原和皮肤病的关系还正在探索中,大量调查的结果表明各种疾病的HLA出现的频率不同,例如,寻常银屑病的患者为B13、B17、B37和BW16有较高频率出现,进一步研究表明这些较高频率的HLA出现是继发于HLA-CW6之后;关节病性银屑病患者为B27有较高频率出现,脓疱性银屑病和Hallopeau连续性指端皮炎患者可见到B27阳性率增加;疱疹样皮炎患者为B8、DW3及DRW3,白塞(Behcet)综合征患者为B5,天疱疮患者为A10及B13,色素沉着病患者为A3及B14,霍奇金(Hodgkin)病患者为A1有较高频率出现。

(吉冯伟)

参考文献

1. 赵辨. 中国临床皮肤病学[M]. 南京:江苏科学技术出版社,2009.
2. 朱大年. 生理学[M]. 7 版. 北京:人民卫生出版社,2013.
3. BOLOGNIA J L, JORIZZO J L, RAPINI R P. 皮肤病学[M]. 2 版. 朱学骏,王宝玺,孙建方,等译. 北京:北京大学医学出版社,2011.
4. JAMES W D, BERGER T G, ELSTON D M. 安德鲁斯临床皮肤病学[M]. 10 版. 徐世正,译. 北京:科学出版社,2008.
5. 高天文. 皮肤组织病理学入门[M]. 北京:人民卫生出版社,2007.

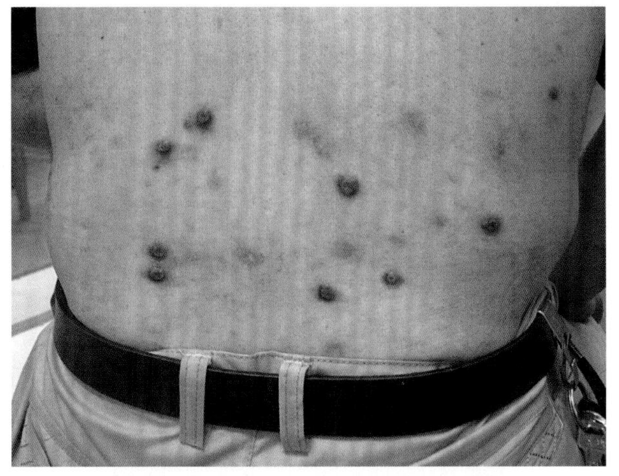
图 2-7 结节

痕。非炎症性结节如结节性黄瘤和皮肤钙沉着，其结节往往长期存在。

结节的大小、形态及数目不定。小结节很浅时可使皮肤隆起而像丘疹，但小结节往往隐没于皮肤内，皮肤表面正常而难发现，例如寻常狼疮的小结节不能由视诊及触诊查出，在用玻片按压皮肤时才可发现。

4. **肿瘤**(tumor) 肿瘤是比结节大得多的实体，一般大于 2cm，可以深达皮下组织，也可位置很浅而使皮肤表面异常并显著隆起(图 2-8)。肿瘤通常是各种良性及恶性肿瘤，神经纤维瘤及脂肪瘤是柔软的肿块，而鳞状细胞癌则是坚硬的肿块。

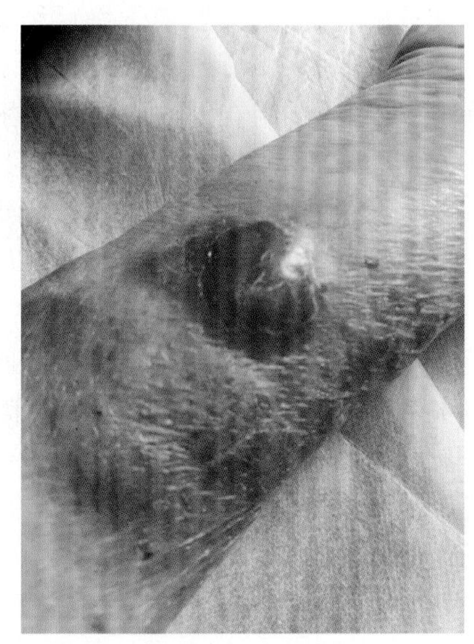
图 2-8 肿瘤

结节或肿瘤状损害内的含有液体、黏稠物或角质等物时应称为囊肿(cyst，图 2-9)，常为表皮囊肿等良性肿瘤，往往呈圆形或卵圆形，一般在真皮内，也可扩展至皮下，触摸时可有弹性或有波动感。

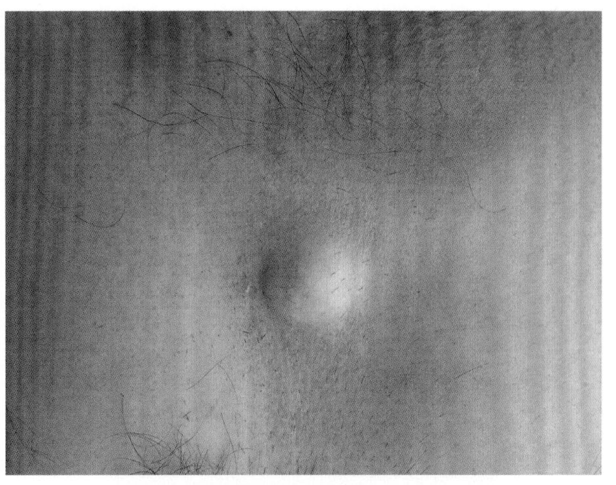
图 2-9 囊肿

5. **风团(风疹块，wheal)** 通常是荨麻疹的皮损，局部皮肤毛细血管的扩张而发红，同时有血清由血管渗出而水肿，过度水肿可使皮肤显著隆起，并可挤压已扩张的血管而使管内血液量减少，可像苍白色扁平斑块，但有红晕(图 2-10)。皮肤划痕症或压迫性风团即为明显例证。

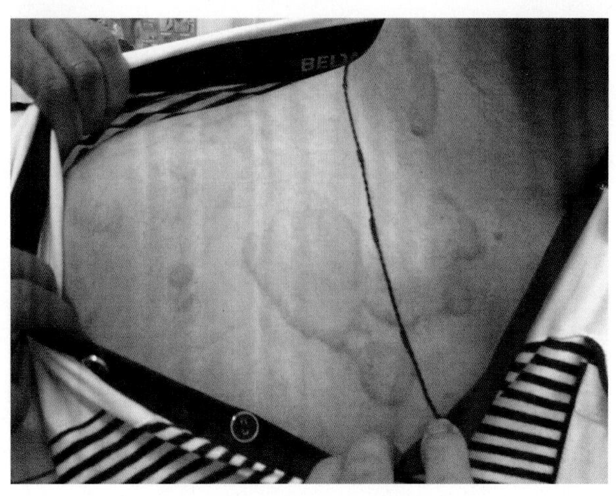
图 2-10 风团

风团的大小、数目及形状不定，可呈圆形、环形、回形或不规则形，可迅速出现并伴有剧痒和灼热感。存在的时间短暂，经数小时后即可消失，但新风团可反复发生。风团消失后，一般不留痕迹。

6. **水疱**(vesicle) 水疱是高出于皮肤水平面的皮损，通常为圆形或卵圆形，含有透明液体疱膜，水疱可位于角质层下、表皮内或表皮下(图 2-11)。

水疱较小，直径一般小于 1cm，所含浆液一般是血清而透明无色，可含少量血液呈淡红色。局限性淋巴管瘤的水疱内含有淋巴液，白痱的水疱则含

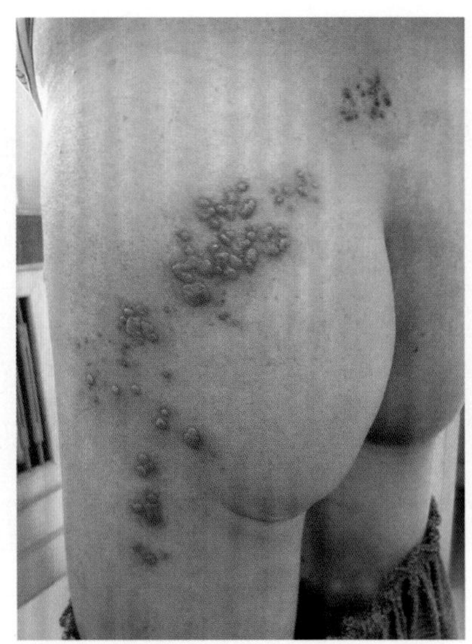

图 2-11 水疱

有汗液。

7. **大疱(bulla)** 比水疱大,直径大于 1cm,内含浆液而透明无色,有时带有少量血液而呈淡红色(图 2-12)。

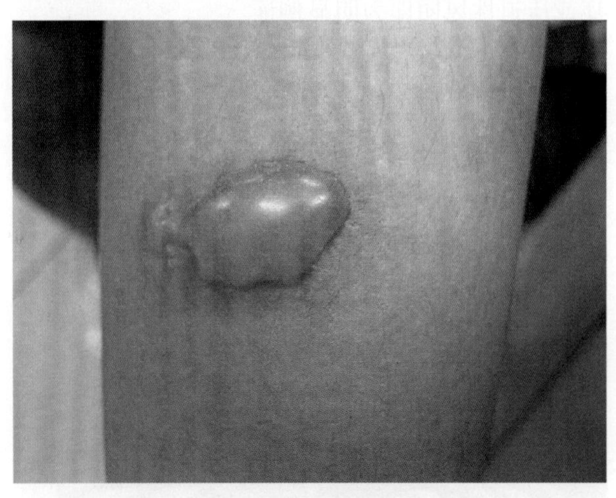

图 2-12 大疱

大疱可为单房或多房性,呈圆形、卵圆形或不规则形。大疱充满浆液时可胀成球状,浆液不多时松弛而扁平。疱膜是表皮或表皮浅层,疱膜较薄时较易破裂而露出鲜红湿润的剥脱面,暴露于空气中常引起灼热感或疼痛。

8. **脓疱(pustule)** 疱液是稀薄或黏稠的混浊脓液,含有很多白细胞,特别是死亡的中性多核白细胞,疱周有炎性红晕。

脓疱往往由化脓菌感染引起。常见的脓疱疮的脓疱位于角质层下,脓疱薄而易破,破裂后脓液变干时结痂;脓疱也容易发生于毛囊部位而成毛囊炎(folliculitis),可以深达真皮;病毒性脓疱(如卡波西水痘样疹)的脓疱在表皮内,其附近有浸润及水肿。非感染性脓疱可见于脓疱性银屑病、掌跖脓疱病及角层下脓疱病等疾病(图 2-13)。

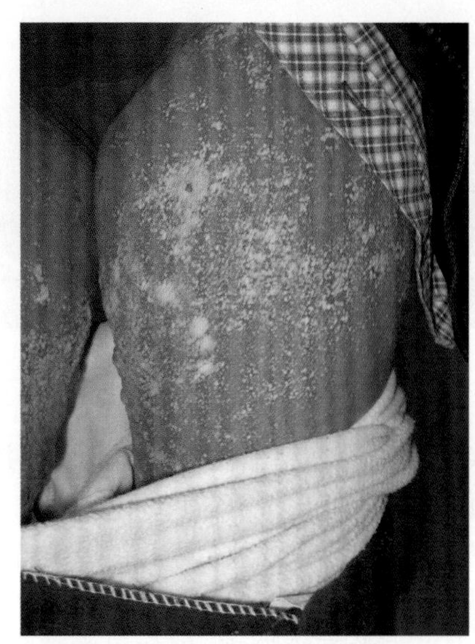

图 2-13 脓疱

脓疱一般是原发疹。水疱因有继发感染而成的脓疱应是继发性损害。

(二) 继发性皮损(继发疹,secondery lesions)

由原发疹变成或原发疹消失后出现的皮损,往往发生于搔抓、感染、外伤或炎症以后。例如,长期搔抓可引起苔藓化,脓疱的脓液干燥后结痂,外伤后有溃疡及瘢痕形成。

1. **鳞屑(scale)** 附有皮脂及尘埃污物的角质层在无形之中经常脱落,在皮肤发生角化过度或角化不全时才有明显的鳞屑。鳞屑的厚度不定,可以很细薄而如糠屑,也可成片脱落;鳞屑可以干燥也可油腻;形状也不定,例如银屑病(图 2-14)的鳞屑呈银白色云母状,剥脱性皮炎的鳞屑可如叶状,皮脂溢性皮炎的鳞屑可如油脂状,盘性红斑狼疮的鳞屑紧贴于皮肤表面,且鳞屑底面如锉。

2. **痂(crust)** 水疱或脓疱所含液体及糜烂和溃疡表面的浆液或脓液干燥时结痂,痂内可含有表皮细胞、微生物或尘埃等杂物;浆液干燥而形成的痂呈蜜黄色,脓痂呈污黄色,血痂呈黑褐色,浆液带血的痂常呈红褐色,有大量尘埃污物的痂常呈污褐色(图 2-15)。痂常和鳞屑不规则地叠成鳞屑痂,脓疱逐渐由表皮渗出并渐干燥时可成为底宽顶小的厚痂,例如银屑病偶有的蛎壳疮(rupia)。

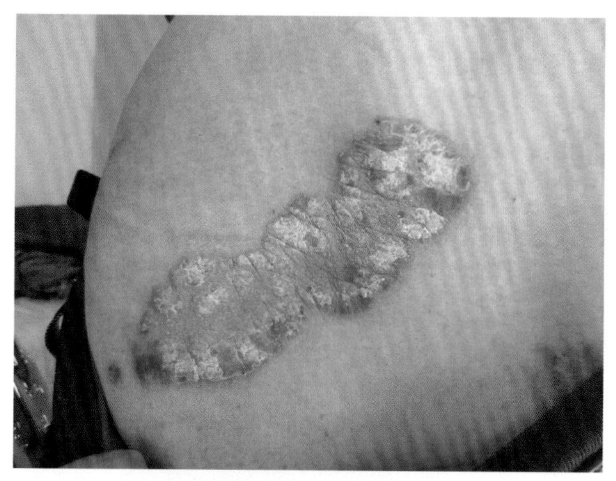

图 2-14　鳞屑

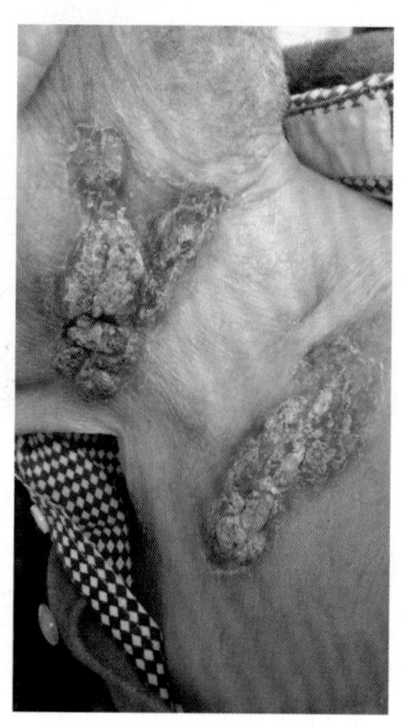

图 2-15　痂

3. **糜烂**(erosion)　水疱、大疱及浅脓疱或丘疹结节的表皮损破后,露出潮湿的创面,例如,寻常天疱疮的大疱破裂时,剥脱面是糜烂,以后表皮细胞增生而可迅速恢复,不遗留瘢痕(图 2-16)。

4. **浸渍**(maceration)　掌跖等处,尤其皱褶处皮肤因长期浸水或多汗而潮湿时所发生的现象。角质层吸水过多而发白变软,甚至起皱(2-17)。

5. **剥蚀**(excoriation)　搔抓或擦破表皮时,表皮及真皮浅部有线形或断续的线状缺损,最常见于皮肤发痒的患者,为了减轻剧痒,患者往往手指或器物搔抓,乳头层的血管可破裂出血而结成血痂,化脓菌容易由伤口进入而引起继发性感染(图 2-18)。

6. **裂隙**(fissure)　除了外伤可使皮肤发生线状裂口外,炎性浸润降低皮肤弹性时,皮肤过度伸展也可裂开,特别是皱褶部位如口角、乳房下、趾间、肛门周围及耳后等处在有炎性浸润时容易出现裂口。手掌及手指屈侧的深裂常在较粗的皮肤皱纹处出现,其他部位如唇部等处,因干燥发炎或角质层肥厚而脆硬时也可有裂口,例如,先天性梅毒

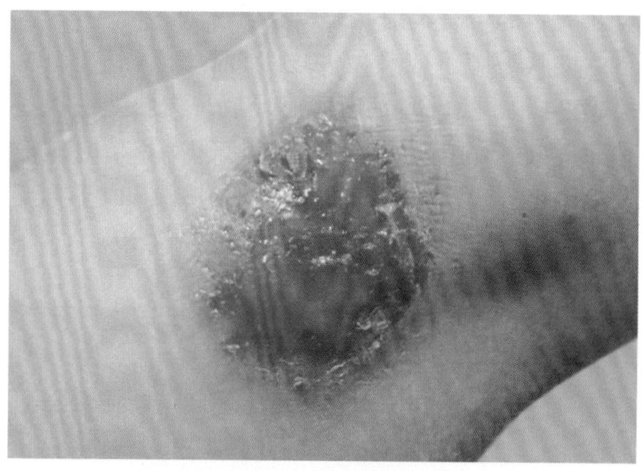

图 2-16　糜烂

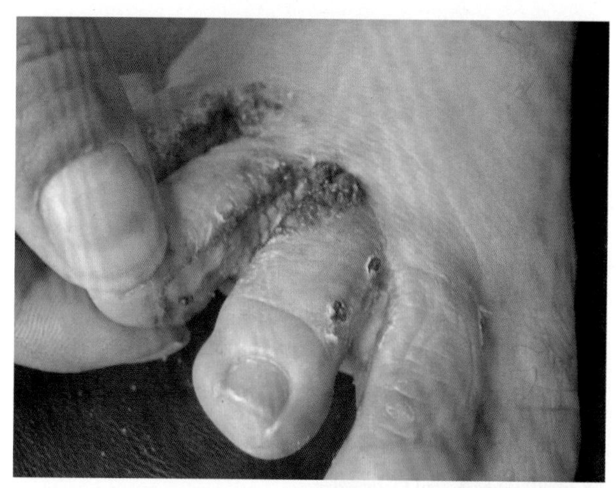

图 2-17　浸渍

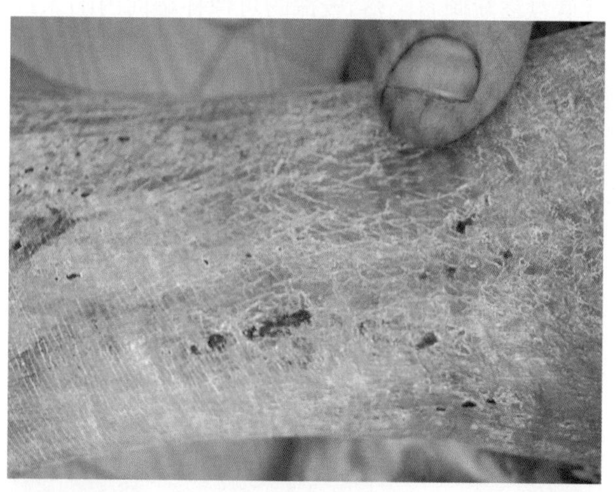

图 2-18　剥蚀

婴儿的唇部可有辐射状裂口。

皮肤裂隙不仅涉及表皮，有时可以深达真皮，引起疼痛及出血，预后有瘢痕形成。皮肤因洗涤过勤而过分干燥或皮脂缺乏，特别在寒冷季节时表皮发生浅小裂口而被称为皲裂(rhagades)。由于真皮未受损伤，皲裂愈合后无瘢痕形成(图 2-19)。

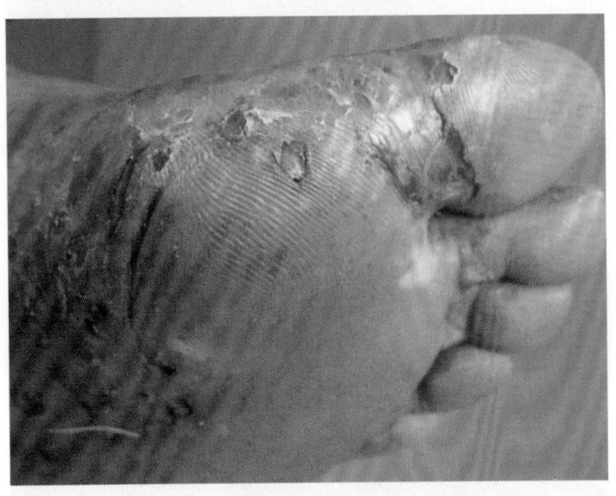

图 2-19 裂隙

7. **溃疡**(ulcer) 真菌及细菌等微生物尤其化脓菌感染、丘疹结节或肿瘤等肿物坏死时、局部血液供给不足或外伤都可使皮肤各层及深部组织被破坏而出现凹陷性溃疡。

溃疡的大小、形状及深度不定。较浅的溃疡可像碟盘逐渐倾斜陷落，较深的可像杯罐向内陷入或边缘陡直而像凿刻。溃疡呈圆形、卵圆形或不规则形，柔软或坚硬，附近皮肤可炎性改变或有色素沉着。溃疡面上常有脓液或污秽的坏死组织，以后肉芽组织逐渐填满溃疡，愈合时有瘢痕形成(图 2-20)。

8. **瘢痕**(scar) 真皮或深部组织损坏后逐渐为结缔组织所代替，因而溃疡愈合时，新生结缔组织代替坏死组织，由新生的结缔组织覆盖于表面而形成瘢痕，新生的瘢痕呈玫瑰色或淡红色，以后渐和正常皮色相同，有时可出现色素减少。

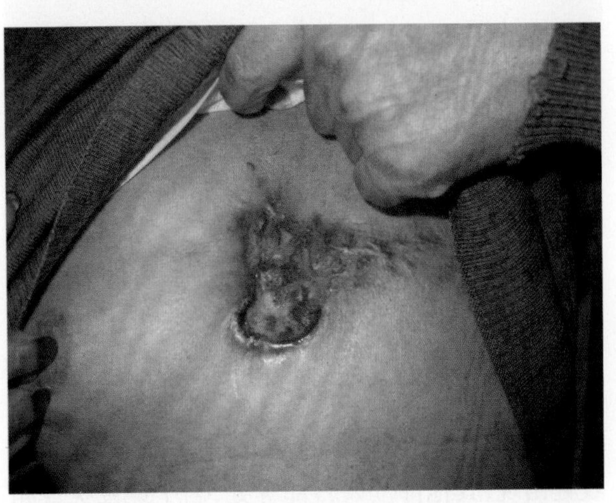

图 2-20 溃疡

瘢痕的表面光滑，缺乏皮肤所具有的皮纹，瘢痕内没有汗腺、皮脂腺及毛发等皮肤附件。瘢痕往往略低于正常皮肤表面，表皮松弛变薄，被称为萎缩性瘢痕。但瘢痕也可显著隆起而成坚硬的斑块，被称为肥厚性瘢痕，后可逐渐变平(图 2-21)。

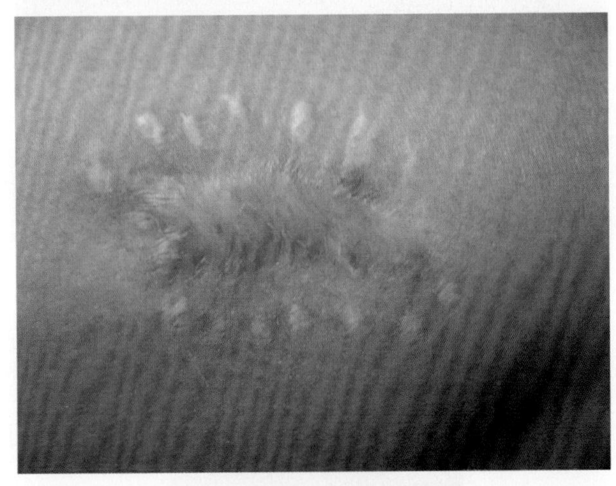

图 2-21 瘢痕

9. **萎缩**(atrophy) 为皮肤的退行性变，皮肤光滑干燥，失去正常皮肤所具有的沟纹，轻按时可显出细小皱纹，皮肤变薄，往往比正常皮肤透明，浅血管甚至清晰可见。

萎缩表皮的细胞层次减少，真皮也可萎缩而使局部低于正常皮肤表面，皮下组织及深部组织也萎缩时局部可出现明显凹陷。萎缩和萎缩性瘢痕的临床表现很相似(图 2-22)。

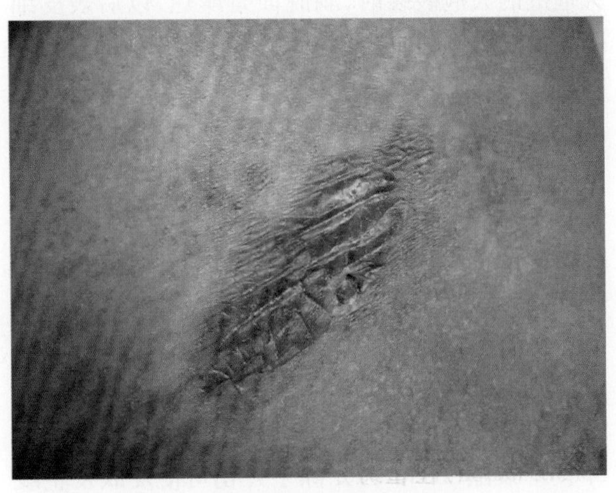

图 2-22 萎缩

10. **苔藓样变**(lichenification)　常是长期剧烈摩擦搔抓的后果。皮丘变粗,皮沟加深,因而皮肤表面像是若干多边形扁平丘疹聚集而成,局部皮肤肥厚粗糙而如皮革(图2-23)。

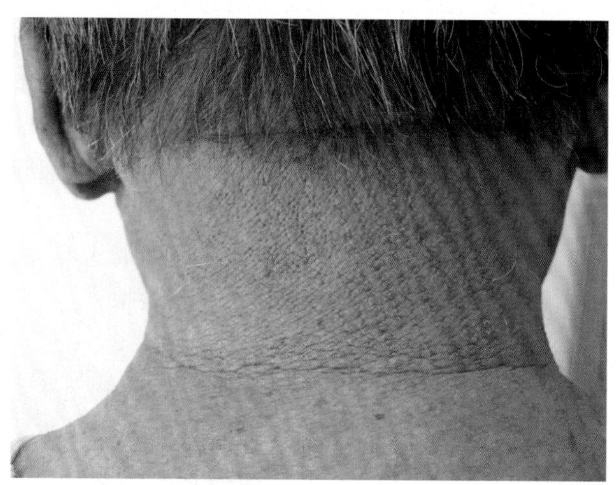

图2-23　苔藓样变

11. **增殖**(vegetation)　一般继发于糜烂或溃疡,不规则的隆起,表面不平或呈颗粒状并常有痂(图2-24)。

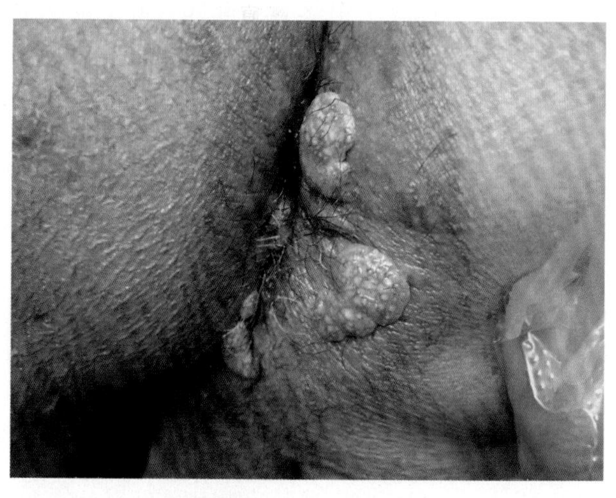

图2-24　增殖

12. **硬化**(sclerosis)　为限局性或弥漫性皮肤变硬,触诊时更易察觉。可由真皮或皮下水肿、细胞浸润、胶原增生而引起。见于硬皮病、慢性淋巴水肿、硬化黏液水肿及瘢痕疙瘩等病(图2-25)。

13. **皮肤异色**(poikiloderma)　有色素沉着和色素脱失,可伴有萎缩及毛细血管扩张。

有的皮疹可为原发或继发性,例如,色素沉着(pigmentation)在雀斑是原发的斑疹,但在炎症后黑皮病是继发性;色素脱失(depigmentation)在白癜风是原发疹(斑疹),而银屑病性白斑是继发性皮损(图2-26)。

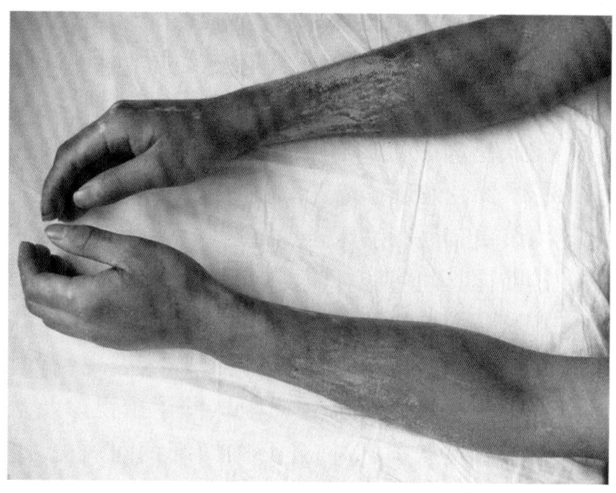

图2-25　硬化

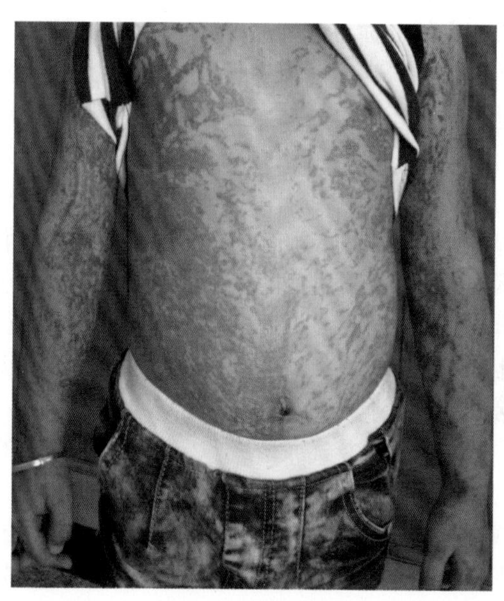

图2-26　皮肤异色

其他皮损如黄癣痂及疥螨的隧道可被看作特殊的皮疹。

第三节　皮肤病的诊断

皮肤病的诊断是重要的,有了正确的诊断,就可根据前人的知识经验而了解病因、病程及预后,才有适当的治疗而不致贻误患者。例如,女阴的白癜风如被误认为黏膜白斑,而施行不需要的女阴切除术,徒然使患者痛苦;而佩吉特(Paget)病如被误诊为湿疹而不及早切除,最终患者会因癌转移而致命。

皮肤病的病种很多,新病名陆续出现,有的新病名已被人们广泛采纳,而且同一疾病常有不同的临床表现或不典型的皮损而常需要注意鉴别。

皮肤是肉眼可见、用手可及的人体表面器官,采取标本涂片及细菌培养都较方便,皮肤的组织变化比内脏更容易和临床表现直接联系。因此,皮肤病的诊断比其他疾病有较多的有利条件。

皮肤病的原因也多。不同病因可以引起同一类皮疹,同一病因可以引起不同的临床表现,有时皮肤表现是全身症状之一。因此,除了由视诊及触诊直接检查皮肤损害外,还必须详细询问病史,进行必要的全身性系统检查和有关的各种实验室检验。

一、皮损的检查

应该在良好的光线及适宜的室温下仔细观察全身所有的皮损,皮肤损害不大而难以看清楚时,可在放大镜下观察。在一般情况下,要察看全部皮疹是原发疹还是继发疹,各处皮疹是否相同,皮疹是否独立、成群或融合,排列于身体的一侧还是两侧对称沿神经支配区分布,排列形式是半月形、线形、环形还是圆形。分布部位常能帮助诊断,例如,黄褐斑及酒渣鼻发生于面部,寻常痤疮除常见于面部外,也可见于躯干而不出现于面部,疣状痣往往发生于身体的一侧,而带状疱疹出现于神经支配区。

除了观察皮疹的性质外,还要注意皮疹的数目、大小、颜色及形态,皮疹是否迅速扩展、持久不变或在消退中,消退的皮疹是否遗留色素变化或瘢痕形成,皮疹是否因以往的治疗而有所改变,黏膜有无损害。

除了视诊外,还要注意皮疹有无发痒、疼痛或触痛,用手触摸皮疹可以了解皮疹的硬度、韧性及有无波动,摩擦鳞屑可知鳞屑的性质及皮疹基部的情况。有时要用棉花、针尖等物探测皮肤的感觉,用鼻嗅闻皮疹有无异味。

二、病史及体格检查

患者就诊时,在观察皮疹而有初步印象后,应该根据线索询问病史及分析病因,结合有关系统的检查及实验室检查结果,得出诊断后选择治疗方法。

患者的主诉应该包括主要皮损的形态、部位和持续时间,痒或痛等自觉症状及发热或周身不适等全身症状。在询问现病史时,应按时间的先后依次叙述初起时皮损部位、形态、以后发展及转变的情况,以及治疗对皮损的影响。在分析病因时,注意所患皮肤病的发作或复发是否与食物、内用或外用药物、环境的温度及湿度或气候的变化、阳光及季节等有关,是否在接触动物、植物、工业原料或其他患者之后发生,有时要注意患者的生活习惯、饮酒等嗜好及职业生活环境。此外,过去是否患有过敏性疾病史,以往健康状况和有无同患此病的家族史,这些常有利于诊断及病因的探寻。

皮肤病常和体内疾病或一般的健康状态有关,必要时要做包括体格检查在内的全身性检查。

三、实验室检查及特殊试验

(一)微生物学检查

采取脓液等标本涂片及染色,在显微镜下寻找链球菌、葡萄球菌、炭疽杆菌或麻风杆菌等细菌;或在显微镜下寻找阿米巴、利什曼小体及丝虫等寄生虫或粪便中寄生虫卵,或在疥疮患者皮肤刮取物中寻找疥螨,或是浅部真菌患者的鳞屑或病发,经10%氢氧化钾溶液处理后在镜下寻查真菌。

梅毒患者的硬下疳及扁平湿疣处的浆液或淋巴结抽取液放在暗视野镜下,可看到活动的梅毒螺旋体。

培养血液和脓液的细菌及鳞屑中的真菌可以鉴定菌种,结核菌及深部真菌可进行动物接种。

(二)生物化学检查

包括血、尿、粪的常规检查,血糖、血脂及血液非蛋白氮的测定,其他如肝、肾功能的检查等。

(三)细胞学检查

检查疱液的细胞常是一项简单且迅速的诊断方式。检查方法是挑破早期水疱或大疱的疱膜,放出疱液后刮取底物涂片,干燥后用无水酒精固定,然后用吉姆萨法等染色,在显微镜下看到气球细胞时可知为单纯疱疹等病毒性疾病,看到棘层松解细胞时往往为天疱疮类疾病,涂片中有较多的中性粒细胞时常为疱疹样皮炎,有较多的嗜酸性粒细胞时常为大疱性类天疱疮。

刮取皮肤肿瘤碎屑涂片后染色,可以查见基底细胞癌及鳞状细胞癌等恶性肿瘤的细胞,虽可帮助诊断,但因不准确而很少应用。

细胞学检查还包括血液细胞的检查等。

(四)免疫学检查

梅毒血清试验、结核菌素试验、克维姆(Kvein)

试验、麻风菌素试验、弗莱(Frei)试验等都是免疫学检查法,可以帮助诊断。皮肤斑贴试验及划痕试验也都是帮助诊断的免疫学反应。此外,关于细胞免疫及体液免疫的功能有不同的检查方法。

1. **斑贴试验**(patch test) 变应性接触性皮炎是迟发型(Ⅳ型)过敏反应,斑贴试验可以检出或确定变应原。斑试物浓度对正常人皮肤须无刺激性,如果迅速引起皮肤红痒或灼热,应立即停止此试验。

现通用铝小室胶带,即直径为 8mm 的铝制小碟,贴在无致敏的多孔胶带纸上。在应用时将可疑物放置在小碟内,贴于前臂曲侧或背部脊柱两侧的外观正常皮肤,然后用无刺激及致敏性的不透水胶布或塑料薄膜盖上并固定,斑试物较多时可按顺序排列并注明号码以免观察结果时出错。每次试验时应设对照。如果试验是粗大坚硬的固体物,应先溶解成溶液,或是在溶剂挥发后才应用。经 48 小时后观察结果,未见反应时应继续观察 3~4 日,有的受试者在 3~4 日后才有阳性反应。

阳性反应可用加号表示:有淡红斑为可疑反应±,轻度红斑、浸润及少量丘疹时是+,有水肿性红斑、丘疹或水疱时是++,显著红肿或浸润、聚合性水疱或大疱时是+++,对照有皮损或激惹反应为刺激性反应(IR)。

有原发性刺激的斑试物接触皮肤后迅速引起红斑,这种假阳性反应一般在 24 小时内消失。此外,如用橡皮膏覆盖及固定斑试物或所用固定物不纯净,可引起接触性皮炎;斑贴时间太久特别在天热季节易使斑贴处发生浸渍、痱子或毛囊炎,不可误认为阳性。

斑贴试验也可有假阴性反应。大量服用糖皮质激素类药物或最近局部应用过这类药物,斑贴试验可无反应,斑试物浓度太低或已变质时也常不呈阳性反应。人体各处皮肤对变应原的反应性未必一致,距离皮炎较远的皮肤敏感性往往较低,斑试物甚至不能引起阳性反应。皮肤的过敏性在不同时期可不相同,在皮炎已消退若干时日后,对致敏物的反应可渐减弱,甚至完全消失,此时所做斑贴试验可呈弱阳性或阴性。皮肤和黏膜对变应原的过敏性也可不同,放入阴道的避孕药可使局部黏膜过敏而发炎,但皮肤的斑贴试验可呈阴性。此外,斑试物必须符合引起皮炎的致敏物,否则斑贴试验失去诊断意义。

接触性皮炎存在时斑贴试验的结果最可靠。但此试验可使皮炎加重,尤其在皮炎广泛而严重时不可滥用,或在皮炎差不多痊愈时再应用浓度较低的斑试物进行,以免加重患者的痛苦。

在行斑贴试验之前,认真准确地询问患者病史是很重要的。如果不加区分地给皮肤病患者检测不确定的变应原(比如患病率低的变态反应),可能会导致许多患者被误诊为接触性皮炎。斑贴试验对于疑似过敏性接触性皮炎患者有辅助诊断意义,但因其有高假阳性率、原发刺激反应和结果的难解释性而限制了皮肤科医师对其的使用。

2. **划破试验**(scratch test)**及皮内试验**(intracutaneous test) 对于慢性荨麻疹、瘙痒症、湿疹及异位性皮炎等过敏性皮肤病可用食物、花粉、细菌性蛋白质等可疑致敏物做划破试验或皮内试验,可以帮助寻找变应原,试验时要准备肾上腺素之类的抢救药品,以防试验时突发过敏性休克反应。

(1) 划破试验:通常选用股前、前臂或后背皮肤作为受试处。皮肤消毒后用针尖或刀尖轻轻地划破表皮,长 0.5~1cm,以不流血为度。如果受试物有数种,可顺次划破以便同时进行试验,每种受试物间相距 4~5cm。受试物先和生理盐水混合,如果是不溶性蛋白质,可用一滴 1/10mol/L 氢氧化钠溶液使它溶解,以后滴在划破处。经过 20~30 分钟后,洗净试验处及记录结果,并观察对照处反应。阳性结果是局部出现风团或水肿,风团直径为 0.5cm 并有红晕是弱阳性(+),直径达 1cm 并有明显红晕时是中等阳性(++),风团大于 1cm 并有伪足样红斑时是强阳性(+++)。高度敏感者局部可有广泛的红斑及水肿,反应剧烈时甚至发生恶心、畏寒、面部潮红或呼吸困难等全身症状,应该及时撤出受试物,应用抗组胺等药物,发生过敏性休克时要立即注射 1∶1 000 肾上腺素等药物积极抢救。如果试验结果为阴性,次日应再观察试验处有无迟发性过敏反应。

(2) 皮内试验:皮内试验和划破试验主要检查Ⅰ型变态反应,一般在划破试验阴性时才做皮内试验。方法是由皮内注射受试物(血清、食物或灰尘等浸出物)0.1ml,另设对照。经过 20~30 分钟后,注射处发生风团及红晕时为阳性结果。继续观察 1~2 日,如果有浸润性结节出现,表明为迟发性过敏反应。

3. **光斑贴试验** 可检查光致敏物接触皮肤后所发生的光致敏反应。目前,还没有统一的试验方法。

常用方法是开放试验法。将可疑的光致敏物在暴露的皮肤甲乙两处作斑贴试验，以乙处作为对照。24 小时后，如果结果都为阴性反应，移除甲处斑试物并用清水或乙醚拭净试处皮肤后暴露，而乙处斑试物除去后立即用黑纸或黑布遮盖以免曝光。再经 24～48 小时后，如果甲处有边界清楚的红斑，甚至水肿或水疱，即是阳性反应，而对照的乙处应是阴性；如果试物本是接触致敏物或黑纸覆盖不严而漏光，乙处也有反应。

4. 免疫功能的检查

（1）淋巴细胞转化试验（lymphoblast transformation test）：是常用的试验方法。长期应用免疫抑制剂和慢性黏膜皮肤念珠菌病等患者的 T 细胞功能低下，试验结果往往低于 50%～70%。恶性肿瘤治疗后淋巴细胞转化率下降是预后不良的先兆。

二硝基氯苯（DNCB）或二硝基氟苯（DNFB）溶液的涂搽可以显示细胞的免疫功能，试验时可用 0.2%的溶于丙酮的溶液涂于前臂皮肤，直径约 $2cm^2$，经 5～14 日即可致敏，改用 0.05%～0.1%的较低浓度涂搽后，经 48 小时可见局部有红肿现象，而细胞免疫功能降低者常无反应，例如，50%～70%瘤型麻风患者呈阴性反应。

（2）免疫荧光检查（immunofluorescence assay）：体液性免疫功能的检查依靠间接或直接免疫荧光技术。免疫荧光技术可以查出血清、皮肤组织的抗原抗体而常有诊断价值。血清中免疫球蛋白的含量和补体水平常能反映体液免疫的状态。

间接免疫荧光检查法可以测出多种自身抗体。例如，系统性红斑狼疮血清中有抗核抗体（ANA）及抗 DNA 抗体等，抗核抗体是结缔组织病患者血清中最常见的自身抗体。其抗原成分包括核膜（糖蛋白）、核质（DNA）、核仁（RNA）。核质中的染色体又由组蛋白、非组蛋白外膜、双链 DNA 和着丝点等组成。ANA 实际上是一组包括以上各种核结构和组分的自身抗体。通过蛋白印迹技术分析这一组抗体的不同特异性组分，称为 ANA 谱。

间接免疫荧光法检测 ANA 时常可见到 5 种荧光核型，包括均质型、周边型、斑点型、核仁型、着丝点型。均质型、周边型最常见于系统性红斑狼疮，斑点型常见于混合性结缔组织病、SLE、进行性系统性硬化病及干燥综合征等。核仁型多见于进行性系统性硬化病、SLE 等。着丝点型见于 CREST 综合征。

ANA 阳性常提示光敏感，见于 SLE、硬皮病、干燥综合征、皮肌炎和多发性肌炎、少年类风湿关节炎、雷诺现象、自身免疫性肝炎和混合性结缔组织病等。

但低滴度的 ANA 阳性结果也见于老年人、妊娠妇女、CTD 亲属、原发性胆汁性肝硬化、DLE、类风湿关节炎、多发性硬化症、原发性血小板减少性紫癜、自身免疫性甲状腺炎、服用可引发 SLE 药物的患者和一些感染性疾病、恶性肿瘤、乳房硅胶填充手术者、某些健康个体。

在有临床症状的人群中 ANA 只能作为诊断 SLE 的一项实验室指标。有皮肤硬化的患者，如 ANA 阴性应考虑患者是否为线型和局限硬皮病、嗜酸性筋膜炎和硬肿病等。药物性 SLE、自身免疫性肝炎和混合性结缔组织病时都需要 ANA 阳性。在其他疾病中 ANA 可作为辅助诊断条件。

抗 DNA 抗体主要为抗双链 DNA（dsDNA）抗体和抗单链 DNA（ssDNA）抗体。抗 dsDNA 抗体对 SLE 有高度特异性，常提示 SLE 诊断，是 SLE 组织损伤的发病基础，也是疾病活动的标志，特别与活动性肾损伤密切相关。SLE 中抗 dsDNA 抗体阳性率只有 50%～83%，因此阴性结果也不能排除 SLE 的诊断。

抗 ssDNA 抗体在 SLE、皮肌炎、硬斑病、干燥综合征等中可有不同程度的表现，在儿童线状硬斑病较多见，在 SLE 中其阳性率较抗 dsDNA 抗体高，在肾损伤的发病机制中两者的作用相似，抗 ssDNA 抗体的滴度也随疾病的活动而波动。

直接免疫荧光检查法对某些皮肤病有更好的诊断价值。在红斑狼疮皮疹的基膜带有 IgG 沉积呈绿色荧光带。在大疱性疾病方面，疱疹样皮疹炎的真皮乳头层顶部都有 IgA，也可有 IgG 及 IgM 沉积，呈现颗粒状荧光。大疱性类天疱疮的基膜带显示荧光是由于 IgG 为主的抗原抗体复合物的沉积。成人型线状 IgA 大疱性皮病，表皮基膜带有 IgA 呈线状沉积。天疱疮类疾病的棘层松解细胞间有 IgG 自身抗体而呈现网状荧光。IgA 天疱疮，临床可分为两型：一型是角层下脓疱性皮病型，表皮上方细胞间有 IgA 沉积；另一型是表皮内嗜中性皮病型，表皮细胞间有 IgA 网状沉积。妊娠疱疹的红斑及周围皮肤基膜带有线状 C3 和 IgG 沉积，所有患者均有 C3 沉积，10%～20%患者伴有 IgG 沉积，IgA 和 IgM 沉积少见。大疱性系统性红斑狼疮真皮和表皮连接处主要为 IgG，可有 IgM、IgA 和补体沉积。变应性血管炎皮损的血管壁周围常有 IgG、IgM 及补体 C3 沉积而显示颗粒状荧光。

此外，荧光染色法在真菌检测中的使用也得到了发展。真菌荧光染色法通过特殊荧光素标联的几丁质酶与真菌细胞壁中的几丁质产生特异性的结合，并吸收紫外线（波长 340～380nm），使菌丝及孢子发出明亮的蓝色荧光，在荧光显微镜下真菌轮廓和暗背景形成明显对比，易于镜下识别。荧光染色法对于脂肪滴不染色，易于鉴别，能够避免其他方法真菌检出率不高的不足。因此，该方法是一种快速有效的真菌检测方法。

（五）组织病理学检查

活体组织检查是重要的检验方法，常能辅助临床做出正确的诊断，但仅少数皮肤病具有组织病理学特征可不依赖临床，而很多皮肤病只有炎症性变化，有时只能提示某种诊断的可能性。一般认为活检是诊断肿瘤的最可靠方法，但有时也存在困难。例如，鳞状细胞癌与假上皮瘤性增生或角化棘皮瘤有时很难区别。活检常能协助临床选择及确定诊断，每一位临床工作者都应有皮肤组织病理学的知识。

1. **活体取材**　选取适当的取材部位及典型皮损后，在皮损附近进行局部浸润麻醉，麻醉剂不应直接注射入皮损内，以免皮损有局部水肿的假象。所取标本的直径约 0.5cm 即可，应该包括皮下组织，缝 1～2 针后盖上无菌纱布。有几处不同皮损时应分别取材，考虑为恶性黑素瘤等癌瘤时应在全部切除后送检标本。所取标本一般由 10% 甲醛溶液固定。

活检钻（biopsy punch）可以代替手术刀取材，取材后不需缝合而较简便，但钻孔直径大于 4～6mm 时可遗留明显的瘢痕。取材时扭动钻柄，钻头要深达皮下组织。

2. **组织切片的染色**　苏木精-伊红（hematoxylin-eosin，HE）染色是常规染色法，胶原纤维、肌肉、神经、细胞质及角质物染色嗜酸性而呈红色，细胞核嗜碱性而呈深蓝色。

为了区别或确定某种组织结构，常需特殊染色法。马森（Masson）三色法使胶原染成蓝色，而细胞核为黑色，肌肉及神经等是红色。魏尔贺夫（Verhoeff）法及范吉森（van Gieson）法使弹力纤维染成蓝黑或黑色，而红色的胶原纤维及黄色的细胞核、肌肉和神经成为明显的对照。福特（Foot）染色法使网状纤维及神经纤维染成黑色。冯太拉-马森（Fontana-Masson）氨化硝酸银将黑色素染成黑色，细胞核染成粉色；布洛克（Bloch）法是用多巴反应将黑素细胞中黑色素颗粒染黑。吉姆萨（Giemsa）法及亚甲蓝使肥大细胞的颗粒异染而呈紫红色。苯胺蓝使胶原染成蓝色，而肌肉呈红色。硝酸银使神经、网状纤维及黑色素都呈黑色。阿新蓝使酸性黏多糖染色变蓝，而甲苯胺蓝异染成紫红色。吉姆萨法也使酸性黏多糖及肥大细胞颗粒染成紫红色，而利什曼原虫及嗜酸性粒细胞颗粒呈红色。亚铁氰化钾（黄血盐）将含铁血黄素等铁质染蓝。碱性刚果红将淀粉样蛋白在偏光镜下显示绿色双折光，普通光镜下显示淡粉至红色。苏丹（Sudan）Ⅲ及猩红使冷冻切片中类脂质呈橘红色，范可萨（van Kossa）使钙盐变黑及尿酸盐变成黑褐色。常用的细菌染色法是革兰氏（Gram）及赖特（Wright）法，染抗酸杆菌用齐尔-尼尔森（Ziehl-Neelson）染色法呈鲜红色，染螺旋体用利瓦迪（Levadti）法，染真菌及表皮的基底膜用过碘酸希夫（periodic acid-Schiff，PAS）染色法呈玫瑰红至紫红色。

（六）其他检验法

1. **紫外线**　紫外线通过含有氧化镍玻璃的设备是滤过紫外线灯，所见的紫蓝色光线称为伍德（Wood）光，伍德灯依靠特定波长的激发光使得皮损产生不同的荧光表现，是临床上检查色素障碍性和感染性皮肤病的重要方法。伍德灯发出的光线照射到富含黑色素的表皮上时大部分被吸收，而照射到相邻含黑色素较少的皮肤时则被散射和反射，于是两者交界处形成了明显的分界线。《色素障碍性和感染性皮肤病的伍德灯诊断专家共识》针对部分疾病提出了专家建议。

（1）色素减退性疾病中：①白癜风表现为境界清楚、明亮的蓝白色斑；②离心性后天性白斑（晕痣），伍德灯对其诊断具有较高的价值，表现为色素脱失晕呈蓝白色，与中央色素痣及周围正常皮肤界限清楚；③无色素性痣白斑呈浅蓝白色，与白癜风白斑所形成的亮蓝白色斑明显不同；④结节性硬化可见特征性的灰叶斑；⑤Ito 色素减退症表现为涡轮状或条纹状模式。

（2）色素增加性疾病：①雀斑于伍德灯下表现为病损处色泽加深，呈现散在分布的黑色斑点；②咖啡斑则呈现境界清楚的黑褐色斑片；③太田痣皮损表现为深蓝褐色斑片或斑点；④颧部褐青色斑在伍德灯下表现为蓝黑色斑点；⑤黄褐斑呈蓝黑色斑片，有研究者利用伍德灯将其分为四型：表皮型、真皮型、表皮真皮混合型及伍德灯检查阴性。

(3) 感染性疾病:①真菌性疾病:a. 花斑糠疹表现为黄绿色或黄色荧光;b. 小孢子菌属发光亮绿色荧光;c. 绝大多数股癣表现为境界清楚的环状蓝黑色斑片,无荧光产生;d. 马拉色菌性毛囊炎呈现出多数针帽大的砖红色荧光。②细菌感染性皮肤病:a. 红癣呈现珊瑚红色荧光;b. 含有绿脓素(pyocyanin)的铜绿假单胞菌放出绿色荧光;c. 腋毛癣藓表现为亮蓝白色荧光呈鞘状包裹毛干。

(4) 其他:常服四环素的幼儿牙齿及成人指甲呈现黄色荧光,迟发型皮肤卟啉症的尿、粪及疱液有粉红-橙黄色荧光。

2. **食物移除试验**　为了寻找致敏的食品或观察某种食品是否为变应原,可试做食物移除试验。除了食盐和糖外,只吃一种食品,如无湿疹、荨麻疹或皮损加重等过敏现象就增加一种,新加的食品如有过敏现象应立即停吃,过敏现象消失后再试以观察新加食品是否确能致敏,以后再另吃一种,逐一试验常可查出该患者过敏的食物。

3. **冷球蛋白试验(cryoglobulin test)**　抽取患者的静脉血 10ml,在 37℃温箱中分离出血清后,放入冰箱冷却至 5℃时,血清呈混白色可表明含有冷球蛋白,回到温箱后就又恢复成透明血清。正常人的血清不含冷球蛋白,多发性骨髓瘤、雷诺(Raynaud)肢端发绀、大理石样皮、系统性红斑狼疮及某些紫癜病患者等对此试验可呈阳性反应。

4. **其他**　卟啉症的诊断要依赖卟啉的测定,皮肌炎常有肌电图方面的变化,硬皮病的甲皱微循环状态往往不正常,某些疾病常有 HLA 或皮纹学的改变等。

四、皮肤影像学

皮肤影像学是利用现代超声、光学、磁共振等手段对皮肤病进行无创、原位、动态、实施诊断的一门新学科。皮肤影像学检查技术包括皮肤镜(皮表透光显微镜)、反射式共聚焦显微镜(RCM,又称为"皮肤 CT")、皮肤高频超声(high-frequency ultrasound)、光学相干层析成像(optical coherence tomography,OCT)、多光子显微镜(MPT,又称为"多光子 CT")、面部图像分析仪、皮表图像定标拍摄系统、组织病理图像、真菌显微图像、皮肤光声成像(photoacoustic imaging)技术及皮肤太赫兹成像技术等。此外,近年来在基础研究、相关著作及继续教育方面均取得了一定的成绩。

1. **皮肤镜**　是近年发展起来的一种无创性观察在体皮肤表面和表皮下部肉眼无法识别的形态学特征与数字图像分析技术。其特点是对机体无创伤性、操作简便、经现场实时检查后即时给出辅助性诊断报告。主要适用于色素性和非色素性皮损与其相关的皮肤肿瘤诊断。在我国起步较晚,但发展非常迅速。皮肤镜最初主要用于观察黑素瘤及其他色素性皮肤病,目前其适应证已扩大到炎症性疾病,血管性疾病,红斑鳞屑性疾病,甲、甲皱褶异常,头皮、毛发疾病,皮肤感染,寄生虫疾病以及皮肤良恶性肿瘤等无创评估、鉴别诊断、诊断等领域。此外,经过国内皮肤科专家共同努力形成以下专家共识:《皮肤镜术语规范:第三次国际皮肤镜协会会议共识》《毛发疾病皮肤镜诊断专家共识》《红斑鳞屑性皮肤病皮肤镜诊断专家共识》《感染性和寄生虫性皮肤病的皮肤镜诊断专家共识》等。

2. **皮肤三维 CT**　是利用新一代反射模式的激光共聚焦显微镜原理,在计算机辅助下,对皮肤病变部位进行扫描成像的新型皮肤影像学诊断技术。它是非侵入性的,可对皮肤结构进行实时、动态扫描成像,图像以明暗程度显示出不同的组织细胞结构,从而对皮肤疾病辅助诊断。其优点是无创,同时维持了细胞组织的正常形态和生理功能;可实时动态地进行监测,对同一皮损进行多次成像,以对其发展变化、治疗后的改善状态进行观察;分辨率达细胞水平,特别是能观察皮肤血流的动态变化;成像迅速,数据易于存储和输出,图像可三维重建。皮肤三维 CT 是超声、光学相干层析成像及太赫兹成像技术等技术无法比肩的。目前,该技术可用于鉴别皮肤肿瘤、常见疾病(如脂溢性角化病、扁平疣等)诊断和鉴别诊断,界定皮损边界,监测疾病发生发展过程、检测治疗效果,对皮肤生理状态的监测及对药物吸收的监测等皮肤病的辅助诊断和疗效评估。其中,肿瘤的诊断和癌前病灶的评估是研究热点。

3. **皮肤超声**　于 20 世纪 70 年代开始用于皮肤疾病的诊断,具有无创、廉价、实时性和可反复检查及安全性高的特点。目前,在临床应用中频率为 7~18MHz,能清晰地分辨皮肤表皮、真皮、小动脉、小静脉及皮下组织,判断皮损范围、深度、血流、性质及与周围组织关系;50MHz 以上的超高频超声,对表皮病变显示更清晰。目前,该技术应用于黑素瘤和非黑色素瘤的术前肿瘤范围测量、选择治疗方案;用于硬皮病的诊断及随访,可观察病变区域组织结构的改变及血流的变化;亦如银屑病表皮和真皮增厚及相关组织低回声与疾病的相关性；炎症性皮肤病如湿疹性皮炎、多形性红斑及皮肤坏死性血管炎等，其表皮下水肿带具有相应特点；美容性皮肤病：运用皮肤超声可分辨皮肤增生性瘢痕各个组织层次，高频超声还能反映病变组织的胶原纤维成熟与否及测量瘢痕厚度。

4. **光学相干层析成像**（optical coherence tomography，OCT） 是近年来发展起来的光学三维成像技术。选择红外光源，其皮肤的穿透深度可达2.0mm，分辨率为2～10μm，可满足一般疾病诊断需要。目前已有实验显示该技术可用于接触性皮炎、银屑病、皮肤型红斑狼疮等疾病的诊断与评估；对皮肤肿瘤诊断有一定的帮助。缺点是分辨率较低，尚未达到单个细胞水平，有待进一步发展。

5. **多光子显微镜**（multiphoton tomograph，MPT） 多光子吸收是一种非线性的光学效应，在高强度的激光束照射下，分子同时吸收几十个光子，由初态跃迁到终态，同时伴随多光子发射，包括荧光发射的产生。目前，该技术以用于基底细胞癌的诊断，评估光老化程度等方面。其不足之处是穿透性不够且仪器价格较高，推广存在困难。

6. **皮肤光声成像技术**（photoaconstic imaging） 是一种复合成像技术。光吸收与分子的形状和浓度有关，故通过光谱信息可以获得功能性影像。其特点是具有较高穿透性和更好的空间分辨率，成像深度可达3mm。目前该技术用于观察肿瘤及周围血管功能状况，但应注意观察血管及黑色素瘤使用的波长是不同的。

7. **皮肤太赫兹成像技术** 其波长介于红外和微波之间，0.1～10THz。因其波长较长、散射系数小，具有穿透力强的特点，成像深度可达7mm，同时，其分辨率较低。水作为其内在对比剂效果明显，可用于基底细胞癌术前的边界定位。

（茹雪莹 张秉新）

参考文献

1. BRAUN-FALCO M，SCHEMPP W，WEYERS W. Molecular diagnosis in dermatopathology：what makes sense，and what doesn't[J]. Exp Dermatol，2009，18(1)：12-23.
2. CARLSON J A，ROSS J S，SLOMINSKI A J. New techniques in dermatopathology that help to diagnose and prognosticate melanoma[J]. Clin Dermatol，2009，27(1)：75-102.
3. UITTO J. Progress in heritable skin diseases：translational implications of mutation analysis and prospects of molecular therapies[J]. Acta Derm Venereol，2009，89(3)：228-235.
4. 郭海霞，王莹. 皮肤镜在皮肤科的应用进展[J]. 中国中西医结合皮肤性病学杂志，2016，15(2)：125-127.
5. 马杰，张晓燕，吕永婧，等. 三维皮肤CT在非典型皮肤病诊断中的临床应用[J]. 中国皮肤性病学杂志，2015，29(9)：913-916.
6. 王玉兰，李艳，张丽媛，等. 皮肤影像技术在头面部红斑鳞屑性疾病的研究进展[J]. 皮肤病与性病，2018，40(6)：804-807.

第三章

皮肤病的治疗

皮肤不是一个孤立的器官，治疗皮肤病时常需要考虑全身状况及内外环境的影响。例如，过敏性疾病如湿疹及荨麻疹的变应原如果不消除，任何治疗只能暂时减轻症状；疥疮引起剧痒，如使用止痒剂而不用杀疥螨药，就不能彻底治愈。因此，明确诊断、寻找及消除病因是重要的。

皮肤病的治疗包括病因消除及症状治疗，还有特殊疗法，全身性治疗可和局部治疗相结合。

药物学的进展已使若干疗效较差或不良反应及毒性较大的药物废弃不用，现今常用的药物包括糖皮质激素类、免疫调节剂和抑制剂、抗生素和抗组胺药物等。皮肤在体表而便于应用液氮、激光、磨削术等手术疗法，紫外线及放射线和外用药等局部疗法。对职业性皮肤病及传染性疾病特别是麻风、性病及头癣更须重视预防工作。

一、内用药

（一）抗细菌药

1. **青霉素(penicillin)类** 青霉素类药物是杀菌性抗生素，除了广泛应用于化脓性皮肤病外，还常用于梅毒、淋病、丹毒、炭疽、放线菌病及慢性迁移性红斑等。青霉素类给药途径主要为静脉滴注或肌内注射，部分药物可和血清蛋白结合而影响有效浓度，如口服可大量地被胃酸分解。容易透过胎盘但只部分进入脑脊液，青霉素G可少量排泌入乳汁中。

青霉素类中常用的有青霉素(penicillin G)，成人每日200万~800万U，分次静脉滴注或肌内注射。普鲁卡因青霉素(procaine penicillin G，双效西林)吸收缓慢，每日肌内注射40万~80万U。苄星青霉素(benzylathine penicillin，长效西林)吸收更慢，每次肌内注射60万~120万U，每周1~2次。半合成青霉素常用的有苯唑西林(oxacillin sodium，prostaphlin，新青霉素Ⅱ)、萘夫西林(nafcillin sodium)、氯唑西林(cloxacillin)、氨苄西林(ampicillin)、阿莫西林(amoxicillin)、羧苄西林(carbenicillin)、替卡西林(ticarcillin)、阿洛西林(azlocillin sodium)、美洛西林(mezlocillin sodium)、哌拉西林(piperacillin)等。

过敏反应是青霉素类最常见的不良反应，依严重程度不同而表现为皮疹(荨麻疹样、麻疹样等)乃至危及生命的过敏性休克。同时，要注意潜在交叉反应。如对青霉素类过敏者，很可能会对头孢菌素类过敏。氨基青霉素类比其他青霉素类更易发生致敏。如果皮试没有出现即刻皮肤反应，使用青霉素类后发生直接或严重过敏的可能性很小。

2. **头孢菌素(cephalosporin)类** 具有广谱、抗菌作用强、不良反应较小、对β-内酰胺酶稳定等特点。

第一代头孢菌素对葡萄球菌和非肠球菌性链球菌最敏感，对革兰氏阴性菌不敏感。有头孢氨苄(cephalexin)、头孢唑林钠(cephazoline)等。其中，头孢氨苄用于MSSA和化脓性链球菌导致的单纯皮肤和软组织感染(USSTI)。

第二代头孢菌素增加了对革兰氏阴性菌的敏感，但降低了对革兰氏阳性菌的敏感。有头孢呋辛酯(cefuroxime，axetil)、头孢克洛(ceolor)等。头孢呋辛酯可用于治疗某些莱姆病和淋病。

第三代头孢菌素对革兰氏阴性菌很强，对革兰氏阳性菌较弱，具有更强的β-内酰胺酶稳定性。可渗入脑脊液中。有头孢哌酮舒巴坦(cefoperazone and sulbactam)、头孢曲松(ceftriaxone)、头孢他啶(ceftazidime)、头孢克肟(cefixime)等，头孢他啶对铜绿假单胞菌作用最强，但对金黄色葡萄球菌效果较弱，该药可用于治疗坏死斑、糖尿病足溃疡和烧伤感染。

第四代头孢菌素不仅具有第三代的抗菌性能，可针对MSSA和非肠球菌性链球菌，以及包括铜绿假单胞菌的革兰氏阴性菌，对酶稳定，杀菌更迅速。有头孢匹罗(cefepime)等。

第五代头孢菌素包括头孢比罗和头孢洛林。头孢比罗正在 FDA 认证中，头孢洛林已经获得 FDA 审批，除 MSSA 和凝固酶阴性的葡萄球菌外，头孢洛林对多数耐药金黄色葡萄球菌有抗菌活性，包括 MRSA、万古霉素中效的金黄色葡萄球菌（VISA）、杂合耐药万古霉素中效的金黄色葡萄球菌[不均一耐药 VISA（hVISA）]、万古霉素耐药金黄色葡萄球菌（VRSA），适用于急性金黄色葡萄球菌皮肤感染。

头孢菌素类可引起胃肠道不良反应，过敏反应发生率为 1%～3%，局部反应有血栓性静脉炎、注射区疼痛，发生率为 1%～5%。某些头孢菌素类与乙醇同服，可诱导“双硫仑”样反应。

3. 头霉素（cephamycin）类　对 β-内酰胺酶的稳定性较多数头孢菌素为强，均对脆弱拟杆菌有中等强度。有头孢美唑（cefmetazole）、头孢西丁（cefonicid）等。

4. 单环（monobactams）类　氨曲南（aztreonam）抗菌谱较窄，对大多数革兰氏阴性需氧菌有较强抗菌活性。对青霉素过敏的患者可以安全使用氨曲南。

5. 碳青霉烯（carbapenems）类　对革兰氏阳性菌、阴性菌、需氧菌、厌氧菌均有很强的抗菌活性，对 β-内酰胺酶稳定。有美罗培南（meropenem）、亚胺培南-西司他丁钠（imipenem and cilastatin sodium）等。

6. 氨基糖苷（aminoglycoside）类　包括新霉素（neomycin）、阿米卡星（amikacin）和庆大霉素（gentamycin）等。此类药在皮肤科不常用，一般作为二线、三线用药。

庆大霉素对革兰氏阴性杆菌作用强，对某些革兰氏阳性菌亦有效。久用也能损伤肾脏及第Ⅷ对脑神经。成人每日 16 万～24 万 U，分 3～4 次肌内注射或静脉滴注。

阿米卡星是卡那霉素的衍生物，抗菌谱与卡那霉素大致相同，但对铜绿假单胞菌作用更强，耐药性也较少。每日 15mg/kg，分 2 次肌内注射或静脉滴注。

7. 四环素（tetracycline）类　四环素是抑菌剂，通过结合细菌核糖体 30S 亚单位，抑制细菌蛋白质合成。能抑制多种革兰氏阳性及阴性菌，对衣原体、支原体、螺旋体、阿米巴及立克次体等也敏感，主要用于治疗痤疮和口周皮炎。总体上对革兰氏阳性菌更有效。此外，四环素类还有广泛的直接或间接抗炎特性，当皮肤病的病因是炎症性或免疫性时，是应用其抗炎特性。这些抗炎特性包括：抑制痤疮丙酸杆菌引起的中性粒细胞趋化因子的产生（如趋化因子肽、脂肪酶）；在体外和体内研究中，抑制中性粒细胞迁移；体外可能通过抑制蛋白激酶 C，抑制肉芽肿形成；抑制多种基质金属蛋白酶（MMP），影响真皮基质中胶原和弹力纤维组织的降解；下调参与免疫反应的细胞因子；可能对活性氧类（ROS）有清除作用。四环素具有亲脂性，在皮肤和甲可以达到较高浓度，并可透过血-脑屏障。妊娠期用药分级为 D 级，禁用于中晚期孕妇。

米诺环素（二甲胺四环素，minocycline）属长效四环素，有较强的抗菌作用，口服吸收好。成人首次 0.2g，以后 0.1g，每日 2 次。该药物在四环素类中亲脂性最高，其立即释放剂型（IR）皮肤浓度高于血清浓度。临床适应证：寻常痤疮（有研究显示，应用米诺环素治疗寻常痤疮疗效明显），酒渣鼻（应用米诺环素的抗炎作用，可明显改善症状），此外，根据其抗炎作用亦用于治疗大疱性和肉芽肿性疾病，还有部分少见的革兰氏阴性杆菌感染。治疗中注意色素异常沉着，多见于米诺环素 IR 剂型。米诺环素在四环素类中过敏反应最常见，肝炎是多系统受累中最常见的表现，还可见心肌炎、自身免疫性 1 型糖尿病等。亦可诱发皮肤结节性多动脉炎和血管炎表现为网状红斑和/或皮下结节，多见于四肢。临床上一定要注意米诺环素引发的肝毒性。其他潜在的严重不良反应可见于免疫性血小板减少。

多西环素（doxycycline）抗菌作用比四环素强 2～10 倍，饱腹时吸收好，主要通过胃肠道排泄，肾功能不全者只可用多西环素，严重肝病者禁用。成人首次 0.2g，以后每日 0.1g。临床适应证：对于寻常痤疮有效；可用于治疗丘疹脓疱型酒渣鼻，利用其抗炎活性，能够减少炎性皮损。同样，可用于治疗酒渣鼻变异体改善眼部症状；还可用于治疗立克次体导致的皮肤感染；用于螺旋体引起的各种感染性疾病，包括梅毒、莱姆病、非性病行地方性螺旋体感染及品他病（苍白螺旋体亚种）。治疗中注意多西环素导致的光敏问题。

8. 喹诺酮（quinolones）类　对革兰氏阴性菌和阳性菌、支原体、衣原体及分枝杆菌均有效。

第一代喹诺酮类药物现已少用。

第二代喹诺酮类分子中均有氟原子，称为氟喹诺酮。如诺氟沙星、培氟沙星、氧氟沙星、环丙沙星等。此类在皮肤和皮肤附属器中的药物浓度高，故治疗皮肤感染有很好的疗效。

第三代喹诺酮类对革兰氏阳性菌活性加强，如加替沙星等。

第四代喹诺酮类对革兰氏阳性菌和厌氧菌有强大活性，如莫西沙星等。

常见不良反应为胃肠道反应、头痛、烦躁等，可能引起过敏反应、光敏反应及交叉抗药。禁用于18岁以下儿童、妊娠妇女和哺乳妇女。

9. **大环内酯（macrolides）类及其他**　包括大环内酯类、氮杂内酯类及酮内酯类。红霉素（erythromycin）是大环内酯的原形，抗菌谱与青霉素相同，但作用不及青霉素强，且易产生耐药性。

氮杂内酯类包括阿奇霉素（azithromycin）、克拉霉素（clarithromycin）是大环内酯类较新的抗生素。抗菌活性强，吸收和生物利用度很好。阿奇霉素对革兰氏阴性菌作用更强，克拉霉素对流感嗜血杆菌更强。二者均对非典型分枝杆菌有效，包括麻风杆菌、鸟结核分枝杆菌、龟分枝杆菌，克拉霉素对麻风分枝杆菌活性最强，还对梅毒螺旋体、布氏疏螺旋体有效。治疗无并发症衣原体感染，阿奇霉素1.0g/d，连服3日。克拉霉素成人每次口服250～500mg，每日2次，连服7日。

酮内酯类替利霉素对青霉素和大环内酯类耐药的肺炎链球菌有效。该药注意症状性肝毒性。

克林霉素（clindamycin）属林可霉素类，抗菌谱及不良反应与林可霉素相似。成人每次150～300mg，每日4次口服；或600～1 200mg静脉滴注，分2～4次给药。克林霉素易引起胃肠反应，尤其常有腹泻，偶然发生药疹、黄疸及粒细胞减少等不良反应，肝肾功能不良时要慎用。

甲砜霉素（thiamphenicol）属氯霉素类，为氯霉素的衍生物，抗菌谱与氯霉素相似，主要毒不良反应为骨髓抑制，而抑菌作用较强。成人每日1～1.5g，分3～4次口服。甲砜霉素有免疫抑制作用，被用于泛发性脓疱型银屑病等有效，也可作为淋病的选择性用药。

万古霉素（vancomycin）属糖肽类，脓皮病耐青霉素时可用此药。成人每日2g，分2～4次静脉滴注。偶然引起粒细胞减少，久用可妨碍听觉或肾脏，注意监测血药浓度。用于治疗由MRSA和甲氧西林耐药的凝固酶阴性葡萄球菌引起的皮肤和软组织感染（SSTI）。

利奈唑胺（linezolid）属噁唑烷酮类，可用于治疗各种严重的葡萄球菌和链球菌皮肤感染，包括甲氧西林耐药金黄色葡萄球菌。非复杂感染推荐一次400mg，每12小时服用一次，口服，疗程10～14日。

10. **硝基咪唑（nitroimidazoles）类**　甲硝唑（metronidazole）对革兰氏阴性、阳性菌及厌氧菌有极强的杀菌活性，抗厌氧菌作用仅次于亚胺培南，不易产生耐药性。用于治疗酒渣鼻、滴虫病、复发性非淋菌尿道炎等。常见不良反应有胃肠道反应，出现运动失调及其他中枢神经症状时应停药。

替硝唑（tinidazole）疗效较甲硝唑高，不良反应发生率更低，其他相似于甲硝唑。成人每次0.5g，每日2～4次口服。

（二）抗真菌药

分为多烯类和非多烯类两类。

1. **两性霉素B（amphotericin B）**　是多烯类抗生素，抗菌谱广。用于治疗严重的真菌感染，包括广泛发作的系统性念珠菌病、隐球菌性脑膜炎、芽生菌病、皮肤外的孢子丝菌病、球孢子菌病、毛霉病和曲霉菌病等。传统两性霉素B有口服、外用及静脉用药制剂，口服不易吸收，且不稳定。不良反应明显，现已较少使用。两性霉素可以以三油脂复合物形式使用，肾毒性较小，但价格较高。

2. **伊曲康唑（itraconazole）**　是三唑类抗真菌药，主要通过血浆至角质细胞的被动扩散到达皮肤，药物对角蛋白附着力很强。伊曲康唑是继酮康唑后又一个有效的广谱抗真菌药，毒性低，可抗曲霉、孢子丝菌、暗色丝孢菌等。可治疗浅部真菌病，如甲真菌病、体股癣、手足癣、头癣、马拉色菌感染及马拉色菌相关皮肤病、皮肤黏膜念珠菌病等。口服伊曲康唑200mg/d，连用7日治疗体股癣、汗斑疗效最好，而400mg/d，连用7日治疗手足癣疗效最好。在甲真菌病治疗中，400mg/d，7日为一个疗程的冲击疗法效果最佳。该药已用于孢子丝菌病、曲霉感染、着色芽生菌病、新生隐球菌病、系统性念珠菌病等皮下组织真菌病和深部真菌病的治疗，国内有关伊曲康唑治疗皮下组织真菌病和深部真菌病的报道，多为个案报道。总的来讲，伊曲康唑的不良反应发生率较低。

3. **氟康唑（fluconazole）**　为三唑类抗真菌药，水溶性高，可口服、静脉给药，毒性小，能通过血-脑屏障，90%经肾脏代谢，抗菌谱广。可治疗浅部真菌病，如甲真菌病、体股癣、手足癣、头癣、浅部念珠菌病、汗斑等。主要用于皮下组织真菌病和深部真菌病,包括深部念珠菌病、隐球菌性脑膜炎、孢子丝菌病,获得较佳疗效。氟康唑耐受性好,不良反应的发生率约为 10%,常见的有头痛和胃肠道症状。

4. 特比萘芬(terbinafine) 是第一个口服丙烯胺类抗真菌药,抗菌谱广,具有抑菌和杀菌双重活性,耐受性好,毒性低。临床用于治疗浅部真菌病,如甲真菌病、体股癣、手足癣、头癣等。一般多采用连续疗法,口服 250mg/d。国内治疗甲真菌病多采用间歇疗法,第 1 周 250mg/d,从第 2 周开始隔日口服 250mg。国内外可见很多报道特比萘芬成功治疗孢子丝菌病、着色芽生菌病、曲霉病、暗色丝孢霉病,还发现对利什曼病有一定疗效。

5. 其他 碘化钾仍是治疗皮肤型孢子丝菌病的首选药物。大蒜素是由大蒜提取而得,在我国用于内脏念珠菌病及隐球菌病,不良反应轻微,仅引起恶心或呕吐。

(三)抗病毒药

干扰素类(interferons)是动物细胞受病毒感染后所产生,能使同种族动物的细胞对其他病毒有抵抗力。人体免疫干扰素包括人类白细胞所提取的α-干扰素及人类成纤维细胞所提取的β-干扰素,被用于治疗皮肤的病毒感染如单纯疱疹、带状疱疹和尖锐湿疣以及淋巴瘤和恶性黑素瘤等恶性肿瘤。重组干扰素 α-2b 凝胶,对口唇单纯疱疹、生殖器疱疹及尖锐湿疣有效。

阿糖腺苷(vidarabine)为嘌呤核苷类衍生物,抑制病毒基因组核酸的复制,具有广谱抗疱疹病毒的作用。肾功能正常者,静脉滴注每日 10~15mg/kg。一般剂量时毒性很低,少数患者有消化道反应,停药后即可恢复。妊娠妇女和哺乳妇女慎用。须定期监测血常规及肝肾功能。

阿昔洛韦(acyclovir)为鸟苷衍生物,是最常用的抗疱疹病毒药。有不同剂型,静脉滴注 2.5~7.5mg/kg,每 8 小时 1 次,共 5~7 日;口服吸收不好,因此每次 800mg,每日 5 次,疗程根据病情不同,短则几日。

伐昔洛韦(valacyclovir)是阿昔洛韦的前体药,口服后完全经胃肠道吸收而转化为阿昔洛韦,生物利用度是阿昔洛韦 3~5 倍,与静脉阿昔洛韦疗效相仿。成人口服每次 300mg,每日 2 次。

泛昔洛韦(famciclovir)是喷昔洛韦(penciclovir)的前体药,生物利用度 77%,治疗指数高,为有高度选择性的抗疱疹病毒药。成人口服 250mg,每日 3 次,疗程 5~7 日。

总体来说,阿昔洛韦、伐昔洛韦和泛昔洛韦的疗效及安全性均相似。如果不考虑价格和药物供应等方面因素的话,泛昔洛韦或伐昔洛韦要比阿昔洛韦更为理想,因为后者服药次数多,且生物利用度较差。泛昔洛韦与伐昔洛韦的药动学不同,但对 HSV 和带状疱疹病毒的疗效可能相同(这点尚无明确的文献报道予以支持)。

这些药物均可用作复发性生殖器疱疹的抑制治疗。对于复发性生殖器疱疹来说,选择抑制性治疗需要考虑以下的因素:①发作的频次(如每年发作次数在 6 次或以上);②发作的严重程度(生理或心理上);③发作时没有前驱症状(如果这样,已发作再治疗意义就不大);④性伴的 HSV(尤其是 HSV-2)血清学阴性,这样抑制性治疗可减少发作时或无症状排毒,进而降低传播的可能性。

因此,对于这些抗病毒药来说,还没有证据支持哪一种药物更值得推荐,只是就服用的方便性而言,泛昔洛韦和伐昔洛韦优于阿昔洛韦,在免疫功能受损的患者中应用泛昔洛韦的研究报告更为多见些。在下列情况下推荐静脉滴注阿昔洛韦而不推荐口服药物:严重的免疫抑制,口服药物困难,记忆或精神状态受损,病情较严重或产生并发症。

(四)维生素(vitamins)

维生素是维持机体正常生理功能时所必需的化合物,除了维生素 D 以外,维生素不能在人体内合成,只能由体外供给。维生素在皮肤科的应用主要有两个方面:治疗维生素缺乏性皮肤病;维生素还有一些独特的性质,可治疗非维生素缺乏性皮肤病。

1. 维生素 A 维生素 A 是维持上皮组织正常功能的必需物质,能调节人体皮肤的角化过程,还在维持体液和细胞免疫方面发挥重要作用。天然的维生素 A 对免疫系统有很复杂的作用,以证明其既有免疫抑制作用,也有免疫增强作用。治疗剂量的维生素 A,无论对细菌感染抵抗力,还是对细胞免疫性都有增强作用。

维生素 A 缺乏时可出现皮肤干燥、毛周角化、眼干燥及角膜软化。维生素 A 主要用于治疗毛周角化病、进行性对称性红斑角化症、鳞状毛囊角化症、汗孔角化病、鱼鳞病、毛发红糠疹、皮肤结核、红皮病、冻疮等。特别是对小儿银屑病有效。也可用于皮肤色素沉着和早年白发。

常用剂量 2.5 万~5 万 U,每日 3 次。口服维生素A过量可出现中毒反应，如头痛、恶心、疲乏、毛发脱落、皮肤干燥及脱屑、情绪不稳定、肌痛、骨痛、肝大和血清转氨酶升高等。研究显示，成人1次服用维生素A>100万U、小儿>30万U可导致急性中毒，每日用量>10万U超过6个月可导致慢性中毒。长期服用应注意对肝脏损害。

2. **维生素B** 可治疗舌炎等营养缺乏性疾病，其中维生素B_2可治疗维生素缺乏性口炎、唇炎、口角及阴囊炎。

维生素B_1：是重要的辅酶，参与糖代谢等一系列代谢过程的调节，能抑制胆碱酯酶的活性，减轻皮肤炎症反应，增强机体对细菌的吞噬能力。可辅助治疗湿疹、皮炎及各种瘙痒性皮肤病、也用于光感性皮肤病、烟酸缺乏症、带状疱疹后神经痛等。口服，成人10~30mg，每日3次；肌内注射50~100mg，每日1次。不良反应：可发生荨麻疹或过敏性休克，过量对心血管和神经系统有毒性作用。

维生素B_2：也称为核黄素，是体内黄酶类的辅酶组成部分，参与糖、蛋白质、脂肪的代谢。也有抗组胺的作用，当缺乏时机体对紫外线的敏感性增高。除治疗核黄素缺乏症外，可用于脂溢性皮炎、脂溢性脱发、酒渣鼻、红皮病、口周湿疹、砷剂皮炎、念珠菌病和日光皮炎。剂量：口服，成人5~10mg，饭后服，每日3次；肌内注射5~10mg，每日1次。

维生素B_6：能增强表皮细胞的功能和改善皮肤与黏膜的代谢过程，也是组胺酶的辅酶，故有抑制组胺的作用，并参与所有氨基酸的合成和分解。可用于脂溢性皮炎、脂溢性脱发、酒渣鼻、湿疹、神经性皮炎、妊娠痒疹及其他妊娠皮肤病。对光敏性疾病有效，外用对老年皮肤萎缩也有良好作用。口服：成人10~20mg，每日3次；小儿5~10mg，每日3次。肌内注射：成人50~100mg，每日1次；小儿5~10mg，每日1次。不良反应：肌内注射可引起过敏性休克，过量维生素B_6可致抽搐。

维生素B_{12}：是体内多种代谢过程中必需的辅酶。参与核蛋白的合成及脂肪和糖的代谢。维生素B_{12}缺乏时可产生一种特殊的皮肤色素沉着，主要在手、足背皮肤出现深褐或褐黑色，以末节指关节部最为明显。对治疗慢性荨麻疹、慢性接触性皮炎、初发银屑病、扁平疣、水痘、带状疱疹、扁平苔藓、脂溢性皮炎、红皮病和光感性皮肤病有一定的疗效。剂量：肌内注射100~500μg，每日1次。

3. **维生素C** 在细胞氧化还原反应中发挥传递氢的作用。参与胶原和细胞间质合成，增强毛细血管的致密度，降低其通透性及脆性，维持血管壁功能等作用。有拮抗组胺和缓激肽的作用，可增强抗组胺药的疗效，还具有增强机体对感染的抵抗力和解毒作用。在皮肤科的应用非常广泛，主要用于：变态反应性疾病、出血性疾病、感染性疾病、色素沉着皮肤病和其他皮肤病等。

4. **维生素D** 对皮肤的增殖和分化过程有影响，在体外的试验中发现，其对角质形成细胞的影响有双向性，低浓度时促进其增殖，治疗浓度时抑制角质形成细胞的增殖，促进其分化。另外，研究发现，维生素D还对免疫系统有作用，可抑制T细胞的增殖，同时抑制B淋巴细胞的功能。研究还发现维生素D有抗炎作用。系统用于副银屑病、大斑块状银屑病、寻常狼疮等，但由于其不良反应，均不是首选的治疗方案，只有用其他多种药物疗效不佳时可选用。外用维生素D及其衍生物，卡铂三醇(calcipotriol)和他卡西醇(tacacitol)治疗银屑病、连续性肢端皮炎、毛发红糠疹等角化异常性皮肤病有效，也有用于白癜风的报道。按规定的剂量使用，不会影响体内的钙磷代谢。

5. **维生素E** 又称为生育酚。可增强细胞的抗氧化作用，调节组织内呼吸功能，减少体内组织中氧的消耗，维持毛细血管的正常通透性，改善血液循环及对寒冷的防御作用，并参与多种酶的功能。对变性胶原纤维和弹性纤维的恢复都有一定的作用。可用于治疗冻疮、寒冷性多形红斑、下肢溃疡。大剂量维生素E能抑制胶原酶的活性，故可用来治疗大疱性表皮松解症、红斑狼疮、皮肌炎和系统性硬皮病。用于血管性疾病，包括色素性紫癜性皮病、单纯性紫癜、结节性红斑、硬红斑、雷诺现象、血栓性静脉炎、血栓闭塞性脉管炎。维生素E可促进维生素A的利用，减少后者大剂量应用时产生的不良反应，可用于毛囊角化性疾病。维生素E也常用于环状肉芽肿、硬化萎缩性苔藓、黄甲综合征、营养不良性大疱性表皮松解及带状疱疹后神经痛等多种皮肤病，口服量为150~300mg/d。

6. **维生素K** 能促进肝脏合成凝血酶原，有增强皮质类固醇的作用，抑制肉芽组织增生，抗过敏反应和降低毛细血管通透性等作用。临床应用出血性皮肤病及慢性荨麻疹。有报告维生素K_3 1.5~2.0mg/(kg·d)，用葡萄糖溶液100~200ml静脉滴注，对过敏性紫癜患者的腹痛缓解、皮疹消退和大便潜血转阴方面明显于皮质类固醇组。口服维生素K_3，每次4mg，每日3次。

7. **烟酰胺** 烟酰胺和烟酸统称为维生素 PP（维生素 B_3），烟酸主要来源于动物性食物，或由色氨酸在体内转化为烟酸，肠道细菌也可合成部分烟酸。烟酸缺乏出现临床症状者称糙皮病，曾流行于以高粱、玉米为主食的地区，其他维生素缺乏或营养不良也可引起，而酗酒和酒精中毒是目前最常见的原因。烟酰胺常用剂量 150～600mg/d，大剂量（1.5～3g/d）主要用于防治维生素 PP 缺乏症，可与烟酸交替应用；对日光性皮炎、植物光皮炎、血栓闭塞性脉管炎、持久性隆起性红斑、环状肉芽肿等有一定的疗效；大剂量烟酰胺单用或与大剂量四环素联合应用治疗大疱性类天疱疮有较好的效果。2 岁以下儿童禁用。

8. **叶酸（folic acid）** 又称为维生素 M。在皮肤科可用于白癜风、银屑病、硬皮病、口腔溃疡等疾病的治疗。当使用叶酸拮抗剂氨甲喋呤过量时，可用叶酸解毒。

9. **芦丁（rutin）** 又称为维生素 P。降低毛细血管的通透性，减少细胞的聚集，具较轻微的扩血管作用。主要治疗色素性紫癜性皮肤病、皮肤变应性血管炎、静脉曲张综合征等疾病。

（五）糖皮质激素（corticosteroids）

糖皮质激素一直是皮肤科乃至医学领域处方最广泛的抗炎药物。糖皮质激素主要影响糖、蛋白质代谢，对钠、钾作用较弱。常用的糖皮质激素有：低效包括氢化可的松（hydrocortisone）；中效包括泼尼松（prednisone）、泼尼松龙（prednisolone）、甲基泼尼松龙（methylprednisolone）、曲安西龙（triamcinolone）；长效包括地塞米松（dexamethasone）、倍他米松（betamethasone）。

生理条件下，下丘脑产生促皮质激素释放因子（CRF）刺激腺垂体嗜碱性粒细胞分泌促肾上腺皮质激素（ACTH），ACTH 刺激肾上腺皮质产生皮质醇，不产生盐皮质激素。血浆皮质醇可以反馈性抑制 CRF 和 ACTH 分泌。ACTH 和皮质醇均有昼夜节律，呈脉冲分泌：ACTH 在睡眠 3～5 小时后，凌晨 4 时左右，分泌幅度开始上升，在觉醒前或觉醒时达到高峰，上午呈下降趋势，夜晚达到最低水平。在 ACTH 的作用下，肾上腺皮质的束状带分泌糖皮质激素，主要是氢化可的松，尚有少量可的松。正常人每日分泌的基础量为 20～30mg 氢化可的松，早晨 6～8 时分泌量最多，约占一日总量的 2/3，下午 4～5 时为早晨量的 1/2，0 时最低。短期（2～3 日）缺乏睡眠不会改变其节律，较长时间改变睡眠一觉醒习惯，需要 1～2 周时间重建节律。

糖皮质激素的生理和药理作用：影响糖、蛋白质、脂肪、水盐、钙磷代谢；有兴奋中枢作用；对血液的影响；免疫抑制和抗炎作用；抗毒素作用；抗休克作用；生长停滞；对消化系统的作用；引发白内障和青光眼；机会致病菌感染；减轻结缔组织增生。

糖皮质激素可应用于结缔组织病及大疱性疾病等较严重的皮肤病，并可改善预后。例如，适量泼尼松可使系统性红斑狼疮的高热及关节痛等症状迅速减轻或消失，在未用此药物的时代，本病的预后不良，约 50%的患者在发病后 5 年内死亡，而在应用此类药物的今日，至少有 50%可存活 10 年以上；又如，大疱性损害极难控制的寻常型天疱疮患者，在服大剂量泼尼松之类药物后，大疱可在短期内吸收，患者迅速舒适并可长期生存。

病情严重而病程较短的疾病尤其过敏性皮肤病也常是适应证。例如，严重的接触性皮炎及药疹、风团广泛的急性荨麻疹、严重的全身性急性湿疹或剥脱性皮炎、可致死的斯蒂芬-约翰逊（Stevens-Johnson）综合征（恶性大疱性红斑）在用泼尼松治疗后，严重的症状可迅速减轻或消失，往往只需短期用药，可避免不良反应的发生。泼尼松对于慢性荨麻疹、慢性湿疹、脂溢性皮炎、异位性皮炎、扁平苔藓及慢性单纯苔藓（限界性神经性皮炎）也常改善病情，但停药后往往迅速复发，甚至症状加重，长期应用将引起不良反应，因此最好采用其他疗法。

糖皮质激素应用的绝对禁忌证有系统性细菌、真菌感染，单纯疱疹角膜炎，糖皮质激素高度过敏者。相对禁忌证有高血压，充血性心力衰竭，早期精神病，严重忧郁，消化道溃疡，结核菌素试验阳性，糖尿病，骨质疏松，白内障，青光眼，妊娠。

在临床上，泼尼松、甲泼尼龙及地塞米松较常应用。须根据疾病种类及病情而选用适当剂量，并应按个人反应情况而酌情改变用量。一般来讲，开始剂量应较大以达到控制症状的目的，以后酌情应用维持量，如果逐渐增加并长期应用，既不能迅速控制病情，又易引起不良反应。开始剂量和疾病性质有关，例如，寻常天疱疮的泼尼松开始量一般为 100～300mg/d，而大疱性类天疱疮可较低，80～100mg/d，红斑性天疱疮、增殖性天疱疮及瘢痕性天疱疮的开始量可以更低。又如，系统性红斑狼疮患者泼尼松剂量为 60～80mg/d 时，体温可在 24 小时内恢复正常，而中毒性表皮坏死松解症的开始量常需 150~200mg/d。多形红斑及剥脱性皮炎等过敏性皮肤病的泼尼松量为 40~80mg/d 即可，而全秃及全身性硬皮病量只需 0~15mg/d。维持量及减药速度应按个人反应情况及病情变化而定，长期维持量可以低到每日或隔日泼尼松 5~10mg。病情稳定或消除时即可停药，病程较短的疾病如接触性皮炎患者可在短期内迅速停药，而长期用药后肾上腺皮质功能衰减的患者，不应在大剂量应用期间突然停药，以免恶心、呕吐、软弱无力、烦躁不安、低血压、低血糖及肌肉关节酸痛等肾上腺皮质功能不足的现象出现。

常用的几种给药方法：

（1）分次给药法：一日药物的总量分 3~4 次口服，用于治疗皮肤病，特别是系统性红斑狼疮及天疱疮的急性期效果较好，但不良反应也大。

（2）一次给药法：每日总药量于早晨 8 时 1 次给予。通常使用半衰期短的泼尼松，可减少下丘脑-垂体-肾上腺（HPA）轴功能的抑制。

（3）不等量二次给药法：一日剂量分为 2 次给药，第一次于早晨 6~8 时用全量的 3/4，剩余的 1/4 于 15：30 给药。这种疗法效果好，不良反应少。

（4）隔日疗法：将两日的药量并为 1 次，于隔日早晨 8 时给予，能有效地减少不良反应和对 HPA 轴功能的抑制，多用于疾病的缓解期治疗，用量<20mg/d。仅仅数周治疗计划的患者不需要应用本方法。

（5）持续小剂量疗法：泼尼松≤15mg/d，长期使用。主要适用于病情控制后维持治疗，使病情维持于亚临床状态或防止疾病复发。

（6）冲击疗法的应用：冲击疗法即在短时间内静脉内输入超大量药物，以获得普通给药法难以期待的疗效。主要用于狼疮性脑病、狼疮性肾炎，病情严重常规治疗无效的患者，应用本疗法有时可使病情迅速缓解，也用于常规量激素治疗无效的皮肌炎、天疱疮、坏疽性脓皮病、重症药疹等。

甲泼尼龙冲击疗法：

1）甲泼尼龙 0.5~1g 加入生理盐水或 5% 葡萄糖液中静脉滴注 3~12 小时，每日 1 次，连用 3 日为一个疗程。

2）甲泼尼龙琥珀酸钠 300、200、100mg 分别于第 1、2、3 日加入生理盐水或 5% 葡萄糖液中静脉滴注 3~12 小时，每日 1 次，连用 3 日为一个疗程。

3）泼尼松 3 日冲击疗法：泼尼松 300、200、100mg 分别于第 1、2、3 日早晨 1 次顿服（有肝损者用泼尼松龙），每周 1 次。

4）地塞米松 150mg 加入生理盐水或 5% 葡萄糖液中静脉滴注，每日 1 次，连用 3 日为一个疗程，每月 1 次。

激素冲击疗法可产生严重甚至致死性的并发症，如电解质紊乱、严重心律失常等，因此应需住院进行。治疗前及治疗期间应监测血糖、电解质、肾功能及血、尿、便常规等；治疗期间和治疗后 24 小时内进行心电监护。服用利尿剂、低钾血症、水和电解质紊乱者禁用。

决定撤停激素必须掌握减量与停药指征，根据不同情况、不同疾病和剂量大小以及减量中的反应等具体掌握。起初 5~7 日减量 1 次，以后减量间隔期逐渐延长，每次减少的量开始可达 1/4~1/3 以后每次减少的量逐渐变少，每周减去当时用量的 10%，最后达到有效维持量。

激素撤减过程中出现的病情反跳或复发，此时，应重新加大激素剂量至病情控制，一般需增加 30%~50%，多者需 1 倍，甚至更多。再度稳定后再逐渐减量，而且减药速度应比原来慢。

长期大量应用糖皮质激素可以引起组织水肿、血压升高、血糖增加、骨质疏松及伤口不易愈合等反应。组织水肿可使体重增加，患者常有高血糖，血钾降低而可引起碱中毒，骨折甚至自发性骨折，伤口常难愈合，并易使消化性溃疡出血穿孔。此外，狂躁不安或抑郁的精神症状可以出现，儿童大量应用时可妨碍生长。皮质类固醇类剂量愈大，疗程愈长，不良反应就愈常见，长期大量应用将引起类库欣（Cushing）综合征：皮肤变薄充血，并有色素沉着而呈暗红色，常有痤疮样丘疹及多毛，皮下脂肪增加，且分布不均衡而出现面部胖圆的“满月脸”及颈后和肩部臃肿的“水牛背”，腹部等处显著膨大并易发生萎缩纹。长期大量应用也降低患者对感染的抵抗力，而易发生结核病、疖及毛囊炎、脓皮病或肺炎等继发性感染、念珠菌病或体癣等真菌性疾病，患者往往因抗生素无法控制感染而死亡。

为了预防及避免各种不良反应的发生，在治疗以前，应该详问病史及检查患者，做血液及尿液常规检查，测量血压、体重，X 线检查心肺，测定血糖及红细胞沉降率等。在治疗期间，除了注意观察体重及血压等以外，血钾降低时要补钾，尿糖出现时按糖尿病处理，有继发性感染时选用抗生素，其他如增加蛋白质饮食、钙剂（葡萄糖酸钙或活性钙）及每月注射维生素 D 360 万 U 等。

（六）抗组胺药（antihistaminics）

这类药物是皮肤科最常用的一类内服药，用于治疗皮肤黏膜变态反应性疾病。组胺在人体皮肤的肥大细胞中合成和储存，组胺的 H_1 和 H_2 受体在人类皮肤均有表达。近年来研究发现包括 H_3 受体（负反馈调节组胺的生物合成和释放）及 H_4 受体（在人体皮肤细胞有表达，可能参与皮肤瘙痒机制）在内的新受体。新近研究表明，H_1 受体敲除小鼠的研究证实了组胺在睡眠和觉醒中的作用；H_4 受体基因敲除小鼠和选择性 H_4 受体激动剂的相关研究提示了 H_4 受体在特应性皮炎等疾病瘙痒发生机制中的作用。

抗组胺药不能消除或中和体内产生的组胺及阻止其产生。目前认为，抗组胺药是组胺的反向激动剂，表现为抑制相应受体的基础激活状态从而发挥作用。

苯海拉明等抗组胺药都是 H_1 抗组胺药，而常用于胃肠疾病的西咪替丁和雷尼替丁是 H_2 抗组胺药，临床上 H_2 抗组胺药单用或与氯苯那敏、赛庚啶等 H_1 抗组胺药同时应用于慢性荨麻疹，其效果不确定。

1. H_1 **抗组胺药** 根据化学结构、起效速度、药代动力学特性、对 H_1 受体的选择性和镇静作用的有无，分为第一代和第二代 H_1 受体拮抗剂。第一代 H_1 受体拮抗剂具有许多不良反应，因其具有较强的亲脂性，故而最突出的是镇静作用。另外，它们的受体选择性差，能阻断乙酰胆碱、α-肾上腺素和5-HT受体，故能导致口干、便秘、排尿困难等阿托品样反应。20世纪80年代后问世的第二代 H_1 受体拮抗剂有较强的抗组胺作用和高的 H_1 受体选择性，不易穿透血-脑屏障，治疗剂量很少有中枢镇静作用及认知能力的损伤，无阿托品样反应。但不同药物其抗组胺及抗炎症作用强度、中枢镇静作用大小不尽相同，某些药物还有一定的心脏毒性，与药物间相互作用有关。

（1）第一代 H_1 抗组胺药：苯海拉明（benadryl，diphenhydramine）成人每次口服25～50mg，每日3次。但各人耐受性不同，有人只服25～50mg/d即有疗效，并有眩晕、嗜睡等不良反应，有人服药量高达200～400mg/d，而无明显反应。主要经肝脏代谢，少量经肾排泄。有较强抗组胺作用和镇静作用及比较显著的阿托品样作用。服药期间应避免驾驶、高空作业或操作精密仪器；乳母及新生儿禁用；青光眼、前列腺增生者慎用；偶可引起粒细胞减少；长期服用超过6个月可引起贫血。

氯苯那敏（chlorpheniramine）的中枢镇静作用和抗胆碱能作用比其他第一代 H_1 受体拮抗剂轻，适合职业人员白天用药和儿童用药。成人每次口服4mg，每日3次。主要经肝脏代谢，主要经肾脏排泄。癫痫患者、新生儿、早产儿、明显前列腺增生及幽门十二指肠梗阻禁用。

赛庚啶（cyproheptadine）有强效抗组胺作用，兼有抗胆碱与5-羟色胺作用。应用于皮肤黏膜的各种变态反应性疾病，尤其是物理性荨麻疹、寒冷性荨麻疹。止痒效果好，可选择用于瘙痒症状突出的患者，可用于解除类癌综合征的症状。可干扰下丘脑功能，引起食欲增加、体重增加，可能影响儿童发育。成人每次口服2～4mg，每日2～3次。大部分经肝代谢，超过40%经肾脏排泄。青光眼、消化性溃疡、尿潴留、幽门梗阻禁用；早产儿、新生儿及2岁以下儿童禁用。

（2）第二代 H_1 抗组胺药：西替利嗪（cetirizine）是目前唯一具有抑制嗜酸性粒细胞积聚和功能，抑制变应原诱导的嗜酸性粒细胞游走和趋化的抗组胺药，抗过敏、抗炎作用强，无心脏毒性作用。常规剂量口服10mg/d。有一定的镇静作用，对早期妊娠及哺乳期妇女慎用。大部分原型由尿排出。

氯雷他定（loratadine）的推荐剂量为10mg/d，未见嗜睡作用。安全性好，很少有头痛、乏力、口干等不适，罕见有体重增加。与大环内酯类抗生素、咪唑类抗真菌药合用未见明显药物相互作用。几乎不经肾脏排泄。

地氯雷他定（desloratadine）是氯雷他定在肝脏代谢的活性产物，药效是氯雷他定的5倍。无潜伏心脏毒性，和CYP抑制剂无相互作用。成人及12岁以上儿童每日5mg。

阿伐斯汀（acrivastine）为短效低镇静药，服后30分钟起效，无心脏毒性反应。成人及12岁以上儿童每次8mg，每日2～3次。孕妇及乳母禁用；对吩噻嗪类药物过敏者禁用。

依巴斯汀（ebastine）属于氯哌斯汀类 H_1 抗组胺药。不能穿透血-脑屏障，具有长效、低毒性、低镇静的抗组胺药，并有一定的抗炎作用。成人及12岁以上儿童10～20mg/d。肝功能不全者慎用。

非索非那定（fexofenadine）是特非那定的活性代谢产物，低或无镇静，无心脏毒性，无药物间相互作用。不由肝脏代谢，80%经粪便原形排出，12%由尿排出。推荐剂量一般不引起嗜睡反应。成人及 12 岁以上儿童每次 60mg，每日 2 次。心脏病史禁用。

(3) 其他作用于 H_1 受体的抗组胺药：酮替芬(ketotifen)既能抑制肥大细胞脱颗粒，又可直接与组胺竞争 H_1 受体，对用其他抗组胺药物治疗无效的顽固性荨麻疹可能有效。成人及 12 岁以上儿童每次口服 1mg，每日 2 次。60%经尿排泄，40%经粪排泄。高空作业及驾驶员禁用。孕妇及服用降糖药物者禁用。

曲尼司特(tranilast)治疗变态反应性疾病疗效与酮替芬相仿，但无嗜睡作用。特异地抑制瘢痕和硬皮病成纤维细胞胶原合成，对正常皮肤成纤维细胞胶原合成无明显影响。有报告用于瘢痕疙瘩、局限性硬皮病、肥大细胞增生症、肉芽肿性唇炎有效。成人每次 100mg，每日 3 次。肝病者慎用。

桂利嗪(cinnarizine)为钙拮抗剂，广谱抗炎症介质药。对慢性荨麻疹、皮肤划痕症疗效显著。对老年瘙痒症尤为适宜。成人每次 25～50mg，每日 3 次。孕妇禁用。颅内出血、脑梗死急性期禁用。

多塞平(doxepin)属三环类抗抑郁药，是强效 H_1 和 H_2 抗组胺药，有抗胆碱作用。对特发性慢性荨麻疹、物理性荨麻疹，疗效优于桂利嗪、赛庚啶。对带状疱疹后遗神经痛有良效。局部外用有止痒作用。成人睡前口服 25mg。局部使用不能超过 8 日，不应与其他抗抑郁药同时使用，存在严重心脏疾病时不应使用该药物，不应突然停药。

近年美国食品药品管理局(FDA)告诫医师和患者，服用过量特非那定和阿司咪唑会产生一种典型的室性心律失常，即尖端扭转型室性心动过速，在心电图上表现为 Q-T 间期值延长>440ms，突然死亡的危险大大地增加。近年来临床和药理学工作者加强了抗组胺药对心脏的不良反应方面的研究工作，有人将抗组胺药对心脏作用分为三类。

A 组：药物在其抗组胺浓度时即有心脏作用，有特非那定、阿司咪唑、苯海拉明、羟嗪等。

B 组：药物在高于其抗组胺浓度时才有心脏作用，有氯苯那敏、赛庚啶、依巴斯汀、异丙嗪、美吡拉敏等。

C 组：药物没有心脏作用，有阿伐斯汀、西替利嗪、氯雷他定、美喹他嗪、酮替芬、氯马斯汀等。

还有许多抗组胺药的心脏作用尚不明确，为防范抗组胺药的心脏不良反应建议：①不滥用或超量使用抗组胺药物；②避免与可增加抗组胺药物心脏不良反应药物同用；③不用于有严重肝肾功能损害，严重心脏病和心律失常的患者；④对有心律失常风险的患者如酗酒，缺血性心脏病等也应慎用抗组胺药；⑤加强临床用药的监测。

2. H_2 抗组胺药物 组胺除激活 H_1 受体外，也激活 H_2 受体，H_2 抗组胺药主要是西咪替丁(cimetidine)和雷尼替丁(ranitidine)。近年来，新的 H_2 抗组胺药也不少，如法莫替丁(famotidine)、罗沙替丁(roxatidine)等。

西咪替丁能抑制胃酸分泌而常用于胃病，还有抗雄激素的作用。

西咪替丁被用于荨麻疹、瘙痒症及全身性肥大细胞增生症，和 H_1 拮抗剂合用时对人工荨麻疹等常有较好的疗效。50%肥大细胞增生症患者因组胺释放而有腹痛、风团、潮红等症状，应用西咪替丁后迅速减轻。西咪替丁也有抗雄激素作用而可治疗痤疮及妇女多毛症。成人每次口服 200～400mg，每日 2～3 次。不良反应为口干、便秘、腹泻、腹胀、头晕、头痛、全身不适等轻微反应，停药后即消失，偶然抑制骨髓造血功能。对妊娠妇女、老人及肝肾功能不良者应该禁用或慎用。

(七) 其他抗炎症介质药

抑肽酶(aprotinin)是一种广谱蛋白酶抑制剂，治疗慢性荨麻疹和血管性水肿疗效显著。

氨基醋酸(aminocaproic acid，EACA)抑制纤维蛋白的溶解，阻止大量蛋白质分解产生组胺、白细胞毒素等与变态反应及炎症有关的介质，用于治疗慢性荨麻疹、寒冷性荨麻疹，对遗传性血管性水肿有较好的疗效。

吲哚美辛(indomethacin)解热、消炎、镇痛作用强，对一些变应性和自身免疫性疾病有一定的疗效，如荨麻疹性血管炎、结节性红斑、Behcet 病、SLE 等，与阿司匹林有交叉过敏。布洛芬(ibuprofen)解热、消炎、镇痛作用与阿司匹林相似，可用于不耐受阿司匹林的患者。

(八) 其他抗炎药

1. 氨苯砜(dapsone) 为芳香胺类，简称 DDS。Faget(1943)最先推广氨苯砜治疗麻风，Cornbleet(1951)用此药治疗疱疹样皮炎有效，从而引起皮肤学界广泛应用的热潮。经过 60 多年的研究和实践，适应证不断扩大，对其作用机制的研究逐步深入，目前此药已稳定地用于皮肤病的治疗领域。

DDS 对中性粒细胞浸润性皮肤病最有效。其影响中性粒细胞功能的机制：抑制中性粒细胞因受

（4）抗叶酸类：氨甲喋呤是叶酸合成拮抗剂，与天然二氢叶酸还原酶有强烈竞争作用，使体内二氢叶酸不能转化为四氢叶酸，从而干扰了胸苷酸及嘌呤核苷酸的合成，阻断 DNA、RNA 的合成，主要作用于 S 期增殖细胞，有较强的免疫抑制和抗炎作用。

氨甲喋呤口服后，胃肠道吸收迅速，且具有更可靠的血药浓度，在儿童与奶制品同食可降低生物利用度。氨甲喋呤主要通过主动转运而进入细胞，蓄积于细胞内，也可进入胸腹水中，有大量胸腹水时会增加氨甲喋呤的半衰期。该药主要从肾脏排出，故肾功能不全时应慎用。

血浆中未结合的游离氨甲喋呤是其活性形式。磺胺类、口服避孕药、苯巴比妥、氯霉素等可与氨甲喋呤竞争结合血浆蛋白，从而使游离氨甲喋呤浓度升高，增加药物毒性风险。水杨酸、丙磺舒和磺胺类药物可减少肾小管对氨甲喋呤的排泄。氨甲喋呤的作用可被亚叶酸所对抗，临床常用其作为氨甲喋呤过量或中毒时的解毒剂。

氨甲喋呤在应用于治疗前必须充分评估利弊、其他的替代疗法进行全面的讨论。该药物主要用于治疗寻常型银屑病、毛发红糠疹、皮肌炎、蕈样肉芽肿、皮肤淋巴瘤等；用于治疗结节病有效，同时可以减少糖皮质激素的用量。其他还可用于治疗类风湿性白细胞碎裂性血管炎、皮肤结节性多动脉炎、Behcet 病、顽固性荨麻疹、天疱疮、急性痘疮样糠疹等。其中，治疗银屑病的适应证包括：银屑病关节炎：传统治疗无效，脓疱性银屑病：泛发性或可能致残的局限性患者；影响工作能力的银屑病；泛发的、严重的斑块型银屑病：传统治疗无效（通常>20%体表面积）；光疗（PUVA 及 UVB）以及系统维 A 酸类疗效差。

氨甲喋呤治疗开始前对患者的耐受性进行预测，特别应明确是否有肝功能异常，在开始实施时最好都应进行试验治疗。方法是：首次 2.5mg，24 小时后再服 2.5mg，1 周后查血常规，如正常，可继续用药。氨甲喋呤适用于顽固性泛发性银屑病及红皮病型、关节型、脓疱型银屑病。用药方法，意见不一。有单剂量口服，或静脉，每周 25mg。有口服 2.5mg/d，连用 5 日，休息 2 日，再服 5 日，再休息 7 日。也有 2.5~7.5mg，每 12 小时 1 次连服 3 次，以后每周以同样方法给药。

用药过程中，每周检查 1 次血常规，稳定剂量后可改为 2 周 1 次或每月 1 次。1~2 个月查 1 次肝功能，4~6 个月查 1 次肾功能。

如发生氨甲喋呤过量时，应尽快给予亚叶酸钙解毒，首次剂量为 20mg，以后每 6 小时肌内注射 1mg，共 4 次。当氨甲喋呤的维持剂量似已产生不良反应时，也可给予亚叶酸钙 6~12mg，每 6 小时肌内注射 1 次，共 4 次。

不良反应为久服可损伤肝脏，导致肝硬化和纤维化等，总量>1.5g 是其发生肝毒性的危险因素；该药物所致肺毒性（急性肺炎）罕见，不停药可危及生命；另一威胁生命不良反应为血液系统毒性，表现为全血细胞减少，在治疗中应对于包含有甲氧嘧啶/磺胺甲噁唑（复方新诺明）的联合用药保持警惕，在应用 MTX 治疗时应每日补充叶酸；此外，恶心、厌食是 MTX 最常见的不良反应，溃疡性口腔炎、腹泻少见，出现时应停止 MTX 治疗；在妊娠期用药风分级中，MTX 的分级为 X 级。应禁用于妊娠及哺乳妇女；相对禁忌证：依从性差患者、肾功能不良、糖尿病或肥胖患者、肝功能异常、活动性肝炎、肝硬化者、严重的血液系统疾病、有生育计划患者、免疫缺陷患者以及活动性感染患者（结核）。

（5）秋水仙碱：秋水仙碱结合到微管蛋白二聚体上，阻止其组装成微管，为典型的抑制细胞有丝分裂的药物，干扰细胞运动和趋化，减少中性粒细胞（PMN）黏附于内皮细胞及干扰溶酶体降解。该药物在皮肤科主要用于 PMN 在发病机制中起重要作用或病理上以 PMN 组成为主的炎症浸润为特征，有 PMN 趋化性增加现象为临床表现的皮肤病，以及某些结缔组织病和表皮细胞转换率加快的皮肤病。

治疗痛风急性发作时，首次剂量为 1mg，以后每隔 2 小时给 0.5mg，直至症状缓解或出现恶心、呕吐时停药，24 小时总量不超过 6mg。

治疗其他皮肤病时推荐剂量为 0.5mg，2~3 次/d，连用 5 周。秋水仙碱主要用来治疗面积较大的、伴关节炎的、脓疱性以及病程长、对糖皮质激素治疗抵抗的银屑病。秋水仙碱治疗掌跖脓疱病急性发作是有效的，对某些患者应辅以糖皮质激素等药物，以使疾病得以完全控制，秋水仙碱对 Behcet 病的皮肤和眼部损害是首选的治疗药物。据报道秋水仙碱抑制皮肌炎患者因广泛钙质沉着所致的局部和全身性炎症是有效的。秋水仙碱对于治疗皮肤白细胞碎裂性血管炎等血管炎存在争议。

秋水仙碱一般以口服为宜，分次给药，为减少其对胃肠道的刺激，宜在进食时服用，剂量以中小剂量为宜,最大剂量不超过 3mg/d。药物在肝脏代谢,主要通过胆汁由粪便排出,10%~20%的药物原形经尿排出。长期用药时,应通过临床和实验室检查来仔细监视,以避免严重不良反应的发生。

(6) 嘧啶类:阿糖胞苷(Ara-C)干扰 DNA 合成及阻碍抗体产生,应用于带状疱疹及淋巴瘤等。静脉滴注 1~3mg/(kg·d),以 8~15 日为一个疗程。不良反应为食欲减退、恶心、呕吐等消化道症状和白细胞及血小板减少,偶然引起肝功能异常,禁用于妊娠妇女以免引起畸胎。

(7) 抗生素:放线菌素 D、丝裂霉素 C 及博来霉素都能干扰 DNA 合成而有免疫抑制作用。甲砜霉素的结构和氯霉素相似,应用于狼疮性肾炎、掌跖脓疱病及泛发性脓疱性银屑病等。成人用量为 0.5~1.0g/d,分 3~4 次,可引起消化道反应。

环孢素(cyclosporine)直接作用于活化的 T 细胞,被人应用于天疱疮、皮肌炎、皮肤 T 细胞淋巴瘤及银屑病性关节病等,口服 10~15mg/(kg·d)或静脉 3~5mg/(kg·d),可引起肝肾功能暂时异常、中枢神经系统及胃肠道症状,但无抑制骨髓的作用。

(8) 雷公藤:雷公藤泛指卫矛科雷公藤属植物。目前临床常用的雷公藤制剂多是由本植物根、木质部分提取的复合体。有中药水煎剂、片剂、酊剂及注射针剂四种剂型。应用最为广泛的是雷公藤多苷。

雷公藤对免疫性疾病有广泛的适应证,其临床应用已达 60 多种疾病。本药起效快,作用强。虽不是病因治疗,但对二级反应起抑制作用,其抗炎作用大于免疫抑制剂和糖皮质激素。雷公藤治疗指数小,毒性作用与治疗作用非常接近,因此要严格掌握禁忌证和治疗量。但有时用药时间越长,不良反应越轻,有适应现象。

适应证:

1) 变态反应性皮肤病:包括泛发性湿疹、自身敏感性皮炎、钱币状湿疹皮疹较多者、严重特应性皮炎、接触性皮炎、癣菌疹、泛发性神经性皮炎、光敏性皮肤病,如多形性日光疹、植物光皮炎、种痘样水疱病,对麻风反应也有肯定的效果。

2) 皮肤血管炎类:如结节性红斑、Sweet 综合征、变应性血管炎、Behcet 病、坏疽性脓皮病等。可与秋水仙碱、四环素、DDS 等配合治疗。

3) 关节病性银屑病,特别对关节的损害有缓解作用。皮肌炎重症者可配合大剂量糖皮质激素使用。还可以作为硬皮病、硬肿病、嗜酸性筋膜炎的辅助用药。

4) 结缔组织病:如干燥综合征,可和蝮蛇抗栓酶联合使用。红斑狼疮,包括 DLE、SCLE、SLE 等,配合治疗,可视病情而定。

5) 治疗结节病、嗜酸性粒细胞增多性皮炎、嗜酸性脓疱性毛囊炎、高球蛋白血症紫癜等也有效。

一般适应证:其他药无效时,可考虑使用。可用于治疗斑秃、带状疱疹、天疱疮、类天疱疮、线状 IgA 大疱病、疱疹样皮炎的联合用药。

红皮病的疗效与基础疾病密切相关,治愈率高的是继发于湿疹皮炎类疾病,继发于银屑病的次之,继发于蕈样肉芽肿或肿瘤者不能治愈、银屑病发生刺激时或走向红皮病时疗效好,但停药仍可复发,副银屑病、其他如脂膜炎、扁平苔藓、环状肉芽肿、多形红斑等也被应用。

雷公藤多苷,剂量 60~80mg/d,分 3~4 次饭后服用。此剂型不良反应较轻。

常见不良反应:胃肠道反应,多出现在用药 3~5 日后,发生率 5%~70%;皮肤黏膜表现为口干、咽干、皮肤干燥、结膜充血、口腔黏膜溃烂、溃疡等;少数出现心悸、胸闷、血压升高或下降;肝脏损害多于用药超过 1 个月发生,发生率 23%~25%不等;可出现白细胞下降,多在停药 2 周回升;多数在用药 2~3 个月后发生月经减少、闭经,发生率可达 74%;>40 岁的患者可能会不再行经,男性可出现精子减少和完全消失,可于停药 3 个月后恢复。

(9) 白芍总苷(total glucosides of paeonia,TGP):白芍总苷是在我国著名药理学家徐叔云为代表的安徽医科大学临床药理研究所的努力下,提取白芍的药效成分单体,主要为一组糖苷类物质,包括芍药苷、羟基芍药苷、芍药花苷、芍药内酯苷、苯甲酰芍药苷,统称为白芍总苷,其中芍药苷占总苷量的 90%以上,是白芍的主要有效成分。白芍总苷是目前我国唯一中药来源的国家二类西药新药。

近年对白芍总苷药理作用的基础研究已经深入到信号传导的水平,研究发现,它对自身免疫过程中的多个环节都存在调节作用,在多个环节影响细胞免疫、体液免疫以及炎症过程。这可能与它的多种有效成分分别起着不同的药理作用有关。

根据近年来的文献报道白芍总苷最佳适应证:

1) 自身免疫性疾病,包括类风湿、强直性脊柱炎、儿童关节炎、红斑狼疮、盘型红斑狼疮、皮肌炎、硬皮病、干燥综合征、银屑病、掌跖脓疱病、连续性肢端皮炎、自身免疫性荨麻疹、斑秃、天疱疮、类天疱疮。

2）变态反应性疾病，包括慢性荨麻疹、泛发性湿疹、自身敏感性皮炎、钱币状湿疹皮疹较多者、特应性皮炎、接触性皮炎、癣菌疹、扁平苔藓、多形红斑。

3）皮肤血管炎类：如结节性红斑、硬红斑、Sweet 综合征、变应性血管炎、Behcet 综合征、白色萎缩、坏疽性脓皮病等。

4）红皮病、玫瑰糠疹、副银屑病、其他如脂膜炎、环状肉芽肿、结节病等。

5）皮肤淀粉样变，肛门瘙痒症，联合 UVB 取得满意的疗效。

白芍总苷口服，每次 600mg，每日 3 次。

自身免疫性疾病通常需长期使用免疫抑制剂才能得以控制，但有些药物往往由于血液系统及肝脏的不良反应造成患者无法长期使用。多年的基础与临床研究证明，白芍总苷可适用于免疫相关疾病的各个时期，适用于不同的人群，尤其是作为联合用药与辅助用药，具有相当广阔的前景，在与其他免疫抑制剂合用时可减轻其他药物对肝脏的不良反应。

部分患者服药后出现大便次数增多，大部分患者一周后逐渐缓解，不能缓解者酌情减量。

（10）他克莫司（tacrolimus）：他克莫司是大环内酯类免疫抑制剂，能够抑制 T 细胞的活性，抑制组胺释放，抑制炎症反应，抑制细胞过度增殖等。

适应证：系统用药临床应用于银屑病、白塞病、坏疽性脓皮病等。局部治疗特应性皮炎、银屑病、口腔糜烂溃疡型扁平苔藓、外用糖皮质激素导致的酒渣鼻、红斑狼疮或皮肌炎患者的面部红斑等。

不良反应：长期系统应用具有肾脏毒性，还可导致高血压，引起神经精神症状，升高血脂。局部外用系统吸收少，引起全身性不良反应的可能性小，但对人体皮肤有轻微刺激性，未见过敏反应。

3. 免疫调节剂

（1）干扰素（interferon）：干扰素是真核细胞对各种病毒和非病毒诱导剂应答产生的一类具有各种生物活性的糖蛋白。人白细胞产生的干扰素为 α-干扰素，人成纤维细胞产生的干扰素为 β-干扰素，由特异性抗原刺激 T 淋巴细胞可产生 γ-干扰素。目前临床上常用的有干扰素 α-2b、干扰素 γ。

干扰素通过抗病毒（诱导 2′-5′寡腺苷酸合成酶、核糖核酸酶及蛋白激酶 P1）、抗增殖（诱导 2′-5′寡腺苷酸合成酶、抑制多种生长因子、增强 P53 肿瘤抑制基因表达、下调 *c-myc*、*c-fos* 和某些 *c-ras* 肿瘤基因）、免疫调节［诱导主要组织相容性复合体（MHC）Ⅰ类及Ⅱ类抗原、增加自然杀伤细胞、抑制 TH-2 细胞因子的产生，如 IL-4、IL-5 和 IL-6］发挥作用。常见的给药途径如静脉、肌内、皮下注射，或通过局部注射、涂搽、滴鼻、雾化吸入等可供临床选择，给药量根据药物剂型、给药途径、适应证和临床的需要，以求个体化。

适应证：尖锐湿疣（考虑到治疗费用及随诊频率，该药物主要用于其他治疗失败而又有意愿积极治疗的患者）、恶性黑素瘤（应用 INF-α 治疗可不同程度获益）、基底细胞癌（皮内注射该药物对于原发性浅表性及结节性基底细胞癌是有效的和安全的）、鳞状细胞癌（其他方法失败时该药物可稳定病情）、角化棘皮瘤（发生于前额、鼻周及耳周的皮损内注射 IFN-α_2 具有明确疗效且无复发）、皮肤 T 细胞淋巴瘤（应用 INF-α 比 INF-β 及 INF-γ 效果明显）、寻常疣、带状疱疹（可能在带状疱疹恢复期发挥作用，对于疱疹后神经痛无效）、单纯疱疹（对于发作不频繁或不愿意口服药物治疗的单纯疱疹病毒感染患者，局部外用 IFN-α 可作为阿昔洛韦替代治疗）、异位性皮炎、银屑病、瘢痕疙瘩（INF 能提高胶原酶活性，减少成纤维细胞中胶原及黏多糖的过度产生）、光线性角化、血管瘤，还可以治疗 Kaposi 肉瘤（对干扰素反应良好的患者机会性感染少且较反应不良者在存活率上有明显优势）、慢性肉芽肿性疾病（对于吞噬功能缺失儿童患者，该药物可增强巨噬细胞的杀菌作用及过氧化物的产生）、红斑狼疮（抗 IFN-α 单克隆抗体对过度表达的 IFN-α/β 诱导基因进行了中和）、毛囊黏蛋白病（仅有病例报告，与阿维 A 联合治疗）、进行性系统性硬皮病（研究显示 INF-γ 有益，而 IFN-α 可能有害）、白塞病（有报道显示治疗后可完全或部分缓解）等。

不良反应具有剂量依赖性，且继续用药或减量后可缓解，停药后可以很快消退。最常见的不良反应为流感样综合征（通常正常人使用小剂量该药物可能出现轻微流感样症状），亦有报道横纹肌溶解症（采用大剂量、静脉注射时可能出现该不良反应）、心血管反应（表现为低血压及心动过速）、神经精神系统症状（从感觉异常到自杀都有报道）、胃肠道反应等。

（2）薄芝注射液：薄芝注射液系薄盖灵芝经发酵培养及提取后制成。有抗炎、免疫调节、降脂、扩张冠状动脉等作用。

适应证：硬皮病、斑秃、男性型脱发、红斑狼疮、皮肌炎、带状疱疹、扁平疣、银屑病等，均有一定的疗效。

不良反应：局部注射时有轻微刺激，少数患者有口干现象，未见过敏反应。

（3）左旋咪唑（levamisole）：能加强巨噬细胞的吞噬作用，并直接作用于淋巴细胞，影响T细胞及吞噬细胞的环磷腺苷（cAMP）及环磷鸟苷（cGMP）而加强淋巴细胞及吞噬细胞的活力，可以治疗复发性阿夫他口炎及复发性单纯疱疹等，每两周服药3日，150mg/d。不良反应有腹绞痛、恶心及可逆的粒细胞减少。

（4）转移因子（transfer factor）：能增强细胞免疫力，常被应用于慢性黏膜皮肤念珠菌病以及系统性红斑狼疮等自身免疫性疾病。

（5）复方甘草酸苷（compound glycyrrhizin）：复方甘草酸苷是一种复方制剂，含有甘草酸苷（glyeyrrhizin）、（甘草酸单胺盐 monoammonium glycyrrhizinate）、甘氨酸（aminoacetic acid）和蛋氨酸（methionine）。主要有四方面的药理作用：①抗炎症作用，甘草酸苷能够发挥抑制局部过敏反应及抑制施瓦茨曼现象等抗过敏作用，有增强皮质激素的抑制应激反应作用；同时甘草酸苷可以直接与花生四烯酸代谢途径的启动酶-磷脂酶A2（phospholipase A2）结合减少炎性介质的产生。②免疫调节作用，通过调节T细胞活化、诱导 γ 干扰素、活化NK细胞和促进胸腺外T淋巴细胞分化发挥免疫调节作用。③保护肝细胞。④抑制病毒增殖和对病毒的灭活作用。

适应证：因其抗炎、抗过敏、有类似糖皮质激素的作用，因此适应证极为广泛，可用于变态反应性疾病和自身免疫病，并可改善肝功能异常。

不良反应：可以出现低钾血症、血压上升、钠及液体潴留、水肿、尿量减少、体重增加等假性醛固酮增多症状。还可出现脱力感、肌力低下、肌肉痛、四肢痉挛、麻痹等横纹肌溶解症的症状。

（6）来氟米特（leflunomide）：属于异噁唑类衍生物，是新型的抗炎药及免疫调节剂。室温下呈白色晶体，不溶于水。口服可吸收，人体内半衰期15~18日。主要分布于肝、肾、皮肤组织内，蛋白结合率99.3%。其代谢产物43%经肾脏由尿排出，48%经胆汁由粪便排出，上述代谢途径中前96小时主要由肾脏排出，后期主要由胆汁排出。

作用机制：①抑制嘧啶的开始合成途径，即来氟米特于人体内转化为活性代谢产物A771726，后者抑制嘧啶开始合成途径中的关键酶二氢乳清酸脱氢酶。②抑制络氨酸激酶的活性，蛋白酪氨酸激酶在一些生长因子受体中存在，在信号传导途径的不同步骤中发挥重要作用，A77 1726抑制T细胞受体相关的 $p59^{fyn}$ 和 $p56^{lck}$ 的酪氨酸激酶活性，及T细胞受体 ζ 链和抗-CD3单克隆抗体诱导的磷脂酶Crl的酪氨酸磷酸化作用。③抑制核因子-κB（NF-κB）的活化和基因表达：NF-κB是一种DNA结合蛋白，调控许多重要的细胞因子、黏附分子和趋化因子基因的表达。有研究显示，来氟米特能阻断NF-κB的活化，其主要原因是它能减少IκB的磷酸化降解。④抑制抗体的产生和分泌。

临床适应证：①银屑病关节炎：研究显示，来氟米特的生理活性代谢物A77 1726表现出体外抗增殖及抗炎作用，能够抑制上皮细胞的DNA的合成，抑制细胞增殖。因此，该药物被用来治疗银屑病关节炎。②结缔组织病：有研究提示，应用来氟米特可治疗结缔组织病。a. 红斑狼疮：自发系统性红斑狼疮具有缓解作用，对抗ds-DNA抗体的产生有较强的抑制作用，能缓解并发的淋巴结肿大，明显减轻肾小球肾炎的病理表现，减少IgG免疫复合物在肾小球内的沉积。b. Sjögren综合征（SS）：本病是一种以泪腺和唾液腺的淋巴细胞浸润伴有干燥性角膜结膜炎及口腔干燥为主要临床表现的免疫反应介导的慢性炎症性疾病。继发性SS常伴有类风湿关节炎、系统性红斑狼疮或系统性硬皮病等结缔组织疾病。研究显示，来氟米特已作为一种新的免疫调节剂用于该病的治疗，治疗后患者眼的干燥及疼痛症状减轻，唾液分泌量增加，血沉及IgG水平下降。③其他疾病治疗：a. 大疱性类天疱疮及Wegener肉芽肿：来氟米特为这两种疾病提供了一种新的治疗方法，对Wegener肉芽肿的治疗中发现，患者病情明显缓解，抗胞质型-抗中性粒细胞胞质抗体（c-ANCA）滴度下降。b. Takayasu动脉炎：该疾病治疗除了手术治疗以外，糖皮质类固醇及氨甲喋呤是常用治疗方案，有文献报道采用来氟米特治疗该病并取得良好的疗效。c. 减少IgE的分泌，抑制即发型皮肤超敏反应。

（十）菌苗疗法

曾经被用于慢性化脓疾病，近来国内仍有一些有关的报道。

自身菌苗（autovaccine）是由患者的化脓性损

止痒而防止搔抓。

止痒剂包括0.5%～2%苯酚、0.25%～0.5%薄荷脑、2%～5%樟脑、2%～5%龙脑（冰片）、0.5%～1%麝香草脑及0.1%～0.3%水杨酸等，可按溶解度配制溶液、酊剂、粉剂、霜剂或软膏。

焦油类如煤焦油、煤焦油溶液、糠馏油、松馏油等，收敛剂如醋酸铝溶液都有一定程度的止痒作用，特别是皮质类固醇类能迅速消炎止痒。

薄荷脑和苯酚等或焦油类和皮质类固醇类共配成外用药时止痒作用可以加强。

3. **消炎剂-皮质类固醇类**　这类药物的局部应用有消炎、阻止增生及抑制免疫反应等作用，可以应用于多种皮肤病尤其常用于各种皮炎。

皮质类固醇类的药物种类很多，有的兼供内用及外用，有的有较强的钠潴留作用而只供局部应用。

氢化可的松（hydrocortisone，1.0%～2.5%）及其衍生物比可的松类容易吸收而常作外用药。

氟化的皮质类固醇类抗炎作用较强，包括氟氢化可的松（0.5%～1.0%）、倍他米松（0.1%～0.2%）、地塞米松（0.04%～0.1%）、甲泼尼龙（0.1%～1.0%）、曲安西龙（0.1%～0.5%）、氟轻松（0.025%～0.1%），较新的氯氟松（0.025%～0.1%）、氯地塞米松（0.025%～0.1%）及氟氢羟龙（0.025%～0.1%）等都是作用很强的外用皮质类固醇类。

局部应用的不良反应和药物种类及浓度等因素有关。氢化可的松的局部应用最安全，较难引起皮肤萎缩等不良反应，而氟化皮质类固醇类的长期外用可使局部尤其面部及外阴等部位的皮肤萎缩而变薄，毛细血管扩张，面部常有口周围皮炎或酒渣鼻样皮疹；溃疡或伤口长期敷药后，上皮生成及纤维形成被干扰而难愈合。此外，可以出现膨胀纹及局部多毛现象，体癣、股癣及疥疮等皮肤损害的形态往往改变而难辨认。局部应用范围太广尤其是儿童长期外用氟化皮质类固醇类，或是大面积封包或表皮广泛糜烂而使药物大量吸收时，都可引起系统性反应而有全身症状；作用极强的氯氟松等药物更易引起，只应短期应用于顽固的皮损。

除了渗出的急性皮炎外，涂药后用塑料薄膜封包患处既能使药物容易保留，又引起表皮水肿而促使药物吸收，可以使药效持久并提高若干倍，但长期封包可引起毛囊炎，特别在天热多汗时，容易引起葡萄球菌及念珠菌性感染或非特殊性脓疱，尤其婴儿及糖尿病等患者的腹股沟等处皱褶部位在封包时常发生细菌或真菌性感染。因此，应该注意保持局部清洁，最好每日换药一次，天热时不可封包太久，在湿热的夏季可于夜晚封包12小时及白日暴露12小时。

其他外用药如抗生素、氯碘喹啉、尿素、维A酸或氢醌可根据皮肤病的需要酌情加入皮质类固醇类制剂内。配制霜剂或软膏时，一般先将皮质类固醇类溶于二甲亚砜之类溶剂内。

皮损内注射：皮质类固醇类混悬液可使皮损内长期含有高浓度药液，作用强大而持久，特别适用于局限而难愈的增生性皮损如瘢痕疙瘩、疣状扁平苔藓、类肉瘤、结节性痒疹、胫前黏液性水肿及硬斑病等，也可应用于范围局限的慢性损害如斑秃、神经性皮炎及顽固的小片银屑病。较常用的氢化可的松、倍他米松、地塞米松或曲安西龙混悬剂。在注射时，选取细针头将药液直接注射入损害内，或用无针注射器将药液压入，疗效可持续数周甚至数月之久，一般每周最多只注射一次，皮损范围较大时可分数点分别注射，一次注射总量不应过大，如1%曲安西龙混悬液应控制在5～10mg。注射次数太多或注射太勤时，可引起局部皮肤尤其面部及外阴等处较薄的皮肤萎缩，经数周或数月才渐复原，严重时表皮及真皮都变薄，下方脂肪可将皮肤顶起，像神经纤维瘤的柔软肿块。注射后也可引起局部发生毛细血管扩张、色素过度沉着或减退的色素变化。注射时要注意无菌操作以防继发性感染，注射剂中可加入利多卡因等局部麻醉药以减轻疼痛。

4. **抗菌消毒剂**

（1）抗菌剂：在抗生素中，1%～3%红霉素软膏或霜剂是常用的局部抗菌剂，可抗革兰氏阳性球菌而不引起过敏反应，1%～3%四环素类制剂也可应用，但金黄色葡萄球菌对红霉素及四环素常有抗药性。

多肽类抗生素如杆菌肽、短杆菌肽及短杆菌酪肽与短杆菌肽混合而成的短杆菌素都可抗革兰氏阳性球菌，对葡萄球菌尤有抑制作用，通常用含短杆菌肽0.25mg的短杆菌素软膏治疗脓皮病。

庆大霉素是广谱抗生素，除了治疗脓皮病外，还可控制铜绿假单胞菌及变形杆菌等感染，既有常用的注射剂，也可制备外用药。

新霉素（neomycin）也是广谱抗生素，可抑制多种革兰氏阳性及阴性菌，因有引起神经性耳聋及肾损害等不良反应而只供外用，但可致敏而引起变应性接触性皮炎，如果斑贴试验阴性，0.5%～1.0%新霉素软膏或霜剂可以局部应用于表皮完整的小片皮损上。抑制铜绿假单胞菌的多黏菌素 B 及多黏菌素 E(黏菌素)除内用外，也可配制 0.1%～0.2%溶液或软膏以供局部应用。青霉素、氯霉素及链霉素等抗生素都易引起接触性过敏反应或由皮肤吸收后引起严重反应而不应配制外用药。

氯碘喹啉又称为慰欧仿(vioform)，20 世纪 50 年代国外皮肤科用它配成软膏或霜剂，治疗化脓性皮肤病，真菌性皮肤病，或湿疹皮炎伴有继发感染的患者，取得了良好的疗效。20 世纪 60 年代我国著名皮肤性病学专家朱德生教授用 3%氯碘喹啉、5%煤焦油与氧化锌霜配成外用药，广泛应用于化脓性皮肤病、真菌性皮肤病以及某些湿疹性疾病，都有很好的疗效。几乎没有不良反应，和煤焦油合配的外用药有更好的疗效。在国际市场上，常有氯碘喹啉和皮质类固醇类配制的商品。

氯碘喹啉不溶于水和乙醇，可配成 5%～10%粉剂、软膏或糊剂，不易致敏。1977 年，Mckenzie 将氯碘喹啉与皮质类固醇合用治疗龟头炎、女阴炎，很少发生过敏反应。应用氯碘喹啉浸泡绷带作小腿溃疡的敷料，即使加压封包，也很少发生过敏。

作者于 20 世纪 80 年代完成氯碘喹啉 144 例的临床观察，后注册为氯碘羟喹乳膏。近年来氯碘羟喹乳膏广泛用于临床，包括大疱性疾病的糜烂面及女阴黏膜，至今未发现过敏反应。

氯碘羟喹乳膏可直接杀灭阿米巴滋养体，局部外用对细菌、真菌有直接杀灭作用。有防腐、收敛、消毒、刺激肉芽组织新生及上皮修复等作用。阴道局部应用可抗细菌、抗真菌和抗毛滴虫。

主要用于皮肤、黏膜真菌病，如头癣、体癣、股癣、手足癣、花斑癣及皮肤擦烂型念珠菌病的治疗。可用于细菌感染性皮肤病，如毛囊炎、须疮、脓疱疮、新生儿剥脱性皮炎、传染性湿疹样皮炎、脓皮病等。

其他可用于包皮龟头炎、肛门生殖器湿疹及皮炎类，特别是这类疾病合并感染时，可为首选用药。还可用于脂溢性皮炎的治疗。

极少数敏感性患者在使用时会引起皮肤刺激，对碘过敏以及甲状腺肿大的患者禁用。氯碘羟喹使用时，游离的碘分子在空气中被氧化，表现为淡黄色，有可能污染衣服。

重金属盐如硫酸铜、硫酸锌及硝酸银，有杀菌及凝固蛋白质的收敛作用。例如，0.5%～2%硝酸银溶液能消灭患处铜绿假单胞菌，但久用可使银盐沉着。高浓度重金属盐有腐蚀性，含硝酸银达 98%以上的硝酸银棒可销毁隆起肉芽组织及清理溃疡边缘。汞类化合物虽有较强的杀菌力，但易吸收而引起中毒，氧化氨基汞软膏曾经多年应用于细菌及真菌性皮肤感染、银屑病及色素沉着斑等，虽然较难吸收，但易致敏而引起变应性接触性皮炎，现已被其他药物代替。

过氧化物和有机物相遇后放出氧原子而可杀菌去臭。高锰酸钾溶液是清洗化脓创口及黏膜的常用消毒剂。放出氧原子而还原的二氧化锰有弱收敛作用，但未溶的高锰酸钾结晶是腐蚀药。

3%过氧化氢溶液通称“过氧化氢溶液”，接触脓液时放出游离氧而杀菌除臭，但杀菌作用弱且作用时间短，通常用于清除黏膜或创面的污物及除去创口内脓液、血块和坏死组织。

过氧化苯甲酰(benzoyl peroxide)是治疗寻常痤疮的有效药物，在皮肤表面被皮脂所含的半胱氨酸分解而放出的新生氧能抑制多种微生物，和氯碘喹啉或硫黄合配时杀菌作用更强，通常配制成 5%～10%霜剂或药皂。5%～20%洗剂或凝胶治疗压疮还可有刺激上皮细胞增生和肉芽组织形成的作用。

莫匹罗星软膏是目前常用的局部外用抗生素，适用于革兰氏阳性球菌引起的皮肤感染，例如脓疱病、毛囊炎、疖肿等原发性皮肤感染及湿疹合并感染、溃疡合并感染、创伤合并感染等继发性皮肤感染，对耐药金黄色葡萄球菌也有效。对某些革兰氏阴性菌有一定的抗菌作用。与其他抗生素无交叉耐药性。使用过程中偶见局部烧灼感、蜇刺感及瘙痒。一般不需停药。

夫西地酸外用的适应证和不良反应与莫匹罗星相似。

(2) 消毒剂：消毒皮肤的药物也是杀菌剂，碘有较强的杀菌力而常用碘酊作皮肤消毒药，碘能氧化细菌原浆活动基团，并与蛋白质氨基结合使其变性，可溶于水而代替碘酊，目前临床常用的此类溶液称为碘伏。

硼酸是弱防腐剂，饱和溶液的浓度是 4%，曾经广泛应用，大量吸收后可损害视力及肾脏，引起恶心、呕吐及腹泻等胃肠症状，大量蓄积于体内甚至引起循环衰竭及休克而致命，因此不可局部应用于皮疹广泛的婴儿湿疹及皮肤弥漫糜烂的寻常天疱疮等病，更不可用硼酸溶液洗浴，但在吸湿及减少人满意,3 周以后可再施行。

(八) 磨削术(dermabrasion)

最初,人们在局部麻醉下用砂纸或浮石摩擦瘢痕以图改善患者的容貌,现在改用以电为动力的磨削术。

磨削术的工具是带有摩擦器如不锈钢丝刷的高速旋转机器,可用牙医用电钻装置摩擦器或用电动及气动的手持机器。术前患者可服镇静剂,必要时施行全身性麻醉。术时用纱布遮盖患者的眼及唇部,在无菌操作下用氯乙烷或氟利昂施行局部冷冻麻醉后,开动磨削器摩擦到点状出血的适当深度,用压迫法止血后以无菌敷料包扎,10 日内即可愈合。摩擦后出现的红斑将在数周甚至数月内消退,而色素变化可更持久,皮色较深者易有色素沉着,但皮色嫩白者易有色素减少,其他并发症少见,主要为继发感染及肥厚性瘢痕。

适应证包括天花或水痘后瘢痕、痤疮的萎缩性瘢痕、文身、日光性角化病、结节性硬化病的皮脂腺瘤、疣状痣、老年性眶周黑头粉刺、脂溢性角化病、鼻赘及黑子病等。禁忌证包括瘢痕疙瘩、白癜风、射线皮炎的瘢痕及细菌或病毒感染如脓皮病及扁平疣。患有出血性疾病及精神失常者都不宜应用磨削术。目前磨削术多被点阵激光所取代。

(九) 其他

除了磨削术外,还有其他各种外科手术应用于痈疖、脓肿、疣、角化疾病、鼻赘、腋臭、溃疡及麻风畸形等,包括切开引流、刮术、切除术、腋臭剥离术、鼻赘整形术、植毛术、皮肤移植术以及各种矫形手术如施行于麻风患者的皮瓣转移等手术(见皮肤外科)。

物理疗法中,除了电干燥术、电灼术、电凝固术及外科电切术等外科透热法(surgical diathermy electrosurgery)以外,还有红外线、超短波电疗法、温泉浴、热石蜡敷贴、电热吹风等各种透热疗法(见激光美容)。

(茹雪莹 张秉新)

参考文献

1. GAMBICHLER T, TIGGES C, SCOLA N, et al. Etanercept plus narrowband ultraviolet B phototherapy of psoriasis is more effective than etanercept monotherapy at 6 weeks[J]. Br J Dermatol, 2011, 164(6): 1383-1386.
2. 余欣然,曹峰,陈云志. 白芍总苷在自身免疫性疾病中的运用进展[J]. 中医药学报,2019,47(1):127-130.
3. 吴实,邓列华. 来氟米特在皮肤科的应用[J]. 皮肤性病诊疗学杂志,2012,19(6):396-398.
4. 李祥,张小艳,张理涛. 生物制剂治疗银屑病药物选择[J]. 中国中西医结合皮肤性病学杂志,2019,18(1):35-38.
5. WEATHERHEAD S C, FARR P M, JAMIESON D, et al. Keratinocyte apoptosis in epidermal remodeling and clearance of psoriasis induced by UV radiation[J]. J Invest Dermatol, 2011, 131: 1916-1926.
6. GAMBICHLER T, TIGGES C, SCOLA N, et al. Etanercept plus narrowband ultraviolet B phototherapy of psoriasis is more effective than etanercept monotherapy at 6 weeks[J]. Br J Dermatol, 2011, 164(6): 1383-1386.

第四章

光电治疗技术在皮肤美容中的应用

激光光电治疗技术是指运用专业美容激光器精细、准确、高选择性地破坏和清除病变组织，没有或极少损伤正常组织，同时可以启动人体组织修复机制，最终达到美容或年轻化效果的一类物理治疗技术。

1963 年美国 Goldman 首次将激光应用于整形美容外科；20 世纪 60 年代诞生了激光医学；20 世纪 70 年代开始将激光用于皮肤色素性及血管性疾病的治疗；但美容激光的真正发展是在 20 世纪 80 年代，随着"选择性光热作用"理论的产生，倍频技术、Q 开关技术的研制应用，皮肤色素性及血管性疾病的治疗取得了非常满意的疗效；20 世纪 90 年代激光美容里出现了强脉冲光（intense pulsed light，IPL），可以明显改善人的面部光老化现象，并受到爱美人士的欢迎。近年来又不断有新的光电美容技术面市，如超脉冲激光、铒激光、射频及高强度聚焦超声技术的临床应用使得紧肤除皱的梦想得以实现，使得美容技术达到了真正意义上的无血、无菌、无创的美容效果。随着医学的发展、美容激光光电技术的不断进步、人们美容需求的日益增加，激光光电在皮肤美容领域将扮演越来越重要的角色。

一、光电理论基础

（一）有关激光的几个概念

1916 年爱因斯坦首先提出了受激辐射的概念，从而奠定了激光的理论基础。当原子受到激发能量，原子中处于低能量轨道的电子就会跃迁到离原子核更远的高能量轨道，而当能量消失后，电子会释放能量自动回到基态，在此过程中，电子以光子的形式释放能量，释放的能量就称为受激辐射（stimulated emission）。

能量吸收：原子吸收热能、光能、电能等形式的能量后，电子可以从低能量轨道跃迁至高能量轨道。

能量释放：当激发能量消失时高能量电子自动回到基态，以光子形式释放出能量。

（二）激光产生的条件及组成

激光产生的前提条件是实现粒子数反转（population inversion），所谓粒子数反转是指处于激发态的原子和处于基态的原子之间的数量比。正常情况下，大多数原子处在基态，而受激状态的原子很少，如果要想发生受激释放的可能，一定要使处于受激状态的原子数多于处在基态的原子数，这一过程就是粒子数反转。

激光主要由工作物质、激励系统、谐振腔三部分组成。

1. **工作物质** 指用来实现粒子数反转并产生光的受激辐射放大作用的物质体系。它们可以是固体（晶体、玻璃）、气体（原子气体、离子气体、分子气体）、半导体和液体等媒质，决定激光的波长。

2. **激励（泵浦）系统** 是指为使激光工作物质实现并维持粒子数反转而提供能量来源的机构或装置。常见的有以下四种——光学激励、气体放电激励、化学激励和核能激励。

3. **谐振腔** 有了工作物质和激励系统后，可实现粒子数反转，但这样产生的受激辐射强度很弱，无法实际应用，必须使用光学谐振腔进行放大。所谓光学谐振腔，实际是在激光工作物质的两端，面对面安装两块反射镜。一块几乎全反射，一块光大部分反射、少量透射出去，射出的光就是激光。被反射回去的光，继续诱发新的受激辐射，光在谐振腔中来回振荡，造成连锁反应，产生"瀑布"效应，使光被放大。

（三）激光的物理特性

激光的发射原理及产生过程的特殊性决定了激光具有以下四个特点：

1. **高单色性** 激光是含有某一种特定波长的光线，波长的单一性决定了颜色的单一性。激光的单色性非常重要，这使得选择性光热作用成为可能。

2. **高相干性**　受激辐射出来的光子与入射光子有着同样的特征，如频率、相位、振幅以及传播方向等完全一样。这种相同性就决定了激光的相干性。

3. **高方向性**　激光是朝一个方向射出，光束的发散度极小，几乎是一平行的光线。在医学上应用这一特性，将激光束制成激光手术刀，甚至可用作切割细胞或分子的精细“手术刀”。

4. **高亮度**　激光是目前最亮的光源。激光的高能量是保证临床治疗有效的基本特性之一，例如CO_2激光基本上可以融化其对准的所有物体。

（四）激光的分类

1. 按激光工作物质可分为固体激光、气体激光、液体激光及半导体激光等。

2. 按激励方式可分为光泵式激光、电激励式激光、化学激光及核泵浦激光。

3. 按运转方式可分为连续激光、半（准）连续波激光、脉冲激光。

4. 按输出激光的波段范围可分为远红外激光、中红外激光、近红外激光、可见激光、近紫外激光、真空紫外激光及X射线激光等。

（五）激光的几个概念

1. **波长**　是指沿着波的传播方向，在波的图形中两个相对平衡位置之间的位移。沿着波的传播方向，两个相邻的同相位质点间的距离称为波长。

2. **脉冲**　是指激光每间隔一定时间才发射一次光波的机械形式。

3. **脉冲宽度（pulse width）**　简称脉宽，是指光开始发射至停止发射之间的时间，即光照射皮肤的持续时间。

4. **光斑**　是指发出激光的直径大小。

5. **能量密度**　照射至单位面积上的能量，单位是J/cm^2。

6. **热损伤时间（thermal damage time，TDT）**　是指导致靶组织出现损伤的时间。不同的组织热损伤时间不同。选择激光脉冲宽度时必须与靶组织的热损伤时间相适应。

7. **热弛豫（thermal relaxation，TR）**　组织吸收热量的同时会向邻近组织传导热量，从而使组织温度降低，热向周围传导称为热弛豫。

8. **热弛豫时间（thermal relaxation time，TRT）**　是指组织因热传导温度降至50%所需的时间。TRT与组织性质、个体大小相关，一般情况下体积小的组织TRT小于体积大的组织。

（六）激光的生物效应

1. **热效应**　激光在皮肤科中的应用大多是利用激光引起的加热反应，在一定温度和时间的联合作用下，激光热能可以导致组织细胞变性、凝固和汽化。温度超过60℃可以使蛋白质凝固变性，温度达200℃以上时，组织中的水分被瞬间汽化而发生爆炸变成气体，切割是汽化作用的应用。

2. **压强效应**　当光照在皮肤上，光子与皮肤碰撞形成辐射压力，称为光压。激光的能量密度极高，其辐射压能转化为热能，使组织由液体到气体，甚至由固体的生物组织直接汽化。

3. **电磁效应**　激光是非常强的电磁波。如果将激光光束聚集为几个微米时，此时可产生高压、高温、高电磁场强度，在生物体内引起一系列的创伤。

4. **弱激光刺激效应**　当激光照射生物组织时，不造成生物组织的损伤，只是刺激机体产生一系列应答反应，称为激光生物刺激效应。这类激光称为弱激光，通常利用弱激光的生物刺激用于理疗和针灸治疗，对某些疾病有一定的防治效果。

5. **光化学效应**　是指光生物学改变所产生的反应。它有直接和间接两种基本的类型。直接的光化学反应是生物分子吸收光发生了化学改变；间接的光化学反应是指某种能吸收光的物质进入生物系统后，在光的照射下引起后者对光的敏感性，从而导致生物体的一系列反应，该反应又称为光动力学作用，如血卟啉光敏治疗皮肤恶性肿瘤。

6. **光动力治疗**　是光敏治疗的一种。临床常用的光敏剂主要有血卟啉衍生物（HPD）、5-氨基酮戊酸（5-ALA）、苯卟啉衍生物（BPB）、间四羟基苯二氢卟吩和酞菁类。注射光敏剂后，用620～640nm激光照射肿瘤组织激活光敏剂，可导致细胞死亡。临床上用光动力治疗良、恶性肿瘤，近年来开始用于皮肤鲜红斑痣。

7. **选择性光热作用**　现代美容激光治疗既有效，更安全，其安全有效性有赖于选择性光热作用理论。1983年Anderson RR和Parrish JA提出了光热选择性作用理论，即根据不同组织的生物学特性，只要选择合适的激光参数，就可以保证最有效治疗病变部位的同时，对周围正常组织的损伤最小。这一理论实现了激光治疗的有效性和安全性的完美统一，是激光医学发展史上的一个里程碑。

当脉宽等于或小于靶色基的热弛豫时间时，光吸收和产热主要集中于靶组织，没有或极少热能向周围组织扩散，从而获得靶组织选择性的热效应。

要实现选择性光热作用，则必须具备三个条件：①透过皮肤的激光波长能作用到靶组织并且是靶组织最大吸收的波长；②脉宽应小于或等于靶组织的热弛豫时间；③有足够引起靶组织损伤的能量。总之，波长的选择、剂量的控制、脉冲宽度的设定是构成选择性光热作用的关键所在，只有对所治疗的疾病全面认识，正确运用波长、能量、脉宽才能达到最佳的治疗效果。

（七）美容激光的种类

1. 按工作物质分类　分为固体、气体、液体和半导体激光。

（1）固体激光：包括红宝石激光器、翠绿宝石激光器、倍频 Nd:YAG 激光器及 Cool Touch 长脉冲激光器等，固体激光功率大，耗材少。

（2）气体激光：包括 CO_2 激光器、铜蒸汽激光器、氩离子激光器及氪离子激光器等，本类激光器作用快速，穿透力较小，安全性高。

（3）液体激光：包括 Vbeam、PhotoGenica 等各种染料激光器，其优点是输出功率大，临床效果明显，缺点是需要不断更换染料，耗材大。

（4）半导体激光：包括 LightSheer、MeDioStar 等激光器，其优点是体积小，价格低廉，效率高，使用寿命长，目前是激光的一个发展趋势。

2. 按照激光输出方式分类　分为连续激光、半连续激光及脉冲激光。

（1）连续激光：是以稳定、连续的光束释放其激光能量，包括 CO_2 激光、氩离子激光及氪离子染料激光等。

（2）半连续激光：是以脉冲的形式释放能量，但是每个脉冲之间的间隔时间非常短暂，也不可以调节，使得能量以紧密联结在一起的脉冲群的形式释放出来，其临床效果和连续激光相似，如铜蒸汽激光。

（3）脉冲激光：其激光能量是以脉冲的形式释放的，其能量在一个固定的时间内释放出来就称为一个脉冲，每个脉冲之间的时间是可以控制调节的。

二、临床常用光电技术

（一）CO_2 激光

CO_2 激光工作介质为 CO_2 气体，属于气体激光，波长 10 600nm，属于远红外不可见光，这种激光主要被水吸收，可以连续波方式输出，也可以脉冲方式输出，是目前在皮肤科应用最为广泛的激光之一。

1. 连续性 CO_2 激光　通过水对其能量的吸收从而达到对靶组织的非特异性热损伤，在临床上常用来作为切割的工具和治疗真皮表皮的各种肿瘤和增生物。因其是非选择性激光，不仅对靶组织具有损伤作用，对周围的皮肤组织同样具有损伤作用，在操作过程中容易产生瘢痕及色素的改变。

2. 脉冲模式的 CO_2 激光　以在治疗时减少焦痂的形成，并减少热弥散和热损伤。皮肤的热弛豫时间被认为在 1ms 以内，当激光照射皮肤的时间在 250μs～1ms 时，可避免组织受到不必要的损伤，从而避免瘢痕的形成。

3. 超脉冲 CO_2 激光　是一款多功能、多科室手术治疗设备。配置单模、连续和脉冲三种激光输出方式，满足临床切割、切除和凝固的需要；高精确的激光光束确保精确治疗，术后无瘢痕；切口精细，激光对组织的汽化深度仅为 0. 01nm，手术具有不出血、时间短、无痛苦、愈合快、无炭化、并发症少等优点。皮肤科临床适应证主要有色素痣、脂溢性角化病、毛发上皮瘤、汗管瘤、睑黄瘤、雀斑等。

但是，尽管采用了新的技术，目前的这种脉冲激光还是可以发生瘢痕、皮肤质地改变、色素改变、感染以及其他不良反应，尤其是在治疗一些特殊体质的患者时更是如此。

（二）掺钇钕石榴石激光（Nd:YAG）

Nd:YAG 激光是一种波长 1 064nm 的固体激光，属于近红外线，可以被黑色素较好地吸收，是色素激光设备中穿透力最强的激光，以连续性、Q 开关、长脉宽等方式输出。

1. 连续性 Nd:YAG 激光　输出功率大，止血及凝固效果比 CO_2 激光好，切割血管丰富的组织，大大地减少出血，组织穿透力较深，适用于深在良性肿物切除。通过石英光纤传输，使用方便。由于穿透深及水和血红蛋白对其吸收差，当以连续方式输出、非接触方式治疗时，容易产生很宽的热损带。

2. Q 开关 Nd:YAG 激光　Nd:YAG 激光器采用调 Q 技术后，其峰值功率可达连续输出的 40～100 倍，形成巨脉冲，具有高强度低能量的特点，选择性地使一些吸收热能的小颗粒（文身墨、黑色素等）骤然受热而发生破损，不损伤周围组织，对深层的蓝、黑色素性病变，如太田痣、文身、文眉等疗效显著。Q开关Nd:YAG激光十分易于被黑色文身颗粒吸收,也可被黑色素吸收,是治疗黑色文身和太田痣的首选。

3. **长脉宽Nd:YAG激光**　输出1 064nm的红外波长,具有深穿透性和低黑色素吸收率,所以减少了黑色素吸收引起的激光能量损耗,更能保护皮肤,这些优点使它可以治疗直径在2~3mm的血管。现在1 064nm已被一些医学界人士认为是治疗腿部静脉血管的最好的、最有效的波长,因为这个波长的光具有最深的穿透深度。长脉冲Nd:YAG激光与长脉冲可调脉宽倍频Nd:YAG激光相比,前者更适合于较粗血管的治疗,后者对于较细的血管疗效较佳。

当脉宽超过毛囊的热弛豫时间1~400ms时,可以达到脱毛的治疗效果。1 064nm被表皮黑色素吸收较少,因此这类激光比较适合肤色较深的患者脱毛治疗。

4. **倍频Nd:YAG(532nm)激光(KTP激光)**　当1 064nm激光通过一个钛酰磷酸钾晶体后,获得倍频效果,产生532nm绿激光,因此倍频后的这种激光有时也称为KTP激光。

(1) Q开关倍频Nd:YAG激光:可被黑色素、文身颗粒强烈吸收,对表浅型黑色素细胞增生,如雀斑、脂溢性角化病、咖啡斑、雀斑样痣等皮肤病达到较好的治疗效果。治疗时能量密度:1.5~2.5J/cm^2,光斑5mm,脉冲频率10Hz,治疗即刻反应是组织变为灰白色,治疗终点通常为结霜样改变,重复治疗间隙6~8周。Q532nm还可较特异地被红色文身颗粒吸收,可用于治疗红色文身、文唇等。

(2) 长脉宽可调倍频Nd:YAG激光:波长532nm绿光,这个波长接近血红蛋白的一个吸收峰,脉宽从1~100ms可调,较长的脉冲宽度与成年人的鲜红斑痣和毛细血管扩张的热弛豫时间接近,这些特点使得该激光器成为治疗血管性病变的首选设备。因其在皮肤中的穿透深度较浅,一般适合治疗面颈部等浅表的血管性疾病。可根据靶血管直径选择脉宽治疗,小于1mm的小血管用10ms脉宽,能量密度10~12J/cm^2;1~2mm中等大小的血管用12ms脉宽;大于2mm以上的大血管用12~14ms的脉宽,能量密度为12~14J/cm^2。虽然该激光不产生紫癜,但术后常见水肿和结痂,因黑色素在这个波长吸收较好,因此皮肤较深患者治疗时更应注意不良反应的发生。

(三) 翠绿宝石激光

其工作介质是翠绿宝石晶体,波长755nm,属于红色激光,能被黑色素较好地吸收。

1. **Q开关模式**　脉宽50~100ns,皮肤内的黑色素或黑、蓝、绿色异物对其吸收好,可用于去除文身、文眉、文眼线等及表浅的褐色斑、老年斑、雀斑和太田痣等。治疗表皮部位色素疾病时,能量密度4.0~6.0J/cm^2,光斑直径3~4mm,治疗真皮部位色素疾病时,能量密度5.0~8.0J/cm^2,治疗时皮肤的即刻反应为灰白色。

2. **长脉冲模式**　脉宽为2~40ms,能量密度可达50J/cm^2,光斑直径为5mm、7mm、10mm,重复效率1~5个,当脉冲宽度超过毫秒时,能有效地去除身体多余毛发,临床上通常采用低能量密度、多次治疗达到满意的效果。

(四) 红宝石激光

其工作介质是固体的红宝石晶体棒,波长694nm,属于红色激光,黑色素对其吸收率较高。

1. **Q开关模式**　脉宽20~40ns,可以治疗各种色素性疾病。治疗表皮色素增加性疾病时,能量密度2.0~6.0J/cm^2,治疗真皮色素增加性疾病时,能量密度5.0~8.0J/cm^2,光斑直径3~5mm。

2. **长脉冲模式**　可透射至真皮较深处,温度足以破坏毛囊,同时表皮温度低于损伤阈值,达到永久性去除身体多余毛发。

(五) 脉冲染料激光

脉冲染料激光属于液体激光,工作物质为染料,如罗丹明6G等,溶剂有乙醇、苯类、水及其他物质。波长分布在紫外线(321nm)到近红外线(1.3μm)的波段内,最大特点是输出波长在一定范围内连续可调。临床主要用于治疗鲜红斑痣、毛细血管瘤、红血丝、蜘蛛痣、酒渣鼻等多种血管性病变。常用的脉冲是595nm、585nm、510nm的激光。其中,585nm与血红蛋白的吸收峰吻合,被认为是治疗鲜红斑痣和小管径毛细血管扩张的较好方法。长脉宽595nm染料激光对鲜红斑痣治疗也有效,但因为波长的增加,使其穿透深度随之增加,在临床上治疗腿部等静脉曲张疗效较好。510nm染料激光是绿色可见光,主要被黑色素或文身颗粒吸收,用于治疗雀斑、色斑和太田痣等体表色素性疾病和文身。630nm染料激光是红色可见光,是临床上用于治疗葡萄酒色斑、体表肿瘤等浅表血管性疾病的光动力学治疗的光敏光源。

适应证:痤疮、玫瑰痤疮(酒渣鼻)、血管瘤、化脓性肉芽肿、鲜红斑痣、面部和腿部毛细血管扩张、红斑性瘢痕、增生性瘢痕、瘢痕疙瘩、妊娠纹、皱纹、扁平疣、寻常疣、激光嫩肤等。

(六) 铒激光

铒激光(Er:YAG)是一种固体脉冲激光,其结构与 Nd:YAG 激光相仿,在 YAG 晶体中掺入铒(Er)元素,输出激光波长为 2 940nm,属于中红外线,其波长恰好位于水的最高吸收峰值,铒激光作用于皮肤组织时,水能大量吸收热量,使得光的穿透性很浅,引起浅层皮肤的快速升温,导致组织的瞬间汽化分离和精密剥脱,适合于改善表皮质地、去除面部细小皱纹、皮肤色素性疾病及萎缩性瘢痕的治疗。

(七) 钛氧磷酸钾激光(KTP)

KTP 激光输出波长为 532nm 的绿光,能被血红蛋白和黑色素吸收,光波可穿透进入人体皮肤,加热局部甚至更深部的靶组织从而达到预期的治疗作用。在临床上,这种激光主要用于治疗皮肤血管性疾病,安全、有效,但由于穿透深度较浅,对于深部血管性疾病效果欠佳。

(八) 半导体激光

工作物质有砷化镓(GaAs)、砷化铟(InAs)、锡化铟(InSn)、铝镓砷(GaAIAs)等,输出波有 800nm、810nm、850nm、980nm 等,属于红色激光。临床常选用波长为 800nm 的半导体激光用于脱毛治疗。就波长而言,表皮色素对其吸收的能力开始下降,在理论上该激光对表皮的影响要比红宝石激光和翠绿宝石激光要小。就脉冲宽度而言,该激光脉宽 5~400ms 可调,当使用超过 100ms 脉宽时,可以对深色皮肤进行安全脱毛而不损伤表皮。就疗效而言,毛囊色素对半导体激光的吸收明显好于 1 064nm 激光,因此,半导体激光是众多激光中比较理想的脱毛激光,尤其是深色皮肤的脱毛治疗,这类激光具有明显的优势。

(九) 铜蒸汽激光

铜蒸汽激光能释放 511nm 的绿色激光及 578nm 的黄色激光,该激光是脉冲激光,但这些脉冲无法分开,其结果与连续激光非常类似,因此被称为半连续激光或准连续激光。因 578nm 的波长与氧合血红蛋白的光吸收峰值波长相一致,因此曾被用来治疗血管的病变。578nm 激光看上去较少引起表皮的损害,对真皮的损伤也只局限在血管及其周围组织。511nm 则用来治疗色素性病变。

(十) 氪激光

氪激光能释放 568nm、521nm 和 532nm 的激光,当滤掉后两种波长后,568nm 激光能用于治疗血管性病变。在光动力治疗中有时也被选择应用于临床。

(十一) 准分子激光与准分子光

1. 准分子激光 308nm 准分子激光是准分子激光的一种,是由氯化氙(XeCl)为激光工作物质而产生的波长为 308nm 的紫外线激光,属于连续的脉冲气体激光,其波长在 UVB 范围内,脉冲宽度一般为 10~30ns。

在正常情况下,氯和氙是不会发生反应的,在自然界中也不存在氯和氙的化合物,但在高压和强电场作用下氯可以接受氙的一个电子,形成氯化氙分子,氯化氙不稳定,维持的时间很短,很快会解离成为氯和氙,这种不稳定的分子称为准分子,由不稳定的氯化氙准分子受激发而产生的激光即为波长 308nm 的准分子激光。

治疗皮肤病的原理包括:①诱导 T 细胞死亡;②刺激黑素细胞增生;③促进黑素细胞合成更多黑色素;④促进维生素 D_3 生成,维生素 D_3 和黑素细胞、角质形成细胞功能有密切关系;⑤激活假性过氧化氢酶;⑥刺激角质形成细胞合成和分泌炎症因子,间接促进黑素细胞增生和黑色素合成。

目前用于皮肤科临床治疗的 308nm 准分子激光可以治疗白癜风、银屑病、顽固性湿疹、顽固性肛周瘙痒症等与 T 淋巴细胞有关的皮肤疾病。

2. 准分子光 308nm 准分子光是以氯化氙气体为照射源的准分子光,可诱导 T 细胞凋亡,并促进色素的合成,是紫外线治疗白癜风和银屑病的最佳波长。准分子光具有能量高、波长单一、疗效佳、见效快、疗程短、不良反应少等特点,被认为是治疗白癜风、银屑病等皮肤病的最有效手段。

308nm 准分子激光与 308nm 准分子光的不同:①光斑面积:308nm 准分子激光的波长单一性更强,但由于其发光源限制致其光斑较小,因此大面积治疗时不方便,而 308 准分子光光斑面积最大可达 264cm^2。②耗材:308nm 准分子激光需光纤传导,耗材成本高,308nm 准分子光无耗材。③能量损失:308nm 准分子激光的光纤传导能量损失较大,而 308nm 准分子光由灯管直接照射,能量无损耗。

(十二) 点阵激光

近年来,点阵激光治疗模式广泛地应用于临

床，该模式通过局灶性光热作用，引起皮肤真皮胶原的再生和重塑。适用于皮肤表面重塑、面部细小皱纹的去除、萎缩性痤疮瘢痕的治疗。

点阵激光分为剥脱性点阵激光和非剥脱性点阵激光。

1. **剥脱性点阵激光** 能汽化、剥脱一部分老旧皮肤，再刺激新生胶原蛋白、弹力蛋白和透明质酸，以达到"激光焕肤"的目的。在组织中，铒激光的穿透深度为3μm，CO_2 激光的穿透深度为20μm，因此 CO_2 激光治疗效果可能比铒激光更明显，但铒激光最大的优势被认为是愈合时间短，引起色素沉着等并发症的可能性较小。

2. **非剥脱性点阵激光** 顾名思义，也就是不脱皮、不结痂的点阵激光。既然不脱皮，就不需要请假、休息，基本不耽误上班、聚会。此类激光的作用原理依旧是点阵式光热作用理论，即矩阵样排列的微小光束，刺激皮肤产生热效应，启动损伤修复机制，促进真皮合成胶原纤维及弹力纤维，再生重塑，从而达到紧肤、嫩肤、去皱的目的。

（十三）射频技术

射频（radio frequency，RF）的频率范围在300kHz~300GHz，是一种高频交流变化电磁波的简称。

射频在除皱等面部年轻化方面的应用又被称为"电波拉皮"，射频除皱是通过射频治疗仪发出无线电波进入皮下组织，使皮下组织的自然电阻运动产生热能，它是利用真皮层胶原纤维在55~70℃时会立即产生收缩及刺激皮肤内胶原蛋白再生的原理，具有即时提升紧肤及持久胶原蛋白再生两大功效。胶原纤维再生、重组，使皮肤真皮层的厚度和密度增加，填平皱纹，改善松弛。射频除皱一般6个月为一个疗程，可有效地去除面部、颈部的皱纹和瑕疵，是留住青春美丽但基本无痛的治疗过程，温和而舒适。治疗后即可回到日常生活中，不需要误工，属于非侵入、无创口、不需恢复期。该技术以其特有的技术和优势，成为很多爱美人士的首选。

射频分为单极射频、双极射频和多极射频。双极和单极射频作用原理相同，差别在于能量的传导方式。双极射频电流仅流经两个电极间，不需要回路电极，电流穿透深度不超过两电极间距的一半，无法作用到深层组织。相对单极机构，主要优点在于电流的分布易于控制。

适应证：①较深的皱纹及轻至中度皮肤松弛：额横纹、眉间纹、鱼尾纹、鼻根横纹、鼻唇沟、口周皱纹、颈部皱纹等，尤其对额横纹和眶周皱纹效果良好；②去双下颌；③妊娠纹等萎缩纹；④吸脂后的皮肤紧致等。

禁忌证：①治疗部位有损伤、炎症等局部病灶；②引起皮肤干燥等影响导电性的疾病患者；③安装心脏起搏器患者；④皮肤癌病史或已有皮肤癌变倾向的患者；⑤妊娠期妇女；⑥治疗区金属植入的患者。

近年来诞生了点阵射频技术，该技术将双极射频与点阵微剥结合使用，通过点阵微孔的方式，将射频的能量传递到真皮层，对皮肤深层进行广泛加热，对表皮创伤最小化的情况下，更有效促使胶原新生和重建，有效改善肤质。相对一般射频能量随深度增加而减少的特点，点阵射频则是到达真皮的能量更充足，更有效地刺激胶原蛋白生成，且表皮创面微小，治疗间隔可以极大地缩小，停工期也大大地降低。

另外一种技术——黄金微针射频技术类似于点阵射频技术，原理是微针结合射频进行紧肤，通过微针刺入真皮固定的深度或更深至皮下的深度，释放射频能量，刺激胶原蛋白合成，从而达到紧肤提拉、促进光老化皮肤的修复以及促进瘢痕修复，缩小毛孔等作用。该技术还可以形成皮肤的快捷吸收通道，便于美容成分进入皮肤。射频能量也可选择性地破坏毛囊皮脂腺、大汗腺，抑制炎症反应，激活自身抗炎修复系统。该技术的适应证包括：①光老化，包括毛孔粗大，皮肤的松弛下垂以及深浅各类的皱纹。②对于一些外伤后瘢痕、痤疮导致的浅瘢痕尤其是痘坑或者痘印有非常好的疗效。③妊娠纹（或膨胀纹）。黄金微针可以把射频的能量带入到比较深层的真皮部位，因此对于妊娠纹和膨胀纹治疗作用较好。④近来临床发现微针治疗腋臭的效果好，安全性也很高。⑤慢性肥厚性皮损，该技术可以促进外用药物吸收。治疗后注意事项：①治疗后清洁术区需要使用生理盐水，避免剧烈运动、泡高温浴或高温冲洗。②皮肤在黄金微针治疗后1~2小时会有发热的现象，可以用冰敷或敷冷面膜来减低灼热感，2~3小时后灼热感就会消失。③术后3日需每日使用修复类产品（生长因子、透明质酸贴辅料）缩短恢复期。④术后2日，黄金微针治疗部位会有轻微的结痂脱屑，这是治疗后的正常现象，不要撕掉结痂，需待其自然脱落。⑤治疗后日晒容易发生色素沉着，所以要注意严格防晒。

（十四）高强度聚焦超声技术

高强度聚焦超声技术（high intensity focused ultrasound，HIFU）最早主要用于肿瘤的治疗，俗称"超声刀"。近年来该技术经过改进，逐步应用于医学美容治疗领域。该技术是将超声波的能量分散穿过皮肤，在皮下3.0mm（面中部眶下区、颞部及额部等）和皮下4.5mm（面颊部、下颌缘等）处的SMAS筋膜层聚焦，焦点处温度瞬间提升至68～73℃，利用此热效应使SMAS筋膜层受热损伤，组织收缩、肿胀，起到提拉筋膜层悬吊的效果。术后受损伤表浅肌肉腱膜系统修复增生、回缩，此过程连带表面皮肤移动、提升。在修复过程同时可以刺激胶原蛋白再生，缺失的胶原组织得到补充，修复受损断裂的纤维组织，改善皮肤肤质，恢复皮肤及组织弹力，收紧下垂松弛的皮肤、改善皱纹、重塑面部立体轮廓。治疗后的1～3个月是新生胶原蛋白的巩固期，胶原蛋白的数量不断增多，排列更致密，受损的胶原层得到补充和修复，从而使肌肤更加紧致。治疗3个月后是胶原的稳定期。超声刀的效果维持时间没有一个准确的说法，有的可以维持1年，有的更短，有的可以更久。该治疗操作不当可能造成皮下组织如血管肌肉的损伤，应引起临床关注。目前，该技术虽然经过美国食品药品监督管理局（FDA）批准，但我国尚未批准该设备在国内使用。

三、色素增加性皮肤病的光电治疗

色素性皮肤病是由于黑素细胞和黑色素生成异常造成的，可由遗传及环境因素引起，它是皮肤病中的一类常见疾病。根据黑色素异常沉积的部位，可大致将色素增加性皮肤病分为表皮色素增加性皮肤病、真皮色素增加性皮肤病和真表皮色素增加性皮肤病。表皮色素增加性疾病和部分真皮增加性疾病可以达到满意的治疗效果，但黄褐斑等部分色素增加性疾病治疗仍然困难。

选择性光热作用与色素增加性疾病应用选择性光热作用原理，激光治疗色素增加性疾病时，靶目标是黑色素和沉积在真表皮中的黑色素颗粒。在1 200nm以内，黑色素对光的吸收率随着波长的增加而减少。当激光照射组织时，表皮的黑色素将吸收光能转变为热能，激光波长越短其产生的热量越强。为减少热量对周围正常组织的损伤，应选择脉冲宽度短于黑素小体的热弛豫时间的激光，因此Q开关激光是治疗色素性疾病的主要激光。另外，一些非色素特异性激光也可用来治疗色素性皮损，包括CO_2激光等。IPL也可用来治疗色素增加性疾病。黑色素对光的吸收很广，很多激光能用于治疗色素增加性疾病，可以根据色素存在部位选择不同的激光设备。

（一）表皮色素性皮肤病的光电治疗

表皮色素性皮肤病包括雀斑、雀斑样痣、咖啡牛奶斑、日光性黑子、脂溢性角化病、日光性角化病、色素沉着-息肉综合征等。

可选用波长为510nm、532nm、694nm、755nm的脉冲激光治疗，治疗效果好。

1. 脉冲染料（510nm）激光 治疗时能量密度的参考值为2.0～3.0J/cm²，光斑5mm，光斑间不重叠。治疗的即刻反应应该是组织立刻灰白色改变。重复治疗应间隙6～8周。长脉冲染料激光：能量密度为10～13J/cm²，脉宽1.5ms。

2. 倍频Nd:YAG（532nm）激光 治疗时能量密度的参考值为1.5～2.5J/cm²，光斑1～3mm，脉冲频率1～2.5Hz，治疗的即刻皮肤反应与脉冲染料激光一样，皮肤应立呈现灰白色。重复治疗应间隙6～8周。可调脉宽532nm激光：治疗的参考能量密度为8.0～12.0J/cm²，脉冲2ms，光斑2mm。Q开关532nm激光治疗的临床终点通常为皮损出现结霜样改变。长脉冲宽度的532nm激光治疗的参考能量密度为6.0～8.0J/cm²，脉宽2ms，光斑2mm，治疗临床为皮损出现暗灰色改变。

上述两类激光对表皮的色素（如雀斑、日光性黑子）都非常有效。由于能被氧合血红蛋白吸收，在治疗后有可能导致紫癜的形成，可在治疗后1～2周消失，偶尔形成的紫癜会引起炎症后的色素沉着，大多数可随着时间的延长而消退，少数很难消退。

3. Q开关红宝石激光（694nm） 治疗的参考能量密度为2～6.0J/cm²，1～2次治疗可以很有效地清除，治疗的即刻反应为皮肤立刻灰白变。

4. Q开关翠绿宝石激光（755nm） 治疗的参考能量密度为4.0～6.0J/cm²，治疗的即刻反应同红宝石激光为立刻的灰白变。长脉冲翠绿宝石激光：能量密度为20～30J/cm²，脉宽3ms，临床终点也是皮损出现暗灰色改变。

这两类激光治疗表皮色素增加性皮损时，与脉冲染料激光（510nm）和倍频Q开关Nd:YAG激光（532nm）不同，这类激光治疗后不发生紫癜，可能因为氧合血红蛋白对这类激光吸收较少。

5. **铜蒸汽激光(511nm)、氪激光(520～530nm)、氩激光**　虽然具有上述脉冲激光的一些特征,经过多次治疗,可能会清除表皮色素性皮损,但由于治疗时间大大地超过了黑素小体的热弛豫时间,形成瘢痕的风险会明显增加。

6. **CO_2 激光**　可以用于治疗雀斑、老年性黑子、日光性角化病、脂溢性角化病等,连续波容易产生瘢痕,脉冲模式可最大限度地避免瘢痕的形成或减轻瘢痕的程度。

7. **脉冲强光(IPL)**　选择560治疗头,单脉冲或双脉冲输出模式,不同公司的IPL治疗参数非常不同,不能相互套用。

对于咖啡牛奶斑、Becker痣、黄褐斑等疾病,激光治疗的效果非常不同,因此在正式治疗前,有必要先进行试验性治疗。即使治疗后完全消退,复发的可能性也很大,推测原因是激光对黑素小体有摧毁性作用,但对产生黑色小体的黑素细胞仅有轻微的损害,这些细胞在治疗后仍然会恢复其生理功能。治疗后进行有效的光防护,可能会推迟复发,但不能预防复发。

(二) 真皮色素增加性皮肤病的光电治疗

真皮色素增加性皮肤病包括太田痣、伊藤痣、蒙古斑、蓝痣、颧部褐青色痣、外源性色素沉着症等。因为黑色素在真皮层中,所以要选择波长较长一些的激光如Q开关红宝石激光(694nm)和Q开关翠绿宝石激光(755nm),而脉冲染料激光(510nm)和倍频Q开关Nd:YAG激光(532nm)因穿透很浅,对真皮的色素增加性疾病治疗效果不明显。Q开关Nd:YAG激光与上述激光相比,虽然黑色素对这种激光吸收较少,但它的优势在于它对于皮肤的穿透能力较好。另外,它可能对肤色较深的患者更为有效。

1. **Q开关红宝石激光(694nm)**　治疗参考参数:脉冲宽度20～40ns,能量密度5.0～8.0J/cm^2,光斑直径3～5mm,治疗时皮肤的即刻反应是皮肤灰白变。

2. **Q开关翠绿宝石激光(755nm)**　治疗参考参数:脉冲宽度50～100ns,能量密度5.0～8.0J/cm^2,光斑直径3～4mm,治疗时皮肤的即刻反应是皮肤灰白变。

3. **Q开关Nd:YAG激光(1 064nm)**　治疗参考参数:能量密度5.0～8.0J/cm^2,光斑直径3～4mm,治疗时皮肤的即刻反应是治疗后出现轻度的针尖大小的皮肤渗血和水肿。

激光治疗太田痣效果较好,也很少复发,治疗间隔时间一般为1～3个月,更长的间隔时间并不影响患者的疗效。激光对先天性色素痣治疗效果很不一致,颜色较深的先天性色素痣疗效要好一些,但很容易复发。长脉冲红宝石激光,脉冲宽度300～700μs,对激光治疗抵抗的先天性色素痣可能有效。

(三) 真表皮色素增加性皮肤病的光电治疗

真表皮色素增加性皮肤病包括色素性毛表皮痣、斑痣、黄褐斑、炎症后色素沉着、色素性化妆品皮炎等。

1. 色素性毛表皮痣可选择治疗表皮增加性皮损的激光,但疗效不确定,仅部分患者有一定的疗效,部分患者疗效不明显。

2. 斑痣一般不需治疗,如怀疑恶变,可手术切除或CO_2激光治疗。

3. 对于黄褐斑的治疗效果难以预料,因为黄褐斑的发生与遗传、光照、激素水平等多种原因有关,任何创伤性治疗均可能使色素异常加重。表皮型黄褐斑激光治疗后可以暂时减退,但可能迅速复发甚至颜色加深,复发与黑素细胞的过度活动和激光治疗后的炎症色素沉着有关。真皮型和混合型的黄褐斑激光效果不佳。可选择的治疗方法包括:CO_2激光和Q开关翠绿宝石激光联合治疗;Er:YAG激光;低能量密度Q开关Nd:YAG 1 064nm激光;点阵激光;强脉冲光。

(四) 光电治疗注意事项

1. 治疗前与患者充分沟通,告知激光治疗后常见的并发症和后遗症,对要求完美或有神经质倾向的患者,不建议给予治疗。

2. 治疗前应仔细清洁面部皮肤,去掉护肤品及化妆品。

3. 常规消毒皮肤(建议不要用易燃消毒品)。

4. 正式治疗前在不显眼的部位试行。

5. 治疗时应按皮肤的即刻反应来调节激光的能量密度。

6. 治疗后应嘱患者尽量避光,外用抗生素软膏预防感染,痂皮脱落后应避光并适当使用遮光剂。

7. 防止色素沉着的发生,应在治疗后定期复诊,发现问题及时处理。

四、血管性皮肤病的光电治疗

皮肤血管性疾病是最常见的皮肤科激光治疗

的适应证之一。治疗血管性疾病的前提是正确的诊断和对其生物学行为的清晰认识。本章将讨论先天性和获得性血管性疾病的激光治疗。

（一）选择性光热作用与皮肤血管性疾病

激光治疗血管性病变的机制在于激光可被血液中的氧和血红蛋白选择性吸收，产生热量从而使血管凝固或坏死。依据选择性光热作用理论，激光治疗血管性疾病的最佳波长应与氧和血红蛋白的吸收峰（418nm，542nm，577nm）接近。同时，波长影响激光的穿透深度，在 1 200nm 以下，波长越长，穿透越深。另外，为了减少对周围组织的热损伤，激光的脉宽应等于或小于靶组织的热弛豫时间。因此，在选择激光治疗血管性疾病时，需要兼顾靶组织的选择性吸收、穿透深度和热弛豫时间（表 4-1、表 4-2）。

表 4-1 不同直径血管的热弛豫时间

直径（μm）	Tr（ms）	直径（μm）	Tr（ms）
10	0.048	100	4.8
20	0.19	200	19.0
50	1.2	300	42.6

表 4-2 不同靶组织的热弛豫时间

靶组织	直径（μm）	Tr（μs）
表皮	60	2 000
基底层	20	400
黑色素小体	1	0.2
血红蛋白	5	5

（二）治疗血管性病变的常用光电技术

皮肤血管性疾病的治疗至今仍然是皮肤科中的难点，很多脉冲激光或强脉冲光疗都能够获得一定的治疗效果，但是都很难达到满意的结果。目前治疗血管性病变的激光有脉冲染料激光（PDL）、倍频 Nd：YAG 激光（532nm）、氩离子激光、铜蒸汽激光、连续 Nd：YAG 激光和强脉冲光。一般来说，浅表的中小血管，使用可调脉宽 532nm 长脉冲激光、585nm 或 595nm 脉冲染料激光；粗大较深的血管要用长波长、长脉冲的激光，如 Nd：YAG 激光器。

1. 鲜红斑痣、毛细血管扩张等浅表血管性病变的激光治疗

（1）585nm 和 595nm 脉冲染料激光：是目前应用较多的激光。585nm 激光接近血红蛋白最后一个吸收峰，但穿透深度为 1.2nm，限制了其对较厚皮损的治疗。595nm 激光较 585nm 激光穿透性更好，但氧和血红蛋白的吸收较 585nm 弱，因此需要增加能量密度，以补偿吸收的下降。与 585nm 激光相比，提高能量密度的 595nm 激光治疗鲜红斑痣疗效好，对先前用 585nm 激光治疗无效的鲜红斑痣也能得到一定的改善。

（2）双波长激光治疗技术：当血红蛋白吸收一定激光能量后，会转变成高铁血红蛋白，此时血液呈现淡棕色，紧接着用 1 064nm 激光进行照射可能会取得更好的疗效。根据这一原理，诞生了双波长激光工作站，它采用“Multiplex”技术，通过一个系统在一个脉冲内先后输出两个波长：595nm 脉冲染料激光和 1 064nm 长脉冲 Nd：YAG 激光。先发射 595nm 激光，可以特异性地被血管中的血红蛋白吸收，瞬间形成高铁血红蛋白，这种微型凝固的蛋白对染料激光的吸收很少，但是对 Nd：YAG 激光吸收率较血红蛋白提高了 3~5 倍。紧接着发出的 1 064nm 激光可以被高铁血红蛋白吸收，可以更有效地产生光热作用，使血管壁凝固。同时，Nd：YAG 激光的穿透更深，对深层的大血管、腿部血管病变（如曲张的静脉、显露的静脉丛）更加有效。双波长激光既能有效地去除表浅的红色血管，也能深入真皮内部，清除深在的蓝色血管。治疗效率大大地提高，不良反应显著减少，缩短治疗时间。

（3）倍频 Nd：YAG 激光：又称 KTP 激光，波长 532nm，大致处于血红蛋白的吸收峰值，很适合治疗表浅的血管性病变，如面部毛细血管扩张等。

（4）强脉冲光（IPL）：可产生 500~1 200nm 的非相干光，通过不同波长的滤光片，滤除相应的光，保留对血管更具选择性的光，靶向治疗血管性病变。可根据血红蛋白吸收峰值进行选择 515nm、540nm、560nm、590nm 的滤光片进行治疗。IPL 照射临床终点：血管会出现立即消失或者立即会色变或血液凝固现象。但比较安全的治疗反应是血液回流变慢，血管出现部分凝固。IPL 治疗鲜红斑痣、面部毛细血管扩张、皮肤异色病等有效。

2. 血管瘤等深在性血管性病变的激光治疗 这类疾病，需要选择波长较长的激光进行治疗。

（1）Nd：YAG 激光：波长 1 064nm，穿透深度为 4~6mm，是目前穿透深度最深的一种激光。可发射连续性和脉冲性两种模式激光。连续的 Nd：YAG 激光通过非特异的热损伤，使血管收缩，存在发生瘢痕的危险。长脉宽 Nd:YAG 激光，脉宽范围 0.1～300ms，最大能量密度 300J/cm^2，光斑 3～10mm，适合治疗较厚、较深的大血管瘤，腿部的静脉曲张等深在性的血管性病变。

（2）通过光纤传导，将探针插入血管瘤内，用连续模式 Nd:YAG 激光和 532nm 激光进行治疗，使瘤体凝固。

五、文身的激光治疗

（一）文身的概念及激光治疗原理

文身是将颜料注入皮肤而在皮肤上形成一些图案或文字，以视吉祥、崇拜。临床上将其分为专业性、业余性、美容性、外伤性和医源性文身。专业文身是将一种或多种有机彩色染料注入深度相同的真皮层，表皮中几乎没有色素，文身边界清楚，染色均匀一致；业余文身是由非专业人士施行，多用碳素或墨水（灰色或蓝黑色）注入真皮，其注入深度不一，染色不均匀；美容文身多指纹眉、文眼线、文唇线或全唇，多手工完成，常用的染料为棕色、黑色和红色的墨水，墨水中含有铁离子或氧化铁；外伤性文身是指外伤后异物进入皮肤内，异物种类较多，包括泥土、玻璃、金属、某些含碳物质进入皮肤深层，形成肉芽肿；医源性文身是指为了掩饰某些皮肤疾病、损伤或缺在病变局部施行文身，以掩盖原发疾病。

激光治疗文身的原理也是选择性光热作用原理，就是文身的色素颗粒选择性地吸收特定波长的激光能量后，色素颗粒膨胀、破碎，通过体表脱落或被吞噬细胞吞噬，再由淋巴组织排出体外，从而达到去除文身的效果。要达到选择性损伤色基，同时又能保护周围正常组织不受损伤，除选择适当波长的激光之外，还应该注意激光脉冲宽度。脉冲宽度的选择取决于给定色基的热弛豫时间，文身的色素颗粒的直径为 0.5～100μm，其热弛豫时间为 20～3 000ns，当激光的脉冲宽度小于色基的热弛豫时间时，热能被最大限度地限制在靶位内，却很少能传递到周围组织中去，因而选择脉冲宽度与色基热弛豫时间相接近的激光，其治疗的效果越好，而且出现周围组织损伤的几率也越小。

（二）各种颜色文身的激光治疗（表 4-3）

1. 黑色或深蓝色文身的激光治疗　Q 开关红宝石激光（694nm），Q 开关翠绿宝石激光（755nm），Q 开关 Nd:YAG 激光（1 064nm）。对于肤色较深的患者，一般选用波长更长的激光安全性更高，如 1 064nm Q 开关 Nd:YAG 激光。临床治疗终点是治疗后皮肤立即变白，没有或仅有少量渗血。

表 4-3　常用 Q 开关激光器及其特性

激光类型	激光器发光基质	波长（nm）	脉冲宽度（ns）	去除文身颜色
Q 开关红宝石	掺铬离子的三氧化二铝	694	20～40	紫、紫红、蓝、黑、绿
Q 开关紫翠宝石	掺铬离子的金绿宝石	755	50～100	蓝、黑、绿、褐
Q 开关钕钇铝石榴石（Nd:YAG）	掺钕离子的钇铝石榴	1 064	5～20	蓝、黑、褐
倍频调 Q-Nd:YAG	掺钕离子的钇铝石榴石	532	5～20	红、橙、紫、黄、褐

2. 红色文身的激光治疗　532nm 激光是去除红色文身染料的最佳波长。因此 Q 开关倍频 Nd:YAG 激光是去除红色文身的最佳激光。治疗时出现表皮飞溅和出血现象，但当使用打光板进行治疗时可减少表皮飞溅的发生。因此，对于文身的首次治疗应使用低能量密度的大光斑进行治疗。

3. 绿色文身的激光治疗　694nm 是去除绿色文身染料的最佳波长。因此，Q 开关红宝石激光是去除绿色文身的最佳激光。

总之，专业文身比业余文身更难去除，因为专业文身往往由多种颜色的染料组成，染料在皮肤内的深度也差别很大，当前的技术往往不能完全去除这类文身。一般需要经过多次治疗，而且有些文身即使经过多次治疗也无法完全去除。

（三）激光去除文身的主要不良反应和并发症

1. 色素改变　即使对所有的注意事项都很留意，激光治疗后也难避免发生色素沉着或色素减退。色素沉着往往会随着时间的推移而减退，色素减退更难治疗，准分子激光和窄波紫外线（UVB）可使之改善。

2. 热损伤和瘢痕　一般遵守激光治疗原则并采用适当的治疗参数，较少发生热损伤和瘢痕。如果出现热损伤应立即处理。如果出现瘢痕可应用脉冲染料激光、局部封闭等治疗，以改善瘢痕外观。

六、脱毛技术

（一）选择性光热作用与激光脱毛

激光脱毛仍然是基于选择性光热作用理论，由于毛囊和毛干中有丰富的黑色素，特定波段的激光以黑色素为靶目标，黑色素吸收光能后，温度急剧升高，从而导致毛囊组织的破坏，将毛发去除。只要选择合适的波长、脉冲宽度和能量密度，激光就能精确地破坏毛囊而不引起邻近组织的损伤。

（二）毛发生长周期和脱毛的关系

毛发的生长包括生长期、退行期和静止期。毛发在生长期毛母质细胞快速分裂黑色素最多，因此对激光极其敏感；对退行期和静止期的毛发治疗不敏感。脱毛需要多次（一般需 3~6 次）效果才能明显。另外，基于不同部位的生长周期，因此每次治疗间隔也有差异。如躯干和四肢毛发静止期较长，因此治疗间隔以 2 个月为宜。

（三）各种脱毛仪的临床应用

1. **半导体激光** 波长 800~810nm，参数设计合理，多带有接触性冷却系统，性能稳定，耗材少，临床疗效显著且不良反应少，是目前临床应用较多的理想的脱毛系统之一。不同部位的能量密度不相同，临床治疗终点治疗时毛囊周围水肿，毛发易拔出。

2. **长脉冲翠绿宝石激光** 波长 755nm，其临床效果较好，不良反应也较少，也是目前临床上应用较多的激光脱毛系统之一。

3. **长脉冲 Nd:YAG 激光** 波长为 1 064nm，由于 1 064nm 表皮黑色素吸收少，故长脉冲 Nd:YAG 用于深肤色的患者比较安全，目前在临床上越来越多的应用。

4. **强脉冲光（IPL）** 用于脱毛的强脉冲光的波段通常为 570~1 200nm，强脉冲光的能量高、波段相对集中、脉宽可调等特点与激光极为相似，也可达到选择性光热作用进行脱毛治疗。治疗时配合使用冷却透明胶，以减少不良反应。强脉冲光脱毛仪通常具有较大的光斑，因此治疗速度较快，目前临床上应用也较广泛。

5. **电结合技术** 充分联合光能和高频电磁波（射频）的优势互补，利用真皮胶原水分和毛囊的黑色素对光能的选择性地吸收引起靶组织和正常皮肤阻抗的差异，强化靶组织对射频的吸收，射频能量集中作用于毛囊部位，能较彻底破坏毛囊。

（四）不良反应

1. 在治疗时可能会出现红斑和毛囊性丘疹，通常在数小时内自行消退。

2. 在治疗后个别患者会出现水疱、糜烂、渗出、紫癜。

3. 可出现暂时性色素沉着或色素减退，大多数可在数月后恢复，极少数可出现永久性色素减退。

七、强脉冲光治疗技术

1995 年美国 Patrick Bitter Sr 博士提出其强脉冲光（intense pulsed light，IPL）的 Photofacial 技术概念，其后经过几年的实验研究，于 1998 年首先报道了风靡世界的光子嫩肤技术（photorejuvenation），并定义为使用连续波长的强脉冲光子进行在低能量密度下的非剥脱性非侵入性嫩肤治疗。

强脉冲光属于非相干光，本质上仍属于普通光而不是激光，每次击发可选择 1~3 个脉冲，其光源为高功率氙灯，经过滤光器筛选出连续波长的光（560~1 200nm）用于治疗。在 560~1 200nm 的波长区间内有多种波长的光，如 585nm、694nm、755nm、1 064nm 等均以黑色素、血红蛋白为皮肤色基，即靶组织。黑色素对 250~1 200nm 的较短波长的光吸收明显，而氧合血红蛋白的吸收峰在 418nm、542nm、577nm。这样光子嫩肤仪器所发出的光很容易被黑色素和氧合血红蛋白吸收。当特定光谱（如 585nm、694nm、755nm 和 1 064nm）的强脉冲光穿透皮肤，并被组织中的色基及其血管内的血红蛋白优先选择吸收后，光能转化为热能，产生光热效应，在黑色素会发生“内爆破效应”或“选择性热解作用”，其被击碎的部分经皮肤渗出，部分自肾脏排出体外，最终使色斑变淡甚至消失；而血红蛋白则会变性、凝固，同时损伤扩张的毛细血管内皮细胞，最终导致血管的闭塞退化。强脉冲光作用于皮肤组织产生光热作用，使胶原纤维和弹力纤维重新排列，起到了皮肤年轻化的作用。

DPL 技术是近年来由以色列飞顿激光公司（Alma Lasers）研发，该技术应用特殊设计晶体，将传统光子谱线转化集中到黄绿光谱，再应用超窄带滤光片滤去杂散光谱，输出能量高度集中的 100nm 精准光。相比其他传统光子，DPL 更符合选择性光热作用原理，实现了靶组织对光强吸收的最大化，光热选择性大大地提升，得到更精准更高效的嫩肤效果，光能靶向集中，能更加快速、彻底地清除黑色及红色瑕疵，同时产生光热和光化学作用，使深部的胶原纤维和弹力纤维重新排列，肌肤重现光滑细腻，快速回复年轻态。如 500~600nm 波段同时包含了黑色素及氧和血红蛋白的吸收峰值，这就使有效治疗能量得到精确的集中，可以高效地解决面部色斑和毛细血管扩张等多种问题。在 550~650nm 波段黑色素吸收率明显高于普通光子，皮肤底层色素颗粒被精确击碎，通过巨噬细胞吞噬后将色素颗粒排出体外。

强脉冲光技术要取得良好的临床效果，设置恰当的各项治疗参数尤为重要。光子吸收与组织特征和光波的相关参数有关。皮肤对光的吸收系数越大，则光的透射深度越浅，局部损伤就越大。光子的吸收与透射深度和组织颜色有一定的关系，色素吸收光能多，波长增加反射减少，透射深度深，表面吸收低，因此肤色较深的人，应该选择较长的波长，以减少表皮对光的吸收。光的能量与光的透射深度无关，但会影响能量分布。能量在组织内聚集越大，损伤就越大。脉宽是脉冲作用于组织的时间，即一定的能量在固定的脉宽中作用于组织，如果能量不变，脉宽加大，则组织受到的损伤越轻。因此，初始的治疗应采用高脉宽。脉冲延时是指脉冲作用于组织时，脉冲之间有停顿时间，目的是避免能量于短时间内在组织中聚集过大，造成表皮损伤。因此，光子嫩肤的临床效果与各项治疗参数的设置有密切的关系，应根据患者的实际情况，综合考虑能量、脉宽及脉冲延时等指标参数。

在设置治疗参数时应遵循以下原则。①皮肤的厚度：皮肤越厚，病变分布越深，波长调长，延长波长时，可适当提高能量，采用 3 次脉冲时，第 2 次的脉冲最长，起到缓冲的作用。②皮肤的颜色：皮肤越黑，脉冲延时越长，采用 3 次脉冲时，第 1 次脉冲延时略长于第 2 次。③皮肤越黑、越薄，越敏感，能量密度调小，由第 3 次脉冲切换到第 2 次脉冲时，能量降低 10%~20%。④随着治疗数增加，适当提高能量 1~2J/cm^2。在治疗过程中，观察到色素和红斑立刻加深是治疗有效的表现。

光子嫩肤的适应证较为广泛，主要包括：①皮肤色素性沉着，如雀斑、雀斑样痣、表皮型黄褐斑、日光性角化及一些继发性色素沉着等。②皮肤血管性病变，如毛细血管扩张、皮肤潮红、红斑期酒渣鼻、皮肤异色症等。③皮肤光老化、衰老引起的皮肤质地改变，如皮肤毛孔粗大、松弛、细小皱纹等。④光子脱毛，可治疗所有类型皮肤。

相对禁忌证：妊娠妇女，日光性皮炎急性期，正在使有光敏药物者，糖尿病患者，瘢痕体质者。

光子嫩肤如规范操作，很少引起并发症。其最常见、最主要的并发症是局部疼痛和皮肤暂时性潮红，且以病变部位明显，多在治疗后 1~2 小时内消失。局部结痂或水疱形成，多因治疗局部能量过高（或光斑反复重叠）所致。大多数色素沉着或色素脱失出现在深色皮肤上或当治疗区遭受过多照射时，这种改变在 3~6 个月后可恢复。在正式治疗前先在耳前区进行光斑试验，观察皮肤变化，调整适宜的脉冲间隔、合理的脉宽和相应的能量密度，直至皮肤出现轻微潮红。

（赵敬军）

参考文献

1. SHINICHI W. Basics of laser application to dermatology [J]. Arch Dermatol Res, 2008, 300(S1): 21-30.
2. RAILAN D, PARLETTE E C, UEBELHOEER N S. Laser treatment of vascular lesions [J]. Clin Dermatol, 2006, 24(1): 8-15.
3. ALTSHULER G B, ANDERSON R R, MANSTEIN D, et al. Extended theory of selective photothermolysis [J]. Lasers Surg Med, 2001, 29(5): 416-432.
4. 周展超. 光老化：激光与光子治疗[J]. 中国医学科学院学报, 2007, 29(2): 275-278.
5. NEGISHI K, TEZUKA Y, KUSHIKATA N, et al. Photorejuvenation for Asian skin by intense pulsed light [J]. Dermatol Surg, 2001, 27(7): 627-631.

第五章

皮肤美容及相关技术

皮肤覆盖于人体的表面，构成人体的第一道防线，除了具备正常的生理功能外，还具有重要的医学美学价值。皮肤是人体体表美的重要组成部分，体现人体的健美外形，释放美感信息。皮肤光泽、红润、细腻、富有弹性，给人以健康、充满活力的美感；皮肤暗淡、苍白、松弛、萎缩，给人以病态、活力全无的感觉。健康的皮肤给人一种愉悦的美感信息，因此人们都欣赏美、喜欢美、追求美。随着社会的发展和人民生活水平的提高，皮肤美容越来越受到人们的重视。我国的皮肤美容近年来有了飞速的发展，相关技术得到广泛的临床应用。本章将介绍一些常见的皮肤医学美容问题及解决方案。

一、皮肤的美学

（一）皮肤的美学意义

1. 体现健美状态 健康是人体皮肤健美的根本，健美的皮肤，红润柔嫩、光滑细腻、富有弹性，是充满生命活力的表现。病理状态下，皮肤会出现多种影响美观的皮损，传递病态信息。皮肤健美的标准包括：

（1）皮肤健康，肤色正常，无皮肤病。

（2）皮肤光滑柔软，富有弹性，不皱缩或粗糙不光滑。

（3）皮肤洁净，无污垢、斑点及异常突起或凹陷。

（4）皮肤富有生命活力，不苍白、青紫或暗黄。

（5）皮肤质地良好，不敏感及油腻、干燥。

（6）皮肤耐受衰老，随年龄增长不至于衰退过快。

2. 传递美观信息 皮肤的美观信息可以通过其肤色、光泽、细腻、弹性等来释放。男性的皮肤肤色较深，血管充盈，充分展示阳刚之美。女性的皮肤白皙，细腻，柔嫩，富有光泽和弹性，充分展示阴柔之美。

（二）皮肤的美学因素

皮肤美是构成人体美的最重要的要素，人体皮肤的美学要素主要包括以下六个方面：

1. 肤色 肤色主要由皮肤内黑色素颗粒的数量及分布部位不同所决定。肤色往往因种族、性别、职业及环境因素等的差异而不同。一般认为，东方人微红稍黄是健美的肤色，若出现色素沉着或色素减退，都会影响美感。

2. 光泽 皮肤的光泽与皮肤含水量密切相关，它是具有生命活力的体现。皮肤光泽度好给人一种自信、精神的感觉，皮肤暗淡无光则给人一种精神颓废、衰老的感觉。

3. 纹理 健康皮肤的纹理细小且走向柔和，使皮肤看起来光滑细腻。皮肤纹理增多、增粗或者加深使人看上去粗糙、衰老。

4. 滋润 皮肤滋润是皮肤代谢功能良好的标志，皮肤滋润和人的年龄、性别、遗传、健康状况等因素有着密切的关系，同时也与健康的生理状态有关。

5. 细腻 皮肤细腻的程度和皮沟、皮丘、皮脂腺孔、汗腺孔、毛孔密切相关。细腻的皮肤给人以美感。

6. 弹性 皮肤的弹性主要与真皮内的纤维组织、皮下脂肪的含量密切相关。富于弹性的皮肤，坚韧、柔嫩、富有张力，传递着无尽的美感信息。

7. 体味 体味主要由皮肤汗腺、皮脂腺的分泌物所产生，它是一种生命信息的传递、情感的流露和人体语言的交流。体味可分为生理性、病理性、情感性三类。生理性体味是人体健康状态的信息反映，人体的病理性体味则是人体疾病的信息反映，情感性体味是人的体味因某些特殊情感的变化而变化。在生活中，人们经常在自己的身体上或环境中喷洒上一些令人陶醉的香水。

（三）影响皮肤美的因素

柔嫩、光泽、细腻、富有弹性的皮肤是最为理想的皮肤。现实中，皮肤受多种因素的影响而出现形态、结构和生理功能上的改变，出现异常变化，从而影响了人体皮肤的健美。影响皮肤健美的因素主要有内源性和外源性两类。

1. **内源性因素**　包括年龄因素、遗传因素、病理生理因素、心理因素等。

（1）年龄因素：人体从进入青春期到30岁之前，皮肤处于最佳状态。随着年龄的增长，皮肤会逐渐变得干燥、粗糙，失去光泽和弹性。

（2）遗传因素：皮肤的健美与遗传关系密切。有的皮肤天生就柔嫩、细腻且富有光泽，有的皮肤则天生就粗糙、毛孔粗大，容易色素沉着。不少损容性皮肤病也与遗传因素有关，如雀斑、鲜红斑痣、异位性皮炎、白癜风、银屑病、鱼鳞病、毛发苔藓等，都直接影响皮肤的健美。

（3）病理生理因素：机体各个器官的病变，可通过皮肤的颜色、皮疹等形式表现出来。如红斑狼疮可看到面部皮肤出现蝶形红斑、皮肌炎患者出现水肿性红斑、妇科肿瘤患者颞颧部出现对称性点状色素斑。

（4）心理因素：皮肤与心理因素的关系密切相关，皮肤受神经系统的调控，心理因素可以通过神经系统影响皮肤的新陈代谢。人体可在某种美好情感的刺激下，激活皮肤的新陈代谢而使之容光焕发，充满青春活力。情绪低落者可影响皮肤色素的代谢而导致皮肤晦暗、色素斑形成或颜色加深等。

2. **外源性因素**　包括物理化学因素、生物学因素和光老化因素。

（1）物理化学因素：皮肤可因外界物理化学因素刺激而损伤。诸如炎热潮湿季节由于汗孔闭塞引起汗液潴留，可产生痱子；过度干燥引起皮肤失水过多，皮肤脱屑；长时间暴露于寒冷低温环境引起冻疮；放射线可引起放射性皮炎；药物、染料、化妆品等可引起接触性皮炎；皮肤接触强酸强碱可导致皮肤腐蚀、坏死等。

（2）生物学因素：人体皮肤常常被生物和病原微生物侵扰。如虫咬、蜂蜇后可发生虫咬皮炎；花粉过敏可引起荨麻疹；细菌感染引起毛囊炎；病毒感染引起扁平疣；真菌感染可致癣等。

（3）光老化因素：光老化因素主要是指日光中的紫外线部分。根据波长将紫外线分为长波紫外线（UVA，波长320~400nm）、中波紫外线（UVB，波长290~320nm）和短波紫外线（UVC，波长180~290nm）。其中UVA和UVB都可以造成皮肤损伤，引起光老化，其中UVB是引起皮肤光老化的最主要原因。光老化的皮肤表现为粗糙、松弛、干燥、肥厚及深粗的皱纹、局部色素过度沉着、毛细血管扩张等，犹如饱经风霜的样子。随着环境污染加剧，臭氧层逐渐被破坏，UVC对皮肤的损伤也逐渐加剧。

二、皮肤的老化

皮肤位于机体的最外层，更容易受到各种外界因素的影响，使其功能下降而出现老化现象。皮肤老化一般可分为自然老化和光老化两个过程。

（一）皮肤的自然老化

随着年龄的增长，机体的不断衰老，皮肤受内源性因素影响而逐渐出现的自然衰老过程，就称为皮肤自然老化，又称为自然生理衰老。外观表现为皮肤松弛，弹性差，皱纹增多，皮肤干燥、脱屑，毛发变细且数目减少。

皮肤自然老化与年龄、营养健康状况、内分泌、精神神经因素、生活习惯等因素密切相关。皮肤自然老化有其生理学基础。正常角质层水含量为15%~20%，水的相对恒定主要依靠天然保湿因子（natural moisturizing factor，NMF），包括氨基酸、尿素、有机酸等。随着年龄的增加，NMF含量减少，使皮肤水合能力下降，仅为正常皮肤的75%。同时皮肤的汗腺、皮脂腺数目减少，功能下降，导致皮脂膜含量减少而丧失保护角质层及滋润皮肤的作用，继而出现皮肤老化的表现。

皮肤自然老化的组织学表现为表皮变薄，表皮突变平，表皮内黑素细胞密度降低；真皮内胶原纤维束变直，交织排列疏松；弹性纤维数量减少，变细；小血管管壁变薄，小动脉弹性纤维变性，毛细血管减少；皮下脂肪减少。

（二）皮肤的光老化

皮肤暴露在日光下，由于日光中的紫外线长期反复地照射导致皮肤外观、结构及功能改变的老化称为光老化。与非暴露部位相比，暴露部位的皮肤受外界环境影响更大，更容易出现光老化的外观。

对皮肤光老化影响最大的就是日光中的紫外线。UVA大量存在于日光中，且有较强的穿透力，同时还有加强UVB的作用，故UVA在皮肤的光老化损伤中起着重要的作用；UVB又称为晒斑紫外线，对皮肤的损伤最大，是引起光老化最主要的紫外线光谱，主要使皮肤表皮细胞功能改变；UVC又称为杀伤紫外线,对皮肤的损伤最强,但它被臭氧层吸收,所以极少量到达地球表面,对皮肤影响最小,但是随着环境污染加剧,臭氧层逐渐被破坏,UVC 对皮肤的损伤也日益加剧。

皮肤光老化的发生机制:紫外线(UVB 和 UVA)照射皮肤后,可产生大量的氧自由基,这些自由基通过氧化或交联作用,使真皮浅层胶原纤维嗜碱性变,而且损伤细胞的 DNA,引起皮肤内各种细胞的损伤、突变和恶性转化。

皮肤光老化的表现为皮肤粗糙、松弛、肥厚,有深而粗的皱纹、局部色素过度沉着、毛细血管扩张等,同时皮肤也可发生各种肿瘤,如日光性角化病、鳞状细胞癌及黑素瘤等。

皮肤光老化的组织学改变主要表现为表皮厚度明显不一,角质形成细胞出现不典型增生,表皮突消失,真皮炎性细胞浸润;最具特征性的表现在结缔组织,弹性组织变性,排列不整齐,部分聚集成团,是皮肤光老化损伤的标志,真皮上层胶原成分发生退行性嗜碱性变,最后均质化变性;黑素细胞灶性增生。

(三)皮肤老化的评价标准及相关技术

面部老化的分级和定量分析有助于对皮肤老化的客观分析和临床交流,目前国内外常用手段包括主观评分量表和一些客观的无创性测试方法,这些手段不仅可以帮助我们分析患者老化的程度,从而选择合适的治疗,并且可以评价这些治疗的效果和持续时间。

1. 面部老化的整体评价 目前公认的评价分级方法是 Dr. Glogau 皮肤老化分级法。该分级法客观地对皮肤光老化尤其是皱纹的程度进行量化分级,帮助医师诊断患者的老化程度并选择最合适的治疗手段。具体分级见表 5-1。该分级方法被广泛地应用于很多临床研究,用于筛选合适的受试者及评价各种抗衰老治疗方法的临床疗效。Dr. Glogau 皮肤老化分级法的优点是针对整个面部的情况进行综合分析,涵盖的内容相对全面。但也存在一定的局限性,该方法更适合白种人,有色人种由于黑色素的保护作用,皮肤老化时皱纹的发生年龄会明显晚于白种人,肿瘤的发生几率也比较低;而色素不均匀的现象及脂溢性角化的出现比白种人更早、更明显。中国女性在皮肤老化过程中,首先表现出来的是色斑问题,色斑会随着年龄的推移逐渐增多。中国人出现皮肤皱纹的年龄比白种人晚 10 年。该分级方法的另一个局限性是分级相对比较粗,无法观察到一些细微的改变,因此建议该表在筛选是否存在光老化时使用。

表 5-1 Dr. Glogau 皮肤老化分级法

分级	程度	经典年龄范围(岁)	皱纹情况	皮肤特点
Ⅰ	轻度	28~35	没有皱纹	轻度的光老化,轻度色素改变,没有脂溢性角化,非常轻度的皱纹,不需要或仅需要淡妆修饰
Ⅱ	中度	35~50	动态纹	中度的光老化,早期褐色的日光性雀斑样痣,逐渐隆起,可以触及轻度角化,但外观突起不明显;笑时会出现动态的皱纹,需要粉底等彩妆修饰
Ⅲ	重度	50~65	静态纹	重度的光老化,明显的皮肤颜色不均一,毛细血管扩张,脂溢性角化,不做任何表情都会出现的静态皱纹,常常需要涂很厚的粉底来遮盖
Ⅳ	极重度	60~75	全是皱纹	极重度的光老化,皮肤颜色整体发黄、发灰,满脸皱纹,看不到正常皮肤;出现癌前病变及早期的皮肤肿瘤;无法用彩妆进行遮盖和修饰

2. 皱纹严重程度的评价 皱纹是皮肤老化的主要表现之一,去除皱纹成为抗老化的重要目标,许多医学美容手段可以去除面部皱纹(如肉毒毒素注射,透明质酸填充和激光治疗等)。为了客观评价这些治疗手段的效果,需要一个统一、量化的皱纹严重程度分级系统。该评分体系不仅可以相对客观地评价皱纹的严重程度,选择合适的治疗人群,还可以客观地评价治疗的效果。

(1)皱纹严重度的主观评价量表:最常用的是面部皱纹量表(facial wrinkle scale,FWS),该量表根据某个部位皱纹的严重程度分为 4 个等级(表 5-2)。该面部皱纹量表已经被广泛地应用于评价面部各个部位的皱纹,尤其是皱眉纹、鱼尾纹等,并被许多相应的临床研究作为主要的疗效标准,判断这些治疗手段是否有效。面部皱纹量表也存在一定的局限性,由于是主观评分量表,因此不能避免存在一定的主观性。另外,无法发现一些微小的差异。

表 5-2　面部皱纹量表

评分	程度	描述
0	无	肉眼确认没有皱纹形成
1	轻度	肉眼确认有皱纹形成
2	中度	肉眼明显确认有皱纹形成，不过从表面可以看到皱纹的最深处
3	重度	肉眼明显确认有皱纹形成，且皱纹深不见底，从表面不能看到皱纹的最深处

（2）皱纹的定量检测：目前临床研究中可以采用一些仪器对某些皱纹或相对局限部位如外眦的皱纹长度、深度等进行定量的分析。常用的有：

1）活性皮肤表面分析系统：工作原理是通过一个内置有紫外光源的皮肤图像 CCD 测试系统在皮肤表面进行测试，得到皮肤的活性状态图像，将此黑白视频信号输入到测试系统的数字化仪中进行处理，通过计算暗像素、亮像素数量及相对比例得出评价皮肤表面状况的四个数值参数：粗糙度参数（SEr），越高代表皮肤越粗糙；平滑度参数（SEsm），与皱纹的深度和形式成比例，SEsm 值越大，皮肤越光滑；皮肤粗糙度（SEsc），SEsc 值越小，皮肤越光滑；皱纹参数（SEw）与皱纹的数量和深度成比例，SEw 的值越高皮肤皱纹越多。

2）皮肤皱纹测试仪：工作原理是采用硅胶将皮肤表面的皱纹情况复制下来形成倒膜，然后通过激光成像，专用软件分析阴影部分的面积、长度和图像灰度值的变化分析皮肤皱纹的变化。常用的参数包括：皮肤粗糙度（Rt 或 R1）；平均粗糙度（Rz 或 R3）和粗糙度算术平均值（Ra 或 R5）。

活性皮肤表面分析系统和皮肤皱纹测试仪的出现为精确测量皱纹的变化提供了可能性，其中活性皮肤表面分析系统的优势是可以对活体皮肤进行直接评价，简便迅速，但对于皱纹的深度无法进行量化；而皮肤皱纹测试仪弥补了这一不足，因此二者的有机结合对于精确测量皱纹的变化非常有意义。这两种方法现在已经被广泛地应用到一些临床研究中，客观地比较治疗前后皱纹的变化。

3）皮肤快速三维成像系统：工作原理是利用数字显微条纹投影进行光学三维图像分析。测试时具有正弦曲线密度的条纹光被投影到皮肤或被测物体表面。由于皮肤或被测物体表面高度凹凸不平，条纹光就会发生弯曲变形，在一个特定角度放置的 CCD 摄像机将同时记录下这一变化。通过测试条纹光的位置变化和所有图像点的灰度值，可以得到整个测试皮肤表面或测试物体的数字三维图像，根据测试任务的不同可以选用不同的条纹光进行投影。

人体皮肤快速三维成像系统与前面的活性皮肤表面分析系统和皮肤皱纹测试仪的机制不同，研究表明这两种体系对于研究皱纹的变化都有很大的帮助，二者联合使用有一定的互补作用，目前它们是无法互相替代的。

3. 面部容积缺损的定量分析　目前观点认为面部老化不仅包括皮肤萎缩、皮肤弹性下降、皮下脂肪萎缩及肌肉的牵拉产生皱纹和皮肤松弛问题，而且涉及更深层的结构包括肌肉、筋膜和骨骼的变化。如近来研究发现，眼眶和面中部骨骼的体积缩小及回缩是导致面部老化的重要原因，外观上的表现是局部容积缩小，轮廓变化，同时加重了表面皮肤松弛。因此随着临床对老化带来的皮肤及软组织容积缺损的认识，填充剂的需求也明显增加，如何正确评价容积减少的量及填充效果，3D 成像系统可以解决这个问题，可以通过 3D 图像对面部容积缺损进行定量分析。有国外公司生产的 3D 成像系统，利用 6 个固定在不同方向的照相机，可以采集面部或身体的三维图像，利于计算机处理可以计算出精确到 0.01ml 的体积改变。该系统还被用于对一些填充材料的有效性及持久性进行客观评价。

（四）皮肤老化的预防

虽然皮肤老化是一个自然衰老过程无法避免，但是人们可以采取一系列措施延缓衰老。

1. 养成良好的生活习惯　保持饮食平衡，生活有规律，保证充足的睡眠时间，坚持锻炼身体，保持心情舒畅，减少嗜烟酒等不良嗜好。

2. 尽量避免日晒　尽量避免上午十点到下午两点在阳光下日晒，外出时应使用遮光剂，带好防晒工具和防晒用品。

3. 合理护肤　选择适合自己肤质的日常护肤品，选择适当的美容方法，及时清除皮肤表面的代谢产物，注重皮肤保湿。

4. 合理应用药物治疗　合理选用遮光剂、抗氧化剂、抗炎制剂，减轻日光对皮肤的损害，改善皮肤的血液循环，增强皮肤的代谢功能，延缓皮肤的老化。

5. 选用适当的医学美容治疗　可以选用脉冲激光、化学剥脱术、皮肤磨削术、点阵激光、射频技术、肉毒毒素除皱等医学美容治疗延缓和治疗皮肤老化。

三、皮肤的保养护理

（一）皮肤的类型

根据皮肤的含水量、pH、皮脂腺分泌情况和皮肤敏感程度，可将皮肤分为以下5种类型：

1. **中性皮肤** 皮脂腺分泌适中，亦称为正常皮肤。皮肤表现为洁白红润、润滑光泽、细腻、毛孔细，富有弹性，对外界刺激敏感性低，是人们所追求的最理想的皮肤类型。

2. **干性皮肤** 皮脂腺分泌少，又称为干燥型皮肤。皮肤表现为干燥，菲薄，无光泽，皮肤弹性差，面部容易产生细小皱纹，毛孔不明显，对外界不良刺激耐受力差。

3. **油性皮肤** 皮脂腺分泌旺盛，又称为多脂质皮肤。皮肤表现为油腻光亮，弹性好，不容易起皱纹，但是毛孔粗大，容易起痤疮，对外界不良刺激耐受力强。

4. **混合性皮肤** 兼有干性和油性皮肤的特点，一般在前额、鼻翼、鼻唇沟等部位表现为油性皮肤，在面颊表现为干性皮肤。

5. **敏感性皮肤** 又称为过敏性皮肤，这类皮肤敏感性高，往往伴有其他全身过敏性疾病。对内外界环境中各种刺激较为敏感，接触后容易引起红斑、丘疹、瘙痒等过敏症状。

（二）敏感性皮肤的判定

随着对敏感性皮肤认识的不断深入，目前认为敏感性皮肤不是严格意义上的皮肤疾病，而是一种高度敏感的皮肤状态，处于这种状态的皮肤易受到各种物理、化学等因素的刺激，出现烧灼、刺痛、瘙痒、紧绷等主观不适感觉。外观还可以出现皮肤变薄、毛细血管扩张、皮肤红斑等。敏感性皮肤影响着人们的生活质量。有研究表明，我国约36.1%的女性为敏感性皮肤。欧美国家和日本的敏感性皮肤比例更高。

敏感性皮肤的发生机制尚不清楚，可能是在多种内在因素和外在因素的作用下皮肤屏障功能减弱，感觉神经信号输入增加及皮肤免疫反应性增强所致。

如何对敏感性皮肤进行客观评定是首先需要解决的问题，一般是采用生物工程学仪器对皮肤的一些皮肤生理参数进行无创性测试。经表皮水分丢失（transepidermal water loss，TEWL）的多少取决于角质层的完整性及皮肤屏障功能。TEWL可以灵敏地反映出皮肤损伤，TEWL增高表明皮肤屏障功能受损。皮肤敏感者TEWL显著高于皮肤不敏感者。水分测试仪可以检测出敏感性皮肤者面部表皮水分含量较正常皮肤低。皮肤在受到刺激时，表皮皮肤色度分光仪可通过测量皮肤表面红斑大小来判断皮肤血流情况。敏感性皮肤的TEWL、表皮水分、皮肤表面红斑量等生理功能参数会发生特征性变化。敏感性皮肤表面pH高于正常皮肤。

（三）皮肤的保养

皮肤的好坏受遗传因素和环境因素的影响，人们只要在日常生活中注意正确的皮肤保养，防止过于日晒、风吹、雨淋，便可延缓其衰老的过程。

1. **养成良好的生活方式** 平衡的饮食、舒畅的心情、合理的锻炼、足够的睡眠、及时清洁皮肤有助于皮肤健美。

清水是最好的美容剂，从头到脚按顺序轻柔地搓、擦、按摩，促进皮肤的新陈代谢，提高机体的抵抗力。

2. **足够的营养和水分** 给人体提供足够的营养和水分是皮肤健美的基础。皮肤获取营养主要有两个途径：①通过从人体体内摄取，通过饮食获取皮肤所需的营养成分；②从外界获取，主要是通过外涂护肤品来增加皮肤所需的营养成分。

（四）皮肤的护理

1. 不同类型皮肤的护理

（1）中性皮肤：选择对皮肤有滋润作用的清洁剂，可使用营养性化妆水收紧皮肤，使用保湿性强又不油腻的润肤霜。

（2）干性皮肤：重点在于保湿、滋润。洁肤时应选择不含碱性物质的洁肤品，或者只用清水，宜选择油脂偏重的护肤品，避免使用刺激性强的护肤品。

（3）油性皮肤：重点在于日常的清洁，防止毛孔堵塞。清洁时选择去油污能力强的清洁剂，温水洗脸，用收敛性化妆水收缩皮肤和毛孔，使用含油脂少且具有控油保湿作用的护肤品，不宜过多化妆。平时少食辛辣、刺激性食物、油炸食品和高脂肪食品。

（4）混合性皮肤：分区保养护理。

（5）敏感性皮肤：减少刺激，避免过敏因素。清洁时使用温和的医学护肤洗面奶，水温控制在30℃左右，使用防敏保湿爽肤水，在使用护肤品之前最好先做皮肤斑贴试验，确认无过敏反应再使用。

2. **不同年龄的皮肤护理**

（1）儿童：皮肤皮脂腺分泌不旺盛，皮肤光洁、润滑、细腻，但是容易干燥。对皮肤的保养主要以清洁为主，干燥季节可选用润肤霜。

（2）青少年期：皮脂腺、汗腺分泌旺盛，此期的皮肤一般偏油性，毛囊皮脂腺导管易阻塞，导致皮脂淤积成痤疮。皮肤护理的重点就是保持清洁，尽量少用带有特殊功效的化妆品。

（3）青年期：这个阶段皮肤的情况较为复杂，受环境、职业、生活习惯等因素影响较大，皮肤保养应从心理、生活、饮食、运动等方面来综合护理。

（4）中、老年：这个阶段皮脂分泌开始减少，所含水分也减少，皮肤失去良好的滋润与弹性。皮肤开始出现干燥、色素沉着、松弛、皱纹、脂溢性角化等老化现象，随着年龄的增长表现越来越突出。此期应采取积极的皮肤养护方法，推迟皮肤衰老。

3. **不同季节的皮肤护理**

（1）春季：春季皮肤的新陈代谢变得活跃，皮脂腺开始分泌并逐渐旺盛，皮脂和代谢产物容易堆积在皮肤表面，导致痤疮和毛囊炎。春季多风皮肤容易干燥，容易对植物、花粉过敏。因此，此期皮肤保养的重点是及时去除皮肤表面的附着污物，注意皮肤保湿和防止过敏，并注意防晒。

（2）夏季：夏季阳光强烈，容易灼伤皮肤或引起日光性皮炎，加速皮肤的光老化；同时夏季皮脂腺、汗腺分泌旺盛，皮肤趋于油性。因此，此期皮肤保养的重点是防晒和控油，防止痤疮的发生，并保证充足的睡眠时间，饮食宜清淡，多吃蔬菜和水果。

（3）秋季：秋季气候干燥，汗腺和皮脂腺分泌减少，皮肤开始干燥、粗糙，并容易过敏。因此，此期皮肤保养的重点是润肤和防止过敏的发生。选用含油质的营养型护肤品，每日进行3~5分钟的按摩，促进血液循环，促进皮肤新陈代谢。

（4）冬季：冬天气候寒冷，皮肤干燥，皮肤水分较少。此时护理重点是保温、保暖以及防止皮脂和水分丢失，护肤品要选择含油质的护肤霜。增加室内湿度，以避免皮肤水分过多的丧失；外出时要注意保暖，减少寒冷对皮肤的刺激；面部按摩可以促进血液循环及新陈代谢。

（五）化妆品

化妆品是指以涂搽、喷洒或其他类似的方法，散布于人体表面任何部位（皮肤、毛发、指甲、口唇等），以达到清洁、消除不良气味、护肤、美容和修饰目的的产品。化妆品的选择需考虑安全性、稳定性、使用性和功效性。

1. **化妆品的种类** 根据化妆品的用途可分为四类。

（1）清洁类：包括美容皂、洗面奶、洁面乳、卸妆水等。

（2）护肤类：包括润肤霜、雪花膏、化妆水、精油等。

（3）修饰类：包括香水、指甲油、唇膏、粉底霜、睫毛膏等。

（4）特殊用途类：包括祛斑霜、防晒霜、除臭霜、脱毛液等。

2. **化妆品的原料**

（1）基质原料：是组成化妆品的主体，在化妆品中起主要作用的物质，包括油性原料、溶剂类、粉类物质原料。

（2）辅助原料：具有化妆品成形、稳定或赋予色、香及其特定作用，包括表面活性剂、水溶性高分子、香料和香精、色素及防腐剂等。

3. **医学护肤品** 是采用天然原料制作而成的，不含有任何色素、香料和防腐剂等容易引起皮肤过敏的物质。医学护肤品不是药品，但是其修复表皮、重建皮肤屏障以及抗过敏和抗刺激等作用能够对一些皮肤病起到辅助治疗的作用。

4. **化妆品皮炎** 一些化妆品可能会给部分使用者带来不良影响，其中化妆品皮炎是指应用化妆品在皮肤、黏膜、毛发或指甲引起的损伤或炎症。近年来，随着化妆品的广泛应用，化妆品皮炎的患者也越来越多。

化妆品皮炎的发生可能和化妆品原料的直接刺激、变态反应、光敏感性及光毒性反应有关。此外，化妆品使用方法不当、使用过多，使用劣质、不合格或污染的化妆品也是引起化妆品皮炎的重要因素。香料和防腐剂和染发剂中的苯二胺类物质是最常见的过敏原。近年来，不少化妆品中添加激素类物质，长期应用会引起激素依赖性皮炎或敏感性皮肤。

化妆品皮炎的表现皮损形态多种多样，因人而异。可引起刺激性皮炎、色素沉着、痤疮样皮损、皮肤瘙痒、毛细血管扩张等症状，使用唇膏、指（趾）甲油过敏的化妆品皮炎会出现相应部位的炎症反应。斑贴试验是诊断化妆品皮炎的重要手段。

为防止化妆品皮炎的发生，使用化妆品时应注意选用合格的化妆品，并适当使用化妆品，过敏体质者使用前应做斑贴试验。使用后的化妆品要注意保存，防污染、防晒、防潮、防氧化等。

四、肉毒毒素注射美容技术

肉毒毒素是一种强效的神经毒素，可特异性地阻断乙酰胆碱在神经肌肉接头处的释放，从而导致暂时性地对肌肉化学性去神经，肌肉张力下降，达到临床上改善皱纹的作用。目前国内获得 CFDA 许可的肉毒毒素有两种：进口的保妥适及国产的衡力，这两种肉毒毒素的规格均为每瓶含 A 型肉毒毒素 100 单位（U）。肉毒毒素在临床皮肤美容上主要用于面部除皱、瘦脸等，改善面部轮廓，实现面部年轻化，其适应证也在不断地扩展和探索。

1. **适应证与禁忌证** 动态皱纹是肉毒毒素注射治疗的理想适应证，静态皱纹则往往需要 2~3 次连续的肉毒毒素注射才能出现明显的效果，深在的静态皱纹可能需要结合填充物注射技术或其他美容手段来达到更完美的治疗效果。临床使用肉毒毒素也要注意一些治疗禁忌证，如体像障碍、治疗区域皮肤疾病（如银屑病、湿疹）、治疗区域感染、免疫功能低下、瘢痕疙瘩形成、病理性神经肌肉传递性疾病（如肌萎缩性脊髓侧索硬化症、重症肌无力、多发性硬化症、兰伯特-伊顿综合征等）、孕妇及哺乳期妇女、对肉毒毒素产品中任何一种成分过敏、对效果有不切实际的期望。

2. **相关解剖知识** 应用肉毒毒素注射实现面部皱纹的改善及面部的提升首先需明确颜面部的肌肉分布、肌肉走行及对应形成的皱纹（图 5-1）。

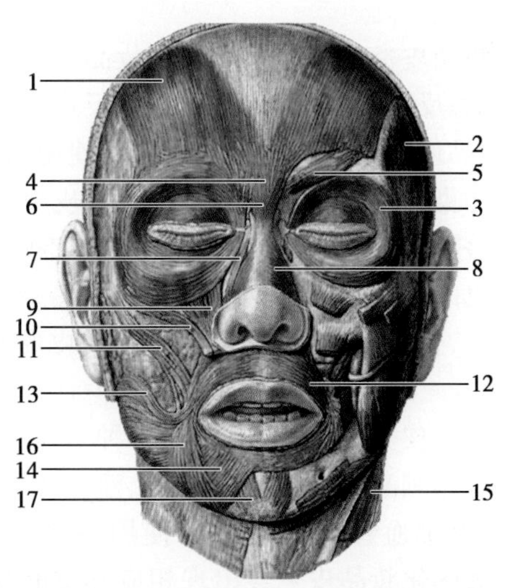

1. 额肌；2. 颞肌；3. 皱眉肌；4. 降眉间肌；5. 降眉肌；6. 眼轮匝肌；7. 鼻肌；8. 提上唇鼻翼肌；9. 提上唇肌；10. 颧小肌；11. 颧大肌；12. 口轮匝肌；13. 口角轴；14. 笑肌；15. 颈阔肌；16. 降口角肌；17. 颏肌

图 5-1 面部肌肉分布

3. **注意事项** 肉毒毒素性质不稳定，在稀释过程中要轻柔操作。肉毒毒素的使用浓度及用量主要是根据临床医师操作习惯及注射点的多少来确定的。注射过程中要垂直进针并注射到肌肉内。且注射要遵循个体化方案。大部分患者可能会发生轻微的面部不对称，因此必须要跟患者交代，治疗前一定要拍摄照片。注射部位、注射肌肉的质量及力量等共同决定注射剂量及注射单位（注射点）。总的来说，男性的注射单位（点）要多于女性，另外治疗前的面部标记和总体设计非常重要。

4. **眉间纹注射** 一般设计注射点 5 个，一点位于降眉间肌，另外四点两两对称位于两侧的皱眉肌上。注射部位需距眶缘 0.5cm 以上、瞳孔中线以内（图 5-2）。注射时垂直于皮面方向进针，进行深部肌内注射。总剂量一般为 12~25U。

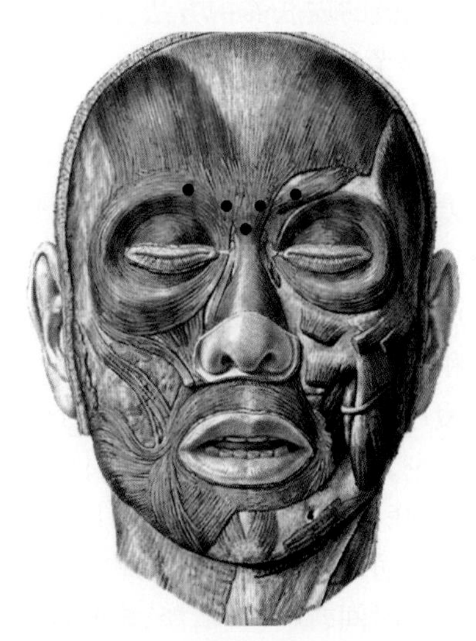

图 5-2 眉间纹注射位点

头痛以及注射部位局部反应是最常见的不良反应。上睑下垂是肉毒毒素弥散进入上睑提肌所致，遵循推荐注射位置及注射量可避免上睑下垂的发生。

眉间纹注射过程中应注意：为了避免肉毒毒素弥散至上睑提肌而引起眼睑下垂，注射点要高出上框缘至少 1cm。用手指压住注射点旁边的位置可以减少疼痛，减轻碰伤。眉毛不应作为进针的标志，因为眉毛本身存在下垂、粗细不均等问题，修眉、文眉等操作也可改变原来的眉形。治疗后部分患者通过加强眼轮匝肌横纤维的收缩来代偿皱眉肌的瘫痪，可能导致垂直方向的皱纹增加，或者上睑向中间拉近。这些患者可以通过在眶缘上方眼轮匝肌上少量注射肉毒毒素得到改善。

后第1周、1个月、6个月来院复查，观察患者鼻唇沟是否变浅，询问患者术后效果的满意度并拍摄术后照片。

手术关键：①根据线材不同及治疗部位不同，设计不同的埋线路径及布线方式。常用的埋线路径包括直线、弧线、U形和环形线等；常用的布线方式包括平行布线、扇形布线和网状交叉布线等。②埋线手术中应掌握好穿刺及行针层次，避免过浅或过深。若埋线过浅，可造成皮肤表面凹凸不平及线痕征；若埋线过深，可造成血管、神经、腮腺等重要组织损伤，或造成线材自鼻腔黏膜、口腔黏膜、睑结膜等部位易位穿出。③退埋置针时，避免线材随之脱出。④紧线时，应注意松紧适度并注意双侧对称性。

（赵敬军）

参考文献

1. BIELFELDT S, SPRINGMANN G, SEISE M, et al. An Updated Review of Clinical Methods in the Assessment of Aging Skin-New Perspectives and Evaluation for Claims Support [J]. Int J Cosmet Sci, 2018, 40(4): 348-355.
2. MURAD A, REBECCA T. Injection technique in neurotoxins and fillers: Indications, products, and outcomes [J]. J Ame Acad Dermatol, 2018, 79(3): 423-435.
3. REBECCA F, MILES H G, MICHAEL K, et al. Nonsurgical Modalities to Treat the Aging Face [J]. Aesth Surg J, 2010, 30(S1) 31S-35S.
4. 中华医学会医学美容分会. 注射美容专家共识[J]. 临床皮肤科杂志, 2015, 44(5): 335-337.
5. 中华医学会医学美容分会. 埋线美容外科专家共识[J]. 中国美容整形外科杂志, 2017, 28(7): 1-4.

第六章

皮肤科护理

皮肤病与其他疾病不同的是，绝大部分的病变都暴露于身体的表面，局部治疗是皮肤疾病治疗的重中之重，然而这些局部治疗的操作绝大部分是由护理人员来完成的。因此，皮肤科的护士既要了解疾病，更要掌握局部治疗的各种操作规范及注意事项。

一、皮肤病的一般护理操作

（一）冷冻治疗操作规范

1. **治疗机制** 冷冻治疗是皮肤科常用的一种物理治疗法，其原理是利用低温作用于皮损，使组织细胞内外形成冰晶，结构破坏而裂解；同时低温致细胞脱水、电解质浓缩、酸碱度改变、蛋白质变性、细胞代谢紊乱而导致细胞死亡，皮损坏死、脱落，以达到治疗目的。目前，冷冻治疗所用的制冷剂主要为液氮，是一种无色、无味、透明的液体，温度约为-196℃。

冷冻适用于以下疾病：

（1）各种疣类：寻常疣、甲下疣、扁平疣、跖疣、传染性软疣等。

（2）皮肤角化增生性疾病：鸡眼、胼胝、皮脂腺痣、疣状痣、毛发上皮瘤、脂溢性角化病等。

（3）炎症性增生性疾病：结节性痒疹、疥疮结节、肥厚型扁平苔藓、盘状红斑狼疮、苔藓样神经性皮炎等。

（4）良性及恶性皮肤肿瘤：化脓性肉芽肿、小血管瘤、日光性角化病、鲍恩病、黏膜白斑及不适合手术的基底细胞癌等可供选择性疗法。

2. **操作方法** 液氮放置于保温瓶内，可用长柄棉球蘸取液氮涂于患处，并施加一定压力，皮损迅速冷冻而发白，每经数秒可涂搽1次，对于浅损害治疗1~2个冻融即可。对于较深的损害需加大冷冻深度，可根据情况增加冻融次数，一般每次2~3个冻融即可，大于2次的冻融比单次延长冷冻时间效果好。多数细胞致死的低温最上线为-20℃，而蘸有液氮的棉球边缘的温度接近0℃，因此在冷冻治疗时必须使冰球范围适当超出病损组织才能取得较好的疗效。对于表面角质较厚的损害如跖疣及寻常疣，可以用刀片消除或用角质松解剂软化角质，然后冷冻，才常有满意的效果。如果一次治疗的效果不能令人满意，3周后可再进行治疗。

皮损范围较广且表面凹凸不平时，最好改用液氮喷射，应注意保护皮损附近的正常皮肤。液氮冷冻器是将盛放液氮的保温瓶连接金属管，管端在液氮逸出变冷时抵压患处，根据皮损形质及深度决定施压的强弱及时间的长短。化脓性肉芽肿等赘生物在完全冷冻后才能全部坏死而脱落。

3. **冷冻治疗的禁忌证** 严重的寒冷性荨麻疹、冷球蛋白血症、冷纤维蛋白血症、雷诺症、瘢痕体质者。对老年体弱及精神紧张的患者最好采取卧位治疗，以防虚脱。

4. **不良反应**

（1）疼痛：一般可耐受，疼痛可持续数小时，疼痛剧烈时，给予止痛药。

（2）水肿：冷冻治疗后局部发生水肿不可避免，一般在1~2日后逐渐消退。

（3）水疱：较为深在的皮损进行冷冻治疗后，当天即可有水疱甚至血疱形成，可在无菌操作下抽取疱液，保护创面，避免感染。

（4）系统反应：冷冻治疗过程中或治疗结束后，可能发生荨麻疹、虚脱等，应请专科医师诊治。

（5）继发感染：可致创面延迟愈合，术后注意保护创面，防止感染。

（6）色素脱失：由于色素细胞对低温敏感，故色素脱失是冷冻治疗常见的并发症，一般在数月内可逐渐消退，但在冷冻过深时，可致永久性色素脱失。

（7）色素沉着：是冷冻治疗引起的继发性炎症改变，可在数月内逐渐消退。

（8）慢性溃疡：伴有循环障碍的老年患者或

糖尿病患者，在血运较差部位进行较深的冷冻治疗，常形成经久不愈的慢性溃疡，氦氖激光照射常有一定的疗效。

（9）瘢痕形成：较深的冷冻后，可有瘢痕形成，一般为柔软的萎缩性瘢痕，偶有增殖性瘢痕。

（10）神经损伤：比较少见，主要影响感觉神经，一般恢复慢。因此，在对有神经干浅表分布的部位治疗时，如指侧、下颌角、耳后区等部位，应注意避免损伤神经。

5. 健康教育

（1）冷冻后可见局部组织发白、肿胀，1~2日可发生水疱，然后干燥结痂，约两周脱痂。

（2）水疱可有可无、可大可小，若水疱为大疱勿自行扎破挤出疱液，可到医院无菌操作下抽疱液并加压包扎。若水疱自行破溃应及时消毒处理。

（3）冷冻治疗后，注意休息，抬高患处，减少活动，勿将患处长时间浸泡在水中。

（4）结痂后勿人为干预，等到干痂自行脱落后再复诊。

（二）封闭治疗操作规范

局部封闭是增生性瘢痕、结节、囊肿等的重要治疗手段。

1. 操作步骤

（1）根据医嘱选用封闭治疗药物，常规使用复方倍他米松注射液1ml和2%利多卡因注射液混合。

（2）常规消毒皮损部位，从结节的边缘进针，针头在结节内，根据皮损范围大小，采用分散多点注射方法，轻缓推入，多部位注射。

（3）注射瘢痕疙瘩进针点是在瘢痕表皮下，边进针边推药，表面成苍白色即可，也可以先进针达尽头，然后，边退针边推药，尽量不刺破表面，以免药液流出，拔针后按压针眼处。注意进针达瘢痕疙瘩内则药物无法推进，进针太深达瘢痕下则达不到封闭效果。

2. 注意事项

（1）患处封闭注射2日内勿接触水。

（2）两次注射之间一般要间隔4周时间。

（三）直流电离子药物导入治疗的技术要领

直流电离子药物导入疗法是利用直流电流促进电离药物的透皮吸收，达到治疗目的。

1. 机制

（1）电离子运动：在直流电电场的作用下，组织内的正负离子发生移动，正离子趋向负极，负离子趋向正极。直流电离子导入是借直流电的电场作用，将带有电荷的药物导入皮肤。

（2）扩张血管：在直流电作用下可使局部血管扩张，这主要是直流电促使肥大细胞脱颗粒，释放组胺；使蛋白分解，形成活性肽；刺激末梢神经，通过轴突反射，引起血管扩张。

（3）改变细胞膜通透性：在直流电作用下，可使细胞膜的通透性发生改变，一般在阳极可使膜蛋白致密，阴极使膜蛋白变得疏松。

（4）电泳和电渗作用：在直流电的作用下发生电泳和电渗，非电离性药物（如皮质类固醇）则可借电泳进入皮肤。

（5）在直流电的作用下，使皮肤角质层α-螺旋状角蛋白多肽分子改变呈平行排列，由于极间的相互排斥形成的间隙也是药物进入皮肤的途径。因此，直流电离子导入可使药物在局部皮肤浓度较系统给药高数倍至数十倍。

2. 方法 将药物置于和药物离子带相同电荷的电极一侧，另一电极放在非治疗区的皮肤上，逐渐将电流调至需要量，持续所需要的时间。在电极的作用下，药物离子可定向移入皮肤，经汗腺、皮脂腺和毛囊等通道即可导入人体，进入人体的深度约为1cm，在皮肤内形成离子堆，发挥治疗作用。

3. 适应证的选择

（1）手足多汗症：可以用抗胆碱能药物导入来治疗手足多汗症。

（2）局部麻醉：用2%~4%利多卡因或与1∶50 000的肾上腺素同时导入，用于皮肤磨削术、激光治疗及电灼术等。

（3）局限性硬皮病、硬肿病、慢性皮肤炎性浸润，应用碘离子透入，有一定的疗效。

（4）瘢痕：可用0.025%的维A酸凝胶或0.3%的雌三醇离子导入治疗萎缩性痤疮瘢痕。

（5）慢性溃疡：用锌离子导入，锌离子可促进肉芽组织新生，促进溃疡愈合。

（6）检测过敏原：被测试抗原，用离子导入法作用时间大大地缩短，解除患者不得不48小时贴着斑贴试纸还要担心试纸脱落的烦恼。

（7）肿瘤：抗肿瘤药物导入治疗某些皮肤肿瘤具有独特优势，特别是对那些不适合手术和系统化疗的患者，可以通过离子导入疗法治疗。

（8）带状疱疹后遗神经痛：方法是从阳极导入利多卡因和肾上腺素，一定时间后再从阴极导入甲泼尼龙。

4. **不良反应**

（1）皮肤烧伤是本疗法中最引人注目的问题，操作不当或局部角质层的缺失容易引起灼伤。治疗中一过性红斑是最常见的不良反应。

（2）皮肤轻刺痛或牵拉感，尤其刚启动电流或电流加大过快时容易发生，1~2 分钟内消失，极少数患者感觉有金属味道。

5. **注意事项**

（1）电流要缓慢逐渐加大，以免产生虫咬感或电灼感；皮肤破损处事先用凡士林涂抹以阻止电流从该处通过。

（2）皮肤感觉障碍、对所用药物过敏、有心律失常或电子装置植入史者不能使用。

（3）配制药液应用蒸馏水，药液一般为 5~15ml，应均匀湿润于绒布或滤纸上。带正电的药物离子从阳极导入，反之从阴极导入，极性不能有误。

（4）用具（绒布、衬垫）用后应单独清洗，最好一人一药单独使用，以防离子相互混杂和污染。

（5）多次治疗后皮肤可能有瘙痒、干裂等现象，可在每次治疗后局部涂搽润肤液或霜剂。

（四）红光治疗操作规范

1. **治疗机制**

（1）消炎、止痛：能增加白细胞的吞噬作用，提高机体免疫力，促进自体消炎。治疗病灶组织可改善微循环，提高细胞携氧能力和细胞有氧呼吸作用，加快细胞新陈代谢，同时对皮肤及深层组织产生化学效应和光热效应等，能提高细胞活性和降低炎症。

（2）促进皮损和慢性难愈性溃疡愈合：治疗时与人体细胞线粒体的吸收光谱产生强烈共振，被细胞线粒体大量吸收，产生高效率的光生物化学效应，使线粒体中的细胞色素氧化酶、超氧化物歧化酶等多种酶的活性得到激发，促进细胞新陈代谢，增加细胞糖原含量，促进三磷酸腺苷的分解和蛋白质合成，改善局部组织营养，加速细胞修复进程。

2. **适应证**

（1）带状疱疹及后遗神经痛。

（2）感染性皮肤病：如毛囊炎、甲沟炎、足癣伴感染、痤疮感染期、丹毒等。

（3）闭塞性脉管炎、浅层（表）静脉炎、慢性溃疡（糖尿病、下肢静脉曲张等）。

（4）斑秃。

（5）配合光敏剂用于光动力治疗。

3. **禁忌证及注意事项**

（1）治疗人员需佩戴护目镜，避免强光刺激，直射眼睛，灯距皮损距离 15~20cm。

（2）禁止照射孕妇腰腹部，光过敏者禁用，新生儿、3 岁以下婴幼儿禁用。

（3）严重心脏病患者、肝肾功能不全、结核病患者禁用。

（4）治疗过程中，医护人员必须在场，认真监护，做好记录；禁止患者操作机器。

（五）红外线操作规范

1. **物理特性** 红外线是红光之外的一种不可见的光线可使温度升高称为红外线或热线。

红外线分为长波红外线和短波红外线。短波红外线波长为 760~1 500nm，对组织穿透力强可达数厘米。长波红外线波长 1 500~400 000nm 对组织穿透力比短波红外线弱。

2. **治疗原理** 红外线生物学主要作用是热，它可以降低交感神经张力，使局部血管扩张，改善局部循环，促进炎症消退。由于温热作用局部细胞活动旺盛代谢加强细胞再生和修复过程加快。末梢神经兴奋性降低，肌肉松弛可解痉止痛。

3. **操作方法** 灯距离照射部位 30~50cm，治疗时间 20~40 分钟，每日 1~2 次以照射部位有舒适和温热感为宜。

4. **适应证** 治疗各种炎症性皮肤病，如疖肿、汗腺炎、甲沟炎、静脉炎、慢性溃疡、冻疮、带状疱疹及其后遗的神经性痛等。

5. **不良反应** 照射后可出现一时性红斑。反复多次照射后局部可出现网状色素沉着。红外线可以引起眼部损害，严重时可引起白内障。照射过量可出现水疱，感觉障碍区应特别注意。

（六）氦氖激光治疗操作规范

1. **治疗机制** 波长为 632.8nm 的氦氖激光是一种红色可见光，运用激光热效应、光化效应、电磁场效应及生物刺激效应使机体发生生理变化，引起人体各种反应以调节、促进、维持、恢复或代谢各种生理功能，影响病理过程，从而达到防治疾病与康复的目的。激光照射穴位可调节体内各种代谢功能。

2. **适应证** 创伤感染、溃疡、压疮及穴位照射等。

3. **禁忌证** 有急性血管障碍、卒中前症状、急性炎症伴有脓毒血症者，癌前期病变，日光疗法禁忌证，局限性角化过度，结核等。

4. **注意事项** 激光在输出的同时，会发生漫反射，医护人员长期从事激光工作，应注意防止激光对人体的危害。对于操作仪器的医护人员，应养成戴防护镜的习惯。

（七）紫外线治疗操作规范

紫外线是紫光之外的一种不可见的光线，波长范围 180~400nm，可分为长波紫外线 UVA（320~400nm）、中波紫外线 UVB（240~320nm）和短波紫外线 UVC（180~240nm）。

皮肤表皮层吸收紫外线最多，只有极少部分的紫外线可以透过表皮。紫外线透入皮肤深度与波长有关。波长越短，被皮肤角质层吸收和反射的相对较多，波长越长，透皮量增加，深度也随之增加。

1. **治疗作用**

（1）改善皮肤血液循环。其红斑反应的因素均可使局部血液循环改善。

（2）促进黑色素的合成和移行：黑色素细胞吸收 UVB 能量后，刺激酪氨酸酶的活性，加速酪氨酸酶的氧化和聚合，使黑色素合成增加。

（3）止痛作用：350nm 的紫外线约有 50% 可穿透到游离神经末梢深度，使这些感觉神经末梢进入间生态（传导暂停）而致疼痛减弱。

（4）消炎杀菌：波长>300nm 几乎无杀菌能力，波长<300nm 随波长缩短杀菌能力增强，253~256nm 最强，以后又降低。

（5）促进创面愈合。上述的杀菌促进血液循环和止痛作用均有利于促进伤口愈合。

2. **适应证** 银屑病、白癜风、湿疹、斑秃、玫瑰糠疹、扁平苔藓、苔藓样糠疹、蕈样肉芽肿（MF）、皮肤瘙痒症等，感染性皮肤病如毛囊炎、痈、疖、丹毒、类丹毒、带状疱疹、慢性溃疡等。

3. **治疗方法**

（1）治疗前先测定患者最小红斑量（MED）以确定皮肤对紫外线的敏感性。

（2）根据病情以小剂量开始逐渐增加到治疗剂量。照射强度分为：亚红斑量<1MED，不引起红斑反应。红斑量 1~3MED 皮肤产生轻中度红斑反应，超红斑量>4~5MED，引起皮肤明显红斑反应。

（3）一般采取亚红斑量和红斑量 1~2 日或 3~5 日照射一次每次剂量可增加上次剂量的 20%~50%，对于不能测定红斑量的医院，可先从小剂量开始，如白癜风患者首次照射时间为 19 秒，隔日 1 次，每次递增 10 秒，至白斑处出现淡粉红色为最小红斑量，照射时间维持此量，不再递增，照射几次后皮肤耐受力增强，不再出现红斑，再递增 10 秒，以此类推，出现红斑，维持原量，耐受后，增加照射 10 秒，直至再次出现红斑。银屑病和湿疹患者首次照射时间约为 38 秒。

4. **注意事项**

（1）操作时需戴护目镜。

（2）照射前应清洁患处皮肤。

（3）照射时间超过 1 分钟时遮盖患处周围正常皮肤。

（4）光疗前，避免在皮损上涂抹任何外用药物。

（5）若头部也有皮损建议尽量剪短或剔除头发，以免毛发过长影响光疗效果。

（6）光疗期间，避免食用光敏性食物（如浓茶、咖啡、无花果、紫菜等）及光敏性药物（如磺胺类、链霉素、阿司匹林、地西泮等）。

（7）光疗时，面部疾患必须戴护目镜。男性应遮挡会阴部，女性除遮挡会阴部外还应保护乳头及周围皮肤。因为这里的皮肤都比较薄弱，属于黏膜组织，较敏感，易照伤，如果患者皮损较集中，可以将正常皮肤用衣物保护，避免照光使肤色加深。

（8）每次照射，患者暴露的皮肤范围应一致或不断地缩小，否则可能出现新暴露的皮肤照伤。

（9）面部照射时，闭紧双眼。

（10）光疗前后，避免在阳光下长时间暴晒，以免引起日光性皮炎。

（八）光化学疗法操作规范

光化学疗法是利用光敏剂增加紫外线光生物学效应的治疗方法，这一过程又称为光敏感。

目前皮肤科常用的光化学疗法是 PUVA。PUVA 是补骨脂素和长波紫外线的缩写，国内称为黑光治疗。改良的戈克曼法和英格拉姆法都是焦油和紫外线光结合的疗法。近年来，光疗联合 5-氨基酮戊酸的治疗，给光疗提供了广阔的应用前景。

1. **机制** 补骨脂进入体内，先与 DNA 形成非共价结合，这是不需要光的弱结合，当 UVA 照射后补骨脂 3、4 位双键与 4'5'位双键分别与 DNA 双螺旋上的胸腺嘧啶形成键间结合。光加合物的形成抑制了 DNA 的形成，这是治疗银屑病的主要依据。

此外 PUVA 还能刺激黑素细胞的功能使其黑素增多。PUVA 治疗后能使表皮内朗格汉斯细胞数目一过性减少，故有暂时脱敏作用，可用于皮炎湿疹的治疗。PUVA 可直接抑制胶原的合成或通过激活胶原酶的活性来降低胶原的数量，还可抑制黏多糖的合成。

2. 治疗方法

（1）测定最小光毒量（MPD）：不能采用治疗前的 MED，而应在首次口服光敏剂后 2 小时或外用光敏剂后 30 分钟照射紫外线，测定 MPD 来决定 PUVA 起始剂量。

（2）光敏感及用药量：以甲氧沙林为例，内服时一般为 0.6mg/kg 或每次 20～40mg，外用采用 0.1%～0.5%甲氧沙林异丙醇溶液外擦或行甲氧沙林水浴。

（3）治疗时机：一般分别在内服光敏剂后 2 小时或外用光敏剂后 30 分钟照射紫外线。

（4）起始剂量：依据 MPD 值外，还应考虑疾病的急慢性程度，病情状态，患者的耐受能力等。一般为 80% MPD 为起始剂量。

（5）照射剂量：如用小于 1MPD 的剂量开始治疗可每日照射一次或隔日照射一次，每次增加上次照射剂量的 20%直至每次 4MPD 皮损基本消退后可每周两次或每周一次继续持续一段时间。

3. **适应证** 银屑病的各型包括掌跖脓疱病，但脓疱型银屑病应在缓解期接受该治疗。其他适应证包括白癜风、MF（红斑期、斑块期）、毛发红糠疹、泛发性扁平苔藓等。近年来，光化学疗法对某些皮肤病有其独特的疗效，在治疗局限性硬皮病、系统性硬化症、嗜酸性筋膜炎、硬化性黏液性水肿、硬肿病等，取得了令人满意的疗效。

4. **禁忌证** 皮肤恶性肿瘤，光敏感性疾病及天疱疮，大疱性类疱疮，严重的心肺肝肾疾病，孕妇和小于 12 岁儿童不宜用。

（九）308nm 准分子光操作规范

1. **作用机制** 308nm 准分子波段位于 UVB 中间，对 T 细胞诱导方面处于最佳波长，308nm 准分子光能够清除皮损处浸润的 T 淋巴细胞，可促使白癜风皮损活化的 T 细胞凋亡，促进黑色素和维生素 D_3 生成，激活假性过氧化氢酶。

2. 操作方法

（1）接通电源，打开开关，预热 5 分钟后方可使用。

（2）将患者患处暴露，光斑所照射到的其余皮肤进行遮挡，调节固定把手，将光照窗口对准患部。

（3）在显示屏上按下“照射量”即可调整照射剂量，修改剂量按“消除”键，按下确认数值，按“开始”再按“OK”即可照射。

照射起始剂量参考值：白癜风双手双脚 500mJ，每次递增 50～100mJ，每周照射 1 次，24 小时患处出现红斑即病变皮肤出现发红时，维持此剂量，耐受后即照射后不出现红斑，再增加剂量；头面部、颈部、腹股沟 180mJ，每周照射 1 次，每次递增 10～30mJ；其余部位 200mJ，每周照射 1 次，每次递增 10～50mJ。

（十）斑贴试验操作规范

斑贴试验是确定皮炎、湿疹患者致敏原的一个较为安全、简单、可靠的方法。根据受试物体的性质配制适当浓度的浸液、溶液、软膏或原物作为试剂，以适当的方法将其贴于皮肤，一定时间后观察机体是否对其产生过敏反应。斑贴试验是目前临床应用于检测Ⅳ型变态反应的主要方法。适用于接触性皮炎、湿疹等过敏原的确定。

1. **试验部位** 背部或前臂屈侧。

2. 操作方法

（1）测试部位一般为背部或前臂屈侧，避开皮损和毛发浓密的部位。

（2）对该测试部位用乙醇（乙醇过敏者用生理盐水）进行清洁，待干后方可进行测试。

（3）将试剂自下贴牢、贴平并用手掌轻轻地按压几下，以便排除空气。

（4）试剂应贴敷 48 小时后揭掉，30 分钟后（避免非特异性刺激反应）进行判读。

（5）结果判读方法：国际接触性皮炎研究组推荐的斑贴实验结果记录方法。

阴性反应	-	皮肤无任何变化
可疑反应	+-	仅有微弱的红斑
弱阳性反应	+	红斑、浸润，可有少量丘疹
强阳性反应	++	红斑、浸润、丘疹、水疱
极强阳性反应	+++	红斑、浸润明显，聚合性水疱或大疱

3. 注意事项

（1）由于对妊娠及胎儿的健康影响缺乏研究，孕妇不宜做斑贴试验。

（2）皮炎急性期不宜做斑贴试验，患者应在皮损完全消退两周后做斑贴试验。

（3）必须告知受试者，如发生强烈反应（疼痛或烧灼感），可随时撕掉试剂。

（4）受试者前两周及受试期间不要内服皮质类固醇激素（泼尼松 15mg/d 即可抑制斑贴试验反

同时多食富含钙和钾的食物;对于伴有口腔溃疡、疼痛难以进食者可餐前用局部麻醉药物喷口腔。干燥的结痂应该及时清除,松懈又未剥落的表皮暂保留。

(九) 红斑狼疮的护理

饮食护理:进食高热量、高维生素、低盐饮食,除肾功能不全外可给高蛋白饮食,长期服用奶制品增加机体免疫力。外出活动注意防晒,以免加重皮损,保证睡眠,以减轻疲劳,可以适当地进行体力活动。注意保暖,观察指、趾、鼻尖、耳垂等部位的皮损变化及是否合并雷诺现象,避免肢体末梢冻伤和坏死。使用糖皮质激素,病情控制后可每日或隔日早晨顿服激素,以减少药物对肾上腺皮质的抑制作用,根据逐渐减量的原则,以免引起"反跳"现象。

(十) 皮肌炎的护理

皮质类固醇激素是治疗皮肌炎的常用药物,治疗期间会出现向心性肥胖、满月脸、多毛等药物不良反应,嘱患者一定遵医嘱按时服药,用药期间定期检查血压、血液生化指标等,若发生异常,及时调整药物,切勿自行增减药量或停药。饮食方面:适宜选择高蛋白、高维生素、低盐、低糖、低脂的饮食。预防措施:皮肌炎患者的肌力有所恢复后,应该逐步进行锻炼,增强自身抗病的能力,避免日光照射,外出时戴帽子或打伞、穿长袖衣服。重症皮肌炎患者在床上应该多进行肢体锻炼与翻身,预防肌肉萎缩与压疮,此类患者机体抵抗力较差,应适度锻炼,增强体质,预防呼吸道感染。

(十一) 皮肤病的心理护理

急性皮肤病具有瘙痒、全身不适、难以入睡等特点,慢性皮肤病具有病情迁延不愈或反复发作,甚至损容等特点,往往造成患者急躁、焦虑、心理障碍。护理人员在为患者治疗时应给予心理护理,主动向患者讲述病情的发生、发展规律,若何配合医护人员治疗,病情可以逐步治愈或得到缓解与控制,注意饮食与营养全面均衡,注意劳逸结合、心情愉快,加强预防为主,增强患者免疫力。与慢性皮肤病患者保持电话联系,随时解答患者的问题,以增强患者治疗疾病的信心。应做好以下几个方面。

1. 建立良好的医患关系,取得患者的信任,懂得心理学与相关疾病的关系,对患者的隐私保密,并有耐心。

2. 充分发挥患者内因的积极性。某些患者对所患疾病的知识缺乏,或因为民间说法和误导产生恐惧心理,应给予耐心、详细的解释,解决患者的心理压力。提高对疾病的认识水平,有利于疾病的康复。

3. 创造良好的治疗环境,对于患者的个性和性格特点、以往经历和遇过的重大生活事件、患者行为反应的方式和特点,进行有针对性的心理疏导。

4. 治疗方法包括支持疗法、行为治疗、生物反馈治疗、自我控制法、音乐疗法等。

三、重症皮肤病的护理

(一) 重症皮肤黏膜护理

皮肤病患者往往因合并内科系统疾病迁延变化导致病情加剧,因累及各个脏器而导致多器官衰竭威胁生命,对于皮肤病的危重症患者在观察皮疹变化的同时也应该加强相关疾病的基础护理。

1. 黏膜的护理

(1) 眼:对于水疱及糜烂性创面累及眼结膜,如重症药疹、天疱疮类要做好眼的护理,通常使用0.9%的生理盐水冲洗眼睛,尽量减少炎性分泌物在眼结膜上的附着,根据病情酌情给予眼药,如具有抗炎作用、促进表皮生长等对症治疗的药物。冲洗时注意询问患者的感觉,如果感觉疼痛,无论轻重都要立即停止冲洗治疗,请眼科会诊,如果是累及角膜受损,应禁止冲洗,如眼带状疱疹。

(2) 耳:如果发生在耳道内的创面则应该到耳鼻喉门诊进行对症处理,让患者患侧着枕,利于分泌物引流,注意观察分泌物颜色、形状、气味,如耳带状疱疹。

(3) 口腔:发生口腔糜烂、破溃的患者比较常见,口腔的糜烂导致的疼痛严重影响患者进食,遵医嘱给予表面麻醉药餐前喷口腔,嘱患者进食温凉饮食,缓慢进食避免误入气管引起呛咳,如重症药疹的口腔糜烂等。大剂量激素容易继发念珠菌感染,可用碳酸氢钠溶液混合生理盐水1∶1漱口,密切观察口腔黏膜的情况。若发生口腔破溃,不要用棉球擦拭。

(4) 会阴:会阴部的糜烂愈合时间相对较慢,应使用支被架,减少被服与会阴部的粘连,用1∶8 000~1∶10 000高锰酸钾溶液会阴冲洗,水温39~41℃,密切观察会阴部黏膜边缘,避免粘连。如有粘连,可以边冲洗边分离;粘连严重不可分离,必要时请外科会诊。

2. 糜烂创面的护理

(1) 感染创面:在使用外用药前尽早做分泌

物培养,在无菌操作下进行分泌物的采集,减少污染菌的混杂;及时更换被服,污染的棉织品应放入黄色垃圾袋中单独消毒处理;合理处理创面及时清除分泌物,动作轻柔,减少患者痛苦;大面积糜烂面应用1∶8 000~1∶10 000高锰酸钾溶液药浴,1~2次/d;小面积糜烂可给予局部创面湿敷;护士对创面评估后可给予具有杀菌作用的敷料外敷,如纳米银离子敷料外敷3~5日或一次性杀菌敷料外敷,1次/d。

(2) 未感染创面:此类创面多数患者表现为疼痛,不能触碰,如果在背部、臀部、骨隆处可用生理盐水冲洗局部创面后无菌纱布沾干后用水胶体敷料外敷,1~2日,止痛效果明显,可以增加患者舒适感。

3. 水疱的护理

(1) 小疱:每日观察有无新增水疱,水疱个数,发生部位,尼氏征情况,疱壁的紧张程度;保持水疱完整,尽量选择自行吸收。

(2) 大疱:抽吸疱液应在无菌操作下进行,做好局部消毒,消毒剂可选用0.5%碘伏。0.2%安尔碘中含乙醇,作为局部消毒会增加患者的疼痛感。

(3) 脓疱:如脓疱型银屑病的皮损是无菌性脓疱,尽量保持皮损面完整,遵医嘱选择合适的外用药物涂抹,用指腹顺时针涂抹外用药物以促进药物吸收。

4. 结痂的护理 基底干燥的结痂,无菌操作下修剪掉翘起的结痂,然后使用促进表皮因子生长的外用药物。基底有波动感的结痂,无菌操作下去除结痂,清除结痂下分泌物,并做分泌物培养,做氦氖激光照射以达到消炎作用。

5. 瘙痒的护理 多数瘙痒患者搔抓前后附着鳞屑,意识清楚的患者嘱其克制,不要搔抓;意识不清楚的患者给其戴上手套,必要时使用约束带;如病情允许,可使用淀粉浴治疗,有镇静、安抚、止痒作用,但要预防感冒、跌倒等意外情况发生。

(二) 湿敷的操作规范

1. 目的 湿敷是皮肤科重要的治疗手段之一,湿敷分冷湿敷、温湿敷、开放性或封闭性湿敷。开放性湿敷具有清除皮肤上的分泌物及结痂、减少充血和炎性渗出的作用。根据选用的药物不同,湿敷还具有消炎、收敛和抗菌等作用。主要用于急性渗出性皮肤病。

2. 湿敷的种类

(1) 冷湿敷:此法可使皮肤血管收缩,血行缓慢,新陈代谢减低,抑制渗出,并有镇静止痒作用。

(2) 开放式冷湿敷:是将湿敷垫浸于室温的溶液中,取出稍加拧干,以不滴水为度,然后放于患处。每隔15~20分钟重新操作一次,每次1~2小时,每日次数可根据病情而定。

(3) 封闭式冷湿敷:如上法将湿敷垫敷于患处,外盖油纸或薄膜,并用绷带包扎,每2小时更换一次,每日数次。

(4) 温湿敷:其作用是使局部温热,充血,促进吸收,有显著消炎及镇痛作用。其做法是盆内加适量热水,但温度不宜过高,以免烫伤。

3. 适应证

(1) 急性渗出性皮肤病,如湿疹或伴大量渗液及脓性分泌物的皮肤病。

(2) 皮肤软组织感染,如疖、痈等。

4. 注意事项和禁忌证

(1) 湿敷液的温度要适宜,夏天可接近室温或稍低,冬天应高于室温,以患者不感觉太冷为宜。冷湿敷的面积不应超过体表面积的1/3,以免着凉和某些药物吸收中毒。

(2) 渗出物以浆液为主的病变用冷敷,脓液多的用热敷或浸泡,如手足、前臂或小腿易于浸泡的部位可浸泡之后再热敷。常用药物有1∶8 000的高锰酸钾溶液。

(3) 凡是湿敷,敷料必须保持潮湿,但不能滴水,也不能让其干燥,否则反而会刺激创面。

若渗液多,应1~2小时更换一次敷料,不能让吸满分泌物的敷料长时间停留在创面,以免刺激伤口和周围的正常组织使创面扩大。

(4) 注意敷料中的药物可吸收。具体做法:首先采用稍有杀菌作用及收敛性的略带酸性的溶液,如醋酸铅(Burow溶液),1∶20的硫酸锌铜溶液(D,Aliboor溶液)、2%雷锁辛溶液、0.1%依沙吖啶溶液、3%硼酸溶液等;热敷时用1∶8 000~1∶10 000的高锰酸钾溶液,但应注意未溶解的高锰酸钾颗粒可灼伤皮肤。

(5) 敷料应略大于创面。有渗液或红肿显著的损害均适于湿敷。为了不影响患者的睡眠和休息,根据创面的情况,晚间可考虑换用氧化锌糊膏。

(6) 湿敷用的溶液应新鲜配制,湿敷垫应用6~8层纱布,也可用纱布做成垫或小毛巾2~3层。应注意无菌操作。

5. 操作方法

(1) 准备物品:换药碗、无菌纱布、治疗巾、无菌手套、湿敷液(根据医嘱准备药物)。暴露患处,将治疗巾垫于身下,以免药液弄湿被褥。

(2) 打开换药碗,倒入适量的溶液。

(3) 根据患处面积大小,将适量的纱布浸在溶液中,戴无菌手套,取出纱布后拧至不滴水为宜,敷于患处并轻压使之与创面完全贴合(纱布厚度至少为4层),可用治疗巾包裹加以固定。

(4) 湿敷时间一般为20分钟,根据溶液蒸发的情况,适时滴溶液于纱布上,以保持纱布湿润度。

(5) 湿敷完毕,收拾用物。

(三) 换药

换药的目的是观察伤口情况,同时清理伤口,去除坏死组织和分泌物,保持伤口引流通畅;减少细菌的繁殖,使肉芽组织健康生长,为伤口愈合创造有利条件。换药前首先对创面的大小、有无感染渗液及愈合情况进行评估,选择适合的辅料或药物。

常用新型敷料的种类有水胶体、泡沫类、藻酸盐、银离子、水凝胶五种,皮肤科临床常用的有如下三种。

1. 水胶体敷料(透明体)　研究发现当伤口使用水胶体敷料时,伤口处的氧分压在4日内从150mmHg降至25mmHg,在低的氧分压情况下,血管形成加速,创面的供血供氧增加,从而促进肉芽组织形成。

水胶体可应用于足跟、骶尾部Ⅰ度压疮或预防压疮,应用透明贴后使局部皮肤情况得到明显改善。辅料的颜色改变呈乳白色,提示更换。在更换敷料时,避免牵拉,减少疼痛,保护皮肤。粘贴敷料的注意事项:透明体本身具有一定的张力,要等张力完全消失后再粘贴。不建议边撕除保护纸边粘贴,这样容易造成机械损伤。

2. 银离子敷料　敷料中含有或敷料表面涂有银离子、金属银或银化合物。可提供湿性愈合环境,保护创面、减轻伤口疼痛。释放的银离子抗菌谱较广,有杀菌、控制感染、收敛、促进肉芽组织生长等功效。缺点是使用时间超过两个月需重新评估,不能用在良好生长的肉芽组织上,会有轻微伤口着色的现象。

3. 水凝胶类敷料　是由羧甲纤维钠加纯化水组成,能提供湿性微酸的愈合环境,保护创面,减轻伤口疼痛,溶解黑痂及坏死组织,促进肉芽组织生长。注意事项:涂抹过多会造成伤口浸渍,可减少换药次数,延长换药间隔。

若为感染性伤口:分泌物具有传染性,换药后敷料放在黄色垃圾袋内,做好标识,单独处理。

(四) 肌内注射和静脉穿刺并发症的护理

肌内注射和静脉穿刺是临床医疗护理中的基本操作技术。表皮剥脱及水疱性疾病患者的静脉输液应选择留置针外周穿刺,选择静脉时止血带上垫无菌纱布2~4层,穿刺点避开水疱或糜烂处,透明帖膜固定留置针避免贴到水疱处,以免拔针时发生表皮剥脱。

1. 肌内注射的皮肤并发症及其处理

(1) 感染及脓肿形成:在肌内注射操作过程的多环节中都有被污染的机会,特别是患者抵抗力下降的情况下,更有感染的可能性。一旦发现有感染,即加用抗感染治疗,局部外用抗生素药膏;如已形成脓肿,则需进行脓肿切开排脓与引流。

(2) 肌内注射红斑:肌内注射红斑产生的原因,可以是注射部位的出血,或药物的刺激,或过敏反应,这些药物包括治疗用药或消毒用品。出现肌内注射红斑,轻者可暂不做处理,必要时,可应用25%硫酸镁溶液湿敷或炉甘石洗剂等做对症治疗。如排除感染,可外用糖皮质激素类药膏。

(3) 肌内注射硬结:可因药物的刺激、药物吸收速度慢、注射深度不够、同一部位反复多次肌内注射是发生肌内注射后局部硬结的常见病因。在排除感染的情况下,可在硬结周围注射2%普鲁卡因(2ml)和地塞米松(2~5mg)的混合液,较浅的可用离子导入,也可用50%硫酸镁溶液湿热敷或樟脑乙醇湿敷。红外线理疗可同时应用。

2. 静脉穿刺的皮肤并发症及其处理　穿刺部位出血、瘀斑,由于穿刺损伤或拔针时压迫不好致局部出血、瘀斑形成,非常多见。如出现此类并发症,应即时进行加压止血,并做局部冷敷,>24小时可做热敷以促进吸收,一般瘀斑可在数日后吸收而消失。并发症,如浅静脉炎,一般因输注非生理性pH的液体,或输注高渗溶液,或输注刺激性大、浓度过高的药物如红霉素等。浅静脉炎可表现为良性血栓静脉炎和游走性血栓静脉炎。临床表现:①红肿型:沿静脉走行皮肤红肿、疼痛、触痛。②硬结型:沿给药静脉局部疼痛、触痛、静脉变硬,有条索感。③坏死型:沿血管有较大范围肿胀或形成瘀斑。④闭锁型:静脉阻塞。治疗时应抬高患肢,严重者应给予抗生素治疗。50%硫酸镁溶液湿敷,或用复方硝酸甘油乳膏外涂,对坏死性炎症型效果较好。也可用高渗糖与维生素 B_{12} 混合液外敷,具有止痛等作用。

3. **静脉渗漏性损伤** 因各种原因致药液渗漏到血管周围组织引起局部软组织坏死甚至神经、肌肉及关节损害者称为静脉渗漏性损伤。一般来说,许多药物渗漏后可以吸收而不引起损伤,但高渗性溶液如高渗糖、甘露醇、肠外营养液,阳离子溶液如葡萄糖酸钙、氯化钾,或碱性溶液如碳酸氢钠等,可引起组织损伤;缩血管药如(去甲)肾上腺素、多巴胺、垂体后叶素等,化疗药物如多柔比星、丝裂霉素、环磷酰胺、柔红霉素、顺铂等,都可致渗漏性损伤。发生渗漏性损伤必须及时处理,高渗性药物多为急性损害,外渗>24小时多不能恢复。碱性药液渗漏后范围可不大,但易累及深部组织。细胞毒药物的损伤症状出现慢,有迟发效应,阳离子溶液外渗常表现为剧痛。

(1) 局部外敷:冷敷效果肯定,适应性广;热敷主要用于缩血管药物的渗漏损伤;硫酸镁湿敷只能用于血管通透性增加而引起的外渗,对高渗液所致渗漏性损伤反而可加重组织脱水,中药金黄散可用于氨苄西林、氯化钾、红霉素等渗漏引起的炎症症状,方法是将金黄散和食用醋调成糊外敷。也可用0.25%~1%普鲁卡因和透明质酸酶混合溶液局部封闭。

(2) 局部穿刺渗漏药物拮抗剂:氮芥、丝裂霉素、放线菌素渗漏伤可用硫代硫酸钠拮抗;丝裂霉素、放线菌素、碳酸氢钠可用维生素C(50mg/ml);缩血管药渗漏伤可用酚妥拉明等进行对抗治疗。长春新碱外渗建议应用透明质酸酶,冷敷处理。

(五) 心电监护仪使用常规及注意事项

随着ICU科监护仪器的普遍应用,监护技术的日益提高,皮肤科用于需要进行持续不间断的监测呼吸、血压、脉搏及经皮血氧饱和度等病情危重患者。

1. **心电监护操作程序**

(1) 准备物品:主要有心电监护仪、心电血压插件连接导线、电极片、生理盐水棉球、配套的血压袖带。

(2) 用生理盐水棉球擦拭患儿胸部贴电极处皮肤。

(3) 贴电极片(已有导电糊),连接心电导连线,屏幕上心电示波出现,按ECG(心电图)— 菜单栏LEAD(连接导联)— 按ALAR(报警)。

(4) 将袖带绑在至肘窝3~6cm处。按NIBP-START(测量)—ALAR(报警限)— 按TIME(测量时间)。

2. **心电监护仪各电极安放的位置** 有五个电极,安放位置如下。右上(RA):胸骨右缘锁骨中线第一肋间。右下(RL):右锁骨中线剑突水平处。中间(C):胸骨左缘第四肋间。左上(LA):胸骨左缘锁骨中线第一肋间,左下(LL):左锁骨中线剑突水平处。

3. **监护系统临监测心电图时主要观察指标**

(1) 定时观察并记录心率和心律。

(2) 观察有 无P波,P波的形态、高度和宽度如何。

(3) 测量P-R间期、Q-T间期。

(4) 观察QRS波形是否正常,有无漏搏。

(5) 观察T波是否正常。注意有无异常波形出现。

4. **注意事项**

(1) 电极部位的选择宜平坦,活动度小的部位,避开骨隆突处和皮疹处,观察电极周围皮肤情况,如有瘙痒、疼痛感,及时更换电极部位。避免皮肤刺激,通常2~3日更换电极片,必要时随时更换。

(2) 若存在规则的心房活动,则应选择P波显示良好的导联。

(3) QRS振幅应>0.5mV,以能触发心率计数。

(4) 心电监护只是为了监测心率、心律变化,不具有诊断意义,若需分析ST段异常需更详细地观察心电图变化,应做常规导联心电图。

5. **血压监测** 分为自动监测、手动监测和持续监测及报警装置。手动监测是随时使用随时启动START键;自动监测时可定时,人工设置同期,机器可自动按设定时间监测;设置持续监测时,机器持续监测数分钟,一般为5分钟。机器在这5分钟内不断地充气、放气,直至测出结果。使用血压监测仪时应注意每次测量时应将袖带内残余气体排尽,以免影响测量结果。

6. **经皮血氧饱和度监测**

(1) 用经皮血氧饱和度监测仪红外线探头固定在患者指(趾)端,监测到患者指(趾)端小动脉搏动时的氧合血红蛋白占血红蛋白的百分比。

(2) 注意事项:使用时应固定好探头,尽量使患者安静,以免报警及不显示结果。严重低血压、休克等末梢循环灌注不良时,可影响其结果的准确性。

7. **心电监护易忽略的方面**

(1) 血压监测中易忽略的方面:①袖带应多备,数量充足,型号齐全且消毒备用。做到专人专用。可有效地避免交叉感染，且防止由此给患者及其亲属造成的心理上的不适。②连续监测的患者，必须做到每班放松 1～2 次。病情允许时，最好间隔 6～8 小时更换监测部位一次。防止连续监测同一部位，给患者造成的不必要的皮肤损伤。③连续使用 3 日以上的患者，注意袖带的更换、清洁、消毒。既可防止异味，又可增加舒适度。④患者在躁动、肢体痉挛时所测值有很大误差，当心率小于 40 次/min 或心率大于 200 次/min 时；所测结果均需与人工测量结果相比较，结合临床观察。

（2）血氧饱和度、心率测量中易忽略的方面：①尽可能地专人专用，每 8 小时用 75%乙醇棉球消毒一次；每 1～2 小时更换一次部位；防止指（趾）端血液循环障碍引起的青紫、红肿现象发生。血压监测与探头不在一侧肢体为佳，否则互有影响。②注意保护探头，用胶布固定，以免碰撞、脱落、损坏，造成不必要的浪费。

（3）心电导联监测中易忽略的方面：①电极片长期应用易脱落，影响准确性。3～4 日更换一次；并注意皮肤的清洁、消毒。②监护中发现严重异常时，最好请专业心电图室人员复查、诊断；提高诊断准确率。

（六）用药后的观察

大剂量激素应用后，要密切观察并记录生命体征，严密监测各种不良反应，准确记录 24 小时出入量，防止水、电解质紊乱及酸碱平衡失调；定时监测肝肾功能、电解质和血糖，观察大便颜色，警惕消化性溃疡的发生；长期使用激素的老年患者应定期拍摄胸腰椎 X 线片，必要时做 CI 检查，及早发现骨质疏松导致的骨折。一经发现及早报告其主管医师，及时治疗。

（王璐　郭广莲　方方）

参考文献

1. 高天文，王刚. 西京皮肤科临床工作手册［M］. 西安：第四军医大学出版社，2012.
2. 杨海平，顾恒. 皮肤性病科临床释疑［M］. 上海：第二军医大学出版社，2004.
3. 马新娟，夏欣华，董齐凤. 护理技术标准操作规程及流程［M］. 北京：人民卫生出版社，2017.

第七章

皮肤的组织病理学改变

皮肤的组织病理变化和其他器官组织的变化基本相同或相似，也可有炎症、充血、贫血、萎缩、肥厚、变性及发生肿瘤。因为皮肤特殊的组织结构而致其组织病理变化亦有自己的特点。皮肤病种类繁多，特殊的组织病理变化常有助于确定诊断。皮肤的组织病理变化也可以反映器官或全身的活动状态。本章按皮肤不同组织部分描述其基本病理变化。

一、表皮的组织病理变化

（一）角化过度

在疾病情况下，角质层较同一部位正常角质层显著增厚，称为角化过度（hyperkeratosis）。角质层由角质形成细胞产生的角蛋白构成，该层失去活力，不含细胞核，细胞间没有界限，嗜酸性染色（图7-1）。角质也可充填于扩大的毛囊或汗管开口处形成栓塞状为毛囊角栓（follicular plug，图7-2）。

角化过度可见于鱼鳞病及掌跖角化病等先天性疾病，也可见于胼胝及鸡眼等获得性皮肤病或继发于其他皮肤病。角化过度常伴下方的颗粒层肥厚，棘细胞层也常肥厚。寻常鱼鳞病虽有明显的角化过度，颗粒层却萎缩或消失。

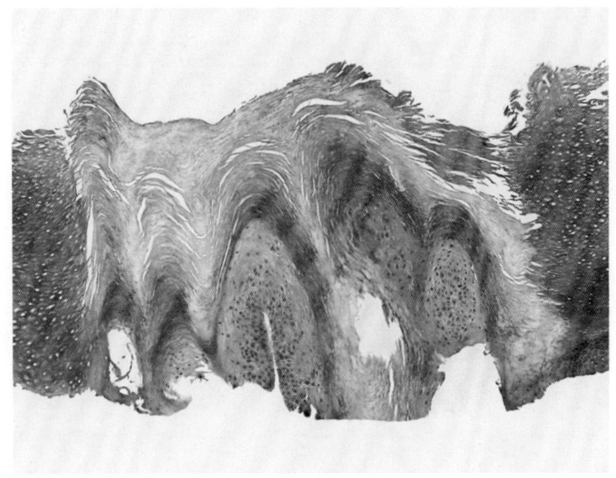

图7-1　角化过度

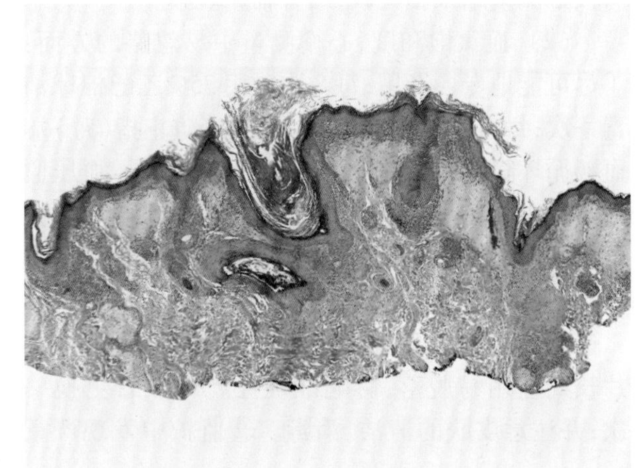

图7-2　毛囊角栓

（二）角化不全（parakeratosis）

角质层虽变厚但角化过程不完全，角质层内残留有固缩的细胞核，常伴有下方颗粒层减少或消失。角化不全多与表皮下部水肿和真皮浅层炎症致表皮细胞生长速度过快不能完全角化有关，常见于银屑病、玫瑰糠疹等（图7-3）。有时角化不全的角质层内白细胞及血清渗出而结成痂屑（图7-4），可见于湿疹及脂溢性皮炎等鳞屑性皮肤病。

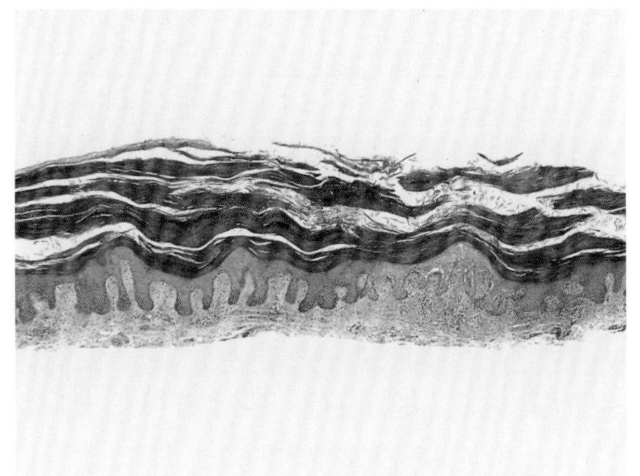

图7-3　角化不全

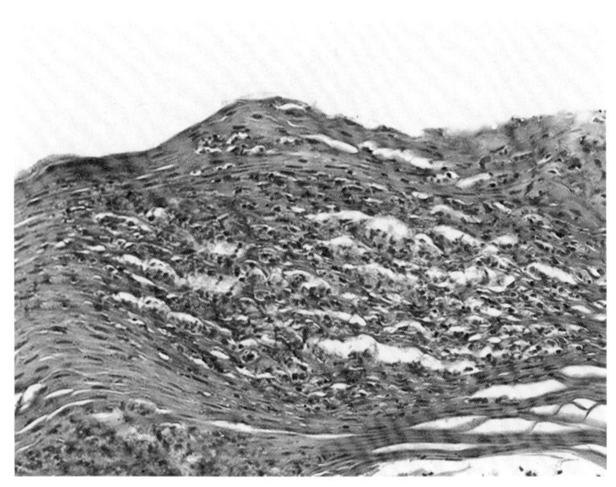

图7-4 角化不全伴炎性渗出

（三）角化不良

角化不良（dyskeratosis）为表皮或附属器上皮的角质形成细胞未到达角质层即出现过早角化。颗粒层、棘细胞层及基底层被合称为马尔匹基层（Stratum malpigii），该层内个别或小群细胞过早角化或不能正常角化时失去桥粒，表现为均质化的嗜伊红小体，有固缩变小或残留的细胞核，称为角化不良（图7-5）。

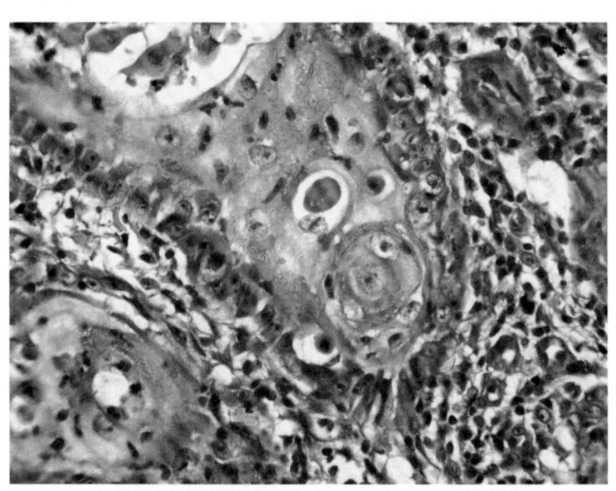

图7-5 角化不良

角化不良可分两种：棘层松解性和肿瘤性角化不良。肿瘤性角化不良常见于鲍恩病、日光性角化病及鳞状细胞癌等，表现为肿瘤组织内单个、均质性、嗜伊红染色的小体，偶见残留的细胞核。棘层松解性角化不良常见于毛囊角化病、家族性良性天疱疮、疣状角化不良瘤等，表现为圆体或谷粒（corps round or grain）。

（四）棘层肥厚

表皮棘细胞层增厚，棘细胞数量增加，表皮突增宽延长（图7-6）。如真皮乳头不规则上升，皮肤表面凸凹不平呈波浪状起伏，表皮轻微不规则增生肥厚则形成乳头瘤样增生（papillomatous hyperplasia）（图7-7），常见于疣状痣、寻常疣、日光性角化病、脂溢性角化病、黑棘皮病等。

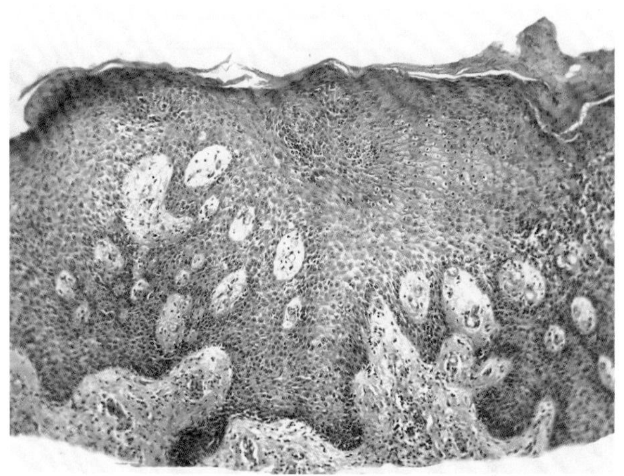

图7-6 棘层肥厚

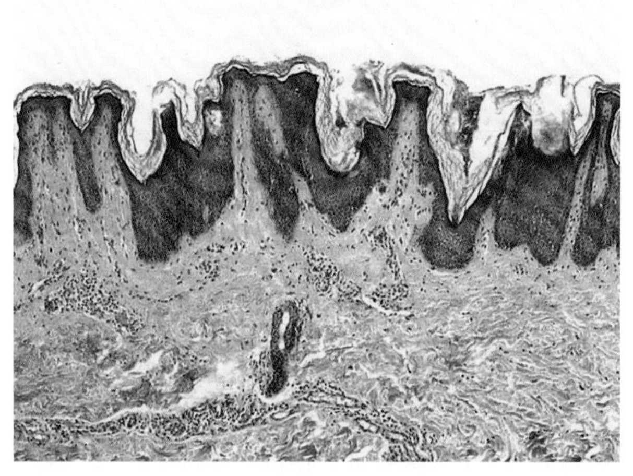

图7-7 乳头瘤样增生

表皮或附属器上皮不规则增生，棘层高度肥厚，表皮突不规则下延，与上皮瘤相似，则称为假上皮瘤样增生（pseudo-epitheliomatous hyperplasia），细胞异型性不明显，常见于疣状皮肤结核、孢子丝菌病等慢性肉芽肿性疾病。

（五）棘层松解

表皮细胞细胞间桥变性，棘细胞失去紧密连接而呈松解状态，细胞不能互相连接而出现表皮内裂隙、水疱或大疱，变性的表皮细胞单独或成群地漂泊于疱液内（图7-8）。棘层松解（acantholysis）致表皮内裂隙或水疱形成，真皮乳头上覆一层基底细胞，呈指状或墓碑状伸入疱腔内，形成绒毛（villi）

(图 7-9)。原发性棘层松解见于天疱疮、家族性良性天疱疮、暂时性棘层松解性皮病、毛囊角化病等。继发性棘层松解是由于细胞本身改变或受损而松解,常见于病毒性水疱,脓疱疮、角层下脓疱性皮病等。乳头状汗腺腺囊瘤及乳头状汗腺瘤的组织内也可见绒毛。

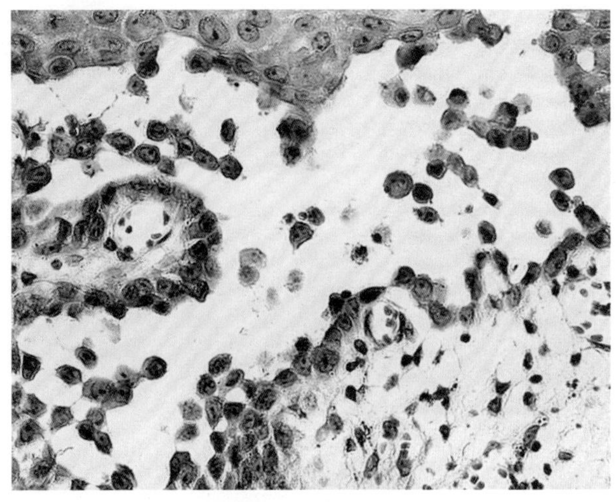

图 7-8 棘层松解

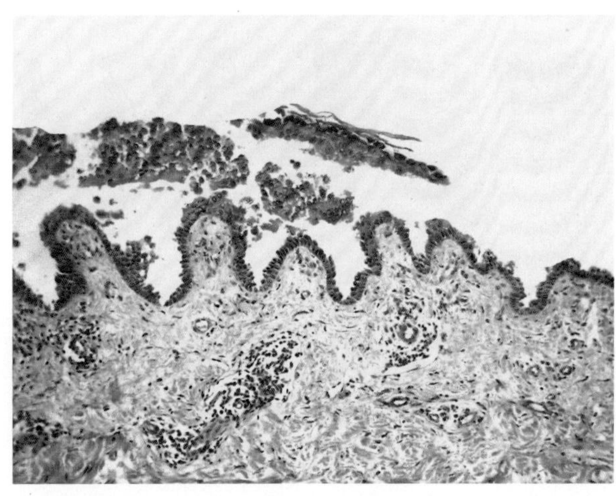

图 7-9 绒毛

(六) 表皮水肿

表皮水肿分为细胞间水肿(intercelluar edema)及细胞内水肿(intracelluar edema)。

1. **细胞间水肿** 表皮细胞间液体增加而使细胞间距变宽,细胞间桥拉长在显微镜下明显易见似海绵状(图 7-10),又称为海绵形成(spongiosis)。严重的细胞间水肿致表皮内水疱形成,常见于皮炎湿疹类炎性疾病。

2. **细胞内水肿** 棘细胞肿大,胞质透明,细胞核发生凝缩,细胞可呈鸟眼状(图 7-11),严重者细胞膨胀破裂,残留的细胞膜连接成网状,发展为多房性水疱,即网状变性(reticular degeneration)(图 7-12),往往和海绵形成同时存在于急性或亚急性皮炎的表皮内。

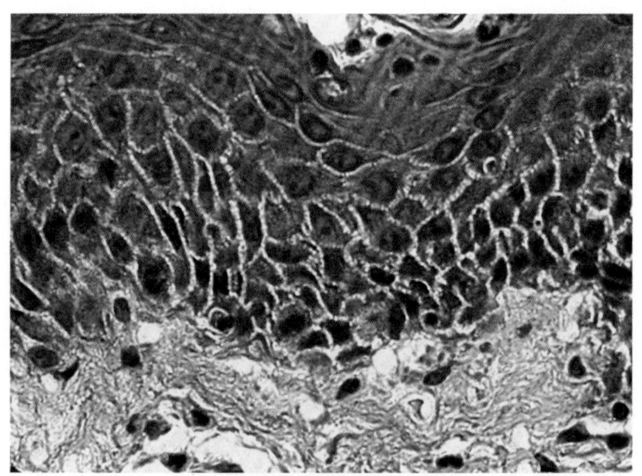

图 7-10 细胞间水肿

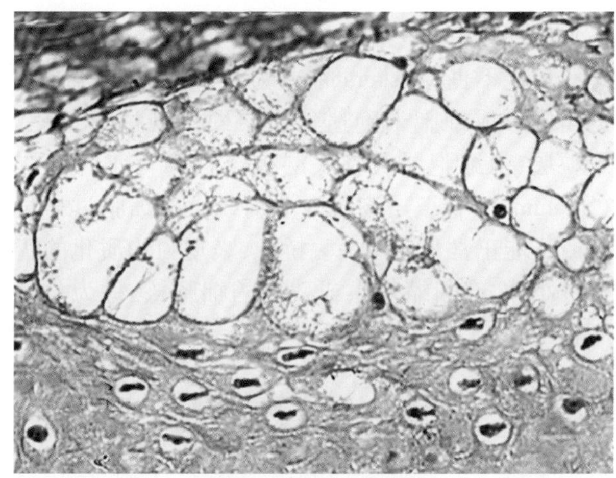

图 7-11 细胞内水肿

带状疱疹、水痘及单纯疱疹等病毒性疾病表皮细胞变性而成气球细胞(balloon cell)漂浮于疱液

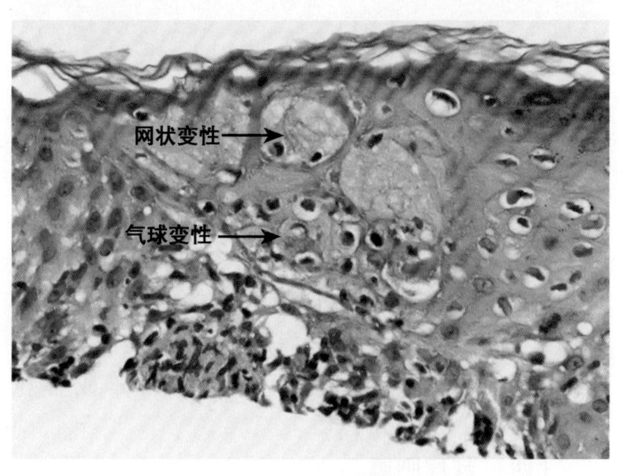

图 7-12 网状变性

内。细胞大而圆，没有细胞间桥，细胞质均匀，略嗜酸性，细胞核大而不规则，单核或多核，染色深。

基底细胞的水肿变性（hydropic degeneration of basal cells）又称为基底细胞液化变性（liquefaction degeneration of basal cells），基底层排列紊乱或模糊不清，甚至见不到，细胞间及其下方乳头层真皮水肿，真皮的炎性细胞进入表皮，致真表皮的界限不清（图7-13）。常见于红斑性狼疮、扁平苔藓等。

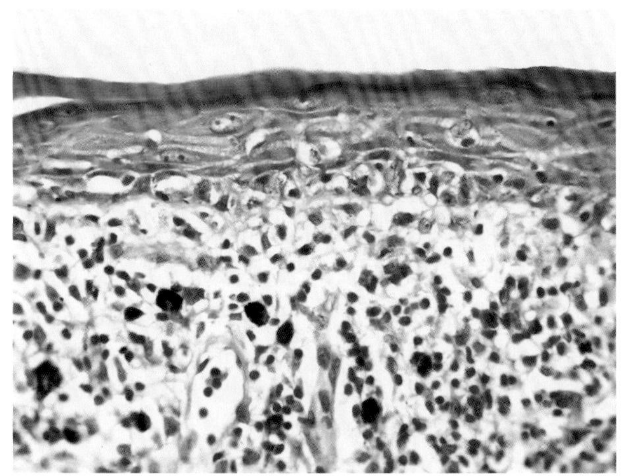

图7-13　基底细胞液化变性

色素失禁（incontinence of pigment）是由于基底细胞液化变性，黑色素脱落于真皮浅层并为巨噬细胞所吞噬，常见于色素失禁症、扁平苔藓、红斑性狼疮及固定性药疹等病。

（七）微脓肿

银屑病角化不全的角质层内或其下方常有中性粒细胞聚集而成Munro微脓肿（图7-14）。连续性肢端皮炎、脓疱性银屑病、疱疹样脓疱病及Reiter综合征的表皮内有海绵状脓疱，在棘层上部海绵水肿基础上，在海绵水肿的网格内有大量的中性粒细胞聚集，即Kogoj微脓肿（图7-15）。在蕈样肉芽肿表皮或附属器上皮下部可见异型淋巴细胞构成的Pautrier微脓肿（图7-16）。

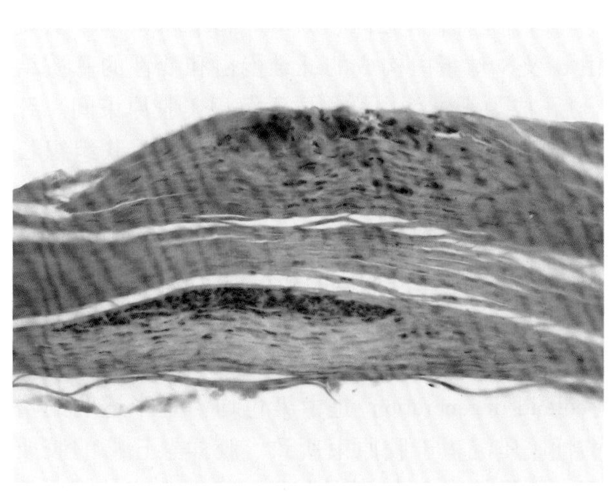

图7-14　Munro微脓肿

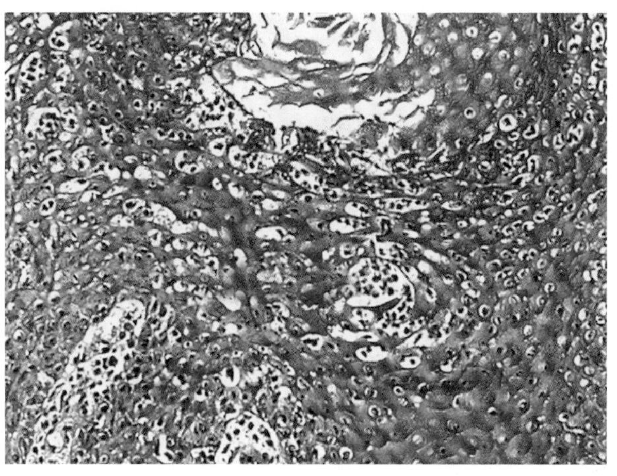

图7-15　Kogoj微脓肿

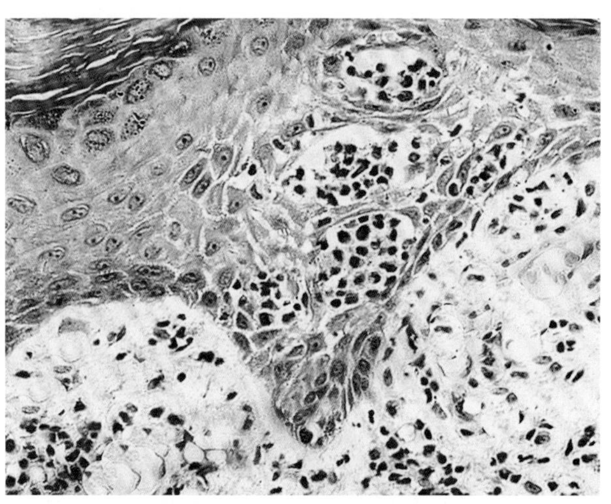

图7-16　Pautrier微脓肿

（八）萎缩

表皮因各层细胞减少而变薄，表皮突变平或消失，在显微镜下如一条直带（图7-17）。真皮往往同时变薄，皮脂腺及汗腺也常缩小，甚至消失。

（九）肿瘤

同一型细胞的细胞形态不同时称为多形性（polymorphism），不典型细胞核呈未分化状态时被称为间变（anaplasia）。细胞核的形态不规则，深染伴有丝分裂相，为恶性肿瘤或恶变的表现（图7-18）。表皮肿瘤如角化棘皮瘤、基底细胞癌、鳞状细胞癌、Bowen病及Paget病等起源于表皮。毛发上皮瘤、汗腺癌及皮脂腺癌等起源于皮肤附属器上皮。

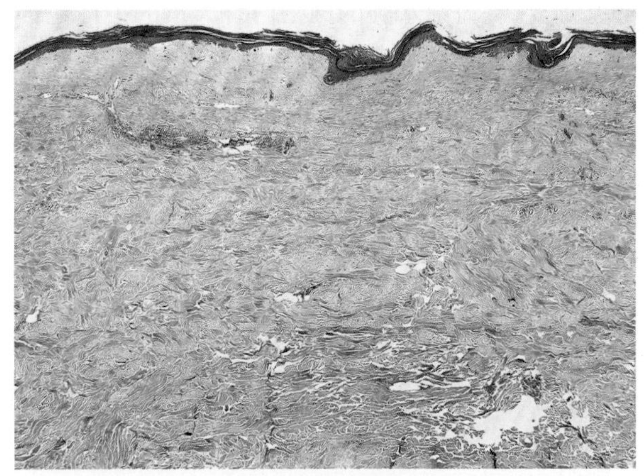

图 7-17　萎缩

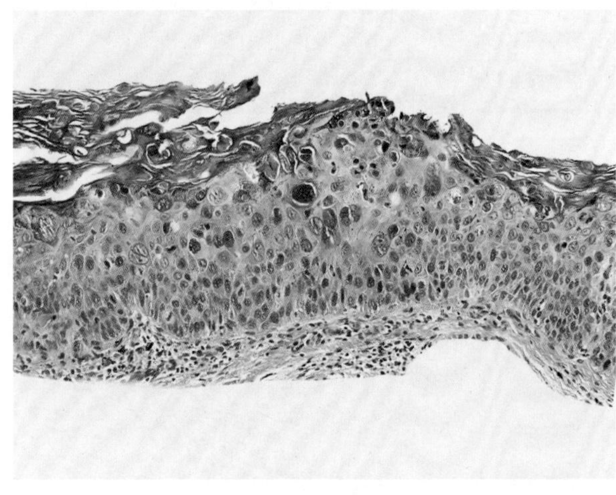

图 7-18　间变

（十）其他

皮肤糜烂时部分表皮缺失，溃疡时则完全缺失。痂一般由角质层及渗出的血浆、纤维蛋白、炎性细胞及变性的上皮细胞等杂物凝固而成。表皮色素变化（图 7-19、图 7-20）包括色素增多（hyper-

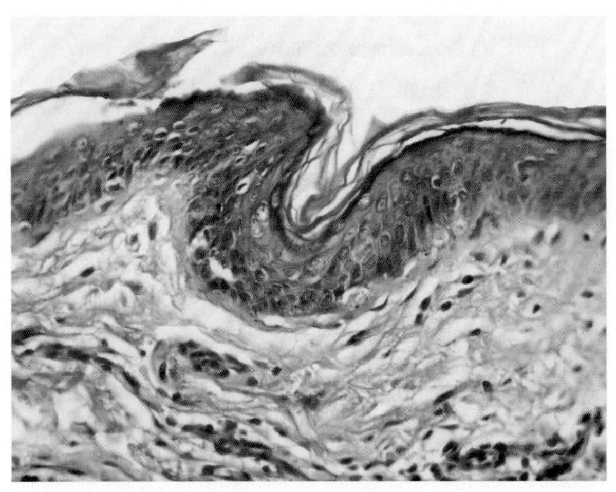

图 7-19　色素增多

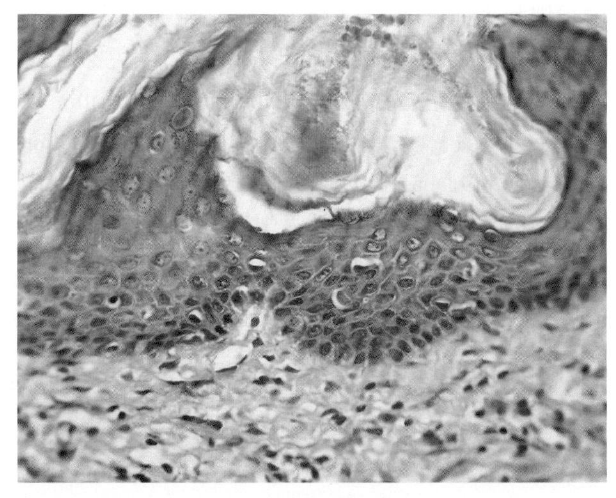

图 7-20　色素减少

pigmentation）及色素减少（hypopigmentation）。扁平苔藓及红斑狼疮皮损的表皮下部或真皮上部可见均一红染的圆形或卵圆形胶样小体（colloid body），是由表皮细胞凋亡而成，可由表皮脱落至真皮内。

二、真皮的组织病理变化

（一）结缔组织的变化

1. 胶原纤维　真皮中结缔组织主要由胶原纤维构成。皮肤萎缩时真皮胶原纤维常和表皮及皮肤附件同时萎缩。在肥厚型瘢痕或瘢痕疙瘩等胶原增生性疾病中胶原纤维则显著肥厚。

在创伤和溃疡愈合或慢性炎症过程中，早期组织内含有大量新生毛细血管及淋巴细胞、浆细胞及巨噬细胞等浸润时称为肉芽组织（granulation tissue），随后成纤维细胞增多及大量胶原纤维生成而致纤维化（fibrosis）。

纤维蛋白样变性（fibrinoid degeneration）主要由 α 及 γ 球蛋白构成的纤维蛋白和变性的基质结合后，成为纤维蛋白样物质而沉积于胶原束间。纤维蛋白样变性常见于皮肤慢性炎症或皮肤组织长期中毒、变应性血管炎、硬皮病及红斑性狼疮等结缔组织病等。黏液变性（mucinous degeneration）是由于酸性黏多糖等构成的黏蛋白沉积于胶原束间，PAS 染色阴性，胶样铁及甲苯胺蓝染色阳性，常见于成人硬肿病、胫前黏液性水肿等。胶样变性（colloid degeneration）是由染色均匀且半透明的嗜酸性胶质沉积于胶原束所致。胶样粟丘疹的胶质可由纤维细胞合成，而幼年性胶样粟丘疹的胶质是来自表皮细胞。淀粉样变性（amyloid degeneration）

是球蛋白和黏多糖等所构成的淀粉样蛋白形成的无定形嗜酸性半透明物质，通常存在于皮肤淀粉样变的真皮乳头中。

某些代谢物可沉积于结缔组织中，黄瘤病的类脂质存在于巨噬细胞的细胞质内，类脂质渐进性坏死的类脂质沉积于细胞外，而类脂质沉着病的类脂质同时存在于细胞内及细胞外。皮肤钙沉着病的钙盐呈无定形的嗜碱性颗粒，片状或块状沉积于胶原束间。

胶原纤维可因烧灼、化学品腐蚀、毒物强烈刺激或血管闭塞而发生坏死。渐进性坏死（necrobiosis）是结缔组织及成纤维细胞染色模糊不清，细胞核不完整或消失，纤维束的结构仍存在或隐约可见。渐进性坏死区的外围常有栅状排列的成纤维细胞及上皮样细胞，常见于类脂质渐进性坏死、环状肉芽肿及风湿性结节等。

干酪样坏死（caseation necrosis）或局部缺血性坏死（ischemic necrosis）的坏死组织呈嗜酸性淡染无定形颗粒状物质，可见于梅毒性树胶肿、干酪样变性及皮肤结核。不完全干酪样坏死区内细胞核固缩变形而有核固缩（pyknosis），或细胞核碎裂形成核尘而称为核碎裂（karyorrhexis）。

2. 弹力纤维 弹力纤维是坚韧的结缔组织，在急性炎症时不受影响。但在皮肤结核、梅毒性树胶肿及麻风结节等慢性肉芽肿内，弹力纤维易变性及破坏消失。变性的弹力纤维粗厚卷曲、断裂，甚至呈颗粒状，嗜碱性染色。弹力过度皮肤的真皮组织内，弹力纤维增多。大疱性表皮松解的皮损内弹力纤维缺乏。弹力纤维性假黄瘤等疾病的弹力纤维明显变性。

3. 网状纤维 网状纤维在类肉瘤内大量增多，在淋巴瘤、蕈样肉芽肿、红斑狼疮、黄色瘤及梅毒性树胶肿内也较多见，但网状纤维不见于黏液性水肿、淀粉样变、黑棘皮病、血管角化瘤、瘢痕瘤、毛囊角化瘤、传染性软疣、神经纤维瘤及汗管瘤内。

（二）血管的变化

血管扩张时管腔扩大，管腔内红细胞增多。血管收缩时皮肤贫血而苍白。血管因发炎而扩张时周围常伴有炎细胞浸润。

血管壁的渗透性增加时真皮可发生水肿而致结缔组织疏松，尤以乳头层真皮水肿最为明显，常见于荨麻疹、血管性水肿及各种急性炎症性皮肤病。

红细胞逸出血管进入周围组织为出血，可由于血管受伤破裂或血管壁渗透性增加，以及血液成分改变或凝血功能障碍所致，常见于变应性血管炎、维生素 C 缺乏及血小板减少性紫癜等。在早期可见红细胞散布于血管附近，而陈旧性出血组织内不见红细胞，但有褐色含铁血黄素颗粒沉积。

血管内膜或内皮细胞过度增生可使管腔狭窄，甚至闭塞，局部组织因缺血可发生坏死。有时血管管腔闭塞是由于血栓形成或异物栓子，管腔内可见血栓或瘤栓等。

（三）色素的变化

真皮的色素一般是来自表皮的黑素细胞，组织细胞吞噬脱落的黑色素颗粒形成噬黑素细胞（图 7-21）。常见于恶性黑素瘤、色素痣及 Riehl 黑变病。有时真皮内色素沉着来源于含铁血黄素（图 7-22）、文身染料以及异物等。

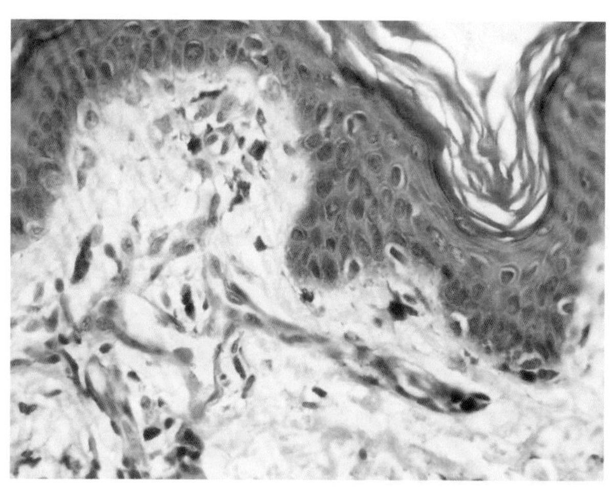

图 7-21 噬黑素细胞

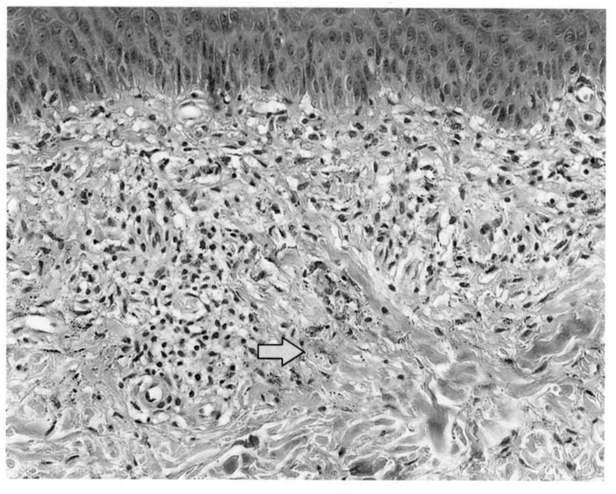

图 7-22 含铁血黄素

（四）肿瘤

真皮的良性瘤包括血管瘤、纤维瘤、神经纤维瘤、肌瘤及骨瘤等。有时，一种组织转化成另一种组织而被称为化生(metaplasia)，较易出现于良性肿瘤，例如，毛母质瘤内可有骨生成(骨化)。真皮的恶性肿瘤包括恶性黑素瘤、鳞状细胞癌、基底细胞癌及各种肉瘤等，原发于皮肤或由其他器官转移到皮肤。

(五) 细胞浸润

真皮内有炎症或某些其他病理变化时，常有数量不等的浸润细胞出现于血管(图7-23)或皮肤附属器周围。细胞浸润(cellular infiltration)可以聚集成群而成灶性浸润，也可弥漫散布于真皮内或侵入表皮，有时皮下脂肪层也有浸润。

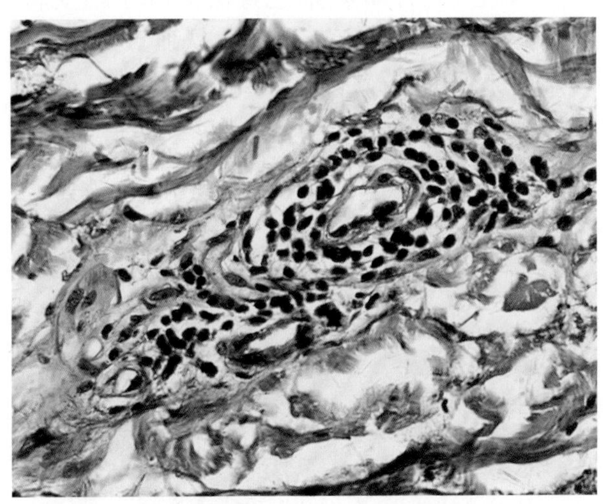

图7-23 血管周围淋巴细胞浸润

浸润细胞可多形性(polymorphism)，包括起源于骨髓的粒细胞类(granulocytic group)，淋巴细胞类(lymphocytic group)及单核细胞类(monocytic group)，起源于间叶组织的成纤维细胞及肥大细胞等。

(六) 其他

真皮病理改变还有水肿、萎缩及表皮下水疱或大疱等，皮脂腺可以肥大或萎缩，汗腺也可有汗腺管扩张等改变。

三、皮下组织的组织病理变化

皮下组织又称为皮下脂肪层，由含有大量脂肪细胞的脂肪小叶及含有少量血管神经的纤维性间隔构成。皮下脂肪层发生炎症时为脂膜炎(panniculitis)，可有浸润、水肿、变性、液化或坏死等组织变化(图7-24)；脂肪细胞变性坏死后释放的脂质常被组织细胞吞噬；脂肪分解产物也可引起异物反应。脂肪细胞可萎缩变性而引起皮下组织萎缩，细胞浸润及增生的纤维组织可发生良性或恶性肿瘤。

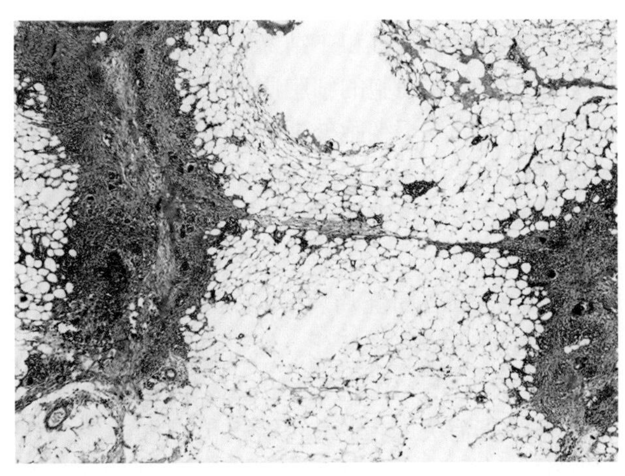

图7-24 脂膜炎

四、浸润的细胞种类及形态

(一) 粒细胞类

骨髓干细胞分化成中性、嗜酸性及嗜碱性早幼粒细胞后，经早幼粒细胞及晚幼粒细胞阶段而分化为成熟的粒细胞后进入血液。

1. **中性粒细胞**(neutrophilic granulocyte) 细胞呈圆形，细胞质内的中性颗粒所含溶酶体，可释放水解酶以消化内源性或外源性物质(图7-25)。中性粒细胞有吞噬及消化细菌的能力，也能消除抗原抗体复合物。在变应性血管炎的组织内，中性粒细胞核可发生核碎裂而为核尘(nuclear dust)。

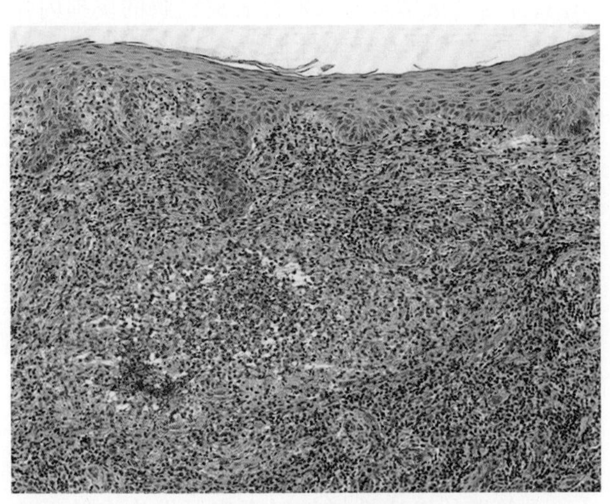

图7-25 中性粒细胞

2. **嗜酸性粒细胞**(eosinophilic granulocyte) 细胞呈圆形，细胞质内有较粗大的嗜酸性颗粒，细胞核单叶或分两叶(图7-26)。嗜酸性粒细胞不能吞噬细菌，但有吞噬抗原抗体复合物及肥大细胞颗粒的作用，常见于湿疹、药疹、变应性接触性皮炎等过敏性疾病，也出现于嗜酸细胞肉芽肿、蕈样肉芽肿、淋巴瘤样丘疹病、大疱性类天疱疮及增殖性天疱疮等。

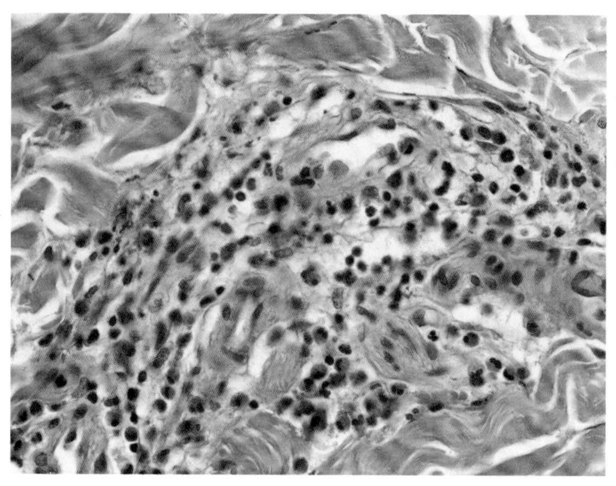

图 7-26　嗜酸性粒细胞

3. **嗜碱性粒细胞（basophilic granulocyte）**　参与速发型及迟发型过敏反应，细胞质内嗜碱性颗粒可释放组胺及肝素等物质。除了变应性接触皮炎外，在皮肤病理组织中少见。

（二）淋巴细胞

淋巴细胞（lymphocyte）的细胞质较少，细胞核染色较深（图 7-27）。T 淋巴细胞及 B 淋巴细胞都是免疫活性细胞，分别参与细胞免疫及体液免疫反应。周围血液中还有杀伤靶细胞的 NK 细胞。淋巴细胞常见于多种皮肤损害内，且多数是能够移动并具有较弱吞噬能力的小淋巴细胞，在皮肤慢性炎症中多半是未致敏细胞。

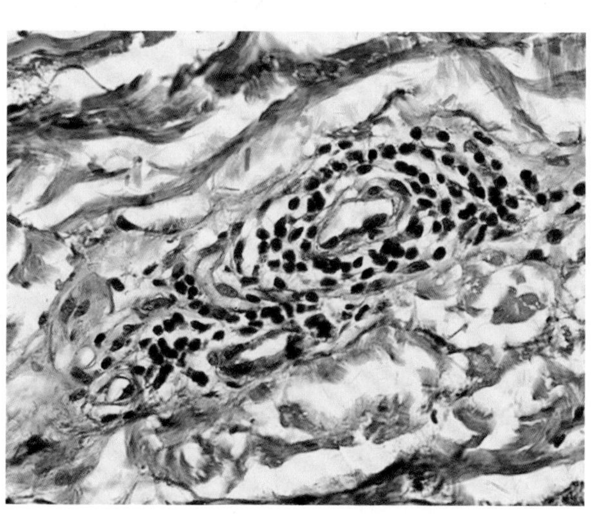

图 7-27　淋巴细胞

（三）浆细胞

浆细胞（plasma cell）呈圆形、卵圆形或梨形，细胞质丰富，边缘清楚，细胞核内有较粗的染色质颗粒（图 7-28）。浆细胞是 B 淋巴细胞受抗原刺激后转化而成，产生抗体（免疫球蛋白）参与体液免疫反应，常出现于各种慢性炎症，如梅毒、腹股沟肉芽肿、皮肤利什曼病及鼻硬结病等。

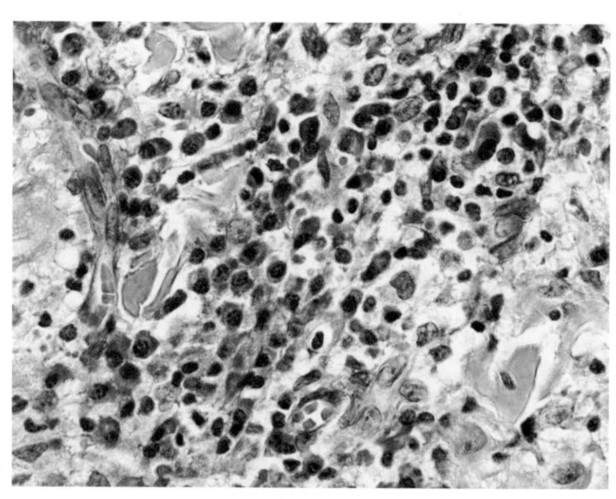

图 7-28　浆细胞

（四）单核细胞、组织细胞、上皮样细胞、多核巨细胞、肉芽肿

骨髓中占少数的单核母细胞分化成单核前细胞，成熟后进入血液而为单核细胞，以后进入组织而发展成巨噬细胞（组织细胞）、上皮样细胞及多核巨细胞。

1. **单核细胞（monocyte）**　单核细胞在血液中和淋巴细胞容易区别，但进入组织后，和淋巴细胞的形态基本相同。单核细胞的细胞质不多，细胞核小而圆且染色较深，因而和淋巴细胞一同被称为淋巴样细胞（lymphoid cell），但单核细胞含有溶酶体能释放水解酶，通过酶染色及电镜检查可以区分。接触性皮炎损害真皮内淋巴样细胞多半是单核细胞。

2. **组织细胞（histiocyte）**　单核细胞在组织内分裂繁殖而成为具有移动及吞噬功能的不成熟巨噬细胞（macrophage），在吞噬微生物、破坏的组织或细胞、代谢产物或某些异物后变为成熟的巨噬细胞。

在皮肤组织内，巨噬细胞被称为组织细胞，其他如肝脏的库普弗细胞、神经的小胶质细胞、脾脏的血窦附壁细胞都是巨噬细胞，是体液免疫和细胞免疫的主要参与者。

组织细胞吞噬各种致病菌后由细胞质内溶酶体酶溶解消化,也能吞噬较大的微生物如荚膜组织胞浆菌及利什曼原虫等。组织细胞还能吞噬处理抗原性物质并递呈给淋巴细胞。黄瘤病及瘤型麻风等的泡沫细胞是含有大量类脂质的组织细胞,某些黑变病的噬黑素细胞是组织细胞吞噬大量黑素颗粒而成。

组织细胞核淡染,呈圆形或卵圆形,核膜清楚,而细胞质多不明显(图 7-29)。

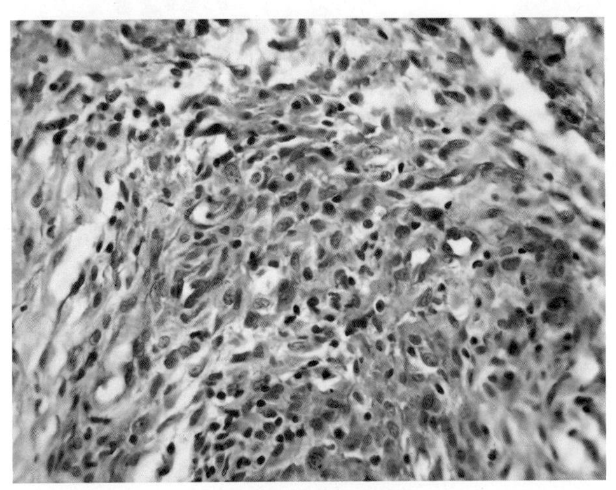

图 7-29 组织细胞

3. **上皮样细胞**(epithelioid cell) 由组织细胞转变而来,细胞质丰富而轻度嗜酸性。上皮样细胞吞噬力减弱或完全消失,细胞往往聚集成群,没有清楚的细胞膜但有伪足样胞突,细胞之间一般没有明确的分界。细胞核形态和组织细胞相同或略大(图 7-30)。

上皮样细胞是由组织细胞在吞噬消化微生物后或在消除不能消化的异物或代谢产物后转化而成。上皮样细胞常见于免疫性肉芽肿性疾病如再感染的肺结核病、结核样型麻风及晚期梅毒等,而这些感染性肉芽肿中微生物已经极少或几乎没有。上皮样细胞肉芽肿更常见于类肉瘤,且为该病的组织学特征。变应性肉芽肿,如铍肉芽肿等也含有上皮样细胞。

4. **多核巨细胞**(multinucleated giant cell) 成熟的巨噬细胞分裂趋势下降,可以互相融合而成多核巨细胞,可比一般细胞大数倍。细胞质嗜酸性染色并有清楚的边界,细胞核有多个,甚至多达数十或数百。

多核巨细胞往往出现于异物性及变应性肉芽肿。异物巨细胞(foreign body giant cell)可出现于脂肪肉芽肿、痛风及钙沉着等代谢产物附近或类脂质渐进性坏死等坏死组织处,多个细胞核在细胞质内杂乱排列成团(图 7-31)。朗汉斯巨细胞(langhans giant cell)往往与上皮样细胞出现于皮肤结核病及类肉瘤病等皮损内,细胞核在靠近细胞边缘的细胞质内排列成弧形或马蹄形(图 7-32)。此外,还有核排列略似朗汉斯巨细胞但又不太规则的过渡型。上述三种细胞核排列有所不同的多核巨细胞往往同时出现于组织病理切片内。

5. **肉芽肿**(granuloma) 是以上皮样细胞和多核巨细胞浸润为特点的慢性增殖性炎症。炎症局部组织慢性增生,除了含有淋巴细胞、单核细胞及巨噬细胞外,还常有上皮样细胞或多核巨细胞或两者都有。此外,常伴有血管渗透性增加,血管内皮细胞和成纤维细胞增生等变化。陈旧性损害内结缔组织往往大量增生。

异物肉芽肿(foreign body granuloma)常含有巨噬细胞及多核巨细胞,而上皮样细胞基本不见或很

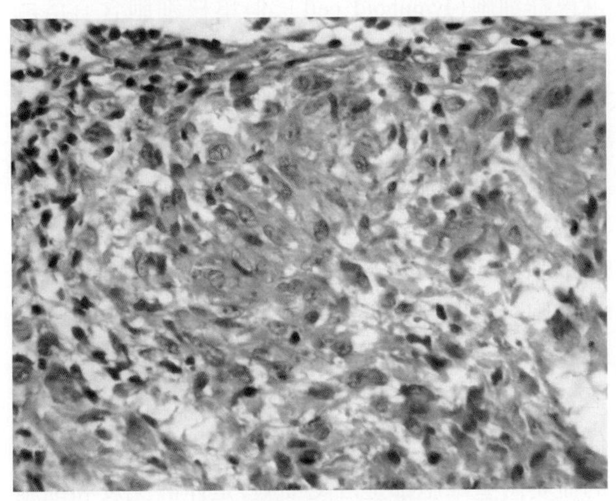

图 7-30 上皮样细胞

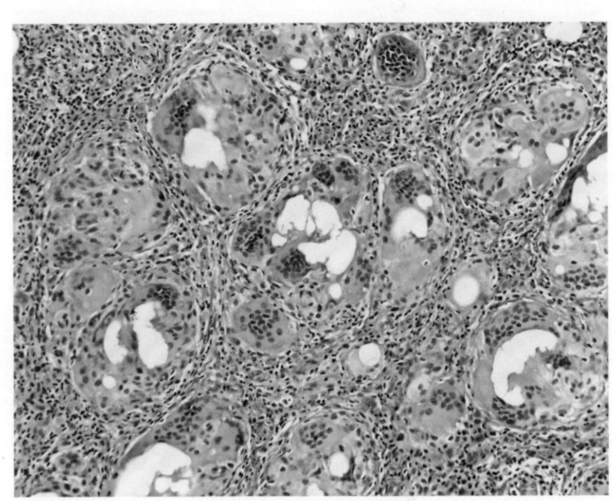

图 7-31 异物巨细胞

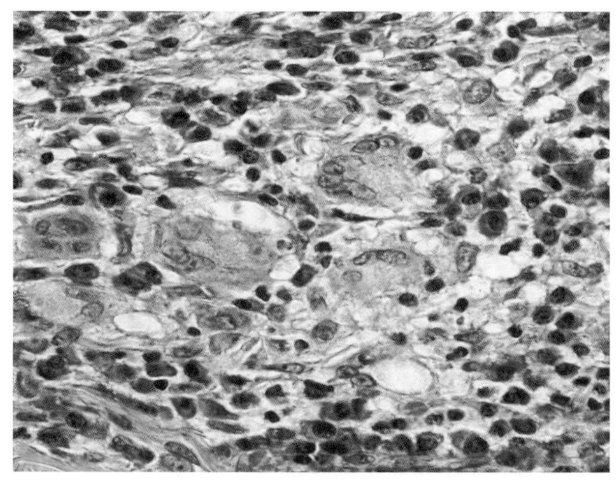

图 7-32　朗汉斯巨细胞

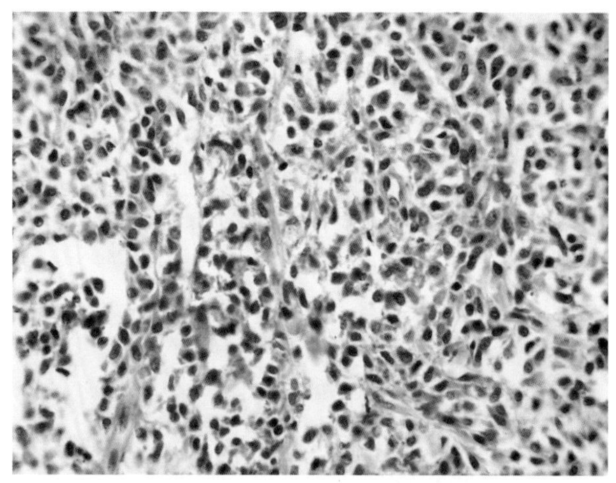

图 7-33　肥大细胞甲苯胺蓝染色

少，通常由异物进入皮肤后不能消化和清除而由细胞包围所致，常见于硅化物或淀粉等异物、锆及铍类工业原料、不适合的义齿及文身染料等长期刺激所致。内源性产物如尿酸盐及角蛋白等进入皮肤也能引起异物肉芽肿。

变应性肉芽肿（allergic granuloma）含有较多上皮样细胞，也常见多核巨细胞，后者通常为朗汉斯巨细胞，但也可有异物巨细胞。变应性肉芽肿被认为是机体对微生物或异物的迟发型变态反应，包括微生物如结核杆菌、麻风杆菌、螺旋体及深部真菌，异物如锆、铍及文身染料等，另有原因不明的结节病及变应性肉芽肿等特发性肉芽肿。

变应性肉芽肿内上皮样细胞及多核巨细胞几乎没有吞噬能力，但其所分泌溶酶体酶及水解酶可消除微生物。如果被吞噬物的毒力太强致使巨噬细胞崩解死亡，释出的吞噬物又可吸引其他巨噬细胞，并使其转变为上皮样细胞及多核巨细胞。此外，肉芽肿内还可有淋巴细胞、浆细胞及嗜酸性或中性粒细胞浸润，细胞种类及数量因疾病不同而有差异。皮损痊愈时往往遗留纤维变性及瘢痕形成。

（五）肥大细胞

肥大细胞（mast cell）有圆形或卵圆形核，细胞呈梭形、立方形或纺锤形，细胞质中有异染性嗜碱性颗粒。HE 染色颗粒不显色，细胞质呈淡红色。用吉姆萨或甲苯胺蓝染色常可见异染的紫红色颗粒。因此，肥大细胞在正常真皮内虽有少量存在，常难以和成纤维细胞区别（图 7-33，图 7-34）。

肥大细胞内异染性颗粒和嗜碱性粒细胞的颗粒相似，这两种细胞都参与速发型及迟发型过敏反应，如变应性接触性皮炎组织内先出现嗜碱性粒细胞，以后肥大细胞逐渐增加。

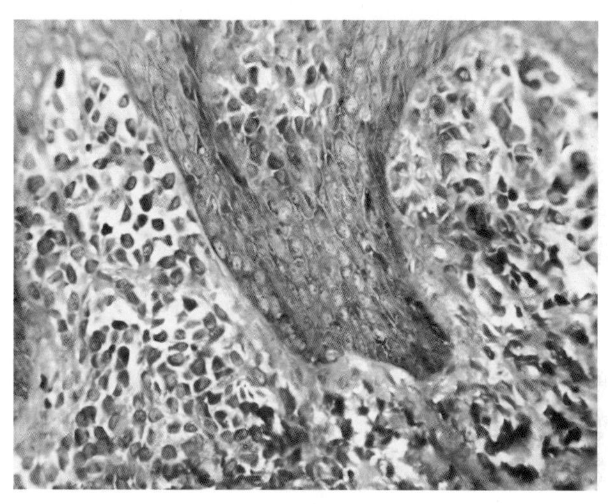

图 7-34　肥大细胞吉姆萨染色

肥大细胞表面有 IgE 的 Fc 受体，因而可吸附并结合 IgE 型特异型抗体，抑制细胞膜的腺苷环化酶（adenyl cyclase），使细胞内环磷腺苷减少，从而促使肥大细胞脱颗粒，释出组胺等介质后引起血管扩张、毛细血管渗透性增加、平滑肌收缩，甚至过敏性休克等。

肥大细胞增多是包括色素性荨麻疹在内的肥大细胞增生性疾病的主要病理特征。在变应性接触性皮炎、异位性皮炎、扁平苔藓、神经纤维瘤、红斑狼疮以及愈合伤口的肉芽组织内肥大细胞也增多，但在组织病理学诊断方面意义不大。

五、皮肤病理学常用的特殊染色

皮肤组织标本最常用苏木精-伊红染色（hematoxylin-eosin stain，HE），细胞核染成蓝色，细胞质、胶原、神经组织等染成红色。HE 染色可以满足大部分皮肤疾病的组织病理学诊断要求，但当需要确定某些特殊物质、病原体等的性质时，则应该进行特殊染色。

1. **淀粉样物质**(amyloid stain) 淀粉样蛋白在HE染色为有裂隙的无定形嗜伊红均质物，裂隙是由于制片过程中淀粉样蛋白收缩所致。淀粉样蛋白常用刚果红和甲紫染色，刚果红染色见砖红色团块状物质(图7-35)，于偏振光下呈苹果绿色。甲紫染成紫红色。

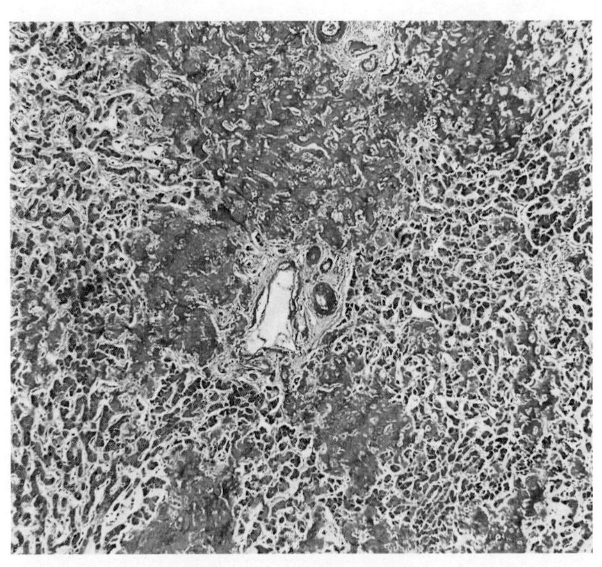

图7-35 刚果红染色

2. **黏液染色**(mucin stain) 皮肤组织在某些生理或病理情况下黏液样物质增多，根据其所含有酸基的不同，分为中性、酸性和混合性黏多糖。皮肤组织中主要为酸性黏多糖。临床诊断过程中多用阿新蓝(alcian blue)和胶样铁(colloidal iron)染色显示酸性黏多糖，表现为真皮胶原束间蓝色的云雾状物质(图7-36)。

3. **肥大细胞染色**(mast cell stain) 肥大细胞来源于真皮未分化的间充质细胞，呈梭形、立方形或纺锤形。细胞质中有异染性嗜碱性颗粒，HE染色不显色。用吉姆萨染色或甲苯胺蓝染色(toluidine blue)可见细胞内异染的紫红色颗粒(图7-37)。

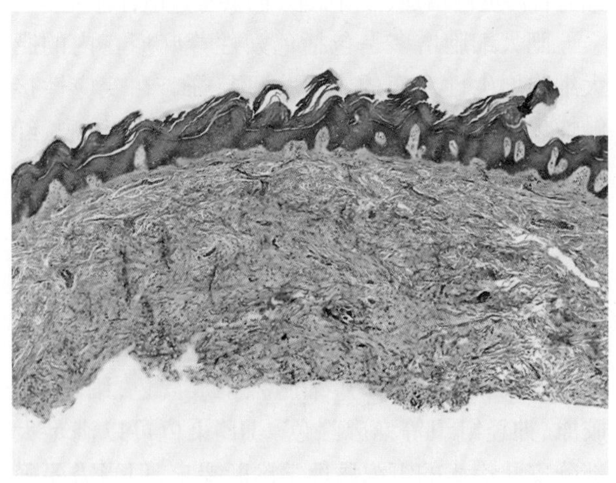

图7-36 阿新蓝染色

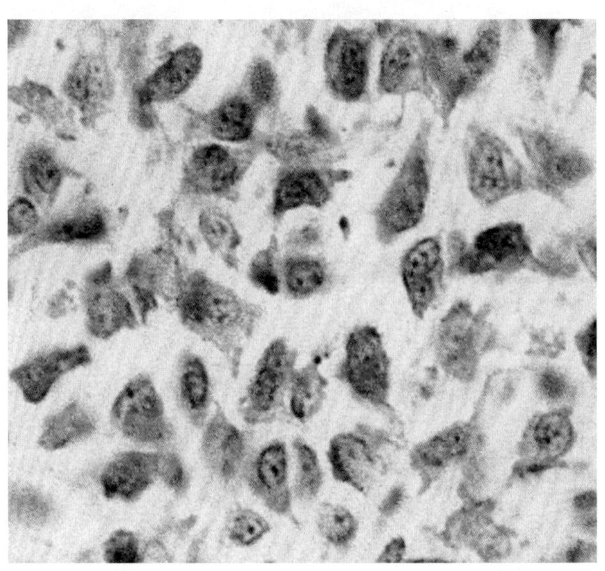

图7-37 甲苯胺蓝染色

4. **糖原染色**(glycogen stain) 过碘酸-希夫(PAS)染色是最常用的皮肤组织糖原染色方法，常用于真菌感染及皮肤糖原含量增多性皮肤病的诊断(图7-38)。

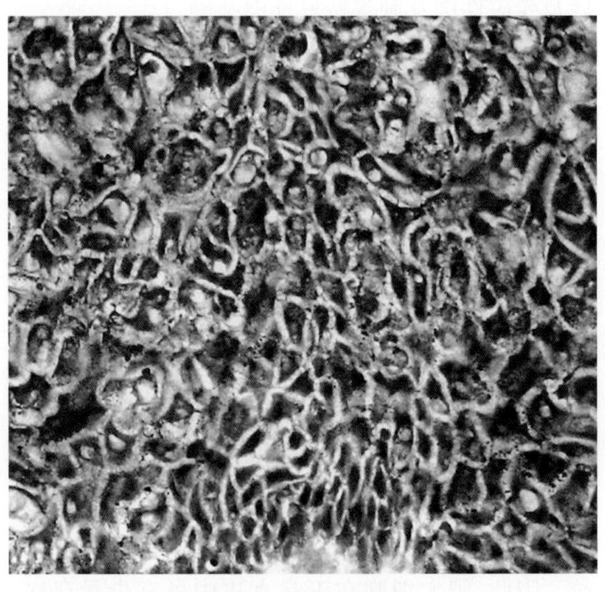

图7-38 PAS染色

5. **弹力纤维染色**(elastic fibers stain) 弹力纤维缠绕在胶原束之间，由含有丰富二硫键的弹性蛋白组成，经Verhoeff-Van Gieson染色呈棕黑色(图7-39)。

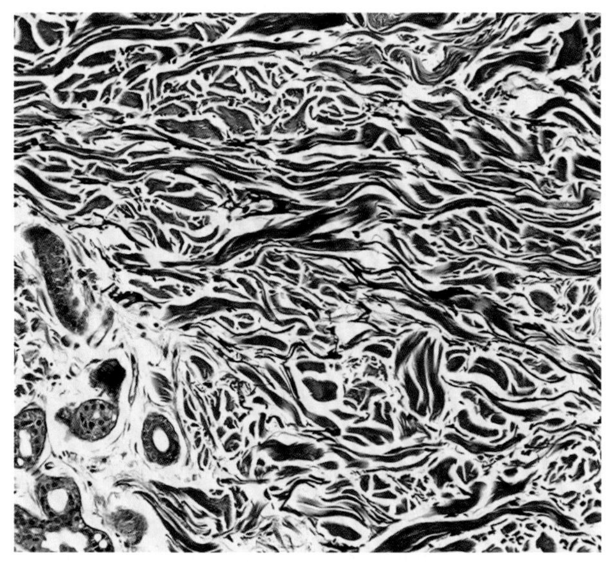

图 7-39　弹力纤维染色

6. **黑素染色**(melanin stain)　黑素颗粒存在于表皮的基底部位,在某些病理情况下,黑色素分布异常可以用 Fontana-Masson 染色来显示,呈棕黑色(图 7-40)。

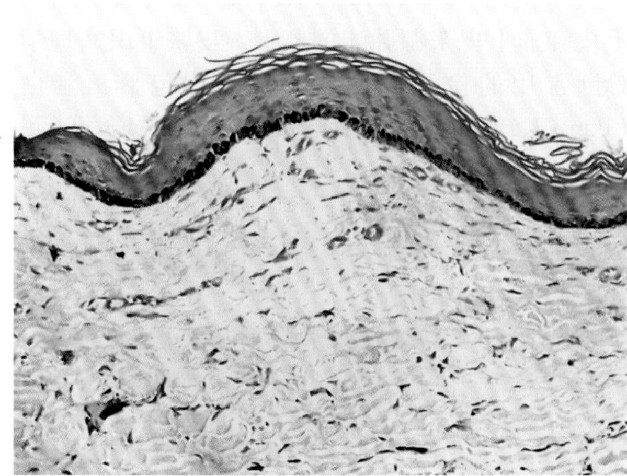

图 7-40　Fontana-Masson 染色

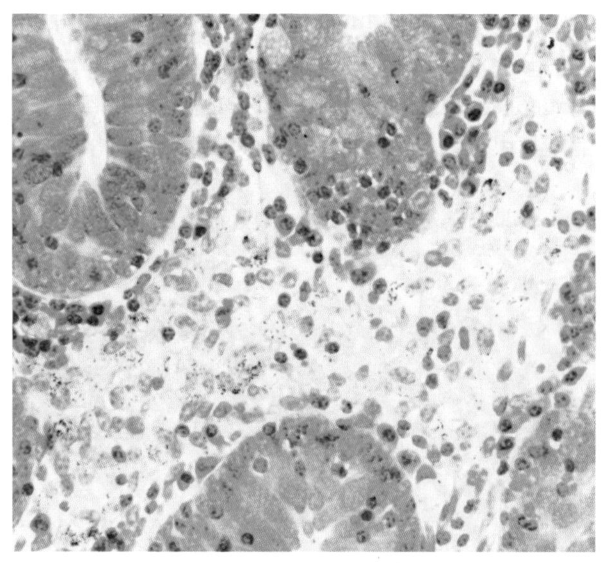

图 7-41　抗酸染色

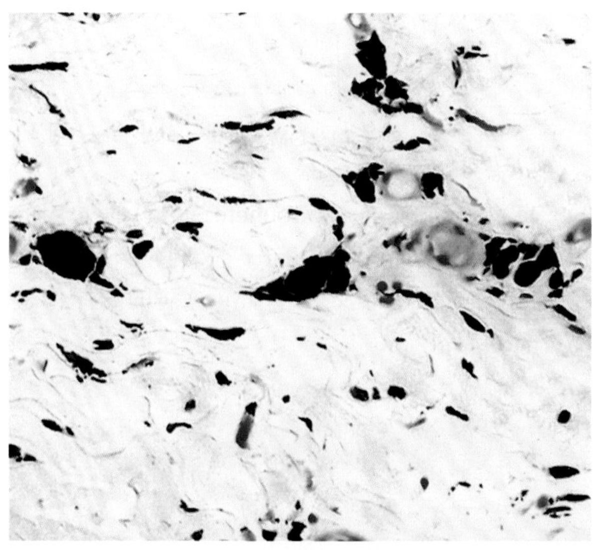

图 7-42　Perls 染色

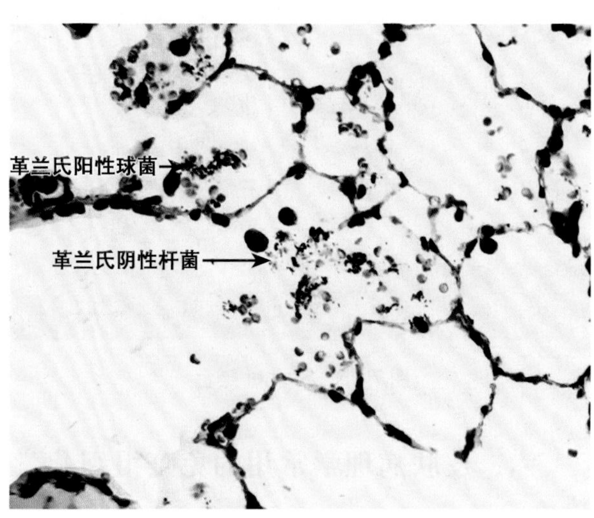

图 7-43　Brown-Hopps 染色

7. **抗酸染色**(acid-fast bacillus stain)　结核、麻风等抗酸杆菌感染时需用抗酸染色以确诊。由于菌体含有糖脂的蜡质外壳与苯酚碱性复红形成的复合物,抗酸脱色致杆菌被染成红色(图 7-41)。

8. **铁染色**(iron stain)　临床应用普鲁士蓝染色(Perls stain)来区分黑色素和含铁血黄素,后者的铁离子和普鲁士蓝反应呈深蓝色(图 7-42)。

9. **细菌染色**(bacteria stain)　Brown-Hopps 染色法将革兰氏阳性球菌染成蓝色,阴性杆菌染成红色(图 7-43)。

10. **真菌染色(fungi stain)** 常用的真菌染色包括PAS以及六胺银(Gomori's methenamine silver nitrate stain,GMS)染色。GMS染色将真菌细胞壁染成灰黑色(图7-44)。

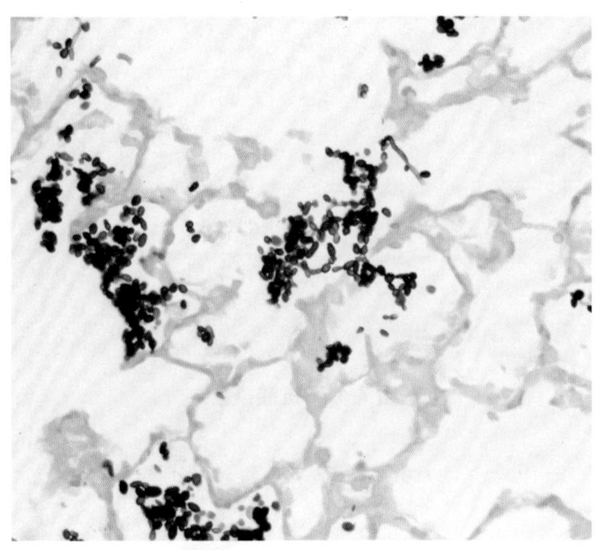

图7-44 GMS染色

11. **螺旋体染色(spirochete stain)** 常用的螺旋体染色包括Warthin-Starry银染色及Steiner染色,常用于临床梅毒及莱姆(Lyme)病的病原体检测(图7-45)。

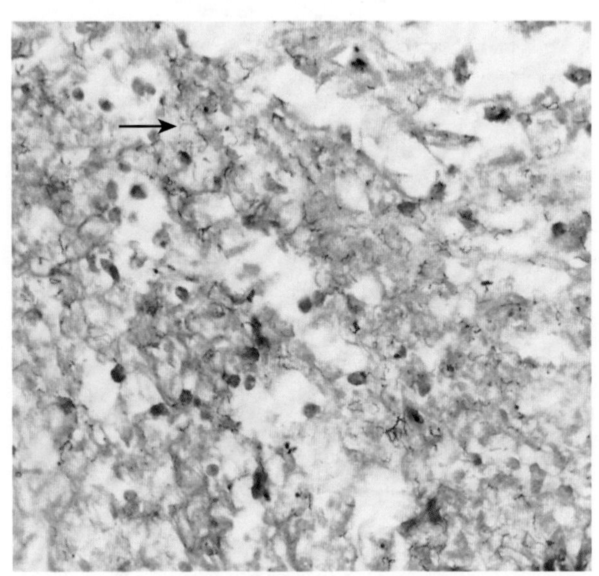

图7-45 Steiner染色

六、皮肤病理学常用的免疫组织化学染色

免疫组织化学又称为免疫细胞化学,是应用带显色剂标记的特异性抗体在组织细胞原位通过抗原抗体反应和组织化学的呈色反应,对相应抗原如蛋白质、多肽、酶、激素、病原体以及受体等进行定位检测的方法。在皮肤病理研究中,主要用于皮肤肿瘤组织类型和细胞来源的鉴别,包括恶性黑素瘤、肉瘤、癌、淋巴瘤以及神经源性肿瘤。皮肤免疫组织化学染色常用的抗体包括针对上皮组织(epithelial markers)、间叶组织(mesenchymal markers)、神经外胚叶组织(neuroectodermal markers)及造血组织(hematopoietic markers)等的标志物。

1. **上皮组织标志物** 皮肤病理学诊断常用的上皮组织标志物包括角蛋白(cytokeratin,CK)、上皮膜抗原(epithelial membrane antigen,EMA)及癌胚抗原(carcinoembryonic antigen,CEA)等。

(1) 角蛋白:是最复杂的中间丝蛋白家族成员,存在于所有的上皮细胞。角蛋白包括20余种蛋白成分,分为酸性和碱性角蛋白亚家族,也可根据其表达于复层或单层上皮进行分类。根据分子量不同分为低分子量(CK8,CK18,CK19)和高分子量角蛋白(CK1,CK5,CK10,CK14),通常用于上皮和非上皮来源肿瘤的鉴别。皮肤组织病理学诊断常用的检测角蛋白的标志物包括角蛋白(Pan CK),CK7,CK20,CAM5.2,AE1/AE3等(图7-46)。

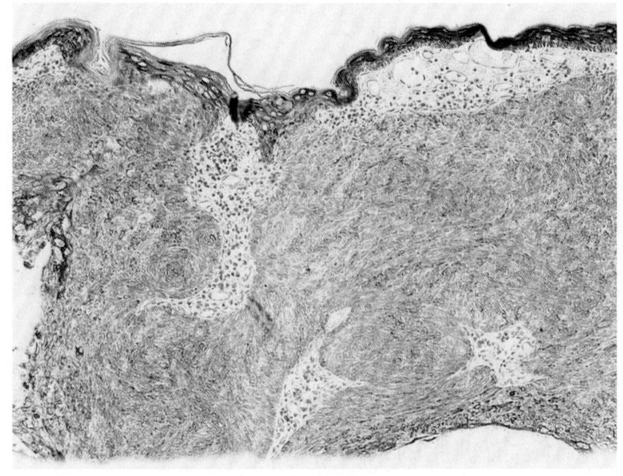

图7-46 Pan CK

(2) 上皮膜抗原(EMA):属于人类黏蛋白家族,存在于人体各种上皮细胞中,其分布与角蛋白相似。EMA可作为上皮源性肿瘤的标志物,阳性表达于鳞癌、胃肠道腺癌、乳腺癌、前列腺癌等。EMA对内脏上皮源性肿瘤的敏感性优于表皮源

性肿瘤，同样在腺癌中的表达高于鳞癌。皮肤组织病理学诊断中常用于皮脂腺，汗腺肿瘤的标记，佩吉特病和乳腺外佩吉特病可阳性表达（图7-47）。

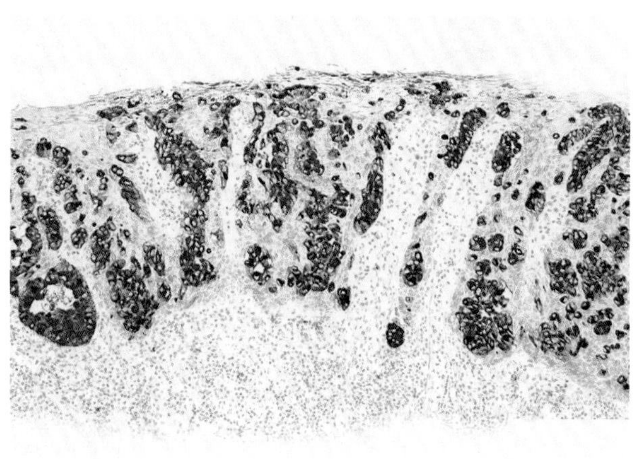

图 7-47 EMA

（3）癌胚抗原（CEA）：为存在于结肠癌及胚胎结肠黏膜上皮细胞的一种糖蛋白，由胎儿胃肠道上皮组织、胰和肝细胞所合成。在妊娠前6个月内CEA含量增高，出生后血清中含量低下。作为常用的肿瘤标志物，CEA升高常见于肺、消化道及胰腺来源的肿瘤。皮肤组织病理学诊断中常用于汗腺肿瘤，佩吉特病和乳腺外佩吉特病以及腺癌的标记（图7-48）。

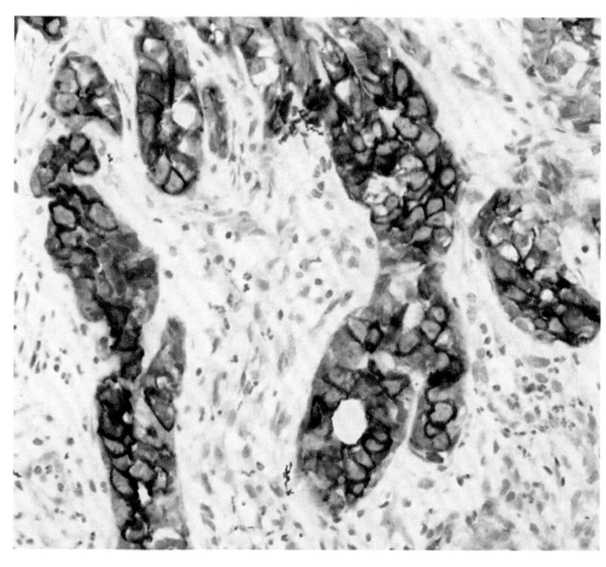

图 7-48 CEA

2. **间叶组织标志物** 皮肤病理学诊断常用的间叶组织标志物包括波形蛋白（vimentin），平滑肌肌动蛋白（smooth muscle actin，SMA），CD34，CD31，结蛋白（desmin）以及Ⅷ因子相关抗原等（图7-49）。

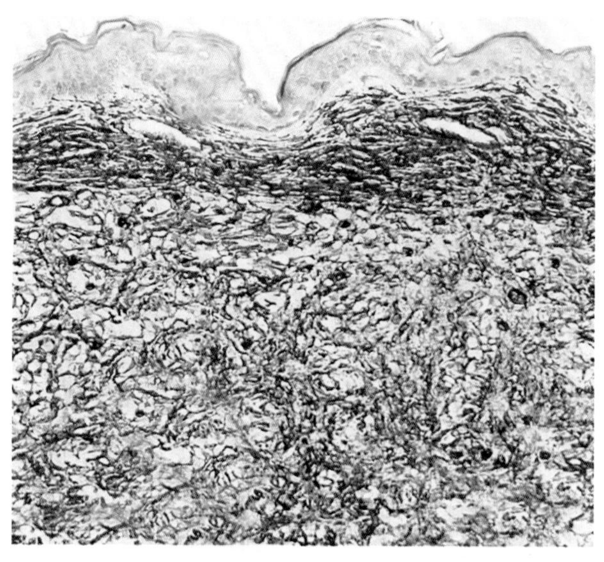

图 7-49 CD34

3. **神经外胚层组织标志物** 皮肤病理学诊断常用的神经外胚层组织标志物包括S-100，HMB-45，melan A/mart-1及SOX10等（图7-50）。

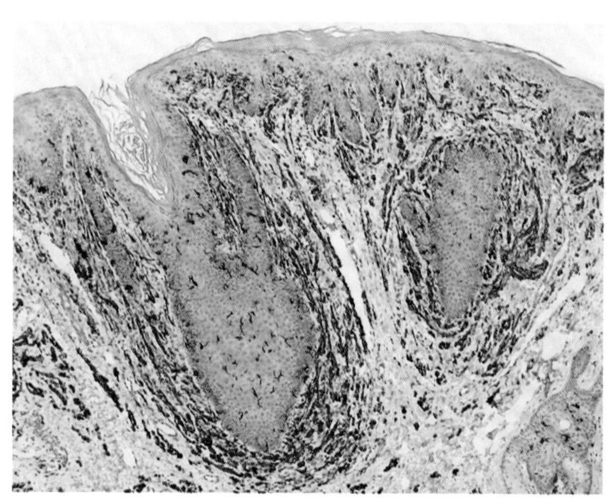

图 7-50 S-100

4. **造血组织标志物** 皮肤病理学诊断常用的造血组织标志物包括CD45Ra（LCA）、CD45Ro、CD20、CD3、CD4、CD8、CD5、CD30（Ki-1/BERH2）、CD7、CD56、CD68、kappa/lambda、CD1a及BCL-2等（图7-51，图7-52）。

5. **细胞增殖性标志物 MIB-1（Ki-67）** 为分子量360KD的核抗原，表达于任何进入增殖期的细胞，因而可用于对肿瘤良恶性的鉴别（图7-53）。

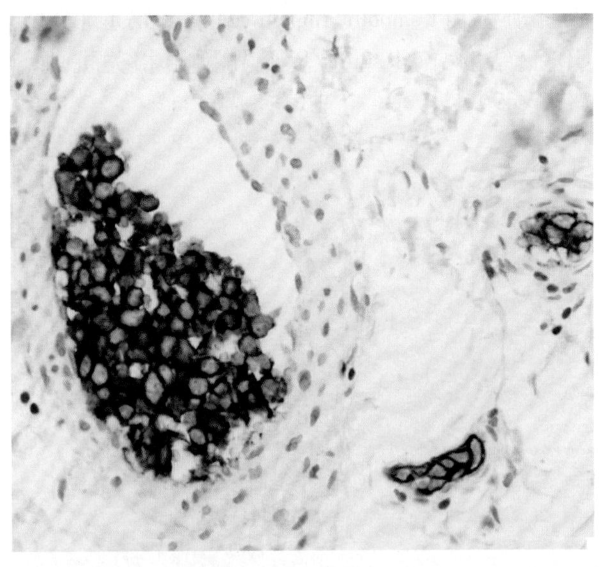

图 7-51 CD20

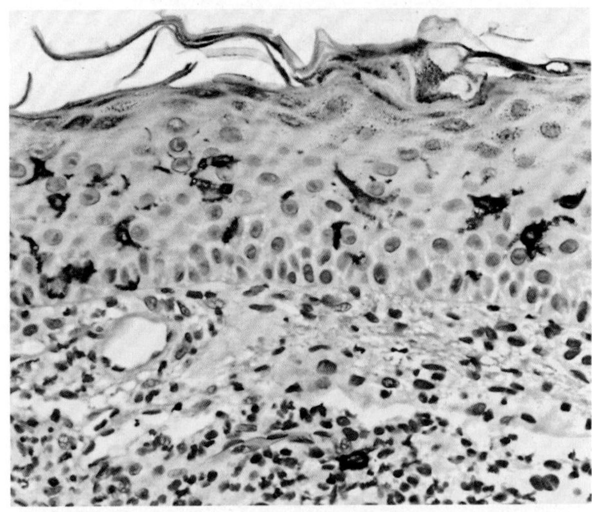

图 7-52 CD1a

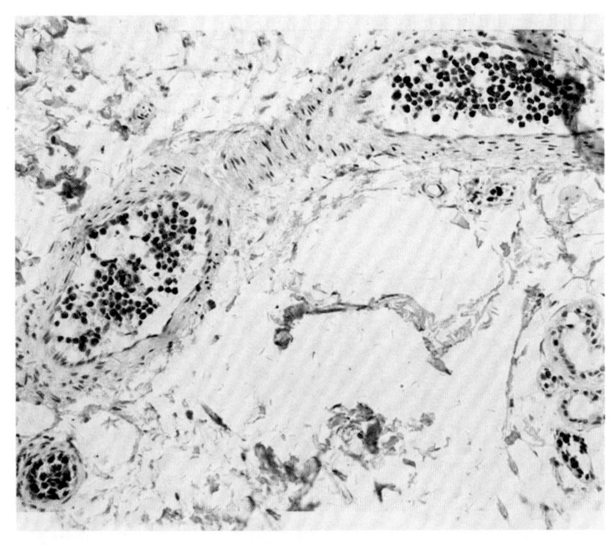

图 7-53 Ki-67

（单士军）

参考文献

1. ACKERMAN A B, BOER A, BENNIN B, et al. Histologic Diagnosis of Inflammatory Skin Diseases: An Algorithmic Method Based on Pattern Analysis[M]. 3rd Edition. Philadelphia: Ardor Scribendi, 2005.
2. LEBOIT P E, BURG G, WEEDON D, et al. Pathology and Genetics of Tumors of the Skin[N]. World Health Organization, 2005.
3. BURNS T, BREATHNACH S, COX N, et al. Rook's Textbook of Dermatology[M]. 8th ed. New Jersey: Wiley-Blackwell, 2010.
4. WOLFF K, KATZ S I, GOLDSMITH L A, et al. Fitzpatrick's Dermatology in General Medicine[M]. 7th ed. New York: McGraw-Hill Medical, 2007.
5. CALONJE J E, BRENN T, LAZAR A J, et al. McKee's Pathology of the Skin[M]. 4th ed. Saunders, 2011.
6. 赵辨. 中国临床皮肤病学[M]. 南京：江苏科学技术出版社，2009.
7. 陈锡唐，刘季和，邱丙森，等. 实用皮肤组织病理学[M]. 广州：广东科学技术出版社，1994.
8. 单士军. 皮肤性病学临床病理图谱[M]. 北京：人民军医出版社，2010.
9. 单士军. 皮肤性病病理诊断[M]. 北京：人民卫生出版社，2015.

第八章

病毒感染性皮肤病

病毒(virus)侵入人体,可以引起多种皮肤病,常见的如单纯疱疹、带状疱疹及各种疣,还有各种出疹的传染病如风疹、麻疹、水痘及天花等。

病毒很小,引起皮肤病的病毒直径在10~300nm,在光学显微镜下不可见,因病毒种类而异在电子显微镜下可见不同形态,包括方形、圆形、卵圆形或棘球形等。病毒的外壳是蛋白质,而内部含有使病毒具有生命力、繁殖力、感染活力及遗传特性的核酸。核酸分为核糖核酸(RNA)及脱氧核糖核酸(DNA)两种,根据病毒所具有核酸的不同,将病毒分为RNA病毒及DNA病毒两大类。

病毒在宿主细胞内繁殖生长,对宿主的组织往往有所选择。例如,乳头瘤病毒侵犯上皮细胞,而带状疱疹的病毒喜欢侵犯神经系统尤其周围神经。病毒可引起多种疾病,引起皮肤病的病毒分类如下。

(一) DNA 病毒类

1. **疱疹病毒类(herpes virus group,100~200nm)**

(1) 水痘-带状疱疹病毒(varicella zoster virus)。

(2) 巨细胞病毒(cytomegaloviruses)。

(3) EB病毒(Epstein-Barr virus)。

(4) 单纯疱疹病毒(herpes simplex viruses)。

(5) B病毒(B virus,herpes virus simiae)。

2. **痘病毒类(poxvirus group,200~300nm)**

(1) 天花病毒(variola virus)。

(2) 牛痘病毒(cowpox virus)。

(3) 副牛痘病毒(paravaccinia virus)。

(4) 羊痘病毒(Capripoxvirus)。

(5) 传染性软疣病毒(molluscum contagiosum virus)。

3. **乳头多瘤空泡病毒类(papovavirus group,40~50nm)**

(1) 乳头瘤病毒(papilloma virus)。

(2) 多瘤病毒(polyma virus):侵犯豚鼠而不侵犯人类。

(3) 空泡病毒(vacuolating virus):侵犯猴类而不侵犯人类。

(二) RNA 病毒类

1. **小核糖核酸病毒类(pico-RNA-virus group,200~300nm)**

(1) 柯萨奇病毒(Coxsackie virus)分为A及B两组,已知A组有23型,B组有6型。

(2) 肠病毒(enterovirus)。

(3) 埃可病毒(Echo virus)。

(4) 鼻病毒(rhinovirus)。

2. **副黏液病毒类(paramyxovirus group,100~300nm)**。

(1) 麻疹病毒(measles virus)。

(2) 风疹病毒(rubella virus)。

3. **虫媒病毒类(arbovirus group,20~100nm)**

(1) 登革热病毒(dengue fever virus)。

(2) 出血热病毒有多种,均由虫媒传播。

在DNA病毒类中,疱疹病毒类有单纯疱疹、带状疱疹、水痘、传染性单核细胞增多症等;痘病毒类有天花、种痘、挤奶人结节、牛痘疮、羊痘疮、传染性软疣等;乳头多瘤空泡病毒类的乳头瘤病毒引起寻常疣、疣状表皮发育异常、尖锐湿疣等;小核糖核酸病毒类有手足口病、足及口病(口蹄疫)等;副黏液病毒类有麻疹,还可能有风疹等;虫媒病毒类有登革热、登革出血热、流行性出血热、白蛉热等;其他病毒性疾病还有幼儿急疹及传染性红斑等。

疱疹病毒类

单纯疱疹(herpes simplex)

单纯疱疹是由单纯疱疹病毒(herpes simplex virus,HSV)引起的,临床以簇集性水疱为特征,有自发性，但易复发，是世界范围内流行最广泛的感染之一。

【症状】 临床上 HSV 感染可分为原发性与复发性感染两型。原发性感染是指最初 HSV 感染发生于原先体内缺乏 HSV 抗体的个体，而复发性感染则为 HSV 经过潜伏感染后再被激活，大多数原发性感染缺乏临床症状，当第一次出现临床表现损害时常常是一次复发。鉴于最初的临床表现与原发性感染无关，现多主张将第一次发作称为初发性感染。单纯疱疹病毒按其抗原性质分为 1 型（HSV-1）及 2 型（HSV-2），95%以上由 HSV-1 感染所致。

皮损可以出现于任何部位，特别常见于唇部而称为口唇疱疹（herpes labialis），也常见于鼻部、耳部附近、颊部或颏部等处而称为颜面疱疹（herpes facialis）。

皮损处先有烧灼或紧张感，然后发红，红斑上迅速出现透明的水疱，由针头到豆粒大，有数个、十几个或几十个，往往聚集成群或分成数群（图 8-1～图 8-3），相邻的水疱可以汇聚成较大的水疱，以后疱液变成稀薄的浆性脓液，在 1～2 周内干涸结痂而愈，一般不遗留痕迹或只留下不明显的浅瘢痕，一段时间后往往复发，复发时病程往往较短。在病程中，区域性淋巴结肿大。口唇疱疹常常发生于感冒或发热后，又称为感冒疱疹（cold sore）或热病性疱疹（fever blister）。

单纯疱疹也可出现于臀部、乳房或手指等处，属于接种性单纯疱疹（inoculation herpes simples），若接种于手指，则发生疼痛性深在性水疱，水疱融合可形成大疱，称为疱疹性瘭疽（herpetic whitlow）（图 8-4）。单纯疱疹痊愈后，容易屡次复发；有时

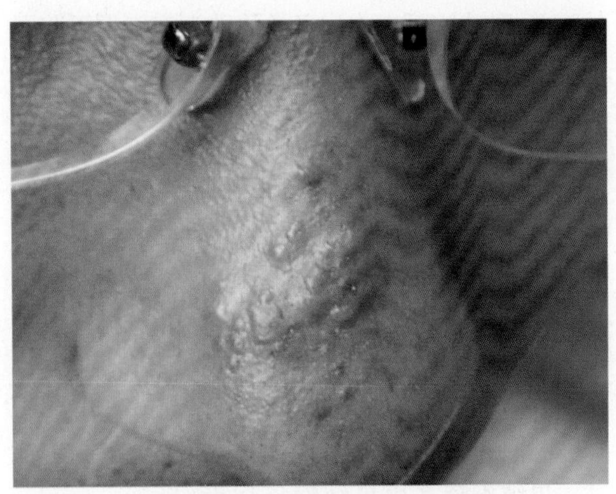

图 8-1 单纯疱疹（一）

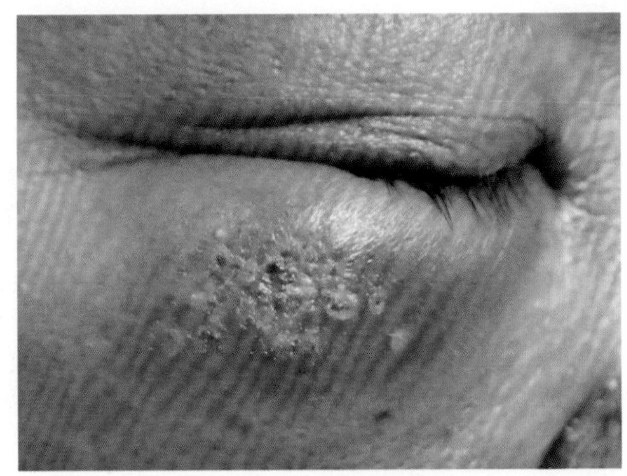

图 8-2 单纯疱疹（二）

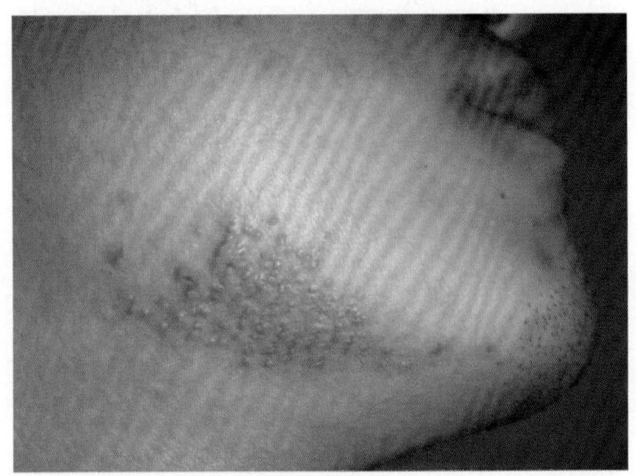

图 8-3 单纯疱疹（三）

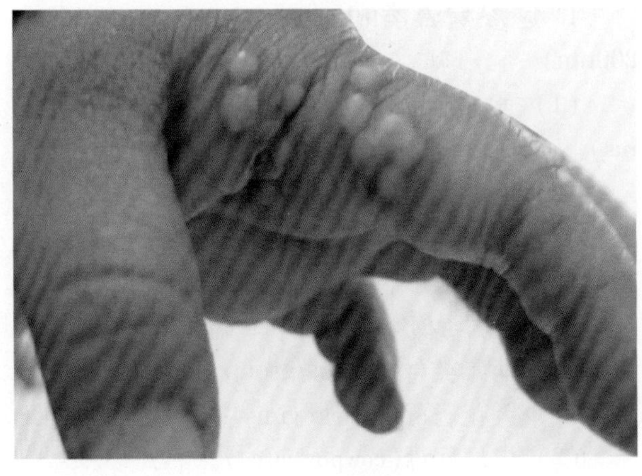

图 8-4 疱疹性瘭疽

在同一处多次复发而称为再发性疱疹（herpes recurrens），该处可有毛细管扩张、色素改变或瘢痕形成等变化。

除了上述部位外，结膜、角膜、口腔、舌部、咽部、喉部、食管、阴道及宫颈等处黏膜都可发生黏膜

疱疹(herpes mucosae),容易误诊为急性口炎、急性齿龈炎、急性角膜炎或结膜炎等病。疱疹性齿龈口腔炎(herpetic gingivo-stomatitis)是原发性单纯疱疹最常见的一型,大多为 HSV-1 感染,少数由 HSV-2 感染引起。本病多发生于 1~5 岁的儿童,成人少见。潜伏期 5 天左右,可见扁平而独立的水疱迅速发生于颊黏膜、舌面、扁桃体及龈部,成群的水疱不久后破裂而成淡白色浅溃疡,牙龈往往肿胀并易擦破而出血,常伴有发热等全身症状。疱疹性角膜炎(herpetic keratitis)、疱疹性结膜炎(herpetic conjunctivitis)及疱疹性角膜结膜炎(herpetic kerato-conjunctivitis)都有炎症性水疱,经过 1~2 周即自然痊愈。

生殖器疱疹(herpetic genitalis),或称为外生殖器疱疹(herpes progenitalis),大多由 HSV-2 感染所致,由性接触传染,近年来 HSV-1 感染引起的生殖器疱疹也有所增加。常见于包皮(图 8-5,图 8-6)、冠状沟或阴茎,甚至出现于尿道内,急性疱疹性女阴阴道炎(acute herpetic vulvo-vaginitis)是迅速发生于阴唇、阴道以及阴蒂或子宫颈的生殖器疱疹。由于生殖器的皮肤黏膜易受摩擦,水疱迅速破裂而成疼痛的糜烂,往往因继发性感染而化脓出血,不易在短期内痊愈,有时成为难愈的溃疡而于愈后遗留瘢痕。生殖器疱疹往往伴有发热等轻微的全身症状,附近淋巴结肿大;有疱疹性阴道炎时阴道分泌物增加(图 8-7),下腹部常出现疼痛;有疱疹性尿道炎时排尿困难及疼痛。

疱疹病毒偶然侵犯内脏可发生严重的后果。单纯疱疹病毒所致的疱疹性脑炎有很高的死亡率,幸存者往往有脑的后遗症,肝脏等器官受侵时虽可有临床表现但难诊断,口腔黏膜、食管或气管的单纯疱疹病毒偶然引起疱疹性肺炎,甚至致命。阴道的疱疹可以引起流产或早产,胎儿可发生畸形,胎儿可因内脏受损而死亡。

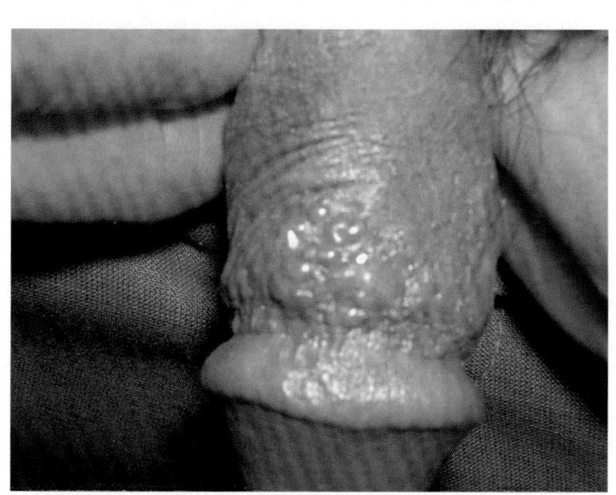

图 8-5　生殖器疱疹(一)

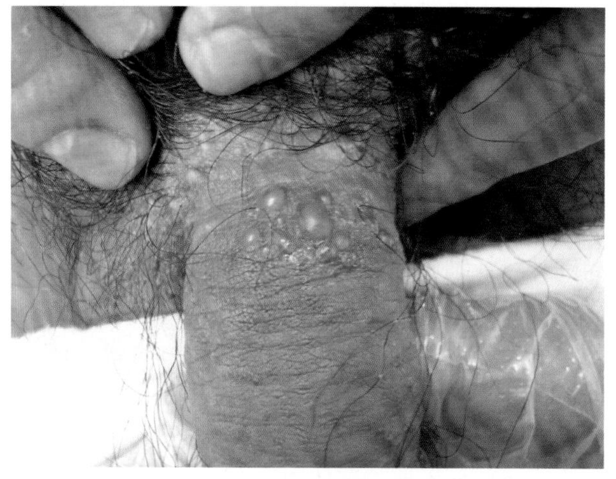

图 8-6　生殖器疱疹(二)

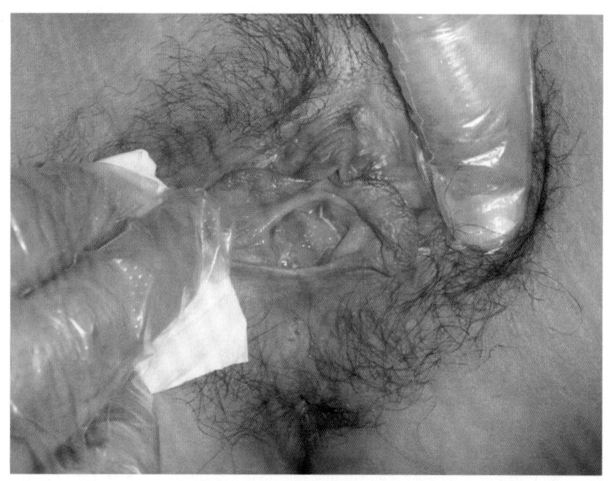

图 8-7　生殖器疱疹(三)

疱疹性湿疹(eczema herpeticum)常是婴儿异位性皮炎的并发症。湿疹患处感染单纯疱疹病毒后有严重的卡波西(Kaposi)水痘样疹,伴有发热等全身症状而可致命(见“卡波西水痘样疹”)。

【病因】 单纯疱疹病毒(herpes simplex virus, HSV)以人类为唯一的自然宿主,一旦感染持续终身。在电子显微镜下所见病毒呈二十面体球形,表面有 162 个衣壳。单纯疱疹病毒按其抗原性质分为 1 型(HSV-1)及 2 型(HSV-2)。1 型病毒常引起口腔黏膜、面部、唇部、角膜及结膜等非生殖器部位的单纯疱疹。2 型病毒是 90% 的生殖器疱疹患者的病因,通常通过性交或产道而传染。但近年流行病学证据表明,HSV-1 导致的生殖器疱疹患者的比例有所升高。一些欧洲的分组研究表明,HSV-1 感染导致的生殖器疱疹超过 HSV-2,这种趋势可能归于口交。

病毒的传播途径是皮肤伤口、呼吸道及口腔黏膜或外生殖器,可以长期存在于黏膜、唾液、血液及其他组织,尤其感觉神经节等神经组织内,一旦抵抗力降低,病毒就可活动而引起单纯疱疹,往往沿周围神经纤维到表皮而发生皮损。很多正常人是病毒携带者而成传染源,由这些人的口腔黏膜、鼻黏膜或结膜以及粪便常可分离出病毒,携带者的血清有单纯疱疹病毒抗体。

单纯疱疹复发的原因除为再感染外,多半由于免疫力降低而不能抑制体内已存在的病毒,但病毒重新活化的确切机制尚不清楚。特别是淋巴瘤和先天性免疫缺陷,如胸腺发育不良以及长期应用免疫抑制剂者容易复发单纯疱疹,而且复发的疱疹可较严重或广泛,皮疹消退也常较慢。

疱疹复发的诱因很多,包括外伤如外生殖器擦破、日晒、病灶感染、感冒、胃肠功能紊乱、月经失调、情绪变化或某种变态反应等,特别在有其他感染而发热时,体内所潜伏的病毒可迅速活动而引起单纯疱疹出现或复发,即为热病性疱疹。有的患者疱疹患处组织对疱疹病毒有较高的敏感性而常发生再发性疱疹。

【组织病理】 病毒使表皮细胞变性而发生表皮内水疱,有的表皮细胞发生核分裂,变成巨大而多核的气球细胞,细胞核内有嗜酸性小体即病毒包涵体。气球细胞多半在水疱基部,有的漂泊于疱液内。相邻的表皮细胞可因表皮内水肿及细胞破裂而汇合成多房性网状水疱,以后扩大成单房性水疱,在疱顶及疱的边缘尚可见到不少网状变性的表皮细胞,细胞内可有包涵体。

真皮浅部水肿并有炎性浸润。病情严重时,胶原纤维发生纤维蛋白样变性,毛细血管附近有很多中性粒细胞及核尘,红细胞渗出,管腔内可有血栓而可引起局部组织坏死。

【诊断】 免疫荧光技术是鉴定病毒的可靠方法。快速诊断法是皮损处取材涂片经免疫荧光染色处理时用单克隆抗体检查。间接免疫荧光试验是疱底液体放于玻片上与含有磷酸缓冲液的生理盐水混合,干燥固定后,用兔的抗疱疹病毒血清及荧光素标记抗兔球蛋白,染色后可见阳性荧光。

在临床上,单纯疱疹和脓疱疮、带状疱疹及钱币状湿疹不难鉴别,但应注意外生殖器疱疹不要误认为糜烂性龟头炎或固定性药疹。

【预防】 单纯疱疹容易多次复发,应注意寻找及避免各种诱因,如胃肠功能障碍、病灶感染及感冒、发热等。外生殖器疱疹未愈时勿性交以免传染配偶,特别是妊娠妇女不可被传染以免影响胎儿。如果妊娠妇女在分娩时患有疱疹性阴道炎,产道的病毒可接种于新生儿的皮肤而进入新生儿体内,免疫系统还未健全而来自母体的抗体逐渐消失的 2 岁内婴儿可发生严重的单纯疱疹,甚至疱疹性肝炎或脑炎。因此,主张在羊膜破裂前或后 4 小时内应行剖宫产手术。

多次种痘、注射丙球蛋白或多次皮内注射自身疱液都没有明显的预防价值,有人试用左旋咪唑的预防效果尚待证实。

【治疗】 治疗原则为缩短病程,防止继发感染和全身播散,减少复发和传播机会。

1. **系统药物治疗**　目前认为核苷类药物是抗 HSV 最有效的药物。阿昔洛韦能干扰 DNA 复制而有抗病毒作用,但由于其半衰期短,肠道吸收较差,常被泛昔洛韦、伐昔洛韦等取代,此类抗病毒药物由于半衰期较长服用方便,常被应用,系统治疗一般需要 5 日以上。阿昔洛韦或喷昔洛韦乳膏可以局部应用,可减轻外生殖器及黏膜疱疹的疼痛并可阻止病毒扩散。

(1) 初发型:盐酸伐昔洛韦 500mg,每日 2 次口服;或泛昔洛韦每次 250mg,每日 3 次口服。疗程均为 7~10 日。

(2) 复发型:采用间歇疗法,最好出现前驱症状或皮损出现 24 小时内开始治疗。伐昔洛韦每次 500mg,每日 1~2 次口服;或泛昔洛韦每次 125mg,每日 2 次口服。疗程一般为 5 日。

(3) 频繁复发型(1 年复发 6 次以上):为减少复发次数,可采用持续抑制法,伐昔洛韦每次 500mg,每日 1 次口服;或泛昔洛韦每次 250mg,每日 2 次口服。一般需连续口服 6~12 个月。

(4) 原发感染症状加重或皮损泛发者:阿昔洛韦 5~10mg/kg,每 8 小时静脉注射 1 次,疗程一般为 5~7 日。

(5) 阿昔洛韦耐药的患者:静脉注射膦甲酸,40mg/kg,每 8~12 小时一次,连用 2~3 周或直至皮损治愈。

2. **外用药物治疗**　单纯疱疹可自然痊愈,但应注意防止继发性感染及减轻自觉症状,通常用抗生素软膏或干扰素溶液涂搽。外生殖器或黏膜损害可用过氧化氢溶液等经常消毒;疱疹性龈炎口炎可引起剧痛而妨碍进食,可在饭前10分钟局部涂搽1%西罗卡因溶液。疱疹性角膜结膜炎的有效药物是0.1%碘(碘苷,IDU)溶液或阿昔洛韦眼药水,每小时1次,黏膜疱疹及生殖器疱疹也可局部应用干扰素。

带状疱疹(herpes zoster)

带状疱疹是成群水疱出现于红斑上,患处有神经痛。损害为一侧神经支配区,呈带状分布。痊愈后一般不复发。

【症状】 患者往往先有轻度发热、疲倦不适及食欲缺乏等轻微的全身症状。皮损将要出现处往往痒痛或感觉过敏,有的患者有剧痛而易误认为急腹症、冠心病或胸膜炎等病,但有的患者没有任何前驱症状。

初起皮损是形态不规则的红斑,区域性淋巴结往往肿大疼痛。在数小时内,红斑处出现水疱,以后渐多而聚集成群,邻近的水疱可相汇合而成较大的水疱或大疱。水疱往往是1~2群或3~5群,也可以连接成一大片而呈带状(图8-8,图8-9)。数日后透明疱液变混而成脓疱,逐渐吸收或破裂而成糜烂,以后干燥结痂,痂脱后遗留暂时性红斑或色素沉着,重者可有瘢痕形成,全病程为2~3周,皮损在第1周末发展到高潮,然后逐渐消退,愈后复发的少见。

带状疱疹皮损一般发生于单侧并沿受侵的周围神经支配区分布,发生于两侧的极少。头部带状疱疹(cranial zoster)出现于头部的前部及后部,即第V对脑神经第二支的支配区。额带状疱疹(zoster frontalis)发生于一侧的眉部、前额及头皮(图8-10),像展开的扇子由上眼皮达头顶,这一区域由三叉神经第一支发出的眶上神经支配。面带状疱疹(zoster facialis)在一侧的颊、鼻、唇及颏部,主要由于面神经及三叉神经被侵。项带状疱疹(zoster nuchae)发生于颈椎至锁骨的部位,或向上达枕部及耳部。臂带状疱疹(zoster brachialis)发生于最末颈椎及第一胸椎至肩胛处及臂部上方,有时波及第一肋及第二肋骨的部位。胸带状疱疹(zoster pectoralis)很常见,分布于第一胸椎以下的部位,前接胸骨处,后连脊柱区,最低可达腰椎处,少数患者皮损可略过中线(图8-11),这一区域占2~3个以上肋间神经支配区。腹带状疱疹(zoster abdominalis)发生于腰椎至腹部中线的部位。股带状疱疹(zoster femoralis)分布于臀部及耻骨部位,沿股部向下可达腘部,甚至小腿及足部。此外,阴茎、阴囊、阴唇、阴道前庭及会阴的一侧也可有疱疹。

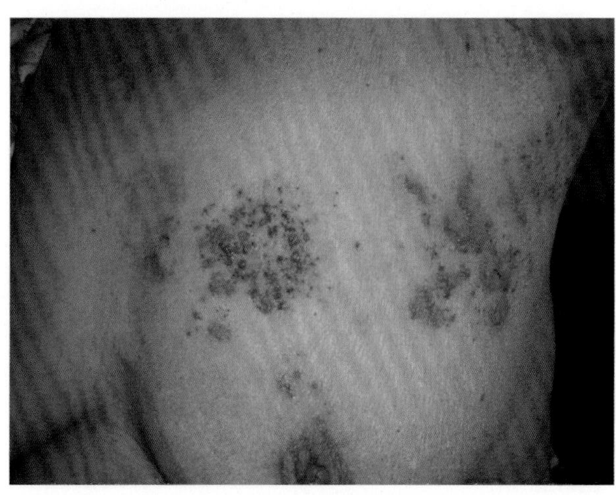

图8-8 带状疱疹(一)

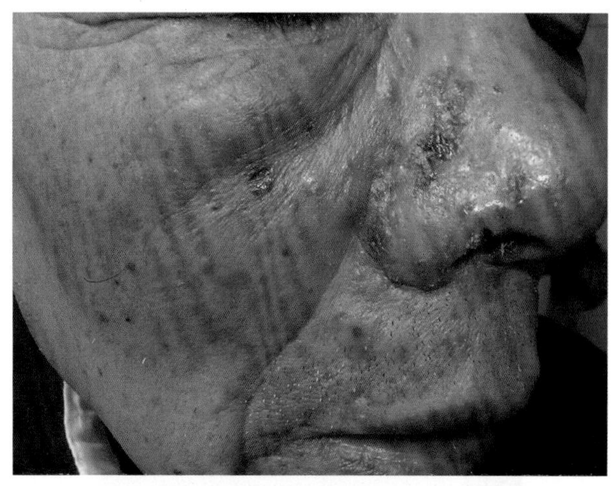

图8-9 带状疱疹(二)

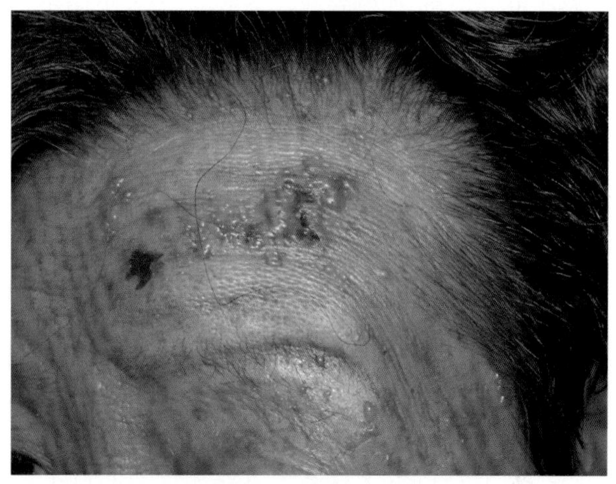

图8-10 带状疱疹(三)

除了皮肤以外,结膜、角膜、口及鼻黏膜,甚至阴道或膀胱的黏膜都可发生疱疹,特别是眼带状疱

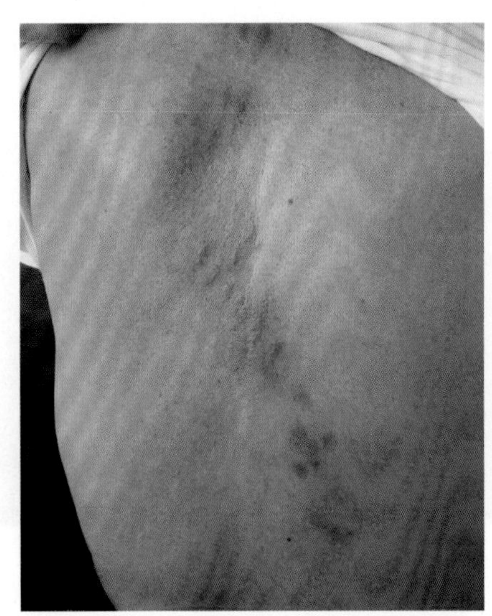

图 8-11 带状疱疹皮损略过中线

疹(zoster ophthalmicus)除了常侵犯角膜及结膜外，还可侵犯眼部其他组织，引起眼部剧烈疼痛，严重时可发生溃疡性角膜炎或全眼球炎而使一只眼睛失明，偶然并发病毒性脑膜炎而可致命。

神经痛多发生在皮损出现以前或与皮损同时发生，也可发生在皮损出现以后，疼痛程度因人而异，有的患者略觉疼痛，有的剧痛难忍。一般认为，随着带状疱疹的好转，疼痛也应缓解。但多数患者仍较疼痛。有文献报道带状疱疹的疼痛绝大部分在 45 日内缓解，极少数老年人或免疫功能低下的患者疼痛会延续，可称为疱疹后遗神经痛(postherpetic neuralgia，PHN)。

疱疹后遗神经痛(PHN)定义为带状疱疹皮疹愈合后持续 1 个月及以上的疼痛，是带状疱疹最常见的并发症。9%～34% 的带状疱疹患者会发生 PHN。带状疱疹患者 PHN 的发病率及患病率均有随年龄增加而逐渐升高的趋势，60 岁及以上的带状疱疹患者约 65% 会发生 PHN，70 岁及以上者中则可达 75%。

PHN 疼痛性质：疼痛性质多样，可为烧灼样、电击样、刀割样、针刺样或撕裂样。可以一种疼痛为主，也可以多样疼痛并存。

PHN 疼痛特征：①自发痛：在没有任何刺激情况下，在皮疹分布区及附近区域出现的疼痛。②痛觉过敏：对伤害性刺激的反应增强或延长。③痛觉超敏：非伤害性刺激引起的疼痛，如接触衣服或床单等轻微触碰或温度的微小变化而诱发疼痛。④感觉异常：疼痛部位常伴有一些感觉异常，如紧束样感觉、麻木、蚁行感或瘙痒感，也可出现客观感觉异常，如温度觉和振动觉异常，感觉迟钝或减退。

PHN 病程：30%～50% 患者的疼痛持续超过 1 年，部分病程可达 10 年或更长。

PHN 患者常伴情感、睡眠及生命质量的损害。45% 的患者情感受到中重度干扰，表现为焦虑、抑郁、注意力不集中等。有研究报道，60% 的患者曾经或经常有自杀想法。超过 40% 的患者伴有中-重度睡眠障碍及日常生活的中-重度干扰。患者还常出现多种全身症状，如慢性疲乏、厌食、体重下降、缺乏活动等。患者疼痛程度越重，活力、睡眠和总体生命质量所受影响越严重。

除了神经痛外。少数患者还有暂时的运动神经障碍而软弱无力或轻度瘫痪，经 3～6 个月才逐渐恢复，肢体完全瘫痪者很难恢复。儿童发生带状疱疹时一般无疼痛，炎性反应也较轻(图 8-12，图 8-13)，有时有轻度瘙痒。

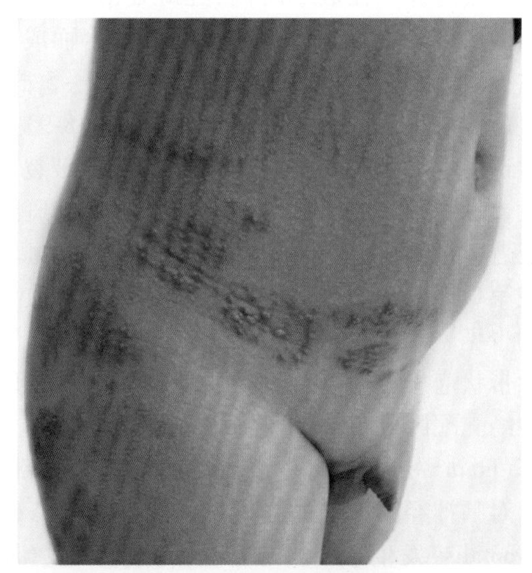

图 8-12 儿童带状疱疹(一)

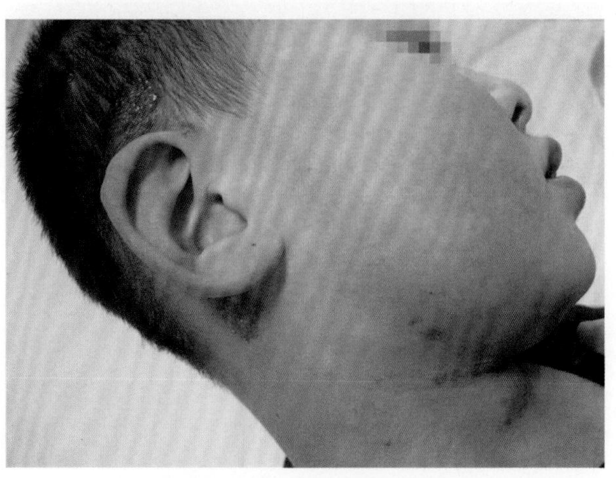

图 8-13 儿童带状疱疹(二)

带状疱疹的临床表现可不典型。有的带状疱疹患者虽有明显的疱疹，但神经痛很轻或几乎没有。顿挫性带状疱疹（zoster abortivus）有神经痛及轻微红斑而无明显的水疱。大疱性带状疱疹（zoster bullosus）的疱疹大如鸡蛋或更大（图 8-14）。出血性带状疱疹（zoster haemorrhagicus）的疱疹含有血液（图 8-15）。坏疽性带状疱疹（zoster gangrenosus）常发生于老年人或营养不良的患者，皮损可坏死（图 8-16），愈后留有瘢痕。

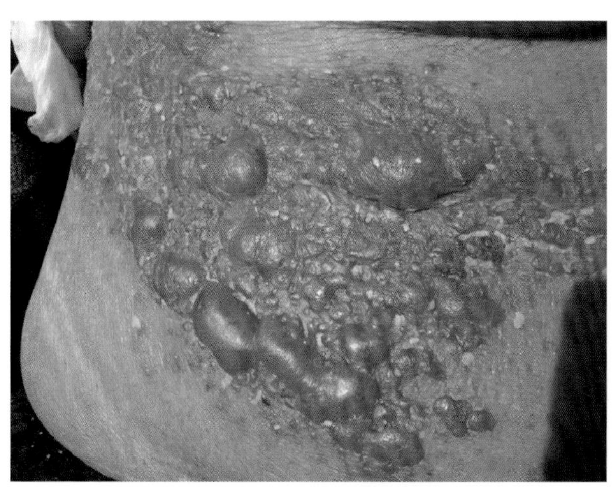

图 8-14 大疱性带状疱疹

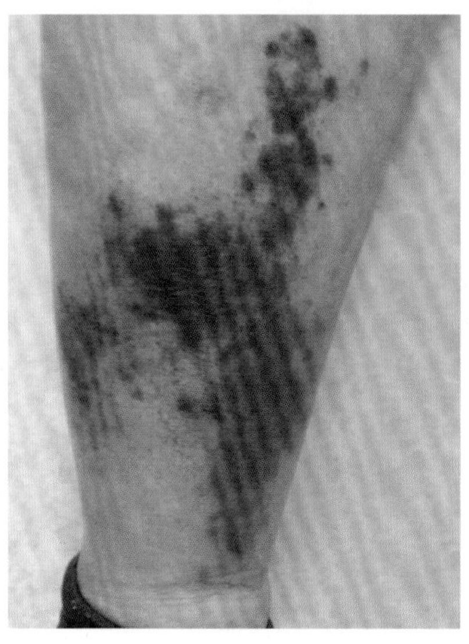

图 8-15 出血性带状疱疹

泛发性带状疱疹（zoster generalisatus）或水痘样带状疱疹（zoster varicellosus）是疱疹出现 1～2 日后，全身有散在的水痘样水疱，终于干燥结痂而消失。除了上述不典型表现外，皮肤黏膜以外的组织器官可以偶然发生损害。三叉神经受病毒感染后经 4～6 周，牙齿可以脱落，上颌骨或下颌骨可发生

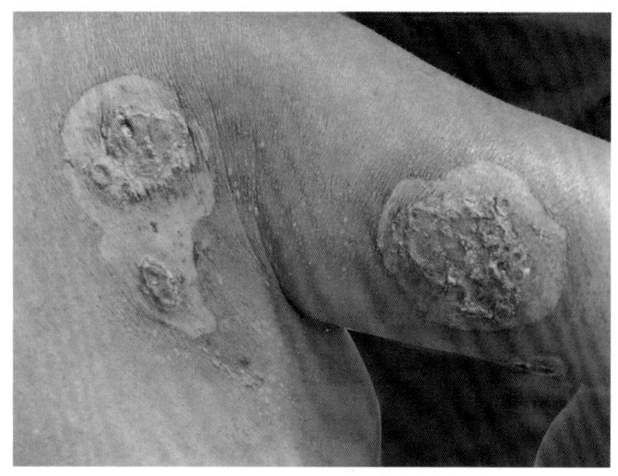

图 8-16 坏疽性带状疱疹

骨坏死及大块骨片脱落。有时，病毒由三叉神经节扩展到脑膜而发生病毒性脑膜炎，引起发热、头痛及颈项强直等脑膜炎症状。2%的贝尔（Bell）面瘫患者是由于带状疱疹病毒感染所致。拉姆齐-亨特综合征（Ramsay-Hunt syndrome）是病毒侵犯膝状神经节，第Ⅶ对脑神经的运动及感觉神经纤维被干扰而引起面瘫、耳痛并有疱疹，有时波及听神经而引起恶心、眩晕、呕吐及眼球震颤，甚至耳聋（图 8-17）。

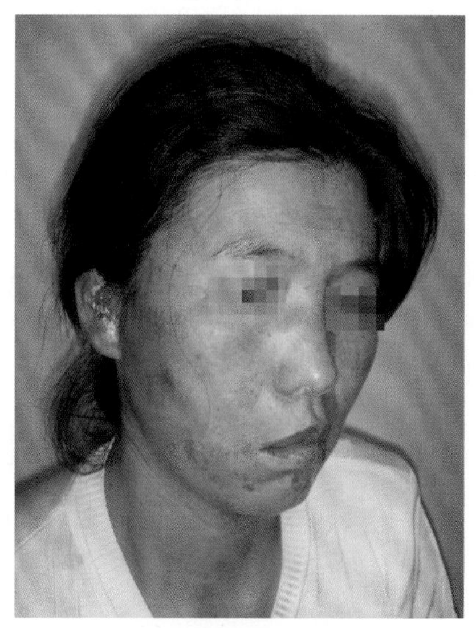

图 8-17 Ramsay-Hunt 综合征

内脏带状疱疹（visceral herpes zoster）是病毒由脊髓后根神经节侵及交感神经及副交感神经的内脏神经纤维，引起胃肠道及泌尿道症状，腰腹部受损可发生局限性肠炎，表现为腹胀，可 1 周无大便而后腹泻。腰骶部受损可发生单侧性膀胱黏膜溃疡，患者可出现神经源性膀胱、排尿困难或尿潴留

等症状。当侵犯腹膜、胸膜时，可在这些部位发生刺激性积液。另有肛门括约肌收缩无力及肢体的肌肉部分瘫痪等，病毒引起脑炎或脑脊髓炎的罕见。

带状疱疹发生于妊娠妇女时，病毒虽可在妊娠早期经胎盘进入胎儿体内，但胎儿体内有来自母体的抗体，因而胎儿的发育一般不受影响。李红宾的文章报道，新生儿生后 8 日发生水痘，其母亲分娩前 2 日发生带状疱疹。因此，妊娠晚期的带状疱疹应引起重视，并应进行必要的治疗。

一般认为带状疱疹在痊愈后可获得终身免疫，因此极少复发。有报道在下列情况下有复发的可能性。

1. 长期、大剂量使用免疫抑制剂，致机体免疫功能低下时。

2. 大剂量使用糖皮质激素，如有报道在应用泼尼松龙冲击治疗时，可诱使带状疱疹的复发。

3. 恶性肿瘤、先天性免疫功能缺陷以及其他慢性消耗性疾病患者。发现有典型的复发性带状疱疹应考虑到带状疱疹仅仅是全身疾病的一部分。

带状疱疹是否传染以往书中没有记载。著者者曾见过不少儿童水痘患者，其父母均在 2~3 周前患过带状疱疹。带状疱疹皮损处含高浓度的水痘-带状疱疹病毒(varicella-zoster virus，VZV)，可经空气传播或直接皮肤接种导致发病，特别是较重或泛发性带状疱疹传染性更强。暴露部位的带状疱疹更容易传染给未患水痘的儿童应引起重视，尽量和孩子减少接触，以免被感染。著者曾接诊一中年女性面部带状疱疹患者，并告之可以传染给儿童患水痘，患者尽管已经采取了隔离措施，但 2 周后 9 个月大的儿童仍然发生了水痘(图 8-18)，提示此病初期已经具备传染性，直至皮损结痂。

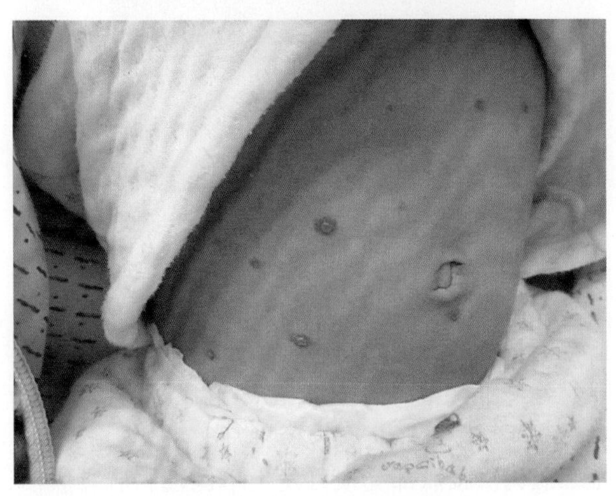

图 8-18 9 个月儿童水痘

【病因】带状疱疹是由 VZV 所致。初次感染表现为水痘或隐性感染，体内 IgG、IgM 和 IgA 抗体很快出现，一些 IgG 抗体可以维持终身，但其余抗体逐渐消失。已有学者明确提出，在水痘及带状疱疹发生的最初几日，患者的细胞免疫功能受到抑制。

此病毒为 DNA 病毒，其复制需要 DNA 转录酶，而病毒自身缺乏此酶，不能复制，必须借助人体内的 DNA 转录酶，而神经节内正常情况下缺乏此酶，因此当病毒进入神经节后，长期潜伏于机体神经节细胞中，不引起临床症状。但在某些诱因作用下，如疾病、创伤、劳累、机体在应急情况下可导致神经节内出现少量的 DNA 转录酶，病毒基因组被激活，活动的病毒可引起后根神经节发炎及下行性神经炎，沿周围感觉神经纤维到达皮肤，使神经支配区表皮细胞发生变性，引起带状疱疹及神经痛。病毒可以偶然扩散到脊髓的前角而引起运动神经性障碍，面部及腹壁等处肌肉可以瘫痪；整个肢体瘫痪的极少，往往不能恢复。如果患者的抵抗力较低，水疱内病毒可经血流散播而引起广泛的皮损，即泛发性带状疱疹。

影响身体对病毒免疫力的因素很多。有的患者在发病前有细菌感染、外伤、化学品中毒、药物或过度疲劳的病史；有的有神经系统障碍或恶性肿瘤，特别是免疫功能显著降低的霍奇金(Hodgkin)病、非霍奇金淋巴瘤及白血病往往并发带状疱疹。多数带状疱疹患者没有任何明显的诱因，但多有劳累病史。

早期带状疱疹的神经痛是由炎性介质的释放和神经水肿所引起，因此早期使用抗病毒药或同时给皮质激素是有效的。但在疾病后期，特别是遗留的神经痛再给抗病毒药是无效的。

PHN 的发生机制目前不完全明了，神经可塑性是 PHN 产生的基础，其机制可能如下。

(1) 外周敏化：感觉神经损伤诱导初级感觉神经元发生神经化学、生理学和解剖学的变化，引起外周伤害性感受器敏化，放大其传入的神经信号，并可影响未损伤的邻近神经元。

(2) 中枢敏化：中枢敏化是指脊髓及脊髓以上痛觉相关神经元的兴奋性异常升高或突触传递增强，从而放大疼痛信号的传递，包括神经元的自发性放电活动增多、感受域扩大、对外界刺激阈值降低、对阈上刺激的反应增强等病理生理过程。相应的临床表现有自发性疼痛(spontaneous pain)、痛

称为“鼠乳”。

【症状】初起损害是正常皮色的小丘疹,由针头扩展到豆粒大,成为半球形或表面略平的坚实丘疹,有蜡样光泽,边界清楚(图 8-23),中央有脐状凹窝,内含乳酪状白色物并易挤出(图 8-24)。损害的数目不定,可由数个逐渐或迅速增加到数十个,分布部位也不定,往往零星或成群地散布于面部、臂部、颈部或躯干等处。相邻损害不互相融合,往往长期存在,有时自然消失,不引起自觉症状或只有轻微的痒感。损害消退时不遗留痕迹。口腔黏膜或结膜偶然发生损害。

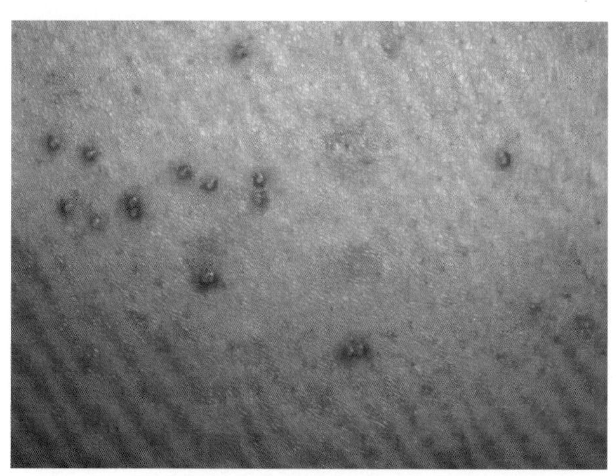

图 8-23 传染性软疣(一)

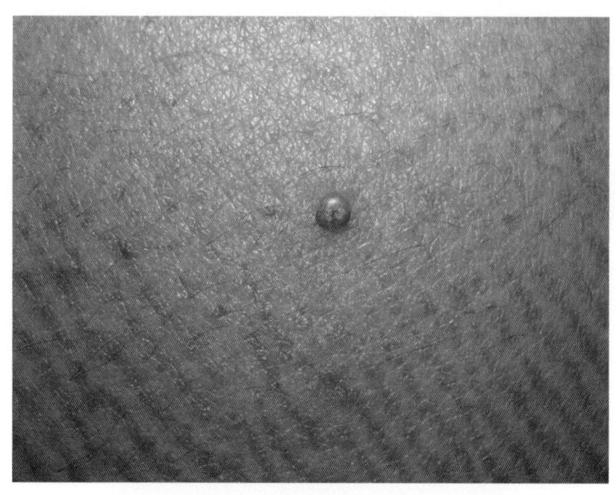

图 8-24 传染性软疣(二)

因性接触感染者常发生在外阴部、股内侧、肛门周围、臀部和生殖器等部位(图 8-25)。

角化性传染性软疣是有角质硬物的传染性软疣(图 8-26)。巨大软疣(molluscum giganteum)比一般的传染性软疣大,容易有继发性细菌感染。

【病因】引起本病的病毒属于痘病毒类,呈卵

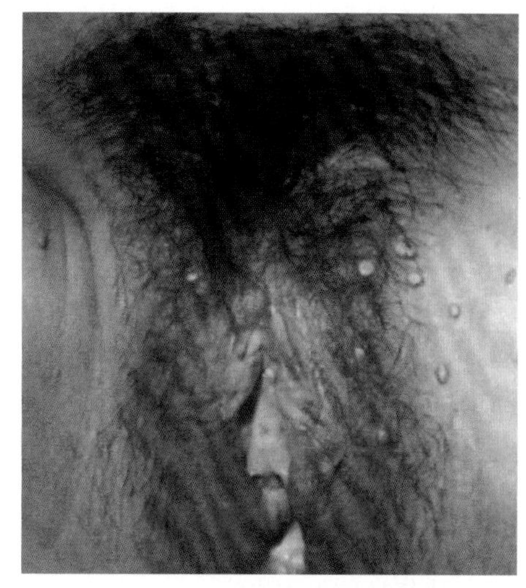

图 8-25 生殖器部位传染性软疣

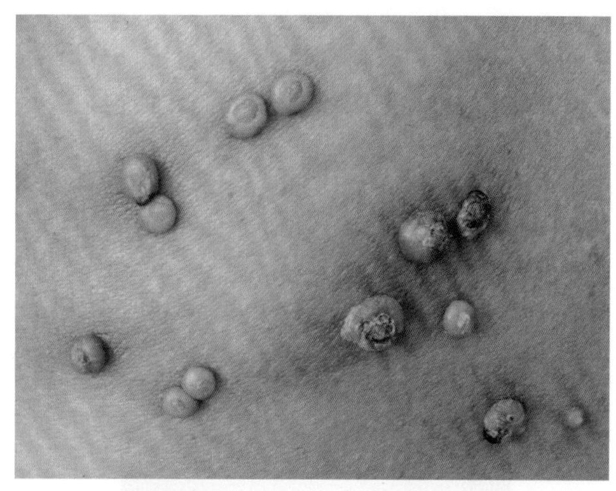

图 8-26 角化性传染性软疣

圆形或砖形,是一种不能由鸡胚培养的最大病毒,直径达 230~300nm,可在人类之间传播,并可自身接种而陆续发生。在性活跃的年轻人中因身体接触尤其性接触而多发生于外阴部。公共浴室及游泳池等公共场所能传播此种病毒。潜伏期为数周,儿童更易患传染性软疣。

【组织病理】表皮可成数小叶并向下延伸而挤压真皮的纤维组织,成为梨形囊状体。由基底层开始,表皮细胞逐渐变性,愈向上部的变性程度愈大,含有病毒的包涵体愈显著。变性细胞内可见嗜酸性包涵体又称为软疣小体,将细胞核挤到一边,占据大部分细胞质而使细胞比正常表皮细胞大数倍以上。变性表皮细胞上方的颗粒层及角质层肥厚,顶部构成不规则的囊状腔,一些变性的细胞脱落于腔内。软疣小体内含有很多病毒,这种病毒是使人致病的各种病毒中最大的一种。

【鉴别】寻常疣表面为角质而无蜡样光泽,中央

没有凹窝,也没有乳酪状小栓。毛囊炎是发生于毛囊部位的红色炎性丘疹,中央可有脓疱,但没有脐凹。

【治疗】最简单的方法是用镊子将损害中央的乳酪状物质挤出,再用牙签蘸苯酚或碘酊滴入挤空的损害内,1 周以后就会痊愈,不留痕迹。如果损害是小丘疹,就用牙签蘸苯酚点涂至发白为止,必要时 2~3 日再点涂,不需挤出白色软疣小体,一般经 10 日左右就能痊愈。对于众多而微小的损害,也可以用其他化学腐蚀药点涂,如冰醋酸及 30%三氯醋酸溶液等。

其他的治疗方法有冷冻疗法、电凝固疗法等。

挤奶人结节(milker's nodules)

挤奶人结节又称为副牛痘(paravaccinia)。挤奶或宰牛人和病牛的乳房接触后,经过 5~14 日,手部、腕部或前臂等和牛乳房接触处开始出现一个炎性小丘疹,以后发展成豆粒大或较大的半球形结节,表面光滑并呈褐红色,以后因顶部有水疱或脓疱于干涸后结痂,容易误认为化脓性肉芽肿(图 8-27)。有时,损害附近有 2~3 个新损害出现,或是结节发生后 1~2 周出现广泛的丘疱疹、风团或多形红斑状皮损。损害没有自觉症状,或只有轻微的痒感或疼痛,区域性淋巴结往往轻度肿大。患者在数周内自然痊愈。

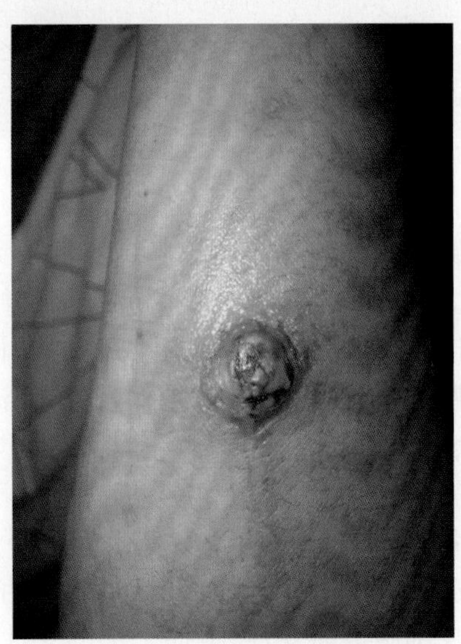

图 8-27 挤奶人结节

病原体是卵圆而呈砖形的副牛痘病毒(paravaccinia virus),又称为假牛痘病毒(pseudocowpox virus),通常只侵犯牛的乳头或乳房而引起水疱性皮损,人和牛的皮损接触可被传染而发生本病。组织变化主要为假上皮瘤性增生,真皮尤其乳头层内有中性粒细胞、嗜酸性粒细胞及浆细胞等浸润。

牛痘疮(cowpox)

牛痘病毒(cowpox virus,poxvirus bovis)的感染使牛的乳房或奶头发生水疱。牧民、挤奶人或宰牛工人的皮肤,尤其手指的皮肤和水疱接触后,可被传染而在 1 周内发生炎性水疱,之后水疱变成脓疱,皮损中央常略凹陷而呈脐状(图 8-28)。患者常有发热及周身不适等全身症状,区域性淋巴结肿大。经过数日,患者即自然痊愈。

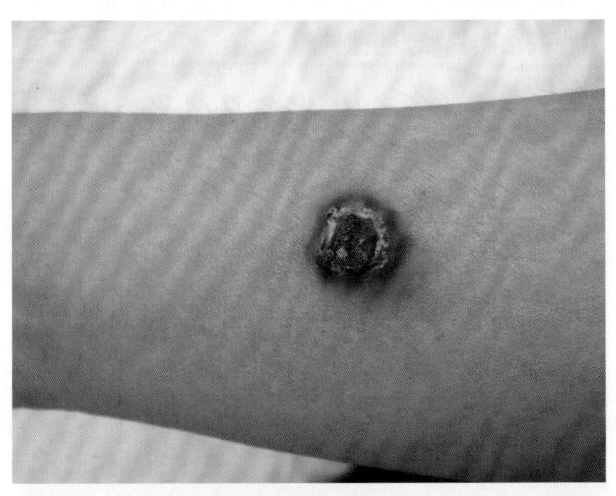

图 8-28 牛痘疮

羊痘疮(sheep pox,orf)

羊痘疮又称为传染性深脓疱疮(ecthyma contagiosum)。羊痘病毒(orf virus)感染可使羊发生皮损,人的皮肤接触后,经过数日的潜伏期,接触处发生一个或数个丘疱疹,以后,浆液变成脓液,中央可凹陷成脐状而像牛痘疮,周围有红晕(图 8-29),区

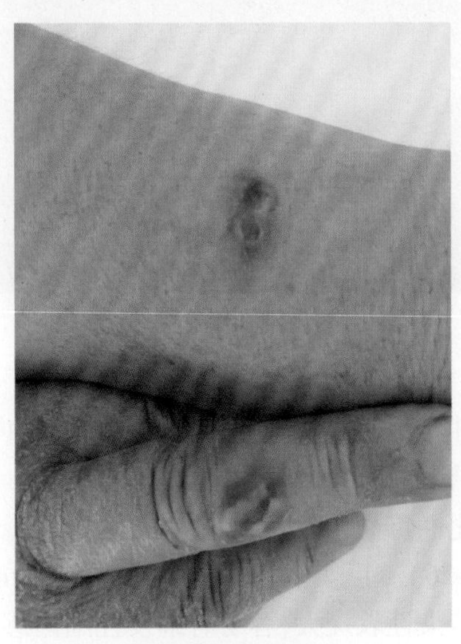

图 8-29 羊痘疮

域性淋巴结肿大，往往伴有低热及周身不适，少数患者在发病经2周后，躯干有一些斑丘疹，四肢有多形红斑状皮损。羊痘疮约经5周后干涸结痂，痂脱处可遗留浅瘢痕。

牛痘疮和羊痘疮都由动物传染给人，但未发现人与人之间可以互相传染，痊愈后将获得终身免疫力。

乳头多瘤空泡病毒类

寻常疣(verruca vulgaris)

寻常疣皮损是独立的坚实丘疹，表面为粗糙的角质，没有炎症及自觉症状，一般俗称为"瘊子"。

【症状】 初起损害是针头大小的扁平角质丘疹，逐渐变大，数周或数月以后，往往成为豆粒大小的圆形隆起物，表面有角质而粗糙不平，呈灰褐色或苍白色，或正常皮色。数目不定，往往先出现一个"母疣"，以后增多，可散布于手背、手指(图8-30，图8-31)或任何其他部位，甚至于出现于鼻孔内、舌表面、耳道内及唇内侧。有的发生于甲游离缘处指尖(图8-32)，逐渐扩展，并易发生裂口而引起疼痛及继发性感染，有时向甲床发展而引起剧痛。

寻常疣最常见于儿童及青年，可出现于任何年龄，但成人的皮损不多，一般只有2~3个。寻常疣长期存在，不引起自觉症状，有的迅速自然消退而不遗留痕迹。

丝状疣(verruca filiformis)是寻常疣的特型，细长小疣的顶端有角质，像一个长度1cm的小钉倒立在皮肤上，最常见于面部，尤其眼皮上，也常见于颈部，往往仅有一个。

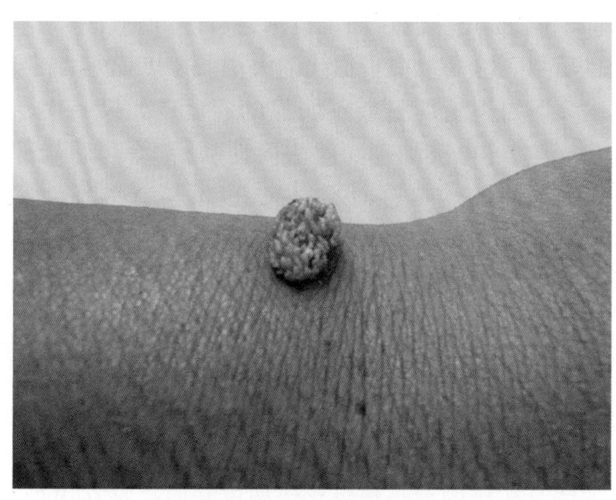

图8-30　寻常疣(一)

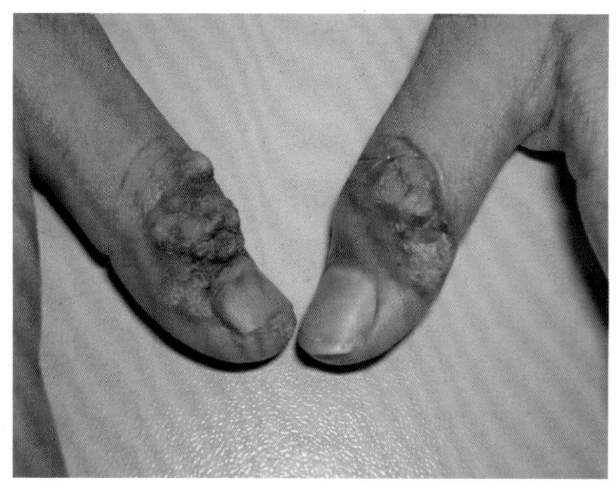

图8-31　寻常疣(二)

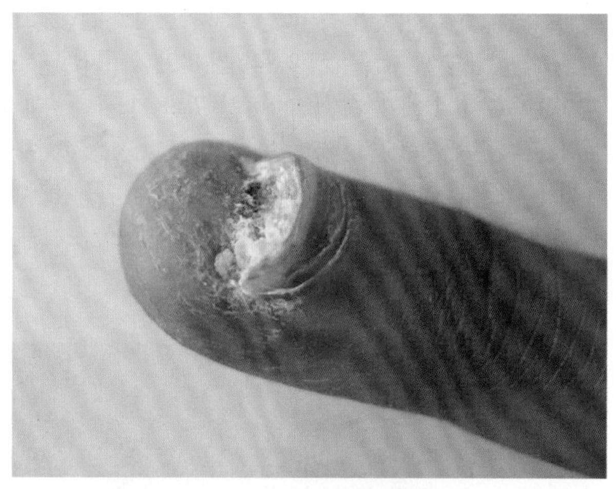

图8-32　甲下疣

指状疣(verruca digitata)是寻常疣的另一特型，常出现于头皮或面部等处，数目不定，通常只有1个或2~3个。损害的大小和豆粒差不多，由几个指状突起聚集而成，虽较柔软，但顶端有角质物，基部较细而呈蒂状。指状突起往往互相合拢而像含苞待放的花蕾，或互相散开而像一朵开花的荷花(图8-33)。

【病因】 病原体是人类乳头瘤病毒(human papilloma virus，HPV)，在电镜下呈球形。此种疣病毒只在人群中传播，但不使动物感染，猴、犬(狗)等动物的皮肤虽可患有疣状皮损而像发生于人的寻常疣，但在电镜下所见的病毒形态和人类乳头瘤病毒不同。

现已知人类乳头瘤病毒的基因型已超过120种。引起寻常疣的是Ⅰ型(HPV-1)、Ⅱ型(HPV-2)、Ⅳ型(HPV-4)、Ⅶ型(HPV-7)及26~29基因型所致，通过皮肤的直接接触而传染，也可自身接种而发生新损害。将疣组织滤液接种于别人的正常

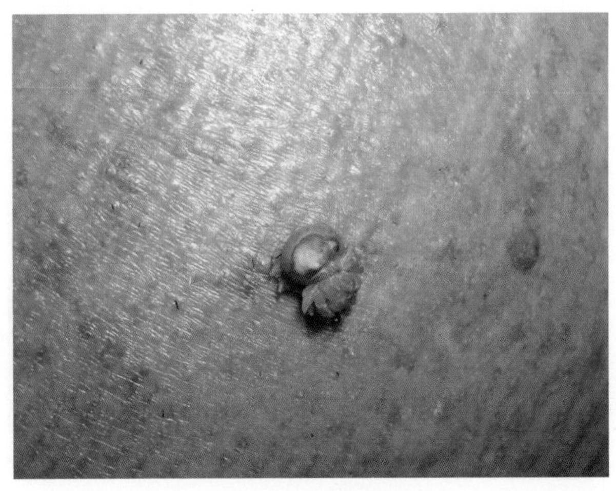

图 8-33 指状疣

皮肤，接种处偶然发生寻常疣。另外，如文眉、穿耳等有时也可接种感染（图 8-34，图 8-35），潜伏期不定，短的仅 1 个月左右，长的可达 7~8 个月。在临床上，由于人类普遍已有免疫力，血清中常有疣病毒抗体，因此寻常疣的传染性较低，健康者即使同患者的皮损直接接触也不易感染，而细胞免疫功能低下或长期应用免疫抑制剂者较易感染。

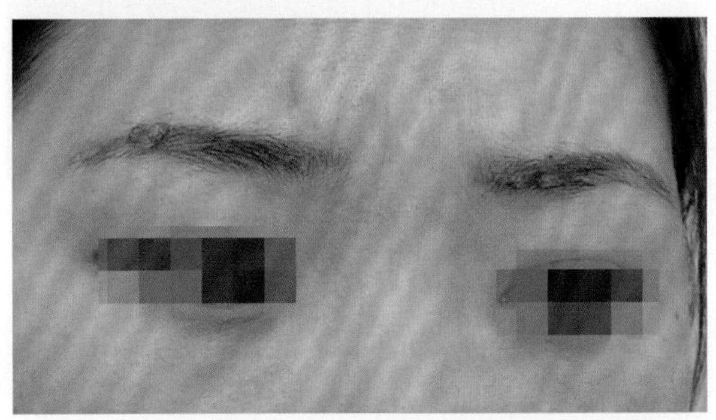

图 8-34 文眉后双眉寻常疣

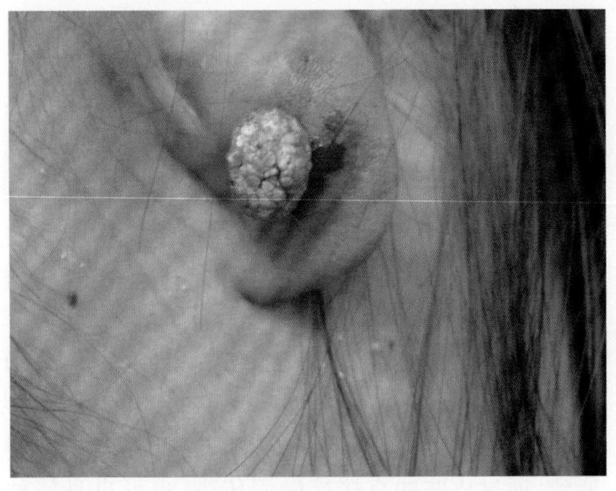

图 8-35 穿耳孔后寻常疣

【组织病理】表面凸凹不平，角质层显著地角化过度并角化不全。棘细胞层肥厚而成乳头瘤性增生，表皮突向真皮内延伸并指向损害中轴而呈辐射状。除了陈旧性损害外，棘细胞层浅部及颗粒层都有大空泡性细胞，细胞核呈圆形，染色很深，而核周围细胞质透明而成空泡状。颗粒层的大空泡性细胞几乎没有透明角质颗粒，但其他细胞内颗粒很密。角化过度的角质层内有角化不全的细胞，细胞核比一般的较大、较圆，其中有很多病毒，在电子显微镜下，可见这些角化不全细胞和大空泡性细胞的细胞核内都有很多病毒性颗粒。此外，在电镜下，还可证明表皮细胞内偶见的嗜酸性均匀物是细胞变性的产物而非包涵体。

【治疗】疗法有多种，要根据疣的部位、数目、大小、有无继发性感染及以往治疗等情况选用电干燥法、冷冻疗法、刮除术、光动力治疗、手术切除或腐蚀剂等疗法。寻常疣是表皮的良性赘生物，对人的害处不大，不应因治疗而引起显著瘢痕等不良后果。

寻常疣往往在 2~3 年内自然消失。有时，在 1~2 个损害被消除后，其他可随后消失。

1. 强碱疗法 氢氧化钾及氢氧化钠有很强的腐蚀性，可以将疣销毁。在祖国医学中，将生石灰（氧化钙）和浓碱水（碳酸钠）混合后加入糯米，糯米膨胀透明时捣烂成“水晶膏”，生石灰与浓碱水发生化学反应而产生氢氧化钠，因而有腐蚀作用。

用 30%~40% 的氢氧化钾溶液中加入适量氢氧化钙粉末调拌成稠糊，放入密闭瓶中以免水分蒸发，称为“碱糊”，治疗寻常疣及其他表浅的赘生物常有令人满意的效果。临用时用竹棒尖蘸取。由于此药较稠，可准确地涂在疣表面而不溢流，不久即干燥，疣迅速腐烂而可拨落，数日后痊愈，未见不良后果。涂药量应根据疣的大小及厚度而定，涂药太多时可遗留明显或不明显的瘢痕。如果一次治疗未愈，可再次治疗。此法简便易行，涂药后局部仅有暂时的灼热感而不疼痛，也不易有继发性感染，疣脱落时可用无菌纱布覆盖。

2. 水杨酸疗法 高浓度水杨酸制剂是角质松解剂，可使坚厚的角质松软而易将疣刮除，常被应用的有 40% 水杨酸硬膏或水杨酸火棉胶（水杨酸 4g 加入弹性火棉胶 15g），或火棉胶内再加入乳酸（水杨酸 2g，乳酸 2ml，弹性火棉胶 8g）。较简单的方法是按疣的大小将氧化锌橡皮膏剪孔贴在患处，疣损害露出于孔外，撒敷水杨酸后盖上一片橡皮

手足口病发病过程中甲母质可受到损伤，使部分甲的生长受到抑制，病愈后一个月，随着甲的生长，可见局限性椭圆形甲缺损。目前的教科书及参考书没有记载，文献有散发报道，但没有统一名称，如“手足口病后脱甲”“手足口病脱甲症”“手足口病甲脱落”等。传统的甲脱落是外伤、X 线、严重全身疾病等原因抑制了甲母质的生长使甲根部出现一横向断裂脱落。而本病是局限性甲缺损，因此命名为”甲缺损”较为适宜，与手足口病有关的可称为手足口病后甲缺损。

【病因】本病流行于夏秋季节，一般发生于年幼儿童，可以散发，最易流行于托儿所及幼儿园内。

病原体是小核糖核酸病毒，主要是柯萨奇 A16。此外，被人分离出的还有 A5、A10 等 A 组和 B2、B5、B6 等 B 组柯萨奇病毒。另有人报告肠病毒 E69 或埃可病毒 11(ECHO11)偶然成为病因。

传染途径是由口到口，由粪便到口，也可能通过皮肤进入体内，由粪便、疱液或直肠及咽黏膜可培养及分离出病毒。患者及病毒携带者的咽部分泌物、唾液、疱液及粪便都有传染性，甚至患者及携带者的手及其所摸过的器物可使病毒通过饮食等而传染别人。粪便所污染的饮水常为重要的传染途径，特别是肠病毒的 E71 容易存在于污水中。

90%的患者是 5 岁以内婴幼儿，成人患本病的很少。发病率最高的月份是 4~7 月。有些儿童已有隐性感染而具有免疫力。各种病毒之间没有交叉免疫性，病毒在肠壁内繁殖，潜伏期为 3~7 日，由血流进入皮肤黏膜时可引起有红晕的水疱。

【组织病理】在早期，表皮细胞水肿，棘细胞发生网状变性而形成多房性水疱，表皮深部有气球变性。陈旧的水疱可位于表皮下。水疱底及真皮有炎性浸润，疱壁棘细胞有坏死现象，疱内有坏死碎物。

【鉴别】应鉴别的有足及口病、汗疱疹、多形红斑及疱疹样皮炎，特别要同水痘、疱疹性咽峡炎及疱疹样阿弗他口炎区别。

【防治】在托儿所和幼儿园内，要注意早期隔离可以预防及控制流行。

患者在数日之内痊愈，且病情轻微，一般不需治疗，有时应做对症处理，例如，1%丁卡因溶液涂于口腔黏膜溃疡可使疼痛减轻，体温太高时可服退热药。一旦出现严重肺部和中枢神经系统的并发症应及时转入传染病医院。

足及口病(foot-mouth disease)

足及口病即动物的口蹄疫。口蹄疫是动物的一种严重传染病，在牧区中流行时可使牛、马、猪、羊等动物大批死亡，偶然传染给人而引起症状轻得多的足及口病。

免疫力低弱的人在和病兽及其污染物接触或饮用污染的牛奶、羊奶后可以感染此病，潜伏期是 2~5 日，最多约 10 日。初起时，发热及周身不适，口腔黏膜充血并有干燥及灼热感。2~3 日后，口腔黏膜、鼻黏膜、结膜及连接黏膜的皮肤发生水疱，此时，发热等全身症状开始消退。水疱直径约数厘米，往往增多融合而成大疱，疱液清亮或略混浊，以后化脓或破裂而成浅溃疡。水疱除发生于口鼻黏膜及结膜和皮肤黏膜交界处外，也常出现于手足部位尤其指趾端的掌面及侧面，有时发生于前臂或偶然出现于阴部或乳房等处，水疱出现前常有痒热感。1 周至 1 个月内，本病即自然痊愈。

病原体是鼻病毒(rhinovirus)，容易在牛舌或其他牛组织中培养。

本病症状轻微，患者不会死亡而将自然痊愈。除了保持口腔清洁及防止继发感染外，不需特殊治疗。

疱疹性咽峡炎(herpangina)

体温骤然升高到 38.5~40℃，伴有头痛、喉痛及食欲缺乏、呕吐或腹痛。喉部有丘疱疹或水疱，直径为 1~2cm，呈淡黄白色，周围有红晕，1~2 个到十几或几十个，散布于舌腭弓、扁桃体、腭垂或软腭等处。严重时咽部黏膜有很多损害，往往成群出现并相融合，以后成片糜烂或发展成灰黄色浅溃疡。体温在数日内恢复正常，而咽喉黏膜的损害持续 5~10 日或更久。

本病常于夏秋季节流行，多半发生于儿童，也可发生于成人。病原体是柯萨奇 A 型病毒，可包括柯萨奇 A2、A3、A5、A6、A8 及 A10，可通过喉部抹取物及粪便培养出来，由中和抗体、补体结合试验及血凝集抑制试验等免疫学方法可鉴定各种病毒的类型。病毒可能经饮食或呼吸道而在人与人之间互相传染，或由蝇类传播给人。

除了柯萨奇 A 型病毒引起疱疹性咽峡炎外，柯萨奇 A16 可引起卡波西(Kaposi)水痘样疹，柯萨奇 A4 可引起泛发性水疱，柯萨奇 A9 可引起水疱或风团性皮疹，柯萨奇 B5 也能引起水疱性口炎(vesicular stomatitis）。

柯萨奇病毒疹
（Coxsackie virus eruption）

柯萨奇病毒疹由柯萨奇病毒（CV）所致，它是1948年由美国柯萨奇村暴发脊髓灰质炎而命名。柯萨奇病毒分A、B两组，A组主要使新生鼠产生骨骼肌损害，B组能引起中枢神经系统及内脏损害。与皮肤病有关的常见损害有以下几种：柯萨奇A9、A4、A16、B1、B3、B5。

【症状】

1. 柯萨奇病毒A组病毒疹

（1）柯萨奇病毒A9：是一种常见致病病原体，常伴发脑膜炎及肺部损害，皮疹一般无特异性，可为散在性红斑、斑丘疹、水疱，亦可发生荨麻疹样及紫癜性皮损。初起于面颈部，后逐渐蔓延到躯干、上肢及掌跖。一般持续1周。部分患者高热3～4日，在红斑基础上发生水疱，呈向心性分布。可伴发疱疹性咽峡炎，局部淋巴结肿大。在患者咽喉分泌物、脑脊液、大便及血液中可分离此病毒。

（2）柯萨奇病毒A4：可发生鼻塞、咽炎、流涎等前驱症状，且常有疱疹性咽炎，皮疹类似麻疹样斑疹，主要分布于面部及躯干，但决不见于臀部。此皮疹可发热时或热退后出疹，1～4日消退，但亦可于红斑处发生泛发性淡黄色不透明的水疱，但不侵犯掌跖，需1～2周消退，留有棕褐色色素沉着。

（3）柯萨奇病毒A16：可引起Gianotti-Crosti综合征样皮损，是导致儿童手足口病的重要病原。近年来研究发现，柯萨奇病毒A16也是儿童心肌炎、心肌病的重要病原。

2. 柯萨奇病毒B组病毒疹

（1）柯萨奇病毒Bl：有发热、头痛、无菌性脑膜炎等前驱症状，可发生风疹样、幼儿急疹样斑疹、斑丘疹或水疱性发疹，偶可出现手足口病样症状及疱疹性咽峡炎，多见于儿童。

（2）柯萨奇病毒B2：在发热时可发生斑丘疹、水疱或瘀斑性皮疹，常仅见于腹部。口腔内可发生溃疡。常并发肌肉痛、呼吸道或胃肠道症状。

（3）柯萨奇病毒B3：有发热、头痛、腹泻等前驱症状，亦可有肝脾大，约25%的儿童患者可有发疹，主要表现为斑丘疹、丘疱疹及瘀点，可出现手足口病样皮疹，其他可出现肺炎、心肌炎、肝炎等。在水疱疱液、咽部分泌物及大便中皆可分离出此种病毒，且血清中的中和抗体滴度亦增高。

（4）柯萨奇病毒：B5：亦是一种常见的致病病原体，多见于婴幼儿，常引起脑炎、心肌炎、心包炎、腹膜炎、睾丸炎、疱疹性咽峡炎、肝炎等，颈部及枕部淋巴结肿大，在热退后可有发疹，主要为细小的斑疹及丘疹，初发于面颈，在4～24小时逐渐扩张到躯干及四肢，但掌跖不受。

【诊断】 除根据临床表现外，可采取脑脊液、心包液胸腔积液、疱液、血液做病毒分离，亦可做活检标本、咽拭子直肠拭子、粪便等进行细胞培养，但消化道培养分离的病毒只可作为诊断参考。亦可以乳鼠接种分离鉴定病毒。由于血清型较多，存在一定的困难，早期和恢复期分别进行血清补体结合试验，效价在4倍以上或疾病早期检测到特异性IgM抗体，则有诊断意义。

【治疗】 尚无特效疗法，一般对症处理重症可用干扰素。新生儿心肌炎的进展迅速，应给氧及保持安静，出现心力衰竭时及早采用快速洋地黄疗法。给予适当的抗菌药物以防止继发细菌感染。

埃可病毒疹
（Echovirus exanthema）

埃可病毒（Echo）有31型，可暂时存在于人的消化道内。埃可病毒容易在天热季节由粪便及口分泌液散播而使人感染。患者多半为年幼儿童，病毒可由咽部分泌物、粪便、血液及脑脊液分离出来，在发病最初4日内及以后第2、第3周可以查出血清中有特殊性中和抗体。

埃可病毒疹患者除有皮疹外，还有发热及其他器官损害，全身性症状包括食欲缺乏、恶心、呕吐及腹痛等胃肠障碍，喉痛及咳嗽、结膜炎、无菌性脑膜炎、蛋白尿或血尿等表现。约1/3的患者发生风疹样皮损，先出现于面部及颈中，以后扩展到躯干及四肢，经4～5日后消失。埃可病毒9感染时可出现麻疹样发疹，并在口腔颊黏膜发生类似Koplik斑的白色斑点，但在舌部常发生小水疱或溃疡，有利于和麻疹的鉴别。

波士顿疹病（Boston exanthem）

波士顿疹病最先在美国波士顿流行，由埃可病毒16引起。潜伏期3～8日，初起为发热、头痛、咽喉痛、肌肉疼痛、结膜炎等症状。1～2日后体温下降，皮肤出现稀疏散布的淡红斑及斑丘疹，也可为麻疹样红斑，较重的发生水疱性损害，最常见于胸部及背部。软腭及扁桃体可发生斑丘疹或浅溃疡而像疱疹性咽峡炎。皮疹 2~3 周自然消退。偶可发生无菌性脑膜炎。

副黏液病毒类

麻疹(measles,rubeola)

麻疹是急性传染病之一,一般发生于儿童,多半于春末流行。初起时有发热及流涕等感冒样症状,发热第 4 日时出疹,以后皮疹消退时脱屑并有暂时的色素沉着。

【症状】体温突然或迅速升高,伴有食欲缺乏、周身不适、眼红流泪、畏光、咽部充血、流涕及咳嗽等类似感冒的症状,达 3~5 日。唇内侧及颊部黏膜有白色小点或呈网状而称为 Koplik 斑(图 8-57),周围有红晕,是早期诊断麻疹的重要依据之一。这种麻疹性口腔黏膜斑可迅速增多而弥漫散布于颊黏膜,直到以后皮疹发展到高峰时才消退。

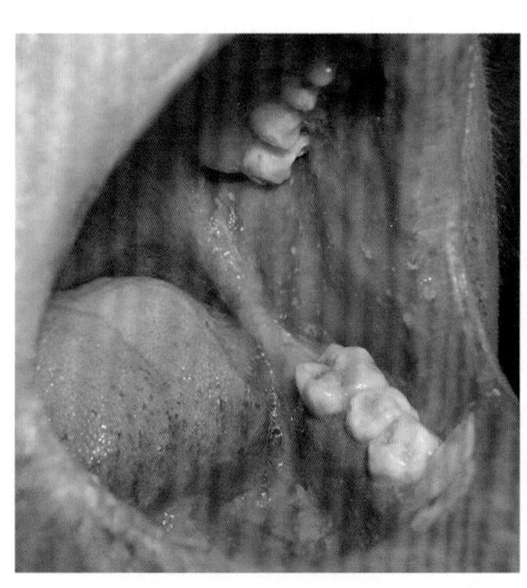

图 8-57　Koplik 斑

皮疹在发热第 4 日出现于耳后及颈部等处,以后扩展到前额及颊部而迅速分布于全身各处。初起皮疹是玫瑰色斑丘疹(图 8-58,图 8-59),以后不断增加,相邻的往往互相融合,颜色也渐加深而呈深红色,严重时出血,黏膜可有瘀点,四肢可有水疱。皮疹完全发展时,体温可高达 40℃,咽部红肿疼痛,舌部乳头肿大鲜红,往往有脾大。皮疹经 1~4 日后,逐渐按发生次序由面部开始消退,热度下降,皮疹消失处脱屑及遗留暂时的色素沉着。

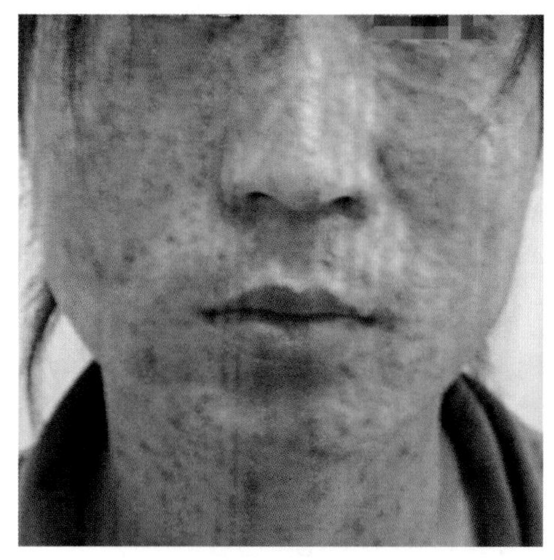

图 8-58　麻疹(一)

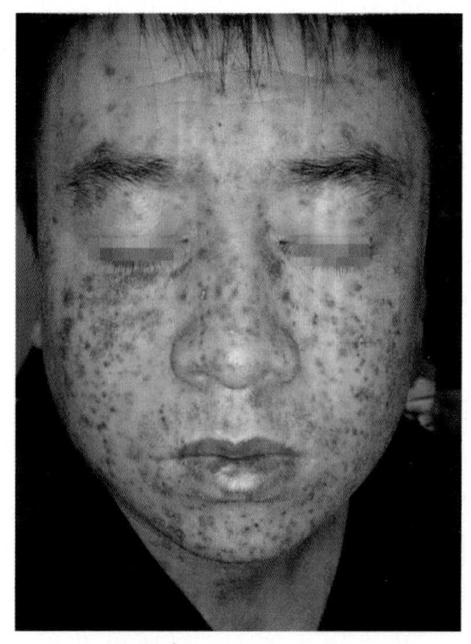

图 8-59　麻疹(二)

并发症包括喉炎、支气管肺炎、中耳炎、肺结核、结膜炎、角膜炎或角膜溃疡、坏疽性皮炎或肾炎等。支气管肺炎等严重并发症可使患儿死亡。

部分患者接种麻疹疫苗若干年后,血中抗体水平下降,再感染麻疹病毒后产生非典型麻疹的临床表现。发病过程和皮损与麻疹相似,腭部可见瘀点,但无 Koplik 斑,称为非典型麻疹样综合征(atypical measles syndrome)。确诊往往需要做血清学检测,如麻疹抗体滴度检测等。一旦确诊隔离与治疗同麻疹。

【病因】麻疹的传染性很强,常在春末流行,通常发生于幼儿及学龄前儿童。病原体是副黏液病毒的一种,存在于病儿的口腔黏膜、鼻黏膜及结膜的分泌物内,分泌物可通过直接接触或媒介物的间接传播而传染其他儿童,直到皮疹已出现 5~7 日时黏膜已无分泌物,才失去传染性,而皮疹及鳞屑都没有传染性。

【防治】麻疹在幼儿园等处儿童群中容易流行,潜伏期为10~14日(8~21日)。患儿应被隔离到出疹5日之后为止。为了增强6个月至12岁易感儿童的免疫力,由皮下注射麻疹减毒活疫苗0.2ml一次,免疫力可维持数年之久。在流行时期应用胎盘球蛋白或丙球蛋白可使儿童被动免疫3~4周,可以暂时预防本病或使发病时症状变轻。

在护理患儿时,要注意室温、患儿营养及眼、鼻、口腔卫生。应注意预防并发症,有继发性感染时须用抗生素。

风疹(rubella,german measles)

风疹是儿童的急性传染病之一,先是上呼吸道有轻度发炎的表现,然后发热,皮肤有淡红色斑丘疹,枕后淋巴结肿大。潜伏期为10~21日。

风疹初起时,患儿流涕、咳嗽及喉痛,也可有食欲缺乏及恶心、呕吐等轻微胃肠道症状,在半日或1~2日内有38~39℃的低热,同时有皮疹出现。皮疹是小于麻疹的淡红色略隆起的斑丘疹,开始出现于面部及颈后,在数小时内迅速增加而广泛分布全身,但不出现于手掌及足底,相邻的皮疹可以融合(图8-60)。耳后及颈部淋巴结肿大是另一临床特征(图8-61)。经过2~4日或更久以后,皮疹消退,不发生鳞屑或是只有细薄的糠状鳞屑,少数患者在第4~5日继发暂时的色素性斑点。

在发作期间,血液中白细胞总数减少,而淋巴细胞增多。并发症不常见,有的患儿发生支气管炎、支气管肺炎、中耳炎、扁桃体炎或痉挛性哮喘,偶然在皮疹后发生轻微的肾炎或脑炎,以后几乎皆能痊愈。

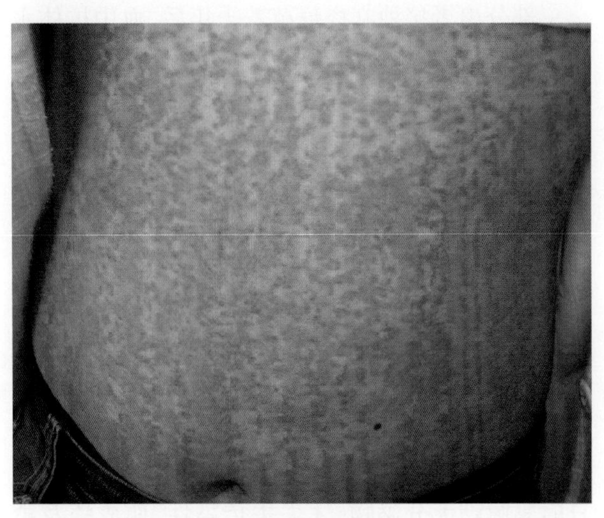

图8-60 风疹

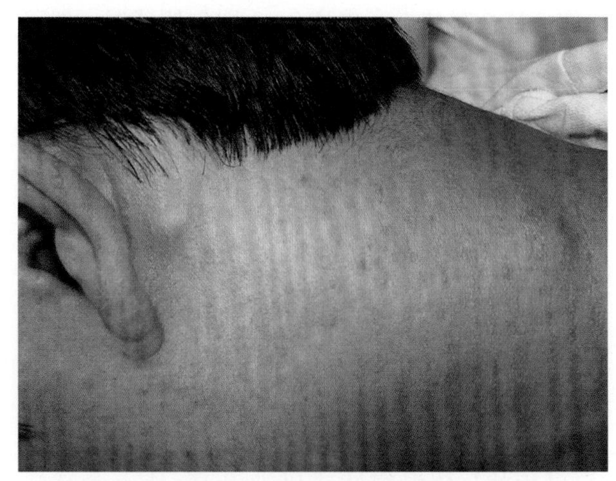

图8-61 风疹肿大的淋巴结

先天性风疹综合征
(congenital rubella syndrome)

先天性风疹综合征是胎儿受风疹病毒感染后发生多种先天性异常。在妊娠初期3个月内,妊娠妇女感染风疹病毒可干扰胎儿的发育,新生儿在出生时可发生先天性白内障、心脏房间隔缺损、耳聋、青光眼及其他内脏异常。皮肤可有血小板减少性紫癜,鼻翼、前额及颊部可有色素沉着,皮脂溢出或粉刺,面部及四肢可有网状红斑或风疹块。为了避免生出畸形胎儿,妊娠妇女在妊娠第3个月内患风疹时应该接受人工流产术。

风疹的病原体是一种直径120~280nm的较大的RNA病毒,一般认为属于副黏液病毒类,可由口、鼻黏膜及眼部分泌物直接传染别人,0.5~5岁的婴幼儿特别容易感染,往往在冬季及春季流行,病愈后有终身免疫性。

虫媒病毒类

流行性出血热
(epidemic hemorrhagic fever)

流行性出血热是野生啮齿动物所传播的一种病毒性疾病,常于冬季流行于林区、山区、草地或沼泽地区,主要侵犯青壮年。潜伏期为5日至6周,平均为2周。我国农业区、野外、林区和居民区中流行性出血热的主要传染源为黑线姬鼠、大林姬鼠和褐家鼠,我国东北尤其林区是本病的主要流行区。

头痛、食欲缺乏及周身无力是本病常有的前驱症状。体温骤然升高至40℃左右，可持续5～6天之久。面部、颈部、肩部及胸部皮肤发红，瘀点及瘀斑出现于口腔黏膜及结膜，以后可依次发生于腋部、胸背、颈部及上肢等处。伴有恶心、呕吐及腹泻等消化道症状，头痛、腰痛及眼眶疼痛，球结膜及眼睑水肿，心情烦躁或谵语，血压降低，先是尿少，以后尿多。3～4周后患者才痊愈，5%～10%的患者因出血、肾衰竭或继发性感染而死亡。

阿司匹林等退热药禁用或慎用，以防体温骤然下降及大量出汗而引起休克，体温太高时可施行物理治疗。糖皮质激素、环磷酰胺的应用可能降低病死率。

登革热(dengue fever)

在夏末秋初，登革热流行于气候温热的热带及亚热带，病毒由蚊传播，儿童最易感染，潜伏期为2～15日。

初起时，体温骤然升到39℃左右，皮肤在开始发热后24～48小时内弥漫潮红，常有剧烈肌痛及关节痛和恶心、呕吐等胃肠症状。发热3～4日后缓解，1～2日又再发热而成双峰热。在发热第4日时，面部、四肢及躯干发生麻疹样或猩红热样红斑，经过1～5日后消退而脱屑，体温也恢复正常。

登革出血热
(dengue hemorrhagic fever)

登革出血热是由登革热病毒感染引起的剧烈反应，最易发生于儿童，除了有登革热症状外，前额及四肢等处发生斑丘疹、瘀点及瘀斑，口唇及四肢发绀，血液浓缩，血浆蛋白降低，血小板减少，出血及凝血时间延长，患者可发生休克，甚至死亡。

白蛉热(sandfly fever)

巴浦白蛉(phlebotomus papatasii)的雌蛉将直径仅25nm的一种虫媒病毒传播给人而引起白蛉热，曾经流行于我国、苏联、印度及地中海地区。

白蛉叮蜇人的皮肤后不久，发痒的小丘疹出现于叮蜇处，约经10日，患者发热、头痛、周身不适、结膜充血、食欲缺乏及恶心或突然腹痛，颈部僵直，面部及颈部发生猩红热样皮疹，以后多次发热，终于自然痊愈。

西尼罗河热(West Nile fever)

西尼罗河热以库蚊为媒介而流行于夏秋季节，主要发生于中东，尤其以色列、埃及、加沙地区，除有发热等全身症状外，皮肤有斑丘疹，浅部淋巴结肿大。

拉沙热(Lassa fever)

流行于利比亚、尼日利亚及西非洲等地区，除有发热等全身症状外，皮肤有瘀点，咽部有白色小点，眼有结膜炎，颈淋巴结肿大。

马尔堡病毒病
(Marburg virus disease)

马尔堡病毒病又称为绿猴病，传染源是非洲绿猴。皮损是泛发性红斑及可相融合的出血性丘疹，伴有内脏及黏膜损害，病原体是马尔堡病毒(Marburg virus)。在扎伊尔及苏丹等处，埃博拉病毒(Ebola virus)引起与马堡病毒病症状相同的疾病，两者都被称为非洲出血热(African hemorrhagic fever)。

埃博拉出血热
(Ebola hemorrhagic fever)

埃博拉出血热是由埃博拉病毒(Ebola virus)引起的急性传染病，至今为止仅在非洲少数国家发生过数起暴发流行。该病病死率很高，危害很大，故应引起我国医务人员的注意。

【症状】本病的潜伏期为2～21日，但多在7～14日。患者突然出现发热、寒战、头痛、肌痛、疲乏与食欲减退。随着疾病进展，出现呕吐、腹泻、排血样便。可有腹痛、胸痛、咽痛。发病数日后可出现斑丘疹样皮疹。患者出现凝血障碍，注射部位可出血不止，皮肤、胃肠道及其他内脏亦可出血。严重出血可导致休克及死亡。

【病因】本病的病原体是埃博拉病毒，该病毒属于线状病毒科(Filoviradae)，是一种负链RNA病毒，在电子显微镜下呈细丝状。该病毒于1976年被发现，并以首次检测到该病毒的地点，非洲扎伊尔一条河的名称命名的。其毒粒含有7种结构蛋白，包括依赖RNA的RNA聚合酶、一个单一的大分子糖蛋白、两种核蛋白、一种基质蛋白和一种与囊膜相关的蛋白质等。对此病毒基因组第六基因的序列分析表明，其基因排列与杆状病毒和副黏病毒相似，与马堡病毒十分相似。埃博拉病毒虽在形态与结构上与同一属的马尔堡病毒很相似，但在抗原性上无相关性，亦无交叉性血清学反应。埃博拉病毒和马尔堡病毒被分类为生物安全性四级(BSL-

4)病原体和甲类因子范畴,因此,应当有针对这些病毒的防范措施,即使在无这些病存在的地区也要有所准备,并应当开发诊断、疫苗和治疗的方法。

【流行病学】 到目前为止,传染源只有患本病的患者,而且是在疾病极期的患者。已受该病毒感染但无活动性疾病表现的患者传播本病的可能性不大。本病病原体在自然界中的来源尚不清楚。研究人员曾对取自流行区及其周围的多种动物数千份标本进行测试,但未发现动物宿主。但已证实,猴类和猩猩对本病亦易感,因此这类动物感染此病毒后有可能成为本病的传染源。家畜能受埃博拉病毒感染的情况并不很清楚。犬(狗)和猪是已知能感染埃博拉病毒的家畜。在该病流行时犬(狗)的感染率可达30%。猪和猕猴可实验性地引起埃博拉病毒感染,但这些动物在自然感染中所起的作用尚不清楚。狐蝠(fruit bat)已被考虑是埃博拉病毒的天然宿主之一。

本病的传播方式主要是密切接触。在以往的暴发流行中曾频繁发生与此病的重患者密切接触的医务人员和家属发生本病的情况。此外,将给本病患者用过的注射器(未经彻底消毒)用于其他患者,也曾引起本病的传播。本病病原体可能存在于恢复期患者的生殖道分泌物中,因此该病毒也可通过性接触传播。

本病已发生过4次暴发流行。最初两次都发生于1976年,分别在扎伊尔(刚果民主共和国)和苏丹东部发生。当时发患者数达550余人,死亡340人。第3次流行于1979年在苏丹发生,规模较小,34人患病,死亡22人。第4次暴发流行是在1995年4月在扎伊尔(刚果民主共和国)的Kikwit市发生的。一例患者接受外科手术,其后手术组的人员出现病毒性出血热的症状。此后于1996年在非洲的象牙海岸、利比亚、加蓬和南非先后暴发本病。加蓬北部出现24例患者,17例死亡。1996年10月再次发生流行,17例出血热患者中10例死亡。该病在人类中的暴发与接触大猩猩相关。但在没有或罕见非人类灵长类动物的地区,如刚果民主共和国、乌干达以及苏丹的一些地区,在2004年,捕猎和进食狐蝠可能引起了埃博拉病毒对人类的最初传播。2012年11月乌干达报告,新发生埃博拉出血热患者7例,其中6例确诊,1例疑似,4例死亡。同年10月,刚果民主共和国报告52例埃博拉出血热患者,其中35例确诊,17例疑似,15例死亡。2013—2015年,西非暴发了历史上最大规模的埃博拉疫情。据世界卫生组织统计,此次疫情直接导致超过28 000人感染,超过11 000人死亡,引起了国际社会的广泛关注。

【实验室检查】 对埃博拉病毒尚无有效的抗病毒药物。要对该病毒野生型毒株进行抗病毒药物筛查,其生长比较缓慢。为解决这一问题,我国研究人员利用基因工程手段,制备了包装报告蛋白荧光素酶的埃博拉病毒样颗粒。这种病毒样颗粒无传染性,但具有类似于天然埃博拉病毒的丝状结构,能够在体外模拟埃博拉病毒入侵细胞,并将所携带的荧光素酶传递进入靶细胞中,与底物作用后产生可直接检测的荧光信号。这一病毒进入细胞的时间短,感染后仅2小时就可表达出病毒蛋白质。进一步开发出的基于化学发光的检测,允许在48小时内完成高度敏感的滴度测定。用这类方法可以较快速地测定中和抗体和小干扰核糖核酸。

【诊断】 本病的临床表现与其他病毒性出血热相似,确定诊断须靠病原学或血清学诊断。用实验室方法从患者或可疑受感染者血液或其他临床标本中检测出埃博拉病毒的抗原、抗体或核酸或用病毒分离方法分离出此病毒即可诊断。但因本病传染性强,做诊断检测的实验室必须具备严格的防护设施。目前,在非洲疫区使用的实验室检查方法有检测特异性IgM和IgG抗体的ELISA和Western印迹试验。也有研究者用反转录PCR方法检测该病毒的RNA。

【治疗】 虽然体外实验和动物体内实验均表明,一些腺苷类似物对此病毒的复制有强的抑制作用,但目前对本病尚无特异性治疗方法。因此,对本病应采用全面对症、支持疗法。对患者必须进行严格的隔离。隔离的方法称为"屏障技术"(barrier technique)。其内容包括:①医护人员在检查治疗患者时必须穿、戴隔离衣、口罩、手套和护目镜;②严格限制探视患者;③可丢弃用品在使用之后应焚毁处理;④一切重复使用的用品在用前须消毒处理;⑤因为本病病原体易被消毒剂破坏,所有的硬质表面(如桌面、地板等)均应用消毒剂擦拭清洁。

对患者的一切治疗护理均应尽可能地避免创伤性操作。对患者要谨慎地保持液体供给,做到既保证供给,又避免心肌损伤或影响肺血管的通透性。可补充凝血因子和血小板。只有当存在弥散性血管内凝血(DIC)的实验室证据并且有足够的血液学检查、心电监测支持时才应考虑用肝素或其他针对DIC的疗法。

其他病毒类

传染性红斑(erythema infectiosum)

传染性红斑又称为第五病(fifth disease)、"拍红性面颊"病(slapped cheek disease)。通常流行于春季,常见于4~12岁的儿童,但只零星发生,潜伏期可能6~14日。

【症状】两侧颊部有边界清楚的玫瑰色红斑,而唇部附近的皮肤正常,一般不伴有全身症状,或是只有38~39℃的低热及咽痛,结膜及咽部黏膜可轻度充血。

两侧颊部的红斑略微肿胀而易误认为丹毒,红斑附近可有零星散布的红色斑点(图8-62),在1~2日内,躯干及四肢往往发生点状、麻疹样、猩红热样或荨麻疹样红斑。经过6~8日后,皮疹按出疹次序依次消退,面部红斑先消失,以后其他部位的红斑往往由皮损中央开始消退而呈环形或弧形。皮疹消失后,不遗留鳞屑或色素性变化。

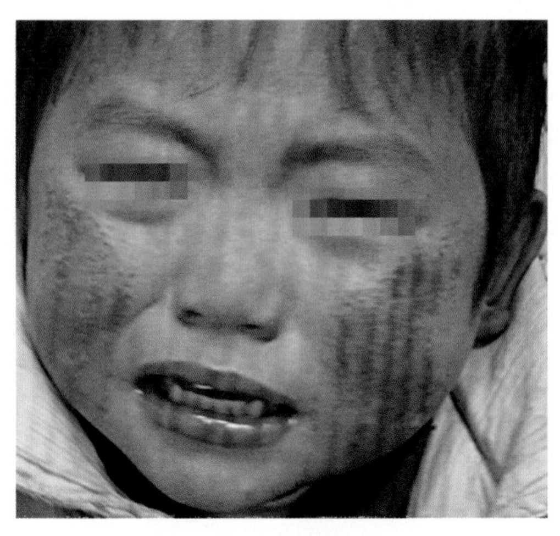

图8-62 传染性红斑

10%的传染性红斑患者发生关节痛或关节炎,往往累及手部的小关节以及腕、膝和踝,绝大部分是自限性的。与病毒B19感染有关的关节病变更常见于成年人,尤其是妇女,急性感染中可能发生的比例高达30%~60%。

贫血和网状细胞减少在正常个体中往往微不足道,但在有危险的个体可能会造成暂时性再生障碍性危象或全血细胞减少症。

【实验室检查】血液中白细胞总数正常或略减少,淋巴细胞及嗜酸性粒细胞的百分数往往较高。

【病因】人类微小病毒B19(病毒B19)为已知的只感染人类的细小病毒,1975年Yvonne Cossart和他的同事在对血液样本筛选乙型肝炎病毒时意外发现了细小病毒。这种小型的单链DNA病毒根据发现时在血清板中的位置(19号,第二排)命名,于1983年被确定为传染性红斑病因。

病毒B19对红系祖细胞有很强的趋向性,研究证实红细胞中的"P抗原"(红细胞糖苷脂)是病毒结合的细胞受体。经过最初的呼吸道感染后,发生病毒B19血症,当出现抗病毒B19的IgM抗体时病毒血症结束(接种后8~10日)。在病毒血症期间,可产生网状细胞减少,持续7~10日。IgM抗体产生1周后,抗病毒B19的lgG抗体产生,与此此同时出现皮疹和关节痛。

【治疗】对于病毒B19的感染没有特定的抗病毒治疗。传染性红斑儿童患者通常感觉良好且往往不需要治疗。如果有关节病变的症状,非甾体抗炎药可用。

丘疹紫癜性"手套和袜套"样综合征(papular purpuri gloves and socks syndrome)

丘疹紫癜性"手套和袜套"样综合征由Harms等于1990年首先报告,特征为手足轻度水肿性红斑、紫癜,呈手套和袜套样分布。与细小病毒B19感染有关,近来有报告还与其他病毒感染有关,如人类疱疹病毒6(HHV-6)和柯萨奇病毒B6。

【症状】本症好发于儿童和青年人,发病前可有低热,全身症状不明显,经2~4日后出疹。皮损为双侧手足弥漫性潮红,轻度肿胀,皮损中散发针头大小紫癜,可扩展至腕及踝部,呈手套和袜套样分布,边缘不十分清楚,散发小的红斑和扁平水肿性丘疹。少数患者四肢内侧可有散发皮疹。多数患者口腔黏膜可有小的红斑或瘀点,淋巴结可肿大。经1周左右红斑消退,有细小糠状脱屑。

本病可有轻度瘙痒,无任何自觉症状。著者见到的一例儿童除皮损外,口腔腭部有小的瘀点,白细胞略低,仅诉皮损处有胀感。

【治疗】本病不需特殊治疗,如有症状可对症治疗,也可服用广谱抗病毒药。

儿童丘疹性肢端皮炎(papular acrodermatitis of childhood)

儿童丘疹性肢端皮炎,也称为加诺提-克罗斯蒂综合征(Gianotti-Crosti syndrome),是由 Gianotti 和 Crosti 于 1955 年先报道的。表现为红斑丘疹或斑丘疹对称分布于幼儿的四肢,也可出现于面部及臀部,浅部淋巴结肿大,同时有非黄疸性肝炎。

【症状】 很多的红色或褐红色扁平丘疹迅速出现而对称分布于四肢,特别多见于四肢伸面及远侧端,有时也出现于面部及臀部,但罕见于股部或腘部。丘疹为针头至绿豆大,一般不融合,没有明显的自觉症状,有时丘疹间有一些苔藓样及紫癜性损害,在本病早期常有类似银屑病的同形反应,新损害可相继出现而呈线形(图 8-63)。在数日内,皮损停止发展,经 15~20 日后,皮损自然消退,以后不复发。

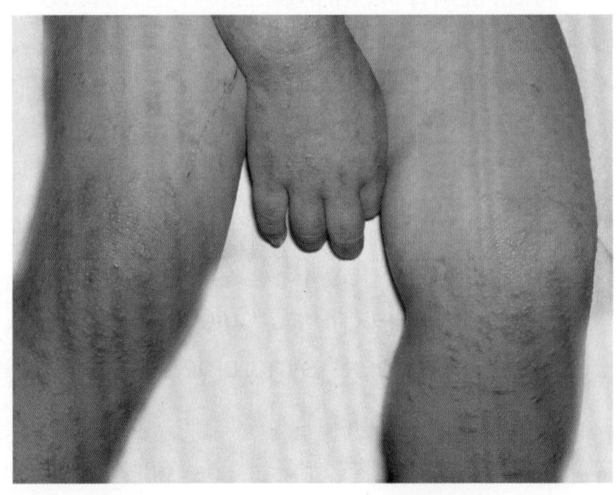

图 8-63 儿童丘疹性肢端皮炎

一般患者没有发热等全身症状或只有周身不适感。浅部淋巴结,尤其腹股沟及腋部淋巴结往往轻度或中度肿大,可被推动而无压痛,经 2~3 周后,或与皮疹同时发生,有时在皮损消退时才有,肝脏轻微肿大而无明显压痛,也不伴有黄疸,仅少数年龄较大的患儿在皮疹出现 20 多天后有轻度黄疸,有时出现暂时性脾大而可触及。经过 1~2 个月或更久以后,增高的转氨酶、醛缩酶及碱性磷酸酶等恢复正常,少数患儿的肝炎可持续数月,甚至数年之久。

【实验室检查】 患者可轻度贫血,外周血液中血红蛋白低于正常,白细胞总数正常或略有增减,而单核细胞往往增加,可达 20%。α_2 及 β 球蛋白都常增高,凝血酶无活动度为 50%~90%,血小板数及红细胞沉降率都正常。

血清酶如转氨酶、醛缩酶及碱性磷酸酶水平都增高,1~2 个月后开始下降,也有的经年累月也不能恢复正常。由于患者一般没有黄疸,血清胆红素往往不增加。

在出现皮疹数日后,可检测血清中所含的乙型肝炎病毒表面抗原(surface antigen of hepatitis B virus,HBsAg)。血清中 HBsAg 在 3 个月内转为阴性,也有的在 1 年以后仍为阳性,转氨酶虽已恢复正常,仍可查出 HBsAg。

【病因】 20 世纪 70 年代在一些患者中发现其与乙型肝炎病毒有潜在关系。随后的报告表明,Gianotti-Crosti 综合征可与多种病毒有关(表 8-1)。致病因子中乙型肝炎病毒和 EB 病毒报道得最多,在美国迄今为止 EB 病毒是该病最常见的原因。虽然 Gianotti-Crosti 综合征中的发病机制并不清楚,有些提示表明某些感染后的免疫失衡可能提高发生皮疹的风险。

表 8-1 已报道的与 Gianotti-Crosti 综合征有关的潜在病因

病毒性	非病毒性	疫苗
乙型肝炎病毒*	A 组 β-溶血性链球菌	脊髓灰质炎
EB 病毒$^{\Delta}$	肺炎支原体	白喉-百日咳-破伤风(DPT)
甲型和丙型肝炎病毒	巴尔通体	麻疹-腮腺炎-风疹(MMR)
巨细胞病毒		乙型肝炎
柯萨奇病毒		流行性感冒
呼吸道合胞病毒		
腺病毒		
副流感病毒		
轮状病毒		
细小病毒 B19		
腮腺炎病毒		
人类疱疹病毒 6		
人类免疫缺陷病毒		

注:* 欧洲最常的病因;$^{\Delta}$ 美国最常见的病因

【组织病理】真皮浅部有淋巴细胞、单核细胞及组织细胞浸润，主要在毛细血管周围，毛细管壁有内皮细胞增生。

淋巴结的生发中心正常或略明显，和正常体液免疫时的表现相同，但滤泡间微静脉增多，上皮样细胞增生，一些淋巴细胞有丝核分裂，提示细胞免疫系统的活动性加强。

【治疗】本病预后良好，皮疹消失后将不复发。皮疹不引起自觉症状，一般经2~3周后即消退而不需治疗。

幼年性丘疹性皮炎
(juvenile papular dermatitis)

幼年性丘疹性皮炎，独立的苔藓样小丘疹发生于数岁儿童的四肢，通常出现于手部及前臂，有时对称发生于小腿及股部，偶见于臀部及躯干，在2~3周内由少而多，不伴有全身症状，一般经1~2个月即可痊愈。病因不明，有人认为某种感染所致，但未发现任何微生物，组织变化为非特殊性炎症。

本病的临床表现虽像加诺提-克罗斯蒂(Gianotti-Crosti)综合征，但为不同的疾病。

Gianotti 提出儿童有一种原因未定的丘疹性肢端皮炎，临床可分为三型：A型皮损是对称分布而不融合的玫瑰色半球形小丘疹；B型丘疹发痒并可融合成片；C型是隆起红斑及不痒的密集丘疹而像多形性红斑。可有紫癜性皮损，病程较久。本病不应和摩擦性苔藓样疹相混。

病毒疹(viral exanthemata)

引起病毒疹的病毒有多种，有些病毒可引起典型的临床表现，如麻疹、风疹、水痘等。也有一些疾病是以病毒命名的，如柯萨奇病毒疹、埃可病毒疹等，这些疾病早期很难做出诊断，确诊往往需要病毒的分离或在疾病的恢复期查血清抗体或补体结合试验。还有一些病毒引起的是非特异性斑丘疹，这就给临床诊断带来困难。这些发疹可能是病毒引起的原发性皮肤损害，但大多数情况下是由于病毒感染引起的一种发生在皮肤的免疫反应。这些疾病通过病毒培养、免疫学试验、PCR或DNA杂交，有可能检测到引起皮疹的病毒，但有时可为阴性，如"非典型麻疹综合征"。由于其烦琐的检测过程常受条件所限，即使检测条件充足，待结果出现时，往往大部分患者已自愈。因此，研究者认为在排除药疹的可能性时，应建立病毒疹的诊断或为暂时性诊断。

【症状】大部分病毒疹均有前驱症状，可有不同程度的发热、咽痛、乏力等，而后出现均匀对称非典型斑丘疹，可有麻疹或风疹样皮损，也可有小的丘疱疹或瘀点(图8-64，图8-65)，一般不痒。咽部或上腭可见针尖大小的瘀点(图8-66)。白细胞计数常低于正常值。

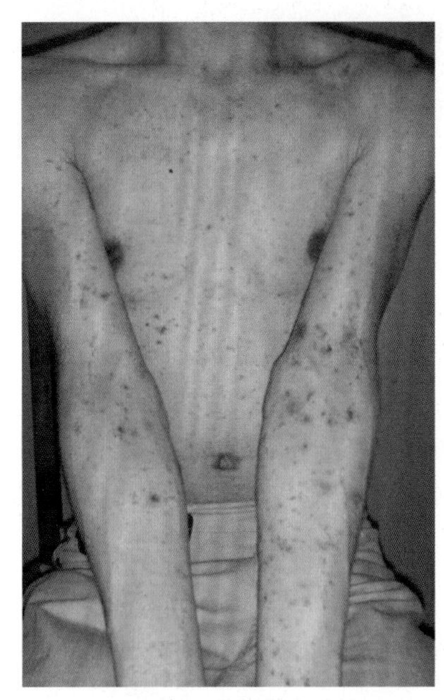

图8-64　病毒疹(一)

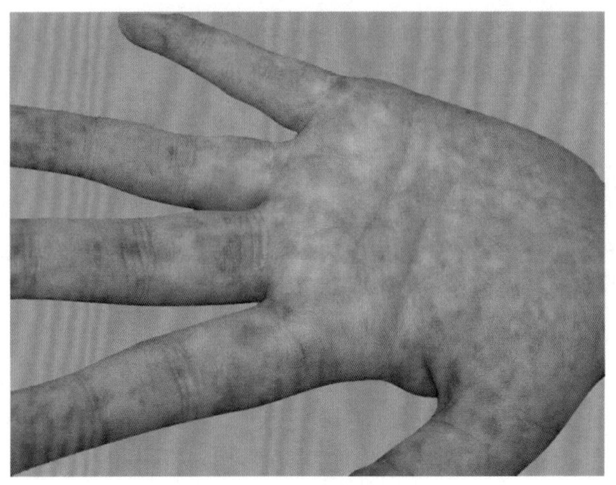

图8-65　病毒疹(二)

【鉴别】诊断病毒疹首先应排除麻疹、风疹、猩红热、幼儿急疹等传染性疾病，最大的问题是排除药疹，与药疹的鉴别是药疹的皮疹分布主要呈相对对称性，通常一侧偏重，皮疹较密，另一侧偏轻，皮疹呈疏密相间状态，即在某局部可见稀疏皮疹与密集皮疹交互存在，随处可见而病毒感染性发疹多

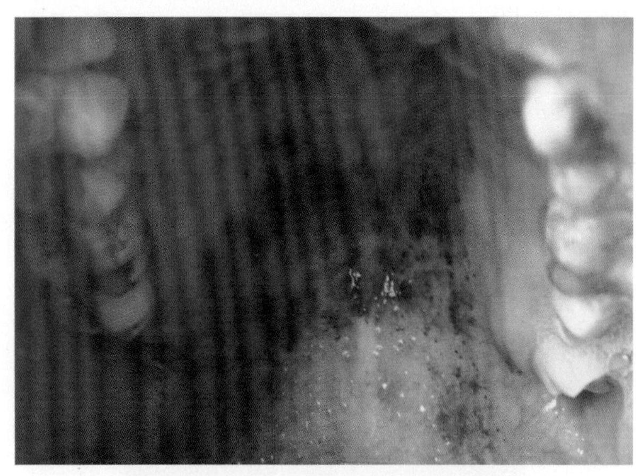

图 8-66 病毒疹上腭瘀点

绝对对称，在同一部位上的分布比较均匀，即使能见到疏密不均现象也有一定规律可循，如近心端密集而远心端稀疏或与此相反，而位置相对固定。更重要的是，绝大部分的药疹均有不同程度的瘙痒，白细胞往往升高。尽管如此临床上有时很难鉴别。特别是对儿童在难以鉴别时应考虑到药疹的可能性。

获得性免疫缺陷综合征 (acquired immunodeficiency syndrome，AIDS)

艾滋病是获得性免疫缺陷综合征的简称，是由人类免疫缺陷病毒(human immunodeficiency virus，HIV)引起的一种性传播疾病。HIV 主要侵犯辅助 T 淋巴细胞，引起人细胞免疫严重受损，继而发生条件致病菌感染、恶性肿瘤等，死亡率极高。本病于 1981 年在美国首先被发现以来，现已在世界各地流行，其传播速度快，病死率高，且目前尚无治愈该病的方法。

【症状】从初始感染 HIV 到终末期是一个较为漫长复杂的过程，在这一过程的不同阶段，与 HIV 相关的临床表现多种多样。参照 2001 年制定的《HIV/AIDS 诊断标准及处理原则》[中华人民共和国国家标准(试行)]，将艾滋病的全过程分为急性期、无症状期和艾滋病期。

1. **急性期** 通常发生在初次感染 HIV 后 2～4 周，部分感染者出现 HIV 病毒血症和免疫系统急性损伤所产生的临床症状。大多数患者临床症状轻微，持续 1～3 周后缓解。临床表现以发热最为常见，可伴有咽痛、盗汗、恶心、呕吐、腹泻、皮疹、关节痛、淋巴结肿大及神经系统症状。

此期在血液中可检出 HIV RNA 和 P24 抗原，HIV 抗体则在感染后数周才出现。$CD4^+$T 淋巴细胞计数一过性减少，同时 CD4/CD8 比值亦可倒置。部分患者可有轻度白细胞和血小板减少或肝功能异常。

2. **无症状期** 可从急性期进入此期，或无明显的急性期症状而直接进入此期。

此期持续时间一般为 6～8 年。其时间长短与感染病毒的数量、型别，感染途径，机体免疫状况的个体差异，营养条件及生活习惯等因素有关。在无症状期，由于 HIV 在感染者体内不断复制，免疫系统受损，$CD4^+$T 淋巴细胞计数逐渐下降，同时具有传染性。

3. **艾滋病期** 为感染 HIV 后的最终阶段。患者 $CD4^+$T 淋巴细胞计数明显下降，多小于 200/ml，HIV 血浆病毒载量明显升高。此期主要临床表现为 HIV 相关症状、各种机会性感染及肿瘤。

HIV 相关症状：主要表现为持续 1 个月以上的发热、盗汗、腹泻，体重减轻 10%以上。部分患者表现为神经精神症状，如记忆力减退、精神淡漠、性格改变、头痛、癫痫及痴呆等。另外，还可出现持续性全身性淋巴结肿大，其特点为：①除腹股沟以外有两个或两个以上部位的淋巴结肿大；②淋巴结直径≥1cm，无压痛，无粘连；③持续时间 3 个月以上。合并有口腔念珠菌感染、肺孢子菌肺炎、巨细胞病毒感染、弓形体病、隐球菌脑膜炎、进展迅速的肺结核、皮肤 Kaposi 肉瘤、淋巴瘤等。

【病因与发病机制】HIV 是 AIDS 的病原体。HIV 属于 RNA 反转录病毒，典型的病毒颗粒呈球形，直径为 100～140nm。病毒核心包括两条单股 RNA 链、核心结构蛋白和病毒复制所必需的酶类，含有反转录酶(RT，P51/P66)，整合酶(INT，P32)和蛋白酶(PI，P10)。核心外面为病毒衣壳蛋白(P24，P17)。病毒的最外层为包膜，其中嵌有外膜糖蛋白 gp120 和跨膜糖蛋白 gp41。

HIV 基因组全长约 9.2kb，含有 *gag*、*pol*、*env* 3 个结构基因、2 个调节基因(*tat* 反式激活因子、*rev* 毒粒蛋白表达调节子)和 4 个辅助基因。

HIV 可分为 HIV-1 和 HIV-2 两种血清型，其中 HIV-1 是艾滋病的主要流行型，HIV-2 主要在非洲的少数国家呈局限性流行。HIV 对外界抵抗力较弱，离开人体后不易存活。对热敏感，60℃以上可迅速被杀死，56℃ 30 分钟灭活。许多化学物质都可以使 HIV 迅速灭活、丙酮、0.2%次氯酸钠、50%

乙醇、0.1%漂白粉、2%戊二醛及4%甲醛液等处理5分钟即可灭活，但是对紫外线不敏感。

HIV是一种变异性很强的病毒，各基因的变异程度不同，*env*基因变异率最高。HIV发生变异的主要原因包括反转录酶无校正功能导致的随机变异，宿主的免疫选择压力，病毒DNA与宿主DNA之间的基因重组，以及药物选择压力。不规范的抗病毒治疗是导致耐药性的重要原因。

在感染初期，病毒与$CD4^+$T淋巴细胞、单核巨噬细胞和树突状细胞相结合，构象变化导致病毒包膜与细胞质膜融合。随后，病毒脱掉外壳，病毒颗粒内化。RNA基因组被释放入细胞质，在反转录酶的作用下，HIV RNA被反转录为DNA。DNA被整合到宿主DNA中，并可以作为细胞的基因被表达。结果，这些病毒DNA又被转录为RNA，其中一些成为新的病毒颗粒基因组，一些被转化成病毒蛋白质，后者在蛋白酶作用下切割成片断，并组装成病毒的各个结构组分。完整病毒不断复制，平均每日可产生10亿个HIV病毒颗粒。

HIV侵入人体血液后，可以攻击多种细胞，包括淋巴细胞、巨噬细胞、朗格汉斯细胞及中枢神经系统中的细胞。但HIV对淋巴细胞有特殊的趋向性，其主要的靶细胞是表面有$CD4^+$受体的辅助T淋巴细胞及其前体细胞。当HIV在宿主细胞中大量复制，导致宿主$CD4^+$T淋巴细胞功能损害和大量死亡，随着体内病毒复制量的增加，$CD4^+$T淋巴细胞计数呈进行性或不规则地下降。当$CD4^+$T淋巴细胞计数低于0.2×10^9/L(<正常低限的50%)时，患者的免疫功能遭到严重破坏，导致免疫缺陷，使各种条件性感染和继发性恶性肿瘤的发生率急剧增加，引起相应的临床表现。

HIV进入人体后，在24~48小时内到达局部淋巴结，约5日在外周血中可以检测到病毒成分。继而产生病毒血症，导致急性感染，以$CD4^+$T淋巴细胞数量短期内一过性迅速减少为特点，大多数感染者未经特殊治疗，$CD4^+$T淋巴细胞数可自行恢复至正常水平或接近正常水平。由于机体的免疫系统不能完全清除病毒，形成慢性感染，包括无症状感染期和有症状感染期。无症状感染期持续时间变化较大(数月至十数年不等)，平均约8年，表现为$CD4^+$T淋巴细胞数量持续缓慢减少(多在800~350/ml)；进入有症状期后$CD4^+$T淋巴细胞再次较快速地减少，多数感染者$CD4^+$T淋巴细胞数在350/ml以下，部分晚期患者甚至降至200/ml以下，并快速减少。

HIV引起的免疫异常除了$CD4^+$T淋巴细胞数量的减少，还包括$CD4^+$T淋巴细胞功能障碍和异常免疫激活。在临床上可表现为典型进展者、快速进展者和长期不进展者三种转归。影响HIV感染临床转归的主要因素有病毒、宿主免疫和遗传背景等。

人体通过特异性免疫和非特异性免疫反应对抗HIV的感染，以特异性免疫反应为主。HIV进入人体后2~12周，人体即产生针对HIV蛋白的各种特异性抗体，其中仅中和性抗体具有抗病毒作用。特异性细胞免疫主要有特异性$CD4^+$T淋巴细胞免疫反应和特异性细胞毒性T淋巴细胞反应(CTL)。

经抗病毒治疗后，HIV所引起的免疫异常改变能恢复至正常或接近正常水平，即免疫功能重建，包括$CD4^+$T淋巴细胞数量和功能的恢复。

【流行病学】 近20年来，艾滋病在国际上的流行是惊人的。联合国艾滋病联合规划署于2012年11月发表的《2012全球艾滋病疫情年度报告》指出，2011年，全球艾滋病毒感染者仍有3 400万人，其中新增感染者为250万，另有170万人死于与艾滋病有关的疾病。此外，还有680万感染者无法及时得到医治，所以艾滋病防治形势依然严峻。

我国自1985年发现第1例艾滋病以来，其发病率和死亡率逐年持续增加。截至2018年1月31日，全国报告现存活艾滋病病毒HIV感染者/AIDS 769 175例，报告死亡241 519例。现存活HIV感染者445 716例，AIDS患者323 459例。

目前我国艾滋病流行呈现五大特点：第一，全国艾滋病疫情依然呈低流行态势，但部分地区疫情严重；第二，HIV感染者和AIDS患者数量继续增加，但新发感染人数保持在较低水平；第三，既往HIV感染者陆续进入发病期，AIDS发病和死亡增加；第四，传播途径以性传播为主，所占比例继续增高；第五，感染人群多样化，流行形势复杂化。

【传染源与传播途径】

1. 传染源 直接传染源是艾滋病患者及HIV感染者。目前已知从艾滋病患者的血液、精液、阴道分泌物、宫颈黏液、唾液、眼泪、脑脊液、肺泡液、乳汁、羊水和尿液中都分离出HIV。但流行病学只证明血液和精液有传播作用，乳汁也可使婴儿受感染。

2. 传播途径

(1) 性接触传播：是AIDS的主要传播途径，

包括同性与异性之间的性接触，尤其是同性恋患者感染的几率更大。目前，国外性接触传播的患者占3/4，在我国约为1/2。

（2）血液传播：包括：①输了污染 HIV 的血液、血液成分或血液制品；②与静脉药瘾者共用污染 HIV 的针头、注射器；③移植或接受 HIV 感染者的器官、组织或精液；④医疗器具消毒不严等。目前在我国少数地区经血液传播是主要的传播途径。

（3）母婴传播：也称围生期传播，即感染 HIV 的母亲通过胎盘、产道、产后母乳哺养时传染给新生儿。母婴传播几率为 15%～30%。

目前尚不能证明呼吸道、食物、汗液、泪液、昆虫叮咬、餐具、握手、刷牙等途径能传染 HIV。

【实验室检查】 HIV/AIDS 的实验室检测主要包括 HIV 抗体、HIV 核酸、$CD4^{+}$T 淋巴细胞、HIV 基因型耐药检测等。HIV1/2 抗体检测是 HIV 感染诊断的金标准；HIV 核酸定量（病毒载量）检测和 $CD4^{+}$T 淋巴细胞计数是判断疾病进展、临床用药、疗效和预后的两项重要指标；HIV 基因型耐药检测可为高效抗反转录病毒治疗方案的选择和更换提供科学指导。

1. HIV1/2 **抗体检测** 包括筛查试验（含初筛和复检）和确证试验。HIV1/2 抗体筛查方法包括酶联免疫吸附试验（ELISA）、化学发光或免疫荧光试验、快速检测（斑点 ELISA 和斑点免疫胶体金或胶体硒快速试验、明胶颗粒凝集试验、免疫层析试验）等。确证试验常用的方法是免疫印迹法（WB）。

筛查试验呈阴性反应可出具 HIV1/2 抗体阴性报告，见于未被 HIV 感染的个体，但处于窗口期的新近感染者筛查试验也可呈阴性反应。若呈阳性反应，应用原有试剂和另外一种不同原理或不同厂家的试剂进行重复检测，或另外两种不同原理或不同厂家的试剂进行重复检测，如两种试剂复测均呈阴性反应，则为 HIV 抗体阴性；如有一种或两种试剂呈阳性反应，需进行 HIV 抗体确证试验。确证试验无 HIV 特异性条带产生，报告 HIV1/2 抗体阴性。确证试验出现 HIV1/2 抗体特异带，但不足以判定阳性，报告 HIV1/2 抗体不确定，可在 4 周后随访；如带型没有进展或呈阴性反应，则报告阴性；如随访期间发生带型进展，符合 HIV 抗体阳性判定标准则为 HIV 抗体阳性，如果带型仍不满足阳性标准，继续随访到 8 周。如带型没有进展或呈阴性反应则报告阴性；满足 HIV 阳性诊断标准则报告阳性，不满足阳性标准可视情况决定是否继续随访。经确证试验 HIV1/2 抗体阳性者，出具 HIV1/2 抗体阳性确认报告，并按规定做好咨询、保密和报告工作。

2. **病毒载量测定** 病毒载量一般用血浆中每毫升 HIV RNA 的拷贝数（拷贝/ml）或每毫升国际单位（IU/ml）来表示。

病毒载量测定常用方法有反转录 PCR（RT-PCR）系统、核酸序列依赖性扩增（NASBA）技术、分支 DNA 信号放大系统（bDNA）和实时荧光定量 PCR 扩增技术。

病毒载量测定的临床意义包括预测疾病进程、提供开始抗病毒治疗依据、评估治疗效果、治疗方案调整，也可作为 HIV 感染早期诊断的参考指标。小于 18 月龄的婴幼儿 HIV 感染诊断可以采用核酸检测方法，以 2 次核酸检测阳性结果作为诊断的参考依据，18 月龄以后再经抗体检测确认。

HIV 病毒载量检测结果低于检测下限，报告本次实验结果低于检测下限，见于没有感染 HIV 的个体、接受成功的抗病毒治疗或机体自身可有效地抑制病毒复制的部分 HIV 感染者。HIV 病毒载量检测结果高于检测下限，可作为诊断 HIV 感染的辅助指标，不能单独用于 HIV 感染的诊断。

推荐病毒载量检测频率：对于已接受抗病毒治疗 6 个月以上、病毒持续抑制的患者，可每 6 个月检测一次。HAART 6 个月内或病毒载量抑制不理想或需调整治疗方案时，病毒载量的检测频率需根据患者的具体情况由临床医生决定。如条件允许，建议未治疗的无症状 HIV 感染者每年检测一次，ART 初始治疗或调整治疗方案前、初治或调整治疗方案初期每 4～8 周检测一次，以便尽早发现病毒学失败。病毒载量低于检测下限后，每 3～4 个月检测一次，对于依从性好、病毒持续抑制达 2～3 年以上、临床和免疫学状态平稳的患者可每 6 个月检测一次。

3. **$CD4^{+}$T 淋巴细胞检测** $CD4^{+}$T 淋巴细胞是 HIV 感染最主要的靶细胞，HIV 感染人体后，出现 $CD4^{+}$T 淋巴细胞进行性减少，$CD4^{+}/CD8^{+}$T 细胞比值倒置现象，细胞免疫功能受损。如果进行 HAART 治疗，$CD4^{+}$T 淋巴细胞在病程的不同阶段可有不同程度的增加。目前常用的 $CD4^{+}$T 淋巴细胞亚群检测方法为流式细胞术，可以直接获得 $CD4^{+}$T 淋巴细胞数绝对值，或通过白细胞分类计数

后换算为 $CD4^+T$ 淋巴细胞绝对数。

$CD4^+T$ 淋巴细胞计数的临床意义：了解机体的免疫状态和病程进展，确定疾病分期和治疗时机，判断治疗效果和 HIV 感染者的临床合并症。

$CD4^+T$ 淋巴细胞计数的检测间隔时间需根据患者的具体情况由临床医生决定：一般建议对于 $CD4^+T$ 淋巴细胞数>350/ml 的 HIV 无症状感染者，每 6 个月应检测一次；对于已接受 ART 的患者在治疗的第一年内应每 3 个月进行一次 $CD4^+T$ 淋巴细胞数检测，治疗一年以上且病情稳定的患者可改为每 6 个月检测一次。

4. HIV 基因型耐药检测　HIV 耐药检测结果可为艾滋病治疗方案的制订和调整提供重要参考，耐药测定方法有甚因型和表型，目前国外及国内多用基因型。推荐在以下情况进行 HIV 基因型耐药检测：抗病毒治疗病毒载量下降不理想或抗病毒治疗失败需要改变治疗方案时；如条件允许，进行抗病毒治疗前，最好进行耐药性检测，以选择合适的抗病毒药物，取得最佳抗病毒效果。对于抗病毒治疗失败者，耐药检测需在病毒载量>1 000 拷贝/ml 且未停用抗病毒药物时进行，如已停药需在停药 4 周内进行基因型耐药检测。

HIV 基因型检测出现 HIV 耐药，表示该感染者体内病毒可能耐药，同时需要密切结合临床，充分考虑 HIV 感染者的依从性，对药物的耐受性及药物的代谢吸收等因素综合进行评判。改变抗病毒治疗方案需要在有经验的医师指导下才能进行。HIV 耐药结果阴性，表示该份样品通过基因型耐药检测未检出耐药性，不能确定该感染者不存在耐药情况。

【诊断标准】 诊断原则：HIV/AIDS 的诊断需结合流行病学史（包括不安全性生活史、静脉注射毒品史、输入未经抗 HIV 抗体检测的血液或血液制品、HIV 抗体阳性者所生子女或职业暴露史等）、临床表现和实验室检查等进行综合分析，慎重做出诊断。诊断 HIV/AIDS 必须是 HIV 抗体阳性（经确证试验证实），而 HIV-RNA 和 P24 抗原的检测有助于 HIV/AIDS 的诊断，尤其是能缩短抗体“窗口期”，帮助早期诊断新生儿 HIV 感染。

1. 急性期　诊断标准：患者近期内有流行病学史和临床表现，结合实验室 HIV 抗体由阴性转为阳性即可诊断，或仅实验室检查 HIV 抗体由阴性转为阳性即可诊断。

流行病学史如下：

（1）同性恋或异性恋有多个性伴侣史，或配偶或性伴侣抗 HIV 抗体阳性。

（2）有静脉吸毒史。

（3）用过进口的第Ⅷ因子。

（4）与 HIV/AIDS 患者有密切接触史。

（5）有梅毒、淋病、非淋菌性尿道炎等性病史。

（6）有出国史。

（7）抗 HIV（+）者所生的子女。

（8）输入未经抗 HIV 检测的血液。

2. 无症状期　诊断标准：有流行病学史，结合 HIV 抗体阳性即可诊断，或仅实验室检查 HIV 抗体阳性即可诊断。

3. 艾滋病期　诊断标准：有流行病学史、实验室检查 HIV 抗体阳性，加下述各项中的任何一项，即可诊断为艾滋病。或者 HIV 抗体阳性，而 $CD4^+T$ 淋巴细胞数<200 个/ml，也可诊断为艾滋病。

（1）原因不明的持续不规则发热 38℃以上，大于 1 个月。

（2）腹泻（大便次数多于 3 次/d），多于 1 个月。

（3）6 个月之内体重下降 10%以上。

（4）反复发作的口腔念珠菌感染。

（5）反复发作的单纯疱疹病毒感染或带状疱疹病毒感染。

（6）肺孢子菌肺炎（PCP）。

（7）反复发生的细菌性肺炎。

（8）活动性结核或非结核分枝杆菌病。

（9）深部真菌感染。

（10）中枢神经系统病变。

（11）中青年人出现痴呆。

（12）活动性巨细胞病毒感染。

（13）弓形体脑病。

（14）青霉菌感染。

（15）反复发生的败血症。

（16）皮肤黏膜或内脏的卡波西肉瘤、淋巴瘤。

【治疗】

（一）治疗目标

①减少 HIV 相关的发病率和死亡率，延长非艾滋病相关的期望寿命，改善生活质量；②抑制病毒复制使病毒载量降低至检测下限；③重建或维持免疫功能；④减少免疫重建炎性反应综合征；⑤减少 HIV 的传播、预防母婴传播。

（二）治疗指征和开始时机

1. 成人及青少年开始抗反转录病毒治疗的时机 在开始 HAART 前，如果患者存在严重的机会性感染和既往慢性疾病急性发作期，应控制病情稳定后再开始治疗。急性期建议治疗，有症状建议治疗。无症状期 $CD4^+T$ 淋巴细胞数<350/ml 推荐治疗。无症状期 $CD4^+T$ 淋巴细胞数≥350/ml 但<500/ml，建议治疗。在存有以下情况时建议治疗：高病毒载量（$>10^5$ 拷贝/ml）、$CD4^+T$ 淋巴细胞数下降较快（每年降低>100/ml）、心血管疾病高风险、合并活动性 HBV/HCV 感染、HIV 相关肾脏疾病、妊娠。

2. 婴幼儿和儿童开始抗反转录病毒治疗的标准 小于 12 个月的婴儿，建议治疗。12~35 个月婴儿，$CD4^+$ T 淋巴细胞百分比<20%或总数低于 750/ml 建议治疗；36~59 个月儿童，$CD4^+T$ 淋巴细胞百分比<15%或总数低 350/ml 建议治疗；大于 5 岁儿童，$CD4^+T$ 淋巴细胞百分比<15%或总数低于 350/ml 建议治疗。

（三）国内现有抗反转录病毒药物介绍

目前国际上共有六大类 30 多种药物（包括复合制剂），分为核苷类反转录酶抑制剂（NRTIs、非核苷类反转录酶抑制剂（NNRTIs）、蛋白酶抑制剂（PIs）、整合酶抑制剂（raltegravir）、融合抑制剂（FIs）及 CCR5 抑制剂（maraviroc）。国内的抗反转录病毒治疗（ARV）药物有 NNRTIs、NRTIs、PIs 和整合酶抑制剂四类，共 18 种，见表 8-2。

（四）成人及青少年抗病毒治疗

初治患者推荐方案为 2 种 NRTIs+1 种 NNRTI 或 2 种 NRTI+1 种加强型 PI（含利托那韦）。基于我国可获得的抗病毒药物，对于未接受过抗病毒治疗（服用单剂奈韦拉平预防母婴传播的妇女除外）的患者推荐一线方案请见表 8-3。

对于基线 $CD4^+T$ 淋巴细胞数>250/ml，的患者要尽量避免使用含 NVP 的治疗方案，合并 HCV 感染的避免使用含 NVP 的方案。

（五）特殊人群抗病毒治疗

1. 儿童 由于年龄非常小的婴幼儿体内药物代谢很快，且由于免疫系统功能尚未完全发育，使感染不易被控制，体内病毒在量很高，因此婴幼儿治疗需要非常强有力的方案，见表 8-4。

2. 孕妇 参见“HIV 母婴垂直传播阻断”。

3. 哺乳期妇女 母乳喂养具有传播 HIV 的风险，感染 HIV 的母亲尽可能地避免母乳喂养。如果坚持要母乳喂养，则整个哺乳期都应继续抗病毒治疗。治疗方案与妊娠期间抗病毒方案一致，且新生儿在 6 月龄之后立即停止母乳喂养。

4. 合并结核分枝杆菌感染者 应避免同时开始抗病毒和抗结核治疗，目前研究倾向于尽早抗病毒治疗，可在抗结核治疗 2 周后进行抗病毒治疗，早期抗病毒治疗患者 IRIS 的发生率可能较高；而在抗结核后 4 周再给予抗病毒治疗有助于减少免疫重建综合征的发生，但患者病死率有可能升高。

目前建议的艾滋病合并结核病患者抗病毒治疗的时机：$CD4^+T$ 淋巴细胞计数<200/ml 者应在抗结核治疗 2~4 周内开始 HAART；$CD4^+T$ 淋巴细胞计数在 200~500/ml 者应在抗结核治疗 2~4 周、最长 8 周时开始 HAART；$CD4^+T$ 淋巴细胞计数>500/ml 也应在 8 周内开始 HAART。治疗过程中要注意药物毒副作用及抗病毒药物与抗结核药物间相互作用，必要时进行药物浓度监测。

艾滋病合并结核病患者推荐的一线抗病毒治疗方案：AZT（TDF）+3TC（FTC）+EFV，如果患者使用利福布汀抗结核治疗，也可选择含蛋白酶抑制剂的抗病毒治疗方案。

5. 静脉药物依赖者 静脉药物依赖者开始抗病毒治疗的时机与普通患者相同，但应注意毒品成瘾性会影响患者的服药依从性，故在开始抗病毒治疗前应充分向患者说明依从性对治疗成败的重要性，并尽量采用简单的治疗方案、固定剂量联合方案。持续监督药物分发可有效地提高依从性。另外，应注意抗病毒药物与美沙酮之间的相互作用。

6. 合并乙型肝炎病毒（HBV）感染者 为避免 HBV 相关的 IRIS 的发生和避免单用核苷类所致耐药问题，HAART 方案中应至少包括两种对 HBV 亦有抑制作用的药物，推荐拉米夫定联合替诺福韦。当患者需要抗 HBV 治疗而暂不需抗 HIV 治疗时，抗 HBV 的药物宜选择对 HIV 无抑制活性的药物，如聚乙二醇干扰素，以避免单药使用诱导 HIV 耐药性的产生。

7. 合并丙型肝炎病毒（HCV）感染者 HAART 药物宜选择肝脏毒性小的药物，尤其当 HCV RNA 阳性时应避免使用含 NVP 的治疗方案。HIV 感染者无论合并急性或慢性 HCV 感染，均应抗 HIV 治疗。一般根据患者的 $CD4^+T$ 淋巴细胞水平决定先抗 HIV 或先抗 HCV 治疗：如 $CD4^+T$ 淋巴细胞数>350/ml 可先抗 HCV 治疗；若 $CD4^+T$ 淋巴细胞数<200/ml，推荐先抗 HIV 治疗，待免疫功能得到一定程度恢复后再适时开始抗 HCV 治疗；当 $CD4^+T$ 淋

型(即融合、整合酶或辅助受体抑制剂)或一种NNRTI。

新方案的治疗目标:血浆 HIV RNA 在 3 个月后<400 拷贝/ml,6 个月后<50 拷贝/ml。

【免疫重建炎性反应综合征】

1. 诊断　免疫重建炎性反应综合征(immune reconstitution inflammatory syndrome,IRIS)是指艾滋病患者在经抗病毒治疗后免疫功能恢复过程中出现的一组临床综合征,主要表现为发热、潜伏感染的出现或原有感染的加重或恶化。多种潜伏或活动的机会性感染在抗病毒治疗后均可发生 IRIS,如结核病及非结核分枝杆菌感染、PCP、CVM 感染、水痘-带状疱疹病毒感染、弓形体病、新型隐球菌感染等,在合并 HBV 及 HCV 感染时,IRIS 可表现为病毒性肝炎的活动或加重。IRIS 多出现在抗病毒治疗后 3 个月内,需与原发或新发的机会性感染相鉴别。

2. 治疗　IRIS 出现后应继续进行抗病毒治疗。表现为原有感染恶化的 IRIS 通常为自限性,不用特殊处理而自愈;而表现为潜伏感染出现的 IRIS,需要进行针对性的抗病原治疗;严重者可短期应用激素或非类固醇抗炎药控制。

3. 预防　IRIS 发生的高危因素如下:首次进行抗病毒治疗,基线病毒载量高及基线 $CD4^+T$ 淋巴细胞数较低者。此类患者在抗病毒治疗后应警惕 IRIS 的发生。有效地控制急性期机会性感染后再进行抗病毒治疗或抗病毒治疗前积极发现潜在的机会性感染可降低 IRIS 的发生率。

【艾滋病相关肿瘤】　主要有淋巴瘤和卡波西肉瘤,确诊依赖病理活检。治疗需根据患者的免疫状态给予个体化综合性治疗,包括手术、化疗和放疗(具体请参考相关指南)。化疗药物或放射线的剂量应根据患者的免疫状态给予调整,需要注意抗病毒药物和化疗药物之间的相互作用,尽量选择骨髓抑制作用较小的抗病毒药物来进行抗病毒治疗。

【HIV 母婴垂直传播阻断】　阻断 HIV 母婴垂直传播(PMTCT)应该综合性的考虑三个原则:①降低 HIV 母婴传播率;②提高婴儿健康水平和婴儿存活率;③关注母亲的健康。

阻断 HIV 母婴垂直传播的有效措施:抗反转录病毒药物干预+产科干预+产后干预。

(一) 抗反转录病毒药物干预

1. 符合抗反转录病毒治疗标准的阳性孕妇,直接按以下推荐方案开始尽早治疗,而一旦开始服药,分娩后必须继续服药。

一线药物方案:①AZT+3TC+NYP;②AZT+3TC+LPV/r($CD4^+T$ 细胞>250/ml)。

替换方案:TDF+3TC 或 FTC+NVP,TDF+3TC(FTC)+EFV(妊娠 3 个月内禁用)。

新生儿若母乳喂养则每日 NVP×6 周,若人工喂养则每日 AZT 或 NVP×6 周。

2. 未达到抗反转录病毒治疗标准的阳性孕妇,按以下推荐措施进行。

母亲从孕 14 周开始 HAART。

一线药物方案:AZT+3TC+LPV/r。

替换方案:①AZT+3TC+ABC;②AZT+3TC+EFV*;③TDF+3TC+EFV*(*妊娠 3 个月内禁用)。

新生儿若母乳喂养,则每日 NVP×4~6 周;若人工喂养,则每日 AZT 或 NVP×4~6 周。

药物剂量和用法:参见“国内现有抗反转录病毒药物介绍”相关章节。

(二) 产科干预

1. 对于已经确定的 HIV 感染孕妇,主动提供艾滋病检测咨询(PITC),使其认识到 HIV 感染的危害,强调妊娠、分娩和产后哺乳有将 HIV 传染给胎婴儿的危险。选择终止妊娠或继续妊娠应根据孕妇个人意愿而定。

对于要求终止妊娠的 HIV 感染孕妇,应尽早手术,以减少并发症的发生。对于要求继续妊娠的孕妇,应给予优孕、优育、孕期保健以及产前哺乳准备、产后母乳喂养等问题的咨询,并采取相应的阻断措施。

2. 分娩方式

(1) 剖宫产分娩:择期剖宫产可降低母婴传播概率,但急诊剖宫产对预防艾滋病母婴传播没有明显作用,效果与阴道分娩相当。一般择期剖宫产的时机选择在妊娠 38 周。

(2) 阴道分娩:除非有必要的产科指征,会阴侧切术、产钳或吸引器助产等应尽量避免使用。

(三) 产后干预

1. 提供喂养咨询。

2. HIV 阳性孕产妇婴儿喂养方式的选择

(1) 人工喂养:人工喂养可以完全杜绝 HIV 通过母乳传播给新生儿的可能,是最安全的喂养方式。

(2) 单纯母乳喂养(具有下列情况之一,可以采用单纯母乳喂养):①如果仍然一味坚持人工喂养,可能导致婴儿疾病和死亡。②孕妇分娩后继续HAART。③婴儿早期诊断感染 HIV。

【HIV 职业暴露后处理】 HIV 暴露分为职业暴露和非职业暴露。

HIV 职业暴露是指卫生保健人员在职业工作中与 HIV 感染者的血液、组织或其他体液等接触而具有感染 HIV 的危险。

(一) 暴露危险度评估

1. 暴露源及其危险度 确定具有传染性的暴露源包括血液、体液、精液和阴道分泌物。脑脊液、关节液、胸腔积液、腹水、心包积液、羊水也具有传染性,但其引起感染的危险程度尚不明确。粪便、鼻分泌物、唾液、痰液、汗液、泪液、尿液及呕吐物通常认为不具有传染性。

暴露源危险度的分级:

(1) 低传染性:病毒载量水平低、无症状或高 CD4 水平。

(2) 高传染性:病毒载量水平高、AIDS 晚期、原发 HIV 感染、低 CD4 水平。

(3) 暴露源情况不明:暴露源所处的病程阶段不明、暴露源是否为 HIV 感染,以及污染的器械或物品所带的病毒载量不明。

2. 暴露途径及其危险度 发生职业暴露的途径包括:暴露源损伤皮肤(刺伤或割伤等)和暴露源沾染不完整皮肤或黏膜。如暴露源为 HIV 感染者的血液,那么经皮肤损伤暴露感染 HIV 的危险性为 0.3%,经黏膜暴露为 0.09%,经不完整皮肤暴露的危险度尚不明确,一般认为比黏膜暴露低。高危险度暴露因素包括:暴露量大、污染器械直接刺破血管、组织损伤深。

3. 暴露程度分级

(1) 一级暴露:暴露源为体液或含有体液、血液的医疗器械、物品;暴露类型为暴露源沾染了不完整的皮肤或黏膜,但暴露量小且暴露时间较短。

(2) 二级暴露:暴露源为体液或含有体液、血液的医疗器械、物品;暴露类型为暴露源沾染了不完整的皮肤或黏膜,暴露量大且暴露时间较长;或暴露类型为暴露源刺伤或割伤皮肤,但损伤程度较轻,为表皮肤擦伤或针刺伤(非大型空心针或深部穿刺针)。

(3) 三级暴露:暴露源为体液或含有体液、血液的医疗器械、物品;暴露类型为暴露源刺伤或割伤皮肤,但损伤程度较重,为深部伤口或割伤物有明显可视的血液。

(二) HIV 职业暴露后的处理原则

1. 用肥皂液和流动的清水清洗被污染局部。

2. 污染眼部等黏膜时,应用大量生理盐水反复对黏膜进行冲洗。

3. 存在伤口时,应轻柔挤压伤处,尽可能地挤出损伤处的血液,再用肥皂液和流动的清水冲洗伤口。

4. 用 75%乙醇或 0.5% 碘伏对伤口局部进行消毒、包扎处理。

(三) HIV 暴露后预防性抗反转录病毒治疗

1. 治疗方案 推荐方案为 TDF+FTC(3TC)+LPV/r 或 RAL。妊娠妇女如发生职业暴露,如处于孕期前 3 个月应避免使用依非韦伦,因其具有致畸作用。

2. 开始治疗的时间及疗程 在发生 HIV 暴露后尽可能地在最短的时间内(尽可能在 2 小时内)进行预防性用药,最好不超过 24 小时,但即使超过 24 小时,也建议实施预防性用药。基本用药方案和强化用药方案的疗程均为连续服用 28 日。

3. 预防治疗的适应证 当 HIV 感染状态不明或暴露源不明时,一级暴露后通常不进行预防用药。HIV 感染状态不明时,二级或三级暴露后通常不进行预防;如暴露源来源于 HIV 高危者则采取基本用药方案预防。暴露源不明时,通常不进行预防;对于有可能暴露于 HIV 感染者时采取基本用药方案预防。职业暴露后的预防治疗见表 8-5。

表 8-5 职业暴露后的预防治疗

暴露级别	暴露源	
	HIV 阳性(低传染性)	HIV 阳性(高传染性)
一级暴露	基本用药	基本用药
二级暴露	基本用药	强化用药
三级暴露	强化用药	强化用药

注:HIV 阳性(低传染性)无症状,低病毒载量(<1 500 拷贝/ml)

HIV 阳性(高传染性):有症状,艾滋病期,急性血清转换,高病毒载量

(四) HIV 暴露后的监测

发生 HIV 暴露后立即、4 周、8 周、12 周和 6 个月后检测 HIV 抗体。一般不推荐进行 HIV P24 抗原和 HIV NRA 测定。

(五) 预防职业暴露的措施

1. 进行可能接触患者血液、体液的诊疗和护

理工作时,必须佩戴手套。操作完毕脱去手套后,应立即洗手。

2. 在进行有可能发生血液、体液飞溅的诊疗和护理操作过程中,医务人员除需佩戴手套和口罩外,还应戴防护眼镜;当有可能发生血液、体液大面积飞溅,有污染操作者身体的可能时,还应穿上具有防渗透性能的隔离服。

3. 医务人员在进行接触患者血液、体液的诊疗和护理操作时,若手部皮肤存在破损时,必须戴双层手套。

4. 使用后的锐器应当直接放入不能刺穿的利器盒内进行安全处置;抽血时建议使用真空采血器,并应用蝶型采血针;禁止对使用后的一次性针头复帽;禁止用手直接接触使用过的针头、刀片等锐器。

（李　红）

参考文献

1. GUDA S J M,SONTAM B,BAGGA B,et al. Evaluation of multiplex real-time polymerase chain reaction for the detection of herpes simplex virus-1 and 2 and varicella-zoster virus in corneal cells from normal subjects and patients with keratitis in India[J]. Indian J Ophthalmol,2019,67(7):1040-1046.
2. GRIFFIN J R,DAVIS M D. Amitriptyline/Ketamine as therapy for neuropathic pruritus and pain secondary to herpes zoster[J]. J Drugs Dermatol,2015,14(2):115-118.
3. GÖBEL H,STADLER T. Treatment of post-herpes zoster pain with tramadol. Results of an open pilot study versus clomipramine with or without levomepromazine[J]. Drugs,1997,53 Suppl 2:34-39.
4. ZAW M I N,GNANN J W. Kaposi's varicelliform eruption[J]. Inter Emerg Med,2014,9(1):101-102.
5. ROSEN T,NELSON A,AULT K. Imiquimod cream 2.5% and 3.75% applied once daily to treat external genital warts in men[J]. Cutis,2015,96(4):277-282.
6. 徐春兴,周来来,刘小明,等. 鲍恩样丘疹病患者人类乳头瘤病毒分型及疗效分析[J]. 皮肤病与性病,2014,36(5):255-256.
7. 徐刚,刘美铃,付继承. 光动力疗法、咪喹莫特乳膏治疗鲍恩样丘疹病疗效观察[J]. 中国麻风皮肤病杂志,2008,24(1):16.
8. ZHENG Z M,BANKOWSKI M J,HE P J,et al. Comparison of enterovirus 71(E71) isolated from a patient with hand-foot-and-mouth disease in China to prototype E71 BrCr strain by polymerase chain reaction using a unique primer pair[J]. Clin Diagn Virol,1993,1(2):137-139.
9. Subspecialty Group of Infectious Diseases,the Society of Pediatrics,Chinese Medical Association. Expert consensus on diagnosis and treatment of herpangina(version 2019)[J]. Zhonghua Er Ke Za Zhi,2019,57(3):177-180.
10. 袁晶,王萍,杨爱君. 先天性风疹综合征 1 例并文献复习[J]. 中国医刊,2015,50(12):88-91.
11. 刘东磊,孙美平. 先天性风疹综合征的研究进展[J]. 中国疫苗和免疫,2012,18(1):76-79.
12. 刘怀文. 我国流行性出血热的概况[J]. 医药产业资讯,2006,3(21):121-123.
13. 贺天锋,易波,许国章. 埃博拉出血热流行病学研究进展[J]. 浙江预防医学,2014,26(12):1219-1222.
14. GRIGORESCU I,DUMITRASCU D L. Spontaneous and antiviral-induced cutaneous lesions in chronic hepatitis B virus infection[J]. World J Gastroenterol,2014,20(42):15860-15866.
15. DRAGO F,JAVOR S,CICCARESE G,et al. Gianotti-Crosti syndrome as presenting sign of cytomegalovirus infection:A case report and a critical appraisal of its possible cytomegalovirus etiology[J]. J Clin Virol,2016,78:120-122.
16. STOJKOVIC-FILIPOVIC J,SKILJEVIC D,BRASANAC D,et al. Gianotti-Crosti syndrome associated with Ebstein-Barr virus and Parvovirus B-19 coinfection in a male adult:case report and review of the literature[J]. Ital Dermatol Venereol,2016,151(1):106-111.
17. 沈佳胤,卢洪洲. 美国 2014 年版艾滋病抗病毒治疗指南主要更新内容解读[J]. 上海医药,2014,35(21):6-8.
18. 中国疾病预防控制中心. 2018 年 1 月全国艾滋病性病疫情[J]. 中国艾滋病性病,2018,24(3):219.
19. 中华医学会感染病学分会艾滋病丙型肝炎学组. 中国艾滋病诊疗指南(2018 版)[J]. 传染病信息,2018,31(6):481-504.

第九章

衣原体与立克次体性疾病

衣原体性疾病

衣原体是类似病毒的微生物,但有较复杂的结构并对抗生素敏感,因而更像立克次体。性病性淋巴肉芽肿是衣原体所致的性病,猫抓病的病原体疑为衣原体。

性病性淋巴肉芽肿 (lymphogranuloma venereum,LGV)

性病性淋巴肉芽肿是性病之一,又称为腹股沟淋巴肉芽肿病(lymphogranulomatosis inguinalis),最常见于热带与亚热带,主要流行于亚洲、非洲及南美洲的部分地区,近年来在欧美国家的男男同性性行为者(men who have sex with men,MSM)中有暴发流行,中国有散发病例发生与疫情报告。性病性淋巴肉芽肿通常发生于外生殖器上,区域性腹股沟淋巴结发炎而化脓溃破,深部淋巴结炎可使女患者发生肛门直肠的症状。性病性淋巴肉芽肿是一种慢性疾病,其病程可分为三期:原发损害为生殖器部位小而无痛性丘疹,易发生溃疡;二期则表现为急性淋巴结炎伴横痃形成(腹股沟综合征)、急性出血性直肠炎(生殖器肛门直肠综合征),此时还可有发热及其他系统症状,大多数患者可在此期恢复而无后遗症,少数患者肛门直肠组织中衣原体的持续存在可激发一种持久的炎症反应,从而发生三期损害——生殖器溃疡、瘘管、直肠狭窄及生殖器部位象皮肿。在二期若能及时给予抗生素治疗即能防止三期并发症,否则就必须行手术治疗。

【症状】感染后经过数日至1月余(平均潜伏期3周),在男性的龟头或包皮,或女性的子宫颈或后穹窿出现一个针头至豆粒大小的水疱、脓疱或糜烂,或一个略微隆起的小丘疹,常常没有明显的自觉症状而被忽略,特别是发生于子宫颈等部位时更不容易被察觉。损害一般不发生于阴唇或阴蒂等处,偶然出现于扁桃体或舌部等非生殖器部位或发生于尿道内而引起尿道炎的症状。不久以后,损害自然消退而遗留微小瘢痕。

感染2个月左右时,腹股沟淋巴结开始肿大,大多数是一侧性。初起时,淋巴结坚硬肿痛,逐渐变大形成较大肿块并和皮肤粘连,局部皮肤红肿并有压痛,以后淋巴结溃烂,上方的皮肤多处破溃,从溃破处不断地流出淡黄色浆性脓液。淋巴结发炎溃烂时,常有周身不适、食欲减退、发热、关节疼痛及贫血等全身症状,持续数周,有的并发角膜炎、结膜炎、脑炎或脑膜炎,或有肝脾大或蛋白尿。肿大溃破的腹股沟淋巴结炎一般被称为横痃(bubo),经过数周或数月后,往往自然愈合而遗留肥厚性瘢痕。

女性患者的皮损及腹股沟淋巴结炎都不常见。病原体主要经过女阴的淋巴管进入直肠下段附近的淋巴结内,这些淋巴结发炎溃烂,最终形成大量挛缩性瘢痕而压迫直肠,于是排出粪便呈细条状或排便困难,直肠及乙状结肠都可发炎溃破,甚至肛门周围发生瘘管及瘘孔,X线检查或肛门指诊往往发现肛门上方4~6cm处直肠狭窄如环或成细管状,久而久之外生殖器可发生慢性淋巴水肿而逐渐发展成象皮肿,大、小阴唇都肿胀坚硬,阴蒂也明显肿大,有时肿胀处溃破而有不规则的瘢痕形成。男性患者的阴囊及阴茎发生象皮肿的很少见,直肠变窄等肛门直肠并发症的更少见。

除了初发疹及腹股沟淋巴结炎外,有的患者有髂淋巴结炎。指、腕、肘、膝及肩部的关节可疼痛发炎,结节性红斑也可发生。MSM人群中LGV的流行特点多为有症状的直肠炎,有多性伴或高危性行为,常合并HIV感染、其他性传播疾病和血源性疾病。

【病因】病原体属于沙眼衣原体类,有L1、L2及L3三种血清型。本病的衣原体能在鸡胚卵黄囊中培养,也可接种于猴及小鼠而引起脑膜脑炎。性

者可能出现二期复发损害，应视为有传染性。患者感染期在2年以上者称为晚期潜伏梅毒（late latent syphilis），晚期潜伏梅毒复发损害少见，一般认为无传染性，但是女性感染梅毒后，尽管是隐性，至少5年内可以传染给胎儿，因此2年以上潜伏梅毒患者临床上仍认为有传染性。潜伏时间的长短取决于机体免疫力的变化，在免疫状况有波动时，无论是早期还是晚期潜伏梅毒均有复发的可能，出现相应的各期临床表现。复发后梅毒还可变为潜伏梅毒。潜伏梅毒如不给予治疗，一部分患者可以发生晚期梅毒，晚期潜伏梅毒也可以发生心血管梅毒或神经梅毒。

（二）胎传梅毒

妊娠妇女的梅毒可通过胎盘传染胎儿，分为早期胎传梅毒（early congenital syphilis）及晚期胎传梅毒（late congenital syphilis），但往往不能明确分期。胎儿在妊娠期未被感染，经产道感染者不属于胎传梅毒，而属于获得性梅毒。

早期胎传梅毒的皮肤表现一般在出生后第3周至第3个月时出现。晚期胎传梅毒一般发生于2岁以后，有的到8～15岁甚至成年以后才有某些特征性表现。

如果胎传梅毒患者没有临床表现而仅梅毒血清试验呈阳性，称为潜伏性胎传梅毒（latent congenital syphilis），2年内为早期，2年后为晚期。胎传梅毒不能再胎传到下代，尚未有人证实患有胎传梅毒的女儿可使其子女也患梅毒。

【症状】

一、获得性梅毒

（一）一期梅毒

人体被梅毒螺旋体感染后，约经过3周潜伏期，在螺旋体首先侵入处，发生一个红色至暗红色豌豆大小的硬结，稍隆起于皮肤或黏膜表面，称为初期硬结。硬结几日后很快表面糜烂，形成浅溃疡（图10-1），称为硬下疳，这就是一期梅毒的主要表现。硬下疳具有以下特征：①大多数患者硬下疳仅发生在一处（单发），就是梅毒螺旋体首先进入身体的部位。但近些年来，由于性行为方式改变，多发性硬下疳有所增多，有的患者有两个或三个硬下疳。②硬下疳为边缘清楚、周边略呈河堤状隆起的浅溃疡，直径由数毫米至2cm。③溃疡表面清洁无脓液，仅有浆液性或较浓厚的纤维膜，不易除去。④溃疡表面有大量梅毒螺旋体，直接接触溃疡处，传染性极强。⑤溃疡处触之较硬，如软骨样硬度，所以称为硬下疳。⑥溃疡处无疼痛或仅有轻度触痛，一般来说不影响患者走路和日常活动。⑦如不经治疗，溃疡可在数周（3～8周）自行愈合，不遗留瘢痕或仅有轻度萎缩性瘢痕。如患者合并其他免疫功能低下的疾病，如艾滋病，则硬下疳可以表现为多个且溃疡面增大，经久难愈。在硬下疳出现1～2周后，区域性淋巴结往往肿大坚硬，以腹股沟淋巴结肿大最多见。肿大的淋巴结呈橡皮样硬度，无疼痛，不化脓，不破溃，互不融合，表面无炎症，常为单侧，也称为梅毒性横痃（图10-2），淋巴结穿刺检查梅毒螺旋体常阳性。经过适当的抗梅毒治疗后肿大的淋巴结迅速消退，如果未经治疗，淋巴结消退缓慢，可持续数月。

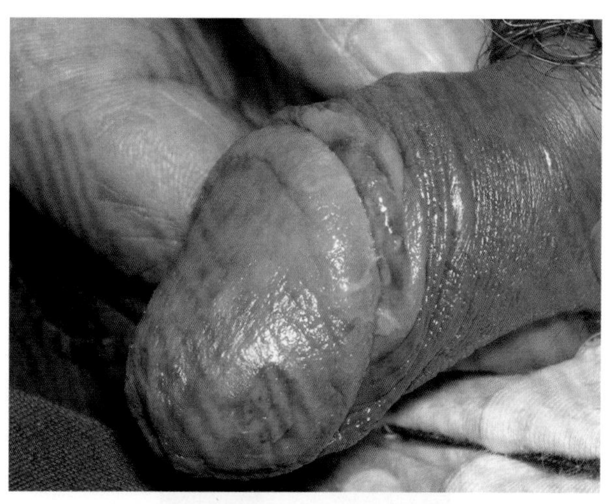

图10-1 硬下疳

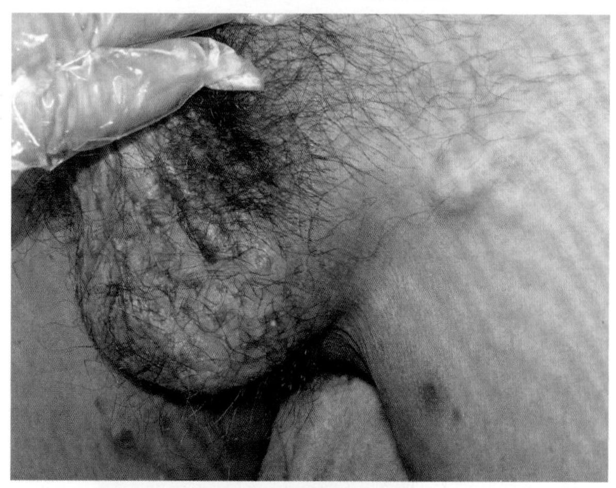

图10-2 梅毒性横痃

硬下疳通常是一个，但病原体也可以由数处微小创口侵入皮肤，或通过原已存在的生殖器疱疹或疖的创面处侵入，而有多个硬下疳同时发生的情况。硬下疳一般发生于性交时密切接触对方的外生殖器上。在男性，硬下疳常发生于冠状沟、包皮系带的一侧或包皮内侧，有时发生于阴茎、阴囊或尿道口处，偶然发生于尿道内表现为无痛的小硬结，可有少量浆液或脓性浆液从尿道口流出。在女性，硬下疳多半发生于大阴唇、小阴唇或阴唇系带，偶可发生于阴蒂或阴道口处，女性的硬下疳最易发生于阴道黏膜或子宫颈处而难以发现，患者本人也不知其存在，因而女性患者往往否认硬下疳史。由于其他性行为或由于污染器物的间接传染，硬下疳可发生于生殖器之外，如口唇、舌、颊、咽、牙龈、上腭、肛门及其附近（图 10-3，图 10-4）。经过 2~6 周后，硬下疳自然消退，可遗留较轻的瘢痕。

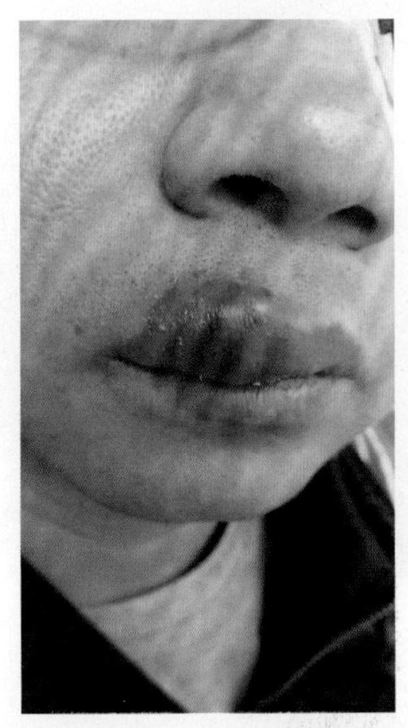

图 10-3 口唇硬下疳

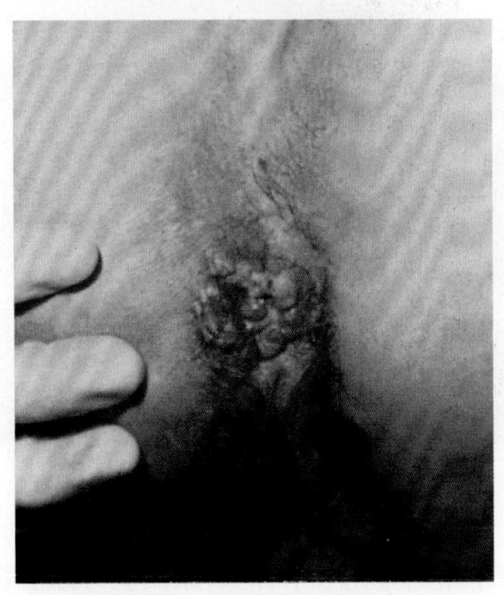

图 10-4 肛门硬下疳

发生于大阴唇、包皮及阴囊等皮肤组织松弛处的硬下疳可使局部皮肤及皮下组织长期水肿，似橡皮样坚实而有弹性，此种特殊反应被称为硬性水肿（oedema indurativum）。继发化脓菌感染可使硬下疳处组织坏死而称为崩蚀性溃疡性下疳（phagedenic chancre）。有时，梅毒与其他性病同时存在，尤其硬下疳可与软下疳混合发生而称混合下疳（mixed chancre）。软下疳的发生较早，因而以后出现的梅毒性硬下疳易被掩盖及忽略。

（二）二期梅毒

在硬下疳出现后 6~12 周（在一、二期梅毒之间的时间称为第二潜伏期），往往发生广泛的梅毒疹（syphilid），此时梅毒虽已进入二期，但约有 1/3 患者的硬下疳尚未完全消退。

二期梅毒可以有多种临床表现，主要为流行性感冒样症状，淋巴结肿大及皮疹。初起，患者往往周身不适，轻度发热、头痛及全身性关节疼痛，也可有咽部充血、喉痛、流泪及鼻分泌液增多而像流感。全身淋巴结肿大发硬但不疼痛，可同时伴有肝脾大。有些患者的全身症状很轻而未引起注意或是未被察觉，数日后，可以迅速出现广泛而对称的梅毒疹。

1. **斑疹性梅毒疹（macular syphilid）** 在发生下疳后经 6~8 周，淡红或玫瑰色圆形斑性损害先出现于躯干两侧、肩部及脐部附近，在四肢尤其常见于上肢的屈侧，对称分布，又称为梅毒性玫瑰疹（roseola syphilitica），损害孤立而不融合，不痛不痒或轻微瘙痒，迅速扩散到全身各处，经过几日或较久以后损害自然消退而不留瘢痕，或有暂时的色素沉着或少量细薄的鳞屑。有时斑疹的颜色变成淡红褐色，略微隆起称为斑丘疹性梅毒疹。

2. **斑丘疹性梅毒疹（papulo-macular syphilid）** 有时斑疹的颜色变成淡红褐色，略微隆起，对称分布于全身各处。发生于四肢时多分布于上臂的屈侧，也常散布于掌跖部位，呈火腿色，边界清楚，不相融合，不痛不痒，皮损中央的颜色往往较深，可有轻微脱屑，较长时间的皮损表面可发生角化。掌跖梅毒疹（图 10-5~图 10-8）常为二期梅毒疹的一种特征性表现。

3. **丘疹性梅毒疹（papular syphilid）** 往往出现较斑疹性梅毒疹晚，是孤立的铜红色或牛肉色坚实丘疹，无自觉症状，以后自然消失，但消失较斑疹性或斑丘疹性梅毒疹慢，消退时遗留炎症后色素沉着（图 10-9，图 10-10）。

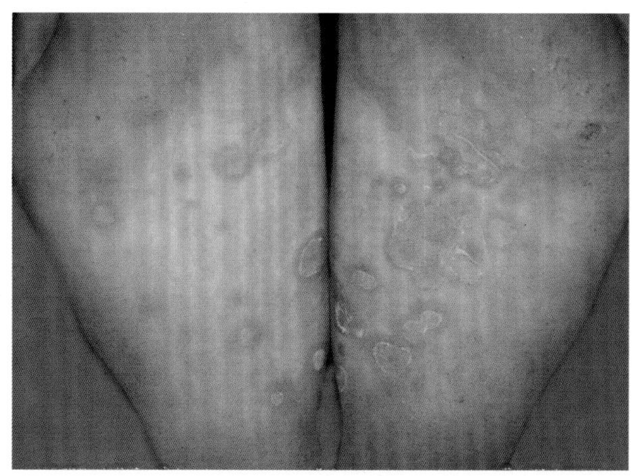

图 10-5　掌跖梅毒疹(一)

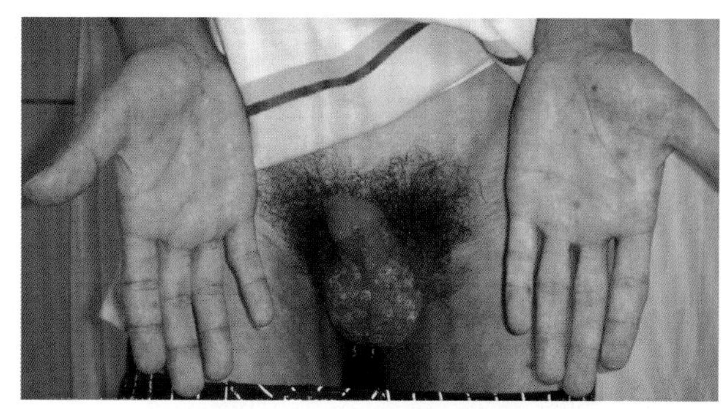

图 10-8　掌跖和阴囊梅毒疹

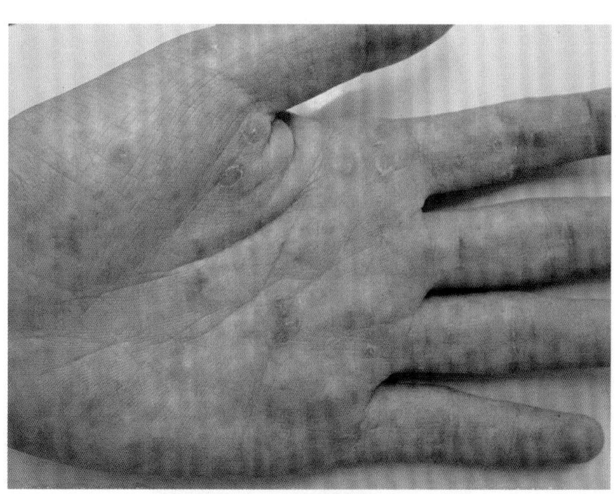

图 10-6　掌跖梅毒疹(二)

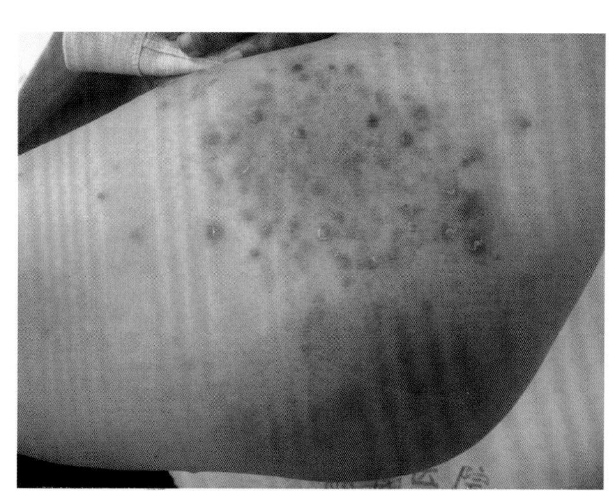

图 10-9　丘疹性梅毒疹(一)

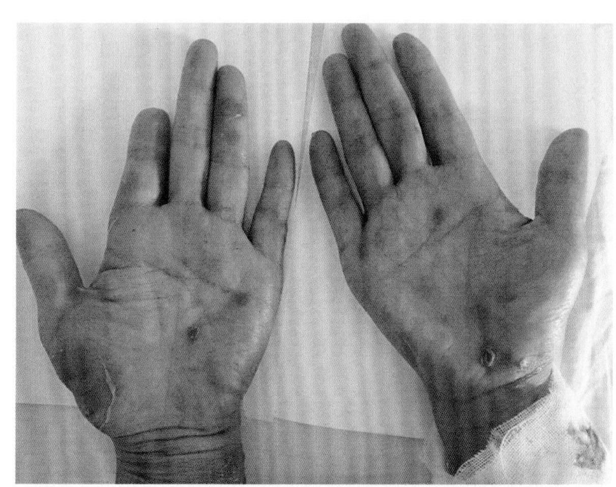

图 10-7　掌跖梅毒疹(三)

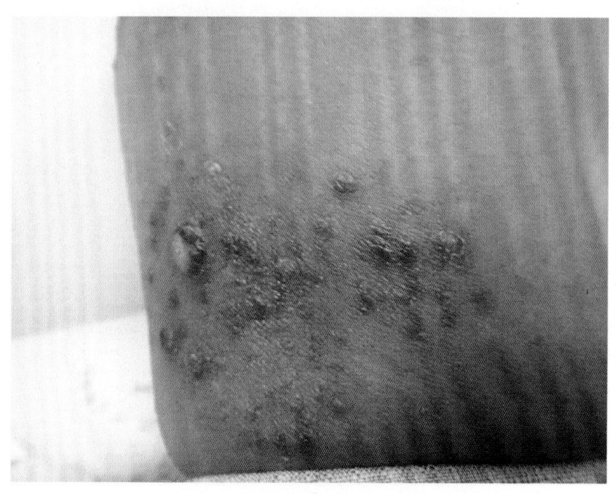

图 10-10　丘疹性梅毒疹(二)

丘疹性豆状梅毒疹是常见的大丘疹性梅毒疹，直径为2~5mm或更大而如豆粒大小，表面光滑，可像扁平苔藓，常对称分布于面部、躯干及四肢尤其臂部屈侧等处，有时损害显著散布于前额发缘处（图10-11）。掌跖部位常有扁平而浸润较深的污红色梅毒疹，可有鳞屑，以后消失时遗留持久的色素沉着斑。鼻翼两侧的皱褶及口角处可有肥厚的丘疹，往往有裂隙而难愈合。

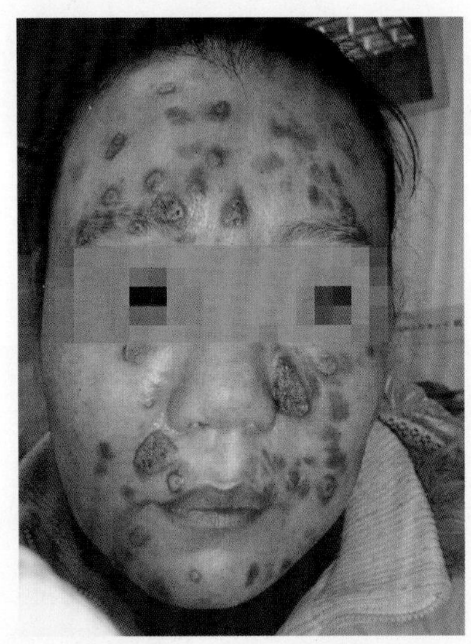

图10-11 丘疹性豆状梅毒疹

丘疹鳞屑性梅毒疹（papulosquamous syphilid），有附着较紧的鳞屑，鳞屑往往很厚，像银屑病，又称为银屑病样梅毒疹（图10-12）。

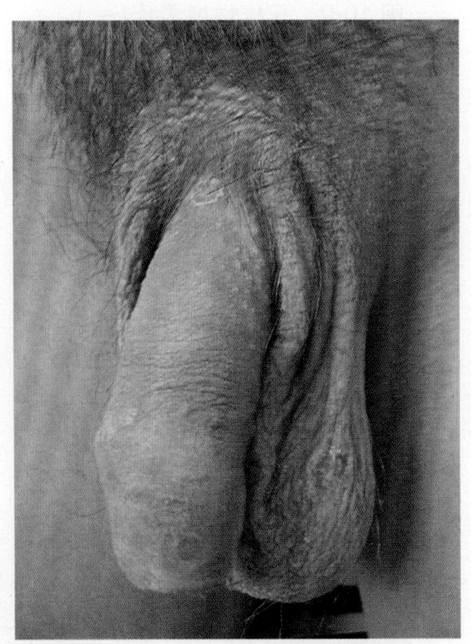

图10-12 丘疹鳞屑性梅毒疹

苔藓样梅毒疹（lichenoid syphilid）又称为梅毒性苔藓，是圆顶形小丘疹性梅毒疹，较为少见，常有鳞屑，有时聚集成群而像斑块，但个别丘疹仍可分辨。

毛囊性梅毒疹（follicular syphilid）发生于毛囊口处而呈圆锥形，自觉轻微瘙痒。

扁平湿疣（condyloma lata）是丘疹性梅毒疹的特殊类型，呈扁平隆起的斑块状肉芽肿，发生于潮湿温暖的皮肤皱褶部位或皮肤及黏膜连接处，最常见于外生殖器及肛门附近，偶见于腋窝或舌部等处。初起时为表面湿润性丘疹，逐渐扩大或融合形成1~2cm大小灰白色肥厚性扁平隆起，基底宽而无蒂，周边有铜红色浸润，自觉烧灼及痒感，行走及摩擦时疼痛，表面糜烂渗液（图10-13，图10-14），内含大量梅毒螺旋体，传染性极强。常因摩擦而糜烂，有的溃破而有浅溃疡。在二期梅毒复发时，扁平湿疣更为多见。

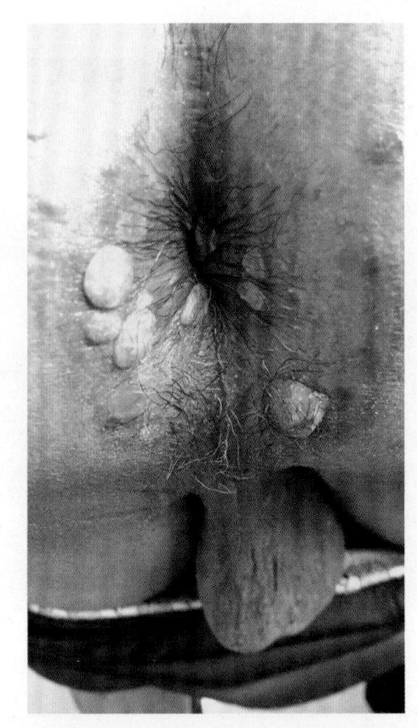

图10-13 扁平湿疣（一）

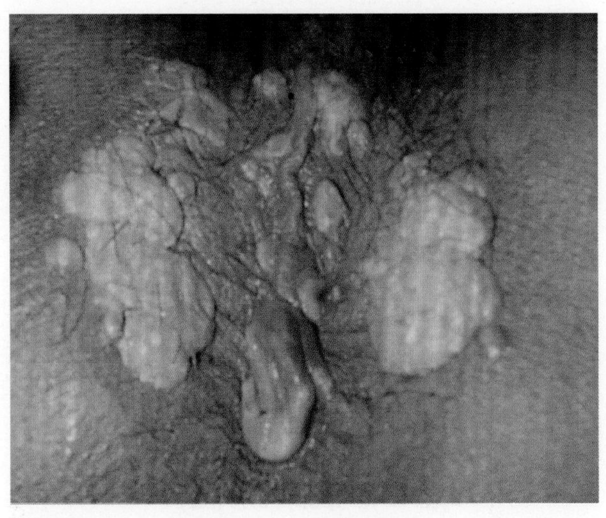

图10-14 扁平湿疣（二）

花朵形梅毒疹(corymbose syphilid)是少见的丘疹性梅毒疹,中央是一个大丘疹,周围是一群小丘疹而呈卫星状,出现较晚。

环形梅毒疹(annular syphilid)是多数扁平的斑丘疹或丘疹连接成环形、弧形、回形或匐行状,多半出现于二期梅毒的晚期,也可于消失后多次复发为复发性二期梅毒疹。丘疹排列成串,有的几乎融合而难分辨,最常见于面部尤其口角、鼻唇沟、颏部及面部中央,也可出现于阴茎及阴囊(图 10-15)等生殖器部位,复发的损害往往较大较隆起,颜色也常较深。

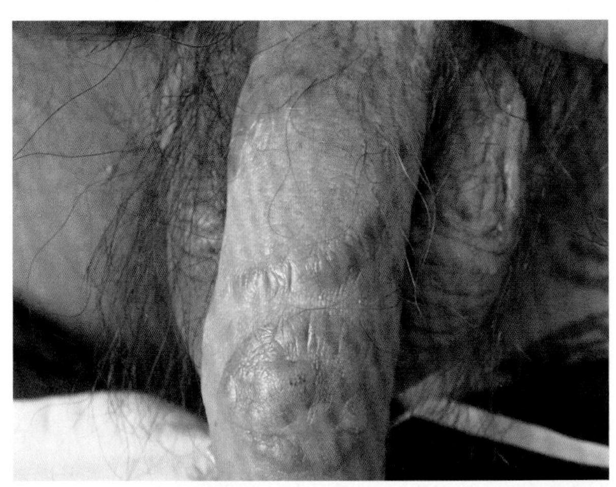

图 10-15 环形梅毒疹

4. 脓疱性梅毒疹(pustular syphilid) 是症状最重的少见梅毒疹,可散布于躯干、四肢及面部尤其前额等处,也常发生于掌跖部位及指/趾甲周围,都是孤立而不融合的化脓性丘疹,可被误诊为脓疱疮(图 10-16)。

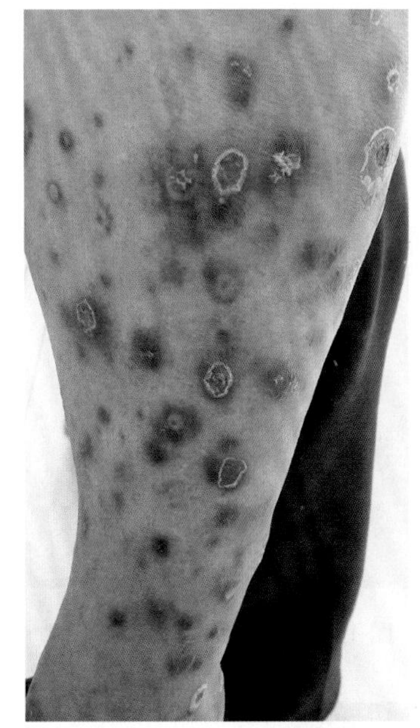

图 10-16 脓疱性梅毒疹

脓疱性梅毒疹发生于面部时称为痤疮样梅毒疹;皮损中心凹陷成脐凹状时被称为天花样梅毒疹,可伴有发热、头痛及关节痛等全身症状;有时皮损中央溃破结痂,像深脓疱疮,称为梅毒性深脓疱疮(图 10-17);损害基底部发红并可形成浅溃疡,以后逐渐结痂,痂层重叠而成蛎壳疮样坚硬厚痂,称为梅毒性蛎壳疮(图 10-18 ~ 图 10-20),不易消失;较大的脓疱性丘疹可以显著隆起,表面呈颗粒状,有发臭的脓液渗出并结成污痂,很像雅司病的皮损,被称为雅司样梅毒疹。

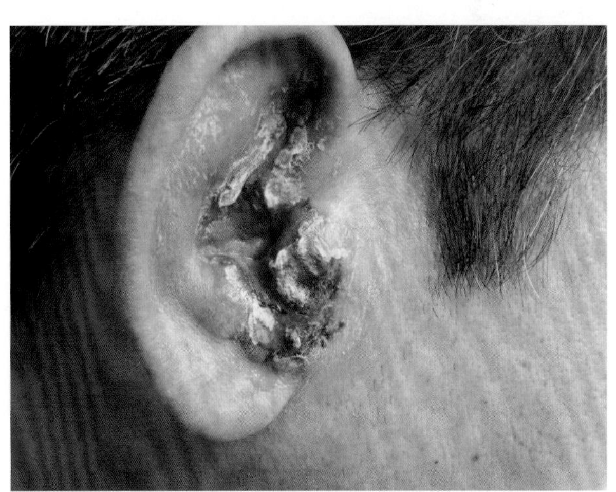

图 10-17 梅毒性深脓疱疮

5. 其他二期梅毒的皮肤表现及黏膜损害 在斑疹性梅毒疹出现时或出现后数月内,颊部、颈后及颈侧等处可有色素性斑点,以后逐渐消失;丘疹性梅毒疹散布于前额发际等处时,可引起色素沉着

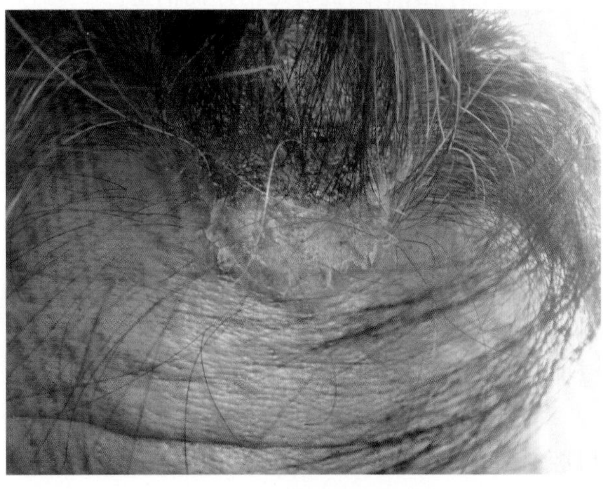

图 10-18 梅毒性蛎壳疮(一)

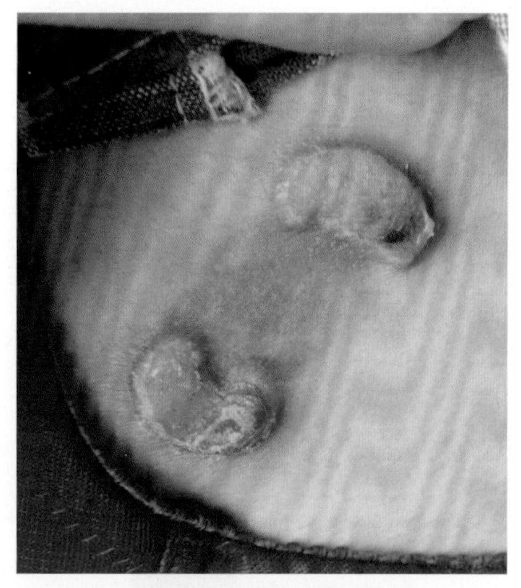

图 10-19 梅毒性蛎壳疮(二)

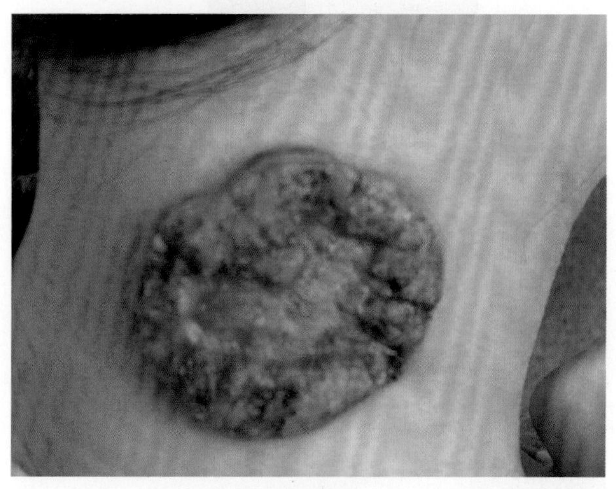

图 10-20 梅毒性蛎壳疮(三)

或减退斑;有时在成片的弥漫色素沉着斑中散在分布有边界不太明显的圆形或卵圆形色素减退斑,多半发生于颈后及颈侧而称颈白皮病(leukoderma colli),长期存在,不因抗梅毒治疗而消退。

梅毒性脱发(alopecia syphilitica) 可出现于二期梅毒,可能由于颈交感神经有梅毒性损害或毛囊有梅毒性浸润,头发一片片地不规则脱落,发干在不同高度折断,因而头发不整齐而如虫蛀状,又称为梅毒虫蛀状脱发(图 10-21)。眉毛、胡须、腋毛或阴毛也可成片脱落,造成毛发参差不齐。

梅毒性甲床炎或梅毒性甲沟炎有时发生,甲板可因局部炎症或梅毒的全身性影响而变形,甲肥厚弯曲及表面不平。

梅毒性黏膜损害可和皮损同时发生,可见于口腔、舌、咽、喉或生殖器黏膜,常见于口腔黏膜出现发红及轻度疼痛的弥漫性咽炎、扁桃体炎或喉炎,可波及声带而使声音嘶哑。舌面往往成片地

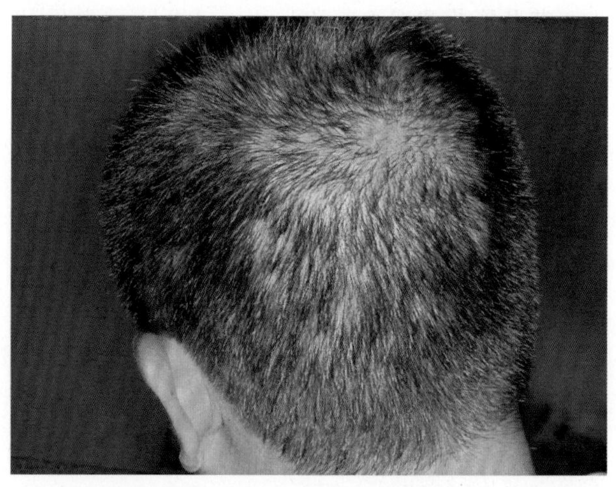

图 10-21 梅毒虫蛀状脱发

失去舌乳头而变光滑,出现圆形或卵圆形的灰色斑片,周边有狭小的红斑带,大小不定,边界清楚(图 10-22)。

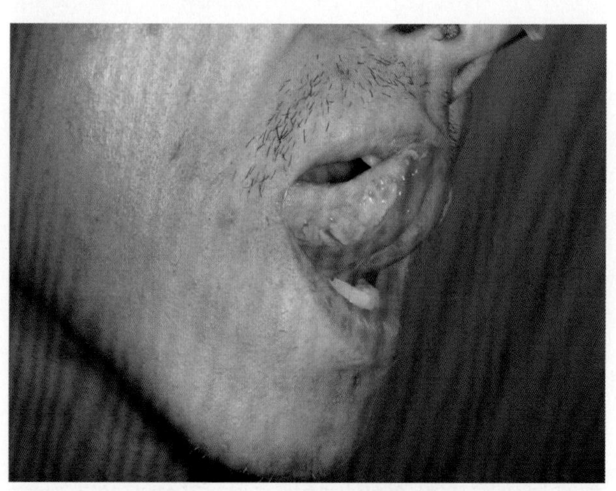

图 10-22 梅毒性黏膜损害

在二期梅毒的晚期,黏膜斑(mucous patch)可以出现于扁桃体、舌、咽、腭、龈、唇及颊黏膜,或发生于外生殖器,尤其女性的小阴唇、阴道或子宫颈,也可发生于男性包皮或龟头。典型黏膜斑为红褐色圆形或卵圆形扁平丘疹,直径约为 0.5cm,边缘略隆起,表面浸渍糜烂,有湿润的淡灰色假膜,剥去灰色坏死膜,可见浅表性溃疡,含有较多的梅毒螺旋体。

6. 复发性二期梅毒(relapsing secondary syphilis) 二期梅毒疹可以自然消失,抗梅毒治疗后消失较快。有时典型梅毒疹消失后,特别是治疗不当时,往往在经过 1~2 年或更久以后,出现复发性梅毒疹,但表现常有所不同。复发的斑疹性或斑丘疹性梅毒疹往往较大,浸润较明显,数目较少,红色较深而常为褐红色,可呈环形或有匐形性的边

缘。复发性丘疹性梅毒疹也常较大、较少，较局限而有成群趋势，皮损间有皮肤正常。皮损可为苔藓样、蛎壳疮或银屑病样，或显著肥厚而为结节性，可排列成花朵形、环形或匐形等，发生于腋下、肛门或女阴等处的常为扁平湿疣，在硬下疳消失后瘢痕处可有糜烂的硬结而有再发性下疳（chancre redux）之称。此外，复发性二期梅毒常有梅毒性黏膜斑、梅毒性咽炎及梅毒性脱发等变化。

7. 淋巴结、骨骼、脑膜、眼及其他变化　全身淋巴结肿大，但不疼痛，也无压痛；不和皮肤粘连，不引起表面皮肤红肿，不化脓。颈后、腋窝及腹股沟等处淋巴结都明显肿大，在正常人所不能摸得到的滑车上淋巴结往往肿大成豆粒大小。

二期梅毒的骨损害包括骨膜炎（占骨损害的75%）、骨炎（占骨损害的4%）和骨髓炎；关节表现包括关节炎（约占25%）、滑囊炎和腱鞘炎。自觉症状都有持续性钝痛，白天和活动时症状较轻，晚上和休息时症状加重。骨膜炎及骨炎多见于长骨，尤其胫骨，也常多发。关节炎多在肘部和膝部，常呈对称性，肿胀、疼痛，可有积液以及骨质疏松（图10-23）。梅毒性滑囊炎及梅毒性腱鞘炎都不太常见。长骨尤其是胫骨常发生梅毒性骨膜炎，骨膜肥厚，并有明显压痛，夜间加重。骨关节损害在初次接受抗梅毒治疗时，症状可能有加剧反应，但1~2日后症状逐渐消退。近关节结节多见于较大关节附近，表面无压痛、无炎症。

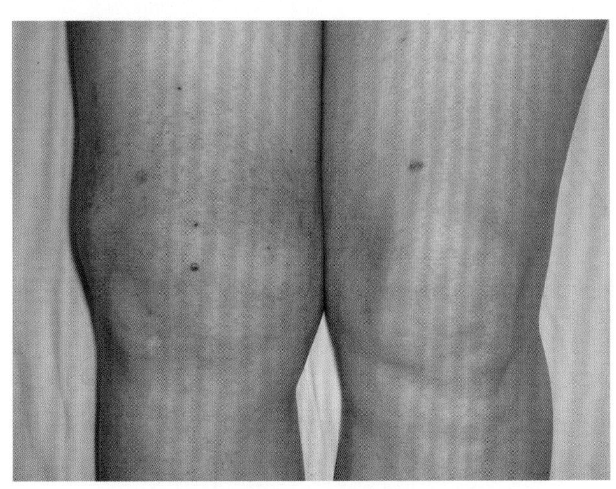

图10-23　梅毒性关节炎

二期梅毒可以损害神经系统，一类为隐性神经梅毒或称为无症状性神经梅毒，仅脑脊液有异常变化，而没有临床症状；另一类为显性神经梅毒，不仅脑脊液有异常变化，还表现有明显的临床症状，包括梅毒性脑膜炎和脑血管梅毒。据统计，35%的患者有脑脊液异常，30%的患者脑脊液中可发现梅毒螺旋体。梅毒性脑膜炎及脑血管梅毒可以引起一系列临床症状，如头痛等脑膜刺激症状，甚至偏瘫、失语等。二期梅毒可以侵犯听神经而引起耳鸣及听觉障碍，也可波及眼底而发生视神经网膜炎，在眼底镜检查中可以查见。梅毒性急性虹膜炎、虹膜睫状体炎及脉络膜炎通常为双侧，也可能发生视神经网膜炎、视神经炎、梅毒性结膜炎、角膜炎等，甚至影响患者视力。

二期梅毒患者往往有轻度贫血，心脏可有杂音，脾脏可增大，肝脏可以受损，甚至引起黄疸，肾脏可被累及而出现一过性蛋白尿，而胃肠受累时常无明显的症状。

（三）晚期梅毒（三期梅毒）

二期梅毒症状完全消失后，梅毒血清试验仍呈阳性反应称为潜伏梅毒，病程超过2年为晚期潜伏梅毒，可以终身没有临床表现，也可在若干年内，患者皮肤、黏膜、骨骼、心血管、中枢神经系统或其他内脏器官因梅毒破坏局部组织而发生各种症状。晚期梅毒的症状一般发生于感染2年之后。

1. 晚期梅毒疹　主要为结节型梅毒疹（nodular syphilid）及梅毒性树胶肿（syphilitic gumma），比复发性二期梅毒疹更局限、更集中，分布不对称，成为缓慢扩展的结节或肿块，几乎不含病原体，以后可以溃破及发生萎缩性瘢痕。

（1）结节性梅毒疹：先是红褐色圆形坚实丘疹或结节，直径约数毫米，无疼痛及压痛，表面常有紧附的鳞屑或痂，痂下是浅表溃疡；逐渐向四周扩展，中央愈合发生萎缩或色素沉着；边缘坚实，溃破结痂（图10-24~图10-26）。新损害可在附近出现，

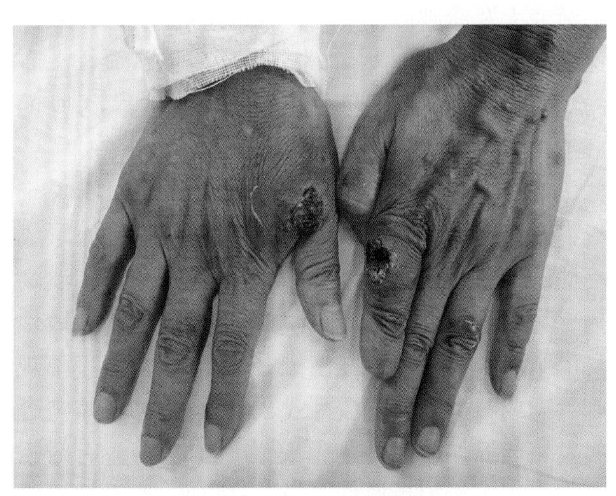

图10-24　结节性梅毒疹（一）

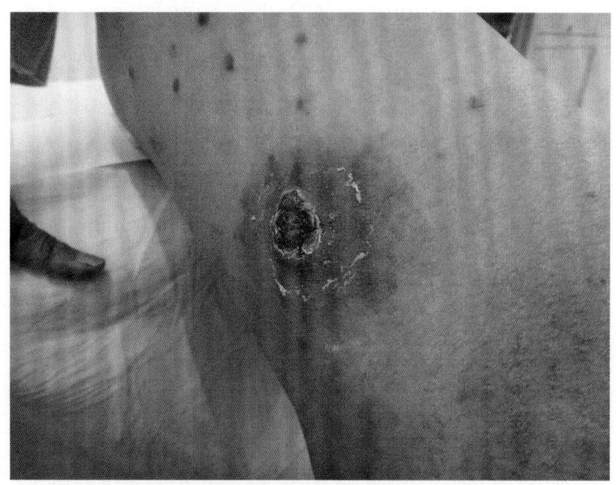

图 10-25 结节性梅毒疹(二)

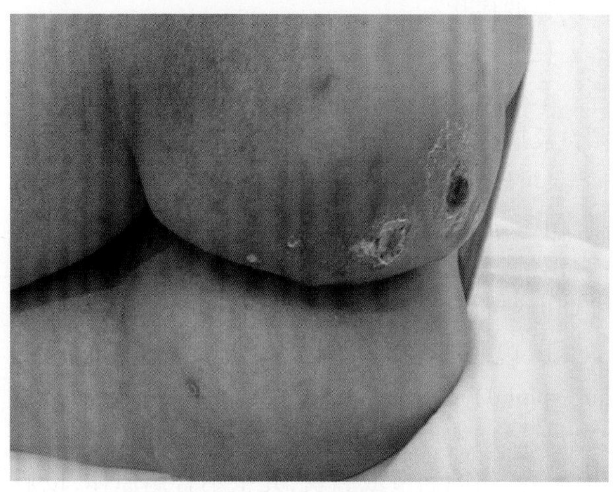

图 10-26 结节性梅毒疹(三)

相邻的损害可以融合,因而结节、瘢痕、色素沉着及溃疡往往同时存在,可排列成环形或弧形,尤其易排列成肾形,最常出现于上肢伸侧及躯干尤其背部,发生于面部时易误认为是寻常狼疮。之后结节渐渐变大及溃破而成基底发红平坦的圆形溃疡,深达数毫米,溃疡壁呈穿凿状,迁延多年不愈合。有的经数月后自然愈合,遗留周围有色素沉着的瘢痕。

(2) 梅毒性树胶肿:皮肤或皮下组织有单个或多个坚实结节,逐渐扩大,以后中心坏死而形成不同的深溃疡,溃疡壁陡直如凿或略微内陷,溃疡内有坏死组织而有腐物的臭味(图 10-27),区域性淋巴结不肿大。溃疡缓慢扩展,部分愈合而呈不规则形态或肾形。经过数月或数年后,溃疡自然愈合时发生萎缩性瘢痕,瘢痕附近有色素沉着。有时溃疡表面覆盖污褐色厚痂,呈蛎壳疮样。梅毒性树胶肿也可以不形成深溃疡,而仅为轻微脱屑的无痛性红褐色斑块,逐渐变平,遗留萎缩。梅毒性树胶肿可发生于任何部位,出现于最初硬下疳处时被称为再发性假下疳(pseudochancre redux)。

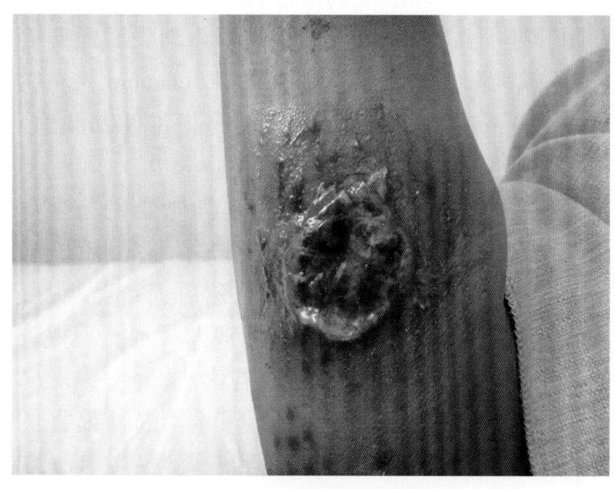

图 10-27 梅毒性树胶肿

(3) 近关节结节(juxta-articular nodes):可能是梅毒性树胶肿的特殊表现,发生于少数晚期梅毒患者,也可出现于晚期胎传梅毒,含有变性的致密纤维组织似纤维瘤,通常对称发生于双侧肘关节、股骨大粗隆、骶髂关节或坐骨关节等大关节的伸侧面,数目不定,少则 1 个,多的可达十余个。近关节结节是坚实的皮下结节,逐渐发展,直径可达 2~3cm 或更大,与周围组织无粘连,表面皮肤外观正常,持续多年无变化,既不溃破或坏死,也不引起任何自觉症状。

2. 晚期梅毒性黏膜损害 舌部晚期梅毒为局限性或弥漫性变化,为单个或数个梅毒性树胶肿,起初是坚韧不痛的圆形或卵圆形褐红色肿块,以后中央坏死而有波动,最终破溃形成边缘陡直的无痛性溃疡。

舌部弥漫性树胶肿往往发展成慢性间质性舌炎(chronic interstitial glossitis),先是舌部因弥漫性浸润而逐渐肥大形成巨舌,巨舌可使舌部活动不便及发声不清,以后纤维组织增多,舌组织不规则分叶,舌面有不规则的沟纹而凹凸不平。舌的两侧可有广泛的黏膜白斑样变化,特别是吸烟等慢性刺激更易引起,长期不变或逐渐扩展而无自觉症状,牙齿的摩擦可使上皮成片坏死。患处对酸、热、粗糙或辛辣食物敏感,有时发生裂隙而成难愈性溃疡,病程长者可以恶变。有时黏膜白斑病和舌部坚韧肥大表面不平的慢性间质性舌炎同时存在,被称为鹅卵石舌(cobblestone tongue),舌乳头可以肥厚发白而呈疣状。有些患者舌部变化很浅表,舌面成片发红并因丝状乳头萎缩使舌面变得光滑。表浅舌炎及慢性间质性舌炎同黏膜白斑病都是癌前病变,即使已经应用适当的抗梅毒治疗,也应长期追踪观察患者。

梅毒性树胶肿可发生于鼻部而妨碍呼吸,鼻中隔或鼻甲黏膜可有红褐色硬块,为树胶肿性浸润,以后可以破溃呈不规则的溃疡,不觉疼痛但有臭味,鼻部可以毁坏变形,包括软骨甚至硬骨的鼻中隔常被破坏。软腭、硬腭、扁桃体或咽穹窿的黏膜都可发生树胶肿或有梅毒性浸润。软腭、硬腭、腭垂或咽穹窿都可被破坏,甚至出现腭骨穿孔。喉部树胶肿可以发展成边壁凿入的无痛性溃疡,以后愈合时所形成的瘢痕可使喉部狭窄而妨碍呼吸或使声音嘶哑。

3. **晚期骨梅毒** 口鼻咽喉的梅毒性树胶肿可以毁坏软骨及硬骨。最常见的是鼻中隔穿孔或鼻梁塌落而成鞍鼻(saddle-nose),严重时鼻骨及鼻部软组织都坏死脱落,鼻部成为一个奇特的圆形空洞。硬腭中央或其附近的骨骼及骨膜常发生树胶肿而形成死骨,死骨脱落后发生腭骨穿孔,口腔和鼻腔直接相通。其他骨骼如颅骨可被破坏,局部皮肤塌陷成杯形凹坑。梅毒性骨膜炎造成骨骼表面肥厚不平,用手即可触及接近体表的桡骨或胫骨。

梅毒性关节炎可发生于膝关节或肘关节,无疼痛,可同时伴发梅毒性滑膜炎。沙尔科关节(Charcot joint)最常见的是膝关节,出现关节肿胀,关节腔内积液,形成骨赘、韧带及关节面软骨破坏,关节变形,易发生脱位及病理性骨折,是晚期神经梅毒脊髓痨的一种特殊表现。

4. **晚期心血管梅毒** 梅毒螺旋体对心血管的不可逆损害是晚期梅毒重要的致死原因之一。在晚期内脏梅毒中,心血管梅毒占90%以上。在全部晚期梅毒患者中(活动或不活动病变)心血管梅毒占10.0%~39.4%,其中85%的病例为梅毒性主动脉炎。如果早期梅毒进行充分正规治疗者,梅毒性主动脉炎发生率为0.4%;如果早期梅毒未进行充分正规治疗者,梅毒性主动脉炎发生率为17.5%,尸检发现率高达70%~80%。晚期心血管梅毒患者可因心力衰竭、主动脉瘤破裂或急性心肌梗死而发生猝死。心血管梅毒患者死亡人数占整个心血管患者死亡总数的5%~10%。在过去心血管梅毒男女发病比率为4~5:1,男性明显高于女性。2002年我国钟伟邦等报告36例男女发病比率为16:20,女性明显高于男性。晚期梅毒心血管病变的临床表现主要有五型:①单纯性梅毒性主动脉炎;②梅毒性主动脉瓣关闭不全;③梅毒性主动脉瘤;④梅毒性冠状动脉口狭窄;⑤梅毒性心肌树胶肿。梅毒性心包炎不常见。此外,股动脉、腘动脉或脑动脉等中等大的血管都可发生梅毒性动脉瘤,各小动脉如脑内小动脉及四肢末端的小动脉可发生闭塞性动脉内膜炎而使局部组织坏死。

5. **晚期神经梅毒** 感染梅毒后常在早期就侵犯神经系统,二期梅毒就有多种神经损伤。在早期梅毒中,神经梅毒占14.4%,在晚期梅毒中占16.8%。早期神经梅毒主要为梅毒性脑膜炎,而晚期梅毒的树胶肿可以侵犯脑膜、血管、脑实质及脑神经以及脊髓而引起多种神经症状,例如,慢性梅毒性脑膜炎引起呕吐、恶心、头痛、发热等表现,动脉血管闭塞引起瘫痪或偏瘫,脑内树胶肿可引起癫痫或轻瘫,脊髓受累时发生横贯性脊髓炎或脊髓肿瘤,脑神经如听神经受损时发生耳聋,三叉神经受损时发生面瘫。

晚期梅毒神经系统病变更严重,损害有四种类型:无症状神经梅毒、脑膜血管梅毒、脊髓痨和麻痹性痴呆,有时这些类型是相互重叠的。另外,近些年来抗生素,特别是青霉素在很多疾病中都广泛使用,神经梅毒各型损害变得不典型,临床表现也有改变(如以精神病症状为首发症状),更值得注意的是HIV伴梅毒感染者的神经系统损害更应引起临床医师高度注意。

(1)无症状神经梅毒:是指没有神经系统疾病的症状和体征,脑脊液梅毒血清反应呈阳性,可有或无其他器官或系统的梅毒表现。

(2)脑膜血管梅毒:急性或亚急性无菌性脑脊膜炎可出现在一期梅毒之后,通常在感染后1年内,可引起单侧或双侧脑神经麻痹,脑血管意外的典型症状和体征通常在感染5~10年内发生(HIV阳性者例外),多见于男性,还可以出现四肢肌肉萎缩、感觉丧失、感觉异常、括约肌功能障碍等。

(3)脊髓痨:是一种慢性进行性疾病,累及脊髓后柱和后根,出现闪电样疼痛、下肢感觉异常、腱反射减弱和消失、触痛及温度觉障碍、深感觉减退和消失等。脊髓痨发生在梅毒感染后10~30年,一般多见于男性。有30%~40%患者血清VDRL试验阴性(注意:晚期年龄大的患者,VDRL反应阴性,梅毒确认抗体阳性,并不是全部属于已治愈的患者),但血清FTA-ABS试验几乎全部为阳性。目前由于治疗及检测手段的提高，脊髓痨已经很少见。

（4）麻痹性痴呆（paresis）：是一种慢性脑膜炎引起的渐进性脑皮质功能丧失，一般在感染后10~20年发病。在精神方面有激动、易倦、头痛、健忘和人格改变，以后出现记忆损害、判断失误、缺乏分辨力、精神错乱、抑郁或兴奋，甚至出现幻想等，神经方面有震颤，运动失调，特别是唇、舌、手、瞳孔反射异常，阿盖尔-罗伯逊（Argyll-Robertson）瞳孔、口吃和发声不清，癫痫发作、四肢瘫痪及大小便失禁等，足底常因神经营养性障碍而发生无痛性洞状溃疡。血清VDRL试验常呈阳性，FTA-ABS试验大部分都呈阳性反应。

6. **其他晚期梅毒** 树胶肿可发生于体内任何器官及组织而出现相应疾病的表现。

（1）呼吸道：咽喉可发生一个或多个树胶肿而被误诊为肿瘤，气管及支气管受损而发生哮喘，肺部树胶肿可被误诊为肺癌或弥漫性支气管肺炎，胸膜可发生树胶肿及纤维变性。

（2）消化道：食管黏膜下偶发树胶肿而影响吞咽，胃壁可有树胶肿或弥漫性浸润引起腹痛、恶心及呕吐，小肠及结肠壁可有局限性线状梅毒性浸润，直肠可有孤立的树胶肿或弥漫的梅毒性浸润。

（3）肝脾及淋巴结：局限性树胶肿引起肝脏增大，也可阻塞胆管或肝脏血管而引起腹水或黄疸。弥漫的梅毒性浸润引起间质性肝炎时，患者可有发热、黄疸及腹水。肝脾可同时增大发硬，表面高低不平，淋巴结如颈部浅淋巴结可因树胶肿而呈无痛性肿大。

（4）生殖泌尿系统：睾丸可发生局限性树胶肿或弥漫的间质性睾丸炎而逐渐肿大及变硬，但不疼痛，往往是一侧性，以后可以出现坏死和溃疡，溃疡愈合时睾丸萎缩，有时睾丸鞘膜可伴有积液。其他器官如附睾、肾脏、膀胱及前列腺等都可发生树胶肿，但不常见。部分患者合并冷溶血素所引起的阵发性冷血红蛋白尿症，与肾梅毒无关。

（5）内分泌系统：树胶肿可发生于内分泌系统而引起内分泌紊乱，如肾上腺皮质功能减退所致艾迪生（Addison）病的色素沉着，甲状腺及垂体受累时可有功能低下的表现。

（6）眼及耳：眼梅毒可表现为树胶肿性虹膜炎、巩膜炎或视网膜炎等，眶内树胶肿引起眼球突出，晚期梅毒常引起视神经炎或视神经萎缩而严重影响视觉。耳梅毒可为梅毒性骨膜炎，也可累及内耳。

二、胎传梅毒（先天性梅毒、遗传梅毒）

在妊娠4个月后，胎儿可感染梅毒螺旋体而死亡或流产，也可早产，或是在出生后不久发病。有的在出生时已有症状，有的出生时没有任何症状，直到儿童或成年时期才有临床表现，而潜伏胎传梅毒患者在一生中完全健康，仅梅毒血清试验的结果始终是阳性。

（一）早期胎传梅毒

患儿在出生时一般状态往往正常，或是瘦弱的早产儿，多半在出生后第3周左右，或在2~3个月甚至一年多以后才有皮肤黏膜损害，在出生时就已发现的较为少见。

1. **黏膜损害** 常见的初起黏膜损害表现为鼻炎，带血黏液阻塞鼻孔，因而呼吸不畅而发鼻音，甚至影响吮乳，严重的有鼻腔内溃疡，甚至鼻骨缺损导致鞍鼻或鼻中隔穿孔。口部及女阴等处可有类似获得性梅毒的黏膜斑，肛门等皱褶部位可有潮湿肥厚的较大丘疹或扁平湿疣。

2. **皮肤表现** 初起皮损常为鲜红或紫红色斑丘疹，以后变为铜红色。皮损也可为较大的浸润性丘疹，伴鳞屑，或面部及四肢等处有广泛的脓疱性梅毒疹。此外，丘疹或脓疱性损害可成为梅毒性甲沟炎或甲床炎，毛发可成片、不规则地折断而像获得性梅毒的梅毒性脱发。

弥漫性浸润是早期胎传梅毒的特征之一。手掌足底以及肛门和阴唇附近的皮肤因弥漫性浸润而变厚，表面光滑并呈红褐色，边界不清。口唇附近的皮肤因弥漫性浸润而失去弹性，口唇活动使唇角及唇红缘附近发生辐射状皲裂，愈合后遗留辐射状瘢痕。

早期胎传梅毒也可出现豆粒到樱桃大小的大疱，被称为梅毒性天疱疮（pemphigus syphiliticus），基底有红褐色浸润，疱壁破裂糜烂后结痂。此种损害不常见，可与斑疹性、斑丘疹性或丘疹性梅毒疹伴随出现，多见于手掌足底，也可见于腕部、踝部及指趾甲或其他部位。

在出生后第2~3年内，可以发生复发性梅毒疹，往往为丘疹脓疱性损害。

3. **其他损害** 较常见的骨损害是梅毒性指炎，一个或数个手指弥漫肿大而成梭形。桡骨等长骨可有梅毒性骨骺炎，活动时疼痛，因而患儿不肯移动患肢而像瘫痪，被称为帕罗（Parrot）假瘫痪。

梅毒性骨炎、软骨炎、骨骺炎、骨膜炎及骨髓炎等骨梅毒往往在胎儿时期已经存在，在患儿出生后6个月内，X线检查长骨的骨干及骨骺线对胎传梅毒常有诊断价值。

梅毒胎儿的肺脏可有弥漫性浸润，在出生时不能扩张以至患儿窒息而不能成活，尸检时可证实为间质性肺浸润而被称为白色肺炎（pneumonia alba）。

梅毒性脑膜炎较常见，症状很像结核性脑膜炎但体温正常或仅略高。最常见的无症状性神经梅毒，仅脑脊液的梅毒血清试验呈阳性反应，其他神经性损害如脑水肿、瘫痪及视神经萎缩等都较少见。

全身淋巴结增大及肝脾大，尸检时可查见肝脏间质有梅毒性浸润，眼部可发生梅毒性虹膜炎，睾丸等其他器官也可波及。

（二）晚期胎传梅毒

在患儿满两岁以后，胎传梅毒进入晚期，有多种特征可以帮助诊断，较常见的是额部圆凸、上颌骨短、下颌骨相对的突起、腭弓高、哈钦森牙（Hutchinson teeth）、桑葚磨牙（mulberry molar）、间质性角膜炎、耳聋、鞍鼻、一侧锁骨内侧不规则粗厚、辐射状皲裂、军刀胫、舟状肩胛及克勒顿关节（Clutton joint）。

1. **皮肤及黏膜**　皮肤及黏膜损害往往不能截然的分期，应列为早期梅毒的扁平湿疣等梅毒疹常和属于晚期梅毒的树胶肿及结节性梅毒疹同时存在。但在胎传梅毒的晚期，弥漫性浸润及大疱性梅毒疹已经消失不见，新生儿的口唇及肛门附近的轮辐状线形皲裂都已愈合而呈辐射状瘢痕，皲裂愈大愈深者所遗留的瘢痕愈显著。

结节性梅毒疹或树胶肿与获得性梅毒相同，可以损毁局部皮肤及附近组织。鼻黏膜萎缩产生臭味，舌部及软腭等处都可有树胶肿。

2. **牙齿**　在6岁以后恒牙长出时，上排牙齿的中央一对切牙（门齿）下端比上端小，前后径（牙齿厚度）比正常大，和左右径（牙齿宽度）几乎相等，因而形状和瓶塞有些相似，在这时切牙的下缘中央常有个半月形缺口，这种牙齿被称为楔状牙或哈钦森牙，两侧及下排切牙偶尔也有此种变化。牙齿排列常不整齐，切牙的间距往往很宽。在恒牙长出时，磨牙的发育也受影响。和中央上门牙同时发育的第一下磨牙（也称6岁磨牙）可因形如桑葚而称为桑葚磨牙，下宽上狭而呈圆屋顶状，在扁平咬合面中央有发育不良的残遗小牙尖，而不是正常磨牙的四个整齐牙尖。由于釉质不足，桑葚磨牙易患龋齿而常在幼年时被拔除。桑葚磨牙是晚期胎传梅毒的特征之一，但不是唯一的特征，通常和其他特征同时存在。

除了楔状门牙和桑葚磨牙外，恒牙的发育常常欠佳，如长出较晚且比正常小，两侧牙齿生长不均匀或排列不整齐等，但并非晚期胎传梅毒的特征性表现。

3. **骨骼**　骨骼尤其长骨常易发生梅毒性骨膜炎，骨膜可弥漫肥厚而粗糙不平。额骨容易发生局限性骨膜炎而有圆形凸起。一侧的锁骨特别是锁骨内侧1/3接近胸骨部分可因局部骨膜炎而出现不规则粗大。胫骨的前侧及中段常因梅毒性骨膜炎而显著突起，像军刀而被称为佩刀胫，X线显示胫骨前侧肥厚。一侧锁骨肥大及军刀状胫也可能由于佝偻病、骨折、肿瘤或骨髓炎后感染所致，应与梅毒区别。

梅毒性鼻炎可扩展到上颌骨而妨碍骨骼正常发育，上颌骨变短而使面部中心凹陷成浅碟状。上颌骨的发育不良可使腭弓升高。有时由于上颌骨变小，即使下颌骨发育正常，但在对比之下，下颌骨又大又长而使下巴突出。早期胎传梅毒新生儿所发生的梅毒性鼻炎也可在此后毁坏鼻骨及鼻软骨而引起鼻梁凹陷成鞍状。

舟状肩胛（scaphoid scapula）是肩胛骨内侧部分凹陷，肩胛因胸骨缘凹下而外缘隆起而成船形，虽是晚期胎传梅毒的一个常见特征，但不能因此便确立诊断。

克勒顿关节偶见于青春期，两侧膝关节有较多积液而肿大，虽有僵硬但不疼痛。先是一侧膝关节肿大，以后另一侧膝关节在数月内也渐肿大，积液内只有少数淋巴细胞而无中性粒细胞，积液的梅毒血清试验结果阳性。抗梅毒治疗无效，而系统应用或关节内注射糖皮质激素类药物有显著的疗效。肘关节等关节也可发生水肿，关节囊往往肥厚。其他骨骼如头骨、鼻咽部骨骼及各种长骨都可有局限性树胶肿。

4. **眼**　主要的晚期胎传梅毒特征是间质性角膜炎，多半在5~25岁时发生。初起往往先有虹膜睫状体炎而出现疼痛、流泪及畏光，以后双眼角膜同时或先后弥漫混浊，小血管进入角膜及其表面。经过数月或1~2年后，角膜症状可逐渐好转而消退，角膜可遗留白斑。部分角膜永久混浊或全部角膜永久混浊而致盲。间质性角膜炎的发生是由于角膜组织在胎儿时期因梅毒螺旋体的侵入而致敏，以后到儿童或成人时期，局部组织的抗原抗体反应表现为间质性角膜炎，局部应用糖皮质激素类眼药水有效。梅毒性巩膜炎、视网膜炎及虹膜炎都可发生，也可有视神经萎缩。

5. **神经系统** 梅毒性脑膜炎、脑血管梅毒、轻瘫或脊髓痨都可发生，但和获得性梅毒损害的临床表现不尽相同。

脑膜或脑膜血管梅毒往往是一个或几个肢体瘫痪或某一脑神经麻痹。最常见的是第Ⅷ对脑神经受损而引起耳聋，是晚期胎传梅毒常有的特征，在耳聋前常先有长期的眩晕，多半发生于上小学或初中的年龄而罕见于成年以后；神经性耳聋、哈钦森牙和间质性角膜炎同时存在时被称为哈钦森三联症（Hutchinson's triad）。轻瘫及脊髓痨都较少见，症状也较轻，常始发于少年时期，也可发生视神经萎缩及癫痫样发作。部分晚期胎传梅毒者没有任何临床症状为无症状性神经梅毒。

6. **其他** 其他器官受损的症状常比获得性梅毒轻，既不明显，也不常见。心血管系统受累时，主动脉区可有舒张期杂音，可发生梅毒性心肌炎。肝脏可有树胶肿或弥漫性肝硬化；肾脏可有蛋白尿等表现；垂体、肾上腺及卵巢等内分泌腺的功能可降低；偶可发生阵发性冷血红蛋白尿症。

【病因】

1. **病原体** 梅毒的病原体是苍白密螺旋体（*Treponema pallida*），又称为苍白螺旋体（*Spirochaeta pallida*），有4~14个螺旋，长度为5~20μm，宽度为0.25~0.3μm，体表是一层薄膜，末端附近的一侧有鞭毛，通常是4根，原浆内有一两个球形颗粒。螺旋体以横分裂法迅速繁殖，但在生活条件不良的状况下，原浆内产生颗粒体而能抵抗恶劣环境，一旦环境条件良好，恢复分裂繁殖，在暗视野显微镜下，可见梅毒螺旋体活泼地自由运动，运动方式有3种：①围绕自身长轴旋转向前；②全身弯曲如蛇形运动；③伸缩以旋圈的距离移动。

梅毒螺旋体是介于细菌与原虫之间的厌氧微生物，尚不能体外培养繁殖，目前只能将其接种于家兔睾丸内或眼前房内繁殖，并能保持毒力。接种于猿猴后，猿猴像人类一样会发生初疮及二期梅毒疹。梅毒螺旋体可在人体内长久生存和繁殖，但在体外不易存活，干燥1~2小时即死亡。不耐温热，41℃下仅可存活2小时，100℃立即死亡；耐寒力强，0℃可存活48小时。在低温（-196~-78℃）下可保存数年并保持其形态、活力及毒性。干燥、阳光、肥皂水和一般消毒剂如汞剂、苯酚及乙醇等很容易将梅毒螺旋体杀死。

目前未证明苍白密螺旋体具有内毒素或外毒素。黏多糖和黏多糖酶与梅毒螺旋体的致病力有密切关系。

梅毒螺旋体表面似荚膜样的黏多糖能保护梅毒螺旋体免受环境中不良因素的伤害，是其繁殖与存活所必需的。在体内荚膜可阻止大分子物质（如抗体）穿透，从而保护梅毒螺旋体，此外，荚膜还有抗吞噬作用。黏多糖酶能与宿主细胞膜上的透明质酸相黏附，对组织的分解和梅毒螺旋体荚膜的合成有密切关系。梅毒螺旋体首先与毛细血管内壁紧密吸附，分解基质黏多糖，黏多糖酶进而破坏血管四周支持物质——黏多糖的完整性。

梅毒螺旋体的不同株有毒力差异，毒力较强的梅毒螺旋体株黏多糖酶活性较高，使其更好地吸附于宿主细胞，形成的病灶中含有较多黏液物质。梅毒螺旋体对皮肤、主动脉、眼、胎盘、脐带等组织有较高的结合能力，是因为这些组织含有较多黏多糖基质。

2. **传播方式** 人是梅毒的唯一传染源，主要通过性交途径及胎盘直接传染。通过其他途径被传染的较少见。

梅毒螺旋体由皮肤或黏膜的微细伤口，甚至可经正常黏膜侵入。早期梅毒患者精液及梅毒黏膜斑患者的唾液都含有梅毒螺旋体，特别是硬下疳及扁平湿疣表面有大量梅毒螺旋体而有很强的传染性。直接性接触（包括生殖器-生殖器、生殖器-肛门、生殖器-口等方式）后，梅毒螺旋体经皮肤黏膜侵入处引起硬下疳，发生于生殖器以外部位的硬下疳可由接吻、口交或肛交引起。除了有症状的早期梅毒外，无症状的早期潜伏梅毒也有传染性，晚期梅毒患者产生较强的免疫力，梅毒螺旋体数量逐渐减少，传染性减弱，感染超过10年的梅毒患者几乎不再有传染性。由于梅毒螺旋体在体外尤其干燥环境中难以长久生存，间接传染的机会很小，但患者刚用过的茶杯、饭碗、烟斗或吹奏的乐器偶可成为间接传染源，未经消毒的医用物品，尤其是牙科手术器械有可能导致间接传染。误将含有梅毒螺旋体的血液输入受血人体内，或医务人员在手术过程中不慎弄破手套并损伤皮肤或污染的针头刺破自己的手指时，患者体内的梅毒螺旋体可以直接进入血液，使得被感染者直接发生二期梅毒的症状，而不发生硬下疳，这种传染的梅毒被称为无下疳梅毒(syphilis d'emblée)，实际是很少见的。

胎传梅毒的发生是由于妊娠妇女患获得性梅毒，特别是早期梅毒或早期潜伏梅毒，而晚期或晚期潜伏梅毒妊娠妇女所生的子女往往正常；对于感染已超过5年的妊娠妇女，胎儿在子宫内被感染的机会极小，超过10年的潜伏梅毒患者基本上没有传染性。妊娠妇女血液中梅毒螺旋体经胎盘及脐带进入胎儿体内，胎儿的感染开始于妊娠第4个月。据统计，母体梅毒未经治疗，在妊娠中发生流产、早产或死产的占1/3；分娩时或出生后数月出现梅毒症状的占1/3；儿童期以后发生症状的一般不超过1/3。

在免疫方面，人类对梅毒螺旋体的免疫力很低，少数螺旋体侵入体内后即可在侵入处发生硬下疳，表明局部产生免疫力。有的患者有较强免疫力而自然痊愈。临床表现和血清学试验都与免疫性有关。除了细胞免疫外，患者血清中可以产生梅毒螺旋体特异性抗体，包括IgG和IgM。

【组织病理】 各期梅毒有基本相似的组织病理变化。

硬下疳组织中有淋巴样细胞、浆细胞及成纤维细胞分布于血管周围，可弥漫分布，也可以见到巨细胞，血管内皮细胞增生，血管壁增厚，血管闭塞。硬下疳溃破时有大量中性粒细胞浸润。

二期梅毒疹的真皮血管附近有单一核细胞及浆细胞浸润，在复发或发生较晚的梅毒疹中浸润致密，还可见到多核巨细胞，血管扩张，血管壁增厚变性，有动脉全层炎。

小结节型晚期梅毒疹及树胶肿的真皮及皮下有大量浆细胞、淋巴细胞、上皮样细胞、成纤维细胞及数目不定的巨细胞浸润，血管壁变厚，血管腔变窄，有不同程度的闭塞性动脉内膜炎。树胶肿常发生干酪样或渐进性坏死，产生黏稠坏死物，其中含有破碎的浆细胞及其他细胞残物，以后破溃而成溃疡。

梅毒性近关节结节内有浆细胞、淋巴细胞及上皮样细胞浸润，还可见少数朗汉斯巨细胞，血管壁增厚，结缔组织致密。晚期的组织变化分为内中外3层：内层为肉芽肿，纤维组织发生纤维蛋白样变性，其中有无定形物质或胆固醇形成的空隙；中层为致密结缔组织，浸润较少；外层为新生的血管，血管壁肥厚，血管周围有细胞浸润。

【实验室检查】

(一) 梅毒螺旋体的检查

1. **暗视野检查法**(dark field examination) 从硬下疳、扁平湿疣、梅毒黏膜斑及梅毒感染后肿大的淋巴结取材可在暗视野显微镜下观察到梅毒螺旋体。先用生理盐水清洁硬下疳、扁平湿疣或黏膜斑表面，戴上手套后轻轻地挤出组织液，粘于玻片上，置于暗视野显微镜下，可观察到黑暗背景下闪烁光亮的活动螺旋体(图10-28)。如果取材处是早期梅毒的淋巴结，先用结核菌素注射器将数滴无菌生理盐水注入淋巴结内，然后抽出淋巴结中的液体1~2滴置于玻片上，盖好玻片后检查。它是梅毒患者最早出现的可被检测的指标，已成为早期梅毒必不可少的检测手段，具有确诊价值。特别是机体尚未产生足量的反应素或梅毒抗体、梅毒血清学试验尚没有出现阳性反应时，其早期诊断的价值更大。对患者及时治疗，判断预后和尽早切断传染源有十分重要的意义。但该法不适用于潜伏梅毒和晚期梅毒的诊断，而且阴性结果并不能完全排除梅毒，应做进一步的血清学试验。

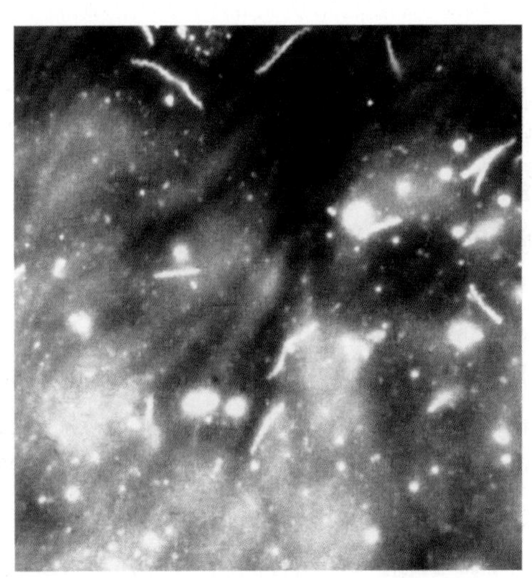

图10-28 暗视野显微镜下梅毒螺旋体

2. **Fontana镀银染色法** 苍白螺旋体无色透明，具有亲银性，经镀银染色，在普通高倍显微镜下可观察到8~12个螺旋，两端尖细，染色层次清楚的棕黑色螺旋体，由于多种微生物(包括腐生的螺旋体)都可以被银染色，因此该法难以区分苍白螺旋体和其他螺旋体，特异性差，在直接免疫荧光抗体试验出现后，已经较少采用。

3. **直接免疫荧光抗体试验法**(direct immunofluorescent antibody test) 暗视野检查法于取材

后需立即进行,而直接免疫荧光抗体试验法取材后可干燥保存,以后送到化验室检查梅毒螺旋体。干燥标本用荧光标记的梅毒螺旋体抗体处理后染色,即可检出有荧光的梅毒螺旋体。阳性结果梅毒螺旋体呈苹果绿色荧光,可确诊为梅毒,特别是对口腔、肛周等部位的损害。此法可区分梅毒螺旋体与非致病性螺旋体,阴性结果不能完全除外梅毒。因为标本、FITC、抗血清质量以及操作技术等方面的影响均可能导致假阴性结果。

4. **多功能显微诊断仪** 是一种综合相差显微镜、暗视野及偏振光的可变投影显微镜,是在高清晰度的情况下连续放大 40~15 000 倍。待检查标本不需染色及任何加工处理,取材后直接进行观察,直接、方便、快速,特别是一期梅毒的诊断有很好的临床价值。但是由于整套仪器价格高,很难普及。

(二) 梅毒血清试验

梅毒及其他螺旋体病的血清学试验可分为非梅毒螺旋体抗原试验及梅毒螺旋体抗原试验。非梅毒螺旋体抗原试验是类脂质抗原试验,被称为标准血清学试验,即通常所称的梅毒血清试验。

1. **非梅毒螺旋体抗原血清试验** 是应用心磷脂作抗原,测定血清中抗心磷脂抗体(亦称为反应素),主要包括性病研究实验室试验(venereal disease research laboratory test,VDRL)、不加热血清反应素试验(umheated serum reagin test,USR)、血浆反应素环状卡片试验,如梅毒血浆反应素快速试验(rapid plasma regain circle card test,RPR)和甲苯胺红不加热血清反应素试验(tolulized red unheated serum test,TRUST)等。目前应用最多的是 RPR 及 TRUST。这类试验敏感性高,也有一定的特异性,且其方法简易、快速,成本低,适用于基层推广和人群调查,故可用于梅毒的筛查。早期梅毒硬下疳出现 1~2 周时即可呈阳性反应,经治疗后血清滴度可下降并转阴,能作为疗效观察、预后判断、复发或再感染的指征。但临床应用需注意:

(1) 凡定性试验阳性者,确诊或治疗前均应做定量试验,以明确患者的抗体滴度,血清定量试验的作用可作为疗效和预后观察。早期梅毒足量正规治疗后,可于 6~24 个月转阴。一般血清转阴所需的时间与病程成正比。复发或再感染时可转阳或滴度上升。定量试验两次结果比较时,滴度上升>2 个稀释度以上才可判为上升,同时应注意技术性因素的误差,且不同试验方法之间,如 USR 与 RPR 之间滴度不宜进行比较。

(2) 本类试验结果阴性时不能排除一期梅毒,特别是病程<2 周者。

(3) 妊娠妇女反应素可通过胎盘到胎儿血中,如胎儿未感染梅毒,于出生 6 个月后可自行转阴,如果滴度不减或反而上升,即可诊断先天性梅毒。

(4) 根据滴度的下降情况,本类试验可鉴别早期或晚期潜伏梅毒,早期潜伏梅毒治疗后滴度下降快,晚期潜伏梅毒治疗后滴度下降慢。

(5) 治疗后的随访主要做 TRUST 或 RPR 定量试验,一般应随访 2~3 年,第 1 年每 3 个月复查 1 次,第 2 年和第 3 年每 6 个月复查 1 次。

(6) VDRL 对早期梅毒检出率约为 70%,对神经梅毒的诊断很有价值。

2. **梅毒螺旋体抗原血清试验** 本类试验是采用活的或死的梅毒螺旋体或其成分作抗原,测定抗梅毒螺旋体抗体。常用的有梅毒螺旋体血球凝集试验(treponema pallidum hemagglutination assay,TPHA)、梅毒螺旋体明胶颗粒凝集试验(treponema pallidum particle agglutination test,TPPA)、荧光梅毒螺旋体抗体吸收试验(fluorescent treponemal anti-body-absorption test, FTA-ABS)和梅毒螺旋体酶联免疫吸附试验(treponema pallidum enzyme-linked immunosorbent assay,TP-ELISA)。这类试验敏感性和特异性均较高,用作确认试验。

虽然 TPHA 广泛地应用于临床梅毒诊断,但是这种反应较晚,一期梅毒不适用,二期梅毒的早期定性试验强度也很弱,而且在梅毒感染早期及经药物治疗后,试验效果受影响,定性试验的强度和定量试验的稀释度明显降低。

FTA-ABS 抗体比心类脂抗体出现得早,最初为 IgM,继之出现为 IgG 及 IgA,有些患者还可检出 IgE 类抗体。

梅毒病程中抗梅毒螺旋体抗体出现最早的是 IgM 抗体,感染后第 2 周即可从血清中测出,而 IgG 抗体则需在感染后第 4 周方可测出。IgM 抗体分子较大,不能通过胎盘和血-脑屏障。因此 IgM 抗体检测可用于早期梅毒、先天性梅毒、神经梅毒的诊断,但有 1%生物学假阳性存在。

由于梅毒螺旋体抗原血清试验检测的是血清中的抗梅毒螺旋体抗体,此类抗体除 IgM,即使患者经过足够治疗,仍能长期存在,甚至终身不消失,血清反应仍持续阳性。因此,这类试验不能作为疗

口服头孢呋辛酯6日治愈，一个月后患者出现一期梅毒，静脉用头孢曲松，每日2g，10日治愈。理论上讲头孢呋辛酯治疗淋病的同时也应该对梅毒有早期预防作用，但没有达到预期的目的，可能是疗程不够。这提示梅毒无论是感染期、早期、晚期正规疗程至关重要。

（二）吉海反应（Jarisch-Herxheimer reaction）

吉海反应或赫克海默（Herxheimer）反应，又称为治疗休克（therapeutic shock）。在最初用砷剂如新阿凡拉明（neo-arsphenamine，“914”）治疗梅毒时，就已经发现砷剂在治疗梅毒后1～12小时内，早期梅毒患者突然出现寒战、发热、头痛、关节痛、周身不适，梅毒损害加重，硬下疳红肿，梅毒玫瑰疹鲜红而隆起呈斑丘疹，丘疹性梅毒疹隆起更加明显，梅毒性虹膜炎迅速加重，梅毒性骨膜炎有剧痛，经1～2日或数日后即可消退，这一反应可由于高效抗梅毒药迅速杀死大量螺旋体，其蛋白质或其他产物的释放引起局部中毒或过敏反应。吉海反应发生于第一次青霉素注射之后，二期梅毒患者虽有较重的全身症状，不久即恢复，而晚期梅毒患者发生吉海反应时可有严重后果，例如，咽喉的树胶肿可突然肿胀而使人窒息，眼损害可突然加重而使人失明，心血管梅毒患者的冠状动脉阻塞或主动脉瘤壁破裂而使患者突然死亡，脑血管阻塞或出血而引起偏瘫。

早期梅毒患者在第1次注射青霉素后数小时内，突然发生寒战、发热、头痛及关节痛等全身症状，梅毒疹鲜红水肿，容易被误认为青霉素的过敏反应，可让患者卧床数小时，口服阿司匹林一类的药物。以后再注射青霉素不再发生此反应。用四环素或大环内酯类如阿奇霉素、红霉素代替青霉素治疗梅毒的患者很少发生吉海反应。为了预防晚期梅毒尤其心血管梅毒及神经梅毒发生吉海反应而有意外的危险，在第1次注射青霉素前2～3日内，口服泼尼松20～30mg/d，治疗已进行2～3天而未发生此种反应或所发生的反应很轻微时，即可减量或停用泼尼松。

（三）症状治疗

除了常规的抗梅毒治疗外，常需减轻或解除患者的各种症状。阿托品溶液经常滴眼可以防止梅毒性虹膜炎患者发生虹膜后粘连；1%～2%可的松或氢化可的松滴眼液每2～3小时滴眼1次，可使抗梅毒治疗中的间质性角膜炎明显好转。肝梅毒患者有大量腹水而难忍时可酌量放出腹水，梅毒性心脏病患者发生心力衰竭时可酌用洋地黄等强心剂，脊髓痨患者有剧烈的闪痛时可服卡马西平（carbamazepine）或其他镇痛剂。

（四）治疗后追踪观察

梅毒的疗程结束后2～3年要继续观察临床和梅毒血清试验的变化。

具体观察方法如下：

治疗结束后复查1次作为基数，因部分患者治疗后梅毒血浆反应素可暂时增高（特别是发生吉海反应的患者）。

第1年：每3个月复查1次。

第2年和第3年：每6个月复查1次。

随访中非梅毒螺旋体抗原血清试验要下降至少两个滴度，即滴度降低4倍以上，否则应该重新治疗。再感染的二期梅毒患者在治疗后血清阴转往往较慢，有的在治疗结束后已过两年，梅毒血清试验还未转阴。

晚期获得性及胎传梅毒的治疗目的是减轻症状及阻止病情发展，有明显的临床复发时才考虑再治疗。血清固定是常见的，不应因此而强行治疗。

神经梅毒在抗梅毒治疗结束后3年内，每隔6个月至1年应检查脑脊液1次，细胞计数及蛋白总量渐趋正常，而非梅毒螺旋体抗原血清试验结果往往在数年以后才可呈阴性。包括螺旋体制动试验（TPI）及荧光螺旋体抗体吸收试验（FTA-ABS）的特殊螺旋体抗原试验只能证实过去感染史及排除假阳性梅毒血清反应，治疗后的追踪观察要依靠标准血清学试验，主要是补体结合定量试验。

【梅毒血清固定】梅毒经正规驱梅治疗后，有部分患者血清学反应持续不转阴，这种现象称为血清固定（serofast）。一般认为，梅毒患者经正规驱梅治疗后，临床症状消失，一期梅毒随访1年，二期梅毒随访2年，晚期梅毒随访3年，非梅毒螺旋体血清学试验维持在一定滴度（一般在1∶8或以下）超过3个月，排除再感染、神经梅毒、心血管梅毒和生物学假阳性等，即为梅毒血清固定。国外报道早期梅毒患者在接受连续规范驱梅治疗后6个月，血清反应素仍呈阳性者占11%，间歇性治疗者占37%，不规则的治疗者占68%。国内资料显示，血清固定的发生率一期梅毒为3.80%～15.20%，二期梅毒为11.64%～35.80%，三期梅毒为45.02%～45.90%，潜伏梅毒为27.41%～40.50%。

正规驱梅药物的使用对治疗梅毒至关重要，早期、足量、规范的治疗可以大大地降低血清固定的发生率。血清固定的常见原因如下:①患者早期治疗不规范:部分患者服用某些成分不明确的药物;或者虽然药物选择是规范的,但是症状好转后未继续完成疗程及复查;四环素、红霉素类一般只在患者对青霉素过敏时使用,该类药物疗效均不如青霉素,远期疗效不确切;治疗的不规范可能容易导致深部病原体的残留,从而引起梅毒血清固定。②梅毒的病期、类型不同:梅毒一经诊断,要及早规范治疗,治疗越早疗效越好,如到晚期时才接受治疗,尽管足量、足疗程抗梅治疗,一部分患者血清反应仍可长期甚至终身阳性。有关梅毒的研究表明,梅毒血清固定主要与梅毒分期有关,而与性别、年龄和RPR初始滴度无显著关系,随着病期的延长,不利于病原体的清除,病期越长,梅毒血清固定的发生率越高。③合并其他疾病导致假阳性:生物学假阳性反应主要见于梅毒患者合并某些结缔组织病及伴有自身抗体的疾病,如SLE、类风湿关节炎、风湿性心瓣膜病、自身免疫性贫血、干燥综合征、桥本甲状腺炎、结节性多动脉炎、慢性肾炎、系统性硬化症、麻风病、布氏杆菌病、非典型性肺炎、慢性肝脏疾病、肝硬化、皮肌炎、硬皮病、活动性肺结核、HIV感染以及静脉吸毒等,少数孕妇及老年人也可出现低滴度假阳性反应。④神经系统受累:有部分学者认为梅毒螺旋体从初疮向全身扩散之际,已穿透血-脑屏障或由威尔啸-罗宾间隙(Virchow-Robin space)进入中枢神经系统。由于部分梅毒患者存在神经梅毒或无症状神经梅毒,常规使用的普鲁卡因青霉素或苄星青霉素血-脑屏障的通透性较差,不能在脑脊液中获得稳定杀灭梅毒螺旋体的浓度,这类患者1年后治疗失败率达44%,RPR持续阳性。⑤患者机体细胞免疫异常,细胞免疫功能低下不仅可增加感染梅毒螺旋体的机会,而且影响病情的发展和转归。细胞免疫异常包括T淋巴细胞减少、$CD4^{+}$、Th1、Tc、NK细胞减少等。其他研究也表明,梅毒患者细胞免疫功能可能与淋巴细胞过度凋亡和Th细胞亚群分化失调Th1向Th2方向漂移有关,提示血清固定梅毒患者存在明显的细胞免疫不平衡和免疫抑制。

关于血清固定的处理,一般认为已经接受过规范足量抗梅毒治疗和充分随访的梅毒血清固定患者,如无临床症状复发,且神经系统检查、脑脊液检查、HIV正常,排除其他内脏系统性损害,且非梅毒螺旋体血清学试验长时间内维持在1∶8以下低滴度,可不必治疗,但需定期(一般每6个月)随访。建议随访时有条件者加做梅毒螺旋体特异性IgM抗体检测,可作为梅毒复发和再感染的标志物。在随访过程中发现非梅毒螺旋体血清学试验滴度有4倍以上升高,则表示有复发或再感染,需再次进行治疗。梅毒血清固定患者需权衡利弊选择是否妊娠,如妊娠需定期随访,必要时可考虑给予预防性治疗,即在妊娠期间按妊娠梅毒规范治疗。妊娠梅毒患者按照规范化抗梅毒方案治疗可阻断98.5%~100%的胎儿发生先天性梅毒。

方洪元教授曾诊治3例血清固定并在北京地坛医院排除神经梅毒的患者,在患者强烈要求再治疗的情况下,采用甲泼尼龙8mg,每日2次,雷公藤20mg,每日2次,白芍总苷600mg,每日2次,共治疗10日,结果RPR均有下降,但未完全转阴。考虑到药物的不良反应及治疗的非必要性,未再继续治疗。这提示此类药物可以降低RPR的滴度。

【梅毒合并HIV感染】 梅毒患者患有HIV感染的比例要明显高于正常人群。由于HIV感染破坏人体免疫系统,影响免疫应答过程,虽然大部分HIV感染者梅毒血清学试验的结果与普通人群没有太大不同,但是仍有一些HIV感染者对梅毒血清学检验的反应明显异于非HIV感染者,甚至不产生相关抗体。此外,还有少数HIV感染同患梅毒者在经过足够驱梅治疗后,非苍白螺旋体抗原血清学试验滴度不下降,或下降的速度明显慢于正常。这一现象虽然也存在于正常人,但HIV感染者发生的几率更大,原因尚不明确。HIV感染的梅毒患者与HIV阴性患者相比,自然病程和临床表现会受到不同程度的影响,比如一期梅毒可出现多发性硬下疳,溃疡较深而多发,硬下疳消退减慢,可出现一期梅毒与二期梅毒临床表现重叠的现象。二期梅毒可出现少见的恶性梅毒(malignant syphilis)表现。合并HIV感染的早期梅毒患者更易侵犯神经系统。血清学反应异乎寻常,多数报告是血清学试验滴度比预期升高,但也有报告血清学假阴性或阳性反应延迟出现。

脑脊液异常(如单核细胞数增加,蛋白水平升高等)在早期梅毒患者和HIV感染者均很常见。研究发现在合并有HIV感染的一期和二期梅毒患者中可能更容易出现这种脑脊液异常情况,其临床和预后的意义还不清楚。艾滋病病毒和梅毒混合感染者,在CD4计数≤350/ml和/或RPR滴度≥1∶32时,容易出现与神经梅毒有关的脑脊液异常,大多数 HIV 感染的梅毒患者对于苄星青霉素标准治疗方案的疗效满意，早期梅毒出现的脑脊液异常对治疗结果几乎没有影响。但有的专家建议在怀疑有神经梅毒时加强治疗。一些专家建议合并有 HIV 感染的早期梅毒患者在治疗之前进行脑脊液检查，如果有异常还应在治疗后随访检查脑脊液。但是这种强化治疗和检查做法对早期梅毒预后的影响还有待于进一步观察。

在治疗方面，虽然少数 HIV 和梅毒共感染患者按照推荐方案治疗失败的可能性增加，但是对大多数梅毒与 HIV 共感染者来说，发生治疗失败风险的几率还是非常小的。因此，目前推荐采用与治疗 HIV 阴性的梅毒同样的方案治疗 HIV 感染者的各期梅毒，但需要强调在驱梅治疗后应进行密切随访。目前推荐对合并 HIV 感染的晚期潜伏梅毒或病期不明的潜伏梅毒在治疗前应进行脑脊液检查。如脑脊液异常符合神经梅毒诊断标准，按照神经梅毒的治疗方案进行治疗。

对合并有 HIV 感染的梅毒患者进行临床和血清学随访十分重要，目前的随访方案和处理办法与 HIV 阴性的梅毒患者基本相同。神经梅毒患者应该在治疗后每 6 个月进行一次脑脊液检查，直至脑脊液检查结果正常。一些研究表明，在感染 HIV 的神经梅毒患者，尤其是那些存在较严重免疫抑制的患者，治疗后脑脊液参数恢复得更慢。如果 6 个月后细胞数量并没有下降或 2 年后脑脊液仍不正常，应考虑复治。

【性伴处理】 梅毒治疗后 6 个月、12 个月必须进行临床随访和血清学（即非梅毒螺旋体抗原血清学试验）复查。理论上任何梅毒治疗方案都可能失败。有资料表明，15%早期梅毒患者用推荐方案治疗后 1 年非梅毒螺旋体抗原血清学试验滴度未下降至两个稀释度（即未达到治疗有效标准）。如果一期和二期梅毒患者在治疗后 6～12 个月梅毒症状或体征持续或复发，或非梅毒螺旋体抗原血清学试验不能下降 4 倍，甚至滴度上升 4 倍以上（与治疗时最高滴度或基线滴度比较），提示治疗失败或再感染，必须给予重复治疗，并复查有无 HIV 感染。由于治疗失败与再感染不易区分，有必要同时进行脑脊液检查。极少数情况下，尽管梅毒患者的脑脊液检查阴性，也进行了复治，但患者血清抗体滴度仍不下降，应对这样的患者继续定期进行临床和血清学随访，但暂不必增加治疗或复查脑脊液。

须注意的是所有梅毒患者应同时进行 HIV 检查。HIV 感染高流行区的一期梅毒患者即使初次 HIV 检查阴性仍应在 3 个月后复查 HIV 感染情况。有神经病变（如脑膜炎）或眼部病变（如眼色素层炎、虹膜炎、视神经视网膜炎或者视神经炎）症状或体征的梅毒患者，应进行脑脊液检查和眼部裂隙灯检查等评估，并根据检查结果指导梅毒的治疗。

血清固定的梅毒患者必须复查 HIV 感染情况，且尚无明确的最佳治疗方案，但必须增加临床和血清学随访次数。如果不能保证增加随访次数，则建议重复治疗。

青霉素过敏梅毒患者的非青霉素治疗的疗效至今未能充分证实，临床上常因治疗不彻底而导致梅毒迁延不愈，此类患者的血清抗体滴度不易下降或容易波动，临床表现也容易出现反复。因此，对这类患者尤其应进行密切的血清学监测和临床随访。

地方性梅毒
(endemic syphilis，Bejel)

在中东地区的某些游牧部落及非洲某些生活原始的土著居民中流行一种螺旋体所致的疾病，住在这些环境及卫生条件不良的干燥沙漠地区的居民称此病为贝杰（Bejel），主要发生于婴幼儿，家属中常有相同的患者。

本病的发生往往是婴幼儿在被喂乳时感染，授乳母亲的乳房可有下疳。经过 5 周左右，婴儿的唇黏膜、硬腭、软腭、舌或咽等处可出现黏膜斑而被人发现，以后，患儿皮肤有泛发的斑丘疹及丘疹，肛门生殖器处可有丘疹融合而成的扁平湿疣，口角常有伴皲裂的扁平丘疹，全身淋巴结肿大，骨骼尤其胫骨可出现骨膜炎损害。皮疹可复发数次。以后，临床症状消失，而梅毒血清试验呈阳性反应，此时本病处于潜伏阶段。在感染 4 年后为晚期。晚期时，皮肤可发生树胶肿而溃破，鼻部可被损毁，硬腭可穿孔，但尚未发现心血管及神经等晚期梅毒的表现。

有人称所见的螺旋体为苍白螺旋体Ⅱ型（Treponema pallidum Ⅱ），但其形态与免疫学性质完全和引起梅毒的苍白螺旋体相同，临床表现也像获得性梅毒，但不是性病，没有明显的初期阶段，因而被称为非性病性梅毒或地方性梅毒（endemic syphilis），主要发生于婴幼儿，在家庭中被家属传染而患此病，口中食物吐哺幼儿及共用污染的饮水杯等都可使此病扩散。

本病的治疗和梅毒一样。

品他病(pinta)

品他病是美洲的热带及亚热带地区的地方性流行病,主要发生于墨西哥、哥伦比亚、委内瑞拉、巴西、秘鲁等一些中美洲及南美洲国家的贫穷落后地区,多半发生于儿童,是由形态及免疫学性质和梅毒螺旋体相同的品他密螺旋体所引起。

品他病只有皮肤症状而无其他器官受损的表现,可因皮肤同皮肤的接触而传播,螺旋体经微小伤口如抓伤或擦伤侵入皮肤,也可经昆虫的叮蜇而传染。潜伏期平均3周(9~90日),临床表现分为初期、二期及晚期,但在某些流行区,少数人的梅毒血清试验阳性但无品他病的临床表现,可认为处于潜伏阶段。

初期:初起皮损是一个扁平的红色小丘疹,有少许鳞屑,最易出现于四肢及躯干尤其小腿等暴露部位,在3个月至1年内逐渐发展成边界不太清楚的红斑鳞屑性斑块。在感染后第5个月左右,斑块附近可有卫星状分布的小丘疹,逐渐扩展并可和原斑块互相融合成银屑病样损害,以后消退时往往遗留色素减少斑。梅毒血清试验呈阴性反应。

二期:二期与初期损害往往同时存在而难认清二期于何时开始,一般在初期后5个月至1年,类似银屑病、体癣、湿疹、梅毒或麻风的红斑鳞屑性损害分批出现于四肢及面部等处,分布不对称,先是鲜红色,以后变成紫红色带有鳞屑的斑疹,成为二期的品他疹(pintids),以后消退时有色素减少斑。日晒部位常有灰色、黄色到褐色的色素异常性损害,色素增多斑与色素减少斑的出现使皮肤斑驳。全身淋巴结肿大、发硬而不痛,很像二期梅毒的淋巴结。60%患者的梅毒血清试验呈阳性反应。

晚期:皮肤的色素性变化非常显著,可在品他疹发生后3个月,甚至10年以后出现。面部、腕部及踝部等处逐渐发生缓慢扩展的青灰斑,色素斑处可有类似白癜风的色素脱失斑,面部、颈部、四肢及躯干,甚至口腔黏膜及甲床有广泛分布的色素脱失与色素增多混杂出现的损害,而毛发的颜色不受影响。手掌及足底可以轻度的过度角化。患者的梅毒血清试验结果几乎都是强阳性反应。

本病可按梅毒治疗。苄星青霉素也可每4日肌内注射120万U一次,共4次。数月以后,梅毒血清试验可变阴性,色素增多的青灰斑逐渐消退,而色素减少的白斑消失很慢。

雅司病(yaws)

雅司病主要流行于湿热的热带地区,目前认为雅司病至少在12个国家流行。在抗日战争时期,曾在江苏等地流行,以后未再有报告,在我国似乎早已绝迹。

本病是螺旋体病之一,病程可分为一期、二期及三期,多半发生于儿童,不属于性传播疾病的范畴,典型皮损呈草莓状,因而又称为热带莓疮(frambesia tropica)。

【症状】患者多半是2~3岁以上的儿童,感染后9~90天(平均3周)可在感染的局部发生皮肤黏膜损害,再经过1~3个月发生二期皮损,以后自然痊愈,但有的发生树胶肿性损害而进入三期。

(一)一期

一期损害称为母雅司(mother yaws)。在螺旋体进入皮肤处发生一个湿润的红丘疹,最易出现于面部及四肢尤其小腿等暴露部位,以后附近可出现多个丘疹,扩展而融合成较大的损害,以后溃破,渗出液结成淡黄痂,痂下溃疡渐发生乳头瘤或增殖性变化而呈圆形或卵圆形的隆起,溃疡上有颗粒状突起而呈草莓状,表面的浆液含有螺旋体。患者没有或有轻度发热、头痛及周身无力等症状,区域性淋巴结肿大,但不疼痛,也不溃破。母雅司经2~6个月后自然痊愈,可遗留一个周围颜色较深的色素减少性萎缩瘢痕。

(二)二期

在母雅司出现后经数周或数月,二期雅司疹出现,此时母雅司已经消失或仍然存在。

初起时,数个或较多的淡红色小丘疹分批或同时发生,顶部结痂。数周以后,有的消退而遗留少量糠状鳞屑,有的逐渐扩大而成柔软的草莓状结节,表面有颗粒状突起并由稀薄脓液结成淡褐或琥珀色黄痂,和雅司初疮的形态相似,但常较小,分布于面部、躯干及四肢等处。

不典型的二期雅司疹有多种。损害可融合及排列成环形而像体癣,在肘窝、腹股沟及臀中沟等处可有扁平湿润的大丘疹而像扁平湿疣,趾背可有疣状皮损,掌跖可有角化过度性斑块或中央有很厚角质栓的坚硬扁平丘疹及结节,指端可有甲沟炎而使甲褶变形,眼睑可有成片黄痂。有时,成群的红色粟粒性角化丘疹可发生于肩部等处而称为莓疮性苔藓(lichen frambesianus),有糠状鳞屑,有的可发展成典型的二期雅司疹。雅司病不发生于黏膜,不引起脱发或虹膜炎，也不引起像二期梅毒的斑疹性损害。

（三）三期（晚期）

多数患者在二期雅司疹消失后本病痊愈，但有的患者会在3～4年后发生树胶肿性晚期损害，树胶肿溃破时成为边壁陡直或向内陷入的无痛性溃疡，溃疡可互相融合而成匐行状，以后溃疡愈合而遗留晚期梅毒状瘢痕。掌跖于二期可发生角化过度的丘疹及斑块也可出现于三期，掌跖角化的存在常可帮助诊断。

西印度群岛居民所称的甘戈沙（gangosa）是毁形性鼻咽炎（rhinopharyngitis multilans），软腭及腭垂等处往往先溃烂，以后逐渐蔓延至硬腭、鼻腔、咽部及面部。发展缓慢，有时停止进展，数年以后，鼻咽部、喉部、上腭、鼻翼及鼻部其他部分都可毁坏，常有臭液溢出，痊愈部分有瘢痕形成，面貌变形而丑陋。

除了鼻骨及上腭骨等可损毁外，其他骨骼如胫骨等可发生骨膜炎、骨髓炎及慢性滑囊炎，常伴发骨质疏松或多发性囊肿样骨炎。骨膜肥厚的胫骨可像梅毒的军刀状胫。骨损害常为多发性，指骨常因多发性指骨炎而成畸形。西非洲居民所称的根度病（goundou）多半是雅司病使鼻骨及上腭骨发生的肥厚性骨炎，多半发生于儿童或青少年。患者先觉鼻痛及头痛，以后，带血的分泌液由鼻孔流出，鼻部两侧骨骼逐渐隆起，数月后鼻腔分泌液及头痛可消失，而鼻侧骨骼继续耸起，最终鼻部眶部骨骼严重损毁，别处骨骼也可发生增生性骨炎。

类似梅毒的近关节结节是不痛不破的皮下纤维性结节，最常见于长骨如桡骨及股骨关节附近的伸侧。常见于晚期梅毒的轻瘫及脊髓痨等中枢神经系统损害和主动脉炎及主动脉瘤等心血管损害都罕见于雅司病。

【病因】 雅司螺旋体被称为细弱螺旋体、细弱密螺旋体或微白螺旋体，有6～20个螺旋，在暗视野显微镜下迅速运动，不能和梅毒螺旋体区别。

雅司病主要流行于热带地区，多半发生于环境不卫生及不注意清洁的人，尤其10岁以下的儿童。传染是由于皮肤的直接接触或污染物品的间接接触，雅司螺旋体通过擦伤或抓伤等轻微创口而侵入皮肤，在皮肤内繁殖生长，以后可入淋巴管而进入血流。有人在蝇的前肠内发现雅司螺旋体，认为蝇等昆虫可以是传染媒介。

雅司病不属于性病，也不像梅毒可以胎传，如果发生于成人的外生殖器或新生儿的皮肤，都是由于螺旋体由皮肤的创口侵入。人体在感染后逐渐获得免疫力，梅毒血清试验由阴性变成阳性。在二期阶段，雅司病即可完全自然痊愈，以后不易再感染，对雅司病的免疫性还可帮助人体抵御梅毒螺旋体的感染。

【组织病理】 雅司病和梅毒的组织变化很相似，但雅司病组织中浆细胞常很多，而血管的变化往往较轻。

初期及二期雅司病的皮疹有显著的棘层肥厚及乳头瘤样增生，表皮水肿，很多中性粒细胞进入表皮而形成表皮内微脓肿，皮损表面的痂是由角化不全细胞、死亡白细胞及纤维蛋白所构成。真皮的浓密浸润主要为浆细胞，也有中性粒细胞、淋巴样细胞、组织细胞、成纤维细胞及少数嗜酸性粒细胞，陈旧损害中血管、毛囊、汗腺及皮脂腺附近都有致密浸润。血管没有内皮细胞增生（与梅毒不同）。

三期雅司病和梅毒的组织变化相似，但雅司病的血管没有明显的改变。

【鉴别】 脓疱疮、增殖性溴疹、麻风、体癣、银屑病、寻常狼疮、瘰疬性苔藓及掌跖角化病等皮肤病要和雅司病鉴别。梅毒也是螺旋体病，在临床表现和血清学试验方面与雅司病相似，但雅司病主要发生于某些地区儿童的暴露部位，典型皮损呈草莓状。

【治疗】 青霉素很有效，注射总量比治疗梅毒所需量小，常用苄星青霉素，国外推荐剂量为60万U（小于10岁儿童）和120万U（年龄较大的儿童和成年人）；也可用大环内酯类抗生素如阿奇霉素，剂量为30mg/kg，其对初期、二期雅司病患者的治愈率约95%。治疗疗效较快，可一次肌内注射120万U，或是肌内注射普鲁卡因青霉素水悬剂40万U/d，治疗10次即可。对青霉素过敏的人可服红霉素、四环素或多西环素。

鼠咬热（rat bite fever）

鼠咬热是由鼠类或其他齿类动物咬伤后所致的急性自然疫源性疾病，病原体分别是小螺菌及念珠状链杆菌。在我国所发现的鼠咬热大都是由于鼠咬热螺旋体引起，常发生于夜间睡眠时被鼠咬伤的婴儿，在我国以小螺菌型为主，云南、贵州、江西、福建、山东、台湾等地均有报告；链杆菌引起的鼠咬热近年来在我国也有报告。

1. **鼠咬热螺旋体**(Spirochaeta morsus muris) 又称为小螺菌(Spirillum minus),长 1.6~3.0μm,宽 0.4~0.5μm,有 2~6 个螺旋,两端尖锐并各有一根鞭毛,受染鼠在夜间咬啮婴儿皮肤后,经过数日或数周的潜伏期,鼠咬热开始发生。

已经愈合的鼠咬处皮肤发红水肿而像丹毒或蜂窝织炎,有时红肿处起疱或坏死而成边界明显的溃疡。同时,寒战、发热,体温可达 39~40℃以上,周身不适,关节疼痛,淋巴结肿大。经过 3~7 日后体温正常,再经 2~7 日后又发热而像回归热。四肢及躯干往往发生广泛的红斑或结节,或是有多形红斑或结节性红斑样皮损,常随体温的升降而加重或减轻。屡次发作可经数月之久,最终可自然痊愈。

鼠咬热螺旋体存在于鼠咬伤处、皮损及淋巴结和血液内,发热时取血接种于豚鼠或鼠,血液涂片染色后可发现大量螺旋体。梅毒血清试验可呈阳性反应。

青霉素、四环素及红霉素治疗都有效。梁飞立等报告的 12 例鼠咬热患者入院后即肌内注射青霉素 G 60 万 U/次,2 次/d,疗程 7~10 日。12 例患者发热均于 24 小时内消退,1 例治疗 2 天后自动出院,11 例完成疗程,均治愈。

2. **联珠状链杆菌**(Streptobacillus moniliformis)　所引起的鼠咬热,又称为哈佛希尔热(Haverhill fever),是家鼠、野鼠、松鼠或其他动物咬人所致的细菌性败血症。

鼠咬后约经 12 日(数日至 1 个月)的潜伏期,已经愈合的咬伤处开始发炎而像蜂窝织炎或丹毒,伴有发热、周身不适、食欲减退、关节疼痛及淋巴管炎,腹部先有玫瑰点状红斑,以后广泛发生,在面部及胸部常最显著。皮损逐渐呈紫红色并渐变大而成坚实的斑块。不化脓的游走性多关节炎及心内膜炎可以发生。如不治疗,病程可绵延半年之久。

联珠状链杆菌是革兰氏阴性梭形需氧菌,是美国引起鼠咬热的最常见原因。栖居于鼠类上呼吸道内,在含有血清的培养基中容易生长。在人被鼠咬而感染时,白细胞数增高,可达$(15\sim20)\times10^9$/ml,血液中嗜酸性细胞增多。青霉素、四环素或链霉素都有疗效。对青霉素过敏者,可以采用多西环素口服,100mg/次,2 次/d。念珠状链杆菌对阿莫西林、头孢噻肟、阿奇霉素也敏感。

鼠咬热的预防主要是彻底清洗伤口、预防性使用青霉素、破伤风类毒素注射、常规伤口护理等。

钩端螺旋体病(leptospirasis)

钩端螺旋体病是一种急性热病,由多种钩端螺旋体(leptospira)引起,是一种人兽共患病。以猫、犬、猪、牛及鼠类等动物及家畜为自然宿主,寄生于鼠类的主要是黄疸出血性钩端螺旋体(L. icterohaemorrhagica),可使人感染而发生魏尔病(Weil's disease),又称为黄疸出血热(icterohaemorrhagic fever),而胫前有时对称的皮损并有脾大的胫前热(pretibial fever)又称伏尔特-布赖格热(Fort-Bragg fever),由秋季热钩端螺旋体(L. autumnatis)引起。寄生于猫犬(狗)的往往是犬钩端螺旋体(L. canicola),寄生于猪、牛的往往是波摩那螺旋体(L. pomona)。钩端螺旋体由动物宿主的尿液排出,人的黏膜或擦破皮肤和污染尿液接触,或饮用污染的水,或是接触污染的泥土或在污染的水中游泳,都可感染本病,因而本病常在田间鼠类活动较多及天热多雨的夏秋季节流行,并常和某些工作有关。人体主要是通过接触被污染的疫水或土壤感染,病原体可经擦伤或破损的皮肤或由正常黏膜侵入人体;少数是由于实验室操作或与感染动物的内脏、血、尿直接接触而受染。钩端螺旋体的种类要由血清学试验鉴定,我国已发现很多类型,以 13 个血清群及 14 个血清型作为我国标准菌株。人们对钩体普遍易感。患者患病后对同血清型钩体可产生特异免疫,而对其他有交叉反应的血清型钩体也可产生较弱的免疫,但持续时间短,故仍可再次感染。人体感染钩端螺旋体后以体液免疫为主,特异性抗体可保持多年。在我国到 2005 年为止已有 31 个省、市、自治区存在本病。钩端螺旋体病流行以 6~10 月份为主,发病分布呈单峰型。从职业方面看,主要是直接接触疫水的农民、渔民、因玩水被感染的中小学生及少数与感染动物接触的兽医、屠宰场工作者。年龄以青壮年较多,性别以男性为主。本病在我国主要见于洪涝灾害期间,可呈暴发性流行,其次见于收稻谷季节,平时也可见散发患者,此类患者较易误诊。近年来,我国各地区的发病率呈稳步下降趋势。

该病的发病机制为钩端螺旋体侵入人体,进入血管或组织液后继续繁殖,随血流可播散至全身脏器引起病变,但最常见的是肝、肾及腓肠肌。其主要病变是损害微血管内皮细胞,引起外渗性或出血性脉管炎及微循环功能紊乱。临床上经过 10 日左右(2~12 日)的潜伏期,寒战、高热、食欲缺乏、恶心、呕吐、腹泻、肌痛及结膜充血等症状发生，按主要临床表现可分为黄疸出血型、脑膜脑炎型、流感伤寒型、肺出血型、肾衰竭型等，血液中白细胞先减少，以后常增多。患者多自然痊愈，但可致命，尤其肝脏发生坏死而有黄疸的人容易死亡。老年患者的死亡率较高。

不足50%的患者有皮肤损害。在发病的第4日，可发生孤立或融合的红斑，常略隆起，直径为2~5cm。有些患者的皮肤及黏膜有瘀点或较大的紫癜性损害。胫前有对称分布的红斑，但也可广泛发生于其他部位。

根据流行情况、血清学试验及钩端螺旋体的检查可以确诊本病。在发病的早期即前10日内，用血液涂片后染色，或用血液及脑脊液进行人工培养，可检出钩端螺旋体；在发病2~4周后，也可用尿液检查。

在流行地区，除了防鼠灭鼠及保护水源等预防措施外，家畜饲养员等可用当地流行菌型的多价死菌菌苗作预防注射两次。在发病的前4日内就应开始治疗，可每日肌内注射青霉素240万U，至少一周，在初次注射青霉素后常有类似治疗梅毒时的吉海（Jarisch-Herxheimer）反应。链霉素可以同时应用。青霉素过敏时可改用四环素或红霉素，每日口服2g。咪唑酸酯在我国试用于人体证实有疗效。病情严重时应该加大抗生素用量，发生黄疸及出血时要加用糖皮质激素类及止血药，发生肝性脑病时可应用谷氨酸钠，发生酸中毒时应用碳酸氢钠或乳酸钠，肾衰竭时可施行透析法。

回归热（relapsing fever）

在世界上广泛流行的回归热由一种或数种包柔螺旋体引起，由蜱传播；而埃塞俄比亚的回归热是蚤传播的地方性流行病，病原体是回归热包柔螺旋体。这两种回归热的临床表现相同，潜伏期约为1周（4~18日）。

患者突然寒战，发生高热、头痛、肌痛、咳嗽、呕吐、腹痛等症状，肝脏增大并可有黄疸，结膜充血并畏光，经过3~5日后，热度下降并出汗，此时，不到50%的患者有泛发或局限性皮疹，可为类似伤寒的玫瑰斑，或为斑疹或丘疹性瘀点，不久即消退，以后再发热时往往不再有皮损。

血液中单核细胞增多，还可以出现血小板减少、C反应蛋白升高、降钙素原升高等。血液涂片后用赖特（Wright）或吉姆萨（Giemsa）法染色可查见包柔螺旋体（图10-29）。

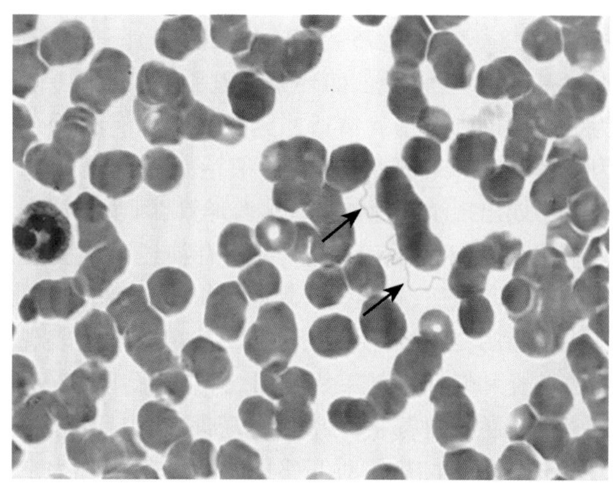

图10-29 姬姆萨染色示包柔螺旋体（箭头）

四环素或红霉素的疗效可能比青霉素更好。建议孕妇给予青霉素或红霉素治疗。类似梅毒的吉海反应往往发生，在初用青霉素前可服用泼尼松或其他糖皮质激素类药物预防。

莱姆病（Lyme disease）

莱姆病最先出现于欧洲，以后在美国的康涅狄格州（Connecticut）的莱姆（Lyme）市小流行而被称为莱姆病。我国莱姆病的疫区主要集中在东北部、西北部和华北部分地区的林区，分布范围比较广，新疆维吾尔自治区和黑龙江、吉林等省已有大量莱姆病的报告，而且大多数地区已经分离出病原体。

【症状】 患者表现为发热、周身不适及头痛。关节有短期的疼痛，关节炎屡次发作，不对称的肿胀，最常见于膝关节，大多数患者在关节炎出现前数周或数月有皮疹。此外，常有不同程度的心肌及神经损害或淋巴细胞性脑膜炎。大多数患者先有蜱咬史，叮螫处有一红色小丘疹，以后逐渐扩展成环形红斑而和慢性游走性红斑相同。环形红斑逐渐扩展，直径可达40~50cm，边界清楚并略水肿，环内皮肤呈青褐或淡褐色，可有灼热感，多半发生于股部、臀部或上肢等处，以后自然消退。

【病因】 在组织病理及血液和脑脊髓检查中已经多次发现螺旋体，被称为伯格多费尔包柔螺旋体，在欧洲常由其他硬蜱传播。95%的患者有慢性游走性红斑，在红斑发生后1~4周，90%以上患者有抗螺旋体的特殊IgM抗体，滴定度可在1∶128以上，94%的晚期患者可有滴定度相似的IgG抗体。

【治疗】青霉素的注射可以促使红斑消退，减少以后关节炎的发生，至少应连续治疗 10～14 日。晚期有心脏、神经等损害的一线治疗药物为头孢曲松，成人 2g/d，儿童 75～100mg/(kg·d)。早期患者也可应用多西环素、四环素或红霉素，疗程一般为 21 日，也可根据病情适当延长。莱姆病的治疗因病程及临床表现而不同，一般治疗越早预后越好。早期出现游走性红斑时多西环素、阿莫西林为常规用药，疗程 14～21 日。中期有神经系统受损或有严重心脏病、虹膜炎表现时，首选头孢曲松，次选头孢噻肟，或大量使用青霉素。晚期莱姆病表现为关节炎和慢性神经莱姆病时，首选头孢呋辛，次选头孢噻肟及青霉素静脉滴注，剂量同中期，疗程为 14～28 日。陆敬民对 17 例以神经系统表现为主的莱姆病的临床分析发现，在发病早期使用抗生素治疗的 12 例患者病情控制较好，5 例因病程较长、早期误诊或抗生素用量不足的患者，治疗初期效果尚好，后期较差。因此，无论莱姆病本身或神经系统损害，为提高其疗效，改善患者生活质量，一旦临床上疑似诊断，即予大剂量青霉素或头孢曲松治疗，且保证必要疗程。即使中枢神经系统仅轻度受损，但在成功治疗后还可能有长时间轻至中度的记忆、情感和认知障碍，故症状改善后还需几个月的巩固治疗。

（齐蔓莉）

参考文献

1. 赖芸沂，车雅敏. 4 种常用驱梅药物治疗早期梅毒的疗效评价[J]. 中国性科学，2012，21(2)：23-27.
2. 林维嘉，林燕琼. 三种常用驱梅药物治疗早期梅毒的有效性及安全性分析[J]. 中国生化药物杂志，2015，35(3)：109-111.
3. 秦家碧，杨土保，冯铁建，等. 头孢曲松治疗早期梅毒患者临床疗效的荟萃分析[J]. 中华医院感染学杂志，2014，24(8)：1885-1888.
4. TSAI M S, YANG C J, LEE N Y, et al. Jarisch-Herxheimer reaction among HIV-positive patients with early syphilis: azithromycin versus benzathine penicillin G therapy[J]. J Int AIDS Soc, 2014, 28(17): 18993.
5. HUANG N L, YE L, SCHNEIDER M E, et al. Development of a novel protein biochip enabling validation of immunological assays and detection of serum IgG and IgM antibodies against Treponema pallidum pathogens in the patients with syphilis[J]. Biosens Bioelectron, 2016, 15(75): 465-471.
6. 王千秋，王宝玺，尹跃平，等. 梅毒、淋病、生殖器疱疹、生殖道沙眼衣原体感染诊疗指南[J]. 中华皮肤科杂志，2014，47(5)：365-372.
7. MITJÀ O, HOUINEI W, MOSES P, et al. Mass treatment with single-dose azithromycin for yaws[J]. N Engl J Med, 2015, 372(8): 703-710.
8. MARKS M, LEBARI D, SOLOMON A W, et al. Yaws[J]. Int J STD AIDS, 2015, 26(10): 696-703.
9. 梁飞立，余丰，方鹏，等. 鼠咬热 12 例临床分析[J]. 广西医学，2012，34(5)：649.
10. 刘波，丁凡，蒋秀高，等. 2006—2010 年中国钩端螺旋体病流行病学分析[J]. 疾病监测，2012，27(1)：46-50.
11. LUCCHINI A, LIPANI F, COSTA C, et al. Louseborne relapsing fever among east African refugees, Italy, 2015[J]. Emerg Infect Dis, 2016, 22(2): 298-301.
12. HUSSEIN H, SHOWLER A, TAN D H, et al. Tick-borne relapsing fever in pregnancy[J]. CMAJ, 2014, 186(2): 131-134.
13. 于培发，刘志杰，牛庆丽，等. 莱姆病的研究进展[J]. 安徽农业科学，2015，43(35)：160-163.
14. 史立敏，王霖，石梅，等. 莱姆病治疗进展[J]. 中国病原生物学杂志，2013，8(12)：1136-1139.

第十一章

球菌感染性皮肤病

正常皮肤菌株分为常驻菌(resident flora)和皮肤暂住菌(transient flora)两大类。常驻菌是一般不致病的表皮葡萄球菌(白色葡萄球菌)、微球菌、类白喉杆菌及棒状杆菌等,而引起脓皮病的化脓菌主要是皮肤暂住菌,包括金黄色葡萄球菌、八叠球菌、链球菌等。因皮肤有防御功能只能在皮肤上暂住几日,皮肤不洁时暂住菌可在污垢内躲藏较久,患有疖、痈、脓疱疮等化脓性皮肤病时暂住菌可以很多。正常人可以是化脓菌的带菌者,在正常人的咽喉、鼻黏膜甚至于腋窝、腹股沟及阴部等皱褶部位可以培养出金黄色葡萄球菌,在咽喉、鼻或上呼吸道黏膜可以培养出β-溶血性链球菌。

以金黄色葡萄球菌及β-溶血性链球菌为主的化脓菌广泛地存在于自然界中,可以通过带菌者或直接接触患者而传染,或由污染的衣服、手巾、被褥及患者的敷料等物间接传染,也可附着于空气中尘埃而进入人的咽喉及鼻腔内。

人体接触化脓菌后,由于皮肤有防御功能,往往不发生化脓性皮肤病。当化脓菌的毒力较强、菌数较多、人体抵抗力降低时,化脓性皮肤病就容易发生。促使感染发生的因素如下:

1. 常用碱性洗涤剂或有机溶剂洗涤,可使皮脂减少,既使皮肤干燥易裂而易感染,又使皮肤失去抑制细菌的表皮酸度及不饱和脂肪酸。

2. 搔抓摩擦及虫咬等机械性外伤及化学性灼伤等使表皮有化脓菌的入口。疥疮、接触性皮炎、湿疹等皮肤病都较易继发感染。

3. 营养不良、贫血、糖尿病或慢性消耗性疾病,长期应用糖皮质激素或免疫抑制剂,免疫功能低下或有免疫缺陷,都可降低身体抵抗化脓菌的能力而易发生脓皮病。

4. 天气湿热及皮肤不清洁对化脓菌有利。有些脓皮病特别是脓疱疮最易发生于婴幼儿,可能由于皮脂分泌较少,皮肤表面没有足够的不饱和脂肪酸抑制化脓菌引起。

脓疱疮(impetigo)

脓疱疮俗称"黄水疮",其脓疱性损害往往在夏秋季节好发,出现于儿童的暴露部位,由于接触化脓菌而传染,又称为传染性脓疱疮(impetigo contagiosa)或寻常脓疱疮(impetigo vulgaris)。

【症状】 初起皮损是一个或多个微小的红点或浅水疱,以后迅速扩展而成含有草黄色脓液的脓疱,周围有红晕,疱膜破裂及疱液干涸时结痂,有时血液、脓液和尘土混合在一起而结成暗褐色厚痂。移除疱膜或厚痂后,就露出光滑红润的糜烂基底部(图11-1,图11-2)。

脓疱往往变成指甲或核桃大小或是更大,所含液体是黄浊色脓液,或是疱的浅部液体清亮而疱底部为淡黄色脓性浆液,可称为大疱性脓疱疮(impetigo bullosa)(图11-3)。大疱性脓疱疮是常见于儿童的化脓性传染性皮肤病,其致病菌多为凝固酶阳性的Ⅱ型噬菌体组金黄色葡萄球菌。有时,大疱很大而像手掌大小或更大,脓疱稀薄,疱中央脓液很少,脓疱边缘呈环形而称为环形脓疱疮(impetigo circinata),相邻的互相融合而成回形脓疱往往是由

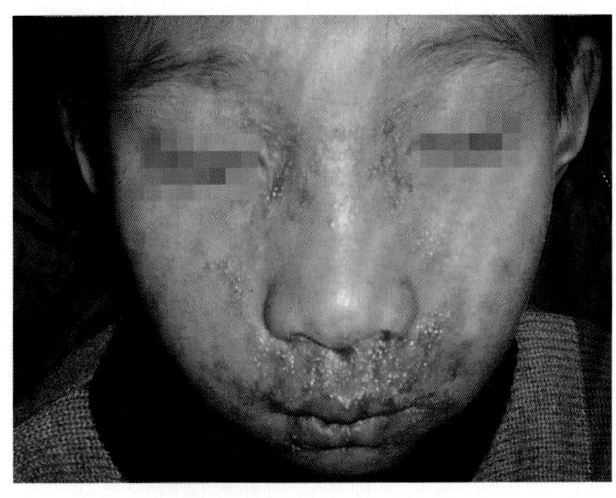

图11-1 脓疱疮(一)

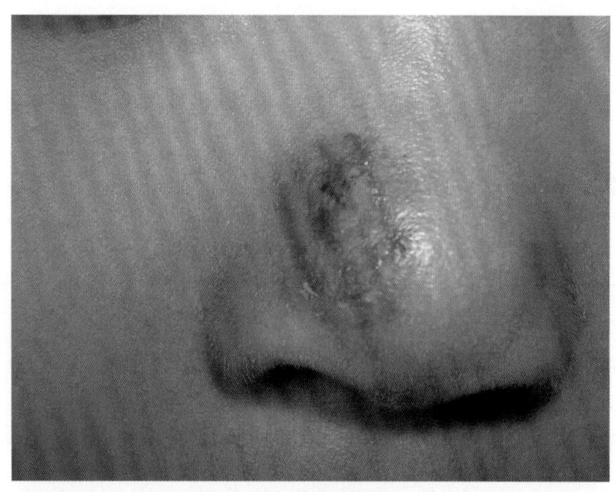

图 11-2 脓疱疮(二)

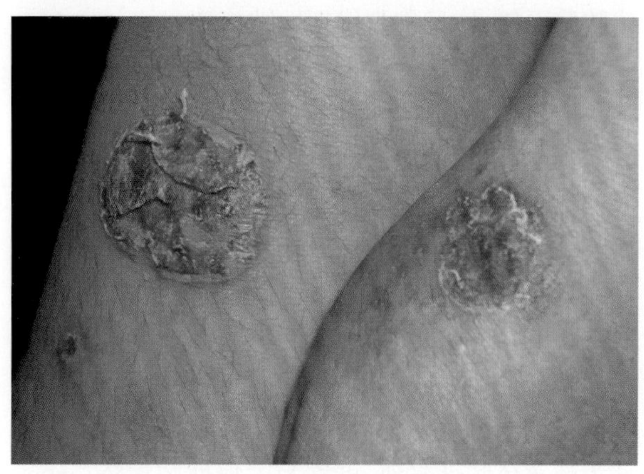

图 11-3 大疱性脓疱疮

葡萄球菌引起,而疱壁较薄及周围有显著炎性红晕的浆液性脓疱往往是由于链球菌或链球菌及葡萄球菌的混合感染引起,疱膜容易破裂而糜烂结痂,迅速扩展及融合,附近常有一些较小的脓疱。本病治疗关键是及早应用敏感抗生素。

发生于新生儿的大疱性脓疱疮曾被称为新生儿天疱疮(pemphigus neonatorum)或新生儿脓疱疮(impetigo neonatorum),本病发病急骤,传染性强。先为饱满的大疱,以后扩展而松弛,疱膜容易破裂而成潮湿、光滑发红的糜烂,以后结成薄痂,别处又出现新的大疱,往往成片糜烂而像寻常天疱疮,疱底可有淡黄色脓液,患儿往往是出生后 4~10 日的婴儿或营养不良而有胃肠障碍的新生儿,容易并发化脓性甲沟炎或甲床炎、皮下脓肿、肺脓肿或肺炎、急性肾小球肾炎或因败血症而死亡。

脓疱疮容易于天气炎热的夏秋季节流行,多半发生于儿童,最易出现于常和外界接触的暴露部位如面部、颈部及四肢等处,但也可见于别处,容易自身传染而不断地增多并易复发。

常见的并发症为区域性淋巴结炎、淋巴管炎及继发性感染如丹毒及疖病等,链球菌性脓疱疮可并发急性肾小球肾炎。其他皮疹如鳞屑性或苔藓样丘疹、猩红热样红斑、毛囊性或痤疮性丘疹可与本病同时存在,可能是化脓菌所引起的过敏性反应而可称为细菌疹。

【病因】 病原体往往是凝固酶阳性的葡萄球菌及甲类 β-溶血性链球菌,或是葡萄球菌与链球菌同时存在。最常见的是凝固酶阳性的葡萄球菌嗜菌体Ⅱ类 71 型菌株,而凝固酶阴性葡萄球菌很少见。

化脓菌最易侵入皮脂不多及娇嫩的婴幼儿皮肤,儿童喜爱玩耍而常弄污及擦破皮肤,更容易感染。传染途径常由于带菌或患有脓皮病的儿童、保育员或母亲的直接接触,也可由污染的毛巾、日用品、玩具及衣服等间接传染。有时脓疱疮继发于其他化脓性疾病,或发生于因瘙痒而常搔抓的虱病、疥疮、虫咬症、单纯疱疹、接触性皮炎及湿疹等皮肤病患者。

【组织病理】 脓疱在角质层下方,含有血清、大量中性粒细胞及少量单核细胞,涂片染色时常发现革兰氏阳性球菌,培养时可分离出葡萄球菌或链球菌。表皮有显著的细胞间水肿并有中性粒细胞。真皮有明显的水肿及扩张的血管,血管附近有浸润,主要为中性粒细胞。

【治疗】 注意保持皮肤清洁干燥。内衣要常换洗,要常洗手及剪短指甲,避免搔抓以免自身传染而使病程延长。

清除脓痂及疱膜很重要,可每日用肥皂及清水、过氧化氢溶液或生理盐水轻轻地洗擦皮损,在脓痂较多或大片糜烂时可用 1∶5 000 高锰酸钾溶液湿敷。脓痂除尽后,可涂擦抗生素类制剂包括夫西地酸、莫匹罗星等。

病情较重特别是有发热、淋巴结炎或广泛感染时,应该注射抗生素。马琳等报道从脓疱疮皮损分离出的金黄色葡萄球菌对夫西地酸、头孢菌素类、莫匹罗星和万古霉素的敏感率达到 91.5%~100%,提示这些药物可以作为治疗脓疱疮的局部或全身用药选择。

葡萄球菌性烫伤样皮肤综合征 (staphylococcal scalded skin syndrome,SSSS)

患者皮肤发红后迅速发生大疱并扩展成疱膜

如纸的成片松弛大疱,撕剥疱膜时露出湿红的基底面,同时有发热等中毒性症状。临床表现和中毒性表皮坏死松解症相似,但本病是葡萄球菌感染,曾经被称为里特病(Ritter disease)、里特-莱尔病(Ritter-Lyell disease)、新生儿剥脱性皮炎(dermatitis exfoliativa neonatorum),通常只发生于4~5岁以内的婴幼儿,尤其常见于新生儿,只偶然发生于成人。

【症状】 初起时,大片红斑出现于任何部位,往往先发生于面部,尤其口唇附近可显著发红,以后发生松弛大疱并迅速扩展,在2~3日内,全身皮肤几乎都变红色,疱膜如纸,撕剥后露出鲜红光滑的大片剥脱面而像烫伤(图11-4)。

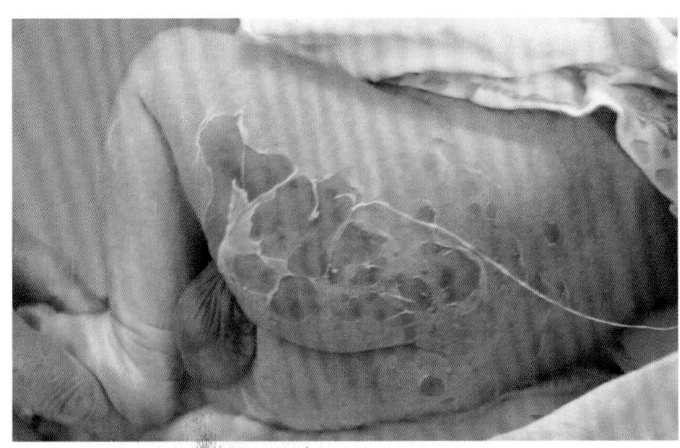

图11-4 葡萄球菌性烫伤样皮肤综合征(一)

口角及鼻孔附近容易发生皲裂及结痂。这种放射状皲裂,有人认为有特殊诊断意义。患者往往发热,热度不定,有的体温甚至几乎正常,有的热度很高而可有抽搐、昏迷等表现。一般经1~2周后恢复,皮肤脱屑而愈(图11-5),有的因败血症或肺感染等并发症而死亡。

根据临床表现本病可分为全身型、顿挫型、局限型,全病程可分为红斑期、极期、落屑期。

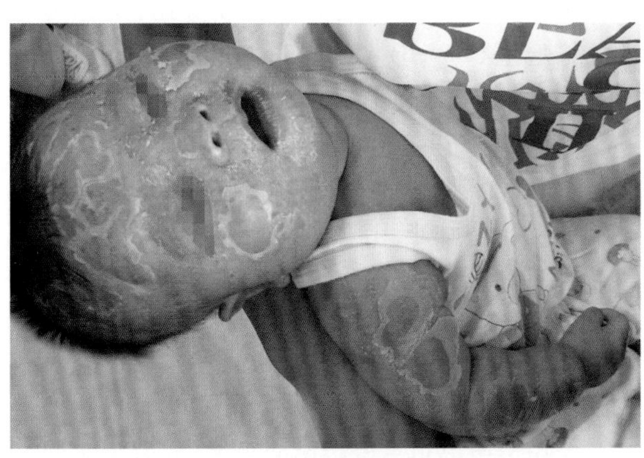

图11-5 葡萄球菌性烫伤样皮肤综合征(二)

全身型:全身性皮肤烫伤样综合征(新生儿剥脱性皮炎)。

顿挫型:葡萄球菌性猩红热,表现为猩红热样皮疹,而无猩红热的特殊表现。

局限型:大疱性脓疱疮,大疱可达2~5cm,在新生儿可以迅速扩散,也称为新生儿天疱疮。

【病因】 本病由葡萄球菌噬菌体Ⅱ类71型引起,此种菌可产生一种可溶性毒素-表皮松解毒素,即剥脱毒素(exfoliative toxin),可造成皮肤损伤。有人称为感染型烫伤样皮肤综合征。患儿常有和脓疱疮患者接触的病史,有的先有脓疱疮或有化脓性结膜炎、化脓性外耳道炎、咽炎或脐周发炎等化脓性感染。剥脱毒素不能引起体内产生抗体,但使皮肤发生烫伤样大疱,而大疱处未必都有葡萄球菌。疱液和咽拭子培养常阴性,在原发感染处才能培养出致病金黄色葡萄球菌。

实验证明,人、鼠的角化表皮组织对此毒素皆很敏感,0.5μm的粉状毒素即足以使新生鼠皮肤发生剥脱,而非角化组织对之有抵抗性,其作用部位主要发生在颗粒层内。它是一种外毒素,不能产生抗体,可能全部很快由肾脏排出,但婴幼儿对于此毒素则排泄很慢,使毒素在血清中的含量升高而引起皮肤损害及剥脱。有人认为致病性葡萄球菌进入血液循环产生的毒素可导致泛发性改变,即SSSS。其严重程度由毒素代谢及经过肾排出的速度以及是否存在针对毒素的抗体决定。如果相同的葡萄球菌直接感染皮肤,局部释放的毒素可导致大疱性脓疱疮。

本病主要发生于婴幼儿,可由于免疫功能尚未达到成人水平。免疫功能有缺陷的成人也可发生本病,尿毒症、肾炎、肾衰竭、恶性肿瘤、免疫抑制、酗酒是成年人发生本病的易感因素。

【组织病理】 角质层可呈网状。颗粒层下方的棘细胞层浅部有裂隙,没有坏死松解的现象,不像药物等引起的中毒性表皮坏死松解症的大疱在表皮下方和真皮交界处,也不像后者的全部表皮发生坏死松解。棘细胞可有空泡及核凝缩,真皮水肿充血,血管周围有中度浸润。

【鉴别】 SSSS易误诊为中毒型表皮松解症(TEN),但TEN主要发生于成人,多与用药有关,常为全身性松弛性大疱,尼氏征仅皮损处阳性,常伴口腔黏膜损害,且全身中毒症状及内脏受累严重。

【诊断】 根据新生儿发病、广泛红斑、大面积表皮剥脱、烫伤样外观及细菌培养结果等特点，多不难诊断。当诊断可疑时，剥脱皮肤冷冻切片可证实 SSSS 中颗粒层发生裂隙。新鲜剥脱皮肤的 Tzanck 涂片有助于诊断，在 SSSS 中有大量核大的上皮细胞，但无炎症细胞，而 TEN 中仅有少数圆形上皮细胞，但有大量炎症细胞。

【治疗】 本病虽然可在 1~2 周内自然痊愈，但须应用抗生素，否则死亡率可高达 25%~50%。应首选耐 β-内酰胺酶半合成青霉素，但目前耐 β-内酰胺酶的金黄色葡萄球菌（MRSA）感染率在增加，并存在青霉素类皮试的困难，因此对万古霉素的应用在增加，并且取得肯定的疗效。

是否应用糖皮质激素治疗本病仍有争议。糖皮质激素类一般不用，更不可单独应用，仅在全身性中毒症状严重时。在足量有效抗生素治疗的同时，加用糖皮质激素以有效中和表皮毒素，减少毒素的致病作用，且具有较强的抗炎作用，可缩短病程。但应用过程中应严格掌握剂量，病情得到有效控制后，应及时减量停药。

还应注意维持患者体内水、电解质平衡，及时补充丢失的液体和电解质。护理工作也很重要，要加强患儿营养，防止受寒，保持口腔及结膜清洁。

皮肤创面的护理非常重要。裸露的创面应按Ⅱ度烧伤处理，保持创面清洁干燥，局部皮肤感染可用无刺激并有收敛、消炎和杀菌作用的药物，如炉甘石洗剂、莫匹罗星软膏、0.5%~1%新霉素乳剂等，达到止痒、干燥的作用。无并发症者一般治疗需 7~10 日。

SSSS 在小儿中的病死率约 3%，并发症可有败血症、肺炎、蜂窝织炎、电解质紊乱等。但如能早期诊断，早期有效治疗，治愈率可大大地提高。

深脓疱疮（ecthyma）

深脓疱疮的脓疱性损害侵犯皮肤较深时成为有痂的溃疡，又称为溃疡性脓疱疮（ulcerative impetigo）。

【症状】 初起损害是顶端有水疱或浆液性脓疱的炎性小结节，呈卵圆形或形状不规则，边界清楚，周围有红晕，有 1~2 个至 10~20 个以上，可发生于小腿或任何其他部位。以后，皮损逐渐扩展而成豆粒或指甲大小或更大，数日内有暗褐色厚痂形成，痂渐干硬而紧紧地附着于皮肤，痂下是蝶形浅溃疡（图 11-6），区域性淋巴结往往肿大。数周以后，坏死的组织脱落，溃疡逐渐为肉芽组织所代替，终于瘢痕形成而痊愈，瘢痕周围常有轻度色素沉着。但抵抗力很低时，溃疡可以发展成坏疽。

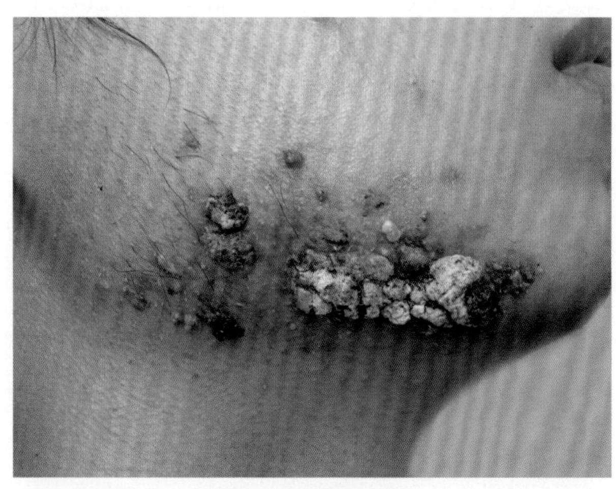

图 11-6　深脓疱疮

【病因】 本病多半发生于儿童，病原体是 β-溶血性链球菌。有时也查见金黄色葡萄球菌，但很可能是继发的细菌而不是真正的致病菌。

促使本病发生的因素如外伤、体内感染灶、环境卫生不良、皮肤不清洁、营养不足或衰弱多病而使身体抵抗力降低。有的患者皮肤原先有疥疮、虱病或其他虫咬症，特别是先患有寻常脓疱疮时，挤捏脓疱可以发展成深脓疱疮。化脓菌的自身接种可使新损害陆续发生。

【治疗】 患者要注意保持皮肤清洁，注意营养等以改善全身的健康。局部处理和脓疱疮相同，更重要的是应用青霉素等抗生素，可以促使患者痊愈，又可预防肾小球肾炎。

脓疱性毛囊炎（pustular folliculitis）

脓疱性毛囊炎其独立的黄色半球形脓疱发生于毛囊口处，脓疱中央有一根毛发穿出，又称为毛囊性脓疱疮（impetigo folliculitis）或布克哈脓疱疮（Bockhart's impetigo）。

【症状】 初起时，毛囊口处皮肤发红，并有灼痛。以后，含有浓稠脓液的圆锥形或半球形黄色脓疱出现于毛囊口处，由小米至豌豆大小，边缘有红晕，中央有一根毛发穿出（图 11-7，图 11-8）。几日以后，脓液逐渐干涸而结痂，红晕也消退，痂脱落处遗留一圈细薄的白色鳞屑，鳞屑终于脱落而不遗留痕迹，有时，损害偶尔向深处发展成皮下脓肿或疖病。本病主要侵犯毛发较多的患者，好发于头部及四肢，尤以股部和小腿最为常见。

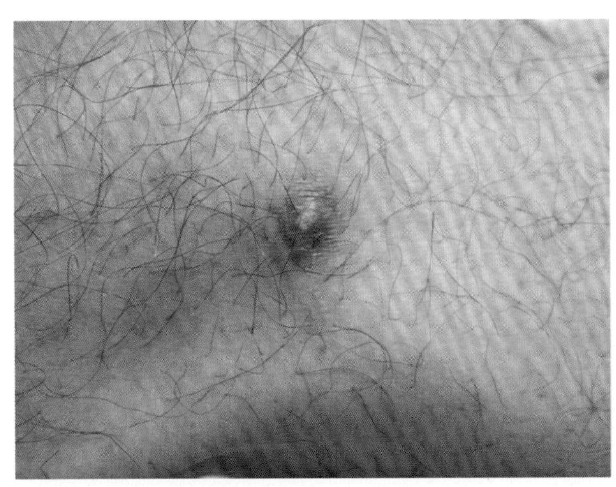

图 11-7　脓疱性毛囊炎(一)

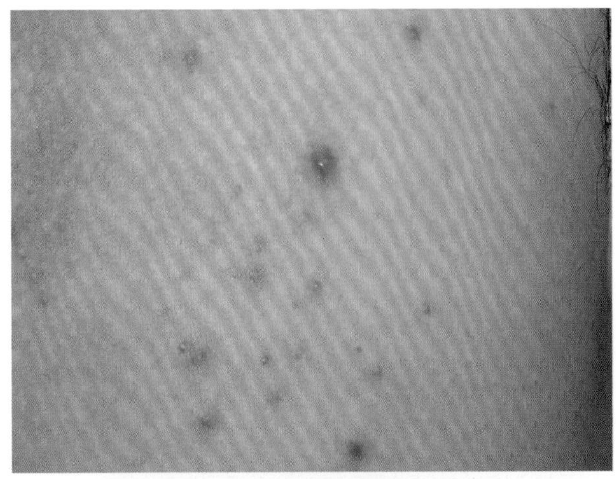

图 11-8　脓疱性毛囊炎(二)

【病因】本病是金黄色葡萄球菌所引起的一种急性浅表毛囊炎(acute superficial folliculitis),常发生于不注意皮肤清洁及常有擦破等外伤的儿童,而最常出现于四肢等暴露部位,搔抓、摩擦及污染的衣服可以自身接种金黄色葡萄球菌而使损害陆续发生。

本病往往是疥疮及虫咬症等皮肤病被搔抓后的一种继发感染,也可继发于其他脓皮病,常和寻常脓疱疮或疖病同时存在。有的人用剃刀剃发,剃刀的污染易使头皮发生本病。皮肤受沥青等化学物质刺激后也容易发生毛囊炎。

【治疗】注意寻找及消除诱发因素,皮肤应该保持清洁,每日可用肥皂及清水洗涤数次,既可除去脓痂,又能减少皮肤上致病的凝固酶阳性葡萄球菌。

葡萄球菌感染时青霉素常有耐药性,应首选耐β-内酰胺酶半合成青霉素,对青霉素过敏的患者可用红霉素口服 10~14 日,为了选择敏感的抗生素,可做抗生素敏感试验以供参考。

外用药包括莫匹罗星软膏、夫西地酸软膏、0.5%~1%新霉素乳剂。

项部硬结性毛囊炎
(folliculitis scleroticans nuchae)

项部硬结性毛囊炎是颈后枕骨下方发生一种慢性深部毛囊炎(chronic deep folliculitis),逐渐发展成瘢痕疙瘩状硬块,又称为瘢痕疙瘩性毛囊炎(folliculitis keloidalis)。

【症状】初起时头后部发缘附近发生以毛囊为中心的散在的针头大小的红色小丘疹和脓疱互相融合,逐渐发展成瘢痕状硬结,以后可相融合而成较大的硬块,可达鸡蛋大小,呈圆形、卵圆形、不规则形或条索状,像木块似的坚硬,表面光滑萎缩,呈淡红色或正常皮色,有时,巨大硬块附近有些黑头粉刺、痤疮样红色丘疹或小硬结。皮损处头发稀少或完全脱落,在硬块之间或边缘处常有数根或数十根聚成簇状的短发或断发,从发根处可挤出少许脓液或是皮下有脓肿形成(图 11-9)。皮损缓慢发展,病程很长而难自然痊愈,硬块几乎不能消退。

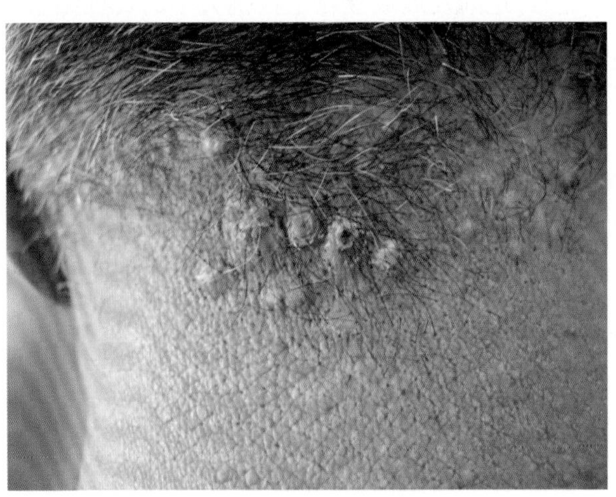

图 11-9　项部硬结性毛囊炎

【病因】本病发病机制不清,曾认为是一种葡萄球菌性毛囊炎,但有人认为分离出的病原体可能只是继发现象。多半发生于中年以上的男性,可和颈后衣领摩擦、颈后痤疮及瘢痕体质有关,因此可能为一种假性毛囊炎。

【组织病理】组织变化是毛囊及附近有炎性浸润,毛囊口常被皮脂物质堵塞,以后含有浆细胞、淋巴细胞及成纤维细胞的肉芽组织逐渐形成，毛囊常被破坏，可有异物巨细胞反应及含有大量葡萄球菌和脓液的脓肿，结缔组织大量生成而呈瘢痕疙瘩状。

【治疗】 急性发炎时，内用抗生素及局部应用氯碘喹啉霜、糖皮质激素软膏、维A酸乳膏、硫黄-鱼石脂软膏或抗生素软膏，对慢性患者应用自身菌苗。葡萄球菌疫苗或葡萄球菌类毒素可能有益。对于硬块可按瘢痕疙瘩疗法，每月用曲安西龙等糖皮质激素类混悬剂注射入损害内1～2次，或是局部先施行冷冻疗法，配合损害内注射，硬块很大时可施行切除及植皮术。

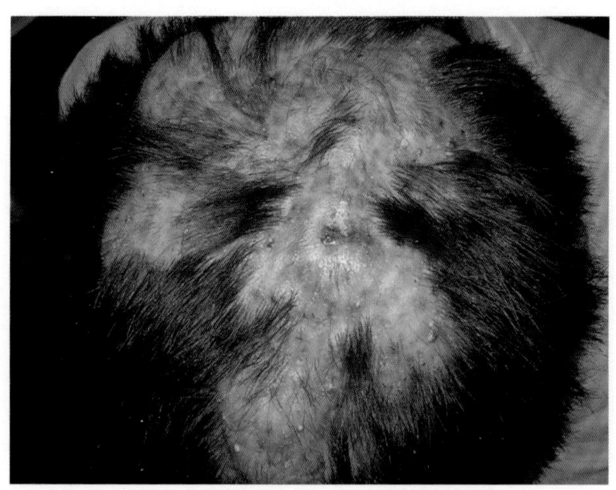

图11-10 头部脓肿性穿掘性毛囊周围炎(一)

头部脓肿性穿掘性毛囊周围炎
(perifolliculitis capitis abscedens et suffodiens)

头部脓肿性穿掘性毛囊周围炎又称为头部毛囊周围炎(perifolliculitis capitis)或头皮部分割性蜂窝织炎(dissecting cellulitis of the scalp)，头皮有多个深脓肿，相邻的往往串通，局部头发稀少或脱光，最后瘢痕形成，是一种少见的头顶部慢性化脓性皮病。

【症状】 初起时，头皮有若干黑头粉刺状毛囊性丘疹，逐渐发展成豆粒至核桃大小的炎性结节，以后多半发展成有波动的脓肿，含有浆性脓液或带血的褐红色脓液，相邻的脓腔往往互相通连，探针可以插到另一脓肿内甚至深达皮下组织。形状不规则及大小不定的多个脓肿往往发生于头部后侧，很多时可以布满于头皮，脓肿上方的头发稀少或完全脱落。病情缓慢发展，脓肿很难自然消失，有的逐渐吸收后形成瘢痕，但别处又有新损害陆续发生，因而病程极久，一般没有明显的自觉症状(图11-10,图11-11)。

本病和化脓性汗腺炎及聚合性痤疮有相似之处，毛囊深部附近发炎，有浆细胞及异物巨细胞等浸润所构成的肉芽肿，可同时并发，故有人将此三种疾病称为"毛囊闭锁三联症"。严重患者可同时伴有慢性脓肿性穿掘性脓皮病。

【病因】 毛囊破坏并有脓肿，脓液内有葡萄球菌，有时细菌很少，甚至不能查见，因而本病除为凝固酶阳性葡萄球菌感染外，也是一种抗原抗体反应的免疫性疾病。

【治疗】 抗生素的内用可以控制急性炎症，但往往效果不大。局部可应用抗菌外用药。对慢性

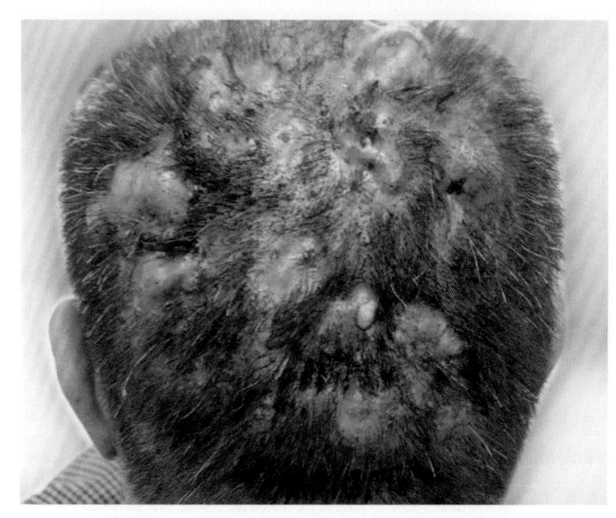

图11-11 头部脓肿性穿掘性毛囊周围炎(二)

患者注射葡萄球菌疫苗可能增强免疫力。脓肿内注射糖皮质激素类如曲安西龙混悬剂可以促进吸收。脓肿成熟而有大量脓液时可切开引流。瘢痕形成时可进行糖皮质激素皮损内注射，同时联合应用异维A酸，剂量为0.5～1.5mg/(kg·d)，连用6～12个月，可使病情好转。国外有报道采用异维A酸联合氨苯砜治疗有效。此外，亦可使用浅层X线照射等治疗。

方洪元教授目前采用联合疗法：米诺环素50mg，一日2次，泼尼松10mg，一日2次，白芍总苷600mg或雷公藤200mg，一日2次，窄波紫外线局部照射隔日1次，两周内均能控制病情，随病情好转逐渐减量。如脓肿内已经采用糖皮质激素类注射，则可不用口服泼尼松或改用复方甘草酸苷。本病是一种抗原抗体反应的免疫性疾病，因此治愈后需小剂量维持多年，否则仍可复发。

慢性脓肿性穿掘性脓皮病
(pyoderma chronica abscedens et suffodiens)

多发于成年男性的臀部慢性化脓性皮肤病。

【症状】皮损好发于臀部，为多发性的硬结，脓肿，瘘管，在深部互相连通，形成肥厚性的瘢痕。病程慢性(图 11-12，图 11-13)。

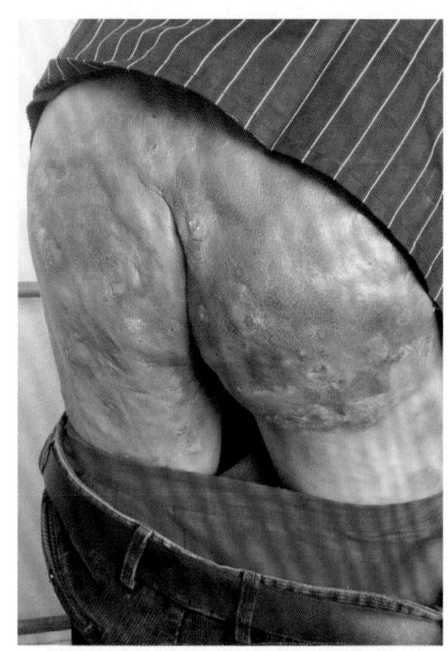

图 11-12　慢性脓肿性穿掘性脓皮病(一)

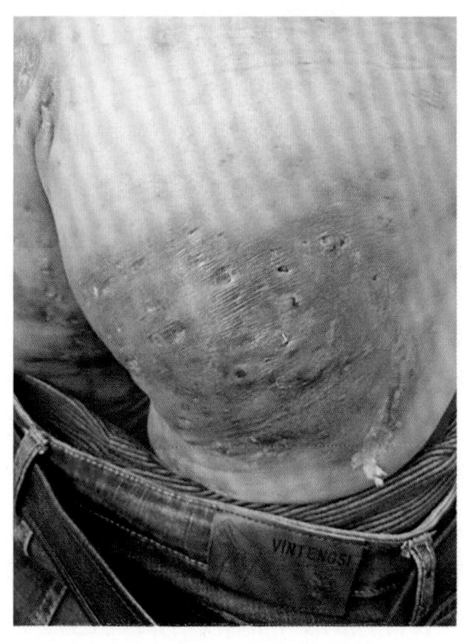

图 11-13　慢性脓肿性穿掘性脓皮病(二)

【病因】本病首先由日本加藤笃二报告，皮损中可检出金黄色葡萄球菌和表皮葡萄球菌，本病的组织破坏推测与免疫反应有关，可能是抗原抗体过度反应造成的组织破坏。

【治疗】治疗原则与头部脓肿性穿掘性毛囊周围炎相同，文献有采用异维 A 酸联合氨苯砜；米诺环素联合雷公藤多苷；阿维 A 联合得宝松治疗获效的报告，但复发率较高。

脱发性毛囊炎
(folliculitis decalvans)

脱发性毛囊炎是由葡萄球菌所致的一种慢性深部毛囊炎，是头皮的多处毛囊炎引起瘢痕及永久性脱发。

【症状】初起时，头皮有毛囊性小丘疹，以后化脓而结痂，发生萎缩性瘢痕，瘢痕处头发脱尽。瘢痕边缘的毛囊渐被波及而发生新损害。毛囊炎处结痂和萎缩性瘢痕逐渐扩大，相邻的瘢痕可以融合成更大的瘢痕，表面光滑无发，呈圆形、卵圆形或不规则形，不引起自觉症状(图 11-14，图 11-15)。

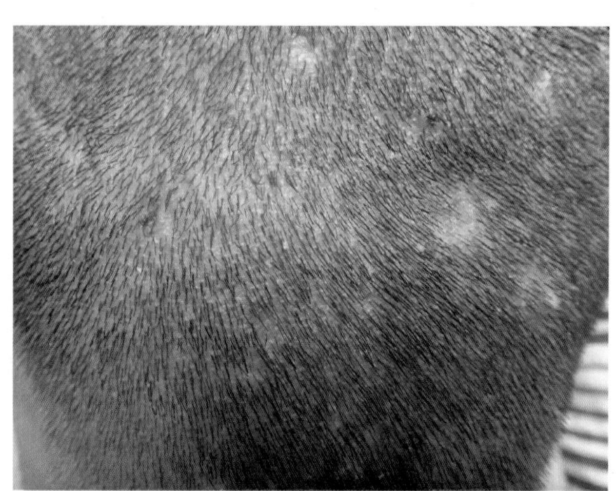

图 11-14　脱发性毛囊炎(一)

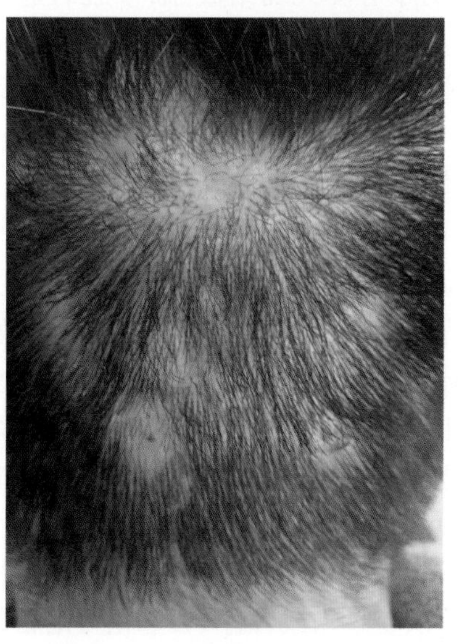

图 11-15　脱发性毛囊炎(二)

有时，瘢痕边缘处没有明显的毛囊性丘疹或脓疱，而是相邻的毛囊发炎时，深部炎症融合而成连续隆起的边缘。少数瘢痕的边缘偶然发生粉刺状毛囊栓而可挤出。严重患者的头皮有广泛的萎缩性瘢痕，其中往往有些残留的成簇头发。本病多发生于青壮年，除发生于头皮外，尚可发生于胡须部、腋毛及阴毛等处，病程缓慢，可经过数年或数十年。

【病因】 凝固酶阳性葡萄球菌常能从脓疱分离出来，但有时不能查见或是只分离出非“致病”型葡萄球菌。有研究者认为本病和免疫功能尤其细胞免疫功能减弱有关，但著者认为本病与头部脓肿性穿掘性毛囊周围炎有着相同的病因，是一种抗原抗体反应的免疫性疾病。

【鉴别】 须与盘型红斑狼疮、假性斑秃、局限性硬皮病及黄癣等瘢痕性脱发疾病鉴别。

【治疗】 目前内用抗生素及外用抗生素并应用糖皮质激素类治疗本病，一般不易治愈。可参照头部脓肿性穿掘性毛囊周围炎治疗。近来有人用夫西地酸治疗本病有效。

坏死性痤疮（acne necrotica）

坏死性痤疮多半发生于成年男性，被认为一种慢性浅表毛囊炎，常可查见葡萄球菌，但培养结果未必都是阳性。有研究者认为本病是葡萄球菌抗原所致的过敏反应。

持久的褐色丘疹脓疱往往发生于前额而称为额部痤疮（acne frontalis），也可发生于头皮、颊部、耳部或鼻部等处。每个丘疹脓疱损害有一根毳毛穿出，以后中心坏死而结成痂，痂脱后遗留萎缩性小瘢痕。因而本病又有天花样痤疮（acne varioliformis）之称，以后常有新皮损出现，没有明显的自觉症状，但病程可达数年之久，愈后容易复发。

发生于头皮的粟粒性坏死性痤疮（acne necrotica miliaris）又称为脓疱性毛囊周围炎（pustalar perifolliculitis），主要发生于成年男性。头皮有米粒大小的丘疹或脓疱性损害，中间有一根头发。皮损为一个或数个，有时多达数十个，中心迅速坏死及结痂（图 11-16），皮损虽不大，但引起剧痒，患者往往剧烈搔抓而引起出血并结成血痂。皮损很难愈合，病程可达多年之久，愈后容易复发。

治疗方法包括内用抗生素，局部应用抗生素软膏，3%氯碘喹啉霜或含有 1%氢化可的松的氯碘喹啉霜。液氮也可应用。

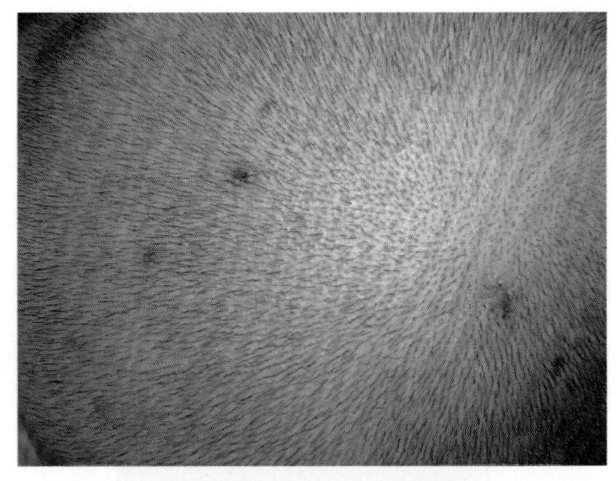

图 11-16 粟粒性坏死型痤疮

穿破性鼻孔毛囊炎（folliculitis nares perforans）

穿破性鼻孔毛囊炎通常发生于接近鼻尖的鼻前庭处鼻毛根部，毛根部附近因葡萄球菌感染而发炎化脓，以后结痂，痂下的毛球附近有黏稠的脓液，揭除脓痂时常可将鼻毛带出。炎症可向深处发展，甚至抵达鼻翼处皮肤而出现一个炎性丘疹或脓疱，以后干涸而结痂。由于炎症已损坏鼻翼的组织，摘除皮肤表面脓痂时甚至能将鼻毛连根拔出。拔除患处鼻毛后涂搽抗菌外用药即可痊愈。

须疮（sycosis）

须疮的炎性丘疹或脓疱发生于胡须部位，又称为寻常须疮（sycosis vulgaris），是慢性深部毛囊炎之一，但炎性丘疹或脓疱也可发生于眉毛、睫毛、腋毛或阴毛部位，或是和须疮同时存在。因此，除了胡须部位以外，其他有毛部位发生此种皮损时称为毛疮较适当。

【症状】 初起皮损往往是一片轻微肿胀的红斑，发生于唇的胡须处，有灼热及痒觉。以后，红斑上出现若干小脓疱，脓疱中央有一根容易拔出的胡须，疱膜较薄，在洗擦面部或剃刮胡须时容易弄破而留下湿润的红色小点。新脓疱往往陆续发生，相邻的可以融合，脓液干涸时结成黄色污痂，痂下是湿润的红色糜烂（图 11-17，图 11-18）。

除了脓疱以外，患处往往发红、脱屑或有湿疹样变化，多半发生于上唇，也可出现于颊部及下唇的有毛部位，有时发生于眉毛、睫毛、腋毛或阴毛等所在处，可有灼热感、刺痒及疼痛，或几乎没有自觉症状，有时须疮并发睫缘炎及结膜炎。病程持久，

第三代头孢菌素，如头孢曲松、头孢噻肟，治疗无并发症淋病，单次肌内注射，治愈率均在 99%以上。值得注意的是，淋病奈瑟菌对头孢菌素的敏感性有所下降已见报道，但未证实有治疗失败的病例。

大观霉素治疗无并发症的淋病治愈率为 98.2%，对宫颈和直肠淋病奈瑟菌感染治愈率分别为 95%及 100%，但对咽部淋菌的感染疗效欠佳，治愈率为 83%，低于头孢曲松（100%）。

无并发症的淋病可口服头孢呋辛酯 500mg，一日 2 次，服用 3~6 日。

喹诺酮类药物在西太平洋地区许多国家的淋病不再有效，东南亚包括我国的耐药率也非常高。

阿奇霉素治疗淋病的有效剂量为 2g，单次口服，1g 剂量处于亚治疗水平，不足以清除体内的淋病奈瑟菌，易诱导耐药性。

（吕　宁）

参考文献

1. LEUNG A K C, BARANKIN B, LEONG K F. Staphylococcal-scalded skin syndrome: evaluation, diagnosis, and management[J]. World J Pediatr, 2018, 14(2): 116-120.
2. 贾雪松，钟文英，王娟，等. 阿维 A 联合复方倍他米松注射液等治疗头部脓肿性穿掘性毛囊周围炎疗效观察[J]. 中国皮肤性病学杂志，2010，24(7)：634-635.
3. 倪均，张谊芝. 女性多发性下疳样脓皮病[J]. 临床皮肤科杂志，2015，44(10)：630-631.

第十二章

麻风及皮肤结核病

广义的细菌即为原核生物，包括真细菌和古生菌两大类群。其中除少数属古生菌外，多数的原核生物都是真细菌。可粗分为六种类型，即狭义上的细菌、放线菌、螺旋体、支原体、立克次氏体和衣原体。人们通常所说的细菌即为狭义的细菌，狭义的细菌为原核微生物的一类，是一类形状细短，结构简单，多以二分裂方式进行繁殖的原核生物。细菌主要由细胞壁、细胞膜、细胞质、核质体等部分构成。绝大多数细菌的直径大小在0.5～5μm之间。可根据形状分为三类，即球菌、杆菌和螺形菌。

麻风和皮肤结核病都是分枝杆菌所引起的严重皮肤病，因此在本章进行论述。

麻风（leprosy，lepra）

麻风是由麻风分枝杆菌（mycobacterium leprae）引起的一种慢性传染病，主要侵犯皮肤和周围神经，是引起畸形和残疾的主要疾病之一。1874年挪威人汉森（Hansen）最先发现麻风分枝杆菌，因而本病曾称为汉森病。由于对麻风杆菌免疫力不同而临床表现也不同，主要有皮肤及周围神经症状，有的还有淋巴结、眼、肝、脾及睾丸等器官的损害。

麻风早已在世界上流行，最早报告可以上溯至数千年以前，印度在公元前600年就有关于本病的文献，在我国从春秋时代起，汉、六朝、唐、宋各代都有著名人物患麻风的记载。现时我国麻风病人数显著减少，但麻风病仍然是当今一些发展中国家严重的公共卫生问题，防治形势不容乐观。

【麻风的分型】 麻风分类法已经改革数次，1962年，Ridley和Jopling提出了光谱分类法，即五级分类法。此分类方法按免疫力的强弱而依次为结核样型（tuberculoid type，TT）、界线类偏结核样型（borderline tuberculoid type，BT）、中间界线类（borderline type，BB）、界线类偏瘤型（borderline lepromatous type，BL）、瘤型（lepromatous type，LL）。这一麻风光谱以结核样型及瘤型为两极，另外三型是过渡的不稳定类型。这种临床类型的差别是由机体免疫力、麻风杆菌量及类型演变所决定的。总的趋势：体液免疫水平和麻风杆菌量LL>BL>BB>BT>TT，细胞免疫反应强度TT>BT>BB>BL>LL。此外，未定类Ⅰ型（indeterminate group）是各型麻风的早期变化，可演变成免疫光谱中的任何一个类型。在免疫光谱中，最稳定的是TT和LL，其他三型都不太稳定。从TT、BT、BB、BL到LL像一片连续的光谱，各类型麻风之间是连续移行，可以演变的。当细胞免疫力增强时向T端转化（升级反应），当细胞免疫力降低时向L端转化（降级反应）。这种五级分类法有利于诊断、隔离、预防、治疗及预后。1973年第十届国际麻风会议推荐使用至今，已为广大麻风防治工作者及皮肤科医师所接受。

从治疗角度出发，1981年WHO化疗研究组将麻风分类为多菌型（MB）和少菌型（PB）。MB包括五级分类法中的BB、BL、LL或任一部位皮肤涂片查菌密度≥++者；PB包括五级分类法中的TT、BT和BB，或任一部位皮肤涂片查菌密度<++者。1987年，WHO麻风病专家委员会第6次会议决定，将MB/PB分类法修改为所有皮肤涂片阳性的病例均划为MB。即MB包括BB、BL和LL病例以及皮肤涂片阳性的任何其他类型患者；PB仅包括皮肤涂片查菌阴性的TT、BT和BB。1994年，WHO化疗研究组做了补充说明，在无条件进行皮肤涂片查菌的地区，可根据皮损和神经受累的数目来确定治疗方案，即皮损≥6块或神经损伤≥2条者，按MB治疗。在分类有疑问时，患者可按MB治疗。

【症状】 临床表现因麻风类型而不同（表12-1）。

皮肤常先有感觉障碍，往往是手足处皮肤感觉迟钝，轻触觉消失而不知棉球接触皮肤，也失去冷觉，以后可麻木，针刺时不知疼痛。若干年（月）后，一个或数个色素减少斑不对称地出现，有时是边界

表 12-1　各种类型麻风的主要临床特征

	未定类（IL）	结核样型（TT）	三种界线类（BT、BB、BL）	瘤型（LL）
免疫稳定性	-	+	-	+
皮肤损害	红斑或色素减少斑，边界清楚或不太清楚，感觉减退	一个或数个色素减退或红色斑，边缘隆起成环形有鳞屑，感觉麻木	从 BT 到 BL 斑块，结节、有空白区的环形损害由大趋小，由少趋多，由不对称趋向对称，由清楚边界趋向不清楚，分布逐渐广泛	光滑的弥漫性浸润、斑块或结节。无环形损害及空白区，边界不清楚的结节，对称地广泛分布
神经损害	轻微，不对称	显著肿大，迅速发生，不对称，偶然发生神经脓肿，神经往往损毁严重而引起畸形	发展较慢，逐渐波及较多的神经，由不对称趋向对称，肿大的神经逐渐变软	发展缓慢对称
波及的器官	皮肤，神经	皮肤，神经	皮肤，神经淋巴结；BL 可波及内脏	皮肤、黏膜、神经、淋巴结、睾丸附睾、骨骼及肝脾，可继发淀粉样变
麻风反应	无明显的麻风反应	急性加重（AC），Ⅰ型麻风反应	不治疗照常向瘤型方向发展，治疗则向结核样型方向逆转；Ⅰ型麻风反应；BL 为Ⅰ或Ⅱ型，急性加重及麻风结节性红斑（ENL）出现	急性加重及麻风结节性红斑，Ⅱ型麻风反应，南美所见的坏死性红斑（Lucio 现象）是严重Ⅱ型反应；易并发淀粉样变性及结核病

清楚的红斑，感觉减退或麻木。淡白斑及红斑表面平滑，没有鳞屑、浸润或萎缩，可出现于任何部位，但较常见于暴露部位，大小不定，呈圆形、椭圆形或不规则形，这种表现是未定类麻风（indeterminate leprosy），很不稳定，可以持久不变或以后自然痊愈，目前一般认为未定类麻风是各型麻风的早期表现，不能查见细菌或只偶然发现少数，组织变化为非特异性炎症表现，麻风菌素试验阴性或阳性。

结核样型（tuberculoid type，TT）

1. **皮肤损害**　一片或数片红色斑块不对称地出现于面部、四肢或躯干，一般不发生于头皮、腋部、腹股沟及会阴部，皮损中央逐渐消退而平坦，颜色也变淡或近似正常皮色，而坚实的边缘缓慢扩展及隆起，常有鳞屑，往往呈弧形或环形，并有清楚的边界。

大结核样性损害是范围较大的斑块及显著的结节，而小结核样性损害是由小丘疹及小结节聚集及融合而成的斑块。

除了斑块、丘疹或结节外，结核样型麻风也可有一片或数片色素减少斑，或是淡红或褐红斑，常有细薄的鳞屑，干燥无汗，常没有毳毛。斑性损害分布不对称，缓慢扩展或持久不变，有清楚的边界（图 12-1，图 12-2）。

结核样型皮损的浅感觉障碍出现早而明显，触觉及痛觉、温觉消失，往往针刺时麻木不痛，但位于面部的皮损浅感觉障碍比较轻微。

2. **神经损害**　多限于 1~2 条周围神经，常较严重，也常不对称。受损的周围神经，如桡神经、尺

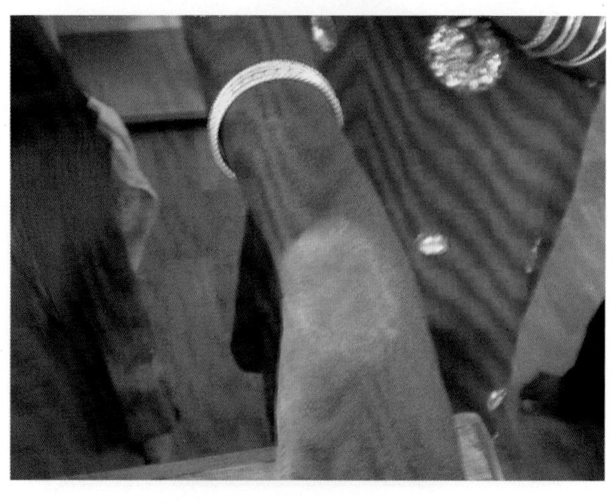

图 12-1　麻风色素脱失斑（一）

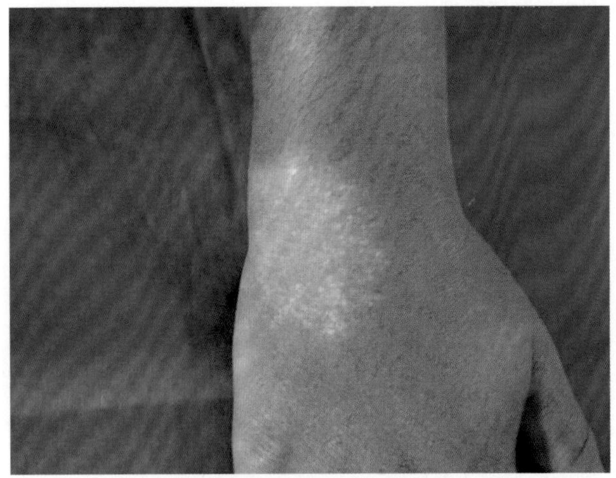

图 12-2 麻风色素脱失斑(二)

神经、腓总神经、耳大神经、正中神经等神经干,可比正常粗好几倍,像是坚硬的绳索,特别是颈部的耳大神经很粗,扭转头部即可显而易见。有时,神经干的某段特别粗大而成结节状,在肘关节处尺神经可成梭形。

受损神经所支配的皮肤及皮疹可有感觉异常、感觉过敏、灼痛或刺痛,先失去冷觉及浅触觉,以后痛觉消失,最后失去深触觉而完全麻木(图 12-3,图 12-4)。

受损神经也影响所供给的肌肉,特别是下眼皮的震颤常可帮助早期诊断。手足或面部的某些肌肉可逐渐萎缩。前臂的伸肌和手部骨间肌萎缩瘫痪,以致手指不能伸直,手指固定于微屈的部位而成鸟爪状,称为"爪形手"(图 12-5)。大小鱼际肌萎缩,不能完成拇指对掌运动,使手掌变平而成猿猴手掌的形状,被人称为"猿手"。面部及眼睑肌

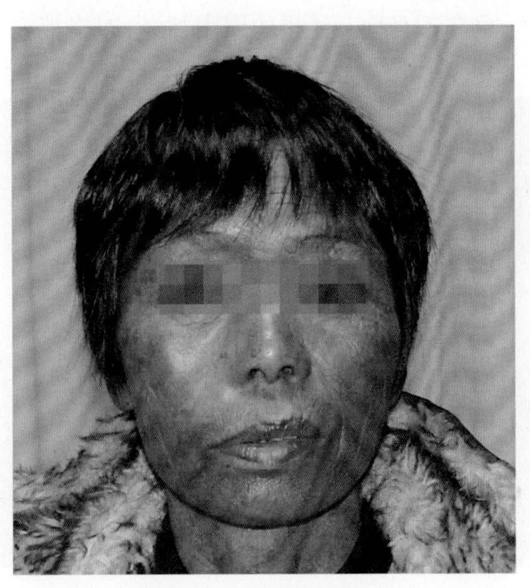

图 12-3 麻风神经损伤(一)

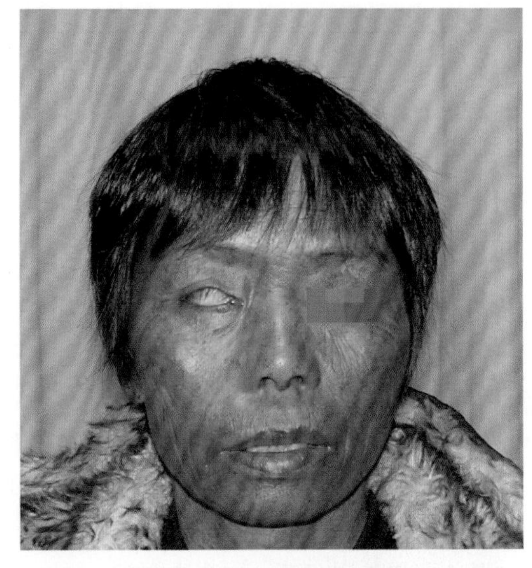

图 12-4 麻风神经损伤(二)

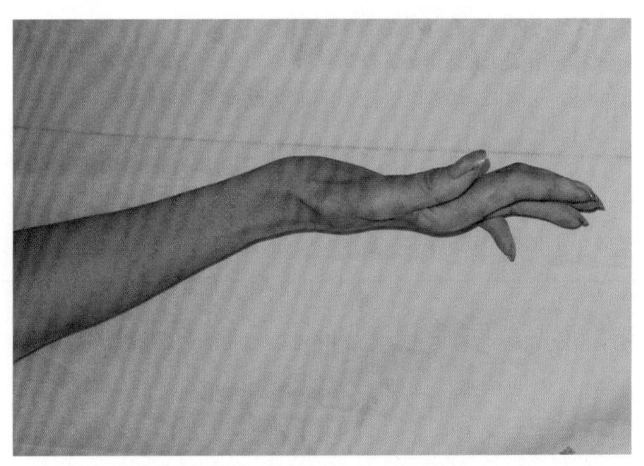

图 12-5 麻风神经损伤爪形手

肉的瘫痪可使面部缺乏表情,眼角下垂,面斜口歪,下睑外翻或眼睑不能完全闭合,腓肠肌等腿部肌肉的瘫痪萎缩可使行动困难,有的出现足部下垂的表现(图 12-6)。

神经受损也引起营养性障碍,手指足趾可因指趾骨的骨质吸收而残毁,可称为残毁性麻风(lepra mutilans)。由于神经的营养性障碍,皮肤容易发生极难愈合的溃疡,尤其在麻木的踝部及足底等常受压迫摩擦的部位往往发生无痛的穿孔性溃疡(malum perforans),常流出腐臭的稀薄脓液,有时有死骨形成(图 12-7)。

结核样型麻风缓慢发展,皮损持久,可以自然消退而遗留色素性变化及瘢痕。损害内有结核样结构,不见麻风杆菌或极少,麻风菌素试验强阳性。免疫力降低时,结核样型可转变为界线类偏结核样型。

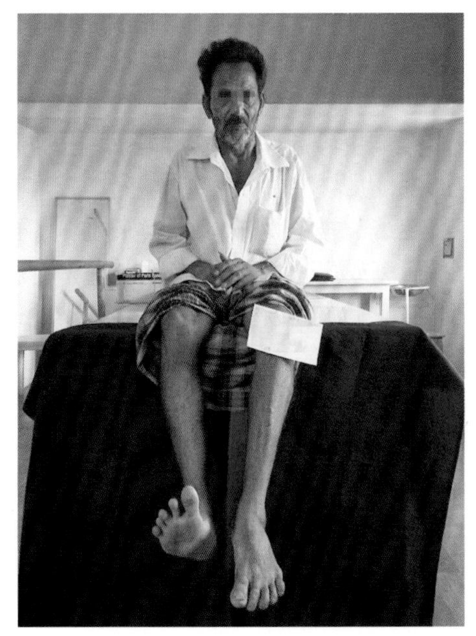

图 12-6　麻风神经损伤垂足

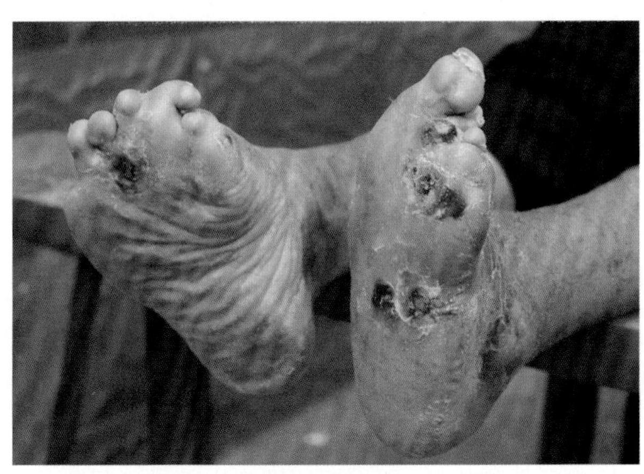

图 12-7　麻风神经损伤穿孔性溃疡
（天津医科大学总医院王敬在印度内洛尔地区学习期间拍摄）

界线类偏结核样型 (borderline tuberculoid type, BT)

有淡黄、褐黄或褐红色斑疹及略微隆起的斑块，较结核样型损害小而多，边界清楚程度较差，表面较平坦，鳞屑较少，分布较广但不对称。有时，皮损中央皮肤较正常而成"空白区"或"打洞区"，内外缘都较清楚，或皮损附近有卫星状较小斑疹或丘疹，相邻的可以融合。

神经损害往往为多发性，虽不对称，但不像结核样型粗硬，感觉障碍的出现往往较晚。

皮损查菌时可见少数麻风杆菌。麻风菌素试验的晚期反应阴性、可疑或弱阳性。

中间界线类(borderline type, BB)

皮损有多种形态和颜色。同一患者可有斑疹、斑块、浸润和结节同时存在，皮损数量及形态介于瘤型及结核样型之间。有的近似界线类偏结核样型而有卫星状皮损，有的近似界线类偏瘤型而有较多的结节。有时，同一皮损既有瘤型表现，也有结核样型表现。

皮损分布往往较广，不太对称，表面平滑，边界可清楚或部分模糊。皮损颜色不定，呈橘黄色、黄褐色、红色或紫红色。同一皮损可以同时有两种以上颜色，不同颜色可为同心形而成多色环，有的呈靶状，有的可呈徽章形，或是皮损中央为近似正常皮色的"空白区"或"打洞区"，其内缘清楚并常隆起，外缘渐平而呈斜坡状，部分清楚及部分不清楚（图 12-8，图 12-9）。

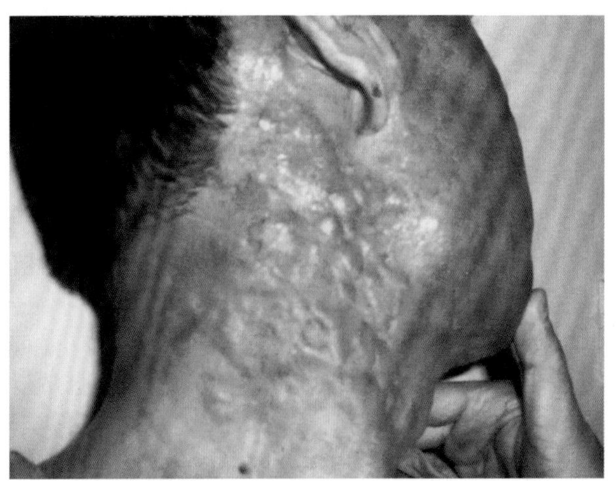

图 12-8　中间界线类麻风（一）

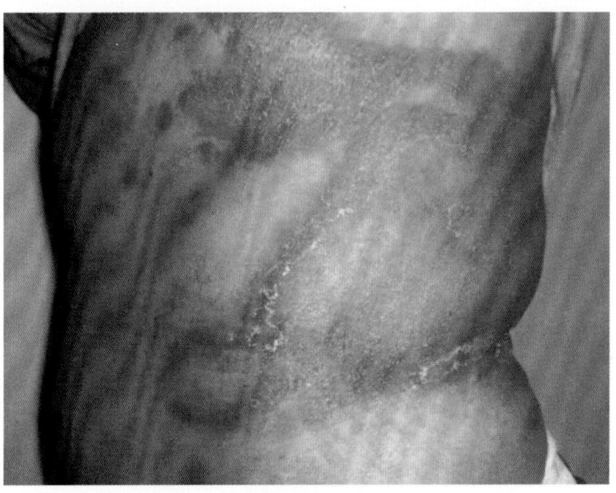

图 12-9　中间界线类麻风（二）

多数浅神经粗大但不太硬，知觉障碍往往较轻。鼻黏膜往往充血，眉毛外侧部分往往稀少，腹股沟及腋窝等处浅淋巴结常肿大。

细菌涂片上有较多的麻风杆菌。麻风菌素试验的晚期反应阴性或可疑。大多数将向瘤型转变。

界线类偏瘤型
(borderline lepromatous type, BL)

皮损为斑疹、斑块、浸润、丘疹及结节，数目较多，广泛分布而不十分对称。皮损表面光滑而无鳞屑，有时中央有内缘清楚而外缘模糊的“空白区”。面部常有浸润，鼻黏膜充血肿胀，到了晚期，面部可有瘤型的狮面脸，甚至鞍鼻的表现，有的有角膜炎或鼻黏膜溃疡，眉毛尤其外侧部分、睫毛及头发都常稀疏或脱落。浅部淋巴结肿大，有的甚至有内脏损害。

浅神经均匀地粗大但不硬，两侧对称，伴有感觉变化。

查菌结果是阳性，麻风杆菌很多，而麻风菌素试验呈阴性反应。

瘤型(lepromatous type, LL)

是症状严重的极型，除了侵犯皮肤和黏膜处，还可侵犯淋巴结、骨髓、肝脾等网状内皮系统和眼球及睾丸等器官，但个人症状的严重程度不同。

症状较轻的，皮肤干燥，有红斑、丘疹，眉毛部分脱落，神经粗大，有感觉障碍，大、小鱼际肌可以轻度萎缩。

症状较重的，有红斑、浸润性斑块、弥漫性浸润及结节。黏膜充血，可有结节及浅溃疡。神经粗大，肌肉萎缩，有感觉障碍及运动障碍，常引起穿孔性溃疡等神经营养性损害。眼球前部常有小结节及浸润性损害。淋巴结、肝、脾及睾丸皆可肿大。

症状严重的，有斑块、弥漫性浸润、结节、大疱、溃疡等皮损，面貌变形而成“狮面脸”。神经损害引起显著的感觉及运动障碍。肌肉瘫痪萎缩。骨骼残毁及畸形，男子女性型乳房，眼可失明，淋巴结肿大，肝、脾、睾丸、肾脏及卵巢等器官都可波及而发生相应的症状。

瘤型很稳定，向界线类逆转的可能性不大，更不能自然痊愈，病理组织内有大量泡沫状组织细胞及麻风杆菌，麻风菌素试验呈阴性反应。

1. **皮肤损害** 初起皮损往往是较小、较多的淡红斑或红斑，表面肿胀光亮，也可有褐红色或色素减少斑，感觉轻度过敏或减退，但不消失。边界不清楚，广泛地对称分布于面部、四肢和躯干，尤其胸背部位。鼻黏膜可以充血而出现鼻塞现象，眉毛往往稀疏。边界模糊的斑疹可发展成浸润斑或浸润性斑块。

浸润性斑块隆起扁平，光滑干燥而无汗，感觉减退或麻木，边界模糊。

浸润性结节被称为麻风瘤(leproma)，自然发生或由浸润斑或斑块发展而成，柔软而有韧性，近似正常皮色或呈淡红或褐黄色，表面光滑干燥并无毳毛，感觉减退或麻木，边界模糊而逐渐隐没于附近皮肤内。结节的大小及数目不定，往往很多而发生于面部，尤其眶上，额部、耳垂、鼻唇、两颊及颏部，大小不等的结节可相融合而使面部凹凸不平，鼻部肥厚并常有扩张的血管，口唇和耳朵也肥厚变形，眉毛及睫毛尤其外侧稀少或脱尽，毳毛脱落，头发也稀疏，因而面貌丑陋凶恶，令人望之生畏，这种特殊面貌被称为“狮面脸”(facies leontina)。浸润性结节也常对称分布于四肢，尤其前臂、小腿伸侧及手背、足背，但罕见于掌跖，有时零星分布于臀部及躯干等处，有时结节消退或扩展成大斑块，可以破溃成难愈的无痛性溃疡而流出浆性脓液。

弥漫性浸润可能是由无数浸润斑融合而成，可出现于面部、四肢及躯干，甚至遍及全身各处。皮肤弥漫肿胀，并有蜡样光泽，呈黄褐色或土黄色，边界不清楚。皮肤无汗干燥，天气炎热时，患者可因全身不出汗而不舒适，甚至发热，毛发常稀少或脱发，四肢皮肤往往发凉发绀，小腿前侧皮肤常有获得性鱼鳞病，浸润处感觉减退或麻木。浸润消退时，皮肤萎缩松弛，用指捏压即显出薄皱纸样细纹。

2. **神经损害** 周围神经如尺神经、正中神经、桡神经、腓总神经、胫神经，尤其耳大神经粗大而如绳索，有时周围神经干某段肿大成球状，结节状或梭形而有压痛，鹰嘴窝处尺神经粗大如小指。神经损害引起麻木斑、肌肉瘫痪、手足青紫发凉或营养性溃疡等变化。

感觉障碍逐渐发展，成片皮肤有发麻、针刺、蚁爬感或灼热等异常感觉，分布不规则，也不对称，不受神经分布区的限制，但麻木区最常发生于手足、前臂、小腿及背部。初起时，局部皮肤不能区别冷热，浅感觉失去，以后痛觉消失，最终失去深触觉而完全麻木，皮肤往往光滑变薄。

肌肉逐渐萎缩瘫痪，某些面部肌肉及手足的小肌肉变性常最明显。下眼睑往往下垂并向外翻出而不能合眼，并常发生震颤，眼球运动不灵活。手指因指间肌受损而不能伸直，但呈半屈的形态而称为“爪形手”，掌部肌肉萎缩而称为“猿手”，骨骼的吸收可使手指或足趾残缺变短而成畸形，有时指趾甲变形及肥厚。其他肌肉受损症状如面肌瘫痪时不能用口吹气，腿部因肌肉瘫痪而行走困难。

营养性溃疡多数发生于四肢，尤其常见于手背、足背、肘弯及足底等常受挤压摩擦的部位，特别是足底容易发生足穿孔性溃疡（malum perforans pedis），最常见于足底前部着地处，呈空洞状，不觉疼痛，难愈合，有时有死骨形成。疱液透明或带血的水疱或大疱可以出现于麻木尤其易受外伤的手指背侧、足趾及肘部外侧，以后干涸而常遗留色素减退斑，或是破裂后发展成难愈的溃疡。营养性溃疡常见于水肿发绀的四肢，特别常见于小腿，容易继发慢性淋巴水肿，可以逐渐发展成麻风性象皮病（leprous elephantiasis）。

3. **黏膜损害**　鼻部常有麻风损害，鼻部是瘤型麻风最常侵犯的部位之一。鼻黏膜往往苍白、干燥及萎缩，鼻黏膜萎缩的可达47.94%，鼻涕往往增多或常结痂，有时流出带血的脓样分泌物，或鼻黏膜充血肿胀而易发生鼻塞及鼻血。弥漫性浸润或结节常见于鼻黏膜，结节溃破后成为难愈的溃疡。严重时，鼻中隔溃烂穿孔，鼻软骨毁坏，鼻毛脱失，于是鼻骨塌落而成畸形。

口黏膜及咽喉黏膜常苍白干燥或充血糜烂，也可发生结节及红色或黄红色弥漫性浸润，容易溃破及结痂。扁桃体可以红肿或是萎缩而不可见，也可发生溃疡而于愈合时形成瘢痕。腭垂和会厌的结节可以妨碍发音和呼吸，声带的结节能使语音嘶哑。

4. **眼损害**　在瘤型麻风很常见。动眼神经受损时眼球转动不灵活，面神经受损时眼睑外翻而使角膜长期暴露，容易引起角膜炎及溃疡形成。

眼球前部的结构如泪腺、角膜、巩膜和虹膜睫状体都容易发生损害，而脉络膜、视网膜和视神经不常发生麻风性结节。角膜往往混浊或发生灰白色小点，或发生小结节或弥漫性炎症。巩膜可有弥漫性浸润或散在的结节。虹膜睫状体也常波及，尤其虹膜边缘处常有针头大小的小结节，虹膜有炎症时容易和角膜粘连。眼损害严重时，角膜混浊隆起，眼球萎缩陷落或发生溃疡及瘢痕形成，两眼可以完全变盲。

5. **其他**　属于网状内皮系统的器官组织最易发生损害。大多数患者的淋巴结肿大，颈部、腋下和腹股沟等处，可触及肿大的浅表淋巴结。骨髓被波及时发生贫血；肝脏往往肿大，但不引起自觉症状，肝功能可以正常；脾脏也可肿大。

性腺尤其睾丸常受侵而萎缩，睾丸可缩到豆粒大小，使患者失去生殖力及阳痿，年轻男患者有女性型乳房，胡须稀少、脱落及声调尖细等女性性征。有时，睾丸弥漫性肿大及坚硬，或是形状不规则并有结节，可以溃破，睾丸鞘膜可有结节，附睾也可肿大。卵巢被波及时可使月经失调。

胃肠及肺脏等其他内脏一般没有临床表现，但患者常因肾小球肾炎或肾脏有淀粉样变性引起肾衰竭而死亡。

组织样麻风瘤（histoid leproma）是散布于四肢和躯干等处的皮肤或皮下组织的结节，数目不定，一般为几个至几十个，被认为界线类偏瘤型或瘤型的特型，往往发生于长期不规则治疗或治愈后复发及对砜类药物有耐药性的患者。有的和麻风反应同时出现或出现于麻风反应之后。典型损害是淡黄红到褐红色半球形的坚实结节或扁平隆起，相邻的可相融合而像瘢痕，表面有蜡样光泽，直径1～15mm，最大的可达5cm。

【麻风反应】　麻风反应是指在治疗前、治疗中、治疗后，由于机体免疫状态的改变，而突然出现的麻风症状和体征。临床上可出现原有皮损红肿、扩大或骤然出现许多新皮损，或有剧烈的周围神经肿胀、疼痛，虹膜睫状体炎、淋巴结炎、睾丸炎或发热等全身症状。麻风反应可出现麻风病所有的急性症状，而麻风反应引起的症状常是麻风患者就诊的首要原因。

麻风反应是免疫状态发生变化的表现，分为两型。

Ⅰ型麻风反应是一种迟发性超敏反应（Ⅳ型免疫反应），属机体对麻风杆菌抗原的细胞免疫反应，主要发生于界线类麻风患者（BT、BB、BL）。TT和LL为两极型麻风，免疫功能稳定，一般不发生Ⅰ型反应。Ⅰ型麻风反应的临床表现为，原有皮损充血红肿和/或出现新皮损，常伴有神经炎，但黏膜及内脏损害少见，淋巴结轻度肿大，全身症状较轻。

升级反应：Ⅰ型反应伴有特异性细胞免疫增强，经过反应向TT端转变，称为升级反应。升级反应多发生在BT、BB患者接受治疗6个月左右，而BL患者可在更长时间后发生。升级反应的皮肤症状：原有皮损可向四周扩张、疼痛、高出皮面，新损害如红斑、斑块或结节可以出现，境界清楚，皮损消退后可脱屑，反应剧烈时可以发生坏死和溃疡。升级反应的神经症状：一条或多条神经干发生急性肿胀，伴有显著的疼痛和触痛，可有神经脓肿形成。亦可突然发生垂足、垂腕、爪形手、面瘫，如果不及时治疗可引起永久性畸残。另外，神经的功能性障碍还可表现为肌肉麻痹而有吞咽困难、失声、进食呛咳等症状，应及时给予适当治疗。

降级反应：Ⅰ型反应伴有特异性细胞免疫降低，经过反应向LL端转变，称为降级反应。降级反应多发生在未治疗或不规则治疗的患者，临床上较少见。反应可出现新的境界不清楚的皮损。未经治疗的患者，容易反复发生降级反应，随着反应次数的增加和细菌指数的升高，损害更具LL端特征。

Ⅰ型反应的病程较长，一般需6~12个月甚至更长时间才能消退。升级反应时如果只有皮肤损害，无伴神经损害，病程相对较短，一般可在1~3个月消退。结核样型及界线型皮损消退时遗留鳞屑，斑块可萎缩变平，溃疡愈合而遗留瘢痕，神经损害可以改善但常因急性及严重反应而已有较重的损伤。Ⅰ型反应如及时治疗，神经损害及畸残发生率减少。

Ⅱ型麻风反应是免疫复合物反应，属于体液免疫反应。主要发生在LL和BL患者，治疗前、治疗中、治疗后均可发生，且随着抗麻风治疗其发生率逐渐上升。这是因为经过治疗后所释放的麻风杆菌抗体与抗原结合，产生免疫复合物所致。Ⅱ型反应不伴有细胞免疫光谱上的转型，因此没有升级、降级反应之分。

Ⅱ型反应的主要皮损是红色隆起的结节或斑块，由豆粒至鸡蛋大小，数目不定，称为麻风性结节性红斑。可出现于四肢、面部及躯干，或广泛地分布于全身各处，可能是血管类型过敏反应的阿瑟斯样反应。面部可发生水肿性红斑而像丹毒，耳部及四肢等处可出现水肿而多形的红斑，偶然发生水疱、大疱、脓疱、出血及溃疡；或有化脓的或非化脓的皮下脂膜炎。经过数日或1周左右以后，反应的皮损可渐消退，而新皮损往往成批地陆续出现，可使反应过程持续数周或数月，甚至数年之久。严重的Ⅱ型反应可引起高热、寒战、神经干肿大疼痛、骨痛、肌痛、关节痛或关节炎、鼻血、喉喘鸣、虹膜睫状体炎、乳腺炎、睾丸炎、附睾炎、淋巴结炎及肝脾大都可发生。血液白细胞增多，蛋白尿可出现。在亚急性尤其慢性反应阶段，麻风性结节性红斑往往更多，并常有紫红色或红色皮下结节（慢性结节性脂膜炎），往往融合成浸润性硬块而附着于下方的组织。此外，神经、黏膜及骨骼的麻风性损害都加重。瘤型患者，尤其全身虚弱有继发性感染或继发性淀粉变性者，容易在Ⅱ型反应过程中死亡。

卢西奥（Lucio）现象是少见的严重Ⅱ型反应，通常发生于墨西哥、中美洲及部分南美地区。患者有非结节的弥漫性瘤型麻风，皮肤有弥漫的浸润及蜡样光泽，不出汗，毛发稀疏，尤其眉毛、睫毛及体毛常消失不见，面部圆满及四肢等处皮肤弥漫肥厚而像黏液性水肿，常伴有毛细血管扩张，四肢麻木且常有鱼鳞病样表现。鼻黏膜常有严重损害或鼻部残毁，而眼损害往往轻微。卢西奥现象是四肢等处有散布的点状红斑，中央有出血性坏死而称坏死性红斑（erythema necroticans），被认为血管内发生栓塞而使真皮坏死的多发血管炎性反应；水疱、大疱及浅溃疡可以发生，相邻的溃疡可相融合，愈合时成片的瘢痕形成。

Ⅰ型及Ⅱ型麻风反应可以同时出现，界线类较易有两型的特点，如斑块明显红肿，神经干粗大疼痛，还有淋巴结炎、急性虹膜睫状体炎、睾丸炎及附睾炎等反应。

【流行病学】 麻风的传染性很强，而致病性低，多数人在感染后临床症状不明显，仅一小部分人在感染后经2~5年，甚至10年以上才有临床表现，通常由瘤型或界线类传染而来，麻风菌素试验阴性者较易感染。但其发病机制尚不十分清楚，临床表现的复杂性与免疫反应的多样性密切相关。

1. 传染源 到目前为止，麻风病公认的传染源是未经治疗的麻风患者，主要是多菌型（MB）的患者。其皮肤及黏膜损害处含有大量的麻风杆菌。细菌常随破损的皮肤和鼻分泌物排出体外引起传播。皮肤查菌阴性的少菌型（PB）患者作为传染源的作用仍未完全清楚，但可以肯定这类患者的传染性要低于MB麻风患者。麻风杆菌曾经接种于多种动物而未成功，直到1960年才在小白鼠的足垫成功地接种。在先天没有胸腺的裸鼠或切除胸腺并用X线做全身性照射而降低免疫功能的小白鼠身上接种麻风杆菌后，就能大量繁殖。九带犰狳是南美洲的一种低等哺乳动物，也可接种。后来，有麻风杆菌可接种于欧洲刺猬及朝鲜花栗鼠的报告。动物接种的成功有利于麻风治疗效果的观察及麻风杆菌耐药性等问题的研究。直到现在，还未证实任何体外培养麻风杆菌已经成功。

2. 传染途径 麻风主要由直接接触而传染。皮肤及黏膜带菌者，特别是皮肤及口、鼻黏膜破溃的瘤型与界线类患者的唾液鼻涕及飞沫可以侵入正常人的口、鼻黏膜，皮肤及黏膜排出的细菌也可经微小伤口进入正常人的皮肤。

间接接触传染的可能性较小。食品、用具、食具、衣服、被褥等可以是媒介物，污染麻风菌的手指掏挖鼻孔容易将病菌带入鼻黏膜。此外，带菌的尘埃和蚊、蚤、虱、蝇、臭虫等叮咬可能传染麻风，但不能证实，仅能在吮血昆虫的肠道内偶然发现麻风杆菌。

家族之内接触密切，家族成员容易传染，尤其儿童对麻风杆菌的抵抗力比成人低，更易受染。

3. **易感人群** 麻风杆菌侵入人体后，是否发病及发病后的表现，取决于被感染者机体对麻风杆菌的特异性细胞免疫力。绝大多数人对麻风杆菌有特异性免疫力，在麻风菌侵入后能迅速建立有效的免疫反应，将麻风杆菌杀死而不发病。只有少数有细胞免疫缺陷的人感染麻风杆菌后有可能发病。麻风流行病学表明，麻风患者家属发病率较高，除长期密切接触外，遗传素质对麻风传染的易感性值得研究。有人统计，虽然有长期密切接触，但麻风患者的配偶发生麻风的并不太多，发病率一般不超过5%。相对的，有报告称某个连锁的*HLA*隐性基因可导致麻风的发病，并且这一隐性基因在与麻风患者有血缘关系的个体中出现频率较高，似乎印证了遗传素质在很大程度上影响了麻风的发病。在流行地区长期居住的人和麻风患者接触的机会较多，往往或多或少地获得免疫性，常比非流行地区的居民有较强的抵抗力。非流行地区居民迁到流行地区时较易发生麻风；麻风蔓延到非流行地区时，如不积极预防，可以迅速流行。

【组织病理】麻风杆菌侵入皮肤或黏膜后，由血流或经淋巴管扩散，由于免疫力的大小差异，而有不同的组织病理学变化。

麻风杆菌在皮肤内繁殖生长，也喜欢侵入神经，先由皮肤浅部沿神经纤维进入真皮深部而引起炎性浸润或肉芽肿性变化。当皮肤组织的免疫力较强时，就发生结核样反应以阻止细菌扩散而使其停留于皮肤及神经组织内，如果免疫力很低，真皮中麻风杆菌虽被组织细胞吞噬，仍可在组织细胞中繁殖生长而使其成为泡沫细胞，麻风杆菌还可经淋巴管侵袭网状内皮系统的淋巴结、肝、脾及骨骼，也可经血流侵犯睾丸、附睾、卵巢及眼球等器官。

1. **未定类** 皮肤、黏膜、神经及淋巴结内有单纯炎性浸润，血管、神经纤维、毛囊、汗腺和皮脂腺附近有些淋巴细胞、少量的组织细胞及成纤维细胞。

2. **结核样型** 在早期，血管附近有灶性浸润，主要为淋巴细胞，还有上皮样细胞及成纤维细胞，先出现于真皮浅部，以后扩展到深部。浸润灶逐渐发展成结核性浸润，上皮样细胞群中有胞质不完整的组织细胞，有时可见朗汉斯巨细胞。上皮样细胞群的外围是淋巴细胞及成纤维细胞。浸润可接表皮而没有带状无浸润区，毛囊、汗腺及皮脂腺附近常有浸润。

以后，浸润中央部分的上皮样细胞增多，细胞群中可有一些淋巴细胞，朗汉斯巨细胞的细胞质可以变性而呈网状。此时，外围的淋巴细胞减少，而成纤维细胞增多，上皮样细胞群为胶原纤维包绕而类似类肉瘤病。组织内没有或仅有很少的麻风杆菌。

周围神经干有相似的组织变化，除有上皮样细胞及淋巴细胞浸润外，也可找见朗汉斯巨细胞。神经严重受损时可有干酪样变性或液化性坏死而成所谓的神经脓肿，神经纤维完全毁坏或断折成碎丝。受侵的淋巴结有结核样浸润。

3. **界线类**

（1）界线类偏结核样型类似结核样型，但麻风杆菌略多，表皮下方开始出现无浸润带。真皮内，上皮样细胞较松散，淋巴细胞已见减少，神经纤维间可有组织细胞及上皮样细胞浸润，周围有些淋巴细胞。组织内有微细的脂粒，类脂质染色弱阳性（图12-10，图12-11）。

（2）中间界线类的组织变化不定，这和取材有关。有的组织切片中，可见弥漫散布的上皮样细胞及淋巴细胞，而朗汉斯巨细胞很少或不见；有的切片中有较多的组织细胞及麻风杆菌（+～++），组

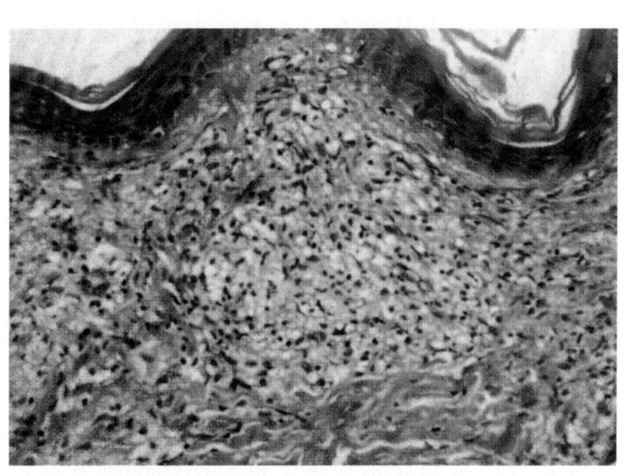

图12-10 界线类麻风组织病理（一）

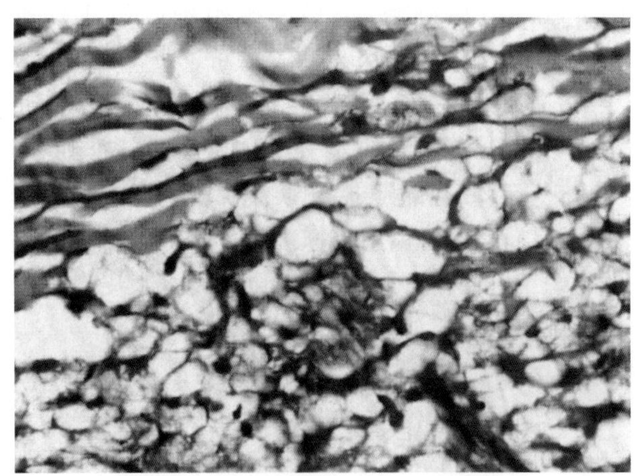

图 12-11 界线麻风类组织病理(二)

织中有较粗的脂粒,类脂质染色弱阳性或阳性。

(3) 界线类偏瘤型有肉芽肿性变化,主要由组织细胞构成,有的组织细胞呈泡沫状。上皮样细胞很少,淋巴细胞也不多,可环绕神经,神经纤维往往变性。皮损内有很多麻风杆菌,神经纤维间大量麻风杆菌沿神经干排列成鱼群逆水而游的状态。表皮萎缩,表皮下方有明显的无浸润带,脂粒较大较多,类脂质染色阳性。

4. 瘤型 含有麻风杆菌的组织细胞构成肉芽肿。由于细胞免疫反应低弱,组织细胞不像在结核样型中可以完全消化麻风杆菌而变成上皮样细胞,麻风杆菌反而在组织细胞质内繁殖生长,于是组织细胞变大而呈泡沫状,可称为麻风细胞(lepra cell),耐酸性染色的麻风杆菌在细胞质内聚集成菌球,细菌的蜡状外壳衍化而成的类脂质使胞浆呈泡沫状,染色较淡的细胞核呈圆形或卵圆形。在组织细胞之外尤其血管及神经附近也常有不少麻风杆菌,麻风细胞之间常有一些成纤维细胞及分散的少数淋巴细胞。

瘤型皮损中几乎充满了不见边界的泡沫状组织细胞,弥漫性浸润的上缘和表皮之间为含有胶原纤维的无浸润带,浸润的下缘可抵达皮下组织。到晚期时,表皮明显萎缩,成纤维细胞增多,而泡沫状麻风细胞减少,但体积变大,圆形泡沫状物质很像大的空泡或呈空圈状,含有很多麻风杆菌。

组织样麻风瘤被认为瘤型的特殊型,可能也是一种特殊的界线类偏瘤型,表皮萎缩,表皮下方有带状无浸润区,泡沫状组织细胞的数量不定但泡沫往往不多,上皮样细胞一般不存在,麻风杆菌往往细长而完整或聚集成菌球。但是组织细胞有丰富的细胞质,常呈梭形或多边形而排列成波浪形、巢状或漩涡状,像是细胞型皮肤纤维瘤。浸润为限界性,周围有结缔组织包绕而像包膜。

瘤型受损神经的神经膜变薄,神经束疏松。神经膜内、神经束内及神经束之间有淋巴细胞、浆细胞及泡沫状组织细胞,耐酸染色法可显示麻风杆菌在神经干中排列成鱼群逆流而行的状态。其他受损器官及组织在尸检时可以查见瘤型浸润灶及大量麻风杆菌,有些瘤型患者的脾脏、睾丸、附睾、肝脏及肾脏等器官有淀粉样变性而有类淀粉蛋白沉着。

【实验室检查】

1. 细菌学检查 对已经确诊或诊断可疑的患者应该定期对皮损进行细菌学检查。

对于未定类、结核样型及界线类偏结核样型,应在 2~3 个不同皮损处取材;对于中间界线类、界线类偏瘤型或瘤型,常应在眉弓、颧部、下颌、耳垂及其他浸润明显处,选取 6~8 处取材,也常须由黏膜特别是鼻黏膜取材,必要时穿刺淋巴结,由抽出液查找麻风杆菌。

取材时先戴消毒手套,用乙醇对取材处皮肤消毒后,左手拇指及示指紧捏取材处皮肤,使该处贫血而苍白以防取材时出血。然后右手持消毒手术刀,在左手拇指及示指间所捏的皮肤上做一个切口,深度约为 2mm 而达真皮,切口长度 3~5mm。此时,用刀尖刮取切口两侧的组织液涂搽于玻璃片上,涂成不带血的圆形薄膜,厚度适当而均匀。涂片后放开左手,用消毒棉球压迫止血,然后包扎以防感染。刀口在火焰上消毒后,在另处如法取材及涂片。对鼻黏膜取材时,先用消毒棉蘸生理盐水拭净鼻黏膜,然后用刀尖轻轻地刮取鼻中隔前下方鼻黏膜的组织液,涂片后送到化验室染色查菌。

涂片上麻风杆菌的密度分为 6 级:

在 100 个视野内,细菌平均数为 1~10 条——+。

在 10 个视野内,细菌平均数为 1~10 条——++。

一个视野内细菌为 1~10 条——+++。

一个视野内细菌超过 10 条——++++。

一个视野内细菌超过 100 条——+++++。

一个视野内细菌超过 1 000 条——++++++。

细菌密度指数(BI)= 加号数总和÷检查涂片数(包括未见细菌的涂片)。所得结果只取整数及小数点后两位数。

细菌形态指数(MI)= 所有涂片上完整细菌的总和÷所有涂片上分散细菌的总和。所得结果只取整数而不取小数点后数字。

睑矫形术、肌腱移位术、植眉术或耳后头皮的移植、肥厚耳鼻及男子女型乳房的矫形术。营养性溃疡要保持清洁，应该防止继发感染，除净溃疡内坏死组织，溃疡下方有死骨时要移除。营养性溃疡很难愈合，敷撒白糖可以促使肉芽形成。

口、鼻及眼的黏膜损害可局部应用利福平溶液。麻风性急性虹膜睫状体炎患者可每日肌内注射糜蛋白酶 5mg 及用 1%阿托品溶液或 0.5%~1%氢化可的松溶液滴眼，有虹膜粘连时可施行眼前房穿刺术。

物理疗法如体育疗法及按摩等可以酌用，针刺疗法可能减轻运动障碍。针刺合谷、曲池、少海、内关、外关、肩贞等穴位被应用于治疗爪形手。

【预防】 麻风是可以预防的慢性传染病。在流行地区，要向群众宣传防治麻风的知识，消除群众麻风恐惧和对麻风患者歧视的心理。

在流行地区，广大群众和医务人员要积极合作，边调查、边隔离、边治疗，控制传染源及切断传染途径。定期普查要和线索调查相结合，及时发现患者，可根据病情及当地情况进行适当的处理，患者尤其含菌多的瘤型患者应该适当的隔离。一般地，传染性强的患者可进入麻风病院进行治疗，而查菌阴性的患者可在门诊部定期诊治。彻底治疗是预防工作的重要一环。

改善生活居住及卫生条件可增强群众对麻风的抵抗力。对麻风患者的家属及密切接触者应该定期检查，麻风菌素试验阴性的家属，尤其儿童以及麻风防治人员最好接种卡介苗。WHO 发布的《全球麻风防治策略（2016—2020 年）》指出，政府的支持和参与是实现麻风防控目标的基本保障。

皮肤结核病（tuberculosis cutis）

皮肤结核病（tuberculosis cutis）是结核分枝杆菌（mycobacterium tuberculosis）所致，往往同时有体内结核病，最常见的是肺结核，其次是淋巴结核及骨结核，较少见的是肠结核、泌尿生殖系统结核及其他结核病。近年来，皮肤结核病已不多见。

引起皮肤结核病的结核分枝杆菌主要是人型，其次是牛型，可接种于皮肤黏膜，经血流扩散或局部扩展而致病。结核分枝杆菌可经皮肤创口直接接种于皮肤而引起寻常狼疮及疣状皮肤结核病，或先接种于黏膜，然后经淋巴管到达皮肤而引起寻常狼疮，有时，结核分枝杆菌随肺脏、肠道或泌尿生殖道的排泄物排出而接种于皮肤后发生溃疡性皮肤结核。结核分枝杆菌可随血流扩散到皮肤而引起播散性粟粒性皮肤结核病或寻常狼疮。结核分枝杆菌也常于局部扩散。淋巴结、骨骼或关节的结核灶内结核菌可扩散到上方的皮肤而引起寻常狼疮及皮肤瘰疬。

（一）皮肤结核病的分类

由于个体的免疫力或变态反应、细菌的毒性及数目、传染途径及感染部位的不同，皮肤结核病有各种临床表现而有不同的病名，但直到现在，分类法不一致，也没有公认的满意的分类法，一般认为皮肤结核病包括真正皮肤结核病及结核疹。

1. 真正皮肤结核病

（1）局部接种：原发性接种结核病（结核性下疳）、寻常狼疮、疣状皮肤结核病。

（2）血流散播：播散性粟粒性皮肤结核病、寻常狼疮。

（3）局部扩散：皮肤瘰疬，腔口皮肤结核。

上述的原发性接种皮肤结核及播散粟粒性皮肤结核是原发性结核，其他是继发性结核病。除了寻常狼疮及疣状皮肤结核的皮损含菌很少或难查见外，都易查见结核分枝杆菌。

2. 结核疹　有较强的免疫力，结核菌素试验呈强阳性反应。结核分枝杆菌可能由血流扩散，但不能查见。

以往，人们认为丘疹性结核疹包括面部播散性粟粒性狼疮、丘疹坏死性结核及瘰疬性苔藓，结节性结核疹是硬红斑。硬红斑目前研究认为两种类型：一种为 Bazin 硬红斑，为血源性皮肤结核；另一种为 Whitfield 硬红斑，认为是血管炎。现在，很多人认为面部粟粒性狼疮是一种“狼疮样”酒渣鼻，或原因不明的丘疹性皮肤病。

（二）皮肤结核病的组织变化

皮肤结核病有多种，组织病理变化不一致，主要为结核性肉芽肿和非特异性炎症。典型的结核性变化是结核性浸润（tuberculous infiltration）：上皮样细胞聚集成群，周围有密集的淋巴细胞，在上皮细胞之间有少数以朗汉斯巨细胞为主的巨细胞，浸润中心有干酪样坏死。干酪样坏死常不明显或不完全，不像身体别处的结核有显著的干酪化及钙化现象，皮肤结核病中仅原发性接种结核病、皮肤瘰疬及硬红斑有明显的干酪形成。

有的皮肤结核病没有巨细胞及干酪样坏死，仅有散乱但成群的上皮样细胞及炎性浸润，被称为结核样浸润(tuberculoid infiltration)。

(三) 皮肤结核病的免疫反应

结核分枝杆菌侵入皮肤后引起皮肤结核病,但在身体免疫力强大时可被消灭而不引起疾病发生,或长期处于潜伏状态,直到身体抵抗力降低时或在某些因素的影响下才变活动而使皮肤结核病发生。

结核病的免疫主要依赖巨噬细胞及 T 淋巴细胞;免疫球蛋白也参与免疫作用,但抗体的滴定度低。著名的柯克(Koch)实验是将结核分枝杆菌接种于豚鼠皮内,经过 2~12 日后,接种处发生结核性损害,1 个月后再把结核菌接种于皮损内,就引起无菌的皮损,此种免疫现象和人类的结核疹相似。

结核疹(tuberculid)通常是不痛不痒的肉芽肿性损害,往往对称分布于两侧,病程较久,终于自然痊愈。结核疹无菌,动物接种的结果阴性,可能由于体内结核灶的结核分枝杆菌经血流到达皮肤后,由于皮肤对病菌已有敏感性及一定的免疫力,局部发生敏感反应而有结核疹,同时因局部免疫作用而将病菌消灭。在临床上,丘疹坏死性结核疹和痘疮样苔藓样糠疹很相似,而后者被认为一种变应性血管炎,有人认为结核疹也是血管炎性变态反应,血管内结核分枝杆菌及其产物可引起阿瑟斯(Arthus)现象,但以后也可出现迟发性过敏反应。

结核菌素试验(tuberculin test)是测定结核分枝杆菌所致迟发性过敏反应的方法。原先应用的抗原是旧结核菌素(old tuberculin),但准确性较差,现在多用由人型结核分枝杆菌分离而来的纯化蛋白质衍化物(purified protein derivative,PPD),由皮内注射 0.1ml,24~72 小时后,局部无红晕硬块为(-);发生的硬块直径为 0.5~0.9cm 时为(+);1~1.9cm 时为(++);2cm 以上时为(+++);除红晕及硬块外,还有水疱或坏死时为(++++)。在皮肤结核病中,寻常狼疮、疣状皮肤结核病、皮肤瘰疬的患者对此试验常呈强阳性反应,丘疹坏死性皮肤结核及早期的结核性初疮都呈阴性。结核菌素试验反应的强弱不能反映皮肤结核病灶的大小及其活动性。

结核菌素试验呈阴性反应的人应该接种卡介苗以增加身体对结核分枝杆菌的免疫力。卡介苗(BCG)是牛型结核分枝杆菌的减毒活菌,接种后使结核菌素试验结果转变为阳性达若干年月之久,于是对结核分枝杆菌缺少免疫力的人有部分免疫力。目前 BCG 仍是唯一的结核疫苗,免疫效果在接种 10~15 年后逐渐减弱,重组 BCG、亚单位疫苗和 DNA 疫苗的研究及应用是未来控制和消灭结核病的希望。

原发性接种结核病
(primary inoculation tuberculosis)

原发性接种结核病又称为结核性初疮(tuberculous chancre),体内原先未有任何结核感染,一旦结核分枝杆菌侵入皮肤,接种处将发生一个褐红色丘疹,以后发展成硬结或斑块而可溃破。除了原发性皮肤感染外,区域性淋巴结显著肿大并可化脓溃破,因而本病又称为原发性结核性综合征(primary tuberculous complex)。

【症状】 结核分枝杆菌侵入皮肤处发生一个褐红色丘疹,逐渐扩大而成硬块或不大的斑块,往往溃破成无痛的溃疡,附近的区域性淋巴结肿大,并可发生干酪样坏死而成脓肿,以后可以溃破,由溃破的皮肤及淋巴结都容易查见结核分枝杆菌,数周以后,本病即可痊愈(图 12-12,图 12-13)。

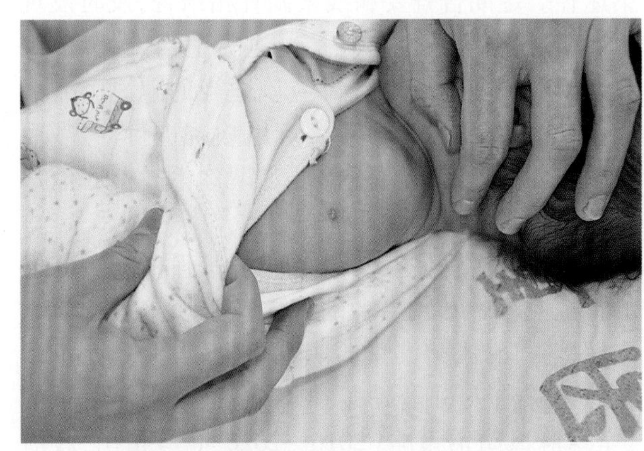

图 12-12 卡介苗接种结核性初疮(一)

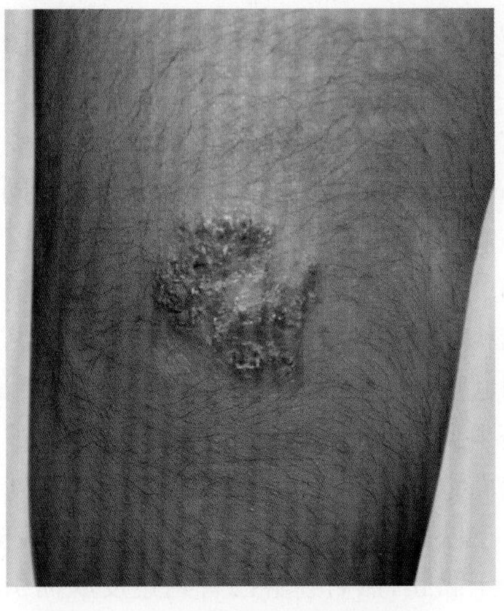

图 12-13 卡介苗接种结核性初疮(二)

患者通常是儿童，偶然是结核菌素试验阴性的成人，有的在结核性初疮出现数周后，四肢尤其下肢发生结节性红斑，也有的在痊愈后发生寻常狼疮。

【病因】 本病很少见，是由于结核分枝杆菌接种于从未受过结核菌感染的人皮肤内，通常发生于结核菌素试验阴性的儿童，最易出现于面部及四肢，常由于结核分枝杆菌由搔抓、针刺或摩擦等微不足道的外伤接种于皮肤内，卡介苗的接种也可引起。在结核性初疮发生后数周内，结核菌素试验由阴性变阳性。

成人偶然发生本病，也是由于结核分枝杆菌接种于结核菌素试验阴性者的皮肤，有的通过性交而接种，相当于梅毒患者的硬下疳；医务工作者进行尸体解剖工作或口对口的人工呼吸，也有偶然感染的机会。

【组织病理】 早期损害是有干酪样坏死的急性炎症，以后可成溃疡，溃疡的脓液内有中性粒细胞及大量结核分枝杆菌。约经2周后，单核细胞及组织细胞增多；3~6周后，上皮样细胞及朗汉斯巨细胞开始出现，结核菌数减少。附近被侵的区域性淋巴结和皮损有相同的组织变化。

【鉴别】 各种感染性疾病如组织胞浆菌病、球孢子菌病、诺卡菌病、皮肤利什曼病、土拉伦斯菌病、非典型分枝杆菌病、梅毒或雅司病的初疮特别是孢子丝菌病可和本病混淆，有时需和化脓性肉芽肿鉴别。

【治疗】 抗结核药如异烟肼、链霉素、利福平、对氨基水杨酸及乙胺丁醇可单独或联合应用，既能治愈本病，又能防止以后发生寻常狼疮。肿大的淋巴结可以溃破而难愈，有时须施行切除术。

寻常狼疮(lupus vulgaris)

寻常狼疮其皮损是柔软的浸润性斑块，表皮萎缩并有鳞屑，真皮有苹果酱色小结节。皮损呈棕红色，有清楚的边界并缓慢扩展，可以溃破或增殖并有瘢痕部分形成而常损毁容貌。附近的黏膜及软骨等组织可被波及。

【症状】 初起时，皮肤内有直径1~2cm的红褐色半透明"狼疮结节"，在国外被称为"苹果酱结节"。结节逐渐增多并可融合成大片浸润性损害，边界清楚并渐向四周扩展，按压而使局部贫血时，可见群集的淡黄色或棕黄色的小点而有利于诊断(图12-14~图12-17)。损害往往发生于暴露部位，

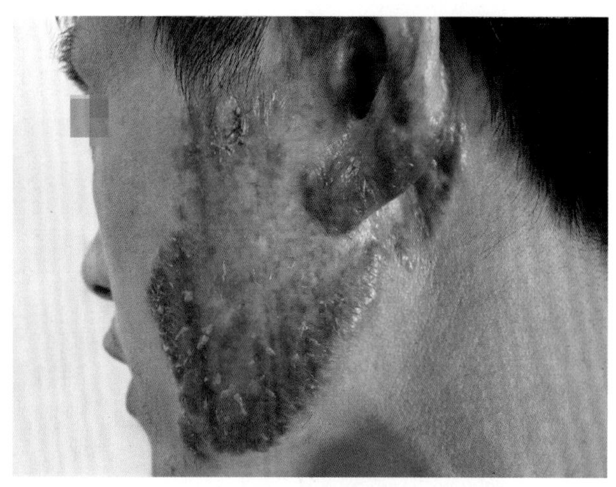

图12-14　寻常狼疮(一)

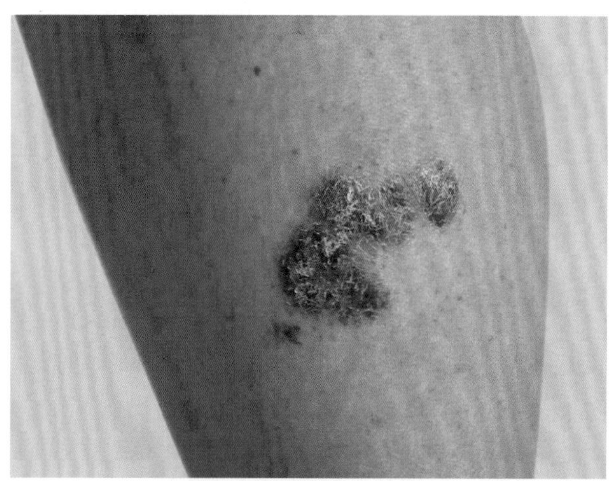

图12-15　寻常狼疮(二)

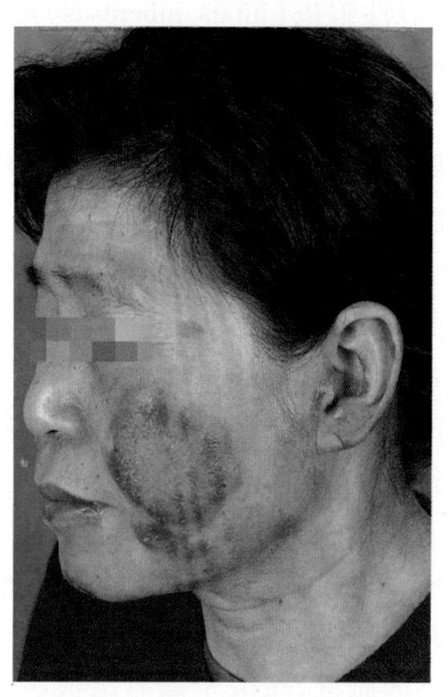

图12-16　寻常狼疮(三)

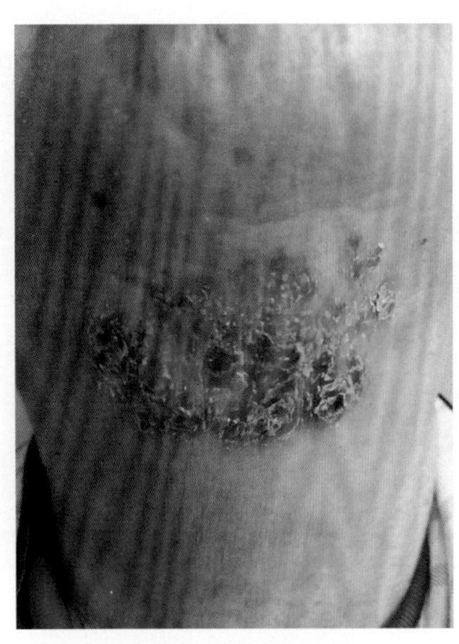

图 12-17 寻常狼疮(四)

特别是面部,成年累月地缓慢扩展,直径可达 10~20cm,没有自觉症状,往往在扩展过程中部分皮损或中央部分逐渐消退而成柔软的萎缩性瘢痕,部分皮损可以溃破而排出少量稀薄脓液,干燥后结成黄褐色污痂,常与鳞屑混合而成鳞屑痂,痂下是褐红色肉芽组织。

寻常狼疮有多种临床表现:

1. **扁平寻常狼疮**(lupus vulgaris planus) 表面扁平光滑,有些细薄的鳞屑,皮肤充血而呈暗红色。表皮薄嫩如纸,针尖容易刺破而易出血。

2. **剥脱性狼疮**(lupus exfoliativus) 表面扁平很多鳞屑,鳞屑较大较厚而呈叶片状。

3. **肥厚性狼疮**(lupus hypertrophicus) 狼疮结节大量集结而成结节或隆起肿块,表面显著隆起,又称结节性狼疮(lupus tuberosus)或肿胀性狼疮(lupus tumidus)。

4. **血管瘤样狼疮**(lupus angiomatous) 弥漫充血及脱屑而像盘状红斑狼疮。鼻部等处皮损可显著充血而像冻疮,甚至像血管瘤。

5. **硬化性狼疮**(lupus sclerosus) 因有大量结缔组织而较硬。

6. **疣状狼疮**(lupus verrucosus) 呈疣状增殖,表面有渗出液而结痂,有时表面呈颗粒状而称为乳头状狼疮(lupus papillaris)。

7. **溃疡性狼疮**(lupus exulcerans) 有圆形或环形溃疡,不引起疼痛或仅有轻度触痛。溃疡向内凿入,边缘往往不规则,溃疡内有红褐色肉芽组织及少量稀薄脓液,脓液干燥时结成黄褐色污痂,溃疡往往长期不能愈合,有的愈合后,附近又出现新溃疡。有时狼疮性溃疡是由于皮肤下方的淋巴结、骨骼或其他组织的结核性感染。

8. **匐行性狼疮**(lupus serpiginosus) 多半发生于躯干及四肢,成片皮损或溃疡性损害蜿蜒进展或呈地图状。

9. **残毁性狼疮**(lupus mutilans) 破坏皮肤及下方的组织。鼻部的损害可以破坏鼻软骨及损毁鼻翼而使鼻孔明显露出,可使鼻子像鸟喙。耳部的狼疮性损害可使外耳残缺不全,甚至完全毁坏,只剩余耳孔。

损害可以向深处发展而破坏肌肉、骨膜、肌腱及骨骼等组织,手指或足趾可以断落或残缺,瘢痕的形成也可使肢体挛缩而发生畸形。

10. **黏膜狼疮**(lupus mucosae) 波及黏膜,特别容易原发于鼻黏膜,可以沿鼻泪管向上延伸至泪囊,甚至蔓延至结膜;鼻黏膜狼疮也可向后蔓延到鼻咽部,以后可沿腭前孔而扩展到硬腭前部,咽喉黏膜的损害甚至蔓延至中耳。结膜、颊黏膜、唇黏膜、龈部、腭部黏膜的狼疮可由附近的皮损蔓延而来,而舌黏膜一般不被波及。有时,颊部皮肤的狼疮性瘢痕,肢端处皮损的结核分枝杆菌可沿淋巴管扩展到前臂或小腿等处而发生结核性淋巴管炎,常有紫红色结节沿淋巴管散布,以后可化脓而溃破成慢性溃疡。常见的继发感染是淋巴结炎及淋巴管炎,有时患处发生丹毒等脓皮病,黏膜狼疮也可因继发性感染而化脓。多次继发性感染可引起淋巴水肿,甚至象皮肿,最易发生于四肢。长期不愈的寻常狼疮可以恶变而发生鳞状细胞癌。

【病因】 结核分枝杆菌侵入皮肤而引起寻常狼疮,多半开始发生于儿童时期,和营养不良、环境卫生及生活条件不好、家庭中有结核病患者及个人免疫力低等因素有关,目前已不多见。

寻常狼疮的发生常由于结核分枝杆菌因跌破、撞破、文身和种痘等创伤进入皮肤。带菌的手指抓破脓疱或挖鼻孔也是常见的病因,结核分枝杆菌可由鼻黏膜等黏膜扩展到皮肤。寻常狼疮可以继发于淋巴结、骨骼或关节结核,这些崩溃的干酪样坏死结核灶中结核分枝杆菌可以扩散到上方的皮肤,有时,结核分枝杆菌由鼻喉黏膜或颈部淋巴结的结核灶经淋巴管到皮肤,或是由结核灶经血流扩散到皮肤。另一罕见原因是接种卡介苗,卡介苗是减毒活菌而能引起寻常狼疮,但不应因此影响卡介苗推广应用。

【组织病理】 表皮萎缩或肥厚而符合临床的

表现。真皮内有成群的上皮样细胞及少数朗汉斯巨细胞构成结核，结核中央可有轻度或完全没有干酪样坏死，结核周围有较多的淋巴细胞，也常有些浆细胞，不能查见或只偶然发现结核分枝杆菌。

组织变化和类型有关，例如，肿胀性狼疮的组织显著水肿，而结核常不典型；残毁性狼疮的组织大块坏死而成溃疡。损毁的组织修复时有瘢痕形成而有大量的纤维。

【鉴别】 除了瘰疬性、疣状或溃疡性皮肤结核病外，有时要和麻风、须疮、酒渣鼻、银屑病及盘状红斑狼疮鉴别。基底细胞癌也常发生于面部及溃破，但边缘坚硬并卷起。

梅毒性溃疡和结核性溃疡不同，发展较快，有坚实陡直的边缘，发生于鼻部时可以破坏全部鼻骨，而寻常狼疮只能毁坏软组织及鼻软骨。

【治疗】 寻找及清除体内潜藏的结核灶，注意营养及适当休息。治疗原则为早期、联合、适量、规则、全程。

1. **抗结核药** 首选药物是异烟肼、链霉素、利福平及乙胺丁醇，不常用的二线抗结核药包括对氨基水杨酸、卡那霉素、喹诺酮类。其中对氨基水杨酸虽能促使狼疮性溃疡愈合，但残存的疣状结节消失较慢。

异烟肼的价格低、毒性小、疗效好，可以长期服用，但久用可引起耐药性，常和链霉素或利福平合用。成人口服 0. 1g/d，每日 3 次，总量为 40～60g，不宜超过 100g，肝炎患者不宜长期口服。

链霉素常和异烟肼合用，久用可以引起耐药性及听神经损害等不良反应，一般肌内注射 1g/d 或每周 2～3g，只应用 2～3 个月。

利福平的效果良好，和异烟肼合用时更好，而且毒性很低，仅少数患者有胃肠道反应，转氨酶暂时增高或血小板暂时减少。成人口服 600mg/d，肝病患者不宜口服。

乙胺丁醇的疗效较差，主要应用于对异烟肼、链霉素或利福平有耐药性的患者，最好和这些药物联合应用，用量为 15mg/(kg·d)。不良反应轻微，可引起肝功能异常或胃肠反应，偶然引起球后视神经炎。

皮肤结核治疗前应常规检测 HIV 感染，如为 HIV 感染者，应强化治疗方案，延长治疗时间，疗程中注意复查结核菌素试验和拍胸片。

近年来，中药治疗皮肤结核受到重视，许多中药对结核菌有抑制和杀灭作用，且可以增强抗结核药物的治疗效果，当化疗过程中合并肝功能异常时，更适合辅以中药治疗。水车前草、猫爪草、苦参碱、狼毒经提取物、小檗碱及大蒜素等单味中药的有效成分已获批准文号，应用于临床治疗结核病。

2. **局部治疗** 初起时损害不大，最好在周围正常皮肤处切除。有人用 1%普鲁卡因溶液 1ml 加入 2. 5%异烟肼溶液 2ml 中，在损害四周做环形皮下注射，或用链霉素 0. 2～0. 4g 和普鲁卡因溶液混合后注射于皮损内，每 4～6 日注射 1 次。

腐蚀药如硝酸银棒、高锰酸钾结晶、硝酸汞、三氯醋酸或乳酸可使增殖显著的损害变平，然后可涂 5%异烟肼软膏。

疣状皮肤结核
(tuberculosis verrucosa cutis)

疣状皮肤结核始为暗红色的丘疹，逐渐发展成疣状增殖，表面有凹凸不平的角质物及厚痂，疣状突起间有少量脓液渗出。皮损周围有暗红晕，中央常渐渐变平而遗留萎缩性瘢痕。

【症状】 初起皮损是一个暗红色小丘疹，最常见于臀部或四肢伸面，也常发生于手指或手背。以后，丘疹逐渐向外扩大，表面粗糙不平并有少量脓液渗出而结痂（图 12-18），边界清楚并有暗红晕，可像已感染的寻常疣但无自觉症状，附近淋巴结往往肿大。圆形或卵圆形疣状损害经年累月地缓慢扩展成不规则的增殖性斑块，表面有坚实的鳞屑痂，往往边缘进行，而中央部分逐渐消退而成萎缩性瘢痕，瘢痕处色素增多或减少，因而不规则隆起的边缘常呈环形或弧形，或表面有颗粒及分叶而呈花椰菜状，损害只向周围蔓延而不向深处发展，也不破溃而成溃疡。不觉疼痛或只轻微发痒，多年不

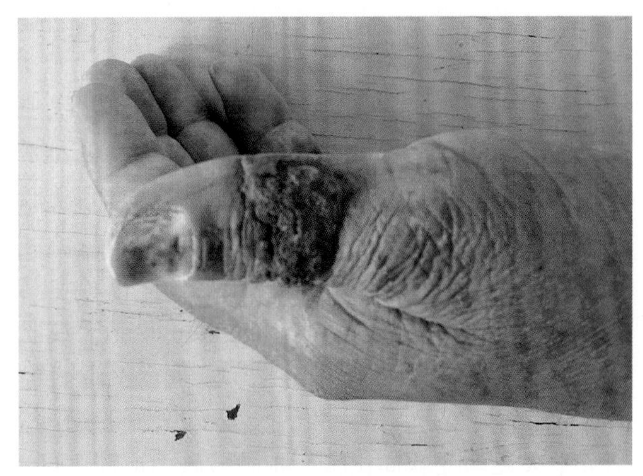

图 12-18 疣状皮肤结核

愈，仅少数患者可以自然痊愈而遗留瘢痕，或是因淋巴管阻塞而发生淋巴水肿。

【病因】 本病是由结核分枝杆菌接种于皮肤所引起，因而往往发生于手指及手背等暴露部位。搬运结核患者尸体的工人、进行尸检的解剖人员、兽医或接触患有结核病的动物尸体者，手部可因结核分枝杆菌经微小创伤侵入皮肤而发生一个疣状皮损，被称为尸毒性疣(verruca necrogenica)。肺结核患者的含菌痰液可以使接触者感染，也可使患者本人的皮肤被接种而发生疣状皮结核。除了手指及手背外，疣状皮结核也常见于四肢伸面及颈部等处，特别常见于儿童的一侧臀部，发生于臀部的约占35.6%，可能由于肺结核患者随意将含菌的痰唾在地上，痰液虽已干燥，而结核分枝杆菌仍然存在于尘土中，穿开裆裤的婴幼儿臀部坐在地上时，结核分枝杆菌就可经细微擦伤侵入皮肤。

结核分枝杆菌由体外侵入皮肤后，由于身体已有一定的免疫力而不能迅速扩散，因而本病发展极慢，并可部分痊愈而发生瘢痕，甚至全部成为瘢痕而自然痊愈。化脓菌容易继发地侵入患处，可能由于毒力较低或患者抵抗力较强的缘故而只引起小量浆性脓液渗出和疣状增殖。

【组织病理】 角化过度，棘细胞层肥厚并常分叉及向真皮延伸而成假上皮瘤性增生，真皮有大量毛细血管和中性粒细胞及淋巴细胞性浸润，上皮样细胞聚集成群，常有朗汉斯巨细胞。

【鉴别】 须和有继发性感染的寻常疣、芽生菌病、着色真菌病、疣状扁平苔藓、增殖性溴疹和增殖性天疱疮相鉴别。

【治疗】 在早期时皮损不大，完全切除即可，损害范围较广而难切除时，内用异烟肼及链霉素等抗结核药。

皮肤瘰疬(scrofuloderma)

皮肤有结核性溃疡及皮下脓肿，称为皮肤瘰疬，又称为液化性(皮肤)结核(tuberculosis colliquativa)，通常继发于结核性淋巴结炎，也可来源于下方骨骼或关节的干酪样结核灶。

【症状】 真皮或皮下组织内有不痛的坚硬结节，通常发生于颈部及胸部上方，也可出现于腹股沟或四肢及面部等处。以后，结节变大而接近表面时，局部皮肤隆起并呈青红色，常有细菌的鳞屑。结节中央逐渐变软而化脓。脓肿溃破而成溃疡时，含有结核分枝杆菌及干酪样坏死物质的稀薄脓液即由溃破口排出。溃疡的边缘不整齐并呈青红色，溃破口往往不大，但溃疡常较大、较深而像口袋，或有数条瘘管而互相沟通，瘘管上方皮肤常呈青红色并有几个溃破口。溃疡往往多年不能愈合，有的由柔软的肉芽组织逐渐充填而形成不规则的萎缩性和/或肥厚性瘢痕，瘢痕萎缩处陷落成凹坑，肥厚处隆起像纽扣或扭曲像绳索，瘢痕常有色素沉着或减少的变化。一部分溃疡形成瘢痕而愈合时，附近又有新溃疡陆续出现，因而本病经年累月而不痊愈，也不引起自觉症状。

蕈状皮肤结核(tuberculosis fungosa cutis)：是蕈状增殖的皮肤结核病，往往发生于结核性瘘孔处，瘘管和下方的骨结核灶相通，因而蕈状皮肤结核可被认为皮肤瘰疬的一型，但寻常狼疮的皮损也可有蕈状增殖。

瘰疬性树胶肿(scrofulous gumma)：又称为结核性树胶肿(tuberculous gumma)，是结核分枝杆菌经血流或淋巴管散播而引起的皮下硬块，更常由于硬块下方有淋巴结、骨骼或关节结核灶。硬块多半发生于四肢及胸骨部位等处，逐渐变软化脓并破溃，成为不痛而难愈的溃疡，含有结核分枝杆菌、脓液及坏死组织，溃疡可深陷而成囊状，边缘柔软并呈紫红色。

【病因】 本病是结核性肉芽肿，多半是儿童或青年时期开始发生。患处下方有结核性淋巴结炎、骨炎或关节炎，病灶内结核分枝杆菌扩展到皮肤而发生本病。

【组织病理】 真皮深部或皮下组织的结核性浸润中央有干酪样坏死，液化后成为囊肿及瘘管通到皮肤的溃疡而排出血清、脓液、细菌及坏死组织。瘢痕处有纤维变性，肥厚处常有乳头瘤性增生。

【鉴别】 瘰疬性树胶肿要和寻常狼疮、孢子丝菌病、放线菌病、球孢子菌病、硬红斑、性病性淋巴性肉芽肿或梅毒性树胶肿等病鉴别。

【治疗】 除了适当休息及充足营养和改善一般健康外，须应用抗结核药如异烟肼、链霉素及利福平。在各种皮肤结核病中，异烟肼类治疗寻常狼疮和皮肤瘰疬的效果都较良好。

损害下方的结核性淋巴结炎、骨炎或关节炎常需要由外科处理，溃疡内腐死组织要常清除。

腔口皮肤结核
(tuberculosis cutis orificialis)

内脏结核的结核分枝杆菌随排泄物排出体外

时，偶然侵入体孔附近的皮肤及黏膜而引起浅溃疡，称为腔口皮肤结核（tuberculosis cutis orificialis），又称为溃疡性皮肤结核（tuberculosis cutis ulcerosa）。

【症状】初起损害是口唇、鼻部、肛门周围、尿道口或口黏膜附近的皮肤和/或黏膜有一个或数个暗红色隆起结节，以后溃破，成为卵圆形或不规则形浅溃疡，直径一般为1~2cm，溃疡边缘柔软，溃疡面凹凸不平并有少量脓性渗出液，脓液中有结核分枝杆菌，溃疡面及边缘常有干酪样黄色小粒，有时附近的黏膜有粟粒大小的结核（图12-19）。区域性淋巴结往往肿大。溃疡很难愈合，也不疼痛，但被摩擦或受其他刺激时往往很痛，因而损害发生于口黏膜时可引起咀嚼及吞咽困难，发生于尿道口处可使排尿困难，发生于肛门处可使患者排便时痛苦。

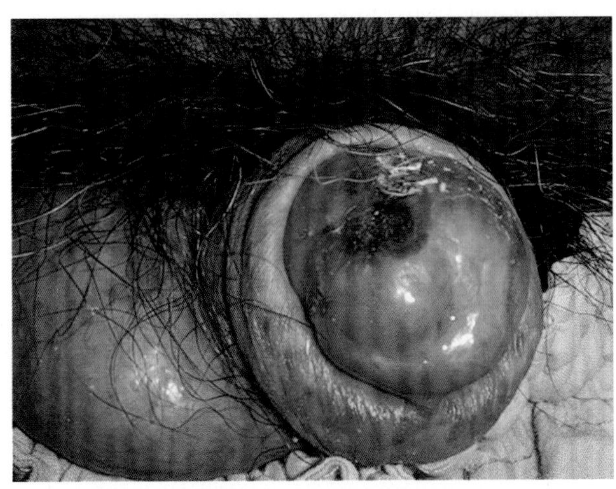

图12-19　腔口皮肤结核

【病因】患者对结核分枝杆菌的抵抗力较低，体内带菌的排泄物经体孔排出体外时，腔口的黏膜或附近的皮肤可以受染，或结核分枝杆菌接种于黏膜后蔓延至皮肤黏膜交界处或附近皮肤，先有结节，以后成为溃疡。

肺结核患者吐痰时，痰内结核分枝杆菌可接种于口唇或口黏膜而发生本病。带菌的痰液咽下后，或患者患有肠结核，粪便内结核分枝杆菌可以接种于肛门裂或肛门旁的微小伤口而引起结核性溃疡。肾结核或膀胱结核患者的尿液内结核分枝杆菌可接种于尿道口黏膜或龟头而发生损害。

【组织病理】组织变化常为非特殊性炎症而无诊断价值，但抗酸染色时可发现结核分枝杆菌。有时真皮深部有结核性浸润。

【鉴别】须和梅毒性初疮、女阴溃疡、软下疳、性病淋巴肉芽肿、坏疽性龟头炎等疾病相鉴别。

【治疗】寻找感染的来源及应用抗结核药。

播散性粟粒性皮肤结核
（tuberculosis cutis miliaris disseminata）

播散性粟粒性皮肤结核通常是粟粒性结核病的皮损，红色小丘疹或丘疱疹广泛分布，可成小溃疡，含有结核分枝杆菌。

【症状】数目不定但常较多的褐红色小丘疹或丘疱疹迅速出现而广泛分布。患者往往是衰弱的婴儿或儿童，有的在患麻疹或猩红热之后发生全身性粟粒性结核。

皮损是粟粒到芝麻大小的褐红色小丘疹，有的顶端有水疱或小脓疱而结痂，或出血性，不引起自觉症状。皮损可以坏死而成很多微小溃疡，这些圆形小溃疡有暗红色边缘，溃疡面有肉芽组织及浆性脓液，并有粟粒性结核，可查见结核分枝杆菌。有的患者皮下有多个结核树胶肿，最易出现于四肢，也可发生于躯干，以后软化而有波动感，终于溃破而成瘘管及溃疡。

患者体内有多处粟粒性结核灶而有发热、寒战、衰弱、消瘦、头痛、肌痛及夜间盗汗等全身症状，按波及器官的受损情况而有各种临床表现，如浅部淋巴结或脾大等，有的因结核性脑膜炎或粟粒性肺结核等严重感染而死亡。

【病因】本病多半发生于羸弱的婴幼儿，结核菌素试验呈阴性反应。大量结核菌由肺结核等感染灶经血流扩散而发生粟粒性结核。长期应用免疫抑制药或患有免疫缺陷性疾病且体内已有慢性结核病的成人，可以偶然发生本病。有的患儿在患出疹性热病，特别是麻疹之后发生本病。可在身体抵抗力降低情况下，由于某处结核灶，如一个结核性淋巴结软化后，结核性血栓由血流播散到包括皮肤的全身各处。结核性树胶肿是由于结核分枝杆菌由某处感染灶经血流扩散到皮下组织内引起的。

结核分枝杆菌屡次由血流散播时，播散性粟粒性结核成为慢性而有多灶性感染，皮肤可有多个暗红褐色丘疹，以后成为微小溃疡。

【组织病理】真皮的毛细血管扩张，血管附近有中性多核白细胞及淋巴细胞和少数浆细胞所构成的非特殊性炎症，血管内及血管外都有结核分枝杆菌。以后，真皮内有结核样浸润及坏死。

【治疗】需及时应用抗结核疗法。

丘疹坏死性结核疹
(papulonecrotic tuberculids)

中心坏死的小丘疹往往对称分布于四肢的伸侧，通常发生于别处有慢性结核病的儿童或青年，称为丘疹坏死性结核疹。发生于面部的较深损害被称为痤疮炎(acnitis)。发生于手足背侧、前臂及踝部的浅损害被称为毛囊疹(folliculis)。先为丘疱疹，以后化脓或发展成不痛的坚实结节。好发于小腿及臀部的痤疮样损害被称为瘰疬性痤疮。这些名称现已罕用。

【症状】皮损是散在但常聚集成群的圆形扁平而独立的坚实丘疹，由米粒至豆粒大小，呈浅褐色或青红色，边界清楚，周围常有很窄的红晕。丘疹为毛囊性，少则数个，多则成十成百，往往分批地陆续出现，对称分布于两侧肢体的伸侧，尤其常见于肘部、膝部及手足背侧，有时也发生于面部及躯干(图 12-20)。

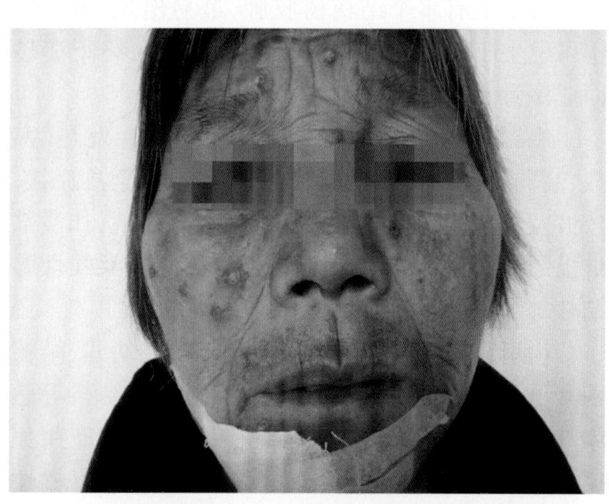

图 12-20 丘疹坏死性结核疹

皮损中央逐渐软化而化脓坏死及结痂，痂下有不痛的小坑状溃疡，相邻的可聚合成较大的不规则溃疡，经过数周或数月后才自然愈合，遗留凹陷的萎缩性瘢痕及色素沉着，但别处新损害陆续发生而使病程绵延数年之久。有时，丘疹自然消退而遗留暂时性色素沉着斑，或偶然地逐渐发展而成寻常狼疮。

【病因】本病被认为结核疹之一，往往伴有其他结核病或结核疹，可能是体内结核的细菌性血栓经血流散播到皮肤所致。有人认为是结核分枝杆菌所引起的一种阿瑟斯(Arthus)反应，以后引起延迟过敏反应而抑制结核菌的生长活动，表现为淋巴组织细胞性血管炎。有人根据其血管的变化认为本病可能是血管炎的一种类型，与急性痘疮样苔藓样糠疹相类似，也可能为同一疾病。

【组织病理】本病早期表现为白细胞碎裂性血管炎，而后单核细胞在血管周围浸润，真皮有炎症，或有结核性浸润而发生液化性坏死，血管可有血管内膜炎，血管内常有血栓形成，以后局部坏死而溃破，毛囊及血管周围和坏死区附近都有炎性浸润。

【鉴别】须和变应性血管炎、急性痘疮样苔藓样糠疹、穿通性环状肉芽肿鉴别，有时要和寻常痤疮、天花样痤疮或丘疹性梅毒疹区别。

【治疗】本病可自然痊愈。发现结核性感染灶时要应用抗结核治疗。抗生素软膏的局部应用可防止继发性感染。较重患者可用氨苯砜或雷公藤，严重的患者可用泼尼松 20～30mg/d，也可与上述药物联合应用。

瘰疬性苔藓(lichen scrofulosorum)

针头到粟粒大小的毛囊性圆形丘疹对称分布于躯干，尤其常见于肩部、腰部及臀部，也可发生于四肢，称为瘰疬性苔藓，又称为播散性毛囊性皮肤结核(tuberculosis cutis follicularis disseminatus)或苔藓样皮肤结核(tuberculosis cutis lichenoides)。

【症状】丘疹扁平或尖锐，常有糠状鳞屑，有的顶端有微小脓疱，呈淡黄色、褐红色或正常皮色，可以聚集成圆形、椭圆形或环形，不引起自觉症状或只有轻微痒觉，经年累月之后自然消失而不遗留痕迹，或遗留浅小瘢痕或暂时性色素沉着，以后可以复发。

【病因】本病一直被认为结核疹之一，常伴发淋巴结、骨骼、关节或其他皮肤结核，而患肺结核的似乎不多。本病的临床表现及组织学变化都和苔藓样或小丘疹性类肉瘤病相似，但结核菌素试验一般呈强阳性反应，正常人的皮肤接种结核菌素时偶然发生本病的皮损。

【组织病理】真皮浅部及乳头层的毛囊或汗腺附近有肉芽肿性浸润，由上皮样细胞及一些朗汉斯巨细胞构成，外围有淋巴细胞。干酪样坏死可以存在或不见，但不能查见耐酸的结核分枝杆菌。

【鉴别】须和光泽苔藓、小棘苔藓、维生素 A 缺乏病、丘疹性湿疹、丘疹型环状肉芽肿、二期梅毒疹及药疹相鉴别。

【治疗】本病将自然痊愈，发现体内结核灶时应用抗结核药。

硬红斑(erythema induratum)

持久的坚硬而不痛的斑块或结节多半发生于青年及中年妇女的小腿，尤其腓肠肌部位，以后往往溃破，称为硬红斑，又称为巴赞(Bazin)病。

【症状】 初起时，皮肤深部有豌豆到指头大小的硬结，往往对称发生于青年或中年妇女两侧小腿的外侧或后侧，尤其常见于小腿下部，有时也见于前侧，只偶然出现于臂部或别处。

结节的数目及大小不定，一般为数个至数十个，逐渐变大而接近皮肤表面。小的硬结可隐藏在皮肤深部，硬结变大时可与皮肤粘连并使皮肤轻微隆起，成为边界不太清楚的红色或暗红色坚硬斑块，不引起自觉症状，或只有轻微的胀痛或触痛，数月后可渐消退而遗留色素沉着，但常逐渐软化而溃破，成为陷落的深溃疡，边缘不整齐，溃疡面有柔软的暗红色肉芽组织，周围有炎性浸润(图12-21，图12-22)。溃疡不易愈合，以后愈合时遗留色素增多或减少的萎缩性瘢痕。硬结、溃疡、瘢痕与色素斑往往同时存在。硬结消退或溃疡愈合之前或之后，新损害可陆续发生，病程缓慢进行而经年累月，愈后可以复发，尤其在寒冷季节较易复发。

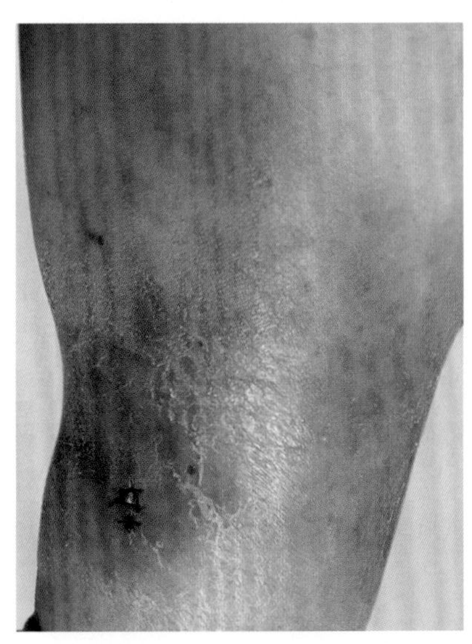

图12-21　硬红斑(一)

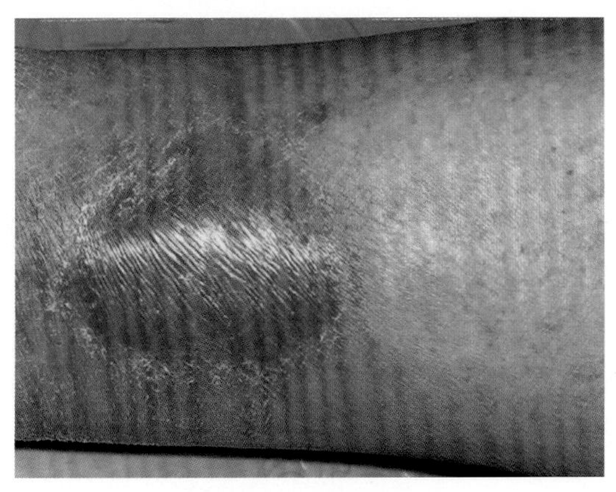

图12-22　硬红斑(二)

【病因】 病理组织内有结核样浸润及干酪样坏死，结核菌素试验常呈强阳性反应，多数患者或家属有结核病史，但在皮损处不能查见结核分枝杆菌而被认为结核疹，病理组织接种于豚鼠不引起结核性感染，接种于特殊培养基也无结核菌生长。患者的活动性结核发病率不比正常人群高，抗结核治疗通常无效，都和丘疹坏死性结核疹相同。糖皮质激素类药物对硬红斑有效，从而使人相信本病为皮下动脉及静脉的血管炎性反应而引起结核样浸润及脂肪坏死。

硬红斑与结节性血管炎的关系在学术界已争论多年，而硬红斑与结核感染的关系也一直争论不休。但对多数患者来说两种名称是同义词(见结节性血管炎)。

本病多半发生于青中年，尤其青年妇女小腿下部，较易在冬春季节开始发生或复发，有的患者营养不良，活动过度或长期站立工作，因而本病可和年龄、性别、寒冷及血液循环状态有关。

【组织病理】 主要组织变化是结核样肉芽肿性浸润，伴有血管变化及干酪样坏死，先只限于皮下组织，以后波及真皮。皮下及真皮深部血管附近的结核样浸润包括上皮样细胞、淋巴细胞及浆细胞，常有少数巨细胞，有时是以淋巴细胞及浆细胞为主的非特殊性炎症。

弹力纤维、胶原纤维及脂肪细胞都可萎缩变性，脂肪细胞常为浸润所代替。动脉及静脉壁变厚，血管内皮细胞增生，且管腔常有血栓而使血管闭塞，附近组织发生成片的干酪样坏死，以后发生溃疡及纤维变性。

【鉴别】 须和结节性红斑、皮肤瘰疬、结节性多动脉炎、梅毒性或结核性树胶肿、坠积性溃疡及下肢有溃疡形成的肉芽肿性疾病相鉴别。

【治疗】 抗结核药常被人应用，但没有明显的疗效，而泼尼松等糖皮质激素类常可使症状减轻。醋酸曲安西龙混悬剂之类氟化糖皮质激素制剂注射于未溃破的硬结内，常有更好的效果，但停药后不久往往复发。糖皮质激素类药物可与雷公藤、白芍总苷、氨苯砜等药合用。

按摩及透热疗法等物理疗法可改善局部血液

循环,促使硬结吸收及溃疡愈合。

阴茎结核疹(penis tuberculids)

阴茎结核疹曾被认为是结核疹之一,多半发生于年轻人,是较少见的慢性皮肤病。

【症状】 本病是小米至豆粒大的丘疹,表面呈红色或正常皮色,触之较韧,以后化脓破溃,形成圆形或不规则形的浅溃疡,溃疡基底部常有灰色的坏死苔及脓样分泌物,有时可形成灰褐色结痂。溃疡周围有浸润性红晕,不引起自觉症状。

损害常出现于龟头或冠状沟,有时也可发生于包皮内侧,数目不定,相邻的可以融合成较大的溃疡,经过数月或1~2年后自然痊愈,遗留萎缩性瘢痕(图12-23)。

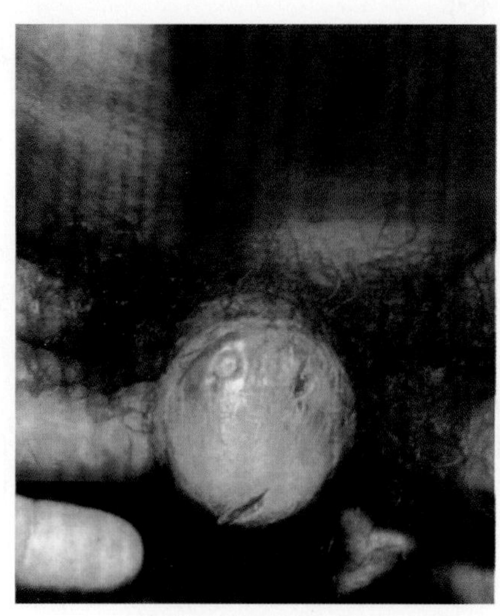

图12-23 阴茎结核疹

【病因】 本病以往认为是结核疹之一,可能是发生于龟头的丘疹坏死性结核疹或是溃疡性皮肤结核,但损害内找不到结核分枝杆菌,抗结核治疗也无效。近年来有人根据皮肤活检中血管的变化,认为可能是血管炎的一种类型。

【组织病理】 真皮上部和整个表皮有限局性坏死,坏死组织周围有非特异性炎细胞浸润,其周围有结核样结构,血管壁有炎细胞浸润及血管壁增厚或血栓形成。

【治疗】 抗结核治疗无效,泼尼松治疗有效,也可用雷公藤或氨苯砜。

(张秉新)

参考文献

1. 高超,李荣山. 沙利度胺的临床应用进展[J]. 国际移植与血液净化杂志,2018,16(4):8-10.
2. PRASAD P V, KAVIARASAN P K. Leprosy therapy, past and present: can we hope to eliminate it [J]? Indian J Dermatol,2010,55(4):316-324.
3. YEW W W, LANG C, LEUNG C C. Treatment of tuberculosis: update 2010[J]. Eur Resp J,2011,37(2):441-462.
4. RAO P N. Global leprrosy strategy 2016-2020: Issues and concerns[J]. Indian J Dermatol Venereol Leprol,2017,83(1):4-6.
5. CAMINERO J A, SOTGIU G, ZUMLA A, et al. Best drug treatment for multidrug-resistant and extensively drug-resistant tuberculosis[J]. Lancet Infect Dis,2010,10:621-629.
6. 陈燕清,王洪生. 皮肤结核病研究进展[J]. 中华皮肤科杂志,2019,52(3):215-219.

第十三章

非典型分枝杆菌及其他杆菌病

在分枝杆菌属中，除了结核及麻风分枝杆菌外，还有多种非致病及条件致病性分枝杆菌，其引起的疾病称为非典型分枝杆菌病（atypical mycobacteriosis）。

分枝杆菌属（Mycobacterium）是一类细长略弯曲的微生物，有时有分枝或出现丝状体。目前在分类学上已将分枝杆菌属归纳于放线菌中。本属细菌的主要特点是细胞壁含有大量脂质，主要是分枝菌酸。这和其染色性、生长特性、致病性、抵抗力等密切相关。

非结核分枝杆菌（nontuberculous mycobacteria，NTM）是指除结核分枝杆菌复合群（人型、牛型、田鼠分枝杆菌）和麻风分枝杆菌以外的其他分枝杆菌，其中部分是条件致病菌。非典型分枝杆菌病（又称为非结核分枝杆菌病）是指感染了 NTM，并引起相应器官或组织病变，常见的是慢性肺部疾病——NTM 性肺病，NTM 还可引起皮肤、淋巴结以及全身播散性病变。单药耐药/多药耐药非典型分枝杆菌病以及 HIV/AIDS 伴发非结核分枝杆菌病双重感染正在逐年上升。

迄今为止，已发现 NTM 有 150 余种，根据资料显示其中 37 种已有病例报告。1993 年黄山会议将 NTM 正式命名为非结核分枝杆菌。根据细菌菌落形态、颜色、光照对其的影响、培养温度及生长速度而将 NTM 分为四群，目前采用最多的是 Runyon 分类法。

另外，根据对人和动物的致病性和生物学特征的相似性提出了 NTM 复合群分类，包括鸟细胞内分枝杆菌复合群（MAC）、戈登分枝杆菌复合群、堪萨斯分枝杆菌复合群、地分枝杆菌复合群、偶然分枝杆菌复合群。其中 MAC 是最常见的条件性致病菌。

非典型分枝杆菌病
（atypical mycobacteriosis）

非典型分枝杆菌是具有独特生物学特性的一类分枝杆菌，既不能归属结核分枝杆菌，又不能归属腐物寄生性分枝杆菌。临床表现以慢性肉芽肿为主，组织变化常和结核相似，但抗结核药常不敏感。

【症状】

1. **游泳池肉芽肿**（swimming pool granuloma） 占非结核分枝杆菌感染的 50%～80%。本病由 Norden 等于 1951 年首先报告，多发于游泳者或在海水或淡水鱼塘中工作者，皮肤被擦破而有海鱼分枝杆菌（M. marinum）侵入后，经过 3 周左右的潜伏期，侵入处发生慢性肉芽肿。

本病最常见呈感染性肉芽肿表现。皮损初为单纯皮肤感染，也可侵犯其他组织。初发时多为一个豌豆大小的淡红色丘疹或脓疱，通常出现于手背、足背、肘部或膝部等在 3 周前曾被擦破的部位，有的溃破而有褐痂覆盖，没有疼痛或其他自觉症状，也不伴有全身性表现，区域性淋巴结不肿大（图 13-1）。本病有时还有深部组织感染，呈孢子丝菌病样皮损。少数患者可发展为脓肿和形成播散性感染。多半在数月或 1～2 年内自然痊愈。结核菌素试验呈阳性反应。个别病例呈慢性经过，可迁延数年以上。

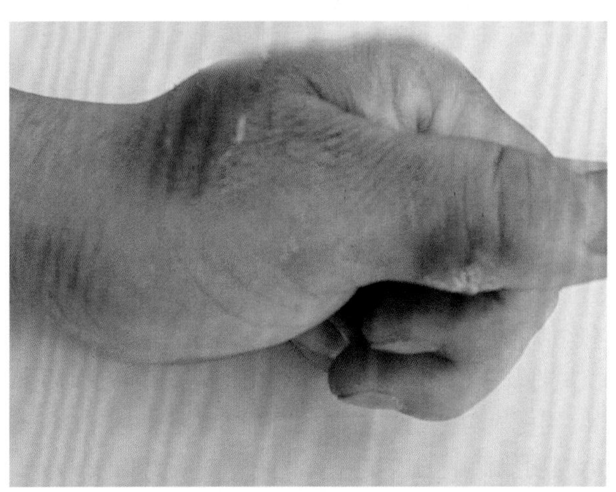

图 13-1 游泳池肉芽肿

2. **孢子丝菌病样分枝杆菌病**(sporotrichoid mycobacteriosis) 皮肤及皮下组织有坚实的肉芽肿性结节,最易发生于四肢尤其肢端,以后沿上行的皮下淋巴管发生结节,结节可以溃破而流出浆性脓液,极易误认为孢子丝菌病。

3. **泛发性皮肤非典型分枝杆菌病**(generalized cutaneous atypical mycobacteriosis) 疣状结节性损害广泛分布于四肢躯干,色素可增多,没有自觉症状。

4. **分枝杆菌性溃疡**(mycobacterial ulcer) 一般地,本病只偶然发生于热带地区。早期为无痛性的皮下硬结,逐渐长大。病灶中心部的浅层表皮迅速坏死,溶解形成无痛性溃疡。可侵及皮下脂肪,有时溃疡底可见覆盖有黄色薄膜的脂肪层(黄色坏死物),有时伤及骨膜,严重者引起骨髓炎。周围皮肤隆起变硬,色素沉着、溃疡可持续十几年或更长时间,病变部位有明显的水肿,压迫神经时可引起疼痛。长期持续的病灶可引起肢体的畸形和功能障碍。

5. **其他非典型分枝杆菌病** 堪萨斯分枝杆菌属于光产色的慢速生长的分枝杆菌。有些地区人类堪萨斯分枝杆菌的感染与艾滋病并发流行,可引起肺部、颈淋巴结和皮肤感染,表现为红斑、结节、脓疱、疣状增生、脓肿、溃疡等。多数患者免疫功能低下。

龟分枝杆菌通常由外伤、有创治疗引起皮肤感染,可见皮内或皮下结节型、脓肿型、窦道型、混合型及发病区淋巴结感染 5 种类型。早期呈现红色丘疹,逐渐增至鸡蛋大,皮损无痛痒,一般 9~18 个月自愈。

瘰疬分枝杆菌属于慢性生长的分枝杆菌,可引起肺部感染、皮肤结节、慢性溃疡等。

鸟分枝杆菌复合群是暗产色慢速生长的分枝杆菌,是艾滋病最常见的条件感染非典型分枝杆菌,它不仅可引起肺炎,还能导致全身扩散、淋巴结炎和皮肤感染。常伴有贫血、发热、盗汗和腹泻等症状。

嗜血分枝杆菌为慢速生长的分枝杆菌,必须在有红细胞的培养基内才能生长,可引起皮肤和全身扩散性感染。早期为无痛性丘疹、皮下结节及囊肿,周围有红晕,形成溃疡时则伴有疼痛,常发生于免疫功能低下的人群。

【病因】 海鱼分枝杆菌又称为巴奈分枝杆菌(M. balnei),由耐酸染色法染色,菌体比结核分枝杆菌宽而长。生长条件严格,在空气中 37℃ 任何培养基中均难以生长,其最适温度为 22~33℃,一般培养 8~14 日可见菌落。海鱼分枝杆菌属于 Runyon 分类中Ⅰ类光产色菌,菌落在培养基上曝光后,24 小时内可产生黄色素。海鱼分枝杆菌自然栖息于水中,可致水中变温动物如鱼类、海豚、虾、蛇、水蚤等患病,对人类为条件致病菌。

游泳池肉芽肿由海鱼分枝杆菌(M. marinum)感染导致;孢子丝菌病样分枝杆菌病可因海鱼分枝杆菌、堪萨斯分枝杆菌(M. kansasii)感染引起;泛发性皮肤非典型分枝杆菌病由海鱼分枝杆菌(M. marinum)引起;分枝杆菌性溃疡由溃疡分枝杆菌(M. ulcenrans)引起。

【组织病理】 早期的组织变化是角化过度和棘层肥厚,真皮有炎性浸润,主要有淋巴细胞、多形核粒细胞、组织细胞浸润。

陈旧病灶为典型的由上皮样细胞和朗格汉斯巨细胞构成的结核样结构,无典型干酪样坏死,肉芽肿反应也可侵犯真皮深层和皮下组织。组织抗酸染色可找到抗酸杆菌,但一般数量很少。

组织切片、涂片抗酸染色阳性率不高,为 13%~33%,而组织、脓液培养阳性率较高。常规结核菌素试验阳性率较高,可达 82%。

【鉴别】 本病要鉴别的有异物肉芽肿、结节性筋膜炎、坏疽性脓皮病、皮下藻菌病、疖病、蝇蛆病、表皮囊肿、梅毒性树胶肿及脂膜炎。

【治疗】 最有效的疗法是用切除术、激光、液氮或电灼术尽可能去除病变组织,并辅以药物治疗。传统的药敏试验方法并不适用于非典型分枝杆菌病,因而抗菌治疗应按抗结核化学药物治疗的“十字方针”:早期、联合、适量、规则、全程治疗。可采用联合化疗方案:多西环素 100mg,每日 2 次,加复方磺胺甲噁唑 1g,每日 2 次;或利福平 600mg/d 加乙胺丁醇 15mg/(kg·d),总疗程至少 3 个月。如患部并用红外线、温湿敷、透热等理疗方法可增加疗效,溃破时可涂敷 1%氯法齐明软膏。

炭疽(anthrax)

炭疽是由炭疽芽孢杆菌引起的一种人畜共患的烈性传染病。根据炭疽杆菌的芽孢进入人体内的途径,人类患炭疽病的类型主要分为皮肤炭疽、胃肠道炭疽、肺炭疽(吸入炭疽)以及由以上三型继发的炭疽败血症和炭疽脑膜炎。皮肤炭疽先为炎性丘疹,以后红肿起疱而发生坏疽,内脏被波及后可迅速使人死亡。肺炭疽及肠炭疽患者突然发生高热,分别伴有肺及胃肠症状,可在短期内致命。

【症状】 炭疽早期表现隐匿而严重者进展迅速,临床上可分为原发性炭疽和继发性炭疽。原发性炭疽包括皮肤炭疽、肠炭疽、肺炭疽。继发性炭疽主要表现为败血症型和脑膜炎型。

(一) 皮肤炭疽

皮肤炭疽最多见,占所有炭疽患者的95%~99%。平均潜伏期5~7日(1~12日)。初起皮损是一个炎性丘疹,最易出现于手部、面部、颈部或肩部等露出部位。丘疹迅速变成顶端扁平的水疱,可扩展成大疱,含有清亮或带血的浆液,疱周水肿潮红。以后疱液化脓,溃破时流出浆液或脓液,中心部分疱液坏死而结成坚硬的黑色干痂,痂的四周有疱液而呈环状。有时,患处显著红肿而像蜂窝织炎,但中央有坏死结痂的大疱或脓疱,或仅明显红肿而不发大疱或坏疽。区域性淋巴结红肿疼痛。

轻型患者可没有显著的全身症状。坏死的组织脱落而成溃疡,以后愈合时遗留瘢痕。多数皮肤炭疽患者有持续性高热,可有恶心、呕吐及全身酸痛等中毒症状,在数日或数周内,内脏如肺、肠、脾及脑等器官的病变引起多种临床表现,死亡率可达50%左右,早期治疗可使死亡率大大地降低。

(二) 肠炭疽

潜伏期1~6日。部分病例仅发生口咽部炭疽,严重者表现为剧烈腹痛、恶心、呕吐、腹泻、血样便、严重的腹胀伴血性腹水,常伴败血症、腹膜炎、虚脱及脾大等症状,患者多半在短期内死亡。

(三) 肺炭疽

潜伏期1~43日,可长达60日。潜伏期的长短可能与吸入的炭疽杆菌数量有关。吸入的炭疽杆菌芽孢经吞噬细胞吞入后进入纵隔和支气管周围淋巴结,引起出血性纵隔炎和出血性淋巴结坏死。伴有高热、畏寒、咳嗽、胸痛,严重时出现呼吸困难、咯血和痰多等气管炎或支气管肺炎的表现。X线胸片检查见纵隔增宽、胸腔积液(以血性为主)、肺部浸润。可继发败血症、脑膜炎和蛛网膜下腔出血。因早期表现缺乏特异性易导致延误治疗,病死率达85%以上。

(四) 继发性炭疽

继发性炭疽包括败血症型和脑膜炎型,由原发性炭疽播散引起,病情危重,病死率极高。

【病因】 炭疽芽孢杆菌属于芽孢杆菌属,需氧或者兼性厌氧,革兰氏染色呈阳性,有荚膜。该菌在芽孢未形成前抵抗力不强,在病畜体内或未剖开的尸体中不形成芽孢,当环境不适合其生长时,炭疽芽孢杆菌才会在菌体内形成内生孢子即为芽孢。芽孢具有极强的抵抗力,耐高温、高压、紫外线、电离辐射以及诸多化学物质,因此可在环境中生存数十年乃至数百年。炭疽杆菌在适宜环境中能维持"繁殖体—芽孢—繁殖体"的循环过程。某地区土壤一旦被炭疽芽孢污染,将至少在30~40年内,可能成为长期传播炭疽的疫源地。

炭疽是牛、马、羊、猪等家畜的一种烈性传染病。动物在食用含有炭疽杆菌或其芽孢的饲料后,可在数小时之内或数日之内惊厥或因高热窒息而死亡。炭疽杆菌也可经皮肤创伤进入动物体内,伤口肿胀及全身发热,往往在数日内死亡。

受染动物的唾液、尿液及粪便都含有炭疽杆菌。将死或已死病兽的血液渗入泥土后,杆菌以芽孢形式长期生存于土壤中可达10多年之久。带有炭疽杆菌或其芽孢的饲料容易使动物发生肠炭疽,动物的口唇或面部接触污染的饲料或泥土后可发生皮肤炭疽,潜伏期是1~2日或仅数小时。此外,带菌的厩蝇及牛虻叮蜇动物皮肤时也可传播炭疽。

人类的炭疽传染途径主要是皮肤。患者往往是牧民,偶然是屠宰工人或制革、硝皮、制鬃、挑选笔毛和搬运皮毛等处理畜产品的工人。炭疽杆菌芽孢可以附着于皮革、羊毛或马鬃等畜产品而生存多年,因此毛刷等毛革制品在消毒后才可应用。此外,污染的饮食可引起肠炭疽。护理炭疽患者或与患者直接接触都有受染的危险,蝇虻叮蜇皮肤也有传染炭疽的可能性。

由于炭疽杆菌具有繁殖速度快、芽孢存活时间长、可通过多种途径感染人体、感染后潜伏期短、发病急速、病死率高等特点,生物恐怖组织和一些国家还将其研制成生物武器。2001年,"9·11事件"后的炭疽杆菌粉末邮件,导致了23人感染炭疽、5人死亡,在美国和其他国家制造了震惊世界的"生物恐怖"。

【组织病理】 皮损处表皮毁坏,坏死组织附近的表皮有水疱及真皮发生水肿而使胶原纤维束离散,真皮及皮下组织有大量中性粒细胞、红细胞、扩张血管与炭疽杆菌。尸检可见内脏有广泛的炎症及很多炭疽杆菌,肺脏有淤血、脾大,肠壁有坏死区等等。

【鉴别】 皮肤炭疽常应和丹毒、蜂窝织炎、疖及痈等相鉴别，由疱液及血液涂片或肉汤培养都易查见炭疽杆菌，豚鼠或小白鼠的接种可以鉴定毒性。

【防治】 在流行区给牲畜注射炭疽疫苗，病兽应该被杀死及焚毁，污染用品也须销毁，可能污染的畜产品如皮带及兽毛都应消毒。处理死畜及护理患者都需注意隔离，患者的敷料和排泄物都需焚毁或彻底消毒。在流行区工作的兽医、饲养员及皮毛加工工人要接受炭疽杆菌的预防注射，做好个人的防护工作，如工作时须穿隔离衣等。

【治疗】 一般认为抗生素治疗只在暴露后 48 小时之内有效。治疗如不及时，即便抗生素杀灭了大部分繁殖体，而治疗前细菌分泌的外毒素也足以引起宿主死亡。早期诊断是治疗的关键。对于无全身症状的皮肤炭疽，用青霉素 G 240 万~320 万 U/d，分 2~3 次静脉注射，疗程 7~10 日。若感染部位在颈部或伴有严重水肿者、吸入性炭疽、胃肠型炭疽、脑膜炎及败血症者，需用大剂量青霉素 G（400 万~800 万 U，每 6 小时 1 次）治疗，同时加用 1~2 种其他抗菌药物，疗程 2~3 周。近年来，西方国家已有对青霉素耐药菌株及可诱导 β-内酰氨酶菌株的报道，故欧美国家推荐环丙沙星和多西环素作为一线治疗炭疽感染的药物。

类丹毒（erysipeloid）

类丹毒是动物特别是猪的一种急性传染病，可以传染给人而引起丹毒样皮损，通常发生于手部尤其手指或手背，往往伴有发热等全身症状。

【症状】 潜伏期数小时至 5 日。根据临床特点分为局限型、弥漫型及败血症型。

局限型最常见，好发于手指等病菌易侵入部位。起初为红斑，继而成为局限性紫红或青红色斑，边缘清楚，其表面肿胀明显，触之有浸润感，红斑逐渐向周围扩展，中央部分消退，边缘微隆起而成环状。皮损不化脓，亦不破溃，很少伴有水疱或血疱。局部症状轻微，有时伴阵发性胀痛、灼痛、跳痛或瘙痒。无全身症状或仅有低热。一般 2~4 周可自然痊愈（图 13-2）。

弥漫型少见，皮损形态与局限型相同，但皮损呈全身性或弥漫性，炎症更明显，形成环状或地图形皮疹，伴发热及关节症状，患指肿胀明显、疼痛剧烈，指和掌关节可有重度活动受限。有些呈游走性，旧皮损附近不断地出现紫红斑，可延至整个手部，病程迁延至数月（图 13-3）。

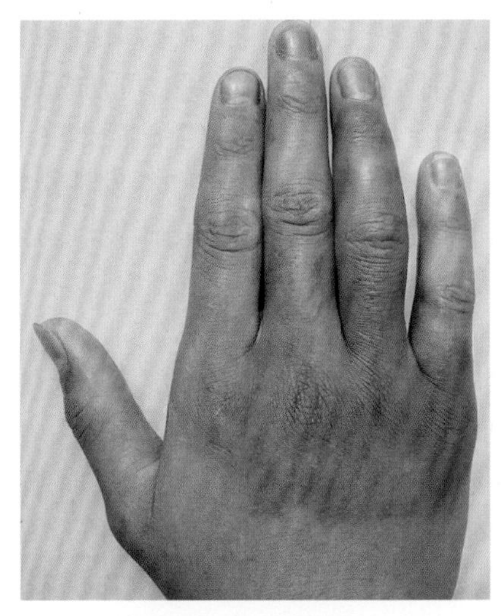

图 13-2 类丹毒（一）

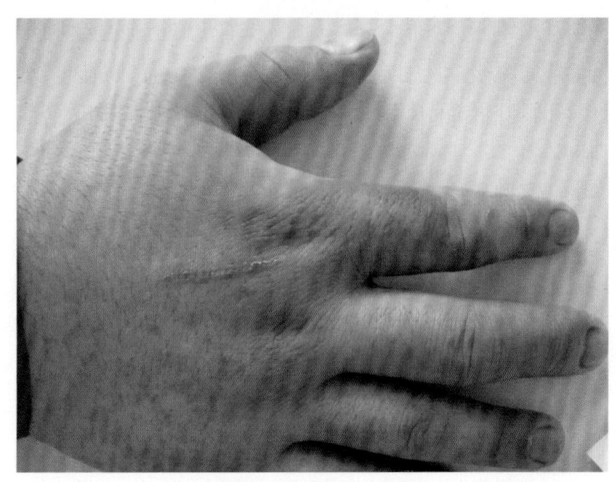

图 13-3 类丹毒（二）

败血症型罕见，皮疹以全身出现的红色盘形红斑为特点，常可发生紫癜样皮疹以及出现关节症状。全身反应为发热、畏寒、全身乏力、患肢酸痛等毒血症样表现，部分患者可伴发心肌炎或急性心内膜炎。如治疗不及时，可致死。

【病因】 病原体是隐袭丹毒丝菌（erysipelothrix insidiosa）原称（猪）红斑丹毒丝菌（erysipelothrix rhusiopathiae），是不能运动的短杆状革兰氏阳性菌。带菌组织放入含有 0.1%葡萄糖的肉汤培养基内，经 1~2 日就培养成功。隐袭丹毒丝菌容易接种于鸽及小白鼠，但不能接种于田鼠而为重要的细菌学鉴别法。

隐袭丹毒丝菌广泛地存在于自然界，如土壤、鱼、虾、蟹、猪、鸟类等，且抵抗力强，不易杀灭，人们接触这类带菌的物品时就有可能被感染而患病。隐袭丹毒丝菌通常在猪群中流行而引起猪丹毒，健康的猪可为带菌者。同时，健康牛、羊、鸡、鱼、虾等也可带菌。因而兽医、饲养员、屠宰员、家畜饲养者、鱼虾水产经营者、炊事员及家庭主妇接触隐袭丹毒丝菌可以侵入皮肤而引起类丹毒。

【鉴别】根据职业特点和手部切伤或刺伤接触感染史，诊断不难。要和丹毒、蜂窝织类、接触性皮炎等疾病相鉴别。

【治疗】青霉素有良好的疗效，肌内注射 200 万～300 万 U/d，7～10 日，不能应用青霉素时可改用红霉素、链霉素及四环素等其他抗生素。

鼻硬结病（rhinoscleroma）

鼻部先有慢性炎症而像感冒，以后发生浸润而可扩展到咽喉，终于发展成结节，称为鼻硬结病，由鼻向前扩展可达鼻翼及上唇，向后可阻塞上呼吸道而使呼吸困难。

鼻硬结病是出现于欧美各地的地方性流行病。在我国的山东、河南、贵阳、浙江、西安、北京及天津等地都发现过患者，多半发生于中年成人。

【症状】本病缓慢进行，可分为鼻炎、浸润及结节这三个阶段。

初期阶段有鼻炎的表现，鼻黏膜有发臭的分泌液及结痂，很像感冒或萎缩性鼻炎。

之后，感冒样症状消退，鼻黏膜尤其鼻中隔黏膜逐渐肥厚，鼻前庭下部的浸润可缓慢扩展到咽喉，此时，声调可以改变，软腭可以麻木，嗅觉及味觉往往迟钝。

肉芽肿性浸润逐渐发展成硬如软骨的结节或肿块，部分或完全地阻塞鼻孔，可使鼻部臃肿而成畸形，由鼻中位向前扩展可达鼻翼及上唇，向后可达腭部及咽喉而使呼吸困难，甚至可以波及气管。其他部位如舌部也可波及。附近的骨骼可发生骨质溶解。结节或肿块的形态不规则，相邻的可渐融合成弥漫的硬块，常和附近组织粘连。没有疼痛和触痛，也不伴发全身症状。表面皮肤常呈暗红或紫红色，有时轻度脱屑或结痂，没有继发感染或未受外伤的损害不会溃破，区域性淋巴结不受影响。

本病缓慢进行，在若干年月以后，终于发生坚硬挛缩的瘢痕而痊愈，有的患者因上呼吸道阻塞而窒息或因继发性感染而死亡。

【病因】病原体是鼻硬结（克雷伯）杆菌（Klebsiella rhinoscleromatis），又称弗里施（Frisch）杆菌，是短棒状革兰氏阴性菌，两端钝圆，菌体有明胶状荚膜，不能运动，在普通培养基中容易生长。除了患者外，不能在正常人咽喉中见到此菌。

弗里施杆菌侵入鼻黏膜而引起慢性肉芽肿，传染性不强，至今不能使实验动物发生本病。故学界仍存争议。

【组织病理】在鼻腔分泌液增多的鼻炎阶段，组织变化为非特异性轻度炎症。以后渐由浸润发展成硬块，组织内有大量浆细胞，特别是米库利奇（Mikulicz）细胞及拉塞尔（Russell）小体是本病的组织学特征。

米库利奇细胞是一种大而圆的组织细胞，直径达 100μm，细胞质染色苍白，呈泡沫状或空泡性，边界不清楚，细胞核偏于一边。由吉姆萨或革兰氏染色后，可见细胞质内有无数的鼻硬结克雷伯杆菌（弗里施杆菌）。

拉塞尔小体是一种细胞质发生透明变性的浆细胞，可由于免疫球蛋白在浆细胞内大量合成而形成。它比米库利奇细胞略小，比正常浆细胞大一倍，直径为 20～40μm，呈圆形或卵圆形，有均匀的鲜红色及折光的细胞质，往往看不到细胞核。

陈旧损害内有显著的纤维变性，细胞浸润上方的黏膜上皮常过度增生而可误认为鳞状细胞癌。

【诊断】临床表现特殊而不难诊断，病理组织也有特征性变化，但米库利奇细胞及拉塞尔小体很少而常难找见，而且未必永久存在；病理切片中虽常有大量弗里斯杆菌，但有时较少而难发现。以死菌为抗原的补体结合试验呈阳性反应，但结果并不完全可靠。

【鉴别】须鉴别的疾病包括恶性面部中线肉芽肿、梅毒性树胶肿、麻风、皮肤结核、南美芽生菌病、黏膜利什曼病、鼻孢子菌病、类肉瘤、鼻息肉、癌及肉瘤。

【治疗】四环素族及链霉素常被应用，但疗效往往很慢。链霉素等抗生素和地塞米松等皮质类固醇激素药物合用的效果可以较快、较好，常需连续应用 1 个月以上才能使阻塞程度减轻。另外，本菌对头孢菌素类也较敏感，可以考虑选择。

鼻孔被阻塞而呼吸不畅时可应用扩张器，气管被阻塞而窒息或呼吸困难时可施行气管切开术。

鼻疽（malleus glanders）

鼻疽是骡、驴及马等动物的一种传染病而称为马鼻疽，偶然由动物传染给人而称为鼻疽。在我国所出现的鼻疽患者都来自牧区。患者发热及淋巴结肿大，有皮肤损害及呼吸道炎症，有的发生败血症。皮损通常是局限性坏疽，偶然有广泛的结节及坏死。

【症状】病程为急性期及慢性期。

(一) 急性期

起病急骤,病初表现体温升高,呈不规则热(39~41℃)、颌下淋巴结肿大,还可出现全身不适、头痛、发冷、周身酸痛、食欲缺乏、呕吐、腹泻及脾大等。如产生菌血症和脓毒血症,皮肤可有散在的点状皮疹,患者发热、谵妄,患者极度衰竭,临床上酷似伤寒或播散性结核。可引起循环衰竭而死亡。据临诊症状分为皮肤鼻疽、鼻腔鼻疽、肺鼻疽。

皮肤鼻疽初起是一个炎性丘疹或水疱,迅速成为脓疱及结节,溃破后成为坏疽,是边缘内陷而不规则的陷洞,洞底有脓性或浆性渗出液。数日或数周以后,区域性淋巴结肿大疼痛而溃破,流出味臭的脓液,皮下组织及肌肉内可有多个结节逐渐红肿,以后穿破皮肤而成难愈的溃疡。

鼻腔鼻疽为致病菌侵入上呼吸道,肺鼻疽为下呼吸道受累。呼吸道黏膜可有丘疹、结节及发炎,结节迅速化脓而溃破,特别是鼻黏膜容易波及,而流出带血鼻涕或脓性黏液,结节溃破而成的溃疡内有大量腐死组织及脓液。鼻腔、口腔黏膜溃疡及坏死,鼻中隔穿孔,腭和咽部亦有溃疡形成。肺鼻疽则在以上基础上出现胸痛、干咳,肺部可出现半浊音、浊音和不同程度的呼吸困难。败血症患者的内脏多处可有脓肿,昏迷及虚脱而死亡。

(二) 慢性期

临床症状不明显,常有低热或长期不规则发热、出汗及四肢、关节酸痛。病程往往很久,患者逐渐衰弱。皮损往往较轻,常是局限性,全身性症状也较轻微。鼻黏膜常有分泌液及结节,皮下及肌肉可有多发性结节,化脓及溃破后成为难愈的溃疡,区域性淋巴结肿大,有的患者发生支气管炎、肺炎、胸膜炎及胸膜渗液或关节炎的症状,经年累月以后,有的因衰竭或肺炎、肾炎等并发症而死亡。

【病因】引起鼻疽的鼻疽伯克菌(burkholderia mallei)是没有荚膜及芽孢的珠状、颗粒状或两极状纤细的革兰氏阴性杆菌,单个或两菌相连而存在于组织细胞之内或之外,不形成芽孢及荚膜,无鞭毛,不能运动。单蹄类家畜是其主要宿主。

本病是马、骡和驴的一种严重传染病,罕见于猫、犬(狗)及羊,几乎不见于牛、猪及禽类。病畜的溃疡及鼻分泌液或排泄物都有大量的鼻疽杆菌。通过皮肤、呼吸道及消化道感染,尤其注意可通过气溶胶经呼吸道感染。可在动物之间传播,偶然传染给人而使人患病,潜伏期为数小时至3周,人与人之间也有直接或间接传染的可能性。

【诊断】鼻腔分泌液或溃疡的脓液涂片中有大量革兰氏阴性杆菌,在甘油马铃薯培养基上能成功地接种。杆菌可接种于豚鼠,以后由睾丸、肝、脾、胰及肺脏组织查见大量鼻疽杆菌。血清凝集试验和补体结合试验都呈阳性反应。

斯特劳斯(Straus)反应是将检材接种于雄豚鼠的腹腔内,数日后即可见到豚鼠的睾丸发炎而肿大。

【防治】病兽应被杀死而深埋于地下。在流行地区,实验工作者、兽医及养马人员在处理病马时需特别谨慎以防传染。对于马群,可将鼻疽杆菌内毒素稀释液注射于马的皮下,数小时后局部发热、充血及水肿时为阳性反应,表明马已感染而应作为病马予以处理。

患者必须严格隔离。一旦发现皮损,须立即切除,同时应用抗生素如链霉素等及磺胺类药,四环素的量为2~3g/d,须连续治疗1个月以上。免疫马血清可以应用,但疗效难定。

类鼻疽(malleoidosis)

类鼻疽是由类鼻疽伯克菌(burkholderia pseudomallei,BP)感染引起的一种新发传染病,属热带疾病。临床常表现为肺部症状(肺部影像常见多发性脓肿、空洞),易引发脓毒血症、脏器脓肿,病情可急剧恶化,病死率达20%~60%。也可有一过性感染或隐性感染,临床症状不典型,极易误诊。

【症状】病原菌可经皮肤创口或呼吸道侵入人体,引起急性、亚急性或慢性类鼻疽。急性型患者发热衰弱,急性败血症型患者常见于糖尿病患者,表现有寒战、高热、气喘、胸痛、腹痛、肌痛、咳脓血性痰,以及不同部位脓疡形成。

亚急性症状变化多,类似支气管肺炎、肺结核、肾盂肾炎、膀胱炎、骨髓炎或皮下脓肿,往往在2~4日内死亡。大多数患者呈亚急性,病程在1周以上。病原体侵入皮肤处发生脓疱、脓肿而溃破,以后有淋巴管炎及区域性淋巴结炎。病原体扩散到皮下组织、肌肉、肺、肝及脾等器官而引起多个脓肿,患者终于因败血症而死亡。由于吸入病原体而患病者先有肺症状而易误诊为肺结核,以后发生败血症。

慢性型患者常有肺症状,类似空洞肺结核表现。常有肺及胃肠发炎的表现,内脏有迁移性小脓结痂，新水疱可在外围陆续出现，此型体癣常为嗜动物真菌引起，直径往往不超过 2cm，以后容易自然痊愈，但病程长可合并湿疹样改变。

湿疹型体癣的皮损发红脱屑并有浸润，损害中央消退不明显（图 14-7）。药物及搔抓等外界刺激可使体癣发生慢性湿疹样变化，特别是体癣常被非专业医师误认为皮炎或湿疹而常局部应用糖皮质激素类制剂，可使体癣炎症减轻而改变形态（图 14-8），边界往往模糊不清及鳞屑变少而不像体癣，被称为难辨认癣（tinea incognita），往往更迅速地向四周蔓延。

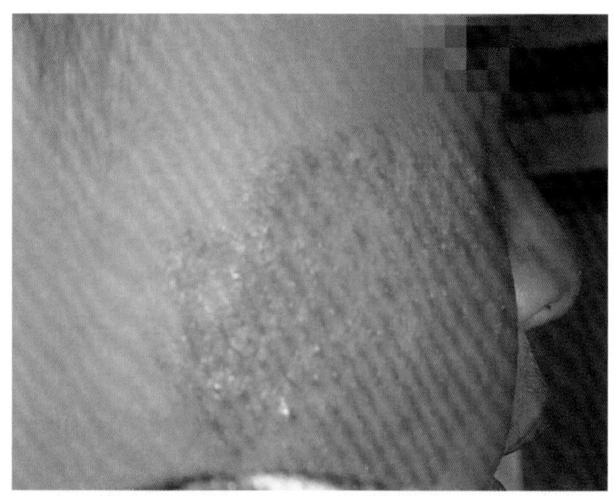

图 14-7 体癣（三）

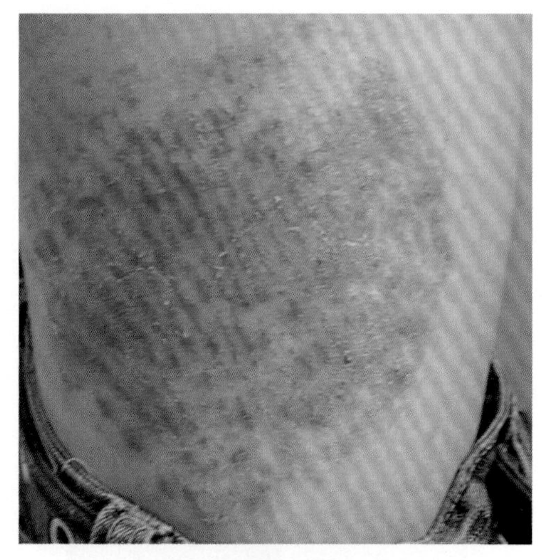

图 14-8 体癣（四）

斑块型体癣是脱屑发红的斑块而无水疱或渗出液，逐渐扩展而不自然痊愈，可像脂溢性皮炎或鳞屑较少的银屑病，边界清楚。边缘蜿蜒延伸，可呈弧状或回形。此型往往由红色毛癣菌引起。

脓癣型体癣被称为深癣（tinea profunda），是炎症显著的脓癣状肿块，呈暗红色，常有脓液渗出及鳞屑痂，通常是由疣状毛癣菌或须癣性毛癣菌等嗜动物真菌引起。损害化脓被认为真菌本身所引起的反应，但以后可因继发的细菌性感染而化脓，甚至溃破。在数月内自然痊愈，可遗留瘢痕。

体癣偶然为略微隆起的慢性斑块或结节，炎症比脓癣型体癣轻，不痛不痒，也不化脓，较易出现于热带地区而易误认为芽生菌病、结核病或肿瘤，往往是由毛癣菌属，尤其红色毛癣菌引起，被称为毛癣菌性肉芽肿（granuloma trichophyticum），数月后，可以消退，或坏死且愈后遗留凹陷的瘢痕。国内有研究者报告铁锈色小孢子菌所引起的癣菌性肉芽肿。

体癣的另一表现是环形皮损向四周扩展时，中央又出现皮损而渐扩展成同心环，以后陆续发生，可有数层同心排列的线条状鳞屑性损害（图 14-9，图 14-10）。

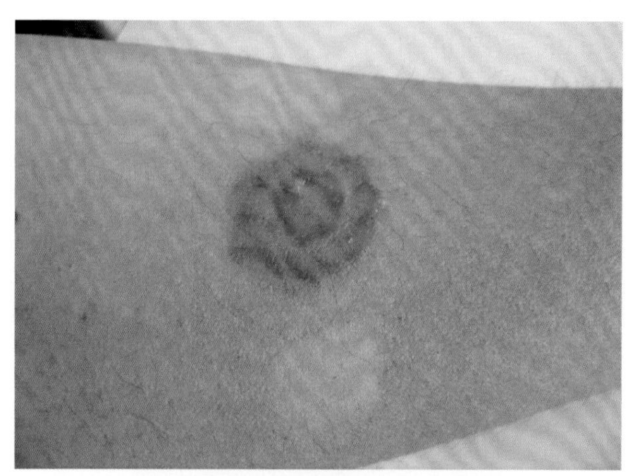

图 14-9 体癣（五）

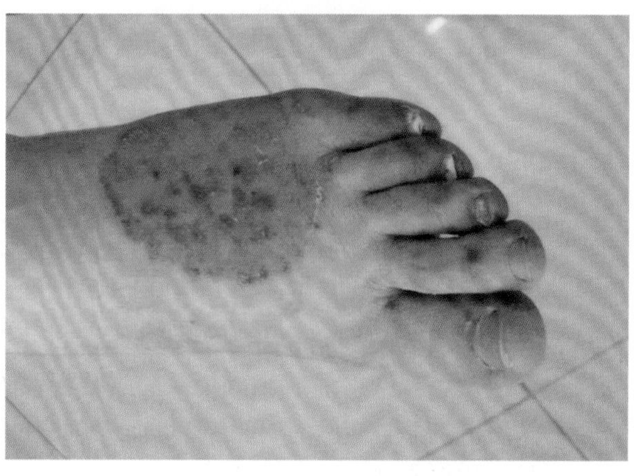

图 14-10 体癣（六）

【病因】 体癣由毛癣菌属、小孢子菌属或表皮癣菌属引起。最常见的是红色毛癣菌。

体癣是由于人与人直接接触，或间接接触污染衣物用品而传染，癣菌也可在患者皮肤上自身接种和繁殖生长而播散及蔓延。患病的猫、犬（狗）等家畜也可将嗜动物癣菌传给人而引起炎症较重的体癣，但较易痊愈。

体癣的临床表现和个人反应及免疫力有关，水疱、丘疹、斑块、结节、脓癣状肿块或肉芽肿都是个人反应性不同的表现，长期应用糖皮质激素类药物、感染病灶、糖尿病及其他新陈代谢障碍可能降低免疫力而促使癣病发生。

癣菌容易在温暖潮湿的条件下繁殖生长，因而体癣常在湿热的地区及季节发生或加重，皮肤多汗的人也较易发生体癣。此外，外用药物的刺激、继发性感染、搔抓摩擦等外伤都可影响体癣的发生或临床表现。

【鉴别】 玫瑰糠疹、钱币状湿疹、脂溢性皮炎、银屑病或脓皮病等，真菌直接显微镜检查是鉴别诊断的依据（图 14-11）。

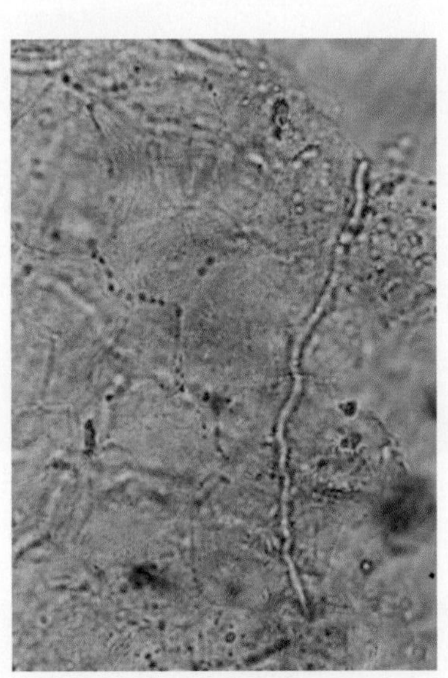

图 14-11 体癣真菌镜检

【治疗】 治疗原则以外用药物治疗为主，皮损面积广泛或外用药疗效差者可考虑内服药物进行治疗。

各种抗真菌外用药可以单独局部应用。应根据皮损部位及表现选用洗剂、酊剂、霜剂或软膏，在有较多渗出液的急性炎症时，可用简单而无刺激的锌油或只应用湿敷法。

治疗体癣的抗真菌药包括 1%克霉唑、益康唑、咪康唑、联苯苄唑或酮康唑溶液，稀碘酊，10%冰醋酸溶液、特比萘芬乳膏等，有继发性感染时可用 3%氯碘羟喹软膏或抗生素制剂。此外，水杨酸、硫黄、苯甲酸、十一烯酸等都是抗真菌药，可按下列处方配成成品。

复方水杨酸酊：水杨酸 3g，苯甲酸 6g，稀乙醇加到 100ml。

硫黄-水杨酸软膏：硫黄 5~10g，水杨酸 3~5g，凡士林加到 100g。

复方水杨酸软膏：水杨酸 6g，苯甲酸 12g，凡士林加到 100g。

复方十一烯酸软膏：十一烯酸 5ml，十一烯酸锌 20g，羊毛脂 10g，液状石蜡 10ml，凡士林加到 100g。

对泛发性或炎症较重皮损可服用特比萘芬 250mg/d，1~2 周，或伊曲康唑 200mg/d，1~2 周，也可用氟康唑。

股癣（tinea cruris）

股癣是多发生于腹股沟的体癣，单侧或双侧发生，亦常发生于臀部，逐渐扩展，常达股部上方内侧及臀中沟等处，甚至可达腹部下方，引起剧痒，往往继发湿疹性或苔藓样变化。

【症状】 先是腹股沟下方或与外阴褶叠的部位发生发红脱屑的斑片，有明显的边缘并常结痂或有水疱，往往先为一侧性，而后发生于两侧，可沿股部向下或沿腹股沟向上蔓延甚至可达下腹部（图 14-12），也可波及阴囊或包皮（图 14-13），或由会阴部向后扩展到肛门附近及臀部。由于患处温暖而

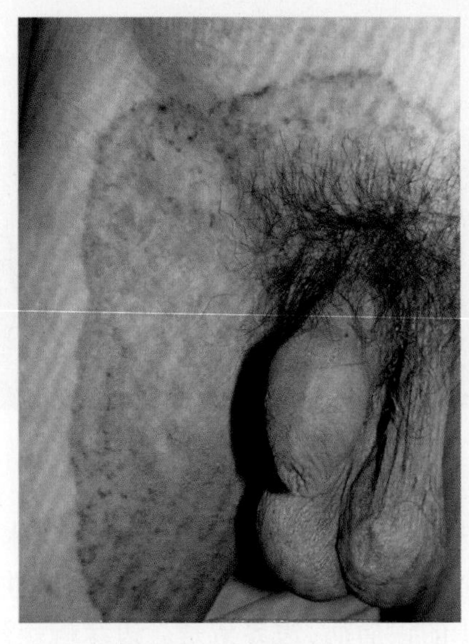

图 14-12 股癣（一）

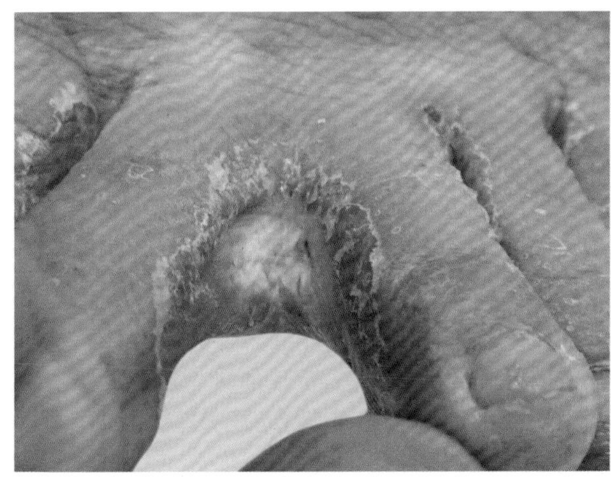

图 14-17　足癣

足跟、足底及足侧附近和趾侧，皮肤可有轻度炎症。角化型足癣的足底角质层弥漫增厚，颜色淡黄而像胼胝，皮肤沟纹处容易发生裂口而疼痛（图 14-18），以后可因继发性感染而使腹股沟淋巴结肿大。

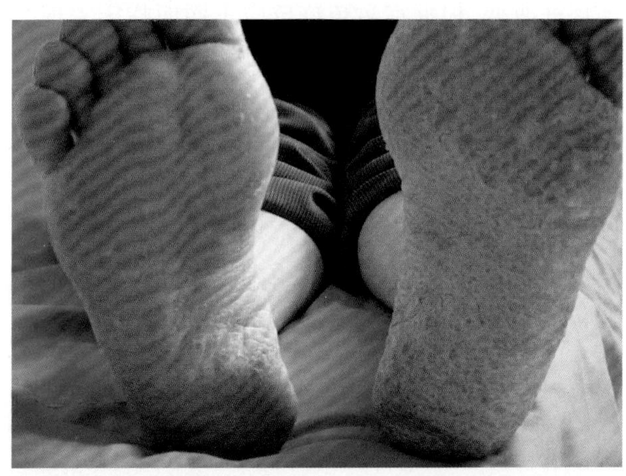

图 14-18　角化型足癣

甲癣往往和足癣同时存在，也是足癣常难彻底治愈及容易复发的主要原因。有的足癣患者有癣菌疹，最常见的是掌跖及指（趾）侧的汗疱疹，疱壁较厚而难破裂，常有剧痒，以后干燥结痂或自然吸收。其他癣菌疹可以表现为湿疹、多形性红斑、结节性红斑或丹毒样红斑而出现于腿部等处。

【病因】 足癣在人们之间直接或间接传染，发病率很高，主要由于足底及趾间皮肤潮湿多汗，为致病菌提供良好的生存和繁殖环境，而且足底缺乏皮脂腺而无足够的不饱和脂肪酸以抑制真菌。足癣容易在家庭内互相传染。浴室、游泳池及旅馆等公共场所也常传播病菌，往往是由公用拖鞋或毛巾为媒介，但足癣的发生和个人的多汗程度及免疫力的强弱等因素有关，有的人仅是带菌者而不患足癣。

致病菌是多种毛癣菌或表皮癣菌，也可为白念珠菌；根据我国的文献，常见的是红色毛癣菌、絮状表皮癣菌、石膏样毛癣菌。近年来，白念珠菌感染报道增多。

临床表现可因致病菌的种类而有所不同。红色毛癣菌往往是难以治愈的鳞屑型及角化型足癣的致病菌，絮状表皮癣菌容易引起成片红斑及鳞屑的皮炎；石膏样毛癣菌常使足底及趾间皮肤发生水疱，趾间皮肤也常浸渍糜烂，往往继发细菌性感染；白念珠菌通常引起成片的浸渍糜烂性损害，边缘常有水疱。但是，仅有临床表现不能确定真菌种类，必须依赖真菌培养才可鉴定。

【预防】 在家庭或公共场所中，拖鞋、浴巾及洗脚盆等要消毒和分用，通常用 5% 甲醛溶液或煤酚皂溶液消毒，公用拖鞋可用 3‰漂白粉溶液浸泡 3 分钟。足底多汗的人应常穿透气的鞋子，涂擦 25% 三氯化铝溶液等除汗剂。为了防治足癣复发，应该经常保持足部清洁和干燥，可常用抗真菌的药粉或药水，例如，含有 2% 十一烯酸及 20% 十一烯酸锌的粉剂是一种良好的足粉，长期应用时不引起任何刺激性或过敏性反应。

【治疗】

1. 口服药物治疗　可口服伊曲康唑 200mg/d，顿服，疗程 2～4 周，或特比萘芬 250mg/d，疗程 2～4 周。足癣继发细菌感染时应联用抗生素，同时局部用 0.1% 依沙吖啶或 1∶5 000 高锰酸钾溶液湿敷；引发癣菌疹时，应在积极治疗活动性病灶的同时给予抗过敏药物。

2. 局部治疗　常用的抗真菌外用药包括各种溶液、酊剂、霜剂及软膏，鳞屑角化显著时可擦硫黄水杨酸软膏或复方水杨酸软膏等，可用热水洗脚移除厚屑后涂擦。其他外用药如克霉唑、益康唑、咪康唑、联苯卡唑、特比萘芬霜、十一烯酸各种制剂及 10% 冰醋酸等。

应根据不同临床类型采用不同的处理方法。患处急性发炎而渗湿糜烂或化脓时，可用湿敷方法，稀释的醋酸铝溶液或高锰酸钾溶液湿敷或每晚浸泡 10～15 分钟。有裂口时可涂 10% 硝酸银溶液，有继发性感染时可擦氯碘羟喹软膏，趾间糜烂时可撒敷含有水杨酸、氧化锌及滑石粉等物的粉剂。

手癣(tinea manum)

手癣常因足癣或甲癣传染手部而引起，常和足癣及甲癣同时存在，主要是皮肤癣菌感染手掌、掌侧及指间发生。

手癣和足癣相似，也可分为水疱型、浸渍糜烂型及鳞屑型或角化型，但分型不如足癣明显。

水疱性损害以水疱为主，散布或聚集于手掌及手指侧面或屈侧，逐渐变大增多，相邻的可融合成大疱，可因继发性感染而成脓疱。疱液可以自然吸收或干涸后脱屑。

浸渍糜烂型损害通常是白念珠菌所致的指间糜烂，常发生于第三及第四指之间的皮肤，表现为指间红色糜烂面，上覆白色湿润鳞屑，以后可以扩展到其他指间。

鳞屑型或角化型最常见，手掌有粗糙干燥的鳞屑，角质层增厚，常有痒感，但无水疱或脓疱，也不糜烂。皮肤纹理加深，深纹处容易裂开而像慢性皲裂性湿疹，尤其在天气寒冷时，裂口往往很深而引起疼痛。

环形或形状不规则的鳞屑性红斑或丘疱疹往往出现于一侧的手掌或手指，逐渐扩展，边界清楚，可以扩展到手背甚至腕部而表现为体癣或环癣(图14-19)，以后另一侧的手部可被传染而有相似的损害，指甲也可被波及而发生甲癣。

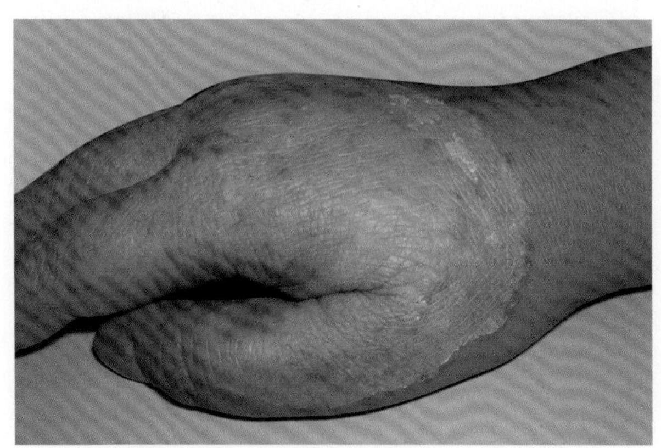

图 14-19 手癣

手癣和足癣有很多相似处，但手癣多半为持久的鳞屑角化性损害，通常为红色毛癣菌引起。白念珠菌所致的指间糜烂也很少见。常见的手部水疱往往是汗疱，可以是疱液不含真菌的癣菌疹。

治疗方法和足癣的疗法相同，并发足癣和甲癣时应该同时处理。口服特比萘芬或伊曲康唑有效，但常见的鳞屑角化性损害很顽固，常需服药 3～4 周才能痊愈。

癣菌疹(dermatophytid)

癣菌疹又称为浅部真菌性变态反应，是皮肤对所感染皮肤癣菌表现的一种继发性变应性炎症反应。原皮肤癣菌病活动性病灶周围皮肤或远离病灶部位皮肤突然发生红斑、丘疹或水疱性损害，皮损常以某一种形态为主，常伴瘙痒。癣菌疹是由真菌引起机体的一种变应性疾病，皮损部位并不含真菌。

【症状】 癣菌疹的发生前常有原发感染灶，或在皮肤癣菌病开始治疗的数日内发生。病因多为浸渍糜烂型或水疱型足癣(tinea pedis)，炎症反应强烈的脓癣(kerion)等，炎症越严重发生癣菌疹可能性就越大。局部真菌代谢产物随着血液循环到达皮肤，在局部皮肤或全身引起变态反应而产生癣菌疹样改变，根据宿主免疫反应不同而临床表现多样，可以表现为局部性的，也可以表现为全身性的，起病较急。

继发于手足癣的患者常常出现疱疹样改变，表现为两侧或一侧手掌掌心、指侧、手背、足背等部位粟粒大小、深在性成群厚壁水疱，疱液清，之后干燥结痂、脱屑；自觉瘙痒严重，有时会有压痛(图 14-20)。

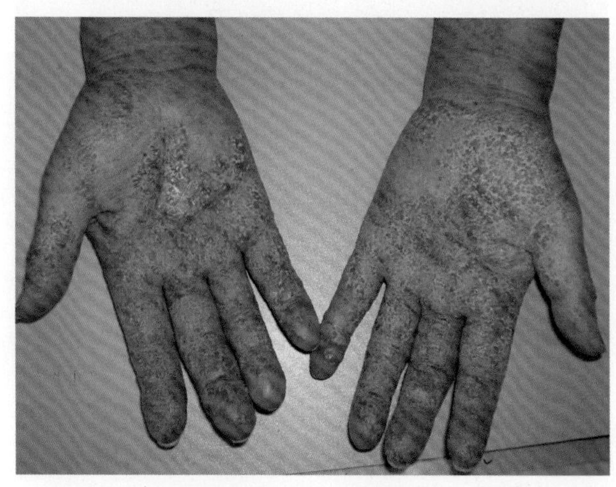

图 14-20 癣菌疹

继发于体癣的患者常常在皮肤癣菌病邻近或周边部位出现湿疹样改变，病变可累及耳部、面部、颈部和躯干，表现为红斑、丘疹、丘疱疹，可伴有渗出等改变，常伴有瘙痒。

丹毒样表现常继发于脓癣或浸渍糜烂型足癣，见于单侧或双侧下肢，表现为水肿性红斑，散在数片或融合成大片，肿痛明显；一般全身症状不严重。

发疹性脓疱性皮肤癣菌疹可见于脓癣抗真菌治疗的前几日，表现为从头面部到躯干分布的无菌性脓疱，可伴有发热。

其他罕见的皮肤癣菌疹表现还包括游走性血栓性静脉炎、结节性红斑、离心性环状红斑、荨麻疹样癣菌疹等，这些也都是癣菌疹的不同表现形式，但是不伴有水疱样改变。

高度敏感的人群可以导致全身受累，表现为泛发的湿疹样疹，也有少见的麻疹样或猩红热样损害；从粟粒大小到较大的覆有细小鳞屑的丘疹、水疱和脓疱，可伴有渗出、糜烂；之后可能发展为离散或融合的鳞屑及斑块等，皮损呈环状；常伴有剧烈瘙痒。严重者可伴有发热、厌食、淋巴结肿大等全身症状。

本病多由皮肤癣菌病的急性炎症期导致，由于真菌在潮湿温热的环境下易于生存，因此夏秋季节比较多见。随着皮肤癣菌原发感染灶的治疗以及炎症的消退，癣菌疹也会随之好转。

实验室检查发现在皮肤癣菌病病灶内可查到真菌，而癣菌疹处查真菌为阴性；癣菌素实验多为阳性。由于患癣或曾经患癣的人皮内注射癣菌素可发生速发性或延迟性过敏反应而呈阳性，但一般正常人往往是阳性，因而目前认为此实验没有多大的应用价值。

【病因】 癣菌疹是皮肤对所感染皮肤癣菌及其代谢产物表现的一种继发性变应性炎症反应。原发感染灶最常见的是浸渍糜烂型足癣、脓癣等。毛癣菌属（trichophyton）包括红色毛癣菌（T. rubrum）、须癣毛癣菌（T. mentagrophytes）、断发毛癣菌（T. tonsurans）等，小孢子菌属（microsporum）以及表皮癣菌属（epidermophyton）等浅部真菌均可引起癣菌疹，其中红色毛癣菌亲动物性皮肤癣菌较常见。它们都具有亲角蛋白的特点，因此可以侵犯人或动物的皮肤，导致皮肤癣菌病。当皮肤癣菌感染引起局部强烈炎症时，真菌及其代谢产物作为抗原进入血液循环刺激机体产生抗体或致敏淋巴细胞，从而导致超敏反应的发生。刮取原发病灶部位皮屑置载玻片上，滴加 10% KOH 1 滴，盖上盖玻片，酒精灯稍微加热但不煮沸，用低倍镜观察可见大量菌丝或孢子；刮取鳞屑接种于沙氏培养基（SDA），28℃培养 7 日至数周可见白色粉末状或绒毛状等不同形态菌落，根据菌落形态可判断具体菌种。经 DNA 提取，PCR 扩增、测序的方法亦可判断具体菌种。一些易感因素容易诱发癣菌疹。

1. 局部剧烈搔抓是最常见的诱因，其次是局部外用刺激性药物以及长期外用糖皮质激素制剂。剧烈搔抓导致皮肤产生微小创伤，药物刺激及长期使用激素导致皮肤屏障功能受损，皮肤内环境及免疫功能下降，从而有利于皮肤癣菌以及炎症扩散。

2. 头癣，过去在卫生条件差的地区比较多见，目前全国大部分地区已基本消灭头癣。但是近年来，与饲养宠物相关的头癣又有增高的趋势，比如猫搔抓头发等行为可增加癣菌疹的风险。

3. 癣菌疹可发生在系统抗真菌治疗之后，以及毛癣菌素试验后。在抗真菌药物治疗过程中，菌体结构破坏而释放抗原，进入体内产生抗体，从而引起原发皮损以外的皮肤发生变态反应。

【鉴别】 癣菌疹的临床表现多样，因此常易与湿疹、汗疱疹、丹毒、多形红斑、结节性红斑等疾病混淆。当手部汗疱疹趋于慢性而干燥结痂及脱屑时须与手癣鉴别。脓癣继发癣菌疹须与毛囊炎、头皮脓肿相鉴别。皮肤癣菌感染灶真菌检查阳性而癣菌疹皮损真菌检查阴性；癣菌疹皮损随着皮肤癣菌感染灶的缓解而消退。这些是重要的鉴别点。

【治疗】

1. 积极治疗原发皮肤癣菌病灶。全身或局部应用抗真菌药，特比萘芬、伊曲康唑等内服；联苯苄唑乳膏等可局部外用，伴有感染者需进行抗感染处理。内服抗真菌药过程中注意每月复查一次肝功能，适当予以保肝治疗。

2. 针对癣菌疹部位的皮疹，全身应用抗组胺类药物，较严重者如出现发热、厌食、浅表淋巴结肿大等全身症状者可适当应用糖皮质类固醇激素。系统抗真菌治疗联合口服糖皮质激素可减轻炎症反应，缩短疗程。

3. 癣菌疹皮损局部可外用糖皮质类固醇激素制剂；若伴渗出、糜烂，局部可外用炉甘石洗剂、硼酸溶液等湿敷，待渗出减少后再外用糖皮质类固醇激素制剂。

癣菌性肉芽肿（mycotic granuloma）

癣菌性肉芽肿是指皮肤癣菌侵入真皮及皮下组织的感染性疾病，多由毛癣菌属（trichophyton）、小孢子菌属（microsporum）等引起，可以表现为结节、肉芽肿、脓肿、疣状增生等损害，同一患者可同时表现多种形式损害。

【症状】 癣菌性肉芽肿各个年龄均可发生，男女无明显差异，头面部、手足、四肢均可累及。

马约基肉芽肿（Majocchi granuloma）由 Majocchi 在 1883 年首次提出，主要由红色毛癣菌（T. rubrum）引起，须毛癣菌（T. mentagrophytes）和其他皮肤癣菌也可以引起马约基肉芽肿。主要分为两种表现形式：一种是毛囊周围炎型，多发生在健康人的腿部，面部也可见。由剃毛等行为导致皮肤受创伤，或毛囊闭塞等，从而导致皮下感染真菌。另一种是皮下结节型，多发生在免疫功能受抑制的患者，多见于前臂、手、小腿，头皮和面部很少累及。起初多表现为单个或数个毛囊性丘疹、红斑、结节、脓肿，肤色或暗红色，伴有鳞屑，可有瘙痒感，也可伴有脓疱，按压可有疼痛，周围皮肤可有浸润感。

发生于面部的癣菌性肉芽肿，类似湿疹样表现，多由须癣毛癣菌、断发毛癣菌引起。先表现为边界清楚的瘙痒性红斑，上可散在米粒大小丘疹脓疱，质较硬；继而发展为大的丘疹、结节、斑块，边界清晰；上可覆有脓性分泌物或鳞屑；若感染，可伴有疼痛明显的脓疱（图 14-21）。

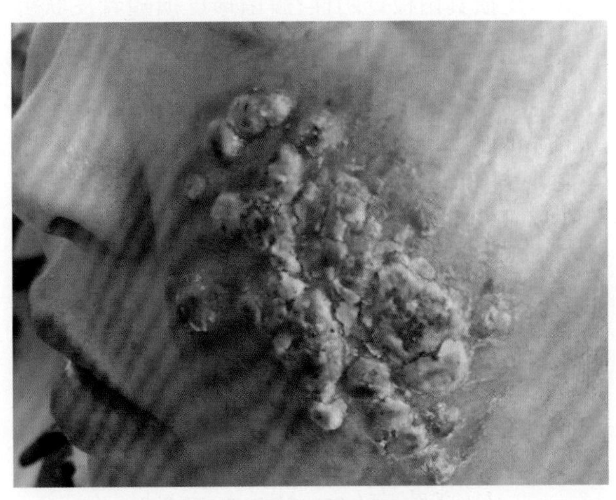

图 14-21　癣菌性肉芽肿

皮下脓肿以及淋巴结脓肿样的癣菌性肉芽肿常由红色毛癣菌深在感染严重时引起，常发生在头面部、胸腹部、会阴部。起初表现为皮下质硬肿块，随着病情发展可有波动感，破溃流脓形成瘘管。有病例报道铁锈色小孢子菌曾引起体癣伴全身脓肿。腋下、腹股沟淋巴结则由淋巴结炎发展为淋巴结脓肿，严重时也可伴有破溃及瘘管形成，常被误诊为肺外淋巴结结核，但脓液真菌检查呈阳性。

脓癣也属于癣菌性肉芽肿表现之一。须癣毛癣菌又称为石膏样毛癣菌，引起癣菌性肉芽肿较红色毛癣菌少见；断发毛癣菌（T. tonsurans）常引起头皮、皮肤、甲等浅部真菌病，但是深部肉芽肿性改变较为罕见，其他还有小孢子菌属。它们常引起毛发毛囊等严重的炎症反应，即脓癣，它属于头癣的一种，好发于男性儿童，起初为局限性脓疱，后发展为境界清楚的单发脓肿，触之有波动感，上可覆有脓性分泌物或鳞屑，具有毛发松动易脱落、易拔出的表现。

蜂窝织状癣菌性肉芽肿常发生于头皮，当皮损发生在毛囊周围时，表现为毛囊口黄豆大小结节，上覆脓疱，有压痛感，可挤压出脓液，破溃时有血性浆液，毛发可折断。临床表现类似细菌感染，但是真菌检查阳性。病情可扩大发展为边界清楚的浸润性斑块，没有明显波动感，切开无脓。

化脓性肉芽肿样癣菌性肉芽肿可由须癣毛癣菌、红色毛癣菌、絮状表皮癣菌等引起。好发于手足、四肢躯干等部位，中央破溃伴有渗液，周围呈堤状隆起。当伴有感染时，可分泌黄白色黏稠脓液，触之有囊性感并伴有恶臭。

疣状或溃疡状癣菌性肉芽肿也称为"脓皮病样"或"疣状增生样"损害。常由芽生菌引起，通常累及面部、颈部、四肢等部位。开始表现为丘疹或脓疱，然后慢慢增大形成疣状斑块或蕈伞型肿块，或扩大形成浅表性溃疡；皮损均可能会呈现中央萎缩和瘢痕，也可表现为皮下结节、脓肿等。由于未经正规治疗，皮疹可有间歇性好转，但易反复发作，愈后留有瘢痕。曾有患者给予皮损切除治疗，但是短期内复发，且生长迅速，周围亦可新生相似皮损。念珠菌性肉芽肿在机体抵抗力下降时发生，皮肤、皮下组织以及全身多系统均可受累，临床表现为增生、溃疡或肉芽肿形成。孢子丝菌病在早期表现为红色丘疹或脓疱，之后可逐渐演变成皮下溃疡性结节；好发于易受外伤的部位，如小腿、前臂、面部等。这种感染可固定于同一部位，可通过淋巴管传播，亦可通过血行传播，称为皮肤播散型孢子丝菌病。

癣结节样改变常发生于有动物接触史，或患有体癣而长期应用糖皮质激素者，多见于面颈、手、前臂等暴露部位。表现为境界清楚的红斑，上覆有鳞屑，在此基础上有黄豆大小结节，少见溃疡，炎症反应轻微。

足菌肿为毛癣菌属和小孢子菌属引起的真皮和皮下组织的肉芽肿性疾病，多发于男性青壮年单侧足部，也可发生于小腿，多有外伤史；表现为局限性坚实无痛的皮下肿胀、结节，继而化脓、形成窦道并有含颗粒的脓液排出。部分患者可自行愈合，但是伴有新的皮损出现，病程慢性。严重者病损可侵入筋膜、骨，可因脓毒症衰竭而死亡。

播散性或多发性癣菌性肉芽肿较为罕见，皮损可泛发全身，也可以局限于一侧肢体。初为皮下米粒大小丘疹，缓慢长大，呈肤色或暗红色，伴有瘙痒或压痛。随病情发展结节可融合成斑块、脓肿，表面破溃后有渗液结痂，边界清楚，愈后遗留瘢痕。此类型病程慢性，反复发作，可持续数月、数年或更长时间。在免疫受损或缺陷的患者如白血病、淋巴瘤、器官移植、长期应用糖皮质激素以及免疫抑制剂等，可通过血源播散至内脏器官，淋巴结、心、肺、脑均可受侵犯，多由念珠菌、隐球菌和霉菌等引起。

【病因】红色毛癣菌是皮肤癣菌病的常见病原菌，常常侵及并局限于皮肤角质层，导致体癣、股癣、手足癣以及甲真菌病等浅部真菌病的发生。癣菌性肉芽肿虽然主要由红色毛癣菌导致，但是在临床上并不多见，常由机体对皮肤癣菌的过度炎症反应引起。相关研究发现，红色毛癣菌耐热变异菌株核糖体非转录区基因序列与普通红色毛癣菌菌株相比存在明显不同，是一个有较强侵袭力的同型变种，因此能够导致特殊的皮肤损害。刮取皮损处鳞屑置于镜下观察，可见大量分隔菌丝和少量侧生棒状小孢子；置于沙氏培养基（SDA）培养，2 周后可见黄白色绒毛样菌落生长，菌落背面呈暗红色，边缘贴近管壁处呈鲜红色。

须癣毛癣菌，属于亲动物性真菌，感染机体导致的皮肤癣菌病炎症反应相对红色毛癣菌较为严重，也较红色毛癣菌少见。皮损处鳞屑置于沙氏培养基培养后可见绒毛或颗粒状菌落，菌落背面呈浅黄色。

断发毛癣菌常常引起头皮、甲等皮肤的浅部真菌病，但引起的肉芽肿性改变罕见。有学者认为断发毛癣菌引起皮肤癣菌感染同时可并发严重的炎症反应。皮损处标本置于沙氏培养基培养后可见小山羊皮状白色菌落，背面呈暗褐色。

小孢子菌属多为亲动物性或亲土性真菌，感染后导致的真菌性皮肤病常常有中强度炎症反应，且较为急性。铁锈色小孢子菌属镜下可见大量分生孢子，置于沙氏培养基培养后可见皱褶状红色或橘红色菌落。

组织病理可见真皮毛囊周围小脓肿或皮下深部炎细胞浸润，PAS 染色阳性。

常有以下易感因素或诱因导致癣菌性肉芽肿的发生：①易感人群常患有手足癣、甲癣、体癣、股癣等浅部真菌病多年；部分人群有猫、犬（狗）等动物接触史。②免疫功能低下，如器官移植、淋巴瘤、AIDS、使用免疫抑制剂、先天性免疫功能受损等，长期使用糖皮质激素或抗生素者，糖尿病患者等，全身或皮肤免疫功能受损，易导致真菌感染易于扩散至深部组织。③外伤也是常见诱发因素，浅部真菌可以通过破损的皮肤、血管进行扩散，导致癣菌性肉芽肿的发生。④治疗不当的皮肤癣菌病，如手癣，反复摩擦身体其他部位如眼睑等处也可能导致真菌感染毛发，穿透毛囊壁侵入皮下导致深部组织感染。

【鉴别】癣菌性肉芽肿早期形态不典型，可被误认为皮肤软组织感染、湿疹等疾病；疣状或肉芽肿样形态与疖、细菌感染性肉芽肿等难以区分。临床上可以通过真菌镜检、培养以及病理活组织检查来确定病原菌。

【治疗】红色毛癣菌、须毛癣菌对多种抗真菌药敏感。早期足量、足疗程系统抗真菌治疗是关键。首选内服抗真菌药物治疗，伊曲康唑、特比萘芬经过 8~12 周疗程可取得不错的效果，为防止复发，要使用至皮损完全消退。单纯外用抗真菌治疗效果不佳。

皮肤伴有破溃、感染时，可外用氯霉素氧化锌油、碘伏和硼酸溶液等湿敷，并给予口服头孢他啶或左氧氟沙星等抗感染治疗。

播散性癣菌肉芽肿患者可给予伊曲康唑 200mg，每日 2 次口服，待皮损的破溃情况好转、分泌物减少后伊曲康唑改为 200mg/d，观察 2~3 个月若皮损基本愈合可复查真菌是否转阴。

用药期间注意定期复查肝功能，皮损较为严重的患者可根据具体情况延长维持治疗时间。

甲真菌病（onychomycosis）

凡是由真菌引起的甲板或甲下组织感染统称为甲真菌病，临床上描述的甲癣（tinea unguium）主要是指皮肤癣菌所致的甲感染，它是甲真菌病的一种，常和手癣或足癣并发。

【症状】损害逐渐发展，通常由指甲或趾甲的游离缘或侧缘向甲根方向蔓延，以后可由一两个病甲波及其他甚至所有指甲或趾甲。

患甲变脆，失去正常光泽，呈污褐、浊黄或灰白色，甲板不规则地肥厚及凹凸不平，边缘往往残缺不齐而像虫蛀。甲床上常有角质性或乳酪状物堆积而使甲板翘起，有时甲板几乎完全毁坏，甲床上只有增生的角质物。

目前甲真菌病被分为四型。

1. **远端侧位甲下型**(distal and lateral subungual onychomycosis，DLSO) 真菌感染从侵犯甲的远端前、侧缘引起并发生相应病变。

2. **白色浅表型**(superficial white onychomycosis，SWO) 真菌感染从甲板表面直接侵入引发。

3. **近端甲下型**(proximal subungual onychomycosisi，PSO) 多因为损伤甲小皮后感染甲板及甲床引起。

4. **全甲毁损型**(total dystrophic onychomycosis，TDO) 此型临床表现为整个甲板受到真菌感染，甲外观污黄、污褐色，甲板部分或全部脱落，甲床表面残留粗糙角化堆积物，甲床亦可增厚、脱屑。

以上分型只是真菌从不同部位侵入甲内或疾病的不同时期(图 14-22 ~ 图 14-25)，实用于临床观察。

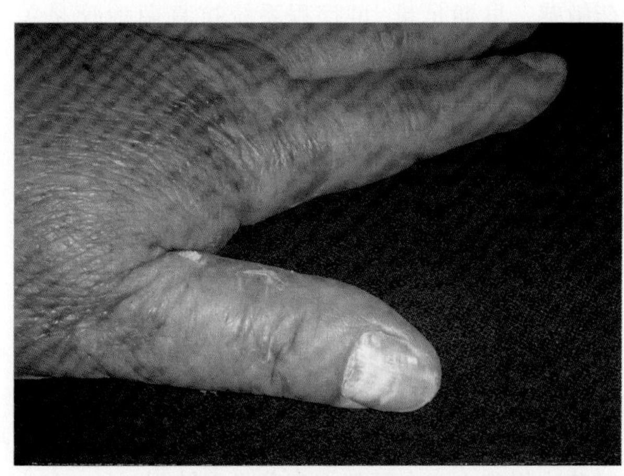

图 14-22 白色浅表型

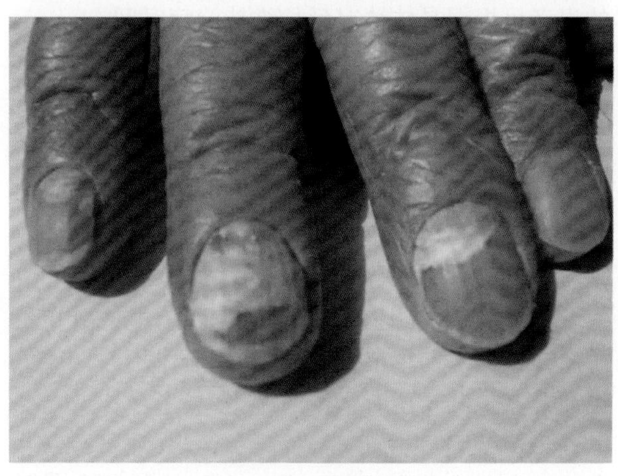

图 14-23 近端甲下型

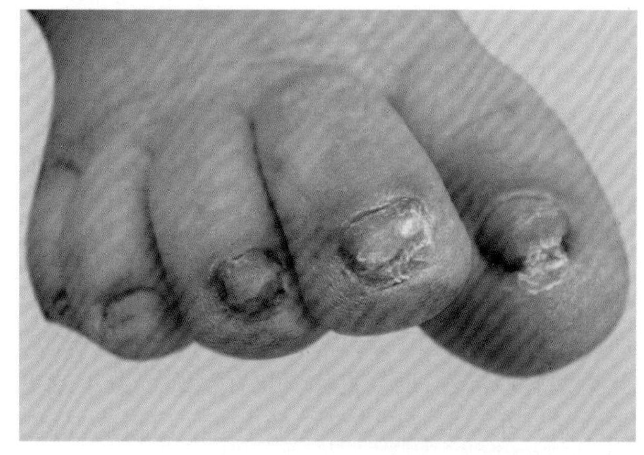

图 14-24 全甲毁损型

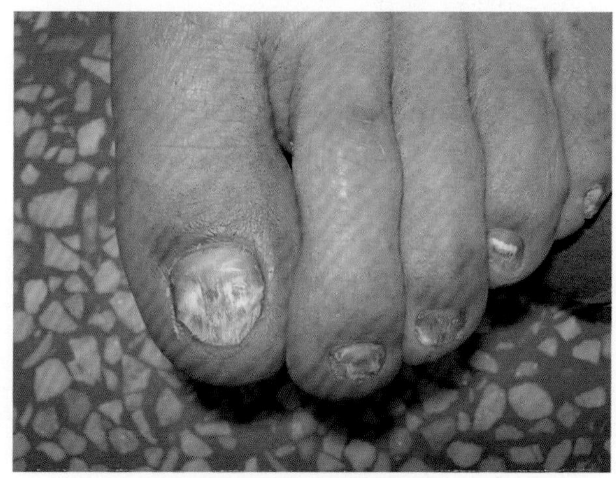

图 14-25 远端甲下型

此外，由白念珠菌引起的甲真菌病性甲沟炎逐年增加，一般感染近端和两侧甲皱襞，局部轻度暗红色肿胀，一般不化脓，疼痛不明显，可有轻度压痛，可表现甲床分离。

【病因】甲真菌病感染一般由真菌从甲板的游离缘或侧缘侵入甲内，往往由手癣或足癣的传染而来。目前认为主要病原菌仍是皮肤癣菌感染，侵犯指甲的主要是毛癣菌，最常见的是红色毛癣菌，深入甲板而难治愈，其他如石膏样毛癣菌及许兰毛癣菌都很少见。趾甲癣因足癣患者很多而较常见。近年来，关于酵母菌和非皮肤癣菌性霉菌感染甲的报道增多。

【鉴别】许多疾病均可引起指甲的改变，如银屑病和扁平苔藓的甲病、甲营养不良、慢性湿疹、先天性甲病、硬皮病、雷诺病、连续性肢端皮炎等都可以出现相应甲病变。附近炎症都可影响甲的生长而使甲变形或变色，但不含致病真菌。结合真菌镜检和真菌培养可以鉴别。

【治疗】

1. 口服抗真菌药　甲癣是皮肤癣菌病中最顽固难治的一种，目前多采用特比萘芬、伊曲康唑等抗真菌药口服治疗。虽然特比萘芬杀菌，伊曲康唑抑菌，但两药对真菌的孢子相均无效，须较长时间的治疗。

由于患者发病时间不同，病情轻重不一，不同年龄甲的生长速度也不同，因此每个患 者的疗程也不同。疗程应以病甲全部消失为止。特比萘芬 250mg/d 连续服用。也可于治疗的第 3 周始改用特比萘芬 250mg，隔日一次，需 3~4 个月。

伊曲康唑 200mg，每日 2 次，连服 7 日，休息 21 日，为一个疗程，连续 3~4 个疗程。

氟康唑每周 1~2 次，每次 150mg，连续 4 个月以上。

对上述药物如在早期疗效不佳，应考虑有抗药的可能性，应及时更换，对病变广泛年长者应适当延长疗程。

2. 局部抗真菌治疗

（1）局部外用药治疗：真菌使甲质松脆而易用刀修削，患者每日刮修可使真菌失去掩蔽及脱失，然后擦药，至少须坚持治疗 3 个月以上。局部应用的抗真菌制剂包括克霉唑、咪康唑，酮康唑，特比萘芬、十一烯酸或氯酚喹的霜剂或溶剂。30%冰醋酸或 10%碘酊也可涂擦，其他酊剂如下：

水杨酸 6g，苯甲酸 12g，丙酮及乙醇各半加到 100ml。

麝香草酚 1g，碘 10g，碘化钾 8g，水杨酸 10g，丙酮 10ml，乙醇加到 100ml。

麝香草酚 0.1g，水杨酸 6g，浓碘酊 12ml，丙酮 8ml，二甲苯 4g，乙醇加到 100ml。

（2）药物软化病甲疗法：先用氧化锌橡皮膏或火棉胶等成膜材料保护病甲周围的正常皮肤，然后在病甲上敷擦下列软膏之一：

水杨酸 12g，乳酸 6g，凡士林加到 100g。

水杨酸 6g，苯甲酸 12g，凡士林加到 100g。

水杨酸 6g，硫黄 12g，凡士林加到 100g。

碘 5g，碘化钾 10g，凡士林加到 100g。

涂药后用橡皮膏或塑料薄膜覆盖，然后用绷带包扎，每 1~2 日换药一次，数次以后，病甲即可软化。用镊子分离病甲与甲下组织后，常能轻易地拔去病甲，以后每日在甲床上涂搽抗真菌制剂，直到新甲长成为止。

在用橡皮膏保护甲周正常皮肤后，在病甲上涂敷氢氧化钾软膏（氢氧化钾 2.5g，氧化锌 12.5g，淀粉 12.5g，凡士林加到 100g），戴上橡皮指套，3 日后拔甲成功率可达 85%以上，如不成功，就按此法再施行一次。

手术拔甲法是在指（趾）根部两侧注射普罗卡因或利多卡因溶液后在甲周进行浸润性麻醉。在无菌操作下，用手术刀及镊子分离病甲与甲下组织，拔出病甲后，刮净甲床，以后每日涂擦 10%碘酊或其他抗真菌药，直到新甲长出为止。

（3）环吡酮胺和阿莫罗芬：环吡酮胺是经美国 FDA 批准的甲真菌病局部治疗药物，属于羟基吡啶类抗真菌药，对皮肤癣菌、酵母菌、非皮肤癣菌性丝状真菌都有广泛的抗菌作用。一般 8%环吡酮胺甲涂剂每日使用 1 次，持续 6 个月以上。

5%阿莫罗芬甲涂剂是吗琳类药物，具有广谱的杀菌和抑菌效应，主要抑制真菌细胞膜的重要成分——麦角固醇的合成。阿莫罗芬甲涂剂每周使用 1~2 次，持续 6~12 个月。

（4）激光治疗甲真菌病：目前研究认为激光可以治疗甲真菌病。作用机制如下：部分激光可以有效地抑制红色毛癣菌的生长，机械损伤真菌细胞壁。通常多种真菌在特定温度下（超过 40℃）可发生热损伤致某些蛋白变性或失活。真菌细胞壁某些色素基团/黑素颗粒可吸收特定波长起到治疗作用，也可用二氧化碳点阵激光将病甲打成无数密集的微孔，有利于外用药的渗透。

花斑糠疹（pityriasis versicolor）

花斑糠疹又称为花斑癣（tinea versicolor），俗称汗斑，皮肤表面有黄褐或褐色斑点或斑片，不引起自觉症状，最常见于颈部、胸背及腋下。皮损可为色素减少的淡白斑而称为白色花斑糠疹（pityriasis versicolor alba）。

【症状】初起皮损是针头大小的淡黄褐色、淡褐色或黑褐色小点，逐渐扩展而成豆粒或指甲大小，或融合而成大片的圆形或形状不规则的斑片（图 14-26，图 14-27），表面平滑而像黄褐或黑褐色薄纸片贴附在皮肤上，容易搔刮而刮成细薄的糠状鳞屑。皮损有清楚的边界，数目不定，相邻的互相融合，多半分布于胸部、背部及腋下，也常出现于颈部、上臂、腹部及股部内侧，不引起自觉症状，有时轻微觉痒。

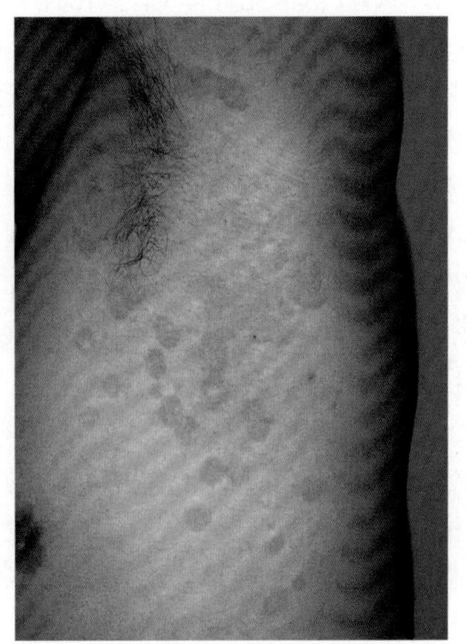

图 14-26 花斑糠疹（一）

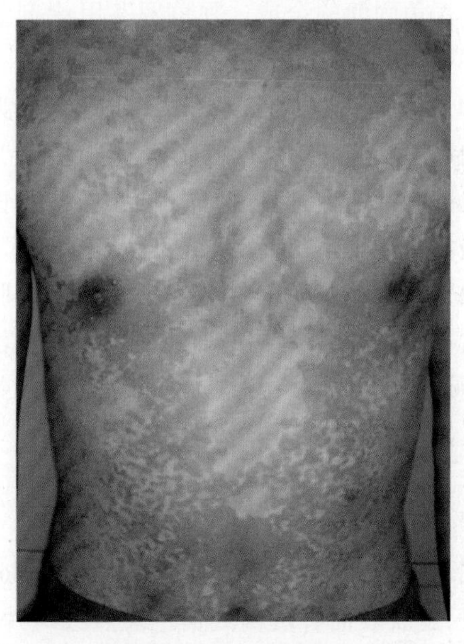

图 14-27 花斑糠疹（二）

有的患者有散布的豆粒或指甲大小的淡白斑，夏季时因附近皮肤晒黑而更明显，皮肤颜色较深者白斑也较显著而和白癜风相似，相邻的可相融合而成范围较广的白斑，没有自觉症状及鳞屑，往往分布于胸部、背部及颈部，被称为白色花斑糠疹或色素减少性花斑糠疹（hypopigmented tinea versicolor）（图 14-28，图 14-29）。伴色素加深的花斑糠疹较色素减少的容易治疗。色素减退者的色素恢复正常需 2~3 个月。

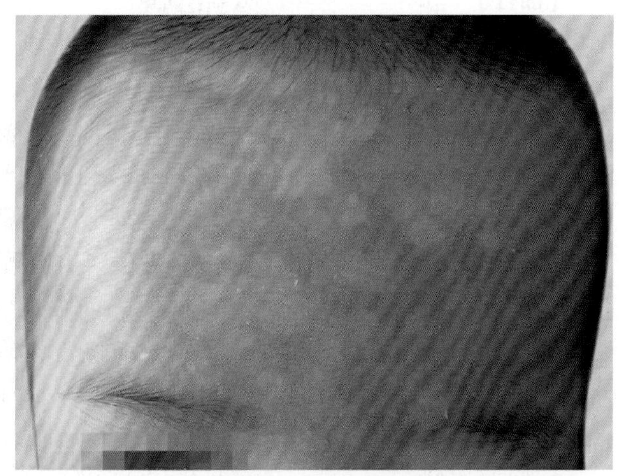

图 14-28 色素减少性花斑糠疹（一）

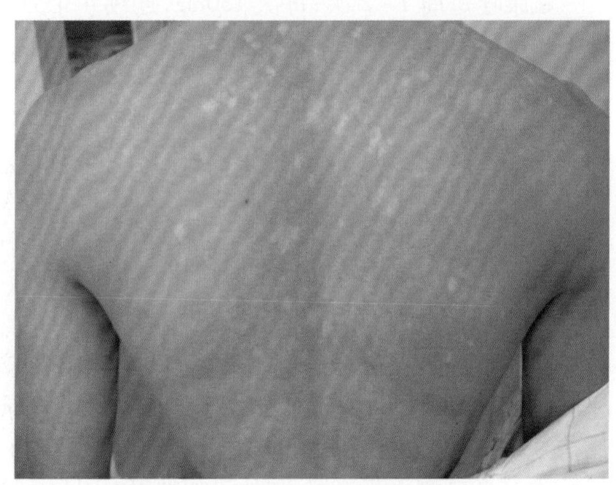

图 14-29 色素减少性花斑糠疹（二）

花斑糠疹是侵犯角质层的浅部真菌病，致病的真菌容易在湿热环境下繁殖生长，因而最多见于热带地区，常在湿热季节发生及扩展。由于此种真菌嗜脂生长，患者多半是皮脂分泌旺盛的成人，往往是男性中青年，在皮脂腺活动减弱的老年时期可自然痊愈。

【病因】 病原菌寄生于表皮角质层内，刮取患处鳞屑置玻片上，加一滴 10% 氢氧化钾溶液，即可在显微镜下查见粗短菌丝及成簇孢子，菌丝型病原菌被称为糠秕马拉色菌（*Malassezia furfur*）。在含脂培养基上，可培养出奶油色圆形菌落，再接种于其他培养基而长出酵母菌样球形细胞及短粗菌丝，此种酵母菌相被称为轮匝状（环状）糠疹癣菌（*P. tyrosporon orbiculare*），有人也培养出嗜脂性酵母样菌而称为卵状糠疹癣菌（卵圆糠疹孢子菌，*P. ovale*）。近年来，对花斑糠疹有了许多新的认识。目前认为,花斑糠疹并非具有接触传染性,人体皮肤带菌不一定发病,但易感者只要促发因素存在即可发病。

(1) 外因:高温、高湿,衣服不透气。热带国家居民喜用棕榈油或其他脂类物质涂沫身体,可促发菌体形成。

(2) 内因:有阳性家族史,多为一级亲属患本病,属多基因遗传。油性皮肤,多汗症或多汗,免疫功能受损,如全身应用糖皮质激素及免疫抑制剂等;其他,如肾上腺切除术、库欣综合征、糖尿病、妊娠妇女、营养不良、严重烧伤、服避孕药等。

【鉴别】 花斑糠疹常应和红癣、脂溢性皮炎或玫瑰糠疹区别,色素减少性花斑糠疹更易误认为白色糠疹及白癜风。除了依赖真菌学检查外,花斑糠疹患处在伍德灯下呈现淡黄色或淡黄褐色荧光。

【治疗】 多种抗真菌外用药都可有效,为了防止复发,在损害消失后,应该继续治疗数周以消灭残存于皮肤或内衣的真菌,伍德光常能判断治疗的效果。白色花斑糠疹经治疗后虽已无菌,常需要经数周或数月,甚至更久,白斑才能消失。

局部治疗常用 20%~40%硫代硫酸钠溶液或处方:硫代硫酸钠 20g,甘油 4g,乙醇 15g,水加到 100ml。

2.5%硫化硒(selenium sulfide)混悬液也为患者所喜用,可于睡觉前遍擦患处,次晨洗净,或每周擦 1~2 次,30 分钟后洗净,不可局部应用于外生殖器及肛门,一般应治疗 3~4 周。

其他外用药有 1%克霉唑、益康唑、咪康唑、酮康唑霜,5%过氧苯甲酰凝胶,6%~10%冰醋酸,含 1%碘的 2%水杨酸酊等。

红斑量紫外线的照射使皮肤脱屑而有疗效。单纯外用药治疗不佳者可口服抗真菌药如氟康唑、伊曲康唑等。最近有人提出采用氟康唑 300mg 顿服治疗花斑糠疹。伊曲康唑曾有三种治疗方案:100mg/d×7 天,100mg/d×14 天,200mg/d×7 天,经临床观察 200mg/d×7 天效果最好。预防复发,每月服用一次,400mg。

马拉色菌相关性皮肤病 (malassezia associated skin disease,MASD)

马拉色菌属正常的皮肤寄生真菌。多发生于青春期前后,但也可以从婴儿及儿童的体表分离出来。近年来,对马拉色菌感染有了许多新的发现,有人将此称为马拉色菌相关性皮肤病。

(一) 马拉色菌性毛囊炎

马拉色菌性毛囊炎(Malassezia folliculitis)是一种以瘙痒性毛囊性丘疹和脓疱为特征的慢性病。皮损为圆顶形丘疹或脓丘疹,表面光泽,暗红或鲜红色(图 14-30~图 14-32),主要发生于躯干上部、颈及双臂,散发或密集分布。组织病理和真菌检查显示在毛囊部位有大量孢子,而菌丝少见。

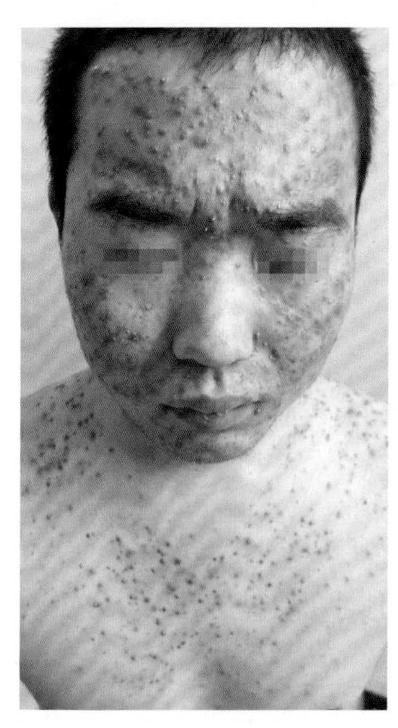

图 14-30　马拉色菌性毛囊炎(一)

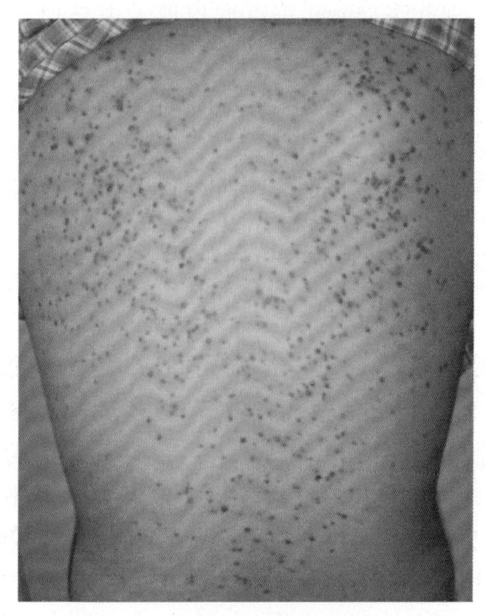

图 14-31　马拉色菌性毛囊炎(二)

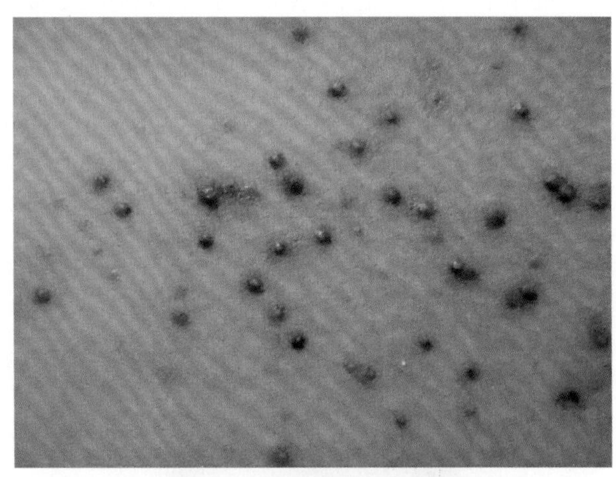

图 14-32 马拉色菌性毛囊炎(三)

促发因素有炎热、潮湿、毛孔堵塞、糖尿病以及应用抗生素、糖皮质激素和免疫抑制等。本病对抗真菌治疗效果明显,但疗程较长并容易复发。有人建议有必要每周 1~2 次使用外用药进行预防治疗。

(二) 马拉色菌性甲真菌病(malassezia onychomycosis)

马拉色菌是甲真菌病的病原菌之一。其临床特征及易感因素与念珠菌性甲真菌病相仿。表现为指(趾)甲增厚、粗糙,可呈黑褐色外观。伊曲康唑 200mg,一日 1 次,口服,共 3~6 个月,治疗效果良好。

(三) 马拉色菌新生儿脓疱病(malassezia neonatal impetigo)

1991 年,Aracdn 等首次报道了由马拉色菌引起的新生儿脓疱病。其临床特点如下:①面、颈部脓疱;②起病时年龄<1 个月;③脓疱直接显微镜检查可发现真菌,但应区别是寄生还是感染;④排除引起新生儿脓疱病的其他原因;⑤外用酮康唑有效。

(四) 其他

1. **马拉色菌性间擦疹** 表现为鳞屑性红斑,炎性反应较轻,可见中心消失倾向,好发于间擦部位,一般无自觉症状,鳞屑真菌显微镜检查和培养可阳性。

2. **特应性皮炎** 对于病损位于头面颈部的特应性皮炎患者,特别是成年患者,马拉色菌可能是其重要的病原。机体对马拉色菌的变态反应可能为某些患者的致病因素。有报告在特应性皮炎体内发现了抗马拉色菌的 IgE 抗体,有时这些患者应用抗真菌药物可缓解病情。

3. **脂溢性皮炎** 有许多报道提出,脂溢性皮炎,包括头皮屑过多都与马拉色菌所致的变态反应有关,特别是酮康唑等洗剂可使头皮屑减少,也间接证实与其有关。预防性治疗可减少复发率。孢子数量的多少与疗效和复发有关联。

4. **皮肤垢着病** 从 1964 年正式命名以来,皮肤垢着病一直被认为与精神因素、外伤、长期未擦洗、内分泌失调等有关。1999 年,夏清等第一次报道此病与马拉色菌有关,用伊曲康唑治疗有效,但有复发倾向。

5. **银屑病** 银屑病发病机制复杂,有多种因素参与。有研究发现热灭活的卵圆马拉色菌悬液可使兔背部皮肤出现红斑及白色鳞屑,病理呈银屑病样改变。对于皮脂溢出部位的银屑病加用抗真菌药物会改善症状。

此外,近有报道提出,马拉色菌可能参与融合性网状乳头瘤病、包皮龟头炎等的发病。

掌黑癣(tinea nigra palmaris)

一般发生于手掌而称为掌黑癣(tinea nigra palmaris),是不痒的褐斑或黑斑,无鳞屑,又称为黑糠疹(pityriasis nigra),主要流行于中美洲及南美洲,也常见于印度及东南亚地区。

损害是形状、大小及数目不定的淡褐色、褐色或黑色斑片,相邻的互相融合,像是墨汁或硝酸银溶液污染皮肤,没有丘疹、水疱或炎症,也没有隆起的边缘,有时表面扁平而略隆起,像是褐色或黑色纸片贴在皮肤上,不引起任何自觉症状,通常发生于手掌,偶然发生于足底、背部、胸部及其他部位。

本病的致病菌是分枝孢子菌,流行于美洲的是威尔尼克分枝孢子菌(C. ladsporium wernecki),而流行于印度等亚洲地区的是曼逊孢子菌(C. mansonii)。

局部治疗如涂擦复方水杨酸软膏(水杨酸-苯甲酸软膏、硫黄-水杨酸软膏)或碘酊。

毛结节病(piedra)

头发、眉毛、睫毛或胡须等毛干上有圆形或卵圆形坚硬小结节,附着于毛干一侧或包裹毛干而像虱卵,但在肉眼下不易看清,用手指搓摸时,可觉毛干上有不规则分布的硬粒而像砂粒。

流行于南美洲等热带地区的毛结节病呈黑色而称为黑砂毛(black piedra),由何德毛结节菌(Piedraia hortai)引起,有黑色菌丝及卵圆形孢子囊，培养出的菌落是由菌丝及厚膜孢子构成，菌落扁平发黑并有皱纹。流行于温带地区的一般是白色毛结节病而称为白砂毛（white piedra），病原菌是白吉里毛孢子菌（Trichosporon beigelii），又称为皮肤毛孢子菌（T. cutaneum），由菌丝及关节孢子构成小结节，培养出的奶油色菌落有芽生孢子及可能分裂成关节孢子的有隔菌丝。

有人报告白吉里毛孢子菌偶然由皮肤经血流扩散，或吸入后经血流散播，在身体抵抗力降低时可波及多处内脏器官，须用两性霉素B或氟康唑或两者同时治疗。也可以局部病毛剃光，外用3%硫黄乳膏、复方苯甲酰软膏治疗。

念珠菌病（candidiasis，candidosis）

念珠菌病是由念珠菌属引起急性或慢性感染，常见于皮肤黏膜处，也可以发生在内脏器官，特别常见于婴儿的口腔黏膜而称为鹅口疮（thrush），也容易发生于褶叠部位而出现褶烂或指间糜烂。念珠菌病一般为局限性，偶然为泛发性或系统性。

【症状】 念珠菌病可发生于皮肤、指（趾）甲、黏膜及内脏。

1. **皮肤念珠菌病**　皮肤念珠菌病是局限或泛发的急性或慢性感染，最易发生于温暖而常受摩擦的褶叠部位，包括腹股沟、腋窝、脐窝、趾或指间皮肤、臀部中央、阴囊和股部接触处、妇女悬垂乳房和胸部皮肤褶叠部位，可称为念珠菌性褶烂（candidial intertrigo），容易发生于肥胖多汗及糖尿病患者。损害是边界清楚的红斑，表面浸渍糜烂或有微小水疱及脓疱，有的渗出而像湿疹性损害，逐渐向四周扩展，边缘常有灰白色细薄鳞屑而呈线状。发生于股部内上方时容易误认为股癣。发生于肛门附近的肛周念珠菌病（peranal candidiasis）常起源于胃肠道念珠菌感染，患处浸渍、潮湿发红并常发痒，也可因有裂口而疼痛，有时可见白色小脓疱或因继发性感染而化脓。婴儿的肛周念珠菌病往往蔓延至包裹尿布的部位，可称为尿布念珠菌病（napkin candidiasis），潮湿尿布的包裹常使皮炎加重而引起剧痒及烧灼感。阴唇附近的湿疹性皮损往往由于念珠菌性外阴阴道炎，有的儿童口周有边界清楚的湿疹样损害，往往是由于口腔黏膜有念珠菌性感染。

指间糜烂（erosio interdigitalis）又称为芽生菌性指间糜烂（erosio interdigitalis blastomycetica），也是一种念珠菌性褶烂，几乎都发生于中指与环指之间的褶叠皮肤，以后可蔓延到指（趾）侧或其他手指（足趾）。损害浸渍糜烂发白，常呈卵圆形，中央容易有裂口，边缘常有白色线状鳞屑，擦拭腐物就可露出潮湿鲜红的光滑表面（图14-33）。

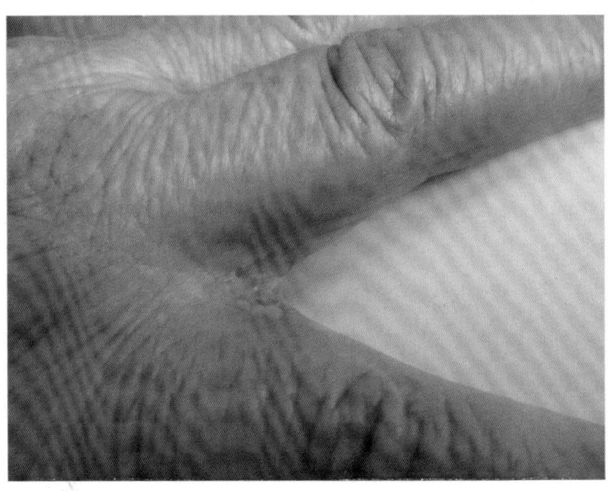

图14-33　皮肤念珠菌病

念珠菌性甲沟炎（candidal paronychia）往往发生于常做家务的妇女和糖尿病患者等浸水工作时间长者，一般发生于手部尤其右手的指部，又称为真菌性甲沟炎（paronychia mycotica）。指甲周围的皮肤红肿发炎，可伴发水疱，有时由甲沟处挤压出少量稀薄脓液，虽像化脓性甲沟炎但疼痛轻微，脓液很少，以后渐成亚急性或慢性甲沟炎，甲沟处皮肤肥厚并常有浸渍。

念珠菌性甲真菌病（candidal onychomycosis）表现为甲板呈灰污色，甲肥厚不平并由甲缘及甲两侧逐渐向后蔓延，和其他真菌所致的甲癣相似，但不太松脆易碎，有的甲横沟或凹凸不平，但甲表面仍光滑，甲下角质增厚堆积或致甲剥离。

泛发性皮肤念珠菌病偶然发生于营养不良的婴儿及儿童，但罕见于成人。皮损先为散布的浅小水疱或浆液性脓疱，以后破裂而轻微发炎，不断地向四周扩展并相融合，成为大片的脂溢性皮炎样损害，边界清楚但不规则，边缘可略隆起并有细薄的鳞屑及鳞屑痂，附近常有零散的水疱或白色小脓疱。皮损往往广泛分布于外生殖器及股部之间、肛门附近及臀部、下腹部、腰部及腋窝等处，也常发生于面部尤其口部及鼻部附近而像脂溢性皮炎，发生于头皮时常有油脂状粘痂并可使头发稀少。其他念珠菌性感染如口角炎、舌炎及鹅口疮往往同时存在。

婴幼儿颈部、躯干尤其腋窝及腹股沟等处可因念珠菌感染而发生痱子样小丘疹或水疱，消退后遗留圈状鳞屑。婴儿头皮可有扁平的小脓疱及结痂。疣状结痂念珠菌性肉芽肿（verrucous crusted candidal granuloma）的表面结痂，边缘隆起，有的可成肉芽肿增生溃疡。在我国文献中，有少数关于疣状或肉芽肿性损害的报告。

念珠菌疹（candidid）与皮肤癣菌引起的癣菌疹类似，皮肤或身体别处有念珠菌感染时，不含真菌的念珠菌疹可以发生，往往是浅小水疱尤其常见于手部而为汗疱，也可为局限或弥漫的成片红斑，或表现为湿疹等损害，原发的念珠菌感染消除后即可消失。

2. **黏膜念珠菌病**　口念珠菌病（oral candidiasis）最易发生于体弱婴儿的口腔黏膜尤其颊部及舌部黏膜，又称为鹅口疮。舌、龈、颊、唇和/或咽黏膜有形状及大小不定的灰白或乳白色膜状物，像凝固的牛乳附着于黏膜，拭抹后局部黏膜可轻度出血（图 14-34）。严重时，咽黏膜损害蔓延至喉黏膜而使婴儿的哭声嘶哑或使呼吸不畅。儿童或成人也可患口念珠菌病，往往伴有维生素缺乏所致的舌炎或口角炎，舌面光滑发红，舌缘或牙龈糜烂发炎，口角浸渍发白或有皲裂。

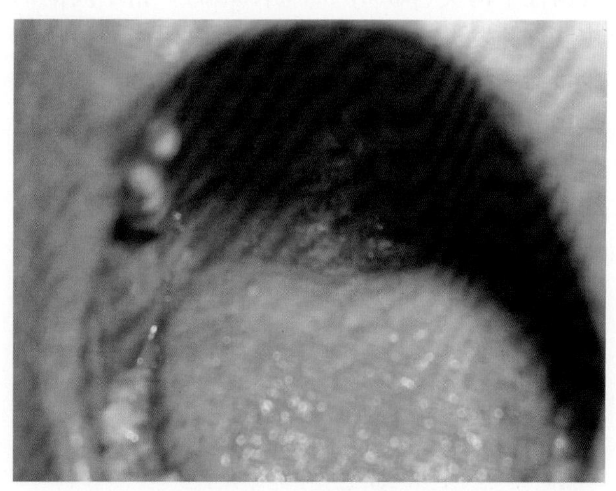

图 14-34　口念珠菌病

念珠菌性外阴阴道炎（candidal vulvovaginitis）通常发生于成年妇女尤其发生于常服避孕药或长期应用广谱抗生素或糖皮质激素类药物者、糖尿病患者及妊娠妇女或性交对象的包皮龟头有念珠菌感染。患者外阴浸渍发红及剧痒，宫颈充血肿胀及糜烂，可有小水疱，阴道分泌液不多但较黏稠。阴道外部皮肤损害容易误认为湿疹（图 14-35），皮损不显著时容易误认为外阴瘙痒症，糜烂性损害可由外阴扩展到耻骨部位、肛门周围及股部上方内侧。

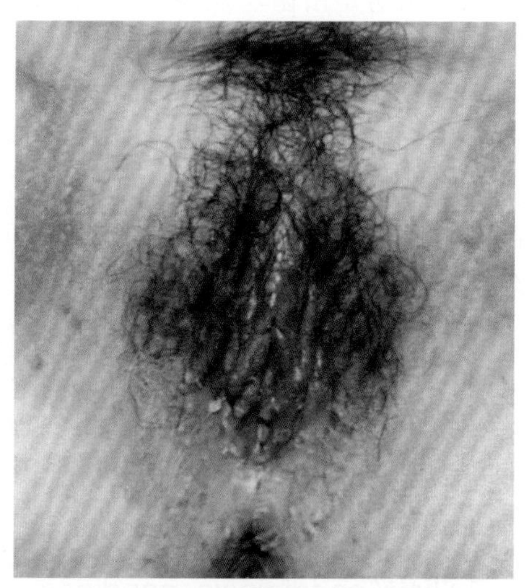

图 14-35　念珠菌性外阴阴道炎

念珠菌性包皮龟头炎（candidal balanoposthitis）好发于龟头及冠状沟，累及包皮者称为念珠菌性包皮龟头炎。表现为红斑，表面光滑，周边有卫星状分布针尖大小的丘疱疹或小脓疱，逐渐向四周扩大，境界一般清楚，自觉瘙痒。但在急性发作期包皮可呈水肿性，龟头、冠状沟及包皮内侧呈糜烂渗液境界不清。病程久者红斑上可有很薄的鳞屑（图 14-36）。有时本病可表现为包皮内侧轻度水肿呈粉红色，表面有一层很薄的灰白色假膜，搓洗时容易去掉。此时真菌学镜检往往阴性，可能为念珠菌感染引起的过敏性炎症，属皮肤迟发性过敏反应。

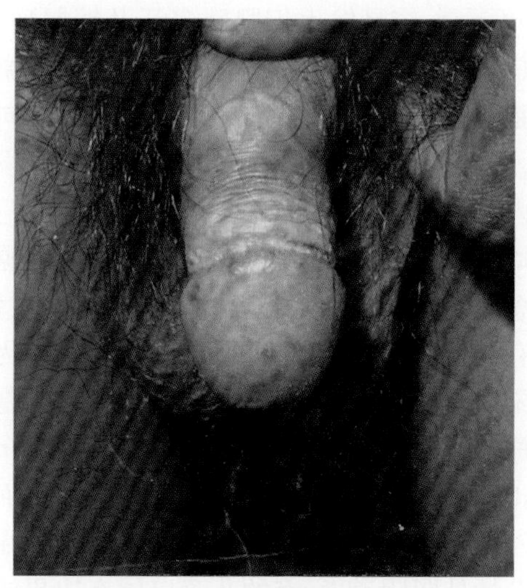

图 14-36　念珠菌性包皮龟头炎

3. **慢性黏膜皮肤念珠菌病**（chronic mucocutaneous candidiasis）　初起损害往往是念珠菌性褶烂、鹅口疮、念珠菌性甲沟炎或甲床炎，婴幼儿时期开始发生，也可出现于新生儿，各种抗念珠菌病疗法常不见效。以后大小不定的角质性斑块分布于头皮或光滑皮肤,常密布于面部,可向上扩展到额部及头皮而常使头发脱落,也可扩散到四肢、躯干及手背等处或波及口鼻黏膜、外阴或肛门等处黏膜。过度角化而显著隆起的肉芽肿性损害缓慢进行,相邻的互相融合而成奇形怪状,表面有黄褐或黑褐色蛎壳样厚痂,痂内有无数的白念珠菌,损害周围有暗红晕。移除坚硬的厚痂时,露出下方发红糜烂的肉芽组织,以后愈合时瘢痕形成。

患者的一般健康状况良好,但常并发免疫性缺陷特别是影响淋巴细胞功能的先天性胸腺疾病,偶然发生本病的成人通常是胸腺瘤患者。有的并发免疫功能低下的其他疾病,或伴有甲状旁腺或肾上腺功能减退或糖尿病等内分泌性障碍,也有的同时有系统性念珠菌病。

4. **系统性念珠菌病**(systemic candidiasis) 免疫力低弱尤其长期应用广谱抗生素或糖皮质激素类的慢性衰耗患者可因念珠菌性败血症而有播散性内脏念珠菌病,最常见的是念珠菌性支气管炎及肺炎。

念珠菌性支气管炎患者长期咳嗽,痰液黏稠而像黏液或胶液,几乎无色,痰液内有出芽真菌及黏膜上皮碎片。肺部底部可有干性啰音,X 线显示非特殊性慢性支气管炎,支气管变厚,肺中部及下部纹理加深而有纤维变性。痰液经多次检查都发现白念珠菌时才可诊断。

念珠菌性肺炎通常和念珠菌性支气管炎同时存在,可因伴发的念珠菌性败血症而致命。肺部念珠菌感染为原发性,有时继发于肺癌或结核病等其他肺部疾病。患者发热、胸痛及咳嗽,几乎无色的黏稠痰液可带血丝,常难以咳出。肺部有湿性啰音,胸腔可有积液。X 线显示形状及大小不定的模糊阴影,阴影容易变化,复查时往往见到部分阴影消失而新阴影出现;严重时阴影浓密而弥漫,几乎占满整个肺部。

念珠菌性中枢神经系统感染常为念珠菌性脑膜炎,有头痛等脑膜刺激症状,颅压增高及视神经乳头水肿,脑脊液内有大量白念珠菌。念珠菌性败血症也可引起脑感染而有脑脓肿的症状。

念珠菌病常侵犯消化道。鹅口疮可继发念珠菌性食管炎而较易发生于婴幼儿。念珠菌进入胃肠而可引起念珠菌性胃肠炎,有食欲缺乏、腹部不适、慢性腹泻及排便时坠痛等慢性胃肠炎的症状。

泌尿系统的念珠菌病常由于念珠菌由尿道经膀胱至肾盂的上行感染,有时是念珠菌败血症所致,引起尿路感染的症状如尿频、尿痛等。

念珠菌性败血症可损伤肝、脾、肺及肾等其他内脏,也可波及心内膜、骨骼及关节等其他器官和组织。

【病因】

1. **致病菌** 念珠菌是出芽生殖的酵母样单细胞真菌,侵犯组织后,有的变长并排列成链状而被称为假菌丝(pseudohyphae),有的发展成真正菌丝。处于酵母菌状态的念珠菌是对人无害的共生菌,在组织内发展成假菌丝或菌丝时才可有致病性。

念珠菌种类很多,绝大多数是对人无害的腐生菌,只有少数几种在适当条件下可使人发生念珠菌病,其中最主要的是白念珠菌(Candida albicans),其他的如热带念珠菌(C. tropicalis)、假热带念珠菌(C. pseudotropicalis)、星状念珠菌(C. stellatoidea)、近平滑念珠菌(C. parapsilosis)、克柔念珠菌(C. krusei)、光滑念珠菌(C. glabrata)、季也蒙念珠菌(C. guilliermondii)、葡萄牙念珠菌(C. lusitaniae)和乳酒念珠菌(C. Kefyr)等。

2. **诱发念珠菌病的各种因素** 白念珠菌虽是主要致病菌,但可存在于正常人的咽喉黏膜、阴道和肠黏膜上,从黏膜分泌物及粪便可以分离出来。当宿主的抵抗力降低时,白念珠菌在适当条件下就使人发生某种类型的念珠菌病而为条件致病菌。

3. **全身性因素的影响** 多种因素可降低身体对念珠菌的抵抗力。例如,营养不良、缺铁性贫血、维生素 B 缺乏、低钙血症、血液循环不良、恶性肿瘤等消耗性疾病、结核病等慢性传染病、糖尿病等都可促使念珠菌病发生。

慢性黏膜皮肤念珠菌病通常发生于细胞免疫功能尚不健全的婴幼儿,尤其有先天性胸腺疾病等免疫缺陷者,有的并发甲状旁腺或肾上腺功能低下等疾病。

4. **医源性念珠菌病**(iatrogenic candidiasis) 是药物治疗的后果。长期应用抗生素可干扰微生物间的正常平衡,可消灭肠道内合成维生素 B 的细菌,致使白念珠菌失去竞争敌手而可任意繁殖生长,从而引起抗生素性念珠菌病(antibiotic candidiasis)。长期应用糖皮质激素类制剂及免疫抑制剂可以影响白细胞的吞噬作用和妨碍抗体形成,也都减弱身体对白念珠菌的抵抗力。

5. **环境和某些局部因素的影响** 接触传染、

潮湿和温暖都是引起皮肤及黏膜念珠菌病的主要条件。

在婴儿室中，白念珠菌可因隔离不好而传播，病原菌可来源于产妇的阴道，使婴儿发生鹅口疮及褶烂；由于产妇有阴道念珠菌病，婴儿的皮肤念珠菌病在婴儿出生后20日内发病率最高。

潮湿多汗有利于念珠菌的繁殖生长，因而肥胖多汗的人较易发生念珠菌性褶烂。厨师、渔民、屠宰工人或其他常和水接触的工人，手部经常潮湿，较易发生指间糜烂或念珠菌性甲沟炎及甲癣。家庭妇女的手常接触水、肥皂及洗涤剂、苏打或碱、化妆品等，可损伤甲的护膜，甲旁组织容易被念珠菌侵入而发生慢性甲沟炎。

其他因素如妊娠及口服避孕药可使阴道黏膜有所改变，对念珠菌的局部抵抗力降低，因而较正常人易患念珠菌性外阴阴道炎。

【诊断】白念珠菌是出芽生殖的酵母样真菌，由患处取材涂片检查，可以查见略呈椭圆形的出芽孢子，还有和芽孢相接的假菌丝，革兰氏染色阳性。系统性念珠菌患者的血液、尿液、痰液或脑脊液要经多次培养并经真菌学鉴别才能证实为念珠菌感染。取材先放在沙堡弱培养基上培养2~3日即可长出湿润的乳酪样菌落，以后移植于玉蜀黍培养基上，白念珠菌的孢子团及厚膜孢子逐渐发育。糖发酵试验能区别念珠菌与酵母菌，白念珠菌在葡萄糖及麦芽糖中产酸产气，在蔗糖中产酸而不产气，在乳糖中不产酸也不产气。

【鉴别】皮肤念珠菌病要和细菌性褶烂、尿布皮炎、湿疹或脂溢性皮炎区别。念珠菌性甲沟炎的炎症一般比化脓性甲沟炎轻，念珠菌性甲癣应和其他真菌所致的甲癣鉴别。

黏膜念珠菌病应和黏膜白斑病及梅毒性黏膜斑区别。

系统性念珠菌病通常由于念珠菌性败血症的存在，念珠菌性阴道炎要与细菌性、滴虫阴道炎进行鉴别。各种内脏的念珠菌感染要和细菌性肺炎等内科疾病鉴别。

【治疗】念珠菌病在一定条件下发生，应该寻找及消除各种致病条件，例如，保持皮肤干燥清洁，手部有指间糜烂者不应时常接触水和肥皂，伴有口或阴道黏膜念珠菌感染时要同时治疗以免再感染；原发灶的存在也常使其他念珠菌病容易复发，例如肠道的念珠菌感染往往是肛周念珠菌病或泛发性皮肤念珠菌病难愈的原因。念珠菌病和免疫力有关。营养不良、贫血、糖尿病及结核病等都降低抵抗力而应处理，特别是长期应用抗生素、糖皮质激素类、免疫抑制药及口服避孕药容易诱发念珠菌病而应酌情减量或停药。

1. **皮肤念珠菌病**　一般患者只需保持患处清洁干燥，局部应用抗念珠菌制剂。通常应用的有制霉菌素5万~10万U/ml的混悬液或含5万~10万U/g的霜剂，1%克霉唑、益康唑、咪康唑、联苯苄唑或酮康唑溶液或霜剂，2%两性霉素B溶液或洗剂或3%氯碘羟喹霜等。

泛发性皮肤念珠菌病患者多半是体弱的婴儿，除了局部应用抗念珠菌制剂外，应该加强营养及常服维生素B等。口服制霉菌素可消灭肠道中大量白念珠菌而防止皮肤再感染，可在每次饭前口服制霉菌素20万~50万U。严重患者可服伊曲康唑或静脉滴注氟康唑。两性霉素B虽有效，但不良反应往往较重。

2. **黏膜念珠菌病**　口腔黏膜感染（鹅口疮）可局部应用制霉菌素。制霉菌素片可于压碎后加水而成为10万U/ml的混悬剂，每次口含5ml，数分钟后咽下，婴儿可含2ml，一日数次。

念珠菌性女阴炎可局部应用制霉菌素、克霉唑、益康唑、咪康唑，酮康唑或两性霉素B制剂。

念珠菌性阴道炎患者每日可用每千克温水含有硼酸及碳酸氢钠各5g的溶液进行坐浴，然后用制霉菌素或克霉唑阴道栓剂放入阴道深处，每日1次，连续治疗2周。严重患者可口服氟康唑150mg/d，连用3日。也可用伊曲康唑200mg/d，连用7日。

3. **慢性黏膜皮肤念珠菌病**　由于免疫功能尤其细胞免疫功能低下，肌内注射转移因子可以有益，但应同时口服抗真菌药。

外用药包括咪康唑、益康唑、克霉唑、酮康唑、联苯苄唑、5-氟胞嘧啶或两性霉素B等溶液或霜剂。

4. **系统性念珠菌病**　咪唑化合物口服有效，而制霉菌素口服后不易吸收，只适用于消化道感染。系统性念珠菌病首选氟康唑静脉滴注有很好的疗效，氟康唑200~400mg/d。两性霉素B由静脉滴注也有较好的疗效，但不良反应常较大，对两性霉素B常规治疗不能耐受的患者，则改用两性霉素B脂质体治疗，可以提高疗效。其他药物也可用帕沙康唑、伏立康唑、卡泊芬净等进行治疗。

隐球菌病（cryptococcosis）

隐球菌病是系统性深部真菌病，又称为欧洲芽生菌病（European blastomycosis），但几乎发生于世界各地，我国也常有隐球菌病患者，主要侵犯中枢神经系统及肺脏。皮肤黏膜可有肉芽肿性损害，通常为继发性。

【症状】80%以上患者为脑隐球菌病，肺感染也较易发生，10%～15%的患者有皮肤黏膜表现但常为继发性，其他内脏及骨损害都很少见。

1. **脑隐球菌病**　隐球菌性脑膜炎、脑膜脑炎、脑脓肿、脑或脊髓内肉芽肿的临床表现和化脓性或结核性脑膜炎、脑脓肿或脑瘤等病的症状相似。隐球菌性脑膜炎最常见，有发热及脑膜刺激症状，患者多半在数周至数月内昏迷而死亡，少数屡次缓解及复发而可生存较久。

2. **肺隐球菌病**　单独发生和/或别处隐球菌病并发，约1/3患者没有症状，在X线检查胸部时才被发现容易误诊为肺癌或结核病。多数患者的临床表现是亚急性肺感染，少数是急性肺炎，X线显示弥漫性浸润或粟粒性结核病样阴影。

3. **皮肤黏膜隐球菌病**　可分为原发型和继发型，原发型少见，由隐球菌感染损伤皮肤引起；继发型一般继发于脑或肺隐球菌病而伴有脑膜症状等。皮肤损害表现有传染性软疣样损害、溃疡、结节、痤疮样脓疱、红斑、坏死及蜂窝织炎等。黏膜损害也是结节、溃疡或肉芽肿，可发生于硬腭、软腭、舌、扁桃体、牙龈、咽喉或鼻中隔等处。

另外，艾滋病合并隐球菌病患者中，可出现有典型的皮肤隐球菌病皮损，如脐凹样丘疹、结节、痤疮样脓肿、溃疡。

4. **其他**　骨骼及关节可被感染，在X线检查下容易误认为肿瘤。淋巴结、眼、肝、脾、肾上腺或肾脏等器官都可波及，通常和脑或肺隐球菌感染并发，病情有时缓解及复发而为亚急性或慢性，往往终于使人死于内脏损害。

【病因】病原菌是一种外源性酵母菌样真菌，称为新型隐球菌（Cryptococcus neoformans），已被人从鸽粪及土壤等物分离出来，可能主要通过呼吸道侵入人体，肺损害虽然常见，但在临床及X线方面常不明显而易忽略。一般人对此菌有较强的免疫力而难发生隐球菌病，但在身体抵抗力降低者尤其患有艾滋病、淋巴瘤、白血病、类肉瘤病、癌瘤或有严重糖尿病等慢性衰耗性疾病时，新型隐球菌可由不明显的肺部病灶扩散到中枢神经系统等器官而发生损害。近来隐球菌病发生率增高，可能和糖皮质激素类及免疫抑制药的广泛应用有关。

原发性皮肤感染很罕见。

【实验室检查】脑脊液、痰液、胸腔积液或尿液标本离心沉淀后，取沉淀渣放玻片上，加一滴墨汁或刚果红溶液，混合后在显微镜下观察，可见直径为5～20μm的圆球形厚壁孢子，菌体内有些反射光线的颗粒，外围是一层很厚的不染色荚膜，菌体的芽孢可以查见。

标本接种于沙堡弱培养基上，在37℃中培养2～3日，即可长出表面黏滑的酵母菌样菌落，以后，渐由乳白色变乳黄色，日久以后呈棕褐色。

间接免疫荧光试验证明患者血中有抗隐球菌抗体，但反应不强，阳性率不高。隐球菌多糖体补体结合试验和凝集试验是测定体液中抗原的检测方法，有较大的敏感性及特异性，有帮助诊断的价值。

【组织病理】皮肤损害有胶状及肉芽肿性组织反应。胶状反应是新型隐球菌虽大量聚集但组织无显著反应，而肉芽肿性反应的组织内真菌不多，主要存在于巨细胞及组织细胞内，组织内还有淋巴样细胞及成纤维细胞，也可看到坏死区。

【治疗】两性霉素B是最有效的内用药，80%以上的早期患者及30%～50%的严重患者可以治愈。两性霉素B加入5%葡萄糖溶液静脉滴注。开始量为0.1mg/（kg·d），根据耐受情况逐渐增加到1mg/（kg·d）或隔日1.5mg/（kg·d），一般以3～4个月为一个疗程。因其不良反应较大，目前多选用氟康唑和伊曲康唑。

对中枢神经系统感染，应首选氟康唑，因其有很强的穿透血-脑屏障的作用。氟康唑首剂400mg/d静脉滴注，以后根据病情予以200～400mg/d，一般应用6～8周。也可用伊曲康唑。

氟胞嘧啶也常应用于隐球菌性脑膜炎及尿路感染，成人口服4g/d，连服3个月以上，和两性霉素B合用时既可增强疗效，又可减少后者的剂量而减轻其不良反应。此外，伏立康唑、大蒜素、两性霉素B脂质体等也可使用。

地丝菌病（geotrichosis）

在自然界中，念珠地丝菌（Geotrichum candidum）广泛存在于水果及泥土等处，也常栖居于正常人皮肤而为腐生菌，但在一定条件下可以致病，症状和念珠菌病相似，称为地丝菌病，又称为地霉病（geotrichosis）。例如，口腔黏膜发红并有假膜而像鹅口疮，痰液黏稠而像念珠菌性支气管炎，胃肠道有地丝菌感染时粪便有黏液及脓液并可带血。肺地丝菌病和肺念珠菌病的临床表现及 X 线所示完全相同，只有依赖痰液检查及真菌学培养才能区别，在显微镜所见新鲜痰液中念珠地丝菌是分支有结的菌丝与链状排列的长方形关节孢子，在沙堡弱培养基上容易培养，多次检查均能查见念珠地丝菌时才可认为肺地丝菌病可能存在。

我国曾有研究者报告一位地丝菌性肉芽肿患者，面部受外伤后发生不溃破的紫红色坚实肿块，多数的内脏器官有多发的坏死灶及厚壁圆形孢子，以后死亡。

治疗和念珠菌病的疗法相同，局部应用制霉菌素或两性霉素 B 制剂等，内用药为唑类抗真菌药或两性霉素 B。

毛孢子菌病（trichosprosis）

毛孢子菌病（trichosprosis）是由毛孢子菌感染引起的一种局部或系统播散性真菌病。近年来，毛孢子菌病的发病率呈明显上升趋势，已成为除念珠菌外致人类播散性感染的第二大酵母菌感染。

【症状】本病常继发于有免疫缺陷的患者。毛孢子菌感染可引起皮肤、毛发、甲、肝、肺以及全身播散性症状。皮肤损害好发于头部、躯干、上肢等部位，皮疹表现为红斑、丘疹、结节及紫癜样损害，其中心可出现坏死、溃疡、结痂。头发及胡须感染表现为柔软的白色小结节，称之为白色毛结节病。

播散性毛孢子菌感染的临床表现与念珠菌病相似，呈急性或慢性感染过程。急性毛孢子菌病发病急骤，进展迅速，主要表现为真菌血症及皮肤、脏器的播散性感染。真菌最先侵犯血液循环，临床产生毒血症，重者血压下降，出现昏迷、休克，在发病数日或 1 个月左右死亡。可长达数月至数年，出现间断或持续性发热、肝脾大、肝功能异常或进行性器官衰竭等表现。主要侵犯脏器为肝、肺、肾、脾、心脏及脑组织等。真菌血行播散最长感染的部位是肾脏，表现为血尿，尿中出现红细胞及管型，甚至出现肾衰竭。尿培养可检出病原菌。机体免疫力低下时可成为致病菌引起肺部炎症病变，表现为咳嗽、咳痰、痰中带血，多次查痰可见病原菌。累及消化道，可出现厌食、腹痛、腹胀、稀便、腹泻、便中带血等，查粪便有时可检出病原菌。中枢神经系统感染可有毛孢子菌性脑膜炎，可有发热、头痛、脑膜刺激症状、失语、偏瘫等表现，脑脊液培养可检出病原菌。其他可有心内膜炎等感染，出现在心瓣膜置换术后。

【病因】毛孢子菌是引起毛孢子菌病的病原菌。根据最新的分子生物学分类方法，将毛孢子菌分为 17 个种，其中可以引起人类感染的包括 6 种：阿萨希毛孢子菌（T. asahii）、星形毛孢子菌（T. asteroids）、皮毛孢子菌（T. cutaneum）、皮瘤毛孢子菌（T. inkin）、黏液毛孢子菌（T. mycoides）及卵形毛孢子菌（T. ovoides）。它们可以引起不同类型的感染，阿萨希毛孢子菌是毛孢子菌病最常见、最重要的致病菌。

【诊断】该病早期主要根据病原学、真菌培养、菌落形态、镜下形态、组织病理、生理生化特点及细胞壁多糖检测等对毛孢子菌病进行诊断。毛孢子菌感染的组织病理改变主要在真皮，表现为感染性肉芽肿浸润，有血管改变，包括血管周围炎及小血管中真菌栓塞。PAS 染色或六胺银染色可见形态各异的菌丝及圆形或卵圆形真菌孢子堆积，也可见到芽生孢子、关节孢子和假菌丝，在镜下发现分隔菌丝、关节孢子、假菌丝及芽生孢子，则有利于诊断。随着分子生物学的发展，目前分子学诊断已经成为最主要、准确的诊断方法之一。分子生物学方法在毛孢子菌病的诊断方面具有灵敏度高，特异性强等特点，但易受实验室条件等因素的影响。目前常用 PCR、巢式 PCR、实时荧光定量 PCR 检测 rRNA 的 ITS、D1D2 区基因序列对毛孢子菌病进行诊断。

【治疗】毛孢子菌对许多常规抗真菌药耐药，所以目前该病治疗困难。另外，本病常有基础病，因此不能忽视对基础疾病的治疗。目前主要以抗真菌药物、免疫因子及联合治疗等方法为主。抗真菌药物主要包括唑类、棘白菌素类及两性霉素 B 等；免疫因子包括粒细胞集落刺激因子（G-CSF）、肿瘤坏死因子（TNF-α）等。研究表明，三唑类联合两性霉素 B 治疗对抗毛孢子菌病较为有效，特别是伏立康唑、脂质体两性霉素 B 效果较好。治疗中，如能注意结合药敏试验选择用药，并且早期、足量、联合用药以及足疗程可达到理想的治疗效果。

孢子丝菌病(sporotrichosis)

孢子丝菌病多半只发生于皮肤,引起无痛的结节、脓肿及溃疡,往往沿淋巴管成串出现,多半于一侧的手指或手部发展到同侧的上肢,而淋巴结不肿大。少数患者有播散的皮损,极少数有骨骼、黏膜或内脏损害。

【症状】本病是皮下真菌病,可分为淋巴管型、固定型及血源型,最常见的是淋巴管型。发生于其他组织或内脏的非皮肤性孢子丝菌病极为罕见。

1. **淋巴管型孢子丝菌病**(lymphangitic sporotrichosis)　病原菌往往由一侧尤其右侧手指或手部的微小创伤侵入皮肤,经过8~20日,甚至2~3个月后,侵入处发生一个可被推动的皮下结节,坚硬而有弹性,不疼痛也无压痛,被称为孢子丝菌性初疮(sporotrichotic chancre)(图14-37)。以后,结节变大而和上方皮肤粘连,皮肤渐由淡红变紫红色,终于结节变软而溃破,成为基部坏死的慢性溃疡,流出少量稀薄脓液。在初疮出现后若干日或数周内,以初疮为出发点,相似的皮下新损害沿淋巴管上行的行径而陆续出现于同侧臂部,数目及间距不定,但一个个地成串排列(图14-38)。这些不同的红色或紫红色结节软化及溃破后流出稀薄脓液,有的持久结痂或自然愈合而遗留瘢痕。原发的初疮可持续若干年月之久,也可终于愈合。有时,初疮发生于面部等处,由于感染经小淋巴管向外周扩散,初疮附近可有不规则散布的卫星状损害。有边缘清楚的暗红色肉芽肿性溃疡,周围有卫星状绿豆大小的暗红色坚实丘疹(图14-39,图14-40)。

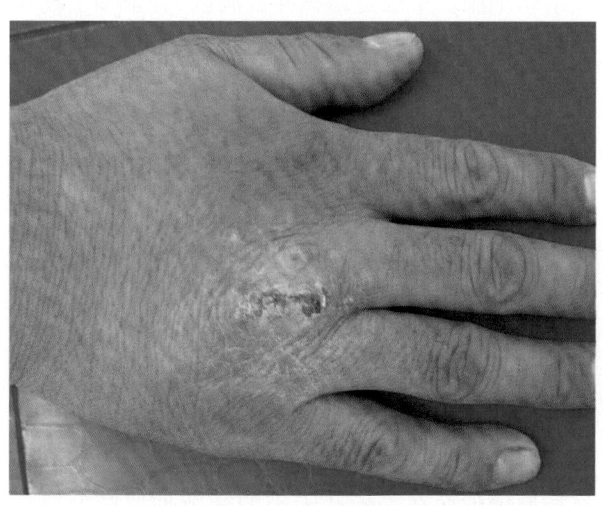

图14-37　孢子丝菌性初疮

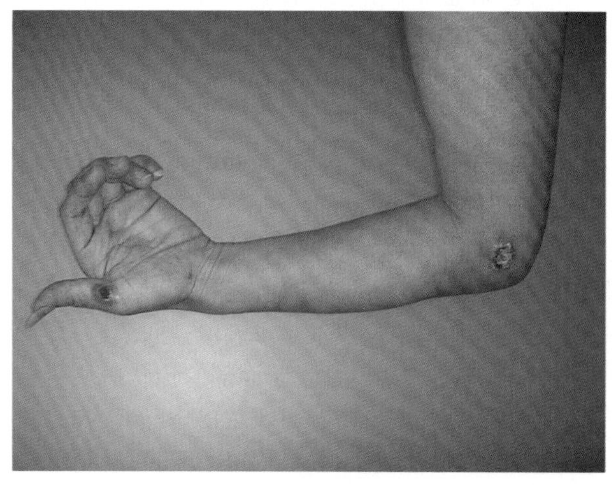

图14-38　孢子丝菌病(一)

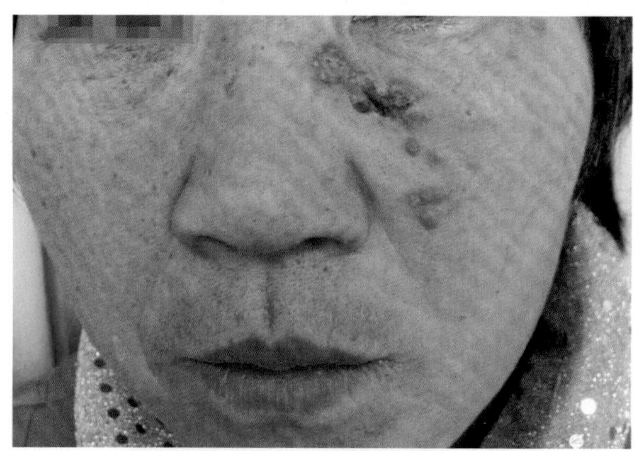

图14-39　孢子丝菌病(二)

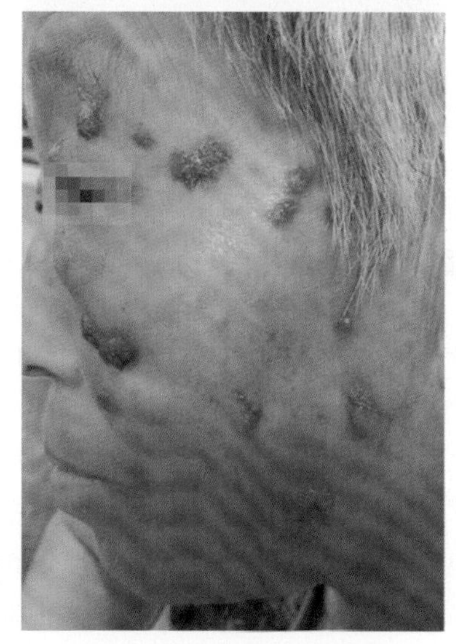

图14-40　孢子丝菌病(三)

淋巴管型损害可为结节性或增殖的斑块。上行的淋巴管炎型孢子丝菌病所沿经的淋巴管粗厚而如绳索,连接结节的淋巴管有时可被扪及,但区域性淋巴结通常不肿大。溃疡有继发的细菌性感染时，炎症较重及脓液增多，区域性淋巴结也可发炎而肿大。病程虽可经年累月，而一般健康通常不受干扰。

2. **固定型孢子丝菌病**（solid sporosporiasis）感染被限于病原菌侵入处，不向别处转移，因而皮损仅为初疮，但可发展成不同形态的损害，常被误认为皮肤结核、梅毒或化脓性肉芽肿等其他疾病。

最常见的固定型损害是厚痂覆盖的溃疡，缓慢发展，可有疣状增殖。常见于面部的疣状斑块可被误认为皮肤结核或有脓痂而像脓皮病，偶然先为痤疮样丘疹，以后溃破及结痂，或不溃破的浸润性斑块而可误诊为类肉瘤或结核样型麻风。溃破的结节性或肉芽肿性损害可像梅毒或上皮瘤（图 14-41）。红色鳞屑性斑块可像银屑病，但很少见。

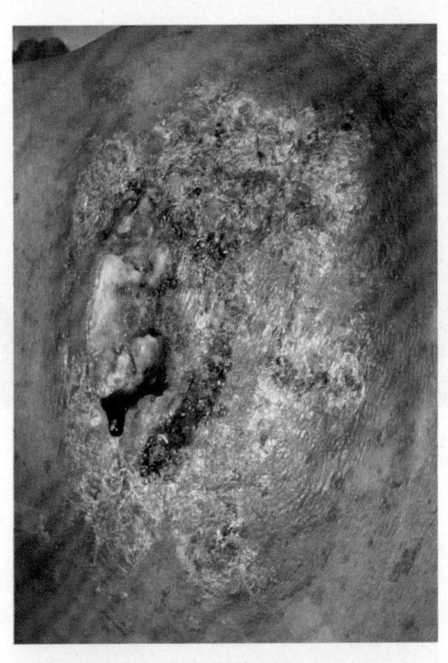

图 14-41　固定型孢子丝菌病

3. **播散型孢子丝菌病**（disseminated sporotrichosis）　播散型孢子丝菌病是孢子丝菌病感染引起的系统受累，主要经血流播散到皮肤，同时波及重要器官。

在皮肤多个不痛的坚硬结节几乎同时散布于各处皮下组织内，以后成为结痂的慢性溃疡。这种播散的孢子丝菌病很罕见。皮肤的原发损害往往已难辨认，有时原发损害是在肺脏或其他器官内。

皮肤尤其面部的孢子丝菌病如不治疗，感染可向下方组织扩展而波及重要器官，例如，面部皮肤损害向深处发展，损伤口、鼻、眼、咽喉及骨骼而像梅毒性树胶肿。

皮肤以外孢子丝菌病（extracutaneous sporotrichosis）极为罕见。肺部可以吸入飞尘中的病原体而发生原发性肺孢子丝菌病，临床表现很像结核或急性/慢性肺炎。皮肤或肺部感染灶内病原体可经血流散播到内脏或其他器官，可波及皮肤（血源型孢子丝菌病）、肺、肾、骨、眼、脑、脑膜、肝、脾、胸膜、睾丸或附睾等而引起相应症状，有时可以致命。

【病因】 病原菌是申克孢子丝菌（Sporothrix schenckii），常附着于土壤、木材、树叶、树皮或花草等植物，容易侵犯农民、工人或园林工作者，我国某制造厂的芦苇及某制砖厂的草苇帘子曾经引起孢子丝菌病小流行。存在于土壤、动植物或患者的污染敷料等物的申克孢子丝菌通常经皮肤创伤侵入而引起孢子丝菌性初疮，以后沿淋巴管转移，偶然经血流散播，但在有高度免疫力的人，病原菌被限于侵入部位而只发生固定型损害。固定型孢子丝菌病较易发生于孢子丝菌病常流行的墨西哥等中美洲的国家，大多数居民对孢子丝菌素皮肤试验呈阳性反应，显示他们都对孢子丝菌病有较强的免疫力。污染飞尘的孢子丝菌可被吸入肺内而引起有症状或无症状的原发性孢子丝菌病，以后播散或自然痊愈。有人认为消化道也可成为申克孢子丝菌侵入的门户，可随水果、蔬菜等食物进入肠道而侵入黏膜，在免疫力低时可经血流播散。

【组织病理】 早期组织变化是慢性肉芽肿，有淋巴细胞、浆细胞、组织细胞、上皮样细胞及少数朗格汉斯细胞，肉芽肿中央逐渐化脓而成脓肿，以后溃破而成溃疡。

典型的组织变化是皮下组织及真皮内有浓密的浸润，大致分为内、中、外三层。成为核心的内层是慢性化脓区，有很多中性粒细胞和少数淋巴细胞及组织细胞。中层是结核样浸润区，有很多上皮样细胞，可见少数朗格汉斯细胞。外层是梅毒样浸润区，由浆细胞、淋巴细胞及成纤维细胞构成。内、中、外三层之间常没有很明显的界限。革兰氏阳性孢子丝菌的孢子存在于组织内特别常见于组织细胞内，但一般难于鉴定。

侵犯内脏的组织变化主要是粟粒性坏死，坏死区附近有中性粒细胞、淋巴细胞、巨噬细胞及少数巨细胞，并有分散或聚集成群的圆形或卵圆形孢子，由淀粉酶处理后可用 PAS 法染色。

【实验室检查】 由脓液涂片做直接显微镜检查，往往不能查见孢子丝菌，常需依赖培养才能证实病原菌的存在。先从未破的结节抽取脓液以后接种于沙堡弱培养基，在 37℃下培养 3～5 日即可长出菌落。菌落先呈乳酪色，表面湿润并有皱褶而像酵母菌，后渐变黑褐色。在显微镜下，可见孢子丝菌细小分支的有隔菌丝，菌丝侧支末端有三五成群的梨形小分生孢子。

【鉴别】须和梅毒性树胶肿、皮肤结核、鼻疽、增殖性溴疹、脓皮病、足菌肿、诺卡菌病、放线菌病、着色真菌病或芽生菌病等深部真菌病鉴别。

【治疗】碘化钾是首选药物，疗效显著，价廉易得，又无严重的不良反应，通常于饭后口服 10% 或饱和碘化钾溶液，每日酌情增量，由 1～1.5g/d 递增至 6～8g/d，最多不超过 9～12g/d，皮损于数日后显著减轻，消退后减量续服 2～4 周以防复发，一般应治疗 1～2 个月。有较重的胃刺激反应时，可改用碘化钠注射液由静脉注射，1g/d。

碘化钾的治疗失败或患者不能耐受时，可应用特比萘芬、伊曲康唑。病情严重者可用氟康唑或两性霉素 B 静脉滴注。

溃疡的局部治疗为涂擦碘化钾溶液或碘软膏，或常用稀释的复方碘溶液湿敷或冲洗。2%两性霉素 B 溶液是良好的外用药。对溃疡应避用电灼术、切除术或刮术，以免溃疡扩大而更难愈合。

着色芽生菌病（chromoblastomycosis）

着色芽生菌病，由暗色真菌感染引起的皮肤及皮下组织的慢性肉芽肿性疾病，是常见的皮下组织真菌病之一。此病世界性分布，主要在热带和亚热带地区流行，在中国也很常见，感染的多数是赤足的农民。致病真菌通常通过皮肤的微小外伤侵入，损害好发于四肢远端的暴露部位。

【症状】本病好发于四肢，国内统计数据显示上肢损害居多，又以手部皮损为著。本病呈慢性病程，早期损害不明显，可出现小丘疹、脓疱、硬结，表面破溃、溢液、结痂，典型损害呈疣状或菜花状斑块或结节，境界清楚。在疣状增生的表面，常有少量发臭的稀薄脓液渗出，脓液内含有显微镜下可见的棕黄色厚壁的圆形真菌细胞，有助于诊断。损害往往密集成群，大小不定，逐渐扩展，呈暗红或紫红色，相邻的互相融合，损害巨大时可像花椰菜，没有明显的疼痛和痒觉。经过若干年月以后，部分损害可以自然消退而遗留色素沉着及瘢痕，有时患肢因继发性细菌感染而化脓溃疡，或因慢性炎症及纤维变性而使淋巴管阻塞，可发生慢性淋巴水肿或象皮病（图 14-42）。细菌性感染常使区域性淋巴结发炎。

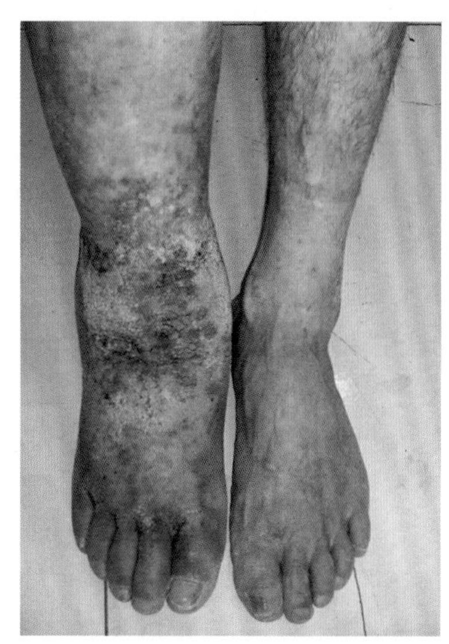

图 14-42　着色真菌病所致慢性淋巴水肿

【病因】本病是由不同的暗色孢科真菌引起，这些微生物栖居于泥土及腐朽树木等处，可经皮肤的微小创伤侵入，多半发生于泥瓦工或木工，特别易见于赤脚的农民，往往是成年男性，而人与人之间似乎不能直接传染。

致病菌主要是裴氏着色霉（Fonsecaea pedrosoi）、疣状瓶霉（Phialophora verrucosa）、卡氏枝孢霉（Cladosporium carrionii）和紧密着色霉（Fonsecaea compacta）。随着病原谱的变迁，近年来 Fonsecaea monophora 已成为着色性芽生菌病的主要致病真菌。

【诊断】根据典型临床表现并结合实验室检查易确诊。皮肤分泌物或组织活检中发现病原菌在组织内形成棕色、厚壁、砖格状裂殖孢子，被称为硬壳小体（sclerotic bodies）。真菌培养有致病性暗色丝真菌生长。主要依靠真菌直接镜检、培养及组织病理学检查，发现纵横分隔的硬壳小体对诊断有决定作用，暗色丝孢霉病的组织寄生形态为暗色丝而非硬壳细胞。

【治疗】早期的局限性较小损害可由切除术或电灼术彻底去除，如不小心或未彻底施行，以后容易复发或真菌将由淋巴管扩散。切除范围较大时常需要植皮。另外，加热可抑制真菌。局部可用不同热源的热疗法，可以促使皮损消退。局部蜡疗、热疗等方法可使局部加温至 40～50℃，可抑制真菌生长。

氟胞嘧啶被认为较有效的药物，口服 150～200mg/(kg·d)，分 4 次服，勿同时应用免疫抑制剂以免降低免疫力。常见的不良反应为药疹、头痛或消化道反应，偶然使肝肾功能不良或发生血液变化，忌用于妊娠妇女以免引起胎儿畸形。

两性霉素虽能在试管内抑制病原菌，但静脉注射的常用剂量不能在组织内达到抑菌的有效浓度，因而疗效不佳。为了提高局部组织内药物浓度，可将两性霉素 B 40mg 与 2%普鲁卡因溶液 5ml 混合后，直接注射入损害内，皮损较浅时可应用无针注射法，每周注射 1 次，连续注射 3 个月以上，总量不超过 3g。

噻苯达唑（thiabendazole）有效，常和氟胞嘧啶共同应用于皮损广泛且病程较久的病例。剂量为 25mg/(kg・d)，分 3 次嚼服，成人可服 2g/d，连服 3~6 个月或更久，同时可用溶于二甲亚砜的 2%噻苯达唑溶液涂擦患处。不良反应为眩晕、头痛或恶心、呕吐，停药后即消失，但可偶然引起再生障碍性贫血和肝损伤，如亚急性黄疸。

目前，氟康唑、伊曲康唑、两性霉素 B、氟胞嘧啶等药物对多数患者有良效，但对皮损广泛有肥厚瘢痕者欠佳。一般认为与氟胞嘧啶及两性霉素 B 有协同作用而可同时应用，比单独应用其中一种的效果好，还可防止致病真菌发生耐药性。

暗色丝孢霉病（phaeohyphomycosis）

暗色丝孢霉病是由一大组条件致病性暗色真菌引起的浅表组织、皮肤、角膜、皮下组织甚至系统性感染，其病原菌在寄生组织内主要以暗色分隔菌丝为特征，还可见有发芽或不发芽的酵母样细胞。

【症状】根据致病性暗色真菌侵犯部位的不同有不同的临床表现。

1. **浅表性暗色丝孢霉病** 主要指暗色真菌侵犯掌跖角质层和毛发引起的临床症状，包括掌黑癣和黑色毛结节菌病，分别由威尼克外瓶霉和何德毛结节菌引起。

2. **暗色真菌性角膜炎** 发病前多有角膜外伤史，主要致病菌有甄氏外瓶霉和枝孢霉。

3. **皮肤和皮下组织暗色丝孢霉病** 这是最为常见的一型，可由多种暗色真菌引起，主要是外瓶霉和瓶霉。其临床表现主要为孤立的皮下脓肿或破溃化脓的炎性肉芽肿性病变，以位于四肢暴露部位者居多。暗色丝孢霉所致的甲真菌病，表现为甲板粗糙不平呈暗褐色或棕黑色，并可有残缺。在引起甲真菌病的暗色真菌中，除有柱顶孢和亨德逊霉之外，还有链格孢和皮炎瓶霉等真菌。

4. **系统性暗色丝孢霉病** 多因外伤接种或由原发感染灶扩散而致，好发部位有鼻腔、咽部、鼻旁窦、肺部、骨骼及中枢神经系统，严重时可发生真菌败血症导致患者死亡。常表现为化脓性、肉芽肿性炎性损害，可有组织坏死。

暗色真菌性鼻窦炎为进展缓慢的破坏性疾病，可播散至眼眶及脑。临床表现为鼻阻塞或面部疼痛，病变可局限在鼻腔或逐渐向周围组织扩展，往往形成较大团块充满一个或数个窦腔，筛窦受累最常见，在筛窦和眼眶之间的纸状板可出现侧弯，严重时可表现为眼球突出及鼻梁增宽。蝶窦一般只在疾病的晚期才受累。手术中可见鼻窦腔中充满暗色黏稠液体，称为“橡胶水泥”，窦壁常变薄，但仍可保持完整。

中枢神经系统感染是系统性暗色丝孢霉病的最常见形式，脑暗色丝孢霉病多继发于肺部感染的血行播散或鼻窦感染的直接传播。

【病因】常见的主要致病菌有枝孢属如卡氏枝孢、枝状枝孢；外瓶霉属如甄氏外瓶霉、棘状外瓶霉；瓶霉属如烂木瓶霉、寄生瓶霉、葡根瓶霉。另外，少见的有毛壳菌属、弯孢属。

【诊断】组织病理检查和真菌学检查是最主要的诊断和鉴别依据，取脓肿或脓肿抽取物以及刮取物加 10% KOH 直接检查，发现棕色分隔菌丝即可诊断暗色丝孢霉病。如果组织中有成暗色厚壁硬壳小体，则可诊断为着色芽生菌病。

【治疗】治疗主要是系统及局部应用抗真菌药物。系统治疗可用两性霉素 B 和氟胞嘧啶联合疗法。局部可封包给药，如两性霉素 B 联合尿素霜封包和冰醋酸封包，这样增强了抗真菌药和冰醋酸的作用。

眼真菌病（oculomycosis）

眼部真菌病是由浅部、深部真菌或条件致病真菌引起的眼部各种组织包括角膜、眼内容物、眼眶或眼的其他组织感染的统称。其中以角膜感染最多见，其次为眼睑、内眼、泪囊、眼眶等。真菌性内眼炎虽少见，但后果较严重，可致失明，甚至败血症死亡。

【症状】

1. **眼睑真菌病** 临床表现主要根据菌种不同而异。如由孢子丝菌所致的眼真菌病，主要表现为结节、脓肿或肉芽肿损害；由皮肤癣菌引起的眼睑损害为鳞屑性红斑丘疹逐渐扩大，也可发生睑缘的硬结和睫毛的破坏；由念珠菌属引起的眼睑损害常

播散型毛霉病也很罕见。肾、肝、脾等内脏器官可有损害而有相应的症状。

【病因】 病原菌主要是藻菌纲中根霉属、毛霉属、横梗霉属(旧称犁头霉属)、小克银汉霉属、根毛霉属、鳞质霉属和瓶霉属等。在一般培养基中即可培养,菌落生长迅速,呈灰色或白色,有较粗的中空菌丝,带有孢子囊(sporangia)这一芽孢结构。毛霉菌的孢子囊位于空中菌丝上,而根霉菌及犁头霉菌的孢子囊和特有的匍茎(stolon)菌丝相连接。

藻菌种类很多,大量存在于自然界中,是常见的腐烂有机物中腐生菌,一般不能致病,仅少数藻菌在人体抵抗力降低时可成为致病菌。糖尿病、肝病、恶性贫血、恶性淋巴瘤等消耗性慢性疾病和长期大量应用糖皮质激素、抗肿瘤药或滥用抗生素都能增加人体易感性,可以引起致命的脑或肺等毛霉病。

病原菌常由鼻腔侵入鼻窦,可蔓延至眶内,以后可以侵犯中枢神经系统而发生脑膜脑炎。孢子也可通过呼吸道吸入肺内而引起肺毛霉病,或随饮食入口而进入胃肠道,偶然侵入皮肤黏膜伤口而引起原发性皮肤及黏膜毛霉病。在身体极度衰弱的情况下,可经淋巴管及血流播散到体内各器官。

【诊断】 本病主要侵犯鼻窦、脑、肺等处,容易诊断为鼻窦炎、蜂窝织炎及肺炎等疾病,皮损也无特征。虽可由溃疡、痰液、鼻腔分泌物等标本检出藻菌,但藻菌类在自然界中广泛存在,即使培养出毛霉菌等,但常是实验室中污染菌。因此,往往在死后进行尸检时才能确诊。

真菌直接显微镜检查可以快速对毛霉病做出疑似诊断。镜下特征表现为宽度不一、无隔或少隔、多为直角分枝、不规则的丝带状菌丝体。

真菌培养是菌种鉴定的关键,可对分离出来的菌株进行菌种鉴定和体外药敏试验。

主要的皮肤组织病理变化是感染性肉芽肿及化脓性坏死,表皮可有坏死,真皮内有大量中性粒细胞。此外,有异物巨细胞及嗜酸性细胞等,并有菌丝侵入血管而常有血栓形成,引起局部缺血及出血而可发生坏死及小脓肿,其中常含有粗大、无分隔的菌丝具有诊断价值。检查中查出不分隔的粗菌丝后,应取标本培养,对真菌进行鉴定。

【治疗】 并发的糖尿病等的患者应积极治疗原发病。因其他疾病而长期应用抗生素、糖皮质激素类药物或免疫抑制者要限制继续应用或停用。对于成年人和儿童毛霉病的治疗,建议使用清创术及一线抗真菌药物两性霉素 B 脂质体(amphotericin liposome,L-AmB)或两性霉素 B 脂质复合物(amphotericin liposome compound,ABLC),最小剂量为 5mg/(kg·d)。对于手术和一线药物治疗失败或不耐受的患者选择补救治疗,建议泊沙康唑 200mg,每日 4 次口服。推荐抗真菌药物的持续治疗,疗程应持续至影像学检查显示病灶完全消退,且高危因素永久地消除。

虫霉病(entomophthoramycosis)

虫霉病主要由虫霉目的 5 种致病菌引起,而虫霉目属于接合菌门,接合菌纲,故又称为接合菌病(zygomycosis),过去也称皮下藻菌病(subcutaneous phycomycosis),它包括两组疾病,即蛙粪霉病(basidiobolomycosis)和耳霉虫霉病(entomophthoramycosis conidiobolae)。它们在组织学上有相似的特点,但临床和真菌学表现有所不同。

【症状】 冠状耳霉和异孢耳霉是引起耳霉病的主要病原体,冠状耳霉约占 90%,通常引起昆虫疾病,极少感染人。冠状耳霉感染通常会造成局限于鼻面部皮下组织的慢性炎症性或肉芽肿性疾病,表现为鼻面部的无痛性坚硬隆起,但不伴骨破坏或皮肤溃疡。患者的常见症状为鼻塞或鼻溢液,鼻肿和伴发的面部其他部位水肿可出现毁容。异孢耳霉感染少见,曾有异孢耳霉引起 2 例婴儿眼眶周围蜂窝织炎的报道。

蛙粪霉病由固孢蛙粪菌所致,多见于非洲、印度和东南亚儿童。感染通常由含有病原菌的昆虫、植物等叮咬或刺破导致的皮肤小丘疹开始,然后侵犯皮下组织,典型者为单个、坚硬、无痛性的皮下硬结,随结节增多伴融合扩大,形成斑块,边界清楚,可呈典型的半球形,无压痛。皮损好发于下肢、臀部及躯干部。皮肤以外器官损害有附近淋巴结肿大、回盲部慢性炎症等,全身症状较轻。

【诊断】 如临床上面部、臀、下肢等部位出现无痛性毁容性肿块,或常规难治的胃肠道疾病,患者有热带或亚热带居住史,应警惕本病,立即做组织直接镜检、真菌培养和组织病理查找病原体。若在病变组织中多次培养出形态特征符合蛙粪霉或耳霉菌特点的真菌并得到病理证实才能确诊。该病组织病理呈肉芽肿改变多为嗜酸性粒细胞浸润,偶有小片灶状坏死,经常在多核巨细胞内见到不规则分枝、壁薄偶尔有隔的宽菌丝,并在其周围有厚的嗜酸性结构呈袖套状环绕(PSA 染色)。

【鉴别诊断】临床上易与深部硬皮病和皮下恶性淋巴瘤相混淆，虫霉病引起的淋巴水肿常边界不清，如象皮肿，而淋巴瘤的生长速度明显快于虫霉病。胃肠性蛙粪霉病易与 Crohn 病（限局性肠炎）相混淆，蛙粪霉病肉眼所见胃肠壁显著增厚和纤维化，偶有发热。Crohn 病以间断发热为主，间隔时间不等，发热无规律，低至中等度发热；可侵犯肠道任何部位，病变呈跳跃式或节段性分布，可有裂隙状溃疡，部分区域溃疡可深达浆肌层，若穿透肠壁，可形成肠穿孔、脓肿等；肠系膜高度充血水肿，可见鹅卵石样变；炎症常累及肠壁全层。其最终区别均可通过病理和真菌培养得到验证。

【治疗】有（无）手术指征情况下，都要首先全身抗真菌治疗，待炎症缓解后再手术切除病灶。治疗可单独应用碘化钾、酮康唑、伊曲康唑、氟康唑、特比奈芬、两性霉素 B 以及伊曲康唑与氟康唑、特比奈芬与两性霉素 B 联合治疗。

无绿藻菌病（protothecosis）

腐生性无色藻菌中无绿藻菌属（prototheca）存在于积水及土壤中，这些无性繁殖的微生物可引起丘疹结节，或引起有脐凹及溃疡形成的结痂性丘疹。广泛的疣状肉芽肿性皮损可像疣状皮肤结核或着色真菌病。

在沙堡弱培养基上所生长的菌落类似酵母菌菌落，表面光滑如乳酪。PAS 染色的组织切片上有含有内孢子的细胞。

药物治疗一般无效。碘化钾、两性霉素 B 及抗真菌药可以同时应用。小面积可考虑手术切除。

鼻孢子菌病（rhinosporidiosis）

流行于印度及斯里兰卡，也常出现于东南亚及巴西、阿根廷等南美洲地区。在我国有少数报告。

本病多半发生于男性青年，但不受年龄限制，也可发生于幼童及老人，可能和接触污泥浊水有关。

大多数患者的损害发生于鼻黏膜而像息肉，逐渐增大而可堵塞鼻腔，并可排出黏液或带血黏液样分泌物。如果扩展到唇部及鼻咽部，则可影响吞咽及妨碍呼吸。

眼部也易受损。结膜及睑缘等处有红色或淡红色息肉状扁平隆起，表面有白色小粒；眼部充血畏光并有分泌物。

皮肤损害较少见，最易发生于黏膜皮肤交界处。在红色疣状丘疹上，有些病原体表现为白色微粒。丘疹逐渐扩展及融合而可类似尖锐湿疣，容易弄破出血，以后渐渐发展，可以很大而像花椰菜。损害偶然发展到皮下组织，成为不痛的坚实结节并逐渐变大而可溃破。

此外，泪囊、咽穹窿、硬腭、腭垂、耳部、阴唇、阴道、阴茎或肛门等处也可发生红色疣状或有蒂的肿块。腮腺、气管、支气管以及肝、脾、肺、脑等内脏器官偶然受侵。

病原体是希伯鼻孢子菌（Rhinosporidium seeberi），不能培养，接种于动物也不成功。鼻腔分泌液及鼻息肉取物涂片时查见病原体，在病理组织切片上，也能看到巨大的圆形厚壁孢子囊，直径达 300~350μm，囊内有成千上万的内生孢子，直径 7~9μm，每个内生孢子有 10~16 个颗粒。内生孢子的大小不等，在孢子囊破裂时大量散出。

切除术及电干燥法是最好的疗法。在切除或毁除皮肤损害后，最好在患处局部注射两性霉素 B 溶液以防复发，也可口服伊曲康唑或静脉滴注氟康唑防止复发。

马尔尼菲青霉病（penicilliosis marneffei）

马尔尼菲青霉病（penicilliosis marneffei，PSM）是由双相真菌马尔尼菲青霉引起的一种机会感染性致死性真菌病，感染人类网状内皮系统，主要流行于东南亚和我国的广东、广西地区。近年来，随着人类免疫缺陷病毒（HIV）感染者的增加，马尔尼菲青霉病的发病率显著升高，在 HIV 感染者机会性感染中，马尔尼菲青霉菌感染率已升至第 3 位。

【症状】马尔尼菲青霉菌感染后患者临床表现为发热、畏寒、咳嗽、贫血、消瘦、全身淋巴结肿大、皮肤损害和肝脾大、骨关节病变，皮肤损害是播散性马尔尼菲青霉菌的临床特征，主要分布在头面部、四肢和躯干上部，表现多种多样，如丘疹、斑丘疹、结节、痤疮样损害、毛囊炎、脓疱疮及溃疡等，HIV 阳性的 PSM 患者表现为中央坏死的脐窝状丘疹，类似传染性软疣皮损。患者早期皮损临床表现为结节，若未能及时治疗，可发展为脓肿，继而破溃并形成溃疡性损害。

【诊断及鉴别诊断】目前对该病的早期诊断方法匮乏，主要以各种无菌体液、活检组织等真菌直接显微镜检查及培养等传统方法找到病原菌为诊断的金标准。标本培养出具有双相型的马尔尼菲青霉即可诊断。该菌是迄今所发现的唯一能使人类致病的双相青霉，该菌分别在37℃、25℃培养时呈酵母相、菌丝相，在25℃培养基中可见红色可溶性色素和裂殖前先形成横隔。HIV的检查结果显得尤为重要，HIV阳性对本病具有很大的提示性。分子生物学诊断方法有较高的特异性和灵敏度，在早期诊断中有较好的应用前景。

鉴别诊断：主要与组织胞质菌病、肺结核等相鉴别。

【治疗】 两性霉素B[1mg/(kg·d)，静脉滴注]或两性霉素B脂质体(成人40mg/d，静脉滴注)和伊曲康唑(成人0.2~0.4g/d，口服)联合应用效果较好，症状明显改善后单用伊曲康唑，至少再用12周，伴AIDS者需长期维持，以防复发。

镰刀菌病(fusarium infection)

镰刀菌是土壤中常见的腐生菌，是一种条件致病菌，可以引起侵袭性或局限性感染。

【症状】 由外伤导致皮肤软组织或黏膜的镰刀菌感染，包括甲真菌病、蜂窝织炎、镰刀菌足菌肿、真菌性角膜炎。镰刀菌是真菌性角膜炎最常见病原菌，尤其是茄病镰刀菌。典型皮损表现为疼痛性红色或淡紫色结节，中央常溃疡，表面覆黑痂，愈合后可无明显瘢痕。有的皮损似深脓疱疮，有的可呈靶形和多发性皮下结节。另外，吸入镰刀菌孢子还可导致真菌性鼻炎和肺炎。镰刀菌在免疫力严重受损患者可引起播散性感染。播散性镰刀菌感染会发生真菌血症合并多器官损伤。

【病因】 近年来，由镰刀菌引起恶性血液病、骨髓移植、实体器官移植、化疗、严重烧伤等免疫抑制患者的感染逐渐增多。常见的致病镰刀菌主要包括茄病镰刀菌、串珠镰刀菌、尖孢镰刀菌、胶孢镰刀菌。

【诊断及鉴别诊断】 镰刀菌病的诊断需依靠微生物学检查、组织病理学检查及临床表现等。微生物学检查：①合格痰液直接镜检发现菌丝，真菌培养2次阳性。②支气管肺泡灌洗液直接镜检发现菌丝，真菌培养阳性。③血液标本检测(1,3)-β-D葡聚糖(G试验)连续2次阳性，或血培养阳性。与侵袭性曲霉菌不同，部分镰刀菌感染患者可在血标本中培养出镰刀菌。组织病理学检查在组织标本中发现有隔、成锐角分支的菌丝。皮损是早期诊断的重要线索，皮肤表现以紫色结节伴中央坏死最常见。

鉴别诊断：镰刀菌病主要与曲霉病相鉴别。

【治疗】 可用两性霉素B、酮康唑、特比萘芬、伏立康唑等治疗，治疗时间要长、剂量要大，视致病菌对药物敏感情况而判定用药剂量更有效。

（王惠平）

参考文献

1. 张学军. 皮肤性病学[M]. 北京：人民卫生出版社，2017.
2. 孙弦，刘栋华. 马尔尼菲青霉病皮肤损害的临床与组织病理分析[J]. 中国皮肤性病学杂志，2013，27(2)：145-147.
3. 温海，李若瑜. 医学真菌学[M]. 北京：人民卫生出版社，2012.
4. GALLO J G，WOODS M，GRAHAM R M. A severe transmissible Majocchi's granuloma in an immunocompetent returned traveler[J]. Med Mycol Case Rep，2017，18：5-7.
5. 田力娣，朱仁衡. 趾间毛癣菌致皮肤真菌性肉芽肿1例[J]. 中国真菌学杂志，2017，12(5)：293-294.
6. 吴蕊，段德鉴. 红色毛癣菌性肉芽肿1例[J]. 中国麻风皮肤病杂志，2011，27(7)：498-499.
7. GUPTA A K，VERSTEEG S G，SHEAR N H. Onychomycosis in the 21st century：An update on diagnosis，epidemiology，and treatment[J]. Cutan Med Surg，2017，21(6)：525-539.
8. 刘芳，张敏. 以皮肤受累为首发表现的播散性念珠菌病1例并文献复习[J]. 中国真菌学杂志，2014，(5)：283-286.
9. 涂韦，金咏梅. 艾滋病合并隐球菌病患者43例临床特点及影响预后的相关因素分析[J]. 中国皮肤性病学杂志，2016，30(3)：267-270.
10. 张德全，夏志宽. 阿萨希毛孢子菌感染致病机制的研究进展[J]. 临床皮肤科杂志，2015，44(12)：841-843.
11. 刘雯，邵丽芳. 皮肤播散型孢子丝菌病1例并文献复习[J]. 中国真菌学杂志，2018，13(1)：30-33.
12. 王红燕，王宏伟. Fonsecaea monophora致着色芽生菌病一例报道并文献复习[J]. 中国全科医学，2018，21(29)：3639-3643.
13. 贺赟，郑海林. 中国大陆地区暗色丝孢霉病(1987—2017年)回顾性分析[J]. 中国真菌学杂志，2018，13(5)：272-276.
14. 张丽君，周文明. 眼真菌感染研究近况[J]. 中国真菌学杂志，2010，5(4)：241-246.
15. 范静平，陈争明. 耳鼻咽喉真菌性疾病[J]. 中国真菌学杂志，2012，7(2)：65-69.
16. 梁官钊，符美华. Posadasii球孢子菌国内首例报告[J]. 中国真菌学杂志，2017，12(5)：287-290.
17. 夏志宽，刘畅. 不规则毛霉感染引起的皮肤毛霉病20

例回顾性分析[J]. 实用皮肤病学杂志,2014,7(3):161-165.
18. 牟向东. 接合菌病的诊断和治疗现状[J]. 实用皮肤病学杂志,2011,4(4):193-196.
19. 虞瑞尧,冯峥. 皮肤小型无绿藻病国内首例报道[J]. 中国罕少疾病杂志,1999,6(4):1-5.
20. 杨加琳,张秀莲. 鼻面部孢子丝菌病 1 例[J]. 中国皮肤性病学杂志,2017,31(12):1357-1358.
21. 史俊艳,徐英春. 镰刀菌感染的流行病学及其诊治进展[J]. 中国真菌学杂志,2009,4(2):124-128.

最常见于青中年妇女，往往通过浴池、游泳池、浴盆传染，也可由性交或未消毒的医疗器械而感染。

甲硝唑有良效，每次服200mg，每日3次，连服7~10日，在妊娠期间禁服，但在妊娠中晚期可应用甲硝唑阴道栓，连用10日。也可用替硝唑睡前一次性口服2g，夫妻双方同时使用，1周后再服用1次。

弓浆虫病（toxoplasmosis）

弓浆虫病偶见于我国，贡德弓浆虫（贡德弓形体，toxoplasma gondii）是寄生于细胞的半月形、卵圆形或圆形原虫，以猫为终宿主，人及其他温血动物为中间宿主。传染途径不明，可能通过口腔进入人体而可侵犯多种器官，引起脑炎、多发性肌炎、肝炎等症状，严重患者可以死亡。弓浆虫可以通过胎盘使胎儿感染而流产，新生儿或早产儿可发生脑水肿、脑脉络膜炎及大脑钙质沉着，肝脾可肿大，还可有斑状出血疹或黄疸。

皮肤表现是分布广泛的斑丘疹但不发生于头皮及掌跖部位，或有粉红色丘疹及环状风团，偶有水疱。四肢及躯干可有散布的猩红热样皮疹或皮下结节。

实验室检查包括弓浆虫的查找及凝集试验、补体结合试验与直接荧光抗体试验等免疫学方法。抽取周围血液、淋巴结组织液或脑脊液接种于实验鼠，培养成功后取材涂片，由赖特或吉姆萨染色法染色，查见弓浆体即可确定诊断。

乙胺嘧啶（pyrimethamine）能杀灭弓浆虫，通常和磺胺药同时连服1个月，间隔1个月再进行第1个疗程。其方法为磺胺甲氧嘧啶2~4g/d；乙胺嘧啶每日50mg，2日后减为每日25mg。该药对胎儿可致畸，妊娠妇女应慎用。妊娠妇女及耐药者可服用乙酰螺旋霉素或林可霉素。

锥虫病（trypanosomiasis）

美洲锥虫病又称卡加斯病（Chagas' disease），锥虫病是热带的地方性流行病。流行于由美国到阿根廷及智利等中美及南美一带，往往是在夜间睡眠时，锥蝽属（triatoma）昆虫叮蜇人的皮肤而将克鲁兹锥虫（trypanosoma cruzi）传入人体。非洲锥虫病流行于罗得西亚及冈比亚等国家。罗得西亚锥虫病是东非牧牛部落的地方性流行病，病原体是罗得西亚锥虫（t. rhodisiense）；冈比亚锥虫病流行于西非及中非一带，病原体是冈比亚锥虫（tgambiense），由采采蝇（tsetse fly）传播。

原发损害是一个局部红肿的初疮，以后有环形红斑或多形红斑，也可发生血管性水肿及结节性红斑样损害，伴有发热、周身不适、头痛及关节疼痛等全身症状，全身淋巴结尤其颈后淋巴结明显肿大。

舒拉明及戊烷醚都能杀灭锥虫。

钩虫皮炎（hookworm dermatitis）

钩虫皮炎是钩虫病的皮肤表现。钩虫的丝状蚴钻入皮肤处发生小红点或小丘疹，以后成水疱，可伴发荨麻疹、脓疱或慢性溃疡。

【症状】 初起时，钩虫的幼虫（钩蚴）钻入皮肤处有针刺感或觉痒，以后迅速出现红色小斑点及小丘疹，散布或成群，在数小时内变成水疱，常因继发性细菌感染而成脓疱。有的并发荨麻疹或哮喘等过敏性表现。在哮喘发作时痰中常能查到钩蚴。水疱经1周左右即可消退，但有的患者尤其小腿逐渐发生慢性溃疡，直径可达数厘米，长期排出坏死组织及脓液而不愈合。

钩虫病的其他表现包括贫血等营养不良的表现和发育生长障碍，常有腹痛腹泻等消化系统紊乱及异嗜癖，严重时发生水肿及腹水和心脏损害等症状。血液中嗜酸性粒细胞往往显著增多。

【病因】 病原体是十二指肠钩虫（ancylostoma duodenale）及美洲钩虫（necator americanus），此外还有巴西钩虫及马来亚钩虫，在我国流行的基本是十二指肠钩虫，偶见美洲钩虫。

成虫寄生于人的小肠内，虫卵随粪便排出而在温湿的土壤中孵化成钩蚴。赤脚行走或在用人粪施肥的农田中操作或是用手搬运泥土时，泥土中丝状蚴可钻入皮肤特别是腕部、踝部及指趾间等皮肤柔嫩处，以后随血液循环到肺脏，通过毛细血管壁进入支气管，沿气管到咽部，咽下后在肠道内逐渐发育为成虫。在感染后2~3个月内，患者逐渐发生贫血及消化道紊乱等钩虫病的症状。

【治疗】 羟萘苄芬宁（酚乙铵，苄酚宁）是常用的杀虫药，成人剂量3~5g，空腹或睡前一次口服，必要时2周后再服一次。四氯乙烯成人剂量3~4ml，早晨空腹时一次服下，2小时后服盐类泻药，禁食油类或饮酒。必要时，1周后再服一次，有心脏、肾脏或肝脏疾病时慎用或禁用。

症状治疗：皮肤有发痒的皮疹时可涂擦炉甘石洗剂，有继发性化脓菌感染时应用抗生素，有荨麻疹时应用抗组胺药，有哮喘时应用氨茶碱等。

蛲虫病(oxyuriasis)

蛲虫病又称为肠线虫病(enterobiasis),病原体是蠕形肠线虫(enterobius vermicularis),是长5~15mm的线状白色小虫,俗称蛲虫或线头虫,寄生于人的小肠、盲肠及大肠内。宿主多半是儿童,在夜间睡眠时,由于肛门括约肌松弛,成熟的雌虫爬出肛门产卵,使肛门附近皮肤觉痒而引起搔抓,可发生皮肤抓破、血痂、继发性细菌感染或湿疹性变化,蛲虫也可侵袭阴道而引起女阴瘙痒症。在夜晚间,常可见到肛门处有白色线状蠕虫,肛门附近皮肤的虫卵可用透明胶纸粘取后放在显微镜下检查。

患儿用手指搔抓发痒的皮肤时,虫卵可藏在甲缘下方或附着于指端,以手取食时随食物入口而进入肠黏膜,在2~4周内发育成成虫。虫卵也可附着于衣服、被褥、玩具等器物而由手指带入口内,甚至可能附着于飞扬的尘埃而入咽,经咽入消化道内。本病有自然痊愈倾向,但容易再感染和自身感染。为了防止再感染,患者要常剪指甲,饭前便后要洗手,禁止患儿吮吸手指及搔抓肛门。此外,要常烫洗内衣裤及被褥,注意清洁卫生。

哌嗪是常用的肠道驱虫药。儿童口服50mg/(kg·d),1次或分2次口服,每日剂量不超过2g,连服7~10日。恩波吡维铵(pyrvinium pamoate)也有效,剂量为5mg/kg,临睡前一次服下,间隔2~3周后重复1次,以防复发。四咪唑的剂量为1~2mg/kg,成人口服量为100mg,睡前一次服下,连服3~7日。司替碘铵的剂量为5mg/kg,饭后1~2小时一次服下,不可将药片咬碎。

局部可用蛲虫膏(内含30%百部浸膏及0.2%甲紫),挤入肛门,连用4~5次。

皮肤腭口线虫病
(gnathostomiasis cutis)

皮肤腭口线虫病主要流行于印度、东南亚及日本等国家,最易见于嗜食生鱼的泰国及日本,也可出现于我国长江以南的地区。

临床上以移行性皮下肿块、血液嗜酸性粒细胞增多为特点。皮损为轻度发红的限界性肿胀,有压痛及发痒,一般于数日后消失。有时,其他器官被波及而有系统性症状。

【症状】 患者于感染24~48小时后可出现低热,全身乏力,荨麻疹,恶心,呕吐,上腹部疼痛等前驱症状,其后,可在皮肤上出现1~2个或更多的皮下坚实结节出现,大小如豆粒,可发生于任何部位,最易发生于躯干尤其胸部及腹部。结节上方的皮肤渐渐水肿及轻度发红,大小如手掌,有压痛及痒觉,有时成为索条状红色坚实肿块。数日以后,红肿消退,遗留轻微色素沉着及少量细薄鳞屑,但皮下的豆大坚实结节往往在数周后才会消失。少数患者在数周或数月甚至数年后复发,在身体别处发生红肿或索条状硬块。

致病的幼虫可在真皮或皮下组织尤其柔软的部位游走,眼睑及阴囊等处松弛组织被波及时可显著水肿,有灼痛感及痒觉而易误认为血管性水肿或蜂窝织炎。幼虫可在真皮内潜行而成弯弯曲曲的隧道,成为皮肤游走性幼虫病。有时,皮肤有微小出血点,以后可发展成脓肿。幼虫也可游走到其他器官如中枢神经系统、腹腔内器官及肺脏,也有游走到眼、耳及膀胱的报告,所引起的症状极其严重程度按波及的器官而定。患者可有发热、周身不适及食欲减退等全身性症状,血液中嗜酸性粒细胞往往可升高至10%~30%。

【病因】 病原体是棘腭口线虫(gnathostoma spinigerum)的第三期幼虫。成虫寄生于猫、犬(狗)或猪、野猪、貂等动物的胃黏膜,雄虫长11~25mm,雌虫长25~54mm,呈淡红色线状,前端的球形头部有4~8圈的尖锐倒钩,口周围有两片厚唇,体表有很多小棘。成虫的卵随宿主的粪便排出体外,在水中孵化成第一期幼虫,被第一中间宿主的挠足虫(剑水蚤)吞食后,在其体腔内发育成第二期幼虫。第二中间宿主的黑鱼及鳜鱼等淡水鱼吞食剑水蚤后,第二期幼虫由鱼的肠壁游走到肌肉及肝脏而成第三期幼虫,除了淡水鱼外,蛇及蛙也可成为第二中间宿主。猫犬(狗)等动物吃食受染的淡水鱼后,第三期幼虫穿越肠壁,经肝脏而入肌肉等组织,最后回到胃壁而发育为成虫。

人是第三期幼虫的迷入宿主,因此幼虫不能发育成成虫。人在吃未熟或生的鱼肉或蛙肉后,幼虫经肠壁进入任何器官组织入眼前房、肌肉、脑、肺脏或腹腔等处,在人体内游走不定。其寿命可达数年,长者可达10年以上,从而引起达数年之久的炎性局限性结节,可由皮肤及黏膜排出体外。有的患者并无吃食未熟或生鱼肉史,可能为幼虫离开鱼体入水后,随饮食侵入人体内。

【组织病理】 皮下肿块组织病理检查为嗜酸性肉芽肿。在真皮或皮下组织的幼虫附近,有很多嗜酸性粒细胞,还有淋巴细胞、浆细胞及中性粒细胞,组织内水肿及出血。

【治疗】损害浅表时,可以施行冷冻疗法。如果可能的话,切开皮肤以取出虫体,但常因切开后难以寻找而失败。

由于人体不是该虫的适宜宿主,在人体内不会发育为成虫。本病绝大部分将自然痊愈,一般不需治疗,化学疗法的效果也难估计,较常用的是乙胺嗪(枸橼酸乙胺嗪)。国内有人应用左旋咪唑,认为症状可减轻,复发次数可减少。

皮肤游走性幼虫病
(cutaneous larva migrans)

皮肤游走性幼虫病又称为潜行疹(匐行疹,creeping eruption),是线虫所致的游走性蠕虫病,或是各种蝇类所致的游走性蝇蛆病。在美国东南和巴西等南美的热带地区,病原体是寄生于猫及犬(狗)的巴西钩虫(ancylostoma braziliense)的幼虫,其次是犬钩虫(ancylostoma canium)的幼虫,成虫长8~10mm,而幼虫长度只约为0.5mm。受染动物的粪便排到地上后,粪便中的虫卵在温湿的泥土中孵化而成幼虫,人尤其是儿童的皮肤接触污染的泥土后,幼虫即可钻入皮肤,在皮肤内游走而成线形损害。腭口线虫(gnathostoma)的幼虫所致的皮肤腭口线虫病也可表现为皮肤游走性幼虫病。蝇类幼虫如马蝇幼虫(gastrophilus hemorrhoidalis, gastrophilus intestinalis)比线虫的幼虫大,有体节及吸盘,钻入皮肤的蝇蛆病可为游走的线状。我国新疆地区曾报告过一例由于黑角胃蝇(gastrophilus nigricornis)的幼虫引起潜行疹的病例。

幼虫钻入皮肤后,钻入处在数小时内出现一个淡红色痒丘疹,通常发生于手臂或腿部及足部等露出处,也可出现于臂部或外生殖器等其他部位。经过数日或数周,幼虫向前缓慢移动,每天可掘进2cm左右,有时停顿数日甚至数周。掘进时常引起间歇性刺痛,所形成的隧道为扭曲的线状,先是红色或淡红色,日久以后变成暗红色或褪色,宽2~4mm,可略隆起,有程度不定的痒觉,常因搔抓而有水疱等湿疹样变化或因继发性感染而化脓。线形损害弯弯曲曲地蜿蜒伸展,幼虫在线端而使皮肤隆起成丘疹,有时因患者搔抓而被抓失。幼虫的数目不定,较多时可见多条不规则的曲线。幼虫往往在数周内于皮肤内死亡。

本病常用噻苯达唑(thiabendazole),每次口服25~30mg/kg,每日2次,连服2~3日,一般在服药后1周内,自觉症状消失,皮损停止发展。在治疗期中应该注意胃肠道、肝脏、肾脏及中枢神经系统的不良反应。10%噻苯达唑溶液或溶于90%二甲亚砜的2%溶液可以局部应用,每日4次,涂擦丘疹约1周。其他局部疗法为液氮冷冻或氯乙烷喷射30秒至1分钟。

内脏游走性幼虫病
(visceral larva migrans)

线虫的幼虫可在不是皮肤的人体组织内游走,通常是猫犬(狗)的蛔虫幼虫,又称为弓蛔虫病(toxocariasis),皮肤腭口线虫病及皮肤游走性幼虫病的寄生虫也可游走到深部组织内。

此病较易发生于不注意清洁的儿童。猫犬(狗)粪便中虫卵在泥土中孵化后,和污染的泥土接触的手可使幼虫随食物进入消化道,以后由肠黏膜进入血流,可将小血管涨破而在附近的组织内游走,但人不是自然宿主,幼虫终于死亡而不能回到肠内发育成成虫。

临床表现可为发热及周身不适等全身症状,可侵入肝脏、肺脏及眼部等器官而有肝脏肿大等表现,侵入脑及心肌等重要器官时甚至致命,病程可达一年半之久,但有的患者没有任何临床表现,仅有持久的嗜酸细胞性血症。皮肤可有全身性瘙痒症及荨麻疹,有的伴发结节性红斑状损害。噻苯达唑或乙胺嗪可以口服,同时可应用糖皮质激素类药物。

丝虫病(filariasis)

丝虫病流行于南美、亚洲及非洲等热带及亚热带地区,也常见于东南亚,在我国多半发生于山东以南的沿海及江湖较多的地区尤其长江下流及太湖附近,由吸血昆虫传播。患者先有周期性发作的淋巴结炎与淋巴管炎、丹毒样红斑、丝虫热及精索炎等,以后有淋巴管扩张、阴囊及鞘膜淋巴积液、乳糜尿及腹水,晚期发生象皮病(elephantiasis)。

【症状】急性期的临床表现为淋巴管炎、淋巴结炎及丹毒样皮炎等。淋巴管炎的特征为逆行性,发作时可见皮下一条红线离心性地发展,累及四肢,但以下肢为多见。流行区女性乳房受累也很常见。当炎症波及皮肤浅表微细淋巴管时,局部皮肤出现弥漫性红肿,表面光亮,有压痛及灼热感,即为丹毒样皮炎,病变部位多见于小腿中下部。同时伴有寒战和发热,每次发作时局部红肿疼痛,数日或数周后消退但遗留水肿，发作次数愈多，水肿愈明显，皮肤也渐肥厚，终于成为皮肤硬而厚的丝虫性象皮病，患肢很肥大，阴茎甚至完全被肥大的阴囊所包埋而不可见。坚实肥厚的皮肤常由正常颜色变成淡褐色或紫红色，表面光滑或轻微脱屑，或是有扩张淋巴管所形成的水疱或大疱，也可有密集的疣赘或结节，继发性感染可引起溃疡或坏死。睾丸及附睾可以多次发炎而肿胀疼痛，乳糜尿往往发生而使尿液呈乳白色或因带血而呈淡红色，腹股沟及腋部等处淋巴结往往肿大，血液中嗜酸性粒细胞增多，慢性荨麻疹也常见，有的有腹水。

【病因】 我国流行的丝虫病病原体为斑氏吴策线虫（斑氏丝虫，wuchereria bancrofti）和马来布鲁丝虫（马来丝虫，wuchereria malayi），前者更常见。

丝虫是乳白色圆体线状虫，长数厘米，寄居于人的淋巴系统中，丝虫的幼虫在蚊子体内、成虫在人体内发育。成虫不产卵，直接产生幼虫而称微丝蚴（microfilaria），体长 250~300μm，停留在淋巴管内或进入血流，在夜间定期进入皮肤浅血管，蚊子吸血时微丝蚴进入蚊胃，以后由蚊传播给别人，移行到淋巴结，并逐步发育为成虫，可存活 10~15 年。可以阻塞淋巴管，引起乳糜尿、乳糜血尿、腹水、阴囊水肿及淋巴结肿大等症状，特别是继发的慢性链球菌感染引起淋巴管炎及再发性丹毒，淋巴管阻塞而有慢性淋巴水肿，终于发展成象皮病。

【组织病理】 主要变化是淋巴管炎及纤维变性，虫体附近的血管常有血栓形成；淋巴管显著扩张，淋巴液瘀滞而引起水肿。血管周围有成群的淋巴细胞及成纤维细胞，还常有上皮样细胞、异物巨细胞及嗜酸性粒细胞。

血液、乳糜尿或淋巴积液中微丝蚴可被查出，成虫钙化后可由 X 线显示。

【治疗】 乙胺嗪由小剂量开始，3 周疗法是第 1 日口服 50mg，日服 1 次；第 2 日口服 50mg/次，日服 3 次；第 3 日口服 100mg/次，日服 3 次；第 4~21 日每次口服 3mg/kg，每日 3 次。微丝蚴大量死亡后可引起发热、周身不适、恶心、呕吐等反应，可服抗组胺药。左旋咪唑治疗本病亦有效。有水肿时可穿着弹性袜。有象皮病时可考虑外科手术。

盘尾丝虫病（onchocerciasis）

流行于非洲、中美洲及南美洲，病原体是旋盘尾丝虫（onchocera volulus）。丝蚴在虫内的胸肌中发育后移行到吻器，蚋叮蜇人体时在皮下繁殖生长而成结节，偶然入眼而可使人失明。血液中嗜酸性粒细胞显著增多。

豆粒般大小的皮下坚实结节是无数的虫体所构成，称为盘尾丝虫肿（onchocercoma），常有疼痛，可分批出现。皮肤可以水肿肥厚或起皱萎缩，常有色素性变化及瘙痒，流行区居民称点状色素减少斑为“豹皮”，肥厚皮肤为“象皮”。有的有泛发性疣状或化脓的丘疱疹，或是有苔藓样皮炎、成片的角化过度性或鱼鳞病样损害。

舒拉明钠能杀死成虫，乙胺嗪易消灭丝蚴，结节不多时切除即可。

罗阿丝虫病（loiasis）

流行于西非洲，病原体是斑虻所传播的罗阿丝虫（Loa loa）。

感染后经数月甚至 2~3 年，皮肤有限局或游走性红色疼痛肿块而像蜂窝织炎，被称为卡拉巴丝虫肿（calabar swellings）。皮肤对罗阿丝虫或其排泄物过敏而发生数目不定的肿块，可以像鸡蛋大小。成虫移动时，局部皮肤有爬行感甚至刺痛，数日后肿块即可消退，屡次在同一部位复发的肿块可以成为囊肿状永久性隆起。血液嗜酸性粒细胞显著增多，可高达 90%。

丝蚴常易出现于皮肤组织松弛的部位如眼皮、乳房、舌系带及外生殖器等处，也可在心肌、眼部前房或黏膜下层。丝蚴在皮肤内死亡后，形成囊肿性损害。

乙胺嗪用量为 12mg/（kg · d），分 3 次口服，连用 2 周。

龙线虫病（dracontiasis）

流行于西非洲、埃及、苏丹、埃塞俄比亚、印度及巴西等热带地区，病原体是龙线虫（麦地那龙线虫，dracunculus medinensis），幼虫寄生于水蚤体内，水蚤随饮水进入人胃后，幼虫离开水蚤，穿过胃及十二指肠壁而进入肠系膜或腹壁后组织，渐渐发育为成虫。以后，雌虫钻入皮下组织及产生幼虫，引起丘疹或水疱，皮肤还可有索状硬块及溃疡，常伴有发热及胃肠紊乱等症状和荨麻疹。血液中嗜酸性粒细胞显著增多。

治疗方法为摘除术及局部应用噻苯达唑（thiabendazole）制剂。

旋毛虫病(trichinosis)

旋毛虫(旋毛线虫,trichinella spiralis)以猪为宿主,人在吃了含有旋毛虫幼虫的未熟猪肉后,旋毛虫蚴可以进入人的横纹肌而使肌肉疼痛,眼皮可水肿,结膜可充血,红斑及荨麻疹可发生,常伴有头痛、发热、胃肠道及神经方面的症状。血液中嗜酸性粒细胞逐渐增多,病理组织中可查见虫体。免疫荧光抗体试验在感染3个月后可呈阳性反应。

噻苯达唑有效,口服量为50mg/(kg·d),分2次口服,最大量不超过3g/d,连服7~10天。糖皮质激素类可使临床症状暂时减轻。

皮肤囊尾蚴病(cysticercosis cutis)

猪绦虫的幼虫寄生于皮下组织而成光滑的卵圆形结节,称为皮肤囊尾蚴病或皮肤猪囊虫病(cysticercosis cutis),一般不引起自觉症状及炎症。

【症状】 黄豆大小或略大的卵圆形囊肿埋藏在皮下组织内,数目不定,可为一个,也可成十成百地散布于躯干或四肢等处,触诊时可觉表面圆滑,硬度近似软骨,容易推动,没有压痛、疼痛或其他自觉症状。上方的皮肤不隆起或仅略隆起,皮肤表面完全正常。

损害固定于原处,大小也基本不变;长期以后,囊尾蚴自然死亡而钙化,在X线下显出钙化的阴影。皮肤囊尾蚴病对人损害轻微。当囊尾蚴进入脑内可引起脑囊虫病,可引起头痛、癫痫等神经损害。当囊尾蚴进入眼球可引起眼囊虫病,最终导致失明。

【病因】 猪绦虫(taenia solium)为寄生于小肠的有钩绦虫,虫卵随粪便排出后,可以污染饮水或附着于蔬菜水果而被人吞食,在胃内孵化成六钩幼虫后,穿越胃壁而入血流,以后散布于皮下组织等处而形成囊肿,被称为猪囊尾蚴(cysticercus cellulosae)。本病也可自身感染。肠内有猪绦虫的患者在呕吐等情况下,肠内绦虫卵或体节可经幽门入胃而发育成六钩幼虫,以后随血流散播于各处而成猪囊尾蚴。皮下组织、肌肉、内脏、脑、眼等皆可受累。

猪是猪绦虫的中间宿主,在吃食人粪所污染的饲料后,肌肉等组织可有猪囊尾蚴,俗称米星肉。人是终宿主,吃食感染的未熟猪肉后将发生肠绦虫病,但人也可为中间宿主,虫卵入胃而孵化后将发生囊尾蚴病,由虫卵发育到囊尾蚴需2.5~3个月,囊尾蚴固定于组织内,经过数年或十几年后自然死亡而常钙化。

【组织病理】 皮下组织内有整齐光滑的白色囊肿,附近为结缔组织但无炎症。囊肿的囊壁成环形带,囊肿内有透明液体及猪囊尾蚴,可查见虫体内原肠及具有四个吸盘的虫头,头顶部有轮状排列的小钩,死亡的囊尾蚴可有钙盐沉着。

【鉴别】 多发性皮质囊肿、脂肪瘤。

【治疗】 皮肤猪囊尾蚴病一般不需治疗。国内外有人报告吡喹酮(praziquantel)可以杀死猪囊尾蚴,口服量为10mg/kg,每日3次,总量为90~120mg/kg,不良反应为发热、神经系统紊乱、消化道障碍或心血管症状,可与虫体死亡后产物有关。此外,雷丸及槟榔等配成的中药粉剂、栓剂或灌肠可用于治疗本病。

肠内有猪绦虫时应该服驱绦虫药。吡喹酮也能杀死包括猪绦虫的胃肠道各种绦虫。

棘球蚴病(hydatid disease)

犬绦虫的幼虫寄生于人体,常使肝脏肿大,偶然侵入肺脏器官及皮下组织,称为棘球蚴病或包虫病(echinococcosis)。成虫寄生于犬(狗)的肠道内,长3~6mm,虫卵随粪便排出,可污染食物、饲料或容器而进入人、牛、羊或骆驼等动物的消化道内,以后孵出六钩蚴穿越胃壁或肠壁而随血液或淋巴液进入肝、肺、脑等器官或皮下组织,逐渐发展成细粒棘球蚴(echinococcus granulosus)。

8%的患者皮下组织有一个豆粒到苹果大小的圆球形囊肿,柔软并有波动。1~2年以后,囊肿内幼虫死亡而有纤维变性或钙化。幼虫生长缓慢,很多患者在儿童时期感染,直到成年时期才发生症状,多半侵入肝脏而可压迫肝组织或附近器官,有的侵入脑内而引起癫痫或是入肺而有咳嗽等肺症状。

切除是唯一疗法,在施行手术时切勿弄破囊肿,否则,囊内液体流出而渗入组织,往往引起过敏反应而发生血液嗜酸性粒细胞血症、荨麻疹或皮肤瘙痒症,严重时发生过敏性休克。摘除的囊肿半透明。囊壁分内外两层,外层是透明而较厚的角质层,内层是很薄的生发层,囊腔内有淡黄色清明液体及多个小囊和头节。

裂头蚴病(sparganosis)

曼森裂头绦虫(diphyllobothrium mansoni)寄生于猫及犬(狗)的肠道内,虫卵随粪便排出后,以水蚤为第一中间宿主,蛙、蛇、鸟类或其他脊椎动物为第二中间宿主。寄生于蛙及蛇等动物的第二期幼虫是没有体节的带状白色扁虫,称为曼森裂头蚴(sparganum mansoni),存在于它们的肌肉及皮下组织内,偶然被人吞食或由创口侵入皮肤而使人发生裂头蚴病。

食入裂头蚴病(ingestion sparganosis)是由于人吃了未煮熟的蛙肉、蛇肉或鸟肉,或是喝了含有裂头蚴的生水,裂头蚴入胃后移动到皮下组织而渐发生轻度痒痛的结节。在我国东北的延边朝鲜族自治州报道7例患者分别有饮生水、吃未熟蛙肉或蛇肉的历史。结节性损害多半发生于股内侧、腹股沟、上腹及小腿等松软的皮下组织内,轻微发痒或疼痛,局部皮肤可发红。云南省甘吉洪报告的曼氏裂头蚴病1例,患者在27年内3次发现类圆形皮下无痛性包块,并且分别取出白色带状虫体。第3次取出虫体后,经鉴定为曼氏裂头蚴。

外敷裂头蚴病(application sparganosis)是受染的蛙或蛇等动物肌肉敷贴于创伤处后,裂头蚴侵入皮肤而渐发生指头到鸽蛋大的结节。在我国最先发现于福州地区,有人认为新鲜蛙肉敷贴于难愈的溃疡或伤口及病眼可以治疗,结果发生裂头蚴病。在蛙肉敷贴数日或数月后,局部发生直径1~2cm的柔软肿物,不痛不痒或略觉痒,常移动到附近,边界不清楚,久后固定并可部分地和皮肤粘连,没有炎症,血液嗜酸性粒细胞可增多。

吡喹酮能使裂头蚴死亡,用量为10mg/kg,每日3次,连服2日。皮下结节被切除或摘除是简单的有效疗法,但在手术时常难以从充血水肿的组织中找出虫体。40%乙醇与普鲁卡因注射剂混合注射2~4ml于结节内,裂头蚴死亡后将逐渐吸收。

多头绦虫蚴病(coenurosis)

在热带非洲及美国发现。多头性绦虫(multiceps)主要寄生于犬(狗)及狼的肠道内,虫卵随粪便排出,在山羊、羚羊、牛、马或兔等食草类哺乳动物的肠道内孵化成多头绦虫蚴,穿越肠壁而入脑、眼及皮下组织等处,逐渐发展成球形囊肿,和棘球蚴病的生活史相似。

多头性绦虫的成虫及蚴虫偶然侵入人体。人是中间宿主时发生多头绦虫蚴病,皮下有一个不痛的囊肿,最易出现于躯干而位于深筋膜下面,直径可达6cm。囊肿壁较薄,囊肿内有黏稠液体及很多头节。疗法是切除。

稻田皮炎(paddy-field dermatitis)

农民在稻田中劳动时,以牛及鸭为主要宿主的禽畜类血吸虫尾蚴可在水中侵袭皮肤或由稻田中物理化学因素而致病,称为稻田皮炎。以皮肤瘙痒、发热、继发丘疹、水疱、糜烂、渗液为主要症状。

【症状】 依据病因分为尾蚴皮炎型及浸渍糜烂型,多半发生于插秧季节。

(一) 尾蚴皮炎型

除寄生于人的血吸虫外,自然界还有许多动物血吸虫,它们的尾蚴可侵入人皮肤,产生尾蚴皮炎。主要包括鸟类与哺乳动物的血吸虫。接触水田或河边池塘水体的数分钟或半小时内,和水接触的皮肤开始剧痒或刺痛,可见芝麻大小的红点,经过1~2日,可以发展成绿豆到黄豆大小的红色丘疹、水肿性斑丘疹或丘疱疹,散在或密集,皮疹中央常有针头大的瘀点,严重时患处明显红肿,有的发生广泛荨麻疹。尾蚴初次侵入皮肤时,入侵处立即发生暂时性丘疹,往往经过1周左右才因过敏反应的发生而有明显的炎症。由于身体已有敏感性,尾蚴再侵袭皮肤时,在数小时内即可出现又红又痒的炎性丘疹,侵袭次数愈多,反应往往愈强烈,丘疹出现愈早,风团也愈显著,甚至伴发淋巴管炎及区域性淋巴结炎。皮损通常发生于浸在水中的小腿和踝部,也常出现于手背及前臂等处,而陷在泥里的足部一般不发生皮疹。避免接触水体后,皮疹通常于数日内自愈,继发感染则病程延长。

(二) 浸渍糜烂型

连续水田工作数日后,指(趾)间和两侧皮肤浸渍发白、起皱和糜烂,自觉疼痛或瘙痒,可有浆液渗出,有时因继发性感染而化脓,掌跖皮肤干燥时肥厚脱屑,容易发生皲裂而疼痛,常出现化脓或发生丹毒、淋巴管炎、蜂窝织炎、淋巴结炎或甲沟炎。如无继发性感染,避免田水接触后数日自愈。

【病因】

1. 尾蚴皮炎型 除寄生于人的血吸虫外,自然界还有许多动物血吸虫,它们的尾蚴可侵入人皮肤,产生尾蚴皮炎。这主要包括鸟类与哺乳动物的血吸虫。禽畜类血吸虫有多种,引起稻田皮炎的禽畜类血吸虫主要以牛及鸭为宿主,已知两类确能引起此种皮炎,以牛为终宿主的是鸟毕血吸虫(ornithobilharzia),以鸭为终宿主的是毛毕血吸虫(trichobilharzia)。

雄疥螨常在皮肤上爬行，和雌疥螨交配后不久即死去，因而常难查见。雌螨于交配后在皮肤上迅速移动，每分钟可前移 2.5cm，选择钻入角质层的部位，经 1 小时左右藏入角质层，以后边掘进边排卵（图 16-5），每日前进 0.5～5mm，前进较快时虫卵相隔较远，较慢时虫卵在隧道内排列成行。一般每日排卵 2～3 个，总数为 10～25 个或更多。最后，雌螨在隧道的尽头处死亡，卵所孵成的幼疥螨由隧道口爬出后，钻入毛囊口，依赖皮脂维持生活。受精卵经 3～4 日后孵化成六足幼螨，离隧道后在皮肤表面活动，先后蜕皮 3 次，成为具有八足的成虫，由虫卵发育到成虫共需 14～17 日。

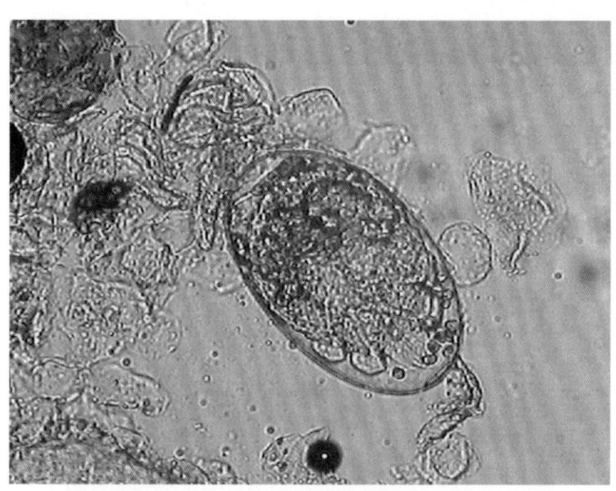

图 16-5　疥螨虫卵

疥螨在人与人之间直接和间接传播，在家庭内或集体生活中容易流行，同床共卧甚至握手等皮肤直接接触都易传染，被褥和内衣等可成为传播的媒介，疥疮也是一种性传播疾病。

皮损是疥螨的分泌物或排泄物所引起的迟发型变态反应。疥螨侵入皮肤后，经过一定的日期才有发痒的皮疹，而患过疥疮的人在疥螨再度侵入后不久即发生痒丘疹。局部应用杀疥螨药后，疥螨虽已杀死，而痒丘疹在多日以后才消退。

疥疮和免疫的关系还不完全明确。患者的皮肤中基膜带和真皮内血管壁可有 IgE 及补体 C3 沉积，血清中 IgA 可降低，而 IgG 及 IgM 可增高，都可表明疥疮和体液免疫的关系。挪威疥疮多半发生于精神不正常，尤其是老年人或患有白血病或糖尿病等慢性病患者，可能和免疫功能降低或营养不良，尤其是维生素 A 缺乏有关。

【组织病理】 肥厚的角质层内可有疥螨或虫卵，或可见疥螨排泄物所形成的褐色颗粒。组织变化是急性炎症。棘细胞层不规则肥厚并有海绵形成，有时可见表皮内水疱，疱液可含中性及嗜酸性粒细胞。真皮血管周围有炎性浸润。

结节性损害的真皮内有浓密的浸润，包括组织细胞、淋巴细胞及嗜酸性粒细胞，可以扩展到皮下组织。挪威疥疮的角化过度及角化不全很显著，有较多的渗液干燥后结痂。

【鉴别】 丘疹或隧道尽头处刮取物放于玻片上，或加一滴 10%氢氧化钾溶液，在低倍镜下即可查见活动的疥螨，有时也见卵圆形虫卵，即可确诊为本病。

常需鉴别的有虱病、痒疹、瘙痒症及疱疹样皮炎。

【治疗】 自颈部以下，全身涂擦杀疥螨药才能彻底消灭疥螨，同居者或家属患有疥疮时应该同时治疗以防复发及相互侵染。

1. **硫黄制剂**　硫黄软膏是治疗疥疮的传统外用药，10%硫黄软膏应用于成人，5%硫黄软膏应用于婴儿，但硫黄软膏既有令人不快的硫黄臭味，又很油腻，治疗也不简便。治疗方法是患者先用热水和肥皂洗澡，拭干以后，自颈部以下全身涂擦，在丘疹水疱处要多揉擦，早晚各 1 次，连擦 3 日。第 4 日洗澡，更换清洁衣服及床单，换下的衣服、床单需洗净煮沸消毒，毛制品可熨烫。两周后如仍发现疥螨，应按此法再治疗 1 次。

2. **硫代硫酸钠溶液及稀盐酸**　洗澡及拭干后，用 40%硫代硫酸钠溶液遍擦颈部以下的全身皮肤，对丘疹水疱要多揉擦，药液干燥后再擦 1 次，10 分钟后改用 4%盐酸溶液涂擦全身，每隔 5 分钟 1 次，共擦 4 次，如此连续治疗 3～4 日。以后如仍发现疥螨，可再应用 1～2 个疗程。

3. **γ-666（丙体六氯苯，γ-六六六）**　1%洗剂、乳剂或霜剂有很强的杀疥螨力。使用时从颈部至脚外用，使药持续保留在体表 6～12 小时后洗掉，1 次用药有效率可达 96%以上。但不可多次或长期涂擦，以免大量吸收而使人中毒，据有关资料报告 6 小时维持是可取的，治疗中未发现有不良反应。

婴幼儿的皮肤容易吸收药物可引起癫痫发作等神经中毒症状，吸收过多甚至有使婴幼儿致命的危险，应慎用。

妊娠妇女及 5 岁以内儿童于擦药后 4～12 小时洗澡，2～7 日后再如法治疗 1 次。1% γ-666 霜只擦 1 次的治愈率可达 94%，少数患者有暂时性头晕、皮炎及局部风团。

4. **克罗他米通**(crotamiton) 既有很强的杀疥螨作用,又能止痒,由颈部揉擦到足部,在皮肤褶叠和沟纹处重点涂抹,一日后再擦1次,次日更换衣服及床单,第二次涂抹后经2日才洗澡。我国产品克罗米通10%霜剂,应于24小时后再擦1次。克罗米通1个疗程治愈率可达70%以上,不及1% γ-666和10%硫黄软膏,但其无任何全身毒性反应,也不像硫黄软膏那样油腻及有异味,故临床较为常用。

5. **苯甲酸苄酯**(benzyl benzoate) 常用20%~25%苯甲酸苄酯乳剂或霜剂(①苯甲酸苄酯20ml,硬脂酸20g,三乙醇胺6ml,连同蒸馏水按乳剂制备法配制100g;②苯甲酸苄酯25ml,三乙醇胺0.5ml,油酸2ml,加水混合成100ml)。苯甲酸苄酯是无色透明并带清香味的良好杀疥螨药,无刺激性或致敏性,有继发性感染或湿疹样变化时也可应用。治疗方法是自颈部以下遍擦全身,次日再遍擦1次,经1~2日后洗澡即可。

目前,治疗疥疮的首选药物是5%二氯苯醚菊酯,安全,刺激性小,也可用于儿童。

在应用上述杀疥螨药治疗后,发痒的皮疹往往继续存在若干日,局部应用炉甘石洗剂或薄荷脑(0.25%~0.5%)及苯酚(1%~2%)洗剂等止痒药即可,有继发性感染时可应用抗生素。

结节性疥疮的疥螨虽被杀灭,但结节很难消退,局部涂擦糖皮质激素类制剂能暂时减轻痒觉,最好用醋酸氢化可的松混悬剂注射入结节内,曲安西龙及地塞米松等混悬剂可有较强的作用。曲安奈德新霉素贴膏局部外贴也有一定的疗效。液氮的冷冻可使疥疮结节在7~10日后消退,需要时可再治疗1次。二氧化碳激光也可以应用。

螨虫皮炎(acarodermatitis)

螨虫皮炎多发生在秋收季节接触谷物的农民,故又称为谷痒症(grain itch)。凡因螨虫叮咬引起的皮炎统称为螨虫皮炎。螨的种类繁多,临床表现多为豆粒大小的红色丘疹或斑丘疹,散布于四肢或躯干等处,皮损顶端常有水疱或小脓疱,有时皮损中心是针头大的瘀点。

【症状】 皮损常为玫瑰色丘疹或斑丘疹,顶部常有针头大小的水疱,以后可变脓疱,有的皮损中心是一个瘀点。有时皮损是丘疹、水疱及风团而为丘疹性荨麻疹的表现。皮损呈圆形、卵圆形或不规则形,由豆粒至指甲大小,往往很多,散布于四肢尤其前臂和小腿,也常见于躯干尤其胸部、背部及臀部等处(图16-6,图16-7),有时皮损周围可见小的苍白环,剧烈发痒,在晚间往往最痒而影响睡眠。数日以后,皮损即可消退。

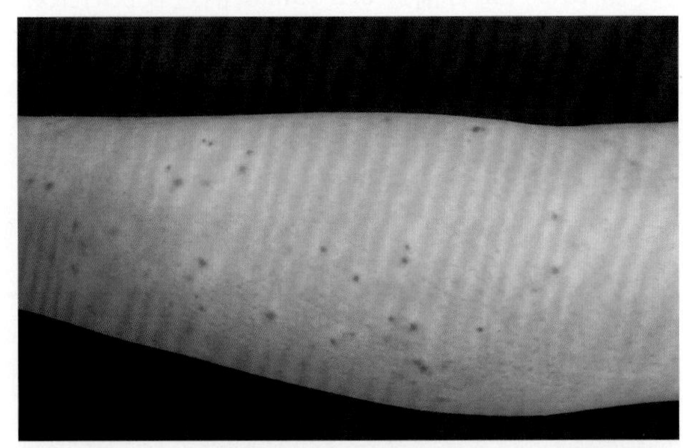

图16-6 螨虫皮炎(一)

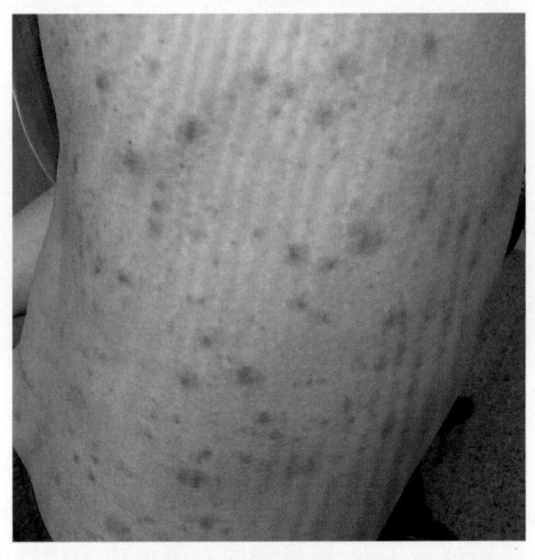

图16-7 螨虫皮炎(二)

少数患者有畏寒、发热、周身不适、头痛、关节痛、恶心或呕吐等全身症状,有的同时发生哮喘。血液中嗜酸性粒细胞可以增多。

【病因】 本病一般发生于夏秋季节,由袋形虱螨(pediculoides ventricosus)引起,曾经在我国称为虱状蒲螨、蒲团虫或虱样袋形螨,栖居于稻、麦等谷类或草褥、棉籽、稻草袋、蒲茸枕心及麻袋等处,也可寄生于谷类或其他农作物的昆虫幼虫身上,因而谷类、稻草、棉花及豆类植物有大量害虫时,袋形虱螨往往很多,最常侵袭农民的皮肤,但不长久停留在皮肤上。

袋形虱螨为肉眼所见,呈土黄色,头部有针状喙器,胸部及腹部各有两对足,每足有5节。未受精的雌螨呈梭形,长约0.2mm,受精后长约1mm,

腹部膨大而成球形，卵在母体内孵化发育。在温暖季节中，每个雌螨产生幼螨共200~300个，其中约4%为雄幼螨，留在母螨的生殖孔旁，将和以后出生的雌幼螨在成熟时交配。

【治疗】 防止侵袭及杀螨的外用药如10%硫黄软膏或含有5%萘酚的硫黄软膏，γ-六氯苯霜及苯甲酸苄酯乳剂等杀虫剂都可应用。带螨物品如草褥等应喷杀六氯苯等杀虫药或应用煮沸消毒等杀螨方法。

糖皮质激素类制剂及止痒药，如含有苯酚及薄荷脑的洗剂、溶液、酊剂或霜剂可使痒觉暂时减轻，内服药如赛庚啶等抗组胺药有止痒的作用。

螨痒症(mite itch)

螨痒症由螨类引起。螨类是体型很小的节肢动物，幼螨有3对足，而成虫有4对足，种类很多，广泛地存在于自然界而自由地独立生存。有的寄生于动物或人类而维持生活，被称为兼性寄生虫，侵袭皮肤而引起发痒的皮疹，有些螨类还能传播丛林斑疹伤寒及鼠疫等疾病。

(一) 粉螨属(tyroglyphus)

小螨和上述的袋形虱螨所引起的皮损相似。被称为谷痒症、稻草痒症、草原痒症等的螨痒症可由于种类不同的小螨所导致，例如，杂货商痒症(grocer's itch)往往由家甜食螨(glyciphagus domesticus)引起。这些螨常栖居于蔬菜和食品等处，不在人类皮肤上生活及繁殖，但可使所接触的农民、杂货商、看守仓库或零售食品的人发生顶部常有水疱及小脓疱的痒丘疹。粉螨是孳生于谷物、面粉或糖等食品的肉眼仅见的白色小虫，容易使接触带螨食品的人发生瘙痒性丘疹及荨麻疹性皮炎(图16-8，图16-9)。

(二) 恙螨(恙虫、沙螨、沙虱、沙螨)

属于节肢动物的恙螨科(trombiculidae)，使人发生恙螨咬症(chigger bite)的是发育期中需要动物蛋白质的幼螨。幼螨是肉眼可见的卵圆形小螨，体长0.2~0.5mm，孳生于啮齿动物等宿主所常栖居的森林、河沟边、草原、田埂等处，每分钟可爬行约10cm。欧洲的秋恙螨(trombicula autumnalis)又称为秋蚲(harvest mite)，日本的红恙螨(trombicula akamusi)被称为赤虫，我国的地里恙螨(地里纤恙螨，teptotrombidium deliense)主要分布于长江以南，尤其华南地区的河沟边、塘边、田埂及地势低洼处和鼠类经常出入的墙角洞穴等处。

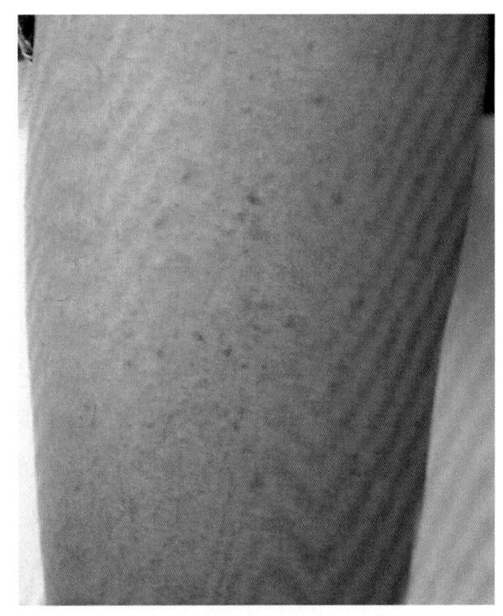

图16-8　螨痒症(一)

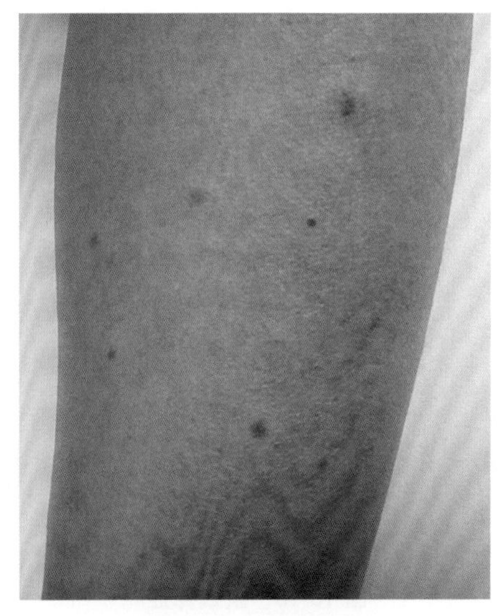

图16-9　螨痒症(二)

恙螨附着于人的皮肤吮吸血液，在数小时内吸足后才肯离开。恙螨叮蜇人皮肤后，其口分泌物引起反应而发生恙螨病(trombiculiasis)。通常叮蜇处为红色丘疹，顶端有一小瘀点也可是小水疱或脓疱，丘疹逐渐增大至豆粒大，甚至更大形成斑块状，1~2天顶端坏死形成黑色焦痂，具有特征性。有时皮损是丘疹性荨麻疹的表现而为丘疹、风团、水疱，甚至大疱，常因继发性感染而化脓结痂。严重时，局部成片红肿，全身有泛发的红斑及风团，可伴有发热及周身不适，血液中嗜酸性粒细胞往往增加。

地里恙螨、小恙螨及红恙螨等可传播东方立克次体而引起丛林斑疹伤寒(恙虫病)。在第二次世界大战以后，丛林斑疹伤寒曾经流行于我国华南地区，从广州的田鼠身上找到的地里恙螨被认为是广州所见恙虫病的媒介。

避虫药如酞酸甲酯（邻苯二甲酸二丁酯，dimethyl phthalate）霜等可以防止恙螨叮蜇，容易被蜇的农民、猎人、收摘水果者等可穿紧袖衣，在踝部及腕部可涂一圈碘酊或硫黄制剂。叮蜇后剧痒者可涂抹糖皮质激素类制剂或含有薄荷脑及苯酚的止痒药。

（三）鼠螨

鼠螨寄生于鼠身上，可以附着于人体以吮吸血液，引起发痒的鼠螨痒症（rat mite itch）。皮损通常为独立的多个红色痒丘疹、风团及水疱（图16-10），中心的叮蜇处常有粟粒大小的瘀点，往往三五成群或排列成线状，多半出现于小腿、踝部及鼠螨较难越过的腰带系扎处，患者往往剧烈搔抓而引起皮抓破、血痂或有继发性感染而化脓结痂。

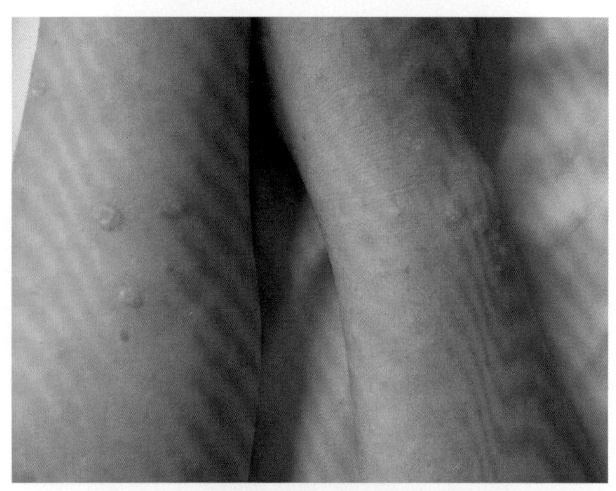

图16-10 鼠螨痒症

鼠螨属于革螨类，通常是拔氏禽刺螨（ornithonyssus bacoti），常出现于多鼠的仓库及工厂等处而使多数工作人员发生鼠螨皮炎，例如，某面粉厂多鼠而有很多患者。鼠螨皮炎多是丘疹性荨麻疹的表现，由拔氏禽刺螨引起。

鼠螨除引起皮炎外，还可传播鼠型斑疹伤寒、脑炎、流行性出血热、立克次体痘及兔热病等疾病。为了消灭鼠螨，首先要开展群众灭鼠工作。

（四）禽螨

禽螨主要有禽刺螨（ornithonyssus）及皮刺螨（dermanyssus），栖居在鸽和鸡等家禽身上吮吸宿主的血液，也可寄生于其他鸟类，有时离开禽鸟而爬到家具及窗台等处，可以叮蜇人体如腹股沟、躯干及四肢等任何部位的皮肤而引起发痒的炎性丘疹、丘疱疹或风团，被称为禽螨症（gamasoidosis）。在城市，禽螨症常由寄生于鸽的禽螨引起，玩赏金丝雀等笼中小鸟的人常抚弄其羽毛，手及臂部等处容易被禽螨叮蜇而发生红色痒丘疹或风团。在农村，附着于鸡身上的禽螨是禽螨症主要的病原，这类禽螨通常是昼伏夜出的鸡皮刺螨（dermanyssus gallinae）。

鸡螨是卵圆形红色小螨，长约0.5cm，常栖居于鸡窝角落砖缝内，夜晚爬到鸡身上吮吸血液，也能吸取人血并引起螨痒症，吸足血液后，鸡螨腹部膨大呈红色球状。

蠕形螨病（demodicidosis）

蠕形螨病由毛囊虫引起，毛囊虫又称为蠕形螨或毛囊螨（hair follicle mites），存在于正常人的毛囊尤其皮脂腺分泌旺盛的面部毛囊内，特别多见于额部及鼻部，但罕见于四肢等处，在5岁以下儿童基本不能查见。蠕形螨依靠皮脂腺分泌物生活而对人无害，但常伴有扩张的毛囊并有酒渣鼻、寻常痤疮或其他可与毛囊或皮脂功能障碍有关的疾病。

【症状】 关于蠕形螨的致病性，迄今没有确信无疑的证据，但很多人相信蠕形螨有时引起红斑、丘疹或脓疱等皮损，特别是数目很多时容易引起蠕形螨病，最常见于面部，尤其是鼻部、额部及颊部，难以和酒渣鼻区别，可以伴有睑缘炎，口角附近可有脓疱性损害（图16-11）。

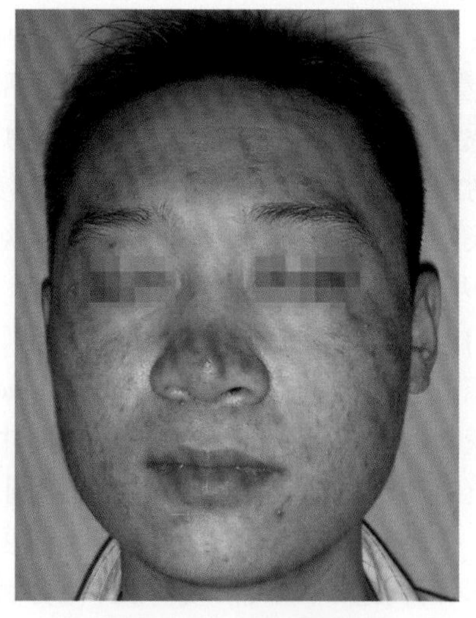

图16-11 蠕形螨病

毛囊性糠疹（pityriasis folliculum）可能是蠕形螨病的一种表现。主要是面部中央及光秃的额顶部头皮有白色细薄或成片干燥的鳞屑及毛囊栓，常伴有红斑及脓疱。

15 倍的神经毒。蜇处皮肤肿胀并有叮蜇后的 2 个小红点,有灼热及针刺感,以后肌肉可有痉挛性疼痛,腹肌可强直,患者往往烦躁不安,恶心,多汗,经 2~3 日后恢复,致命的很少。

美洲的黄褐色毒蛛体长 10~15mm,蜇人后引起毒蛛中毒(loxoscelism)。叮蜇处迅速出现红斑及发硬,经 3~4 日后发生坏死,可伴有发热、恶心和呕吐等全身症状,有时引起血管内溶血而发生血尿或贫血,严重者可引起死亡。

蜘蛛咬伤治疗同蝎蜇伤。应及早使用抗组胺药及皮质类固醇。有肌肉痉挛时可静脉注射 10% 葡萄糖酸钙 10ml,每日 1 次。也有用新斯的明解除肌肉痉挛及用吗啡止痛。对皮肤发生坏死者,可考虑坏死区皮肤切除。

虱病(pediculosis,phthiriasis)

虱病是由虱引起的。虱是昆虫纲中虱科(pediculidae)昆虫,侵袭人体的头虱(head louse,pediculus humanus capitis)、体虱(body louse,pediculus humanus corporis)及阴虱(public louse,crab louse,phthirus pubis)分别特异性地寄生于头发、内衣及阴毛,且很少转移,其口器刺入皮肤,吮吸人血以维持生活,吸血时释放的唾液有抗原性,使皮肤过敏,刺激局部发生瘀点,多次叮蜇后可引起皮肤敏感而有程度不定的炎性反应。另外,虱还可作为媒介物,通过叮咬人及排泄物传播流行性斑疹伤寒、回归热等疾病。

(一) 头虱病(pediculosis capitis)

头虱呈深灰色,雌虱长约 3mm,雄虱略小。头部前端有 1 对触角,各分 5 节,触角后面是 1 对突出的复眼,胸部分 3 节并相融合,腹部分 9 节,胸部腹侧面有 3 对足。

雌虱生命约为 1 个月,每日产卵数枚,虱卵外部是透明的甲质囊,囊的一端包裹发干,以使虱卵紧附于发干(图 16-15)。虱卵一般被称为虮子,8 日后孵化成若虫(稚虫)而吮吸人血,在 24 小时内如不吸血即可死去。在 8 日内,若虫蜕皮 3 次而成熟,即能交配产卵。虱卵是针头大的卵圆形灰白色小粒,表面光滑,一根头发上常有好几个虱卵,不易摘除。

本病多见于儿童,也可发生于成年人。头虱栖居于头皮尤其易见于枕骨部位及耳后发根处,叮蜇皮肤后引起螨痒症的表现,剧痒时猛力搔抓,常引起皮抓破及血痂,有时因继发性感染而发生脓疱疮或疖病及淋巴结炎。

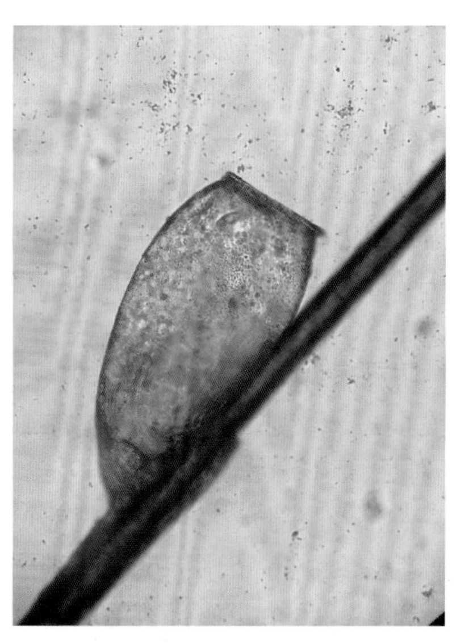

图 16-15　头虱卵

50%百部酊、25%苯甲酸苄酯乳或有机磷杀虫药如 1%马拉硫磷(malathion)都能杀死头虱,在 7~10 日后应再用一次以消灭虱卵孵出的若虫。百部是杀虫的中草药,每 100g 百部可用 400ml 75%酒精浸泡,涂抹头发即可灭虱,加热后作用更强。

附着于头发的虱卵很难摘除,可用食醋或 10% 醋酸涂抹有虱卵的头发,然后用细齿梳子或篦子梳理,虱卵即易由发干移到发梢而被去除。梳篦于应用后放在煤酚皂溶液(来苏)中浸泡 1 小时即可杀死虱及虱卵。枕巾及帽子的虱卵可用沸水烫死。

(二) 体虱病(pediculosis corporis)

体虱栖居于内衣的皱褶及衣缝内,又称为衣虱(pediculus vestimenti,clothes louse),比头虱大些,足部也较长。雄虱长约 3mm,宽约 1mm,雌虱较大,呈污白色或淡灰色。虱卵很多,附着于贴身的内衣上,尤其衣领和裤腰的衣缝内,8 日后孵化成稚虫,再经 8 日后发育为成虫。稚虫及成虫依赖人血以生存,在吮血时,附着于内衣的体虱转动头部并将口器刺入皮肤以吮血,或离开内衣爬到皮肤上吸取人血,直到腹部胀满而呈紫红色时才离开,稚虱腹部往往胀圆而成鲜红的小粒。如果体虱不能获得食料,将在 1 周左死去,特别是稚虱可在 1~2 日内饿死。

体虱叮蜇后引起剧痒而易误认为皮肤瘙痒症,在肩部、肩胛间及腰部等处常可发现发痒的红斑或风团,搔抓可引起线状皮抓破或血痂,有时因继发性感染而有脓疱疮或疖病。长期搔抓,皮肤可发生苔藓样化及色素沉着斑。

体虱及虱卵一般附着于内衣,虱卵也可附于体毛粗长者的体毛毛干上,如不勤换衣服,体虱虽只生存1个月左右,但因虱卵陆续孵化而可长期繁殖。因此,要常更换内衣及洗澡,有体虱及虱卵的内衣要用沸水煮或熨斗烫,或喷洒1%γ-666粉剂或洗剂或撒敷10%滴滴涕(DDT)粉剂,否则将内衣放置1个月左右,体虱及虱卵孵出的稚虱因不能吮吸人血而将自然死亡。

(三)阴虱病(pediculosis pubis)

阴虱宽而短,雄虱长0.8~1.2mm,雌虱长1.5~2mm,有3对足,第1对足较细,第2对及第3对足有钩形巨爪。胸部及腹部分界不明显,腹部短而宽,因而阴虱略像螃蟹(图16-16,图16-17)。阴虱一般只栖居于阴毛部位,也可在下腹部有毛区,巨爪紧抓着阴毛,有时爬伏在皮肤上而为不易被人发现的灰黄色小粒,偶然附着于腋毛,甚至于可附着于眉毛或睫毛而引起睫虱病(phthiriasis palpebrarum)。虱卵斜附于阴毛而为铁锈色或淡红色小粒(图16-18,图16-19),和头虱的白色虱卵不同。虱卵经1周后孵化成若虫,再经2周后变成有繁殖能力的成虫,成虫可生存1个月。由虱卵发育为成虫共需20~26日。

阴虱在成年人中多见,往往由性交直接传播,也可由内裤、床垫或坐便器间接传播,使阴毛部位及附近剧痒难忍,搔抓常引起皮抓破、血痂或脓疱疮等继发性感染。有的患者股内侧、腹部及腰部等处发生灰青或淡青色的青斑(maculae caeruleae),直径约0.5cm,无自觉症状,指压时不褪色。这是由于阴虱吸血时,唾液进入皮肤血管而使血液的血红蛋白变色的缘故,虱咬处微量出血而成青斑。在实验室中,将砸碎阴虱的汁液接种于人的皮肤,也能引起青斑。青斑往往长期存在而达数月之久。

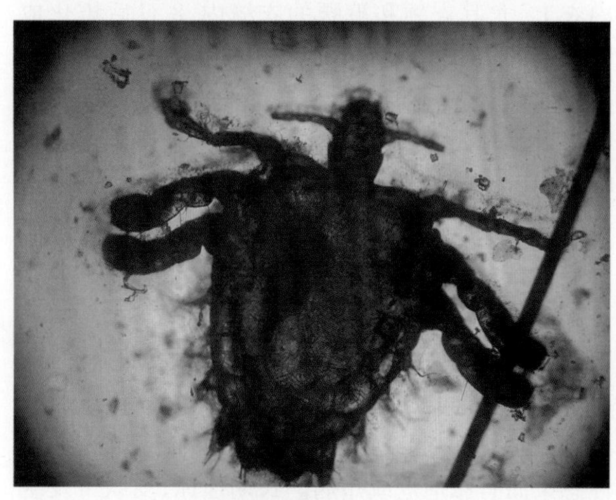

图16-16 阴虱(一)

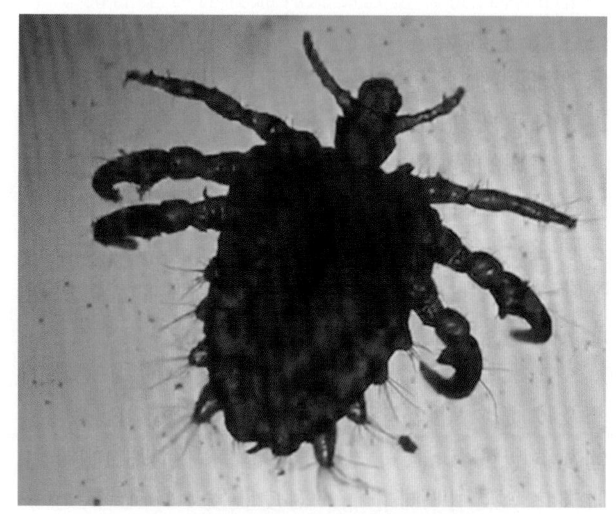

图16-17 阴虱(二)

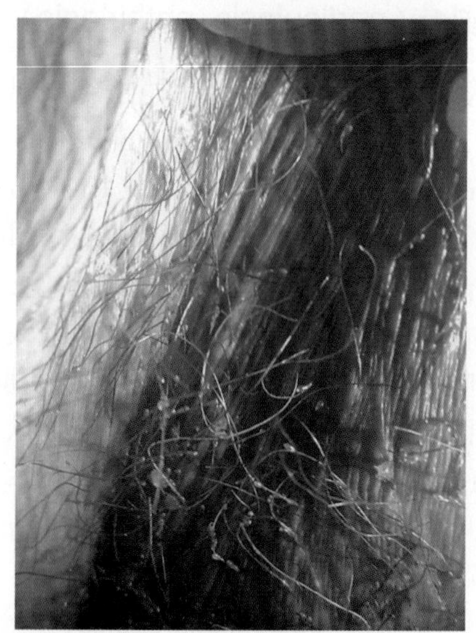

图16-18 阴虱病(一)

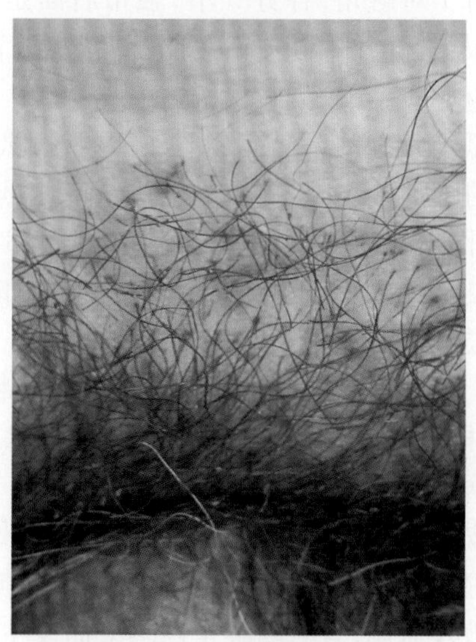

图16-19 阴虱病(二)

发现阴虱应剃掉阴毛并焚烧。杀螨药如1%γ-666洗剂或粉剂等能杀灭阴虱。1%马拉硫磷(malathion)粉也有效,但有机磷杀虫药要慎用以免中毒。50%百部的乙醇浸液可使阴虱在数分钟内死去。较简单的疗法是每日厚涂凡士林2次,连续应用8日。此外,内裤应该熨烫或用水煮沸。阴虱偶然附着于睫毛,在用0.25%毒扁豆碱(physostigmine)溶液点涂后即可脱落。本病要夫妻同时治疗。

臭虫痒症(cimicosis)

叮蜇皮肤的臭虫在温带地区为温带臭虫(cimex lectularias),在热带地区为热带臭虫(cimex hemipterus)。臭虫是椭圆形褐红色昆虫,体长0.5cm,宽约0.3cm,被压碎时闻到特殊臭味(图16-20)。在白昼中,它们隐藏在床榻、墙壁或地板缝内,夜晚间爬行到人的皮肤上吮吸血液,吮血时放出有毒物质,多在肢体外侧引起风团或丘疹性荨麻疹(图16-21),叮蜇处常有一个瘀点,但个人的反应程度不同,有的人在夜间被蜇后完全不觉,直到次晨发现床单有血迹时,才知臭虫曾吸血,但有的人在叮咬后迅速发生大片风团或大块红肿而剧痒难眠。一只臭虫往往陆续叮蜇数处而引起一连串的损害,严重时可发生广泛的红斑。

臭虫有很强的生命力,放置1年而不能吮吸人血也不会饿死。一般地,臭虫不传播疾病,但有人认为它们可能是传播乙型肝炎病毒的一种媒介。

敌敌畏、六氯苯、滴滴涕、除虫菊或马拉硫磷等杀虫剂撒放在墙角、地板缝及床脚等臭虫经常隐藏或爬行之处,可以杀灭臭虫,或施行杀虫剂喷雾法或烟熏法。

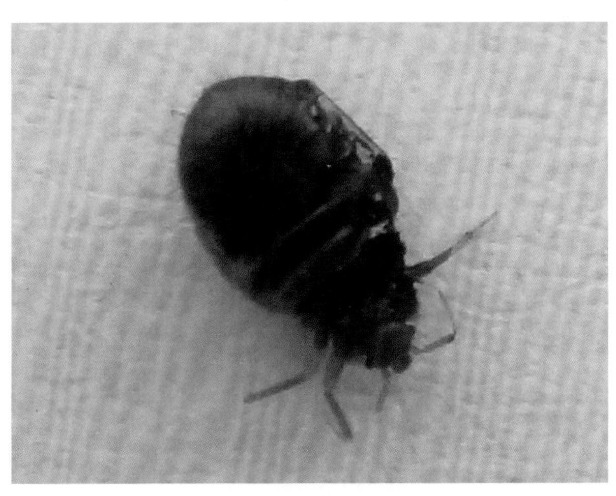

图16-20 臭虫

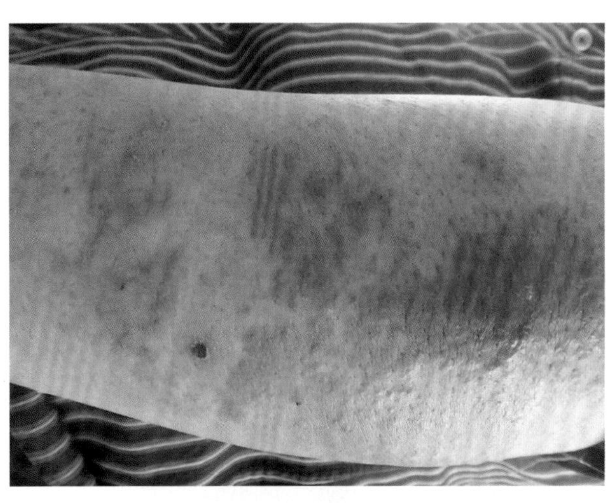

图16-21 臭虫叮蜇

蚤病(pulicosis)

蚤善于跳跃,一般被称为跳蚤,分布于世界各地,侵袭人体的主要是人蚤(pulex irritans),栖居于犬和猫等动物的犬蚤和猫蚤,都可叮蜇人的皮肤。鼠蚤是传播鼠疫及斑疹伤寒的主要媒介,传播鼠疫杆菌的主要是印度客蚤(xenopsylla cheopis)及具带角叶蚤(ceratophyllus fasciatus)。在我国的黑龙江省等地区,寄生于旱獭的山须山蚤(dropsylla silantieivi)及寄生于黄鼠的松江亚种方形黄鼠蚤(citellophilus tesquorum sungaris)都被认为是鼠疫的传播者。

蚤是无翅的红褐色小昆虫。雄蚤长2~2.5mm,雌蚤长4mm,虱卵呈白色,以后渐变暗黄色。环境的温度及湿度适宜时,虱卵在数日内即可孵化,否则经1年多仍不能孵化。

蚤躲藏于墙壁缝、地板缝及床下等处,在接近人或动物时,跳跃到皮肤上吮吸血液以维持生活,如果无法觅食,虽经好几个月而不至于饿死。蚤最常附着于人的下半身,特别是小腿及腰带部位,在用口器刺入皮肤吮吸人血时,放出有毒素的液体,使局部皮肤发生红斑或风团,叮蜇的中心处有一粟粒大小的瘀点(图16-22~图16-24),数天后才可以消退。损害往往三五成群或排列成行,因发痒而常被搔抓,使皮肤抓破或有血痂,也易因继发性感染而化脓。有的患者有较高的敏感性而起水疱或血疱,有剧痒的丘疹及成片的风团。

除了局部应用止痒剂外,要注意灭蚤及灭鼠。

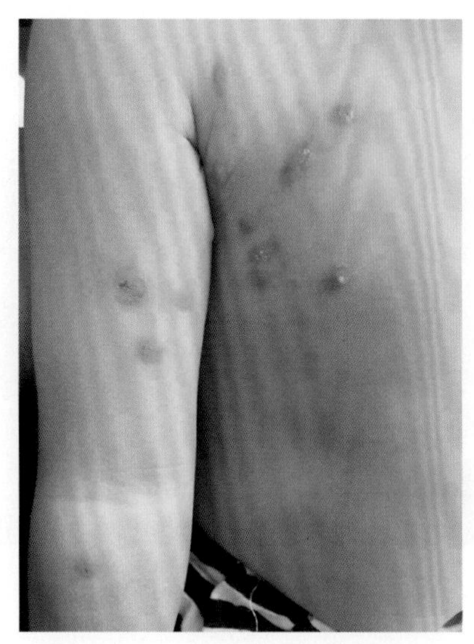

图 16-22 蚤叮蜇(一)

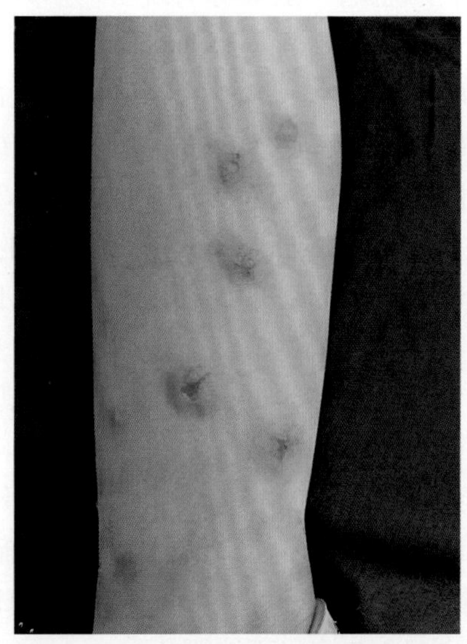

图 16-23 蚤叮蜇(二)

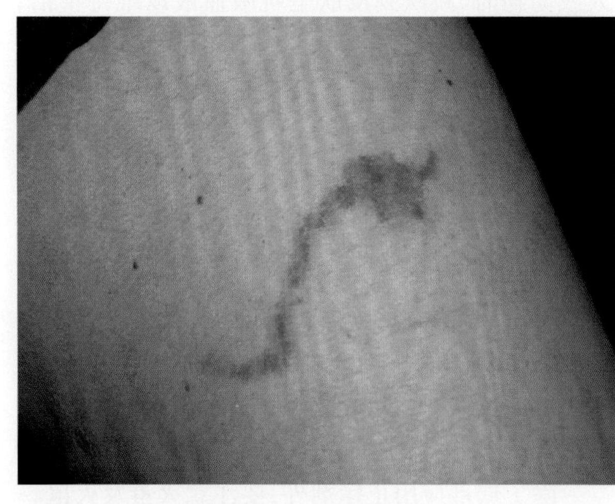

图 16-24 蚤叮蜇(三)

潜蚤病(tungiasis)

引起潜蚤病的沙蚤(chigoe,sand fly)是潜蚤科的穿皮潜蚤(tunga penetrans),潜蚤病主要发生于美国南部、中美洲、南美洲及赤道非洲等热带地区。

沙蚤呈淡红褐色,体长约 1mm,可以侵袭人类及猪等动物而于皮肤上生活。受精雌沙蚤在数分钟内即可钻入皮肤直达真皮,使皮肤出现红色发痒而略隆起的硬结节,多半分布于踝部、足部,尤其足底、足跟及趾侧,有时发生于肛门生殖器附近。雌沙蚤的后部体节露出于皮肤,在结节中央呈黑色小栓状。

雌沙蚤吮吸人血而渐膨大至豌豆大小,排出的卵掉落在地上,以后孵育成幼虫。当人坐在或躺在地上时,幼虫即可附着于接触的皮肤,以后在皮肤内作茧而形成纤维囊,经过 10 日后,穿皮潜蚤破茧而出。一个或多个沙蚤在皮肤内逐渐变大,附近往往化脓,沙蚤较多时就出现较多的脓疱,可以聚集成蜂房状斑块,如果不将沙蚤移除,脓疱将扩大而破裂,沙蚤可被驱出而留下坑状小溃疡,以后常因继发性感染而发展成深溃疡或坏疽,可伴有淋巴结肿大、淋巴管炎甚至败血症。

在流行地区,为了预防沙蚤侵袭,不可赤身坐在或躺在地上,行路时应穿鞋,最好是穿着长筒靴,皮肤可涂二甲基呋酯等避虫药,在沙蚤滋生处可喷洒或撒放滴滴涕或六氯苯等杀虫剂。沙蚤钻入皮肤后应该摘除,有脓疱时切开后将沙蚤拔出。局部涂敷 1%六氯苯霜等杀虫药或哥罗仿可以杀死沙蚤。有继发性感染时,全身及局部应用抗生素。

皮肤蝇蛆病(cutaneous myiasis)

蝇的种类很多,常以腐臭有机物为食料,有的可叮蜇人类或马、牛等动物的皮肤以吮吸血液,引起丘疹及瘀斑等损害。有些蝇能刺穿皮肤在皮下产卵,另一些在裸露的伤口或溃疡内产卵。蛆是蝇的幼虫,可侵入皮肤而引起皮肤蝇蛆病,蝇蛆可出现于腐臭的皮肤伤口或溃疡,可以钻入皮下组织而引起疖状结节,有时在皮肤内游走而引起游走性幼虫病的线状损害。

【症状】 在腐臭不洁的伤口或溃疡内,绿蝇、马蝇或肉蝇(麻蝇)叮食腐物及产卵,以后孵出很多幼虫(蛆),在腐物中爬行蠕动。

某些蝇类尤其常见于牧区的皮蝇属(dermatobia)中纹皮蝇或牛皮蝇等幼虫可引起皮下蝇蛆病

(subcutaneous myiasis),在我国多半见于华北地区。窗虻(scenopinus SP.)幼虫也可引起疖状皮肤蝇蛆病。皮下蝇蛆病是表面呈淡红色或正常皮色的风团样肿块,大小如杏核或由鸽蛋至鸡蛋大,有压痛及疼痛,中央常有一个小孔而流出脓血,容易误认为疖病,可伴有低热、恶心、头痛及周身不适等症状,血液嗜酸性粒细胞可高达20%~40%以上。结节发生于腰部、腹部、唇部或眼睑等皮肤薄软处时,蛆较易穿出皮肤,在钻出前,局部更痛而如锥刺,数小时后,肿块中心有疱壁紧张的紫红色血性水疱,破溃后,少量黄红色黏液及蛆排出,或在疱壁被弄破后挤出,疼痛立即减轻,不久以后痊愈(图16-25~图16-27)。皮下结节可同时发生或陆续出现。有的结节固定于原处;有的直径为2~8mm的结节,可向前移动数厘米;有的较大而疼痛,以后发展成脓肿而可终于溃破。

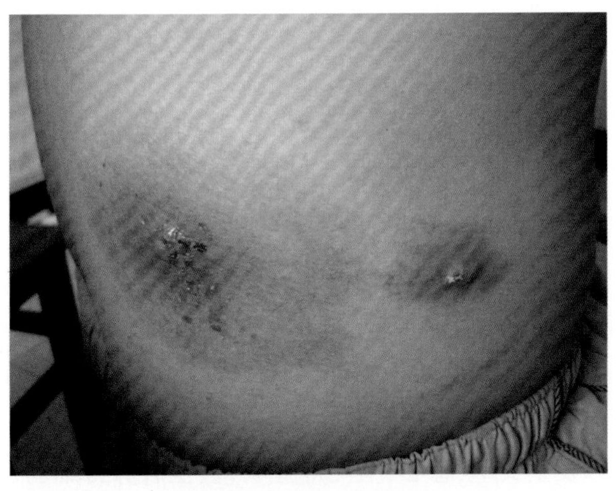

图16-25　皮肤蝇蛆病(一)
(河北工程大学附属医院苗国英提供)

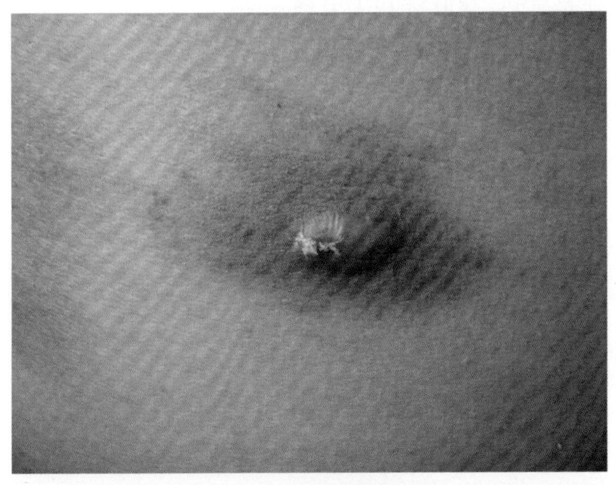

图16-26　皮肤蝇蛆病(二)
(河北工程大学附属医院苗国英提供)

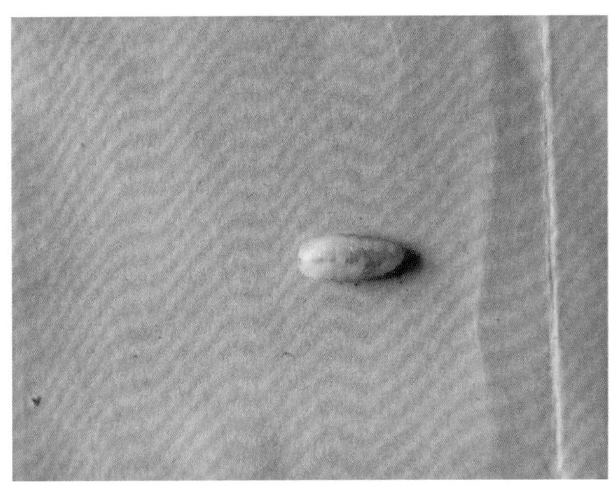

图16-27　蝇蛆
(河北工程大学附属医院苗国英提供)

马蝇等的卵孵化而成的蛆于钻入皮肤后,逐渐向前移动而如游走性幼虫病,有扭曲的线状红色损害,终端有水疱,蛆在水疱的前方,被称为线状蝇蛆病(myiasis linearis)或游走性线状皮肤蝇蛆病(dermatomyiasis linearis migrans)。

【病因】 蝇类有多种。厩蝇叮螫牛马,也可叮螫人的皮肤吮吸血液而引起刺痛及皮损。肉蝇及绿蝇等在腐臭创口及溃疡产卵生蛆而引起外伤性蝇蛆病。蚊皮蝇等的卵可在正常皮肤上孵化成蛆,以后钻入皮肤尤其褶叠处,可以进入皮下组织。有时蝇卵附着于蚊、厕蝇或臭虫等昆虫身上,以后随昆虫的叮螫而带给人,由卵孵出的蛆可能经叮螫的微小伤口侵入皮肤。马蝇等所致的线状蝇蛆病是游走性幼虫病的一种,但游走性幼虫病一般是由于线虫。

【治疗】 预防措施主要是灭蝇及个人卫生。皮下蝇蛆病常由叮螫牛、马的皮蝇类引起,在牧区应做好马厩牛棚的卫生,常用滴滴涕或六氯苯等为牛、马灭蝇。

皮肤创口或溃疡所继发的外伤性蝇蛆病除消毒灭菌外,用镊子取出蝇蛆。皮下蝇蛆病常需切除。线状蝇蛆病应按游走性幼虫病处理,可试用氯喹250mg,每日2次,共服2~3日。

蚊叮螫(mosquito sting)

蚊于夏秋季节隐藏于暗处,每到夜晚飞出,叮螫皮肤以吮吸人血,引起针刺痛而干扰睡眠,有的人在螫后无明显皮疹,有的人发生红斑、丘疹或风团,损害中央有一个瘀点,严重时成片红肿,甚至发生大片瘀斑(图16-28)。

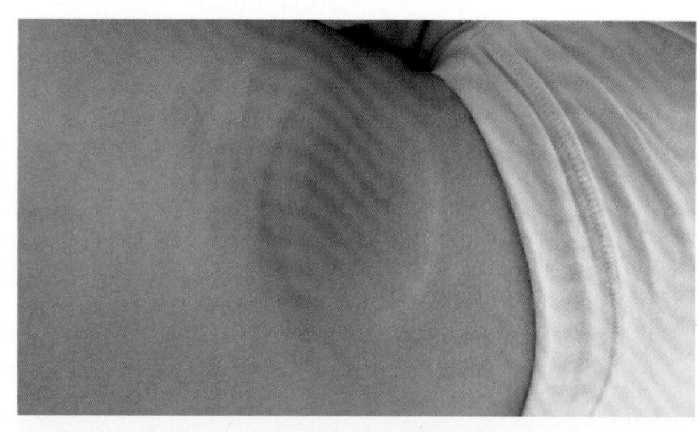

图 16-28　蚊叮蜇

蚊有多种，是传播疟疾、丝虫病、流行性乙型脑炎及黄热病的媒介。

除了药物熏及喷雾等法灭蚊及排除积水污水以消除蚊的幼虫孑孓外，在多蚊的夜晚特别是野外工作或行路的人可涂避虫剂于暴露部位，可以避免蚊及其他昆虫叮蜇达数小时之久。常用的避虫剂为 2.5%间甲苯酰二乙胺(diethyltoluamide)乙醇溶液、30%~60%酞酸甲酯(邻苯二甲酸二丁酯，dimethyl phthalate)或酞酸丁酯(邻苯二丁酸二丁酯，dibutyl phthalate)乳剂、霜剂或粉剂，例如处方：酞酸甲酯 40g，石蜡 4g，硬脂酸 10g，三乙醇胺 5g，蒸馏水 41ml，配制成霜剂。

白蛉叮蜇(sandfly stings)

白蛉是灰黄或浅灰色双翅小虫，全身有细毛，体长 1.5~4mm，停息时双翅竖立。白蛉可传播黑热病、白蛉热及东方疖，在我国传播黑热病的主要是中华白蛉(phlebotomus chinensis)，也可由于蒙古白蛉(P. sergentivar mongolensis)，多半分布于长江以北地区。

白蛉在墙角、砖缝、洞穴、阴沟等处孳生，卵、幼虫和蛹则在泥土中发育。雄蛉以植物的汁液为食料，而雌蛉喜欢藏在暗处，在夏秋季节的夜晚飞出，叮蜇人及家畜以吮吸血液，可引起局部丘疹和风团，不久即可消退。

蠓叮蜇(midge stings)

蠓又称为蠛蠓，俗称蠓拍子，是较小的黑色或黑褐色小飞虫，往往于夏秋季节的清晨或黄昏在空中离地数尺处成群飞翔，可以叮蜇人及家畜，我国东北地区一般称为小咬。在夏季早晨，农民下田劳动时，蠓常在水田或积水潮湿的离地面 1m 以下飞舞，叮蜇人的面部及颈部，可以引起绿豆至黄豆大的痒丘疹。反应严重时，叮蜇处成片红肿或有风团，也可发生很痒的水疱。

蚋叮蜇(gnat stings)

蚋是短而粗的蚋科蝇状黑色昆虫，有人称为黑蝇(black fly)，体长 1.5~5mm，在流水中水草、枝叶或石块上产卵后孵化成幼虫，卵及幼虫都在水中或冰下越冬，次年天暖时变成蛹而发育为成虫。

蚋常栖息于草丛或河边灌木林中，以植物的汁液为食料，雌蚋还可在野外侵袭人及畜类皮肤吮取血液，以后叮蜇处疼痛，往往红肿发炎，严重时溃烂。

在非洲和北美洲流行的盘尾丝虫病以某种蚋为媒介。

蜜蜂叮蜇(bee stings)

雌蜂腹部的后数节内有分泌蜂毒素(apitoxin)的毒腺和蜂尾的毒刺通连。蜜蜂在接触人的皮肤时，为了自卫而用毒刺刺入皮肤，毒腺释放出含有蚁醛、神经毒素、组胺、透明质酸酶及磷脂酶 A 的液体，有时毒刺被折断于皮肤内，土蜂、黄蜂、大黄蜂能收回各自的毒刺。

每个人对蜂蜇的反应不同。反应较轻的仅是蜇处出现红色斑丘疹或略红肿，中央常有一个刺蜇所致的瘀点(图 16-29)；较重的是叮蜇处一片红肿，引起剧痒及疼痛，同时可有水疱或大疱(图 16-30)。敏感性很强的特别是被一群蜜蜂叮蜇的人可以发生头晕、恶心、呕吐等症状，甚至有脉搏细弱、血压下降的虚脱现象，如不积极抢救，患者可能在短期或数日内死亡。血清病在 7~10 日后发生，特征是发热、荨麻疹和关节痛。

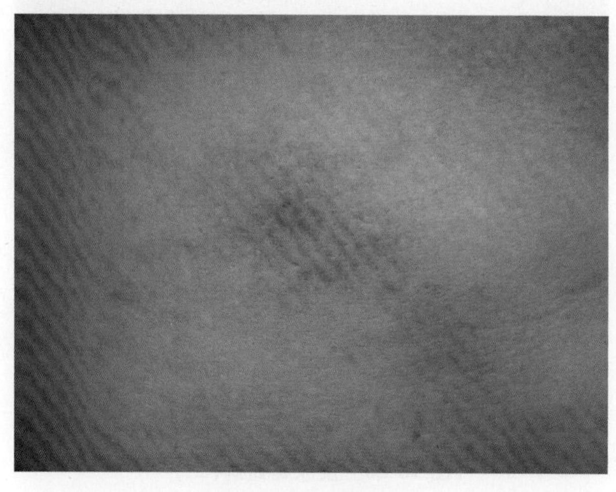

图 16-29　蜂蜇(一)

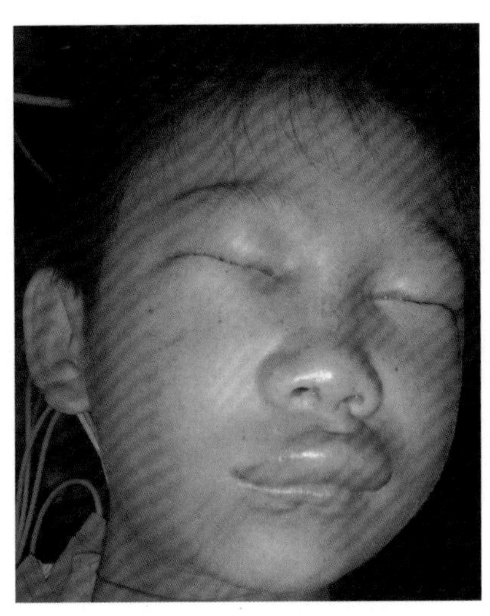

图 16-30 蜂蜇(二)

蜂蜇以后,应立即检查有无毒刺折断于皮肤内,查出后用镊子小心地拔出,如有毒腺囊附着,可用刀尖挑出而不使用镊子以免将毒汁挤入组织而使反应更重,然后涂抹乙醇以防止感染。局部应用炉甘石洗剂或糖皮质激素类制剂能使痒觉暂时减轻,剧烈红肿时可用布罗(burow)溶液稀释后湿敷。曲安西龙混悬剂注射入肿痛的损害内可使症状迅速减轻,用稀释或未稀释的盐酸依米丁注射液由皮下注射于患处近侧端也有效。内服药包括抗组胺药及镇痛药,有全身症状时应用糖皮质激素类,有过敏休克反应时应用肾上腺素注射液等积极抢救。季德胜蛇药片可局部应用及口服。

1. **黄蜂叮蜇**(wasp stings) 俗称胡蜂或马蜂,单独飞行或成群飞翔,往往为了自卫才蜇人,特别是在捅捣蜂窝时,大量黄蜂飞出而袭击捣蜂窝者,可引起严重的皮肤损害,也可引起迟发性血清病型反应或速发性过敏反应(图 16-31)。严重时在 1~2 分钟内发生过敏性休克而死亡。

2. **蚂蚁叮蜇**(ant stings) 蚂蚁中兵蚁可以刺蜇人的皮肤而引起疼痛、风团及蜇处瘀点。在南美洲常有一种黑色和一种红色蚂蚁蜇人而引起局部皮损,偶然引起蜂蜇后所出现的全身性过敏反应,特别是火蚁(fire ant)有一种溶血及损伤细胞的剧毒。1999 年在中国台湾发现火蚁,近年来我国南方已发现入侵的红火蚁。在火蚁用下颌抓紧皮肤时,腹部蜇器以头部为枢而转动刺蜇,多个被蜇处排列成环形或线状(图 16-32),以后蜇处有小风团,在 4 小时内发生水疱,疱液迅速混浊,次日变成基部红肿的脐凹状无菌脓疱,数日后才消退,可遗留色素沉着、纤维性结节及瘢痕形成。蜂蜇的全身性反应可以偶然发生。

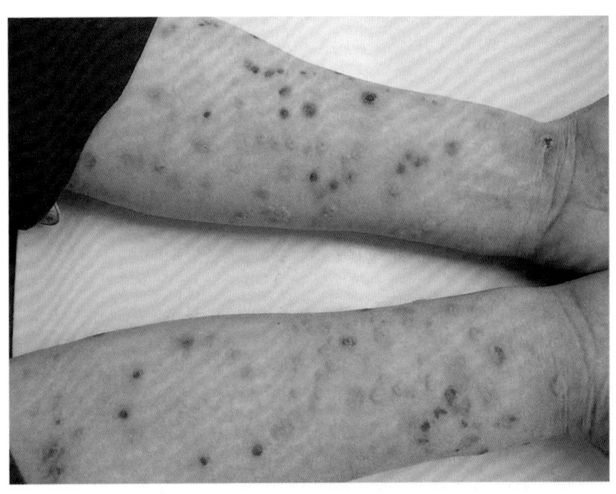

图 16-31 蜂蜇致自体敏感性皮炎

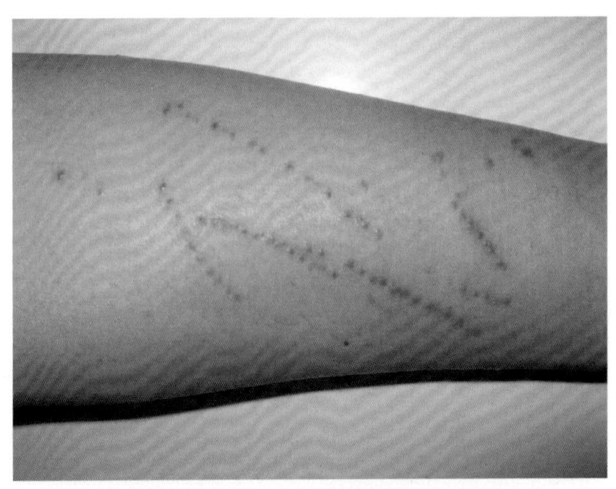

图 16-32 蚂蚁叮蜇

隐翅虫皮炎(paederus dermatitis)

隐翅虫皮炎是由隐翅虫引起的皮肤炎症,隐翅虫是一种甲虫,在夏季夜晚飞出,可在人的皮肤上爬行,被压后引起有灼痛的点,委内瑞拉有哥伦比亚隐翅虫(P. colombinus),印度尼西亚有佩雷金隐翅虫(P. pereginus),印度南方有米兰普隐翅虫(P. milampus),中国台湾有梭状隐翅虫(P. fuscipes)。隐翅虫体长 0.6~0.8cm,没有毒刺或毒腺,躲藏于草丛、树间或石头等阴暗处,夜晚飞出,喜欢在灯光附近飞行。

【症状】 皮损常发生在暴露部位,当虫体接触皮肤时有爬行感,患者自觉或不自觉地拍打挤压隐翅虫,经 2~4 小时后皮肤上出现成片的条索状红斑肿胀(图 16-33),并有灼热疼痛感,约 12 小时后红斑处出现水疱或脓疱（图 16-34），并有鲜红色糜烂，严重患者可发生表浅性坏死。1～2 周以后干燥脱痂而愈，留有色素沉着。

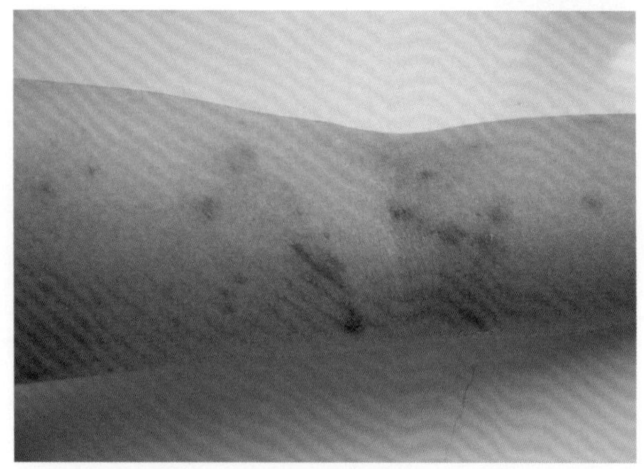

图 16-33　隐翅虫皮炎（一）

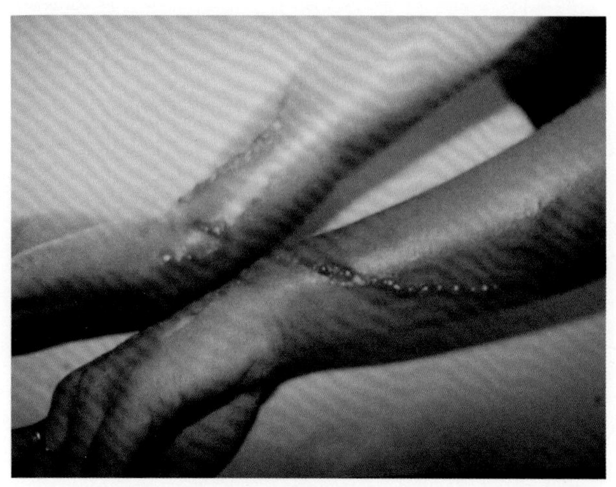

图 16-34　隐翅虫皮炎（二）

【病因】隐翅虫是斑蝥一类的发疱甲虫（图 16-35），所含起疱物质不是斑蝥素，而是一种强酸性（pH 1～2）毒液，其主要成分是发疱毒素——岬毒素，与斑蝥素有相同的作用，虫体受压时即可放出。隐翅虫在人的皮肤上爬行时不引起反应，但在挤压虫体或隐翅虫的乙醇浸液接触皮肤时，就能引起损害，可以表明隐翅虫皮炎不是由于虫爬于皮肤上分泌毒汁，而是由于患者自觉或不自觉地拍打挤压隐翅虫而使受损虫体释放毒素所致。

毒隐翅虫的卵、幼虫、蛹和成虫（除翅以外的各部分）都有毒素存在，但隐翅虫毒素的含量随着虫态、龄期及生殖状况的变化而不同，老龄幼虫比低龄幼虫毒素含量多，成虫比幼虫毒素含量多，生殖期比非生殖期虫体的毒素含量多，每年的 4～10 月是隐翅虫的活动期，也是隐翅虫皮炎的好发季节。

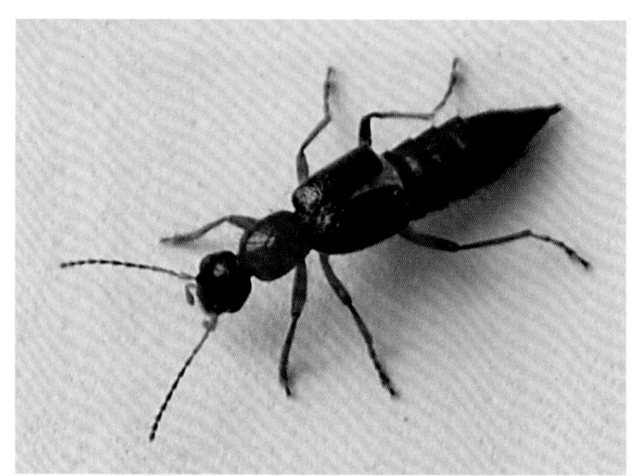

图 16-35　隐翅虫
（苏州大学附属二院皮肤科谢立夏提供）

【治疗】隐翅虫附着于皮肤时不可用手指揉捏，最好用嘴吹掉或用器物拨落，然后弄死，隐翅虫爬过的皮肤要用水及肥皂洗净，或涂擦氨溶液等碱性溶液。局部治疗包括湿敷及无刺激的炉甘石洗剂等或消炎的类固醇激素类制剂。

斑蝥皮炎（blister beetle dermatitis）

斑蝥皮炎又称为甲虫皮炎。斑蝥是有斑纹的起疱甲虫，腿部细长而活跃善走，夏季成熟，冬季消失。体内有毒素——斑蝥素（cantharidin），弥漫分布尤其生殖器官中含量很多，可使皮肤起疱及发生剧烈的刺痛，“斑言其色，蝥言其毒如矛刺也”（《本草纲目》）。

斑蝥（cantharis）通常在夜晚飞出，在人体上爬行时既不叮螫也不分泌毒液，一旦被人拍击或轻微受压，前胸、膝关节及生殖器等处立即渗出含有斑蝥素的琥珀色清液，数分钟后引起烧灼感及刺痛，8～12 小时后发生大疱，疱的周围没有炎症，如果虫体被压碎，所起的疱往往很大（图 16-36）。斑蝥在皮肤上爬行时，熟睡的人往往不自觉地用手拂去，直到次晨起身时才发现有刺痛的大疱或排列成行的多个水疱（图 16-37），不知大疱为何发生。

斑蝥依靠植物生活，因而斑蝥皮炎多半发生于常和植物接触的农业工作者或农民的暴露部位，有线状或成片的红斑水疱或大疱并有刺痛。斑蝥体内有高浓度的斑蝥素，乙醇浸液使皮肤发红起疱而可作为局部刺激剂。内服时若剂量偏大可引起口腔、食管、胃黏膜的红肿甚至出血，可出现不同程度的心、肝、肺、肾等损害，应慎重使用。

治疗时可切开大疱及施行冷湿敷，糖皮质激素类可以应用。

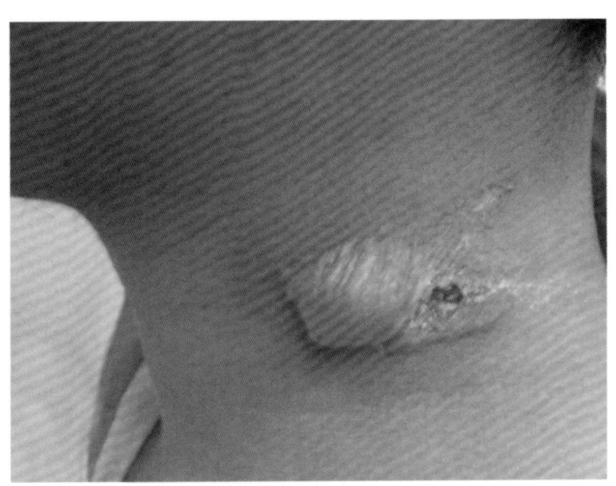

图 16-36　斑蝥皮炎(一)

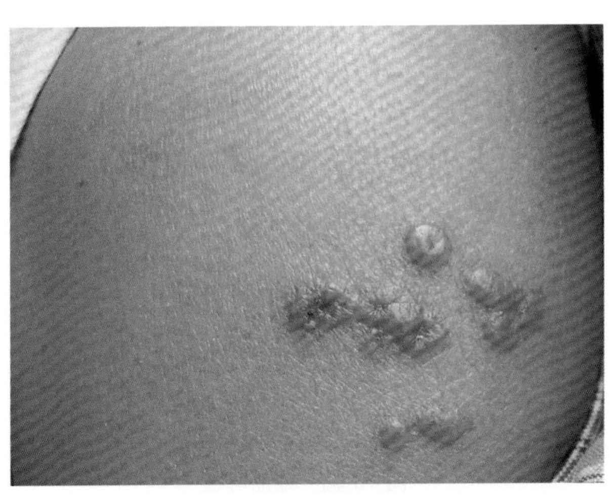

图 16-37　斑蝥皮炎(二)

毛虫皮炎(caterpillar dermatitis)

毛虫是体表满布刺毛的蝶蛾幼虫,依附于树叶、树干及草叶等处,人的皮肤接触刺毛时发生刺痛难忍的皮炎,称为毛虫皮炎。

【症状】 皮损是米粒至豆粒大小的红斑、丘疱疹或风团,甚至大片红肿,有剧痒及刺痛,中心可有瘀点,发生于接触刺毛的部位,如颈后、颈侧、肩部、胸部、背部及四肢屈侧等处(图 16-38)。刺毛可大量的附着于内衣而引起广泛的皮炎,搔抓可使刺毛更深的刺入皮肤,使刺痛更重而难忍,刺毛入眼时引起严重的角膜炎及结膜炎。清除刺毛后,经数日或 1~2 周后即可痊愈。

【病因】 毛虫的刺毛有些小棘,游离端可如箭,中心有含毒汁的小管,刺毛放出的毒汁呈碱性。栖居于杨柳等树上的黄刺蛾或绿刺蛾的幼虫俗称杨辣子,常使树下乘凉或接触刺毛的人发生毛虫皮炎。

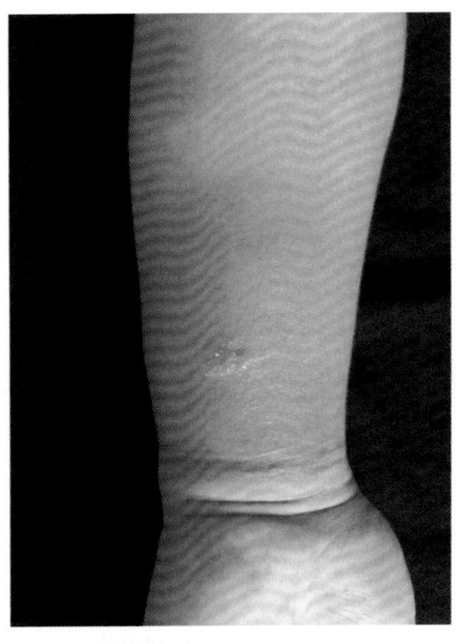

图 16-38　毛虫皮炎

桑毛虫(euproctis similis)是桑毒蛾或纹白毒蛾的幼虫,俗称为金毛虫、犬(狗)毛虫或刺毛虫,附在杨柳尤其常见于桑树的树干或树叶上,也可以附着于草叶甚至电线杆或墙壁上,在夏秋季节,针状刺毛可以飘落在树下裸露皮肤者皮肤上而引起皮炎,也可随风飘散到远处。刺毛有弱碱性毒液而对皮肤有原发性刺激。

松毛虫(dendrolimus)及马尾松毛虫(D. punctatus)主要在林区的树木上,容易使林业劳动者发生松毛虫皮炎。刺毛也可飘落于柴草等处而使接触者发生皮炎。

茶毛虫(euproctis pseudoconspersa)附着于茶区的茶树上,可使采茶人发生毛虫皮炎。

其他毛虫,如黑色毛虫是铿节甲虫和赤颈干鳎虫的幼虫。

【预防】 预防毛虫皮炎要注意个人防护。在夏季,不要在有毛虫的树下及其下风处乘凉、晒衣被或尿布,不许儿童爬树或在树下玩耍。在有毛虫的树上或树下劳动时,穿戴防护衣帽,扎紧袖口裤脚,最好也戴风镜及口罩。

毛虫是蝶蛾生活史中的一个阶段,成虫产卵而孵化成毛虫,以后成蛹而发育为蝶蛾。根据当地情况,应设法消灭它们,例如,摘除树叶上卵块及茧(蛹),用灯诱杀成虫(蛾),消灭越冬及早春幼虫(毛虫),在秋季可用杂草树枝捆扎树干,毛虫将藏在其中越冬,春季时把这些杂草焚毁。最简便且最彻底的预防方法是向树上喷射灭虫剂如1∶(800～1 000)美曲磷酯溶液,加水稀释成800～1 000倍的5%～10%滴滴涕(DDT)乳剂、稀释成200～400倍的6%可湿性六氯苯(666)水悬剂。桑毛虫的天敌是寄生蜂和寄生蝇,松毛虫的天敌是赤眼蜂、红头小茧蜂及燕雀等鸟类,应该保护这些毛虫的天敌,可为它们提供栖息繁殖的场所。

【治疗】 毛虫皮炎发生后,可用橡皮膏粘贴以清除皮肤上毛虫的刺毛,局部应用止痒药或施行湿敷法,内服泼尼松及抗组胺药可使症状减轻。在我国民间,常用马齿苋等煎液或用捣烂的马齿苋外敷,文献报道可用10%七叶一枝花酊涂抹,或用“白芷煎汤外洗”(《医宗金鉴》)。

蛾皮炎(moth dermatitis)

蛾是毛虫的成虫,属于昆虫细鳞翅目,一般不引起皮炎,但黄刺蛾(Euproctis flava)等的腹部末端有一根和毒腺相通的毒刺,当黄刺蛾在晚间飞出并接触人的皮肤时,毒刺刺入皮肤并放出毒汁,在数分钟或1～2小时内可引起发痒的红斑及风团,有时,蜇处明显红肿,剧烈搔抓可以引起继发性感染。拉丁美洲等地蛾皮炎较为常见,皮肤发炎及结膜发炎,可发生广泛的红斑丘疹或有深脓疱疮性损害,约经1周后消退。

三化螟皮炎(paddy border dermatitis)

三化螟是水稻的害虫,民间称为钻心虫或蛀心虫。三化螟蛾属于昆虫细鳞翅目,可以引起蛾皮炎而成散布的红斑、丘疹或丘疱疹,有时夹杂着小风团,搔抓可引起皮抓破等继发性损害,经1～2周后皮损消退,可遗留暂时的色素沉着。农民在稻田中劳动时,三化螟的卵块可附着于皮肤而引起边界清楚的水肿性红斑及密集的丘疹及丘疱疹而发痒,有时发生血管性水肿样损害。三化螟皮炎是由于螟蛾尾部及卵块外表的鳞毛刺激皮肤,鳞毛内可能有一种毒素,在清除卵块后数日内,皮损干燥结痂,以后脱屑而愈,遗留暂时的色素沉着。

蜈蚣蜇伤(centipede stings)

蜈蚣是多足纲(myriapoda)的唇足亚纲(chilopoda)节肢动物,有21个体节,成对的脚对称分布于体节的两侧,被称为百足虫,最前1对足有连通毒腺的毒爪,用以自卫或杀死俘获物。

蜈蚣的1对毒爪刺蜇人的皮肤时放出毒汁,刺蜇处出现两个瘀点,周围红肿并有强烈的刺痛,往往伴有淋巴结及淋巴管炎,有时伴有发热、头痛、心悸或痉挛等中毒性全身症状,经过2～3周以上,红肿才消退,偶然局部发生坏死(图16-39)。蜈蚣毒素中含有肌肉毒素、心脏毒素、细胞毒素、神经毒素、5-羟色胺、组胺、乙酰胆碱等多种成分。文献报道,蜈蚣毒素可引起横纹肌溶解症、急性肾功能不全和蛋白尿,甚至心肌梗死。0.5%普鲁卡因注射液注射于叮蜇处附近可以减轻剧痛,或用1%盐酸依米丁注射液3ml皮下注射于蜇处近心端。季德胜蛇药片可每次服5片,每日3次。

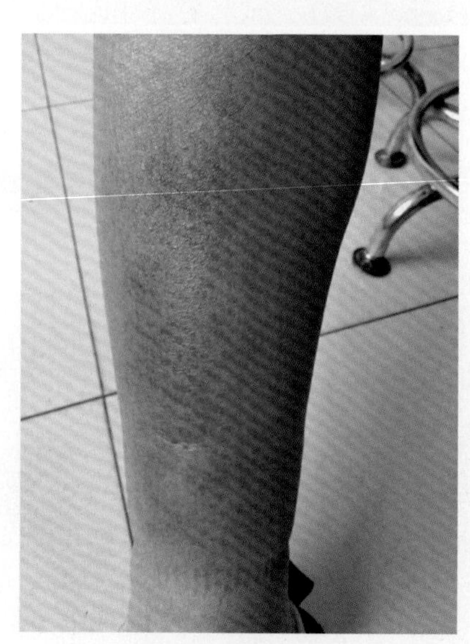

图16-39 蜈蚣叮蜇

千足虫皮炎(millipede dermatitis)

千足虫属于多足纲的倍足亚纲(Diplopoda),又称为多脚虫,每1体节有两对足。千足虫不叮蜇人的皮肤,也没有分泌毒汁的结构,但被侵扰时,虫体可分泌有毒物质,主要成分为苯醌类及酚衍化物,也可有氰化氢,在人的皮肤上可引起化学灼伤样皮损,接触的皮肤变黄或紫褐色,以后起疱,侵入眼内时流泪及灼痛,发生结膜炎及球结膜水肿。

千足虫又被称为蓑衣虫,喜欢在晚间爬行于墙壁、蚊帐、家具等处,迅速爬行,虫体长0.5～2cm,宽0.3～0.5cm,多半有10个体节,背部由头到尾有一条线状黑斑,腹部呈灰白色,有无数微小的刺毛,头尾各有1对触须,头部有1对黑色眼点,体节越多足越多,每足有5节及黑白相间的斑点,足部关节处有针状小刺,虫体略有臭味。皮炎的表现是发痒疼痛的红肿及大小不等的水疱及糜烂,往往排列成线条状(图 16-40,图 16-41),继发性感染可使损害类似坏疽性带状疱疹。

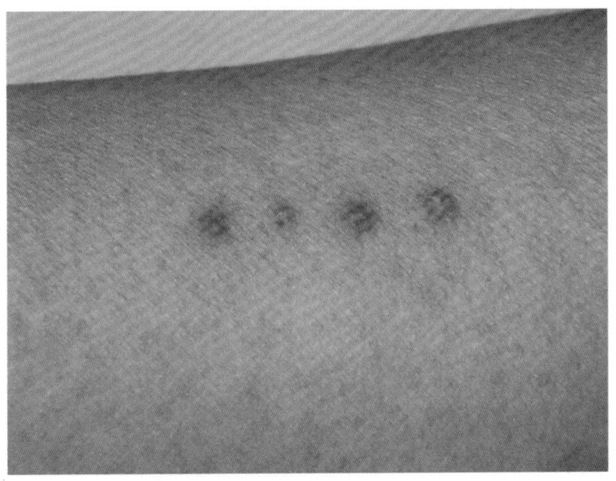

图 16-40　千足虫皮炎(一)

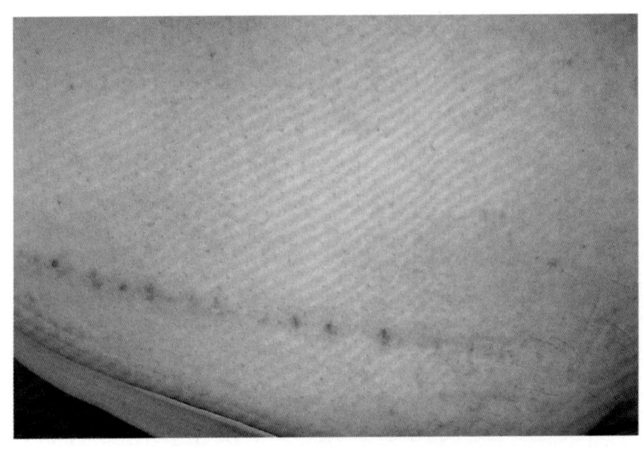

图 16-41　千足虫皮炎(二)

在千足虫引起皮炎或在皮肤上爬过后,应该立即用水冲洗。

棉红蜘蛛皮炎(tetranychus bimaculatus dermatitis)

棉红蜘蛛是危害棉花、豆类和玉蜀黍等农作物的害虫,体长 0.2~0.4mm,呈黄色或橙红色,可侵袭人的颈部、肩部、前臂及小腿等暴露部位,导致棉红蜘蛛皮炎,表现为高粱大小的红色丘疹,数目不定,丘疹中央有暗红或深红色小点,患处有剧痒。

椎蝽叮蜇(triatoma stings)

在华南地区所见的红带椎蝽(triatoma rabeofasiciata)可在夏秋季节进入室内吸食人血,最常叮蜇面部,尤其眼部及颊部和口角及唇部附近,每次吸血数分钟至 30 分钟,吸血时不引起疼痛。以后局部发生绿豆至黄豆大的瘙痒性丘疹,中央有针头大的瘀点。皮损可迅速扩展而成大片红斑,有灼热感及痒觉,或引起大片风团或血管性水肿,可伴有胸闷、心慌、全身不适及腹痛等症状。

鱼伤害(fish injury)

海洋中某些鱼类可以伤人,引起鱼伤害皮炎,甚至引起严重的全身症状。

鬼毒鲉,俗名海蝎子、鬼魖或毒魖,背部鳍棘很多,而且突出。棘底周围的皮下藏着毒腺,棘的两旁都有和毒腺相通的深沟。赤足下海的人,如果误踏在鬼毒鲉的背上,就被刺伤,引起红肿剧痛,可比蝎蜇伤更为严重,经 4~5 日后才消退。

赤魟,俗称黄鲼、洋鱼或黄边劳子,有一个和毒腺相通的尾棘,刺入皮肤后,引起红肿痒痛,流血麻木,经 3~5 日才消退,大赤刺入后甚至使人死亡。

黄鱼的鳍及尾上的刺和孔鳐尾下的两个小刺钩常将渔民的手刺伤。鳗鱼、鲨鱼及带鱼可将捞鱼工人的手脚咬伤,较大的鲨鱼尤其凶猛可怕,能残害人体。

属于棘鳍类的鱼类鳍或鳃盖上有很多小刺,这些小刺和毒腺相通,可刺伤皮肤,引起局部皮肤红肿疼痛,严重时引起恶心、呕吐、腹泻、呼吸困难及心悸等全身症状,甚至引起谵语、抽搐、麻痹、盗汗及昏迷而死亡。

治疗方法按病情而定。有刺伤咬伤时须立即包扎,防止继发感染。有皮炎时可涂氟氢化可的松之类制剂。有全身症状时应用类固醇激素及抗组胺药物。

鬼毒鲉和赤蜇伤引起剧烈的红肿疼痛,可用盐酸依米丁 1ml(30mg)加入生理盐水或无菌蒸馏水 4~9ml 中,由皮下或肌内注射于刺伤处或刺伤附近的近侧端。必要时,用未经稀释的盐酸依米丁注射液做深部皮下注射,经过 2~5 分钟甚至 30 分钟后,疼痛就可消失,在 1~3 日内,红肿消退而愈,如果有好几处刺伤,应该分区注射,总量不超过 60mg,治疗以后,未发现不良反应或中毒反应。

水蛭皮炎(leech dermatitis)

水蛭又称为蚂蟥,属于环节动物,身体的伸缩力很强,在稻田、水塘或小河中快速的游动。当人涉水或游泳时,蚂蟥的口吸盘吸附在皮肤上吸血,同时口部腺体放出分泌物,其中有阻止血液凝固的水蛭素(hirudin)及促使血管扩张的组胺样物质。

蚂蟥往往附于浸在水中的小腿及足背等处，吸附处发生丘疹或风疹块，中央有个瘀点。如果用力把水蛭摘除，吸附处往往流血不止（图 16-42）。小的水蛭偶然侵袭阴道或鼻腔而引起阴道出血或鼻出血。

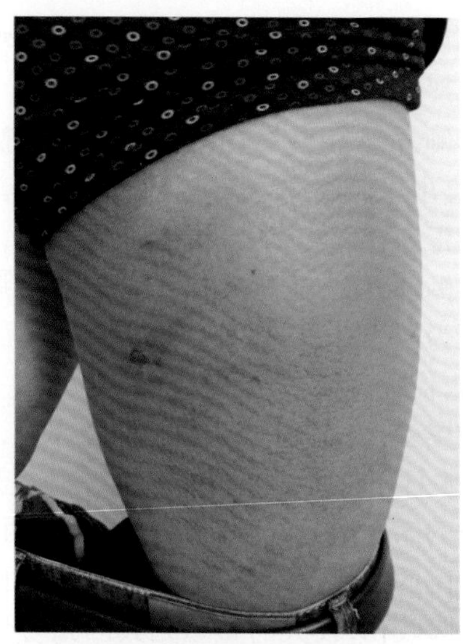

图 16-42　水蛭皮炎

蚂蟥附着于皮肤吸血但不会钻入皮肤。蚂蟥吸血时，不要用手猛烈摘除，只用手掌拍击皮肤，或用米醋、酒、浓盐水或旱烟油涂抹虫体及吸附处，可以使它松开吸盘而自行脱落。

如果蚂蟥偶然侵入阴道或鼻腔，可涂蜂蜜或香油以诱水蛭伸出，然后摘除。用棉花球浸湿含肾上腺素（0.1%）的 2%盐酸普鲁卡因溶液塞入鼻孔内，能使鼻内水蛭麻醉而易取出。

刺胞皮炎（nematocyst dermatitis）

海洋中腔肠动物很多，包括水母、水螅、海葵、海胆及珊瑚等，大多数有成千上万的刺胞，每一刺胞都有一根卷成螺旋圈状刺丝，刺胞受激惹后弹出刺丝，刺入人的皮肤内并放出毒汁，毒汁含有蛋白质、肽类、组胺及 5-羟色胺等物质，数分钟后，局部皮肤有电击状刺痛，发生红斑、斑丘疹或风团，甚至于皮下出血而成点状、线状或地图状，1～2 日内可起疱或发生大疱，经 1～2 周才痊愈。蜇处很多时被蜇者可在数分钟至 30 分钟内倦怠不适、肌肉疼痛、胸闷、口渴、呼吸急促、恶心、呕吐或腹泻以及失眠盗汗等症状。对毒汁高度敏感者可发生呼吸困难、肺水肿、血压降低以致休克而死亡。

渔民、养殖工人、在海域作业或海边游泳的人常被腔肠动物的刺胞所放出的刺丝蜇伤。有人发现黄海及渤海的海水中离体的单个刺胞也能弹出刺丝而伤人。

水母（jelly fish）一般被称为海蜇，常引起水母皮炎（jellyfish dermatitis），严重时引起全身性症状，甚至致命。海葵（sea anemone）通常生活在珊瑚礁上，刺丝放出海葵毒素而可引起皮炎及全身症状。珊瑚（coral）及海绵（sponge）等腔肠动物都可放出毒汁而伤人。

海胆（sea-urchin）属于腔肠动物门的海胆纲，呈卵圆形或球状，外壳有棘刺而可蜇人皮肤并放出毒汁，引起局部刺痛红肿，经 1～2 周才消退。如果棘刺折断而留在皮肤伤口内，数月后引起局部发生肉芽肿，往往是直径为 2～5mm 的疣状坚实结节，先呈粉红或淡青色，后变黄褐色，中央可有脐凹，较严重时成为持久的青红色硬块。

在易受腔肠动物刺蜇的海域中工作的人，在操作时可穿戴橡皮防护服，皮肤被刺蜇后可涂糖皮质激素类外用药，内服抗组胺药及泼尼松之类，全身症状严重时可进行输液及注射肾上腺素等措施。海胆的棘刺引起肉芽肿性反应时，应该拔除皮肤内的断刺并用醋酸曲安西龙之类混悬液注射入肉芽肿性损害内。

蛇咬伤（snake bite）

我国的蛇咬伤不少见，多半发生在南方各省，对人有害的是毒蛇。

毒蛇的唇腭有毒腺和毒牙相通，蛇咬人时，蛇毒经毒牙进入皮肤伤口内，引起局部及全身症状，可使人死亡。

【症状】毒蛇咬伤皮肤后，咬处发生瘀斑，由鲜红色渐变暗紫色，局部肿硬，附近也渐红肿疼痛，严重时局部发生坏死。淋巴管炎及淋巴结炎往往同时发生。有些患者的皮肤损害轻微，但被咬肢体迅速麻木，以后出现神经系统症状等。

蛇毒有抗凝作用，引起溶血并能使毛细血管通透性增加。全身症状因毒蛇种类而有不同，不同毒蛇有不同的蛇毒，蛇毒可分神经毒及血液循环毒两类。有的患者主要表现为神经系统中毒，肢体麻木甚至瘫痪，眼睑下垂，眼球不灵活，肌肉关节疼痛，视觉、嗅觉、听觉异常或减退，吞咽、言语及呼吸都感困难，各种反射减退或消失，脉搏细弱，血压下降，最后呼吸麻痹而死亡。有的患者主要有溶血症状，口腔、鼻腔及胃肠出血，有血尿、鼻出血、便血、吐血,皮肤咬伤处血流不止;有的有凝血症状,患肢青紫发凉,呼吸困难,心力衰竭,血压下降及休克。有的患者兼有神经毒及血液循环毒引起的症状,有运动失调、昏睡、呼吸缓慢、溶血、出血、抽搐等多种表现。

大多数患者在被蛇咬后几秒或几分钟内即感觉恶心、口渴、呕吐、腹泻、晕眩、倦怠及胸腹疼痛等。据统计,眩晕约占 80%,心烦、呕吐、嗜睡、倦怠、恶寒、发热等约占 50%。

【病因】我国致人死命的毒蛇主要分布在南方各省尤其东南沿海及西南一带,出没于树林或草丛中,尤其晚间往往乘人不备,咬人腿部或足部,被咬伤者多半是农民、战士以及从事野外工作的人。

我国的毒蛇有多种,多半属于黄颌蛇科(colubridae)及蝰蛇科(viperidae),我国各地毒蛇种类不全相同,致病力也不同,如银环蛇、眼镜蛇等有神经毒,五步蛇、蝰蛇等有血液循环毒,蝮蛇、竹叶青蛇、眼镜蛇等兼有神经毒及血液循环毒。

神经毒作用于延髓和脊髓,引起肌肉瘫痪、神经麻木、呼吸中枢麻痹等表现。血液循环毒引起出血、溶血或凝血,血管舒缩功能发生障碍。

【治疗】

1. **急救措施**　被蛇咬以后,要立即用口吮吸毒汁后吐出,并用带子将下肢蛇咬处近侧端缚扎,每 15~30 分钟放松带子 1 次以免肢体因血流中断太久而坏死,局部实行冷敷可减缓毒汁的吸收及扩散。患者迅速移送到医院时,可在毒牙咬伤处做十字切口以便毒汁流出,并用生理盐水或高锰酸钾稀溶液清洗伤口,也可用吸乳器或拔火罐尽量吸出毒汁,有时须灼毁或切除咬伤处。患者发生休克时,立即给予肾上腺素注射液以及输液和静脉滴注氢化可的松等抗休克疗法。

胰蛋白酶可以分解蛇毒蛋白质,防止组织坏死,可用 1 000~6 000U 稀释于 0.25%~0.5%普鲁卡因溶液或注射用水 4~20ml 中,在蛇咬伤口和周围做浸润注射,也可在肿胀部位近侧端做环状封闭(环绕肢体注射一圈),每日 1 次。

2. **解毒疗法**　多价抗蛇毒血清及糖皮质激素类药物要从速应用。抗蛇毒血清要有符合蛇毒种类的抗毒力,例如,蝮蛇是我国常见的毒蛇,被蝮蛇咬伤后,可注射抗蝮蛇毒血清,首次肌内注射 4ml,以后每次 2ml,每日 4~6 次。

我国常用的蛇药有南通蛇药(季德胜蛇药)、上海蛇药及云南蛇药等。

3. **症状疗法**　根据症状进行适当的内科处理。例如,出血、溶血时输血,呼吸衰竭时吸氧,疼痛时给予止痛药而不给予吗啡或哌替啶,有继发性感染时应用抗生素。

(秦兰英)

参考文献

1. 张学军. 皮肤性病学[M]. 北京:人民卫生出版社,2014.
2. 赵辨. 中国临床皮肤病学[M]. 南京:江苏科学技术出版社,2009.
3. TUBA B,MEHMET T C. Cutaneous Myiasis in a Malignant Wound of the Head and Neck Region[J]. J Craniofac Surg, 2012,23(1):19-20.
4. 张超,佘俊山,张文清. 以胸腔积液为首发表现的皮肤蝇蛆病 1 例报道[J]. 中国医药指南,2011,9(17):299.
5. 闫铭锋. 294 例蜂蛰伤患者凝血功能分析[J]. 国际检验医学杂志,2017,38(22):3142-3143,3147.
6. 姚蓉. 四川省蜂螫伤规范化诊治专家共识[J]. 华西医学,2013,28(9):1325-1328.
7. 郑昆,郑小罕. 重度蜂蜇伤 11 例救治体会[J]. 贵州医药,2011,35(12):1097-1098.
8. 苏红,周飞红,李凤春,等. 隐翅虫皮炎诱发急性泛发性发疹性脓疱病 1 例 Exant[J]. 中国皮肤性病学杂志,2008,10(4):234-235.
9. BONG L J,NEOH K B,LEE C Y,et al. Dispersal Pattern of Paederus fuscipes(Coleoptera:Stapliylinidae:Paederinae) in Relation to Environmental Factors and the Annual Rice Crop Cycle[J]. Eviron Entomol,2013,42(5):1013-1019.
10. 罗雷,杨仕隆,赖仞. 蜈蚣毒素研究进展[J]. 生命科学,2016,28(1):27-32.
11. 胡德良. 疯狂的千足虫[J]. 生命世界,2007,8(1):60-63.
12. 赵保胜,朱寅荻,马勇,等. 中药重楼研究进展[J]. 中国实验方剂学杂志,2011,17(11):267-270.
13. 郭小红,冷静,刘霞,等. 白芷研究进展及地上部分资源开发展望[J]. 中医药导报,2018,24(18):54-57.
14. 顾海琳,杨万富. 蛇伤解毒汤配合西药治疗蝮蛇咬伤 100 例[J]. 陕西中医,2010,31(4):458-459.

第十七章

物理性疾病

压迫、摩擦、温度、光线和放射线等物理性刺激都能作用于人体皮肤，当这些刺激超过某种强度或某些原因导致皮肤对这些刺激的耐受性下降时，即产生物理性疾病。这类疾病具有个体的差异。

1. **摩擦或压迫等机械性刺激** 机械性外力、摩擦、撞击和撕裂可使皮肤立刻受到损伤，长期的摩擦或压迫可使角质层逐渐变厚。搔抓或摩擦所引起的伤痕往往呈线状或片状。猛烈冲击可引起血管破裂，如果皮下大量出血，就能形成瘀斑，而撕裂或切割所引起的则是边缘清楚的伤口。

机械性外伤常引起继发性感染、湿疹样变化，甚至坏疽，例如，石膏绷带的长期压迫常引起皮炎及压疮；有时皮肤受创后，外用药物的刺激或敏感性常引起皮炎发生。鸡眼、胼胝和压疮等也都由于长期压迫产生。摩擦性水疱往往由于短期的剧烈摩擦及压迫，摩擦性苔藓样疹常发生于夏季在室外玩弄砂子的年幼儿童的手背、肘膝等处，这种苔藓样小丘疹也可由于其他粗糙物的摩擦而产生。

2. **冷或热的刺激** 火盆等炽热物体可使皮肤血管扩张而发生火激或热激红斑，长久刺激能引起网状色素沉着。火焰等高温能立即烧伤皮肤。

寒冷能使血管强烈收缩，血液供给不良而使皮肤组织缺氧，可以引起冻疮；高度寒冷能使皮肤组织凝冻，像烧伤一样可有不同程度的毁伤而成冻伤。

和热刺激有关的疾病还有红斑性肢痛病等，和寒冷有关的疾病有小腿红疳病、大理石样皮肤病、肢端发绀、雷诺病等(见血管性疾病)。

3. **日光的刺激** 日光中280nm以上波长的中波及长波紫外线和可见光及红外线都能到达地面，主要由紫外线尤其中波紫外线刺激皮肤而引起红斑、水疱、丘疹或色素沉着等变化。人工光源的刺激也主要由于其所含的紫外线。

补骨脂素及磺胺药等光致敏物可引起光敏感反应，摄入灰菜等可发生剧烈的日光性皮炎，而卟啉症的光敏感反应和酶有关。

4. **放射线的刺激** X线、镭及核素等放射性物质有电离作用，波长虽短，而穿透力及作用力大，过分应用可引起急性皮炎，长期应用可引起慢性射线皮炎，放射能的蓄积可引起不易恢复的组织损伤。

痱子(prickly heat，heat rash)

痱子又称为红粟疹(miliaria rubra)，是湿热环境中汗孔堵塞时迅速发生的小丘疹及水疱，有痒刺感，周围有红晕。

【症状】 在湿热的地区或炽热的夏季中，小米大或更大的独立丘疱疹迅速出现。水疱有清液，周围有红晕，有瘙痒、灼热及麻刺感。

患者常先出汗较多，以后发生很多圆而尖形的针尖大小密集的丘疹或丘疱疹，有轻度红晕，常见于躯干及面部，尤易发生于肘窝、腘窝、悬垂乳房下方的皱褶处、腰部及腹股沟等处，但不发生于手掌及足底。损害往往密集，大小几乎相等，一般不扩大或融合。有时皮肤弥漫发红，密布着邻近相融合的水疱(图17-1，图17-2)。经过几日后，水疱即可

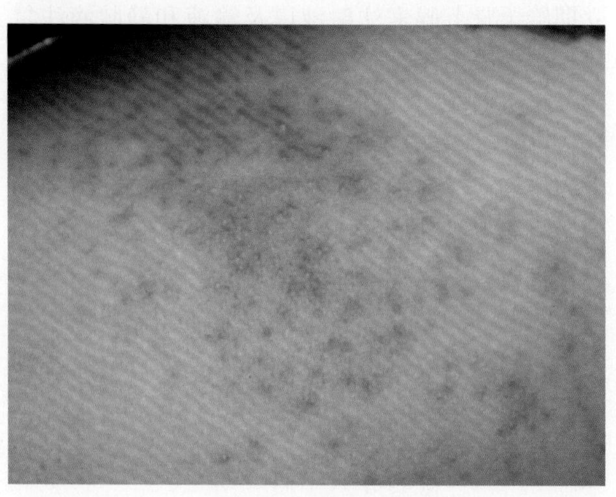

图17-1 痱子(一)

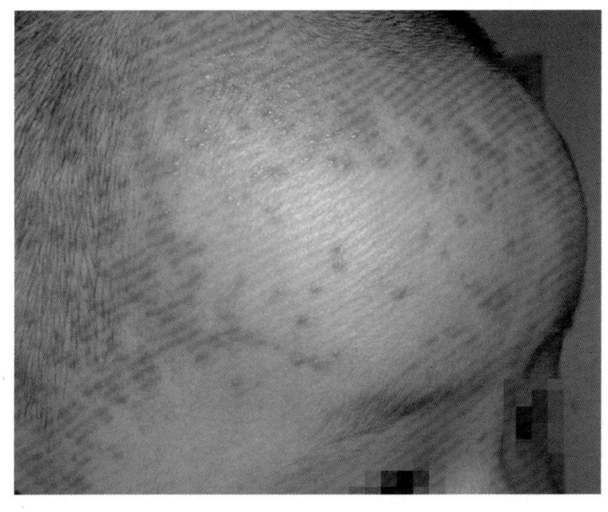

图 17-2 痱子(二)

消失而遗留细薄的鳞屑，终于完全脱落。如果以后陆续出汗，新的丘疱疹可陆续发生，整个病程可以延续数周或数月之久。

肥胖患者的皱褶部位往往并发褶烂，是因湿气蒸发受阻而常被浸渍，婴儿或幼童容易并发脓疱疮、毛囊性脓疱疮或深脓疱疮等继发性细菌感染，尤其额顶部等处常可发生多发性汗腺脓肿。

脓疱性痱子(miliaria)一般发生于使汗腺管受损或阻塞的某些皮炎患处。皮损是和毛囊无关的浅小脓疱(图 17-3～图 17-5)，引起刺痒，最常发生于皱褶部位、四肢屈侧面阴囊及小儿头部。伴发的疾病常是婴儿湿疹、尿布皮炎、脂溢性皮炎、接触性皮炎或有间擦疹。

【病因】在湿热地区或酷热夏季中，婴儿或幼童、肥胖或多汗的人以及慢性病患者较易发痱子。

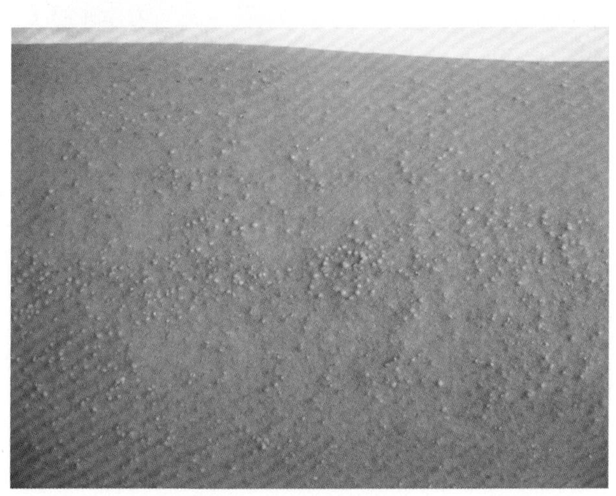

图 17-3 脓疱性痱子(一)

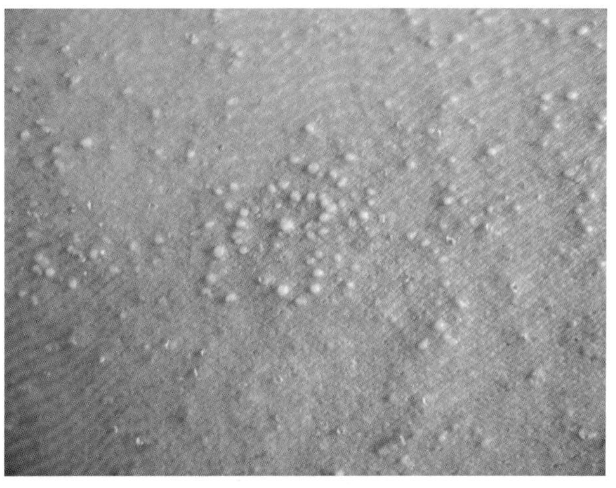

图 17-4 脓疱性痱子(二)

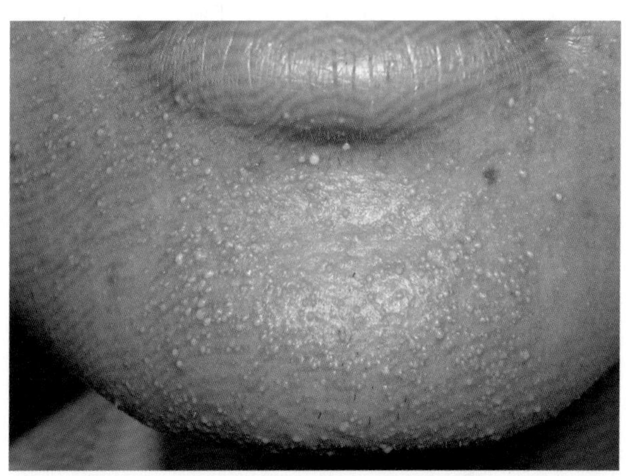

图 17-5 脓疱性痱子(三)

维生素 A 缺乏可使角质层增厚，角质层吸收汗液而肿胀时易使汗孔堵塞，外界刺激或感染而发炎肿胀时，也易使汗孔堵塞。汗孔堵塞时，汗液不能通畅流出，于是汗孔下方的汗腺管被汗液潴留在附近组织内而形成水疱。同时，阻塞的汗孔附近发炎，因而成为发红并有水疱的痱子。

脓疱性痱子发生于汗腺管被胀破的某些皮炎处，汗液潴留于表皮内，一般无菌，或有些非致病性球菌如微球菌大量繁殖所致。

【组织病理】汗孔有毛囊角栓，下方的汗腺扩张并部分破裂，附近有些淋巴细胞浸润。表皮内水疱，附近的真皮轻度水肿。

【治疗】天热时衣服要清洁干燥及轻薄宽松，室内要凉爽通风，高温车间要有降温的设备或措施。凉爽的环境是最好的疗法。皮肤应注意清洁干燥，可常用温凉水洗澡，避免热水、肥皂和日光等刺激。不伴有感染中毒症状者，可局部用安尔碘消毒后,用小号无菌注射针头刺破排液以利于吸收愈合。对合并感染者选用敏感抗生素,皮疹较广泛及炎症较重者可短期服泼尼松,并发其他皮肤病时要对症处理,皮肤干燥者服维生素 A 可有益。

局部治疗如醋酸铝稀释液的湿敷,清凉止痒洗剂(如 1%薄荷酯酊)或粉剂的应用,氢化可的松溶液或霜剂的涂搽,而阻塞汗孔的泥膏及软膏要避用。

深痱(miliaria profunda)

皮损是由于表皮内汗管闭塞,汗液潴留于真皮的汗腺管内而成,汗液未流出,皮肤干燥无汗,常见于热带地区而被称为热带性汗闭(tropical anhidrosis)。

皮损是大小一致的小丘疹,直径仅 2~3mm,数目很多,分而均匀而广泛,不能互相融合。这些独立而均匀一致的丘疹可以密密麻麻地几乎布满全身。皮肤表面完全正常,不发炎,没有自觉症状,也没有汗液。有的患者汗孔处偶尔发生很小的浅脓疱,或汗孔内有个黑褐色角质小点(图 17-6)。

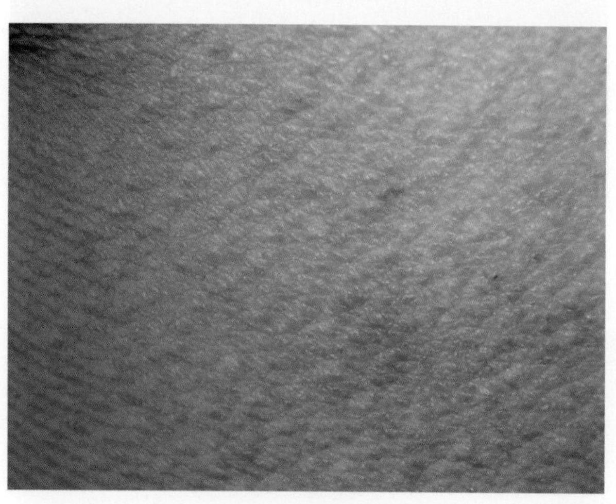

图 17-6 深痱

肥胖、汗腺的先天性异常以及妨碍汗液排泄的皮肤病常和本病的发生有关。

热带性汗闭性衰弱(tropical anhidroric asthenia)也多半发生于热带地区。面部及颈部往往多汗,而余处皮肤干燥无汗,常有丘疹性深痱子,皮肤温度也增高;患者有眩晕、心悸或头痛,全身衰弱无力,有闷热感,但不发生恶心、呕吐、谵语及高热等症状,因此热带性汗闭性衰弱和中暑不同。当患者剧烈劳动时,这些症状更加显著。如果移居到凉爽的地方,一切症状就会迅速消失。此病是由于长期多处汗孔堵塞,大量体热不能依赖汗液发散的缘故。

凉爽的环境是重要的。患者还应注意避免热水、肥皂、日晒等外界对皮肤的刺激,也不要搽敷泥膏等容易堵塞汗孔的外用药。无水羊毛脂对于深痱子很有效,患者往往在涂搽后开始出汗,也可外用清凉止痒洗剂(如薄荷脑擦剂)有效。

白痱(sudamina)

白痱往往在高热并大量出汗的患者体温迅速下降或恢复正常时出现,又称为水晶疹(miliaria crystallina)。

白痱皮损是粟粒至米粒大的透明水疱(图 17-7),有时相邻水疱互相融合而成较大的水疱,迅速密集出现于颈部、胸部、腹部或其他部位,既无红晕或红斑等炎症现象,又无瘙痒或其他自觉症状。几日后,这些露滴般的水疱自然吸收,角质层所构成的疱膜残留在皮肤上而成极薄的细小鳞屑,不久后脱落。

图 17-7 白痱

天气突然很热、剧烈劳动、穿衣太多或长期卧床、过度衰弱的患者高热后,皮肤大量出汗,但因汗孔和角质层因维生素 A 缺乏或其他原因而完全掩盖汗孔,汗液的溢出发生在角质层内或角质层下,于是成为角质层下透明水疱。

皮损在数日内变干,又无任何自觉症状,因而不需治疗。

鸡眼(clavus,corn)

鸡眼通常发生于小趾外侧或趾间,是扁平的圆形角质硬物,外界的磨压引起难忍的疼痛。

【症状】皮损是淡黄或黄色坚硬的圆形角质物，表面光滑并和附近皮肤表面相平或略隆起，像豌豆大或更大，边界清楚（图 17-8）。数目不定，通常仅 1~2 个，行走时因挤压摩擦而疼痛。有硬、软两种，硬鸡眼一般出现于鞋靴易挤压摩擦的足部突出处，最常见于小趾外侧或拇指内侧，有时发生于趾背及足跟，偶然出现于手部。软鸡眼发生于相邻足趾的互相压迫处，由于趾间湿暖以及细菌或真菌的继发性感染，皮损浸渍变软成为灰白色并可有臭味。

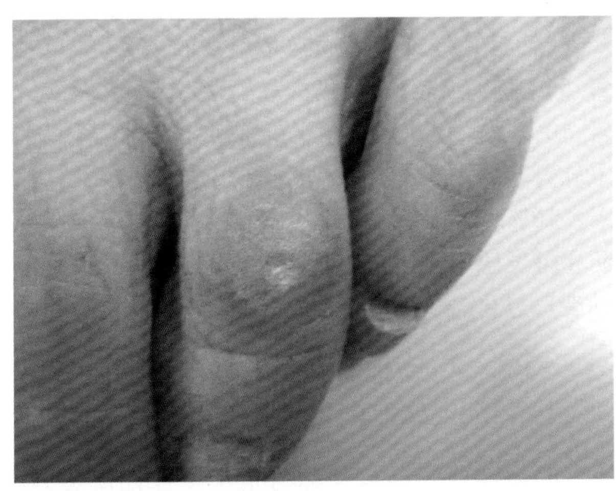

图 17-8　鸡眼

【病因】鸡眼最易发生于脚趾的受压处，鞋靴紧小，长期站立和行走的人较易发生本病，因而常和职业有关。足骨畸形或有外生骨疣也能促使受压部位发生鸡眼。

由于局部皮肤长期经受挤压或摩擦，角质层逐渐变厚而形成圆锥形角质物，锥体的底部露出而像鸡眼，坚硬的锥体顶端被压入皮肤内，嵌入真皮而呈楔状，可刺激乳头部的感觉神经末梢，在走路时引起疼痛或灼痛。

【组织病理】损害是同心角质层围绕一个致密角质物所形成的圆锥体，楔状顶端压迫真皮而使乳头变平，真皮内被压处有少许细胞浸润。

【鉴别】本病要和胼胝及跖疣区别。胼胝形状不规则并且较广泛，走路及挤压不引起明显的疼痛。跖疣成群或不规则地出现于足底受压或不受压部位，削除角质层时露出很多刺状松软的疣体。

【治疗】要穿着宽松柔软的鞋子，软鞋垫可减轻压迫，骨畸形或骨刺可由手术矫正或切除。

鸡眼如果不受外力的挤压或摩擦，可以自然痊愈。患者先用热水泡足，经 30 分钟左右，鸡眼就可泡软，此时用小刀削剔角质的损害，再用有孔的棉垫将损害罩在孔内，以避免外压或摩擦，此后损害往往自然脱落；或在浸泡及削剔以后，像治疗寻常疣或跖疣一样应用水晶膏或氢氧化钾糊状剂（见病毒性疾病章节），或应用鸡眼膏、水杨酸火棉胶等高浓度水杨酸制剂（见“寻常疣”）。氢氧化钾淀粉糊的作用和水晶膏相同。

胼胝（callositas，callosity）

胼胝俗称老茧，常发生于体力劳动者的手部足部受压及摩擦的部位，皮肤表面是半透明的黄色角质斑块，由表皮角质层变厚而成，一般不引起疼痛。

【症状】胼胝主要发生于手部及足部长期受压及摩擦的部位，偶然发生于髂骨上方或其他骨隆突出，明显的只限于常受外界摩擦、压迫之处。损害通常发生于工人或农民，其大小根据摩擦、压迫部位的范围而定，小的只有指甲大，大的可呈一大片（图 17-9）。

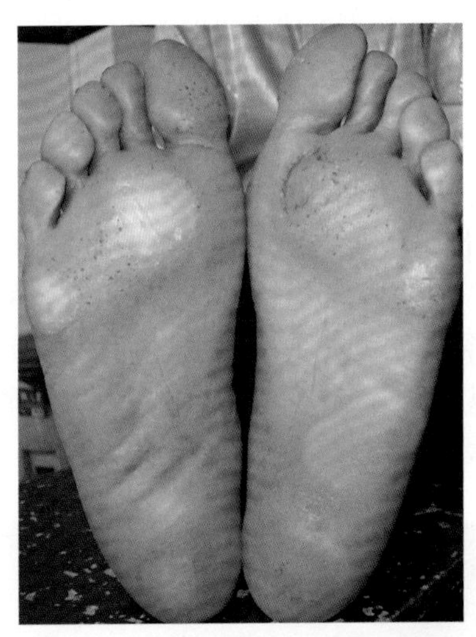

图 17-9　胼胝

（重庆市垫江县人民医院皮超提供）

损害是略隆起的角质斑块，扁平坚硬，表面光滑，呈半透明的黄白色或淡黄褐色，干燥少汗，感觉不灵敏，越接近边缘的部分越薄。这种限局性损害不引起自觉症状，在行走或受压时，可有压迫感或轻微的压痛。

【病因】主要由长期机械刺激引起，好发于足底部，主要因不合脚的鞋子或足骨畸形所致。

【组织病理】表皮角化过度，颗粒层增厚，乳头变平。由于刺激，真皮内有轻度炎性浸润。

【鉴别】

1. **掌跖角化病**　往往在幼年时期开始出现。

皮疹弥漫发生于手掌足底，不限于摩擦、压迫部位。

2. **鸡眼** 是顶端向内的圆锥体状角质物，露出圆形硬面，有显著的压痛。

3. **跖疣** 发生于足底的跖疣可有显著的胼胝状角质增生，往往和足部的胼胝不易区别。但跖疣和职业无关，走路时有显著的压痛，有时发生于非压迫部位，削去表面角质物即露出跖疣。

【治疗】 一般不需治疗。如果角质物太厚、太硬，走路时有点压痛，可用热水浸泡使其变软，然后用刀片修削。涂擦40%水杨酸硬膏或其他角质松解剂以及浓度较大的尿素软膏都可软化角质。有研究者发现，用2份丙二醇和1份水混合后涂在胼胝上，然后用塑料薄膜覆盖，可使角质厚物逐渐变软，足跟等处有裂口时更值得应用。

如果足骨畸形并和胼胝有关，可手术矫正。鞋子要柔软合脚，最好放入泡沫塑料垫等松软鞋垫。

手足皲裂
(rhagades of hands and feet)

手足皮肤干燥并有皲裂及鳞屑，可出现于慢性湿疹、手癣及皮脂缺乏等疾病，而不是独立的疾病，有时被人概称为鹅掌风。

【症状】 主要表现手掌足底皮肤干燥粗糙，常有鳞屑并易皲裂，皮纹处容易发生疼痛的较深裂口，手部裂口往往在劳动时更痛而影响劳动，足底裂口可以妨碍行走（图17-10），裂口容易感染而可引起丹毒、淋巴管炎或淋巴结炎等并发症。

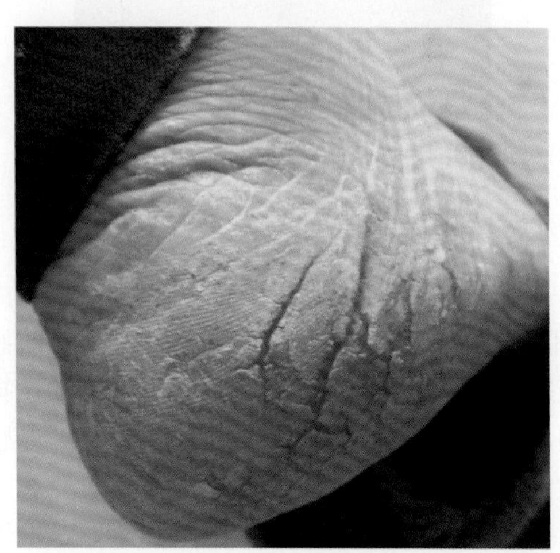

图17-10 皲裂
（河南省邓州市彭桥卫生院井从贤提供）

【病因】 在寒冷季节中，皮脂腺及汗腺的分泌减少，皮肤干燥，因而容易发生手足皲裂，天暖时，可显著减轻或自然痊愈。本病与职业有明显的关系，农民的手足和泥土接触，常受到摩擦等机械性刺激；工人的手常接触机器油、有机溶剂、碱性溶液或接触各种粉尘，皆常发生皲裂。手足皲裂的现象出现于多种皮肤病，如慢性湿疹、慢性接触性皮炎、手癣、足癣、掌跖角化病、更年期角化病、皮脂缺乏病、鱼鳞病（包括轻型鱼鳞病的干燥病）、浸渍糜烂型水田皮炎等，对于这些疾病要根据病种采取治疗措施，才能有效地消除手足皲裂的现象。维生素A的应用对于某些患者有益。

【治疗】 局部用药通常是温和的软膏，如单软膏、5%硫黄软膏、2%水杨酸软膏、0.05%维A酸软膏、10%尿素软膏。羊毛脂近似人的皮脂，可以加入软膏基质内，或与等量的水制成含水软膏。

10%硝酸银溶液涂在裂口内，可形成保护膜而防止继发感染。用橡皮膏或火棉胶封闭裂口，可帮助裂口愈合。

摩擦性苔藓样疹
(frictional lichenoid eruption)

摩擦性苔藓样疹又称为童年摩擦性皮炎，好发于夏秋季，常见于3~10岁儿童尤其男孩，被认为是娇嫩皮肤因沙土等摩擦而发生的非特殊性反应。儿童常在室外玩弄沙土，双手尤其手背、腕部及前臂可发生多个分散的苔藓样丘疹（图17-11），有时也出现于肘部、膝部及股部，只有针头或粟粒大小，不引起自觉症状，或只轻微觉痒。在避免接触沙土或粗糙物品后，丘疹即可在数周内自然消失。常与接触性皮炎、虫咬皮炎、儿童丘疹性肢端皮炎鉴别。

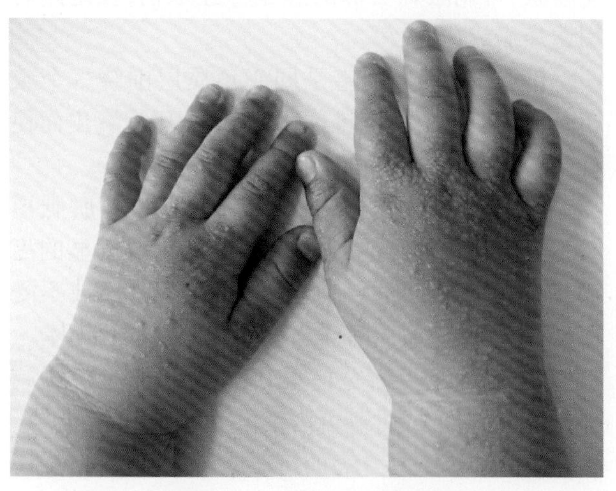

图17-11 摩擦性苔藓样疹

摩擦性皮肤淀粉样变
(frictional cutaneous amyloidosis)

摩擦性皮肤淀粉样变首先由日本 Muto 等在 1980 年报告，主要发生在日本，这与其生活习惯有关。

【症状】 皮疹表现为受摩擦部位皮肤粗糙、肥厚、有皮肤异样、网状或弥漫性过度色素沉着，一般无自觉症状，偶有轻度瘙痒。无系统性症状。一般好发在四肢伸侧、背部、腰部。女性多于男性，20~30 岁多见(图 17-12~图 17-14)。

有些老年人因病长期卧床，可在踝关节、肘关节、髋关节及骶尾关节处，因慢性摩擦而出现肥厚角化性斑块，表面粗糙，伴随色素沉着，无自觉症状，可称为慢性摩擦性苔藓(chronic friction lichen)。

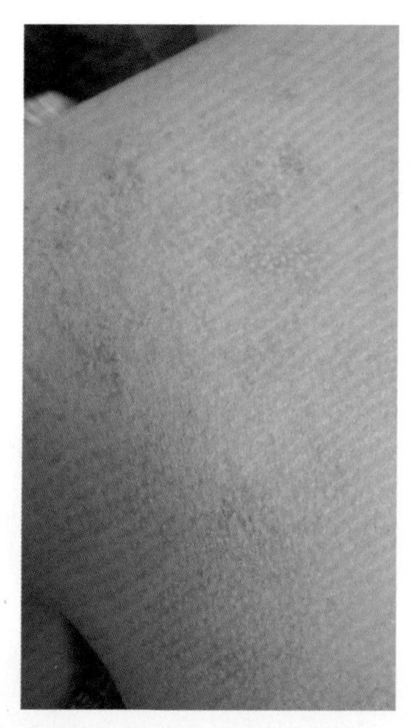

图 17-12　摩擦性皮肤淀粉样变(一)

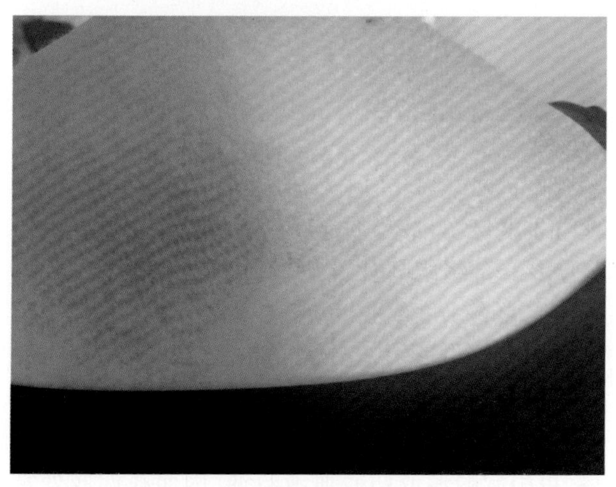

图 17-13　摩擦性皮肤淀粉样变(二)

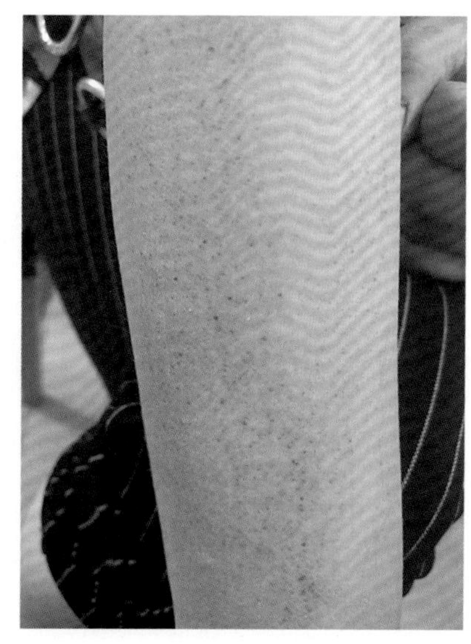

图 17-14　摩擦性皮肤淀粉样变(三)

【病因】 可能由于尼龙纤维或硬物强力地摩擦皮肤角质层，使下面的角质形成细胞受到机械性损伤，而造成轻度慢性炎症，引起淀粉样 K 物质沉积所致。

【组织病理】 表皮角质形成细胞中有局灶性空泡变性，嗜伊红变性、黑素增多，亦常见色素失禁。真皮乳头血管周围和皮肤附件周围有散在载黑细胞。真皮乳头有嗜伊红物质(淀粉样物质)积聚。淀粉样蛋白常用刚果红和甲紫染色，刚果红染色见砖红色团块状物质，甲紫染成紫红色。

【鉴别】 本病与斑状淀粉样变、Addison 病、重金属沉积、融合性网状乳头瘤等病鉴别。

【治疗】 停止摩擦数月后，皮疹可自行消退。

黑踵(black heel)

黑踵又称为跟部瘀点(calcaneal petechiae)。成群的黑色小点突然出现于一侧或两侧足跟的后缘，有时发生于趾端下方(图 17-15，图 17-16)，可以扩大融合而易误诊为色素痣或黑素瘤，不引起压痛或疼痛。黑点是由于剧烈摩擦引起出血，通常发生于运动员，尤其足球、网球及篮球等运动员。在坚硬场地上奔跑摩擦、压迫尤其足跟与鞋底后部剧烈摩擦时，真皮乳头层的毛细血管破裂而出血，可随汗管进入表皮而达角质层，镜下可见肥厚的角质层内有成块的淡红色或棕色无定形物质，这是血液溶解后所形成的血块，多见于汗管附近。举重运动员的手掌后部偶然有相同的皮损。血小板减少性紫癜也有黑色斑点，但不限于足跟部位。

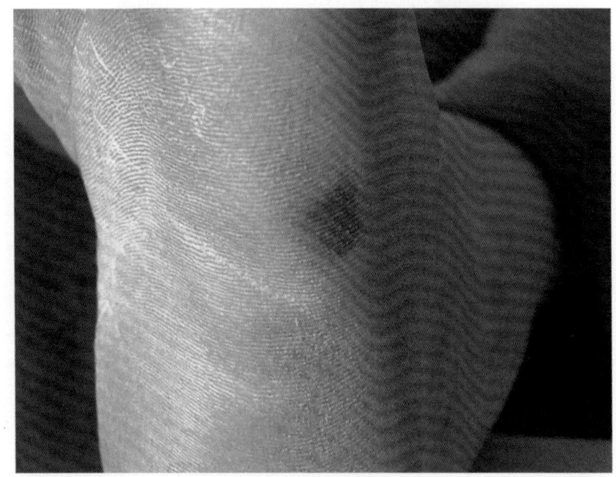

图 17-15 黑踵（一）

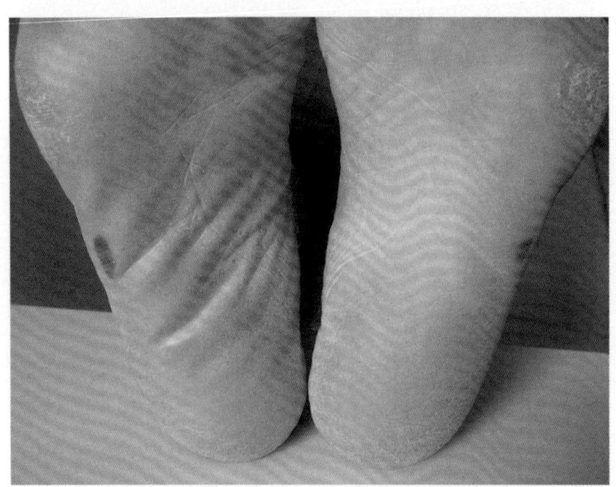

图 17-16 黑踵（二）

本病不需治疗。减少局部摩擦，改穿舒适的布鞋或软鞋，皮损就易逐渐消失。

烧伤（burn）

烧伤是火焰等极强的干热能使皮肤发生红斑、水疱、大疱，甚至坏死。严重烧伤的患者有全身性症状。炙热的铁器、某些化学物质等高温物质接触后都能引起程度不定的烧伤，严重程度按灼热强度、烧伤时间及范围而不同。电灼伤也引起各种程度的烧伤。

【症状】 轻的只有红斑，重的起疱，严重的是组织坏死枯焦，根据程度可分Ⅲ度。

Ⅰ度烧伤：只有炎性红斑。患处发红水肿，有灼热感及剧痛，经 1~2 日或 3~4 日后消退，可有暂时的色素沉着。

Ⅱ度烧伤：是红斑上出现大疱。浅Ⅱ度烧伤除有水肿、疼痛的红斑外，还有疱液透明淡黄的大疱，有时疱液带血。疱膜破裂或擦破后露出疼痛的糜烂面，以后干燥结痂而愈，大疱也可不破而自然吸收干燥，在 1~2 周内痊愈（图 17-17）。深Ⅱ度烧伤有显著的红斑大疱，水疱数目较少，真皮深部受损而苍白或焦黄，且有瘀点（图 17-18）。患处疼痛较轻，感觉迟钝或麻木，以后有薄痂，脱痂后有轻度瘢痕，全病程为 2~4 周。

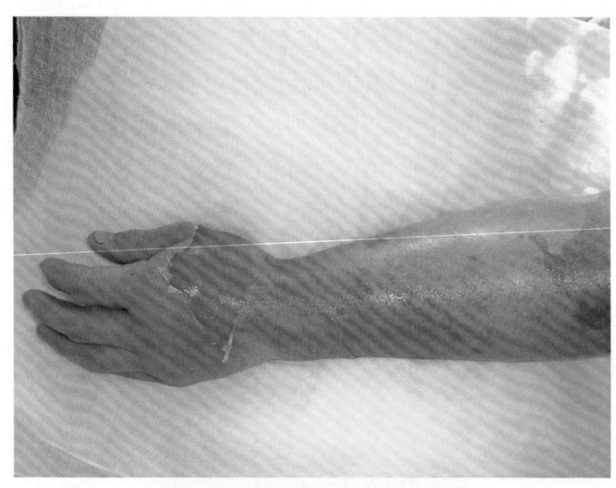

图 17-17 浅Ⅱ度烧伤

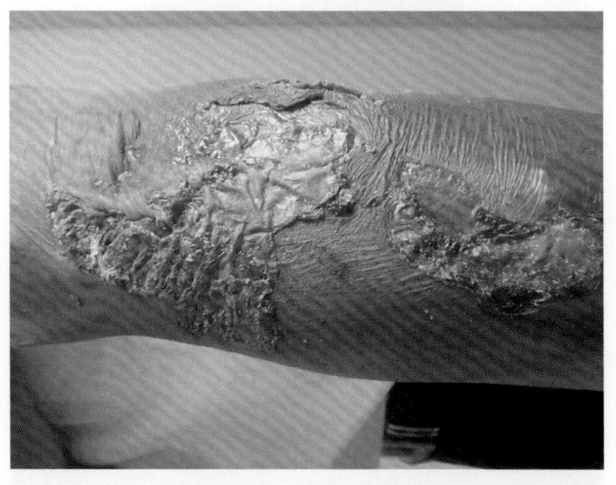

图 17-18 深Ⅱ度烧伤

Ⅲ度烧伤：最严重，组织坏死，可成焦痂。受伤皮肤及深部组织坏死，可呈黄褐或黑褐色焦痂，附近皮肤常有Ⅰ度或Ⅱ度烧伤。约经 3 周后，焦痂及坏死组织与附近组织分离而脱落，于是发生溃疡。以后溃疡由逐渐生长的肉芽组织填满，遗留萎缩性瘢痕或不规则的肥厚性瘢痕，有时发展成瘢痕疙瘩，可引起畸形或妨碍血液流通，因而在四肢处常限制关节的活动。瘢痕处可发生难愈的溃疡，甚至可发展成癌变或肉瘤。

烧伤引起剧痛，过分疼痛时可使患者休克（初期休克），但神经末梢全毁处失去痛觉。损毁组织被吸收后引起毒血症，患者先感头痛、恶心、呕吐、精神兴奋、寒战、尿少等，以后可昏迷痉挛、脉搏细弱、呼吸困难、体温下降而可死亡。患者在严重烧伤后 10~20 小时，容易脱水而发生休克。

【预后】 病情严重程度和烧伤的深度及面积有关。一般Ⅱ度烧伤面积在 10%以下时是轻度烧伤。Ⅲ度烧伤面积在 10%以下或烧伤总面积 11%~30%时为中度烧伤。第Ⅲ度烧伤面积达 11%~20%或烧伤总面积达 31%~50%时为重度烧伤。第Ⅲ度烧伤面积在 20%以上或烧伤总面积超过 50%时为特重烧伤。

严重烧伤的致命原因主要是血浆蛋白质丢失太多，血液循环不良，使组织缺氧而引起休克，其他原因是水及电解质失去平衡，损毁组织的毒素损伤肝细胞，肺炎或肾炎等并发症等。患者的预后常决定于抢救是否适当和及时，护理工作也极重要。

【治疗】 烧伤一般由烧伤科或外科处理。要遵从以下治疗原则：保护创面，防止继发感染；防止低血容量性休克；积极抗感染，包括全身和局部；促进创面愈合，尽量减少瘢痕形成；防治多脏器功能衰竭。

程度轻微的只需局部处理，严重的要施行急救如输液、给氧、处理休克等。要注意避免患者受凉，保持呼吸道通畅，应用止痛药以防止剧痛引起初期休克，保持创面清洁并防治感染，注意患者的尿量、脉搏、血压、周围血液循环状态以及饮食等情况。有大疱时可剪破大疱，涂擦无刺激的消毒药或抗生素软膏。对简单的皮肤烧伤可涂擦无刺激的外用药如炉甘石洗剂、钙搽剂等。

火激红斑（Erythema Ab Igne）

局部皮肤长期遇热后，可发生网状红斑及色素沉着，称为火激红斑，又称为烘烤皮肤综合征（toasted skin syndrome）。冬天坐在炉前或火盆旁烤火者的小腿前侧皮肤因热辐射而充血，可成网状红斑（图 17-19），以后渐渐由淡红色变成紫红色及紫褐色，终于成为网状色素沉着（图 17-20），到天气转热时才渐渐消失。此外，长期卧在热炕上及用热水袋作热敷的慢性病患者偶然发生此种变化。

在炼铁厂、玻璃厂等工厂的高温车间里，工人长期遭受炙热的刺激，面部、臀部及前胸等部位可

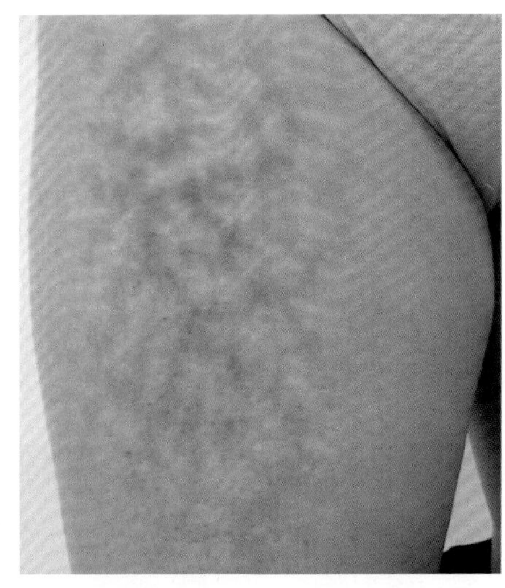

图 17-19　火激红斑（一）

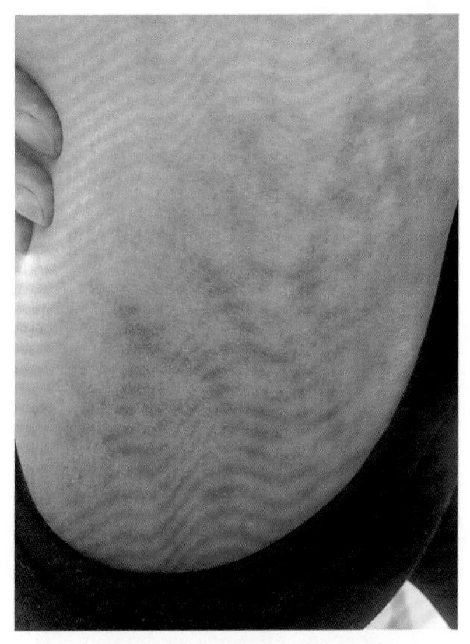

图 17-20　火激红斑（二）

以红肿脱屑，最后皮肤肿胀，呈现持久的褐红色热激红斑（erythema caloricum）。

冻伤（frostbite）

在极度寒冷的环境中，身体浅部的软组织冻结，局部缺少血液供给而发生红斑以至坏疽性损伤，称为冻伤。

冻伤或烧伤是分别由很低或很高的温度引起，有相似的症状，同样可以分为Ⅳ度，但冻伤的发生较慢，组织蛋白凝固后尚有复原的可能。冻伤与血液循环有关，通常对称发生于手足部、耳及鼻部等血液循环较慢的部位。

【症状】 根据症状的严重程度，冻伤被分为Ⅳ度。

Ⅰ度冻伤：在严寒气候中，如果患部被冻的时间较短，可以只引起Ⅰ度冻伤，仅为皮肤浅层的冻伤，局部皮肤苍白失去知觉，复温后皮肤出现红斑、水肿、痒痛、感觉异常，不形成水疱。1周后症状逐渐缓解，表皮脱落，不留瘢痕。

Ⅱ度冻伤：皮肤浅层和真皮上部的冻伤，局部皮肤红肿、疼痛，可发生水疱或大疱（图17-21，图17-22），疱内含有草黄色浆液，有时带血，2～3周水疱干涸，痂皮脱落，较少留有瘢痕。

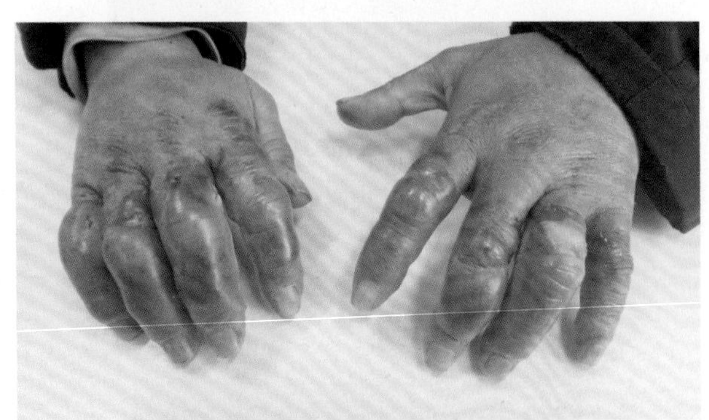

图17-21 冻伤（一）

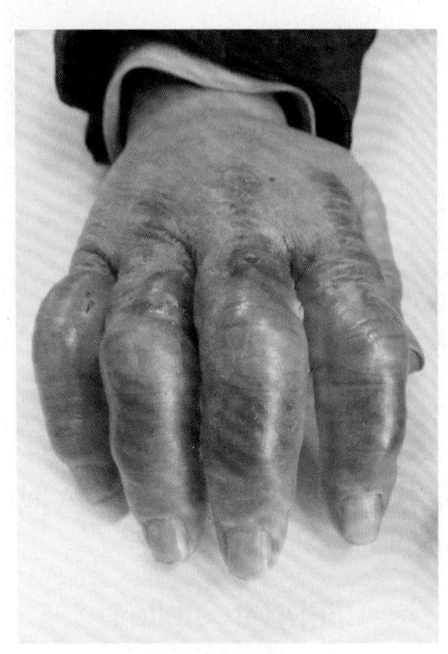

图17-22 冻伤（二）

Ⅲ度冻伤：皮肤全层和皮下组织的冻伤，患部皮肤由苍白变为蓝色，再成黑色，感觉丧失；复温后出现水肿和水疱，甚至血疱，并有剧痛。坏死组织脱落后，溃疡面不易愈合，容易形成瘢痕，影响功能。

Ⅳ度冻伤：皮肤、皮下组织、肌肉、骨骼都被冻伤，皮肤呈暗灰色，局部感觉和运动功能完全丧失。2～3周内转变为干性坏疽，如合并感染则表现为湿性坏疽，愈合后致功能障碍，或致残。

在战争期间，战士们在寒冷及潮湿的战壕中长期站立和缺乏运动，足部很容易发生冻伤，称为“战壕足”（trench foot）。

长期浸于寒冷的海水中的船员也可以发生类似的情况，被称为“水浸足”（immersion foot）。初起时，足部苍白及丧失知觉，离水以后，足部充血而发红发热，出现瘀斑及水疱，同时有剧烈疼痛及感觉异常，以后可发生包括雷诺（Raynaud）现象的血管痉挛症状。

【病因】冻伤的发生除寒冷因素外，患部多为手指、足趾等血液循环较慢的部位。常由于肢体潮湿、鞋袜太紧、长期站立、营养不良、衣鞋不暖或有血管硬化病或多汗症者。目前临床所见冻伤多是在雪地中迷失方向，体力不佳，雪地露宿者，也见于寒冬岁月，醉酒后露宿街头者。方洪元教授也曾见一年轻人在雪地中赤足追赶野兔所致Ⅱ度冻伤。

【治疗】冻伤的基本治疗是迅速复温，防止进一步地冷暴露及恢复血液循环。患者一旦脱离冷的环境，就需要快速用水浴复温，水温度应在40℃。用雪擦拭冻僵的肢体、过高的水温、干热或缓慢复温都是禁忌，被冻的组织就容易坏死。

无条件时可用衣服覆盖，用暖手或人的体温使患部温度逐渐升高，不要摩擦患处以免损伤组织。对严重的冻伤患者要立即给予肝素，每次100mg做肌内注射，每日4次，连续应用7～10日，可以防止血栓及坏疽发生。如果用肝素注射液做静脉注射，2 000ml生理盐水中应含肝素300mg，以每分钟20～25滴的速度缓慢滴注，血凝时间最好保持在30～60分钟，连续治疗7～10日。

罂粟碱、烟酸、烟酸肌醇、妥拉唑啉（苄唑啉，priscoline）皆可使血管痉挛减轻。如果血管痉挛严重而持久，可用普鲁卡因溶液做腰交感神经封闭，每隔2日一次，能使冻伤下肢的血管痉挛减轻。已发现己酮可可碱、甲泼尼龙、甲巯咪唑和阿司匹林也有疗效。青霉素或其他抗生素可以预防感染。患处须保持清洁，可涂擦保护性软膏。有Ⅱ～Ⅲ度冻伤时可用清洁的消毒敷料但不要包扎太紧。

对严重的患者，有时须输入血浆、水解蛋白或输血。有坏疽时要进行外科处理，必要时截肢。

冻疮（chilblains）

冻疮又称为冻疮红斑（erythema pernio），发生于寒冷季节，通常为手指、足趾等处所出现的紫色或紫蓝色损害，遇热后常常发生痒、灼热感和疼痛，严重时可发生大疱、瘀斑或溃疡。

【症状】 冻疮好发于初冬、早春季节。手、脚及外耳最容易发生冻疮，有皮肤发凉的红色或紫红色柔软肿块，压按时褪色。当患者烤火或晚间睡在热被窝中时，患处温度突然升高，就会显著充血，引起发痒、灼痛或针刺感。皮损严重时，毛细血管受损较重，皮肤显著红肿，青紫，还可有大疱及瘀斑（图 17-23～图 17-25），手指等患处也容易发生皲裂；有的发生很难愈合的溃疡，以后愈合时遗留萎缩性瘢痕。有一种特殊类型的冻疮发生于妇女的股部外侧，多见于肥胖的妇女或单纯追求“美丽冻人”的年轻女性。股臀部呈特征性的对称性的蓝红色斑，常合并毛囊性角栓，偶可发生溃疡。但应与冷球蛋白血症股外侧皮肤血管炎鉴别。

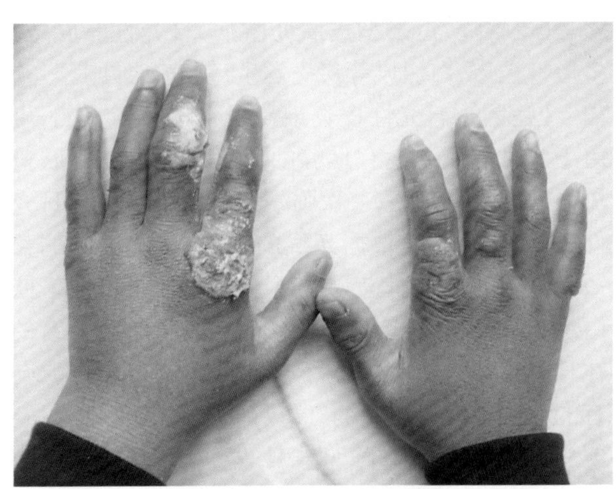

图 17-23　冻疮（一）

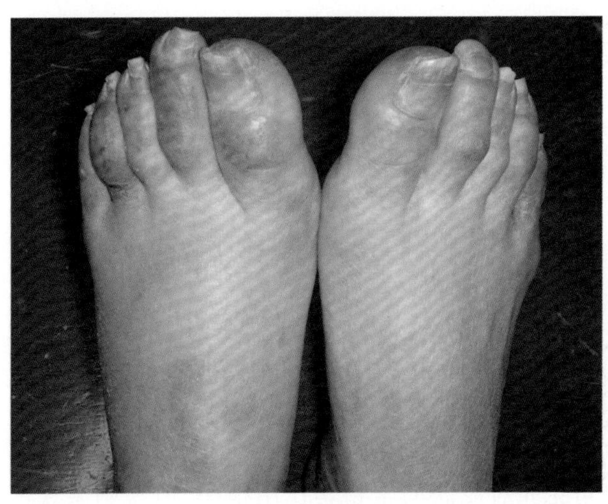

图 17-24　冻疮（二）

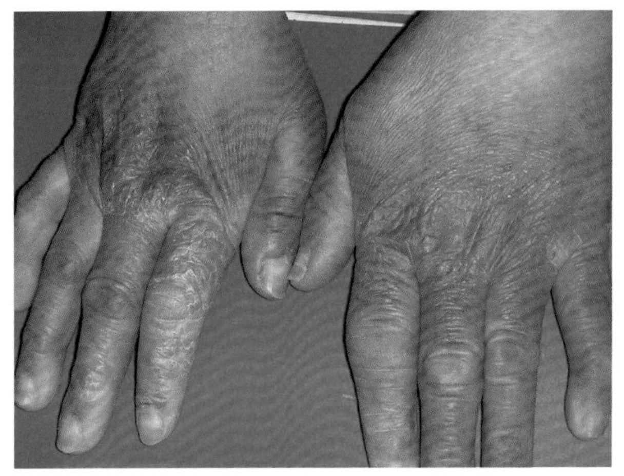

图 17-25　冻疮（三）

天气转暖时，病情开始好转，到温暖的春季时就自然痊愈，血液循环不太良好的患者直到天气较热时才能痊愈。每到寒冷季节，冻疮容易复发。

【病因】 冻疮出现于寒冷的冬季，往往在初冬开始出现于手足及外耳等部位，较易发生于天气并不太冷但湿度较大的温带地区，多见于儿童、青年妇女或周围血液循环不良者，可由于冷刺激及神经反射使周围血管发生异常反应。冻疮的发生可由于小血管痉挛而妨碍局部血液循环，于是血液瘀滞及组织缺氧，以后血管发生反应性扩张并使血清由小血管渗入附近组织内而引起红肿。严重患者的患处血液供给不足而可发生难愈的溃疡。

有的人很不耐寒，天气稍冷时就发生冻疮，这可能和体内感染病灶尤其结核病等因素有关，或由于血管壁先天的脆弱，有的有冷凝球蛋白血症、肢端发绀或冻疮样红斑狼疮。外界温度的迅速变化、家族易感性、营养不良、皮肤潮湿多汗、鞋靴紧窄、日常体力活动太少及末梢血液循环不良或自主神经功能紊乱等因素都可和冻疮的发生有关。

【鉴别】 冻疮常需要和硬红斑、多形红斑及红斑性狼疮区别，尤其需和盘形红斑狼疮的冻疮样红斑狼疮损害及类肉瘤病鉴别。冻疮皮肤温度低，出现于寒冷季节及肢端，遇暖就红肿、发痒。

【防治】 每到寒冷季节，冻疮容易复发，这常和一般健康状况有关。患者应该经常锻炼身体，如果有心肾疾病、消化道疾病或结核病等病灶感染，应该进行治疗。

当冬季到来时，鞋袜要温暖宽松，手足要保持干燥，患者应该有适当的户外运动，食物要有充足的脂肪、蛋白质和维生素。烤火甚至用热水袋温暖手脚,也能促使冻疮发生。

血管扩张药如烟酸等可以改善末梢血液循环,烟酸肌醇也可应用。皮肤青紫发凉尤其基础代谢率较低者口服小量甲状腺片可以有益。胡萝卜素、维生素 A 和维生素 E 常可应用。病情严重者可服泼尼松或用曲安西龙混悬液每周肌内注射 1 次。局部治疗包括润泽、保护及收敛剂如鱼石脂软膏、樟脑酯酊等。

入冬时可用亚红斑量的紫外线或红外线每周照射 1 次,照射 3 次可以有益。

日光性皮炎(solar dermatitis)

日光性皮炎又称为日晒伤(sunburn)。个人对日晒的反应不同,肤色较白的人可有较重的症状。症状较轻的,皮肤发红疼痛,称为日光红斑(erythema solare),较重的发生大疱。红斑或大疱消失后,皮色变深(晒焦)。

【症状】 强烈日晒后,在数小时内或次日,被晒的皮肤发红、肿胀(图 17-26,图 17-27),并有灼热感及刺痛,在日晒后 12~24 小时,症状达到极点。病情较轻的,在几日后,红斑及灼痛才开始消退,发生成片的鳞屑及较深的褐斑并发痒。严重者可出现水疱、大疱,灼痛剧烈,衣服摩擦时疼痛难忍。结膜可以充血,眼皮往往过分肿胀,甚至不能睁开。

疖病和脓疱疮常是并发病。有些人在炽热的阳光下照晒太久,除了发生严重的皮炎外,还有恶心、呕吐、发热、心跳加快、谵语,甚至休克的中暑症状,特别是广泛的日光性皮炎妨碍汗液排泄,更易引起中暑。

急性晒伤也可作为一个激发因素,促使单纯疱疹、红斑狼疮、迟发型皮肤卟啉病、日光性荨麻疹、多形日光疹、白癜风等疾病发生、复发和加剧。

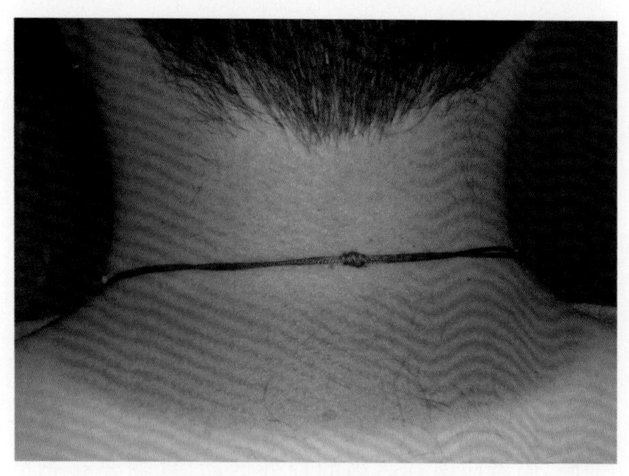

图 17-26 日光性皮炎(一)

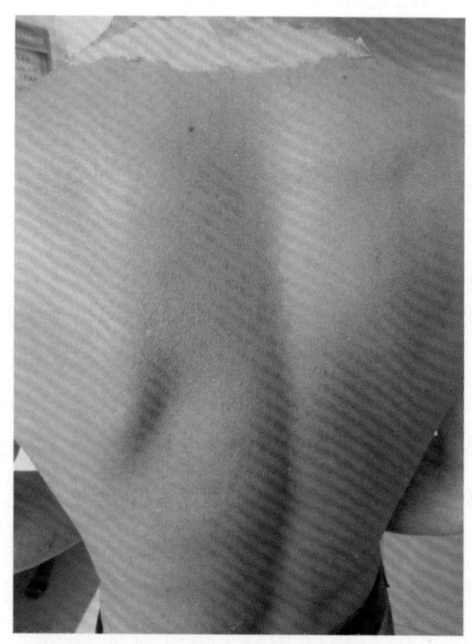

图 17-27 日光性皮炎(二)

【病因】 日光性皮炎最易发生于春末夏初,可由于此时皮肤还没有足够的黑色素以保护皮肤避免强烈的日光刺激,一次强烈的日晒就可引起日光性皮炎,严重程度根据光线的强弱、照晒时间的长短和范围的大小而定,更和个人的敏感性有关。肤白者较易晒伤,城市居民较农民更易被晒伤。有的在日晒后数十分钟或数小时皮肤发红,甚至起疱,有的在次日才有轻微的红斑。

衣服及阳伞等可遮盖日光而避免晒伤,但水面、雪地及沙漠都能反射日光,旅行者虽用阳伞及草帽遮蔽日光,仍可发生日光性皮炎。此外,空气中烟雾、云层的厚薄、湿度的大小及海拔的高低都可影响日光的强度。

到达地面的日光含有中波紫外线(UVB)、长波紫外线(UVA)、可见光及红外线,其中紫外线占 40%。中波紫外线可直接作用于皮肤的血管或促使扩张血管物质释放而引起延缓性红斑,还能刺激黑素细胞合成黑色素,大量黑色素于日晒 2~3 日后生成,于是皮肤逐渐晒黑。

长波紫外线比中波紫外线多 100 倍,且易穿透普通玻璃,但刺激性较小,可使皮肤即刻发生红斑,经数十分钟即可消失,长波紫外线还可增加黑色素的含氧量而迅速引起色素沉着,但持续时间较短。可见光对皮肤的生物学作用很小,但易刺激视网膜。红外线是不可见的辐射热,只使皮肤血管因热刺激而暂时扩张。

【预防】 对日光敏感尤其在初夏时皮肤尚未晒黑者要注意防避强烈日光，可撑伞或戴宽边帽及穿长袖衣服，但日光可由地面、水面、沙漠或雪地反射，往往不能完全预防晒伤。

为了逐渐增强皮肤对日光的耐受力，可在不太强烈的日光下逐渐延长暴晒时间，使皮肤渐渐晒黑而加强抗光能力，但应小心锻炼以防发生急性日光性皮炎。

皮肤容易晒伤但须在日光下工作的人可涂遮光剂（sunscreen），有暂时的防光作用。遮光剂可分为物理性遮光剂及化学性遮光剂。

1. **物理性遮光剂**　有氧化锌、氧化铁、次碳酸铋及二氧化钛等，可阻挡各种波长的紫外线，防光效果良好。

氧化钛（titanium oxide）的防光作用最强，可用矿物油或植物油等配成软膏，最好配成霜剂如下列处方：氧化钛 10g，硬脂酸 25g，三乙醇胺 1g，甘油 10ml，鲸蜡醇 0.5g，水加到 100ml。

2. **化学性遮光剂**　有鞣酸、水杨酸苄酯或水杨酸甲酯、对氨苯甲酸及二苯甲酮等，用适当基质配成遮光剂涂在暴露皮肤上，可以或多或少地预防日光性皮炎。

鞣酸（tannic acid）可用稀乙醇配成 10%酊剂。由于鞣酸收敛作用较强，皮肤有紧张感而令人不适，且效果较差，现已罕用。

水杨酸苄酯（benzyl salicylate）和水杨酸甲酯（methyl salicylate）都可遮光，但易引起接触性皮炎，现在也很少用。

对氨苯甲酸（para-aminobenzoic acid，PABA）能阻挡波长小于 320nm 的紫外线，涂药后，UVB 引起红斑的能力显著减弱，是现时常用的遮光剂。遇光氧化而发黄，可污染衣服而难洗去。对氨苯甲酸可用 50%～70%乙醇配制 5%酊剂或处方：PABA 5ml，乙醚 2.5ml，乙醇 70ml，水加到 100ml。

苯酮类（oxybenzone）化合物能防御紫外线，对中波紫外线的防御作用较对氨苯甲酸弱，涂于面部容易洗去，要常涂搽。如果先搽含有 75%乙醇的 5% PABA 酊，1 小时后再搽二苯甲酮（benzophenone）制剂，效果较好。二苯甲酮也可和氧化钛等物理性遮光剂配制成优良的遮光剂，处方如下：

氧化钛 20g，氧化锌 8g，红氧化铁或黄氧化铁适量（根据使用人的皮肤颜色酌量加入黄、红或褐色氧化铁），4%二苯甲酮加到 100ml。

3. **防晒品的选择**　首先要正确地识别防晒霜的标签及其意义，PA 是指对 UVA 防护系数的分级，而 SPF 是指对 UVB 的防护系数，两者没有互相参照的意义。单一指标并不表示能防护日光中的所有紫外线。

遮光剂中含有的氧化锌和二氧化钛具有反射日光的作用。新型的遮光剂，有的加入抗氧化剂如维生素 A、维生素 C、维生素 E 及绿茶提取物等，可增强其防光效果。当然遮光剂的防晒强度与其防晒系数有关。SPF30 遮光剂的防光效果是普通皮肤自然防光的 30 倍多。因此，我们建议在紫外线强的时间外出时，要使用防晒系数高的防晒品。

4. **防晒品的应用**　防晒效果与其实际涂抹剂量、耐水性能有密切关系。一般测试方法中规定的涂抹量是 $2mg/cm^2$，当防晒霜涂抹量减半时，其防护系数可下降 50%～60%。在具体使用防晒品时，应根据紫外线的实际照射量加以选择。建议在外出时可选 SPF15 以上的遮光剂，有严重光敏者需用 SPF30 以上的高效遮光剂，同时不仅要使用 UVB 遮光剂，也要使用 UVA 遮光剂。

【治疗】 可选用炉甘石洗剂、锌霜、糖皮质激素等外用药物治疗。有严重的急性皮炎时，最好选用稀释的复方硫酸铝溶液（布罗溶液）或用冷牛乳湿敷。晒伤严重时，可口服泼尼松等糖皮质激素类药物，阿司匹林可减轻疼痛。

慢性光化性皮炎
(chronic actinic dermatitis)

慢性光化性皮炎常见于农民、渔民或船员等长期在户外工作尤其肤色较白的人，最易发生于日光强烈的气候较热地区。长期日晒能使皮肤出现老年人的皮肤表现，如皮肤干燥萎缩、皱纹增多、弹性降低、毛细血管扩张、色素沉着斑或白色萎缩的斑点（图 17-28～图 17-31）。

慢性光化性皮炎患者较正常人容易发生基底细胞癌及鳞状细胞癌，可以促使白癜风、毛细血管扩张症、光线性角化病等发生，也可使红斑狼疮、迟发性皮肤卟啉症、着色性干皮病及糙皮病加重。

临床诊断标准：①光暴露部位出现皮炎湿疹样损害和/或浸润性丘疹、斑块，偶呈红皮病；②皮损持续 3 个月以上，反复发作，逐渐加重；③好发于中老年男性。同时满足上述 3 个条件者，经过长期随访和光生物学试验的验证，95%符合慢性光化性皮炎的诊断。如果没有条件做光生物学试验和组织病理检查时，可考虑依据以上 3 条进行判断。

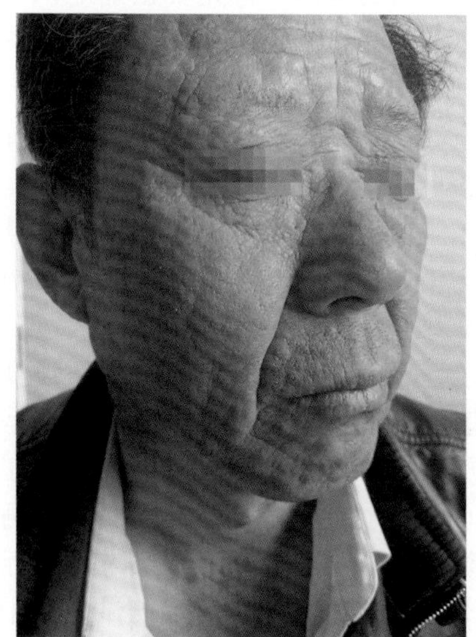

图 17-28 慢性光化性皮炎(一)

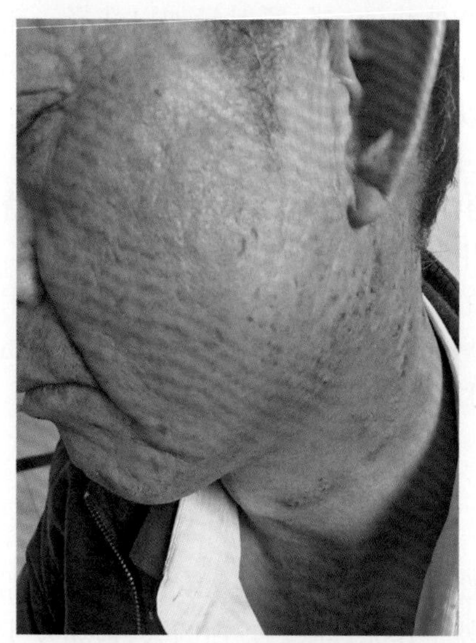

图 17-29 慢性光化性皮炎(二)

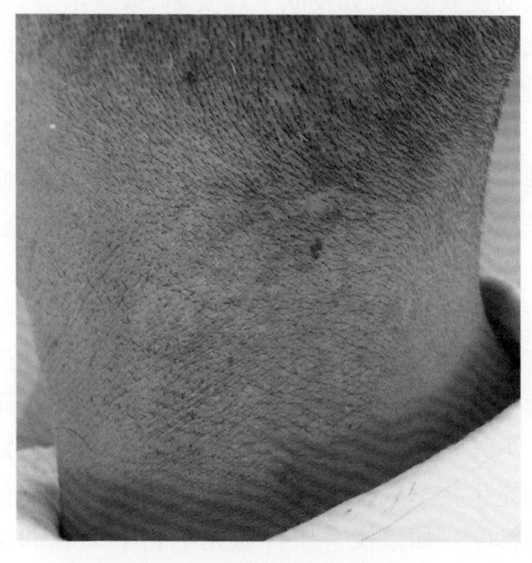

图 17-30 慢性光化性皮炎(三)

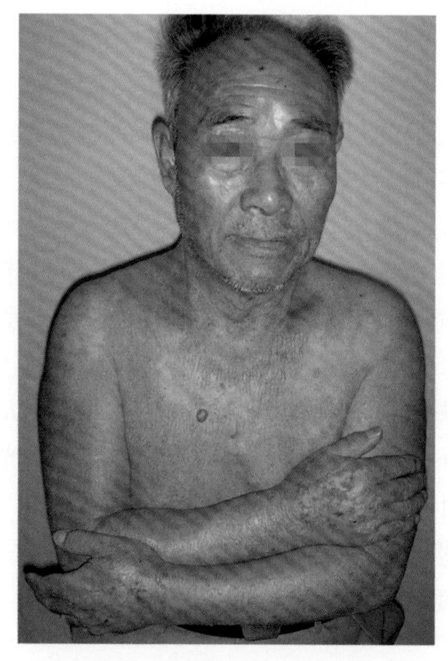

图 17-31 慢性光化性皮炎(四)

光线性唇炎(actinic cheilitis)多半发生于下唇,长期日晒引起唇部皮肤干燥、脱屑、萎缩及毛细血管扩张,容易发生裂口,可并发黏膜白斑病及癌瘤。

光线性角化病(actinic keratosis)又称为日光角化病(solar keratosis)或老年角化病(senile keratosis),是癌前驱期疾病之一。面部及手背等暴露部位有独立的疣状或角质性皮疹,扁平或略隆起,呈正常皮色或红色。

光化性弹力纤维增生(actinic elastosis)又称为老年性弹力纤维增生(senile elastosis),是长期日晒后面部等暴露部位发生淡黄色小丘疹或斑块。

项部菱形皮肤(cutis rhomboidalis nuchae)是长期日晒使颈后皮肤出现深纹及肥厚。

结节性弹力纤维样物质增生(nodular elastoidosis)又称为费弗尔-雷柯克特(Favre-Racouchot)综合征,多半发生于老年人尤其男性老人的眼部周围及颊部。损害是巨大的黑头粉刺、毛囊皮脂囊肿、皱纹很深的发黄皮肤,可伴有项部菱形皮肤、光线性角化病及癌瘤等其他由于日光而变性的疾病。本病和长期风吹日晒有关,每晚可擦 0.05%维 A 酸霜。

播散浅表性光线性汗孔角化病(disseminated superficial actinic porokeratosis)是褐黄或褐色多个圆锥形丘疹,直径为 1~3mm,往往环绕有角质栓的毛囊而成略隆起的角质环,最易发生于 20~40 岁妇女的面部等暴露部位,日晒可使皮疹发痒。组织变化和一般的汗孔角化病相同。本病由常染色体显性遗传，在夏季明显加重，显然和光线有关，日光灯的照射可以引起新皮损。

光线性肉芽肿(actinic cranuloma)

本病是一种慢性日光性损伤疾患。1975 年由 O'Brien 首先提出。他认为本病是由于长期遭受日光暴晒所引起一种慢性肉芽肿性疾病。也有研究者认为光线性肉芽肿是环状弹性纤维溶解性肉芽肿的亚型。

【症状】 好发于饱经日晒的暴露部位，初起为单个或群集小丘疹、针头至粟粒大，呈半透明样琥珀色、正常肤色或暗红色。逐渐扩大增多，发展为斑块，中央凹陷呈环状或不整齐。边缘呈堤状隆起，轻度浸润，无鳞屑。环中央皮肤可恢复到灰白色或正常肤色外观，可有轻度萎缩。丘疹也可融合排列成线状、弧状、连环状(图 17-32)。数目可为 1~10 个。损害常持续数月到数年，可自然消退或留色素减退斑。一般症状不明显。发病年龄通常在 40 岁以上，无性别差异。

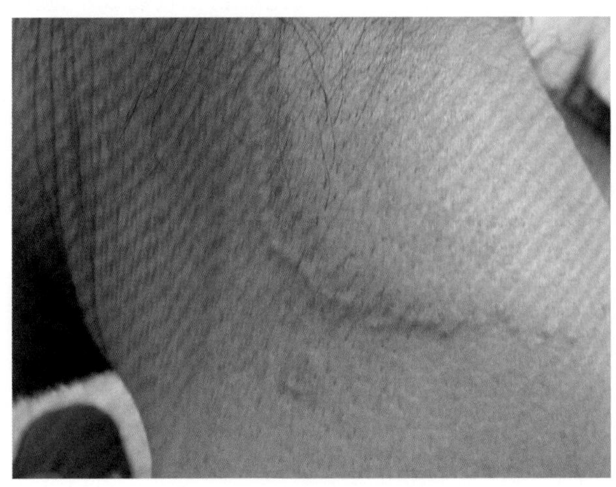

图 17-32　光线性肉芽肿

【病因】 长期接受紫外线照射后引起弹力纤维变性，并可能与机体对弹力纤维上的一种弱抗原决定簇发生细胞免疫应答有关。

【组织病理】 初起皮疹表皮正常，陈旧皮疹表皮萎缩。环状皮疹的周围皮肤真皮内有大量淡紫色的变性弹性纤维变粗、卷曲。特征性的变化为弹性纤维溶解性肉芽肿，即在病变浸润区内弹性纤维消失，并被巨噬细胞吞噬。

【鉴别】 与环状肉芽肿、类脂质渐进性坏死、结节病鉴别。

【治疗】 避免日光照射，本病不经治疗也可自行缓解。皮损局部可外用糖皮质激素。口服羟氯喹、烟酰胺有效。

光线性扁平苔藓 (actinic lichen planus)

光线性扁平苔藓又称为亚热带扁平苔藓、热带扁平苔藓、环状萎缩性扁平苔藓等，常见于热带中东地区，好发于肤色较黑的人群。

【症状】 皮损基本特征是浅褐色或紫蓝色圆形或卵圆形斑，境界明显，表面无鳞屑，不久边缘隆起，呈环状外观，中央凹陷。色素斑直径为 0.25~5.0cm。较小者呈苔藓样丘疹，较大者可融合成环状。自觉症状轻微。皮损发生部位以前额外侧最常见，其次是手背、前臂、下唇等。指甲通常不受累。一般春夏季发作、秋冬季常减轻或消退。通常将本病皮损形态分为 3 种，即环状斑块、色素沉着斑和苔藓样丘疹。

【病因】 本病可能与长期接受日光照射有关。强烈日晒可诱发皮损。Dilaimy 指出本病还与热、营养缺乏和遗传素质有关。近年研究发现部分患者可能与乙肝病毒感染有关。

【组织病理】 表现为非特异性湿疹皮炎或扁平苔藓的组织学特点，一般符合扁平苔藓的病理特征。

【鉴别】 与扁平苔藓鉴别。

【治疗】 应避免日晒，外出使用遮光剂。口服羟氯喹、烟酰胺、外用糖皮质激素对皮损有效。

植物日光性皮炎 (phytophotodermatitis)

某些人群食入光敏性植物(尤其是灰菜等)能使皮肤对光线敏感而发生急性日光性皮炎，在本书中列为一个独立疾病，不包括某些药物或化学性光致敏物所引起的光线性皮肤病。

【症状】 典型的临床表现为进食灰菜(一种可吃的野生藜科植物)并经强烈日晒后所发生的急性皮炎。

初起时，面部和手背等暴露部位红痒及肿胀，尤其眼皮、颊部、唇部及手背等皮肤组织松弛的部位迅速肿胀，眼皮可以肿胀如球，以致患者不能睁眼，皮内出血而引起密集的瘀点或瘀斑，严重时发生水疱或大疱，甚至皮肤坏死而有溃疡形成，容易因继发感染而化脓(图 17-33)。

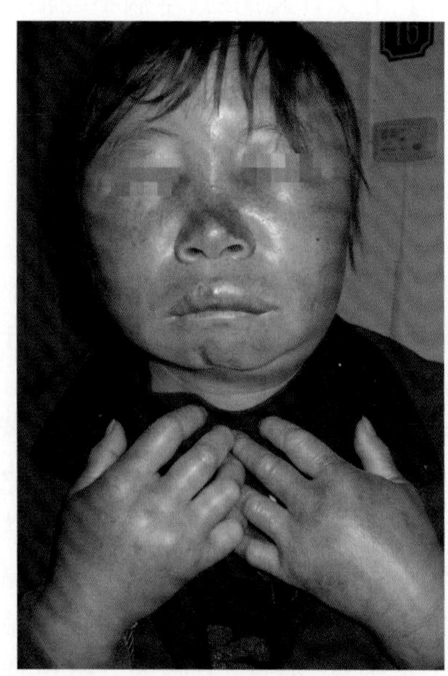

图 17-33　植物日光性皮炎
（襄樊市中心医院皮肤科王润和提供）

皮疹引起麻刺感或剧烈的灼痛，可以伴有发热、头晕、头痛、食欲减退、全身无力等全身症状。1~2 周，红肿渐消，而瘀点或瘀斑消失较慢，如果发生溃疡及化脓，较久以后才能痊愈。本病发生于夏秋季节，以农村居民尤其妇女较多。

【病因】灰菜是一种常见的野菜，在草地、田埂及菜田等处都可见到，有很强的光致敏作用，有时被人有意或无意地摄入，摄入后在烈日下劳动或行路，可以迅速发生剧烈的日光性皮炎，是光中毒性反应所致，农民常称为灰菜中毒。将灰菜的浓缩溶液、乙醇及醚浸出液注射于家兔皮下，日晒或紫外线照射后皮肤红肿，剧烈时皮下出血及坏死，而灰菜喂豚鼠后不用光线照射就无这些表现，光谱分析仪显示灰菜浸出液有类似卟啉的光谱。

除了灰菜外，可食的榆叶、紫云英（红花草）及槐花等也含有光致敏物质，但这些植物仅是偶然被人尝食，有关报告很少。

日常吃食的蔬菜一般不是光致敏物，但国内有人报告苋菜、鲜木耳、鲜蘑菇，甚至有人认为菠菜、芥菜、油菜、小白菜等常食蔬菜可有光致敏性。笔者认为食用蔬菜引起日光性皮炎的可能性很小，即使证实，也很少见。

摄入动物性食品而引起光敏感反应的很少，但泥螺引起日光性皮炎不少见。

除了植物性及动物性食物外，国内报告较多的食入物是竹黄（淡竹花、竹三七、竹参），这是一种竹枝寄生菌（Shirai bambusicola P. Henn.），可供作中药以治疗风湿性关节炎等病。食后晒处皮肤起疱发红，像被沸水烫伤，皮疹的严重程度和日晒时间的长短有关，可为光中毒性反应。

【鉴别】应鉴别的有烟酸缺乏症及接触性皮炎。

【治疗】泼尼松等皮质类固醇类药物可使炎症迅速减轻，有继发性感染时应用抗生素。

急性炎症时可用醋酸铝或高锰酸钾稀溶液湿敷，炎症减轻时局部应用糖皮质激素类制剂或炉甘石洗剂等。

植物性光线皮炎
（plant light dermatitis）

皮肤和植物接触部位在日晒后数小时内发生晒伤样皮炎，称为植物性光线皮炎。多种植物有光致敏作用，例如，无花果、野樱草、苜蓿、茴香、佛手柑、防风、沙参、独活、白芷、菩提树叶等。

日晒时，皮肤接触植物处发生灼痛的红斑，以后水肿起疱，相邻的水疱可扩大融合而成大疱。人躺在草地上裸身晒太阳，或光着腿在牧场或草地上行走，并在烈日下照晒时，皮肤受植物碰擦处发生线状或条状排列的不规则水疱或大疱，特别在皮肤潮湿时容易发生这种“草地皮炎”（meadow dermatitis）。以后疱液干涸，遗留色素沉着，成年累月后才消失。

无花果或某些植物的汁液淌流到人的皮肤上，日晒后汁液流经处呈褐色，很像浓咖啡等褐色液体沾染皮肤，但不能洗去，这种色素性线状皮损被人称为色素性皮炎（pigmentary dermatitis）（图 17-34，图 17-35）。表皮的角质形成细胞内黑色素增多，而真皮正常，噬黑素细胞几乎不见。

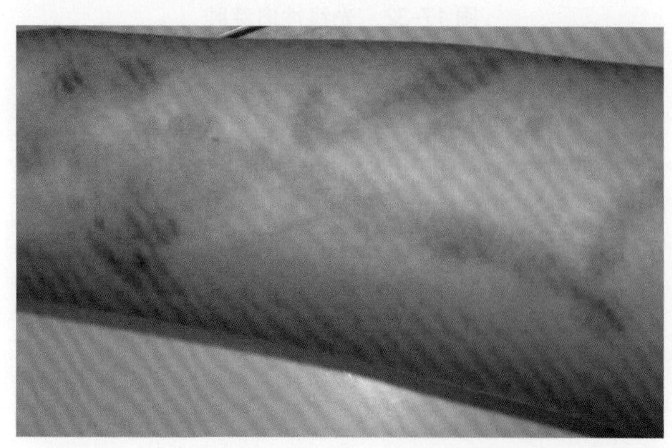

图 17-34　植物性光线皮炎（一）

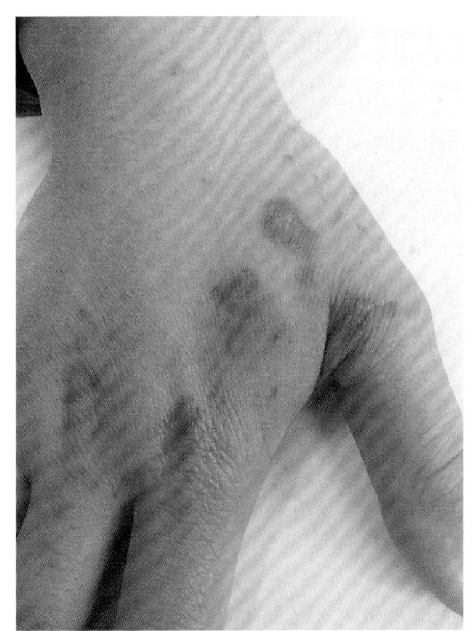
图 17-35　植物性光线皮炎(二)

多形日光疹
(polymorphous light eruption)

多形日光疹是原因不明的光敏感性皮肤病,多种形态的皮疹反复出现,在暴露部位最显著。

【症状】红斑、丘疹、水疱、湿疹性或红斑狼疮样损害可在日晒后数小时出现于面部、颈部、手背、胸前三角区及前臂等处,尤其前额、颧部或耳外缘(图 17-36,图 17-37),而颏下及皱纹内皮肤一般的正常。有时,身体其他部位甚至遮蔽部位也有些皮疹。

多形日光疹往往在春末夏初开始出现,多半发生于成人,也可出现于儿童,到冬季时显著减轻或消退,但有的在冬季时,病情仍较严重。病情时轻时重或复发,可以持续数年。

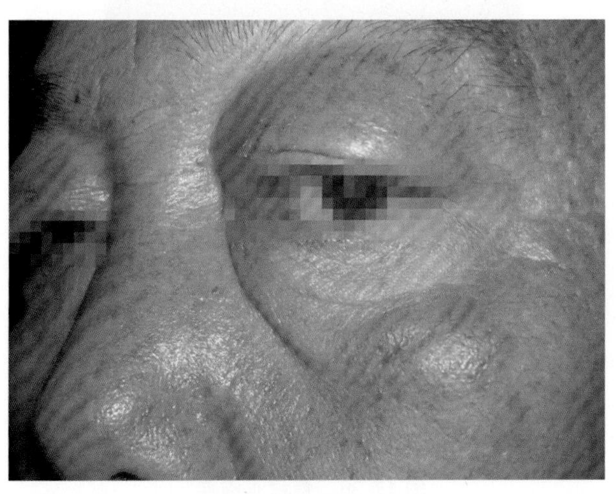
图 17-36　多形日光疹(一)

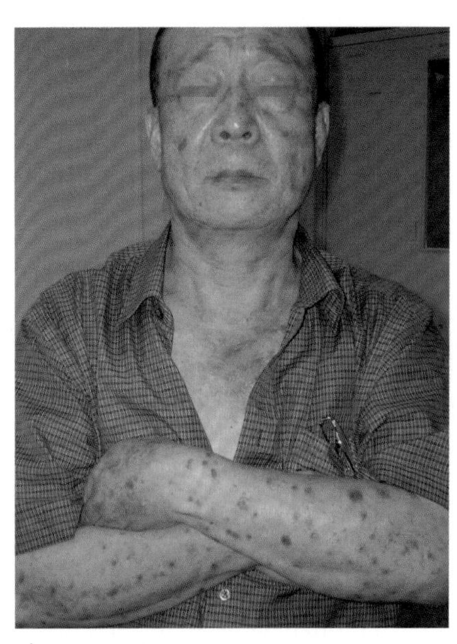
图 17-37　多形日光疹(二)

1. **红斑性损害**　较常见,红斑成片或散布,有程度不定的烧灼感或轻度发痒,日晒后加重或复发,可以误诊为多形红斑。

有的患者有略微隆起的红色斑块,可有少量鳞屑而像毛细血管扩张型盘状红斑狼疮,但病程较短,既不萎缩,也无瘢痕形成。有的可有蝶形红斑而类似系统性红斑狼疮,但没有发热及其他全身性表现。

2. **剧烈发痒的丘疹**　可屡次发作于面部及手臂伸侧等暴露部位,曾经称为夏季痒疹(summer prurigo)。每到夏季复发,但有的到冬季时仍然存在,也可发生于衣服遮蔽的部位。部分患者的家族有异位性反应史。

有的在日晒后,迅速发生风团样小肿块,数小时后消退,但显出丘疹性损害。有些患者有持久的红色隆起性斑块,边界清楚,可呈盘形或环形而类似皮肤淋巴细胞浸润。

除了痒丘疹外,常有红斑及小片风团,还可有水疱。

3. 初起时皮肤红肿,有丘疹、水疱、渗液及结痂,曾经被称为日光湿疹(eczema solare)。以后,可有苔藓化而呈慢性湿疹状态。有的有异位性反应的家族史。

4. 皮损可为显著的水疱,消退后不遗留瘢痕,曾经称为夏季水疱病(hydroa aestivale),可有湿疹性皮损。严重患者在儿童时期就有水疱出现于日晒部位,消退后有瘢痕形成,被称为痘样水疱病。

【病因】多形日光疹是有多种表现的光线性皮肤病，此病还没有共同认可的明确含义，一般常用多形日光疹这一名称代表一些特发性光线性皮肤病（idiopathic photodermatosis）。原因不明，约15%的患者家族有对光线敏感史，因而遗传可为发病因素之一。

多形日光疹往往开始出现于成年时期，发生于儿童者较少。患者对中波紫外线发生异常反应。

用波长在320nm以内的超红斑量紫外线分级照射皮肤，红斑反应高峰的出现较正常人晚。正常人在照射后发生的红斑反应一般于12~24小时达到最高峰，多形日光疹患者则需48~96小时以上，而且红斑反应的强度大于正常人，也较正常人持久。正常人的红斑经3~5日即可消退而遗留色素沉着，而患者的红斑可持续8~14日甚至更久。红斑消退后，常无明显的色素沉着，但消退的红斑中可有丘疹出现。

多形日光疹分为急性损害和慢性损害。急性损害于日晒后数小时至24小时出现，如不继续日晒，在1~2周内即可消失；损害主要与波长290~320nm的UVB、320~400nm的UVA及超过400nm的可见光有关。

【组织病理】丘疹、丘疱疹、湿疹及弥漫性红斑的组织变化为非特殊性炎症。斑块的组织变化很像早期红斑狼疮，有成片淋巴细胞浸润，但易存在于血管周围而不多见于毛囊附近，基底层不发生液化变性。水疱性损害是真皮浅部显著水肿并有稀疏的胶原纤维。

【鉴别】红斑狼疮、皮肤淋巴细胞浸润、蕈样肉芽肿、痒疹、类肉瘤病、多形红斑、湿疹、卟啉症及接触性皮炎等都要和本病鉴别。

药物和化学品等光致敏物可使人在日晒后发生光敏感性反应，但和本病有所不同：本病患者没有接触光致敏物的历史，没有明显病因，仅部分患者有感光过敏的家族史，紫外线最小红斑量正常，而紫外线红斑试验呈异常反应，光斑贴试验阴性，病程持久，可反复发作多年，氯喹治疗有效。相反的，光致敏物所致的光敏感性皮炎的最小红斑量常偏低，紫外线红斑试验呈正常反应，不接触光致敏物即可迅速痊愈，氯喹治疗无效。

【治疗】紫外线或PUVA可用于多形性日光疹的治疗，有一定的疗效，特别是当症状顽固、药物治疗无效时可以考虑，但要严格控制剂量。其他光敏感性皮肤病为禁忌证。

羟氯喹口服有效，注意定期检查眼底。沙利度胺（酞脒哌啶酮，thalidomide）口服50~200mg/d，可连服2~6个月，应禁用于妊娠妇女以防胎儿发生畸形。烟酰胺100~150mg/d及β-胡萝卜素10mg/d都可有益。赛庚啶为抗组胺药并拮抗5-羟色胺可减轻剧痒。症状严重时可酌量暂用泼尼松。对极严重的患者其他治疗无效时，可服硫唑嘌呤75~150mg/d，连续服用2~3个月，治疗中应定期复查血常规。

遮光剂如5%对氨苯甲酸酊剂或物理性遮光药可以应用。其他如炉甘石洗剂、氢化可的松霜等可使局部症状暂时减轻。

痘样水疱病
（hydroa vacciniforme）

痘样水疱病于儿童时期开始出现，是和日光有关的一种皮肤病，有人将本病列入多形日光疹的范围。水疱出现于面部、手背及四肢伸面等暴露部位。每年夏季复发，消退后遗留瘢痕，到青春期后往往自愈。

【症状】本病常在2~3岁时开始出现。每逢天热季节，皮疹就在暴露部位出现或加重，多半对称分布于面部及四肢伸面，主要分布于鼻部、颊部和手背，有时广泛散布但较轻微。

初起时为成片红斑，以后红斑上水疱出现，相邻的水疱互相融合而成松弛大疱，数日后干燥，或破裂而结痂。有时水疱性损害中央有脐凹而像痘，可变脓疱，中央可发黑，迅速结成黑色厚痂，以后脱落时遗留略凹陷的萎缩性瘢痕（图17-38）。

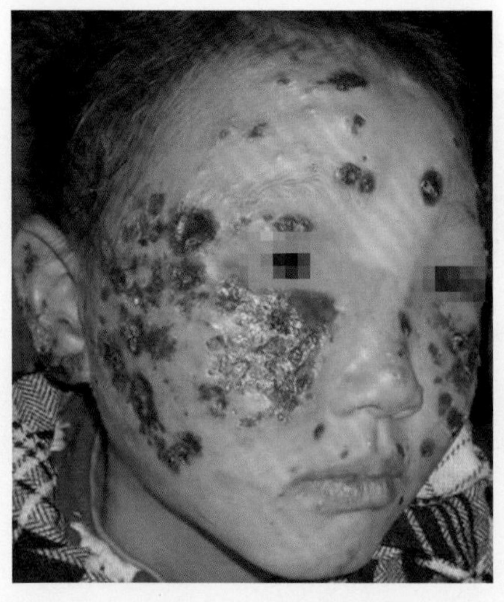

图17-38 痘样水疱病

损害陆续地分批出现。即将发生处先有灼热感或发痒,每次发作经 2～3 周。有的患者可同时发生疱疹性角膜炎,以后可有瘢痕形成而影响视力。

本病出现于儿童时期,以男孩较多见。病情随年龄增长而渐减轻,到青年时期即可停止发生。

夏季水疱病(hydroa aestivale)和本病相似,有人认为是轻型痘样水疱病,但常发生于成人。初起可为风团样丘疹,以后发生水疱,可有痒感,但不发生痘样损害,消失后也不遗留瘢痕。

【病因】 天热时强烈的日光为本病诱因。约10%患者有家族史,且本病通常在幼年时期出现,因而和遗传有关。

【组织病理】 表皮内有多房性水疱,以后水疱融合扩展而可成单房性。水疱下方的真皮浅部有炎症,血管可发生栓塞并出血,早期可见血管周围淋巴细胞浸润,继而为中性粒细胞浸润,最终坏死区为大量结缔组织所代替。

【治疗】 避免强烈日晒,可局部应用遮光药物,每日可服小量氯喹。糖皮质激素霜剂可使症状减轻,也有雷公藤加氯喹或沙利度胺加皮质激素联合应用的报道。

青少年春季疹 (juvenlie spring eruption)

本病又称为耳部春季疹(spring eruption of the ears)或良性夏季日光疹(benign summer light eruption)。

【症状】 常发生于早春季节,日光照射后,耳部瘙痒,耳轮迅速发生红斑,继之成暗红水肿性丘疹,多数丘疹顶端有小水疱,偶尔形成大疱。有时可继发感染,结痂。数日至数周内,皮疹自行消退,出现鳞屑,但无萎缩。个别患者可在手背和指背部出现多形红斑样损害。严重者可伴颈淋巴结炎。本病多见于青少年男孩,女孩由于长发遮盖耳部而较少患病。每年春季可复发。

【病因】 病因不明,目前研究结果表明是由于日光中一定波长的紫外线和冷空气共同作用所致。1991 年,Berth-Jones 等研究发现同一患者可同时出现青少年春季疹和多形性日光疹的皮疹,且有相同的光敏试验结果和组织病理学改变,认为该病是多形日光疹的一种亚型。

【组织病理】 有些患者的病理变化与多形红斑相似。

【鉴别】 须与多形性日光疹、光化性痒疹、多形红斑和晒斑等鉴别,有时需要注意本病与多形性日光疹共存于同一患者。

【治疗】 一般不需要特殊处理,炉甘石洗剂或糖皮质激素可止痒。

夏季痒疹(summer prurigo)

夏季痒疹又称为光线性痒疹(prurigo actinic),是一种发生于青春期前儿童,以丘疹、结节为主的特发性光敏皮肤病。以往曾认为本病是多形日光疹的一种异型。近年来,大多数学者均认为本病是一种独立的光敏性疾病。

【症状】 皮疹主要累及面部,特别是鼻、面颊及手背等曝光部位,少数患者在非日光暴露部位(如臀部)亦有皮疹发生。大多数患者皮损夏季加重,冬季可缓解。基本损害为淡红色小丘疹或痒疹样损害,瘙痒明显,常有抓痕。有时有渗液和结痂等湿疹化表现。手背皮损多呈苔藓样变。面部皮疹消退后可留下微小线状或点状瘢痕。唇炎特别是下唇损害并非少见。

【病因】 病因不明,应属于光敏性疾病。

【鉴别】 需要与多形日光疹、痘样水疱病相鉴别。

【治疗】 光防护常有帮助,对轻型患者,可局部使用皮质类固醇和他克莫司。某些病例可采用 NB-UVB 和 PUVA 疗法。急性湿疹样改变时可口服糖皮质激素(早晨顿服泼尼松 20～40mg/d),待病情缓解后逐渐减量。痒疹样损害患者最好口服沙利度胺(50～100mg/d),需服用数周至皮疹减轻后逐渐减量至最低剂量维持。此外,还可试用羟氯喹或 β-胡萝卜素等治疗。

放射线皮炎(radiodermatitis)

X 线、镭及核素等放射线的应用如果不适当,会使皮肤发生不良反应,导致放射性皮炎。一次或多次大剂量放射线可以引起急性放射线皮炎,以后可成慢性。长期屡次应用较小剂量,也可引起慢性放射线皮炎,以后可发生溃疡、角化病,甚至发展成癌瘤。

【症状】

(一) 急性放射线皮炎

在放射线大量照射后,经过一定的潜伏期才出现放射线皮炎。放射线的剂量愈大,潜伏期愈短;潜伏期的长短也因个人耐受性的大小而不同。按病情严重程度可分Ⅲ度。

Ⅰ度：Ⅰ度是最轻的炎症反应。经过潜伏期后，被照射的部位发生红斑（图 17-39），有轻微的烧灼感及痒感，数日或数周后完全消失，不遗留任何痕迹，但也可发生脱毛、色素沉着或轻微的脱屑，汗腺及皮脂腺的分泌暂时减少，甚至永久减少而使皮肤短期或永久干燥。有时，在 1 年或数年，通常在 1 年半后，皮肤发生轻度萎缩及毛细血管扩张。

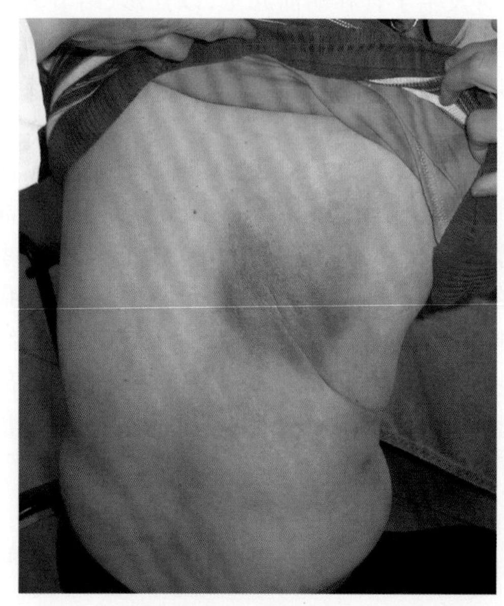

图 17-39 放射线皮炎（一）

Ⅱ度：Ⅱ度是较重的炎症反应，患处有显著的红斑，并且发生剧烈水肿而引起水疱，痒及灼痛也较Ⅰ度剧烈。红斑的出现往往较Ⅰ度提早 2～3 日，初起时为猩红色，数日后水肿加重，引起渗液、水疱及表皮糜烂，终于干燥结痂（图 17-40）。约经 3 周后，照射处毛发脱落，多半不再长出，皮脂腺及汗腺的功能也多半不能恢复；如果手指是患部，指甲可以脱落。

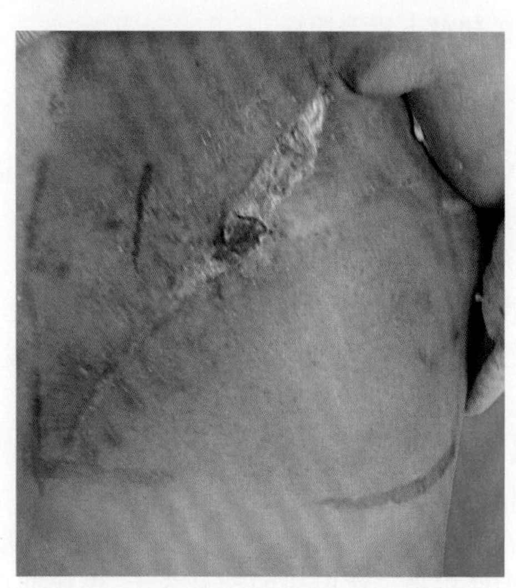

图 17-40 放射线皮炎（二）

Ⅱ度症状在 1～3 个月后消失。数月之后，皮肤往往萎缩并发生毛细血管扩张，长久以后，还可能发生色素性斑点及角化病，甚至进一步发展成癌瘤。

Ⅲ度：是最严重的反应。除剧烈红肿疼痛及较多的水疱外，照射处发生坏死及溃疡，如果软骨、骨膜或骨骼受伤，往往痛不可忍。如果放射线较软，在溃疡发生前常出现水疱；如果较硬，在发生红斑与水疱后不久可突然发生坏死，成为长期不能愈合的溃疡，甚至永不愈合的溃疡。溃疡愈合后将遗留萎缩性瘢痕，瘢痕的表面干燥光滑，没有毛发，并发生毛细血管扩张，以后受到轻微外伤时就容易溃破，有时会自然溃破。长久以后，瘢痕或溃疡上可以发生恶性肿瘤。

Ⅱ、Ⅲ度患者可同时出现全身症状，如头晕、精神萎靡、食欲减退、呕吐、腹泻、出血及白细胞减少等，严重者可危及生命。

X 线过度损害皮下结缔组织时可使局部组织弥漫发硬，因而关节运动受限制，组织也失去血液供给，轻微的机械性外伤就可引起难愈的溃疡，以后容易发生继发性感染，也可能进一步发展成恶性肿瘤。如果血管的破坏太重，可发生巨大的坏疽。

（二）慢性放射线皮炎

剂量过大的放射线引起急性的反应后，组织渐渐发生慢性变化。有些患者屡次接受较小量的照射而未发生急性皮炎，但长期照射后，也可发生慢性放射线皮炎。施用 X 线或镭的技术人员手部可发生职业性放射线皮炎。除了皮肤以外，骨骼、肌腱、神经、生殖及造血器官皆可发生损害。患部皮肤萎缩干燥，有痒及烧灼感，并可发生雀斑状斑点或弥漫性色素沉着。发生于手部的慢性放射线皮炎往往使指甲发生沟纹，指甲的颜色改变并失去原有光泽，往往变脆，生长也很缓慢，有时指甲由于继发感染所致的化脓性甲沟炎而脱落。日久以后，患部发生毛细血管扩张及瘀点，也可发生干硬的暗褐或黑色角化病。角化病是一种不太大的角质栓，可以摘除而留下一个凹窝，以后又有角质栓从凹窝中渐渐长出，如果受到外伤或感染就易发生溃疡。长期存在的角化病也可转变为恶性肿瘤。

X 线及镭放射线所引起的恶性肿瘤往往为鳞

状细胞癌，偶然为基底细胞癌、肉瘤或恶性黑素瘤，这些恶性肿瘤并不常见，往往在放射线皮炎已发生多年之后才开始出现，通常起于：①一个常受化学性或物理性刺激的角化病附近；②Ⅲ度反应所引起慢性溃疡的边缘；③皮肤干燥萎缩后所发生的不易痊愈的皲裂，这种皲裂多半发生于指端；④已发硬的皮下组织（硬皮性放射线皮炎）所形成的结节及溃疡。

【病因】放射线皮炎的发生和放射量、照射率及个人体质等因素有关。大剂量或积累的小剂量可以干扰脱氧核糖核酸（DNA）合成染色体的酶系统，还有其他复杂作用，因而妨害正常细胞而引起皮炎。引起皮炎的最常见原因是在放射线治疗内脏肿瘤时没有适当的应用滤板，其次是错误的治疗，以往接受X线治疗的记录不完善，技术的错误，忽视或不了解X线的有害反应。

此外，技术人员的手部长期与放射线接触后容易发生慢性放射线皮炎。

【组织病理】

1. 急性放射线皮炎 表皮细胞水肿，以后细胞核变性，血管的内皮细胞、毛囊的上皮细胞、皮脂腺及汗腺的上皮细胞皆发生同样变化。真皮各处尤其皮肤附件的附近有炎性浸润；血管壁增厚，可有血栓形成；毛细血管显著扩张。成纤维细胞核肿胀及分裂，胶原纤维变性。严重损害的组织内发生出血及坏死。

2. 慢性放射线皮炎 表皮往往萎缩，有的表皮部分却有棘层肥厚和角化过度的现象，棘细胞常不典型，细胞排列不整齐，个别细胞可角化不良，有丝核分裂现象明显，因而类似鲍温（Bowen）病的组织变化。表皮不规则地向下延伸，最后可以变成鳞状细胞癌，多半是恶性的第四度。少数患者可发展成基底细胞癌或肉瘤。

在真皮内，胶原纤维肿胀、硬化，也可断裂，染色常为嗜碱性，新形成的胶原纤维也可见到。淋巴管往往不规则地扩张；深部血管壁常有纤维性增生，可使血管闭塞或引起血栓形成，如有溃疡发生，溃疡下方深部大血管也常完全闭塞。毛囊及皮脂腺常消失，汗腺可完全消失。

【治疗】对急性放射线皮炎要注意避免任何外伤，防止及控制继发性感染，有剧烈疼痛时可服镇静止痛药，炎症剧烈时可应用泼尼松等类固醇激素。局部治疗根据皮炎情况而定，醋酸铝溶液或高锰酸钾稀溶液可以湿敷，炉甘石洗剂、氧化锌、类固醇激素制剂都可外用。

慢性放射线皮炎有溃疡时很难治愈，可试用剥去外皮的鲜芦荟叶子敷贴在溃疡面上。局部撒敷食糖及内服适量泼尼松可能促使溃疡愈合，可配合氦氖激光照射，又大又深的溃疡可以切除及植皮。

液氮、电干燥法及切除术可将角化皮损去除，已癌变时应该切除。

（陈 伟）

参考文献

1. 张学军. 皮肤病学[M]. 8版. 北京：人民卫生出版社，2013：128-133.
2. 王侠生，廖康煌. 杨国亮皮肤病学[M]. 上海：上海科学技术文献出版社，2005：469-496.
3. JEAN LB, JORIZZO JL, RAPINI RP. 皮肤病学[M]. 朱学骏，王宝玺，译. 北京：北京大学医学出版社，2015：1471-1542.
4. 赵辨. 中国临床皮肤病学[M]. 南京：江苏科学技术出版社，2009：677-716.
5. 方洪元. 朱德生皮肤病学[M]. 4版. 北京：人民卫生出版社，2015：288-300.
6. ODOM R B. 安德鲁斯临床皮肤病学[M]. 9版. 徐世正，译. 北京：科学出版社，2004：20-47.
7. 顾恒，常宝珠. 光皮肤病学[M]. 北京：人民军医出版社，2009：223-276.

第十八章

湿疹、皮炎类疾病

湿疹是化学品、细菌、真菌、食物或蛋白质引发的皮肤变态反应性炎症，特点是皮疹多样，渗出倾向，瘙痒剧烈，容易复发。曾有人把湿疹和皮炎混为一谈或当作同义字，如特应性湿疹又称特应性皮炎，脂溢性湿疹又称脂溢性皮炎。虽然湿疹和皮炎在急性、亚急性和慢性阶段都有相似的病理组织变化，但湿疹属于形态学诊断，广义的湿疹是指一组表皮出现鳞屑、角化不全及海绵水肿的疾病。皮炎属于病理学诊断，泛指广义的皮肤炎症，不能成为一个独立的病名。各种皮炎有各种名称，如接触性皮炎、日光性皮炎、脂溢性皮炎，而有的皮炎如疱疹样皮炎和一般皮炎的差别很大。

目前，对湿疹的病因还不完全了解，部分已经了解的疾病，如接触性皮炎、特应性皮炎等，由于对病因学或有特定的临床表现，逐渐从湿疹中分离出来命名为独立的疾病。另有一些疾病本不属于湿疹，如手部的慢性湿疹多是慢性接触性皮炎，但其致敏物质不易确定，临床仍习惯诊断为“湿疹”。正是由于湿疹大部分的病因还不完全了解，因此这一病名在未来一段时间内还将沿用。

湿疹(eczema)

湿疹是病因不确定的多种内外因素引起的过敏性炎症反应。自觉瘙痒，皮损为多形性，有渗出倾向，慢性期皮损增厚，易反复发作。

【症状】湿疹按皮损表现分为三期：

1. **急性湿疹**(acute eczema)　主要表现为多数散在或成群的粟粒大小的红色丘疹、丘疱疹、小水疱，基底红斑。继发感染时可起脓疱。严重时渗液较多，破溃后露出潮红的糜烂面(图 18-1)。病变中心往往较重，向四周蔓延，外围出现新的丘疹或丘疱疹。瘙痒剧烈。急性湿疹可发生于体表任何部位，多对称分布，常见于头面、耳后、四肢远端、手足、阴囊、女阴、肛门等处。

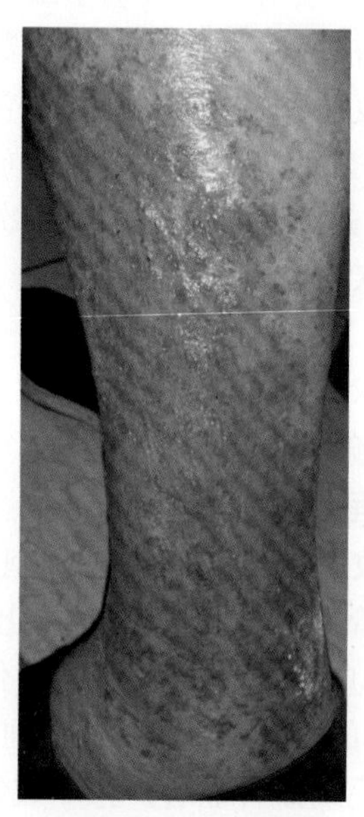

图 18-1　急性湿疹

2. **亚急性湿疹**(subacute eczema)　亚急性因急性湿疹长久不愈迁延而来，渗出液减少，表面结痂，且鳞屑较多，轻度肥厚浸润(图 18-2，图 18-3)。

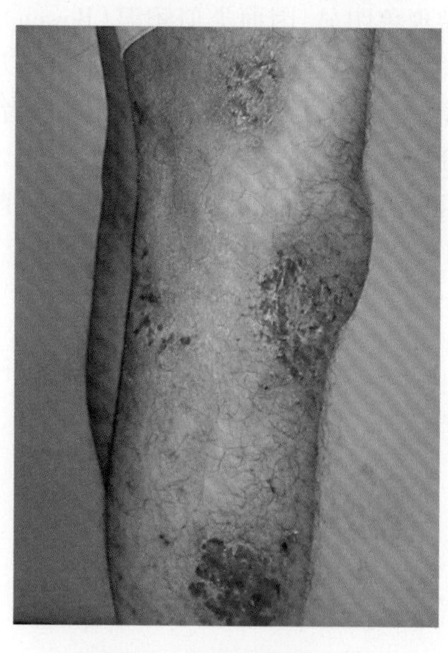

图 18-2　亚急性湿疹(一)

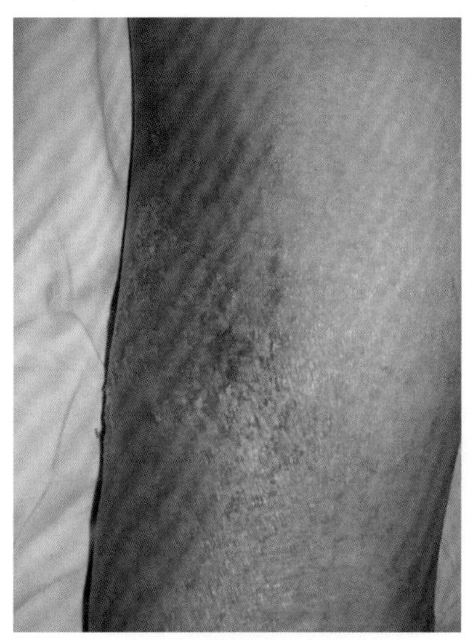

图 18-3　亚急性湿疹(二)

3. **慢性湿疹**(chronic eczema)　可由急性或亚急性湿疹转变而来,也可以发病时即呈现为慢性炎症。无渗液,出现苔藓样变、痂屑及色素性变化,皮肤增厚,表面粗糙(图 18-4,图 18-5),加重时外围出现新的丘疹或丘疱疹,伴有不同程度的瘙痒或疼痛。强烈搔抓可以继发化脓性感染。慢性湿疹常见发病部位是小腿、手足、肘窝、腘窝、外阴、肛门等处。

皮损的部位不定,可为局限性,也可弥漫散布于全身各处,在不同部位可有不同的特点。

头部湿疹:常因皮脂溢出或化脓性感染而有蜜黄色厚痂,似脓疱疮样。

面部湿疹:往往是成片红斑或分散的水疱、丘疹,成年男人胡须处的湿疹可像须疮。

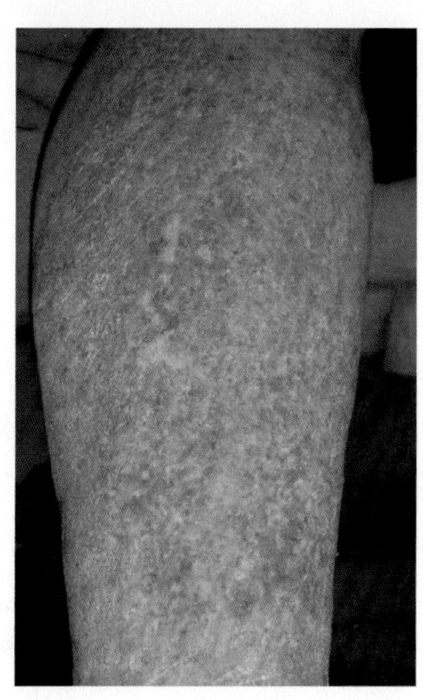

图 18-4　慢性湿疹(一)

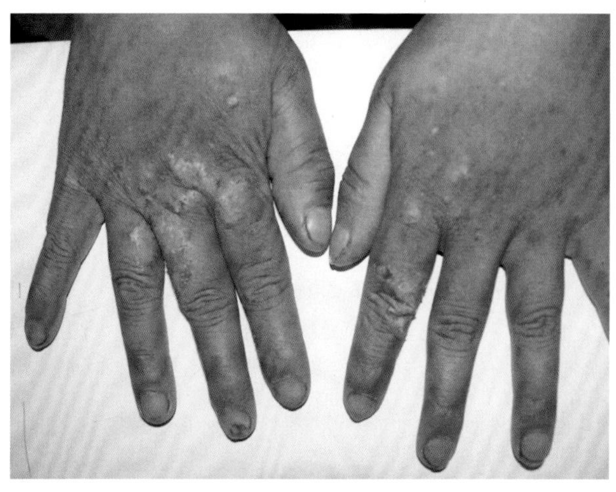

图 18-5　慢性湿疹(二)

躯干湿疹:常是红斑鳞屑性皮损。

乳房湿疹:最常见于妇女,尤其哺乳期妇女,乳头易皲裂而疼痛(图 18-6)。

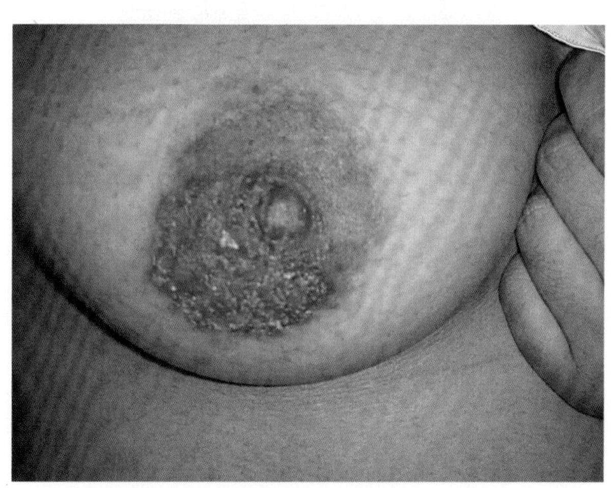

图 18-6　乳房湿疹

掌跖的慢性湿疹:因角化过度而像胼胝,皮沟处容易形成皲裂。此型多是发生在手、足的神经性皮炎,常合并肘部的皮损(图 18-7)。

肘窝及腘窝的肢体湿疹:常慢性苔藓样变。

小腿湿疹(图 18-8):常因静脉曲张引起,又称坠积性湿疹。

肛门、阴囊(图 18-9)及女阴湿疹:往往肥厚、糜烂,肛门周围易有辐射状皲裂,患者往往因剧痒而难安眠。也可因过度清洁表现为干燥苔藓化。

湿疹的甲损害:甲周皮肤红肿,可以妨碍甲生长而使甲板变厚,表面不平,混浊失去光泽,可以伴有化脓性甲沟炎。

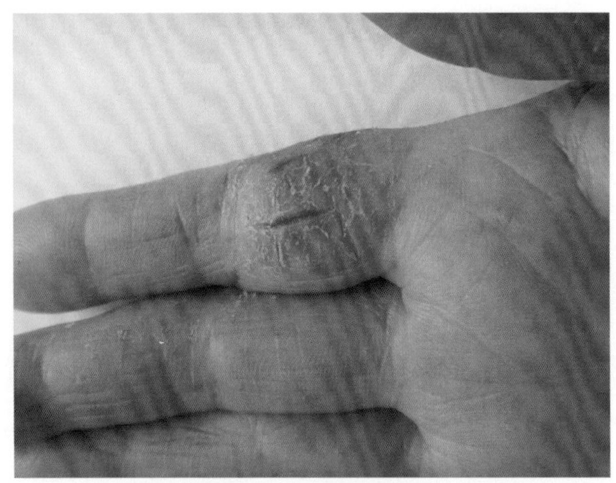

图 18-7 皲裂性湿疹

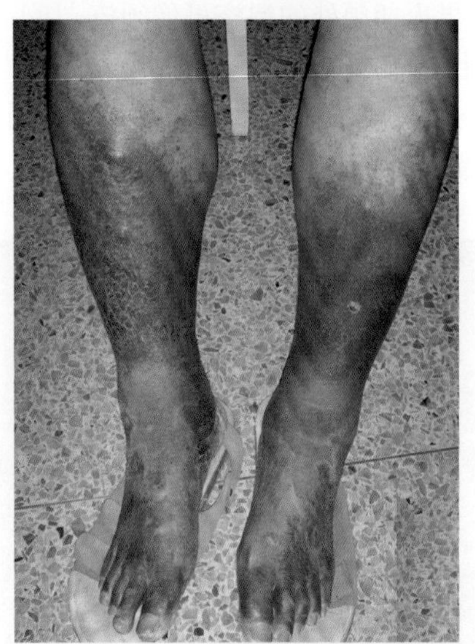

图 18-8 坠积性湿疹

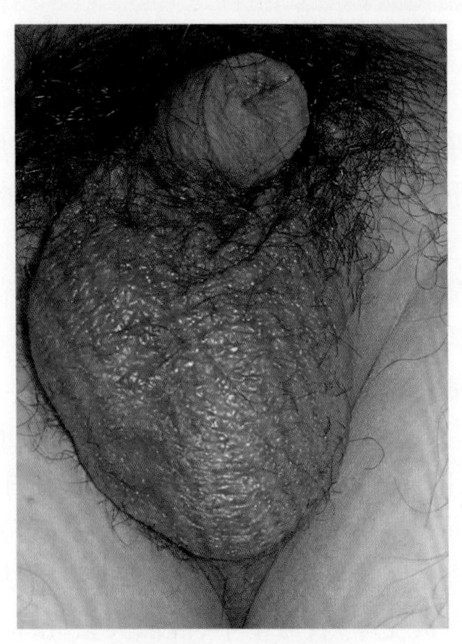

图 18-9 阴囊湿疹

特殊类型湿疹：

钱币状湿疹（nummular eczema）：又称盘形湿疹（discoid eczema），是由钱币至手掌大或更大，由红斑、水疱或丘疱疹，融合而成，边界较清楚成片（图 18-10，图 18-11），或局限结痂脱屑而呈亚急性改变，引起剧痒，常发生于手背及手指背侧，也可出现于四肢伸面、足背、肩部或臀部等处，时轻时重，特别在寒冷干燥季节容易复发。

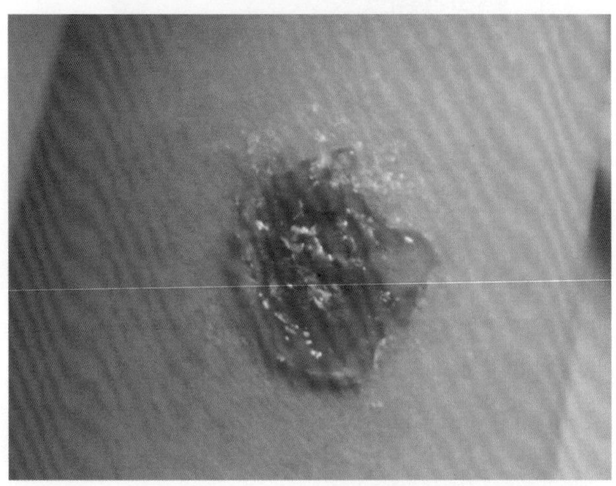

图 18-10 钱币状湿疹（一）

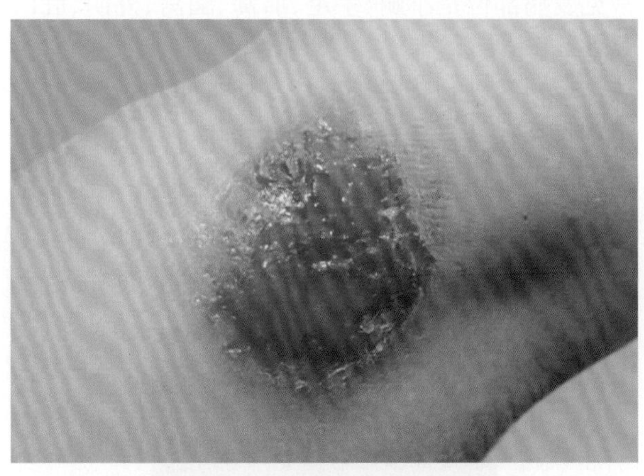

图 18-11 钱币状湿疹（二）

坠积性湿疹（hypostatic eczema）：下肢尤其小腿出现渗液、结痂、鳞屑及色素沉着等损害，通常发生于静脉曲张患者而又称为静脉曲张性湿疹（见“静脉曲张综合征”）。

乏脂性湿疹（asteatotic eczema）：又称裂纹状湿疹，多发生在秋、冬、春三季，由于气候干燥、皮肤水分脱失、皮肤老化，皮脂分泌减少所致，夏季多可自愈。多见于老年人，好发部位是双小腿，也发生于上肢、躯干。皮损特点为皮肤呈淡红色，有糠样鳞屑，表皮裂隙引起浅表裂纹，类似"碎瓷"（图 18-12，图 18-13）。

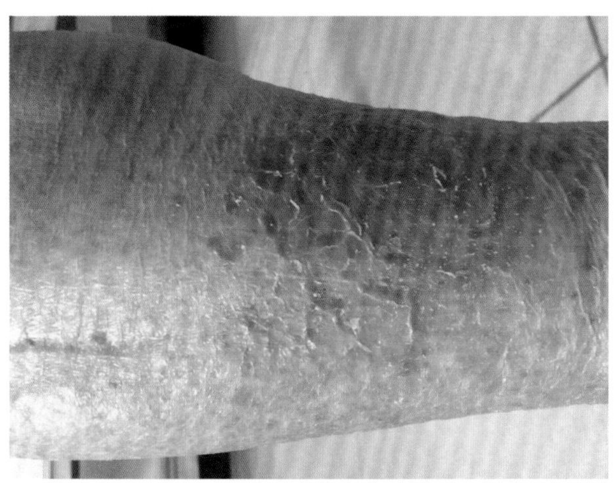

图 18-12　乏脂性湿疹（一）

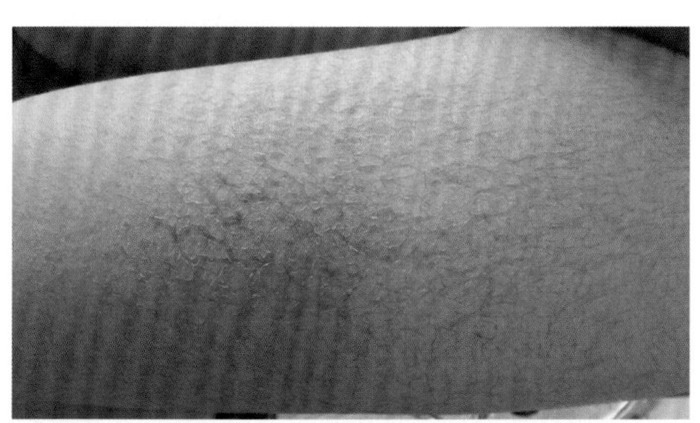

图 18-13　乏脂性湿疹（二）

自体敏感性皮炎（autosensitization dermatitis）又称自体敏感性湿疹。患者先有湿疹，如钱币状湿疹或坠积性湿疹等，此后附近及远隔皮肤发生多个散在或群集的斑丘疹、丘疹、水疱或丘疱疹等泛发的皮损，有时类似玫瑰糠疹样，原发灶附近皮损可出现同形反应，排列成线性（图 18-14，图 18-15），远隔皮损对称分布于四肢及躯干等处，发痒或有灼热感，浅部淋巴结可肿大。原发湿疹消退后，继发的皮损即可逐渐消退。本病是局部感染的细菌产物或局部应用的药物和皮肤角蛋白结合成完全变应原后所引起的自身免疫反应。

瘙痒是湿疹常有的自觉症状，有的瘙痒较轻，或只有间歇或阵发性痒觉，有的剧痒难忍，特别是晚间往往瘙痒剧烈而使患者不能安眠，有的患者尤其急性湿疹患者的患处可有灼热感或麻刺感等感觉异常。湿疹有时减轻，有时加重，由急性变成慢性或由慢性变成急性状态，摩擦、搔抓、感染或局部治疗不适当都可使症状加重，痊愈后也容易复发。

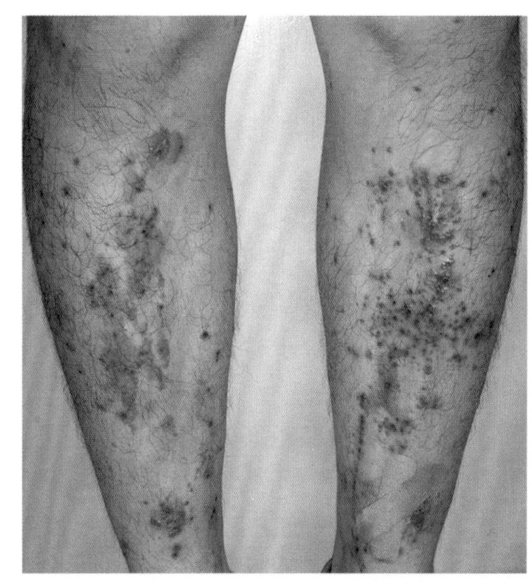

图 18-14　自体敏感性皮炎（一）

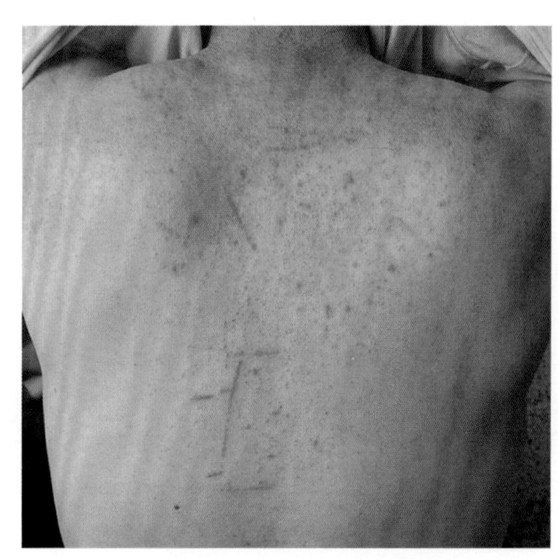

图 18-15　自体敏感性皮炎（二）

【病因】发病原因复杂且不十分明确，一般认为是内外因素协同或相互作用导致。

致敏因素：湿疹是皮肤过敏的状态，它的出现、复发或加重是受某种或某些体内外刺激因素的影响并和身体反应性有关。刺激因素可以是物理或化学性外因，也可以是各种内在的刺激，例如内分泌、消化道、肝脏及肾脏等内脏疾病，慢性扁桃体炎及前列腺炎等病灶感染，真菌、寄生虫或食物、空气中花粉、羊毛等吸入物及神经刺激。

个体因素：性别、年龄、遗传素质、健康状态、精神神经系统的功能、营养或新陈代谢的障碍以及皮肤本身的特性（皮肤干燥或多汗出油、血管的充血程度等）等各种因素皆可影响人体的反应性。神经精神因素，如忧愁、恐怖、抑郁等情绪的变化可能引起湿疹的发作或使症状加重，精神紧张、失眠、过度劳累、自主神经功能紊乱如出汗、血管反应异常，可使湿疹加重。

【组织病理】 急性湿疹的主要表皮变化是水疱形成，同时有细胞内及细胞间水肿。水疱在表皮深层时，表皮可隆起而像丘疹，当水疱很浅而接近角质层时，容易破裂而成糜烂并有较多的渗液。表皮的细胞内水肿可使细胞破裂，产生网状变性；细胞间水肿能使细胞间桥断裂，也引起水疱形成。水疱不断扩大及合并而成较大的水疱，表皮很容易擦破，形成糜烂，透明的浆液不断渗出。角质层细胞往往不能完全角化，成为角化不全。血浆凝集形成痂。真皮水肿，真皮浅层的毛细血管扩张和充血，血管周围常有淋巴细胞浸润，也可有中性粒细胞，有时也可侵入表皮内（图 18-16）。

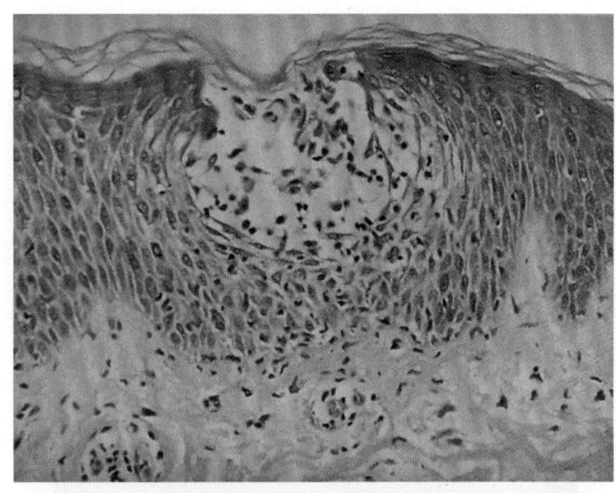

图 18-16 急性湿疹组织病理

亚急性湿疹的组织中也有细胞间水肿、细胞内水肿及水疱，棘细胞层中度增生肥厚，角质层有不同程度的角化不全和结痂。真皮内血管周围常有淋巴细胞浸润。

慢性湿疹的棘细胞层肥厚，有轻度细胞间水肿，但表皮内没有水疱。角化亢进，角化不全明显，色素可增多，有苔藓样变时表皮增生。真皮内有弥漫的细胞浸润，主要为淋巴细胞、单核细胞及成纤维细胞，胶原纤维增厚。

【鉴别】 湿疹是常见的皮肤病，遇到有渗出液、红斑、丘疹、水疱等瘙痒的皮损时，往往要考虑湿疹。和湿疹常难以鉴别的是传染性湿疹样皮炎、原发刺激性或变态反应性接触性皮炎、药疹或特应性皮炎。湿疹也常需要和念珠菌病、脂溢性皮炎、痒疹、玫瑰糠疹、多形日光疹等病鉴别。

【预防】 湿疹是时常减轻、加重或复发的常见皮肤病，最好的疗法是寻找及移除各种可能致病的因素。为了寻找病因，要详细询问患者的生活环境和习惯，以往的过敏史及治疗经过，并要系统检查患者身体状态，有无功能障碍，体内有无病灶感染或真菌、寄生虫。患者对花粉或某种食物是否过敏，有时须做皮肤试验或食物排除试验以证实致敏物质。找到可疑病因后要设法处理，例如，消除细菌或真菌病灶，纠正胃肠紊乱，避免接触致敏物或食用使湿疹加重或复发的食物。酒类常使皮损或瘙痒加重而应禁止。

不适当的局部治疗，搔抓摩擦，滥用肥皂水或热水洗擦患处，都可使损害加重或病程延长。因此，要劝告患者避免对皮肤的不良刺激。要根据具体的病情选择适当的外用药或其他疗法，尽量减轻患者的痒觉及防止继发感染，对于烦躁不安的患者常需要应用镇静药，对于某些患者尤其严重的急性患者可用适当剂量的泼尼松。

【治疗】

（一）内用药物

第一代抗组胺药常被应用，可以单用某一种抗组胺药，或数种并用。常用的抗组胺药如苯海拉明、氯苯那敏、布可利嗪、异丙嗪、阿利马嗪等，赛庚啶有时效果较好。

瘙痒是常有的自觉症状，往往妨碍休息及睡眠而使患者焦躁不安，可以应用羟嗪、地西泮、氯氮䓬等镇静药，必要时可用氯丙嗪或沙利度胺等药。

维生素药物对湿疹的疗效不明显，较常用的是维生素 C 口服或注射。有的钱币状湿疹患者用维生素 A 治疗后症状好转。

体内潜藏的病灶感染可以是湿疹的诱因，应用抗生素（如四环素）可控制继发的感染，可使症状迅速减轻。

糖皮质激素类如泼尼松能使症状在短期内显著减轻或消失，但停药后易迅速复发，复发的症状甚至可以更重，如长期应用，将引起各种不良反应，因此不要滥用，一般只应用于皮疹广泛及严重的急性患者，开始量较大，症状减轻后减到维持量，逐渐停药。

免疫抑制药如氨甲喋呤偶尔应用于顽固难愈的慢性患者，但须注意不良反应。

（二）局部治疗

应根据皮疹的形态、部位、范围及程度采用适当剂型的外用药。

在急性阶段，有红斑时可用粉剂、振荡剂或霜剂，有水疱、糜烂及渗出液时选用湿敷法。在渗液很少而结痂的亚急性阶段，可选用泥膏或霜剂。在慢性阶段可用泥膏或软膏，对难愈的小片慢性损害可用软膏、硬膏或成膜剂，或涂药后用塑料薄膜覆盖。

在渗出液较多的情况下，最好的局部疗法是用醋酸铝溶液（复方硫酸铝溶液、布罗溶液）稀释后湿敷，每次20~30分钟，每日3~4次。其他湿敷剂如1∶(5 000~10 000)高锰酸钾溶液、2%~4%硼酸溶液（只用于较小范围）、1%~2%间苯二酚溶液等也可应用。

皮肤红痒而无糜烂及渗液时，可擦炉甘石洗剂、锌洗剂、炉甘石搽剂、氧化锌霜等，其中可含5%煤焦油溶液、鱼石脂或氢化可的松等药物，也可加入薄荷脑及苯酚等止痒。

对亚急性湿疹常用1%氢化可的松、0.1%氟氢可的松、0.1%倍他米松、0.1%曲安西龙、0.025%氟轻松或0.025%地塞米松等糖皮质激素类乳剂或霜剂。焦油类制剂如黑豆馏油、糠馏油、煤焦油等乳剂、霜剂或泥膏也可应用或加入糖皮质激素类药物，有继发感染时可加入抗生素如氯碘羟喹乳膏、夫西地酸乳膏。

慢性湿疹也常局部应用各种糖皮质激素类及焦油类制剂，有时加入尿素或维A酸等药物以增加疗效，涂药后用塑料薄膜覆盖，疗效往往更好。对小片的慢性难愈湿疹尤其有剧痒的钱币状湿疹可用糖皮质激素类如曲安西龙混悬液注射于皮损内，每周或数周1次。放射线现已罕用，磷-32或锶-90可以代替X线，放射性同位素的作用较浅但危害性较小，都可应用于其他治疗效果不佳的小片慢性皮损。

在乏脂性湿疹的好发季节可长期外用润肤霜或保湿霜。

（三）中医中药

急性湿疹的治则是清热、利湿、祛风，方用龙胆泻肝汤或萆薢渗湿汤合二妙散加减。

亚急性湿疹以健脾利湿为主，佐以清热，方用除湿胃苓汤加减。

慢性湿疹的治则是健脾燥湿、养血祛风为主，方用养血定风汤加减。

传染性湿疹样皮炎
(infectious eczematoid dermatitis)

传染性湿疹样皮炎又称感染性湿疹或传染性湿疹（infective eczema），起源于局部的化脓性炎症，是一种限局性急性湿疹样皮炎，向周围逐渐蔓延，往往成片渗液及结痂，也可干燥脱屑。

【症状】 初起时为一个水疱或脓疱，或一个有鳞屑或结痂的丘疹，或一个渗液的红色斑点，往往不对称地发生于露出部位。有时，最早的损害为溃破的脓肿、疖、鼻窦炎或溃疡，或中耳炎（图18-17）、压疮、瘘孔或脐疮，也可以是鼻部、眼部或阴道的病灶感染。以后，由初起损害处渐向周围蔓延，成为大片浆液渗出的湿疹样皮疹，表面结痂。当症状较轻或炎症消退时，患处干燥脱屑。如果病情较重，患处可以肿胀及流出浆液，附近常有水疱及脓疱，区域性淋巴结肿大。

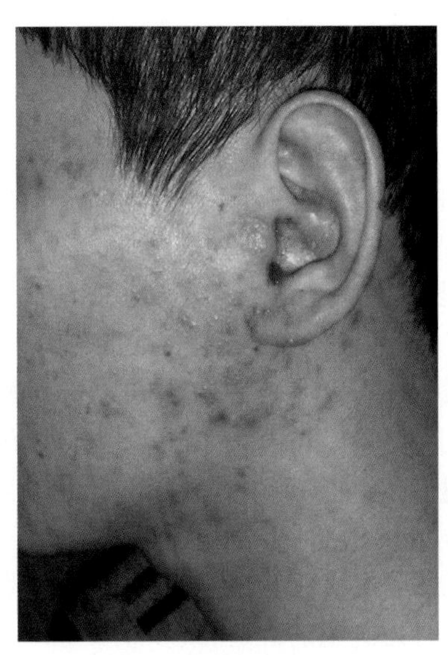

图18-17　传染性湿疹样皮炎

皮疹可逐渐或迅速发展成渗出性成片皮损，边界不规则，身体别处可因自身敏感性反应而发生广泛的皮炎。有的患者有线状或条状湿疹性皮疹，常和搔抓有关。皮疹引起不同程度的瘙痒，但一般较湿疹轻些。

【病因】 患者先有局部葡萄球菌感染，本病由此感染病灶向附近扩张蔓延，不仅是自身接种过程，也是自体敏感的表现。局部病灶是溃疡，排脓的脓肿或瘘孔、脓疱，眼、耳或阴道的感染灶，压疮，慢性中耳炎，放射线皮炎或慢性放射线溃疡等，附近皮肤可对病灶渗出物的细菌或其产物或受损组织产生过敏反应，于是发生湿疹样改变。

【组织病理】 表皮的棘细胞层肥厚及水肿，浅部可糜烂，常含有葡萄球菌。真皮的乳头层水肿充血，有炎性细胞浸润。

【鉴别】本病应和接触性皮炎、湿疹、脓疱疮及脂溢性皮炎区别。

【治疗】要注意清除原发的感染病灶，可做抗生素敏感试验以便选用抗生素。

在急性渗液状态下，可用1∶(5 000~8 000)高锰酸钾溶液、稀释20~40倍的复方硫酸铝溶液(布罗溶液)、稀释15~25倍的复方硫酸铜溶液(达利保溶液)湿敷。渗液减少时，可擦庆大霉素等抗生素溶液、洗剂或乳剂。在渗液很少的慢性皮炎状态下，也可外擦鱼石脂或氯碘羟喹乳膏、夫西地酸乳膏等制剂。内用泼尼松可使严重的急性炎症迅速减轻，但必须同时应用有效的抗生素。

婴儿湿疹(infantile eczama)

婴儿湿疹是发生于婴儿的湿疹，近年认为该病大多属于特应性皮炎的婴儿期，往往开始发生于2~3个月婴儿的面部及头部，也可以散布于其他部位，屡次减轻及加重，反复发作，至两岁左右时大多痊愈。

【症状】婴儿湿疹被分为渗出型、干燥型及脂溢型。婴儿湿疹往往在出生后数周或2~3个月时出现，症状有时减轻，有时加重，或暂时消失，不久以后复发，大多在2岁左右时痊愈，少数患者直到儿童时期仍然不愈，迁延成为浸润肥厚的亚急性或慢性湿疹。

常见的婴儿湿疹为渗出型，多发生于肥胖的婴儿。初起时为鲜明的红斑，或多或少地对称分布在额部和两颊(图18-18)，边界不大明显；以后，密集的小丘疱疹迅速出现，有时，四肢或躯干尤其肘及膝部的屈侧面也有散布的损害。患部有剧痒，患者的头部或面部时常在枕头上或母亲的衣襟上摩擦，或用手指搔抓，往往发生大片的糜烂，流出淡黄色透明的浆液，干燥以后，结成蜜黄色薄痂，如有化脓性继发感染，就结成污黄色厚痂。颈后、耳前、枕部淋巴结炎及脓疱疮等并发症常同时存在。

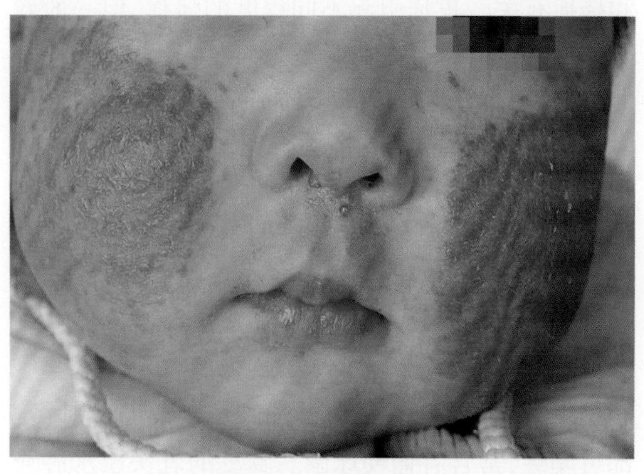

图18-18 婴儿湿疹

湿疹也可发生于营养不良的瘦弱婴儿，或过度清洁的婴儿。皮损常较干燥。有的患者面部及躯干有红斑及微凸的丘疹，或红斑上有灰白色糠样薄屑，或类似钱币状湿疹。头部有较厚的灰黄色鳞屑与头发编结在一起，时常流出发臭的污液。

另一些患者的早期损害是不很痒的淡红斑，有少量的渗液，以后干燥和结痂。往往出生后1周左右开始发生于头顶及前囟，油腻性鳞屑而类似脂溢性皮炎，最终可发展至大部分头皮，也可累及皱褶部位，持续几个月。

【病因】病因复杂，尚不明确。一般认为婴儿湿疹和婴儿特应性皮炎是同义词，但有人认为大多数虽是特应性反应，少数患者相当于成人的接触性皮炎、传染性湿疹样皮炎或钱币状湿疹等病。

食物过敏是主要的原因之一。不少婴儿对鸡蛋、番茄、柑橘、牛奶、鱼或鱼肝油等食物过敏，但皮肤试验的结果往往是假阳性或阴性反应。有的婴儿在吃了某些皮肤试验检测阳性的食物后，只发生荨麻疹及胃肠症状而不发生湿疹，而有的患儿对过多食物检测皆呈阳性反应，因此皮肤试验的结果常不可靠。

吸入物是另一重要因素，例如，室内尘螨及飞尘中所含毛织品纤维或春天时空气中的花粉。

少数婴儿与某些外界物品接触后发生皮炎，例如毛织品、肥皂、润肤油膏及有色衣服。婴儿湿疹也可以是对细菌或真菌过敏的现象，例如，婴儿耳部等处有感染病灶时，附近皮肤发生传染性湿疹样皮炎，常也被人称为婴儿湿疹。

体外的各种刺激及某些体内因素可能引起婴儿湿疹复发或加重，例如，外界温度的突然变化、肥皂的刺激、剧烈的搔抓和揉擦及局部感染；或喂食过多、消化不良和便秘、乳牙生出、种痘或注射抗白喉血清。

【预防】检查婴儿食物的配合是否适当。糖、脂肪、蛋白质、水果、蔬菜及维生素的含量是否平衡，粪便是否正常。如果喂食过多，应该适当节制；如婴儿太瘦弱，应该增加营养。对于食物的敏感性尤须注意，鸡蛋及牛乳等食物为常见的病原，如果应用食物排除试验而找出应该禁吃的食物，或改变食物种类，可能使症状减轻，但在减少或改变食物时，还须考虑婴儿的营养和新食物的敏感性，例如，羊乳和豆浆可以代替牛乳，但羊乳与牛乳所含的酪蛋白相同，往往仍然引起湿疹，而豆浆容易引起消化及营养不良。哺乳期的母亲不宜多吃刺激性食物，宜多吃蔬菜并保持正常的胃肠状态。有人认为牛奶煮沸30分钟左右后可以减少抗原性。近年研究者提倡给予消化不良的患儿益生菌，有助于减轻症状。

任何外界刺激皆须避免。应该保持室内清洁以减少含有过敏原的飞尘，照顾婴儿的人最好穿着棉布衣服及不用化妆品；室内温度不要太高，强烈日光不应照晒患处以免血管更加扩张而使炎症加重；衣服不要太厚以免婴儿太热，并且要宽松舒适；尿布要勤换以保持臀部和阴部的清洁。尤其避免搔抓和摩擦，最好用一块硬纸板绑在肘部以防止婴儿搔抓面部皮损，头戴柔软布帽可减轻头后患处和枕头摩擦。洗澡不宜过多，浴后涂抹保湿霜，避免皮肤屏障功能受损而出现干燥型湿疹。此外，在发作期，不建议婴儿接种疫苗，以免引起湿疹加重。

【治疗】

（一）内用药

常服复合维生素B及维生素C、益生菌有益。抗组胺药可使瘙痒减轻。严重患者可服泼尼松，但停药后容易复发。有继发性感染时应用抗生素。

（二）局部治疗

有较厚痂屑时可用液状石蜡或植物油泡软，然后轻轻抹除，不要任意用热水及肥皂擦洗以免皮疹加重，但有的可洗淀粉浴。

渗液较多时，最好用稀释的醋酸铝溶液（布罗溶液）或1∶5 000高锰酸钾溶液湿敷。渗液显著减少或消失时，可擦类固醇激素制剂如氢化可的松霜等，或涂抹无刺激性的炉甘石搽剂或锌霜，有继发性感染时可擦3%氯碘羟喹乳膏、夫西地酸乳膏。

急性炎症消失时，可擦含有鱼石脂、糠馏油或煤焦油的霜剂或泥膏，加入氢化可的松或氟氢可的松效果更好。对慢性损害也可涂擦黑豆馏油软膏。

Wiskott-Aldrich综合征（Wiskott-Aldrich syndrome）

威斯克特-亚得里克综合征（Wiskott-Aldrich综合征），又称湿疹-血小板减少-免疫缺陷综合征，包括婴儿湿疹、血小板减少性紫癜及反复感染，只发生于男婴，是一种X-连锁隐性遗传的免疫缺陷性疾病，因Xp11的*WASP*基因突变引起。

主要表现为出生时血小板减少及功能异常，容易出血，在2~3个月或1岁左右，头皮、面部、四肢屈侧或臀部等处发生湿疹而像特应性皮炎或脂溢性皮炎。6个月左右后反复发生化脓菌、肺炎球菌、脑膜炎球菌或流感杆菌等细菌性感染或严重的病毒性感染，常见的如中耳炎、脓疱疮或播散的单纯疱疹等。常见肝脾大，湿疹广泛时，淋巴结常显著肿大。单核-吞噬细胞系统肿瘤或自身免疫性溶血性贫血等某种免疫缺陷性疾病往往并发。在婴儿或幼儿时期，患者可因感染（50%）、出血（25%）或恶性淋巴瘤（25%）而死亡。

血小板减少，体积比正常小，其结构畸形及功能都异常，血小板生存期显著缩短。T细胞功能异常，细胞免疫及体液免疫低下。血清IgM水平降低而IgG可正常，血清IgA及IgE水平通常都较高。此外，对细菌及病毒性抗原较难产生抗体，抗原皮内试验时不能引起或只有很轻的延迟性免疫反应。血液中淋巴细胞数可减少，而嗜酸性细胞往往显著增多。

筛查基因突变的女性携带者，可以进行产前诊断。治疗时要防止出血及防止感染，常需输入血液及血小板和应用抗生素、抗病毒药物，有时要移植骨髓以改善血液及免疫状态。脾切除有一些效果，但多出现术后感染。外用糖皮质激素对湿疹有效。转移因子也可增强免疫功能而常有益。

特应性皮炎（atopic dermatitis，AD）

特应性皮炎又称特应性湿疹（atopic eczema）、Besnier体质性痒疹、遗传过敏性皮炎、异位性皮炎，是常有家族过敏性的一种湿疹性皮炎，与遗传相关，具有慢性复发性特点，往往剧烈瘙痒。

发生于婴儿时期的婴儿特应性皮炎（infantile atopic dermatitis）一般称为婴儿湿疹。发生于儿童时期的曾称为儿童期湿疹（childhood eczema），有痒疹样皮损并常伴发哮喘等过敏表现的曾称为贝斯纳尔痒疹（Besnier's prurigo）。发生于成年时，常为亚急性或慢性湿疹的表现，有人称为变应性湿疹（allergic eczema），损害常很广泛，又被称为播散性神经性皮炎（neurodermatitis disseminata）、弥漫性神经性皮炎（neurodermatitis diffusa）或泛发性神经性皮炎（neurodermatitis generalizata）。

患者常并发支气管哮喘、花粉症、过敏性鼻炎或荨麻疹等过敏性疾病，或有皮肤干燥、血管收缩张力增强或幼年性白内障等眼缺陷，家族也易患有这些疾病。

【症状】临床表现是由婴儿湿疹到成人的苔藓样皮炎，剧烈发痒，间歇性复发，病程往往很久。在不同的年龄段有不同的特点，可分为三期。

婴儿期：出生后2~3个月开始发病，分为渗出型、干燥型或脂溢型。又称婴儿湿疹，对称分布于面部尤其颊部等处，引起剧痒，多半在2岁左右自然痊愈（见“婴儿湿疹”），少数发展至儿童期甚至成人期。

儿童期：2~3岁以上至10岁左右，有湿疹型和痒疹型两种形态。亚急性或慢性湿疹样损害常出现于肘部和膝部的屈侧，被称为屈侧湿疹（flexural eczema），也可出现于面部及颈部等处，往往开始伴发哮喘等过敏性疾病，在婴儿时期常患婴儿湿疹。水疱、丘疹、丘疱疹及浸润性损害可成片发生，边界不清楚，渗液往往不多，但常有细薄鳞屑及苔藓化，往往因剧痒而剧烈搔抓，引起皮肤抓破及血痂。有的患者发生红色瘙痒的丘疹，以后呈正常皮色或褐色，可以广泛发生，尤常分布于四肢及背部而常称为痒疹。有的患者可伴有干皮症，毛周角化，黑眼圈，剥脱性唇炎。

青少年及成人期：青少年期，颈侧、肘部屈侧及腘部等处可有限局性红斑及丘疱疹，常有鳞屑、苔藓化及色素沉着而呈慢性湿疹样表现（图18-19~图18-21），间歇性加重或复发，痒觉常很剧烈。成人期，丘疹、鳞屑、痂、色素沉着及苔藓样变。可广泛分布，尤其多见于四肢伸面，患者常因剧痒而搔抓，易有皮肤抓破、血痂或继发性感染。

【并发症】患者常有其他过敏性疾病，尤其在儿童时期，常可暂时或长期并发哮喘、花粉症、荨麻疹或过敏性鼻炎。据统计，30%的患者并发支气管哮喘及花粉症，15%并发荨麻疹，有的患者可同时发生哮喘、荨麻疹及过敏性鼻炎等病。患者常比正常人容易对药物或虫咬发生过敏休克性反应，而变应性接触性皮炎的发生率不比正常人高，甚至较低。70%以上的特应性皮炎患者有哮喘、荨麻疹、特应性皮炎、花粉症、过敏性鼻炎等病的家族史。皮损加重时可能发展为剥脱性红皮病，偶尔出现充血性心力衰竭。

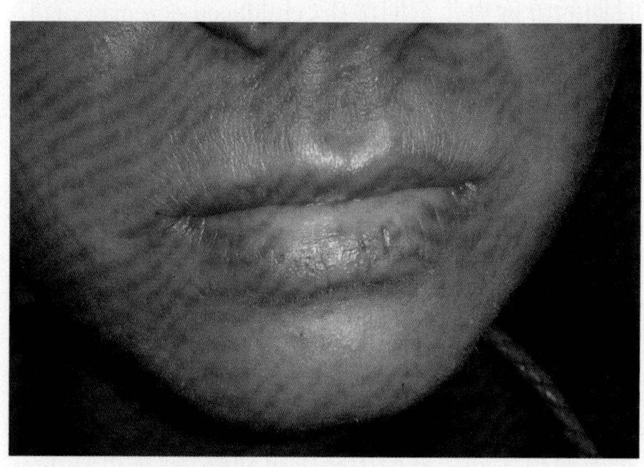

图18-19 特应性皮炎（一）

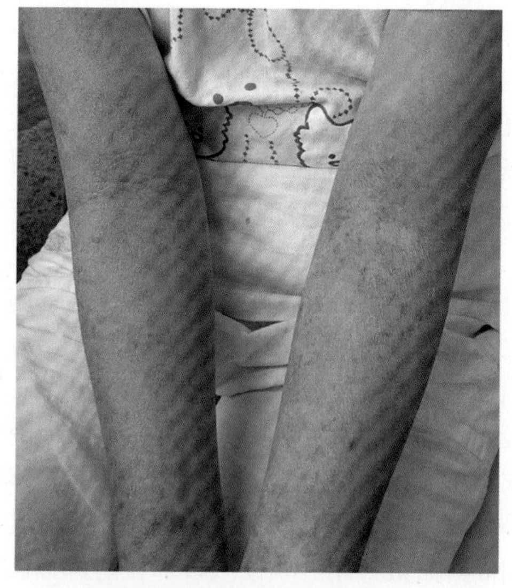

图18-20 特应性皮炎（二）

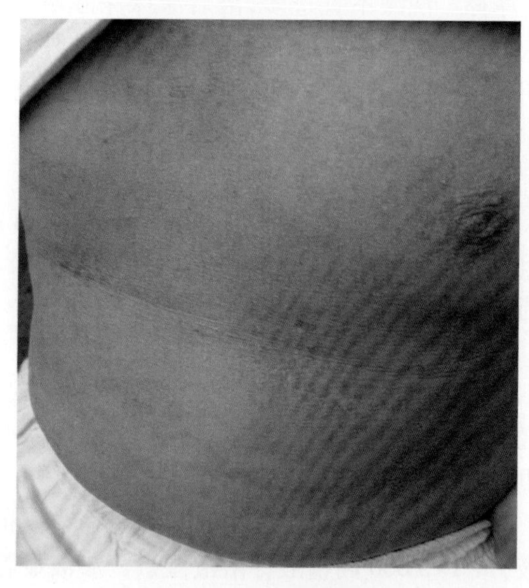

图18-21 特应性皮炎（三）

约50%的患者并发寻常性鱼鳞病，并常见掌跖纹理增多。约20%有干皮病。Dennie-Morgan线见于婴儿期和儿童期，但非特异性表现。少数患者并发Wiskott-Aldrich综合征、斑秃或剥脱性皮炎等皮肤病。如果有单纯疱疹病毒感染，易患卡波西（Kaposi）水痘样疹（疱疹性湿疹或湿疹痘）；如患寻常疣或传染性软疣，则皮损数目可比正常人多。因金

汗疱疹(pompholyx)

汗疱疹是容易复发的发痒水疱,有时为大疱,曾被称为出汗不良症(dyshidrosis),或出汗不良性湿疹。对称出现于两侧手掌及手指侧面,又称为手汗疱(cheiropompholyx),也可发生于足底而称为足汗疱(podopompholyx)。

【症状】 汗疱疹容易复发,最常发生于炎热季节。男女患病比例均等。初起损害是散布或成群的深部小水疱,在水疱出现以前或同时,患处常有麻刺或烧灼感,或发生剧痒。水疱往往对称分布于手掌,也常出现于手指的侧面,有时可发生于足底及足趾两侧,少数患者的水疱一侧较重。

水疱含有清液,表面皮肤往往略微隆起。有时,相邻水疱聚合成豆大或更大的大疱,表面皮肤隆起而成半球形,不能自然破裂,常引起剧痒,甚至疼痛(图18-22)。有些患者的手掌或足底多汗,有些患者的指甲发生营养不良的变化,少数患者因搔抓而有化脓性继发感染。部分患者伴发特应性皮炎。

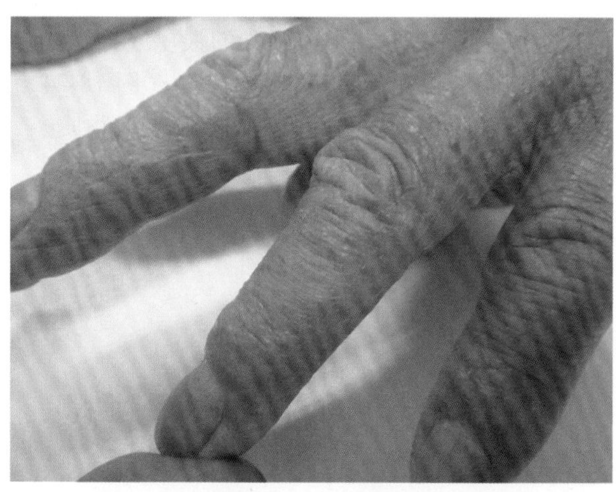

图18-22 汗疱疹

水疱最终会自然吸收。较大汗疱的疱液消失后,疱膜容易用手撕去而露出颜色鲜红的新生皮肤。以后水疱容易复发,因而病程往往绵延数周或数月之久,但随着年龄增加呈现逐渐缓解的趋势。

【病因】 过去曾认为汗管不通畅,出汗过多而潴留形成汗疱,已经被多数学者否定。目前认为汗疱疹有多种病因:①汗疱疹可以是掌跖湿疹的一种特殊表现;②镍铬等金属的系统性接触性皮炎的手足表现;③精神因素是发病因素之一,患者常有由于焦虑不安或精神紧张所致的手足多汗症;④汗疱是癣菌疹的表现之一,尤其手汗疱,有人认为约10%的手汗疱是足癣所致的癣菌疹。

【组织病理】 组织变化是类似湿疹,棘细胞层显著水肿而有水疱,真皮浅部有炎性浸润。

【鉴别】 汗疱疹不难诊断,有时要和接触性皮炎、手癣、掌跖脓疱病或药疹鉴别。

【治疗】 精神紧张尤其伴有手足多汗的患者应保持情绪稳定,必要时应用镇静剂。并发手足多汗症应该处理,如涂擦25%三氯化铝等收敛药,必要时口服溴甲胺太林或溴丙胺太林。

自来水离子导入疗法治疗手足多汗症是离子导入疗法在皮肤科最成功的应用,也可以导入抗胆碱能药物来治疗手足多汗症。

汗疱常是一种癣菌疹,治愈足癣等后,汗疱可自然消失。汗疱偶然是对某种食物、细菌感染或药物过敏的表现,去除这些病因后,汗疱也常自然痊愈。

常用的外用药包括氟轻松或其他类固醇激素霜剂、类固醇激素和煤焦油或糠馏油配制的霜剂、5%水杨酸的乙醇液、3%氯碘羟喹霜、夫西地酸乳膏等。手足有汗疱尤其多汗时,每日在1∶5 000高锰酸钾溶液中浸泡30分钟可有益。

汗疱疹严重时可服泼尼松。系统应用氨甲喋呤、硫唑嘌呤、吗替麦考酚酯对顽固患者有效。

紫外线照射可以作为辅助治疗。

如果各种疗法无效,可用浅部X线照射。

接触性皮炎(contact dermatitis)

接触性皮炎是皮肤和外界的动物性、植物性或化学性物质直接接触后所发生的炎症反应,曾经称为毒物性皮炎(dermatitis venenata)。局部皮肤发痒、红肿,往往发生水疱及大疱;长期屡次接触后,可有红斑、鳞屑或苔藓样化等表现。

【症状】 大多数患者为变态反应性接触性皮炎(allergic contact dermatitis),少数为原发刺激性接触性皮炎(primary irritant contact dermatitis)。

(一)变态反应性接触性皮炎

初起时,致病物接触的部位发痒、发红,如果接触时间较长或反应较强,可以迅速加重而红肿,并有发痒的小丘疹,以后成为明显的水疱(图18-23),水疱破裂时,表面渗液、糜烂及结痂。如果炎症很剧烈,红肿发痒的部位可以发生大疱,继发性感染时可变成脓疱。

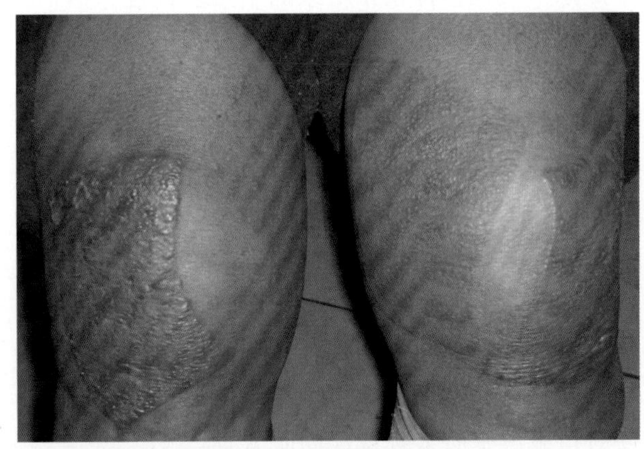

图 18-23 变态反应性接触性皮炎

如果患处不再接触致敏物质，也没有并发症，则皮疹可在1~3周内消失。再次接触时往往复发或加重。

剧痒、烧灼感或刺痛往往妨碍睡眠和休息，引起患者搔抓摩擦或滥用有害的止痒外用药，可以使皮疹加重或引起继发性感染，外用药也可能引起过敏而使皮炎复发或加重，从而延长病程。

皮损一般只出现于直接和致病物接触的部位，严重时周围的皮肤也可受累。有时手指或衣服可以把致病物质带到身体别处，引起远隔部位也发生类似皮损。手指很容易接触眼睑及阴茎、龟头等处，这些部位的皮肤柔嫩，结缔组织松弛，极易在接触后发红、水肿，眼睑显著肿胀，甚至不能睁眼，男患者的包皮可极度水肿而影响排尿。因此，眼睑和包皮的肿胀、发红可能是某些患者发生接触性皮炎的早期表现。

接触性皮炎一般是急性皮炎，如果患者屡次和致病物接触而引起皮炎发作，或长期和致病物质接触，皮炎可以长期不退，成为皮肤肥厚并有鳞屑的慢性皮炎。少数患者的皮肤广泛发红及脱屑，但有些患者屡次或长期接触后，敏感性逐渐降低，皮肤逐渐耐受不再发生皮炎。

损害的部位及形式根据接触的方式而定，境界非常鲜明。例如，衣服的染料引起的皮炎先只限于直接和衣服接触的部位。气体、液体喷雾和粉尘引起皮炎弥漫，境界不清，如空气中花粉或烟尘使手、手指、面及颈前三角区等暴露部位发生皮炎。致病物的种类很多，有植物、染料、日用化学品、外用药及若干工业原料或工业品，临床表现常因致病物而不同，从皮损形态及部位常可立即找到病因，但不同致病物可引起相同的皮炎，有时要依赖斑贴试验才能确定。

1. **植物** 由于接触植物所引起的常是红斑、肿胀、水疱及大疱，在接触后数小时至数日之内开始出现，接触的部位常为手背、指间及腕部。除了红肿以外，还有密集成群或散列的水疱，或排列成线状。由于手指及衣服的媒介，面部、颈部及阴部等处皆可红肿起疱，并有瘙痒及灼热感，尤其组织松弛之处特别水肿，眼睑肿大不能睁眼，嘴唇及阴部等也常肿胀，经过数日或2~3周后才能消退。

植物中容易引起接触性皮炎的是蛇麻草（又称啤酒花）、烟草、橡树、漆树、野葛（毒长春藤）、除虫菊、洋葱、豚草等，尤其漆树等含有漆酚等物质，很容易使人过敏而发生剧烈的皮炎。植物引起的接触性皮炎是由于皮肤接触树汁、叶毛、果汁或花粉等。

豚草（艾叶破布草）及三裂叶豚草（大破布草）是农田的杂草，已经在我国广泛地蔓延生长。豚草的花粉粒随风飘入空中，往往在秋季引起过敏者发生荨麻疹或暴露部位的接触性皮炎，通常是苔藓性慢性皮炎，在美洲是枯草热的主要致敏原。吃芒果后，口周发生接触性皮炎，在我国也不罕见。采摘白果（银杏）、手剥新槐树皮、白杨树叶致植物日光性皮炎，中药加工时接触南沙参的根皮或接触或吸入某些植物的挥发油都可能引起皮炎（图 18-24），往往是由于植物所含的糖苷类或其他有机物质。

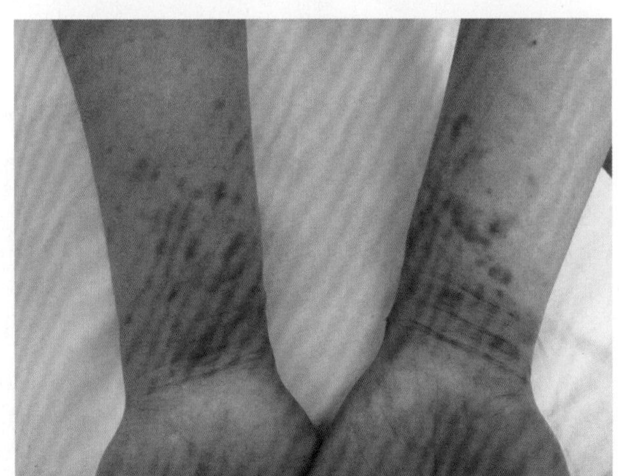

图 18-24 植物接触性皮炎

有些植物含有光致敏物。皮肤接触植物后，经过日晒而可发生植物性光照性皮炎，严重时可起疱。无花果等还可引起色素性皮炎。

2. **日用品** 在日常用品中，很多化学品尤其染料往往引起皮炎。将毛发、皮革染黑的染料常含有对苯二胺之类容易致敏的物质。染发水将白发染黑后，可引起变态反应而使头部甚至面部发生红肿而渗液的急性皮炎，严重的有全身性症状，染黑的毛皮衣领可使颈部及面部下端发生皮炎，染色的皮鞋等毛革制品也使某些人发生接触性皮炎。新买的有色汗衫、裤衩或袜子可使皮肤发生边界明显的整片红斑，甚至起疱。

香水、扑粉、头油、口红及戏剧油彩等化妆品都可引起皮炎（图 18-25 ~ 图 18-27），染发剂也可引起，由于所含颜料、羊毛脂或防腐剂等，有的因含有光致敏物而引起皮炎及色素沉着。

火柴盒、家用杀虫药或消毒药、去臭药、眼镜架、义齿、表带、手镯（图 18-28）、拖鞋的橡胶带以及橡皮布、橡皮手套、鞋垫、乳罩、安全套等其他橡胶制品和橡胶添加剂都可引起接触性皮炎，而属于高分子化合物的塑料用品、尼龙及其他合成纤维一般不会引起皮炎。

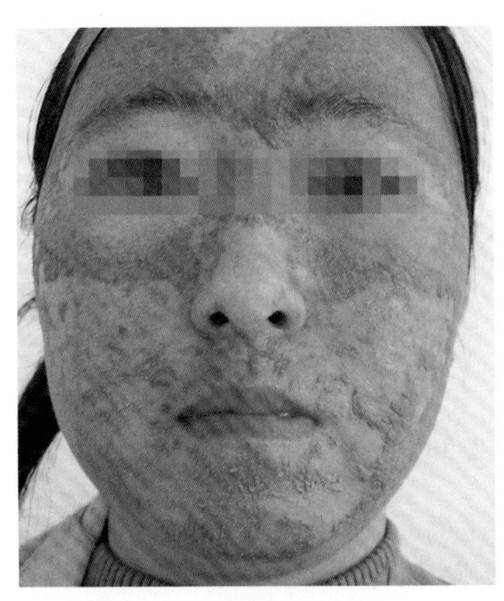

图 18-25 化妆品接触性皮炎

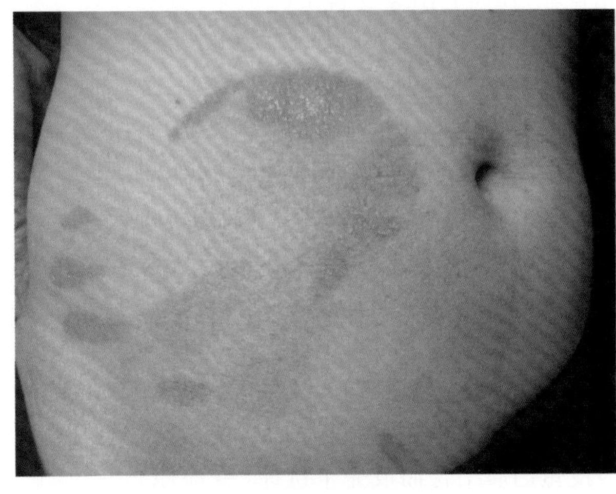

图 18-26 花露水接触性皮炎（一）

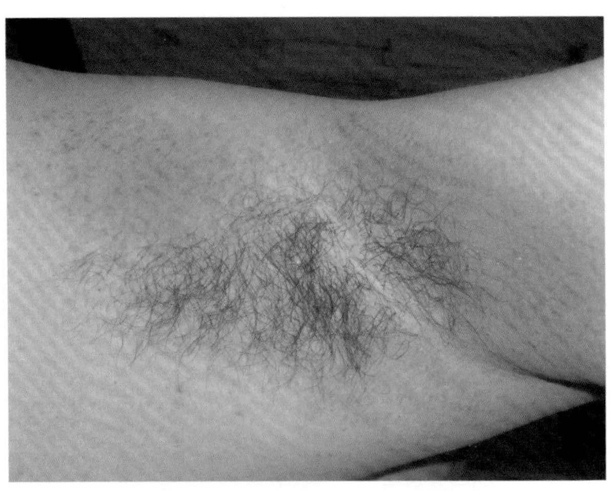

图 18-27 花露水接触性皮炎（二）

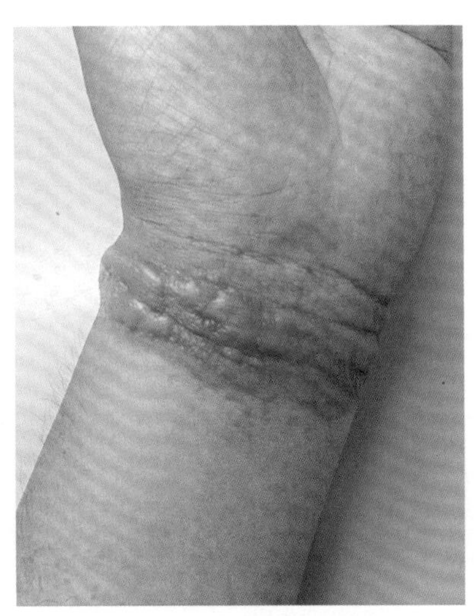

图 18-28 手镯接触性皮炎

3. **药物及农药等化学品** 外用药常使敏感的人发生皮炎，有的吸收入体内后，还可引起全身性反应。碘酊、松节油、红汞药水皆能引起涂搽处发生急性皮炎，痔疮药膏、避孕药膏等成药以及橡皮膏等有时引起皮炎，青霉素及磺胺药膏的外用很容易使人过敏（图 18-29）。青霉素、链霉素、氯丙嗪等注射液或甲醛溶液等消毒药品常使医务人员的手指发生红斑、水疱，或发生红斑、鳞屑及皲裂的湿疹状皮炎。

除少数抗生素外，多种抗生素配制的外用药可以引起皮炎，原认为新霉素的致敏性较小，现已发现致敏率高达 4%而很少应用。普鲁卡因等局部麻醉药和苯海拉明等抗组胺药如果配制外用药，都有较强的致敏性。阿托品、丁卡因、氯霉素、金霉素、新霉素及磺胺醋酰配制的滴眼液或眼药膏可引起

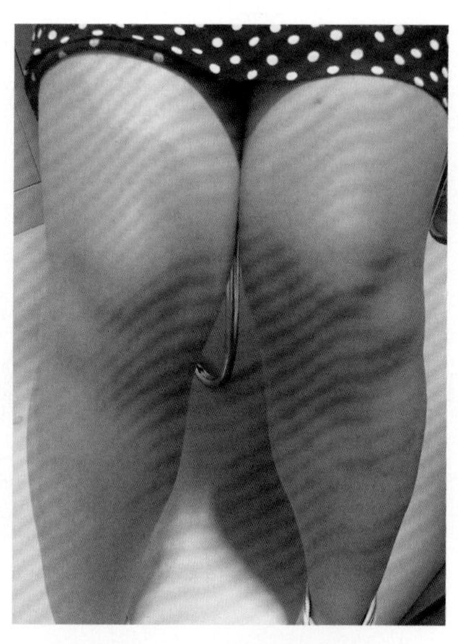

图 18-29 红花油接触性皮炎

结膜及附近皮肤发炎。有时，外用药中致敏物不是药物本身而是其中的防腐药，羊毛脂也可致敏。

在农药中，除草剂及杀虫药常使农民发生接触性皮炎（图 18-30），除了常用的六氯苯、滴滴涕及敌敌畏等以外，还有美曲磷脂及醋酸苯汞。除草剂中有除草醚等。

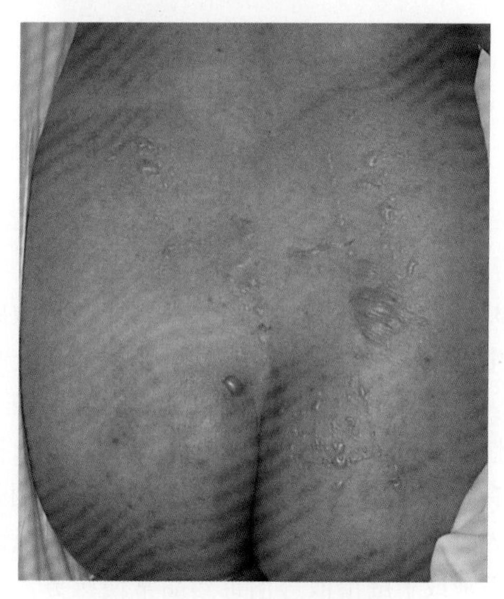

图 18-30 农药接触性皮炎

（二）原发刺激性接触性皮炎

临床上急性期表现为红斑、水疱、渗出。亚急性期和慢性期则表现为红斑、干燥、脱屑和皲裂。

酸类、碱类、水泥、溶剂等多种化学品可以刺激正常人的皮肤而引起皮炎（图 18-31，图 18-32），在工矿企业中最为常见（见工业性皮肤病）。

家庭主妇的手经常接触热水、肥皂及去污剂、

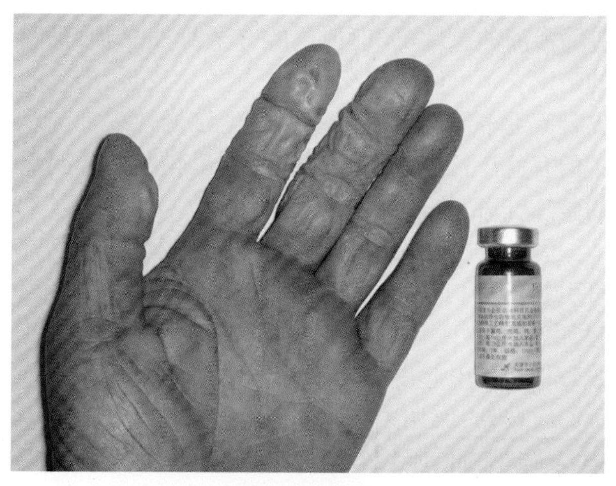

图 18-31 原发刺激性接触性皮炎（一）

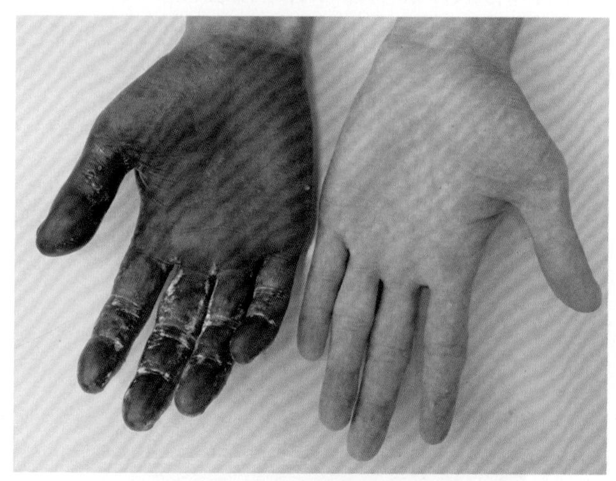

图 18-32 原发刺激性接触性皮炎（二）

洗涤剂，手指、手背、腕部及前臂的皮肤可以红痒，日久后干燥、粗糙及脱屑，可有裂口而易有继发性感染（图 18-33，图 18-34），属于慢性接触性皮炎。在我国称之为手足皲裂，在日本则称为进行性指掌角化症，在西方国家又称为主妇手，均属于原发刺激性接触性皮炎（图 18-35）。

【病因】 接触性皮炎病因多半归于变态反应，称为变态反应性接触性皮炎。少数则由于化学物质对皮肤的直接刺激，称为原发刺激性接触性皮炎。有的化学品既有致敏性，也有原发刺激性。

（一）变态反应性接触性皮炎

变态反应性接触性皮炎主要是Ⅳ型变态反应（迟发型变态反应），即 T 细胞参与作用的细胞免疫反应。

致敏的化学物质（半抗原）和皮肤接触后，与表皮蛋白质结合而成完全抗原（变应原）。抗原进入表皮后，由朗格汉斯（Langerhans）细胞（细胞表

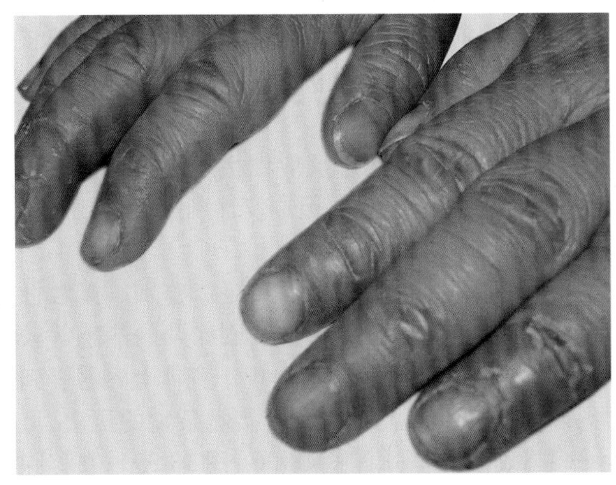

图 18-33　慢性接触性皮炎(一)

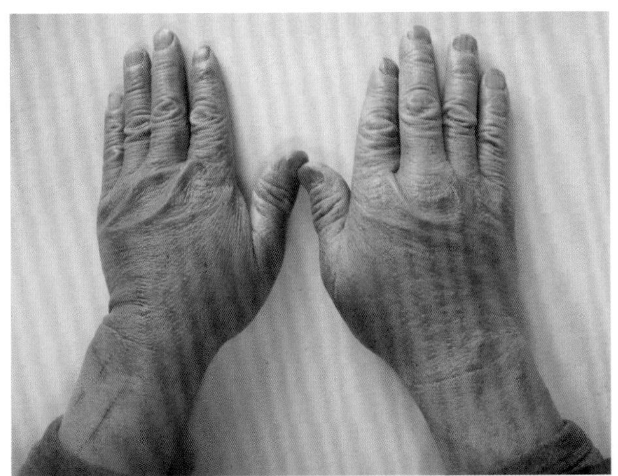

图 18-34　慢性接触性皮炎(二)

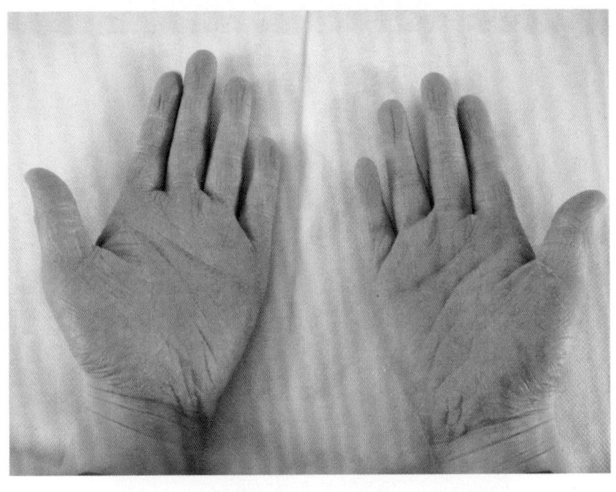

图 18-35　主妇手

面有 La 抗原)接受后,呈递给淋巴细胞,就像细胞免疫作用中巨噬细胞将抗原处理后呈递给 T 细胞一样;真皮内组织细胞也可参与。淋巴细胞接受抗原后,经淋巴管到附近淋巴结内,并在副皮质区内聚集,以后繁殖成若干致敏淋巴细胞(T 细胞),这一过程需经 5 日以上。T 细胞表面的辨认特殊性抗原的受体携带抗原,这些细胞经血流散布到身体各处,特别多见于原致敏物接触的部位,有的 T 细胞则成为记忆细胞。

当原先接触过的化学物质(特殊性半抗原)再和皮肤接触而和表皮蛋白质结合成抗原时,致敏淋巴细胞被吸引到接触部位,这些细胞聚集于该部位须经一段时间,才能足以引起变态(免疫)反应而发生皮炎,因而接触性皮炎是迟发性变态反应(Ⅳ型反应)。

致敏淋巴细胞(T 细胞)再遇抗原时,细胞膜、细胞质及细胞核都起变化,放出具有生物活性的多种物质(因子),称为淋巴活素(lymphokines),其中有:

1. **细胞毒因子**(cyto-toxic factor)　又称为淋巴毒素(lymphotoxin),使发生抗原抗体反应的部位受损,引起表皮细胞间水肿(海绵形成)。

2. **趋化因子**(chemotactic factor)　引起血管扩张及单核细胞通过毛细血管壁而到达反应部位。此因子又称为渗透性增加因子(permeability-increasing factor)。

3. **促有丝分裂分子**(mitogenic factor)　促使单核细胞增生并有吞噬力而成巨噬细胞。

4. **游走抑制因子**(migration inhibiting factor, MIF)　阻止巨噬细胞离开反应处,使其吞噬损伤组织。

5. 吸引嗜碱性粒细胞到反应部位的活性介质。

6. 引起更多的致敏淋巴细胞在区域性淋巴结的副皮质中形成的细胞因子。

致敏淋巴细胞所释放的这些因子引起血管扩张及水疱性表皮反应,于是在临床上有接触性皮炎的表现。

另外,引起 1 型变态反应的抗原能结合于朗格汉斯细胞表面的特异性 IgE 抗体,呈递至 T 细胞,引起 IgE 介导的 1 型变态反应的迟发项。

抗原也可引起体液免疫反应。抗原、抗体和补体作用可能形成免疫复合物而伤害朗格汉斯细胞,促使它们释放溶酶体酶之类的物质,可使附近的表皮及真皮进一步地发生炎症性变化。

在临床上,引起变应性接触性皮炎的半抗原常是较易吸收的低分子量化学物质。有的染料、药物及植物等只使少数有过敏体质的人发生皮炎。身体对一种特殊抗原发生敏感性，至少需要经5日，也可有更长的潜伏期，有的人和致敏物已接触多年，可以突然发生过敏而迅速发生皮炎；有的人接触越勤，皮炎出现愈快、愈激烈；有的人屡次接触后，过敏反应逐渐减弱，终于脱敏，遇到致敏物时不再发生皮炎，也有一些人经过多年以后，又对致敏物过敏而发生皮炎。而有些人的过敏性始终存在，经常接触致敏物而有长期不愈的慢性皮炎。

变态反应有特殊性，对漆过敏的人只有再接触漆时才发生皮炎。过敏体质的人容易对多种物质过敏，对结构类似的化学物质也会发生交叉变态反应。

影响变态反应性接触性皮炎发生的因素可能很多，如先天的过敏体质、接触物的致敏性、接触时间的长短、年龄等，例如，成人发生接触性皮炎似乎较儿童多，穿染色衣服1日后所发生的皮炎往往比只穿几分钟的重，漆树的漆比其他油漆容易引起皮炎。此外，搔抓摩擦，长期和肥皂及水接触，皮肤多汗，天气湿热，真菌或细菌感染等各种体内外因素皆可能影响个人的敏感性。

（二）原发刺激性接触性皮炎

原发刺激性接触性皮炎是皮肤对外界刺激的直接反应。芥子气、辣椒、斑蝥等有机物及硝酸、硫酸、水杨酸、氢氧化钾、石灰等无机物及其他腐蚀性化学品和任何人的皮肤接触后，都能引起皮炎，甚至发生坏死或溃疡，皮肤受损程度因刺激物的刺激性、刺激时间和个人的耐受性而不同。

正常完整的皮肤有一定的保护作用，对外界的刺激有一定的防御力。皮脂、汗液等构成的酸性薄膜以及角质层都是保护人体的屏障。但是，如果表皮经常接触去污剂、水和有机溶剂等物而干燥，甚至皲裂，如果环境的湿度太低，温度太高或太低，如果皮肤已有湿疹等皮肤病而受损，外界刺激更容易引起接触性皮炎。

原发性刺激物损伤表皮细胞后，除了使细胞发生凝固性坏死外，细胞中的溶酶体可以崩解而放出酸性磷酸酶等溶蛋白酶，这些酶能破坏皮肤组织，对接触性皮炎的发生起到一定的作用。

【组织病理】 接触性皮炎一般为急性，有的为亚急性或慢性，组织变化和急性、亚急性或慢性湿疹基本相同，但急性接触性皮炎的表皮水肿更显著，表皮内常有水疱，还可有大疱，疱液内可有少数白细胞及不完整的表皮细胞。急性接触性皮炎的真皮也显著水肿，有轻度的细胞浸润及扩张的血管。

在慢性接触性皮炎的组织内，角化过度及角化不全，棘细胞层肥厚，有轻度海绵形成，真皮内有浓密的细胞浸润及纤维组织增生，大多数细胞是单核细胞而不是淋巴细胞，淋巴细胞只占5%～8%，嗜酸性粒细胞很少。

原发刺激性和变态反应性接触性皮炎的病理组织变化往往不能鉴别，但原发性刺激接触性皮炎可以出现严重的表皮坏死。

【鉴别】 接触性皮炎须和湿疹鉴别。接触性皮炎往往突然发作，可有大疱、剧痒及灼热感等较剧烈的发炎症状，而且损害出现于身体上容易受到外界刺激的部位，患者往常有接触某物的历史，可由斑贴试验确定病原（图18-36～图18-39）；在移除病原后，症状就能迅速减轻和消失。湿疹和接触性皮炎的临床表现往往十分相似，病理变化也很接近。因此，常需要屡次详细询问病史，才能做出正确的诊断。

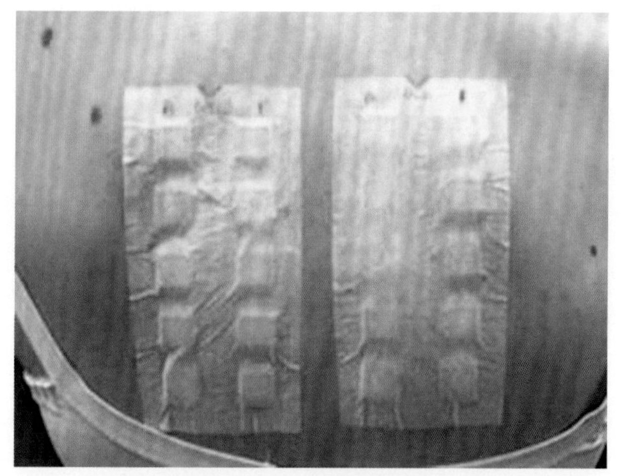

图18-36　斑贴试验（一）

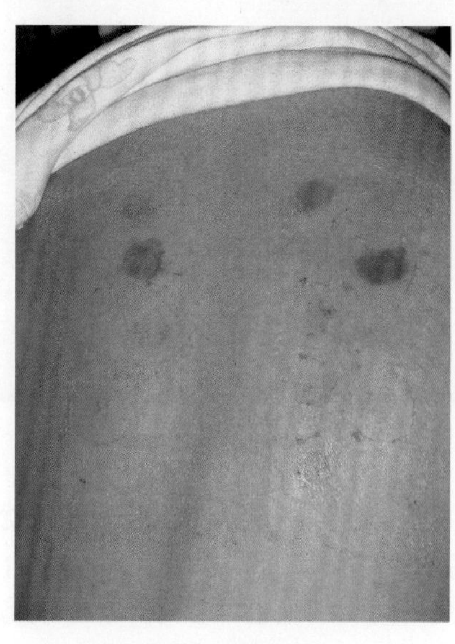

图18-37　斑贴试验（二）

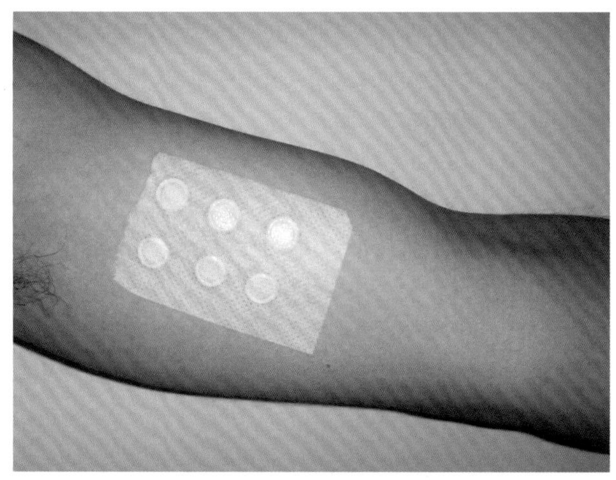

图 18-38 斑贴试验(三)

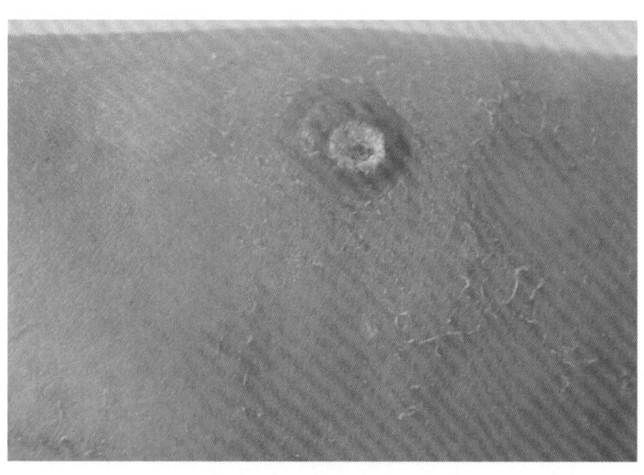

图 18-39 斑贴试验(四)

接触性皮炎也应与传染性湿疹样皮炎、脂溢性皮炎、多形日光疹及真菌病鉴别。

【治疗】 与刺激物接触后，可立即用水和肥皂洗净皮肤，避免皮肤和引起皮炎的物质继续接触。已经发生显著的皮炎后，肥皂会刺激皮肤而使症状加重，搔抓、摩擦及热等外界刺激也有害。

(一) 内用药

泼尼松之类的类固醇激素类能使症状迅速减轻，尤其适用于严重的急性患者，一般的开始量为30~40mg/d或更多，症状减轻后减量，在2~3周内可自然痊愈，此时可停药。停药时如皮炎还未全部消退，可搽类固醇激素类外用药如氢化可的松霜等。

(二) 外用药

滥用刺激性外用药可使炎症加重，有时引起过敏而加重症状及延长病程。

在皮肤发红起疱时，适合采取冷湿敷法，通常用稀释的醋酸铝溶液(复方硫酸铝溶液、布罗溶液)或1∶(5 000~10 000)高锰酸钾溶液，每日数次。渗出液消失后，可用氢化可的松霜等，或涂搽锌洗剂或炉甘石洗剂，瘙痒剧烈时可加苯酚、樟脑、薄荷等药止痒。

系统性接触性皮炎
(systemic contact dermatitis)

本病是已经致敏的个体，当半抗原通过口服、透皮、静脉注射或吸入进入机体到达皮肤而发生的一种炎症性皮肤病。

【症状】 常见的临床表现有以下几种：

1. **既往接触部位的皮炎复发** 即曾患有皮炎的部位，再摄入接触变应原后，此部位的皮炎复发。或摄入变应原后既往斑贴试验阳性部位又出现反应。

2. **汗疱疹** 即手部水疱性湿疹或出汗不良性湿疹，表现为复发性掌跖、手指侧面深在性水疱、瘙痒，偶有红斑。如果远端指背受累，则指甲出现横嵴。

3. **泛发型非特异性斑丘疹、水疱** 对称分布于眼睑、颈侧、腋窝、肘窝、腘窝和外阴。

4. **狒狒综合征(baboon syndrome)** 发生在股内侧、阴囊、腹股沟。皮疹为鲜红色至紫红色斑片，境界清楚(图18-40~图18-43)。

【病因】 引起本病的原因很多，主要有：

1. **药物** 通常由局部外用药物发生致敏后，当同一药物或化学结构相似的化学物口服或非肠

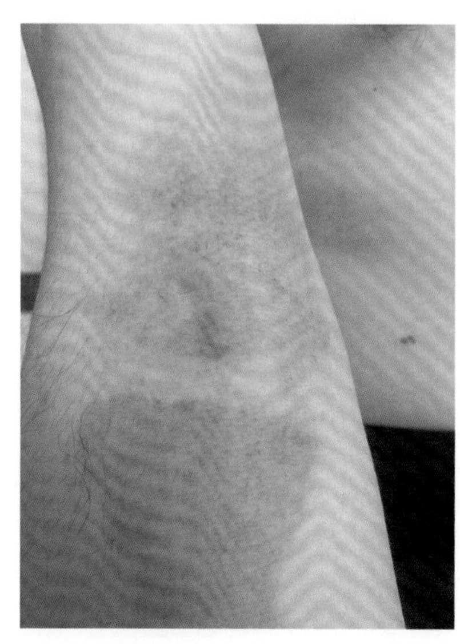

图 18-40 狒狒综合征(血压表水银泄漏)(一)

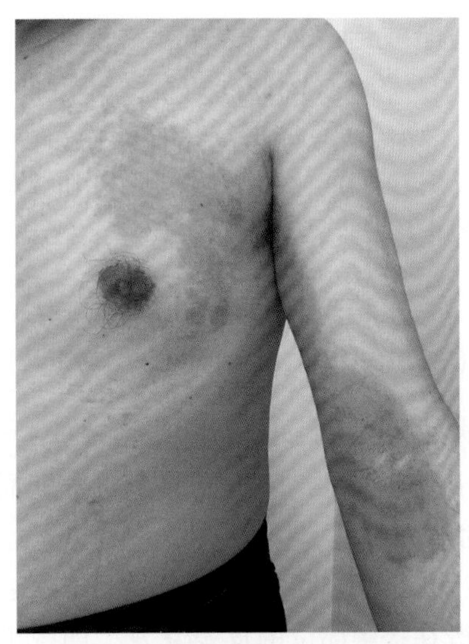

图 18-41 狒狒综合征(血压表水银泄漏)(二)

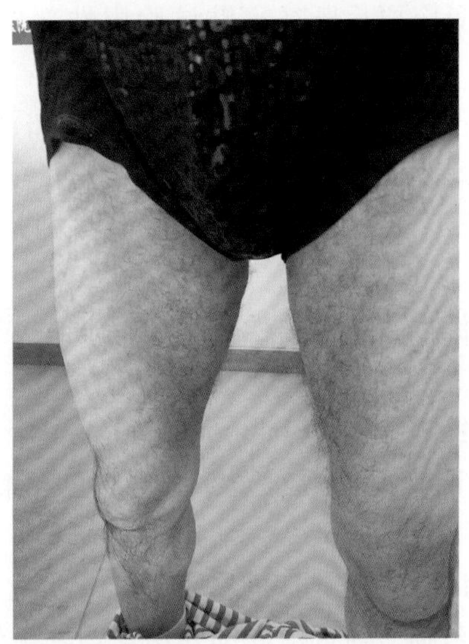

图 18-42 狒狒综合征(血压表水银泄漏)(三)

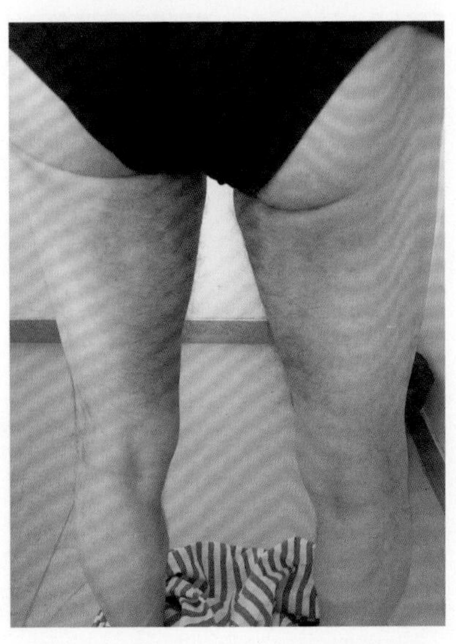

图 18-43 狒狒综合征(血压表水银泄漏)(四)

道进入体内后发生。引起的药物有抗生素、抗组胺药、糖皮质激素、阿司匹林、可待因、二甲基亚砜、麻黄碱、伪麻黄碱、羟基喹宁、琥珀酰胆碱、氟尿嘧啶、维生素 B_1、维生素 C 等。

2. **镍** 年轻女性对镍过敏常见。对镍过敏者常发生汗疱疹。口服镍激发试验可诱发汗疱疹,既往斑贴试验阳性的部位又出现皮损。

3. **铬和钴** 有研究发现汗疱疹患者口服铬1~2 日内皮炎发作。

4. 骨科患者手术植入的钢钉、钢板等有时可成为病因。

5. **其他** 接触过敏原如桂皮油、秘鲁香脂、菊科植物、丁基化羟基茴香醚、硫柳汞、丙二醇等。

本病可发生在试验激发后数小时或 1~2 日,故提示其发病机制可能涉及不止一型的变态反应。

【诊断】 根据接触致敏或斑贴试验阳性的病史,系统接触后又出现皮疹,容易诊断。

【治疗】 同接触性皮炎。

季节性接触性皮炎
(seasonal contact dermatitis)

季节性接触性皮炎是一种季节性反复发生、由花粉引起的接触性皮炎,好发于春秋两季,女性多见。

【症状】 呈季节性突然发生或复发,好发于春秋季节,皮疹多局限于面颈部,常局限于双睑、颧部、颊部或颈前 V 形区。表现为轻度红斑、水肿、略隆起或伴有少数粟粒大小的红色丘疹,有的表现为眼周和颈部红斑,水肿不明显;有的还可为湿疹样改变,轻度苔藓化皮损,时有糠秕状鳞屑。常伴有瘙痒,每年反复发生,可自行消退(图 18-44)。

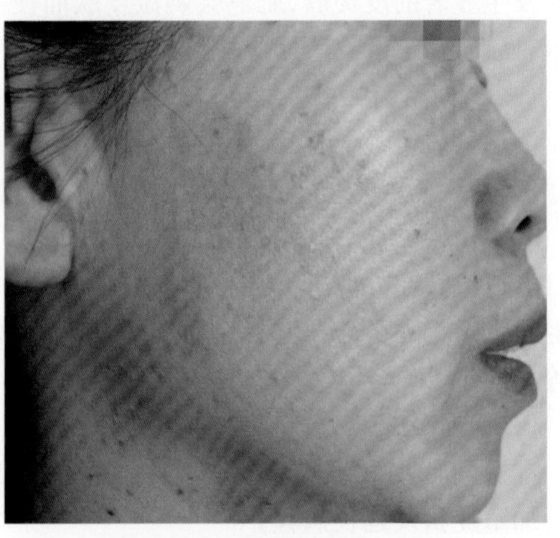

图 18-44 季节性接触性皮炎

本病偶尔伴有过敏性鼻炎、结膜炎。

【病因】 花粉抗原是本病的重要致病因素，发病机制尚不明确。

实验室检查示血清总 IgE 及特异性 IgE 水平增高，花粉斑贴试验阳性。

【诊断】 无明确的致敏物质，季节性突发，反复发生，表现为面颈部轻度水肿性红斑、丘疹，即可诊断。

【鉴别】 化妆品皮炎，化妆品接触史明确，皮疹范围更广泛，与使用的范围一致，斑贴试验有助诊断。

日光性皮炎，在春夏之交，有明确的日晒史，皮疹好发于颈前，四肢伸侧也会受累，面部皮疹较轻或缺乏。

【治疗】 同接触性皮炎。

颜面再发性皮炎 (facial recurrent dermatitis)

颜面再发性皮炎为在颜面发生的一种轻度红斑鳞屑性皮炎，多发于女性，又称再发性潮红性落屑性颜面红皮病，颜面颈部糠秕性皮炎。

【症状】 多见于 20~40 岁女性。春秋季发生突然，最初起于眼眶周围，逐渐扩展至颊部、耳前，有时累及全脸，发生轻度局限性红斑、细小糠状鳞屑。有的可轻度肿胀，不出现丘疹、水疱，无苔藓化（图 18-45）。皮疹有时可发生于颈部及颈前三角区，躯干、四肢等处不发生。自觉瘙痒，约经 1 周消退，可复发，复发后可留有色素沉着。

【病因】 病因不明，可能对化妆品、花粉、日光、粉尘、尘螨过敏，或者温热刺激、皮肤干燥、皮肤屏障功能受损导致。

【鉴别】 本病为形态学诊断，病因明确后宜诊断为化妆品皮炎、季节接触性皮炎或日光性皮炎、成人特应性皮炎等。

【治疗】 同接触性皮炎。

类固醇皮炎(steroid dermatitis)

类固醇皮炎又称为激素依赖性皮炎(hormone dependence dermatitis, HDD)，临床看似对激素的依赖，实为激素的不良反应，因此本病称为类固醇皮炎较为准确。本病是由于长期反复地外用含有激素的药物、化妆品引起的皮炎。近年来，类固醇皮炎的发病呈明显上升趋势，且顽固难治，已成为临床医师关注的焦点。

糖皮质激素具有抑制免疫反应的抗过敏作用，外用后能减轻充血和水肿，使瘙痒的程度和某些皮肤的炎性反应暂时得以缓解和消退，人们往往被这一现象所蒙蔽，很多人又对激素应用范围和不良反应缺乏了解而长期滥用。也有化妆品中加入了糖皮质激素，导致不良后果。

【症状】 尤以面部、外阴部用药部位多见。皮疹表现为红斑、丘疹、干燥脱屑、萎缩、毛细血管扩张、粉刺、小脓疱、色素沉着，常呈玫瑰痤疮样皮炎、口周皮炎、光敏感、鱼鳞病样变化等（图 18-46~图 18-48）。局部明显自觉瘙痒、触痛、干燥、紧绷感或灼热感。皮损及症状遇热加重，遇冷减轻。外用糖皮质激素后可迅速改善，一旦停药症状复发或加重。

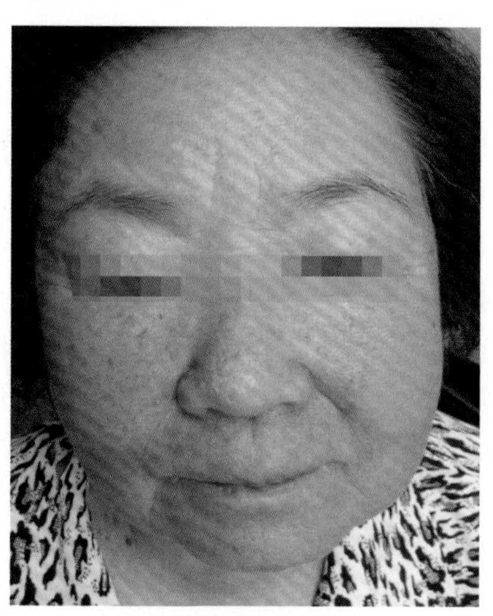

图 18-45 颜面再发性皮炎

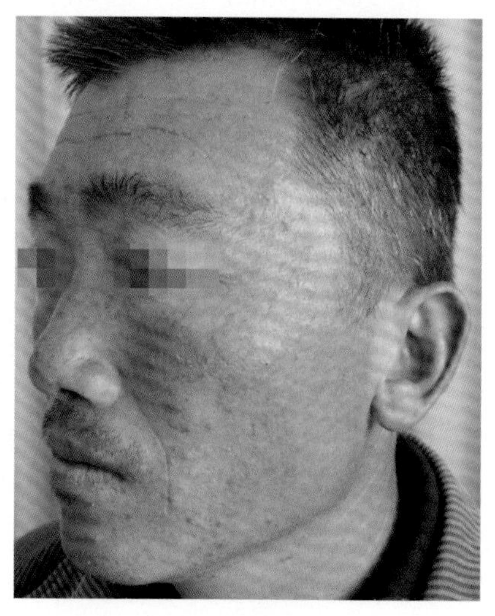

图 18-46 类固醇皮炎(一)

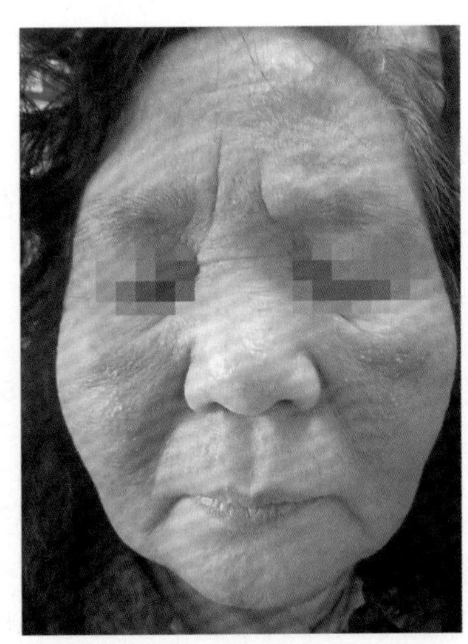

图 18-47 类固醇皮炎(二)

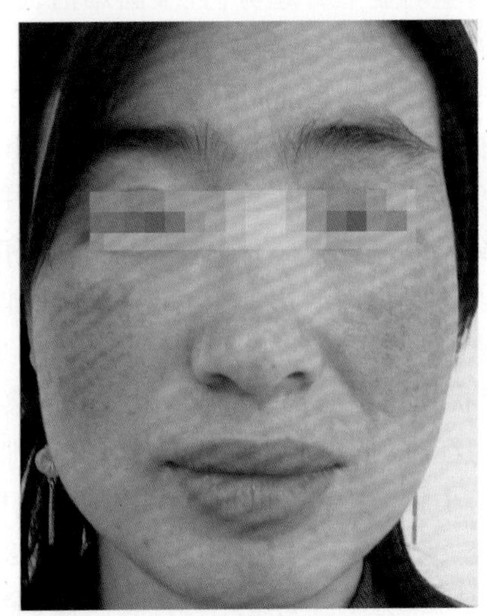

图 18-48 类固醇皮炎(三)

【诊断】目前缺乏统一的标准,且标准不断修订。建议采取的诊断标准:①1 个月以上外用激素病史或长期使用含激素的化妆品。②停用激素或原化妆品后有明显的依赖现象,常于第 2~5 日开始出现自觉症状的反跳,第 7~10 日症状达高峰期。③自觉症状包括瘙痒、灼热感、干燥、紧绷感和刺痛等。④他觉症状包括炎性丘疹或脓疱,红斑、潮红水肿,皮肤干燥、脱屑,毛孔粗大,色素沉着,毛细血管扩张,表皮萎缩,或出现无法用原发病解释的皮损。

【病因】发病机制尚未完全明确,可能与局部持续外用激素后皮肤免疫系统对皮肤血管或对下垂体-肾上腺轴的影响有关。激素制剂的长期外用可导致局部表皮角质形成细胞层数减少,皮肤萎缩变薄,脂质分泌减少,经表皮水分流失增加,皮肤屏障结构受损,引起皮肤干燥、脱屑、粗糙,炎症反应增加。微生物感染如:痤疮丙酸杆菌、革兰氏阴性杆菌、葡萄球菌、毛囊蠕形螨等微生物过度生长也与本病有关。另外,紫外线也是其诱发原因之一。

【鉴别】注意与常见的寻常痤疮、玫瑰痤疮、脂溢性皮炎及面部过敏性皮炎等相关疾病鉴别。

【治疗】患者需要长期治疗,平均治疗周期 1.5 个月。国内外学者公认在使用口服、外用药物治疗的同时,选择能够辅助恢复皮肤屏障,降低皮肤敏感性的医学护肤品,如多磺酸黏多糖乳膏可有效治疗表皮生长因子(EGFR)受体抑制剂导致的皮肤干燥问题。症状发作时,可以配合冷湿敷治疗,能迅速缓解潮红和干燥的症状。应注意避免曝晒、过热、风吹和刺激性食物。

在外用药方面,0.03%或 0.1%他克莫司软膏能够阻止特异性 T 淋巴细胞活化和肥大细胞释放炎症细胞因子,对于面部以红斑和脱屑为突出表现的类固醇皮炎疗效较好,但是需要注意长期使用也可能产生依赖。

皮肤屏障功能恢复后,对于非炎症性毛细血管扩张、色素沉着、毳毛增生者可分别采用不同种类的激光治疗,如 532nm Nd:YAG 激光、强脉冲激光及 E 光。

对病情较重,且顽固难治的病例,可用米诺环素、羟氯喹、复方甘草酸苷、白芍总苷、雷公藤等具有非特异性抗炎作用的药物联合治疗,效果较好。如仍不能控制者可加小量泼尼松口服,一般 10mg,每日 2 次,待病情控制后逐渐减量,泼尼松在 3 周内停用。其他药物维持时间要长,一般需 1~3 个月。

口周皮炎(perioral dermatitis)

口周皮炎是指口腔附近有散布或成群的红色丘疹或丘疱疹,多半发生于成年妇女,有人称之为玫瑰痤疮样口周湿疹性皮炎。

皮损是直径为 1~2mm 的红色丘疹,有时伴有丘疱疹或小脓疱,成群或分散地出现于口周的颊部,颈部及上唇,也有的分布于鼻唇沟、鼻部,甚至额部,而距离唇红缘约 0.5cm 的范围内没有皮损(图 18-49)。皮损表面常有少许鳞屑,鼻唇沟处可有鳞屑痂,可像玫瑰痤疮、寻常痤疮、湿疹及脂溢性皮炎。皮损不瘙痒,或轻微痒觉或灼热感,以后皮损自然消失但可复发。

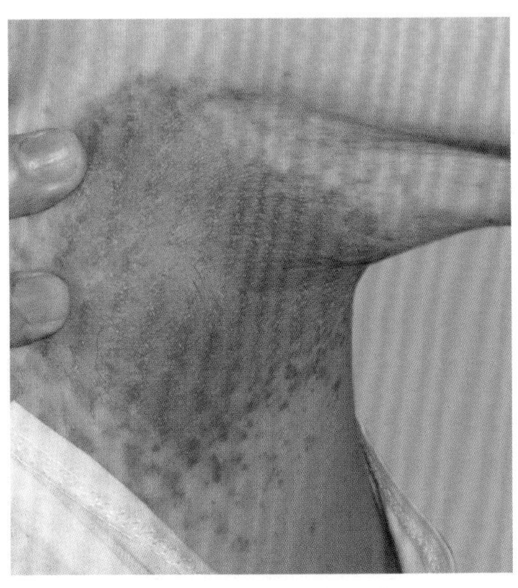

图 18-53　间擦疹(二)

肤渗湿、糜烂及结痂,也有人认为是发生于耳后的传染性湿疹样皮炎,也有人认为是一种亚急性或慢性脓疱疮。

继发念珠菌感染时称为念珠菌病性褶烂,皮疹不仅局限于皱褶部位的潮红糜烂,周围常有散在圆形红色扁平丘疹,表面有鳞屑。

【病因】间擦疹是由于湿热的皱褶皮肤互相摩擦,并和感染有关,往往发生于糖尿病患者、肥胖妇女或婴儿的腹股沟、悬垂乳房下方、颈部皮肤皱褶处、腋部及肛门周围等处。这些部位的皮肤较柔嫩,出汗较多且汗液不易蒸发,因而表皮浸渍,相对部位的皮肤又经常互相摩擦,于是局部充血、糜烂,微生物也易侵入和繁殖。侵入的微生物包括葡萄球菌、链球菌、铜绿假单胞菌、棒状杆菌及真菌等,特别是白念珠菌常引起念珠菌病。

间擦疹常出现于湿热季节,除由于汗液较多外,常和妇女阴道的分泌物、哺乳妇女的流淌乳汁、糖尿病患者的尿液、流到婴儿颈部的液体食物及停留于腹股沟的尿粪等刺激有关。

【治疗】常用 1∶5 000 高锰酸钾溶液洗净,干燥后敷搽单纯粉剂或其他粉剂如下:

氧化锌 16g,樟脑粉 6g,滑石粉加到 50g。

滑石粉 50g,水杨酸 0.5g,碳酸镁 15g。

氧化锌 10g,硼酸 10ml,滑石粉 10g。

鞣酸 10g,氧化锌 10g,滑石粉 10g。

用干纱布条或脱脂棉夹在皱褶部位,可以阻止皮肤互相接触而减少摩擦,便于通风而保持患处干燥,能促使损害消失。

炎症显著出现渗液时,可搽 1%~2%硝酸银,或 3%氯碘羟喹洗剂。

如损害是念珠菌感染性,可搽含有制霉菌素的粉剂或每毫升含 100 000U 的混悬液,也可用 3%氯碘羟喹乳膏、夫西地酸乳膏。

移植物抗宿主病
(graft versus host disease,GVHD)

移植物抗宿主病是指由同种异体淋巴细胞进入受者所引起的特异性免疫反应,主要见于外周血干细胞和骨髓移植,也可见于输入未经照射的血液制品、实体器官移植和母胎淋巴细胞移植。

【症状】GVHD 分为急性和慢性,前者指发生在移植后 100 日内,后者指发生在移植后 100 日以上。

1. **急性** GVHD　通常发生于移植后 1 周至 1 个月之内。1 周内发生者称为超急性反应,罕见。临床上以泛发性红色斑丘疹、高热、肝炎与胃肠道反应为特征。突发的斑丘疹似麻疹样,常以毛囊为中心,浅红色,伴瘙痒。多初发于躯干,数日内扩展至面部和四肢。较严重患者红斑融合成片状,伴脱屑,似猩红热样,遗留明显的色素沉着。最严重的皮疹表现为剥脱性皮炎或中毒性表皮松解坏死症,由麻疹样或猩红热样皮疹蔓延发展而来。中毒性表皮松解坏死症出现大片表皮坏死脱落和尼氏征阳性的松弛性大疱。黏膜也常受累,尤其眼结膜、口唇、外阴,出现糜烂、疼痛。肝脏损害表现为黄疸,氨基转换酶和碱性磷酸酶升高。胃肠道症状包括食欲减退、呕吐、腹泻、腹痛等。其他症状还有高热、白细胞和血小板减少。

2. **慢性** GVHD　通常发生于移植后 3 个月至 1 年之内,可以由急性期迁延而来,期间经历一个无症状间歇期,也可无急性期直接发生慢性 GVHD。常见 4 种类型的皮疹:扁平苔藓样、硬皮病样、特应性皮炎样、皮肤异色症样。

扁平苔藓样型初发于口腔黏膜,以花边状白色斑块和糜烂为特征,也可见于外阴黏膜部位。皮疹常以时隐时现为特征,常累及手背、足背、上肢和躯干,可泛发,表现为红色至紫色苔藓样丘疹或斑块,丘疹较特发性扁平苔藓缺乏多角性。部分皮疹出现亲毛囊现象或沿 Blaschko 线或神经皮节分布。

硬皮病样型呈局限性硬斑病样或泛发性硬化皮损,主要发生在上肢、面部或躯干,弥漫性水肿性红斑,以后出现萎缩和硬化,常导致关节挛缩。

特应性皮炎样，有明显的瘙痒，全身或局部皮肤干燥，屈侧皮炎或湿疹样皮疹，毛周角化或毛周隆起，眶周黑晕，面色苍白，白色皮划痕阳性，IgE和/或外周血嗜酸性粒细胞升高。

皮肤异色病样GVHD表现为萎缩性色素改变，如卷烟纸样皮肤，伴红斑、色素沉着、毛细血管扩张等，通常见于面部、颈部两侧以及躯干。

其他表现可见多发性血管瘤、结节性纤维瘤、SCLE样、银屑病样、干燥综合征样，获得性鱼鳞病、红皮病样和瘢痕性脱发。还可呈湿疹样、大疱性类天疱疮样、多形红斑样。

慢性GVHD可累及肝脏、胃肠道、脾、肺和肌肉骨骼系统，少数患者伴多发性肌炎。

肺囊虫、细菌、真菌系统性感染或巨细胞病毒感染是患者的主要死亡原因。

【病因】供者具有免疫活性的T淋巴细胞植入同种异体的受者，而受者缺乏抵抗植入该淋巴细胞的能力。发病机制不十分清楚。

【组织病理】急性期可见各层表皮细胞出现淋巴细胞浸润，表皮细胞间水肿及棘层松解。特异性的变化为一个或几个卫星状分布的淋巴细胞紧密围绕坏死的角质形成细胞，称为“卫星样细胞坏死”。慢性期病理与特发性扁平苔藓和硬皮病相似。

【诊断】GVHD诊断的主要根据有：①有异基因造血干细胞移植史；②典型临床表现，如皮肤、肝脏、消化道排异等；③除外其他疾病如药物反应、感染、复发等其他因素。

【鉴别】因为皮疹与许多皮肤病相似，不可轻率地将移植后的所有皮疹均考虑为GVHD。急性GVHD主要需要和药疹和病毒疹鉴别，慢性GVHD主要需要和扁平苔藓、硬皮病鉴别。

【预防】为免疫缺陷或免疫抑制的患者输入血液或血制品前，要进行放射性照射。抗淋巴细胞血清和抗胸腺细胞球蛋白对骨髓移植者，有一定的预防作用。

【治疗】急性GVHD标准治疗是甲泼尼龙联合局部支持治疗。高度警惕不断地排查感染是治疗慢性GVHD的首要任务。慢性GVHD的治疗为泼尼松联合环孢素、氨甲喋呤的免疫抑制剂。霉酚酸酯、他克莫司、西罗莫司也取得较满意的疗效。单克隆抗体，如英利昔单抗、利妥昔单抗在试用中。紫外线光疗、体外光置换疗法是临床治疗GVHD非常有效的物理方法，也较常用。

（江　勇）

参考文献

1. 赵辨. 中国临床皮肤病学[M]. 南京：江苏科学技术出版社，2009：717-741.
2. JEAN L BOLOGNIA，JOSEPH L. 皮肤病学：上卷[M]. 2版. 朱学骏，王宝玺，孙建方，主译. 北京：北京大学医学出版社，2011：237-300.
3. 张学军. 皮肤性病学[M]. 8版. 北京：人民卫生出版社，2013：63-71.
4. 中华医学会皮肤性病学分会免疫学组，特应性皮炎协作研究中心. 中国特应性皮炎诊疗指南（2014版）[J]. 中华皮肤科杂志，2014，47（7）：511-514.
5. 中华医学会皮肤性病学分会免疫学组. 湿疹诊疗指南（2011版）[J]. 中华皮肤科杂志，2011，44（1）：5-6.

第十九章

工矿职业性皮肤病及药疹

工矿职业性皮肤病
(industrial dermatoses)

工矿职业性皮肤病是指在工矿部门中引起的职业性皮肤病,其直接原因有物理性、生物性、化学性等因素,以化学性因素为最重要,有的化学物质是原发性刺激物,有的是致敏物或兼为刺激物及致敏物,使若干厂矿中工人接触后发生皮肤损害,最常见的是湿疹和接触性皮炎,有的是光敏感性皮炎。此外,化学性灼伤、职业性痤疮、皮肤过度角化、皲裂、色素沉着或缺乏、疣状赘生物甚至恶性肿瘤都可发生。

【常见工矿职业性皮肤病】

(一)职业性皮炎

皮炎是职业性皮肤病中最多见的一种,基本损害是红斑、水肿、丘疹、水疱。按致病原因不同将职业性皮炎分为接触性皮炎、光敏性皮炎、电光性皮炎和放射性皮炎。

1. 接触性皮炎 皮肤直接或间接接触致病物可引起皮肤炎症性改变,化学性因素、溶液、粉尘、烟气等各种形态的致病物均可引起接触性皮炎。其主要来源包括肥皂、清洁剂,潮湿的工作环境,劳动防护用具,橡胶,镍,石油制品,溶剂及乙醇,切割所使用油剂及冷却剂,环氧树脂与其他树脂,醛类,非树脂的胶类或漆,高发职业依次为制造业/采矿业,社会服务业,卫生行业及教育行业,农业,建筑业等。按其发病机制不同又可分为原发刺激性接触性皮炎和变应性接触性皮炎两种。刺激性皮炎主要发生于直接接触刺激物的露出部位,发生于腰部、股内、外阴等处的皮损多是因工人被污染或用被污染的手搔抓间接接触所致(图 19-1)。接触致病物后局部首先出现瘙痒或烧灼感,继而发生红斑、水肿、丘疹、水疱以及渗出、糜烂、结痂等。变应性接触性皮炎是由致敏物引起,属于迟发型接触过敏反应。本病的特点是初次接触致敏物时并不引起皮肤反应,在经过一定的潜伏期后,再接触该致敏物时则很快在接触部位发生炎症反应,反应的程度与接触致敏物的量有一定的关系,但不成正比,本病有明显的个体差异,同样条件下接触者中只有少数人发病。变应性皮炎常呈湿疹样改变,初发损害可以是成簇的小水疱,皮疹初发与接触部位一致,界限不清,并可向周边蔓延,高度敏感者可波及远离接触的部位,严重者可泛发全身。职业接触性皮炎(湿疹)的治疗,包括局部治疗和全身治疗。

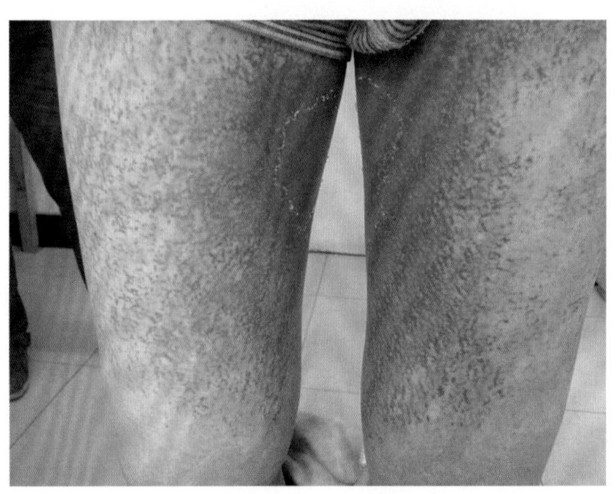

图 19-1 搬运工的接触性皮炎

2. 光接触性皮炎 发病必须具备两个条件,首先是皮肤接触到光敏物质,再经日光或人工光源照射后才能发病。光敏性皮炎按发病机制不同可分为光毒性接触性皮炎和光变应性接触性皮炎。光毒性接触性皮炎与刺激性皮炎相似,是被光激活的光敏物的直接作用所致。光毒性接触性皮炎主要发生于夏天,皮损只限于暴露部位,有明显的界线,一般在接触光敏物及照光后数分钟到数小时发病,呈急性炎症。轻者出现红斑,水肿伴有烧灼感(图 19-2);重者在红斑水肿基础上出现水疱,常伴有眼结膜炎及全身症状,皮炎愈后留有色素沉着是光毒性皮炎的特点之一。光变应性接触性皮炎与变应性接触性皮炎发病机制相同,发病有一定的潜伏期，在同样条件下只有少数人发病，约15%的家族有对光线敏感史，因而遗传可为发病原因之一，在职业性皮肤病中此型比较少见。皮疹多呈湿疹样改变，有剧烈的痒感。皮损初发于暴露部位，边缘不清，常迅速向周围扩散，可延及全身，如不停止接触可反复发病长期不愈。本病一般不伴有全身症状，愈后不留色素沉着。

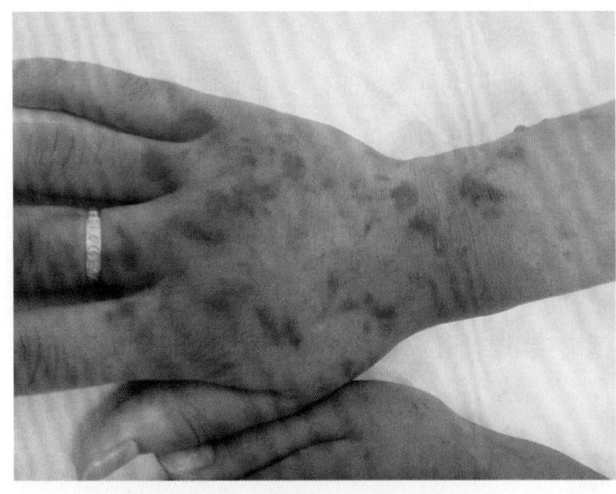

图 19-2 采收北沙参后光敏性皮炎

3. **电光性皮炎** 电光性皮炎是由于人工紫外线光源（电焊器、碳精灯、水银石英灯）引起的皮肤急性炎症。电焊工及其他接触人工紫外线光源者无适当防护措施时可发生本病（图 19-3）。临床表现和日光性皮炎相似。于照射后数小时至1日，身体暴露部位皮肤出现界限明显的水肿性红斑，严重的可发生水疱或大疱，甚至组织坏死，患处有明显的烧灼感及刺痛，常伴有眼痛、流泪、结膜充血等电光性眼炎的症状和发热、头痛、恶心、心悸等全身症状。

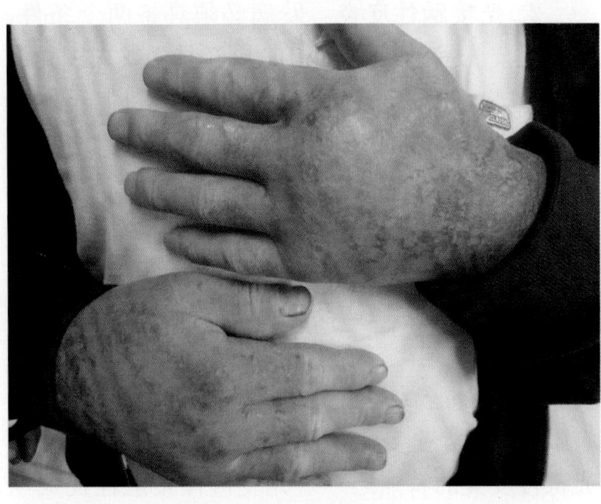

图 19-3 紫外线致电光性皮炎

4. **放射性皮炎** 职业性放射性皮炎是由于在工作中受电离辐射（X射线、β射线、γ射线）外照射而引起的皮肤炎症性病变。在临床上可分为急性和慢性两种。急性放射性皮炎：多为一次或多次受大剂量电离辐射外照射所致，炎症持续时间一般6~10周，不同性质，不同剂量的电离辐射线引起不同程度的皮肤损害，其轻重程度一般可分为三度。

一度为红斑反应，皮肤受照后36小时局部出现界限清楚的红斑，稍有水肿，自觉灼热感及轻度瘙痒。经过7日后炎症暂时消退。于照射后14~21日再次出现持久而显著的红斑，皮肤呈褐色，稍肿，伴发痒及烧灼感。红斑可持续60~70日，愈后有色素沉着和脱屑以及暂时脱毛。

二度为水疱糜烂性反应，一般在照射后6~10日开始出现明显炎症变化。照射部位剧烈灼痛，皮肤发红，逐渐加重呈紫红色，局部淋巴结肿大。数日后出现水疱及大疱，疱液内含白细胞。皮肤水肿明显，于照射后两周损伤达高峰。大疱往往化脓，破后形成脓性疱面，而后局部皮肤萎缩，有毛细血管扩张及色素沉着，伴有部分永久性脱毛及皮脂腺、汗腺功能障碍。指甲由于营养障碍可出现横纹。

三度为溃疡坏死性反应，于照射后3~4日出现明显的紫蓝色斑，有明显水肿，水疱形成和组织坏死，伴疼痛及灼热。坏死组织脱落后形成有穿凿性边缘的圆形溃疡，无肉芽形成。急性放射性溃疡有时可深达肌层或骨膜。局部淋巴结明显肿大。溃疡很难愈合，有时可长达数年，愈合后留有萎缩性瘢痕、毛细血管扩张和色素脱失或沉着。

RTOG量表将急性放射性皮炎分为0~4级。0级：皮肤没有发生改变；1级：轻微的滤泡样红斑、暗红斑、干性脱皮，汗液分泌减少；2级：鲜色红斑，疼痛，斑点样湿性脱皮/中度水肿；3级：水疱，非皱褶处的融合性湿性脱皮，凹陷性水肿；4级：溃疡，出血，坏死。

慢性放射性皮炎多发生于长期接触电离辐射源而不重视皮肤防护的人员，由于长期受到小剂量电离辐射线照射所致。临床表现为鲜红或暗红色斑、水肿，逐渐形成皮肤干燥、萎缩，失去弹性，角化过度，毛细血管扩张，皮脂腺汗腺功能障碍，色素沉着或脱失。毛发脱落，指甲变暗变脆，有裂痕或脱落。可出现晚期放射性溃疡。溃疡长期不愈或皮肤过度角化时有癌变的可能，应引起注意。

5. **放射后硬斑病**（postirradiation morphea）是一种少见的放射并发症，属于局限性硬皮病的一种。临床表现可类似于局限性硬斑病，并且皮损发展可超出射线照射范围，或出现于身体其他部位，出现泛发性硬斑病样表现。发病原因不清，一种假说认为放射线导致细胞因子反应失衡，Th2 型细胞因子（主要包括 IL-4、IL-5）占主导地位，诱导转化生长因子（TGF-β）产生，而后者在纤维化的病理改变中起着重要作用，并受到自身合成量的正反馈影响，TGF-β 继而激活成纤维细胞并提高其 TGF-β 受体的表达，从而导致胶原合成异常增加，出现硬斑病表现。伯氏疏螺旋体感染与本病关系并不密切。

临床上须和本病鉴别诊断的疾病包括急性或亚急性、慢性放射性皮炎，放射后纤维化，硬化萎缩性苔藓和复发肿瘤等。慢性放射性皮炎临床多局部长期反复小剂量的放射史，局部可出现皮肤异色病改变，或增生性改变，甚至恶变；组织病理可表现为表皮不同程度萎缩，基底细胞变性或界面皮炎改变，真皮毛细血管扩张，并出现排列紊乱的不典型放射成纤维细胞；而放射后硬斑病患者则符合一般硬皮病的改变，胶原均一化改变，缺乏表皮及真皮层一系列炎症特征。本病可伴随硬化萎缩性苔藓同时发病。组织病理变化符合一般硬斑病胶原增加的改变，免疫学检查可表现为抗核抗体（ANA）弱阳性，而抗 Scl-70 抗体多阴性。治疗可使用糖皮质激素类药物、肝素钠，系统使用青霉素、维 A 酸或联合外用补骨脂素长波紫外线（PUVA）治疗。

6. **接触性荨麻疹** 为暴露于含有变应原的工作环境中所发生的荨麻疹，其临床表现符合一般急慢性荨麻疹，为风团样皮疹，具有接触变应原后 60 分钟内发生，24 小时后消退的特点。严重时可伴有呼吸道、胃肠道等系统症状。接触性荨麻疹的发病机制可能包括刺激性，非免疫性或变应性，免疫性。非免疫性或变应性发病机制中可能存在前列腺素参与，其致病物质多为山梨酸类简单化合物。而免疫性机制的接触性荨麻疹则有特异性的 IgE 介导，发生于事先致敏的个体中。其致病的变应原主要为植物或动物源性蛋白质成分，包括动物组织碎片，谷物等，常发生在食品加工处理人员，动物实验室以及兽医饲养员等职业，由于乳胶手套等制品中含有蛋白质成分，手套表面可附着有含有淀粉类物质的粉剂，故其成为导致接触性荨麻疹的一种重要来源，医务工作者以及实验室人员为常见的受影响群体。在临床中使用无粉、低分子蛋白的手套以代替天然乳胶手套，可以有效地降低接触性荨麻疹的发病。

国内有相关研究对于 17 例接触性荨麻疹的研究中发现，引发荨麻疹的主要为青霉素、头孢菌素类抗生素，其次为含氯消毒剂（84 消毒液），并未发现乳胶手套过敏的情况。其是否与亚洲人种体质的特殊性相关，抑或国内从业人员缺乏对乳胶相关接触性荨麻疹的认识，尚有待研究。

（二）其他职业性皮肤病

1. **职业性黑变病** 是指在劳动作业环境中存在的有害因素引起皮肤黑色素沉着的一种皮肤病，与发病有关的外源性致病物，主要有三大类：即煤焦油、石油及分馏产品，均属于烷基化合物；橡胶防老剂及橡胶制品；某些颜料，染料及其中间体。一般认为内分泌紊乱和神经精神因素可能是导致本病发生的诱因。本病多发于中年人，女性多于男性，其临床表现有以下特点：色素沉着前或初期常有不同程度的阵发性红斑或瘙痒，待色素沉着较明显时，这些症状即减轻或消失；皮损多呈网状斑（点）状，有的融合成大片弥漫性斑片；色调呈深浅不等的灰黑色、褐色或紫黑色，表面往往有污秽的外观，以面部为主，也可发生于四肢、躯干以至全身；有些患者可伴有乏力、头昏、食欲缺乏等全身症状。

2. **职业性痤疮** 是常见的职业性皮肤病。生产中接触到的致痤疮物主要有两大类，即矿物油类和某些卤代烃类。前者如煤焦油、页岩油、原油及高沸点分馏产品。沥青引起的痤疮称为油痤疮，后者如某些卤代芳香烃、多氯酚及聚氯乙烯热产物，主要包括蜡氯萘、氯二联苯等引起的痤疮，统称为氯痤疮。职业痤疮易发生于脂溢性体质的人。油痤疮主要发生于面部、四肢、外阴等直接或间接接触油的部位，一般于接触数月后逐渐发生，皮损呈毛囊性，表现为毛孔扩张，毛囊口角化，毳毛折断及黑头粉刺（图 19-4）。常见有炎性皮疹、毛囊炎、结节及囊肿、较大黑头粉刺挤出栓塞物后，常留有特殊形态的“压模样”瘢痕。氯痤疮的皮损以黑头粉刺为主，炎性丘疹较少见。初发时在眼外下颧部出现密集的针尖大的小黑点，日久则在接触较多的部位均可发生黑头粉刺，耳周围、腹部、臀部及阴囊等处可有较大的黑头粉刺及草黄色囊肿，有的可出现粟丘疹样皮损。

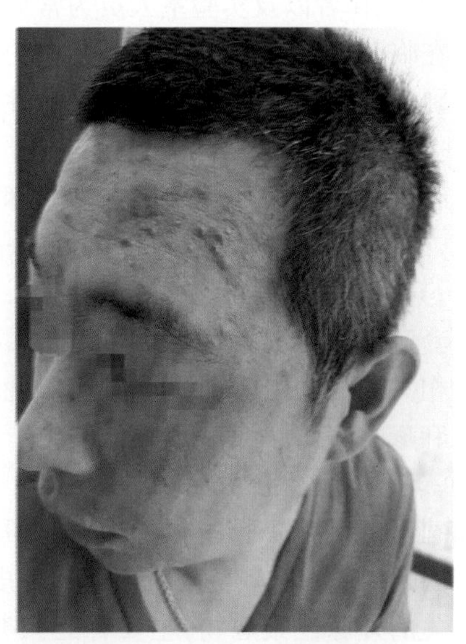

图 19-4 航空机油导致油痤疮

3. **职业性皮肤溃疡** 是指由铬(主要是 6 价铬)的化合物和可溶性铍盐引起的具有特殊形态的皮肤溃疡,因其外观颇似鸟眼故又称为"鸟眼状溃疡"(图 19-5)。铬化合物引起的溃疡俗称铬疮,多见于镀铬行业或铬盐生产的工人,铬化合物的粉尘、烟雾侵犯鼻中隔黏膜时可引起鼻中隔糜烂、溃疡以至穿孔。临床表现皮损多发于四肢远端,特别是指、腕、踝关节处。溃疡多呈圆形,直径为 2~5mm,中心坏死凹陷,早期呈漏斗状,日久则周围组织增生隆起呈堤状,中央则向深处溃烂而形成典型的"鸟眼状溃疡"。

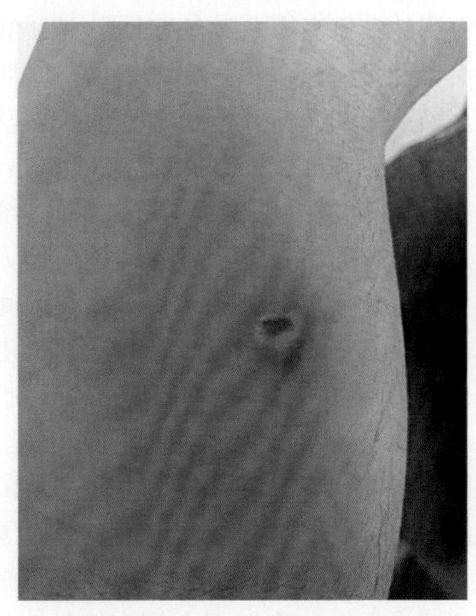

图 19-5 铬疮"鸟眼状溃疡"

4. **玻璃纤维接触性皮炎** 是工作者由于职业生产制造或无意中接触工业废料所导致,系细小玻璃纤维刺入皮肤,其致病方式为直接穿入,并不属于经典的变态反应,损伤程度与玻璃纤维直径成正比,而与玻璃纤维长度成反比。可在接触部位出现红斑、丘疹,伴有明显的痒痛感觉,同时患者可出现气源性暴露,引起眼结膜及呼吸道的烧灼疼痛感。玻璃纤维所用于制造保温材料,绝缘材料等工业原料中,此类工种制造工人该病多发。使用胶带粘贴拔除或彻底地清洗有助于去除局部的玻璃纤维。

5. **砷中毒皮肤改变** 砷化合物可用作杀虫剂、除草剂的制造,以及用于中药,冶金以及轻工业制造行业。砷矿石主要成分为砷的硫化物,其成分包括雄黄矿、雌黄矿、毒砂矿、砷镍矿、砷锑矿等。砷矿资源的不正当开采,局部环境保护措施不力,以及对采矿人员的身体健康缺乏保护,都可能造成砷矿相关的职业皮肤病。砷剂可通过直接接触影响皮肤,或通过饮用水渗入等方式摄入至工作者体内,经过蓄积沉积于皮肤,毛发及内脏神经等组织器官,形成慢性砷中毒。其皮肤主要表现为皮肤异色病样改变,包括皮肤色素增加,色素减退,皮肤萎缩,皮肤角化等,局部可出现丘疹、斑块、皮角、溃疡等,其对应慢性砷角化所导致的皮肤 Bowen 病,皮肤鳞状细胞癌。同时患者可出现慢性砷中毒的相关系统症状,如肝大,黏膜有病变,皮色色素沉着以及齿龈灰蓝着色。

6. **辣椒素接触性皮炎** 偶见于食品制造工业从业者,在从事腌渍食品制造时接触高浓度的辣椒粉及其溶液所导致,也可见于警务人员使用含有辣椒素成分的防暴用具时。其本质为高浓度的辣椒素直接接触皮肤黏膜所导致的刺激性皮炎。临床表现多为红斑,可出现红肿、热痛,罕见糜烂、溃疡,如有多为继发改变。辣椒素不溶于水,故清洗辣椒素应选用低浓度的醋酸溶液。

7. **振动性白指** 为在寒冷环境下,从事链锯或气动工具的从业者出现的握持手指苍白,白斑,敏感性下降并范围逐渐扩大,程度逐渐加重的病症。伐木、采石及建筑或制造等机械工种为好发群体,30~300Hz 频率水平的振动最容易诱导发病,发病机制被认为与交感神经系统活性增加,血管内皮调节机制的异常以及吸烟等活动导致的血管收缩相关,一般患者在从事工作后 3 个月逐渐发病,起初常为手指尖部白斑,后逐渐出现感觉障碍,可在停止工作后部分恢复,随着病情进展,感觉障碍范围逐渐扩大,可累及整个手指。病理活检特点为含有神经肽降钙素基因相关肽的无髓鞘神经纤维数量显著减少，可伴有血管平滑肌的肥大。振动性白指中，苍白区域分布经常是不对称的，以握持手指为显著，此特点可以用以与雷诺病相鉴别。国内有学者对65例振动性白指的多种相关因素进行灰色关联分析，发现在诸多疾病相关因素中，除疾病首发时间及持续时间等因素之外，手指温度，戴手套时间，休息时间，首发症状个数，并发其他症状个数，日接触振动时间，吸烟，饮酒等依次是与发病关系密切的因素。

8. **职业相关感染**　一些职业的从业者可发生与职业相关的生物感染，如屠宰者发生的屠夫疣，类丹毒，羊痘，炭疽，布鲁氏菌病等；医务工作者通过职业接触感染的疱疹性瘭疽，疥疮，梅毒，艾滋病等；渔夫及水产销售人员发生的海域分枝杆菌感染及其他非典型分枝杆菌感染，创伤弧菌感染等；兽医及农民发生的头癣、须癣等真菌感染。

【致病因素】

1. **化学因素**　职业性皮炎的主要致病原因是化学因素。化学性原因引起的职业性皮炎占90%以上，在社会上存在的数十万种化学物质中，有许多可以引起皮肤损害，所有对皮肤有危害的化学物质，按其作用性质可以分成两大类，即原发性刺激物质和致敏物质。

（1）原发性刺激物：这类化学物质对皮肤的损害是原发性刺激作用。

常见原发性刺激物的种类：无机性原发性刺激物有酸类，如硫酸、硝酸、盐酸、氢氟酸、氯磺酸、铬酸等。碱类有氢氧化钾、氢氧化钠、氢氧化铵、碳酸钠、氧化钙等。元素及盐类有锑和锑盐、砷和砷盐、重铬酸盐、氯化锌、氧化钴、氟化铍等。还有有机性原发性刺激物有机酸类，如醋酸、甲酸、三氯醋酸、水杨酸、苯酚等；有机碱类有乙二胺、丙胺、丁胺等；有机溶剂类有松节油、二硫化碳、石油和焦油类溶剂等。沥青、焦油、氯萘等具有特殊的刺激作用，可造成特有的皮肤损害痤疮样皮疹。

在工业中，酸类是很常用的原料，浓度较高的酸类能直接损伤皮肤组织。硫酸的用途最广，它的刺激性很大，能使皮肤立刻变红或呈污褐色，严重时发生褐色焦痂，下面的组织腐烂，成为难愈的溃疡；稀硫酸的长期作用能引起皮炎，发生过度角化、皲裂及慢性溃疡。硝酸是很强的氧化剂，常应用于制造炸药等工厂中，它的刺激性较硫酸弱，能使皮肤变黄及发生烧伤。盐酸的刺激性更弱，只能引起很浅的烧伤，但较易起疱，多半发生于搬运盐酸、与铅制品接触以及制造锌版的工人。其他具有刺激作用的酸类有醋酸、亚砷酸、铬酸、氟硼酸、氟矽酸、碘氢酸、氯磺酸、溴氢酸、氟氢酸、草酸、过氯酸、磷酸、碳酸、水杨酸、亚硫酸及焦性没食子酸等。理发员常因接触冷烫液而发生皮炎，冷烫液所含巯基醋酸是主要的原发性刺激物。

酸类微粒在空气中所生成的酸雾能刺激上呼吸道黏膜而使其充血，甚至引起鼻、咽等处黏膜破溃。制造硫酸、硝酸及盐酸的工人可有牙齿酸蚀症。

碱类是常用的工业原料，常用的苛性钾（钠）都是强碱，可使皮肤发红或呈褐色，甚至使组织发生液化性坏死而有溃疡，愈合后遗留瘢痕。

指甲接触强碱时，甲板可变色脆裂，甲板远侧部分可以脱离甲床。在工作完毕后，常用家用碱或碱性很强的肥皂洗手，容易使手部皮肤干燥，角质层变厚，尤其在冬天容易发生鳞屑及皲裂。石灰、水泥等往往使建筑工人的皮肤干燥、发痒及发生皲裂（图19-6）；飞扬的生石灰细粒不仅刺激皮肤，也刺激黏膜；当生石灰加水而被搅拌成熟石灰时，如飞溅到皮肤上，能引起疼痛的烫伤。在制造硫脲过程中，石灰氮分解成氢氧化钙等，也能引起湿疹性皮炎、红色丘疹、灼痛，甚至小溃疡。水玻璃（硅酸钠）也有腐蚀性，常发生于肥皂厂及造纸厂及保存蛋类制品的工人；缫丝工人常接触硅酸钠及碳酸钠而易发生皮炎。其他碱类刺激物包括碳酸、氟酸、氰酸及亚硫酸等铵盐、钠盐或钾盐。

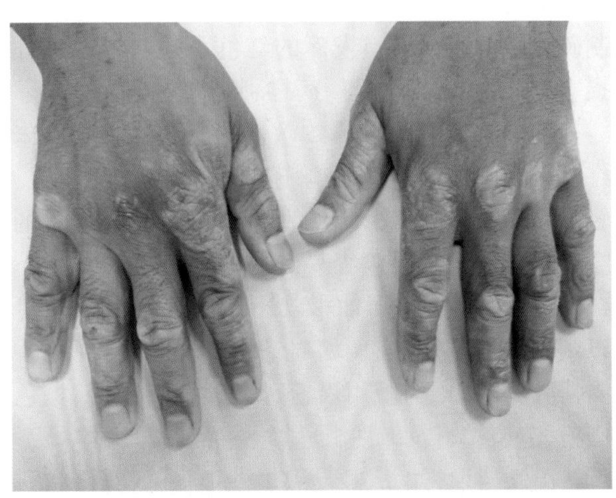

图19-6　水泥接触导致皮炎

铍粒吸入肺部后，可经血流散布而引起全身性铍沉着症（systemic berylliosis），散布到皮肤时引起少数皮色正常的丘疹性伤害。

镀镍及使用镀镍器物工人手部可对镍盐敏感

而发生湿疹性皮疹。

锆化合物可使工人发生锆肉芽肿(zirconiam granuloma),例如,含有乳酸锆的去臭剂可引起类肉瘤状褐红色丘疹,长期不能消退。

钙、钠及钾等金属化合物都可刺激皮肤。产生乙炔气的碳化钙与潮湿皮肤接触时腐蚀皮肤而引起洞状溃疡;氰化钙除引起皮炎及溃疡外,还可使全身中毒;白云石主要含氧化镁及氧化钙,它的飞尘引起丘疹及小溃疡,也刺激鼻咽黏膜及结膜。氧化钠可引起丘疹、水疱及脓疱甚至溃疡,鼻黏膜、结膜及咽喉黏膜发炎,鼻黏膜可糜烂结痂,甚至鼻中隔穿孔。

锑盐可引起丘疹、脓疱或毛囊性皮炎,汞及汞化合物可引起湿疹性皮损,空气中铜、锌等微粒可引起痤疮样毛囊性炎症。

染织、制革、羊毛消毒及制造杀虫药等工业常应用砷化合物而可引起皮炎,黄铁矿及铜矿等矿砂中常含砷而使矿工发生毛囊性炎症,甚至溃疡,空气中砷微粒可使鼻黏膜发炎,甚至溃破。

硅肉芽肿(silica granuloma)是石英、玻璃等含硅化合物的颗粒引起,可常见于砂纸制造工人。砂粒由皮肤伤口进入皮肤后发生硬结,永不消失;含有硅酸镁的滑石粉可由橡皮手套经外科医师手部伤口进入皮肤而引起滑石粉肉芽肿(talc granuloma)。

纯磷可以灼伤皮肤而引起难愈的浅溃疡,伤处有特殊臭味并在暗处呈现磷光。在火柴工厂中,配制硫化磷的工人常有发痒的红色小丘疹或水疱性损害,有的患者发生鱼鳞病样剥脱性皮炎。

油彩含有刺激性或致敏性的原料,如桃红、朱红及立索尔大红等,演员涂搽油彩后,易发生皮炎,轻的瘙痒,有灼热感,重的发生红斑、丘疹,严重的红肿、起疱,尤其眼睑容易红肿,长久以后,发生持久的色素沉着。除了油彩以外,其他上妆用品也可以刺激演员的皮肤,例如眉笔、卸妆油、粘胶(松香酒精胶、乳胶)、勾脸用铅粉、口红唇膏、粉饼、棕色刷粉、造型塑料及碱性肥皂等。

由漆树取得的大漆是致敏性很强的物质,它所含的漆醇被认为是引起过敏的主要物质。在采集、调制、运输和使用大漆的过程中,不少的人发生接触性皮炎,例如,纺织厂木梭车间可发生漆皮炎。大漆容易使暴露部位红肿,可以发生大疱,严重的有头痛、发热、食欲缺乏等症状。有的接触大漆或闻到漆的气味后,就会发生广泛的荨麻疹或皮炎。

氯萘及含氯的二苯基化合物是含氯的化合物,和这些有机氯化合物接触的工人可发生痤疮样皮炎及毛囊炎,通常是密集成群的小丘疹,并有微小的黑头粉刺样黑色小栓,这种损害被称为氯痤疮(chlor acne),多半发生于面部及前臂等部位。氯气及无机氯化物不能引起此种伤害。

生产药品的工人可常有职业性皮肤病,例如,氯丙嗪在生产过程中往往引起急性或慢性皮炎。氯丙嗪及其中间体有感光过敏及致敏作用,在阳光较强的春夏季尤其引起皮炎及色素变化。指(趾)甲也可变色。部分中药制剂可引起红斑样皮疹(图19-7)。

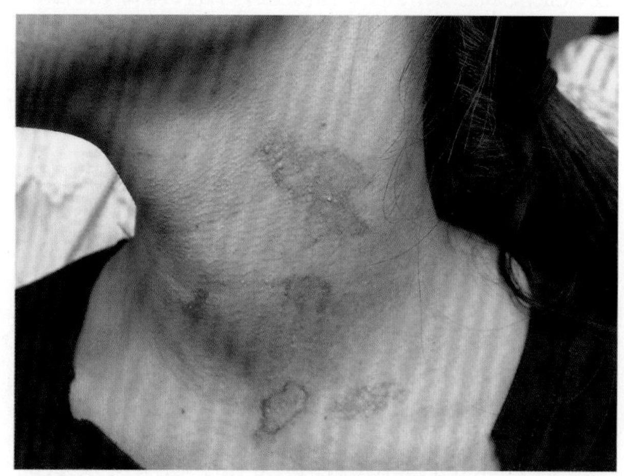

图 19-7 雷公藤甲酯导致接触性皮炎
(沈阳市第七人民医院郭春芳提供)

农业杀虫剂有多种,如除虫菊等常引起皮炎。滴滴涕(DDT)能引起皮肤损害甚至全身症状,滴滴涕经呼吸道、消化道或皮肤吸收后,可引起丘疹、荨麻疹、紫癜或湿疹性皮疹,也能引起全身不适、无力、头晕、恶心等全身症状,严重中毒症状有呼吸困难、肺水肿、昏迷等。除引起荨麻疹、红斑、水疱等外,如被吸收可引起头痛、头晕、恶心、食欲缺乏、多发性神经炎等中毒症状。赛力散(醋酸苯汞)也可引起皮炎。砷化合物中亚砷酸铅等可以引起黑皮病及角化症等。有机磷是效果良好的杀虫药,但是毒性也大,如美曲磷酯、敌敌畏(DDV)、乐果等皆可引起皮炎;内吸磷(1059)也是能引起皮炎的有机磷农药。

石油及其产品:石油引起全身发痒或毛囊炎及痤疮样皮疹。石油是各种碳氢化合物的混合物,刺激性与溶脂性成正比而与黏滞性成反比,其中萘族的刺激性较石蜡族大;在石蜡族中,沸点高的轻油的刺激性较沸点低的重油强。未经提炼的原油的刺激性大于精制的石油。母页岩油也容易引起皮疹,有的发生角化病,若干年后,角化病可发展成恶性肿瘤。手和石油长期接触可使皮肤干燥粗糙,甚至发生皲裂,往往在冬季加重。汽油炭黑可引起色素沉着。低级石油、不纯的低级石蜡和矿物油、木馏油及其他焦油产物都可使毛囊口凸起而成硬丘疹,丘疹顶端有黑色角质栓而像黑头粉刺,有时化脓,多半发生于四肢尤其前臂上。有的人皮肤可发生弥漫红斑及色素沉着。另有人渐渐发生角化病,若干年后可发展成恶性肿瘤。据统计,柴油所引起的皮肤损害多半是疣赘性,其次是皮炎湿疹性及痤疮样毛囊炎性,而色素沉着较少见。柴油工人除了发生角化、皲裂、痤疮、毛囊炎、黑头粉刺、毛囊角化性丘疹及皮肤疣赘等外,还可引起口腔及鼻腔黏膜的症状以及头晕、头痛、心悸、失眠等表现。

沥青是石油的另一种产品(石油沥青)或天然产物(天然沥青),也可以是炼制煤焦油或母页岩油的残渣(焦油沥青)。沥青含有刺激皮肤的酚、萘等多种物质而引起皮炎,但沥青皮炎主要由于沥青所含的吖啶、蒽等光致敏物,使皮肤对光线过敏而发生强烈的日光皮炎。在强烈日光下包扎、装卸或搬运沥青的工人,在数小时内,面部、颈部、背部及四肢等日晒部位红肿疼痛,甚至发生大疱,眼皮往往肿胀得不能睁眼,结膜及角膜皆可发炎而畏光流泪,呼吸道有鼻炎、咽炎、喉炎及支气管炎的黏膜刺激症状,有的发生头晕、头痛、恶心、呕吐、倦怠无力、腹痛、腹泻等全身症状,人们称为沥青中毒。我国劳动部在 1952 年制定了《防止沥青中毒的办法》,又于 1956 年修订公布,做出了生产、包扎、装卸或搬运时防止沥青中毒的规定。屡次发生急性沥青皮炎或长期和沥青接触后,会发生慢性皮炎,皮肤干燥、粗糙,常有苔藓样化及继发性色素沉着。沥青容易引起脓疱性损害及痤疮样皮疹,尤其常见于青年工人的面部等处。长期和沥青接触可以引起皮肤黑变病,这和煤焦油引起的焦油黑变病相同,可能由于沥青也含有影响黑色素代谢的物质。长期和沥青接触还会引起疣状损害,极少数患者的疣赘可个别的发生恶变而成癌瘤。沥青疣赘的发病率较高,发病率与工龄成正比。

煤焦油同沥青一样,能使皮肤感光过敏而急性发炎,被晒部位短期内迅速红肿疼痛,反应剧烈的还发生大疱,部分患者同时有头痛、恶心和发热等全身症状。长期和煤焦油接触的工人可发生弥漫的色素沉着,被称为焦油黑变病(tar melanosis),可能由于煤焦油所含某些物质有刺激酪氨酸酶的作用,或脑垂体中刺激黑素细胞内分泌因受慢性刺激而增加分泌的结果,色素沉着可以看作感光过敏的皮肤所起的一种防御性反应。长期与煤焦油接触的工人也可发生苔藓样中毒性黑皮炎(melanodermatitis toxica lichenoides),患者先发痒,以后发痒部位有网状色素点,同时有轻度的毛细管扩张,皮肤有光泽,容易出汗,四肢尤其前臂有很多黑色苔藓样毛囊性小丘疹,有时发生大疱,血压也可降低,这些现象可能是内分泌腺发生中毒性障碍时所起的变化。长期和煤焦油接触也可引起疣状角化病,多年以后,有的疣赘可发展成癌瘤。

(2) 致敏物:为引起皮肤过敏反应的化学物质。致敏物所致的接触性过敏性皮炎,是属于迟发型变态反应(细胞免疫)。

常见致敏物质有:

1) 染料及染料中间体:如对苯二胺、间苯胺黄酱紫、二硝基氯苯、立索尔大红、对氨基粉、氨基偶氮苯、荧光染料等。

2) 显影剂类:如对甲基氨基酚硫酸盐、三聚甲醛、二乙基对苯二胺硫酸盐(TSG)。

3) 橡胶:除含天然橡胶外,还含促进橡胶硫化的促进剂,防止橡胶氧化的防老剂,作填充剂的碳酸钙、氧化锌及炭黑和抗磨的沥青等。在生产过程中还应用汽油等有机溶剂。促进剂中六甲基四胺(乌洛托品)常是引起皮炎的主要物质,尤其在热天,六甲基四胺容易在弱酸性汗液中分解成甲醛,再氧化成甲酸而刺激皮肤;促进剂 P. T. 能使皮肤发痒及发生红丘疹,刺激鼻黏膜和结膜。促进剂 TMTD(tetra methyl thiuram disulfide)引起皮炎、色素沉着、皮肤发痒、鼻眼和咽喉黏膜干燥。其他如 TETD(tetra-ethyl-thiuram disulfide)、PTD(dipentamethylene thiuram disulfide)、MBT(mercaptobenzothiazole)都能引起皮炎。橡胶中所含的抗氧化剂(防老剂)有时为对苯二酚单苄醚(monobenzyl ether of hydroquinone)或类似的化合物,能妨碍酪氨酸酶的作用而使皮肤的色素减少,因此戴橡皮手套的工人手部可以偶然发生职业性白斑。橡胶工业的职业性黑变病主要是由于促进剂及防老剂,尤其防老剂 A、4010NA、促进剂 D、促进剂 M 及促进剂 DM 等常可引起,而汽油并非引起黑变病的主要物质。

4) 合成树脂:是高分子化合物的塑料,常用的如酚醛树脂、脲醛树脂、聚酯树脂、环氧树脂等。它们先由有机物合成单体,然后聚缩,还加入填充剂、增塑剂、催速剂、润滑剂、着色剂、稳定剂和防腐剂等,制成具有各种用途的塑料。在制造过程中,各种原料和附加剂可以致病,例如酚醛树脂中甲醛和六甲基四胺(乌洛托品)是主要的致病物质。皮疹以皮炎-湿疹型最常见,颜面和眼睑往往明显水肿,暴露部位很痒。有的患者并无明显的皮疹,只有局限性或全身性瘙痒症,常因生产的反应锅漏气或树脂粉尘飞扬所致,长期接触树脂以后,手掌皮肤往往干燥、粗糙,发生角化过度和皲裂。胶合板厂用酚醛树脂或酚醛树脂和氨基甲醛树脂制作粘合剂,常使工人发生皮炎及皮肤瘙痒,少数发生荨麻疹。脲醛树脂所致接触性皮炎主要由于所含的甲醛。环氧树脂也能引起接触性皮炎。

5) 松节油:是由松柏科树脂蒸馏而来,机器工业等常用的溶剂,既是原发性刺激物,又是致敏物。松节油容易溶解皮脂,使皮肤干燥,手掌及指端容易发生皲裂。它也容易使皮肤发生变态反应而引起接触性皮炎或引起湿疹性皮疹。松节油容易挥发,能强烈刺激鼻、咽及眼黏膜,也能引起头痛、头晕、恶心等症状。

化学性原因引起的职业性皮肤病,除化学物质本身的原发性刺激或致敏作用外,还受物理和机械性因素的协同作用以及其他一些诱因的影响,这些诱因包括:龄、性别、皮肤类型、季节、劳动环境温湿度等,个人卫生、劳动环境的卫生,也是影响发病的诱因。

2. **物理因素** 由于粉尘,机械性损伤,温湿度以及各种光能等物理因子的作用,同样可以引起职业性皮肤病。

(1) 机械作用:反复或持续的摩擦和压迫可引起局部皮肤的角化过度,发生胼胝,并可引起指甲的损伤,搔抓揉搓、袖口或靴筒的摩擦,可促进接触性皮炎的发生和发展。皮肤的擦伤可以导致铬、铍等物所致的皮肤溃疡或引起化脓性皮肤病的发生。石棉或玻璃纤维刺入皮肤时,可引起米粒大或豌豆大的圆形或多角形疣状丘疹,表面粗糙,有轻度压痛,被称为石棉鸡眼或石棉疣。粉尘可以阻塞毛囊口,影响皮肤的正常功能,增加感染机会,或发生毛囊性皮疹,痤疮,皮肤瘙痒等。爆破时的粉尘可以嵌入皮肤,形成爆粉沉着症。

(2) 温湿作用:高温、辐射能引起皮肤烧伤和火激红斑,反复作用可出现持久性血管扩张,继而发生色素沉着。高湿多汗能促进可溶性化合物的刺激作用。低温作业时,可引起局部的冻伤、冻疮和皮炎。长期与热水接触的工作,如洗衣工、缫丝工等,手部皮肤常引起浸渍,变软,使皮肤抵抗力降低,再遇摩擦则易发生皮炎、糜烂和湿疹。

(3) 日光和人工光源:长时间在日光下劳动,身体暴露部位可以发生急性皮炎,被晒局部出现红斑灼痛,重者可出现水疱。人工光源对皮肤的危害主要是紫外线,常见者如电焊引起的急性皮炎(电光性皮炎)。日光和紫外线除其本身可引起急性皮炎外,还可与光敏物质协同作用,引起光感性皮炎,如沥青皮炎等。

(4) X 线、镭或其他放射性物质可引起急、慢性皮炎,皮肤角化和溃疡等。

3. **生物性因素** 某些树木或植物的浆汁、花粉具有刺激性或致敏作用,如漆树、花梨木、野葛、除虫菊、荨麻等,常引起割漆(或伐木)工人和园艺工人的职业性皮肤病。农民、粮仓工人或轧花工人,被螨类侵袭而引起皮肤瘙痒、皮炎和丘疹性荨麻疹,或被其他寄生虫叮咬,发生虫咬皮炎。禽(畜)类、血吸虫尾蚴可使在水田劳动者发生稻田皮炎。畜牧业、毛皮加工或屠宰工人等可由炭疽杆菌感染而发生皮肤炭疽病。渔民在捕捞作业时,可被刺伤皮肤或由于某些有毒鱼类,如鬼毒鲉(海蝎子)、水母等,重伤后引起局部红肿或风团样皮肤损害。

工矿职业性皮肤病的发生取决于职业的性质。例如,机器工人常受有机溶液、工业用油、漆或颜料的刺激,糖果工人对香料过敏,木工接触粘板胶而发生皮炎,油漆工人对生漆、松节油、油漆的溶剂或油漆的颜料发生变态反应,摄影者对显影液过敏等。影响发病的因素有下列几方面:

1. **劳动条件** 劳动条件的改善是预防工业性皮肤病的首要条件,密封设备及改变生产工艺等手段可以迅速消除或减少职业病的发生。工作环境的改善,应当在提供劳动者保护的同时,有利于工作过程中有害物质的排除及减少蓄积。我国劳动人民的健康受到重视,劳动条件不断地改进,为彻底消除工业性皮肤病创造了良好的条件。

2. **个体差异** 各人和刺激物接触后有不同的感受性,尤其对致敏物质,一般正常人不发生反应,而少数敏感的人发生不同程度的过敏反应,先天易感的体质起一定的作用,他们常有家族过敏史。另有一些情况如一般健康状态、病灶感染、营养、神经状态、皮肤色素及皮肤功能的情况可影响皮肤的易感性,例如,皮肤干燥的人往往对松节油或肥皂发生皮炎，皮肤多油的对煤焦油和沥青容易发生痤疮样损害，患有湿疹皮炎类皮肤病的人较一般人容易发生皮炎。此外，性别、年龄等因素也有影响，例如，某些工厂中女工人数较少，女患者的人数当然也较少，但女工对某些工作物比男工容易发病；年龄及工龄也影响发病率，工龄短及年轻的工人的皮炎发病率往往较高，而工龄久的老工人对工作物往往失去敏感性，皮肤已经“结实”，或只有慢性湿疹样变化。

3. **其他**　环境及个人卫生情况能影响工业性皮肤病的发病率。个人如不注意清洁，化学物的粉尘等因积留在衣服内或皮肤上而增加刺激性。

季节和日光也可发生影响。工矿职业性皮肤病的发病率往往在夏季最高，尤其皮炎容易发生于天气炎热的月份内。因为天热时人们穿衣较少，身体的露出部位较广，和刺激物接触的皮肤范围因而较大，更重要的是人们在天热时多汗，劳动时出汗更多，化学性刺激物容易沾留在潮湿多汗的皮肤上，有的化学物质在汗液中溶解，对皮肤的刺激更大，而且汗液的浸渍和外界的摩擦也会降低皮肤的防御能力。氯丙嗪、沥青和煤焦油等物质使某些人的皮肤对光线过敏，日光的照射尤其夏季的阳光较为强烈，露出部位容易发生皮炎或色素沉着的变化。

【诊断】在询问职业病史时，应该了解患者的职业、工龄、以往健康及参加工作前的皮肤情况，要知道患者在工作中经常接触的物质、工作环境的情况及同一工作场所中其他工人的发病率等。为了查明病因及制定切实可行的防治措施，常需要进行现场调查，观察生产与皮肤病的关系，听取群众的意见。

皮肤损害的部位及形态很有助于诊断。工业性皮炎最易发生于皮肤的露出部分以及衣领和袖口的部位，液体或固体刺激物往往刺激手背、手指及前臂，飞扬的尘粒容易刺激面部、颈部及肘部屈侧等处，挥发性气体常刺激眼结膜、鼻黏膜及面部手背等露出皮肤，还会使敏感性较高的人发生全身症状。多数工业性皮肤病是湿疹-接触性皮炎，很多原发性刺激物或致敏物可引起这种状态，但有的刺激物能引起特殊的变化，例如氯痤疮、焦油黑变病、铬溃疡、“石棉鸡眼”、铍肉芽肿等。

斑贴试验对接触性皮炎有较高诊断价值，但试验结果并不经常可靠，有时是假阳性或假阴性反应。患者对于和原刺激物无关的别种试物可呈阳性反应，而有的患者对于所试物已经失去敏感性而呈阴性反应。斑贴试验的试物名称、稀释液及稀释浓度、观察时间及反应强度都应记录，怀疑试物有感光过敏性时，可做光斑贴试验，其用于诊断评价某些接触性光敏物质，如磺胺类、对氨基苯甲酸、吩噻嗪类、6-甲基香豆素和四氨基水杨酰苯胺等。试验过程为先行进行持续 24 小时的标准斑贴试验，后再行长波紫外线照射，48 小时后判读斑贴结果。（具体见“皮肤病的诊断”）。一般酸碱类及水溶性盐类做斑贴试验时用水稀释到 0.5%～2%；油类可用植物油稀释，无原发性刺激物的稀释浓度可较大，例如，油漆可用植物油稀释到 20%～50%。有些不溶于水的试物也可用丙酮或凡士林稀释。

我国职业性皮肤病诊断标准总则（GBZ18-2013）规定：

1. 发病前应有明确的职业接触史。
2. 根据皮损部位、形态进行诊断。
3. 皮损的初发部位常与接触致病物的部位相一致。
4. 皮损符合本标准的临床类型之一者。
5. 排除非职业性因素引起的相似皮肤病。
6. 参考作业环境的调查和同工种发病情况。
7. 必要时进行皮肤斑贴试验或其他特殊检查。
8. 对疑有职业性接触性皮炎而诊断根据又不足者，可采取暂时脱离接触，动态观察，经反复证明脱离接触则病愈，恢复接触即发病者可予以诊断。

【治疗】多数属于变态反应性皮肤病，故其治疗原则符合一般局部或系统性接触性皮炎的治疗，对于已经发病的患者，脱离接触物，无论是化学制剂，粉尘以及光电接触是首先选择，有助于防止病情的进一步加重以及提高治疗效果。需要指出的是，多数接触相关的工矿职业性皮肤病均同时伴随有局部接触与系统接触的双重改变，即患者在局部接触发生病变的同时，多伴有皮肤吸收和吸入等摄入行为。因此，在进行隔离处理时，单纯的局部隔离措施往往难以收到满意效果，影响治疗疗效。

皮炎是最多见的一种。

（一）局部治疗

1. **急性期**　皮炎只有轻微红斑、丘疹或小水疱而无渗出者，可外用洗剂或粉剂，如炉甘石洗剂，扑粉或痱子粉，也可用亲水性基质的霜膏，如氢化可的松霜等。如果皮炎伴有剧痒时，可在洗剂中按比例加入 1%酚或其他止痒剂。皮炎较重，红肿明显或水疱破溃、糜烂渗出者，先采用湿敷的方法，忌用粉剂和洗剂。常用作湿敷的溶液有，3%硼酸水溶液，0.1%依沙吖啶溶液，或1∶8 000的高锰酸钾溶液。每次湿敷30分钟至1小时，每日可湿敷多次（视病情而定），湿敷的间隙可涂氧化锌油。亦可用长效抗菌材料等喷剂外喷，兼具湿敷与预防感染作用。待病情好转，渗出停止，再用激素类软膏外涂。

2. **皮炎恢复期** 皮肤干燥脱屑时，可用糊膏或软膏。

3. 慢性皮炎的临床表现往往为皮肤浸润肥厚以及苔藓化。选用促使浸润吸收、皮损变薄的药物，以软膏为主，皮肤增厚或苔藓样变化明显，可用10%～20%尿素软膏，5%水杨酸软膏等。

在治疗过程的任何阶段中，如有继发感染时，应给予抗感染处理，如外用夫西地酸软膏等。

（二）全身治疗

应用抗组胺类药，如苯海拉明口服，25～50mg，每日3次，或氯苯那敏口服4mg，每日3次。其他抗过敏药如依巴斯汀每日1次，每次10～20mg。严重时，可口服泼尼松5～10mg，每日3次，待急性期过后，即可逐渐减量到停药。对于慢性皮炎或湿疹不宜服用激素。酌情应用维生素C内服或注射。合并感染酌情给予抗生素或其他抗菌药物。

光接触性皮炎可给氯喹，以降低皮肤光感作用。患者应暂时脱离接触的环境，避免日晒。全身症状明显者可服用抗组胺类药物或糖皮质激素，必要时可静脉滴注。

电光性皮炎可口服烟酸或烟酰胺及大量维生素C，肌内注射维生素B_{12}，必要时可用糖皮质激素。有电光性眼炎时应和眼科医师共同治疗。

放射性皮炎局部治疗：一度皮炎可用粉剂或炉甘石洗剂。二度皮炎用3%硼酸或1∶20醋酸铝溶液湿敷。炎症减轻后外用皮质类固醇软膏。溃疡可用成纤维生长因子或皮肤创面无机诱导活性敷料等外用。可给予氦氖激光或LED激光照射辅助治疗。慢性溃疡经久不愈或伴发过度角化者考虑手术切除。已恶变者应及早手术治疗。有剧痛者可内服镇静止痛药。炎症剧烈者可内服糖皮质激素。如有白细胞下降明显出血者可予输血、输人血白蛋白或其他内科疗法。

职业性黑变病首先脱离接触致病物，然后进行全身疗法，用维生素C 5g加入5%～10%葡萄糖500ml中静脉滴注，每日1次，连续3周，休息1周为1个疗程，可连续治疗3～4个疗程，同时配合一些其他对症治疗。

职业性痤疮，脱离接触致病物后病情可以减轻、痊愈。治疗采取对症处理，常用的外用药有硫黄、间苯二酚、维A酸等。较大的囊肿可手术切除。

职业性皮肤溃疡，典型鸟眼状溃疡很难治愈，特别在继续接触致病物的情况下更难愈合。可在清洁创面后用皮肤创面无机诱导活性敷料治疗。

【预防】对各种疾病都应以预防为主，对工业性皮肤病尤需如此。大多数工业性皮肤病尤其湿疹-皮炎型患者在停止接触刺激物及接受适当治疗后，经过1～2周即可显著好转或痊愈，工龄短及症状轻的患者可在短期内不接触或少接触刺激物，不一定必须调换工作。但是，有些人对刺激物始终有强烈的反应，敏感性没有降低的趋势，甚至皮炎越复发越严重，直到调换工作后才能恢复正常。

预防职业病，需要进行宣传教育，改善劳动环境和条件，注意环境和个人卫生，施行适当的保健措施。关于工业性皮肤病的预防，提出下列几点措施：

1. 在给工人分配工作时，最好考虑某些工人对某种职业是否合适，例如皮肤干燥的鱼鳞病患者不应派到高温车间，患湿疹的工人往往容易对化学物质过敏，对光线过敏的人不应常在野外作业。

2. 最重要的预防方法是改善劳动环境。工厂中空气须新鲜、流通，要安置通风设备，如空气中有刺激性化学性尘雾，常需要安装吸尘器，更重要的是革新技术，采用密闭设备。机器及工作物周围常需要有安全装置，例如玻璃柜防护罩以防液体的喷溅或尘雾的飞扬。在某些工厂中要改变生产过程，或改用刺激性或致敏性很小的代用品。

3. 环境及个人的清洁也是重要的，地板、墙壁、机器及工具等皆应该干净。工厂中要设置浴室及洗手池等清洗用具，一般采用淋浴而不用公用浴池，以便工人在每日工作完毕或接触刺激物后，洗去身体表面的原发刺激物或致敏物。

所用肥皂应该是中性皂而不是强碱性的粗制皂。在清除机油、煤油或油漆等污物时，不要用松节油之类的有机溶剂或刺激性太强的洗涤剂，须用无刺激也不致敏的洗涤剂，例如，含白陶土之类粉剂的羟基磺酸钠（合成洗涤剂）等。

除了环境卫生及皮肤清洁外，工作服应保持清洁，不要和日常衣服混放在一起。所戴的工作帽、手套及口罩要时常换洗，尤须注意手套里面是否清洁,如有刺激物或致敏物附着,手套不但失去保护作用,反而有害。

4. 防护剂有时被人应用。防护剂直接保护皮肤,是有效的预防方法,但在实际上,理想的良好防护剂极难找到或不存在。改革生产设备、改变工艺流程、改善环境及个人卫生等上述措施才是积极的真正有效的预防方法。

理想的防护剂要具备多种条件:①没有刺激性或致敏性;②不能溶解刺激物和/或刺激物发生化学作用;③确有保护皮肤的作用;④久贮而不变质;⑤软硬度合宜,便于使用;⑥涂在皮肤上,容易附着而不易拭去,但在工作完毕后,容易被没有刺激性的洗涤剂洗去;⑦不妨碍汗液的排泄;⑧不影响美容,不妨碍美观,也不影响皮肤的伸缩。

在开始工作前,先用防护剂涂搽手部等容易接触刺激的部位,涂搽前皮肤必须清洁,没有已经附着的刺激物,工作完毕后须用没有刺激的洗涤剂及清水洗去。

防护剂的种类虽多,但都不能完全符合上述要求。处方如下:

(1) 主要防御酸、碱或盐类等水溶性刺激物的防护剂:

单软膏:麻油 2 份,蜂蜡 1 份。

无水羊毛脂 60g,蓖麻油 30ml,鲸蜡 10g,防腐剂如尼泊金适量。

氧化锌 3.5g,硬脂酸 14g,植物油 82.5ml。

含水软膏:蜂蜡、硼砂、花生油或液状石蜡,水(见外用药)。

硅胶 50 厘斯 20g,蜂蜡 10g,凡士林 45g,羊毛脂 4g,硼砂 1g,蒸馏水 20ml。

硬脂酸镁 30~50g,硅胶 300 厘斯 50~70g。

硬脂酸锌 50g,硅胶 50 厘斯 50g。

(2) 主要防御油溶性刺激物以及松节油、漆、沥青等常用各种胶质防护剂或聚乙二醇等,处方如下:

白明胶 5g,淀粉 5g,甘油 72ml,醋酸铝液 20ml,蒸馏水 15ml。

滑石粉 45g,淀粉 30g,甘油 30ml,植物油 20ml,白明胶 4g,硼酸 4g,水 80ml。

阿拉伯胶 10g,硼砂 2g,水 80ml。

阿拉伯胶 5g,西黄蓍胶 5g,硼砂 2g,水 80ml。

白明胶 5g,水 40ml,尼泊金 0.5g,甘油 40ml,西黄蓍胶 5g,花生油 10ml。

西黄蓍胶 2g,花生油 10~20ml,尼泊金 0.5g,甘油 10~30ml,水加到 100ml。

聚乙二醇 400 20ml,聚乙二醇 1000 80ml。

(3) 操作沥青工人常要用含有遮光药的防护剂(见“日光性皮炎”)。处方如下:

水杨酸苄酯 5g,二氧化钛 5g,羟基磺酸钠 2g,蓖麻油 30ml,羊毛脂 58g。

水杨酸苄酯 10g,氧化锌 10g,碳酸氢钠 2g,薄荷油 1ml,凡士林 77g。

(4) 戏剧工作者为预防油彩皮炎,可选用霜质护肤剂,处方如下:

硬脂酸镁 1g,硬脂酸聚甘油酯 3.5g,尼泊金 A 0.15g,凡士林 54g,氧化锌 5g,明胶 3.5g,硼酸 1g,蒸馏水 31.85ml。

硬脂酸 8g,单硬脂酸甘油酯 1g,尼泊金 A 0.1g,95%乙醇 5g,聚乙烯醇 3g,明胶 2g,羧甲基纤维素钠(中黏度)1.3g,氢氧化钾 0.6g,甘油 6ml,蒸馏水 73ml。

(5) 成膜材料(涂膜剂)的优点较多,兼防油溶性及水溶性刺激物,但也有妨碍汗液排泄等缺点。甲基纤维素常用,处方如下:

甲基纤维素 6g,甘油 10ml,水加到 100ml。

甲基纤维素 1.5g,液状石蜡 10g,甘油 2ml,水 86.5ml。

甲基纤维素 7.6g,无水酒精 50ml,乙醚 50ml,癸二酸二辛酯 1g,蓖麻油 5ml。

5. 具有原发性刺激的化学品接触皮肤后,要立即洗净,可按刺激物采用中和/或解毒剂。例如,苛性钾等强碱等刺激皮肤后,立即用大量清水冲洗,再用 2%醋酸中和;当刺激物为硫酸、硝酸及苦味酸等强酸时,也立即用水冲洗后用碳酸氢钠溶液中和,再用清水或生理盐水冲洗;如刺激物为含氰的氰化碱或氢氰酸,先用高锰酸钾再用硫化铵溶液洗涤;溴的刺激可由 25%氨水及松节油各 1 份加入 95%乙醇 10 份的混合剂处理;如果是铬酸,立即用 10%亚硫酸钠或 5%硫代硫酸钠溶液洗净,再用水冲洗;如果为氟氢酸,先用大量冷水冲洗,再用 5%碳酸氢钠溶液清洗。磷的刺激性很强,要先用 1%~2%硫酸铜溶液冲洗干净,再用 2%碳酸氢钠溶液冲洗。对于苯酚,就用 70%乙醇涂搽,对于沥青等,可用棉球蘸二甲苯拭除。除去染料的方法是先用 1:2 000 高锰酸钾溶液,后用 2%硫代硫酸钠溶液洗涤,再用清水冲洗。橡皮手套等橡胶制品浸在 5%碳酸钠溶液内,可以消除表面的可溶性促进剂及防老剂。

药疹(drug eruption)

药疹又称为药物性皮炎(dermatitis medicamentosa),为药物的一种皮肤反应,指药物通过口服、注射、吸入、栓剂使用、灌肠或外用药吸收等途径进入机体后,在皮肤黏膜上引起的炎症性皮损,严重者可累及机体的其他系统。随着人们应用药物的机会及种类越来越多,药疹的发生率也在不断地增加,但准确的发生率目前尚很难确定。住院人群调查资料结果表明,药疹的发生率为1%~3%,其中75%是由抗生素所致。轻症药疹如麻疹样药疹、固定性药疹、荨麻疹样药疹等较多见,重症药疹(如 Stevens-Johnson 综合征、中毒性表皮坏死松解型和剥脱性皮炎型等)则较为少见,但其表现严重,甚至可危及生命。

【症状】不同药物可引起同种类型药疹,而同一种药物对不同患者,或同一患者在不同时期也可引起不同的皮损和表现。药疹的临床表现繁多,常见类型如下:

1. **大疱性表皮松解型药疹**(drug-induced bullosa epidermalysis) 即药物引起的中毒性表皮坏死松解症(toxic epidermal necrolysis,TEN)是重症药疹中最严重的一型。起病急骤,进展快。皮损是广泛的暗紫色皮损及表皮剥脱,面积>30%或暗紫色皮损及表皮剥脱面积>10%而不伴任何散在的皮损。在红斑处出现大小不等的松弛性水疱或大疱,疱壁常呈褐红色或紫黑色,也可呈水波纹样覆于糜烂面上,稍用力表皮即可剥脱,形成大面积的糜烂及大量渗出,似浅表的Ⅱ度烫伤,触痛明显(图 19-8)。全身中毒表现较重,伴高热、乏力、恶心、呕吐、腹泻等表现;口腔、呼吸道、胃肠道黏膜也可糜烂、溃疡;严重者常因继发感染、肝肾衰竭、电解质紊乱、内脏出血、蛋白尿,甚至氮质血症等而危及生命。

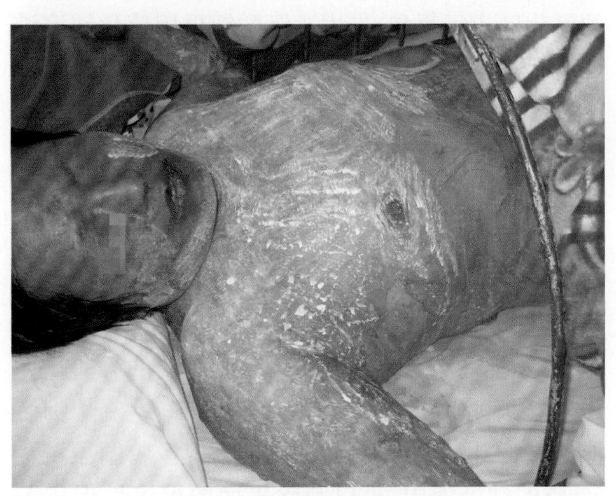

图 19-8 中毒性表皮坏死松解症

对 TEN 严重程度评估多采用 SCORTEN 评分其包括年龄、恶性肿瘤病史、表皮剥脱面积、心率、血尿素氮、血糖、血 CO_2 7 个独立参素,总分为 0~7 分,总分值越高预后越差。符合其中 0~1 个危险因素提示死亡率为 3.2%,2 个危险因素提示死亡率为 12.1%,3 个危险因素提示死亡率为 35.3%,4 个危险因素提示死亡率为 58.3%,5 个或更多危险因素提示死亡率为 90%。SCORTEN 评分系统近年来其广泛地应用于评价 Stevens-Johnson 综合征(SJS)以及 TEN 患者的预后,大多数学者认为其可行,但仍存在争议。

2. **剥脱性皮炎型药疹**(drug-induced exfolialive dermatitis) 重症药疹之一,临床表现以全身皮肤弥漫性潮红,继之大量剥脱为特征。此型药疹多是长期用药后发生,首次发病者潜伏期约 20 日。有的患者皮损初呈麻疹样或猩红热样,逐渐加重,融合成全身弥漫性潮红、肿胀,尤以面部及手足为重,继而全身出现大量鳞片状或落叶状脱屑(图 19-9),手足部则呈手套或袜套状剥脱;头发、指(趾)甲可脱落(病愈可再生);黏膜可有损害,多有全身浅表淋巴结肿大,常有畏寒、发热甚至高热;严重者可体温降低,可伴有支气管肺炎、药物性肝炎,外周血白细胞可显著增高或降低,可因全身衰竭或继发感染而危及生命。

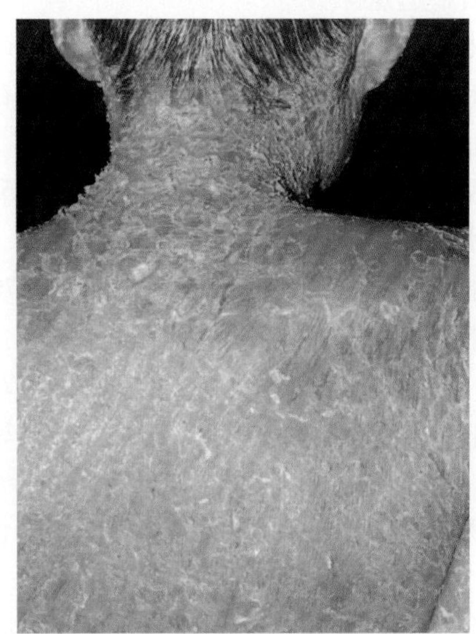

图 19-9 剥脱性皮炎型药疹

3. **多形红斑型药疹**(erythema multiforme drug eruption) 临床表现可分为轻型和重型。轻型表现为蚕豆大小圆形或椭圆形水肿性红斑或紫红斑,境界清楚,典型皮损为中心呈紫红色的虹膜状或靶形红斑,中央可有水疱形成。多发生于四肢、躯干,对称或不对称分布。伴轻度瘙痒,常累及皮肤-黏膜交界处如口腔、外生殖器等处(图 19-10,图 19-11)。重型又称重症大疱性多形红斑型药疹,是眼口及生殖器黏膜糜烂,广泛的暗红色皮损及表皮剥脱面积<10%,属重症药疹之一。表现为广泛红斑(图 19-12,图 19-13)多形红斑型药疹基础上形成大疱、糜烂、渗出,可见多形红斑样皮损。黏膜表现严重,尤其是口、眼、外阴部黏膜常严重红肿糜烂、渗出、疼痛明显;常伴高热,外周血白细胞增多,可伴肝肾功能损害;SJS 与 TEN 重叠时为广泛的暗红色皮损及表皮剥脱面积达 10%~30%,皮损中可见虹膜状或靶形红斑,同时可伴有多种脏器损伤,临床常以肝脏损伤为显著,病情重者如治疗不及时可危及生命。

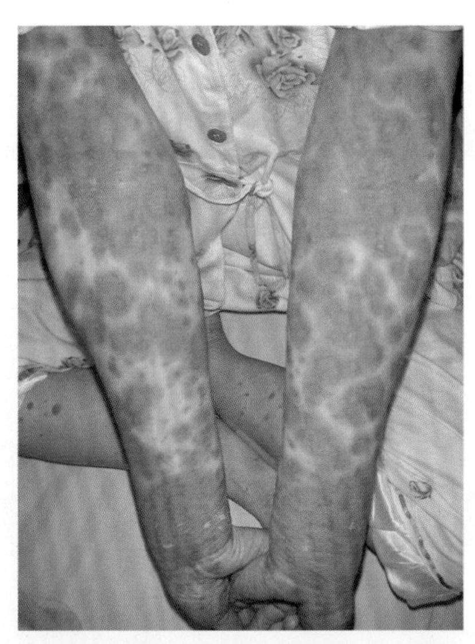

图 19-10　多形红斑型药疹(一)

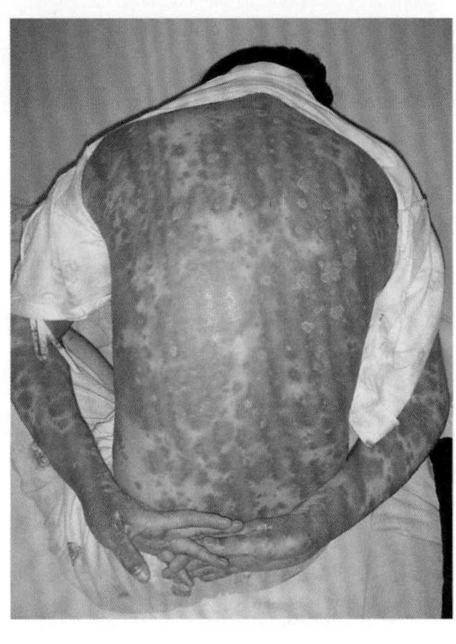

图 19-11　多形红斑型药疹(二)

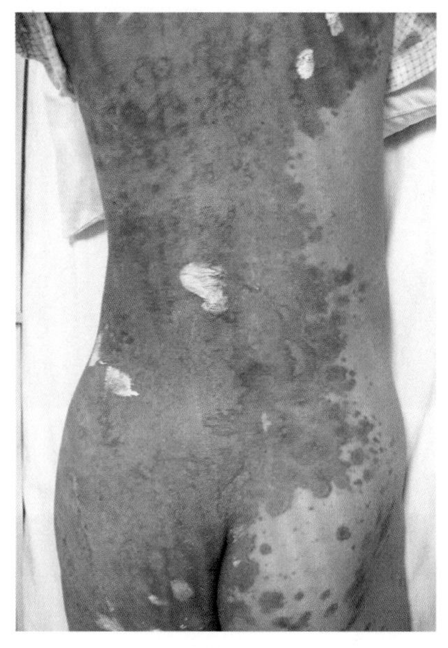

图 19-12　重型多形红斑型药疹(一)

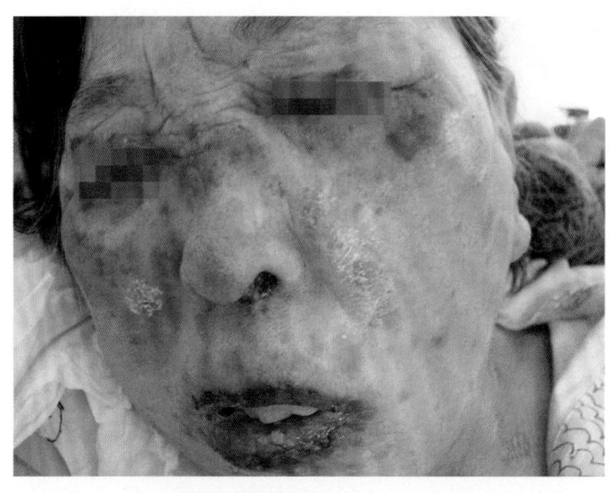

图 19-13　重型多形红斑型药疹(二)

4. **发疹型药疹**(exanthematous drug eruption)　是药疹中最常见的一型。皮损为散在或密集、红色米粒至豆粒大小的斑疹或斑丘疹,可有融合,对称分布,可泛发全身,但以躯干为多,类似麻疹或风疹;严重者可伴发小出血点(图 19-14,图 19-15)。后者为弥漫性红斑,从面、颈、上肢、躯干向下发展,伴面部四肢肿胀,酷似猩红热的皮损(图 19-16),尤以皱褶部位及四肢屈侧更为明显;可伴发热等全身表现,但较麻疹及猩红热轻微。多有明显瘙痒;末梢血白细胞可升高,一过性肝功能异常。后期皮损颜色转淡,伴有糠状脱屑。未及时停用过敏药物可向重症药疹发展,必须引起高度重视。

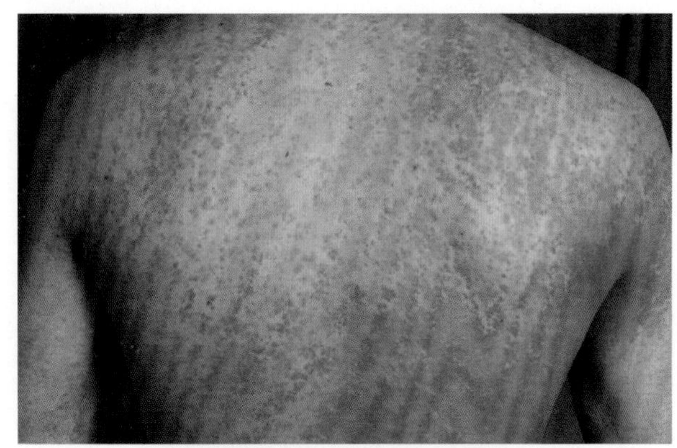

图 19-14 麻疹型药疹

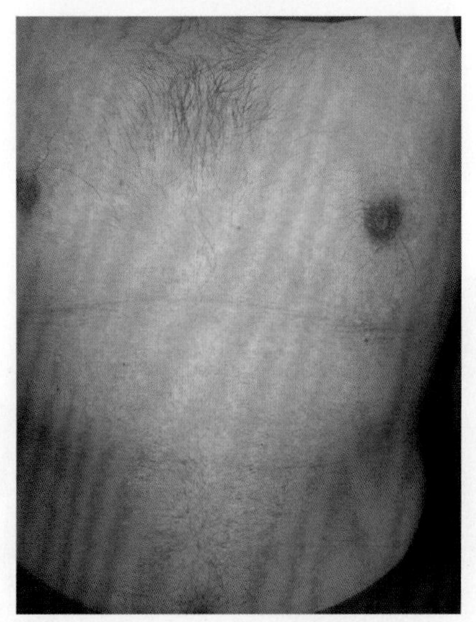

图 19-15 风疹型药疹

图 19-16 猩红热型药疹

5. **荨麻疹型药疹**(urticarial drug eruption) 较常见。临床表现与急性荨麻疹相似(图 19-17,图 19-18),但持续时间较长。可同时伴血清病样反应(serum sickness-like reaction),常由青霉素等药物引起,与注射动物血清所致血清病的表现相同。在用药后 2~3 日到 2~3 周(一般是 7~12 日)后,患者感觉周身不适、发热、关节肿胀疼痛、淋巴结增大及脾大。最常见的皮疹是荨麻疹、血管性水肿及多形红斑样损害,也可有嗜酸性粒细胞增多,红细胞沉降率加快。

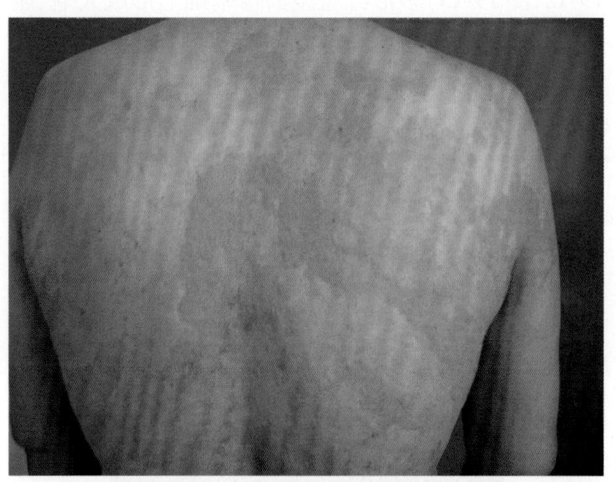

图 19-17 荨麻疹型药疹(一)

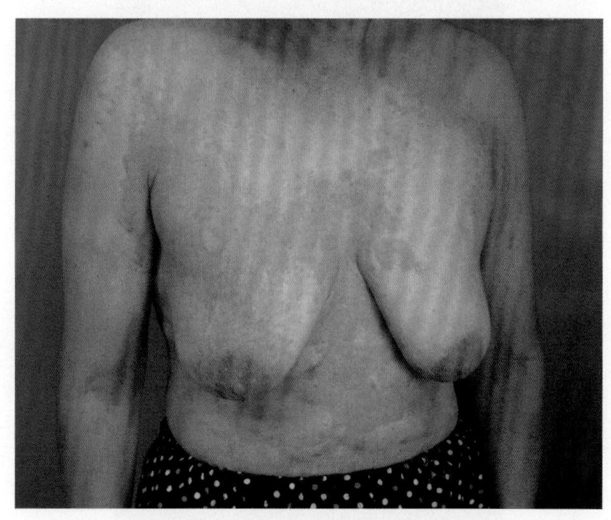

图 19-18 荨麻疹型药疹(二)

6. **固定型药疹**(fixed drug eruption) 是最常见的类型之一。首次应用致敏药物时,皮损发生的潜伏期常在 1~2 周,而过敏者再用致敏药物时,皮损可于数小时内发生。好发于口唇、口周、龟头等皮肤-黏膜交界处,但任何部位均可发生。特征性皮损为圆形或类圆形的水肿性暗紫红色斑疹,直径为 1~4cm,常为一个或数个,边界清楚,绕以红晕,红斑上可出现水疱或大疱,黏膜皱褶处易糜烂渗出,甚至继发感染而出现溃疡产生痛感(图 19-19~图 19-22)。轻度瘙痒,一般不伴全身症状。再次用药时皮损常在同一部位发生，但随着复发次数增加，皮损扩大数目亦可增多；反复发生皮损的部位易遗留灰黑色色素沉着斑，不易消退（图 19-23，图 19-24）。

7. **湿疹型药疹**（eczematous drug eruption）首次发疹的潜伏期依不同的药物长短差别较大，多在 1~3 周甚至更长时间，再次发作者潜伏期可明显缩短。皮损表现为多形性的湿疹样损害，大小不等的红斑、丘疹、丘疱疹和小水疱，常融合成片，可有糜烂、渗出、脱屑（图 19-25）；常见于四肢、面颈部，但可泛发全身。常有不同程度的瘙痒，病程较长。

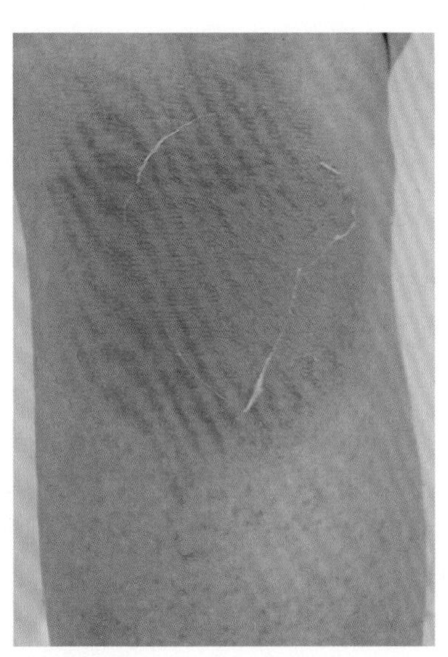

图 19-19 固定型药疹（一）

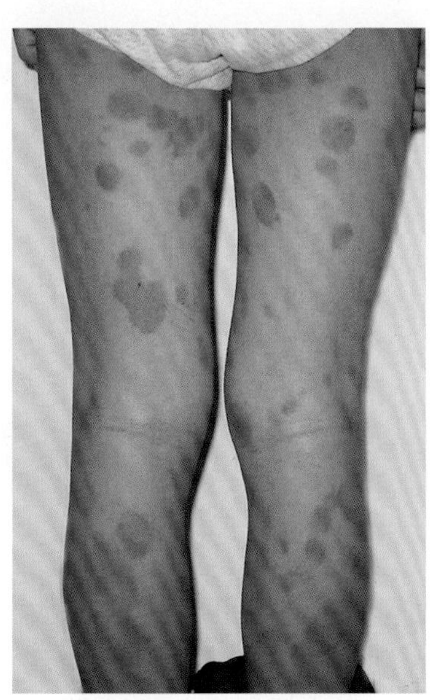

图 19-20 固定型药疹（二）

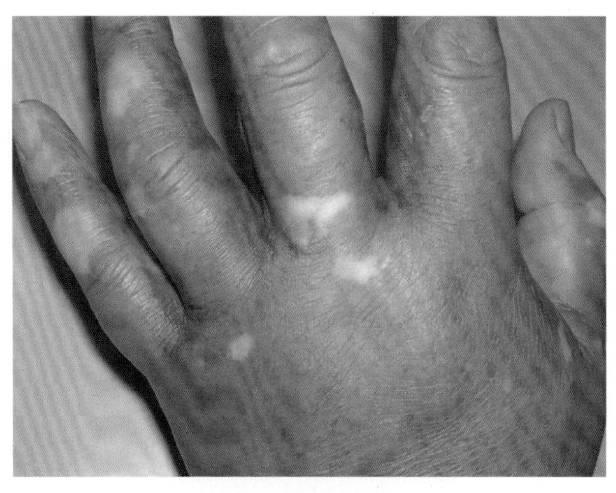

图 19-21 固定型药疹（三）

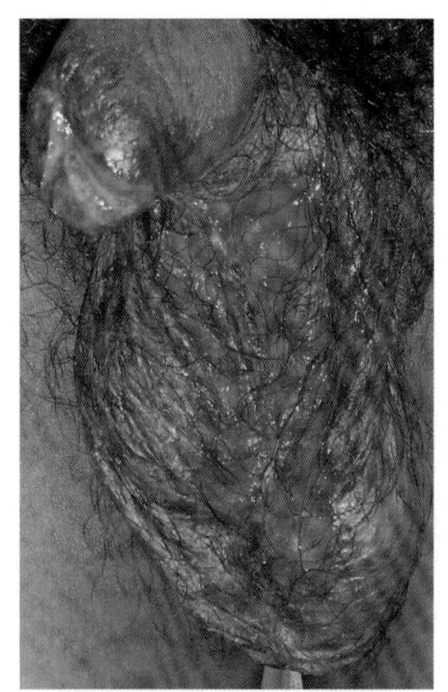

图 19-22 固定型药疹（四）

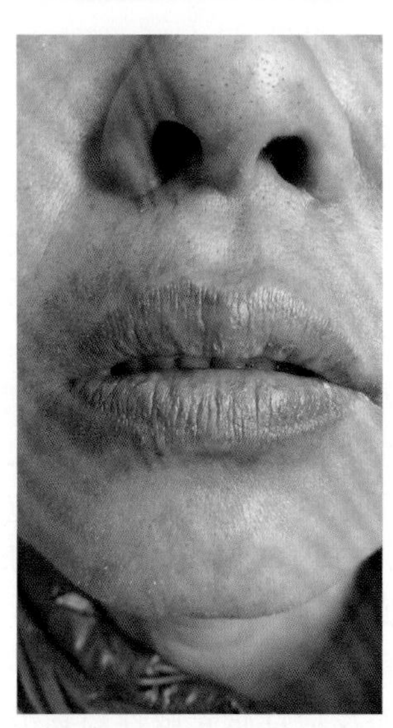

图 19-23 固定型药疹（五）

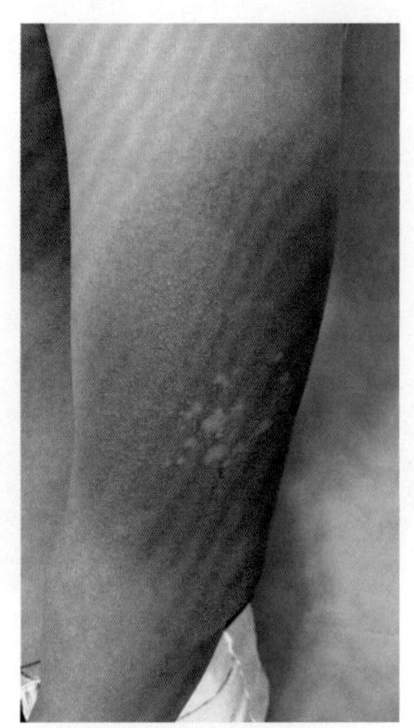

图 19-24 固定型药疹(六)

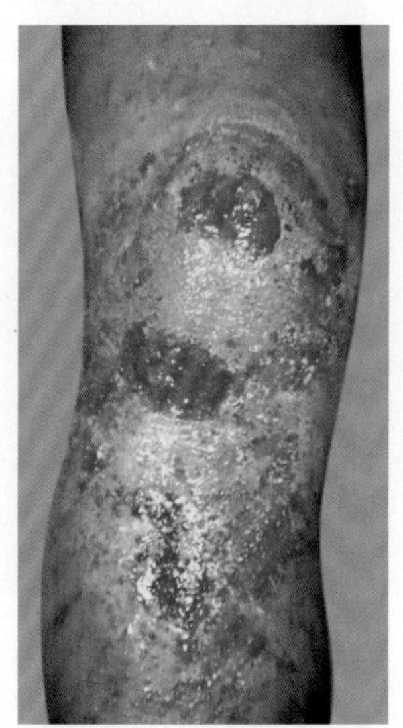

图 19-25 湿疹型药疹

8. **光敏型药疹**(photosensitive drug eruption) 是由于系统应用光敏性药物并暴露于阳光达一定时间后,在皮肤发生的急性皮肤炎症反应,可分为光毒性和光变应性两类。光毒性是药物增加皮肤吸收紫外线的能量导致自由基的产生引起组织细胞毒性损伤,是药物直接光化学作用所致,任何个体的皮肤内有足够浓度的药物,在适当波长的紫外线作用下均可引起光毒性反应。皮损主要位于曝光区,表现类似晒斑,严重者可形成大疱(图 19-26)。常见药物包括喹诺酮类抗生素、四环素、非甾体抗炎药、胺碘酮、吩噻嗪类和补骨脂及其衍生物。光变态反应性是光敏性药物吸收紫外线能量使药物分子与载体蛋白形成完全抗原,通过变态反应而发生的皮损,仅有少数个体发病,有一定的潜伏期,属于迟发型变态反应。皮损类似于湿疹样皮炎,皮损可位于非曝光区;常见药物为磺胺类、噻嗪类利尿剂和补骨脂及其衍生物等。

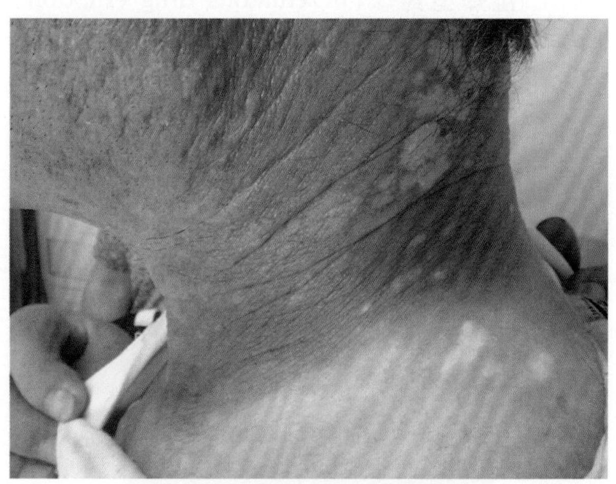

图 19-26 光敏剂致光敏型药疹

9. **紫癜型药疹**(purpuric drug eruption) 临床并不少见,常为Ⅱ或Ⅲ型变态反应引起的可有血小板减少性紫癜或血管炎性紫癜。轻者表现为双侧小腿出现红色瘀点或瘀斑,散在或密集分布,可略微隆起,压之不褪色,有时可伴发风团或中心发生小水疱或血疱(图 19-27);重者四肢躯干均可累及,可伴有关节肿痛、腹痛、血尿、便血,甚至黏膜出血、贫血等。

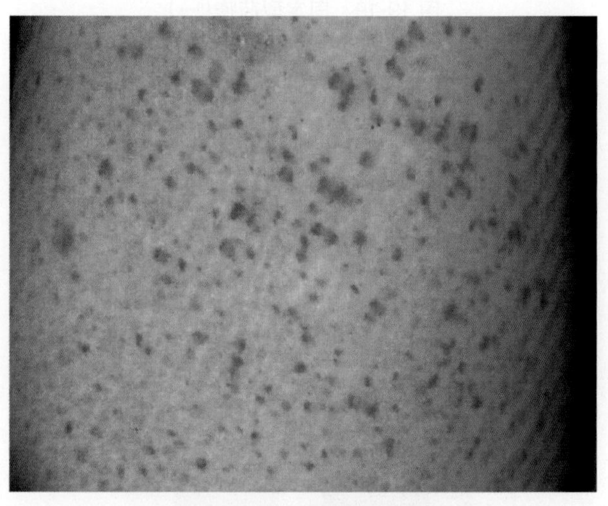

图 19-27 紫癜型药疹

10. **血管炎** 药物引起的变应性血管炎可以只限于皮肤,也可累及全身。皮肤表现为红斑、斑丘疹、紫癜、大疱或坏死等(图 19-28)。皮肤变应性血管炎可伴有发热、全身不适、肌痛、关节痛、头痛、腹痛、呼吸困难或周围神经性病变，也可伴有肝肾损害。

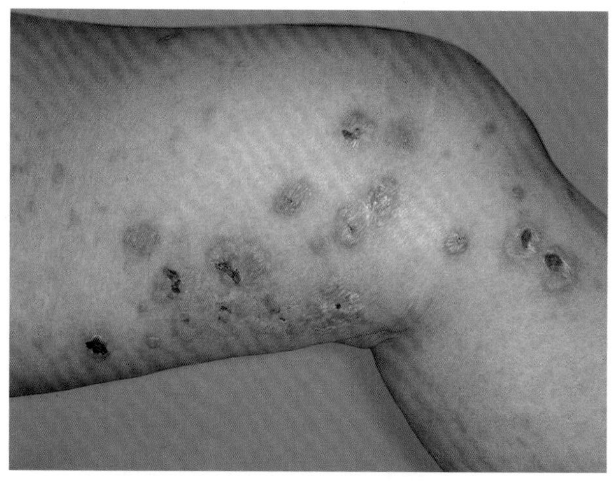

图 19-28　药物引起的变应性血管炎

11. **脓疱型药疹**(pustular drug eruption)　又称为急性泛发性发疹性脓疱病(acute generalized exanthematous pustulosis，AGEP)。本病相对少见，皮疹常始于面部及皱褶处，以后泛发于躯干、四肢。初期皮损表现为广泛性红斑，继之迅速出现大量的非毛囊性表浅无菌性小脓疱，脓疱通常呈针尖及粟粒大小，于躯干及四肢呈近似均匀分布，颈部、腋窝、腹股沟及腘窝等间擦褶皱部位相对密集，重者脓疱可形成脓湖，可有多形红斑样靶形红斑、紫癜等皮损(图 19-29，图 19-30)。但一般缺乏围绕红斑边缘密集分布的环状分布趋势，此特点通常可作为与脓疱型银屑病相鉴别的临床特点，持续 1～2 周脓疱可自行干涸脱屑。发病急性期可伴发热，外周血白细胞总数及中性粒细胞计数升高及轻度全身不适。

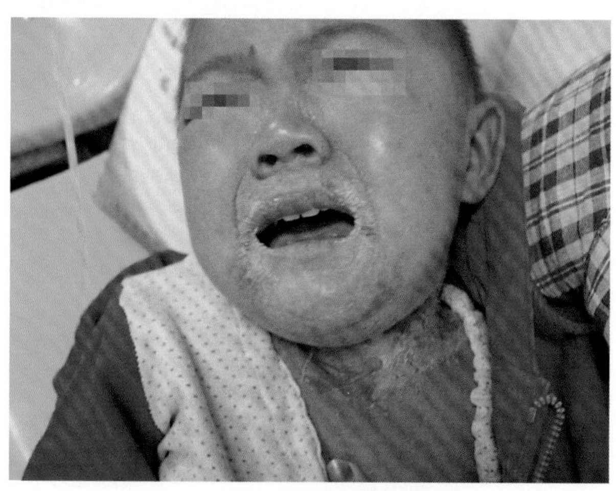

图 19-29　急性泛发性发疹性脓疱病(一)

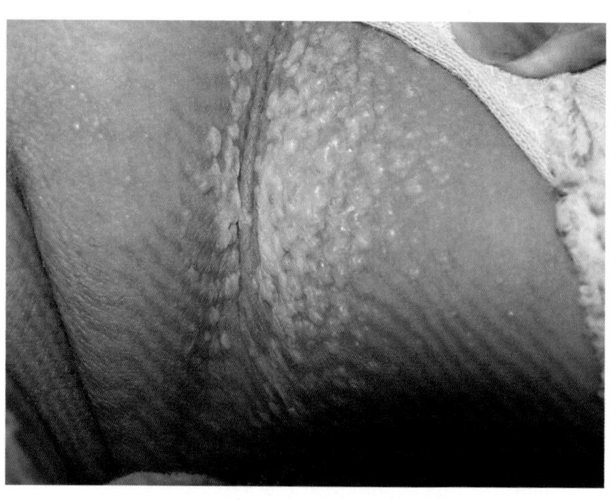

图 19-30　急性泛发性发疹性脓疱病(二)

12. **系统性(全身性)红斑狼疮样综合征**(SLE-like syndrome)　出现于使用肼屈嗪或灰黄霉素等药物以后，最先被认为是药物引起的严重反应，但临床表现和组织变化与真正的系统性红斑狼疮相同，患者有发热、皮疹、关节痛、胸膜炎、心包炎、粒细胞减少、红斑狼疮细胞阳性等各种系统性红斑狼疮症状，因此系统性红斑狼疮样综合征被认为药物诱发的系统性红斑狼疮(参阅系统性红斑狼疮)。病情轻的在停药后数月内恢复，病情进展的可因狼疮性肾炎或其他红斑狼疮性损害而死亡。

13. **血清病样反应**(serum sickness-like reaction)　可以是猩红热样或麻疹样红斑，同时伴有紫癜，也可伴有肾小球肾炎及侵犯各处小血管的过敏性血管炎。具体见上文"荨麻疹型药疹"。

14. **药物超敏综合征**(drug hypersensitivity syndrome，DHS)　又称为药疹伴嗜酸性粒细胞增多和系统症状(DRESS)，其特征为发病急骤，全身症状明显，有内脏受累和血液学异常，皮疹呈现多形性。可出现急性红斑水肿、紫癜、水疱或血疱样发疹，也可出现麻疹样及荨麻疹样损害。皮损可有疼痛，肌肉、关节疼痛。

DHS 主要的症状和体征：①持续性发热和皮疹(≥5 日)；②嗜酸性粒细胞增多(≥10×10^9/L)；③肝损害(转氨酶超过正常的 2 倍)；④淋巴结肿大(>2cm)；⑤其他血液学异常；⑥脾大；⑦肌痛、关节痛；⑧咽炎等。

日本药物评估小组于 2007 年制定的诊断标准包括：①用药 3 周后出现斑丘疹；②停用致病药物之后，症状迁延 2 周以上；③体温>38℃；④肝功能异常，谷丙转氨酶(ALT)>100U/L；⑤其他器官受累;⑥白细胞增多;⑦出现异形淋巴细胞;⑧嗜酸性粒细胞增多;⑨淋巴结增大;⑩HHV-6再激活。

人类疱疹病毒与重症药疹的关系越来越受到重视,是否存在HHV-6再激活的情况,被视为诊断典型DHS的必要条件,如只满足前8项诊断标准应暂时拟诊为非典型药物超敏反应综合征。有学者通过对美西律所诱导DHS患者血液标本以及组织标本进行检测,发现HHV-7同样参与到DHS的病程当中,表现为血液中病毒抗体滴度的显著升高以及组织中病毒DNA的检出。既往也曾有单纯疱疹病毒、人类巨细胞病毒以及EB病毒参与DHS发病中的报道。

导致DHS的药物:①抗惊厥药,如苯妥英钠、卡马西平、苯巴比妥、拉莫三嗪;②磺胺药;③米诺环素;④氨苯砜;⑤别嘌醇;⑥金制剂;⑦其他,如环孢素等。

DHS是一种特殊的特应性药物反应,病情严重,病死率为10%。其内脏损害以肝脏损害为主,但也可见肺、肾脏、心脏、肌肉等损害。据文献报道,DHS病程常可出现双峰改变,具体表现为在经免疫抑制类药物治疗一段时间,病情得到控制的好转阶段,患者可再次出现不同表现的病情加重,以内脏器官和组织损伤为主。笔者所见病例中可出现横纹肌溶解,多脏器功能衰竭等表现,病情凶险。双峰反应的原因不明,推测其可能与前期免疫抑制剂的使用降低了对病毒的免疫监视有关,但是否应为避免该反应而尽早结束免疫抑制剂的使用,尚缺乏共识。DHS患者主要死因是由于严重的内脏受累,病死率的高低与停用药物的时间及脏器损伤类型相关。

15. **扁平苔藓样药疹与苔藓样药物反应** 药物是诱发泛发性苔藓样皮疹的最常见原因。二者均可表现为于使用药物之后突然发生的,散在分布于躯干四肢的紫红色,扁平多角形丘疹,斑丘疹及斑块,通常无明显鳞屑,可累及黏膜部分。与扁平苔藓相比,苔藓样药物反应可Whickham纹特征不明显,并且出现湿疹样及银屑病样皮疹。笔者认为,在后者皮损临床苔藓样特征明显时,区分二者实际上缺乏明显意义。病理上,二者都可表现为较为典型的扁平苔藓样改变,出现显著的界面皮炎及苔藓样皮炎改变。苔藓样药物反应少数情况下可出现轻度角化不全,以及淋巴细胞向表皮的移入,表皮海绵水肿,浸润细胞中可见嗜酸性粒细胞。治疗上,二者则差异不明显,通常以系统使用糖皮质激素等免疫抑制药物为主。

16. **其他特殊类型药疹** 某些特定药物与一些皮肤疾病的发生密切相关,其中包括万古霉素所诱发的线状IgA大疱皮病,博来霉素诱发的鞭抽皮炎等,这些疾病多作为独立疾病在各自章节中分别叙述。

【病因】绝大部分药物都可能在部分个体发生药疹,常见引起不同类型药疹的药物如表19-1。

表19-1 引起药疹的常见药物

药疹类型	常见药物
大疱性表皮松解型药疹	苯妥英钠、非甾体抗炎药、别嘌呤醇、磺胺、呋喃妥因、柳氮磺胺吡啶、青霉素、链霉素、阿莫西林、盐酸哌唑嗪、噻苯达唑等
剥脱性皮炎型药疹	青霉素、磺胺、对氨基水杨酸、砷剂、金化合物、汞制剂、异烟肼、氯磺丙舒、酚噻嗪等
多形红斑型药疹	青霉素、氨苄西林、链霉素、磺胺、柳氮磺胺吡啶、四环素、米诺环素、灰黄霉素、酮康唑、苯妥英钠、酚噻嗪、非甾体抗炎药、氨甲喋呤、炔雌醇、可待因、甲氰咪呱、呋塞米、别嘌呤醇等
麻疹型、猩红热型药疹	青霉素、氨苄西林、链霉素、四环素、氯霉素、磺胺、灰黄霉素、氨基水杨酸、抗惊厥药、抗组胺药、氯噻嗪、胰岛素、白消安、酚噻嗪类、砜、硫氧嘧啶、别嘌呤醇等
荨麻疹型药疹	青霉素、氯霉素、链霉素、四环素、磺胺、灰黄霉素、水杨酸盐、酚噻嗪、胰岛素、巴比妥酸盐、吲哚美辛等
固定型药疹	四环素、米诺环素、磺胺、三甲氧苄氨嘧啶、甲硝唑、口服避孕药、巴比妥酸盐、水杨酸盐、非那西汀、酚噻嗪、安替比林、奈普生、氨苯哌酮、甲喹酮、金制剂、奎尼丁等
湿疹型药疹	肿凡纳明、氯丙嗪、异丙嗪、氯噻嗪、水合氯醛、甲丙氨酯、新霉素、青霉素、链霉素、磺胺、庆大霉素、卡那霉素、普鲁卡因、间苯二酚、维生素 B_1、碘化物、氯磺丙脲、甲苯磺丁脲、氨茶碱等
紫癜型药疹	抗生素类、巴比妥类、非甾体抗炎药、利尿药、奎宁等
痤疮型药疹	皮质激素、口服避孕药、雄激素、苯妥英钠、异烟肼、氟哌啶醇等
脓疱型药疹	大环内酯抗生素、β-内酰胺抗生素、某些生物制剂如粒细胞、巨噬细胞集落刺激因子等

以中药为代表的天然草药,矿石类等药物所引起的药物反应以及药物疹等皮肤反应长期以来并没有得到应有的重视。事实上,中药成分极其复杂,除部分药物如朱砂、雄黄、砒霜等直接含有毒性成分之外,由于每种中药成分均含有极为复杂的化学成分,而多种单方混合加工时,期间所发生的复杂化学变化难以预知,很多情况下不能避免产生有毒成分。目前,由于绝大部分中草药和中成药均缺乏临床药理及毒理学研究,因此中药引起的药疹应当引起重视。

在一次对于中国人群 1 952 次严重过敏的大样本研究中,皮肤黏膜为最常见受累器官。而中药成为导致严重过敏的药物类因素中诱发过敏性休克的重要原因。在常规认识中,活血类药物如红花、丹参等,以及含有异种动物蛋白的药物如蜈蚣、全蝎、斑蝥等容易诱发药疹,实际上,由于具备对于上述药物的认识与警惕,加之药物加工过程中蛋白成分的变性,所诱发的药物疹往往能被预防,而中药注射液及中成药往往成为导致药疹的重要原因。其中鱼腥草、穿心莲、柴胡、葛根、板蓝根、清开灵注射液为常引发药疹的注射类药物。由于中药成分极其复杂,事实上要确定某种方剂具体的致敏成分往往不可能做到。

一般认为药疹的发生主要是通过免疫反应和非免疫反应两种机制引起的。

1. 免疫性药物反应　包括各型变态反应、肉芽肿反应和光敏反应。

(1) Ⅰ型变态反应:即 IgE 依赖性速发性药物反应,包括荨麻疹、血管性水肿、某些湿疹性皮炎及过敏性休克。常见于青霉素、头孢类及生物制剂等。

(2) Ⅱ型变态反应:即细胞毒性药物诱导的反应。抗原特异性 IgG 或 IgM 抗体与进入细胞膜的药物抗原相互作用,在补体的作用下引起溶血性贫血或血小板减少性紫癜。

(3) Ⅲ型变态反应:即免疫复合物介导的药物反应。药物抗原与特异性 IgG 或 IgM 抗体形成循环免疫复合物沉积于组织,活化补体系统引起的组织损伤称为血清病样反应,包括发热、关节炎、肾炎、神经炎、水肿和荨麻疹等。部分药热、血管炎可能涉及此型反应。

(4) Ⅳ型变态反应:即细胞介导的药物反应。经抗原刺激而致敏的 T 淋巴细胞再遇抗原或和抗原附着的细胞接触时,致敏淋巴细胞大量分化繁殖并释放具有生物活性的淋巴活素(lymphokine),包括细胞毒因子、巨噬细胞移行抑制因子、皮肤炎症因子、转移因子、趋化因子及细胞分裂因子等,引起组织损伤。属于Ⅳ型的疾病有药物接触性皮炎、剥脱性皮炎、大疱性表皮坏死型及湿疹型药疹等。移植排斥反应、结核菌素试验及麻风菌素试验也是Ⅳ型反应。

2. 非免疫性药物反应　是药物效应途径的非免疫性活化、过量、积蓄毒性、代谢变化等发生的药疹,无免疫系统参与,其可能发生机制如下:

(1) 效应途径的非免疫性活化:一些药物反应在临床上酷似变态反应,但其为非抗体依赖性,如某些药物(如阿司匹林、多黏菌素 B 等)可通过直接导致肥大细胞释放炎症介质引起荨麻疹和血管性水肿;造影剂可能启动补体依赖性效应途径而引起荨麻疹反应;在花生四烯酸代谢异常或合并肥大细胞活化异常的个体,某些药物(如阿司匹林等非甾体抗炎药)可通过抑制环氧化酶而导致白三烯(LT)生成过多,引起炎性反应。

(2) 药物过量:用药剂量过大引起的药疹称为中毒性药疹,常表现为一种增强的药理作用,此种情况以老年人和肝、肾功能不良者多见。

(3) 累积毒性:有些药物排泄较慢或者药物剂量不大,但用药时间过久可造成药物在体内及皮肤中累积过多而诱发药疹,如碘化物、溴化物引起的痤疮型药疹,其发生机制仍未明确。

(4) 药物相互作用:可通过三种机制引起药疹:①药物竞争相同的血浆蛋白结合部位,如保泰松、阿司匹林可从结合部位上取代香豆素导致出血;②药物刺激或抑制自身降解有关的代谢酶或其他药物的代谢酶;③一种药物干扰另一种药物的排泄,如丙磺舒可减少青霉素在肾脏的排泄。

(5) 光变态反应:某些药物吸收后经光线的作用转变成抗原,引起变态反应而发生药疹。大多数光敏药物的作用光谱为 UVA,氯丙嗪、硫利达嗪、磺胺、磺酰脲类和噻嗪类既可引起光变应性反应药疹,又可导致光毒性反应。

3. 影响因素

(1) 分子特性:免疫原性分子的分子量必须大于 1 000,某些大分子药物(如血清、疫苗及生物制品等)本身就具有完全抗原的作用,而多数药物分子量较小,只能作为半抗原,需在机体内和大分子载体如蛋白质、多糖或多肽等通过共价键结合后成为完全抗原后才能激发免疫反应。

(2) 用药途径:皮肤外用抗原易诱导迟发性过敏反应,而口服和鼻腔用药易刺激 IgA、IgE 和 IgM 的产生。一些抗原外用于皮肤上易于致敏,口服或黏膜表面应用则否。

(3) 个体代谢变异:代谢途径的个体变异可影响药物反应中间产物的生成或清除,后者能共价结合于细胞大分子,导致细胞死亡或引起继发性免疫反应。苯妥英钠超敏反应综合征伴有环氧化物水解酶的遗传性缺陷,此酶可分解芳基胺,降低其免疫原性;N-乙酰转移酶使药物乙酰化,而乙酰化速度由遗传决定。

(4) 免疫遗传能力:近交系动物研究证实对不同抗原的免疫反应受遗传控制,差异极大。临床观察结果表明遗传控制可在药物反应中起一定的作用,过敏反应较常见于特应性个体;女性过敏反应发生率比男性约高 35%。遗传易感性对药疹发生的影响已经得到学界的明确关注,其中多个易感性基因与药疹的关系已较为明确。*HLA-B * 1502* 与卡马西平所诱发的 SJS 及 TEN 等重症药疹关系密切,在该类药物疹患者人群中的检出率明显高于健康人群,表明此易感基因是诱发重症药疹的重要因素,其他包括 *HLA-Cw * 0801*,*HLA-DRBA * 1201*,*HLA-A * 1101* 等也与卡马西平所诱发的重症药疹具有一定相关性。

HLA-B5701 被认为与用于治疗 HIV 感染的药物阿巴卡韦相关药疹密切相关,但是由于 HIV 感染本身即增高药疹发生的可能性,因此遗传易感性尚不能被认为诱发药物疹的唯一因素。HLA-B5801 在别嘌呤醇治疗痛风所诱发的重症药疹(SJS,TEN,DHS 等)中起到了重要作用,其他致病基因尚且包括 *HLA-CW * 0302* 和 *HLA-A * 3303*。奥西康引起的 TEN 与 *HLA-A2*,*HLA-B12* 的变异有关,磺胺类药物引起的 TEN 与 *HLA-A29*,*HLA-B12*,*HLA-DR7* 的特异性相关联。HIV 感染患者中,*HLA-DRB * 01* 与非核苷类反转录酶抑制剂奈韦拉平和依非韦伦诱导的皮肤药物不良反应有关。苯并噻嗪类药物诱发的 TEN 与 *HLA-A * 2*、*HLA-B * 12* 相关。但是,首先遗传易感性并非诱发药疹的单一因素。其次,遗传易感性在不同药物,不同人群中所起的影响也不尽相同。例如,*HLA-B * 1502* 相关的卡马西平药疹,仅以东南亚地区,台湾地区部分人群为显著;但 *HLA-B5701* 与阿巴卡韦所诱发药疹之间则表现出高度特异性与敏感性,其阳性结果作为一个独立危险因素,在不同人群与种族之间是一致的。因此,遗传敏感性是影响药疹发生的一个重要因素,可以作为某些敏感药物用药之前的筛查,以降低药疹发生率,但其结果及应用必须结合具体药物及基因进行个体化判断。

(5) 年龄:药物诱导免疫反应的形成能力在不同年龄个体也存在差异,婴儿和老年人药物过敏发生率明显降低。

(6) 感染:越来越多的研究显示,病毒感染在药疹的发生,演进以及对预后起到了重要的影响。HHV-6,HHV-7 在 DHS 等重症药疹中的作用已经得到了认识,而其他类型病毒,尤其以人疱疹病毒系列为显著,也在其他的药疹发生中起到重要的作用。有学者提出病毒介导的免疫失调,认为 EBV、HHV-6、HCV 等病毒是药疹的触发因素或加速因子,这些病毒感染引起的免疫反应,不仅帮助消除病毒,也为药疹的发生或发展创造有利条件。甚至有观点认为,部分重症药疹实质上是由药物所诱发的一种重型的病毒活化反应。在 AIDS 患者群体中,重症药疹的发生率远高于一般人群。药疹患者的血清中,EBV 特异性 IgG 抗体及病毒 DNA 水平均较正常人群水平偏高。有研究观察,在 EBV 引发的传染性单核细胞增多症患者使用氨苄西林后,全部发生了皮疹;患者在 CMV 感染期服用特比萘芬,容易发生药疹,而在非急性感染期服用却是安全的。

【诊断】 药疹的诊断可依据:①有明确服药史;②有一定的潜伏期;③除固定型药疹外,皮损多对称分布,颜色鲜红;④瘙痒明显,部分药疹如 SJS 及中毒性表皮坏死松解症等可伴有明显的皮肤疼痛;⑤排除与皮损相似的其他皮肤病及发疹性传染病。如患者服用两种以上的药物,准确判断致敏药物将更为困难,应根据患者过去服药史、有无药疹史、此次用药与发病的关系以及所发疹型最常由何种药物引起等加以分析。

值得注意的是,目前部分食物与药物已很难区分,因某种原因驱使食物中添加药物的案例已经无法统计,方洪元教授曾观察到一位患者每次吃同一种"涮锅"后出现典型的固定药疹。

关于药物的实验室诊断,即在体外检查患者的致敏药物,目前方法虽多,但尚无比较确切、可靠的方法。很多药物属于半抗原,需在体内与某种载体蛋白结合后或代谢后形成全抗原,甚至包括个体因素、外界物理因素、药物相互作用等,这一极为复杂的过程在体外难以形成。由于上述原因,在临床上未能普遍应用,还需进一步研究。

由于在一些地区及人群中存在滥用药物的情况,并且慢性病患者在出现药疹时往往需要对多种常规治疗用药进行筛选和甄别,因此临床上药疹患者在诊断时需要面对多种可疑药物的分析筛选,这可能关系到后期致敏药物的规避,以及在药疹治疗过程中治疗用药的选择。

Naranjo 评分(表 19-2)与 ALDEN 评分(表 19-3)为临床中对致敏药物进行推断常用的方法,其多用于对重症药疹如 SJS、TEN 和药物超敏反应综合征等进行可疑致敏药物的分析,同时其对其他类型可以致敏药物的筛查和甄别也具有相当的价值。

表 19-2　Naranjo 评分标准

指　标	Naranjo 评分(分)		
	是	否	不知
以前有无关于此种不良反应确定的研究报告?	+1	0	0
此种不良反应是否发生于服药之后?	+2	−1	0
当停药或服用此药之解药,不良反应是否减轻?	+1	0	0
停药一段时间再重新服用此药,同样的不良反应是否再度发生?	+2	−1	0
有没有其他原因(此药物以外)可以引起同样的不良反应?	−1	+2	0
当给予安慰剂时,此项不良反应是否会再度发生?	−1	+1	0
此药物的血中浓度是否达到中毒剂量?	+1	0	0
对此患者而言,药物剂量与不良反应的程度是否呈正向关系?	+1	0	0
患者过去对同样或类似药物是否也产生同样的不良反应?	+1	0	0
此项不良反应有无客观的证据证明是药品所引起?	+1	0	0

注:Naranjo 评分判定结果分为四级:不可能(≤0 分);可能(1~4 分);极有可能(5~8 分);确定(≥9 分)

表 19-3　ALDEN 评分标准

指标 ALDEN	ALDEN 评分细则	ALDEN 评分
开始使用药物日期到线索日之间相隔的时间	5~28 日	+3
	29~56 日	+2
	1~4 日	+1
	>56 日	−1
	线索日当日或之后才开始使用药物	−3
	过去曾经使用过相同药物且发生过敏反应时:1~4 日(+3);5~56 日(+1)	
评估在线索日内时药物是否仍存在体内	在线索日时药物仍持续使用,或药物停用时间点和线索日之间相隔的时间小于药物半衰期的 5 倍	0
	药物停用时间点和线索日之间相隔的时间大于药物半衰期的 5 倍,但患者有肝/肾功能异常或怀疑有药物相互作用存在	−1
	药物停用时间点和线索日之间相隔的时间大于药物半衰期的五倍,并且患者无肝/肾功能异常和药物相互作用存在	−3

续表

指标 ALDEN	ALDEN 评分细则	ALDEN 评分
再度重新使用相同药物/过去曾经使用同一成分或类似药物的反应情况	再度重新使用相同药物引起 SJS/TEN	+4
	再度重新使用类似药物引起 SJS/TEN，或再度重新使用相同药物引起其他非 SJS/TEN 的过敏反应	+2
	再度重新使用类似药物引起其他非 SJS/TEN 的过敏反应	+1
	过去从未使用相同药物	0
	过去曾经使用相同或类似药物但无过敏反应发生	−2
在 SJS/TEN 进展过程中，是否仍持续使用该药物	停药或不清楚	0
	仍持续使用该药未造成症状恶化	−2
该药物在过往历史中的恶名度	高风险药物	+3
	风险已确定但属于低风险药物	+2
	监视中的药物	+1
	未知	0
	无相关性证据的药物	−1
可疑药物不只一个	若可疑药物不只一个，只要其中一个药物前 5 项加和的总分大于正 3 分（不含 3 分），则所有其他可疑药物的分数皆要扣 1 分后才是最后的总分	−1

注：ALDEN 评分判定结果分为五级：极不可能（<0 分）；不可能（0~1 分）；可能（2~3 分）；极有可能（4~5 分）；非常极有可能（≥6 分）

以上分析评分手段可以辅助临床医师对于可以致敏药物进行筛查。国外对于部分药疹患者，在确定致敏药物中往往采取口服激发试验，但该实验存在一定的危险性，有可能发生严重的过敏性休克或者诱发病情加重升级，存在医疗风险，故应当慎重使用。

【病理改变】 由于药疹临床表现多种多样，故不同药疹的病理形态也不尽相同，可见几乎所有炎性皮肤病变可能出现的病理改变。一般情况下，湿疹样药疹往往会出现比较明显的角化过度与角化不全结构，并出现表皮的海绵水肿与炎细胞移入，药物型扁平苔藓与苔藓样药物反应则可出现扁平苔藓典型的界面皮炎改变与苔藓样炎症细胞浸润，表皮内可见到角化不良细胞，但不同于扁平苔藓会出现部分的角化不全改变，颗粒层增厚往往不明显（图 19-31）。

红斑狼疮样药疹会出现狼疮样的基底细胞液化变性与附属器周围炎症细胞浸润。紫癜样药疹可出现真皮浅层的血管外红细胞外溢与含铁血黄素沉着。荨麻疹型药疹可以出现与荨麻疹相似的真皮浅层水肿改变，血清病型药疹则可表现出白细胞碎裂性血管炎的病理变化。多形红斑型药疹以及中毒性表皮坏死松解症型药疹，都可以出现明显的角朊细胞坏死，有时出现明显的卫星状细胞坏死（图 19-32）。严重时或出现表皮广泛的坏死改变，而此时真皮炎症细胞浸润往往较为轻微，可见或不见嗜酸性粒细胞浸润。

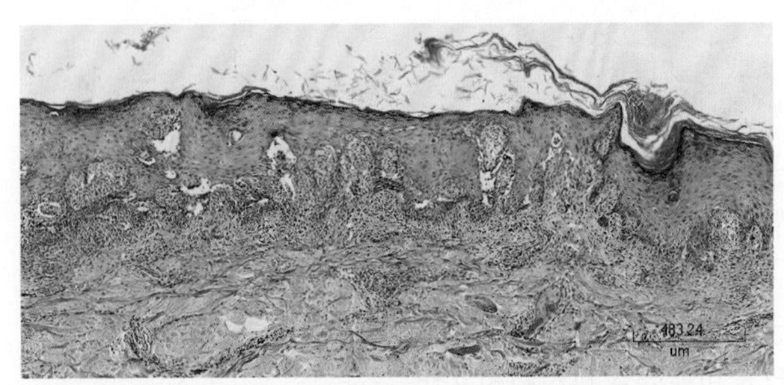

图 19-31　苔藓样药物皮炎病理

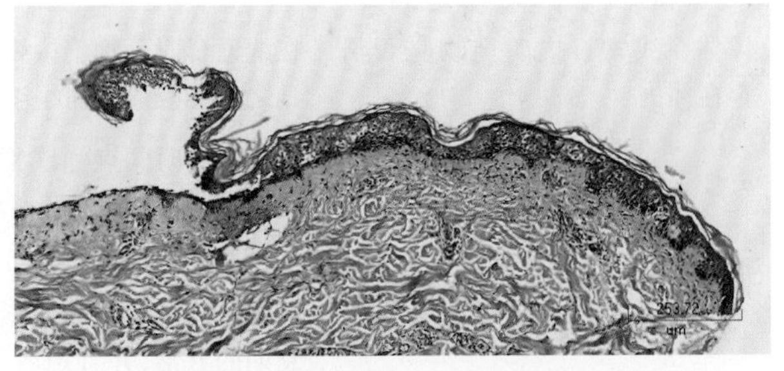

图 19-32　中毒性表皮坏死松解症病理

败血症患者可有玫瑰点、红色斑块、多形红斑样或血栓性损害，也可有紫癜性、荨麻疹样、麻疹或猩红热样红斑；细菌性心内膜炎患者常有瘀点，有时有红斑或结节性红斑；风湿热患者可有瘀点、风疹块、多形红斑或结节红斑性损害，或有风湿性结节。因此，毒性红斑这一名称极含糊不清，如果是某病的表现，可称为症状性红斑（erythema symptomatica）。

出疹性红斑（exanthematous erythema）多出现于病毒感染性的疾病如幼儿急疹、传染性红斑、麻疹及风疹等。某些细菌感染也能引起出疹（exanthemas），例如猩红热、波状热及流行性关节性红斑（一种鼠咬热）。

红斑及荨麻疹红斑是限局或广泛仅是一种皮肤表现，按病因或皮疹形态而有不同的病名，现在还不完全统一。部分统一的疾病将在有关章节分别论述。

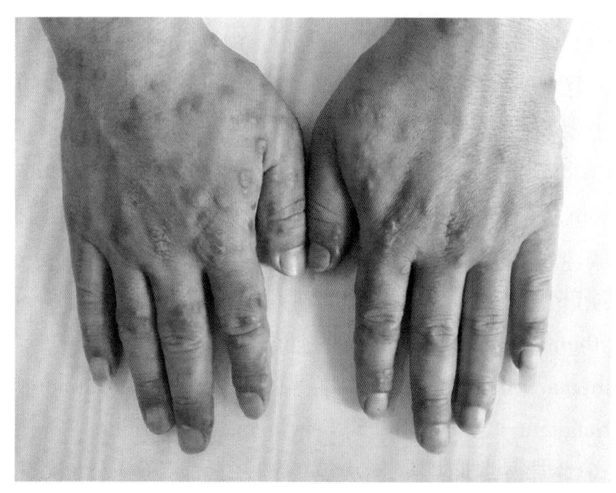

图 20-1　多形红斑（一）

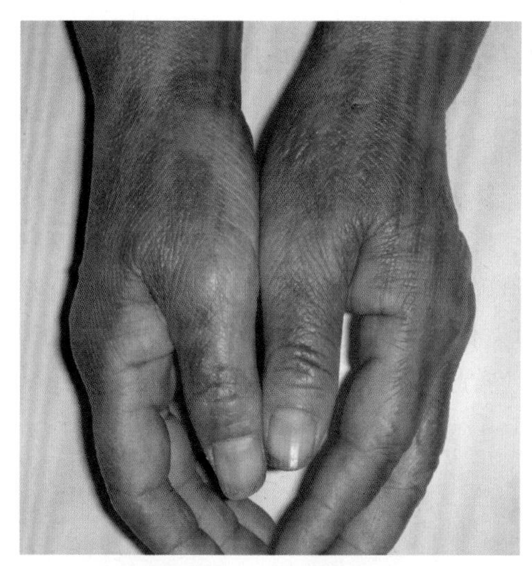

图 20-2　多形红斑（二）

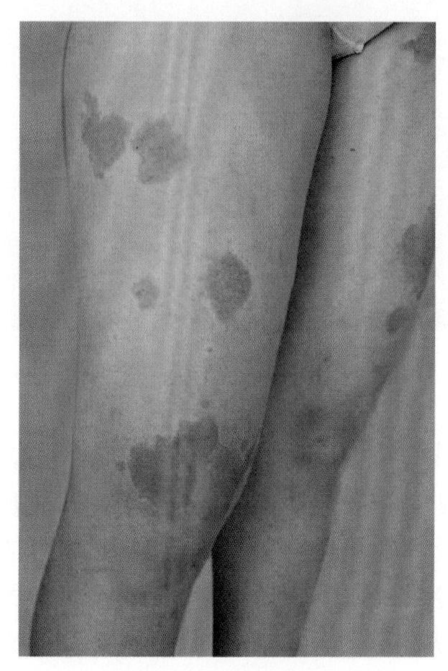

图 20-3　多形红斑（三）

多形红斑（erythema multiforme）

多形红斑是形态及大小不定的红色皮疹，通常是紫红或深红色斑疹或丘疹，也常有水疱或大疱，有时有结节或紫癜等损害。这些急性损害的组织内有较多的渗出液，因此多形红斑又称为渗出性多形红斑（erythema multiforme exudativum）。

多形红斑的病因往往不明，有人称为海伯拉（Hebra）型或特发型，许多因素可能与该病的发病相关，包括感染、药物、妊娠、内脏疾病、物理因素和放射治疗等。其中最常见的因素为单纯疱疹病毒（HSV）或肺炎支原体感染，其次为由药物诱发如磺胺类、非甾体抗炎药和青霉素类。其他少见的感染病原菌有 EB 病毒、丙型肝炎病毒、流感病毒、组织胞浆菌、念珠菌。最严重的大疱性多形红斑又称为 Stevens-Johnson 综合征（Stevens-Johnson syndrome）或恶性大疱性红斑，下文单独叙述。

【症状】 多形红斑患者发病前常有前驱症状，包括畏寒、头痛、关节及肌肉酸痛、发热等不适，即将发生皮损的部位瘙痒及烧灼感。皮疹多形性，靶形皮疹是多形红斑最具特征的皮疹。初起皮损往往是形式不定的暗红或紫红色皮疹，迅速出现，往往对称出现于面部、颈部、前臂、小腿及手足的背侧（图 20-1～图 20-3）；有时，口腔及鼻黏膜和结膜也发生损害。患者可有轻微发热、关节肌肉酸痛或上呼吸道感染症状，有的先有上呼吸道感染或单纯疱疹。经过 2～3 周或 1 个多月后，皮损往往完全消退，不留痕迹，或有暂时的鳞屑及色素沉着。以后，每年可多次复发，尤其在春季及秋季容易复发，有的经过多年才停止复发。

多形红斑皮疹的形态多样，常以其中 1~2 种较显著，一般无或只有轻微的痒感，如有荨麻疹性表现即常有剧痒。最常见的是斑丘疹，有些患者的主要皮损是红斑或丘疹，可称为斑疹性红斑（erythema maculosum）或丘疹性红斑（erythema papulosum），往往先发生于手足部位，而向前臂及小腿发展。多数患者有边缘清楚和水肿的红色斑丘疹或顶部扁平的红丘疹，有时较大而成结节性红斑（erythema tuberculosum），或是间杂着风团性红斑（erythema urticatum）、出血性红斑（erythema haemorrhagicum）、紫癜性红斑（erythema purpuricum）。红斑性损害常向四周扩大，中央往往消退而成环状红斑（erythema annulare），相邻的环状红斑互相结合时就称为回状红斑（erythema gyratum）或图状红斑（erythema figuratum），有的并发结节性红斑。

有些患者以水疱性红斑（erythema vesiculosum）或大疱性红斑（erythema bullosum）为主要皮损，分散成群，多半发生于手部足部，发生于黏膜的疱膜容易破裂而糜烂。

虹膜红斑（erythema iris）是特有的一种表现，往往出现于腕部、踝部及手背上。损害是圆形红斑，中央有较暗的紫红色圆斑而像"猫眼"；中央紫红斑处常起大疱，又被称为虹膜疱疹（herpes iris）（图 20-4）。

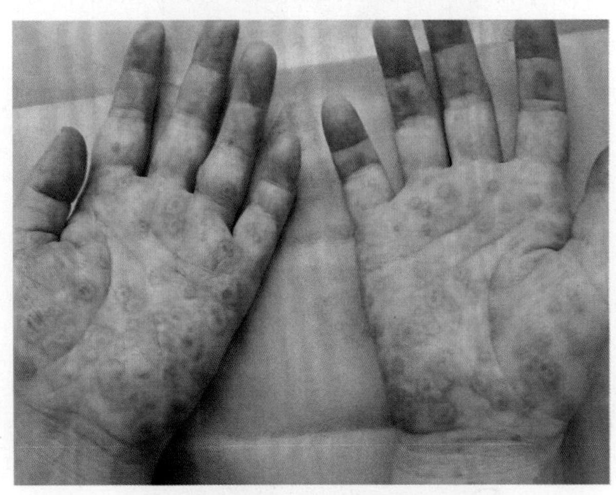

图 20-4 虹膜红斑

【病因】关于多形红斑的机制还不太明了，一般认为是变态反应性疾病。研究表明，免疫复合物的形成及其在皮肤微血管系统的沉积可能在多形红斑的发病中起作用，在真皮上层血管周围可见 C3、IgM 及纤维蛋白沉积。血清的补体水平往往正常，而有的患者疱液中某些补体减少。对于由 HSV 感染引起的 EM，聚合酶 DNA、*pol* 基因等在角质形成细胞中的表达，可激活特异性 $CD4^+$ T 细胞 1（Th1）细胞，产生效应细胞因子如干扰素 γ（IFN-γ）和 E-钙黏素等，扩大炎症反应，导致 EM 的病理改变。

患者多半是儿童及青年，容易复发，尤其在单纯疱疹感染后常可复发，Kamieroski 应用 Raji 细胞放射免疫法检测感染单纯疱疹病毒（HSV）后发生多形红斑的患者血清中 HSV 抗原，结果含 IgM 免疫复合物占 45%，含 IgA、IgG 者各占 30%，含 C3 占 75%，其免疫复合物内含有 HSV 抗原及 HSV 抗体，并指出抗原为病毒产物，而非完整的病毒颗粒。可能是皮肤血管对于体内潜在的病毒产物、链球菌及其产物、结核病灶、肺炎支原体等感染所发生的过敏反应，但很多患者无任何感染或未发现感染病灶。

药物如水杨酸盐类、巴比妥类、磺胺类、溴化物、奎宁等常引起多形红斑型药疹。

体内疾病如风湿热、恶性肿瘤、胃肠疾病、系统性红斑狼疮、结节性多动脉炎、类肉瘤病等可伴发多形红斑。

妊娠妇女尤其在妊娠后半期容易发生多形红斑，产后可逐渐消失。子宫有某种疾病或胎儿在子宫内死亡时皮肤也可发生多形红斑。

约 50%的多形红斑无可疑的诱因。

【组织病理】多形红斑有各种不同的皮疹，组织病理变化也不相同。某些患者的主要组织变化在真皮内，有些患者的真皮表皮都有明显变化，而另一些患者的表皮组织变化较大。

真皮型：斑疹型及红斑型有显著的真皮变化。血管周围有显著的单核性细胞浸润，混杂着一些嗜酸性及中性粒细胞。真皮乳头水肿，水肿剧烈时，成为表皮下水疱或大疱，疱液内含有一些白细胞，还有构成网状的纤维蛋白。如有大疱，表皮及 PAS 阳性基底膜带可形成大疱的顶部。

真皮表皮混合型：此型最常见。在丘疹性、斑块样及虹膜红斑性损害内，表皮及真皮都有显著的变化。表皮的角质形成细胞发生坏死，有的细胞无核或核凝缩，胞质染色较红。细胞间及细胞内水肿，可形成表皮内水疱。基底细胞液化变性，伴有灶性表皮坏死，可形成表皮下水疱或大疱。真皮上部及血管周围有淋巴细胞浸润，有时浸润可侵入表皮内。真皮浅部常有外渗的红细胞，并有水肿，胶原纤维及纤维束疏松排列。嗜酸性粒细胞不常见，中性粒细胞、核尘及血管炎的其他变化都不存在。

表皮型：成群的表皮细胞胞质较红，真皮的浅血管周围只有轻度单核细胞浸润。严重时，基底细胞明显的液化变性，可使表皮和真皮分离。有时，表皮内出现裂隙而和中毒性表皮坏死松解症的组织变化相同。

【鉴别】 多形红斑有多种临床表现，要和多种皮肤病区别，特别要和多形红斑型药疹鉴别，后者多为泛发性。

斑丘疹性损害要和梅毒性斑丘疹，特别要和荨麻疹及麻疹、风疹等疾病区别。

环状损害可被误认为玫瑰糠疹及体癣。

水疱性及大疱性损害往往难和天疱疮、大疱性类天疱疮、疱疹样皮炎及药疹区别，有时要和水痘、大疱性接触性皮炎、妊娠疱疹及中毒性表皮坏死松解症等病鉴别。

【治疗】 多形红斑常在数周内消失，但容易复发。复发原因不明确，但为防止复发，应尽量消除诱使复发的可疑因素，如病灶感染等。用药要注意，特别是容易引起多形红斑的药物如镇痛催眠剂、磺胺药等应该慎用或避用，以免复发或交叉敏感。

泼尼松等糖皮质激素类可迅速减轻症状。抗组胺药、氨苯砜及维生素 C 常被应用。沙利度胺(酞咪哌啶酮)可口服 100~200mg/d，禁用于妊娠妇女以免引起畸胎。

外用药包括糖皮质激素制剂及炉甘石洗剂等。口腔黏膜糜烂时，可以常用硼酸溶液漱口，涂擦每 30ml 含四环素 250mg 的混悬液。饭前喷涂 1%~2%丁卡因或 2%~5%利多卡因溶液可以减轻或消除进食时的疼痛。

许多与疱疹相关的多形红斑患者，长期口服阿昔洛韦 400mg，每日 2 次，可以防止复发。

持久性色素异常性红斑
(erythema dyschromicum perstans)

本病为一种少见的慢性色素异常性皮肤病，皮肤呈奇形怪状的灰色或略紫红的色素斑，有时夹杂色素减少斑，又称为灰皮病(ashy dermatosis)。

【症状】 皮损呈圆形、卵圆形、多环形或不规则形，边界清楚。边缘较红而如红线，不隆起或略隆起，逐渐扩展(图 20-5，图 20-6)，在数周或数月内褪色，而灰色斑片可持续 1~2 年。皮损无自觉症状或仅轻微发痒。

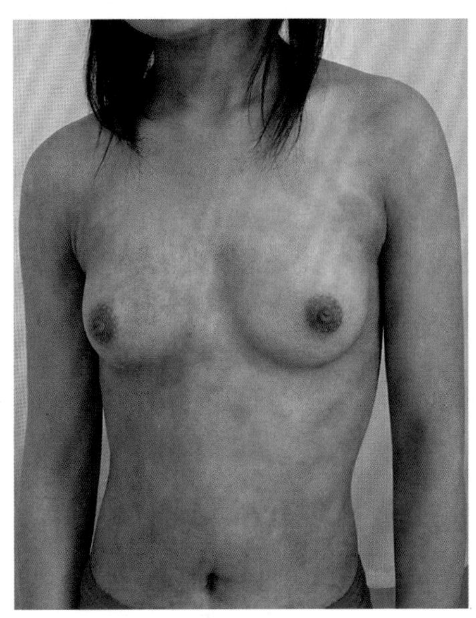

图 20-5 持久性色素异常性红斑(一)

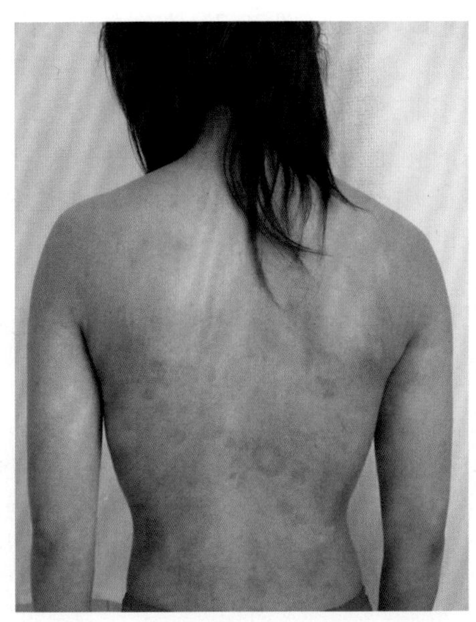

图 20-6 持久性色素异常性红斑(二)

【病因】 本病可发生于任何年龄，但以青壮年居多，女性多于男性。病因不明。Polijacki 等提出可能与摄入硝酸铵类、氯化钴过敏、炎症后色素沉着及环境污染有关。有的可能与日光、虫咬或瑞尔(Riehl)黑变病有关。Techen 认为在本病活动期具有苔藓样反应，导致色素失禁，可能与色素性扁平苔藓为同一或相关疾病。

【组织病理】 组织变化是棘细胞发生空泡性变性。在红色线状边缘处，基底层发生液化变性并有色素失禁现象。灰色皮损的表皮缺乏黑色素。真皮的乳头层水肿，毛细血管周围有淋巴细胞、噬黑素细胞及组织细胞浸润。

【鉴别】本病应与特发性多发性斑状色素沉着症、色素性玫瑰糠疹、离心性环状红斑和固定性药疹相鉴别。特发性多发性斑状色素沉着症为多发性色素斑，不出现红斑性皮肤损害。色素性玫瑰糠疹初起时为玫瑰色红斑，后发展为无数散在分布的粟粒至蚕豆大的淡褐色至黑褐色色素沉着斑，主要分布在躯干和四肢近端，与皮纹走向一致。离心性环状红斑为淡红色扁平丘疹，离心性向外扩大，皮疹中央消退后无灰蓝色色素沉着。固定性药疹表现为圆形或椭圆形斑疹，严重者形成水疱或溃疡，皮疹局限，可在同一部位反复发作。

【治疗】本病无特效疗法，可自然痊愈。

回状单纯红斑
(erythema simplex gyratum)

回状单纯红斑是不规则的环状或回旋的淡红或鲜红色线状红斑（图 20-7）；在红色线环内，皮肤大致正常。皮损的范围不定，多半发生于四肢，很少发生于面部、头部及掌跖部位。患者大多为 20 岁左右的青年，无自觉症状或轻度瘙痒。皮疹于 1~2 日最迟 7~8 日消退，消退后不留痕迹，但新疹可陆续出现，病程延续数月至数年。

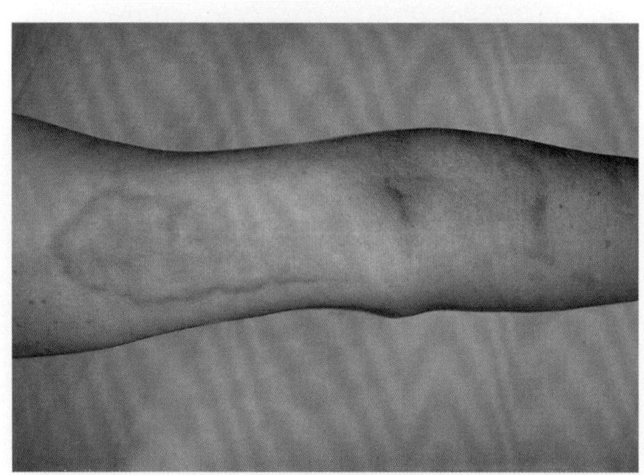

图 20-7 回状单纯红斑

本病原因不明，食物、药物、昆虫叮咬、月经失调或胃肠障碍可和本病有关。

组织病理：真皮乳头部血管扩张，有少量淋巴细胞浸润。

离心性环状红斑
(erythema annulare centrifugum, EAC)

离心性环状红斑是一种原因不明慢性反复发作的环状红斑性皮肤病，常并发其他疾病。目前 EAC 渐渐成为一种排他诊断。

【症状】表现为大小不定的环状及回状损害，初起时是丘疹，以后逐渐扩大，中央消退而成环状，边缘隆起，呈淡红或淡黄色。相邻皮损可互相融合成花边形、弧形、多环形或回形（图 20-8，图 20-9）；有时，中央部位出现新皮损，又逐渐向外扩展，因而成为同心环状。损害多半发生于躯干，形态不断改变，有的还有一些瘀点、毛细管扩张或少量鳞屑；患者一般无症状，或轻微发痒，本病可持续数周后消退，遗留暂时的色素沉着。

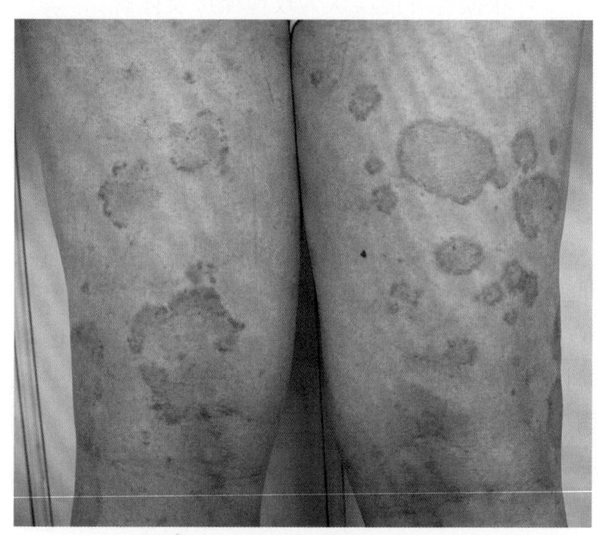

图 20-8 离心性环状红斑（一）

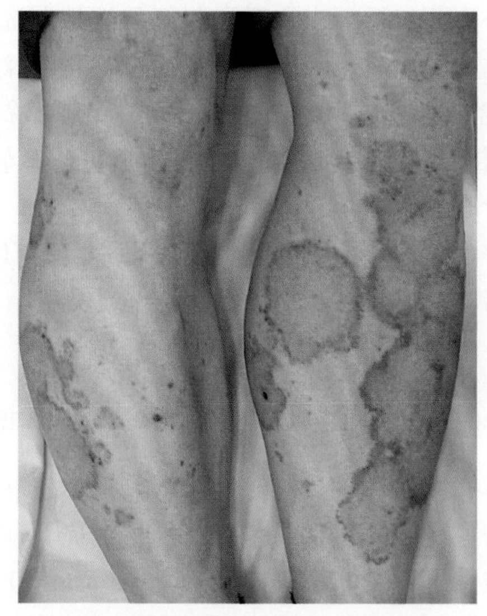

图 20-9 离心性环状红斑（二）

【病因】本病病因不明。有推断可能是对多种抗原的一种“超敏反应”。该病与感染因素有关，有人认为本病是真菌、病毒、细菌、寄生虫引起的变态反应，或与扁虱叮咬有关。也有人认为是某些药物过敏。少数患者伴有痤疮样皮炎或体内癌瘤。大部分EAC患者找不到基础疾病，也无法证明与本病的关系，不能确定复发与病程持续相关的特异性抗原。

【治疗】 治疗包括病因治疗，对症治疗。局部可外用糖皮质激素，口服抗组胺药物等。可试用氨苯砜治疗。

匐行性回状红斑
（erythema gyratum repens，EGR）

匐行性回状红斑是一种奇异形、变化无常的红斑症，多数患者合并内脏肿瘤，为一种副肿瘤性皮肤病。

【症状】 初起皮损呈红色斑丘疹，逐渐扩展成环形，环内陆续发生新皮损，环状红斑发展较快，每日超过1cm，并逐渐形成鲜红或紫红色同心环，彼此往往衔接，于是皮损成脑回状、图案状或波浪形等形态，广泛分布于躯干等处，引起轻微的痒感。皮损边缘可略隆起而内缘常有菲薄鳞屑，边扩展，边消退，因而皮损形态不断地变化甚至每日不同，消退处可遗留色素沉着。

【病因】 本病和体内恶性肿瘤有关，最常见的是支气管癌，其次是乳癌、咽癌、肺癌或卵巢癌等。有文献报告，约82%的EGR患者发现合并恶性肿瘤，且多数患者的皮损会先于肿瘤出现，平均提前4~9个月。目前具有代表性的假说是EGR为一种免疫反应，肿瘤抗原与皮肤抗原存在交叉反应。在一些患者中直接免疫荧光显示在皮肤基底膜带可见IgG和C3沉积，同时在相关肿瘤中也可见相似沉积，但至今尚未找到引起皮损的这种抗原。虽然目前普遍认为EGR是副肿瘤皮肤病的典型临床表现，但仍有一些非肿瘤疾患出现EGR，如结核、干燥综合征、类风湿关节炎、妊娠等。

【组织病理】 表皮轻度角化过度、灶性角化不全，棘细胞层有中度海绵水肿，真皮血管周围有轻度淋巴细胞浸润，可见嗜酸性粒细胞。皮肤的基底膜带有IgG及C3、C4沉积。

【实验室检查】 血液嗜酸性粒细胞增多。

【治疗】 对于EGR的治疗主要取决于其基础疾病，肿瘤相关者切除肿瘤或对肿瘤进行治疗后本病即可自然痊愈；非肿瘤相关者可给予糖皮质激素、抗组胺药物等。

新生儿毒性红斑
（erythema toxicum neonatorum）

新生儿毒性红斑多发生在健康、足月的新生儿，通常发生在出生后3~4日内。

【症状】 表现为多发的粟粒或米粒大的红斑、丘疹和或脓疱，广泛分布于躯干等处。掌跖不受累。（图20-10，图20-11），常有大片的红斑而无任何全身症状。经过7~10日后可自愈。

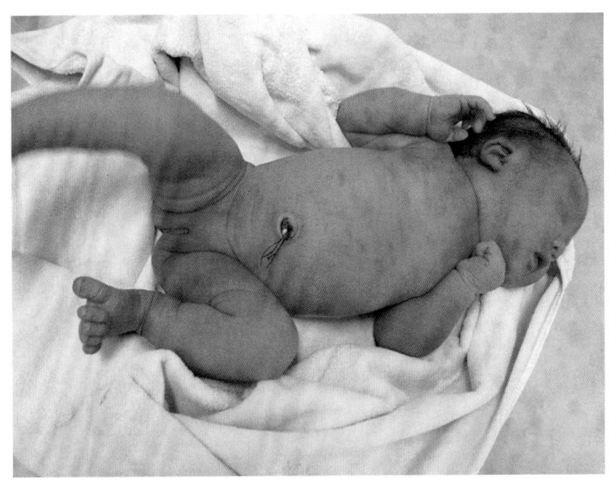

图20-10　新生儿毒性红斑（一）

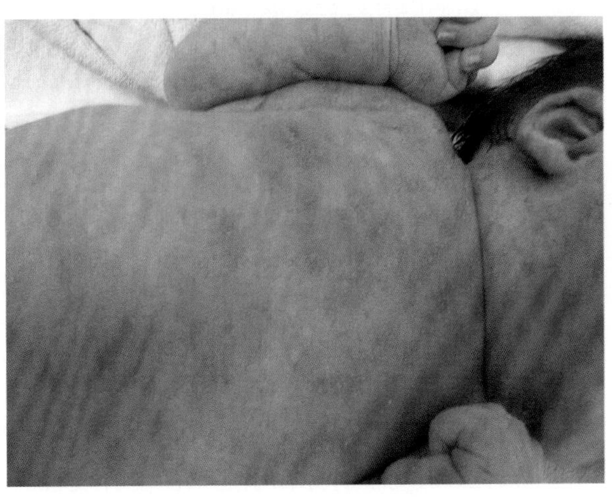

图20-11　新生儿毒性红斑（二）

【病因】 病因不明，可能为外界刺激引起的非特异性反应，或母体某些抗原物质所致的变态反应。有人怀疑为病毒性感染，但不能证实。

【组织病理】 组织内有大量嗜酸性粒细胞，充满嗜伊红细胞的脓疱存在于毛囊部位；在丘疹及红斑性损害的组织内，仅真皮上部的血管周围有少数嗜酸性粒细胞。脓疱内有大量嗜酸性粒细胞而不是中性粒细胞，因而和脓疱疮及脓疱性痱子不同。

【治疗】 外用炉甘石洗剂，本病可自愈。

猩红热样红斑
(scarlatiniform erythema)

猩红热样红斑为一种急性全身性红斑，发疹前常有发热、咽痛等前驱症状。

【症状】 猩红热样红斑发疹以全身弥漫性沙皮样丘疹为临床特征，以真皮浅层毛细血管扩张、充血为病理基础，往往突然出现，细小密集，鲜红色，发展快，常弥漫全身，呈大片鲜红色，有烧灼感或痒感、消退后可伴脱屑。

【病因】 其病因是复杂和多样的，主要致病因素大致可归纳为 3 类。感染性、变态反应性和其他。可表现为猩红热样红斑的疾病或病因有：①感染性：猩红热、外科猩红热、葡萄球菌性猩红热、败血症、中毒性休克综合征、肠道病毒感染、急性病毒性肝炎；②变态反应性：饮酒引起、药疹、食物过敏、癣菌疹、血清病、变态性亚败血症；③其他：川崎病、血管免疫母细胞淋巴结病。由药物引起者常见的致敏药物为磺胺药、青霉素、解热镇痛药、颠茄、异烟肼、乙胺丁醇、卡马西平和别嘌呤醇。有学者将猩红热样红斑与猩红热区别开来，认为其全身症状较猩红热轻，病因有药物过敏、细菌外毒素，病毒感染或原因不明。方洪元教授认为猩红热样红斑发疹并不是一种独立的疾病，而是各种不同原因所致的一种症状，是许多种疾病和不同病因所致的皮肤表现。

【鉴别】 应与猩红热鉴别，本病除皮疹类似猩红热，无猩红热的其他典型症状，如中性粒细胞增高、口周苍白圈、草莓舌等。

【治疗】 对症治疗。

中毒性红斑(toxic erythema)

中毒性红斑为多种原因引起的全身弥漫性红斑，常见于儿童和青年，其是皮肤病学者用来描述一些有相同临床表现及皮肤组织改变疾病的名称，不能被看成是一类特异的疾病。

中毒性红斑可由多种原因引起，常为食物过敏(鱼、虾、蟹、可可、草莓等)，其次为药物过敏(磺胺、巴比妥、颠茄、血清制剂)和各种感染及自身免疫问题导致的内脏疾患(风湿热、单核细胞增多症、疟疾、肺炎、链球菌性咽峡炎、肠伤寒、脑脊髓膜炎等)。中毒性红斑常表现为全身性不典型皮疹，介于荨麻疹与环形红斑之间。然而，无论皮疹特点如何不典型，只要实验室检查可找到明确病原学，其他临床症状符合特定病原学特点者，无需考虑该病。诊断该病需除外中毒性表皮坏死松解症、葡萄球菌性烫伤样皮肤综合征、多形红斑、玫瑰疹、Epstein-Barr 病毒(EBV)感染等出疹性疾病。

中毒性红斑的治疗主要是去除病因、抗感染、抗过敏等。另外需要指出的是，中毒性红斑与新生儿毒性红斑并不是同一种疾病。新生儿毒性红斑常见于健康足月新生儿，出生后 3~4 日出现症状，7~10 日后皮疹消退，是一种自限性疾病，无需特殊治疗可自愈。

慢性游走性红斑
(erythema chronicum migrans)

慢性游走性红斑又称游走性红斑(erythema migrans)，为莱姆病(Lyme disease)皮肤表现之一。

【症状】 莱姆病分为 3 期，①早期局限性；②早期播散性；③慢性期。临床上 60%~90%表现为游走性红斑，皮疹出现在叮咬后 2~28 日，平均 9 日，最初在叮咬部位或邻近部位出现红斑、风团或出血性皮损，由于螺旋体局部扩散，红斑不断扩大，经过数周后直径可达 15cm 以上，斑中央逐渐消退，形成环状，环边宽度较宽，内缘可附鳞屑，皮损内可查到螺旋体。陈旧性损害呈暗红色、暗蓝色，由于边缘扩展，可出现靶形损害，或“牛眼样”外观，伴轻度瘙痒或灼热感，局部淋巴结肿大，经数 6 周后，皮损消退。20%~25%可发生多发性皮损，可能是由于较多蜱叮咬引起，或继发于螺旋体血症和淋巴管传播。播散性皮损一般较小，肿胀程度较轻，通常发生于原发皮损后数日至数周之后。

【病因】 病原体为包柔螺旋体，主要在春夏季节，蜱叮咬为传播媒介。

【病理】 组织学无特异性，多表现为真皮上部或中下部血管周围淋巴细胞、组织细胞、嗜酸性粒细胞和浆细胞浸润。银染有时可以在皮肤组织中找到疏螺旋体。

【鉴别】 临床上要与风湿性环状红斑、离心性环状红斑、接触性皮炎鉴别。

【治疗】 治疗要注意防护，防止蜱叮咬。一旦发现被蜱叮咬应在 72 小时内单剂量使用 200mg 多西环素可以防止本病的发生。确诊患者可口服多西环素、阿莫西林、头孢呋辛酯或静脉注射头孢曲松钠 2~3 周。

风湿性环状红斑
(erythema annulare rheumaticum)

本病为风湿热的皮肤症状之一,发生于风湿热活动期,是诊断风湿热的症状之一。

风湿热是一种侵犯多系统的免疫性疾病,由 A 组 β 溶血性链球菌感染后引起的自身免疫反应。本病为风湿热的皮肤表现之一,发生在急性风湿热活动期。

皮损为红斑,淡红色或红色,向四周扩大,直径 1~3cm,境界清楚,中央消退后形成环状,亦可相互融合成多环状,无自觉症状,红斑变化快,可在数小时或 1~2 日内消失,但在其他部位又可发作。皮疹分布于躯干或四肢近端部位,皮疹无鳞屑,消退后不留色素沉着。但数周后又可分批复发。

按风湿热治疗,皮疹可自行消退。

复发性疼痛性红斑
(recurrent painful erythema)

复发性疼痛性红斑由 Tasboi 在 1988 年报道,为一过性红斑,红斑不形成环状,有严重自发痛。好发于中年妇女,主要分布于四肢伸面、腹部。物理性损伤或扭伤可诱发,红斑发作虽非进行性,但可反复发生持续多年。由于每次发作时疼痛难忍,患者常用钝器顶压患处而形成色素沉着与皮肤肥厚(图 20-12)。

泼尼松治疗有效。

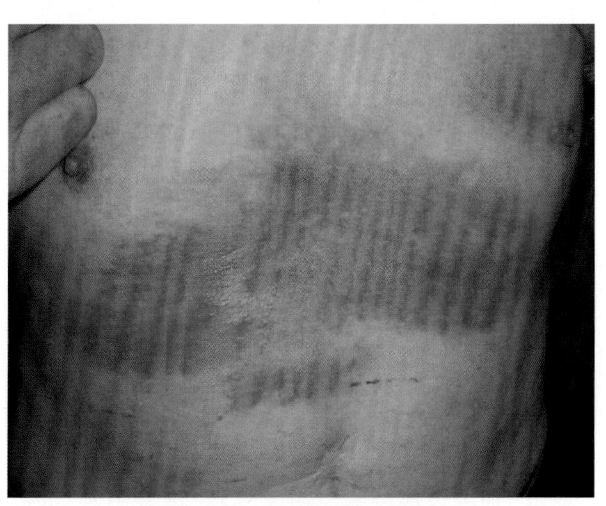

图 20-12 复发性疼痛性红斑
(重庆市垫江县人民医院皮超提供)

Stevens-Johnson 综合征
(Stevens-Johnson syndrome,SJS)

皮肤、口腔、眼和生殖器的水疱及大疱性疾病称为 Stevens-Johnson 综合征,是一种严重的药疹。皮肤有突然泛发的红斑、大疱、黏膜糜烂,并有发热等全身症状,Stevens-Johnson 综合征及中毒性表皮坏死松解症(toxic epidermal necrolusis,TEN)属于重症药疹中同一疾病谱的不同阶段。

有学者将 Stevens-Johnson 综合征和中毒性表皮坏死松解症分为三级:

第一级:Stevens-Johnson 综合征,黏膜糜烂及表皮松解面积小于体表面积的 10%。

第二级:Stevens-Johnson 综合征和中毒性表皮松解症重叠,表皮松解面积占体表面积的 10%~30%。

第三级:中毒性表皮松解症,表皮松解面积大于体表面积的 30%。

【症状】 SJS 发作前常有 1~14 日流感样前驱症状,包括发热、咽痛、寒战、头痛和不适感。发作很急。患者突然感觉全身不适,头部、关节、口腔及喉部皆痛,体温迅速上升,常到 39~40℃。全身皮肤有广泛发生的大疱,疱液清亮,疱基紫红,疱膜紧张。疱膜擦破后露出湿红的糜烂面,相邻大疱可相融合形成不规则的大疱(图 20-13,图 20-14)。与多形红斑典型的靶型皮损不一样,Stevens-Johnson 综合征的皮损为扁平非典型靶形皮损及紫癜样斑疹,泛发或分布于躯干、手掌及足趾。

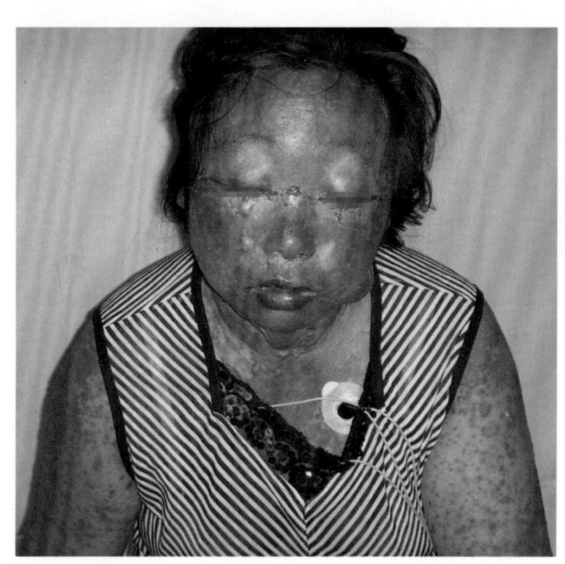

图 20-13 Stevens-Johnson 综合征(一)

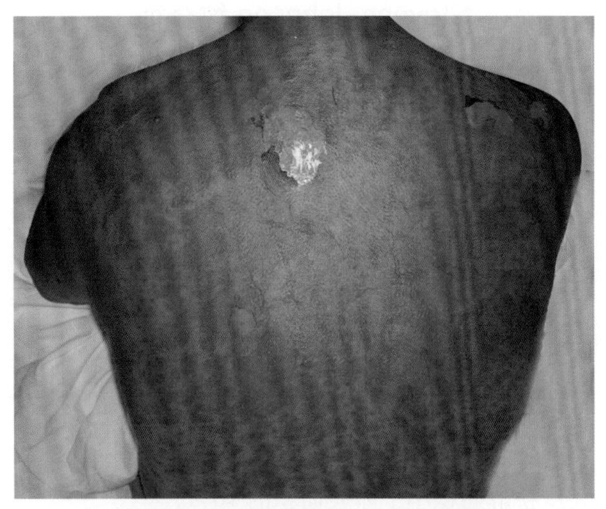

图 20-14 Stevens-Johnson 综合征(二)

口腔、舌及唇黏膜皆常发炎起疱,疱膜容易破裂而呈糜烂(图 20-15)。口腔黏膜可糜烂、出血,甚至发生溃疡,饮食时引起剧烈疼痛,往往不能吞咽;唇红缘常糜烂结痂,容易破溃出血;鼻黏膜也常出血及结痂。结膜及角膜充血,可以发生溃疡;患者畏光流泪,甚至全眼发炎而致失明。尿道黏膜可以发炎糜烂,排尿时疼痛;阴道、阴唇、阴囊、龟头皆常糜烂,可以发生溃疡。溃疡性口腔炎导致的血痂最具有特征性。

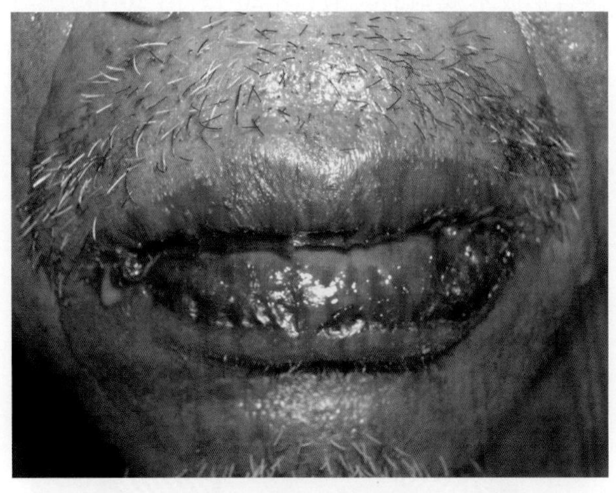

图 20-15 Stevens-Johnson 综合征口腔黏膜糜烂

患者常有持续的高热,有的患者可在几日内死亡,大多数患者经过 10~14 日后,温度迅速下降,大疱吸收,糜烂的表皮及黏膜也逐渐恢复,在发病 2~3 周后痊愈。

【病因】本病常是一种严重的药疹,常由安替匹林、磺胺类、巴比妥类、苯妥英钠、三甲双酮等引起。在欧洲和以色列,别嘌呤醇是导致 SJS 最常见的原因。儿童 SJS 的发病可能和对乙酰氨基酚的使用有关。该病最常见于治疗癫痫的过程中。有的患者无用药史,但目前食物与药物已很难区分,真正病因常难肯定。研究显示,某些患者存在对某些药物不良反应的遗传易感性,可能由于天生不能对某些药物代谢解毒导致。由于病因不定并和多形红斑相似,目前认为本病是多形红斑的严重型。其他病因包括上呼吸道感染、胃肠道异常、肺炎支原体感染及单纯疱疹病毒感染。虽然具体的发病机制存在争议,但该病最终的结局为上皮细胞的死亡。

【组织病理】表皮水肿,可有角质形成细胞坏死,基底细胞液化变性,大疱在表皮下方;真皮的乳头层水肿,血管扩张,周围有淋巴细胞浸润,有些红细胞渗出;直接免疫荧光检查,表皮内变性的角质形成细胞周围有 IgM、C3 沉积,真表皮交界处可有 C3 呈颗粒状沉着。

【鉴别】Bastuj-Garin 等于 1993 年提出 SJS 的诊断是黏膜糜烂加广泛的暗红色皮损及表皮剥脱面积<10%。SJS 与 TEN 重叠时为广泛的暗红色皮损及表皮剥脱面积达 10%~30%,而诊断 TEN 则应是广泛的暗紫色皮损及表皮剥脱面积>30%或暗紫色皮损及表皮剥脱面积>10%而不伴任何散在的皮损。本病还应和泛发性大疱性固定性药疹、接触性皮炎、葡萄球菌烫伤样综合征、大疱性类天疱疮、寻常型天疱疮区别。

【治疗】原则为及时抢救,降低死亡率,减少并发症,缩短病程。

1. **及早足量使用糖皮质激素** 一般可给氢化可的松 300~400mg/d,静脉滴注,或用地塞米松 10~20mg/d,分 2 次静脉滴注,病情应在 3~5 日内控制,如未满意控制应加大剂量(增加原剂量的 1/3~1/2)。待皮损颜色转淡、无新发皮损、体温下降后可逐渐减量。

2. **防治继发感染** 应强调消毒隔离,抗生素并非常规预防感染的唯一手段;如有感染存在,可结合细菌学检查结果,选用过敏反应发生较少的抗生素(如红霉素、林可霉素等)。如抗生素治疗效果不佳,应注意有无真菌感染的可能,如确诊应尽快加用抗真菌药物。

3. **加强支持疗法** 由于高热、进食困难、创面大量渗出或皮肤大片剥脱等常导致低蛋白血症、水电解质紊乱,应及时加以纠正,必要时可输入新鲜血液、血浆或白蛋白以维持胶体渗透压，可有效减少渗出；若伴有肝脏损害，应加强保肝治疗。

4. **加强护理及外用药物治疗** 对皮损面积广、糜烂渗出重者应注意保暖，可每日更换无菌被单，局部可用3%硼酸溶液或生理盐水湿敷，同时注意防止压疮的发生。累及黏膜者应特别注意眼睛的护理，需定期冲洗以减少感染及防止球结膜和睑结膜粘连，闭眼困难者可用油纱布覆盖，以防角膜长久暴露而损伤。

5. 对于口腔黏膜损害，可以常用硼酸溶液漱口，抑制及防止继发感染。进食以前，涂擦1%~2%丁卡因或2%~5%利多卡因溶液，能消除进食时疼痛。

中毒性表皮坏死松解症
(toxic epidermal necrolysis，TEN)

中毒性表皮坏死松解症(TEN)皮肤突然发生松弛而广泛的大疱及红斑，疱膜易擦破而糜烂，像是大范围的烫伤，并有高热等全身症状，称为中毒性表皮坏死松解症，又称为烫伤样皮肤综合征(scalded skin syndrome)或烧伤样坏死性表皮松解症(epidermolysis necroticans combustiformis)。

中毒性表皮坏死松解症常是药疹的一种严重表现，而症状相似的新生儿剥脱性皮炎被称为葡萄球菌性烫伤样皮肤综合征，后者是一种感染性皮肤病，应视为两种不同疾病。

【症状】 发热是最常见的前驱症状。皮损出现前1~2周即可有头痛、咽喉疼痛等上呼吸道感染的症状，皮疹出现前1~2日可发生口腔炎、结膜炎及瘙痒。患者先觉疲倦，可有咽痛、呕吐、腹痛或腹泻，然后发热，在几小时以内，体温可以迅速上升到40℃或更高，严重时患者昏迷。

TEN在开始时表现为大面积泛发性温度升高的红斑，皮肤突然成片发红，可有出血性损害，数小时内皮损开始疼痛。红斑上迅速出现松弛大疱，没有毛发的皮肤很易擦破，像纸一样容易撕落，露出湿润鲜红并有灼痛的表面，很像烧烫伤(图20-16)。在1~2日内皮肤损害发展到顶点，如不继发感染上皮重新形成往往需要3周内完成。黏膜可正常，有的发生结膜炎，口颊黏膜发红糜烂，咽部及扁桃体发炎，眼睑边缘红肿，包皮及龟头糜烂；唇部红肿，唇红缘往往有皲裂。黏膜表面炎症、水疱和糜烂，尤其多见于口咽部位，这是早期出现的特征性皮疹。

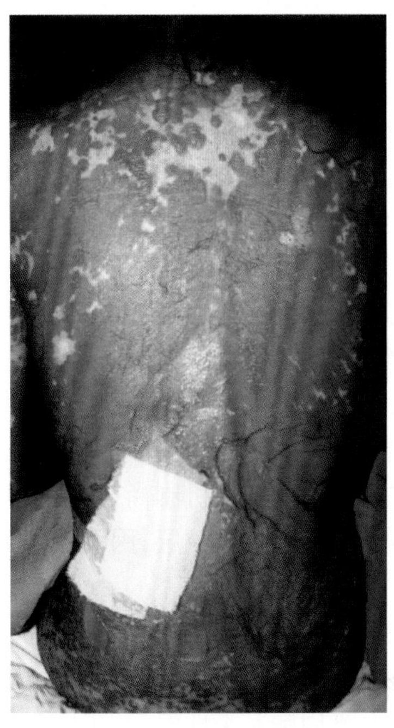

图20-16 中毒性表皮坏死松解症

严重患者的水盐代谢常因液体及电解质大量流失而紊乱，可在几日之内死亡。有的因肾脏严重受损而死于尿毒症。本病如不及时治疗，死亡率可达25%~50%。

【病因】 本病突然发作，有范围很大的松弛大疱及严重的全身症状，很像SJS，但更严重，有人认为两病是同一疾病的不同表现，都可由三甲双酮、磺胺药、苯妥英钠、保泰松、对氨基水杨酸钠、安替比林等药物引起。有人认为抗组胺药、硼酸、呋喃妥因、水杨酸盐、青霉素、四环素及氯霉素等常用药也能引起TEN。有些TEN患者中没有明显药物史，但不排除食物中化学性添加剂的致敏。此外，TEN患者中，人类免疫缺陷病毒(HIV)感染率较高。HIV感染者发病率较高的原因，主要与这类患者使用磺胺药(磺胺嘧啶)较多有关。TEN可发生于骨髓移植后，这可能和服用磺胺药有关，也可能由急性移植物抗宿主反应引起。

我国台湾的研究团队过去十年致力于药物过敏基因研究，领先全球找到许多重型药疹相关基因，包括 *HLA-B* * *1502* 和 carbamazepine-induced SJS/TEN 的强烈相关性，*HLA-B* * *5801* 和 allopurinol-induced SCAR 的强烈相关性，及最近发现的 *CYP2C variants* 和 phenytoin-induced SCAR 的强烈相关性。此外，近年来陆续还有不同药物过敏基因被发现，包括HIV药物阿巴卡韦，奈韦拉平及抗生素氨苯砜等，都被发现和不同的 *HLA* 基因型有关。

重型药疹相关基因的发现可应用于用药前的基因筛检，是预防及避免严重药物不良反应的有效方法。

本病有烫伤样大疱及红斑，还有发热等症状，因而有人认为与 SSSS 综合征是同一疾病，目前认为两病有不同的病因、临床、病理及治疗，应视为两种不同的疾病。后者的病原体是凝固酶阳性的噬菌体Ⅱ组金黄色葡萄球菌（尤其是 71 型），其产生的可溶性毒素即表皮剥脱毒素（ET）通过血液循环到达皮肤，直接作用于桥粒和/或作为超抗原引起表皮颗粒层分离，引起皮肤松解，形成松弛性大疱及大片表皮剥脱，但具体机制尚未完全阐明。临床上水疱位置表浅，位于颗粒层，因而糜烂面较轻，病程也较短。

【组织病理】 表皮细胞肿胀，细胞核凝缩，表皮和真皮之间有空隙，有基底层坏死，真皮水肿及血管扩张，血管周围有炎性浸润，主要为淋巴细胞。

【鉴别】 寻常天疱疮及剥脱性皮炎和本病不难区别。

【治疗】 同 Stevens-Johnson 综合征。

结节性红斑（erythema nodosum）

结节性红斑是多种抗原刺激物诱发的一种超敏反应，其发生和多种疾病有关，如感染、免疫性疾病、恶性肿瘤，也可发生在药物治疗过程中。结节性红斑的皮肤损害是红色或紫红色的皮下结节，有压痛，最常见于小腿前侧或侧面，表面可略隆起，不会破溃，数周后即可自然消退，以后容易复发。结节性红斑容易发生于春秋季，有自限性，最常见于青年人，女性好发。

【症状】 在皮疹出现前 1~3 周，患者往往有全身不适、寒战发热、头痛口渴及上呼吸道感染等前驱症状，在皮疹期或皮疹出现前 2~8 周，超过 50% 的患者有关节疼痛。最常见于膝关节，但任何关节均可受累。该症状可于数周内消退，也可持续 2 年，但症状消退后通常不会导致关节的破坏性变化。

皮疹迅速出现，常发生于两侧小腿前侧的中部，有时也发生于臂部伸侧、股部，甚至臀部，偶然发生于面部。特征性皮疹为胫部红色结节肿胀性红斑，一般两条腿均受累。初起损害是有触痛的皮下结节，表面为边界不太明显的圆形或椭圆形淡红斑（图 20-17）。以后，结节渐渐增大而隆起，皮肤表面平滑鲜红，触痛更加显著并有疼痛。

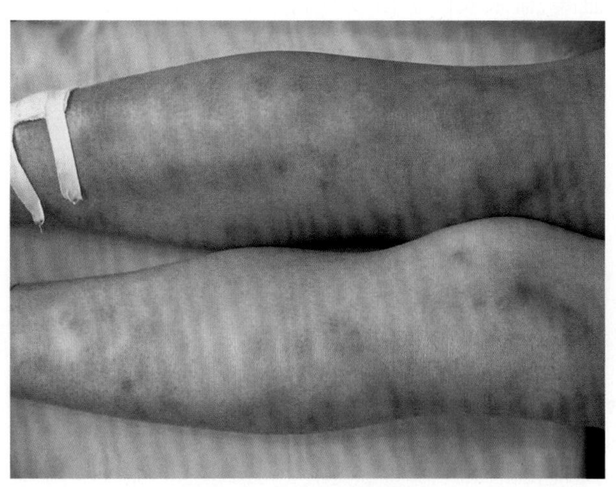

图 20-17 结节性红斑

结节的直径为 1~5cm，数目不定，通常有数个至数十个，散布在两侧，结节数量不对称，相邻损害可以聚合成较大硬块，容易使患部附近尤其小腿下部发生水肿。几日以内，皮疹由红色变成紫红或暗红色；数周后结节可渐消失，一般不遗留痕迹，但也可遗留暂时的淡褐斑及少量鳞屑，有时，新损害陆续出现而使病程延长。

在发病期间，患者往往有低热或关节肌肉疼痛；有的患者有真正的风湿热，心脏可有风湿性损害。

【病因】 结节性红斑是类似多形红斑的一种过敏性疾病。结节性红斑和感染、药物、某种全身性或内脏疾病等多种因素有关，可由许多不同的疾病诱发，但是约 50%的患者不能查出病因。

感染尤其链球菌及结核菌感染是常见的病因，有些患者在发病前有过急性上呼吸道感染，有的结核菌素试验呈阳性反应；患者的皮肤血管可能对细菌尤其链球菌或结核菌及其产物过敏，于是发生结节性红斑；患者可同时有风湿热、风湿性心脏病、细菌性喉痛、扁桃体炎、细菌性心内膜炎或某种结核病。脑膜炎双球菌、麻风杆菌或葡萄球菌等其他细菌感染也可引起，例如麻风患者常有结节性红斑。毛癣菌等真菌也可以是病因，由于病毒感染的麻疹、流行性感冒，以及性病淋巴肉芽肿患者都可有结节性红斑的表现。深部真菌感染也可导致结节性红斑，在西方国家及美国的西南部，副球孢子菌病是结节性红斑最常见的病因。

药物性皮炎可以表现为结节性红斑，常见的引起药物性皮炎的药物有青霉素、磺胺药、溴化物、碘化物、砜类药物、水杨酸盐、避孕药、雌激素类化合物等。

结节性多动脉炎、风湿性关节炎、系统性红斑狼疮、类肉瘤病、溃疡性结肠炎、局限性肠炎或其他炎性肠病、急性女阴溃疡、白塞(Behcet)综合征、结节病、淋巴瘤等患者及妊娠妇女都可伴发本病。如果患者有霍奇金淋巴瘤病史,结节性红斑的出现可以认为是疾病即将复发的先兆。

结节性红斑确切的发病机制仍不清楚,因其病理变化中主要以淋巴细胞浸润为主,有人认为可能是机体对某些病原微生物(细菌、真菌等)抗原的一种迟发性过敏反应。但也有人认为是一种免疫复合物反应。患处血管有免疫球蛋白及补体沉积,但在特发性患者及无合并症的患者中未发现循环免疫复合物。

【组织病理】 为脂肪小叶间隔型脂膜炎,早期损害脂肪间隔水肿有炎细胞浸润,主要是中性粒细胞及淋巴细胞,还有组织细胞,偶然看到嗜酸性粒细胞。以后,炎症浸润扩展,往往成群,没有坏死现象,血管尤其较大的小静脉的内皮细胞增生,炎性浸润可以侵入管壁,血管腔可部分闭塞;晚期损害中性粒细胞减少,而淋巴细胞增多,异物巨细胞及上皮样细胞可以出现。后期陈旧性损害表现为脂肪间隔增宽及脂肪周围纤维化(图 20-18)。

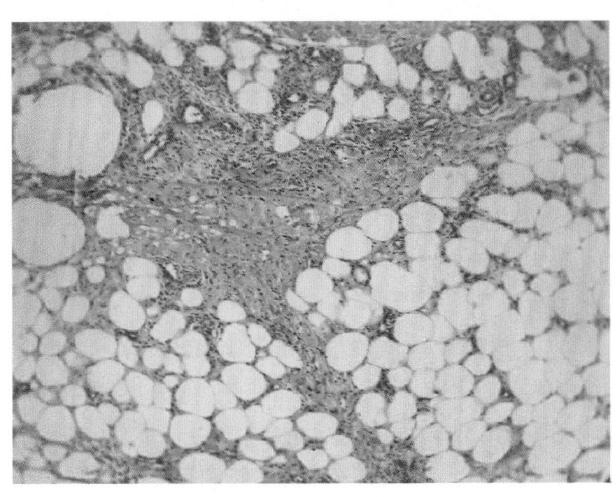

图 20-18　结节性红斑病理

【诊断】 在询问病史及体格检查时,应该注意患者有无服药史、关节痛或感染等全身性疾病。

实验室检查包括血液一般检查、红细胞沉降率、抗链球菌凝集素、尿液一般检查及咽培养,此外,必要时做结核菌素试验、胸部 X 线或病理组织学检查。大部分患者的临床表现具有特征性,不需要做病理活检,对不典型患者,需要组织病理学确诊。为了在活检时得到足够的皮下脂肪层,应选择手术取材,而不应采用钻孔取材。

结节性红斑常需和急性发热性结节性非化脓性脂膜炎相鉴别。该病患者有局限性皮下炎症,好发于大腿及躯干,而不是小腿;皮损可化脓,愈合后留下皮肤萎缩和局限性皮肤凹陷。此外,结节性红斑还须和硬红斑、梅毒性树胶肿、孢子丝菌病或结节性血管炎等鉴别。

【治疗】 大部分结节性红斑患者病程有自限性,对症治疗及卧床休息可缓解症状。急性发作期,要卧床休息。应该寻找病因,然后进行适当处理。如体内有结核病时,要应用抗结核药物如链霉素等;牙齿或扁桃体等处有感染时要应用四环素或其他抗生素,有时在结节性红斑消退后拔除病牙或摘除扁桃体可防止复发。

为了减轻压痛和关节痛,患者可服吲哚美辛、水杨酸钠或阿司匹林等镇痛剂,例如,每次服阿司匹林 0.5~0.6g。碘化钾可服 0.36~0.9g/d,可用水果汁配成 100%碘化钾溶液(饱和溶液),服时以 6~15 滴(0.36~0.9ml)滴入水中服下,或加入牛乳中,饭后口服,每日 1 次,往往在 2 日以后,症状即可减轻,2 周后可痊愈,应连服 3~4 周以免停药过早而易复发。

如果碘化钾等药物无效,可用小量糖皮质激素类混悬液注射于结节内,结节常在 2~3 日内消退。严重患者可应用糖皮质激素治疗,雷公藤多苷、白芍总苷可以应用,皮损可在 1~2 周内消失。有潜在的结核病时应该慎用或禁用。

荨麻疹(urticaria)

荨麻疹的损害是迅速出现及消退的风疹块,临床称为风团,是由于皮肤、黏膜小血管扩张及渗透性增加而出现的一种局限性水肿反应,通常在 2~24 小时内消退,但反复发生新的皮疹。迁延数日至数月。有 15%~20%的人一生中至少发作过一次荨麻疹。荨麻疹分为急性和慢性两种类型,大多数病例为急性荨麻疹,病程持续数小时至数周。血管性水肿经常与急性荨麻疹伴发,常见于儿童和青年。慢性荨麻疹好发于中年妇女。

【症状】 损害是迅速出现的风团(图 20-19),在风团出现前几分钟,局部常发痒或有麻刺感。有的患者在风团出现前数小时或 1~2 日内可有食欲减退、全身不适、头痛或发热等全身症状。

风团扁平发红,或淡黄或苍白的水肿性斑块,

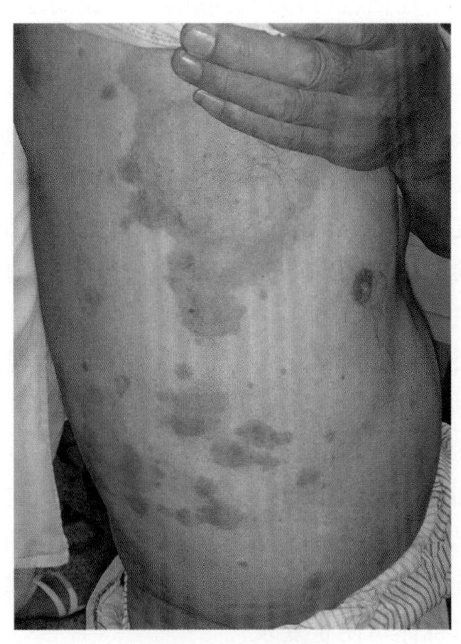

图 20-19 荨麻疹

而边缘有红晕。单个风团可持续数小时至数日，其大小和性状随皮损边缘的蔓延和消退而变化。有时风团呈环形，几个相邻的环性损害可以相接或融合而成地图状，偶有风团形成水疱、大疱，水疱发生于似乎正常的皮肤上，但常有红晕。这类风疹块较易发生于儿童。

荨麻疹的进展是一个动态过程，新的风团可不断地生成，而旧的风团逐渐消退。风团是由于局部毛细血管扩张，富含蛋白质的液体渗入周围组织形成的，当液体被重新吸收时风团消退。风团已消失处在 24 小时内一般不再发生新损害。风团消失后，皮肤恢复正常。有的有暂时的色素斑或含铁血黄素沉着，应考虑荨麻疹型血管炎的可能。

风团的大小及数目不定，可出现于任何部位的皮肤，荨麻疹性水肿发生在真皮浅层，血管性水肿发生在真皮深层或皮下和黏膜下。大量液体渗入真皮和皮下组织形成较厚斑块，称为血管性水肿。如果出现于唇部、眼皮或眶部四周，患处显著肿胀。舌、口腔或咽喉等处黏膜都可累及。呼吸道症状表现为哮喘或喉头水肿，可引起声嘶和咽痛，严重的喉水肿可引起呼吸困难，甚至窒息。胃肠道症状有恶心、呕吐、腹痛、腹泻。有蛋白尿或血尿的很少见。

风团引起剧痒、针刺或灼热感，但个人的程度不同。严重的患者有头痛、发热等全身症状，尤其急性荨麻疹患者发热可达 40℃左右，血压可降低，甚至发生昏厥和休克，需及时处理。大多数患者只有发痒的风团而无其他症状。

风团的病程不定。有的患者在 1 日之内可发生数次皮疹，经过几日或 1～2 周至数周后停止发作，可称为急性荨麻疹(urticaria acuta)。若反复发作达每周至少两次并连续 6 周以上者称为慢性荨麻疹(urticaria chronica)。

荨麻疹的几种特殊类型：

1. **人工荨麻疹(urticaria factitia)** 又称为皮肤划痕征(dermatographism)。用钝的硬物尖端如铅笔尖或牙签之类在皮肤上划写，划处即渐出现红线、红晕及水肿的三联反应，表现为清晰的红线状隆起风团(图 20-20)，而别处并无自然出现的风团。不久以后，皮肤划痕逐渐自然消失。本类型可与其他类型荨麻疹同时存在。

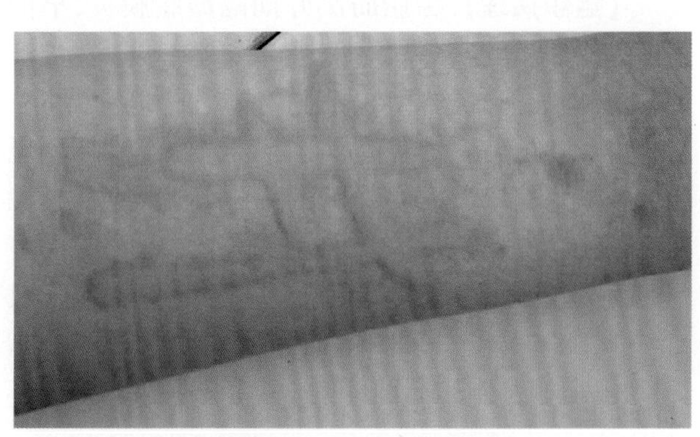

图 20-20 皮肤划痕征

2. **压迫性荨麻疹(pressure urticaria)** 出现于摩擦或受压的部位，局部大范围肿胀似血管性水肿，易发生于掌跖、臀部，也可发生于衣服、皮带、腰带等束压处。轻度压力即可使受压部位在 4～6 小时后发生肿胀和深处疼痛的风疹块，经 8～24 小时才消失。

3. **接触性荨麻疹(contact urticaria)** 皮肤接触某些变应原后发生风团和发红，称为接触性荨麻疹，此型并不罕见，最常见的致敏物质是食物、食品附加物、药物、禾本科植物、动物、橡胶和某些化学品等。风团往往发生于口周围及手部，也可泛发。接触性荨麻疹容易发生在特应性皮炎的儿童中，伴有哮喘等其他过敏症状时被称为接触性荨麻疹综合征(contact urticaria syndrome)。

诊断接触性荨麻疹，可用致敏物质开放斑贴于正常皮肤，15～30 分钟后发生风团即可确定。

4. **寒冷性荨麻疹(cold urticaria)** 分遗传性及获得性两种。

遗传性寒冷性荨麻疹为常染色体显性遗传，在婴儿时期即出现，以后可持续终身。患者遇冷后30分钟至4小时，发生不太痒但有烧灼感的风疹块，伴有头痛、发热、关节痛、白细胞增多等全身症状。

获得性寒冷性荨麻疹常开始出现于儿童或青年时期。在气温突然降低、浸泡冷水或接触寒冷处后，接触或暴露部位如面部及手、足等处在数分钟内发生水肿和风团，严重时也可出现于身体其他部位。风团出现于受寒之后回暖的过程中，如用冰块放在前臂上，移除后回暖时，风团即可出现。患者常有冷球蛋白血症、冷溶血素血症、冷凝集素血症、冷纤维蛋白原血症或有梅毒、结缔组织疾病、血管炎疾病或造血系统恶性病变等。有的患者用冷水洗澡或突遇冷空气时，除发生广泛的风团外，还有恶心、呕吐、头痛、心跳加快等全身性症状，严重时全身皮肤发红，并发生昏厥或休克症状。

5. **热性荨麻疹(heat urticaria)**　较少见。在任何形式的皮肤受热(43℃)后几分钟，局部发生瘙痒和风团，持续1小时左右，与胆碱能性荨麻疹不同。全身突然遇热时也可发生昏厥或休克。

6. **水源性荨麻疹(aquagenic urticaria)**　皮肤接触任何温度的水后，数分钟至30分钟内均可引发微小的点状毛囊周围风团，多累及颈、臂和躯干上部，伴有瘙痒，持续30～45分钟。应与水源性瘙痒症区别，后者是在水接触后发生瘙痒而无明显皮损。浴前1小时口服抗组胺药可减少风团形成，凡士林或东莨菪碱外用可防止皮损发生。

7. **日光荨麻疹(solar urticaria)**　又称为光源性荨麻疹(urticaria photogenica)。在阳光照射后数分钟内，日晒部位发生刺痛及发痒的红斑和风疹块(图20-21)，风团也可波及非暴露皮肤，特别是衣服单薄，遮盖较差的部位。避免日晒后经一至数小时消退。反应严重时可伴有寒战、倦怠、腹痛，甚至休克。

紫外线、可见光线或不可见的红外线都能引起此种荨麻疹，对波长为300nm的紫外线尤易发生。

8. **血管性水肿(angioedema)**　原称血管神经性水肿或巨大荨麻疹(见后)，遗传性血管性水肿(hereditary angioedema)又称为慢性家族性巨大荨麻疹(见后)，都被认为荨麻疹的特型。

9. **胆碱能性荨麻疹(cholinergic urticaria)**　在情绪激动、剧烈运动或劳动、外界温度较高或摄入热饮食时出现，尤其在出汗时容易发生。皮疹是较多的发痒风团，直径为1～3mm，周围有红晕，可

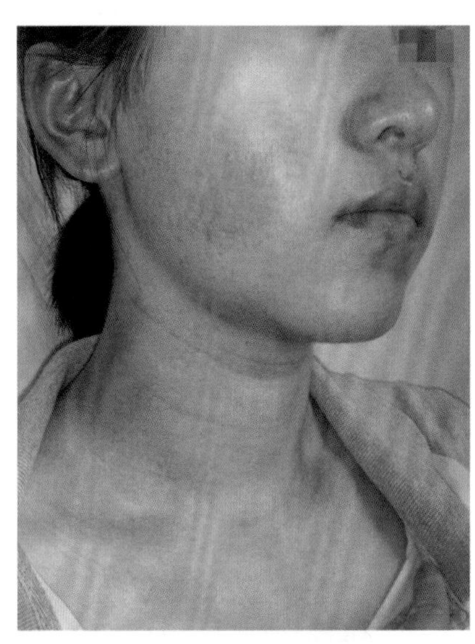

图20-21　日光荨麻疹

广泛分布于身体任何部位，但一般不见于掌跖。严重时伴有头晕、头痛、腹痛、腹泻，甚至休克等症状。风团可于0.5～1小时内消退，但可反复发作达数月或数年之久。皮内注射或口服胆碱能性药物能引起相似的反应。

10. **肾上腺素能性荨麻疹(adrenergic urticaria)**　肾上腺素能性荨麻疹是一种罕见的精神应激诱发的荨麻疹，伴有血清儿茶酚胺增多，多发生于易感个体经历一段情绪应激之后。风团大小类似于胆碱能性荨麻疹，周围包绕苍白晕而非红斑是两者的差别。皮内注射(去甲)肾上腺素可诱发典型的皮损，肾上腺素能受体阻滞剂如普萘洛尔等治疗有良好的疗效。

11. **血清病性荨麻疹(serum sickness urticaria)**　外源性血清、药物和动物性疫苗是导致血清病性荨麻疹的常见病因。发病前常在注射部位出现红斑和水肿反应。广泛性淋巴结肿大是血清病的第一个体征，体温常升高。50%的患者出现关节疼痛和僵硬。少数患者可发生外周神经炎，有时可伴肾损害。实验室检查白细胞下降，嗜酸性粒细胞升高。

12. **荨麻疹性血管炎(urticarial vasculitis)**　荨麻疹损害和坏死性血管炎是临床特征，皮损持续24～72小时，可遗留紫癜、鳞屑和色素沉着，并可伴有明显的烧灼感和疼痛，瘙痒较轻(图20-22，图20-23)。有时可有血管性水肿、发热及关节痛症状。实验室检查：低补体血症，30%的患者抗核抗体阳性。外周血白细胞正常或增加，中性粒细胞比例增

加。红细胞沉降率快。皮肤活检显示白细胞碎裂性血管炎改变。抗组胺药治疗无效,必须系统应用糖皮质激素,亦可用氨苯砜等进行治疗。

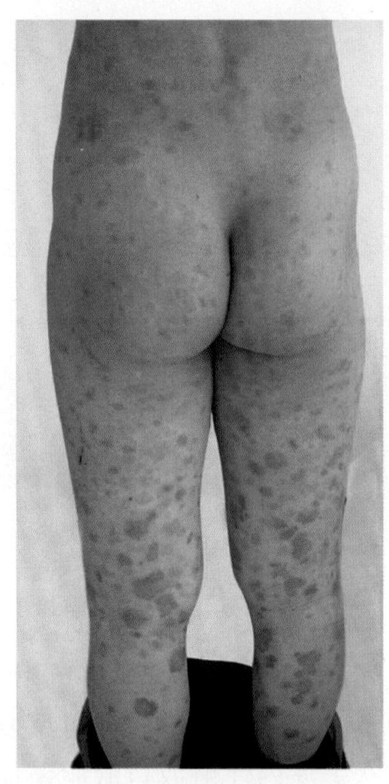

图 20-22 荨麻疹性血管炎(一)

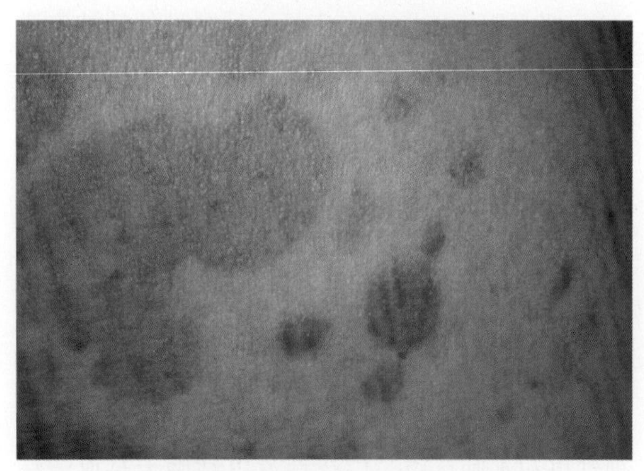

图 20-23 荨麻疹性血管炎(二)

13. **蛋白胨性荨麻疹**(peptone urticaria) 在暴饮暴食(猪肉和海货)并有精神激动和大量饮酒时,食物中的蛋白胨未被消化即经胃肠道吸收而引起发病。此型荨麻疹主要表现皮肤广泛充血、发红,有较小的风团。可伴有头痛、发软、乏力。病程很短,一般为 1~2 日。

14. **伴有神经症状的荨麻疹**(urticaria with nervous symptom) 引起荨麻疹的一些化学介质影响了血-脑屏障,使脑部毛细血管通透性增高而发生脑水肿,或发生脑膜刺激症状,影响脑神经细胞的功能,出现头痛、恶心、呕吐,严重者抽搐、昏迷,甚至发生脑疝而死亡。脑电图检查可出现快波节律紊乱。

15. **心脏性荨麻疹**(cardiac urticaria) 具有典型的荨麻疹皮损同时伴发心脏功能性改变,可表现为心悸、心慌不适、胸痛、胸闷、气急、心律失常等,心电图有明显的非特异性改变。心脏性改变随皮疹消退而恢复正常。

16. **关节、肌肉型荨麻疹**(articular and muscular urticaria) 皮损可全身泛发,肌肉症状表现为肌肉疼痛、肿胀和压痛及四肢活动障碍。关节疼痛,活动受限,但无肿胀。关节、肌肉症状随皮疹消退缓解或持续数日消失。发病机制可能与某些致炎、致痛介质共同作用有关。

17. **胃肠型荨麻疹**(gastroenterolog ic urticaria) 典型荨麻疹症状伴有恶心、呕吐、腹痛、腹泻、偶有少量腹水形成。腹痛范围广,无固定压痛点,腹泻一般为水泻,无脓血便,无里急后重感。白细胞可轻度增高,嗜酸性粒细胞可增高。治疗除用抗组胺药外,可口服阿托品或颠茄,皮质激素治疗是必要的。

18. **花生四烯酸介导性荨麻疹**(arachidonic acid mediated urticaria) 阿司匹林是慢性荨麻疹的常见原因,但有时被忽视。此型荨麻疹为花生四烯酸介导性荨麻疹。许多患者不能耐受非甾体类抗炎药、防腐剂、偶氮染料、食品添加剂及具有阿司匹林特性的工业化合物等。可口服依巴斯汀或孟鲁司特。

19. **继发性荨麻疹**(secondary urticaria) 继发于其他疾病者,如药物性荨麻疹样发疹。呋喃唑酮引起的荨麻疹有类似血清病样反应;一些感染性疾病,如乙型病毒性肝炎和丙型病毒性肝炎、莱姆病、传染性单核细胞增多症等;高丙种球蛋白血症、血液系统疾病;自身免疫病的红斑狼疮、干燥综合征和其他恶性肿瘤等。

20. **自身免疫性荨麻疹**(Autoimmune urticaria) 近年来,随着对功能性自身抗体的了解,建立了自身免疫性荨麻疹这一概念。自身免疫性荨麻疹是指由非外源性所致,自身抗体通过与高亲和性 IgE 受体交联,激活肥大细胞和嗜碱性粒细胞释放组胺而引起荨麻疹。研究发现,将慢性特发性荨麻疹(CIU)患者自身血清注射在外观正常的皮肤可引起风团及潮红反应,这种试验被称为自身血清皮肤试验(autologous serum skin test, ASST)。

ASST 试验仅发生于疾病的发作期。反应处的风团与 CIU 的风团非常相似，并可在 24 小时内完全消退，而且可被抗组胺药所抑制。50%~60%发作期的 CIU 患者的 ASST 反应阳性。ASST 并不是自身免疫性荨麻疹的特异性试验，但它仍然是检测慢性荨麻疹患者血清中内源性血管活化因子的最好方法，可作为简单的筛选试验，因为 ASST 阳性的慢性荨麻疹患者更有可能具有内源性病因。

【病因及发病机制】

（一）病因

引起荨麻疹发生的因素很多，如食物及食物添加剂、药物、感染、虫咬、寄生虫、吸入物等。但 80%~90%的患者真正诱因不能找到，有的可和精神因素及内分泌改变有关，而冷、热、紫外线等仅偶然成为病因。此外，其他疾病如体内感染、结缔组织病、血管炎、恶性肿瘤、肝炎等容易伴发慢性荨麻疹。

非免疫性荨麻疹主要为胆碱能性荨麻疹及皮肤划痕症（人工荨麻疹）。搔抓等外伤、衣鞋太紧、站立太久等外压的压迫性荨麻疹和皮肤划痕症是同一性质。非免疫性荨麻疹可和 IgE 有关，或由激肽类、过敏休克缓慢反应物质或其他扩张血管的介质引起。

1. **食物** 食物是引起荨麻疹尤其急性荨麻疹最常见的原因，主要是动物蛋白性食物，如鱼、虾、蟹、蛤、鸡蛋、牛奶、肉类等。也可以由番茄、草莓、可可等植物性食品或大蒜等香料调味品，经消化道吸收而引起荨麻疹，常伴有胃肠道症状。在发生腹泻、便秘等胃肠功能紊乱的情况下，不能通过正常黏膜的食糜成分可在此时吸收，因而更易引起荨麻疹。具有解毒作用的肝脏如果功能不良，也常使食物吸收后引起荨麻疹。

食物引起的荨麻疹大多属于Ⅰ型变态反应。有的食物可直接作用于肥大细胞促使组胺释放，引起非免疫性荨麻疹。有研究表明，食物介导的Ⅰ型变态反应是引起成人荨麻疹的罕见原因，而对儿童是更常见的原因。

2. **药物** 多种药物可引起荨麻疹性药疹。常用药物如抗生素、磺胺类、各种血清及疫苗、阿司匹林等止痛剂、吗啡等麻醉药、苯巴比妥等安眠药、ACTH 等激素以及呋喃唑酮、胰岛素等都容易引起急性荨麻疹。在慢性荨麻疹中，由于药物引起的仅约占 2%。

药疹性荨麻疹常属于Ⅰ型或Ⅲ型变态反应，例如，青霉素常引起荨麻疹，可同时发生过敏性休克，也可发生血清病样反应。有些药疹性荨麻疹并非免疫性反应，例如吗啡、可待因、阿托品及奎宁等能使肥大细胞脱颗粒而释放组胺，阿司匹林使肥大细胞内 cAMP 减少而激发或加重荨麻疹。

3. **吸入物** 吸入物如花粉、灰尘、动物皮屑、真菌芽孢、喷雾剂等引起的荨麻疹一般是特应性反应，常伴有哮喘或枯草热等，血液中 IgE 增高，可以被动转移，可属于Ⅰ型变态反应。

4. **感染** 各种急慢性感染因素均可引起荨麻疹。细菌性感染如扁桃体炎、牙槽脓肿、鼻窦炎、尿路感染、胆道感染、败血症、脓皮病、盆腔炎及其他泌尿生殖系统感染等。病毒性感染如上呼吸道感染、病毒性肝炎、传染性单核细胞增多症等。真菌感染如皮肤癣菌病、念珠菌病等。原虫感染如阿米巴病、疟疾等，肠内寄生虫感染如蛔虫、钩虫、绦虫、血吸虫等。各种感染所致荨麻疹被认为Ⅰ型变态反应。感染病灶常是慢性荨麻疹的病因。有研究表明，病毒感染，尤其是上呼吸道病毒感染是急性荨麻疹最常见的病因。

5. **虫咬** 昆虫等动物的叮咬常引起荨麻疹。螨咬症常表现为中央有瘀点的小风团，跳蚤、臭虫等往往是丘疹性荨麻疹的病因。

6. **接触** 皮肤和某些药物、化学品、漆树或荨麻等植物、毒蛾或毛虫等动物接触后，可发生属于Ⅰ型变态反应的荨麻疹。有的与免疫无关。

接触性荨麻疹最常见于接触鱼、肉、蛤类及蔬菜的家庭妇女和厨师，也常见于染料工人及药剂人员等。对橡胶手套或医用设施的过敏也会导致局部或全身荨麻疹，尤其是直接接触黏膜。

7. **物理因素** 冷、热、日光、摩擦和压力可引起免疫性或非免疫性荨麻疹。

寒冷性荨麻疹患者血浆中含有可被动转移的 IgE，30%~50%的患者有哮喘或枯草热等过敏史，而遗传性患者的冰块试验及被动转移试验阴性，被认为常染色体显性遗传而和变态反应无关。热性荨麻疹的各种免疫试验阴性。

皮肤划痕症的发病率占荨麻疹的 8%~9%，一般属于Ⅰ型变态反应，少数为Ⅳ型。而压力性荨麻疹的免疫学测定结果是阴性，被认为是非免疫性荨麻疹。

温热、运动及情绪引起的胆碱能性荨麻疹主要由于神经冲动传给自主神经系统的胆碱能性神经。神经末梢被兴奋而释放乙酰胆碱，除引起荨麻疹外，还可引起腹痛、面部赤红、唾液增加、虚脱等症状,很像注射乙酰胆碱所引起的反应。如果用醋甲胆碱(methacholine)0.01mg 作皮内注射,局部发生的风团比正常人于注射后所发生的大得多,正常人在注射后 10 分钟后所发生的风团直径仅 1~1.5cm,可见胆碱能性荨麻疹患者对乙酰胆碱的敏感性高于正常人。有人认为患者的胆碱酯酶功能有缺陷,不能迅速消除体内所释放的乙酰胆碱,因而产生风团。

日光性荨麻疹同内源性或外源性光致敏物质有关,少数患者伴有卟啉症。被动转移试验时有时呈阳性反应而表明光变应性反应的存在。

8. **内脏疾病及某些其他疾病** 肝炎、阿米巴病尤其破裂的包虫囊肿等,胃、肠、肝、肾等内脏疾病,风湿热、类风湿关节炎、全身性(系统性)红斑狼疮等结缔组织疾病,坏死性(变应性)血管炎包括过敏性紫癜等病,月经、妊娠或某些妇女生殖器官障碍,甲状腺功能亢进,恶性淋巴瘤、霍奇金(Hodgkin)病或其他体内恶性肿瘤,震颤瘫痪、脊髓痨等神经系统疾病都可成为荨麻疹尤其慢性荨麻疹的病因。

(二)发病机制

组胺是荨麻疹发病中重要的介质,由肥大细胞产生和储存。一系列免疫、非免疫、物理和化学性刺激都能促进肥大细胞脱颗粒,释放组胺进入周围组织和血液循环。荨麻疹有不同的发病原理。一种是抗原抗体相作用的变态反应,大多数荨麻疹尤其急性荨麻疹是这种免疫学反应。另一种是不经免疫学机制而使肥大细胞和嗜碱性粒细胞放出组胺等介质所引起的荨麻疹。第三种是某些因素直接使皮肤血管扩张而产生的荨麻疹。另有少数患者的荨麻疹和遗传有关。因此,发病原理可有变态反应、非真正变态反应、血管刺激反应、遗传性及自身免疫五类性质。

1. **变态反应** 多数荨麻疹属于Ⅰ型变态反应。抗原刺激人体产生特殊性 IgE 抗体,附着于肥大细胞及血液的嗜碱性粒细胞上,再遇特殊性抗原时,则引起这些细胞发生酶功能失调等变化,细胞内颗粒脱出,释放组胺、缓激肽等激肽类、肝素、过敏休克缓慢反应物质(SRS-A)、前列腺素等介质,这些介质特别是组胺的释放使毛细血管扩张、血管渗透性增加、平滑肌痉挛、腺体分泌增加,引起皮肤风疹块、血管性水肿、哮喘、腹痛、血压下降、休克等症状。

荨麻疹也可属于Ⅲ型变态反应,如血清病中荨麻疹性皮疹即属于Ⅲ型。抗原抗体复合物激活补体,产生过敏毒素(C3a 及 C5a),释放趋化因子,吸引中性粒细胞,放出溶酶体酶,都能作用于肥大细胞及嗜碱性粒细胞,放出组胺等介质而引起风团。这种风团可持续 1~2 小时以上,消退后可遗留色素沉着。患者常有发热及关节痛等全身症状。

肥大细胞及嗜碱性粒细胞放出组胺及其他介质,这些介质作用于皮肤小血管而引起风团。这些细胞内有环磷腺苷(cAMP),在酶的作用下有节制的从细胞中放出以抑制组胺的释放,一旦某种免疫性或非免疫性因素刺激细胞而干扰细胞的酶系统时,cAMP 减少,于是组胺可大量释放,而拟肾上腺素药物及氨茶碱等可使 cAMP 增加,从而抑制组胺的释放。除了组胺外,激肽尤其是缓激肽等也是引起荨麻疹的介质。

2. **非真正变态反应** 某些生物性、化学性及物理性因素能直接作用于肥大细胞及嗜碱性粒细胞,使细胞内 cAMP 减少而释放组胺。皮肤胆碱能神经末梢产生的乙酰胆碱也能直接作用于这些细胞而释放组胺等,从而引起风团的出现。

情绪激动、运动及热刺激等能使胆碱能神经末梢释放出乙酰胆碱。乙酰胆碱直接作用于皮肤血管而引起血管扩张,也能抑制肥大细胞的 cAMP 而促使组胺释放,于是小血管扩张及毛细血管壁的通透性增加而使风团出现。有人认为组胺及乙酰胆碱在体内分别受组胺酶及胆碱酯酶的控制,风团也可和这些酶的不足有关。

激肽和缓激肽也使毛细血管扩张,增加毛细血管壁的通透性,并使平滑肌缓慢收缩。它们受激肽酶的控制,可和寒冷性荨麻疹、皮肤划痕症、压力性荨麻疹或某些其他慢性荨麻疹有关。其他介质如 5-羟色胺存在于鼠等实验动物体内,未在人类的肥大细胞中发现。缓慢反应物质虽存在于肥大细胞中,能引起哮喘,但是否和荨麻疹有关还未证实。前列腺素 E 是另一种介质,能延长皮肤血管的扩张作用,对荨麻疹的发生可有一些影响。

3. **血管刺激反应** 某些药物、情绪、饮酒等因素能使敏感性比正常人高的皮肤血管扩张而发生荨麻疹。某些激素直接作用于肥大细胞而促进或抑制组胺的释放,也可直接作用于血管,扩张血管而引起荨麻疹,或收缩血管而抑制荨麻疹。

4. **遗传性** 有些荨麻疹是一种异位性反应,有家族过敏史。遗传性血管性水肿、遗传性寒冷性荨麻疹及少数的日光性荨麻疹等几种荨麻疹和遗传有明显的关系,被认为是由常染色体显性遗传方式所传递。

5. **自身抗体**　31%的 CIU 患者血清中有功能性抗 IgE 受体活性的自身抗体,它可直接激活 IgE 受体释放组胺,这种自身抗体大多属于补体结合的 IgG1、IgG3 亚型。IgG 诱发的嗜碱性粒细胞释放组胺在很大程度上依赖于补体的存在,补体也是肥大细胞释放组胺过程必不可少的辅助因子。嗜碱性粒细胞和肥大细胞是荨麻疹自身抗体的靶细胞。CIU 患者免疫测定:可应用 ELISA 或免疫印迹法检测患者血清中的自身抗体(抗-IgE 受体或抗-IgE),以及器官特异性自身抗体如甲状腺球蛋白抗体、甲状腺微粒体抗体、甲状腺过氧化物酶抗体、甲状腺受体抗体、抗幽门螺杆菌抗体、抗胃壁细胞抗体、抗平滑肌抗体等。自身抗体诱导 IgE 受体的交联反应可能是慢性荨麻疹的一个重要发病机制。慢性荨麻疹与抗甲状腺自身抗体有关,大多数慢性荨麻疹患者最终考虑为自身免疫性疾病而不是过敏性疾病。

【组织病理】表皮有细胞内水肿,真皮内小血管扩张,大量血清由毛细血管渗出,挤压已扩张的血管而可减少血量。真皮的水肿使胶原纤维及胶原束彼此分离,水肿剧烈而扩展到皮下组织时则成血管性水肿(巨大荨麻疹)。真皮内淋巴间隙增宽,血管周围有轻度的嗜酸性粒细胞、中性粒细胞、肥大细胞及淋巴细胞浸润。

【诊断】本病诊断容易,和多形红斑或痒疹等其他皮肤病不难鉴别,因为风团是荨麻疹唯一的皮肤损害,由风团的表现还可大概明确荨麻疹的性质。例如,胆碱能性荨麻疹有直径 1~3mm 的较小风团,周围有红晕,偶然有卫星状小风团;皮肤划痕症是抓划后引起的线状风团;压力性荨麻疹较肿痛,可持续 8~12 小时以上;日光型及寒冷性荨麻疹的风团显著地出现于暴露部位;由补体激活或过敏毒素所致的荨麻疹在风团消退后,常遗留暂时的色素沉着。

确定荨麻疹的病因很难,必须详细询问病史,注意患者的饮食、药物、病灶感染、接触物、吸入或滴入物、内脏疾病、生活习惯及精神状态等。在体格检查时,要注意患者有无肝病、鼻窦炎、扁桃体炎等感染病灶以及内脏疾病等。

根据可疑病因选择检查方法。例如,疑有感染因素时,可做血、尿、便常规化验,寻找大便中虫卵,确定尿路感染或其他感染病灶是否存在,有时需做肝功能试验或对胸部进行 X 线检查。对胆碱能性荨麻疹可做乙酰胆碱皮内试验,可用 1∶5 000 醋甲胆碱 0. 01ml 注射皮内,风团直径大于 15mm 并有卫星状小风团时是阳性反应。对皮肤划痕症用钝物尖端划写皮肤。对寒冷荨麻疹可作冰块试验,检查血液冷凝球蛋白及冷凝集素等。对日光性荨麻疹作光敏感试验,对热性荨麻疹可做热水试验。其他实验还包括可疑致敏物的皮内试验、食物排除试验等。

慢性特发性荨麻疹可疑自身免疫性荨麻疹时可做自身血清皮肤试验(autologous serum skin test,ASST)进行筛选。方法:抽患者静脉血 2ml 室温静置 30 分钟,2 000r/min 离心 5 分钟,取上清血清 0. 05ml 于前臂屈侧皮内注射,对侧相应部位注射 0. 05ml 生理盐水作阴性对照,30 分钟后观察,皮丘大于对照 1. 5mm 则为阳性。

【治疗】应该尽量寻找及移除病因,食物、感染、药物等都是急性荨麻疹的常见病因,有感染时常需应用抗生素,有胃肠道功能障碍时要纠正,对某种食物过敏时暂且不吃。慢性感染病灶等常是慢性荨麻疹的病因,但有些荨麻疹患者的病因很难发现。

(一)内用药

第一代、第二代抗组胺药是治疗各种荨麻疹的重要药物,可以控制大多数患者的症状。其中,不具有镇静作用的抗组胺药为治疗荨麻疹的一线用药。抗组胺药虽不能直接对抗或中和组胺,不能阻止组胺的释放,但对组胺有竞争作用,可迅速抑制风团的产生。根据病情选择可口服、肌注或静脉滴注。长期应用一种抗组胺药后容易引起耐药性,建议更换另一种,或交替或合并应用,有时要加大常用剂量。抗组胺药氯雷他定、地氯雷他定、西替利嗪、左西替利嗪、非索非那定都是有效的。然而,相对于过敏性鼻炎,治疗荨麻疹这些药经常需要用到更高的剂量,很多专家推荐逐渐加量至治疗过敏性鼻炎剂量的 4 倍。儿童的耐药性较成人大,因而相对用量也大。抗组胺药有各种副作用,最好选用副作用较小者,尤其对高空作业的工人、驾驶员及精密仪器工人等要慎用容易引起昏倦等副作用的苯海拉明等药物,以免发生事故或影响工作。联合用药可使患者白天和夜间的症状都得到缓解,可以清晨应用低镇静作用的抗组胺剂(如氯雷他定 10mg,非索非那定 180mg 或西替利嗪 10~20mg),夜间应用具有镇静作用的抗组胺剂(如羟嗪 25mg)。

羟嗪有良好的安定及抗组胺作用,对人工荨麻疹(皮肤划痕症)、胆碱能性荨麻疹及寒冷性荨麻疹等都有较好的效果，美吡拉敏或赛庚啶对胆碱能性荨麻疹及寒冷性荨麻疹均有效。氯苯那敏及西咪替丁（cimetidine）分别为组胺 H_1 和 H_2 受体拮抗剂而被同时应用于人工荨麻疹，共用于慢性荨麻疹也比单独应用的效果好。氨茶碱、氯苯那敏及抗纤溶酶药氨甲环酸和氨甲苯酸等也有一定疗效，可同时应用于慢性荨麻疹及人工荨麻疹。三环类抗抑郁药是 H_1 和 H_2 受体的强阻断剂，多塞平作用最强，可在就寝前用药，特别适用于那些烦躁或抑郁患者，初始剂量为 10～25mg，逐渐加量至 75mg，以达到最佳效果。

糖皮质激素类药物一般只短期应用于严重的急性荨麻疹和血清病，荨麻疹并发过敏性休克时应该立即应用。但对于慢性荨麻疹不能滥用激素，也不建议长期应用激素治疗。

肾上腺素、麻黄碱及氨茶碱能使肥大细胞内 cAMP 增多而抑制组胺的释放，能迅速促使急性荨麻疹或巨大荨麻疹的风团或水肿消退，通常用 1∶1 000 肾上腺素 0.3～0.5ml 做皮下注射，每经 15～20 分钟可再注射，以后可口服作用缓慢且较持久的麻黄碱，每次 0.03g，每日 2～3 次。氨茶碱可和抗组胺药合并应用，和肾上腺素有协同作用，对并发哮喘或腹痛的患者尤其适用。

其他药物如羟氯喹和孟鲁司特被分别应用于日光性荨麻疹和慢性荨麻疹，6-氨基己酸可用于寒冷性荨麻疹和巨大荨麻疹（血管性水肿），阿托品或普鲁本新及氯丙嗪可用于胆碱能性荨麻疹，柳氮磺胺吡啶对压力性荨麻疹有一定的疗效。慢性荨麻疹往往持久难愈，多种药物被人试用，而效果难以肯定，其中有组胺球蛋白、抑肽酶（激肽酶抑制剂）、酮替芬（ketotifen）、维生素 K、卡巴克洛、烟酰胺及利血平等。

自身免疫性荨麻疹的治疗，一线药物：抗组胺药以依巴斯汀为首选；二线药物：可使用如泼尼松 30～40mg/d；羟氯喹 200～400mg/d；氨苯砜 50～100mg/d；雷公藤多苷 30～60mg/d；白芍总苷 1 200～1 800mg/d；秋水仙碱 0.5mg，每日 2 次；达那唑 200mg/d。三线药物：用于疗效不佳严重患者，可选用如环孢素 100mg，每日 3 次；静脉用免疫球蛋白；也可选用硫唑嘌呤或氨甲喋呤。

（二）局部治疗

常用的外用药有氧化锌洗剂和炉甘石洗剂。

淀粉浴或焦油浴可使痒觉减轻而令患者舒适。遇热或遇冷后发生荨麻疹可用逐渐改变浴水温度的方法，以逐渐降低皮肤的敏感性；热性荨麻疹患者洗浴时浴水温度渐增，而寒冷性荨麻疹的浴水逐渐降温，可能使肥大细胞缓慢释放组胺并易耗尽而不引起风团，但此种锻炼皮肤的方法要根据个人的耐受性谨慎实施，同时给予抗组胺药。

丘疹性荨麻疹（papular urticaria）

丘疹性荨麻疹又称为风团性苔藓（lichen urticatus），多见于婴幼儿及儿童。往往同一家庭中有多人同时发病。本病有季节性。常有剧痒，一般无全身症状。

【症状】皮肤损害是突然发生的豌豆到指头大小的风团性红斑，中央有针头到豆大的丘疹。后风团性红斑逐渐消退，而丘疹可继续存在 1～2 周。皮损的数目不定，一般是 10 个左右，三五成群或零星散布。丘疹顶端可有水疱、脓疱或结痂（图 20-24），有的患者丘疹不多，另有一些含清亮液体的大疱，有的为出血性水疱或风团（图 20-25）。因而风团、丘疹及大疱可同时存在。经过 2～3 日或 1～2 周后，皮疹即消失，可遗留暂时的色素沉着。

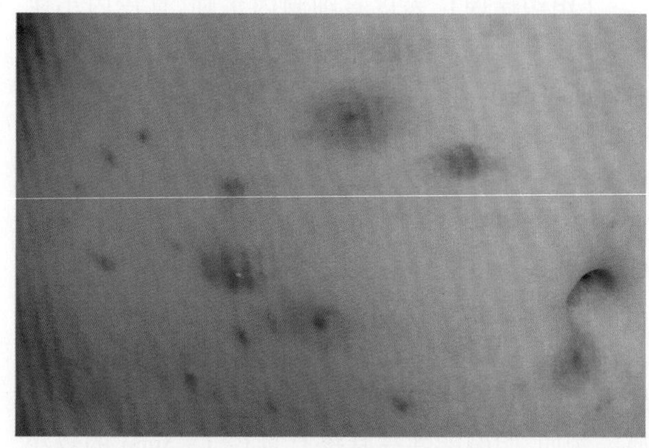

图 20-24 丘疹性荨麻疹（一）

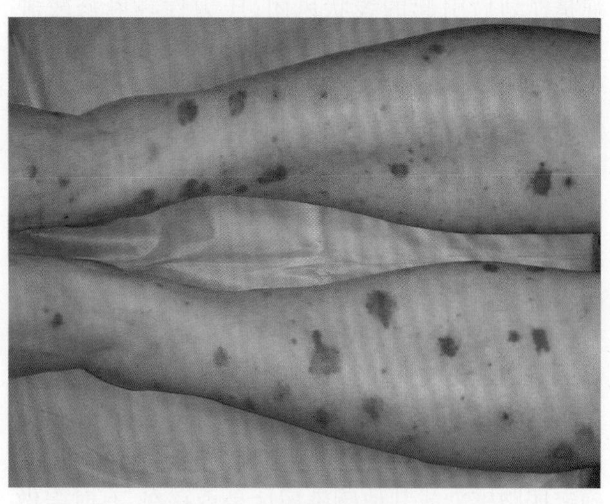

图 20-25 丘疹性荨麻疹（二）

损害往往分批发生于四肢尤其臂部及小腿伸侧，也可出现于颈部、面部及躯干，往往季节性的复发，也常在晚间出现或加重，引起剧痒而妨碍睡眠；剧烈搔抓引起皮服抓破、血痂或继发性感染如脓疱病、深脓疱病、疖病或淋巴管炎等，有时引起湿疹化或苔藓样化。有的患者成年累月的不愈而可转变成痒疹。

【病因】患者若变换生活环境，不久即愈或停止发病，表明环境中有某些致敏物。

人蚤、犬蚤、猫蚤、虱、蚊、蠓、蚋、螨，特别是跳蚤的叮咬是主要的甚至是唯一的病因，有人用蚤及臭虫制成抗原做皮肤试验，90%的患者呈阳性反应。

以往我国有不少知识青年"上山下乡"后发生丘疹性荨麻疹，在夏秋季节最重，回到故乡后不久症状完全消失，因而有所谓"水土不服"说法。有人在农村长期居住后，过敏逐渐消失，症状显著减轻或不再发生。引起皮肤损害的是不易觉察的恙螨、蒲团虫、米恙虫、猫犬（狗）身上的疥螨、鸡或鸽身上的鸟螨等。它们在春秋季节生长繁殖，分布很广，分别栖居在谷类、麦、青豆、蚕豆、麻、棉花、稻草、树木、青草、鸟、鸡等身上，有的随谷类和人的皮肤接触，有的随风飘扬到人身上，有的在晚上活动，叮咬人的皮肤。因此，不少人夜间有剧痒，次日清晨在臀部、股部等处发现皮疹，有人迁居后则自然痊愈。

【治疗】预防是消除昆虫，如猫、犬（狗）上的蚤、人蚤及臭虫等，在室内床铺、家具、草垫、墙角等处喷洒杀虫药。

内服抗组胺药如苯海拉明、氯苯那敏等，外擦止痒的洗剂如含有苯酚的炉甘石洗剂等，或涂用皮质类固醇类的霜剂，发生继发性感染时要应用抗菌药物。

血管性水肿（angioedema）

血管性水肿曾名血管神经性水肿（angioneuroticum oedema）、奎英克水肿（Quincke's edema）或急性限界性皮肤水肿（cutis circumscriptum acutum oedema），是荨麻疹的一种特型，可称为巨大性荨麻疹（giant urticaria）。

【症状】损害为突然出现的限局性水肿，最容易发生于皮下组织疏松的部位如眼睑、口唇（图20-26，图20-27）、耳垂、外阴部或口腔及消化道的黏膜或结膜，有时也发生于手足部背侧、面部及四肢，多半出现于夜间，当患者次晨睡醒时，才发现突如其来的肿胀。有时，风疹块与本病同时出现。

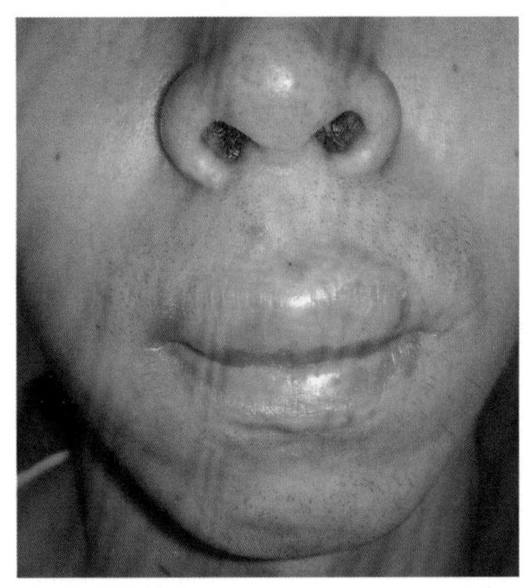

图20-26　血管性水肿（一）

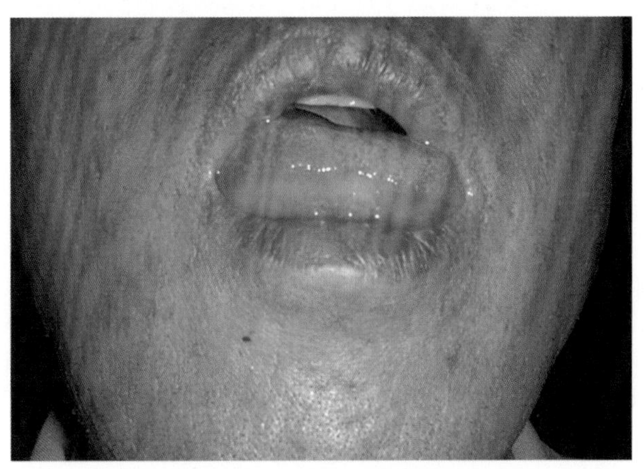

图20-27　血管性水肿（二）

损害可发生于一处，或同时出现于数处，通常是单侧，也可见于两侧。患处肿胀并有弹性，没有明显的指凹性水肿，表面淡红或苍白，或正常皮色，边缘不清，大小不定。损害发生于眼睑或包皮时，肿胀尤其剧烈，上下眼睑往往闭拢而不能睁开，包皮可膨大成球状，像是灌了清水的塑料袋。在几十分钟或几小时内，肿胀会逐渐缩小而消失，不遗留痕迹，以后可以复发。

患部常觉痒或有轻度灼热及紧张感，有的无自觉症状。也有同时伴发腹痛等胃肠障碍。如果损害发生于口腔或咽喉，可以引起吞咽或呼吸困难；有的患者突然发生喉头水肿而窒息，甚至死亡。

【病因】血管性水肿是荨麻疹的一型，是由于血管通透性增高所致的皮肤和皮下组织深层水肿，可累及呼吸道和胃肠道的黏膜及黏膜下层。它与一般性荨麻疹损害的区别仅在于累及的程度，两者常同时发生。可表现为急性或慢性发病，发作严重时有致命的危险。血管性水肿分为遗传性和获得性两种类型。

1. **遗传性血管性水肿** 见“遗传性血管性水肿”部分。

2. **获得性血管性水肿** 急性型多见于由于药物、食物、花粉、昆虫毒素、造影剂、血清病、冷荨麻疹等，激发 IgE 介导生物活性介质生成而发作；而慢性复发性血管性水肿则可见于以下几种情况。

（1）特发性：病例较多，但原因不明。

（2）获得性 C1 脂酶抑制物缺乏症：可见于恶性肿瘤或自身免疫性疾病者。

（3）血管性水肿嗜酸性粒细胞增多综合征：表现为血管性水肿、荨麻疹、肌痛少尿、发热等周期性发作，伴有白细胞和嗜酸性粒细胞增多。

反复发作非瘙痒性水肿、儿童期发病和阳性家族史等提示遗传性血管性水肿的诊断，补体成分和 C1 脂酶抑制物等的测定可协助证实临床诊断。获得性 C1 脂酶抑制物缺乏症无阳性家族史和补体降低。

【鉴别】 本病需和肾炎性水肿、接触性皮炎、皮肤腭口线虫病、丹毒及蜂窝织炎鉴别，也需和上腔静脉综合征及遗传性血管性水肿区别。

上腔静脉综合征（superior vena cava syndrome）表现为面部水肿、眼皮有红斑、胸壁有一片扩张的血管，是上腔静脉因肿物或炎症粘连闭塞而引起。

【治疗】 皮下注射 1∶1 000 肾上腺素 0.3～0.5ml 有明显的效果。也可肌内注射肾上腺素或麻黄碱，也可舌下含用异丙基肾上腺素，但这些药物对高血压病或心脏病患者要慎用。根据病情可每 15、20、30 分钟注射一次肾上腺素，血管性水肿常在短期内消失。

糖皮质激素制剂可作肌肉或静脉注射，同时可皮下或肌内注射苯海拉明等抗组胺药。

有喉头水肿的紧急情况时，要由静脉注射肾上腺素。而有窒息危险时，须立即施行气管切开术以抢救生命。

遗传性血管性水肿
（hereditary angioedema，HAE）

遗传性血管性水肿又称为弥漫性家族性巨大荨麻疹（chronic familial giant urticaria）。

【症状】 本病常开始发生于儿童时期，或在 20～40 岁时出现。皮肤损害是突然发生的局限性水肿，和一般的血管性水肿相同，不久即可消退。发作次数不定，有的在短期内发作多次，有的每 1～2 周一次，但也有发作一次后不再发作的，常伴胃肠道水肿而引起恶心、呕吐、腹痛，可被误诊为阑尾炎等急腹症。喉头水肿也可发生，急性呼吸道阻塞可导致窒息，甚至引起死亡。

【病因】 本病多数有家族史，为常染色体显性遗传病。患者血清中显著缺少或没有能抑制补体（C1、C2、C4）-脂酶作用的抑制物，1 型占 85%，存在 C1 脂酶抑制物缺乏；而 2 型占 15%，则只是有 C1 脂酶抑制物的功能障碍，此种抑制物是 α_2 神经氨基糖原蛋白质（α_2 neuraminoglycoprotein）。外伤、环境温度突然变化、情绪突然紧张、月经或避孕药使雌激素水平增高，都能激活补体对脂酶的作用，引起血管的渗透性增加而发生水肿。

【治疗】 肾上腺素是最有效的药物，患者应随身携带以便及时自用。达那唑 0.2～0.6g/d、司坦唑醇（司坦唑醇）2mg/次，每日 1 次，疗程 1 个月，以后改为 5 日服药、5 日停药交替进行，并调整剂量至预防急性发作为准。甲基睾酮、6-氨基己酸、凝血酸氨甲环酸或新鲜冰冻血浆也被应用，而糖皮质激素类药物及抗组胺药一般无效。

（刘 源）

参考文献

1. AURELIAN L，ONO F，BURNETT J. Herpes simplex virus（HSV）-associated erythema multiforme（HAEM）：a viral disease with an autoimmune component［J］. Dermatol Online J，2003，9（1）：1.
2. 李诚让，吴建兵，马一平，等. 重症多形红斑和 Stevens-Johnson 综合征［J］. 中华皮肤科杂志，2014，47（5）：375-377.
3. TATNALL F M，SCHOFIELD J K，LEIGH I M. A double-blind，placebo-controlled trail of continuous acyclovir therapy in recurrent erythema multiforme［J］. Br J Dermatol，1995，132（2）：267-270.
4. SILVA J A，MESQUITA KDE C，IGREJA A C，et al. Paraneoplastic cutaneous manifestations：concepts and updates［J］. An Bras Dermatol，2013，88（1）：9-22.
5. SAIAG P，CAUMES E，CHOSIDOW O，et al. Drug-induced toxic epidermal necrolysis（Lyell syndrome）in patients infected with the human immunodeficiency virus［J］. J Am Acad Dermatol，1992，26（4）：567-574.
6. KIMURA S，OKA S，MOHRI H，et al. Three cases of acquired immunodeficiency syndrome complicated with toxic

epidermal necrolysis[J]. J Med, 1991, 30(6): 553-558.

7. VILLADA G, ROUJEAU J C, CORDONNIER C, et al. Toxic epidermal necrolysis after bone marrow transplantation: study of nine cases[J]. J Am Acad Dermatol, 1990, 23(5 Pt 1): 870-875.
8. TAILLAN B, FERRARI E, FUZIBET J G, et al. Erythema nodosum and Hodgkin's disease[J]. Clin Rheumatol, 1990, 9(3): 397-398.
9. FOX M D, SCHWARTZ R A. Erythema nodosum[J]. Am Fam Physician, 1992, 46(3): 818-822.
10. MORTUREUX P1, LEAUTE-LABREZE C, LEGRAIN-LIFERMANN V, et al. Acute urticaria in infancy and early childhood: a prospective study[J]. Arch Dermatol, 1998, 134(3): 319-323.
11. ZUBERBIER T, MAURER M. Urticaria: current opinions about etiology, diagnosis and therapy[J]. Acta Derm Venereol, 2007, 87(3): 196-205.
12. HIDE M, FRANCIS D M, GRATTAN C E, et al. Autoantibodies against the high-affinity IgE receptor as a cause of histamine release in chronic urticaria[J]. N Engl J Med, 1993, 328(22): 1599-604.
13. ZURAW B L. Urticaria, angioedema, and autoimmunity[J]. Clin Lab Med, 1997, 17(3): 559-569.
14. FRIGAS E, PARK M A. Acute urticaria and angioedema: diagnostic and treatment considerations[J]. Am J Clin Dermatol, 2009, 10(4): 239-250.
15. ZUBERBIER T, MAURER M. Urticaria: current opinions about etiology, diagnosis and therapy[J]. Acta Derm Venereol, 2007, 87(3): 196-205.
16. KOMAROW H D, METCALFE D D. Office-based management of urticaria[J]. Am J Med, 2008, 121(5): 379-384.
17. ZUBERBIER T, ASERO R, BINDSLEV-JENSEN C, et al. EAACI/GA(2)LEN/EDF/WAO guideline: management of urticaria[J]. Allergy, 2009, 64(10): 1427-1443.

第二十一章

神经精神性皮肤病

神经精神性皮肤病病种很多，分类不统一。大致分为三类：①神经系统的功能障碍常影响皮肤，例如麻风及骨髓空洞症的神经损害使皮肤发生知觉改变。②原发病归属精神性疾病，例如性病恐怖等恐怖状态症、皮肤妄想症、体妄想症、拔毛狂、咬甲癖、人工皮炎等。③某些皮肤病的发生、复发或加重可受精神因素的影响，例如皮肤瘙痒症、神经性皮炎（慢性单纯苔藓）等病，其他如斑秃、口疮症、玫瑰痤疮、多汗症、白发、舌灼痛、成人特应性皮炎、掌跖水疱性湿疹或荨麻疹都可与情绪有关。不少疾病如扁平苔藓、白癜风等病也可与神经障碍有关。

神经精神性皮肤病的范围和发病机制还不太明了。本章重点涉及瘙痒症、神经性皮炎、痒疹、结节性痒疹、皮肤的神经症以及因神经损伤而导致的皮肤相关疾病。

瘙痒症（pruritus）

瘙痒是一种能引起搔抓欲望的不愉快的感觉。Twycross 等将瘙痒分为 5 类：皮肤源性瘙痒，如皮炎；神经病性瘙痒，如带状疱疹后遗神经痛伴随的瘙痒；神经源性瘙痒，如胆汁淤积引起瘙痒；心源性瘙痒，如寄生虫恐怖；混合性瘙痒，如特应性皮炎。

瘙痒症原发的症状是皮肤发痒，可有针刺、灼热或爬行感。由于搔抓、摩擦或感染，往往继发充血、皮抓破、苔藓样化、色素沉着、脓疱或淋巴结炎等损害。

皮肤发痒的范围不定，可以局限于一两处或广泛发生，也可全身皮肤发痒。发痒的程度也不定，往往间歇出现，也可连续不断。

【症状】 瘙痒症为全身性或局限性。

全身性瘙痒症（pruritus universalis）：患者全身各处皆有痒的感觉，往往不是全身同时发痒，而是由一处移到另一处。发痒的程度不定，往往以晚间最重，有时患者无法忍耐而剧烈搔抓，直到皮破出血而感觉疼痛及灼痛时，痒觉才暂时减轻。患者睡觉时，常因剧痒而不能安眠。

瘙痒多为阵发性。每次瘙痒的时间不定，短的只有几分钟，长的可达数小时。饮酒后、进食某些食物或药物后、情绪的激动、寒风的侵袭、被褥太暖及衣服的摩擦等各种影响皆可引起发作或使痒觉加重。

瘙痒症如果很轻，或患者竭力忍耐而不搔抓，皮肤就没有损害；有的在晚间发痒时，虽然揉擦使皮肤发红，但在白天诊查时已经消失，也就看不到皮疹。多数患者因为发痒难忍而剧烈搔抓、揉擦，往往引起成条的抓伤，毛囊周围发红，皮肤抓破并有点状血痂，有的发展成湿疹。如果患者成年累月地搔抓，往往引起一片片的色素沉着或苔藓样化。抓伤的皮肤也容易感染而发生各种脓皮病及淋巴结炎。许多疾病可以伴发全身性瘙痒，如糖尿病、真性红细胞增多症、甲状腺功能亢进、肝胆疾病及肾功能不全。

老年瘙痒症（pruritus senilis）：发生于老年人，皮脂腺功能减退明显者重，往往以躯干最痒，热水烫洗及搔抓可加重。冬季瘙痒症（pruritus hiemalis）出现于寒冷的季节，患者常在脱衣睡觉时，开始感觉股部前侧内侧、小腿胫前及前臂等处发痒。

局限性瘙痒症（pruritus localis）：局限性瘙痒症多半局限于肛门、女阴及阴囊，偶然发生于手掌、面部及头皮。

肛门瘙痒症（pruritus ani）：是最常见的局限性瘙痒症，多半发生于 30 岁以上的男人，往往局限于肛门附近约一寸宽的范围之内，有时向前蔓延至阴囊，向后至臀中央沟，女患者的女阴往往同时瘙痒。肛门附近的皮肤常呈灰白或浅白色及浸渍，肛门皱襞肥厚，因擦破或抓伤而发生疼痛的辐射状皲裂，易有继发性感染；长久以后，皮肤粗厚而成苔藓样化，也可发生色素沉着。

肛门瘙痒症多为阵发性，摩擦及湿热皆可使痒觉突然发生，有的患者因为晚间剧痒难忍而失眠。

阴囊瘙痒症（pruritus scroti）及女阴瘙痒症（pruritus vulvae）往往引起苔藓样化、表皮剥脱及湿疹脓疱等继发的变化，症状可以时轻时重而长期存在。阴囊及女阴瘙痒症往往扩展到肛门附近，衣服太紧、湿热、出汗及久坐可以使痒觉加重。

【病因】痒觉是发生于皮肤引起搔抓的一种自觉症状，介导瘙痒的受体位于真皮乳头及表皮的无髓C纤维游离神经末梢上，这些感受器可以特异地结合致痒因子，当被致痒因子刺激后，一种特异的C纤维将冲动传至脊髓的背侧角再通过脊髓丘脑束至丘脑的板层核，最后到达大脑皮层。

引起神经冲动的主要是某些化学介质如组胺、前列腺素、激肽类、溶蛋白酶类、P物质。有人认为，作为化学介质的蛋白酶（内肽酶）在表皮有组织蛋白酶（cathepsin），在血液有血浆素（plasmin），在细菌及霉菌有蛋白酶（leukoprotease）等。体内某些代谢产物如尿酸、胆酸等代谢异常产物的蓄积也可引起皮肤发痒。

个人对刺激所发生痒觉不同，甚至同一人对同一刺激在不同时期发生的痒觉也不一致。思想分散、紧张、焦急、恐怖、心理创伤等都能降低痒阈，而精神不紧张时痒觉可加重。不少瘙痒症患者在上床前脱衣时往往最痒。痒觉也因部位而不同，耳道、眼皮、鼻孔、肛门、生殖器及小腿前侧等处皮肤特别容易觉痒。

（一）内因

1. **内脏疾病**　胃、肠、肝、肾、膀胱、子宫或卵巢等内脏有功能性或器质性疾病，尤其糖尿病及发生黄疸的肝脏病患者常常发痒，可能由于神经性反射，也可能和皮肤中胆盐、胆色素、尿素或其他代谢产物的增多有关。

2. **肿瘤**　白血病、霍奇金病及蕈样肉芽肿等淋巴瘤以及恶性肿瘤患者的皮肤瘙痒，可以是最早的症状和/或肿瘤同时存在。

3. **神经系统障碍**　瘙痒症可以发生于老年性大脑动脉硬化、脊髓痨及全身性麻痹等神经病患者。精神紧张、忧郁或焦急不安的人可有全身性或局限性瘙痒症；有的神经症患者有某种幻觉，例如幻想皮肤内有虫而觉痒；有的养成瘙痒的习惯，瘙痒可以是条件反射。

4. **内分泌障碍**　妊娠妇女常有瘙痒症或妊娠痒疹，一般在产后消失；经闭、月经紊乱或卵巢疾病常引起女阴瘙痒症。甲状腺毒症患者可以有瘙痒症。

5. **病灶感染**　胆囊炎、龋齿及牙龈炎等。

6. **饮食、药物及寄生虫**　某些食物在消化道中吸收后可能使皮肤瘙痒，有的人在饮酒后觉痒。缺乏核黄素时，阴囊可以觉痒；冬季瘙痒症患者服用维生素A后，症状可以减轻；肛门及女阴瘙痒症患者应用复合维生素B后，痒可减轻。砷剂、辛可芬、鸦片及其衍化物等药品可以引起瘙痒。肠内寄生虫，尤其常见于儿童的蛲虫往往引起肛门瘙痒，蛲虫及阴道的滴虫常引起女阴瘙痒；肠内念珠菌、粪链球菌及大肠埃希菌可能是肛门及女阴瘙痒症的病因，长期服用抗生素可抑制肠内细菌而使念珠菌过度繁殖，往往导致肛门瘙痒症。

7. 瘙痒症常发生于老年人，和皮肤干燥、萎缩及变性有关，也可能是受性激素等内分泌功能减退的影响。此外，前列腺炎或膀胱炎是老年人常有的病灶感染，动脉硬化能引起新陈代谢方面的变化，有的老人身体内潜藏着肝癌或其他恶性肿瘤，可以成为老年瘙痒症的病因。

（二）外因

温度的突然改变，例如被褥太厚，突然受热或遇寒皆可能引起瘙痒症发作。

冬季瘙痒症发生于寒冷季节，同气候的变化有关，其他可能因素为维生素A缺乏、甲状腺功能不足、干燥症、衣着太多、对羊毛敏感、碱性太强肥皂的刺激、洗浴太勤或不常洗澡等。

机械性摩擦也可引起局部瘙痒。粗糙的毛制衬裤可为冬季瘙痒的病因之一。慢性便秘患者的直肠充血，粪便干燥而刺激肛门，粗劣的卫生纸，刺激性泻药，辣椒等辛辣的食品都能刺激肛门而引起肛门瘙痒症或使症状加重。

消毒剂、杀虫剂、去臭剂、染料等刺激物，植物、花粉或分解的表皮细胞等致敏物都能使局部皮肤瘙痒。肛门及女阴瘙痒症有时由于患直肠炎或阴道炎时分泌物的刺激。

痔疮、肛门裂或息肉等外科疾病偶然引起肛门瘙痒症。

【鉴别】皮肤瘙痒症是先只有瘙痒而无可见皮疹的痒病，但虱病等，尤其体虱病也常无可见的初发性皮疹，如不仔细检查，可误认为皮肤瘙痒症。有的患者在晚上发生荨麻疹而剧烈搔抓，次日诊病时风疹块已消失，只能见到皮肤抓破的血痂，如不细问病史，也易误诊为本病。

引起瘙痒症的因素很多，要从病史、体格检查及化验检查方面寻找各种内因及外因。例如，观察患者有无黄疸、肝炎、妊娠、卵巢或甲状腺障碍的症状，必要时做一些有关的化验检查。检查尿液可能发现糖尿病或肾炎，检查粪便有无寄生虫卵，检查血液可以确定白血病等疾病是否存在，有时还必须切取淋巴结作病理组织学检查。

【治疗】 瘙痒有时病因复杂，影响因素很多，难以找到满意的治疗方法。

首先应寻找及去除病因，否则瘙痒症不易消除。其次判断个体患者瘙痒的主要机制对治疗有重要意义。

去除慢性病灶感染，治疗糖尿病、肾炎或黄疸，或纠正慢性便秘后，瘙痒症往往迅速减轻或消失。如果肛门或女阴瘙痒症是由于蛲虫或滴虫感染，要适当应用杀虫药。

原因不明的慢性瘙痒症往往和饮食或情绪有关，有的患者改变食物或停止饮酒后，痒觉减轻。可指导患者记录饮食，如果发现鱼、虾、蟹、蚌之类的动物性蛋白质食物和胡椒、芥末、辣椒等刺激性调味品与瘙痒症有关，应该不吃或少吃。精神紧张的患者应该心情轻松，适当休息。

瘙痒症患者应该尽量避免各种外界刺激，例如，不用碱性很强的肥皂洗澡，穿柔软宽松的内衣，不穿毛织品，不用力摩擦及搔抓发痒的皮肤，但可擦止痒药以解除痛苦。患肛门瘙痒症的患者排便后，要用绵软的卫生纸而不用粗糙的手纸，最好再用清水洗净肛门附近。

1. **内用药物**　瘙痒病患者往往剧痒难眠，烦躁不安，常需要内用盐酸多塞平、盐酸羟嗪片等安定药，有时要用氯丙嗪等镇静药或苯巴比妥等安眠药。抗组胺药如异丙嗪等常被应用，其中赛庚啶还有抗胆碱和抗 5-羟色胺的作用而可有较好的止痒效果。肌内注射或静脉滴注氨茶碱 0.1～0.5g 可有 30 分钟至 12 小时的止痒作用。

复合维生素 B、核黄素、烟酸或烟酰胺可以缓解瘙痒，特别是冬季瘙痒症，尤其皮肤干燥的患者可服维生素 A。

老年瘙痒症可以试用性激素。男患者可每周肌内注射睾酮 25～50mg 或苯丙酸诺龙 25～50mg，每日 1～2 次。女患者可每日服己烯雌酚 0.5～1.0mg。

沙利度胺可治疗炎症性皮肤病引起的瘙痒，如结节性痒疹、光化性痒疹、湿疹、慢性单纯痒疹、银屑病性瘙痒和老年性瘙痒。

有临床观察对胆汁淤积瘙痒症患者输注纳洛酮可有效地减轻瘙痒程度。短期的纳曲酮治疗可改善尿毒症的瘙痒症状。

5-羟色胺受体拮抗剂（昂丹司琼）对淤胆性瘙痒、慢性肾衰竭和鞘内应用吗啡后也有较好的疗效。

2. **局部治疗**　热浴疗法对神经系统有镇静作用，淀粉浴可使患者觉得舒爽，矿泉浴也有令人满意的效果。洗浴后应外涂润肤霜或保湿剂。

局部治疗的主要目的是解除或减轻痒觉，所以外用药常含有苯酚、薄荷脑、麝香草酚、樟脑、糠馏油类、煤焦油浴液等止痒药，可以配成粉剂、洗剂、霜剂等各种剂型，处方如下：

樟脑 12g，薄荷脑 1g，氧化锌 30g，滑石粉加至 100g。

薄荷脑 0.25g，苯酚 2g，甘油 20ml，稀乙醇加至 100ml。

薄荷脑 0.25g，苯酚 1%～2%，氧化锌洗剂或炉甘石洗剂加至 100ml。

氢化可的松（1%），氟氢化可的松（0.1%），地塞米松（0.1%），倍他米松（0.2%），曲安西龙（0.1%），醋酸氟轻松（0.025%）等霜剂常应用于瘙痒症及局限性瘙痒症。

老年皮肤瘙痒症患者的皮肤干燥，可以常洗糠浴或淀粉浴，涂擦润泽皮肤的含水软膏或 10% 尿素软膏等。

肛门及女阴瘙痒症的局部治疗都应温和舒爽，不可过分治疗，应避用任何刺激性太强或可致敏的外用药，皮质类固醇类激素也不应长期滥用以免引起皮肤萎缩等不良后果。女阴瘙痒时一般涂擦简单的霜剂即可，肛门瘙痒时可在排便前后涂擦含 1%～2% 苯酚的锌糊剂之类。他克莫司、吡美莫斯每晚一次，但须逐渐减量至停用，初次使用时可配合外用激素软膏 3 日以减少灼热、瘙痒等药物刺激症状。

中医治疗：梅花针联合拔罐治疗，也有一定的疗效，方法为梅花针中度刺激叩刺瘙痒处皮肤，加拔火罐 15 分钟，微微出血，隔日治疗 1 次。

UVA、UVB 和 PUVA 光疗对炎症性皮肤病及原发性胆汁淤积、尿毒症和真性红细胞增多症等系统疾病引起的瘙痒有效。

神经性皮炎（neurodermatitls）

一般所称的神经性皮炎是限界性神经性皮炎（neurodermatitis circumscripta），也称为慢性单纯苔藓(lichen simplex chronicus)，皮肤成片地发生苔藓样化，有剧烈的痒感。

【症状】神经性皮炎多半发生于后颈部及两侧，也常发生于四肢伸面、肘及膝部、会阴部及上眼睑等任何其他部位。

初起时，局部皮肤间歇发痒，患者常常摩擦、搔抓，以后发生苔藓样化，患部皮肤肥厚，皮纹加深，皮丘很明显，皮肤表面被互相交叉的皮纹划成很多的斜方形、多角形或菱形斑丘疹(图21-1，图21-2)，往往有些鳞屑(图21-3)。损害的范围不定，呈圆形、卵圆形、线形或形状不规则，只是1~2片，也可在3~4片以上。与正常皮肤颜色相同，有时为淡红色或略带褐色，色素也可减少而呈白色。

有时，患部有密集或散发的扁平或圆形丘疹样损害，表面光滑或覆盖着鳞屑。

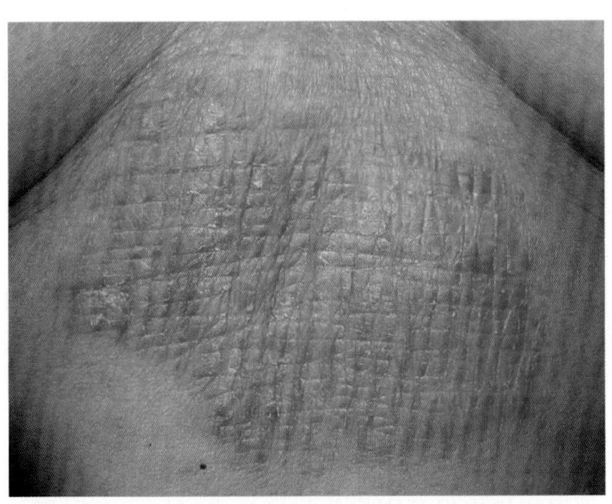

图21-1　神经性皮炎(一)

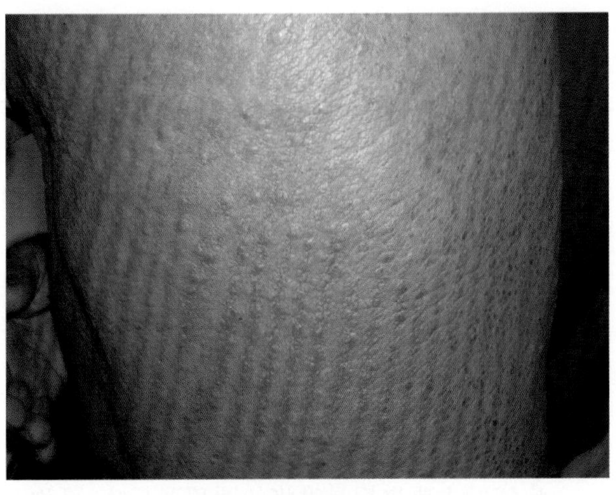

图21-2　神经性皮炎(二)

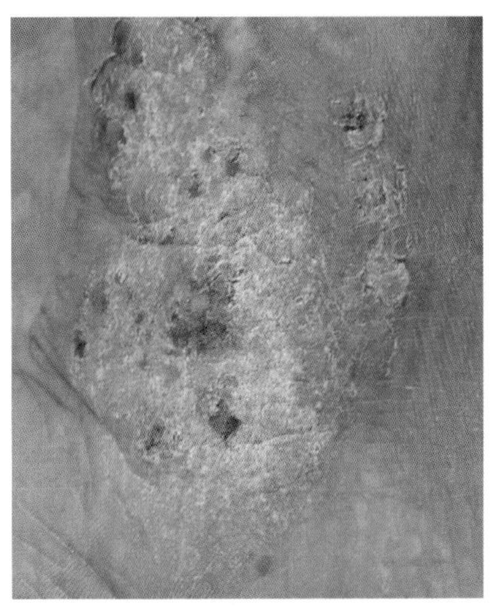

图21-3　神经性皮炎(三)

剧烈的瘙痒差不多是必有的自觉症状，患者常因此失眠。搔抓和摩擦往往引起皮肤抓痕、血痂及脓疱等继发性损害，有时因为强烈外用药的刺激而发生皮炎。

神经性皮炎常是慢性疾病，发展及扩大至一定程度后，就长期不变，也有在数周之内痊愈而不留痕迹，或只遗留暂时性色素减少的淡白斑。本病容易复发，特别是在夏季。

【病因】神经性皮炎的病因还未完全明了，可能是皮肤在自主神经系统的功能发生紊乱时而发生的一种病变。

一般认为精神作用很重要，情绪紧张、工作过劳、恐怖、焦虑不安、生活环境突然变化都可以促使皮疹发生或复发。脑电图常显示大脑皮层的功能失调。皮疹常见于颈部背侧及肘弯等处，可和衣领摩擦等机械刺激有关。有的在叮咬后出现，也可以在暴晒后发生。此外，本病可和个人素质有关，有的伴发哮喘、过敏性鼻炎或异位性皮炎的表现或家族史。

有学者认为神经性皮炎患者皮损处有神经纤维接触的朗格汉斯细胞明显增多，神经纤维增生。

皮肤长期瘙痒而经常摩擦搔抓可使具有异常反应性的人发生苔藓样化，苔藓样化本身也引起痒觉而使皮肤更痒，患者更常搔抓、摩擦而使苔藓样化程度加重，于是形成恶性循环而延长病程及加重病情。

此外，胃肠、血液循环或内分泌系统的障碍，体内病灶感染或某种慢性疾病对本病的发生会有影响。

【组织病理】 主要是慢性炎症。角化过度及部分的角化不全，棘层肥厚及轻度水肿。真皮略水肿，血管周围有淋巴细胞为主的浸润，有些成纤维细胞，也可有少数肥大细胞及嗜黑素细胞。

【鉴别】 在面部、颈部及四肢伸侧有不明原因的慢性湿疹样皮损及剧痒等临床特点，易于诊断。苔藓样化可发生于湿疹、痒疹、蕈样肉芽肿、白血病及其他瘙痒性皮肤病，需要鉴别慢性湿疹和扁平苔藓。

1. **慢性湿疹**　常有患处发红、渗出液多等急性湿疹病史。鳞屑及色素沉着常较显著，而苔藓化程度一般较轻，皮疹常对称发生于小腿、腘窝部等处。

2. **扁平苔藓**　典型损害是紫红或青紫色多边形扁平丘疹，表面有蜡样光泽，可有同形反应，颊黏膜可有损害。

【治疗】 在日常生活中，情绪不要紧张，应有适当的休息，抗组胺药、安定药及镇静剂可适当应用。皮损在颈部者衣领不要太粗、太硬，以免刺激患处，劝告患者尽量不搔抓和摩擦患处及不用热水烫洗，这非常重要。

此外，有扁桃体炎等感染病灶或胃肠等器官紊乱时，应该纠正。应少饮酒或不饮酒。

局部治疗的方法很多，可酌情选用以达到止痒的目的，痒觉消失后就会逐渐痊愈。局部注射药物有普鲁卡因注射液或加入乙醇及2%苯甲醇溶液等。对顽固的小片皮损，最好用糖皮质激素类如曲安西龙混悬剂注射入皮损内。除了过分刺激皮肤及容易引起过敏的药物外，包括薄荷脑及苯酚的止痒药都可应用，糠馏油、松馏油、煤焦油、黑豆馏油、核桃仁焦油等焦油类药物更被常用。吹风机的热风能止痒，吹前可搽糠馏油或松馏油软膏。10%氧化锌溶液可涂搽患处。

现今，最常用的外用药是各种糖皮质激素类制剂，例如，氟轻松、曲安西龙、倍他米松、地塞米松、卤米松等乳膏或霜剂，涂药后用塑料薄膜封包的效果更好，天热时可敞露半日以免引起毛囊炎。

放射疗法已不常用，^{32}P 敷贴疗法对大多数患者有效，约50%可复发，^{90}Sr 也可应用。液氮冷冻、磁疗、蜡疗等均能收到较好的疗效。水光针、纳晶或离子导入激素制剂也有效。

中医也有多种疗法。例如，艾柱熏灸时由皮疹边缘渐向中心移动，每次20~50分钟，每日1~2次，或用熏药放在纸卷中，点燃后烟熏患处，每次20分钟。梅花针叩刺患部致隐隐出血，可通过疏经通络、调和气血、行气活血、消肿散结达到治疗作用，每3~4日1次。有报道皮损处火针加闪罐治疗联合背部膀胱经刺络拔罐治疗神经性皮炎取得良好的效果。

神经性皮炎与精神因素有关系，有时因情绪波动、过度紧张等发病或加剧，在神经性皮炎治疗同时，配合综合心理治疗，可提高痊愈率，降低复发率。

渗出性慢性单纯性糠疹
(exudative pityriasis simplex chronicus)

本病又称渗出性神经性皮炎（exudative neuro-derma-titis），以面部和四肢伸侧出现急性湿疹样皮损，多发生于女性。

【症状】 本病好发于已绝经的妇女，常突然发病。损害位于面部及四肢伸侧，但不累及掌跖。表现为红斑、丘疹、丘疱疹、渗液、表皮剥脱、结痂及鳞屑，可相互融合为成片急性渗液性湿疹样皮损或类似幼儿特应性皮炎。病程间歇性。自觉剧烈瘙痒及烧灼感。遇水后可使瘙痒及病情加重。

【病因】 病因不明。著者认为本病可能是湿疹型药疹，应仔细询问用药史。

【组织病理】 表皮常角化不全，无颗粒层细胞，棘层不规则肥厚，海绵水肿，细胞内水肿及小水疱，可有淋巴细胞及中性粒细胞浸润，真皮上部血管扩张、水肿，浅表毛细血管周围有炎细胞浸润。

【鉴别】 在面部及四肢伸侧有不明原因的急性湿疹样皮损及剧痒等临床特点，易于诊断，需与下列疾病鉴别。

1. **急性接触性皮炎**　有明显的接触史，皮损局限于接触部位，界限清楚。

2. **围绝经期妇女的特应性皮炎**　围绝经期妇女，皮损好发于四肢屈侧，常有干燥及苔藓样变等特点。

3. **自身敏感性皮炎**　有典型的原发活动性湿疹样损害，以后泛发全身等特点。

【治疗】 可用抗组胺药、镇静安定剂。局部湿敷，可用氦氖激光照射治疗。重者可用雷公藤多苷、糖皮质激素系统性应用。

痒疹(prurigo)

痒疹的主要皮损是瘙痒的圆顶形丘疹，可称为痒疹性丘疹（prurigo papule），顶端有微小的水疱，但水疱因搔抓而迅速擦破,因而一般不能查出,只能看到带痂的丘疹。苔藓样化、湿疹化、脓疱、淋巴结炎等都是继发性变化。

关于痒疹,一般按发病时间将痒疹分为急性痒疹类和慢性痒疹类。

(一) 急性痒疹类

1. **急性单纯性痒疹** 又称为荨麻疹性苔藓或丘疹性荨麻疹。

2. **成人急性单纯性痒疹** 又称为暂时性痒疹或一过性痒疹。

(二) 慢性痒疹类

1. **单纯性痒疹** 又称为寻常性痒疹。

2. **Hebra 痒疹** 又称为小儿痒疹或早发性痒疹。

3. **结节性痒疹** 又称为疣状固定性荨麻疹或结节性苔藓。

有的痒疹合并系统疾病,如妊娠性痒疹、淋巴瘤性痒疹。

此外,依据皮疹的轻重及受累范围,可分为轻症痒疹(prurigo mitis)和重症痒疹(prurigo agria)。随季节变化而症状加重者,又可分为夏季痒疹(prurigo aestivalis)和冬季痒疹(prurigo hiemalis)。

婴儿有痒丘疹伴有风疹块时曾称为婴儿苔藓(strophulus),又称为丘疹性荨麻疹(papular urticaria),儿童的丘疹性荨麻疹曾认为海伯拉痒疹(prurigo of Hebra)的早期表现,称为轻痒疹(prurigo mitis);严重的是重痒疹(prurigo agria),又称为恶性痒疹(prurigo ferox),持续到成年时期,现被称为特应性皮炎或罗兹(Lutz)多形性慢性痒疹(prurigo chronica multiformis)。痒丘疹常见于成年人尤其中年人的躯干及四肢伸面,称为单纯痒疹(prurigo simplex),把前述的各种痒疹另称为痒疹性皮病(pruriginous dermatoses)。

痒疹的其他名称有急性痒疹(acute prurigo),又称为暂时性痒疹(prurigo temporaria);发生于成人的难愈的痒丘疹称为成人慢性痒疹(adult chronic prurigo)。

在本书中,把痒疹分别称为单纯痒疹、轻痒疹及重痒疹。

【症状】

1. **单纯痒疹** 又称为寻常性痒疹(pmrigo vulgarie),损害是独立的圆形丘疹,数目不定,最常发生于躯干及四肢伸面,患者以中年人为较多。丘疹大如绿豆或更大,顶部有微小的水疱,但水疱常被抓破而不见,疱液可变干而使丘疹有薄痂(图 21-4)。

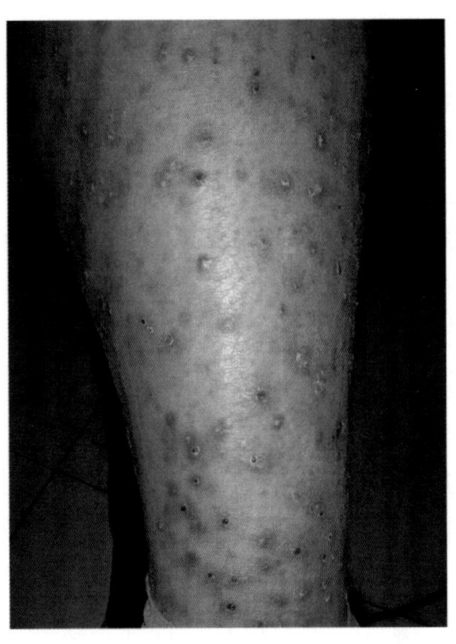

图 21-4 痒疹

损害分批出现,引起剧痒。长期摩擦、搔抓可以引起皮肤抓破、苔藓样化及色素沉着,往往伴有脓疱及淋巴结炎等继发性感染。

急性痒疹的痒丘疹在短期内自然消失。

2. **轻痒疹** 损害开始出现于婴儿或幼童时期,以男孩较多,曾称海伯拉(Hebra)痒疹。

初起时为风团及风团样丘疹,待此类皮疹逐渐消退后,即出现正常皮色或淡红色丘疹、粟粒至绿豆大,质较硬,称为痒疹小结节(prurigo knotchen),亦可发生丘疱疹。患者有荨麻疹或丘疹性荨麻疹,以后屡次复发,风团性损害渐不明显或消失,而四肢伸面、躯干及臀部等处发生淡红或正常皮色的丘疹,由小米至豌豆大,边界不太明显,引起剧痒,有的在夏季加重,也有的在冬季较重,但也有在春秋季节较重的,长期不能痊愈。丘疹顶部常有水疱,但常抓破或结痂,搔抓也易引起皮抓破、血痂、脓疱、苔藓样化、色素沉着、湿疹样化等继发性变化,甚至于有坑状瘢痕形成;肘窝、腘窝或腋窝等处淋巴结往往肿大,痒丘疹的数目不定,往往对称分布,有时减轻,有时加重,经过几年或更久以后,皮疹才能完全消失。

3. **重痒疹** 重痒疹又称恶性痒疹,曾经列为海伯拉痒疹的严重型,或由轻痒疹发展而成,没有风团性损害,只有很痒的坚实丘疹及显著肿大的淋巴结,往往伴有皮肤抓破、色素沉着、苔藓样化、脓疱形成及坑状或线状瘢痕等继发性变化。长期的剧痒使患者不能安眠，身体虚弱、毛发失去光泽、情绪不稳定、容易急躁发怒，持续到成年时往往仍不痊愈。

重痒疹可以开始出现于成年时期，由单纯痒疹发展而成。痒丘疹很多，最多见于中年以上成人的躯干及四肢伸面，有人称为成人慢性痒疹或多形性慢性痒疹，也曾经称为固定性丘疹性荨麻疹或其他病名。发生于中年以上的重痒疹几乎密布全身各处，特别多见于躯干及四肢伸面，也可发生于面部及头皮等处，一般不见于手掌及足底，似乎以男患者占多数。丘疹的边界不太清楚，紧密相接，剧痒难忍，妨碍睡眠。长期搔抓引起皮肤肥厚、苔藓样化、湿疹化及色素沉着，颈部及腹股沟等处淋巴结肿大，尤以腹股沟淋巴结肿大最为显著，称为痒疹横痃（pmrigu bubo），该处淋巴结可达胡桃至鸡蛋大、但不痛、不红，亦不化脓。神经系统检查可见到腹壁反射减退和跖弓反射消失。血液中嗜酸性粒细胞增多。症状有时减轻，有时加重，往往经年累月，不易痊愈。

【病因】 痒疹患者皮肤的敏感性较一般人高，多种物质作皮肤试验的结果是阳性反应，患者血液中嗜酸性粒细胞往往显著增多。

痒疹像是变态反应的表现，病因还不太明确。有的有家族过敏史，因而痒疹可以是特应性皮炎的一种表现。有的先有丘疹性荨麻疹，则可与虫咬有关。

痒疹的病因可像瘙痒症或荨麻疹一样有各种内因外因。外因如冷、热、日光、虫咬、体外寄生虫及致敏性接触物；内因如蛲虫、蛔虫、绦虫等肠内寄生虫或包囊虫，结肠炎或化脓性扁桃体炎等感染病灶，食物及药物过敏，淋巴瘤类及其他恶性肿瘤，卵巢功能不良等内分泌障碍以及精神紧张等。

【组织病理】 病理组织有非特殊性慢性炎症，表皮有角化过度及角化不全，棘细胞层肥厚，表皮内水肿，尤其浅部可发生水疱。真皮轻度水肿，结缔组织发生纤维蛋白样变性及肿胀，血管及淋巴管扩张，血管周围有圆形细胞浸润（图 21-5）。

淋巴结可有慢性炎症，血液的嗜酸性粒细胞往往增多。

【鉴别】 根据皮疹特征、好发部位及剧烈瘙痒进行诊断，但需与下列疾病鉴别。

1. **丘疹性荨麻疹**　多在春秋季节发病，病程短，无颈部及腹股沟淋巴结肿大现象。轻痒疹的早期表现和丘疹性荨麻疹不能区别，丘疹性荨麻疹可发展成痒疹。

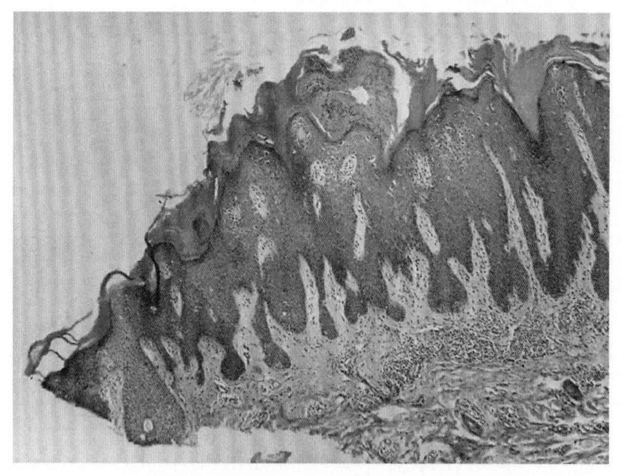

图 21-5　痒疹病理

2. **疱疹样皮炎**　皮疹虽为多形性，但以水疱和大疱为主。皮肤的乳头内有中性粒细胞和嗜酸性粒细胞的小脓肿，有特异性病理改变。

3. **疥疮**　无一定发病年龄，有接触传染史，皮疹在指间、腕部、腋下、膝、肘屈侧及腹股沟等皮肤薄嫩处，以丘疹及小水疱为主，男性患者阴囊常发生疥疮结节，水疱处可查见疥虫。外用硫黄软膏有效。

还需鉴别的有急性痘疮样苔藓样糠疹、夏季痒疹（多形日光疹），至于妊娠痒疹（prurigo gestationis）则是妊娠妇女的单纯痒疹。

【治疗】 最有效的疗法是寻找及移除致病因素，例如，有些中年妇女的单纯痒疹是由于卵巢的功能不好，应用黄体酮则可有效。在日常生活中，要注意改善饮食状态、纠正胃肠紊乱、稳定情绪、防止虫咬、增强一般健康，消除感染病灶或治疗体内疾病。

抗组胺药、地西泮、羟嗪等安定药可使痒觉减轻并抑制神经兴奋性，抗过敏治疗可选用两种或两种以上抗组胺药联合或交替使用。局部治疗以止痒、消炎为主。可外用各种具有止痒作用的药物，如炉甘石洗剂，各种糖皮质激素制剂（可加用包封疗法），含石炭酸及薄荷脑的洗剂等。

对难治病例可用糖皮质激素间歇疗法如每 4 周肌内注射曲安西龙混悬液 40mg 一次，或复方倍他米松（得宝松）1ml 肌内注射，每 3~4 周 1 次。纳晶导入、水光针或无针水光针将激素药物导入或注射进肥厚皮损也有较好疗效，且无明显疼痛。

病情较重者可试用沙利度胺，150mg/d，分 3 次口服，连续服 12 周，皮损基本消退后逐渐减量，并维持 2~3 周后再停药。方洪元教授用甲泼尼龙

8mg,每日2次,雷公藤20mg,每日2次、酮替芬1mg每日2次或沙利度胺50mg,每日2次,配合外用药,对严重顽固性痒疹取得了很好的疗效,多在2周内得到控制,控制后可逐渐减量。有报道氨苯砜治疗本病有效,开始25mg,每日3次,1周后血常规正常者每次50mg,每日2次。外用药常含苯酚及薄荷脑等止痒药(参阅"瘙痒症"及"神经性皮炎"),加入氢化可的松或其他类固醇激素,止痒效果更好。氢化可的松等也可和焦油类药物合用。还可试用窄谱中波紫外线治疗。米糠浴、淀粉浴、硫黄浴、焦油浴等都可使痒减轻。

妊娠痒疹多以健脾化湿、调和营卫论治,不可动用行气活血之药。外用薄荷、三黄洗剂或川柏止痒液外洗。

渗出性盘状苔藓样皮炎
(exudative discoid lichenoid dermatitis)

渗出性盘状苔藓样皮炎是Sulzberger和Garbe于1937年首先报道的一种心身性疾病,故又称为苏兹伯格-加比综合征(Sulzberger-Garbe syndrome),其主要特征为突发剧烈瘙痒,盘状皮损,苔藓样变及渗出同时或交替出现,也称为Oid-oid病。

【症状】边界清楚的卵圆形及盘状斑块迅速出现,斑块扁平,表面脱屑,或水肿隆起,可有渗液而结痂,但没有明显可见的水疱。此外,有独立的苔藓样丘疹和苔藓样化,或有类似慢性湿疹或钱币状湿疹的皮损,往往广泛散布,特别多见于四肢伸面、胸部上方及后背等处,也常波及阴茎、阴囊、腋下皱襞及腹部等处,引起阵发性剧痒,特别在夜间很痒而妨碍睡眠,剧烈搔抓往往引起皮抓破、血痂及继发性感染(图21-6~图21-9)。病程很久,经年累月以后才可自然痊愈。血液中嗜酸性粒细胞可增加到6%以上。

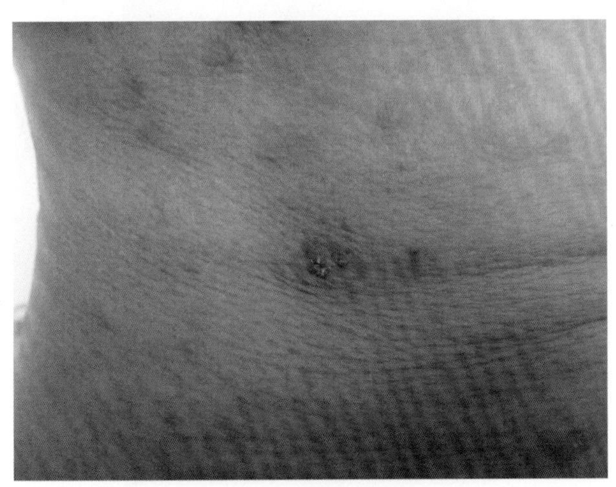
图21-6　渗出性盘状苔藓样皮炎(一)

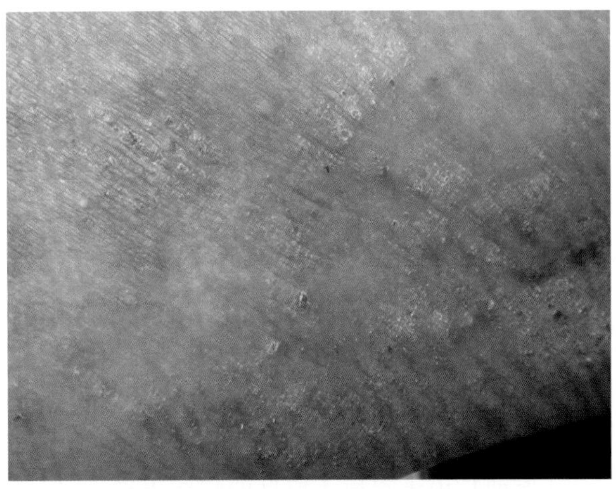
图21-7　渗出性盘状苔藓样皮炎(二)

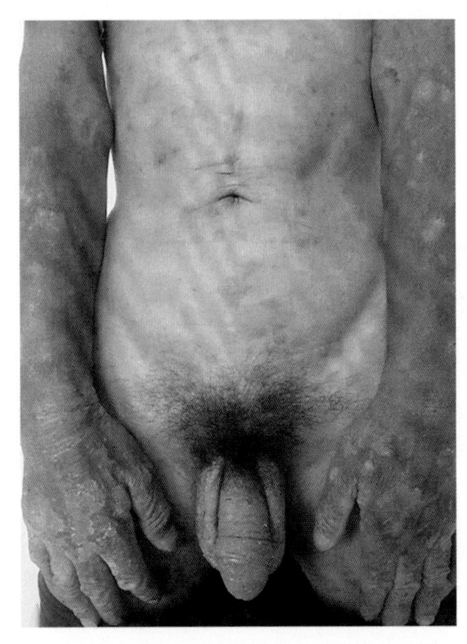
图21-8　渗出性盘状苔藓样皮炎(三)

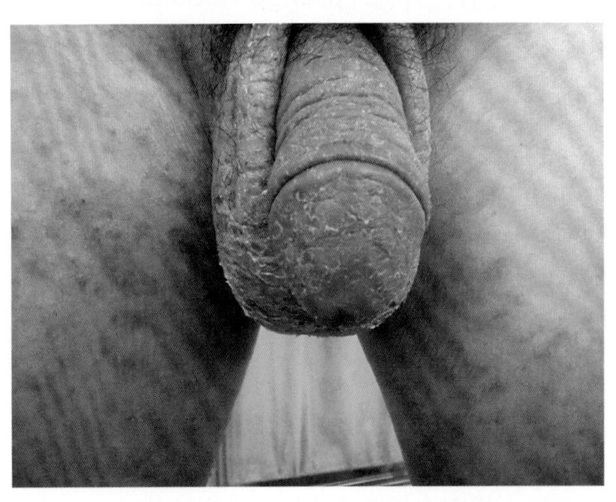
图21-9　渗出性盘状苔藓样皮炎(四)

【病因】 本病病因不明，多半发生于40~60岁以上的男性。精神创伤、紧张、压力、自身变态反应或环境中飞尘、毛织品、染料等所致变态反应可为致病因素。

【组织病理】 早期的组织学变化是表皮有灶性海绵水肿，伴有真皮浅部血管周围浸润，包括淋巴细胞、组织细胞及一些嗜酸性粒细胞，真皮乳头往往水肿。以后，海绵水肿及真皮乳头水肿更显著，表皮有鳞屑痂而像银屑病，真皮内细胞浸润更密。长久以后，海绵水肿不见，表皮角化过度并有灶性角化不全，真皮乳头因纵向排列的纤维束增多而扩张，真皮浅部有淋巴细胞、浆细胞及组织细胞浸润。

【鉴别】 由于本病无典型的临床表现，所以开始易误诊为钱币状湿疹、慢性单纯性苔藓、蕈样肉芽肿及扁平苔藓等，但该病又不能以这几种病中的任何一种来解释，Sulzberger强调阴茎部损害，可作为本病诊断的标准之一。它的临床表现多样，对小剂量糖皮质激素较敏感，以及其病理特点可确诊。

本病应和早期蕈样肉芽肿、泛发性神经性皮炎(特应性皮炎)、痒疹尤其重痒疹、慢性湿疹鉴别。

【治疗】 本病往往成年累月地存在，剧烈的痒常使患者烦恼不安，影响睡眠，可常服安定药及抗组胺药，尤其赛庚啶有较好的止痒作用。局部可应用止痒药或糖皮质激素类制剂。淀粉浴、温泉浴或海水浴都可有益。本病治疗应禁忌强烈的刺激性药物。朱德生教授曾用环磷酰胺及泼尼松治疗本病数例，认为疗效较佳。有报道用硫唑嘌呤治疗有效。

结节性痒疹(prurigo nodularis)

结节性痒疹有剧痒的疣状结节，最常发生于四肢尤其小腿伸侧，持久难愈。

【症状】 损害是圆顶形坚实结节，约由豌豆到指甲大，一般呈灰褐或红褐色，也可呈淡褐色。表面渐渐角化，由粗糙变成疣状，引起剧痒，患者常猛烈摩擦搔抓，疣状结节被抓破，导致流血及血痂，损害周围的皮肤常有色素沉着及苔藓样化(图21-10~图21-12)。

损害的数目不定，最常发生于四肢尤其小腿的伸侧，也可出现于背部等别处，相邻的损害可融合成斑块。损害有沿着肢体排成纵列的趋向。

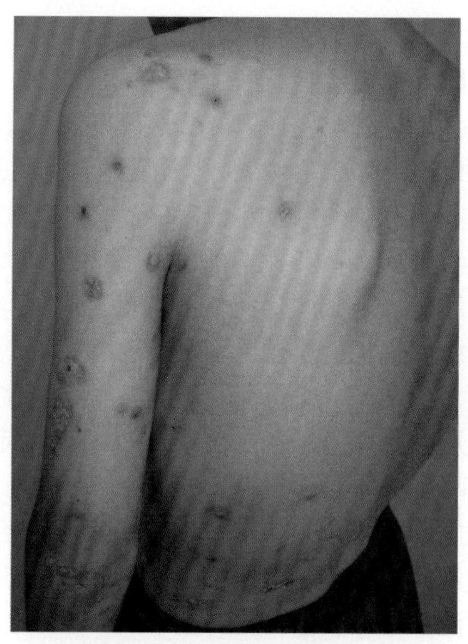

图21-10 结节性痒疹(一)

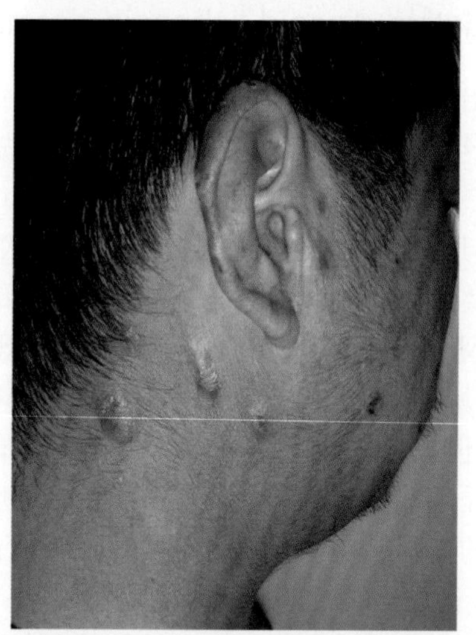

图21-11 结节性痒疹(二)

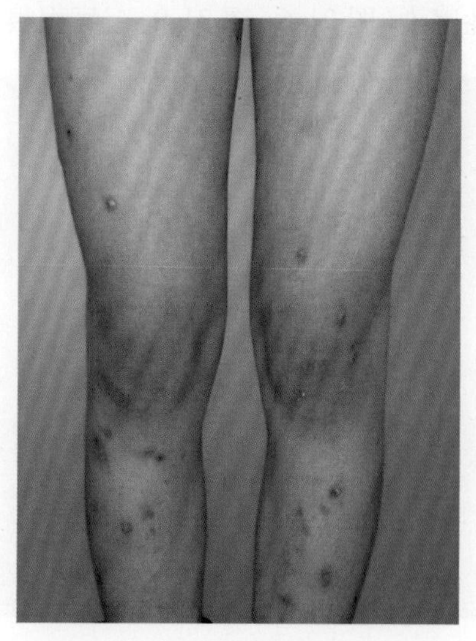

图21-12 结节性痒疹(三)

瘁觉常很剧烈，但只限于皮损，往往每日阵发性地发作，每次瘙痒可经数分钟甚至1～2小时之久。病程很慢，往往旧皮损未退而新皮损出现，成年累月地存在，甚至持续10～20年之久才缓慢消退而遗留浅瘢痕。有的皮损消退后复发。

【病因】本病一般发生于成人，尤其中年妇女占多数，病因不明。

本病可与情绪有关，在患者的情绪处于紧张状态时，皮损往往更痒，而且本病的皮损类似结节型神经性皮炎，因而有人认为本病是限界性神经性皮炎的不典型结节型。本病和疣状扁平苔藓也较相似。

有人报告不吃含有谷胶的饮食而好转的病例，提示本病和谷胶敏感的肠病有关。在临床上，本病和疱疹样皮炎有一些相似之处。

有些患者的皮损出现于昆虫叮蜇之后。此外，消化系统紊乱、女性生殖器疾病、某种代谢障碍等是否也与本病有关都需研究。

【组织病理】表皮有角化过度，棘细胞层不规则的增厚。真皮内血管扩张和增多，周围有淋巴细胞浸润，偶见肥大细胞及少数浆细胞。结节中央或边缘及结节附近有增生的神经细胞，可在电子显微镜下看到真皮内施万(Schwann)细胞增多，神经纤维肥厚增生。

【鉴别】根据疣状结节性损害，好发于四肢伸侧，剧烈瘙痒等特点进行诊断。

结节性痒疹容易和丘疹较小的痒疹及不痒的丘疹坏死性结核病鉴别。此外，还需与下列疾病鉴别。

1. **钝头扁平苔藓及疣状扁平苔藓** 钝头扁平苔藓有圆形或卵圆形隆起的丘疹，可以伴有典型的扁平苔藓皮疹；疣状扁平苔藓有表面不平及鳞屑的斑块，病理组织变化可以帮助诊断。

2. **丘疹性荨麻疹** 主要临床表现为风团，中央有丘疹及小水疱形成，病程较短，好发于儿童。

3. **寻常疣** 损害表面角质增生，呈乳头样，色灰白或污黄，大多无自觉症状，好侵犯儿童及青年。

4. **原发性皮肤淀粉样变** 好发于小腿、上臂及上背肩胛间，皮损常呈褐色扁平小丘疹，刚果红局部皮内试验或组织病理检查有助于鉴别。

【治疗】内服抗组胺药或安定药，外涂各种止痒药，常没有令人满意的效果。

朱德生教授曾试用氨甲喋呤治疗本病而获得迅速而良好的疗效。每周用每毫升含5～10mg醋酸曲安西龙混悬液做损害内注射一次也有显著的疗效。

沙利度胺也比较常用，但疗效缓慢。服100mg/d，3日后增到200mg/d，往往需要连续服用6个月才可见效。国内有人报告服用沙利度胺3～5日后瘙痒可减轻，20～30日后结节开始变平。妊娠妇女应该禁服以免引起畸胎。

方洪元教授用甲泼尼龙8mg、沙利度胺50mg、雷公藤20mg、白芍总苷600mg，一日2次均能达到理想的效果，但往往在减药过程中复发，因此除甲泼尼龙3周内停药，其他药物需维持较长时间。

有研究应用阿维A联合他扎罗汀凝胶治疗结节性痒疹取得一定的疗效。液氮、电灼、腐蚀药等都被临床应用，但腐蚀药如高锰酸钾结晶引起溃疡形成，皮损销毁后往往复发。

色素性痒疹(prurigo pigmentosa)

色素性痒疹为原因不明的炎症性皮肤病，其特点为突然出现的红斑丘疹，消退后遗留网状及斑状色素沉着。

【症状】损害主要见于颈部和躯干上部等，特征性皮损为瘙痒性淡红色丘疹，融合成网状，若皮疹反复发作时，则主要限于色素沉着区域。有时有水疱出现，皮疹消退后，遗留无瘙痒网状或斑状色素沉着。

【病因】病因不明。部分病例发生糖尿病、厌食症、缺氧症，可能本病与代谢有关。

【组织病理】呈非特异性苔藓样组织反应。表皮角化不全，表皮嵴延长，细胞间水肿，基底细胞液化变性，血管周围细胞浸润及血管扩张，色素部位显示色素失禁。偶见外周血中嗜酸性粒细胞增加。

【鉴别】依据特征性临床症状与好发部位，结合病理显示苔藓样组织反应，即可诊断。但需与下列疾病鉴别：①血管萎缩性皮肤异色症，此病有三种特征性表现，即网状色素沉着、皮肤萎缩及血管扩张，可资鉴别。②融合性网状乳头瘤病，好发于胸前，皮损为色素性疣状或乳头瘤状丘疹。病理改变为真皮水肿，乳头瘤样增生，无炎症反应过程。③暂时性棘层松解性皮病，有水疱时需与该病鉴别，但该病病理有棘层松解。

【治疗】抗组胺类药物和糖皮质激素治疗多无效果。

米诺环素治疗色素性痒疹有效，剂量为100～

200mg/d，大部分患者瘙痒迅速消退。部分患者用氨苯砜治疗有效。

皮肤垢着病
(cutaneous dirtadherent disease)

皮肤垢着病为一种原因不明的皮肤局限性、持续性污垢性物质附着。

【症状】本病多见于女性青少年，皮损开始为绿豆大小、多发性黑褐色小丘疹，皮疹逐渐增多、扩大，丘疹表面呈现疣状污垢堆积或褐色痂，质硬，不易剥离，境界清楚（图 21-13，图 21-14）。丘疹可扩大为大片黑褐色斑，其上有污垢样角化性损害，一部分呈小结节，另一部分呈绒毛状。好发于乳头、乳晕及其周围或颊部、额部，可有瘙痒。

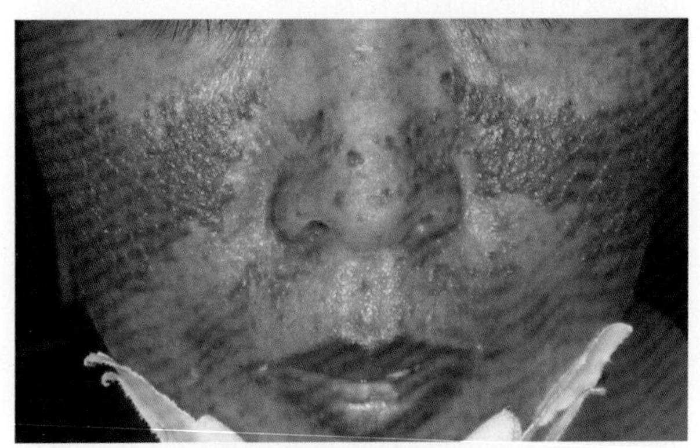

图 21-13 皮肤垢着病(一)

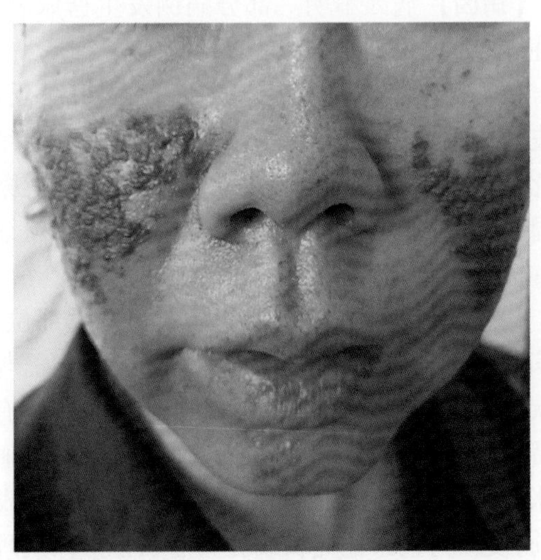

图 21-14 皮肤垢着病(二)

【病因】皮肤垢着病被认为是一种罕见的精神性皮肤病，其发病与精神因素、头面外伤或长期未擦洗有关。也有学者认为本病可能与糠秕马拉色菌感染有关。

【组织病理】表皮角化过度，角化物质形成团状。真皮浅层小血管周围有少许淋巴细胞浸润。

【鉴别】根据原因不明的皮肤局限性、持续性污垢性物质附着可诊断。本病皮损发生于乳晕周围时需与乳头乳晕角化过度病鉴别。

人工皮炎(dermatitis factitia)

人工皮炎又称为人为性皮炎（dermatitis artefacta），是指患者自己故意伤害自己的皮肤，应用腐蚀性化学品或器械等刺激物以引起单纯红斑，甚至坏疽的各种皮炎。

【症状】皮损通常发生于患者右手所触及的部位，因此多半出现于身体的前侧、左手及左臂、下肢、面部及颈部的右侧，只有经常运用左手的人才容易使右手或右臂发生损害（图 21-15，图 21-16）。眼皮、头皮、肩胛之间及足底等处一般不发生损害。

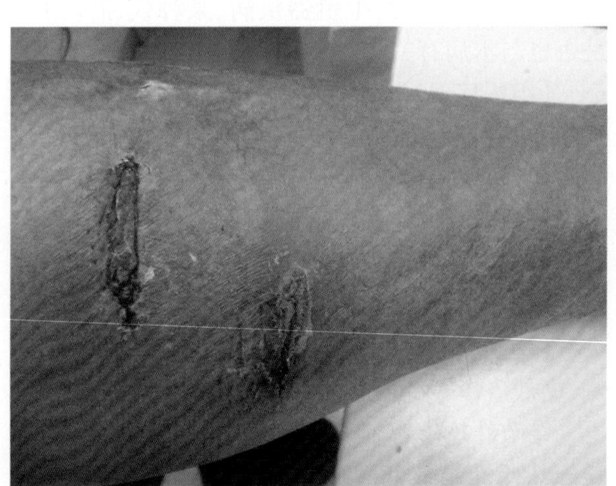

图 21-15 人工皮炎(一)

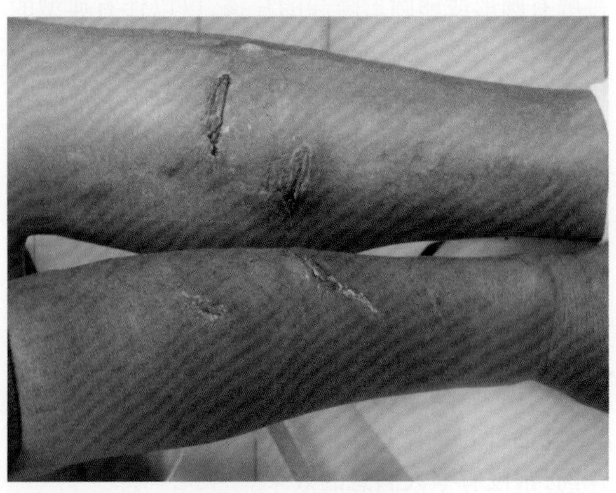

图 21-16 人工皮炎(二)

皮疹按所用的器物而定,皮疹的境界往往很明显及特殊。例如,尖锐器械常引起线形的划伤;腐蚀性液体引起皮肤水滴形态的红斑、水疱或溃疡,如果腐蚀性液体是被点在皮肤上,所成的溃疡往往很浅,边缘不规则但很明显。皮疹的状态及严重程度也同液体刺激物的浓度及刺激时间和组织的易感性有关。自觉症状往往为疼痛及灼热感,但有的患者夸张或掩饰痛苦。

【病因】 患者故意伤害自己并有意隐蔽自己伤害皮肤的行为,有的是想博取别人的同情和怜悯,有的是想引起别人的注意;有的是想调换工作或环境;有的是为达到诬陷别人目的。人工皮炎也常发生于患神经官能病的人,尤以神经质的妇女。

刺激物的种类五花八门,常用的如各种强酸强碱、尖锐或炽热的铁器、火柴、刀片、点燃的香烟等。

【鉴别】 检查时如发现奇特的皮肤损害,不能用意外损伤或其他原因解释,再加上患者有癔症性格或行为时可初步诊断。常因患者隐瞒其自伤皮肤的行为,难得到明确的病史而造成诊断困难。需与正常人外伤所致相鉴别。

【治疗】 要注意分析患者的思想状态和动机,有时不能将诊断明白地告诉患者。局部治疗根据皮损的性质及情况而定,有时要用敷料包扎以免患者再自我伤害。匹莫齐特、氟西汀治疗本病有效。

拔毛狂(trichotillomania)

拔毛狂是精神病的一种表现,患者常用手拔除毛发,可以使头发稀疏;有的喜欢折断毛发而被称为断发狂(trichokyptomania)。

捻皮癖(dermatothlasia)

捻皮癖是一种皮肤的神经官能症。

【症状】 患者常不自觉地揉捏、摩擦、搔抓自己的皮肤。面颈部、躯干及四肢易被手抓处,常有抓痕、血痂、紫癜、色素沉着及湿疹样变化,可有浅溃疡伴疼痛。一些患者揉捏、搔抓皮肤而发生皮肤损伤,是为了抵抗其他部位的疼痛,也有一些患者只是一种癖好而无其他不适。

【治疗】 可用心理行为疗法干预,也可试用镇静安定剂治疗。

神经官能性皮抓破(excoriationeurotica)

神经官能性皮抓破是神经症的表现。有的人有搔擦皮肤欲(dermatothalasia),自觉或不自觉地搔抓或揉擦皮肤,可以使右手所能触及的面部、颈部、下肢及左上肢等部位发生皮肤抓破及感染。

神经官能症性表皮剥脱(neurotic excoriation)

患者习惯性或强迫自己用指甲或其他物器去挖、刮、抓自身皮肤,因损伤方式不同出现不同形态的表皮剥蚀,呈点状、线条状或不规则状,重者有深浅不等的溃疡、结痂及色素沉着,时常至疼痛才停止损伤自己。有时患者主要剥蚀、挤压痤疮部位,造成剥蚀性痤疮,又称为表皮剥脱性痤疮(excoriated acne)。

患者大多是成年女性,通常承认自己的行为但不能控制自己。本病常有精神性疾病,如抑郁症、强迫观念与行为性疾病和焦虑症。

荨麻疹性痤疮(acne urticaria)是一种特殊类型的神经官能症性表皮剥脱,患者常有神经官能症的症状,在背部上方及肩部出现小风团及痒疹性丘疹,面、颈及胸部亦可受累,自觉瘙痒。由于被抓,常致表皮剥脱、色素沉着及瘢痕形成。本病多见于30岁以上的女性,常在月经来潮前呈周期性发作或症状加重。

治疗方法主要是心理疏导。局部可外用炉甘石洗剂或糖皮质激素制剂,继发感染加用抗感染药外用,可用积雪苷软膏外涂治疗色素及瘢痕。抗抑郁药治疗有效,如盐酸氟西汀、氟伏沙明、西酞普兰。

疾病恐怖(nosophobia,pathophobia)

疾病恐怖属于自身强迫性神经官能症,可在某种神经异常状态的基础上,受到不适当的卫生宣教或精神创伤而发病。

【症状】 本病是一种不正常的恐惧及疑病症,患者常敏感、焦虑或恐惧,因害怕得某种疾病便千方百计寻找证据,来证明患这种疾病。但经医院仔细检查均不能证明有患者所谓的某种疾病。患者有时明知这种恐惧无意义,却无法控制其恐怖情绪。与皮肤病有关的疾病恐怖,谓之皮肤病恐怖(dermatophobia)。常见的皮肤病恐怖有臭汗恐怖(bromidroziphobia)、麻风恐怖(leprophobia)、螨恐怖(acarophobia)、梅毒恐怖(syphilophobia)、性恐怖(venereophobia)、艾滋病恐怖及肿瘤恐怖等。此类患者终日情绪焦虑,就诊时反复叙述症状,常要求医务人员进行不必要的检查和治疗。

艾滋病恐怖是患者深信自己患了艾滋病的一种不正常的恐怖或信念。

臭汗恐怖是一种患者坚信自己身上的汗液有难闻的臭味以至于让他人躲开的神经官能症。

皮肤病恐惧症(dermatophobia)的患者误认身上有虫子在爬,或有某种皮肤病的幻觉而觉痒或有针刺感。

螨恐怖(acarophobia)患者坚认皮肤有虫,感觉皮肤内有小虫爬行或叮咬,他们常用手指搔抓,或用刀剪等锐器挑剔皮肤,引起皮抓破,甚至溃疡,可有继发性感染。溃疡愈合后,遗留色素沉着及瘢痕。对于临床医师的诊断非常不满,常收集床单上的皮屑及碎屑样物质要求化验室检查,甚至去生物学研究机构要求鉴定。

【治疗】 对患者进行耐心细致解释,消除其顾虑。依据不同的病症,予以不同的心理行为疗法、支持性心理疗法,引导患者通过运动或工作转移关注及焦虑,重者可用多塞平、地西泮等抗抑郁药物及镇静安定类药物。

寄生虫病妄想
(delusions of parasitosis)

寄生虫病妄想患者错误地确信自己的皮肤感染了寄生虫。本病不同于患者错误地害怕自己的皮肤被寄生虫感染的寄生虫恐怖(parasitophobia)。

【症状】 本病多见于中老年人,女性多见。患者自觉皮肤瘙痒,有虫爬及虫咬感,认为自己的皮肤受到某种寄生虫感染,可见表皮剥脱、抓痕、血痂等继发性损害。常多次到医院要求医务人员给其做不必要的检查与治疗,或自行挖取小块皮肤或皮屑、毛发及排泄物送到医院检查,而检查后未发现寄生虫病存在时仍顽固地坚持其错误信念。患者除寄生虫妄想外,其他方面的精神异常很少见。

【病因】 患者常常有妄想倾向,与精神分裂症、双相性精神障碍、抑郁症、焦虑性疾病和强迫症有关。各种器质性病、痴呆症、恶性肿瘤、脑血管疾病、多发性硬化、维生素 B_{12} 缺乏及使用可卡因和苯丙胺中枢兴奋药物等可出现皮肤瘙痒,可导致妄想。患者大多敏感、多疑、主观、固执、谨慎从事、精神紧张。

【鉴别】 根据临床症状并检查排除寄生虫可做出诊断。鉴别诊断包括真性寄生虫感染、精神分裂、精神抑郁症、单症状性疑病性精神病、痴呆症和躯体症状性抑郁症。

【治疗】 要多听患者的叙述,在取得患者信赖的基础上进行心理治疗,可予以暗示疗法。

匹莫齐特治疗开始每日 4~8mg,每日 3 次,根据治疗效果以后可逐渐增加至每日 20mg,分次口服。抗精神病药舒必利每日 200~400mg 也有效。

皮肤行为症
(cutaneous behavior disorders)

皮肤行为症是一种皮肤的神经官能症,患者采用自身损伤皮肤的方式以达到快感久而成习惯。多见于儿童及青少年。

【症状】 皮肤行为症患者有的吸吮手指致手指肿胀,可有湿疹样变化;有的反复舔吮口唇致唇部潮红、肿胀、肥厚、糜烂及渗液等湿疹样变化,称为舌舐皮炎(dick dermatitis);有的咬指甲致指甲游离端缺损;有的咬口唇、手部或前臂;有的因紧握手部而引起手指水肿、瘀斑或甲下出血;有的强迫性反复洗手,产生手部刺激性皮炎;有的引起皮肤萎缩或增厚伴色素沉着;有的反复碰撞头部;有的制造自身撕裂伤。

【病因】 病因不明。部分有遗传因素,多有性格失常。部分患者缺乏锌、铜等微量元素。

【治疗】 应多给予关爱,培养良好的兴趣爱好,鼓励其多运动,参加集体活动,转移其注意力,如缺乏锌、铜等微量元素应及时补充,亚急性及慢性湿疹样皮损外用他克莫司或吡美莫司有一定的效果。可配合心理治疗及适当应用镇静剂。

面红和面红恐惧症
(blushing and erythrophobia)

患者常因暂时性血管扩张所致面红或皮肤潮红,可伴有其他部位皮肤发红。有时少数患者面红发作次数特别频繁而症状显著,患者常诉说有无法控制的惧怕面红,称为面红恐惧症。

【症状】 常见的面红或潮红分为下列几种。

1. **生理性面红** 面红可以是身体正常的生理反应。患者可随着情绪的变化如害羞、害怕、惭愧、紧张、发怒、爱恋、受到表扬或批评以及在温度变化等情况下,出现面红或潮红。家族性自主神经功能障碍(Riley-Day 综合征)出现面红或潮红亦可在自主血管运动改变的基础上发生。

2. **绝经期面红** 少数妇女在绝经期前后或因卵巢手术切除、放射治疗、严重疾病等原因而使两

要发生在妊娠晚期或初产后，分娩后缓解，于产褥期消失者居多，最晚于产后8个月消失，再次妊娠复发。

【症状】初发皮疹一般表现为瘙痒性红斑、丘疹、风团和斑块，数日至数周后发展为类天疱疮样皮疹，伴剧烈瘙痒和灼痛感，表现为泛发性、张力性、浆液性大疱及糜烂，多分布于腹部，特别是脐周，全身皮肤均可发疹，但一般不累及面部、黏膜以及掌跖部位。通常在妊娠后期缓解，在分娩时加重，约75%的患者在分娩时或产后病情恶化，大部分患者皮疹在产后数周或数月消退。

【病因】PG的发病与单体型HLA-DR3及DR4具有相关性；与大疱性类天疱疮（BP）相关，有相同靶抗原BP-180；自身免疫性疾病尤其是毒性弥漫性甲状腺肿（Graves病）与PG相关，部分Graves病患者有HG病史。

【组织病理】组织病理显示表皮下水疱及血管周围淋巴细胞和嗜酸性粒细胞浸润，或非特异性包括嗜酸性粒细胞的混合细胞浸润。直接免疫荧光（DIF）显示皮损周围正常皮肤的基底膜带可见C3线状沉积，伴或不伴基底膜带IgG沉积，间接免疫荧光（IMF）可见部分循环IgG沉积。血清学检查可见75%的患者妊娠疱疹因子IgG，特别是IgG1亚型阳性。

【鉴别诊断】妊娠性天疱疮早期皮损临床表现及组织病理与妊娠性多形疹相似，难以鉴别，可以通过DIF检查，以及妊娠性多形疹患者多有明显妊娠纹、妊娠性类天疱疮患者皮损累及脐周等特点可对上述两种疾病加以鉴别。此外，本病还需与大疱性类天疱疮、疱疹样皮炎、线状IgA皮病、大疱性红斑狼疮、多形性红斑、大疱性药疹及接触性皮炎鉴别，均可通过DIF和IIF检查进行鉴别。

【治疗】妊娠性类天疱疮的治疗需根据皮损分期及严重程度而选择不同的治疗方案。早期可选择皮质类固醇激素联合局部润肤剂外用，口服抗组胺药物应根据孕期进行选择，妊娠前3个月，可选择具有镇静作用的抗组胺药物如氯苯那敏、氯马斯汀、二甲茚定等，而在妊娠后期，需选择无镇静作用的抗组胺药物如氯雷他定、西替利嗪等，无镇静作用的新一代抗组胺药物，如地氯雷他定、左卡巴斯汀、左西替利嗪不推荐使用。出现水疱后，应系统应用皮质类固醇激素，可给予泼尼松0.5～1mg/（kg·d）以缓解瘙痒和控制新的水疱形成，按此剂量治疗3日，症状无缓解时泼尼松剂量应增加至2mg/（kg·d），症状缓解后2周，泼尼松逐渐减量至最低有效剂量并维持治疗，对常规治疗疗效不佳的患者可考虑应用免疫抑制剂包括硫唑嘌呤、氨苯砜、氨甲喋呤、环孢素以及静脉注射免疫球蛋白，严重患者可考虑血浆置换。

【预后及对胎儿影响】该病在妊娠期可出现病情加重和消退交替出现的情况，妊娠末3个月病情可缓解减轻，而50%～75%的患者产后症状复发，但病情很少迁延不愈，再次妊娠可导致病情复发，口服避孕药可致病情加重和导致疾病复发，故本病患者应避免口服避孕药。本病是一种自限性疾病，不予以治疗产后数周或数月可自行消退。本病对胎儿有一定的影响，由于IgG可通过胎盘转移到胎儿，因此10%患者娩出的胎儿可出现荨麻疹样皮损和水疱，90%的胎儿为亚临床状态，不出现皮肤损害，但脐带血或皮肤免疫病理检查证实有自身抗体存在。与正常妊娠相比，早产儿和低体重儿比例增加，这可能与系统应用皮质类固醇激素以及自身抗体导致胎盘功能不足有关。

妊娠性多形疹（polymo-rphic eruption of pregnancy，PEP）

妊娠性多形疹也称为妊娠瘙痒性荨麻疹性丘疹团块（pruritic urticarial papules and plaques of pregnancy，PUPPP），妊娠中毒性红斑（toxic erythema of pregnmacy）妊娠迟发瘙痒（late-onset prurigo of pregnancy），是一种具有自限性的炎症性皮肤病，发病率约为1∶160，主要发生在妊娠后几周或初产后，几乎均发生在初产妇。

【症状】初发皮疹表现为发生在腹部妊娠纹周围的荨麻疹样丘疹，伴有剧烈瘙痒，50%患者皮疹发展为具有多形性特征的皮损，40%患者皮疹表现为分布于妊娠纹上的丘疱疹和微小水疱或是风团样疹，20%患者出现类似多形红斑的靶形损害，18%的患者有环形或多环形风团，皮损可累及臀部、大腿近端和背部，皮损很少累及手臂、小腿、面部及手部（图22-2，图22-3）。部分患者血清IgE升高。

【病因】其病因未明，但PEP以腹部妊娠纹为首发表现，显示该病的发病可能与结缔组织过度牵拉受到破坏有关。炎症浸润区表达CDla的细胞增加可证实该理论，受到破坏的结缔组织可转变成抗原，从而诱发皮疹。

图 22-2 妊娠性多形疹(一)

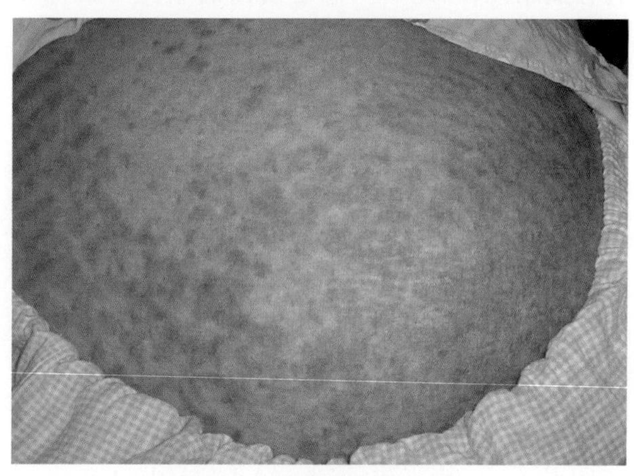

图 22-3 妊娠性多形疹(二)

【组织病理】 皮损组织病理变化无特异性,与疾病所处时期及严重程度相关,主要为角化过度、角化不全、棘层肥厚、表皮和真皮乳头层水肿,灶状海绵形成,表皮下小水疱,真皮浅中层血管周围淋巴细胞、巨噬细胞、嗜酸性粒细胞浸润。直接和间接免疫荧光检查多为阴性。

【鉴别诊断】 本病皮疹多样,需与妊娠性痒疹、妊娠性类天疱疮、药物性皮炎、接触性皮炎、多形性红斑、玫瑰糠疹、疥疮等鉴别。

【治疗】 本病具有自限性且无并发症,治疗目的主要是控制瘙痒及新发皮疹。局部使用皮质类固醇激素如莫米松、哈西奈德、0.1%倍他米松戊酸酯和局部使用止痒剂如薄荷脑可有效控制瘙痒症状。可酌情加用抗组胺药物如氯雷他定和西替利嗪。

【预后及对胎儿影响】 本病孕妇预后良好,皮疹多可在4~6周内消退,伴有细小脱屑,一般无炎症后色素沉着及瘢痕形成,胎儿无危险,新生儿无皮疹。PEP 很少复发,多产妇除外。

妊娠性疱疹样脓疱病
(impetigo herpetiformis of pregnancy)

妊娠性疱疹样脓疱病属于疱疹样脓疱病(impetigo herpetiformis),又称妊娠泛发性脓疱型银屑病,是一种少见的与妊娠相关的脓疱性皮肤病,多在妊娠末 3 个月发病,也可发生在妊娠前 3 个月或产后(图 22-4)。

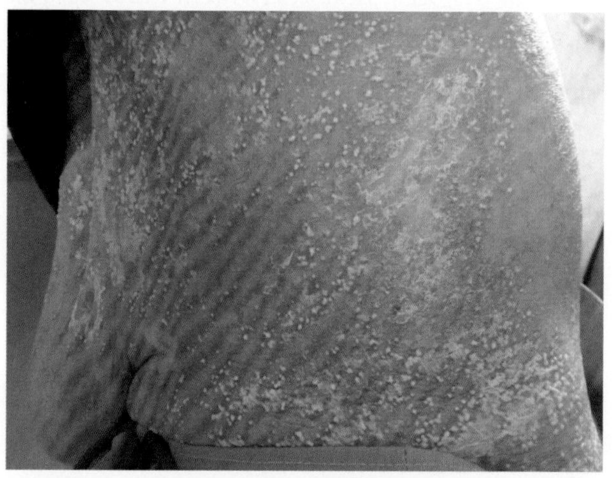

图 22-4 妊娠性疱疹样脓疱病

【症状】 本病常伴有全身症状,如疼痛、发热、寒战、恶心、呕吐、谵妄、腹泻以及由低钙血症引起的手足抽搐等。典型皮损表现为红斑基础上的表浅性黄绿色小脓疱,呈环状或簇集性分布于皮损边缘,皮损中央脓疱常破溃、形成结痂或脓疱疮。皮损泛发全身,但一般不累及面部、手足,多无瘙痒症状,皮损消退后可见炎症后色素沉着。

【病因】 病因不清,疱疹样脓疱病与泛发性脓疱性银屑病和泛发性连续性肢端皮炎的临床与病理变化有相似之处,应属同一病谱。推测本病可能是妊娠诱发的泛发性脓疱性银屑病。

【实验室检查】 可见白细胞、中性粒细胞增多,红细胞沉降率升高,低白蛋白血症、缺铁性贫血,伴有甲状旁腺功能减退者可见血清钙、磷及维生素 D 水平下降,血液及脓疱培养阴性。

【组织病理】 组织病理学特征同脓疱性银屑病,免疫荧光检查阴性。

【鉴别诊断】 本病除需要与妊娠性类天疱疮、妊娠性多形疹等妊娠期特异性皮肤病相鉴别外,还需要与妊娠期发生的水疱性疾病如大疱性类天疱疮、疱疹样皮炎、寻常型天疱疮、急性泛发性发疹性脓疱病等相鉴别。

【治疗】系统应用皮质类固醇激素为一线治疗方案。口服泼尼松龙初始剂量可从15~30mg/d开始,根据病情需要,可增至60~80mg/d。尽管泼尼松龙无致畸作用,但可导致胎膜早破、妊娠糖尿病等并发症及巨大儿。对泼尼松龙治疗抵抗或减量过程中病情复发的患者,可考虑选用环孢素。环孢素虽可致胎膜早破,但未见明显的致畸作用,因此环孢素可作为妊娠期该病的二线用药。产后可采用口服维A酸类药物、PUVA及氨甲喋呤等治疗,上述治疗方法可单独使用亦可与皮质类固醇激素联合使用。

【预后及对胎儿影响】本病孕妇预后较好,由低钙血症导致的谵妄、惊厥及手足抽搐应尽早诊治。本病胎儿预后不良,即使是病情得到有效控制的患者,胎儿仍有产生严重并发症的风险,包括死胎、新生儿死亡以及胎儿畸形,胎盘功能不全是导致上述并发症的主要原因。

妊娠线状IgM皮肤病
(linear IgM dermatosis of pregnancy)

1988年,Alcalay等报道了一例孕妇妊娠末3个月发生剧烈瘙痒的红色毛囊性丘疹和少量脓疱,,于双前臂、双下肢和腹部对称分布。典型皮损为2~4mm半球状坚实的红色丘疹。组织病理检查无特异性,可表现为表皮不规则棘层增厚,真皮中部毛囊周围轻微纤维化,血管周围中度淋巴细胞和中性粒细胞浸润。脓疱显示表皮内灶性糜烂,其下基底层轻度水肿变性;真皮血管增生,伴血管周围淋巴细胞和中性粒细胞浸润。损害周围皮肤直接免疫荧光检查显示表皮真皮连接处有密集的(3+)线状IgM沉积。血清间接免疫荧光检查未发现与基底膜带发生反应的IgG、IgM或IgA自身抗体,因此提出此病为妊娠线状IgM皮肤病。此类患者的组织病理于产褥期结束时消失。

现认为这不是一个特异性发现,此现象见于多种皮肤病。因此,不应该认为该病是一种“新”的妊娠性皮肤病。

(吴树滢)

参考文献

1. KROUMPOUZES G,COHEN L M. Dermatoses of pregnancy [J]. J Am Acad Dermatol,2001,45(1):1-22.
2. DAHDAH M J,KIBBI A G. Less well-defined dennatoses of pregnancy [J]. Clin Denmtol,2006,24(2):118-121.
3. WONG R C,ELLIS C N. Physiologic skin changes in pregnancy [J]. J Am Acad Dermatol,1984,10(6):929-940.
4. SOUTOU B,ARACTINGI S. Skin disease in pregnancy[J]. Best Pract Res Clin Obstet Gynaecol, 2015, 29 (5): 732-740.
5. ZEROUALI A,ZARAA I,TROJJET S,et al. Physiologic skin changes in pregnancy [J]. La Presse Médicale, 2011, 40 (1):17-21.
6. 蒋文军,崔雨蒙,高艳娥. 妊娠期皮肤病的分类[J]. 中国医学文摘 皮肤科学,2016,33(5):566-566.
7. 相文忠,许爱娥. 妊娠皮肤病的最新分类[J]. 中国麻风皮肤病杂志,2008,24(5):374-375.
8. 陈虹霞,邹先彪. 妊娠与银屑病[J]. 中华皮肤科杂志,2014,47(3):226-228.
9. BAR OZ B,HACKMAN R,EINARSON T,et al. Pregnancy outcome after cyclosporine therapy during pregnancy:a meta-analysis [J]. Transplantation,2001,71(8):1051-1055.
10. 敖俊红,杨蓉娅. 妊娠期特异性皮肤病[J]. 实用皮肤病学杂志,2011,4(2):89-91.
11. AMBROS-RUDOLPH C M,MUILEGGER R R,VAUGHAN-JONES SA,et al. The specific dermateses of pregnancy revisited and reclassified:resuits of a retrospective two-center study on 505 pregnant patients [J]. J Am Acod Dennatol, 2006,54(3):395-404.
12. AMBROS-RUDOLPH C M. Dennateses of pregnancy [J]. J Dtsch Dermatol Ges,2006,4(9):748-761.

第二十三章

皮肤血管炎类疾病

变应性皮肤血管炎
(allergic cutaneous vasculitis)

变应性皮肤血管炎:皮肤及全身小血管都可发生变应性血管炎而有各种表现,其中有以皮肤表现为主的皮肤型,以内脏损害为主的系统型,兼有两者的皮肤-系统型,可统称为皮肤-系统性血管炎(cutaneous-systemic vasculitis)。此病概念比较混乱,有不同的名称,实际上可能是一个疾病的不同阶段表现,包括:皮肤小血管血管炎(cutaneous small vessel vasculitis,CSVV)、变应性小动脉炎(arteriolitis allergica)、结节性真皮过敏疹(nodular dermal allergid)、皮肤过敏性血管炎(hypersensitivity angiitis/vasculitis variants confined to skin)、系统性变应性血管炎(systemic allergic vasculitis)、变应性血管炎(allergic vasculitis)、结节性坏死性皮炎(dermatitis nodularis necrotica)、皮肤白细胞碎裂性血管炎(cutaneous leukocytoclastic angiitis/vasculitis)、皮肤坏死性血管炎(cutaneous necrotizing vasculitis)等。

【症状】 皮肤表现为红斑、丘疹、风团、结节、水疱或大疱、紫癜或坏死等多形皮疹。在皮损发生前或同时,可有发热、全身不适、头痛或关节痛等全身症状,也可伴有关节、胃肠、肝脏、肾脏等器官或神经系统损害而有关节炎、胃肠出血、肾功能异常或神经炎等表现。病程不定,往往屡次缓解、加重或复发,也可长久不愈。

常见的皮损是红斑、丘疹、风团、结节、出血坏死性水疱、紫癜、溃疡,其中1~2种皮疹如斑丘疹或水疱等先发生,或数种皮疹同时出现或分批发生,紫癜是最常出现的皮损(图23-1,图23-2),其次是荨麻疹样的皮损,皮损局限或广泛地分布于四肢及臀部等处,特别常见于小腿,可伴有水肿尤其踝部水肿,也可有雷诺(Raynaud)现象、网状青斑,常呈对称性。自觉症状不定,可有疼痛、灼热或针刺感。

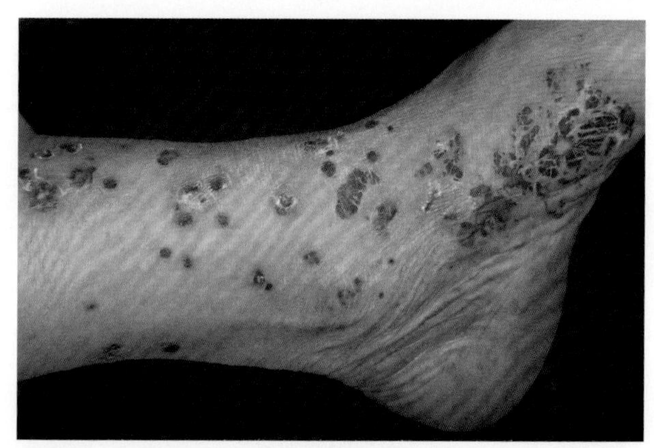

图23-1 变应性皮肤血管炎(一)

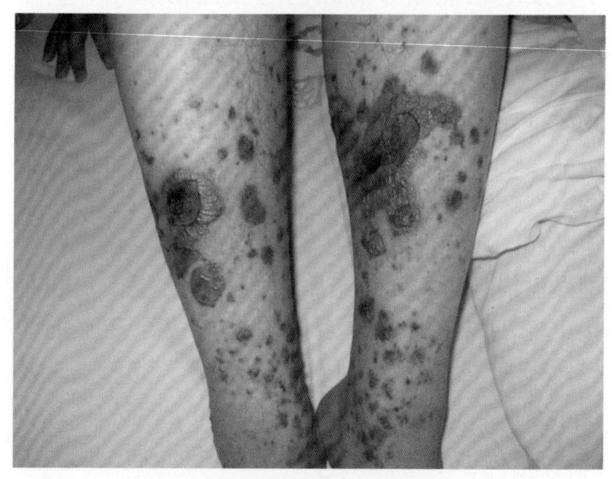

图23-2 变应性皮肤血管炎(二)

全身症状包括发热、全身不适、肌痛及关节痛。肾脏受损而有肾小球肾炎时出现血尿及蛋白尿等。关节累及时除有关节疼痛及压痛外,关节可红肿。胃肠道症状有食欲缺乏、恶心、呕吐、吐血、溃疡病、腹泻及血便等。肺脏可有浸润及肺炎而有咳嗽、咯血及胸痛等症状。心脏可有心肌炎、心内膜炎或有充血性心力衰竭。神经系统受损的表现有周围神经炎或多发性神经炎,中枢神经系统也可波及。眼及其他器官都可有血管炎性损害。

【实验室检查】白细胞数可以正常，而血小板常暂时性减少，红细胞沉降率加快，常有高球蛋白血症和严重而持久的低补体血症。直接免疫荧光检查法显示真皮血管附近的纤维蛋白样坏死区有IgG为主的免疫球蛋白及C3沉积。

【病因】变应性皮肤血管炎主要为Ⅲ型变态反应，并和实验性阿蒂斯（Arthus）反应相似。

药物如巴比妥类、磺胺类、吩噻嗪类、碘化物及阿司匹林等是常见的病因，化学品如除草剂及某些农药也可引起。有的在发病前有病毒性感染如乙型病毒性肝炎，或有上呼吸道感染、脓皮病或链球菌感染史，感染消失后皮损往往自然减轻或消退。系统性红斑狼疮、类风湿关节炎、冷凝球蛋白血症及恶性肿瘤可有变应性皮肤血管炎的表现。此外，不少患者没有任何可疑的诱因。

【组织病理】初起时，真皮浅部毛细血管、微动脉、微静脉血管扩张及渗液增多，可引起红斑及水肿或水肿性丘疹。渗出液很多并有大量红细胞外渗时发生紫癜、表皮下水疱或出血性水疱。血管壁增厚及内皮细胞增生可使管腔闭塞，管腔内可有血栓形成。血管壁往往不完整，血管壁及附近结缔组织发生纤维蛋白样变性，并有中性粒细胞、嗜酸性粒细胞或淋巴细胞等浸润并侵入血管壁内，白细胞核碎裂成嗜碱性小粒而成为核尘（图23-3）。真皮深处及皮下组织的血管被波及时可发生结节，表面皮肤的颜色正常或呈淡红色。表浅血管有大量血栓形成时可引起表浅的皮肤坏死，而深部血管有大量血栓时可引起边缘内陷的痛性溃疡、坏死及溃破处逐渐被肉芽组织取代而有纤维形成。

变应性皮肤血管炎的主要病理变化是血管壁有纤维蛋白样沉积物，周围组织有中性粒细胞等浸润及核尘和外渗的红细胞。

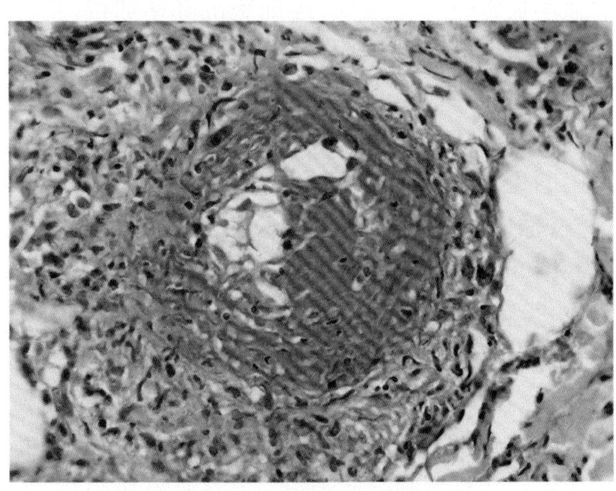

图23-3　变应性皮肤血管炎病理

【治疗】糖皮质激素类药物如泼尼松等可暂时减轻剧烈的关节痛、胃肠疼痛或出血、肾脏损害及严重的神经性病患。可口服泼尼松40~60mg/d，症状减轻时减到维持量。如果泼尼松禁用或疗效不佳，可改用或加用免疫抑制剂如烷化剂类，可服环磷酰胺50~100mg/d。不少报道氨苯砜对本病治疗有效，其机制可能是稳定溶酶体膜。非甾体抗炎药可减轻症状。有报道用阿仑单抗、细胞因子抑制剂或拮抗剂、细胞间黏附分子抑制剂治疗有效。

抗组胺药、氯喹及维生素C等的疗效常难使人满意。最好的疗法是寻找及移除病因。

结节性血管炎（nodular vasculitis）

目前认为结节性血管炎是硬红斑（Bazin型）的早期或轻型，曾被称为持久性结节性红斑或非结核性硬红斑，病理组织属于血管炎类。

【症状】初起损害为红色小结节，逐渐发展成青红色结节，有轻度的疼痛和压痛，不引起局部水肿；不容易溃破，破溃时疼痛轻微（图23-4）。红斑性结节较一般的结节性红斑的损害持久，通常发生于下肢尤其小腿后侧，常不对称，可以偶然出现于股部或臂部。患者以中年妇女为最多，偶为男性，不伴有全身症状，自然痊愈后容易复发。结节消退后不留痕迹，或患处轻度萎缩及凹陷。如果结节坏死而有溃疡形成，愈合时遗留凹陷性瘢痕及色素沉着。

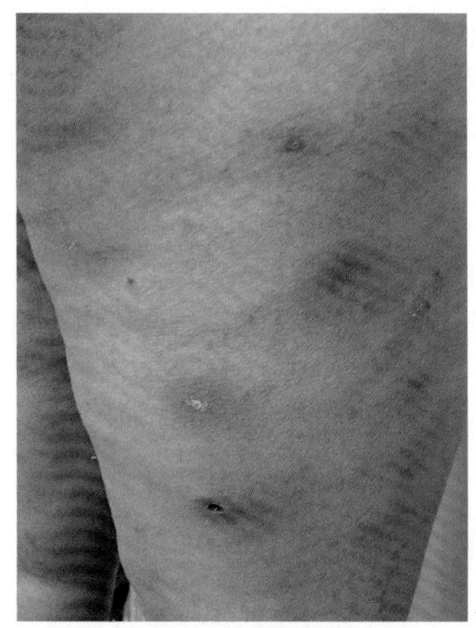

图23-4　结节性血管炎

【实验室检查】急性期红细胞沉降率可以增快，少数抗链“O”高及球蛋白升高。

【病因】结节性血管炎病因不明，可以被认为是一种过敏反应，其中分枝杆菌抗原可以是一个重要的因素。有的伴有某种细菌感染、静脉炎、趾端发绀、冻疮、网状绀斑或高血压等病。

【组织病理】主要变化是真皮深部和皮下组织脂肪间隔的小动脉及小静脉管壁增厚，管腔闭塞，管壁及附近结缔组织发生纤维蛋白样变性(图 23-5)，并有炎性细胞浸润，可有异物巨细胞等。皮下组织内结缔组织可增生，脂肪组织往往萎缩。

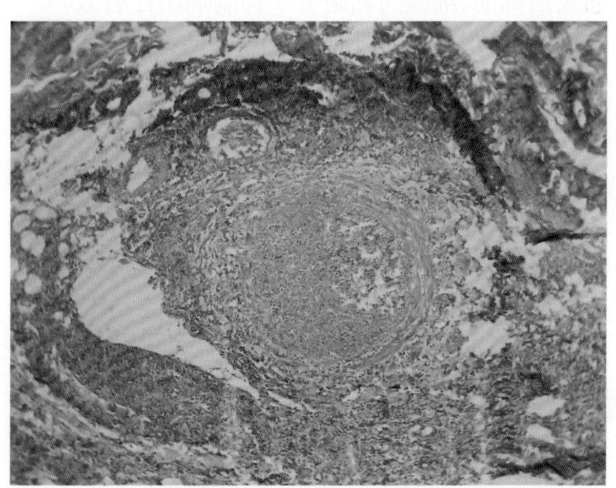

图 23-5 结节性血管炎病理

【鉴别】本病应和硬红斑、结节性红斑、结节性非化脓性脂膜炎、亚急性结节性迁移性脂膜炎、迁移性血栓性静脉炎及结节性多动脉炎尤其皮肤型结节性动脉周围炎鉴别。

【治疗】抗生素的疗效不定。水杨酸盐等可减轻炎症。泼尼松虽可迅速减轻症状，但停药后易复发。氨苯砜、次水杨酸铋及磺胺吡啶等的疗效都不可靠。小量碘化钾(369~900mg/d)使某些病例迅速改善。著者常用雷公藤多苷加小量泼尼松取得很好的疗效。

中药以活血化淤为主。早期可用当归、川芎、生地、赤芍、牛膝等清热活血，后期可用附子、桂枝、当归、丹参等温经活血，如果加用 10%碘化钾溶液 5ml，每日 3 次，可以提高疗效。

荨麻疹性血管炎(urticarial vasculitis)

荨麻疹性血管炎是风团或多形红斑样皮疹显著的皮肤-系统性血管炎，可伴有紫癜及水疱，偶有大疱，常有关节痛及腹痛，偶有肾小球肾炎，而其他器官一般不被波及。

【症状】皮损为有灼热感或无自觉症状的风团，经 1~3 日后即可消失，多形红斑样皮疹可在一周内消退，皮损消退后常有含铁血黄素沉着或脱屑(图 23-6)。部分患者可伴有紫癜及水疱，偶然有大疱。

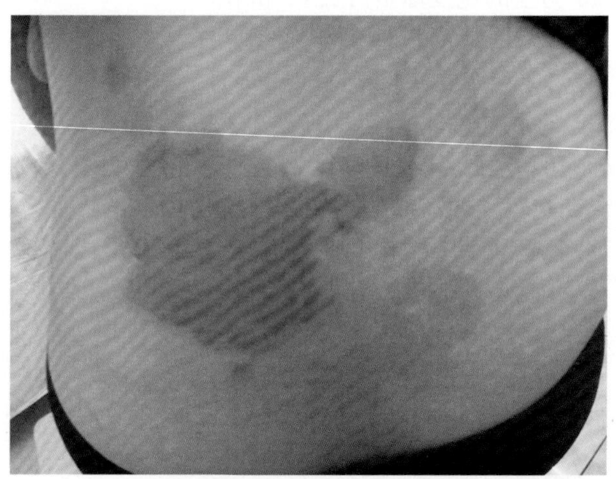

图 23-6 荨麻疹性血管炎

全身症状包括发热、全身不适、肌痛及关节痛。肾脏受损而有肾小球肾炎时出现血尿及蛋白尿等。关节累及时除有关节疼痛及压痛外，关节可红肿。胃肠道症状有食欲缺乏、恶心、呕吐、吐血、溃疡病、腹泻及血便等。肺脏可有浸润及肺炎而出现咳嗽、咯血及胸痛等症状。心脏可有心肌炎、心内膜炎或有充血性心力衰竭。神经系统受损的表现有周围神经炎或多发性神经炎，中枢神经系统也可波及。眼及其他器官都可有血管炎性损害。全身症状包括发热、全身不适、肌痛及关节痛。肾脏受损而有肾小球肾炎时出现血尿及蛋白尿等。

【实验室检查】白细胞一般无明显变化，有时可增高，严重者出现嗜酸性粒细胞增高。急性发疹时血小板常暂时性减少，红细胞沉降率加快，常有高球蛋白血症和严重而持久的低补体血症。肾脏受累者可有蛋白尿、血尿及管型。直接免疫荧光检查法显示真皮血管附近的纤维蛋白样坏死区有 IgG 为主的免疫球蛋白及 C3 沉积。

【病因】荨麻疹性血管炎主要为Ⅲ型变态反应，并和实验性阿蒂斯(Arthus)反应相似。某些药物或化学物品如巴比妥类、磺胺类、吩噻嗪类、阿司匹林、碘化物、甲醛等可能为引起本病的因素。有的在发病前有病毒性感染如乙型病毒性肝炎，或有上呼吸道感染、脓皮病或链球菌感染史，感染消失后皮损往往自然减轻或消退。系统性红斑狼疮、类风湿关节炎、冷凝球蛋白血症及恶性肿瘤可有变应性皮肤血管炎的表现。此外，不少患者没有任何可疑的诱因。

【组织病理】 根据取材时间及病情的严重程度不同，其病理变化可不同。典型变化是以真皮上部小血管为中心的节段性分布的白细胞碎裂性血管炎，白细胞核碎裂成嗜碱性小粒而为核尘（图 23-7），同时可以见到间质中性粒细胞浸润或血管周围淋巴细胞浸润伴红细胞溢出，这些表现在陈旧的皮损更加常见。初起时，真皮浅部毛细血管、微动脉、微静脉血管扩张及渗液增多，可引起红斑及水肿或水肿性丘疹。渗出液很多并有大量红细胞外渗时发生紫癜、表皮下水疱或出血性水疱。直接免疫荧光血管壁及周围有免疫球蛋白及补体颗粒状沉积。

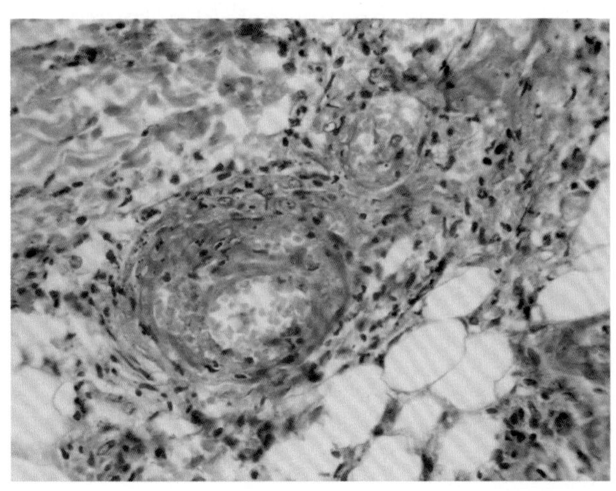

图 23-7 白细胞碎裂性血管炎病理

荨麻疹性血管炎的主要变化是血管壁有纤维蛋白样沉积物，附近组织有中性粒细胞等浸润及核尘和外渗的红细胞。

【治疗】 迄今为止还没有评估各种治疗手段的随机临床试验。仅有皮损时，用支持治疗，可选用抗组胺药、非甾体抗炎药、小量泼尼松、己酮可可碱、秋水仙碱和氨苯砜；有系统累及时，可选用泼尼松、硫唑嘌呤、环磷酰胺、霉酚酸酯、环孢素、静脉注射丙种球蛋白、体外免疫调节法等。糖皮质激素类药物如泼尼松等可暂时减轻剧烈的关节痛、胃肠疼痛或出血、肾脏损害及严重的神经性疾病。口服激素有效，但应尽量缩短使用时间，以防止长期使用可能造成的不良反应。在无对照的研究中，激素替代药如氨苯砜、秋水仙碱、羟氯喹和麦考酚吗乙酯（mycophenolate mofetil）（2g/d）及 8 周的氨苯砜（100mg/d）联合己酮可可碱（1 200mg/d）均有疗效。利妥昔单抗可能对于低补体血症性荨麻疹性血管炎疗效较佳。如果泼尼松禁用或疗效不佳，可改用或加用免疫抑制剂如烷化剂类，可服环磷酰胺 50~100mg/d。不少报道氨苯砜对本病治疗有效，其机制可能是稳定溶酶体膜。非甾体抗炎药可减轻症状。有报道用阿仑单抗、细胞因子抑制剂或拮抗剂、细胞间黏附分子抑制剂治疗有效。

抗组胺药、氯喹及维生素 C 等的疗效常难使人满意。最好的疗法是寻找及移除病因。

嗜酸细胞性血管炎
（eosinophilic vasculitis）

本病又称为复发性皮肤嗜酸性粒细胞坏死性血管炎（recurrent cutaneous eosinophilic necrotizing vasculitis）。该病临床少见，特点是有向心性分布的紫癜性丘疹、血管性水肿、外周血嗜酸性粒细胞升高，病理上表现为小血管的嗜酸性粒细胞坏死性血管炎。该病是从以下列举的侵犯中等至大血管的嗜酸性血管病中分出来，包括变应性肉芽肿病，有瘙痒性丘疹和/或血管性水肿的嗜酸性粒细胞病，如嗜酸细胞增多综合征、嗜酸性粒细胞增多周期性血管性水肿（episodic angio-oedema with eosinophilia）、嗜酸性蜂窝织炎、妊娠的多形性皮疹、药物反应。也有报道，该病与结缔组织病、类风湿关节炎等疾病有关。

【症状】 临床表现为复发性瘙痒性丘疹和风团性损害，伴有面部和四肢的血管性水肿，皮损可发生于任何部位的皮肤，尤其是头、颈部。可发生于任何年龄，发病无性别差异。病程长，反复发生，但不发热，无关节痛和内脏的累及。有报告 1 例伴有嗜酸细胞增多综合征的皮肤嗜酸性血管炎患者发生了雷诺现象和指（趾）坏疽，这种坏疽也可发生于无皮肤血管炎的嗜酸性粒细胞增多综合征患者。

【病因】 病因不明。与其他的嗜酸性粒细胞增多性疾病一样，分别在该病患者的血液和组织中查到嗜酸性粒细胞的细胞因子如 IL-5 和中毒性嗜伊红颗粒蛋白（toxic eosinophil granule proteins），如主要碱性蛋白，推测在组织损伤中起部分所用；中性粒细胞弹性蛋白主要位于血管周围，并有肥大细胞的脱颗粒。

【组织病理】 该病在真皮小血管有纤维蛋白样物沉积及坏死，伴有嗜酸性粒细胞的浸润（嗜酸性粒细胞较药物性血管炎多），无或轻微的白细胞碎裂。在表皮中可有含嗜酸性粒细胞的小水疱。

血管壁及周围无免疫球蛋白的沉积。

【治疗】 可根据皮损治疗的反应情况,间隙性或持续性口服糖皮质激素。

嗜酸性蜂窝织炎 (eosinophilic cellulitis)

嗜酸性蜂窝织炎也称为 Wells 综合征,本病为临床有特征性的类似急性蜂窝织炎皮损的坚硬斑块,皮损活检有明显嗜酸性粒细胞浸润、组织水肿和火焰现象的综合征。成人多见,但也可发生于儿童,甚至新生儿。发病无明显的性别及种族差异。

【症状】 典型的嗜酸性蜂窝织炎首先表现为反复的瘙痒和烧灼感,最常见的全身症状是周身不适,近 1/4 的患者出现发热,初期皮损见于四肢或躯干部,单个或多发性,为小片红斑,很快发生大片红色斑块、水肿,有浸润或荨麻疹样皮损,境界清楚,伴有痒或微痛。在 2~3 日内,迅速扩展至整个肢体,偶有水疱、大疱等,严重者皮肤发生疼痛性急性细菌性蜂窝织炎样损害。晚期表现为真皮内或皮下浸润性肉芽肿样肿块或结节。中央可消退,边缘为玫瑰红色或紫色,可有环状斑块。有时类似硬皮病外观,通常 4~8 周后,肿块消退或遗留硬结及皮肤萎缩,常不留瘢痕。炎症后有色素沉着。本病可自然消退,但常复发,病程可数周至数年。

【实验室检查】 血及骨髓中嗜酸性粒细胞增多,在急性发作期,约 50%的患者外周血嗜酸性粒细胞升高至 13%~14%。红细胞沉降率及白细胞计数极少升高。

【病因】 病因不明,可能是某种感染或药物等未知的抗原引起的超敏反应,也有人根据小血管壁免疫球蛋白及 C3 沉积认为可能是自身免疫性疾病。

【组织病理】 典型的组织病理学表现为嗜酸性粒细胞弥漫浸润,混合以淋巴细胞和组织细胞。特征的火焰征由嗜酸性粒细胞及大量嗜酸性颗粒附着于胶原束或围绕在胶原束周围,形成斑块状浸润,火焰征是本病的特征性表现,但并非本病特异性表现,因为偶可见于大疱性类天疱疮、妊娠类天疱疮、足癣、蜘蛛和昆虫叮咬反应及其他的有嗜酸性粒细胞增多的炎症性疾病。

大部分直接免疫荧光检查为阴性,可见真皮内非特异性纤维蛋白沉积,真皮血管有 C3 沉积,还有报道在血管内壁有 IgM、IgA 及 C3 沉积,在真皮交界处及真皮血管壁有 IgM 沉积。

【鉴别】 须与细菌性蜂窝织炎和丹毒区别,组织病理表现包括显著水肿,但是这两种疾病是以中性粒细胞浸润为主。寄生虫疾病可以出现类似于 Wells 综合征的临床和病理表现,可通过粪便一般检查,血清 IgE 水平及特异性抗体检测区别。

【治疗】 本病主要治疗药物为糖皮质激素和抗组胺药,首选小剂量糖皮质激素,泼尼松每日 10~80mg,1 个月后激素减量;对于轻症患者,外用糖皮质激素即可;糖皮质激素对本病疗效肯定,但停药后容易复发。此外,可选择的药物包括青霉素、米诺环素、氨苯砜、他克莫司、柳氮磺胺吡啶药等。中波紫外线(UVB)或补骨脂长波紫外线(PUVB)也可能有效。

过敏性紫癜(anaphylactoid purpura)

过敏性紫癜,又称为亨诺-舍恩莱因紫癜(Henoch-Schönlein purpura),有关节痛、腹痛、肾脏受累及紫癜。患者以儿童、青年较多。

【症状】 有关节炎症状而没有腹痛的紫癜可称为舍恩莱因紫癜(Schönlein purpura)或风湿性紫癜(purpura rheumatica)。初起时,患者轻微发热,全身不适,咽喉及关节疼痛,偶然恶心,甚至呕吐,以后四肢或关节附近以及躯干等处发生紫癜,紫癜可隆起,也常有荨麻疹型、多形红斑或结节性红斑样损害,偶然发生水疱(图 23-8)。手、肘、膝及踝关节疼痛,也可肿胀,关节痛常是游走性。手背、面部或其他部位可发生局限性水肿,被称为发热性紫癜性水肿(febrile purpuric edema)。

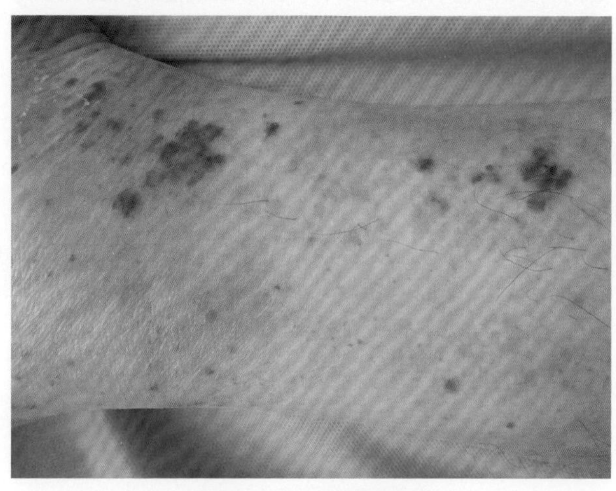

图 23-8 过敏性紫癜

有腹部症状时可称为腹型紫癜(purpura abdominalis)或亨诺紫癜(Henoch purpura)。患者也

19)。数目及大小不定,往往是多个,有时只 1~2 个,不对称地发生于面部、颈部及四肢,有时发生于躯干(图 23-20),较少见于腹部。皮损逐渐扩展和增多,颜色渐深,较重时有显著的炎症和触痛。扁平隆起的斑块表面常有坚实颗粒而像水疱(图 23-21);有时斑块中央消平,有鳞屑及色素沉着,而边缘扩展成环状;斑块上也可有散布的针头大小的水疱及脓疱(图 23-22),以后糜烂、结痂但不发生溃疡。皮损往往分批出现,经过 1~2 个月或数月后开始消退,不遗留瘢痕,只有暂时性色素沉着。

大多数(85%~90%)患者在皮疹出现前几日或出现时发热,伴有皮损及肌肉疼痛和全身不适。25%~50%的患者有关节痛或关节炎,被波及的关节是一个或多个,可不对称,大关节最易发生游走性疼痛,X 线可显示出软组织水肿。32%~72%患者在皮疹出现前后发生结膜炎及巩膜炎。11%~72%的患者发生肾损害,有蛋白尿、血尿及颗粒管型。

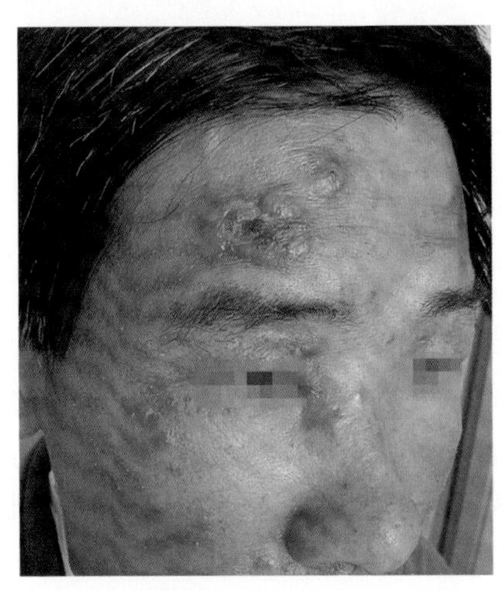

图 23-19 急性发热性嗜中性皮肤病(一)

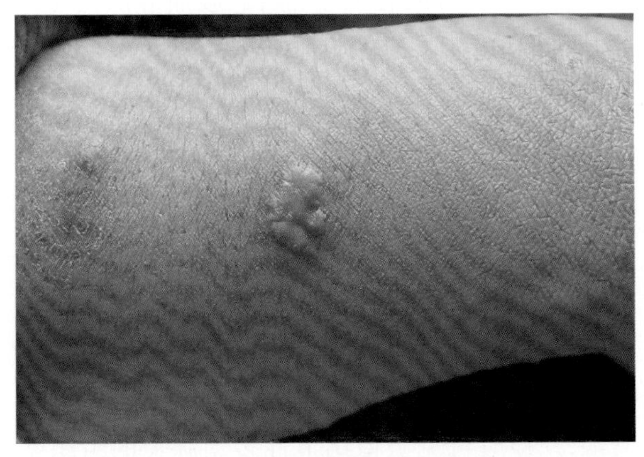

图 23-20 急性发热性嗜中性皮肤病(二)

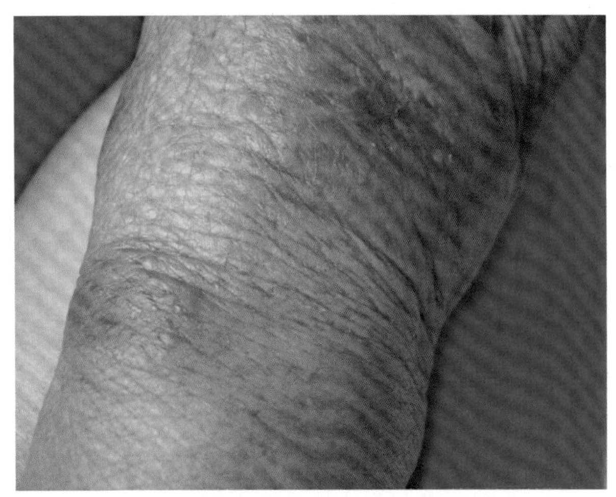

图 23-21 急性发热性嗜中性皮肤病(三)

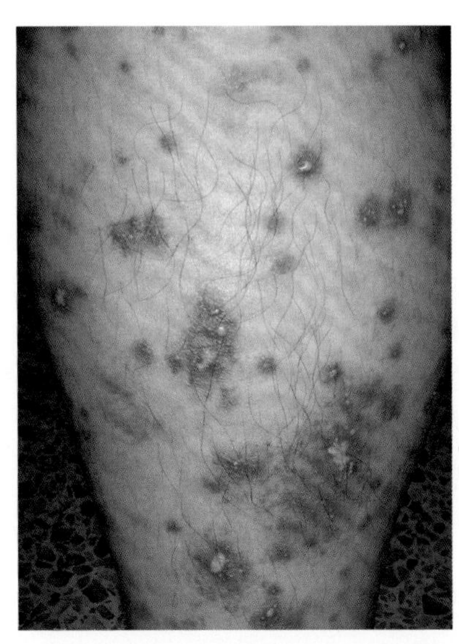

图 23-22 急性发热性嗜中性皮肤病(四)

经过 6~8 周后,本病自然痊愈,有的持续数月,可达 7~8 个月。以后容易复发,可使整个病程长达数年。有的患者并发白血病或体内恶性肿瘤。

【实验室检查】 血液的白细胞总数可达(10~20)×10^9/L,其中 90%是中性粒细胞,或总数不高而中性粒细胞比例增高。血清球蛋白增高,主要是 α 及 γ 球蛋白增加。红细胞沉降率率加快。皮疹处直接免疫荧光的阳性率为 61.5%,基底膜带处 IgG 及 IgA 成团沉积,稀疏排列成带状。针刺反应阳性率达 80%。

【病因】 病因不明,50%与潜在疾病相关。在发作前往往有咽炎、扁桃体炎或支气管炎等上呼吸道感染,因而本病像是感染后发生的阿蒂斯(Arthus)现象,可认为Ⅲ型(血管炎型)变态反应,但有人认为本病是迟发型变态反应。皮疹最常出现于面部及颈部等暴露部位，可能和日光及外伤有关。

【组织病理】表皮一般正常。真皮乳头层水肿，严重时成为表皮下水疱；真皮浅部及中部的毛细血管扩张，血管周围有弥漫浸润，主要是中性粒细胞，也有淋巴细胞、组织细胞及少量嗜酸性粒细胞，并有核碎裂现象。内皮细胞肿胀，但没有纤维蛋白样沉积或红细胞外渗等血管炎的其他变化。

【鉴别】本病要和多形红斑、持久隆起红斑、虫咬皮炎、面部肉芽肿、深型红斑狼疮、类肉瘤病、皮肤淋巴细胞浸润、蜂窝织炎、结节性红斑、结节性非化脓性脂膜炎和变应性皮肤血管炎鉴别。

【治疗】糖皮质激素类药物有明显的疗效，而抗生素无效，但四环素可以同时服用。泼尼松口服30mg/d，可使发热、关节痛及皮疹等症状迅速减轻，在1~6周内即可逐渐减量而停服。

氨苯砜每次口服50mg，每日2~3次。

碘化钾也每次口服0.3g，每日3次。在1~2日内，体温可趋正常；3~5日后皮疹可以消退。

秋水仙碱口服1.5mg/d，每日一次，症状可在数日内减轻，以后可渐减到0.5mg/d。

雷公藤多苷50~75mg/d，每日一次，一般经4~6日后，发热等症状及皮疹消退。

甲硝唑口服0.5g/d，每日一次，部分有效。

黏膜皮肤淋巴结综合征
(mucocutaneous lymph node syndrome)

黏膜皮肤淋巴结综合征又称为急性发热性皮肤黏膜淋巴结综合征（acute febrile macocutaneous lymph node syndrome）或川崎病（Kawasaki's disease）。川崎首先报告为伴有指（趾）特异性脱屑的小儿急性发热性皮肤黏膜综合征，是一种原因不明的发热性出疹性疾病。

在日本，数以千计的病例已被发现。在我国，也常有此病的报告。患者多半是婴幼儿，持续发热1周左右，有多形红斑或麻疹样或猩红热样红斑，伴有口炎、唇炎、手足水肿、指（趾）脱屑及颈部淋巴结肿大。

【症状】本病通常发生于4岁以内婴幼儿，罕见于成人。

患儿持续发热5日以上，一般为7~10日，神情不安，以后，热度缓慢下降，在2周内消退，严重的可持续较久。

发热3~5日后，麻疹样、猩红热样或幼儿急疹样红斑开始出现于躯干，也可发生于面部及四肢，有时是多形红斑，但无疱疹，也不结痂。两侧手足背侧及指（趾）端有坚实的非指凹性水肿，掌跖和指（趾）端发红。经过一周左右，皮疹消退，常从指（趾）甲褶处开始脱屑，指（趾）甲可有横沟缓慢出现。

口腔和咽黏膜弥漫发红，唇红缘干燥发红并可发生皲裂，舌乳头肿胀发红而呈杨梅舌状，口腔黏膜不发生溃疡（图23-23）。

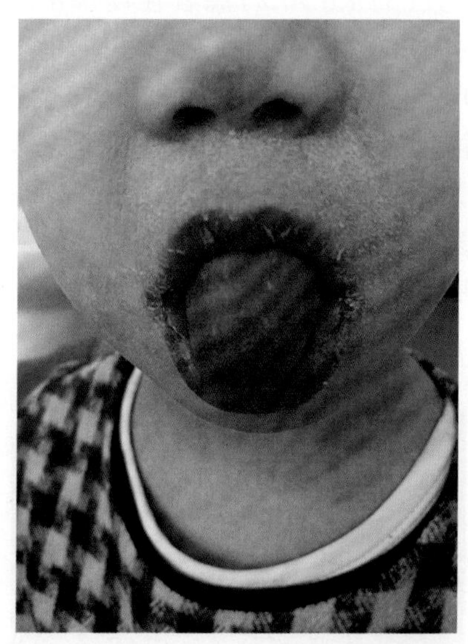

图23-23 川崎病杨梅舌

一侧或两侧颈部淋巴结显著肿大，直径可超过1.5cm，有压痛，但不化脓，也不溃破。球结膜充血并有清楚可见的扩张毛细血管。此外，心肌炎或心包炎可以发生，听诊心动过速、收缩期杂音或奔马律，心音微弱。心电图显示P-R及Q-T间期延长，并常有ST段及T波变化。0.1%~0.3%可因心肌梗死而死亡。有的有呕吐、腹泻、腹痛等消化道症状，或有关节病或关节炎，偶尔有轻度黄疸或无菌性脑膜炎。

【实验室检查】血液中白细胞数增多尤其中性粒细胞显著增加，红细胞及血红蛋白可略减少，血沉率加快，α_2球蛋白增加，血清转氨酶可轻度增高。有的有蛋白尿，尿沉渣中白细胞增多。

【病因】病因不明。本病通常发生于4岁以内尤其6个月至1岁6个月的婴幼儿，在夏季时发病率最高，经10~20日自然痊愈，少数患者死于心力衰竭，尸检时可见类似结节性多动脉炎的组织变化，或伴有冠状动脉血栓形成或动脉瘤，冠状动脉损伤常在本病第 9~10 日发生。

本病被认为一种血管炎性变态反应，可和细菌、立克次体、病毒或其他感染有关，也可能受基因的影响。其他可疑因素如环境或食品污染、洗涤剂或药品中毒等。

【组织病理】 有广泛的小动脉炎。动脉内膜肥厚，中膜水肿，血管壁坏死，有纤维蛋白样变性及肉芽肿性浸润。

【鉴别】 结节性多动脉炎、风湿热、猩红热、多形红斑、幼儿类风湿关节炎及血清病常需要和本病鉴别。

【治疗】 在发病后数日内，肌内注射丙种球蛋白可促使体温下降及其他症状消退。静脉注射丙球蛋白可以减轻本病对冠状动脉的损伤，可应用 400mg/(kg·d)，连用 5 日。

抗生素及泼尼松等药物治疗无效，泼尼松的应用甚至促使心肌梗死。阿司匹林有退热及抗凝血作用而常应用。

皮肤坏疽(gangraena cutis)

皮肤坏疽由于体内或外界某种因素，局部皮肤因血液供给发生障碍而坏死，下方的组织也常毁坏，中医称坏疽为脱疽。

【症状】 由于血液供给发生障碍，局部皮肤组织失去各种生活功能而坏死，附近组织失去血液供给时也可坏死。坏死组织终于和正常组织分离而脱落，由肉芽组织渐渐填补缺损部分，终于成为瘢痕而愈合。坏疽容易引起继发性感染，严重的坏疽可使患者失去部分肢体而威胁生命。

皮肤坏疽往往由于动脉血液供给不足，而淋巴液及静脉血液仍然流畅，此时缺血的组织渐渐变干、发硬及收缩，患部皮肤表面略微陷凹，温度也较附近皮肤低，与正常组织之间有明显的分界线，如此形成的坏疽称为干性坏疽(图 23-24)。患部有灼热感及刺痛，以后失去一切感觉，在分界线处最终和正常组织分离而脱落。

皮肤坏疽也可由于血液及淋巴液的回流受阻，皮肤由于静脉血液停滞而变成紫红或污褐色，有时表面发生大疱，疱液往往带血，如此所形成的坏疽称为湿性坏疽，坏死组织较正常组织柔软，以后渐渐腐烂发臭，容易发生化脓菌的继发性感染，患者可因败血症而死亡。

【病因】 皮肤坏疽是由于营养、毒素或外伤等各种内因或外因。

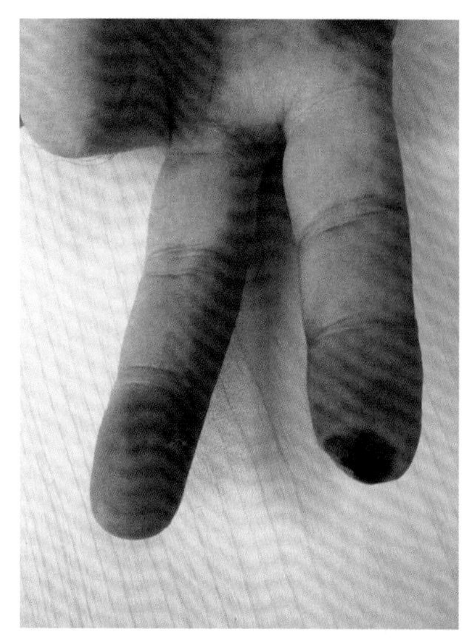

图 23-24 皮肤坏疽

(一) 血管内变化

血栓或栓塞将动脉闭塞后，可以突然引起干性坏疽，甚致使一只手或一条小腿完全坏死。这种情况可以发生于严重的传染病、充血性心力衰竭、某种外伤或手术之后，尤其油剂药物被注射入动脉时容易引起干性坏疽。

(二) 血管壁的变化

1. **发炎** 刺伤、挫伤或压伤等急性或慢性创伤使动脉壁受损而发生血栓；梅毒性动脉内膜炎、结节性多动脉炎、静脉炎及血栓闭塞性脉管炎皆可使血管壁发炎而使血管闭塞。

2. **变性** 动脉硬化病、硬皮病及放射线皮炎的血管变性可以引起闭塞而有坏疽，因血管壁的渗透性增大而发生的严重紫癜也可成为溃疡。

3. **痉挛** 肢部的小动脉或微细动脉如果发生间歇性痉挛，皮肤也随着变成青紫或苍白色，皮肤温度同时降低，这种周围血液循环所发生的功能性改变被称为雷诺现象。除见于雷诺病外，也可以或暂时发生于动脉硬化病、梅毒性动脉内膜炎、血栓闭塞性脉管炎、风湿性关节炎、活动性肺结核、白血病、系统性红斑狼疮、慢性砷中毒、皮肌炎及硬皮病患者，有时可因血管的痉挛而发生坏疽。此外，麦角中毒也能使血管痉挛而引起坏疽。

(三) 血管外的变化

1. **感染** 组织因感染而剧烈发炎时可发生坏疽，通常为坏疽性脓皮病、溶血链球菌性坏疽及婴儿坏疽性皮炎。坏疽性口炎及气性坏疽也是由于感染，软性下疳、梅毒、结核、麻风及带状疱疹等皆可以发生坏疽性溃疡。

2. **外压** 癌瘤等肿物压迫血管而妨碍血液循环时，往往引起皮肤坏疽；慢性患者所发的压疮也是由于长期的外压。

3. **温度及化学品** 严重的烧伤及冻伤，强酸、强碱、铬、砷及酚等化学性灼伤及人工皮炎。

4. **变态反应** 剧烈的砷、碘化物及奎宁等药物反应，结核菌素试验及弗莱试验和屡次注射血清可能引起过敏性坏疽。

5. **营养障碍** 脊髓空洞症、脊髓痨及其他中枢神经系统损害所引起的神经营养性坏疽，尤其麻风患者的足底容易发生穿孔性溃疡，都是由于患者因知觉减退或麻木而不注意回避任何外伤，而且，神经损伤使局部血液供给不足，可称为神经病性溃疡(neuropathic ulcers)。恶性贫血患者的小腿及踝部可因局部营养障碍而发生坏疽。

【治疗】 寻找原因，保护患部，避免外伤及防止继发感染。有感染时要应用抗生素。

病情严重时由外科处理，必要时施行截肢术。

气性坏疽应立即扩创，给予青霉素及四环素，可施行高压氧舱疗法。

婴儿坏疽性皮炎
(dermatitis gangraenosa infantum)

婴儿坏疽性皮炎是婴儿抵抗力降低时所发生的溃疡，又称为恶病质性坏疽性深脓疱疮(ecthyma gangrenosum cachecticorum)或婴儿溃烂性深脓疱疮(ecthyma terebrans infantum)，往往是水痘、麻疹等急性出疹后的并发病，或由泛发痘发展而成，继发于泛发痘的又称为坏疽痘(vaccinia gangrenosa)。

婴儿往往先有水痘或其他传染病的出疹，以后出疹部位逐渐糜烂化脓而成溃疡，周围有炎性红晕。这些较小的溃疡渐渐扩大，相邻的可以互相融合，成为一片坏疽，坏死的组织终于自然脱落。有的患者并无水痘等出疹，初起时皮肤上只有数个水疱或脓疱，渐渐发展成较浅的溃疡，以后成为较深的坏疽。坏疽性损害往往发生于后背、臀部、腹部及下肢，也常见于头部及颈部。患者往往有衰弱、腹泻、畏寒及发热等全身症状。

病期很长，往往经过数周或数月才渐发生瘢痕而愈合，有的患者因败血症而死亡。

本病多发生于2~3岁内婴儿甚至于新生儿。有的营养不良，有的健康状况良好，往往在种痘、发生水痘或麻疹之后发生，也有的并无水痘等出疹。在坏死处常可培养出葡萄球菌，但也可无菌。人们曾经认为本病是由于婴儿身体抵抗力降低时，毒性较大的葡萄球菌侵入皮肤，引起皮肤深部血管发生血栓，从而引起局部皮肤出血坏死。然而，这种说法并不可信。本病的表现更倾向是过量抗原抗体结合而形成的免疫复合体所引起的阿蒂斯现象，可认为一种局部坏死的血管炎性反应(Ⅲ型变态反应)，葡萄球菌等微生物仅是以后侵入者。这种不易阐明的局部坏死也令人想到希瓦兹曼(Shwartzman)现象：希瓦兹曼用伤寒杆菌或其他细菌培养后的滤液注射入实验兔皮内，24小时后将此滤液注射入该兔静脉内，不久以后，原先皮内注射处发生出血性及坏死性炎症反应，在临床上，感染或药物等抗原可能使体内产生抗原抗体复合体而引起此种变应性反应，从而引起皮肤出血和/或坏死。

患处应该保持清洁，可应用适当抗生素。营养不良时应该纠正。

闭塞性动脉硬化
(arteriosclerosis obliterans)

闭塞性动脉硬化好发于60岁以上中老年人，男性多于女性，以下肢多见，尤其足趾可因闭塞性动脉硬化而发生溃疡或坏疽，称为老年性坏疽(senile gangrene)。糖尿病患者也容易因闭塞性动脉硬化而发生坏疽，可称为糖尿病性坏疽(diabetic gangrene)。

【症状】

(一) 老年性坏疽

初起时，一个或数个足趾呈紫红或青紫色，患处皮肤温度降低，当病足高举时，患趾皮肤变成苍白色。足背动脉往往变粗发硬，其脉搏微弱或消失。胫后或腘窝部血管的脉搏也可微弱，甚至消失。

神经炎的症状通常存在，患部有蚁走感、刺痛或灼热感，或对于寒冷的刺激特别敏感；有的发生剧烈的阵发性疼痛，尤其在行走时因血液对肌肉供给不足而更痛，严重患者在休息及睡眠时也痛。足部或小腿尤其足趾的皮肤容易萎缩及角化，也易发生溃疡或干性坏疽。

患者多半为高血压的衰弱老人，X线检查小腿时可显现钙化的动脉。动脉硬化、动脉中层变性及血管内血栓形成皆使局部组织陷入缺血状态，缺血的皮肤受到鞋袜的摩擦和压迫，轻微的机械或温度性伤害或化脓性感染时，皆易发生溃疡或坏疽。因此，动脉硬化的老人应该小心保护足部，避免任何机械、化学或温度性损伤，要多休息，不要做过分剧烈的运动。

（二）糖尿病性坏疽

初起时，下肢尤其足趾发绀，静脉充血，患处皮肤有麻刺感，以后渐渐或突然发生湿性坏疽，外生殖器偶然也发生此种坏疽。坏疽的破坏性很大，可以达到骨骼，患者常因败血症而死亡。

患者多半在中年以上，动脉发生硬化及钙化而引起缺血现象。轻微外伤或局部感染就能引起坏疽发生，甚至湿疹、足趾的脓疱疮、化脓性褶烂或感染的皲裂、鸡眼以及嵌甲等微小的局部损害也足能引起坏疽。因此，糖尿病患者要小心保护足部，注意足部清洁，有鸡眼或足癣等病时要谨慎地适当治疗。糖尿病的治疗很重要，要由胰岛素及饮食方面控制血糖。

老年性或糖尿病性坏疽常需要由外科方法处理，须注意防止继发性感染。

【病因】本病发生原因和机制尚未完全明了，而流行病学调查和病理学与生物化学研究指出，其发病与高脂蛋白血症高血压、糖尿病、肥胖、吸烟、高密度脂蛋白低下、精神紧张以及性别、年龄差异等因素有关。

【治疗】应根据个体化情况使用抗凝和/或抗血小板药物，同时积极治疗与本病有关的疾病，如降压治疗、降糖治疗、降脂治疗。必要时采取手术治疗。

坏疽性脓皮病
(pyoderma gangrenosum)

坏疽性脓皮病是一种少见嗜中性皮肤病，可发生于不同年龄，以20~50岁最多见，儿童和青少年约占 坏疽性脓皮病的4%。通常分为溃疡型、水疱型、脓疱型和增殖型。病变初始表现为疼痛性红斑、结节、无菌性脓疱；数日后进展为坏死性溃疡且潜行性扩大，溃疡边缘呈紫红色，周围皮肤发红，严重时可深达肌肉层；愈合后可遗留筛状萎缩性瘢痕，病情易反复。25%~50%的患者发生在创伤部位。

【症状】初起损害为皮肤深部的结节，渐渐扩展到浅部而成红肿疼痛的硬块，相邻皮损可相互融合，以后溃破成溃疡时常有乳头状或疣状增殖而不平并有脓液。溃疡边缘隆起，呈紫红或污青色，周围有红晕，内缘呈穿凿状并向内陷入，探针探查时可深入数厘米。溃疡边缘偶然起疱，常有疼痛或压痛。患处可有数个瘘孔，常有发臭的黄绿色脓液流出，干燥时结成污痂。患处部分增殖，部分溃破蔓延或愈合而有瘢痕形成，常呈多弧形。有时，瘘孔附近皮肤呈褐红色并少量脱屑（图23-25，图23-26）。

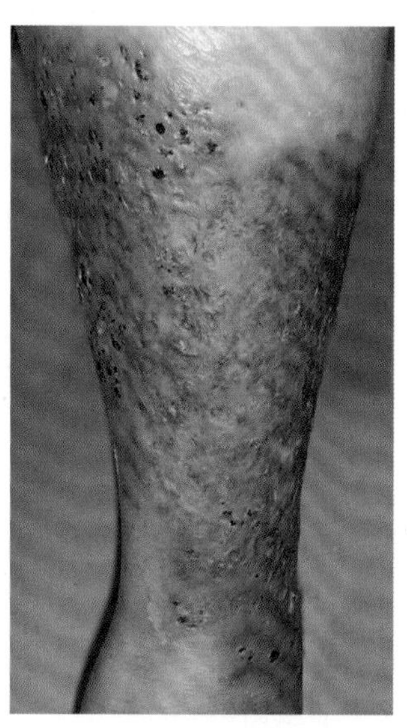

图23-25 坏疽性脓皮病（一）

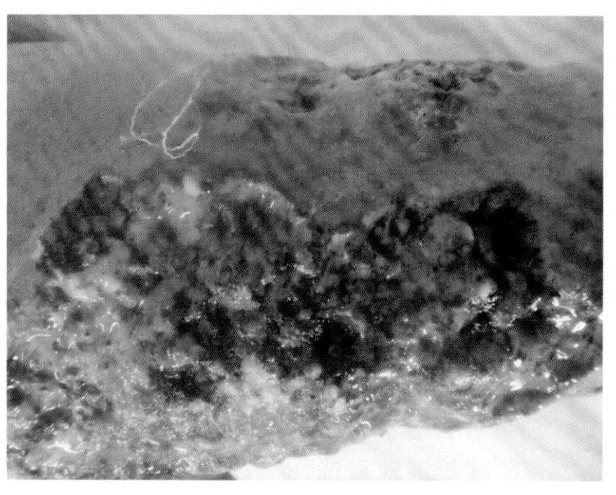

图23-26 坏疽性脓皮病（二）

皮损发生于任何部位，最常见于下肢、臀部或躯干，可由皮肤波及黏膜。数目不定，通常只局限于一处，偶为多处，或对称分布的弥漫性损害。病程也不定，可在数日之内，由疼痛的结节发展成坏死性溃疡，也可在数周或数月之内毫无发展，但本病是慢性，往往成年累月地不愈，而患者常无全身症状。

轻微外伤或切取组织标本处及植皮时取皮处甚至皮试部位都可有新损害出现。口服碘化物可使症状加重。经若干时日后溃疡愈合，遗留色素沉着及瘢痕。

40%的患者并发溃疡性结肠炎，其次是 Crohn 病。溃疡病、肠息肉或肠憩室等肠病也可并发或巧合。伴有溃疡性结肠炎或类风湿关节炎也较常见。少数患者患白血病或高丙种球蛋白血症等病。

【病因】 本病病因不明，曾经长期认为化脓菌所致的一种慢性脓皮病，从溃疡中虽常培养出革兰氏阳性或阴性细菌等，但不能证实任何细菌是病因，而且，抗菌治疗无效，任何抗生素不能防止新损害发生，因而细菌感染可为继发性。此外，有人认为病毒可为病因。

约 40%的患者并发溃疡性结肠炎，有人认为患者粪便中含有溶蛋白酶而可破坏表皮细胞，或血流中含有和肠病相关的皮肤坏死因子(dermo-necrotic factor)。另有人认为本病也常并发节段性回肠炎或类风湿关节炎等病，血清中免疫球蛋白含量可不正常，认为本病是免疫复合物所引起的变应性血管炎，有部分患者的真皮乳头层和网状层血管壁有 IgM、C3 和纤维蛋白沉积。

【组织病理】 溃疡边缘呈假上皮瘤性增生，真皮内血管扩张及内皮细胞增生，浅部有炎性浸润和坏死，深部有肉芽肿可达皮下组织。

【鉴别】 须和痈、疣状皮结核病、湿疹及聚合性痤疮区别，有时要和孢子丝菌病、皮肤阿米巴病及非典型分枝杆菌病鉴别。

【治疗】 患者要注意改善一般健康及营养状况，体内有感染病灶时要清除，有并发病时应该处理，特别容易并发的溃疡性结肠炎可用糖皮质激素类及柳氮磺胺吡啶(azulfidine)等药物进行内科处理。碘化物可使皮疹加重而不应服用。

溃疡应该保持清洁，防止继发性感染，可用 0.25%醋酸等溶液浸洗，涂敷庆大霉素霜等抗菌药，或外用 5%~10%过氧苯甲酰等。

氯苯酚嗪可以有效，口服 300~400mg/d。病情严重者可口服泼尼松，开始量应较大，可服 40~80mg/d，症状控制后可迅速减量。如常规剂量控制不佳可试用甲泼尼龙冲击疗法。如果疗效不能令人满意，可加用氨苯砜或加用硫唑嘌呤等免疫抑制剂。氨苯砜可有效，量可达 400mg/d。近年来，有应用环孢素治疗本病的报道，通常剂量小于 5mg/(kg·d)有效，起效需 1~3 周。

糖皮质激素类混悬剂可做皮损内注射，常用每毫升含曲安西龙 10~20mg 的混悬液注射入溃疡的隆起边缘内，每周 1 次。

左旋咪唑及转移因子都被应用。

切除术一般不能施行，切除后植皮往往不能成功，而且取皮处可以发生新溃疡。

(张 宇)

参考文献

1. 王威勋. 凉血化斑汤治疗结节性血管炎疗效观察[J]. 中西医结合心血管病电子杂志，2017，5(25)：149.
2. 王馨，吴淋淋，韩璐. 低补体荨麻疹性血管炎合并新月体肾炎 1 例及文献复习[J]. 中国实验诊断学，2018，22(1)：185-187.
3. 黄建伟. 肺淋巴瘤样肉芽肿 3 例临床病理分析[J]. 现代医药卫生，2018，34(5)：799-800.
4. 陈春梅，欧雪梅. ANCA 阴性嗜酸细胞性肉芽肿性多血管炎 1 例[J]. 广西医科大学学报，2018，35(3)：419-420.
5. 占承志，司成，刘细荣. 荨麻疹性血管炎临床表现和组织病理探讨[J]. 皮肤病与性病，2018，40(3)：369-371.
6. 赵珮伶，王珺，张权. 急性发热性嗜中性皮病伴噬血现象 1 例[J]. 中国医科大学学报，2018，47(8)：756-758.
7. 杨延辉，樊响，赵志莲，等. 原发中枢神经系统淋巴瘤样肉芽肿病的 MRI 表现[J]. 临床和实验医学杂志，2018，17(21)：2328-2331.
8. 陈燕，吴松峰. 变应性皮肤血管炎采取泼尼松联合沙利度胺治疗的临床效果观察[J]. 中外医学研究，2018，16(33)：36-38.
9. 马腾驹. 分析沙利度胺在治疗变应性皮肤血管炎中的临床效果[J]. 中国现代药物应用，2017，11(10)：98-100.
10. 王健，刘国艳. 表现为水疱、脓疱的泛发性持久性隆起性红斑一例[J]. 中国麻风皮肤病杂志，2017，33(9)：547-548.
11. 阳勇，甯交龙，刘亚. 不同剂量丙种球蛋白治疗小儿黏膜皮肤淋巴结综合征的临床疗效分析[J]. 中国妇幼保健，2015，30(36)：6667-6668.
12. 孙心君，鲁楠，牛李莉. 恶性萎缩性丘疹病[J]. 临床皮肤科杂志，2016，45(1)：35-36.
13. 储召娓，张欢，彭斌. 19 例口面部肉芽肿病临床及组织病理分析[J]. 临床皮肤科杂志，2016，45(3)：159-163.
14. 闫利娟，朱剑. 肉芽肿性多血管炎临床病理特点并文献复习[J]. 外科研究与新技术，2016，5(1)：44-48.
15. 牛蕊仙，刘彤云，徐丹，等. 107 例皮肤血管炎临床及组织病理分析[J]. 皮肤病与性病，2016，38(2)：86-88.
16. 于敏，栗玉珍. 恶性萎缩性丘疹病的研究进展[J]. 疑难病杂志，2016，15(9)：986-989.
17. 黄莉宁，罗光浦，薛汝增，等. 急性痘疮样苔藓样糠疹 28 例临床分析[J]. 皮肤性病诊疗学杂志，2014，21(5)：380-382.
18. 杨枫，陈怡雯，侯麦花. 人工皮炎误诊为坏疽性脓皮病 1

例[J]. 中国皮肤性病学杂志,2018,32(12):1469-1471.
19. 高鹏,高浩,燕飞. 坏疽性脓皮病1例[J]. 医学信息,2019,32(1):191-192.
20. 毛子慧,张江安,李小红,等. 皮肤镜在急性痘疮样苔藓样糠疹与点滴型银屑病鉴别诊断中意义[J]. 中华实用诊断与治疗杂志,2019,33(2):152-155.
21. 王誉涵,涂平,刘玲玲. 荨麻疹性血管炎110例临床病理分析[J]. 中国医药,2018,13(5):762-764.
22. 史哲,张洁,邢岩. 以周围神经损害为主的变应性肉芽肿性血管炎1例误诊分析[J]. 神经损伤与功能重建,2019,14(3):159-160.
23. 马东来,李军,方凯. 持久性隆起性红斑伴复发性多关节炎[J]. 临床皮肤科杂志,2009,38(4):234-236.
24. 石秀艳,马东来,方凯. 白色萎缩47例临床与病理分析[J]. 临床皮肤科杂志,2010,39(11):692-694.
25. 廖文俊,李承新,王雷. 皮肤血管炎的组织病理学诊断[J]. 临床皮肤科杂志,2012,41(8):510-512.
26. 赵伟峰,陈连军,马英,等. 荨麻疹性血管炎23例临床表现和组织病理分析[J]. 中国皮肤性病学杂志,2015,29(7):694-696,698.
27. 渠涛,何春霞,乔菊,等. 持久性隆起性红斑9例临床病理分析[J]. 中国麻风皮肤病杂志,2015,31(9):555-557.
28. 刘文春,李欣,唐晓翔. 白色萎缩1例[J]. 中国中西医结合皮肤性病学杂志,2013,12(2):129-130.
29. 李志清,宋林红,董丹丹. 嗜酸性粒细胞增多性蜂窝织炎[J]. 皮肤病与性病,2013,35(2):124,131.
30. 孟凡青,孙琦,张德平. 肺Wegener肉芽肿病/肺肉芽肿病伴多血管炎的病理诊断[J]. 诊断病理学杂志,2013,20(7):434-437.
31. 赵树,关华. 颞动脉炎20例临床分析[J]. 中国实用神经疾病杂志,2014,17(17):79-80.
32. 封常霞,韩娜娜,周江峰. 急性痘疮样苔藓样糠疹64例临床分析[J]. 中国麻风皮肤病杂志,2014,30(8):470-472.
33. 吕玲,魏娟,柳曦光. 青斑样血管炎15例临床病理分析[J]. 中国医师杂志,2002(11):1268.
34. 潘泽斌,曹敏,蔡后荣. 坏死性肉芽肿性血管炎肺损害的临床分析[J]. 中国呼吸与危重监护杂志,2013,12(6):586-590.
35. 钟华,严晓伟. 结节性多动脉炎累及冠状动脉的临床特点与诊治[J]. 中国心血管杂志,2014,19(3):221-224.

第二十四章

紫癜性皮肤病

紫癜(purpuras)是出血性的一类疾病,由于毛细血管内红细胞外渗,在皮肤及黏膜出现瘀点或瘀斑,指压时不褪色,大量出血时可引起血肿。

紫癜有多种分类法。按炎症分类,可分为炎症性及非炎症性。按病因可分为特发性及继发性或症状性,按血小板数量可分为血小板减少性及非血小板减少性。如按发病机制分类,紫癜可由于血管壁受损或先天脆弱,也可由于血小板发生缺陷,或由于凝血功能不正常导致。

本书所述的只包括单纯性紫癜、继发性血小板减少性紫癜、特发性血小板减少性紫癜、血栓性血小板减少性紫癜、异常蛋白血症性紫癜、瘙痒性紫癜、血管内压增高性紫癜、瘀积性紫癜、皮质类固醇紫癜、老年性紫癜、疼痛瘀斑综合征、播散性血管内凝血及色素性紫癜疹。

单纯性紫癜(purpura simplex)

单纯性紫癜是病因不明的轻型紫癜。

【症状】 主要发生于小腿,有时可出现在股部及前臂,儿童也常发生于颈部及躯干,是皮肤突然出现大小不一的瘀点,往往分批出现,经 2~3 周,无自觉症状,瘀点可渐消退,也可复发,往往在数月或数年后才停止(图 24-1,图 24-2)。患者以儿童较多,通常没有全身症状,只有少数患者感觉全身不适、轻度发热或关节痛及头痛,偶有呕吐或腹泻。

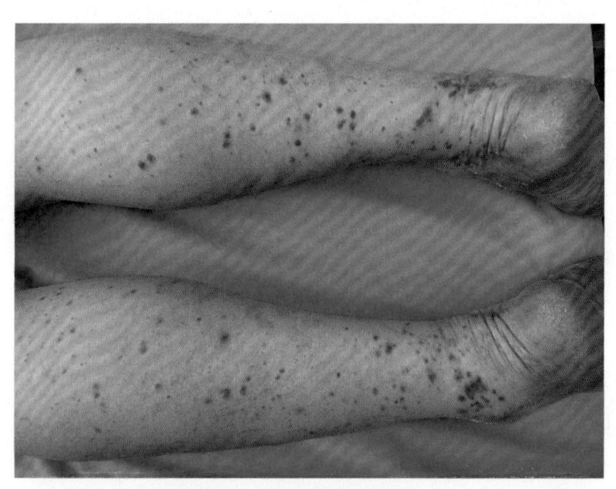

图 24-1　单纯性紫癜(一)

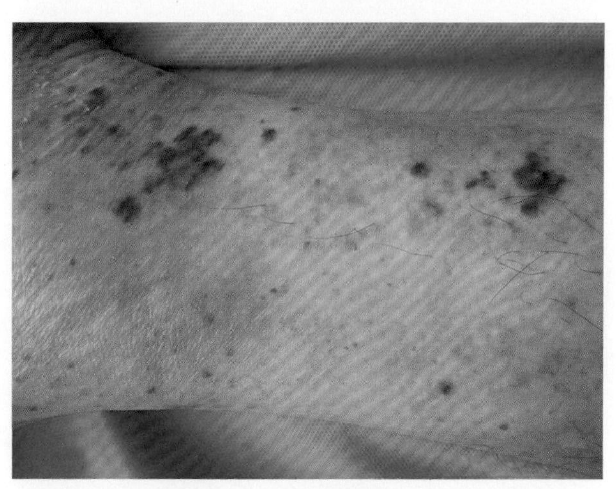

图 24-2　单纯性紫癜(二)

【病因】 病因不明确,血小板数量、凝血及出血时间和血管渗透性都正常。这种多见于儿童的轻微紫癜没有明显的病因,可能是食物或药物所引起的变态反应。

【组织病理】 在早期损害中,血管外有大量红细胞;晚期损害的血管周围有含铁血黄素沉着及细胞吞噬现象。

【诊断】 单纯性紫癜各项实验室检查均正常。

【治疗】 本病最好的治疗是最大限度地休息,本病无自觉症状且将自然消失而一般不需特殊治疗,亦可给予维生素 C 或芦丁片等药物。

继发性血小板减少性紫癜 (secondarv thrombocytopenic purpura)

继发性血小板减少性紫癜又称为症状性紫癜(symptomatica thrombocytopenic purpura),是由于药物、化学品、感染、放射线或一些疾病引起血小板减少而出现的紫癜。

【症状】继发性血小板减少性紫癜出现微小瘀点及较大紫癜或成片瘀斑，同时可见各种基础疾病的相关临床表现。可以是药物、化学品、感染、放射线或某种系统性疾病所致的血小板减少性紫癜，也可以是中毒性紫癜（toxic purpura）、老年性紫癜、维生素C缺乏症或某种感染性疾病等所致的非血小板减少性紫癜。

【病因】本病由多种致病因素导致，其发病机制可分为血小板不足或相对不足引起，临床见到的病例往往是多病因，或单一病因通过多种发病机制致病。

系统性疾病如肾炎、肝病、糖尿病、淀粉样变及恶性肿瘤等可有紫癜，特别是血液病如白血病、再生障碍性贫血、骨髓细胞瘤、巨球蛋白或冷凝球蛋白血症等常有紫癜。维生素C及维生素K缺乏，自身免疫性疾病如系统性红斑狼疮都易使血小板破坏过多。

紫癜可继发于各种感染，如急性传染病（如化脓菌性败血症、麻疹、水痘、天花、斑疹伤寒、伤寒、传染性单核细胞增多症、猩红热，特别是脑膜炎球菌血症）和慢性菌血症，多种细菌和病毒感染可引起血小板减少。亦可能是直接毒性作用使血小板破坏过多。

药物或化学品可以是病因。药物（利尿剂、解热镇痛药及磺胺药等）可以引起紫癜性药疹，化学品（苯、三硝基甲苯及磷等）可引起紫癜，蛇咬及蚤等昆虫叮蜇后的有毒物质可使皮肤出血。

外界刺激如碰擦后皮肤发生瘀点或瘀斑。血流不畅或受阻时常有出血性损害，例如心脏功能代偿不全、百日咳、哮喘及痉挛可以干扰血液循环，静脉曲张及肿瘤或妊娠可以压迫静脉。

输入大量血液或血浆，导致血小板相对不足，通常在输入后1~2周发病。

其他如食物或其他致敏物所致的出血性荨麻疹或多形红斑、月经期的紫癜及老年性紫癜等都可列入继发性紫癜范围内。

【诊断】血小板减少性紫癜或非血小板减少性紫癜。

【治疗】对于继发性紫癜要处理原发病及移除病因。毛细管壁脆性增加的可以内服维生素C及芦丁等；卡巴克洛可能增强毛细管壁的抵抗力，每次2.5~5mg，每日3次；维生素K及其他凝血药以及输血或泼尼松可以酌用。如脾功能亢进者可作脾切除术，免疫性疾病可以使用激素或免疫抑制剂。

特发性血小板减少性紫癜
(idiopathic thrombocytopenic purpura)

特发性血小板减少性紫癜又称为自身免疫性血小板减少性紫癜（autoimmune thrombocytopenic purpura），是由免疫异常引起的血小板被破坏过多和巨核细胞生成血小板减少所致的皮肤黏膜及内脏出血性疾病。

【症状】急性型多见于学龄前儿童，好发生于春冬季节，多数患者与病毒感染有关，无男女差异。病毒感染与出现紫癜的间隔平均为2周，起病急骤，可有畏寒发热，皮肤和黏膜发生广泛严重的出血，见群集瘀点、大片瘀斑，甚至血肿。本病一般预后较好，病程通常4~6周，去除病因后，大多6个月内可痊愈，亦有反复发作而转变为慢性型者。

慢性型多见于青年女性，男女比例为1∶2，特别是生育期妇女，起病隐匿，病因不明。轻者仅为血小板减少，无出血症状，或在机械性刺激或外伤后出现瘀斑。重症者皮肤黏膜出现瘀点、瘀斑，多位于肢体远端，躯干次之，而血疱和血肿少见，但黏膜出血如鼻出血并非少见，血小板严重减少时出现胃肠道出血，可见黑便，亦有血尿、月经过多，个别发生颅内出血，死亡率为1%。

【诊断】多次检查有血小板减少并排除其他明确病因；血液系统检查可通过骨髓巨核细胞正常或增多，伴成熟障碍；脾脏不大或轻度增大；血小板相关抗体和相关补体增多、血小板寿命缩短等来确诊。糖皮质激素治疗和脾切除可有效帮助诊断。急性型应与血栓性血小板减少性紫癜、药性血小板减少性紫癜鉴别。慢性型要同周期性血小减少症、Evans综合征，以及继发于药物、淋巴瘤、输血后、SLE等的血小板减少所致的紫癜相鉴别。

【治疗】患者应注意休息，预防外伤和颅内出血，避免应用损伤血小板的药物，纠正可能发生的贫血，适当应用抗生素治疗存在的感染。严重患者可以输新鲜全血或血小板。糖皮质激素可减少血小板相关抗体生成、抑制抗体与血小板结合，阻碍单核巨噬细胞对致敏血小板的清除；降低毛细血管脆性和刺激骨髓而用于本病治疗。糖皮质激素治疗6个月以上无效，经积极治疗仍难以控制严重的临床症状，或需使用大剂量糖皮质激才能维持者可考虑脾切除，并应注意有无副脾存在，有亦应一并切除。对疗效不佳者可用免疫抑制剂如长春新碱、硫唑嘌呤、环磷酰胺等。其他还可用环孢素、干扰素、血浆置换等。必要时也可以用大剂量丙种球蛋白或甲泼尼龙冲击疗法。

血栓性血小板减少性紫癜 (thrombotic thrombocvtopenic purpura)

血栓性血小板减少性紫癜(TTP)是一种少见的血栓性微血管病,由于微血管内透明血栓形成,出现的血小板减少性紫癜、微血管病性溶血性贫血、神经系统病变、肾功能不良及衰竭和发热等一系列临床表现。

【症状】本病发病前可有发热、乏力、胃肠道不适和肌肉关节痛等,发病急,进展快,典型的临床表现主要有下列特点。

1. **血小板减少引起的出血** 微血管内血栓形成,消耗大量血小板,产生血小板减少性紫癜,皮肤黏膜受累多见,可见瘀点、瘀斑或紫癜;也可见鼻出血、齿龈出血、咯血、视网膜出血、月经量过多、血尿、黑便等,严重者可发生颅内出血。

2. **微血管病性溶血性贫血** 血流中红细胞经过弥散性微血管内血栓部位,受到机械性损伤而被破坏,导致微血管病性溶血,出现不同程度的贫血。也可出现黄疸和血红蛋白尿,其中约有50%的患者出现黄疸、20%有肝脾大,少数情况下有雷诺现象。

3. **神经精神症状** 90%的患者出现多种神经精神症状,常见有头痛、头晕、感觉异常、耳聋、视力障碍、知觉障碍、定向障碍、肢体麻木、痉挛、惊厥、谵妄、失语、嗜睡、昏迷、抽搐、精神错乱、轻瘫、偏瘫、瘫痪等神经系统表现。

4. **肾脏损害** 多数出现肾损害,病情较轻,有轻度血尿、蛋白尿、管型尿;重者可发展成急性肾功能衰竭。

5. **发热** 90%以上的患者有发热。因体温调节中枢受累、继发感染、组织坏死、溶血产物或内源性致热原释放等,患者一般有中等度热,亦可有高热。

6. **其他** 可出现心肌多灶性出血性坏死、心力衰竭或猝死、胸膜炎、肺功能不全、恶心呕吐、腹痛腹泻、肝脾大、胰腺炎等。

【诊断】根据血小板减少引起的出血、溶血性贫血、发热、中枢神经受累和肾损害的症状,结合实验室检查,组织病理有小血管内血栓形成来诊断。临床应与系统性红斑狼疮、弥散性血管内凝血、溶血尿毒症综合征等鉴别。

1. **系统性红斑狼疮** 也可有关节炎、关节痛、心包炎、胸腔积液、肾炎、贫血、血小板减少、神经系统异常等,但通过免疫学检查、组织病理、免疫荧光可见狼疮带试验阳性等相关检查鉴别。

2. **弥散性血管内凝血** 没有严重的溶血性贫血和多变性的神经精神症状,但可见血小板减少、凝血因子减少,大量或广泛的出血、血液凝固障碍,难以纠正的顽固性休克、血管内栓塞及器官功能衰竭,急性的症状以大量出血为主;慢性的以栓塞为主。

3. **溶血尿毒症综合征** 是一种伴有红细胞形态异常、临床以溶血性贫血、血小板减少、急性肾衰竭为特征的综合征。溶血尿毒症综合征婴幼儿多见,是儿童急性肾衰竭的主要原因之一。溶血尿毒症综合征也可见于成人,病情重可危及生命。实验室检查:反复的溶血,网织红细胞增加,髓母红细胞增加;Coombs试验多为阴性,红细胞酶活性正常,末梢血涂片可见到异形红细胞、盔形细胞和破碎的红细胞。

【治疗】本病首选血浆置换疗法,单独使用糖皮质激素疗效欠佳,可联合免疫抑制剂长春新碱、硫唑嘌呤、环孢菌素等。严重出血时可考输血小板悬液,但应防止加重微血栓形成。肾衰竭时可做血液透析。

异常蛋白血症性紫癜 (dysproteinemic purpura)

异常蛋白血症性紫癜属于非血小板缺乏性紫癜,有下列几种:

冷凝球蛋白血症性紫癜(purpura cryoglobulinemia)最常见于多发性骨髓瘤,也可以发生于系统性红斑狼疮、淋巴瘤类、亚急性细菌性心内膜炎、麻风、溶血性贫血等。冷凝球蛋白是异常的血清蛋白,可属于IgG及IgM。主要表现为血管炎的临床症状,可累及关节、肾脏、神经系统和消化系统等。皮肤表现为散在的红斑、紫癜和瘀斑,无瘙痒,下肢多见,尤其是足踝部;也可在鼻、耳、口腔等其他暴露部位出现。紫癜呈间歇发作,成批出现,每次发作可持续数日到1周,多数病例可反复发作多年,消退后局部可留色素沉着。在踝等关节处的皮损有时可出现皮肤坏死、溃疡和瘢痕。

冷球蛋白血症性股臀部皮肤血管炎(cryoproteinemia associated with femoro-gluteal cutaneous lesions)是一种冷球蛋白血症和/或冷纤维蛋白原血症的疾病。临床特征为股臀部发生多形性皮损。

本病分为三型：多形红斑型、网状青斑型、红斑结节型，冬季发病，夏季消退，反复发作。好发于中年女性，股臀肥胖者多见（图 24-3～图 24-5）。有一种特殊类型的冻疮，发生于女性股臀部为蓝红色浸润性斑块，应和本病鉴别。

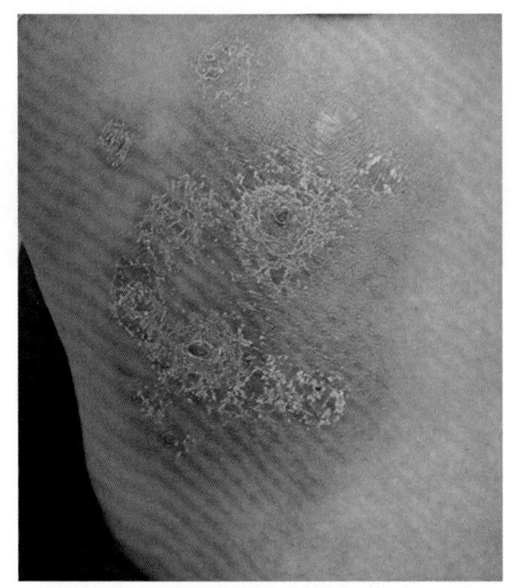

图 24-3　股臀部皮肤血管炎（一）

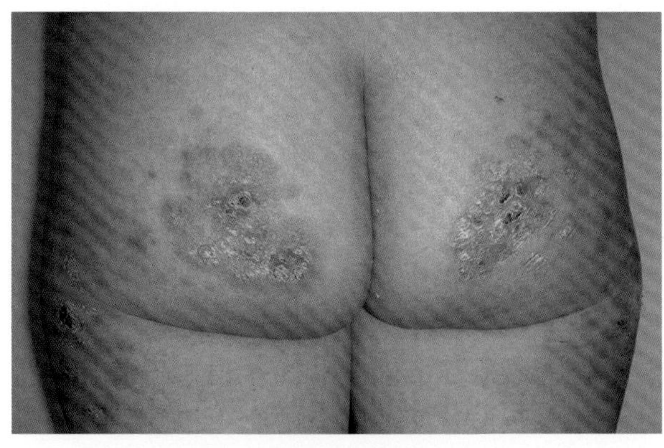

图 24-4　股臀部皮肤血管炎（二）

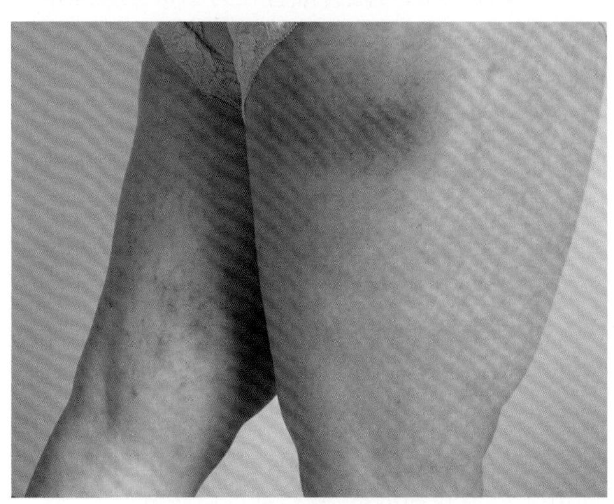

图 24-5　股臀部皮肤血管炎（三）

高球蛋白血症性紫癜（purpura hyperglobulinemia）又称为 Waldenstrom 高 γ 球蛋白血症性紫癜，多见于中老年妇女，全身各处尤其下肢成批发生瘀点，特别是足背的瘀点最多，反复发作，通常在长期行路、站立或裤袜过紧束缚后发生。可伴有冷凝球蛋白血症结节病、红斑狼疮、干燥综合征、淋巴瘤及慢性感染等。实验室检查：丙种球蛋白增高，红细胞沉降率增高，类风湿因子阳性。在病理组织方面，单核细胞浸润于小血管的周围，并有含铁血红蛋白沉积。目前除消除血液淤积外无有效治疗方法，可治疗并发症，常用小剂量泼尼松、甾体消炎药、羟氯喹和免疫抑制剂。

巨球蛋白血症（macroglobulinemia）是患者血浆中巨球蛋白增加和口腔、鼻黏膜、视网膜出血，淋巴结及肝脾肿大的疾病，偶见紫癜，也可伴消化道出血。巨球蛋白血症老年男性好发，皮损少见，有时可见紫癜、紫红结节或多发性半透明丘疹、雷诺现象、淀粉样变和瘙痒等症状。实验室检查：患者可有丙种球蛋白增高，红细胞沉降率加快，贫血，出血时间、凝血酶原时间及凝血酶原消耗时间延长，眼底出血或静脉曲张，血液黏滞度增高。血清黏滞，所含球蛋白的分子量超过 1 000 000 万。环磷酰胺和糖皮质激素类同时应用是有效的疗法。有报道使用 PUVA 和血浆置换，伴发症状对症治疗。

瘙痒性紫癜（itching purpura）

瘙痒性紫癜又称为湿疹性紫癜（eczematide like purpura），皮损呈橘红色的瘀点，类似于进行性色素性紫癜，伴有剧烈瘙痒的紫癜。

【症状】春夏季节多发，男性多于女性，皮损呈橘红色，发病急，先出现于踝部，可有水肿，以后逐渐向上，可散布于全身各处，但不出现于手掌及面部，常伴有剧烈的瘙痒（图 24-6）。在两周以内，皮损发展到极点，相邻的皮损可以融合。患者有剧烈的痒觉，长期搔抓可引起苔藓样改变。在 3～6 个月内，本病可以痊愈。

【病因】本病病因不明，可能与微生物感染有关，也可能和环境、遗传、药物、饮食等因素有关。

【组织病理】真皮上部小血管内皮细胞肿胀，血管周围以淋巴细胞和组织细胞浸润为主，有红细胞外渗，其上方表皮内可有海绵形成。

【诊断】本病起病有季节性，成年男性多见，皮疹发于踝部或足背，呈橘色，伴有剧烈瘙痒。应与进行性色素性紫癜性皮肤病和药疹相鉴别。进行性色素性紫癜性皮肤病皮损好发于下肢，病程较长，少有瘙痒症状。药疹有明确的用药史，无季节

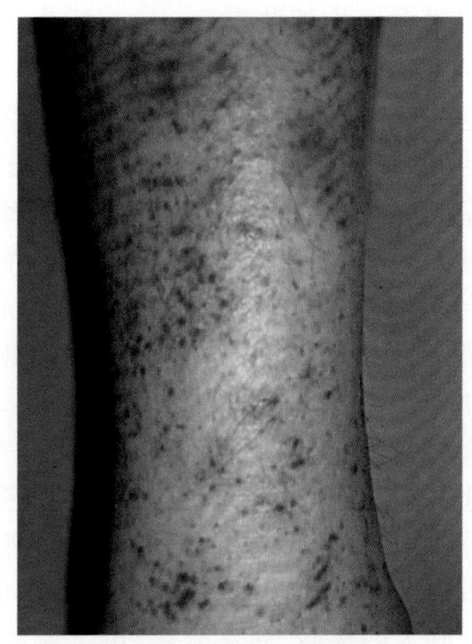

图 24-6 瘙痒性紫癜

性，无男女差异，并非下肢开始发病。

【治疗】口服维生素 C 及维生素 K 以及复方风湿宁胶囊或泼尼松有时有效，局部外用糖皮质激素类药膏。

血管内压增高性紫癜(purpura due to raised intravascular pressure)

血管内压增高性紫癜，是因剧烈、突然及持久的肌肉收缩或局部负压，使小血管内压力骤然升高，小血管破裂出血而产生紫癜。

【症状】本病多见于儿童，为针尖大小密集或散在的瘀点，常发生在面、颈等组织疏松部位，也可累及上胸、上肢。儿童可因吸空腔物体(杯状物)，在口周发生紫癜(图 24-7，图 24-8)。

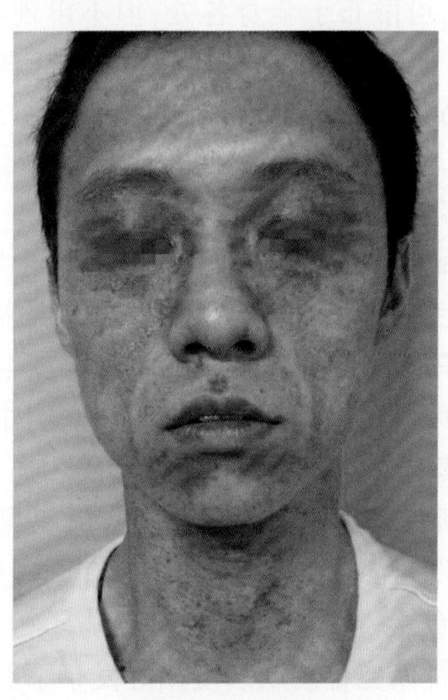

图 24-7 血管内压增高性紫癜(一)

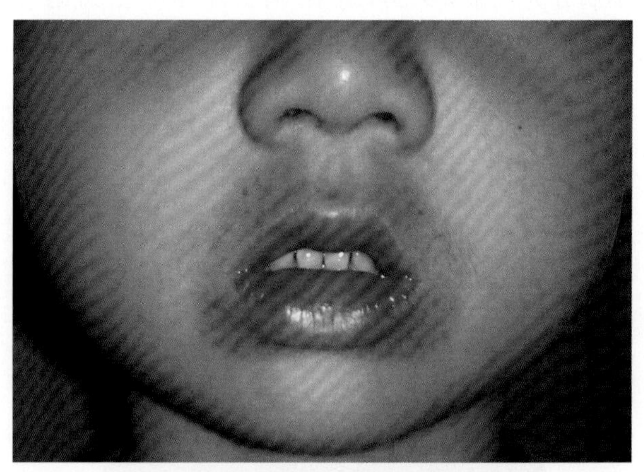

图 24-8 血管内压增高性紫癜(二)

【病因】常见的原因有阵咳、呕吐、癫痫，以及因分娩、便秘、吹奏、哭闹等有憋气的动作，使血管内压增高而引起紫癜。

【诊断】根据发病原因和发病部位，结合阴性血液学检查，容易诊断。

【治疗】去除病因，皮疹常在数日内很快消退。

瘀积性紫癜(stasis purpura)

瘀积性紫癜又称为直立性紫癜(orthostatic purpura)或肢端血管性皮炎(acroangiodermatitis)，由于静脉功能不全，回流阻滞，而出现的紫癜性皮损。

【症状】本病多见于男性，常在久站或行走后发病，好发于下肢，尤其是小腿下 1/3 处，可扩展至足背、趾背及小腿上方，表皮正常，或轻度湿疹化，可伴水肿、溃疡、硬化及静脉功能不全的其他症状，慢性经过，可持续存在。静脉曲张及静脉瘤处出现细小紫癜性斑疹，可融合成直径为 1cm 至数厘米大小的不规则斑片，亦可见毛囊性损害，皮疹可呈紫色、黄色或棕色，无自觉症状，或有瘙痒。

【病因】病因不明确，大多学者认为本病因下肢静脉曲张，毛细血管淤血、缺氧、毛细血管管壁脆性增加和毛细血管内压增高，加上久立、久坐、行走或小腿下垂，下肢出现水肿和红细胞从血管外溢而致病。

【组织病理】真皮浅层小血管尤其是小静脉与毛细血管管壁增厚，毛细血管充血，成团或扭曲，血管内皮细胞肿胀，有血栓形成，真皮内可见红细胞外溢及嗜含铁血黄素细胞，并有少数单核细胞浸润，用亚铁氰化钾染色，颗粒被染成蓝色。

【诊断】根据皮疹好发于下肢，有一定的形态特点，诊断不难。主要与进行性色素性紫癜性皮肤病和淤积性皮炎相鉴别。进行性色素性紫癜性皮肤病无水肿，皮疹呈胡椒粉样，病程较长，无自觉症状。淤积性皮炎也发于下肢，伴下肢静脉曲张，初期红斑或褐红色斑片，轻度糜烂和结痂，自觉瘙痒；日久皮肤粗糙、脱屑、增厚、皲裂，呈苔藓化样损害。

【治疗】 应抬高患肢，减少下垂下肢，使用弹力袜，可口服维生素C、维生素E和丹参片。

皮质类固醇紫癜
(corticosteroid purpura)

本病是由于长期使用糖皮质激素类所发生的成片瘀斑，特别是使用强效制剂的患者。大量糖皮质激素能促进蛋白分解代谢，抑制蛋白合成，引起皮肤变薄，毛细血管扩张、脆性增加，红细胞漏出毛细血管，出现瘀点、瘀斑。皮损主要位于暴露部位，在轻微外力作用下，可出现大小不等、形态不规则、边界清楚的瘀点或瘀斑，无自觉症状，皮疹在数周内可自行消退，但易复发，此起彼伏(图24-9)。患者同时伴有激素的其他不良反应，如满月脸、水牛背、向心性肥胖、痤疮、多毛、乏力、皮肤紫纹和骨质疏松等临床表现。毛细血管脆性试验可阳性。治疗主要是寻找和去除皮质醇增多症的原因，不滥用糖皮质激素。

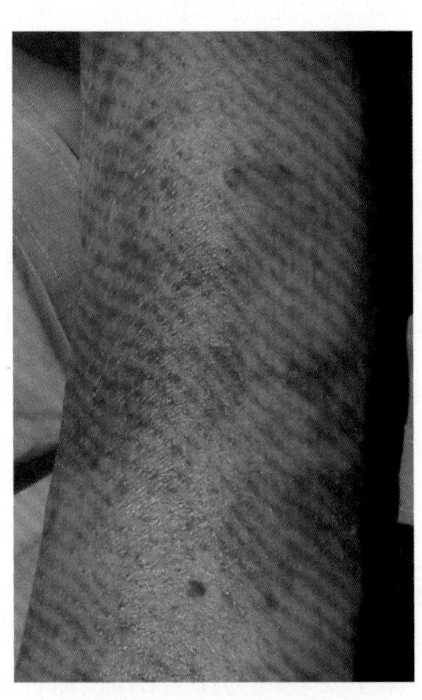

图24-9　皮质类固醇紫癜

老年性紫癜(senile purpura)

老年性紫癜又称为光性紫癜(solar purpura)、光化性紫癜(actinic purpura)，是发生于老年人皮肤和皮下组织的一种紫癜，是老年人皮肤慢性退行性病变。

【症状】 主要发生于老年人身体的伸侧、前臂桡侧及手背等暴露部位，边界清楚而轮廓不规则的青紫斑，无自觉症状，紫癜数周后可自行消退，变为铁锈色的色沉，反复出现(图24-10，图24-11)。

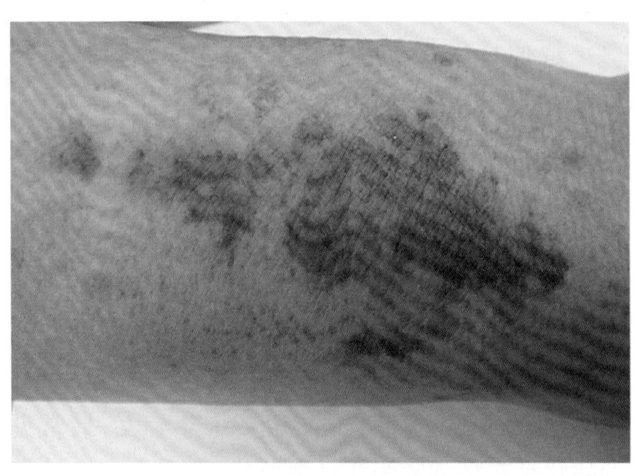

图24-10　老年性紫癜(一)

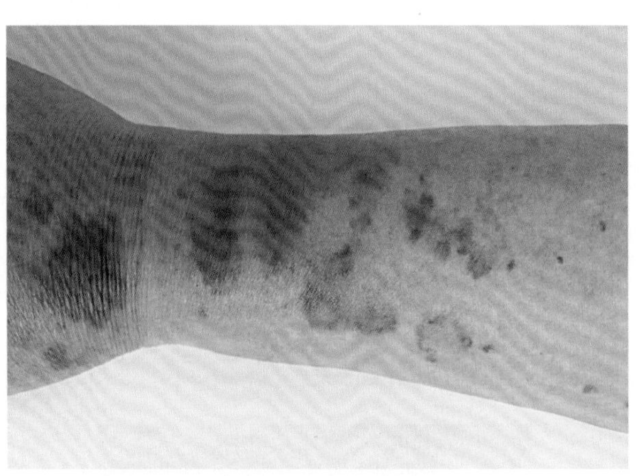

图24-11　老年性紫癜(二)

【病因】 由于衰老、暴露部位长期受日光照射，皮肤松弛和皮下组织萎缩，小血管周围的胶原组织变性，故支持血管乏力，轻微的外伤即可使血管破裂而发生紫癜。

【组织病理】 真、表皮萎缩，真皮上部弹性纤维变性，胶原纤维疏松，小静脉破裂处见红细胞外溢，毛细血管正常，无炎症反应。

【诊断】 根据老年发病、暴露部位、无自觉症状等特点，不难诊断。本病应与过敏性紫癜、特发性血小板减少性紫癜和糖皮质激素紫癜等鉴别。

【治疗】 保护皮肤，避免外伤，改善营养，通常不需要治疗，维生素C、维生素E、烟酸对部分患者有效，本病合并糖皮质激素性紫癜的患者，避免口服或外用糖皮质激素。著者曾对一反复发作的老年性紫癜，用羟氯喹、白芍总苷、复方甘草酸苷取得满意的疗效。

疼痛性瘀斑综合征 (painful bruising syndrome)

疼痛性瘀斑综合征又称为自身红细胞敏感（autoerythrocytic sensitization）。1955 年，Gardener 和 Diamond 首先报道此病，因而本病又称为 Gardener-Diamond 综合征。有学者统计，从本病发现至 2015 年，全球大约 200 个案例被报道，报道人群大多为 19~72 岁的女性患者，主要年龄在 30 岁以下，精神疾病或压力较大的女性多发；也有男性和儿童的病例报道。

【症状】 患者多半是年轻或中年妇女，最常见的症状是在精神紧张或轻微外伤后出现，自发的多处瘀斑，伴有触痛，多半发生于下肢尤其股部，也可见于躯干及面部，为伴有晕厥，恶心，呕吐，胃肠道和颅内出血等反复发作的疼痛性瘀点，有时可在关节和肌肉周围频繁出现疼痛的青肿。先是局部有刺痛及灼热感，在数小时内发生成片的瘀斑，有明显的触痛，经一周或几周后消退（图 24-12）。内脏可有出血，表现为消化道出血、腹痛、血尿等症状，神经系统可因出血而有症状。症状消失后可屡次复发，而预后一般良好。多数患者有精神症状，皮疹发作常和精神因素有关。

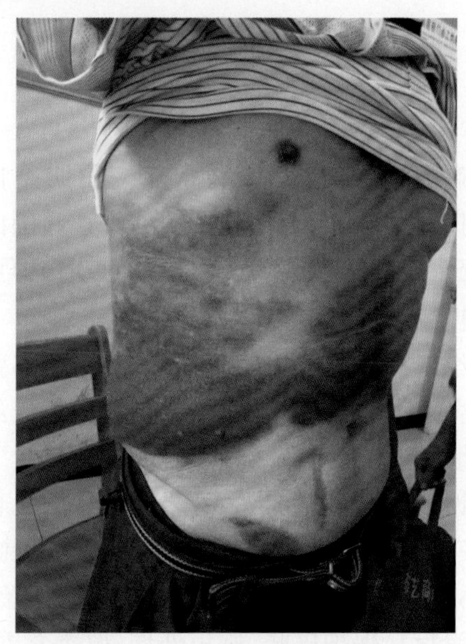

图 24-12 疼痛性瘀斑综合征

【病因】 皮内注射患者自身的红细胞、磷脂酰-L-丝氨酸（phosphatidal-L-serine）或供结核菌素试验用的纯化蛋白衍化物（PPD），都能引起此病的典型瘀斑。本病虽被认为是对自身红细胞敏感的一种自身免疫性疾病，但皮内注射自身红细胞未必都呈阳性反应，注射其他物质也能引起此种瘀斑，而且自身抗体的存在未能证实，因而病因还须探索。有学者认为，疼痛性瘀斑综合征对压力或痛苦的反应与体内糖皮质激素和儿茶酚胺水平增加有关，这可能造成诸如纤维蛋白溶解增加，组织纤溶酶原激活剂（tPA）的活性增加，进而导致出血。

【诊断】 疼痛性瘀斑综合征的诊断没有特定实验室检查，但是可以通过各种检查来排除其他出血性疾病，根据症状诊断。如果怀疑有本病，对精神症状详细的评估非常重要，并应评估患者对其生命中重大事件的反应（如家人去世、离婚、破产等）。精神紧张可引起精神性紫癜（psychogenic purpura）而和本病相似，但瘀斑没有触痛，皮内注射患者自身的红细胞不会引起此种瘀斑。

【治疗】 本病总体预后较好，但易复发，没有特殊的治疗方法，可应用赛庚啶。有人认为精神科治疗（包括心理治疗）是唯一合理的治疗选择。在一些人，改善精神药物可以帮助改善症状。例如对于疼痛性瘀斑综合征患者，用抗抑郁药物可能有助于疼痛性瘀斑综合征的症状缓解。由于疾病的病因推定与心理因素有关，应用安慰剂也可以缓解症状。对症治疗可能改善严重的全身症状，使用抗组胺药物、抗抑郁药、糖皮质激素和维生素等有一定的疗效。

弥散性血管内凝血（disseminated intravascular coagulation，DIC）

弥散性血管内凝血是严重的全身性疾病，以血液中过量凝血酶生成，可溶性纤维蛋白形成和纤维蛋白溶解为特征的临床综合征。血液中凝血酶产生太多，致使血小板凝聚，纤维蛋白原加快变成纤维蛋白而沉积，于是大量微小血栓弥散于血管内。由于血小板及凝血因子的消耗而有继发性纤维蛋白溶解，临床主要表现为严重出血、血栓栓塞、低血压休克以及微血管病性溶血性贫血。

【症状】

1. **出血** 本病的特点为自发性和广泛性出血，轻者为皮肤瘀点、瘀斑，注射部位的瘀斑，重者可表现为伤口、静脉穿刺部位的渗血不止，具有特征性。也可以表现为广泛的黏膜，消化道，肺和泌尿生殖系统的出血，颅内出血是DIC致死的主要因素之一。

2. **微循环障碍**　DIC时常出现与失血量不成比例的组织、器官低灌注。轻者表现为一过性血压下降，重者出现休克，休克发生后会加重本病，造成恶性循环，预后差。

3. **血栓栓塞**　DIC可出现全身性或局限性微血栓形成，造成血流动力学的障碍，导致各种组织和器官缺血缺氧，代谢紊乱，功能减退。常见部位有肾、肺、肾上腺、皮肤、胃肠道、肝、脑、胰、心等，依据血栓栓塞的部位不同而出现相应的症状，如肺血栓栓塞引起的呼吸窘迫；肾血栓形成导致的肾衰竭；以及指、趾末端坏疽等。

4. **溶血**　DIC出现血管内溶血症状的发生率为10%～20%，主要表现为黄疸、贫血、血红蛋白尿、少尿甚至无尿等，大量的溶血与出血，使临床上还可见贫血及其伴随症状。DIC的微血栓及纤维蛋白沉积物的形成使红细胞变形，破碎而溶血，因此血涂片可发现红细胞碎片或畸形红细胞。

5. **神经系统症状**　颅内微血管广泛血栓形成和休克所导致的脑组织缺氧，水肿，出血，导致一系列的神经系统症状和体征，如嗜睡，意识障碍，烦躁，惊厥，昏迷，肢体瘫痪，脑出血，脑水肿，甚至死亡。

【病因】致病因素很多。本病可由于感染(包括革兰氏阴性、阳性菌，真菌，病毒，立克次体，原虫等感染)、抗原抗体复合物、酸中毒、持续性低血压、缺氧等因素损伤血管，或是由于产科意外、癌转移、急性白血病、严重创伤、烧伤、蛇咬等促使血凝，也可由于红细胞和血小板大量破坏而致病。

【诊断】DIC存在原发病，临床严重广泛的出血，伴低血压或休克，组织器官栓塞和神经系统症状；实验室检查可见血小板、纤维蛋白原降低，凝血酶原时间延长等。

【治疗】治疗或控制原发病，扩容，纠正休克，输入新鲜血液及小分子右旋糖酐，给予肝素等抗凝血药及糖皮质激素类药物。

色素性紫癜疹
(pigmented purpuric eruptions)

色素性紫癜疹又称为进行性色素性紫癜(purpura pigmentosa progressiva)，是由于血管通透性增高，红细胞外溢，含铁血黄素沉着而出现的紫癜，包括以下三种疾病。

【症状】

1. **进行性色素性皮肤病**(progressive pigmentary dermatosis)　又称为进行性色素性紫癜性皮肤病(progressive pigmented purpuric dermatosis)或尚贝格病(Schamberg's disease)。本病可发生于任何年龄，以中青年男性好发，仅少数有家族史。典型皮损是褐黄或褐色斑片，形状不定，往往成群发生。色素斑中有针头大小的红辣椒色小点，若干时日后，红点在褐色斑片中隐没，但损害逐渐向四周扩展，边界部分有较多的小红点，通常无自觉症状，时有轻痒(图24-13)。皮损数目及大小不定，可只数片，也可很多或相融合，主要发生于下肢特别常见于小腿前侧及踝部，也可出现于足背及股部，偶然发生于手背或腕部等处。病情发展缓慢而持久，往往长期不变，经过数月数年或若干年后才自然痊愈。

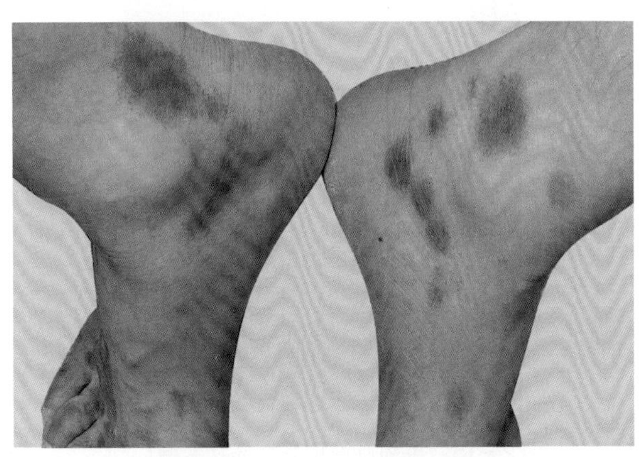

图24-13　进行性色素性皮肤病

2. **毛细血管扩张性环状紫癜**(purpura annularis telangiectosis)　又称为马约基病(Majocchi's disease)。患者以青年男性较多，初起皮损是扩张毛细血管所形成的淡红或淡青红色斑点，逐渐扩大，直径达1～3cm，皮损中央部分逐渐褪色而呈淡褐色或正常皮色，而边缘区明显，可有辣椒红色瘀点，因而皮损呈环形或半环形，相邻的皮损可融合成多种形状，数目不定，对称出现于下肢，往往由足背或小腿逐渐发展到股部，也可出现于躯干，偶然发生于前臂、臀部或别处，不引起自觉症状，或仅有微痒(图24-14，图24-15)。仅过数月或1～2年，环状损害逐渐褪色，中央部分可略萎缩，毳毛脱落。有时某处皮损消退而别处又有新皮损出现，可自然痊愈，但容易复发。

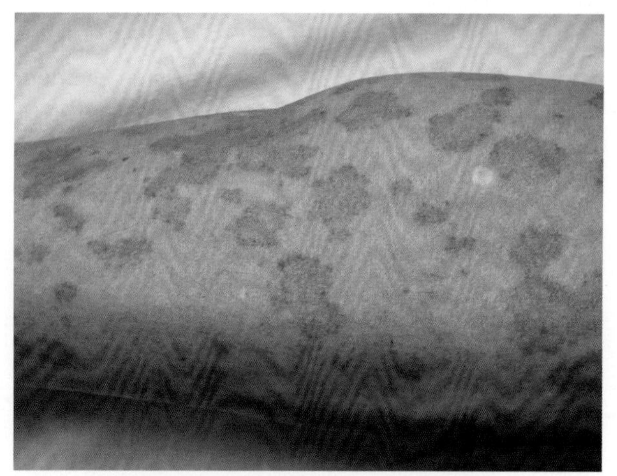

图 24-14　毛细血管扩张性环状紫癜(一)

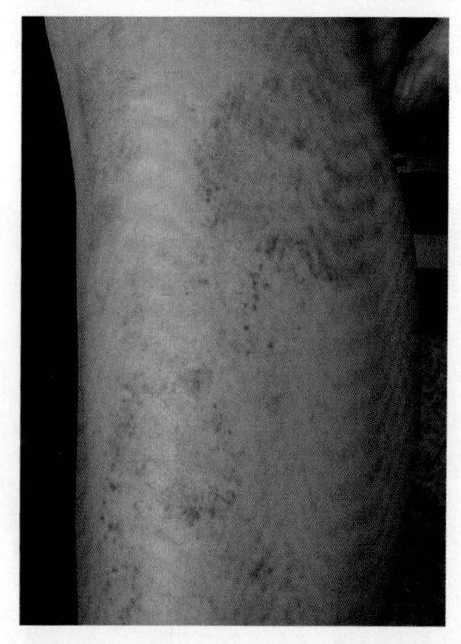

图 24-15　毛细血管扩张性环状紫癜(二)

3. **紫癜性色素性苔藓样皮炎**(purpuric pigmented lichenoid dermatitis)　又称为戈基洛-布勒姆病(Gougerot-Blum's disease)。患者多半是中年以上男性,皮损是略微隆起的圆形或多边形小丘疹,表面光滑,边缘清楚,直径为1~2mm。这些丘疹因有毛细管扩张、红细胞渗出及含铁血黄素沉着而呈鲜红色、橘色或铁锈色,邻近的丘疹可相互融合而成斑块,没有自觉症状或略觉痒(图 24-16)。苔藓样丘疹可以伴有和进行性色素性皮肤病相似的皮损。一般皮损对称出现于两侧下肢,尤其常见于足背及小腿前侧,也可发生于股部,甚至于扩展到下腹部及臀部,少数患者的上肢或其他部位也有皮损。病程持续数月或数年。

【病因】 色素性紫癜疹病因不明。进行性色素性皮肤病皮损有瘀点及含铁血黄素沉着斑而被认为毛细血管炎,可能和静脉供血不足有关,有的患者有利尿药或阿司匹林等服药史,有的患者血液中胆固醇水平较高,但未必都是病因。毛细血管扩张性环状紫癜,可和某种感染或中毒有关。少数患者有神经痛、风湿痛或有心血管性疾病,但大多数的健康状况正常。文献报告以色素性紫癜为表现的蕈样肉芽肿(MF)已有不少。本病有可能是蕈样肉芽肿的一个表现,有时甚至是 MF 唯一的表现。因此,对皮损较重且顽固病例应做病理随访。

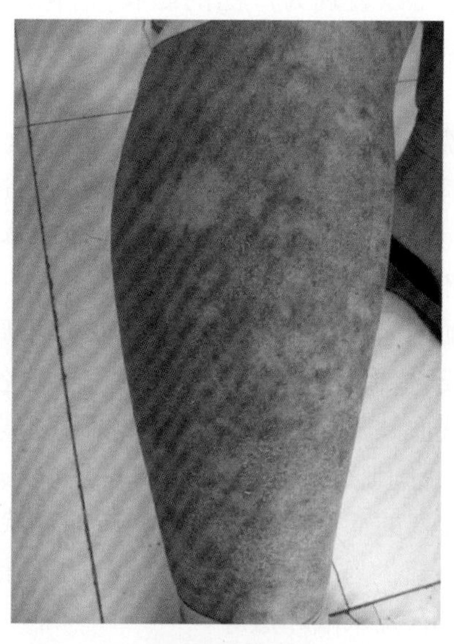

图 24-16　紫癜性色素性苔藓样皮炎

【组织病理】

1. 进行性色素性皮肤病组织变化是真皮浅部有炎性浸润,毛细血管扩张及内皮细胞增生,管壁有透明变性,附近有红细胞渗出及含铁血黄素沉着。

2. 毛细血管扩张性环状紫癜的组织变化显示本病是毛细血管炎。表皮有轻度海绵形成,真皮浅部毛细血管扩张及内皮细胞增生,附近有少量红细胞渗出及轻度淋巴细胞浸润。陈旧损害中红细胞不再或很少渗出,但有含铁血黄素沉着。萎缩处表皮变平,扩张的毛细血管很少,浸润不见,皮肤附件萎缩。

3. 紫癜性色素性苔藓样皮炎的组织变化类似进行性色素性皮肤病。真皮浅部水肿,有毛细血管扩张及内皮细胞增生,管壁有透明变性,周围有淋巴细胞和组织细胞浸润、红细胞渗出和含铁血黄素沉着。

【诊断】 金黄苔藓、痒性紫癜、糖尿病患者胫前圆形或卵圆形淡褐斑、可萎缩的色素斑(糖尿病性皮肤病）及小腿部位有黄褐色斑点的坠积性皮炎（静脉曲张综合征）等虽有含铁血黄素所形成的色素性皮损，但都不属于色素性紫癜疹。

【治疗】本组疾病一般无自觉症状，可持续数年，对任何治疗均无明显效果。平时少走路，多休息，也可单纯穿弹力袜。内服维生素 C、芦丁片，局部外用糖皮质激素制剂主要用于有瘙痒的病例，亦可应用活血化淤类中药。有报道光化学疗法、环孢素有效。

（郭 涛）

参考文献

1. WANG J, WANG B, SUN Z, et al. Therapeutic effects of rituximab combined with cyclophosphamide on refractory idiopathic thrombocytopenic purpura[J]. Exp Ther Med, 2019, 17(3):2137-2142.
2. KNÖBL P. Thrombotic thrombocytopenic purpura[J]. Memo, 2018, 11(3):220-226.
3. BETTOLI V, ZAULI S, VIRGILI A. Eczematide-like purpura presenting as Ofuji papuloerythroderma: a case that confirms this as a pattern[J]. Int J Dermatol, 2014, 53(2):e132-134.
4. MCKNIGHT B, SEIDEL R, MOY R. Topical Human Epidermal Growth Factor in the Treatment of Senile Purpura and the Prevention of Dermatoporosis[J]. J Drugs Dermatol, 2015, 14(10):1147-1150.
5. NWANESHIUDU A I, PETRONIC-ROSIC V. Novel Drugs Implicated in Pigmented Purpuric Dermatoses[J]. Skinmed, 2018, 16(1):13-17.
6. ALLAN A, ALTMAN D A, SU W. Granulomatous pigmented-purpuric dermatosis[J]. Cutis, 2017, 100(4):256-258.

第二十五章

皮肤脉管性疾病

遗传性出血性毛细血管扩张（hereditary hemorrhagic telangiecta-sia）

遗传性出血性毛细血管扩张又称为奥斯勒病（Osler disease）、奥斯勒-韦伯-朗迪病（Osler-Weber-Rendu disease）或家族性出血性毛细血管扩张（familial hemorrhagic telangiectasia），是一种常染色体显性遗传的血管畸形疾病，以皮肤、黏膜、内脏出现大量呈簇状的毛细血管扩张伴出血为特征。

【症状】 成群的扩张毛细血管聚集成点状或线状，皮损直径 1～4mm，通常为斑疹，可像蛛形毛细血管扩张（蜘蛛痣）但没有红色中心小点，部分扩张毛细血管偶可聚集成小结状。

本病可于幼儿时期开始出现，但常在青春期以后发生，大多于 30～40 岁发病。可广泛分布于全身各处，特别易见于身体上半部如面部、唇部、耳朵、躯干上方、前臂、手掌、手指及甲床，也可发生于股部、足底、趾端或其他部位（图 25-1）。

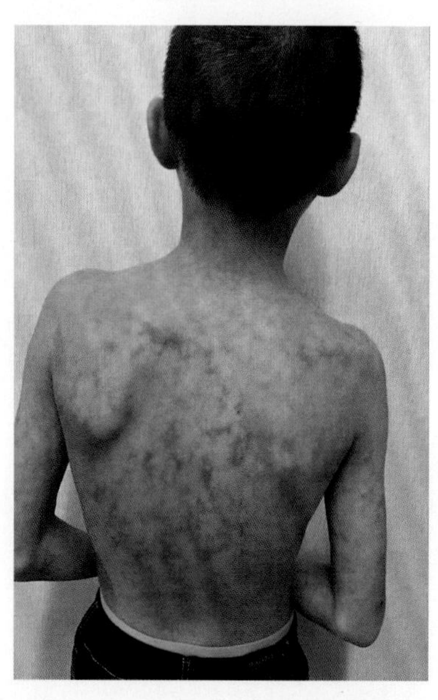

图 25-1　遗传性出血性毛细血管扩张

黏膜损害儿童期少见，至 30 岁左右多见。最常见于结膜，也发生于唇、舌、口腔、腭、鼻中隔、鼻咽、咽喉、支气管等处黏膜。在显微镜下可见舌部蕈状乳头内扩张的毛细血管，因而舌乳头较大，其具有特征性。此外，视网膜及胃肠黏膜等也可见毛细血管扩张现象。

出血是本病的另一临床特征，90%的患者均可出现，可发生于任何部位，但皮肤出血罕见。表现为轻微创伤即可出血。在婴儿或幼儿时期常有鼻出血，有的到青春期或成年时才发生。鼻黏膜等处的出血现象往往和皮肤毛细血管扩张同时出现，也可单独发生，个别患者只伴有黏膜出血或只伴有毛细血管扩张。黏膜出血程度随年龄的增加而减轻或加重。胃、直肠、阴道等黏膜部位也易出血，长期反复出血，可引起贫血。

内脏可被累及，肝脏可发生动静脉吻合而导致肝大或肝硬化，脾脏也可有肿大或动脉瘤，肾脏也可出现动静脉吻合或血尿，肺脏可因动静脉吻合的存在而引起呼吸困难、发绀及杵状指，其他器官如眼、胃肠、膀胱、脑及脑膜等处血管都可累及而出血。临床表现及病程因出血程度及累及内脏的不同而异。束臂试验常阳性，除贫血外，血液学检查无异常。

【病因】 多数患者有家族史且家族中患同病者和患者的发病年龄往往相同或接近，此类患者中具有纯合子基因者病情常较严重而易引起死亡。一般认为本病由常染色体显性遗传，至少有两个基因突变，即内皮糖蛋白（endoglin，*ENG*）和激活素受体样激酶-1（activin-receptor-like kinase-1，*ALK-1*），分别位于染色体 9q33-34 和 12q13，*ENG* 突变见于 HHT1 型，*ALK-1* 突变见于 HHT2 型。两者结合到 TGF-β 超家族，在血管形成中起关键作用。少数患者无家族史，但不能除外可能是由于家族中也患此病者的损害轻微而未能查明。

毛细血管扩张可能是皮肤及黏膜微动脉的肌层及弹力纤维先天柔弱而致收缩能力不强的缘故。

黏膜易出血可能是由于小动脉生理性收缩功能减退、纤维蛋白溶解酶的作用较强或凝血方面有先天性异常。

【组织病理】 主要病理改变部位在血管壁，表现为毛细血管扩张、动静脉畸形和动脉瘤。血管壁变薄、弹力纤维和平滑肌缺乏、毛细血管壁和小动脉壁仅由一层内皮细胞组成，血管迂曲扩张，有时可见内皮细胞退行性变，细胞连接缺损，故病变血管可因轻微外力或血流压力作用而破裂出血。

【鉴别】

1. **血友病**　有显著的长期出血倾向、无黏膜毛细血管扩张，实验室检查血小板黏附力降低。

2. **蜘蛛痣**　痣体有动脉搏动，无自发性出血倾向。

【治疗】 冷冻、电灼、电分解或585/595nm染料激光等局部疗法可消除局限的毛细血管扩张。

鼻出血是最常见的症状，可用压迫法止血。通常用指套包于导管或橡皮管的一端，涂上凡士林或液状石蜡后紧塞于流血的鼻孔内。黏膜经常出血引起贫血时可用枸橼酸铁胺等制剂纠正。有人认为雌激素类药物可促进黏膜角化过程而对本病有益，建议服乙烯雌酚片(ethinyl estradiol)0.25mg/d，4周后可加到0.5mg。但也有人经双盲对照证实无明显改善。用氨基己酸做抗纤溶治疗亦有帮助。内脏的动静脉畸形可做结扎、切除或介入栓塞治疗。

良性遗传性毛细血管扩张
(benign hereditary telangiectasia)

良性遗传性毛细血管扩张和遗传性出血性毛细血管扩张都是常染色体显性遗传的疾病，但较多见。扩张的毛细血管聚集成簇，损害成点状、星状、线状或卵圆形等，按压时褪色，虽常广泛分布，但常在身体的一侧或某一节段(图25-2，图25-3)。

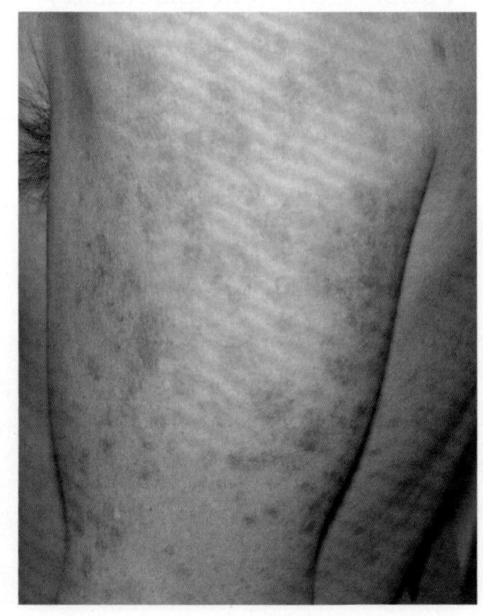

图25-2　良性遗传性毛细血管扩张(一)

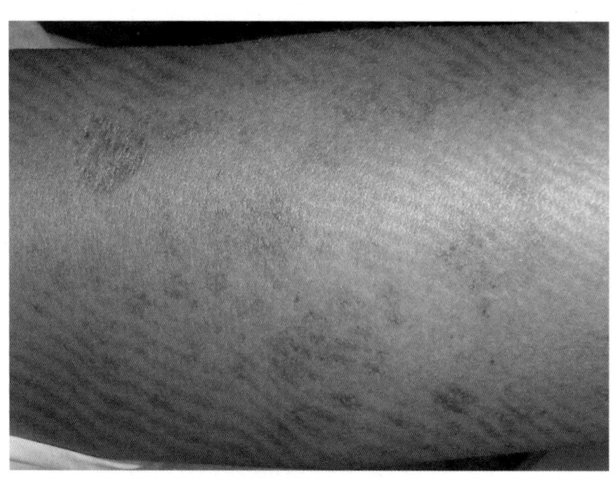

图25-3　良性遗传性毛细血管扩张(二)

本病黏膜及胃肠道都可有毛细血管扩张，但内脏罕有动静脉畸形，无出血倾向。

【治疗】 冷冻、电灼、电分解或585/595nm染料激光等局部疗法可消除局限的毛细血管扩张。

泛发性特发性毛细血管扩张
(generalized essential telangiectasia)

泛发性特发性毛细血管扩张以躯干、四肢大面积小静脉和毛细血管扩张且无其他皮肤损害为特征。

【症状】 好发于中年以上的妇女，也可发生于儿童或青年，最常见的初发表现为足、踝和下肢末端的毛细血管扩张，像是纤细的红丝交织成网状或斑状，也可成微小的血管瘤，呈进行性发展，无自发消退倾向。典型皮损为大量红色、粉红色毛细血管扩张，呈点状、线状、花边状，常对称分布。皮疹可累及四肢、躯干，按压时褪色，无自觉症状，少数可有灼热感或麻木感。

【病因】 病因和发病机制尚不明确、有病例报告口服四环素而治愈，提示可能和细菌毒素有一定的关系。此外，家族发病常有报道，为常染色体显性遗传。

【鉴别】

1. **遗传性出血性毛细血管扩张症**　多有出血倾向。

2. **静脉性毛细血管扩张症**　多呈蓝色毛细血管扩张，直径常大于0.2mm。

【治疗】 电灼、电分解或585/595nm染料激光等可消除部分皮损。

布鲁姆综合征（Bloom's syndrome）

布鲁姆综合征又称为面部毛细血管扩张侏儒，为常染色体隐性遗传。发生于身材矮小人群的先天性毛细血管扩张性红斑，红斑和日光有关。

【症状】 患儿出生后数年内，面部的蝶形区及手背等暴露部位有毛细血管扩张性红斑，夏季时加重，日晒部位可出现水肿性红斑或水疱，累及唇部可出现糜烂、结痂或起疱。身材矮小是本病另一特征。在出生后前几年内，生长缓慢，骨骼架小，而体型正常，几年后发育较快，可和正常人一样生长。智力发育正常，但国内报告了3例同时伴有不同程度智力低下的患者。本综合征常伴有多种并发症，如咖啡斑、多毛痣、鱼鳞病、黑棘皮病、并指（趾）、牙齿畸形、耳大而长、鼻小、颧骨低陷、尿道下裂、隐睾病等可以同时存在。恶性肿瘤发病率比一般人高，成为患者死亡的主要原因。

【病因】 本病是一种外胚层发育不良的常染色体隐性遗传疾病。染色体容易脆裂，姊妹染色单体交换（sister chromatid exchange）率比正常人高10~15倍。患者常有血缘婚姻的家族史，以男患者占多数。日光和皮疹有关，可由于紫外线损害脱氧核糖核酸（DNA）而使皮疹加重。免疫功能也可先天的异常，有的患者有异丙球蛋白血症，血清IgA及IgM水平降低。

【鉴别】 本病应和科克凯因（Cockayne）综合征、罗斯门-汤姆森（Rothmund-Thompson）综合征、红斑狼疮及先天性卟啉症鉴别。

共济失调性毛细血管扩张（ataxia telangiectasis）

共济失调性毛细血管扩张是以进行性小脑共济失调、眼与皮肤的毛细血管扩张和反复呼吸道感染为特征的少见病。由Louis-Bar在1994年首次报道，故又称为Louis-Bar综合征。

【症状】 病儿在出生后12~18个月时开始发病，病程呈进行性。

主要表现为：

进行性小脑共济失调：患儿开始走路时表现较为明显，出现站立不稳或行走时小脑共济失调现象，病情进行性加重，还可出现凝视性眼球震颤、斜视、眼球运动困难、言语不清，智力低下等，并随年龄增长而发生神经系统症状，如周围神经病变及因脊髓前角细胞和后索病变引起的肌萎缩、深反射减弱或消失。

毛细血管扩张：一般出现于3岁左右，首先见于眼结膜的鼻侧和颞侧，而眼球上下方较少，睑结膜也可累及，可伴有牛奶咖啡斑、皮肤干燥、皮肤萎缩和毛发早衰等。

反复呼吸道感染：对细菌和病毒有明显的易感性，经常引起鼻旁窦的反复感染。由于免疫功能低下，患者易患B细胞型淋巴瘤、白血病、乳腺癌及一些内分泌疾病，至20~30岁时常因慢性感染和肿瘤而死亡。

皮肤粗糙、色素沉着、皮下脂肪减少、头发易黄、脱发等早衰性改变。

发育落后，身材矮小。

【病因】 本病是一种常染色体隐性遗传的疾病，以进行性小脑共济失调、结膜及皮肤毛细血管扩张，免疫功能缺陷、肿瘤明显易感性为特征。血清的分泌型IgA、IgE、IgG常低下，迟发型及速发型超敏反应减弱，免疫功能降低。患者的成纤维细胞对电离辐射杀伤敏感性升高3倍，G_1/S期缺陷，切割修复紫外线、γ射线及X线损伤的DNA缺陷，肿瘤发生率升高3~4倍。

【鉴别】

1. **小脑视网膜血管瘤病**　有明显视网膜动、静脉扩张及特征性的视网膜血管瘤。

2. **Hartnus 病**　为阵发性小脑性共济失调，常有光敏性糙皮病样皮疹及肾性氨基酸尿。

【治疗】 主要对症治疗，若出现感染，可口服抗生素治疗，可口服或注射转移因子和胸腺素等。

继发性毛细血管扩张（secondary telangiectasia）

继发性毛细血管扩张又称为症状性毛细血管扩张，以继发于某些疾病或外用不良药物后出现的毛细血管扩张为特征（图25-4）。

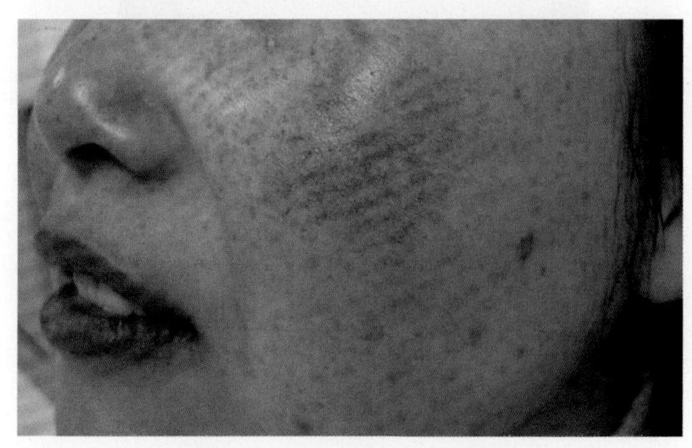

图25-4　继发性毛细血管扩张

【症状】继发性毛细血管扩张可出现于某些皮肤病，如射线皮炎、红斑狼疮、硬皮病、着色性干皮病、皮肤异色症、毛细血管扩张性环状紫癜、热激红斑等。某些系统性疾病也可出现本病，常见有甲状腺功能亢进、妊娠、卵巢及垂体等内分泌系统疾病，肝硬化等肝脏疾病，动脉硬化病、心脏病、铅中毒及神经系统等疾病。

【病因】继发性毛细血管扩张，多由于长期外用糖皮质激素类药物所致，表现为在使用部位毛细血管扩张。长期日晒也可导致面部毛细血管扩张。

【鉴别】本病需要与遗传性出血性毛细血管扩张症进行鉴别，后者有明显的出血倾向。

【治疗】

1. 治疗原发病，避免诱发因素。

2. 根据病情具体情况，可选择 585/595nm 染料激光或强脉冲光改善局部毛细血管扩张。

蛛形毛细血管扩张 (spider telangiectasia)

蛛形毛细血管扩张又称为蜘蛛痣(nevus araneus, spider nevus)，是毛细血管扩张的表现之一。由红色丘疹性蜘蛛体和放射性扩张的毛细血管即蜘蛛脚构成，痣体有动脉搏动，又称为动脉性蜘蛛痣。

【症状】皮损中心有一针尖至粟粒大小鲜红色丘疹，直径为 0.2~2mm，由动脉性微血管形成，用玻片轻按时，即可显出脉搏。扩张的毛细血管呈红丝状，向四周辐射，直径约 1cm(图 25-5，图 25-6)，用力按压时即可褪色。损害数目不定，可多发，最易分布于颊部、鼻部、颈部或胸部，也可波及黏膜，较少见于脐部以下部位。

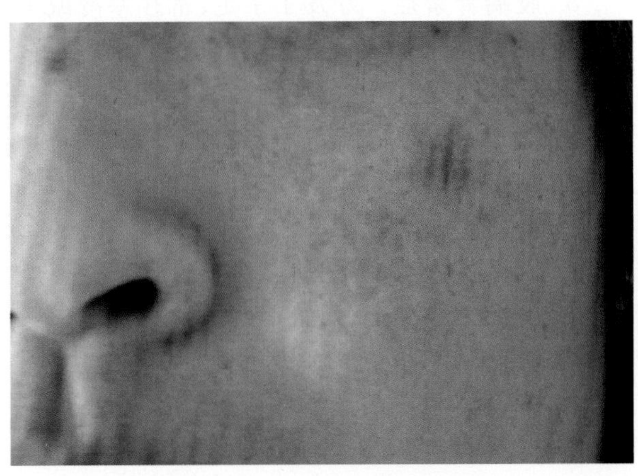

图 25-5 蛛形毛细血管扩张(一)

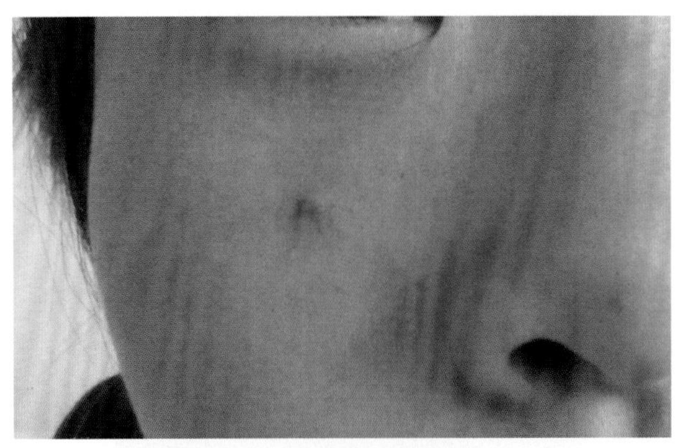

图 25-6 蛛形毛细血管扩张(二)

【病因】本病多见于儿童及妊娠期女性，肝炎、肝硬化、肝癌等肝病患者极易发生，与血液中雌激素水平增高有关。

【组织病理】病变中央为一条上行小动脉，动脉上行至表皮下扩大成薄壁的壶腹，纤细的动脉分支以此为中心向四周放射，再分为许多毛细血管，动脉管壁为平滑肌，有时在内皮细胞和内弹力膜之间可含有红细胞。

【鉴别】本病需要与遗传性出血性毛细血管扩张症进行鉴别，后者毛细血管扩张呈斑点状或线状，玻片轻压无搏动现象。

【治疗】蜘蛛痣本身对健康无影响，可不予处理。出于美观考虑可采取电分解、电凝固、冷冻、腐蚀或激光等方法。脉冲染料激光 585/595nm 染料激光治疗疗效满意，皮损较大者需多次治疗。如由其他疾病引起者则应治疗相应的原发疾病。

雷诺病(Raynaud's disease)

雷诺病是指由不明原因引起的肢端的动脉阵发性或间歇性痉挛，皮肤缺血而呈苍白色，后依次变为青紫、潮红，严重者可出现局部缺氧发绀，引起坏死。

【症状】初起时，两侧手指的末端有阵发性局部缺血，尤其在寒冷侵袭或情绪激动时容易发生，患部变白发凉，发僵，轻度活动障碍，伴有麻木或针刺感，可持续数分钟至 1 小时。继而，局部缺氧，患部出现发绀，肢端颜色呈青紫色，甚者可呈黑褐色，针刺、疼痛感加重(图 25-7，图 25-8)。温暖后血液循环恢复时症状明显好转。雷诺病通常对称发生于双侧肢端，特别是手指末端，偶可发生于耳朵、鼻端、颊部或颏部，病程迁延。

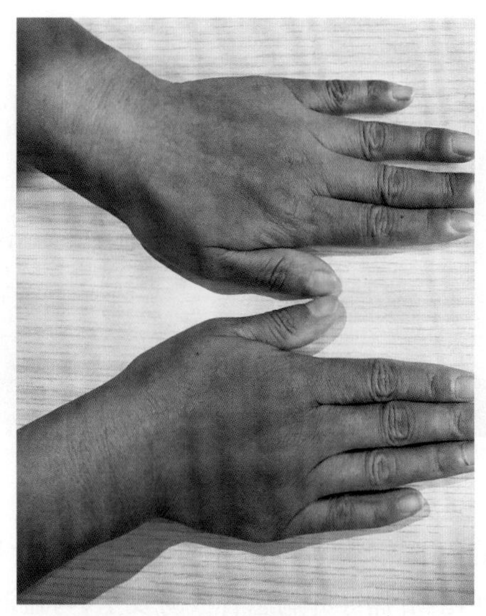

图 25-7 雷诺病(一)

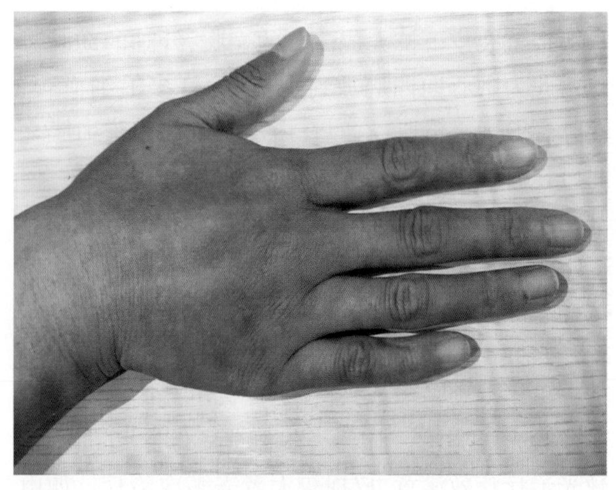

图 25-8 雷诺病(二)

苍白、发绀及潮红这 3 种颜色相继出现,反复发作后,不典型者可仅有苍白而无青紫,或无苍白而首发就出现青紫。轻症者发作仅持续数分钟或几小时而自行中止,重者发作频繁,甚至一日数次,持续时间长,即使在夏季也可发病。若小血管痉挛时间过长,肢端组织可发生营养障碍,皮肤紧张、萎缩、光滑发亮、指尖变细、末节指骨缩短、活动受限,严重者指端可发生溃疡和坏疽,形成自截。

雷诺病和雷诺现象(Raynaud's phenomenon)有所不同,但常被人混同。雷诺病和雷诺现象都常发生于寒冷季节,以女性患者多见,临床表现有苍白(缺血)、发绀(缺氧)、潮红(充血)三个阶段,称为三相反应(triphasic reaction)。但雷诺现象仅指(趾)动脉或微动脉发生血管痉挛而已,而雷诺病先有痉挛,以后可有血管改变甚至闭塞;而且雷诺病的发作仅和寒冷或情绪紧张有关,不像雷诺现象继发于某些疾病或某种疾病的一种表现,但雷诺现象在原发疾病或情况不明时一般诊断为雷诺病。

雷诺现象易发生于闭经的老年妇女,可继发于外伤或某些疾病,其中结缔组织疾病是雷诺现象最常见的原因,它可先于结缔组织疾病多年已存在,伴有雷诺现象的结缔组织病中硬皮病发生率高达80%~90%,也常见于皮肌炎、系统性红斑狼疮、类风湿关节炎、阵发性血红蛋白尿等自身免疫性疾病。

【病因】 雷诺病病因不明,可能与多种因素有关,如血管 α_2 交感神经受体活性增加,内皮细胞功能障碍等。情绪紧张、寒冷可使小动脉痉挛,引起局部缺血呈苍白,局部缺氧呈青紫,继而出现反应性的充血。本病女性多发,可能与内分泌障碍或情绪不稳定等有关,吸烟、消化道紊乱及神经系统障碍等因素也有一定的影响。

部分患者有一定的家族聚集性,为常染色体显性遗传。发现此类患者血清中补体 C7 缺乏,CH50 减少。少数出现冷凝集素血症。

【组织病理】 早期组织学无异常,以后可有血管内膜增生、动脉炎变化以及血管内血栓形成。

【鉴别】

1. 血栓闭塞性血管炎 不对称地发生于下肢,98%患者为男性,患肢举高时变白,低垂时发红,足背动脉的脉搏微弱或不显。

2. 闭塞性动脉硬化 多半为 65 岁以上的老人,约 85%为男性。患肢姿势的改变可以引起颜色的变化。损害皆发生于下肢,发生于上肢的极少,通常不对称。动脉往往钙化。

3. 肢端青紫症 好发于手足,常在寒冷或室温下诱发,为持续性发作,颜色青紫,温暖后缓解,无明显苍白、青紫、潮红的过程。

【治疗】 避免寒冷刺激,肢端和躯体各部位均要避免寒冷刺激。注意保暖,尽量忌烟,避免外伤。给予血管扩张剂,改善外循环。

1. 全身治疗 主要为扩张血管的药物。

1) 钙通道阻滞剂:如硝苯地平 5~10mg,每日 3 次,硫氮酮 30~60mg,每日 3 次。

2) α-受体阻滞剂:盐酸妥拉唑林口服或肌内注射,每 4~6 小时应用 25mg,禁用于冠状动脉疾病及溃疡病患者。

3) 烟酸肌醇(mesoinositol)可以应用,每次

0.2～0.4g，每日3次；烟酸及亚硝酸盐都能暂时扩张血管。

4）影响交感神经节后纤维末梢“传递介质”药物：主要是利血平，0.25mg，口服，每日2～3次。

5）前列环素：通过抑制血小板黏附、聚集、血管平滑肌收缩，增加红细胞可变性和降低血黏度而发挥治疗作用。临床缓解可达几周，不良反应有潮红、头痛和低血压。

6）改善微循环药物：低分子右旋糖酐的静脉滴注可以促进肢端血液流动及溃疡愈合，并可减轻局部缺血性疼痛，可缓慢滴注2 000ml，经1～3个月可再滴注一次。

2. 局部治疗　外用血管扩张剂，常用硝酸甘油软膏1%～2%，或1%～2%已基烟酸软膏，每日2～3次。

3. 其他　热浴及按摩可改善局部血液循环。高压氧舱疗法可暂时改善局部严重缺氧的状态，必要时由外科施行交感神经截断术可使症状缓解半年到6个月至两年之久。

肢端发绀(acrocyanosis)

肢端发绀即肢端青紫症，本病主要女性。表现为遇冷后手足部皮肤呈对称性持续性青紫色，并伴发凉、多汗，温暖后能缓解，无全身循环障碍。

【症状】表现为双侧肢端持久性发绀，手指最为常见，其次为足趾，可扩展至腕部和踝部，个别患者可累及鼻、唇、颊和耳郭。遇冷后局部皮肤呈暗红色，皮肤温度降低并常伴有掌跖多汗，天气寒冷时，患处可有肢端缺氧(acroasphyxia)现象而变白发麻，或是症状加重甚至肿胀疼痛。遇暖后症状减轻，皮肤由青紫变紫红色，但一般不能完全恢复正常(图25-9，图25-10)。患者易患冻疮，亦可伴网状青斑及红绀病。成年后症状好转。本病较为严重的类型称为间歇性坏死性肢端青紫症，突然发生于成人，与季节无关，病程持续几周到几个月，指(趾)青紫色，扩展至手、足、指端有溃疡和坏死，自觉疼痛。

【病因】本病由血管舒缩功能紊乱引起，和寒冷有明显的关系，主要是静脉方面的变化，可见较小血管尤其乳头下静脉丛扩张。有人认为血液黏稠度增加或精神紧张和本病有关。有的患者有家族史。有的有冷凝集素血症，血清中含有高价冷凝集素，遇冷后肢端血管内红细胞凝集，冷凝集素是存在于丙种球蛋白的一种抗体。

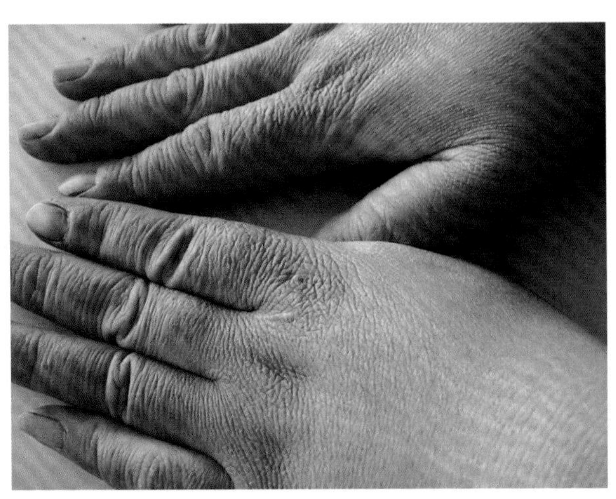

图25-9　肢端发绀(一)

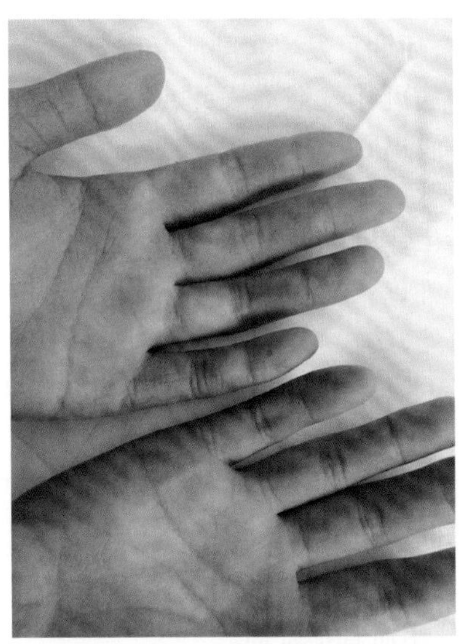

图25-10　肢端发绀(二)

【组织病理】真皮上部毛细血管增生、组织水肿，真皮纤维化和小动脉壁增厚。间歇性坏死性肢端青紫症见细小动脉因内皮细胞增生和透明蛋白血栓而使血管闭塞。

【鉴别】本病需与雷诺病和闭塞性动脉硬化症进行鉴别。雷诺病为间歇性发作，可发生溃疡，但肢端发绀症呈持续性青紫，无溃疡和坏疽发生。闭塞性动脉硬化症：疼痛多发生于夜间，下垂或遇冷后减轻。

【治疗】注意保暖，尽量避免受冷，戒烟。必要时可用哌唑嗪1mg，每日2次；利血平0.25mg，每日2～3次；硝苯地平10～20mg每日3次。局部应用烟酸衍生物和米诺地尔有效。严重者可进行交感神经切除术。

红绀病(erythrocyanosis)

红绀病又称为腿部红绀病(erythrocyanosis crurum)或妇女腿部红绀病,通常对称发生于年轻妇女小腿尤其小腿下部及股部,偶尔只发生于一侧。本病是一种冬季加重,好发于下肢,皮肤呈暗红或深发绀色为特征的皮肤病。有人认为本病和肢端发绀的性质相同,可同时存在,可认为是同一疾病。

【症状】 患处皮肤轻微水肿及发绀,皮肤温度较正常低。有些患者的症状不典型,可有红色小点、硬块及苔藓样丘疹,有的患者小腿容易在夜间抽筋;有的患者患处脂肪发生坏死性变化,成为有压痛的小结节,以后可溃破而成多个小溃疡,容易误诊为硬红斑;有的患者月经失调,手足多汗。暴露于较冷的环境后可发生冻疮样或硬结红斑样结节性损害,后期可发生水肿或纤维化。

红绀病可伴发肢端发绀或网状绀(青)斑,有的患者下肢皮肤浅静脉显著扩张而呈青色线条状,被称为静脉扩张(phlebectasia),静脉扩张往往单独存在于肢体或别处。长久站立的患者患处皮肤可水肿及纤维化。红绀病往往持久,有些年轻患者经数年后自然好转。

【病因】 本病病因不明,寒冷是其诱发和加重的因素。

【鉴别】 本病应与肢端青紫症鉴别,后者为手足部持续性青紫,易于鉴别。

【治疗】 注意保暖,加强锻炼;口服血管扩张药,局部使用血管扩张剂。

网状青斑(livedo reticularis)

网状青斑,又称为网状绀斑,是指由多种因素引起皮肤呈青紫色网状变化的血管性疾病,遇冷时加重,由紫红色变青紫色。当持久的功能性血管改变发展成器质性病变时则成为青斑性血管炎。

【症状】 本病好发于青年女性,常见于足、下肢,偶尔累及躯干和上肢,往往对称发生(图 25-11),皮损为青紫色网状或树枝状斑纹,斑纹间皮肤正常或苍白,无自觉症状,遇冷时加重,偶有麻木、刺痛感。小腿及足部皮肤温度常低于正常人。本型常无其他疾病可寻,也无其他系统性损害,可能属于对寒冷的生理性血管反应。

临床其他类型:

先天性网状青斑(cutis marmorata telangiectasia congenita):又称为先天性毛细血管扩张性大理石样皮肤(cutis marmorata telangiectatica congenita),通常发生于婴儿,女性多见,部分属于常染色体显性遗传。临床有阶段性与泛发性,节段性程度较轻,常无自觉症状,一般不伴发其他疾病。但可伴有冻疮、肢端青紫症和红绀病。泛发者除皮损外可伴有其他系统异常,如发育矮小、心血管疾病、先天性青光眼和智力发育迟缓等。

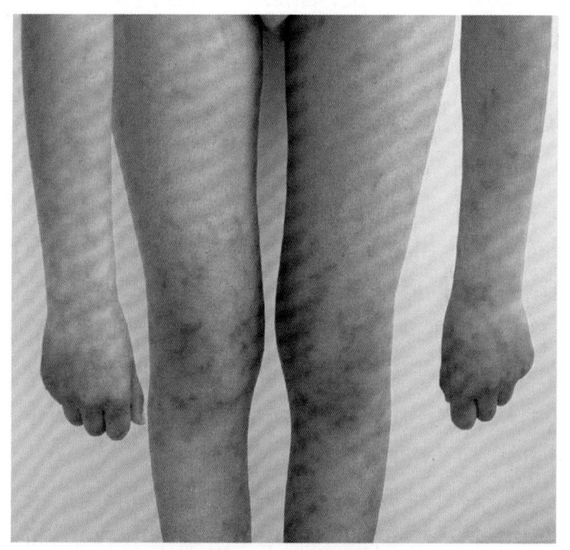

图 25-11 网状青斑

葡萄状青斑(livedo racemosa):是扩张淤血的静脉分支呈不规则的树枝状或葡萄状暗红色斑片。其边缘逐渐消失于正常皮肤中,是局部动脉病变比较严重时引起皮肤浅层静脉淤血的结果,其颜色不易受外界温度影响。

获得性特发性网状青斑(acquired idiopathica livedo reticularis):好发于青、中年女性,病情常为轻度,皮疹常在 30~40 岁发生,遇冷后发病,呈持续性,常有麻木、刺痛等皮肤异常感觉,较严重者可出现溃疡,尽管溃疡可突然发生于夏季,但常发生在冬季,多发生于踝部、足背,溃疡形态不规则,直径 1~5mm,深浅不一,同时伴有瘀斑,血疱和皮下结节,溃疡愈合缓慢,愈合后可遗留白色萎缩性瘢痕。病程长短不一,损害反复发作,一般只有皮肤损害,少数可伴发系统性血管疾病。

继发性网状青斑(secondary livedo reticularis):好发于中年女性,由各种原因引起,常伴有系统性疾病。

可伴发网状青斑的疾病:①结缔组织疾病:系统性红斑狼疮、皮肌炎、类风湿关节炎、结节性多动脉炎等;②血管疾病:阶段性透明性血管炎、动脉硬化、静脉曲张等；③血液系统疾病：冷凝集素血症、血小板增多症、冷球蛋白血症；④其他：甲状腺功能亢进症、淋巴瘤、皮质醇增多症。

网状青斑伴有小腿下部或踝部梗死性溃疡时又称为青斑性血管炎（livedo vasculitis）或青斑样血管炎（livedoid vasculitis），最常发生于夏季，也有的发生于冬季。通常先有紫红斑或紫癜，以后结痂，除痂时露出浅表小溃疡，边缘向内凿入，疼痛明显，在夜间或遇热时加重。以后，溃疡可自然愈合而成光滑的萎缩性白色瘢痕，周围可有毛细血管扩张，但在此皮损旁尤其足部及踝部可发生新的溃疡，因而瘢痕可增多扩大而和苍白萎缩（见后）无异。在溃疡处，真皮内小血管的内皮细胞增生，有透明蛋白样变性及血栓形成，血管周围可出血，组织因缺血而坏死。

【病因】 本病由于某些原因引起垂直动脉发生痉挛时，使浅丛的毛细血管和细静脉扩张、淤血，其血流交错于其间的血管血流缓慢，于是在皮肤上出现青紫色网状皮肤变化。由于诱发因素不同，形状表现也不同，如有的呈完全的网状，有的呈葡萄状。

【组织病理】 组织病变随病期而不同，累及细动脉、毛细血管和细静脉，而以细动脉病变最为显著；内皮细胞肿胀、增生成为动脉内膜炎。管腔内透明血栓形成，管腔梗死时发生溃疡。管壁及其周围组织内有少许中性粒细胞及淋巴细胞和组织细胞浸润。真皮乳头水肿，红细胞外溢。表皮细胞间和细胞内水肿，水疱形成和坏死。

【鉴别诊断】 本病需与慢性冻疮、结节性血管炎、静脉功能不全、硬结红斑及正常人暴露于冷空气中体表血管暂时性痉挛相鉴别。

【治疗】 患者应该注意保持下肢温暖，特别应重视基础疾病的治疗。生理性和无并发症的特发性患者不需积极治疗。先天性网状青斑治疗无效，可随年龄增大而自然缓解。

盐酸妥拉唑林等血管扩张剂可以有益。有溃疡形成的严重患者可长期应用抗凝血药或低分子右旋糖酐、溶栓药。羟苯磺酸钙可以应用，有用硫唑嘌呤治疗成功的报告。此外，皮质类固醇疗效不明显，交感神经截除术效果不佳。前列环素治疗溃疡十分有价值。

马歇尔-怀特综合征
（Marshall-White syndrome）

马歇尔-怀特综合征于1898年由Bier报道，因此又称为比尔（Bier）贫血斑。本病病因不明，可能是因皮肤血管功能失调，血管收缩而出现缺血性白色斑疹，周围皮肤略呈粉红色相对地由血管扩张所致。皮损好发于四肢、手掌和足背，可四肢同时受累，也可双上肢、双下肢、单个肢体发病。白斑为1～2cm圆形或类圆形淡白斑，境界清楚，周边皮肤正常或呈粉红色，皮疹密集分布但不融合，白斑处温度较周边粉红色皮肤低。患者手部下垂一段时间，白色斑疹更明显，抬高患肢则可消失或色泽变淡，夏季症状比较明显（图25-12～图25-15）。患者多伴有失眠症或心动过速，好发于有神经质的中青年男性，一般不用治疗。可试用血管扩张剂。

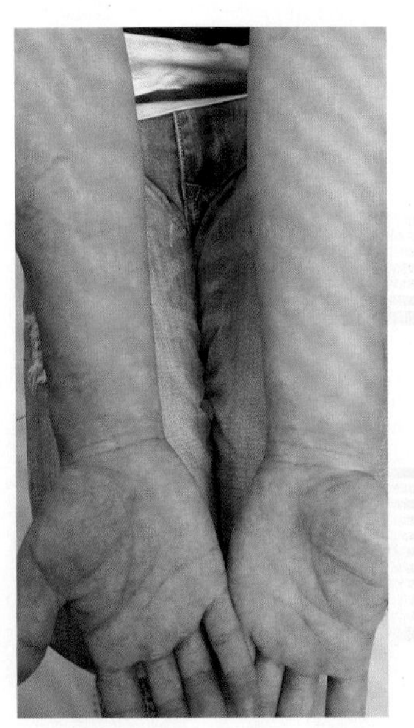

图25-12　马歇尔-怀特综合征（下垂）（一）

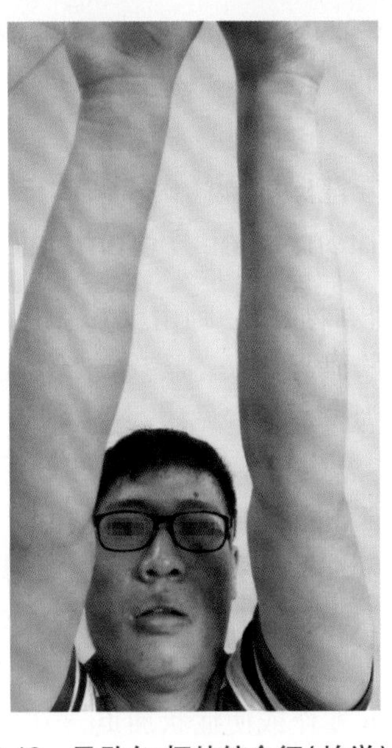

图25-13　马歇尔-怀特综合征（抬举）（一）

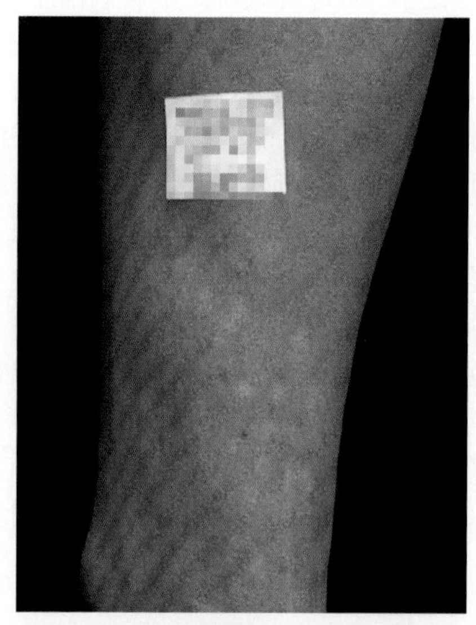

图 25-14 马歇尔-怀特综合征(下垂)(二)

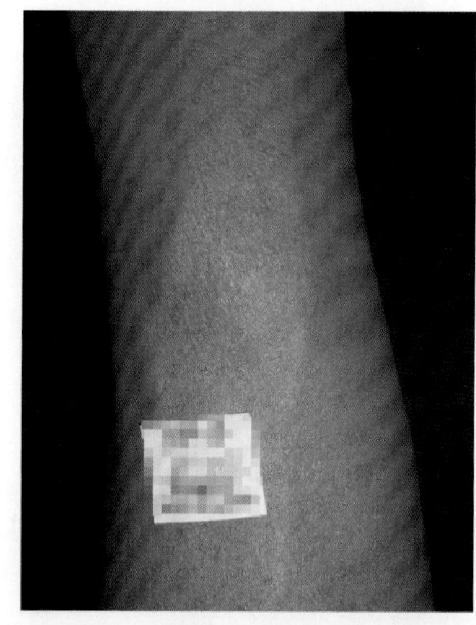

图 25-15 马歇尔-怀特综合征(抬举)(二)

红斑性肢痛病(erythermalgia erythromelalgia acromelalgia)

红斑性肢痛症是一种由微热和运动促发的阵发性肢端皮肤血管扩张、潮红、局部温度升高,伴灼热和疼痛感为特征的少见病。

【症状】常发生于一侧或两侧的手部或足部,最常见于足部,也可出现于小腿或上臂。发作时可见患处因阵发性血管扩张而发红,动脉强烈搏动,静脉扩张,皮肤温度可增加 2~3℃,当温度到达一定程度时就可有疼痛及灼热感。运动、受热或长期站立都可引起发作或使症状加重,每次发作可持续数分钟甚至于数日之久。如果及时休息、施用冷敷或举高患肢,症状就可迅速减轻或消失。

本病多半发生于中年以上的人,以男性较多,而儿童患此病的极少。患部往往轻微肿胀或有指压性水肿,皮肤可略萎缩,而一般健康不受影响。

【病因】红斑性肢痛病分为原发性和继发性,原发性者病因不明,常有家族史,呈常染色体显性遗传,目前发现钠离子通道基因 *SCN9A* 为其致病基因之一。原发性者多发生在幼年,男性多于女性,有家族史。继发性者发生于 40 岁及 40 岁以上成人,男女均可发病。可继发于骨髓增生性疾病、周围神经炎或某种神经性病变,有的患者患有高血压、系统性红斑狼疮、糖尿病、红细胞增多症、重金属中毒或周围血管闭塞性疾病。

【鉴别】本病应与雷诺病、雷诺现象、肢端青紫症、冷球蛋白血症、冷凝集素血症、战壕足、创伤后营养不良等鉴别。

【治疗】患者应该避免任何可引起血管扩张的局部刺激。发作时举高患肢及冷敷可使症状暂时减轻,口服阿司匹林可使病情缓解数日。儿童红斑性肢痛病伴生长激素缺乏时,用生长激素治疗可迅速缓解疼痛,促使溃疡愈合。阿米替林常为一线药物。肾上腺素、麻黄碱及泼尼松都可应用。苯噻啶其抗 5-羟色胺作用可用于治疗红斑性肢痛病。必要时可施行腰交感神经截除术或周围神经阻断术的外科疗法。

本病对温热的敏感性高。将患处浸泡在温度逐渐增加到可耐受程度的水内以长期锻炼,可能逐渐降低皮肤对温度的敏感反应。

潮红(flushing)

面部、耳部、颈部以及躯干上部和上臂间歇性潮红,常突然起病,双侧对称性弥漫性片状发红,可伴有灼热或针刺感,个别同时伴有头痛及腹泻等全身系统性症状。

潮红发生于多种疾病,可由于饮酒、体内血管扩张性物质的释放等引起。

1. **类癌综合征(参阅类癌)** 类癌肿瘤可释放某些血管扩张性物质,包括 5-羟色胺、缓激肽、组胺、前列腺素等,引起弥漫性红斑达 2~5 分钟,或引起较持久的潮红,常带青紫色。类癌在支气管时所引起的潮红需经数小时甚至数日才能消失。发生于胃部的肿瘤可引起成片的鲜红斑或地图样潮红斑。潮红往往自然出现,或由食物、饮酒、情绪及体力劳动诱发。

2. **嗜铬细胞瘤** 肾上腺肿瘤释放出儿茶酚胺引起阵发性多汗、头痛、恶心、呕吐或胸腹痛。面部先发红,以后潮红,并伴温热感,血压升高,24 小时内尿液中游离儿茶酚胺及其他代谢物质增加。

3. **肥大细胞瘤病(参阅肥大细胞瘤病)** 色素性荨麻疹和孤立性或系统性肥大细胞瘤病都可在自然或机械性刺激后引起风团。系统性肥大细胞瘤病的临床表现根据器官受累程度及肥大细胞释出组胺的多寡而定。除了皮肤潮红、发痒及出现风团外,还可有虚弱、疲倦、心悸、腹泻、骨痛、肝脾及淋巴结肿大等症状。

4. **威尔勒-摩里森(Verner-Morrison)综合征** 胰腺非 β 胰岛细胞增生或有肿瘤时,可引起大量水样便而像霍乱,还有低钾血症性碱中毒、高钙血症、高血糖及胃酸减少,偶伴有面部潮红。

5. **引起血管扩张的外来物质** 饮酒以后,由于局部血管的高敏感性,几分钟后,面部及耳部等处皮肤即出现潮红发热,是由于乙醇在组织中氧化,血液中乙醛含量迅速增多的结果。

亚硝酸盐使血管的平滑肌弛张,吸入亚硝酸戊酯后,皮肤立即潮红。同样,人在进食了含有过量亚硝酸盐的肉类食物后也可出现皮肤潮红。烟酸有扩张血管的作用,可引起血管迅速扩张而发生潮红,而烟酰胺不能引起。

6. **舒缩血管的自主神经不稳定** 有的人在情绪激动或外界温度增加时,很容易发生皮肤潮红,这些人常有家族史,可由于舒缩血管的自主神经先天不稳定,引起暂时性阵发性潮红。

某些妇女到了更年期时常有阵发性潮红,也可能是由于舒缩血管的自主神经在内分泌紊乱的影响下常不稳定的缘故。

耳颞综合征(参阅多汗症)有皮肤多汗及潮红的表现,也是舒缩血管的自主神经不稳定的结果。

静脉曲张综合征(varicose syndrome)

下肢的静脉曲张可以引起多种继发性变化,包括水肿、色素沉着、皮炎及湿疹、溃疡、栓塞性静脉炎及淋巴管炎、象皮病及皮肤硬化,当不止一种症状合并发生时,称为静脉曲张综合征。

【症状】 静脉曲张通常发生于下肢的大隐静脉,静脉胀大扭曲,或膨大呈结节状。举高患肢时血液容量就会减少,曲张状态就立刻减轻。

静脉压的增高往往使小腿及踝部发生水肿,慢性充血及红细胞的渗出可使小腿发生色素沉着,一部分皮肤变成淡褐色至深褐色(图 25-16),较正常皮肤略硬。严重患者的小腿皮肤皆可发生皮肤颜色变化。

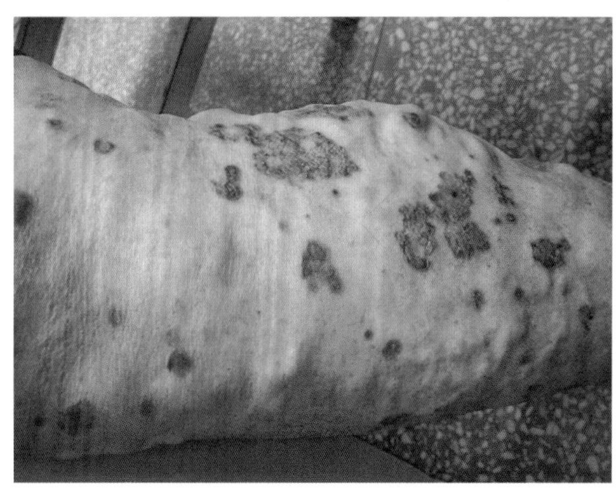

图 25-16 静脉曲张综合征

血液循环不良也易引起小腿发生湿疹性变化,伴瘙痒,随病情进展,可继发苔藓样改变,形成慢性皮炎,可称为坠积性皮炎(dermatitis hypostatica)、血滞性皮炎(dermatitis hemostatica)或静脉瘀滞皮炎(venous stasis dermatitis),也可称为坠积性湿疹或血滞性湿疹(stasis eczema)。

轻微外伤容易引起难愈的溃疡,可称为静脉曲张性溃疡(ulcus varicosum)、坠积性溃疡(ulcus hypostaticum)或血滞性溃疡(stasis ulcer);中医称小腿的慢性溃疡为臁疮。静脉曲张性溃疡多半发生于踝部上方的小腿下 1/3 处,尤其常见于内侧。溃疡常呈圆形或卵圆形,大小不定,边缘坚实陡直或内陷,溃疡处可见暗红、紫红或红色肉芽组织,其上覆盖有污灰色腐物及发臭的脓液。邻近的溃疡可以融合成不规则的较大溃疡,附近皮肤常有湿疹性变化。痛觉往往很轻,腹股沟淋巴结常肿大。

继发性链球菌感染容易引起血栓性静脉炎及淋巴管炎,局部红肿疼痛,屡次发作后患肢皮肤肥厚,可形成象皮病。

【病因】 静脉曲张可与血管的先天素质有关,具有此种素质的人如果执行需长期站立的工作如警察、外科医生、军人或海员职务时,静脉受到血液重力的挤压而扩张。妊娠、巨大的子宫瘤或卵巢囊肿等腹内肿物长期压迫髂静脉时,也可引起静脉曲张。

静脉曲张引起下肢小静脉淤血而使血液循环迟缓,因而下肢组织的营养不好,新陈代谢的废物也容易积存在皮肤组织内，引起皮炎或湿疹性变化。皮肤组织的营养不足使局部抵抗力降低，轻微外伤就可引起溃疡，细菌尤其链球菌的侵入容易引起静脉炎、淋巴水肿、深脓疱疮及难愈的小腿溃疡。

【组织病理】 在正常人下肢的静脉内有静脉瓣，将血柱分隔成若干小段，使血液只能向心流动，不至于在站立时因重力的影响而反流。腿部大隐静脉是一条不受肌肉影响的较大的浅静脉，在开始曲张时，往往是上端的静脉瓣先失去关闭血管腔的能力，下部的静脉瓣承受更多的血液本身的重力后，也渐渐不能关闭管腔，最终以下各处静脉瓣顺次敞开，同时静脉壁受压而扩张，附近的静脉也渐扩大，于是血液滞留于小腿而引起水肿等各种继发性变化。这些变化也可和深部静脉曲张或阻塞有关。

【鉴别】 本病可见显著曲张的静脉，容易和动脉硬化病、血栓闭塞性脉管炎、硬红斑、梅毒性溃疡、癌瘤及麻风所致的溃疡鉴别。

【治疗】 静脉曲张要由外科处理，根据情况注射硬化剂或施行结扎手术。静脉曲张由于妊娠、盆腔肿瘤或深部静脉发生栓塞时只采取保守疗法，有全身或局部化脓菌感染时必须消除感染因素后才能施行外科手术。

静脉曲张综合征患者要多休息，不要长期站立，睡时把患肢垫高，可以减轻血液淤积。举高患肢后，包扎弹性绷带或穿弹性医疗袜，可避免行走或站立时血液再充积于曲张的静脉内。

明胶绷带法是良好的保守疗法。将明胶 15g 溶于热水 50ml 中，加入氧化锌 30g 及甘油 15ml，调成稠状。然后，患者高举患肢，趁它还没冷凝就刷涂由足趾到膝部的皮肤，再用小块纱布由足趾贴到膝部；每涂一层就盖一层纱布，各为三层，半硬后盖上棉垫，再用绷带扎好，完全冷却后就像裹腿的柔韧绷带。趾尖应该露出，以便以后了解腿部有无淤血现象。

坠积性皮炎的局部处理和湿疹相同，根据症状采用湿敷或洗剂、乳剂、糊剂等外用药。氟氢化可的松霜等常被应用。静脉曲张的现象如不消除，皮炎就难愈合，即使痊愈也易复发。

静脉曲张性溃疡是小腿的慢性溃疡，要保持溃疡的清洁，可用 5%~20% 过氧苯甲酰热溶液热敷，用紫外线、氦氖激光等照射，涂擦红霉素或庆大霉素等抗生素软膏。有时，须切除瘢痕组织或施行植皮手术。抬高患肢及包扎弹性绷带能改善血液循环，促进淋巴液回流而使溃疡较易愈合。在应用明胶绷带时，应在溃疡处露出溃疡以便换药。每经 3~4 周更换明胶绷带一次，直到溃疡愈合。如果局部有明显的疼痛，或露出的趾尖有淤血现象，应该及时拆除明胶绷带并进行检查。

静脉曲张经外科检查而明确深部静脉循环良好后，常应施行静脉结扎术。溃疡很大时，常应切除及植皮。

治疗溃疡的外用中药有九一丹、生肌散等。黄芩、黄柏、虎杖、炉甘石、乳香、没药各 2g，血竭 1g，研成粉末，均匀撒于溃疡面上，每日 1~2 次。有人介绍用食糖局部治疗各种慢性溃疡，被认为是一种简单而良好的局部疗法。

静脉功能不全
(venous insufficiency)

静脉机能不全是由于静脉血液循环障碍，导致下肢发生色素沉着、皮炎及溃疡。

【症状】 初起变化往往是水肿、色素沉着或湿疹性损害，轻微外伤即可引起溃疡，溃疡的大小及形状不定，通常发生于小腿下 1/3，尤其常见于踝部，一般无自觉症状，偶可出现下肢疼痛，举高患肢即可减轻而和动脉硬化性溃疡不同。溃疡长期不愈时易恶变，长期外用药可引起溃疡附近皮肤发生接触性皮炎，或可引起自体敏感性皮炎而使湿疹性皮炎广泛发生于四肢及身体别处。其他并发症有浅表性血栓性静脉炎、静脉周围炎及蜂窝织炎、炎性硬块或纤维增生的水肿，有时并发苍白萎缩。

【病因】 静脉机能不全主要是由于回流血量较大的深静脉发生栓塞或深静脉瓣关闭不全。血栓往往因外科手术、久病卧床、妊娠、肥胖、服用雌激素或避孕药等因素而形成，多半发生于妇女的小腿而使静脉血管受损，静脉压也增高，可引起类似静脉曲张综合征的临床表现，但大隐静脉往往正常而无静脉曲张。

【预防】 为了预防静脉机能不全，接受外科手术的患者在手术后要尽早活动，长期卧床的慢性病患者要有适当运动，已有静脉功能不全情况时要注意避免外伤。

【治疗】 应根据病情而定。皮肤只有色素沉着及瘀点时，一般不需治疗。由于血液循环不良而有水肿时，可穿弹性袜或应用弹性绷带。有湿疹性损害时，按湿疹处理。溃疡有脓液时，可用抗菌药湿敷或涂擦。水肿严重时，可适当应用利尿剂。继发性感染严重时，要系统应用抗生素。有静脉曲张时应经外科检查及处理。

慢性溃疡(chronic ulcers)

下肢尤其小腿的慢性溃疡常由于静脉曲张或静脉供血不足导致，也可由其他因素导致。

慢性链球菌性溃疡(chronic streptococcic ulcer)常发生四肢尤其小腿部位，有明显的炎症，溃疡边缘不规则并内陷，溃疡面不平而呈颗粒状，常排出淡黄色稀薄脓液，可培养出乙型溶血性链球菌。溃疡经久不愈。

热带溃疡(tropical ulcer)常发生于身体的暴露部位尤其小腿及臂部，先为炎性丘疹或丘疱疹，以后发展为大小不定的溃疡。溃疡边缘圆滑或不规则，或向内陷入，可有淡白色假膜或有污厚的痂，溃疡周围有炎症及轻微发痒。热带溃疡通常发生于热带地区营养不良及卫生条件差的居民，有时出现于虫咬之后，病原体包括梅毒螺旋体、雅司螺旋体、化脓菌、梭形杆菌、奋森(Vincent)梭形杆菌及螺旋体。

沙漠疮(desert sore)流行于中东等地，尤其荒芜的沙漠地区，在各地有不同的名称，皮损常出现于虫咬或外伤之后，常见于暴露的肢体，尤其胫部、膝部及手背等处。先是簇集的丘疱疹，以后发展成难愈的浅溃疡，溃疡可有白色假膜。溃疡逐渐扩大，直径可达2cm以上。可培养出葡萄球菌、链球菌或白喉杆菌等。其他慢性溃疡可见于梅毒、皮肤结核病、卡波西肉瘤、真菌性肉芽肿、雅司病、利什曼病、癌瘤、肉瘤、蕈样肉芽肿、动脉粥样硬化、镰状细胞贫血、类风湿关节炎等疾病。

闭塞性血栓性脉管炎
(thromboangitis obliterans)

闭塞性血栓性脉管炎又称伯格病(Buerger disease)，多半发生于下肢，是由动脉及静脉慢性炎症并闭塞引起剧痛。局部组织往往因缺血而发生坏疽，可以使肢体残毁。

【症状】临床症状是由动脉血液供给不足及血管栓塞引起，主要发生于下肢尤其左侧下肢，如果发生于上肢，程度往往较轻。

在75%的患者中，间歇跛行(intermittent claudication)是最早的症状，当患者行走或运动时，膝部以下的肌肉发生痛性痉挛、疼痛，休息后渐减轻。较严重时，由于局部组织及感觉神经末梢的缺血，患者在休息时下肢尤其足趾也有严重的阵发性疼痛，溃疡及坏疽处有跳动性灼痛，夜间最重。

皮肤往往有颜色的变化。当患肢举高时皮肤苍白，下垂时皮肤发红，尤其肢端最红；遇冷时，可变成青紫色。足背动脉、胫后动脉或臀部的动脉搏动很弱或是完全消失，皮肤的温度较正常低。

病情的发展很慢，症状时轻时重，成年累月后发生坏疽及溃疡，趾甲发生营养不良等变化。坏疽多半是干性坏疽，常因轻微的机械、化学或温度性损伤而发生于一个足趾或一侧足部的大部分。血栓性静脉炎也常发生，往往是浅部较小静脉一部分突然发炎，成为长约数毫米或数厘米的索状物，皮肤表面发红隆起，触之稍发硬并有触痛，经1~3周才消退，以后容易再发，该静脉可形成永久性闭塞。

【病因】本病多发于25~50岁的男性，女性较少。可能与感染有关，但不能证实。遗传、寒冷、潮湿、饮食及代谢障碍对本病皆有影响，其中吸烟被认为是一个重要的致病因素，90%以上的患者嗜好吸烟。

【组织病理】组织变化为非化脓性动脉炎及静脉炎，血管内有血栓形成，而血管壁不发生坏死。外伤感染和组织的局部缺血引起萎缩、骨质疏松、趾甲变形、神经炎及坏疽等各种继发性变化。

【鉴别】应与本病区别的有红斑性肢痛病、闭塞性动脉硬化、冻伤和雷诺病。

【治疗】避免吸烟，避免剧烈的体力劳动，保护肢体以避免化学或机械性损伤，尤须注意避免寒冷的侵袭。

腰部透热法、热浴疗法及于肢体上放置热袋等方法皆可以扩张血管。烟酸肌醇可以扩张血管及促使血栓溶解，每次0.2~0.4g，每日3次。盐酸妥拉唑林也是血管扩张药，口服或肌内注射25mg，每日3次。盐酸罂粟碱能减轻动脉痉挛，每次口服或注射30~60mg，但不能长期使用以免成瘾。腰交感神经截除术可以减轻血管痉挛而改善肢体缺血状态。

坏疽发生时，要清理创口，常需要应用抗生素以控制感染，必要时由外科实行截肢术。

血栓性静脉炎(thrombophlebitis)

血栓性静脉炎是以静脉壁的急性非化脓性炎症和管腔内血栓形成为特征的静脉疾病。

【症状】根据临床表现分为以下几种病型。

1. **浅表性血栓性静脉炎**　临床上常将其分

为浅表性良性血栓性静脉炎和游走性血栓性静脉炎两种。其区别除病因外，前者多累及一条静脉并继续向上发展；而后者无一定形式，往往是一条或几条静脉同时或先后受累，此起彼伏地反复发作。

（1）浅表性良性血栓性静脉炎按其发病原因分为

1）化学性静脉炎：如静脉注射硬化剂、高渗溶液、抗癌药物等，在内膜上引起化学性刺激，造成广泛性损伤，产生静脉炎并导致血栓形成。往往累及受输液的整条静脉，终止于近侧浅静脉与深静脉汇合处，所以通常是局限性发病。

2）外伤性静脉炎：如静脉注射、长期插塑料管，打击、扭伤等机械性损伤引起的局限性静脉炎。

3）化脓性静脉炎：是静脉周围化脓性病灶或脓毒血症引起静脉感染而发生炎症。常见的是输液导管留置时间超过 3 日以上所致败血症引起的静脉炎，局部可无典型临床表现；需仔细地询问病史，进行体格检查以及血液培养等以明确诊断。

4）淤滞性静脉炎：如静脉曲张、血流缓慢和血液黏滞性增高以及静脉壁严重变性等使曲张静脉遭受缺氧和炎症损害而成为血栓性静脉炎。

浅表性良性血栓性静脉炎多见于下肢的大隐静脉及其分支和上肢的静脉，常局限于一条静脉，严重时向近端及其大的分支发展。急性发作时可以沿病变静脉触及疼痛和压痛的皮下硬索，或呈节段性分布的卵圆形结节。浅静脉病变，血液回流一般不受影响，故不引起肢端水肿，若并发深静脉病变或累及静脉瓣时，则可能发生严重组织水肿和慢性静脉功能不全表现。累及周围组织时发生静脉周围炎，以致相邻皮肤红肿和温度升高。发病后可能有轻度全身性症状，但白细胞一般不升高，痊愈时疼痛减轻，红肿消退，留下色素沉着斑或皮下硬索。当侧支循环建立和再通时，硬索可逐渐消失。

（2）游走性血栓性静脉炎：为下肢、腹壁、胁腹侧、臂等处的浅静脉连续 1 条、多条或成批发生节段性血栓形成，皮下可扪及硬的条索或结节，有疼痛和压痛，相邻皮肤红肿，单个损害经 2～4 周消退，留有棕色色素沉着。本症的特点是损害此愈彼起，呈游走性，一个患者身上同时存在不同期的损害。极少数患者可有肢体深静脉或内脏静脉的血栓形成，如脑、肝、肾、肠系膜和肺的静脉血栓形成，可出现相应的临床症状，甚至危及生命。

迁移性血栓性静脉炎（thrombophlebitis migrans）是屡次发生的血栓性静脉炎，部位不定，常发生于腿部等处浅静脉。

胸前壁血栓性静脉炎被称为蒙多尔病（Mondor's disease），表现为可触及皮下可移动的索条状硬物，通常发生于胸前壁尤其腋窝至乳晕之间，也可发生于臂部或上腹部，表面皮肤正常，附近淋巴结不大，多半在数月内逐渐消失。它的病因不明，可能和轻微外伤有关。

2. 深静脉血栓形成 按其发生部位和病情不同可分为以下两种。

（1）小腿深静脉血栓形成：常发生于小腿深部静脉，如胫后静脉和腓静脉等。其症状一般不甚明显，通常是在活动后感到腓部肌肉沉重和疼痛，严重时有抽痛。少数患者在血栓向近侧扩展影响到主干静脉时才会有明显症状，如产生明显的组织水肿、疼痛和压痛，检查时将小腿伸直，足向背屈，腓肠肌内病变静脉受牵引而引起疼痛，称为 Homan 征。Homan 征阳性、腓肠肌深部组织压痛（Neuhof 征）和被动伸足或趾背屈引起小腿下部疼痛，均有助于小腿深部静脉血栓形成的诊断。另外，腓肠肌周径较健侧增大 5cm 以上，踝部轻度水肿伴浅静脉怒张，也可能是深静脉血栓形成的表现。

（2）髂、股血栓性静脉炎典型表现：① 整个下肢弥漫性水肿；②皮下静脉怒张和皮肤青紫；③股三角区压痛。常有发热、心动过速和白细胞数增高等。由于弥漫性水肿引起皮肤紧张、苍白，按压有凹陷；皮下静脉呈网状怒张；有难以耐受的疼痛和沿静脉特别是股三角区的压痛，出现这种现象者称为疼痛性股白肿（phlegmasia alba rlolens）。

血栓性静脉炎后综合征：下肢静脉或交通静脉发生血栓性静脉炎后，静脉压大大地升高，传至浅静脉系统，引起大小隐静脉扩张，瓣膜机能不全，致使下肢组织发生一系列变化，如小腿静脉曲张、水肿、色素沉着、淤积性皮炎、慢性复发性蜂窝织炎和溃疡等，这些症状的综合称为血栓性静脉炎后综合征。下肢出现水肿，早期为凹陷性，若不控制，长久后则转化为无凹陷性淋巴水肿，而后常发生淤积性皮炎，出现瘙痒、渗出、鳞屑及棕色色素沉着，若静脉机能不全持续进展，可变成“木板样”组织，环绕于小腿下 1/3 处，其上下可有水肿。有轻微外伤、感染即产生溃疡，且多发于踝内侧。若纤维化及血管腔的狭窄继续进展，加上感染的反复侵袭，最后可导致皮肤硬化、关节强直、固定和踝内翻。

【病因】 凡是能引起静脉壁炎症及坏死、血栓形成的因素，均可成为血栓性静脉炎的病因，血栓形成的基本因素为血流缓慢和涡流形成、血液凝固性增高及血管内膜损伤。

【组织病理】 静脉血栓形成和血栓性静脉炎的区别是前者血流缓慢和血液凝固性增高起主要作用，静脉壁的变化可不明显；后者是在静脉壁已有炎症的基础上发生血栓，在病理解剖时发现静脉腔内存在血栓，而生前并无明显血栓性静脉炎的临床表现。相反，在血栓形成后的几小时内即可见血管壁有不同程度的炎症反应，因此临床上很难明确地将两者加以区分，于是可统称为血栓性静脉炎。

【鉴别】 本病须与结节性红斑、结节性血管炎、结节性多动脉炎进行鉴别。

【治疗】 一般治疗：卧床休息可减轻疼痛，并可使血栓与血管内膜粘紧以免脱落，但要注意足及趾部活动；抬高患肢以利下肢静脉回流，其位置宜高于心脏水平，并使膝关节处于放松之屈曲位；局部热敷，应用抗生素以控制感染；使用弹性绷带压迫静脉，增加血液回流以减轻水肿。发生于皮下浅静脉的血栓性静脉炎可用局部热敷法，不要按摩患处，以免血栓脱落。

溶栓治疗：溶栓疗法适用于病程不超过 3 日的深静脉血栓形成患者，常用尿激酶和链激酶两种，前者不良反应较少。静脉滴注 1.5 万~4 万 U，每 12 小时一次，共 7~10 日，然后应用抗凝疗法。

抗凝疗法：适用于病期超过 3 日的深静脉血栓形成患者或作为手术及溶栓疗法后的应用，以预防血栓形成和复发。肝素治疗：肝素可避免新的血栓形成，以提高患者自身机体纤溶系统的活性来消除血栓。在开始肝素治疗前，应行凝血活酶时间、凝血酶原时间及血小板计数的检查。使用方法主要有静脉持续泵入、静脉间断推注和间断皮下注射 3 种。

手术疗法：适用于原发于髂股静脉的血栓形成而病期不超过 48 小时的患者。

慢性淋巴水肿（chronic lymphedema）

淋巴管尤其细小淋巴管的阻塞可使皮肤及皮下组织出现水肿，成为淋巴水肿（lymphedema）或慢性淋巴水肿。以后，病情逐渐加重，患部持久肿胀，皮肤及皮下组织坚硬肥厚，皮肤变色，类似象的皮肤时称为象皮病（elephantiasis）或厚皮病（pachyderma），发生于身体的某一部分，最常见于肢体或阴囊。

【症状】 淋巴水肿及象皮病可见于丝虫病或某种淋巴管性疾病。

炎症性淋巴水肿出现于蜂窝织炎及淋巴管炎等炎症屡次复发之后，特别常见于慢性再发性丹毒。复发丹毒时患处皮肤红肿，局部淋巴结常肿大，可以同时出现淋巴管炎，患者往往有发热或全身不适。以后，随着丹毒的复发，水肿程度逐渐加重，皮肤及皮下组织也逐渐变硬，最终可形成象皮病，这时皮肤有淡褐色、褐红色等色素沉着；皮肤表面粗糙不平，有疣状乳头瘤性变化时可称为淋巴淤滞性疣病（lymphosta verrucosis）（图 25-17）；少数患者伴有弹性柔软小结节或半透明水疱，含有澄清的淋巴液，容易用注射器抽出，这是淋巴管扩张（lymphangiectasis）的现象。患部往往是一侧肢体，尤其是下肢，也可发生于眼睑、鼻、耳、唇或外生殖器（图 25-18，图 25-19）。

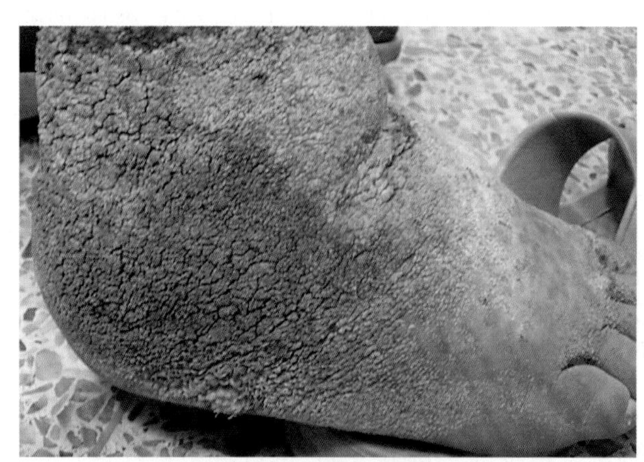

图 25-17 淋巴淤滞性疣病

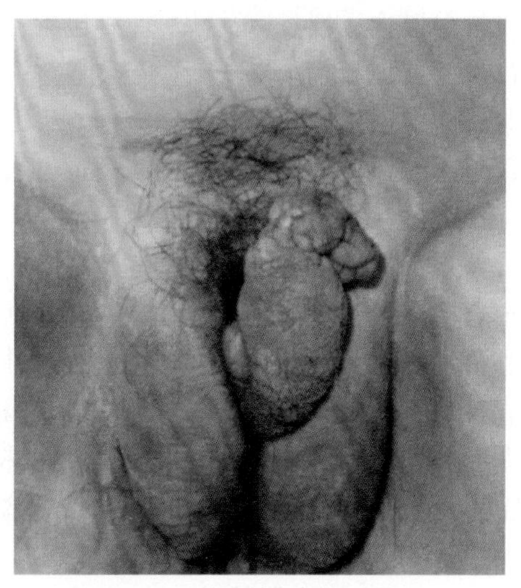

图 25-18 女外生殖器淋巴水肿

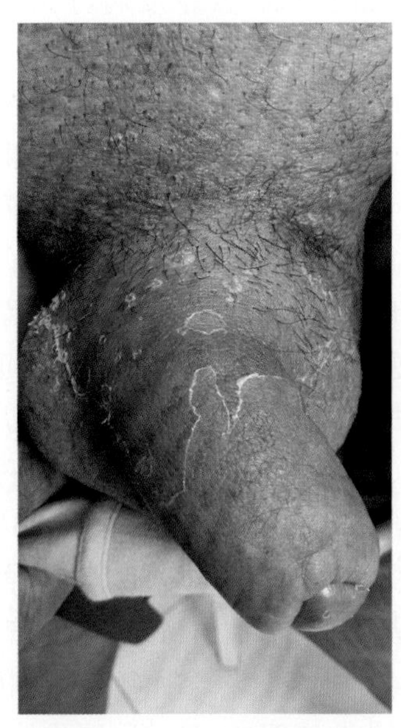

图 25-19　男外生殖器淋巴水肿

丝虫性象皮病（filarial elephantiasis）除有上述表现外，常有丝虫热、乳糜尿、乳糜腹水、巨大阴囊等症状（见“丝虫病”）。

淋巴水肿及象皮病不能自愈，可妨碍肢体活动，也容易继发感染。

非炎症性慢性淋巴水肿包括先天性淋巴水肿（见“先天性淋巴水肿”）及继发于肿瘤堵塞、外科切除淋巴结等的继发性淋巴水肿。

【病因】

1. **炎症性淋巴水肿**　往往是慢性再发性丹毒或蜂窝织炎的一种并发病，也可见于慢性淋巴管炎、慢性小腿溃疡或屡有继发性感染的湿疹。溃疡性结肠炎或下肢的慢性感染可引起外生殖器发生淋巴水肿，盆腔内慢性炎症及性病性淋巴肉芽肿可使女性外生殖器有淋巴水肿。丝虫除阻塞淋巴管外，更易引起淋巴水肿或象皮病。

麻风性、结核性或梅毒性淋巴结炎也可引起继发性淋巴水肿。

2. **非炎症性淋巴水肿**　可为先天性但多半是由于癌瘤转移压迫淋巴管或癌细胞堵塞淋巴管，例如，转移的乳癌使邻近的上肢发生淋巴水肿。乳房、子宫、前列腺、皮肤、骨骼的恶性肿瘤或霍奇金（Hodgkinp）病及 Kaposi 肉瘤都能引起慢性淋巴水肿。此外，黄甲综合征、毛细血管瘤、淋巴管肉瘤及某些肉芽肿性疾病也可引起。

施行外科手术而大量摘除淋巴结如切除乳房并清扫腋淋巴结，或某种手术后有大量瘢痕组织形成，都能妨碍淋巴液循环而引起本病。

【治疗】四肢有淋巴水肿时可用弹性绷带包扎，唇部等处有淋巴水肿时可试用透明质酸酶或糖皮质激素混悬液做损害内注射，必要时进行手术治疗。淋巴水肿发展时，常做体育活动，施行向心性按摩，应用利尿药，都可有益。

先天性淋巴水肿
（congenital lymphedema）

先天性淋巴水肿是遗传性疾病，又称为先天性水肿（hereditary edema）或慢性先天性水肿（chronic hereditary trophoedema），也被称为米尔罗-迈基病（Milroy-Meige's disease）。

患者在出生后不久、儿童时期或成年以后，下肢发生持久的水肿。

患者以女性较多。水肿多半只发生于双侧小腿，少数只发生于踝部，也有部分患者以一侧水肿较重或只发生于一侧。患处皮肤平滑，坚实苍白，不引起疼痛，也没有血栓等血管阻塞的现象；手指按压时没有凹陷或只有轻微压痕。先天性象皮病（elephantiasis congenita）是本病的严重表现或同病异名。患者在出生或幼年时期已可有下肢淋巴水肿，往往一侧较重，皮肤苍白光滑并坚实，有的有柔软结节及水疱。

有的有家族史，为常染色体显性遗传，淋巴管因先天发育不良而阻塞。

病理组织变化是真皮深部尤其皮下组织显著水肿，而乳头层致密。毛细血管和淋巴管扩张及增多，较大血管的管壁可以增厚，血管周围有轻度淋巴细胞浸润。胶原纤维往往增多及变性，而弹力纤维减少，甚至消失。

定期按摩及包扎弹性绷带可以有益，严重时可施行外科手术。

淋巴管扩张（lymphangiectasia）

淋巴管扩张是毛细淋巴管因淋巴液堵塞而出现的显著扩张，可由多种因素造成，有人称之为获得性淋巴管瘤（acquired lymphangioma）。

【症状】临床上，本病皮损为半透明的水疱，直径 2～10mm，形似蛙卵。皮损颜色随水疱中含血液的多少而异，可为透明或紫色（图 25-20，图 25-21）。如果发生在口腔，皮损常呈乳白色，多无自觉症状，偶尔可有瘙痒或疼痛，由于水疱破裂，局部可有少量出血。本病好发于老年人，常伴有淋巴水肿。引起本病的其他病因有转移性肿瘤引起的淋巴管堵塞、瘢痕疙瘩、硬皮病和瘰疬性皮肤病。

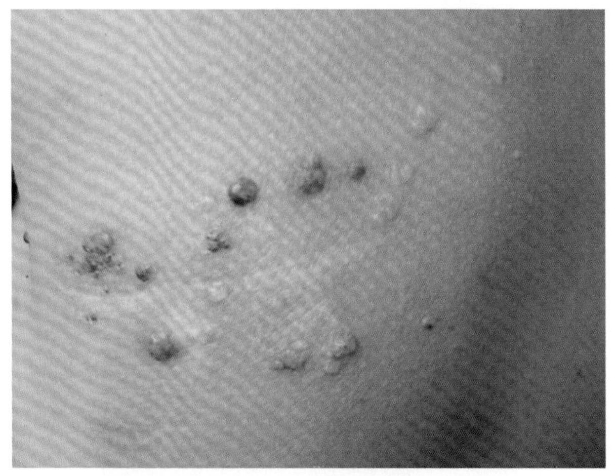

图 25-20　淋巴管扩张(一)

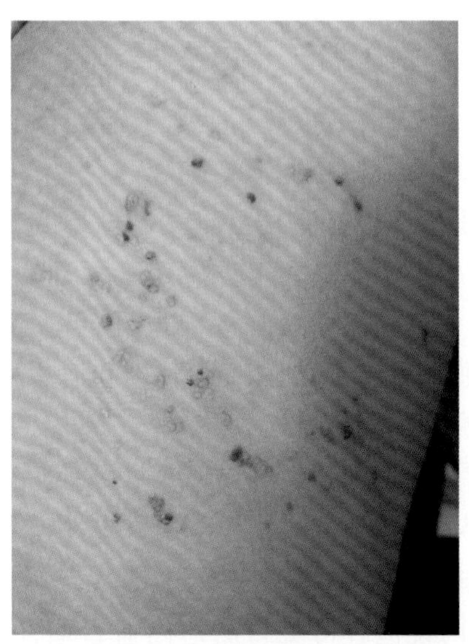

图 25-21　淋巴管扩张(二)

【病因】 如果肿瘤组织阻断了一个肢体的淋巴回流,可发生淋巴管扩张。某些良性疾病如瘰疬性皮肤病或复发性丹毒,可导致淋巴管进行性瘢痕化,并产生淋巴管扩张。一种特殊的青霉胺诱导的皮肤病可能损伤下面的真皮支持结构,引起损伤区内淋巴管扩张,如手背和膝部。在混合性卟啉病的面中部以及长期外用高效类固醇的部位,可产生淋巴管扩张。

【治疗】 治疗方法取决于病因。如果淋巴管扩张症是由癌症浸润和压迫引起的,主要的治疗措施是再通淋巴管、引流并减轻压迫。如果病情来源于青霉胺或局部类固醇的应用,降低剂量或停药可取得改善。如果潜在的过程是纤维化和瘢痕化,受累部位适用于压力绷带。如果复发性丹毒是致病因素,则长期预防性口服抗生素可以控制。

阴茎硬化性淋巴管炎
(sclerosing lymphangitis of the penis)

阴茎硬化性淋巴管炎是由于阴茎背侧大淋巴管的纤维增生所引起的一种硬化性皮肤病,病因不明,但可自然消退。

【症状】 可突然发病,皮损位于阴茎背侧,表现为弯曲的蚯蚓状,软骨硬度的索状物,紧贴于皮下但与表面皮肤无粘连,可在皮下滑动,皮损表面呈正常皮色或半透明状,有时损害几乎环绕阴茎一周,一般无自觉症状(图 25-22,图 25-23),经 2 周或更长的时间后自然消退。女性没有与之相对应的疾病,但有报道女性阴唇可出现类似皮损。

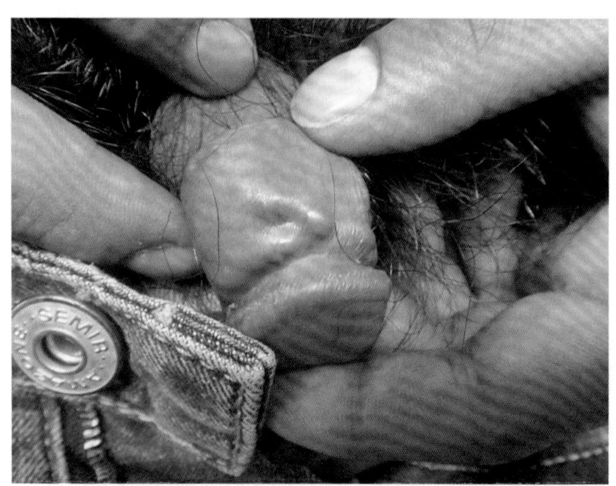

图 25-22　阴茎硬化性淋巴管炎(一)

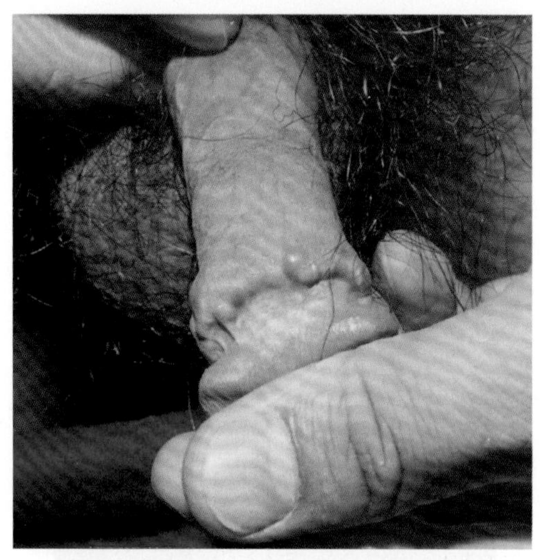

图 25-23　阴茎硬化性淋巴管炎(二)

【病因】 本病病因不明,可能与机械性损伤有关。

【病理】可见大的淋巴管纤维组织增生,淋巴管呈硬化和肥厚性改变,很少有炎细胞浸润。

【治疗】大多有自限性,一般不需要特殊治疗。病程久者,可采用物理疗法。

蓝色橡皮疱样痣综合征
(blue rubber bleb nevus syndrome)

蓝色橡皮疱样痣综合征又称为Bean综合征,1958年Bean首先将其从异质的皮肤血管瘤中分离出来,并称之蓝色橡皮疱样痣。William Bennet Bean进一步描述了这一损害,并提出蓝色橡皮疱样痣综合征的名称。本病是一种发生在皮肤和胃肠道等部位的多发性静脉畸形,伴胃肠道出血和缺铁性贫血为特征的少见病。

【症状】皮损在出生时已经存在,也可起始于婴儿期,在幼儿时期进一步增多,并按比例增大。偶尔成年后发病。损害为红色、紫色、蓝色或黑色的柔软橡皮样结节、有蒂的扁平隆起,或分叶状。典型皮损隆起,似橡皮乳头,压之退缩,松开后立即恢复原样。损害可单发或数个,多者可达数百个。小的如针头大小,大的直径可达5cm。位置深在者呈现皮下肿块,表面皮肤正常或蓝色,有时上有黑点(图25-24,图25-25)。损害可位于体表任何位置,好发于躯干和四肢。部分患者自觉疼痛,尤其夜间,也可有触痛,局部出汗增多。除非外伤,自发性出血罕见。

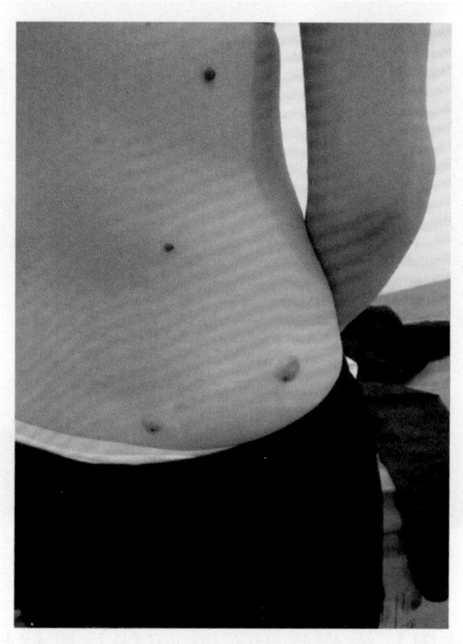

图25-24 蓝色橡皮疱样痣综合征(一)

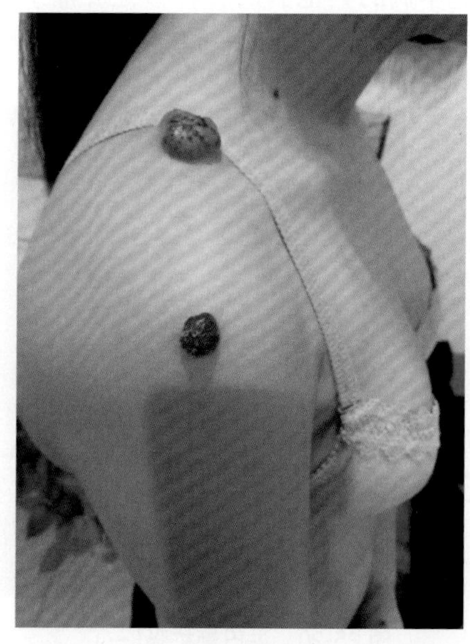

图25-25 蓝色橡皮疱样痣综合征(二)

类似损害可位于舌、颊黏膜、软腭、胃肠道,尤其小肠。胃肠道损害可引起肠套叠、穿孔和出血,导致严重贫血,影响生长发育。

少数患者其他器官可以受累。累及肌肉和骨关节时,产生许多肌肉骨骼病变,如病理性骨折、脊椎侧凸、关节腔出血。肺部损害可压迫气管,引起呼吸困难。消耗性凝血障碍,DIC和血小板减少是本病严重的并发症。

【病因】本病发病机制不清,常散发,许多患者有家族史,常染色体显性遗传。男性较多。

【实验室检查】患者有缺铁性贫血,大便潜血,纤维内镜检查可见胃肠道内血管瘤性损害,呈葡萄酒色肿块。

【组织病理】真皮和皮下组织内可见充满血液的大血管腔,较浅表的管腔内衬内皮细胞,深部发育较好血管管壁有平滑肌,管腔内有结缔组织分隔。胃肠道损害组织学与皮肤相似,管腔位于固有层和黏膜下层。

【鉴别】如有典型皮损和内脏损害者应考虑本病,可借助内镜和组织病理检查辅助诊断,也可用MRI、CT、X线钡剂造影和血管造影。

本病有胃肠道血管病,但无软骨发育异常,可与Maffucci综合征(软骨发育异常、血管瘤综合征)鉴别,其他还应与汗腺血管样错构瘤、弥漫性体部血管角皮瘤、血管球瘤和Osler病(毛细血管扩张综合征)鉴别。

【治疗】主要对症处理。皮肤血管瘤可根据病变大小和程度选用冷冻、激光、硬化剂注射、放射性核素^{32}P敷贴或手术切除病灶。处理并发症，如纠正贫血、补充铁剂和输血。胃肠道出血者可在内镜下烧灼止血、带状结扎、硬化治疗或行切除术。不能控制的，也可剖腹做节段性肠切除术。骨有畸形者，做截肢术。

鲜红斑痣(nevus flammeus)

鲜红斑痣又称为毛细血管扩张痣(nevus telangiectaticus)，呈红色、紫红色或暗红色，常和红葡萄酒的颜色相似，又称为葡萄酒样色斑(port-wine stain)或葡萄酒样痣(port-wine nevus)。本病属于先天毛细血管畸形。

【症状】损害通常发生于面部或颈部的一侧，也有的在两侧，有时可出现于躯干或四肢。损害往往成片，大小不定，偶有患者有多处损害，累及范围不定，严重的可累及半身。发生于面部的损害可以波及口腔黏膜。

损害是边缘清楚而不规则的红斑，压之褪色或不完全褪色。红斑颜色随气温、情绪等因素而变化。随着年龄的增长，病灶颜色逐渐加深、增厚，并出现结节样增生。部分严重的病变可伴有软组织，甚至骨组织的增生，导致患部增大变形等(图25-26~图25-28)。

临床可分3型：

1. **粉红型**　病变区平坦，呈浅粉红至红色，指压完全褪色。

2. **紫红型**　病变区平坦，呈浅紫红至深紫红，指压褪色至不完全褪色。

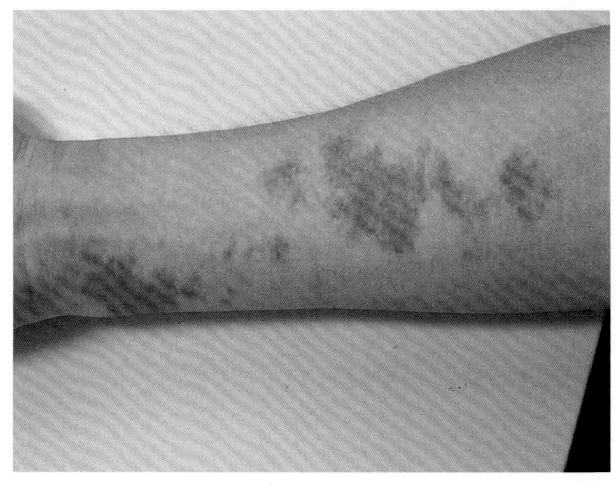

图25-26　鲜红斑痣(一)

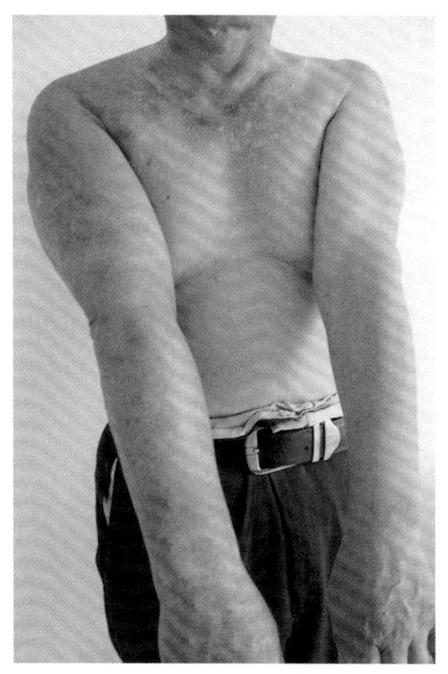

图25-27　鲜红斑痣(二)

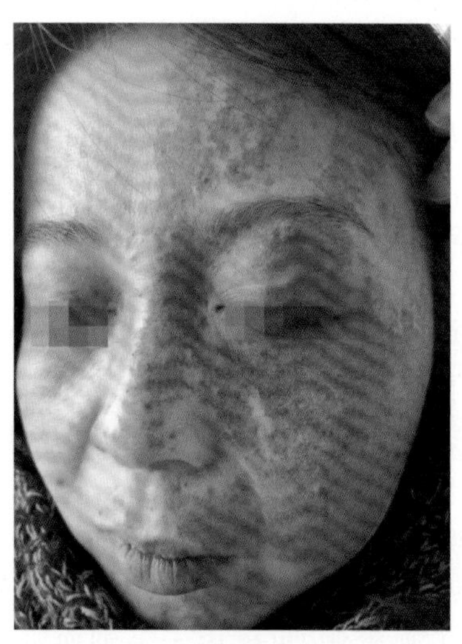

图25-28　鲜红斑痣(三)

3. **增厚型**　病变增厚或有结节增生，指压不完全褪色至不褪色。

枕部鲜红斑痣(naevus flammeus nuchae)是常见的先天性变化，发生于新生儿的颈部背侧或枕骨部位，是边界清楚的鲜红色斑片。在4~5岁以内多半自然消失，少数也有永不消退的。

眼脑膜鲜红斑痣(oculo-meningeal nevus flammeus)又称为斯特基-韦伯(Sturge-Weber)综合征。面部一侧有鲜红斑痣，同侧有视网膜和脑膜血管瘤病，引起同侧青光眼及对侧轻瘫，常有癫痫，X线显示大脑皮质外层钙化。鲜红斑痣出现于三叉神经第1及第2支分布区，也可出现于腭支分布区及口腔黏膜，有的同时有海绵状血管瘤发生于唇部而使它肥厚变形。此外，同侧有青光眼，软脑膜及蜘蛛膜有血管瘤，引起对侧痉挛或偏瘫，患者的智力可迟钝；大脑皮质外层钙化，X 线显示患侧脑回有两道轮廓。脑室造影及脑电图检查都可显示异常。有 8%的患儿在婴儿期即出现惊厥，因可导致智力障碍和神经功能损害，需神经内科干预。此外，约 70%患此综合征的患儿出现脉络膜受累，其中 30%出现青光眼，早期眼科干预可避免失明。

血管-骨肥大综合征（angio-osteohypertrophy syndrome）可为骨肥大鲜红斑痣（osteohypertrophic nevus flammeus）或骨肥大静脉曲张痣（osteohypertrophic varicose nevus）。骨肥大鲜红斑痣又称为帕克斯-韦伯（Parltes-Weber）综合征，鲜红斑痣发生于一个肢体上，伴有软组织及骨骼肥大。骨肥大静脉曲张痣又称为克利浦-特里劳莱（Klippel-Trenaumay）综合征，除有血管瘤及骨骼变化外，还有静脉曲张。骨肥大鲜红斑痣也可并发先天性动静脉吻合，有人认为静脉曲张及动静脉吻合使静脉压升高而造成骨肥大。有些患者的趾、足或小腿还可有疼痛的青紫色结节或斑块，可以发生溃疡，像是卡波西肉瘤，被称为假卡波西肉瘤（pseudo-Kaposi sarcoma），可由于静脉功能不正常所致。此外，可有并指（趾）等先天畸形，受累肢端常有血管收缩和多汗现象。

【病因】 鲜红斑痣是先天性皮肤血管畸形，由胚胎期间的血管组织增生而形成，其发生机制目前尚不完全清楚，可能与促血管生成因子水平增高、生长抑制因子水平降低有关。

【组织病理】 真皮及皮下毛细血管扩张而无血管增生，也没有增生的内皮细胞，因而鲜红斑痣不是真正的血管瘤，可能由于毛细血管壁先天脆弱。有人认为患儿出生时中枢神经受伤可和本病有关。

在假卡波西肉瘤的组织内，毛细血管扩张，成纤维细胞增生，红细胞渗出，真皮内有含铁血黄素沉积。

【治疗】

1. 激光的选择性光热作用治疗 利用血红蛋白吸收波段（532～1064nm）的脉冲激光治疗，为国际上本病的通用治疗方法。需根据患者个体和病情、局部反应等确定治疗参数，剂量过大将致热损伤瘢痕。重复治疗间隔 1~2 个月。

（1）脉冲染料激光（pulsed dye laser，PDL）：常用 595nm PDL，脉宽 0.45～20ms，需要根据光斑大小调节能量密度，能量密度 8～15J/cm²；或 585nm PDL，脉宽 0.45ms，能量密度 5～7J/cm²；有 585～600nm 可调 PDL，脉宽 1.5ms。治疗终点为皮肤即刻出现紫癜。通常使用动态冷却系统或冷风冷却系统，以缓解疼痛及避免热损伤等不良反应。

（2）脉冲倍频 Nd：YAG 激光：波长 532nm，脉宽 5～30ms，能量密度 7～16J/cm²。需根据治疗反应由小剂量开始逐步增加，病灶颜色变暗、呈灰紫色即可。因 532nm 激光穿透较浅，黑色素吸收较多，色沉较其他波长激光治疗更为常见。

（3）长脉冲 Nd：YAG 激光：波长 1 064nm，脉宽 1～60ms，能量密度 30～100J/cm²，因 1 064nm 激光穿透深，可用于增厚病变，不易出现紫癜，但瘢痕发生率较其他激光治疗高。

（4）长脉冲翠绿宝石激光：波长 755nm，可用于增厚病灶。脉宽 3～20ms，其治疗后色素沉着和瘢痕发生率较 PDL 高。

2. 光动力疗法 利用激发富集于畸形毛细血管内皮细胞中的光敏剂所产生的单线态氧，选择性的破坏畸形毛细血管网，是继选择性光热作用治疗后的另一靶向性强、疗效好、安全性佳，且无热损伤的治疗新技术，需根据患者个体和病情，制订个性化方案，主要参数包括光敏药物与剂量，激光参数与治疗量，以及治疗区规划等。

1）光敏药物：血啉甲醚、血卟啉注射液，注射用海姆泊芬等，用量 2~5mg/kg，给药后即予照光。

2）治疗光源：首选连续激光，如 532nm 半导体激光或全固态激光等，其激发光敏药物效率最高。

3）照光剂量：功率密度即照射强度一般为 80～100mW/cm²，照光时间一般为 15～40 分钟，能量密度即照射光量一般为 60～360J/cm². 对特殊部位如鼻翼、上唇、颏部、肢体等应适当缩短照射时间。

4）用血卟啉注射液后，需要避强光直射皮肤 1~3 个月，用海姆泊芬后需 2~4 周。

5）重复治疗间隔期至少 2~4 个月。

（6）手术治疗：对于非手术治疗无效的患者，可采用手术治疗来清除病灶，或改善外观畸形。

婴幼儿血管瘤（Infantile hemangioma）

婴幼儿血管瘤是由胚胎期的血管组织增生而形成的，以血管内皮细胞异常增生为特点，是发生在皮肤和软组织的良性肿瘤。

【症状】 最早期的皮损表现为充血性、擦伤样毛细血管扩张性斑片。生后 6 个月为早期增殖期，瘤体迅速增殖，明显隆起皮肤表面，形成草莓样斑

【鉴别】本病诊断不难,应与卡波西肉瘤、恶性黑素瘤及脂溢性角化病进行鉴别,尤其要和外伤后肉芽组织区别。

【治疗】损害较小时可施行电干燥法或液氮冷冻,近年双波长染料激光治疗较小皮疹效果较好,如果较大,可先切除,再用电干燥法灼净基部。此外,较大皮损,可选用浅层X线放射治疗,血管增殖较快者,经过治疗后可完全消退;恢复缓慢者,在控制病情后,可联合染料激光或Nd:YAG激光进行治疗。

血管角化瘤(angiokeratomas)

血管角化瘤即真皮浅部血管扩张成血腔,表皮过度角化,因而称为血管角化瘤,可分为五型,其中一型是弥漫性体部血管角化瘤,这是磷脂代谢失常的一个全身性疾病,由性联隐性基因遗传。其他四型分别为米贝利型(Mibelli)、福代斯型(Fordyce)、限界性及孤立性血管角化瘤。

1. 米贝利血管角化瘤(angiokeratoma of Mibelli) 即肢端血管角化瘤,初起皮损为粟粒至绿豆大的淡红点,压时不褪色。以后,皮损渐成为暗红或紫褐色圆形斑点或丘疹,表面为光滑或粗糙的角化过度层,甚至成为疣状。数目不定,分散或聚集成群,往往对称出现于手指和/或足趾的伸侧及侧面,有时也见于手掌及手背,其次为耳、肘部及膝部,没有任何自觉症状(图25-39,图25-40)。有的患者手足皮肤呈青紫色或手足发凉。

本病出现于儿童或成人,以年轻女性多见,常有家族史,为常染色体显性遗传,被认为周围血管先天衰弱所致。寒冷刺激是诱发因素,在发病前常有冻疮史,家族其他成员也易患冻疮。

组织病理变化主要为过度角化及真皮浅部的小血腔。在早期,表皮不规则地肥厚,真皮顶部的乳头内毛细血管扩张而成血腔,部分血腔的壁贴附于延伸的表皮突。以后,角质层肥厚,血腔渐大,表皮突更延伸而可包绕血腔,血腔内常有血栓形成,附近组织内常有外渗的红细胞和含铁血黄素沉着,血管周围有白细胞浸润。

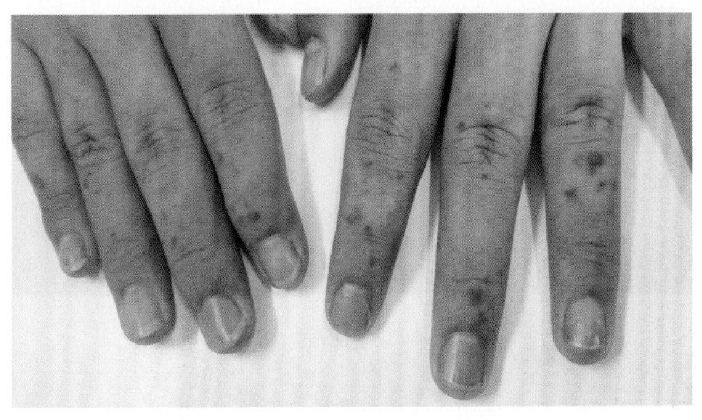

图25-39 米贝利血管角化瘤(一)

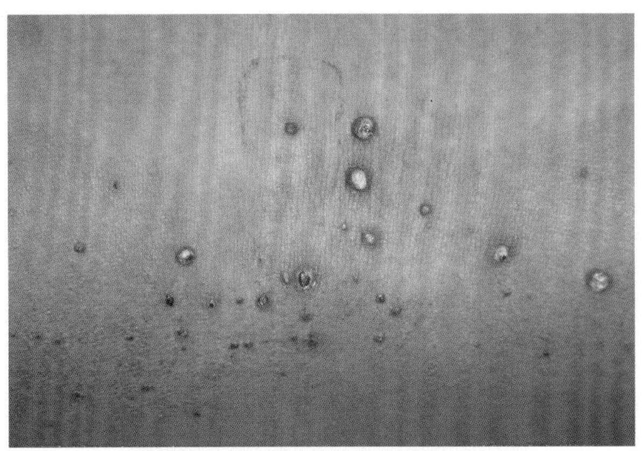

图25-40 米贝利血管角化瘤(二)

治疗方法为二氧化碳激光、电干燥法或液氮冷冻、染料激光治疗。

2. 福代斯血管角化瘤(angiokeratoma of Fordyce) 多个红色、紫红或略红色小丘疹发生于阴囊的皮肤上,直径为2~4mm,呈半球形,表面光滑或轻微角化(图25-41~图25-43)。

本病发生于中年或老年人的阴囊皮肤,又称为阴囊血管角化瘤(angiokeratoma of scrotum)或阴囊血管瘤(angioma of scrotum),有的伴发精索静脉曲张。女性外阴有相同的损害而称为女阴血管瘤(angioma of vulva)。偶有发生于颊部内侧及舌下,有人称为"鱼子酱"舌。组织变化是乳头下层有若

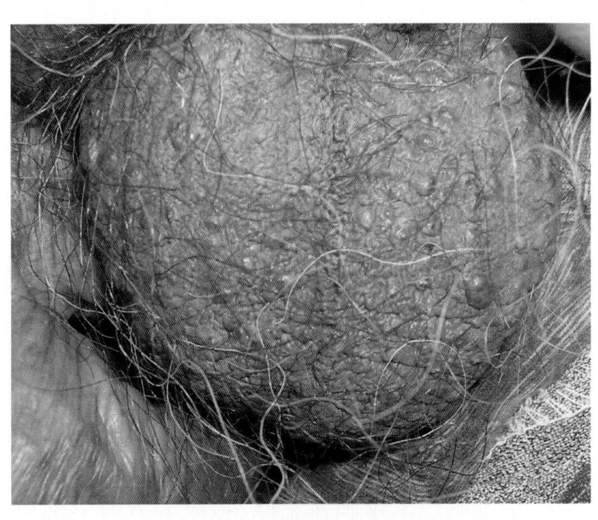

图25-41 阴囊血管角化瘤(一)

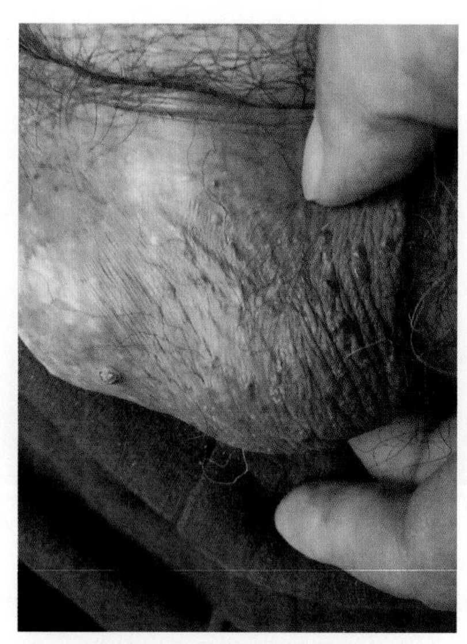

图 25-42　阴囊血管角化瘤(二)

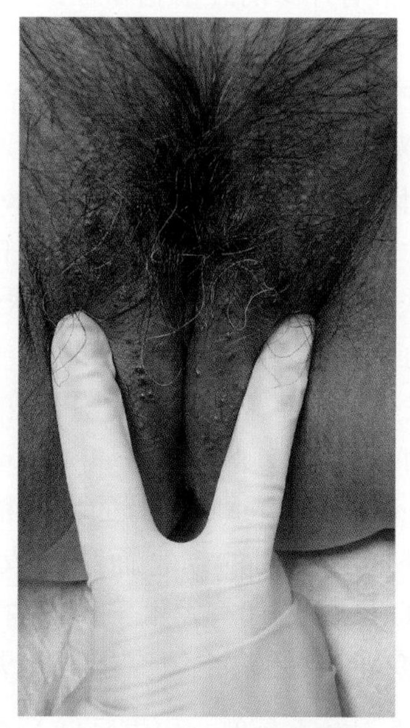

图 25-43　女阴血管瘤

干互相吻合的血腔和扩张的静脉相通,血腔壁是一层内皮细胞。

3. **限界性血管角化瘤**(angiokeratoma circumscriptum)　在出生时已经存在,或在儿童或青少年时期开始发生,往往分布于躯干或小腿或一侧小腿的某处。损害是浅表的紫红色小结节,顶端过度角化,随年龄而扩展,直径可达数厘米,有时呈线状排列,可伴发限界性淋巴管瘤、鲜红斑痣或海绵状血管瘤。

组织变化是不同程度的角化过度及乳头瘤性增生,棘细胞层不规则地肥厚,表皮下方的毛细血管显著扩张而成血腔,可以含有血栓。

治疗方法包括切除术、液氮冷冻及二氧化碳激光、激光治疗。

4. **孤立性血管角化瘤**(solitary angiokeratoma)　通常是一个直径 2~8mm 的疣状小丘疹,有时不止一个,又称为丘疹性血管角化瘤(popular angiokeratoma)。

损害先是鲜红色柔软丘疹,以后角化过度,变成青红或青紫色坚实丘疹,最常见于青年人的下肢,可能与外伤有关。

组织变化和米贝利(Mibilli)血管角化瘤及福代斯(Fordyce)血管角化瘤相同。真皮浅部先有扩张的毛细血管,以后有角化过度,毛细血管扩大成血腔并被延伸的网嵴所围绕,血腔内可有血栓。有时,扩大的血腔也可见于真皮中部。

本病要和单纯血管瘤、脂溢性角化病、恶性黑素瘤及色素性基底细胞癌鉴别。治疗方法和其他血管角化瘤相同。

匐行性血管瘤(angioma serpiginosum)

匐行性血管瘤是棕红或鲜红色血管瘤性小斑点或小丘疹聚集成群,逐渐蔓延增多而呈环形或匐行状。

初起皮损是棕红色血管性小斑点,有的是略微隆起的棕红或鲜红色小丘疹,聚集成群并渐向四周蔓延。新损害陆续出现,较早的皮损可渐消退,因而皮疹常呈环状,或边缘皮疹呈匐行状,可有弥漫的轻微红斑而没有紫癜性损害。丘疹处可有少量鳞屑,有时轻微的苔藓样化或色素沉着同时存在(图 25-44)。本病可发生于任何年龄,但 90%的患者为 16 岁以下的女性。

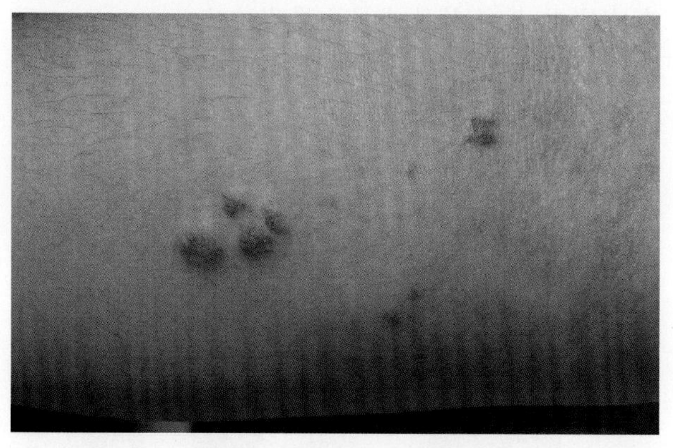

图 25-44　匐行性血管瘤

损害可以发生于除手掌、足底及皮肤黏膜连接处的身体其他部位,尤其常见于下肢,一般不能完全消失，也不引起任何自觉症状。病情缓慢发展，到一定程度后不再变化，有的可以减轻。

组织变化是真皮上部及乳头内有扩张扭曲的毛细血管，棘细胞层不规则地萎缩及肥厚，某处角化不全而别处角化过度，表皮内轻度水肿，基底层有液化变性。真皮内毛细血管增生和扩张，血管有内皮细胞增生，血管无炎症，也无红细胞外渗。

本病没有紫癜性皮疹，容易和进行性色素性皮病、毛细管扩张性环状紫癜及色素性紫癜性苔藓样皮炎鉴别。

一般不需治疗，施行电干燥法或冷冻疗法、染料激光对于部分患者效果较好。

出汗性血管瘤
(sudoriparous angioma)

出汗性血管瘤又称为小汗腺血管瘤样错构瘤(eccrine angiomatos hamartoma，EAH)，是一种以小汗腺和薄壁血管增生为特征的皮肤错构瘤。

【症状】 表现为血管瘤样丘疹、结节或较大斑块。这种半球形血管瘤或斑块在碰撞挤压时，伴自发性或接触性疼痛，并可出现一种特殊现象，在病损周围环绕珠状汗液，显示出汗状态(图25-45)。本病好发于儿童，也可见于出生时，皮损发展缓慢，好发于四肢，偶见于腹部、指端。皮损多为单发，罕见多发。可伴局部多毛、神经纤维瘤或指节垫。

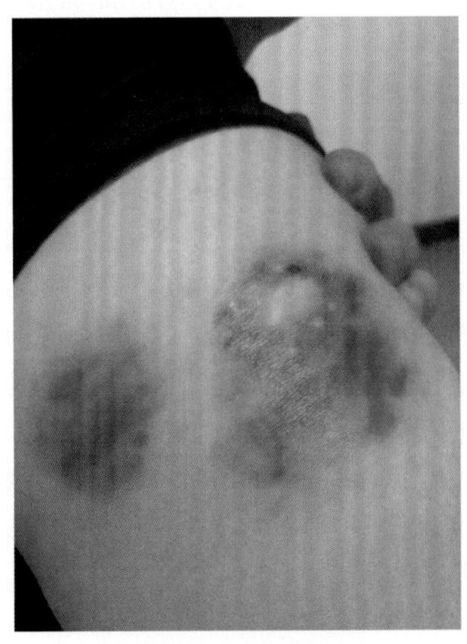

图25-45　出汗性血管瘤

【病因】 出汗性血管瘤的出汗及疼痛可能与局部皮神经异常支配有关。

【组织病理】 真皮中部及深部有大小不等的血管，管壁很薄，周围为扩张的囊肿性汗腺。

【鉴别】 本病与鲜红斑痣、血管畸形等鉴别。

【治疗】 该病一般无须治疗，疼痛剧烈时可行手术切除皮损以减轻疼痛。

疣状血管瘤
(hemangicma verrucosum)

疣状血管瘤是毛细血管瘤、深在性血管瘤或混合性血管瘤的一种变型，伴有继发性表皮角化过度。这种血管瘤可以由局限性血管角化瘤分化而来。两者在临床上可以混淆。

【症状】 大多数疣状血管瘤在出生时或儿童期发病，多见于下肢、足或股部，为孤立的青紫红色结节，质软，表面增厚，随年龄增长而有表面角化或不规则疣状增生。本病发展缓慢，有时形成卫星状结节。

【组织病理】 表皮角化过度，棘层不规则肥厚和乳头瘤样增生，真皮内毛细血管瘤或深在性血管瘤改变。

【治疗】 早期切除是唯一的疗法。

樱桃血管瘤(cherry angioma)

樱桃血管瘤又称为老年血管瘤(senile angioma)。

【症状】 通常发生于中年或老年人的躯干，常见于脐部以上，常随年龄的增长而增多，但有的在青年时期就已发生。损害数目随患者年龄增长而增多，最常见于躯干和四肢近端，也可发生于头皮、面部，一般不累及手足部。皮损是针头到豆粒大的半球状小瘤，颜色鲜红而像红辣椒或樱桃色，因而又称为“红辣椒点(cayenne pepper spots)”，是由很多扩张并有内皮细胞增生的新生毛细血管所构成，一般直径1~5mm，逐渐增大，高出皮肤2mm，可单发或多发，既不消失，也不扩展或恶变(图25-46，图25-47)。部分损害周围可有贫血晕。

【组织病理】 早期损害，乳头下层可见许多管腔狭窄的新生毛细血管和主要由内皮细胞排列而成的小叶。以后毛细血管逐渐扩张，可见许多中度扩张的毛细血管衬以扁平的内皮细胞。间质水肿，胶原纤维均质化。

【治疗】 必要时采用双波长染料激光、冷冻或电凝等治疗。

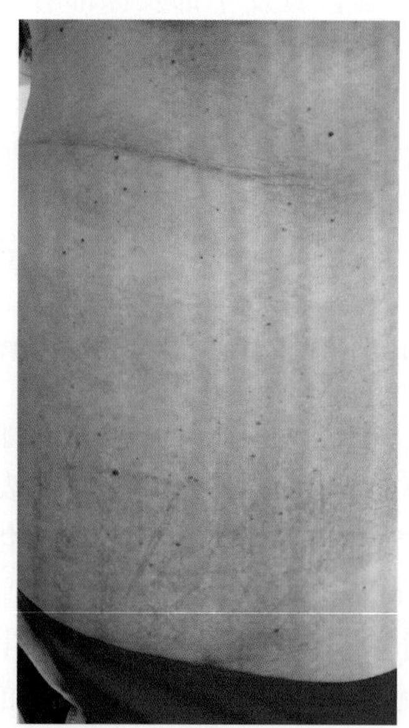

图 25-46　樱桃血管瘤(一)

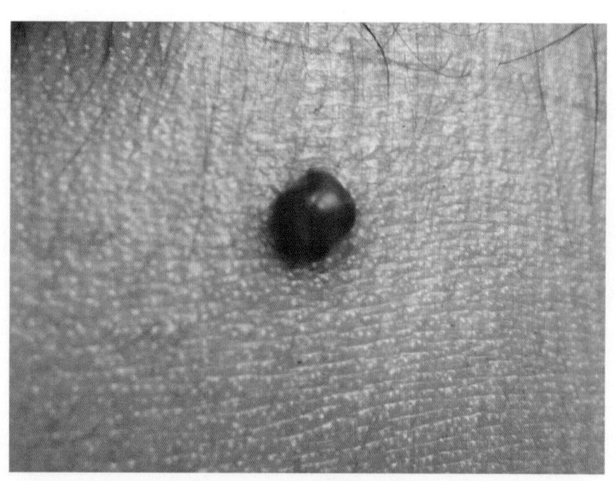

图 25-47　樱桃血管瘤(二)

梭形细胞血管瘤 (spindle cell hemangioma)

梭形细胞血管瘤又称为梭形细胞血管内皮瘤(spindle cell hemangioendothelioma)是一种良性血管肿瘤,具有深在性血管瘤和卡波西肉瘤的特征。

【症状】 本病最常累及四肢远端,较少发生于肢体近端、躯干、头颈部,发生于脾的患者罕见。表现为单发或多发性皮内和皮下红蓝色坚实结节,少数可有疼痛。大小从几毫米至大于 10cm 不等,多数小于 2cm。多发的皮损可发展数年,病程缓慢,自发性消退罕见。某些患者可合并发生静脉曲张,先天性淋巴水肿等。

【病因】 梭形细胞血管瘤发生在多发性内生性软骨瘤(Maf-fucci 综合征)、Klippel-Trenaunay 综合征、静脉畸形、早发静脉曲张或先天性淋巴水肿基础上。发病年龄小以及病变周围异常血管的经常出现,提示其下有血管畸形诱发梭形细胞血管瘤。新近研究结果认为本病可能是血管畸形或畸形所合并的良性病变。

【辅助检查】 彩色多普勒超声可以检测血流的状态,MRI 对本病也有诊断意义。

【组织病理】 结节性肿瘤位于整个真皮内,偶尔见于深部软组织,界限不清。损害主要有两种成分:①扩张的不规则形血管腔,壁薄,或海绵状网状裂隙样结构,内含红细胞和机化血栓或静脉结石;②梭形细胞淡染,细胞核伸长,核深染,核仁不太明显。细胞排列成网状或相互交织的短束状散布于分支状的狭窄血管区,并有散在单个或成团的空泡细胞或弱嗜酸性细胞质的上皮样细胞分布其中。

【鉴别诊断】 应与卡波西肉瘤鉴别。梭形细胞血管瘤具有以下特征:不规则形扩张的分支状血管,而不是梭形细胞之间窄小的血管裂隙;具有空泡状内皮细胞;部分或全部位于肌性血管内;缺少嗜酸性玻璃样小球。

【治疗】

1. 完整切除效果良好,摘除术后可能复发。
2. 浅层 X 线对少数患者,有一定的效果。

丛状血管瘤(plexiform angioma)

丛状血管瘤又称为蔓状动脉血管瘤(angioma arteriale racemosa),多半发生于头部、眼眶、颈部及耳等靠近颈动脉的部位,可以侵蚀颅骨而进入颅内。

【症状】 丛状血管瘤是可压缩的褐红色柔软肿瘤,表面凹凸不平,容易破损出血。蔓藤或蚯蚓状瘤体扭成一团,是由管壁不匀的扩张小动脉及小静脉相互缠绕而成,瘤体有搏动且和脉搏一致,听诊时可听到收缩期较强的杂音(图 25-48)。此类血管瘤属于血管内皮瘤,大面积丛状血管瘤可引起 Kasabach-Merritt 现象(Kasabach-Merritt phenomenon,KMP)。

【辅助检查】 彩色多普勒超声可初步明确和监测大部分血管病变,增强 CT 及 MRI 对诊断本病也有价值。

【组织病理】 低倍镜下的显著特征是真皮和皮下组织浅层散在由紧密排列的不成熟的毛细血管组成的小叶,呈圆形、卵圆形或细长形,典型的"炮弹样"分布。毛细血管内衬扁平的内皮细胞,

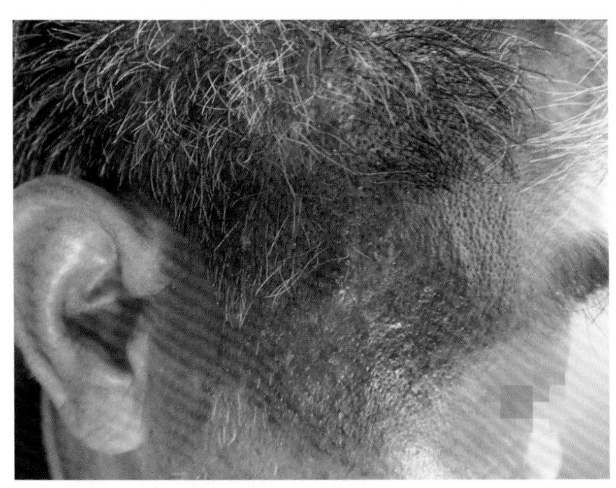

图 25-48 丛状血管瘤

其外由周细胞环绕，非常类似浅表性血管瘤的早期阶段。本病的另一显著特征是小叶周围可见新月形或半月形的扩张淋巴管。部分患者内皮细胞的细胞质内可见晶状包涵体。静脉内病变及汗腺增生少见。本病也可发生于 Kaposi 样血管内皮细胞瘤内。

【鉴别诊断】

1. 草莓状痣的真皮及皮下组织受累更为弥漫、融合，小叶周围无扩张的新月形淋巴管。

2. 结节型 Kaposi 肉瘤由形态一致的梭形细胞和假血管性裂隙组成，无“炮弹样”分布模式，两者鉴别容易，且儿童发生的 Kaposi 肉瘤累及皮肤者极罕见。

【治疗】

1. **全身用药** 病灶增大或有临床症状，但不伴 KMP，可选择糖皮质激素治疗。

合并 KMP 时一线药物是糖皮质激素联合长春新碱方案，除此之外糖皮质激素联合普萘洛尔，雷帕霉素的单独使用在对于疾病的控制方面也有很好的疗效。

2. **手术治疗** 少数病灶局限、表浅的可进行手术切除。

此外，较小的病灶可选用血管硬化剂联合浅层 X 线进行治疗。

本病伴有凝血功能障碍时，病程凶险，要注意预防 DIC 的发生，血常规、血小板的检测在疾病的治疗过程中尤为重要。

卡波西样血管内皮瘤
(Kaposiform hemangioendothelioma)

卡波西样血管内皮瘤是一种主要以梭形细胞呈卡波西肉瘤样的束状生长方式为特征的局部侵袭性肿瘤，因肿瘤好发于婴幼儿，故又称为卡波西样婴儿血管内皮瘤(Kaposi-like infantile haemango-endothelioma)。

【症状】 卡波西样血管内皮瘤是一种较为少见的血管肿瘤，由 Zukerberg 和 Weiss 等于 1993 年提出，是主要见于儿童和青少年的低度恶性血管源性肿瘤，组织学上有类似卡波西肉瘤之处。肿块可见于身体各处的软组织，大多位置较深。最初认为多发于婴儿的腹膜后腔或者深部软组织。临床上，腹膜后肿瘤可表现为腹块、腹水、肠梗阻和黄疸。随着研究发现肿瘤也可发生于皮肤和表浅软组织，还可发生于青年人。皮肤和软组织肿瘤好发于四肢、头部和颈部。肿瘤呈局部侵袭性、破坏性生长。如肿瘤体积大，肿瘤内血管能激活凝血机制而引起消耗性凝血病(Kasach-Merritt 现象)，是肿瘤致死的重要原因。局部淋巴结累及少见，未见肿瘤转移的报道。该病偶见合并淋巴管瘤病。

【辅助检查】 血小板的检测在 KMP 中的作用尤其重要，可及时观察疾病的变化。彩色多普勒超声可初步明确和监测大部分血管病变。增强 CT 及 MRI 对诊断也有价值。

【组织病理】

1. **肉眼所见** 肿瘤质硬、灰白色、多结节，结节多小于 1cm，形态不规则，有时数个结节融合成一个大肿块。

2. **镜下所见** 肿瘤分叶状，呈浸润性生长，由成束状淡染的内皮细胞、充血的毛细血管和裂隙样的管腔组成，偶见苍白的上皮样内皮细胞，上皮样血管内皮细胞胞质内可见空泡。瘤细胞间形成细长或新月体形的血管间隙，与卡波西肉瘤很相似。有时血管腔为圆形、椭圆形，类似于毛细血管瘤，有时可见毛细血管内血栓形成，常见淋巴管瘤样结构。本病的特征性特点是有肾小球样结构，后者由圆形、上皮样形、梭形瘤细胞组成，内有含铁血黄素细小颗粒和透明小球。小球一侧为血管间隙形成的包膜囊样结构。

【鉴别诊断】 确诊主要依靠临床特征和组织病理学检查，但需和卡波西肉瘤进行鉴别诊断。两者均以梭形细胞为主，均有裂隙样血管、梭形细胞质内和细胞之间的小透明球(可能是红细胞残余)和红细胞。但卡波西肉瘤多伴有红细胞，无肾小球样结构。

【治疗】 同丛状血管瘤治疗。

Kasabach-Merritt 现象

Kasach-Merritt 现象(Kasabach-Merritt phenomenon,KMP),又称为巨大血管瘤-血小板减少综合征,是小儿血管瘤罕见的一种并发症。血管瘤在一段时期内突然迅速增大并向周围蔓延,血小板重度减少伴出血,常并发 DIC,多发生于婴儿期及新生儿期。在小儿血管性疾病中,KMP 的发生率为 1/300,但病死率达 30%以上,其病程凶险,患者往往因凝血功能紊乱、败血症,以及重要器官的损害而预后不佳。

【症状】 KMP 主要表现为迅速增长的血管肿瘤(卡波西样血管内皮瘤/丛状血管瘤),常伴有不同程度的出血及炎症样表现。血管肿瘤多在出生时即存在,可位于皮肤、肌肉,也可位于腹膜后、纵隔、肝脾等实质器官,以及骨骼、眼眶和颅内等。血管肿瘤可在短期内突然迅速增大并向周围扩散,表面紫红、温热、质硬有触痛,局部有瘀斑(图 25-49,图 25-50)。

【病因】 异常增殖的血管内皮细胞对血小板的"捕获"作用,促使血小板黏附、聚集和活化,进而在局部激活凝血级联反应,纤维蛋白大量沉积形成微血栓,使得包括血小板在内的血液成分大量潴留,加剧了血小板和凝血因子的消耗。纤溶系统的相应亢进造成瘤内出血,肿瘤迅速增大,并引起新一轮的凝血物质消耗,最终诱发弥散性血管内凝血。

【实验室检查】 血小板明显减低,常低至 20×10^9/L。发生 DIC 时,纤维蛋白原明显降低、纤维蛋白降解产物或 D-二聚体增高。彩色多普勒超声、MRI、CT 的检测对于了解病情有很大的意义。

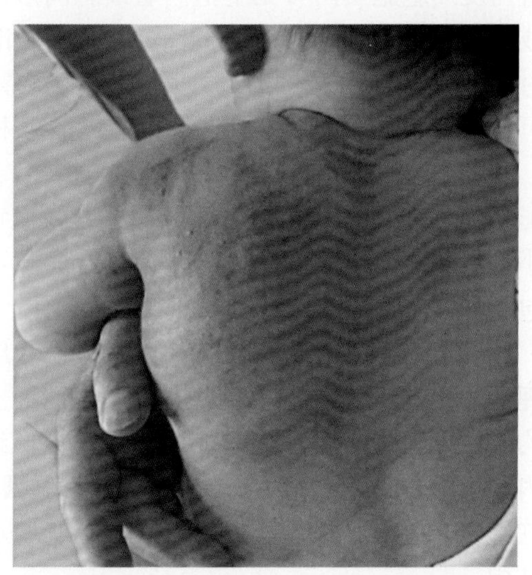

图 25-49 Kasabach-Merritt 现象(一)

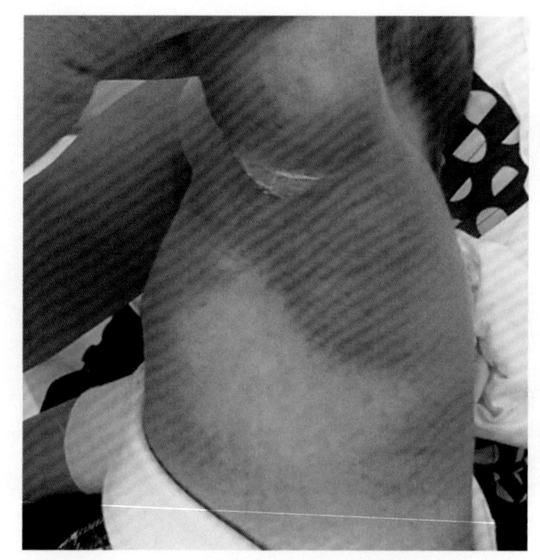

图 25-50 Kasabach-Merritt 现象(二)

【鉴别】 本病须与婴幼儿血管瘤、快速消退型先天性血管瘤、血管肉瘤相鉴别。

【治疗】

1. **系统用药** 系统用药是目前 KMP 的首选治疗。卡波西样血管内皮瘤/丛状血管瘤合并 KMP 的一线药物排序中,第一位为糖皮质激素联合长春新碱,两者的单独用药则分列第二、第三位,之后推荐糖皮质激素联合普萘洛尔、环磷酰胺、雷帕霉素等。一些临床显示雷帕霉素缓解 KMP 及控制卡波西样血管内皮瘤/丛状血管瘤方面效果良好,此药有望成为一线治疗。

2. **手术治疗** 少数局限、表浅的病灶首选手术切除。

3. **介入栓塞** 在病灶巨大无法手术切除或凝血功能急剧恶化的危重患者中,可通过血管造影对卡波西样血管内皮瘤/丛状血管瘤的主要滋养血管进行选择行的药物栓塞。

马富奇综合征(Maffucci' syndrome)

马富奇综合征又称为软骨发育异常血管瘤综合征(dyschondroplasia-hemangioms syndrome)、软骨营养不良血管瘤综合征(chondrodystrophy-hemangiomas syndrome)、多发性内生软骨瘤综合征、卡斯特综合征、血管错构瘤-软骨发育异常综合征。

【症状】 男女均可发病,男性多见,患儿出生时正常,婴儿时期皮肤出现多发性血管瘤病,好发于手足,表现为柔软性隆起性肿块,显现蓝色,偶尔有触痛,随儿童年龄增大而按比例生长,也有部分患者海绵状淋巴管是唯一的皮肤损害。其他皮疹有色素改变,如白癜风和牛奶咖啡斑。

与此同时,有软骨发育异常,于手足尤为趾骨发生奇形怪状的肿块,直径 1~2cm,葡萄状,质硬,骨损害可为单侧或双侧不对称分布,受累骨生长缓慢。

骨骺软骨受累可发生骨畸形,随后发生病理性骨折,且不易愈合,骨畸形明显时,手足可呈现大的软骨肿块,青春后期小腿长骨干骺端出现较大结节和内生软骨瘤,更晚可累及躯干,大多有功能丧失。

本综合征常有多种良恶性中胚叶肿瘤,血管瘤很少恶变,一旦发生,要比软骨瘤恶变更具有侵袭性。15%~50%的患者软骨瘤恶变成软骨肉瘤,其他有纤维肉瘤、血管肉瘤、骨肉瘤、良恶性卵巢肿瘤、神经胶质瘤、星形细胞瘤、甲状旁腺瘤、垂体腺瘤、肾上腺瘤、乳腺癌、胰腺瘤和癌、鳞癌、白血病和其他多发性原发性肿瘤。

主要症状:血管瘤病变,常为海绵状血管瘤,偏侧分布;软骨发育障碍,容易骨折,导致肢体缩短、畸形;眼部血管病变,视盘水肿。

【辅助检查】 X 线检查可见骨畸形,软骨瘤呈半透明改变。

【组织病理】 真皮和皮下组织可见厚壁和薄壁血管腔隙,内衬单层内皮细胞,呈现复杂的血管畸形结构。

【鉴别】 本病应与 Ollier 病鉴别,后者仅见软骨发育异常,并无皮损。

【治疗】 一旦确诊,应防止骨折,密切随诊,必要时对损害做 X 线和组织病理检查,排除恶性病变。皮肤血管畸形治疗同海绵状血管瘤,对迅速增大和引起临床症状的损害做手术治疗,矫正骨畸形,早期彻底切除恶性肿瘤。

冯希佩尔-林道综合征 (Von Hippel-Lindau syndrome)

冯希佩尔-林道综合征是一组临床上较为罕见的多发性、家族性、多器官累及的良、恶性肿瘤,为常染色体显性遗传性综合征,可累及的主要器官有脑和脊髓、视网膜、胰腺、肾脏以及肾上腺和附睾等,又称为视网膜血管瘤,囊肿性视网膜血管瘤(小脑及视网膜内血管瘤样囊肿形成)、家族性小脑-视网膜血管瘤、小脑视网膜血管网状细胞瘤、视网膜小脑血管瘤。

【症状】 VHL 综合征的临床表现和症状包括血管瘤、血管网状细胞瘤、嗜铬细胞瘤、肾细胞癌,胰腺囊肿(胰腺浆液性囊腺瘤)以及咖啡牛奶斑。37.2%的 VHL 综合征患者表现为血管瘤,且通常累及视网膜,由此产生的失明十分常见。视网膜血管网状细胞瘤为 VHL 综合征最早且最常见的病变之一;累及中枢神经系统表现为血管网状细胞瘤;累及肾脏表现为肾囊肿、肾透明细胞癌、肾腺瘤和肾血管平滑肌脂肪瘤等;累及胰腺,以多发囊肿常见,其次为浆液性囊腺瘤、胰岛细胞瘤等;常累及肾上腺,表现为嗜铬细胞瘤,也可是该病的腹部唯一表现。由此带来的卒中、心脏病、心血管疾病也相当多见。大部分肿瘤生长缓慢,无症状且无功能。西佩尔-林道综合征患者最常见的死因是肾细胞癌以及继发于小脑血管母细胞瘤的神经系统并发症。

【病因】 由位于染色体 3p25~26 区的 *VHL* 基因突变引起,其不同的突变形式和部位会导致不同的疾病表型,从而产生复杂多样的临床表现。

遗传性 *VHL* 基因突变约占 80%。大约 20%的患者,是由于基因在生殖细胞(卵子或精子)形成时或在胎儿生长早期发生新的突变所致。

【治疗】 本病为多系统损害,以对症治疗为主。

戈勒姆病(Gorham's disease)

戈勒姆病又称为伴有骨质溶解的血管瘤性痣(angiomatous naevi with osteolysis),是以骨组织溶解破坏为主要病变的一组症候群,多在儿童期至青年期发病,病程进展缓慢,多数为单侧局灶性血管瘤,病变可侵犯一块骨骼,也可波及数块相邻的骨骼,骨质可发生大块溶解,邻近的软组织也可受累。肌肉组织常发生弥漫性广泛萎缩。本病常见局部病变,其病因不明。本病患者的骨溶解常同时或序贯发病,可发生于任何部位的骨骼,按发病率高低依次为下颌骨、肋骨、股骨、肩胛骨、肱骨、胸骨、颅骨、锁骨和椎骨。早期病变局限于某一块骨,发病隐匿,常以局部疼痛或病理性骨折为首发症状。

X 线表现骨质块状溶解,溶骨区无骨膜反应,关节腔常不累及。

MRI 可以反映溶骨病灶及其周围软组织的病变情况,准确判断溶骨破坏是否累及关节面。

目前临床尚无公认的治疗方法,手术和放疗有一定的疗效。

血管球瘤
(glomus tumor,glomangioma)

血管球瘤又称为血管神经性肌瘤(angioneuromyoma)、球状血管瘤,表现为一个淡红或淡紫色小结节,有剧烈的阵发性疼痛,也有明显的压痛,最常见于甲床或指尖。

血管球是一种特殊的血管性结构。起源于血管球的血管球瘤是良性肿瘤,通常是一个孤立的圆形小结节,最常见于甲床,也可发生于指尖,有时发生于四肢或其他部位(图 25-51~图 25-53)。本病多单发,多发者罕见。在临床上,可以看到指甲下方有个火柴头大的淡红或淡紫色小点,常有阵发性疼痛,剧烈的疼痛可由手指传到肩部,以后迅速消失;当外界温度改变尤其突然受到寒冷侵袭时,立刻引起一阵剧烈的疼痛。指甲被压时也有明显的按痛,极少数患者有多个血管球瘤而有或无轻微压痛。

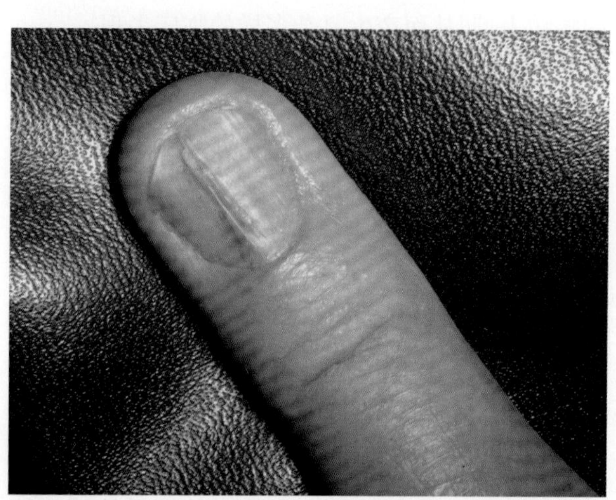

图 25-51 血管球瘤

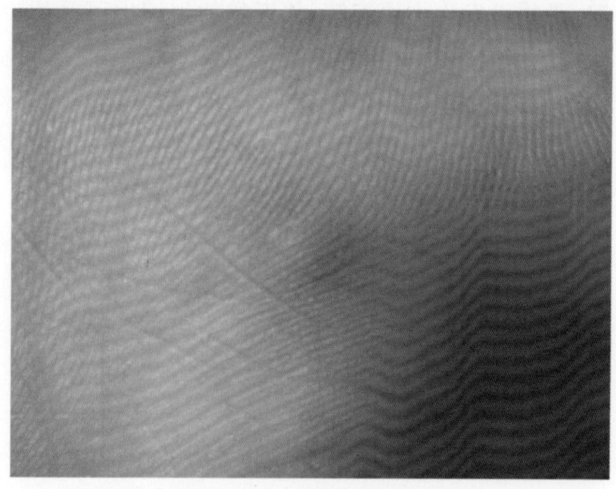

图 25-52 皮肤血管球瘤

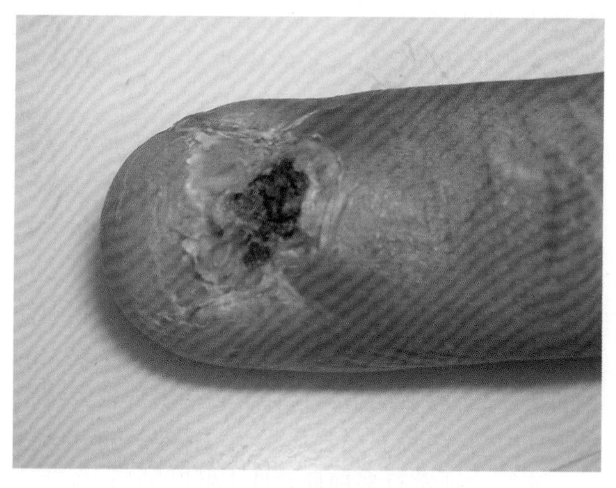

图 25-53 血管球瘤破溃

血管球是动静脉吻合的一种特殊结构,可能参与体温的调节作用。动脉段的苏克魁特-霍也尔管(Sucquet-Hoyer canal)是一个小动脉的分支,有狭窄的管腔及数层血管球细胞构成的厚壁,壁衬是一层内皮细胞;血管球细胞很像上皮样细胞,被认为是一种能收缩的平滑肌细胞。静脉段是管腔较大而壁薄的纤细静脉,和真皮乳头层下方的小静脉相接。正常血管球在真皮网状层内,最常见于甲下,也可出现于指趾侧面及掌跖等处,在婴儿出生数月后才开始发育,到老年时期逐渐萎缩。

血管球瘤内有若干大小不等的小血管腔,腔壁是数层血管球细胞而像上皮样细胞,内壁是一层扁平细胞,很像正常血管球的 Sucquet-Hoyer 管。血管球细胞往往不规则地伸展到附近结缔组织内,也可零星或成群散布于基质内而无可见的小血管腔(图 25-54,图 25-55)。基质内有疏松的结缔组织并可发生黏液变性。血管球细胞附近有网状神经纤维细丝,由银染色法染出。

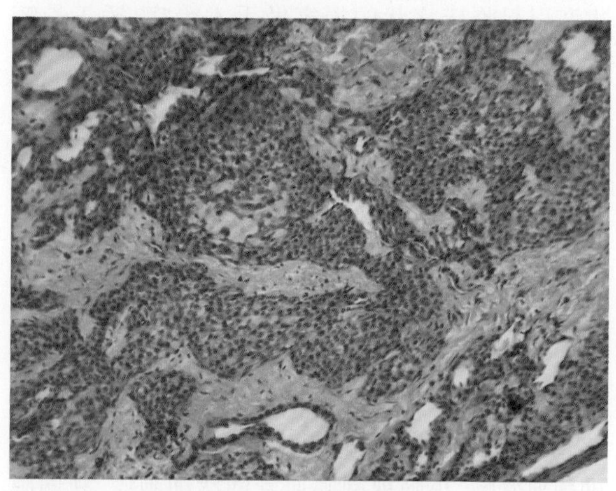

图 25-54 血管球瘤病理(一)

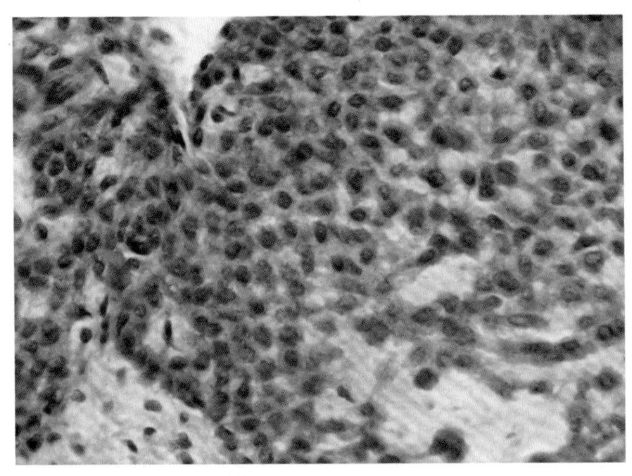

图 25-55　血管球瘤病理(二)

激光、液氮、电干燥法及切除术都可治疗血管球瘤。在治疗甲床的血管球瘤时要先切除部分甲板露出损害,然后切去或用电干燥法或冷冻疗法补充治疗。

血管周皮细胞瘤
(hemangiopericytoma)

血管周皮细胞瘤常表现为坚实结节或皮下硬物,直径一般不超过 10cm,可以发生于任何部位,皮肤表面正常。它像一个无痛性的血管球瘤,不受年龄及性别的限制。

在临床上,血管周皮细胞瘤很少见,也难诊断,一般依赖病理组织学检查才能确诊,但病理检查时也易误认为血管丰富的纤维肉瘤或血管球瘤。

病理组织变化是毛细血管增生及分叉,内壁是一层正常的内皮细胞,而外围是不规则增生的周皮细胞,紧密排列,大多数细胞核呈梭形,有的呈卵圆形,有时有核分裂。网状纤维染色时就显出周皮细胞密布于网状纤维的密网内,网状纤维也包绕毛细血管而使毛细血管更加显著,因此网状纤维染色有诊断价值。

血管周皮细胞瘤虽是类似血管瘤的良性肿瘤,但少数患者的细胞核变形及发生核分裂,通过血流及淋巴管转移到肺部或别处而最终致命。

由于肿瘤可以恶变,应该完全切除。放射治疗被认为无效。

良性血管内皮细胞瘤
(benign hemangioendothelioma)

毛细血管内皮细胞恶性增生的恶性血管内皮细胞瘤是一种血管肉瘤,多半发生于老人,而良性血管内皮细胞瘤最早出现于出生时或出生后数周内,又称为幼年良性血管内皮细胞瘤(juvenile benign hemangioendothelioma)。

临床表现是一个坚实或很硬的扁平斑块或隆起,呈紫红或褐红色而像血管瘤,直径为数厘米或更大,通常发生于头皮部位,和下方组织不粘连,可自由推动,但可迅速向下发展而深入皮下组织。

组织变化是大量扩张毛细血管,管壁为整齐排列成多层的内皮细胞。

增生性血管内皮细胞瘤病
(angioendotheliomatosis prolifer)

增生性血管内皮细胞瘤病分为炎症型及肿瘤型。

炎症型有红斑、紫癜、坏死或多个结节而像过敏性血管炎,组织变化也相似,但没有细胞浸润、红细胞外渗及核尘等血管炎性特征。主要组织变化是真皮内毛细血管扩张,内皮细胞大量增生并可伴有血栓而使扩张的毛细血管闭塞。除了皮肤外,体内器官也可有相同的病理变化,重要器官严重受损时可使患者死亡。

肿瘤型是广泛发生的淡青色斑片或斑块,也可为结节,除发生于皮肤外,也可发生于内脏器官。组织变化是大量毛细血管扩张并有大量增生的不典型内皮细胞。

淋巴管畸形
(lymphatiic malformation,LM)

淋巴管畸形,曾称为“淋巴管瘤”,是常见的一种先天性脉管畸形疾病。根据淋巴管囊腔的大小分为巨囊型、微囊型和混合型 3 型。巨囊型 LM 由 1 个或多个 $\geq 2cm^3$ 的囊腔构成,微囊型 LM 则由多个体积 $< 2cm^3$ 的囊腔构成,两者兼而有之的则称为混合型 LM。同时存在淋巴液和血液时可称为血管淋巴管瘤(hemo-lymphangioma)。

【症状】 淋巴管畸形可以发生在全身任何部位,以主要淋巴系统所在区域最为常见,颈部及腋下发病率最高,腹股沟、纵隔、腹膜后次之,躯干及四肢最低。巨囊型 LM 通常由不止一个囊腔组成,囊腔之间可以相通或不相通,囊腔中含有水样的透明液体,有波动感,有时不透光或呈琥珀色。而微囊型 LM 病灶相对实心。LM 的临床表现受病变的类型、范围和深度的影响差异很大,可表现为皮肤黏膜上充满液体的小疱,或表现为巨大的肿物。

【病因】淋巴管畸形的发病机制尚不清楚，一般认为其病变内皮细胞均可能来源于脉管系统发育的早期。在胚胎期，静脉丛中的中胚层首先形成原始淋巴囊，淋巴囊再逐渐形成有功能的毛细淋巴管，毛细淋巴管相互吻合成网，逐渐汇集成一系列由小到大的各级淋巴管。

【辅助检查】淋巴管畸形结合超声、诊断性穿刺及 MRI 检查，必要时以 CT 和活检辅助检查。

【组织病理】真皮及皮下组织有巨大囊腔，这些囊腔内充满了淋巴液，腔壁是一层内皮细胞，囊腔附近有大量的成纤维细胞、白细胞、脂肪细胞和肌细胞等。

【治疗】淋巴管畸形是淋巴系统的良性病变，生长缓慢，很少自然消退，在感染、创伤后常突然增大。若发生于特殊部位则可能导致毁容、畸形，压迫重要器官引起功能障碍，故对该病需采取积极的干预措施。

1. **硬化治疗** 适用于巨囊型和混合型淋巴管畸形。其中巨囊型硬化治疗通常可取得较为满意的效果，而微囊型疗效相对较差。常用的硬化剂有博来霉素、平阳霉素、溶血性链球菌制剂、多西环素、无水乙醇和泡沫硬化剂等。

2. **手术切除** 主要用于局限性的大囊型病变。由于手术后复发率高，对于混合型和微囊型不建议进行手术治疗

3. **激光治疗** 超脉冲二氧化碳激光等激光对于微囊型等较小的皮损可以进行治疗，混合型建议联合硬化治疗效果更佳。

（王根会 寇晓丽）

参考文献

1. 普雄明. 血管性皮肤病学[M]. 乌鲁木齐：新疆人民卫生出版社，2010.
2. 中华医学整形外科分会血管瘤和脉管畸形学组. 血管瘤和脉管畸形诊断和治疗指南[J]. 组织工程与重建外科杂志，2016，12(2)：63-97.
3. PERKINS J A，MANNING S C，TEMPERO R M，et al. Lymphatic malformations：current cellular and clinical investigations [J]. Otolaryngol Head Neck Surg，2010，142(6)：789-794.
4. GREENBERGER S，BISCHOFF J. Pathogenesis of infantile haemangioma [J]. Br J Dermatol，2013，169(1)：12-19.
5. ALIM M，TEIMORY M，SARHAN M. Gener-alized essential telangiectasia with conjunctival involvement[J]. Clin Exp Dermatol，2006，31(6)：781-782.
6. LLTE VELDHUI E C，TE VELDHUIS A H，VAN DIJK F S，et al. Rendu-Osler-Weber disease：update of medical and dental considerations. Oral Surg Oral Med Oral Pathol Oral Radiol Endod，2008，105(2)：E38-41.
7. BONIFAZI E，MILANO A，FOTI C. Allergic contact dermatitis caused by topical propranolol in a 5-month-old baby [J]. Contact Dermatitis，2014，71(4)：250-251.
8. XU S，JIA R，GE S，et al. Treatment of periorbital infantile haemangiomas：a systematic literature review on propranolol or steroids[J]. J Paediatr Child Health，2014，50(4)：271-279.
9. XU S Q，JIA R B，ZHANG W，et al. Beta-blockersversus corticosteroidsin the treatment of infantile hemangioma：an evidence-based systematicreview [J]. World J Pediatr，2013，9(3)：221-229.
10. 许诗琼，贾仁兵，范先群. 婴幼儿眼部血管瘤治疗进展[J]. 中华眼视光学与视觉科学杂志，2013，15(10)：637-640.
11. 顾瑛. 光动力疗法[M]. 北京：人民卫生出版社，2012.
12. MOUHARI-TOURE A，AZOUMAH K D，TCHAMDJA K，et al. Rapid regression of infantile haemangioma with 2% propranol olointment [J]. Ann Dermatol Venereol，2013，140(6-7)：462-464.
13. JAHNEL J，LACKNER H，REITERER F，et al. Kaposi form hemangioendothelioma with Kasabach-Merrittphenomenon：from vincristine tosirolimus [J]. Klin Padiatr，2012，224(6)：395-397.
14. NOZAKI T，NOSAKA S，MIYAZAKI O，et al. Syndromes associated with vascular tumors and malformations：a pictorial review [J]. Radiographics，2013，33(1)：175-195.
15. 金云波，常雷，邹运，等. 普萘洛尔治疗腮腺区巨大婴幼儿血管瘤远期疗效研究[J]. 组织工程与重建外科，2015，11(4)：246-247.
16. GNARRA M，SOLMAN L，HARPER J I，et al. Propranolol and prednisolone combination for the treatment of segmental haemangioma in PHACES syndrome[J]. Br J Dermatol，2015，173(1)：242-246.
17. BLACK E H，NESI F A，CALVANO C J，et al. Smithand Nesi's ophthalmic plastic and reconstructive surgery [M]. 3rd. Berlin：Springer，2012.
18. WU J，WANG Q，FU X，et al. Influence of immunogenicity of allogeneic bone marrow mesenchymal stem cells on bone tissue engineering[J]. Cell Transplant，2016，25(2)：229-242.
19. REICHERT J C，CIPITRIA A，EPARI D R，et al. A tissue engineering solution for segmental defect regeneration inload-bearing long bones [J]. Sci Transl Med，2012，4(141)：135-143.

20. WEISSENSTEIN A, STRAETER A, VILLALON G, et al. Topical timololfor small infantile hemangioma: a new therapy option [J]. Turk J Pediatr, 2012, 54(2): 156-158.
21. HERNANDEZ J A, CHIA A, QUAH B L, et al. Periocular capillary hemangioma: management practices in recent years [J]. Clin Ophthalmol, 2013, 7: 1227-1232.
22. REQUENA L, KUTZNER H. Hemangioendothelioma [J]. Sem Diagn Pathol, 2013, 30(1): 29-44.
23. DROLET B A, TRENOR C R, BRANDAO L R, et al. Consensus-derived practices tandards plan for complicated Kaposi form hemangioendothelioma [J]. J Pediatr, 2013, 163(1): 285-291.

第二十六章

结缔组织病及结缔组织性疾病

有些疾病如红斑狼疮、皮肌炎、硬皮病、风湿热、类风湿关节炎、结节性多动脉炎甚至多形红斑、结节性红斑等曾经被列入胶原病(collagen diseases)的范围内,认为这类疾病的间叶组织广泛变性,主要是胶原纤维发生纤维蛋白样变性。现在,胶原病被改称为结缔组织病(connective tissue diseases),事实上所谓的纤维蛋白样变性是指纤维蛋白样物质沉积,这种变化是继发性的,电子显微镜显示胶原纤维本身没有变化,主要是免疫球蛋白的自身抗体生成。红斑狼疮是自身免疫反应,硬皮病及皮肌炎也被认为是自身免疫反应,因此胶原病或结缔组织病都是不适当的名称。

自身免疫性疾病的发病机制还不太明了。禁忌克隆学说(禁株学说,forbidden clones theory)认为人身体组织或其组成物可因感染、外伤或物理化学性刺激而成为抗原物质,胚胎期即已形成的隐蔽抗原也可以释放,这些都能成为自身抗原。免疫活性细胞特别是免疫淋巴细胞可以原地发生突变,或由于病毒、细菌感染、紫外线或X线等物理性刺激、药物等化学因素的影响而发生突变,突变后的免疫活性细胞不能识别外来的免疫物质或自身抗原性组织,并对自身抗原产生自身抗体或细胞免疫反应,进而破坏器官或组织而发生疾病,这些突变的免疫活性细胞主要是淋巴细胞群的生长繁殖,因被禁止而称为禁忌克隆或禁忌细胞株。

胸腺、浆细胞、免疫球蛋白及巨噬细胞等具有清除及抑制禁忌克隆活动繁殖的防御功能,感染、营养不良、疲劳、日晒、药物、情绪等内外影响均可减弱防御功能而成为自身免疫性疾病的发生、复发及加重的诱因。器官及组织的破坏使自身抗原更多而引起恶性循环,从而促使病情不断恶化。

自身免疫病往往反复发作,时轻时重,病程较久,有各型变态反应的表现,一般免疫球蛋白增高时,糖皮质激素等免疫抑制药常有明显的疗效。这类疾病包括系统性红斑狼疮、皮肌炎及硬皮病等结缔组织病,临床表现、血清学试验、组织病理及组织化学变化等有相似之处。例如,在症状方面,可有雷诺现象、红斑、肾脏损害及各种浆膜炎等;在实验室检查方面,红细胞沉降率可加快,球蛋白可增多,红斑狼疮细胞及DNA抗体试验等可为阳性,冷球蛋白血症可以存在;在病理组织方面,有弥漫的结缔组织与血管变化,胶原纤维有纤维蛋白样物质沉积,基质发生黏蛋白变性。但这些疾病也有很多不同之点,例如,系统性红斑狼疮及硬皮病的抗核抗体滴定度增高,而皮肌炎的抗核抗体滴定度一般不增高;又如,系统性红斑狼疮的结缔组织处显著变性发炎,红斑狼疮细胞往往阳性,而系统性硬皮病的结缔组织显著增生,皮肌炎的组织病理变化主要是横纹肌发生变化。

有的患者同时患有两种以上的结缔组织病,或一种结缔组织病并发类似的疾病。例如,系统性红斑狼疮并发类风湿关节炎、皮肌炎或硬皮病,皮肌炎并发硬皮病及结节性多动脉炎,系统性红斑狼疮并发血栓性血小板减少性紫癜等。因此,有人称这些并发的疾病为重叠综合征(overlapping syndrome)。某些重叠综合征如干燥综合征(干燥性角膜结膜炎、口腔干燥、类风湿关节炎等)及混合结缔组织病可认为是独立性疾病。

在本章内,除了红斑狼疮、皮肌炎及硬皮病等自身免疫性疾病外,还包括结缔组织有显著变化的硬肿病、硬化萎缩性苔藓、女阴干枯、阴茎干枯、复发性多软骨炎、环状肉芽肿、风湿性结节等。

红斑狼疮(lupus erythematosus)

红斑狼疮是一种病因尚不明确,以B细胞活化增殖、T细胞功能缺陷、血清中出现多种自身抗体及多器官系统受累为特征的慢性自身免疫性疾病。红斑狼疮分为皮肤型红斑狼疮(cutaneous lupus erythematosus,CLE)及系统性红斑狼疮(systemic lupus erythematosus,SLE),前者主要侵犯皮肤而有局限的持久红斑或斑块，有清楚的边界，表面有紧密附着的鳞屑，扩大的毛囊孔处鳞屑构成角质栓，患处常有萎缩及色素性变化。皮损通常出现于颊部等暴露部位，没有明显的自觉症状。后者侵犯多处器官，出现各系统病理改变及功能异常，预后往往不良。少数皮肤型红斑狼疮患者可以转变成SLE。

皮肤型红斑狼疮
（cuataneous lupus erythematosus，CLE）

皮肤型红斑狼疮可分为慢性皮肤型红斑狼疮（chonic cuataneous lupus erythematosus，CCLE）、亚急性皮肤型红斑狼疮（subacute cuataneous lupus erythematosus，SCLE）、急性皮肤型红斑狼疮（acute cutaneous lupus erythematosus，ACLE）。

【症状】

（一）慢性皮肤型红斑狼疮（CCLE）

1. 盘状红斑狼疮（discoid lupus erythematosus，DLE）　初起损害为一片或数片红斑或斑块，表面有些不易脱落的鳞屑，以后渐渐扩大，成为环形不规则的斑块，边缘发红，边界明显，常有略微隆起。鳞屑紧附在皮肤上（图26-1，图26-2），用力剥离可露出顶针般的扩张毛囊孔，鳞屑底面有很多刺状角质突起，这些刺状物本是堵塞在毛囊口的角质栓，此时随鳞屑的剥离而被拔出，可为本病的一个特殊表现。

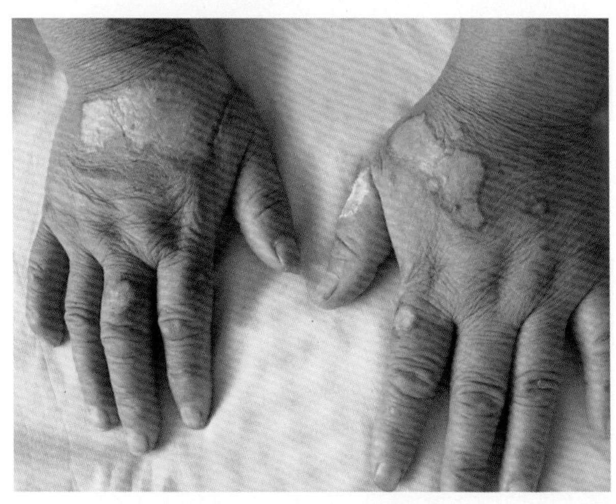

图26-1　盘状红斑狼疮（一）

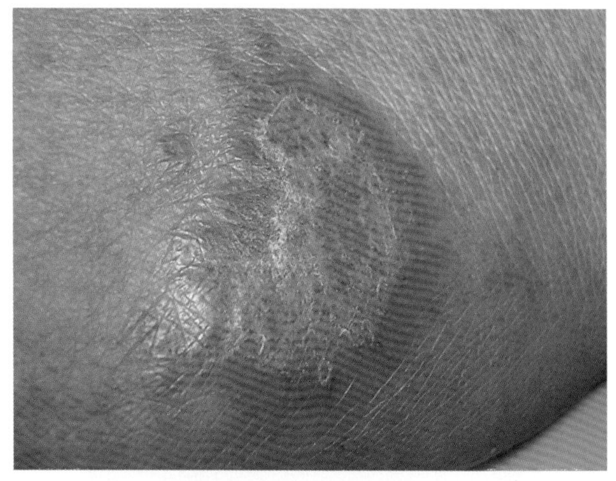

图26-2　盘状红斑狼疮（二）

皮疹的发展很慢，中央部分渐渐萎缩，发生毛细血管扩张及瘢痕，皮疹不溃破，不易消退，通常没有自觉症状，部分有程度不定的瘙痒。

盘状红斑狼疮皮损常见于面部，特别容易发生于颊部及鼻部而成蝶形分布，往往先是数小片发生于两侧颊部，然后逐渐扩展，可以互相连接成一片（图26-3）；或先出现于鼻部，然后向两侧展开。损害也常发生于头皮，起初为鳞屑及红斑，以后成为失去头发的瘢痕，瘢痕略微陷落，可较正常头皮略硬，而边缘往往仍然有浸润及脱屑，某些患者的皮损浸润不太明显而表面覆盖着较厚的角质鳞屑（图26-4）。头皮往往和面部皮损同时存在，有时出现较早，可以引起剧烈的痒感。此外，耳、手及手指的背侧可发生持久红斑及鳞屑，类似多形红斑、银屑病、冻疮样狼疮或冻疮的皮疹。

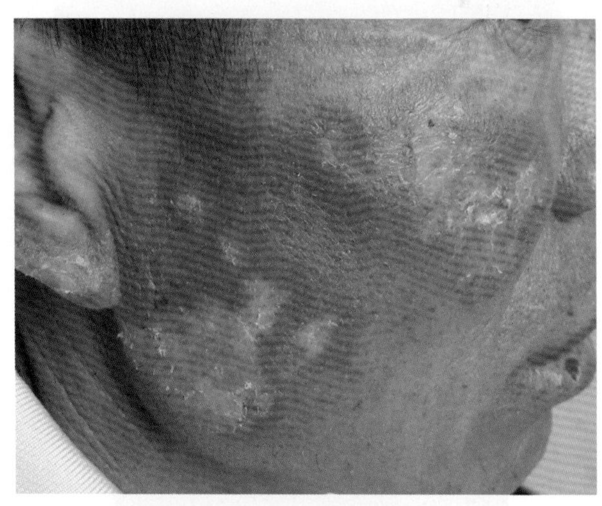

图26-3　盘状红斑狼疮（三）

不典型患者的皮疹可以很浅而类似皮肤脂溢性皮炎，有时鲜红而像接触性皮炎，有的炎症很轻而呈暗灰色，有的则像白癜风色素脱失（图26-5）。有的患者继发于外伤、手术或慢性感染灶，皮损超出原损伤部位，以浸润性红斑、脱屑扩展，中央会发生色素脱失及萎缩（图26-6）。盘状红斑狼疮约

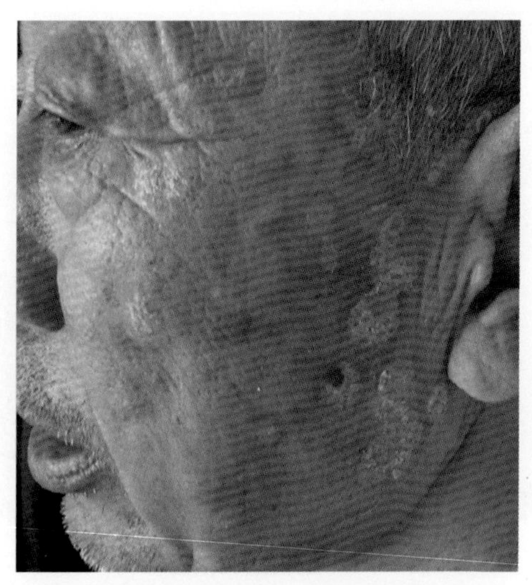

图 26-4 盘状红斑狼疮(四)

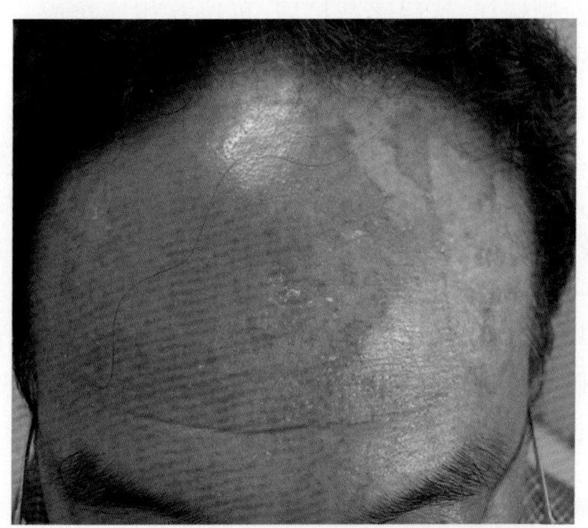

图 26-5 盘状红斑狼疮(五)

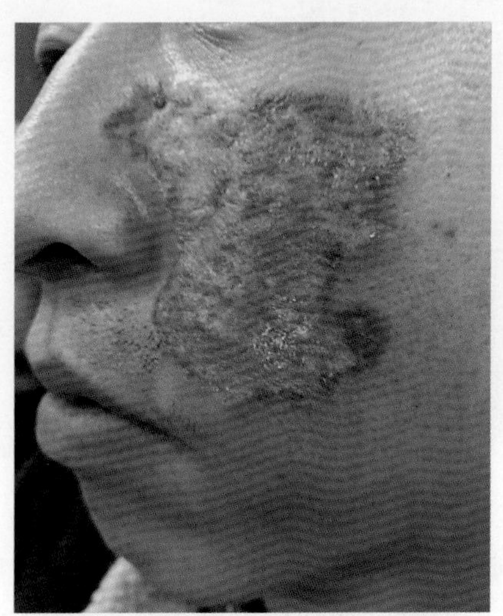

图 26-6 外伤后盘状红斑狼疮

30%的患者口腔黏膜发生损害。唇红缘往往有萎缩及脱屑的红斑,口腔黏膜可有角化的灰白斑,边缘发红,有时糜烂及遗留淡白色瘢痕(图 26-7)。

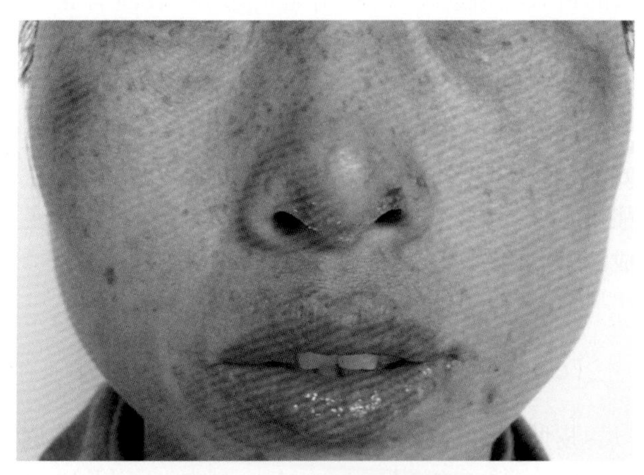

图 26-7 口唇盘状红斑狼疮

毛细血管扩张性红斑狼疮(lupus erythematosus telangiectodes)主要发生于面部,大小不定,由针头至手掌大或更大,分布成蝶形,有明显扩张的毛细血管,几乎没有鳞屑。斑片消退后,常遗留暂时的色素沉着,也可遗留不明显的萎缩性瘢痕(图 26-8,图 26-9)。

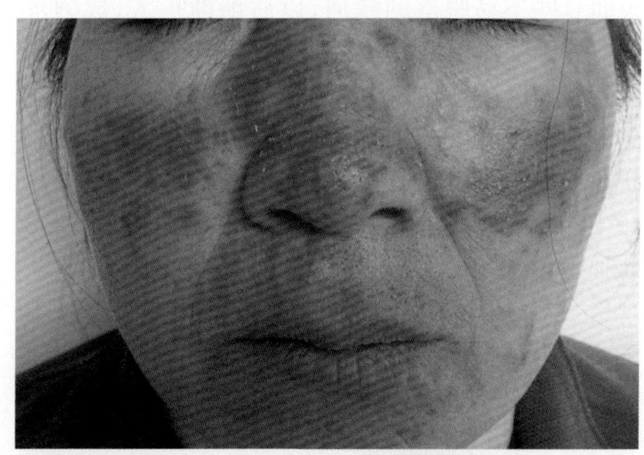

图 26-8 毛细血管扩张性红斑狼疮(一)

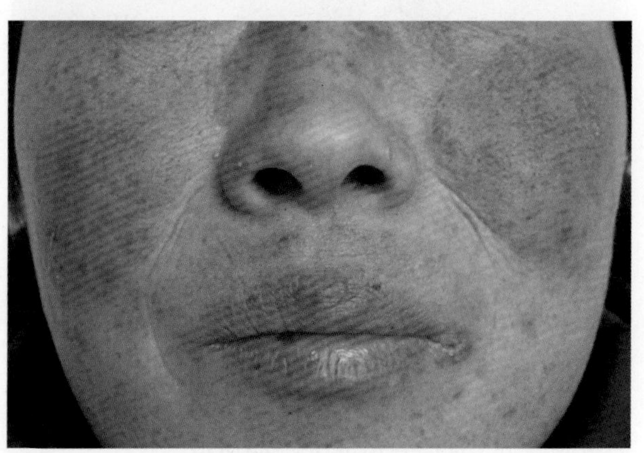

图 26-9 毛细血管扩张性红斑狼疮(二)

播散性盘状红斑狼疮(disseminated discoid lupus erythematosus)是皮损分布较广的一型,少数患者易发展成SLE。皮损是一般的盘状红斑狼疮,可以扩展到头部及颈部,头皮可光秃及萎缩,面部皮肤的萎缩可影响眼皮、颊部及颈部的活动,手、前臂及外生殖器都可有广泛的萎缩性红斑。耳、鼻、头皮、胸部及上肢等处都可有盘状红斑狼疮的皮损(图26-10、图26-11)。白细胞及血小板计数一般低于正常。皮损可自然消退,有时也可突然扩散加重,此时白细胞可以增多。

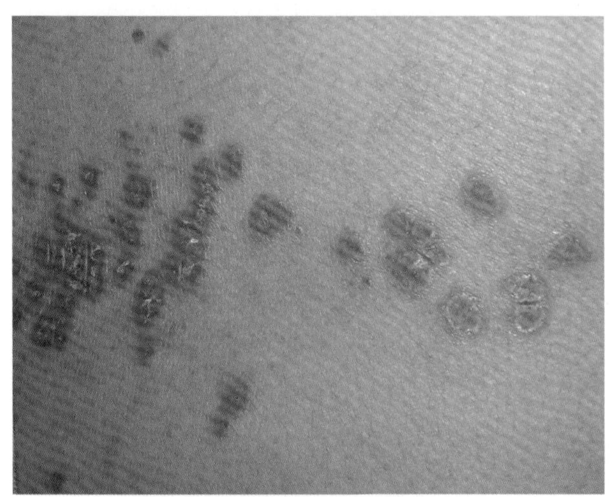

图26-10 播散性盘状红斑狼疮(一)

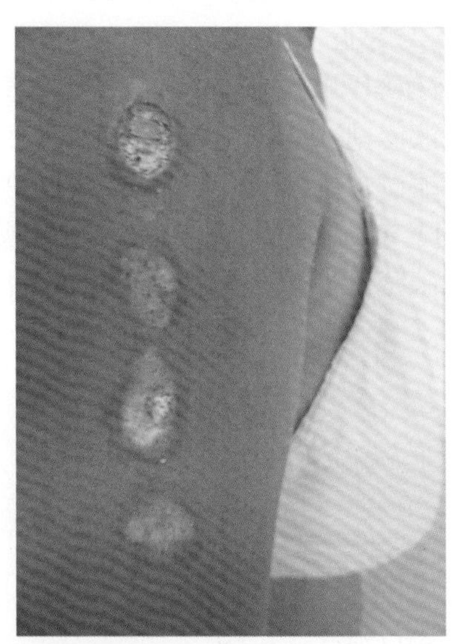

图26-11 播散性盘状红斑狼疮(二)

盘状红斑狼疮及SLE患者面部、颈部、胸部及口部等处可有环形隆起损害,严重时起疱,甚至坏死,可持续数周至一个多月,以后可屡次复发,很像多形红斑,但皮损处免疫荧光带试验阳性。此综合征被称为罗威尔(Rowell)综合征。

盘状红斑狼疮通常发生于成人,以20~40岁的妇女较多,女性发病约是男性的一倍,但本病也可出现于儿童甚至出生不久的新生儿,面部可有毛细血管扩张而易误诊为布罗姆(Bloom)综合征。

盘状红斑狼疮的病程往往很久而长期不变,长久不愈。可有钙盐沉着或偶然发生鳞状细胞癌,多见于男性头皮。有的自然消退,往往遗留白斑或暂时性色素沉着及萎缩性浅瘢痕,皮损消退后可在原处或别处复发。不足1%~5%的播散性皮损患者最终可转变成SLE。SLE的盘状损害与单纯性DLE患者相比,皮损通常较小,累及部位较多,但损害的特点两者基本相同,此型皮损在SLE患者的发生率为42%。

2. 冻疮样红斑狼疮(chilblain lupus erythematosus) 多半发生于血液循环不良的患者,偶然发展成SLE。鼻部、颊部、耳及指间等容易发生冻疮的部位先有浸润性红斑,天冷时加重,以后成为青红或紫红色斑块,容易误认为冻疮或冻疮样狼疮(见“类肉瘤病”),但附着很松的鳞屑,以后持久存在,中央部分常有萎缩性瘢痕形成(图26-12~图26-15)。约15%的患者发展成SLE,特别是同时具有盘状皮损的患者。

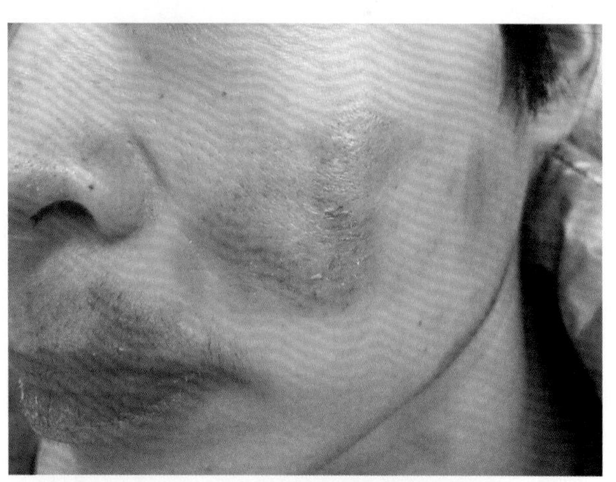

图26-12 冻疮样红斑狼疮(一)

3. 疣状盘状红斑狼疮(verrucous discoid lupus erythematosus) 大约2%的慢性盘状红斑狼疮患者出现疣状损害。皮损为丘疹结节或斑块,表面有质硬的疣状角质物(图26-16)。皮损不痒,多半出现于臂部或手背而易误认为疣状扁平苔藓或疣状痣,但组织变化是盘性红斑狼疮的表现,基底层液化变性,基底膜带有IgG及C3沉积。其他部位可有典型皮损。

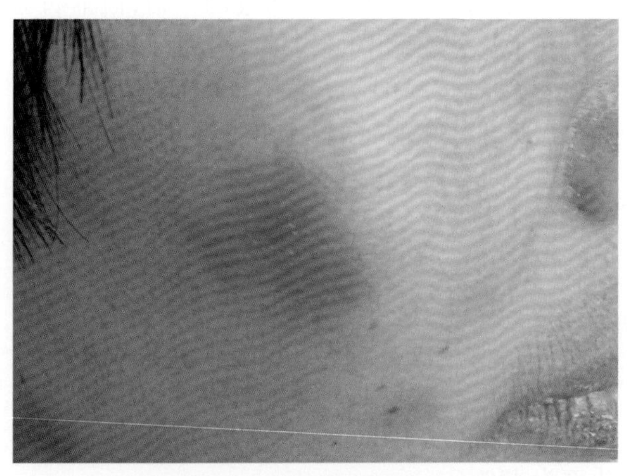

图 26-13 冻疮样红斑狼疮(二)

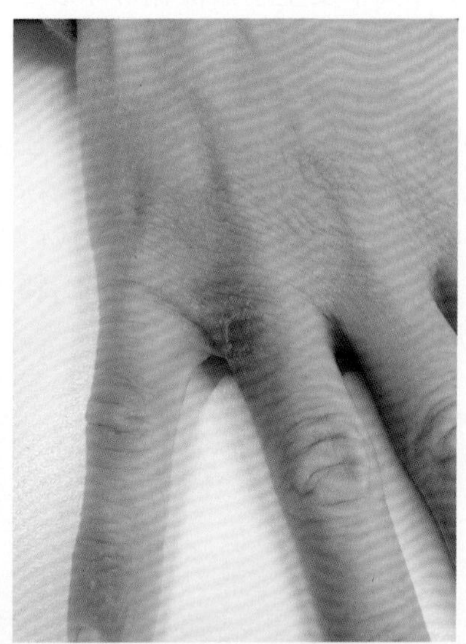

图 26-14 冻疮样红斑狼疮(三)

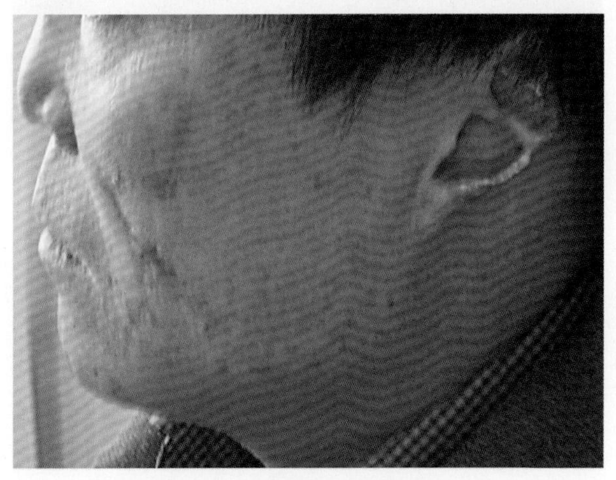

图 26-15 冻疮样红斑狼疮(四)

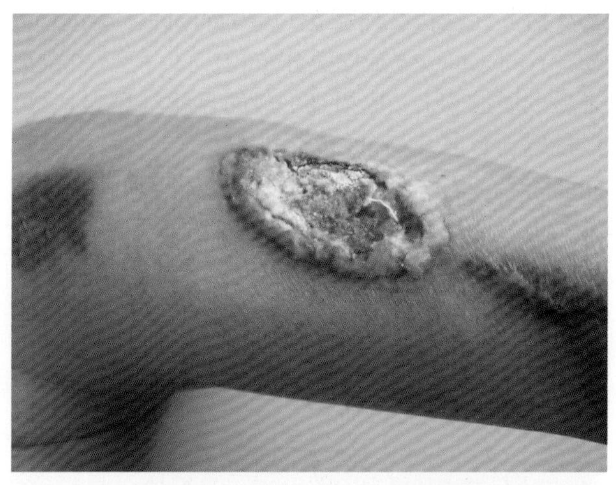

图 26-16 疣状盘状红斑狼疮

4. **深部红斑狼疮**(lupus erythematosus profundus,LEP) 又称为狼疮性脂膜炎,是介于 DLE 与 SLE 的中间型,主要见于女性,皮损可见于任何部位,以颊、臀、臂部等处多见,下肢股部和胸腹部次之。基本皮损为结节或斑块,单个或多个,蚕豆大至巴掌大,边缘清楚,质地坚实,皮损表面为正常皮色或淡红色。少数局部有疼痛,可伴有短期发热和关节痛,白细胞、血小板计数略低于正常,30%的患者 ANA 阳性,类风湿因子阳性,免疫球蛋白升高,直接免疫荧光显示脂肪小叶间血管壁有免疫球蛋白沉积。皮损经过缓慢,结节可持续不变,也可逐渐扩大,与邻近皮损融合。结节可液化,有的可吸收,上皮组织凹陷呈杯状;也有的可向表皮破溃,流出油性液体,形成窦道,窦口周围有炎症,以后局部形成萎缩性瘢痕(图 26-17)。本病可单独存在,也可与 DLE 或 SLE 并发,也可初为 DLE 或 SLE,以后发展成狼疮性脂膜炎,也可由狼疮性脂膜炎向 DLE 或 SLE 转化。发生率为 2%~10%。

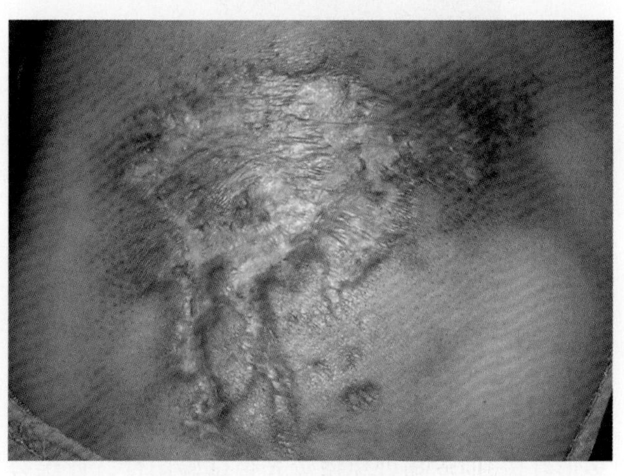

图 26-17 深部红斑狼疮

性皮损对该病的诊断有非常重要的价值，对于疑似SLE的患者，应进行免疫学检查。

【症状】

（一）皮肤表现

约80%的患者有皮损，可以是最早的甚至唯一明显的临床症状。典型皮损是大小数目不定的鲜红斑点或斑片，主要出现于面部尤其两颊及鼻部而呈蝶形分布，两侧对称，边界清楚（图26-26），有的有较重的渗出性炎症而可发生大疱、结痂或糜烂，面部轻度水肿。红斑往往持久，以后消退时可以留鳞屑或色素沉着，有的有轻度皮肤萎缩。盘性红斑狼疮样皮疹可以出现于面部等处。

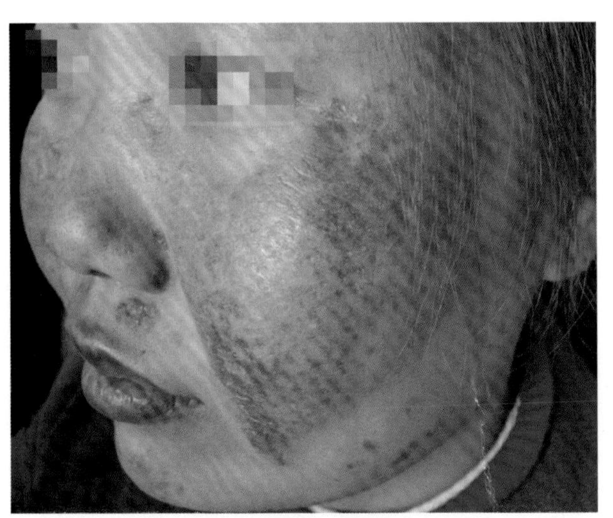

图26-26　系统性红斑狼疮（一）

除了面部红斑外，肢体尤其指端皮肤常有边界清楚的鲜红斑，手掌及甲褶常发红，并可有毛细血管扩张性或半渗出性红斑，手指侧面可有暗红色小结节（图26-27）。指（趾）腹红斑也是SLE的特异性皮损，其临床意义不亚于蝶形红斑和盘状损害，具有诊断价值。当指、趾腹红斑同时出现时更有意义。有时只有指、趾腹红斑而无蝶形红斑，仍高度提示SLE。因为其发生率高于蝶形红斑，故其实际临床意义超过蝶形红斑。有时，肢体有血管炎性皮损而有皮下结节、水肿、出血性点状红斑、荨麻疹样红斑、瘀斑或出血性水疱或大疱，有的发生紫癜或网状绀斑（图26-28～图26-31）。40%～50%的患者有雷诺（Raynaud）现象。此外，胸部上方等躯干部位可有红斑或紫癜等皮损，头发往往弥漫脱落而稀疏。SLE口腔黏膜可有瘀点、糜烂或浅溃疡，唇红缘可糜烂、结痂和出血（图26-32），部分患者口腔或鼻腔内发生溃疡。

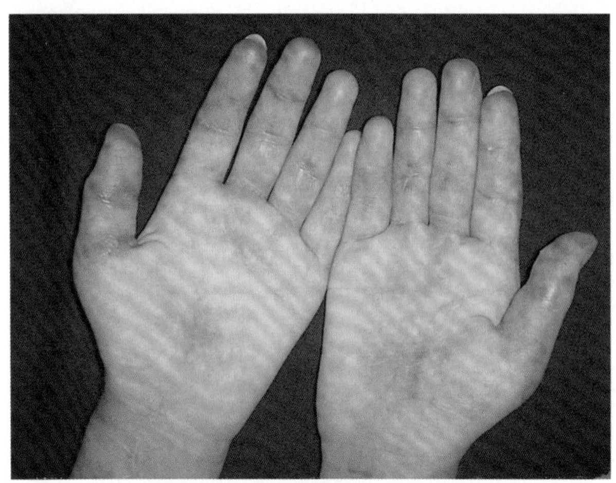

图26-27　系统性红斑狼疮（二）

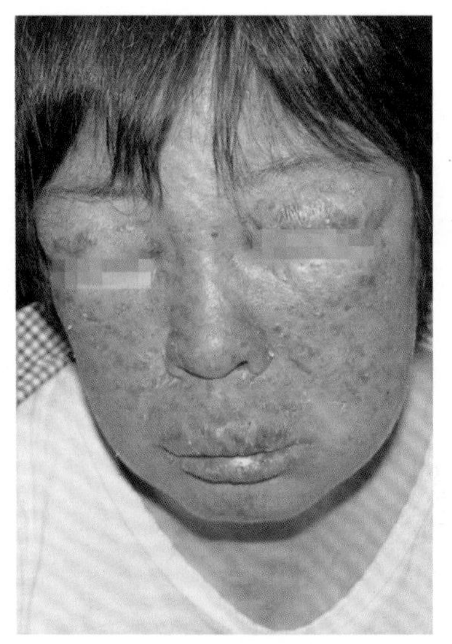

图26-28　系统性红斑狼疮（三）

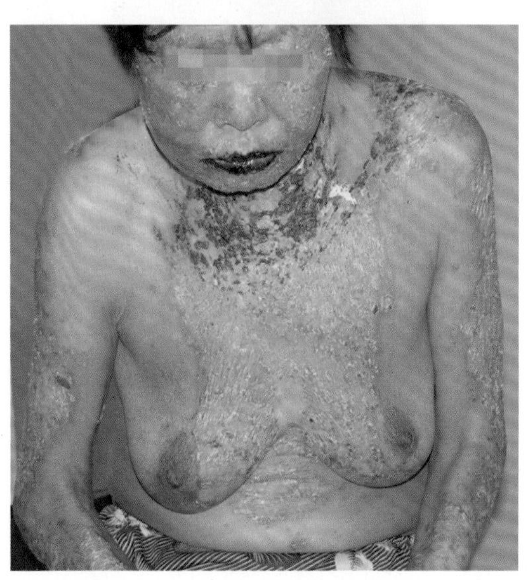

图26-29　系统性红斑狼疮（四）

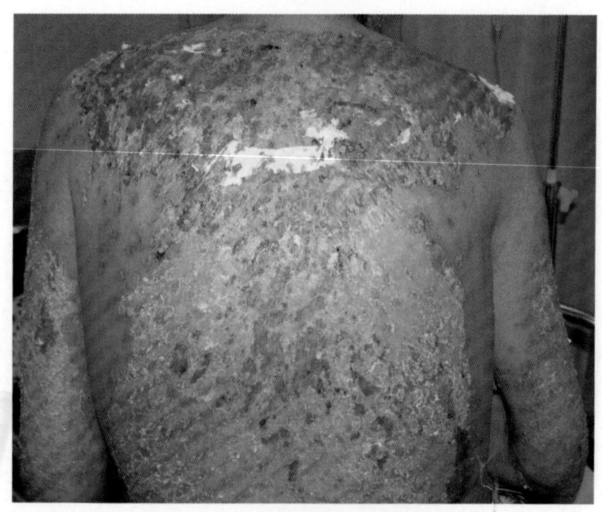

图 26-30 系统性红斑狼疮(五)

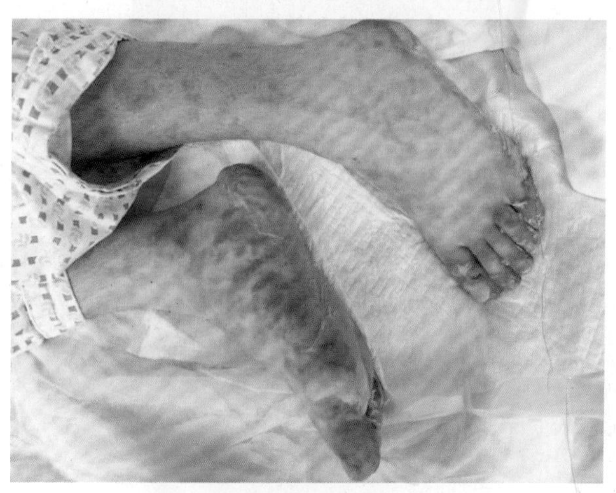

图 26-31 系统性红斑狼疮水疱

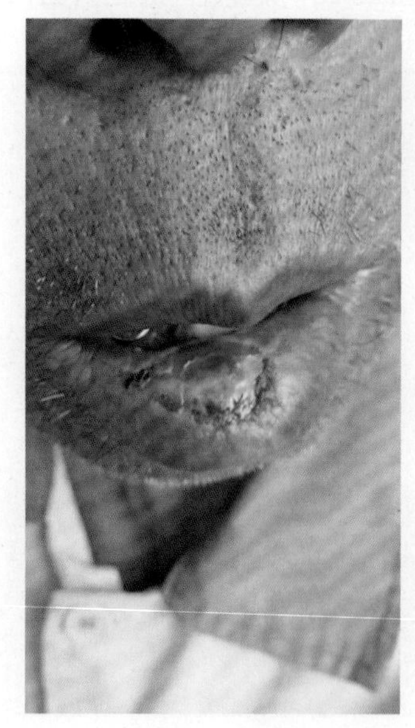

图 26-32 系统性红斑狼疮口唇损害

大多数患者是成年女性,多半是中青年妇女,发生于儿童时也以女童较多。儿童患者的皮损常是面部蝶形红斑,有的也有麻疹样、大疱性、紫癜性、溃疡性或结节性皮损,口腔黏膜可有损害。儿童 SLE 内脏病变主要是先天性心脏传导阻滞、肝胆疾病和血小板减少。另外,贫血、肾脏损害、神经系统损害和消化系统损害的发生率比成人高,儿童 SLE 疾病活动指数积分也较成人高。免疫学检查方面,儿童抗 dsDNA 抗体、抗心磷脂抗体和核周型抗中性粒细胞胞质抗体阳性率较成人高。婴儿尤其新生儿患本病的较少。

(二)其他系统症状

本病可侵犯多种器官组织,因而症状复杂,表现不尽相同。病程以急性发作和病情缓解交替为特点。

1. **发热** 患者常发热(约 90%),热型不定,有的低热,有的可达 39~40℃,或不规则发热。发热往往是初期症状之一,也可在早期不出现;可以连续发热多日,也可长期缓解。发热时常伴有倦怠无力及体重逐渐减轻等全身症状。

2. **关节和肌肉损害** 关节炎是 SLE 常见的临床表现之一,发病率为 69%~95%,典型表现是对称性多发性关节炎,以小关节最为多见,包括最易受累的手关节的掌指骨、近端指间、远端指间和膝关节,以及相对少见的肩关节、踝关节和肘关节。以关节红肿、疼痛、活动受限和晨僵等症状为特征。通常症状持续时间短,可以反复发作,但绝大多数患者不遗留关节畸形。关节损害可以导致肌炎和肌痛,但肌无力不明显。

3. **肾损害** 有肾脏损害的占 50%~80%。尿中出现蛋白、红细胞及管型而像肾炎,往往导致肾衰竭而引起尿毒症,或有大量蛋白尿及全身水肿而表现为肾病综合征。

4. **浆膜炎** 患者常因胸膜炎而有胸腔积液、胸痛、咳嗽,因腹膜炎而有腹水,因心包炎而有心包积液、心前区疼痛及心包摩擦音。

5. **心血管系统损害** 心血管系统损害占 SLE 患者死亡原因的 20%~30%,其机制主要与抗原抗体复合物沉积在心血管系统相应部位有关。SLE 并发心脏损害可出现于心脏的各个部位,其临床表现包括心包炎、心肌炎、心内膜炎、瓣膜病变和冠状动脉疾病。心包炎是 SLE 最常见的心脏损害。可以继发心包积液、瓣膜钙化引起呼吸困难、心律失常、心脏扩大等,以后可引起心力衰竭而致命。此外，血管可有栓塞而发生溃疡或静脉炎。

6. **消化系统损害**　约 40%有消化系统障碍而发生口腔炎、食欲缺乏、恶心、呕吐、腹痛、腹泻、便血等症状。在亚洲，主要表现为狼疮性肠炎、肠梗阻和蛋白丢失性胃肠病。SLE 可引起肠道和肠系膜血管炎，临床上以腹痛、腹泻、消化道出血为主要症状，严重者出现肠坏死和肠穿孔。

7. **中枢神经系统损害**　约 40%有红斑狼疮性脑病，中枢神经系统受损时引起头痛、谵妄、抽搐、偏瘫或昏迷，可迅速死亡。有的发生周围神经炎，或精神失常如躁狂、幻想、偏执、痴呆等。

8. **呼吸系统损害**　SLE 并发呼吸系统损害发生率约为 70%，其中约 5%出现临床症状，常见于男性。主要以胸痛、咳嗽、咳痰和呼吸困难为主要临床表现，可累及气道、血管、肺实质、胸膜和呼吸肌，直接导致胸膜炎或胸腔积液、肺泡炎、间质性肺疾病、狼疮性肺炎、肺出血、肺动脉高血压和肺血栓栓塞性疾病、继发肺不张、心力衰竭和肾衰竭。肺部症状可误认为病毒性肺炎，X 线显示肺纹理增加或云雾状浸润。要注意除外肺感染。

9. **肝脾损害**　SLE 并发肝脏损害临床也较为多见，主要表现为肝大和肝功能异常，还可出现黄疸，有的可发生肝性脑病。高达 4.7%的 SLE 患者并发慢性活动性肝炎，与患者体内抗核糖体 P 蛋白抗体的存在高度相关。约 15%的患者出现脾大。

10. **眼等器官受损**　如巩膜炎、角膜炎、结膜或视网膜炎等。

11. **血液系统损害**　约 80%的患者有血液学异常，主要表现为贫血、白细胞和血小板减少。其中贫血为最常见的临床表现，活动期 SLE 均有不同程度的贫血，以自身免疫性贫血多见。SLE 导致的血小板减少是血液系统异常的主要表现之一，血小板的数量是衡量疾病活动性的重要指标，相对于血小板正常的 SLE 患者，伴有血小板减少的 SLE 患者更易累及肾脏，出现贫血、白细胞减少症，其器官终末期损害风险和病死率更高，是 SLE 患者可靠的预后标志物。另外，还可出现深静脉血栓。

有人统计各种症状的发生率，依次为发热、关节痛或关节炎、皮疹、肾损害、淋巴结肿大、胸腔积液、雷诺现象、肺损害、心包炎、肝大、中枢神经系统损害、腹部症状、脾大等。

红斑狼疮样综合征（见“药疹”）通常出现于服用肼屈嗪或灰黄霉素等药物之后，患者可有发热、皮疹、关节炎、胸膜炎、心包炎等与全身性红斑狼疮无法区别的症状，血液中也常有粒细胞减少及红斑狼疮细胞；也有人在服药后，红斑狼疮细胞阳性，而临床上没有症状。大多数患者的症状轻，中枢神经系统及肾脏损害罕见，一般在 2~3 个月内自然痊愈，但少数患者尤其伴有狼疮性肾炎的患者死亡率很高。

抗核抗体阴性的系统性红斑狼疮（ANA negative systemic lupus erythematosus）：患者符合 SLE 的诊断标准，而 ANA 却持续阴性，为 SLE 的一个亚型。但是大约 60%的 ANA 阴性的 SLE 患者可测出 SSA 抗体。因此未用免疫扩散法检测除外 SSA 抗体或其他抗核抗体存在时，不能诊断为 ANA 阴性的 SLE。临床上有明显的 LE 皮损，有光敏性皮炎，脱发和口腔溃疡。可有发热及关节疼痛，但内脏损害轻，预后较好。

【实验室检查】考虑 SLE 诊断时所做的实验室检查范围要相对宽泛一些，检查项目既要包括 SLE 特有的实验室检查，也要涵盖其他结缔组织病的项目，因为在接诊患者时，很难一开始将患者的诊断聚焦在 SLE 上。往往需要通过全面地了解情况，然后才集中到某一个病上。另外，SLE 经常与其他结缔组织病重叠发生。扩展搜索的范围也实为必要。常见的实验室检查如下：

（一）自身抗体

抗核抗体（ANA）滴度在 1∶80 以上有临床意义。由于血清中含有抗核抗体，可见细胞有周边型（核膜型）、均质型（弥漫型）、斑点型、核仁型及着丝点型的荧光染色核型，其中周边型对早期诊断尤其有价值。在 SLE 活动期，阳性率可达 80%~90%，甚至 100%。常见抗原为脱氧核糖核蛋白（DNP）、组蛋白，偶见双链或组蛋白；如染色呈斑点状，为斑点型，抗原为可提取性核抗原（extractable nuclear antigen，ENA），如 U1-RNP、Sm、SS-A、SS-B 抗原等。

（二）SLE 的标记抗体

1. **抗 dsDNA 抗体**　SLE 患者 40%~70%为阳性，高滴度时为标记抗体，是 SLE 中主要的致病性抗体，与 SLE 病情活动度，特别是与 SLE 的肾脏损害有关，其抗体效价活动期升高，缓解期降低甚至转阴。可作为监测 SLE 病情变化及药物疗效的指标。

2. **抗 Sm 抗体**　是 SLE 患者的标志抗体，在 SLE 患者中阳性率为 15%~40%，临床意义与抗 dsDNA 抗体相同。但此抗体与病情活动及狼疮性肾炎等未发现有明确的关联，不会在其他疾病和正常人群中出现。可出现在预后较好、抗核抗体阳性、抗双链 DNA 阴性的一组患者，这些患者肾损害轻、低补体血症、轻度中枢神经损害和明显的皮肤损害。

3. 其他自身抗体

（1）抗 U1-RNP 抗体：SLE 患者中 30%～40% 为抗 U1-RNP 抗体阳性，少见于新生儿 LE，也可见于进行性系统性硬化病患者。抗 U1-RNP 抗体在混合结缔组织病中阳性率可达 95%～100%，表现为高滴度（可 1∶10 000），是诊断混合性结缔组织病的标志性抗体，患者常伴有雷诺现象、食管功能紊乱、肺功能障碍、关节炎、肌炎，肾脏损害较少或较轻，对糖皮质激素治疗也敏感。混合性结缔组织病中 U1-RNP 抗体排斥其他抗核抗体，故当临床上不能确定混合性结缔组织病或 SLE 与硬皮病重叠时，抗 U1-RNP 抗体可用于鉴别。事实上，由于 SLE 发病率大大地高于混合性结缔组织病，大多数抗 U1-RNP 抗体阳性患者是 SLE，常与抗 Sm 抗体同时存在，但良性患者往往只有抗 RNP 抗体而没有抗 Sm 抗体。

（2）抗 SS-A/Ro 抗体：SLE 患者中 35%抗 SS-A/Ro 抗体阳性，干燥综合征患者 66%阳性，还与新生儿红斑狼疮、SCLE 及光敏感发生有关。

（3）抗 SS-B/La 抗体：SLE 患者中 15%抗 SS-B/La 抗体阳性，干燥综合征患者 40%阳性，还与新生儿红斑狼疮的发生有关；抗 SSA/Ro 抗体及 SSB/La 抗体，对 SLE 尤其是 SCLE 和新生儿 LE 与干燥综合征是有特异性的，也高度提示光敏感和慢性特发性血管炎。25%～30%的 SLE 患者血清中有抗 Ro 抗体。这些患者多有光敏性皮损、类风湿因子阳性及同时有干燥综合征。抗 SSA 抗体和抗 SSB 抗体阳性的干燥综合征患者更容易并发外分泌腺受累、血管炎、原发性胆汁性肝硬化、紫癜、中性粒细胞减少和嗜酸性粒细胞增多、高球蛋白血症及类风湿因子阳性。40%～50%的抗 Ro/SSA 抗体阳性的 SLE 患者合并有抗 La/SSB 抗体。抗 La/SSB 抗体很少单独出现，但在此抗体存在时，肾炎的发病率低。

（4）抗 PCNA 抗体：即抗增殖性细胞核抗原抗体，由 Miyachi 等于 1978 年在 SLE 患者的血清中首次发现并命名，因其只存在于正常增殖细胞及肿瘤细胞内而得名，见于 3%的 SLE 患者，其他结缔组织病罕见，可作为 SLE 标志性抗体。此抗体是反应细胞增殖状态的良好指标，因此更多的是作为肿瘤方面的研究。

（5）抗核糖体 P 蛋白抗体：SLE 患者中 10%抗核糖体 P 蛋白抗体阳性，是 SLE 的特异性抗体，在其他疾病和正常人中很少见。有研究表明，抗核糖体 P 蛋白抗体与红斑狼疮的神经精神损害有很大的相关性，并认为其是 SLE 患者肝脏损害和肾炎有关，抗核糖体 P 蛋白抗体与红斑狼疮的病情活动也相关。

（6）抗组蛋白抗体：在红斑狼疮检出率为 30%～70%，但与病情是否活动及临床表现无关。很多药物可诱发类似 SLE 的综合征，称为药物性狼疮，病情较 SLE 轻，停药后症状可消失。药物性狼疮患者抗组蛋白的检出率很高（>95%）。当患者血清中仅检出抗组蛋白抗体（和抗 ssDNA 抗体）而无其他抗核抗体时，强烈支持药物性狼疮的诊断。

（7）抗磷脂抗体：抗磷脂抗体包括 5 种：抗心磷脂抗体、抗磷脂酰丝氨酸抗体、抗磷脂酰肌醇抗体、抗磷脂酸抗体、抗磷脂酰甘油抗体。SLE 患者 30%～40% 阳性，与血小板减少、自发性流产或死胎、血栓形成、血管炎及神经系统病变有关。抗磷脂抗体综合征（antiphos-pholipid syndrome，APS）被认为是与一组特异性抗体即抗磷脂抗体（antiphos-pholipid antibody，aPL）相关的凝血酶原功能异常。这种抗磷脂抗体也发生于有网状青斑皮肤变化的 ANA 阴性患者中。Behcet 综合征有视网膜血管栓塞者有此抗体。有报道抗磷脂综合征可与自身免疫性疾病伴发，包括类风湿、溶血性贫血、溃疡性结肠炎等。

（8）抗 scl-70 抗体：主要见于 SSc 中的弥漫型，是 SSc 的标志性抗体，其阳性率 25%～70%，局限型硬皮病患者此抗体检出率很低，仅约 20%。在 CREST 综合征患者抗 scl-70 检出率仅 4%～11%。

（9）抗着丝点抗体（ACA）：抗着丝点抗体是一种紧附于染色体着丝点的 DNA 蛋白结合体，在 CREST 综合征 ACA 阳性率达 90%，是 CREST 综合征的标志性抗体。此外，在约 25%的原发雷诺现象患者 ACA 也可阳性，这些患者可能是 CREST 综合征的早期变异型或顿挫型，因为其中部分人在数年后可发展成典型的 CREST 综合征。在系统性硬化病患者中，抗着丝粒抗体的阳性率为 22%～36%，此外，有雷诺现象的 SLE、干燥综合征、RA 或桥本甲状腺炎患者，也有部分可检出抗着丝粒抗体。

（三）一般实验室检查

1. **血液检查** 由于骨髓功能受抑制、缺少铁质、溶血或肾功能不良的影响，大多数患者贫血。1/3 以上患者的白细胞减少，总数低于 5×10^9/L，但少数患者的白细胞较高。20%的患者血小板减少，往往小于 4×10^9/L 而易发生血小板缺少性紫癜。90%患者的红细胞沉降率增快，但有少数患者的红细胞沉降率始终正常。血清球蛋白往往增多，不但 γ 球蛋白增加，α 球蛋白也增多，而白蛋白减少，因而白蛋白与球蛋白的比率倒置。20%患者的梅毒血清试验呈假阳性反应，40%的类风湿因子阳性。肝功能常不正常，抗链"O"滴定度可以增高，少数患者有冷凝球蛋白血症。

2. **其他检查** 包括尿液一般检查等，肾脏有损害时尿液内出现红细胞、蛋白质及管型，肾功能可不正常。做胸部 X 线检查可显示肺纹理增加。在检眼镜下，可发现视网膜有黄白色小黑点或出血，视神经乳头可以水肿。怀疑狼疮脑病可行脑扫描、免疫血清学实验、精神和神经测验等。

3. **直接免疫荧光法** 称为直接免疫荧光检查(direct immunofluorescence，DIF)或狼疮带试验(lupus band test，LBT)，比间接免疫荧光法的诊断结果更为可靠(图 26-33)。

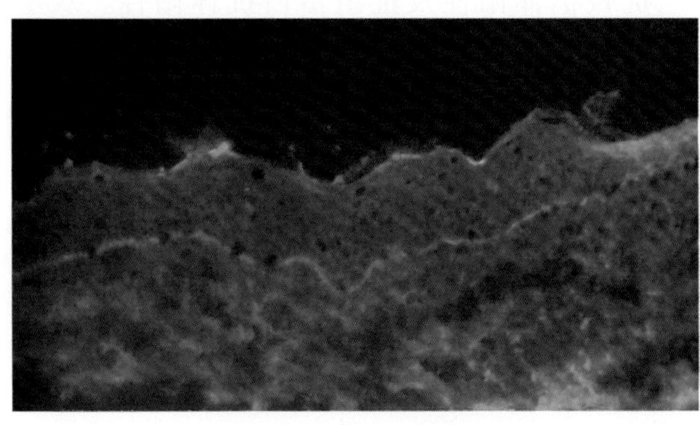

图 26-33 狼疮带试验

冷冻组织标本经荧光抗原处理及染色后，放在荧光显微镜下观察，可见 IgG、IgM、IgA 及补体 C1、C3 等构成的免疫复合体沉积于表皮及真皮交界处，放出鲜明的带状绿色荧光。90%以上的患者皮疹处呈阳性反应，50%~60%患者外观正常的皮肤也是阳性，尤其露出部位正常皮肤阳性率可达 70%~80%，而盘性红斑狼疮或其他疾病的正常皮肤都呈阴性，因此，狼疮带试验的诊断价值较大，特别是正常皮肤是否阳性为 SLE 和 DLE 的可靠鉴别法。当然，外观正常皮肤呈阴性反应时不能排除 SLE。局部应用过含氟糖皮质激素类药物后可由阳性变阴性，SLE 发病不到 2~4 个月时外观正常皮肤往往也呈阴性反应。

免疫荧光带试验阳性反应也出现于混合结缔组织病、红斑性天疱疮及大疱性类天疱疮。在疱疹样皮炎及变应性血管炎等组织内也见荧光，而表现不同。少数 SLE 患者家属的正常皮肤也可呈阳性，甚至有人发现个别正常人有假阳性反应。

【流行病学及病因】 我国患病率为(30.13~70.41)/10 万。SLE 患者多为青壮年，并且女性远多于男性，男女发病率之比为 1∶9。有色人种比白种人发病率高。在过去 40 年里，SCLE 发病率无明显变化，而 SLE 发病率有增高趋势，可能与 SLE 诊断标准的调整及早期诊断水平提高有关。

其病因及发病机制至今仍未完全明确，可能与遗传、环境、药物、内分泌异常及免疫紊乱等有着密切关系。

1. **遗传学研究** SLE 同卵双胞胎同患率为 24%~58%，相对于 2%~5%的异卵双胞胎的同患率增加了 10 倍，这提示 SLE 有非常明显的遗传倾向。相对于普通人群，SLE 存在显著的家族聚集现象：SLE 的同胞相对危险高达 29%，支持该病的遗传倾向。自 20 世纪 70 年代研究者发现主要组织相容性复合体(MHC)疾病关联性以来，应用候选基因病例，对照关联分析方法已经成功发现 C1q、C2 或 C4 缺失，及 Fcγ 受体(*FCGR*)基因变异与 SLE 发病易感性相关。但候选基因的选择常依赖于对疾病发病机制相关功能的假设，存在一定的偏倚。20 世纪 90 年代起，一种相对中性的全基因组连锁分析(genome-wide linkage analysis approach)被用于复杂性疾病(包括 SLE)的遗传背景研究。目前遗传学研究已发现的与 SLE 发病可靠关联的易感基因从 2007 年前 9 个增加到超过 30 个，强调了固有免疫和Ⅰ型干扰素、Ic 清除、淋巴细胞调节、TNF-α 和核因子-κB 信号通路、性别等因素参与 SLE 发病的重要性，也提供了大量未知病理生理意义的疾病关联基因。这些研究将为进一步认识疾病发病机制，进而优化治疗靶标提供证据和重要线索。值得一提的是，新近发现的 SLE 遗传危险因素也见于其他自身免疫性疾病，表明自身免疫性疾病存在共性的免疫遗传学基础。

2. **表观遗传学研究** 表观遗传学是指 DNA 序列不发生变化，但基因表达却发生可遗传的改变，其机制包括 DNA 甲基化、组蛋白修饰和 Mi-

croRNA 修饰。研究显示，SLE 患者 CD4$^+$T 细胞甲基化敏感基因调控序列特定区域甲基化水平低下，导致其基因过度表达，这些基因包括 *CD Ⅱa*（*ITGAL*）、*perforin*（*PRFI*）、*CD70*（*TNFSF7*）、*CD40Ligand*（*TNFSF5*）等。

3. **感染** 感染后分子模拟机制已经被认为是 SLE 发生的始发因素，临床观察已经证实 SLE 的起病和发作往往伴随着感染。最早发现于内皮细胞和淋巴细胞内的病毒样管状结构可以增高血清中干扰素水平，提示病毒参与 SLE 发病的可能性。在很多研究中都观察到 SLE 患者自身抗体与病毒之间的交叉反应。内源性反转录病毒可能在部分患者中具有活性。在所有的感染性病原体中，EB 病毒血清反应是与 SLE 最为密切的。其他感染性病原体可能引发 SLE 的机制包括由于基因相关的免疫缺陷导致清除和诱导凋亡功能障碍，以及病毒通过参与 RNA 干扰机制影响自身免疫疾病的发生。微小 RNA 在哺乳动物中具有天然抗病毒反应的假设也得到证实。

4. **免疫因素** T 细胞介导的细胞免疫在人体特异性免疫中发挥重要的作用，SLE 的一个特点就是 T 细胞的分化与调节异常。既往的研究已发现 SLE 的发病与抑制性 T 细胞和辅助性 T 细胞（Th）比例失衡、Th 比例增高有关。Th 亚群本身在 SLE 的疾病发展中也发生了改变。Th1 功能下降及 Th2 功能亢进，T 淋巴细胞和抗原呈递细胞功能异常导致多克隆 B 细胞活化，从而产生大量致病性自身抗体引起多脏器损害。传统认为，B 细胞在 SLE 发病机制中的作用主要是抗体依赖性，如免疫复合物介导的Ⅲ型免疫反应、依赖抗体的Ⅱ型细胞毒作用、刺激自身免疫细胞产生致病性细胞因子干扰素（IFN）-α、肿瘤坏死因子（TNF）-α、白细胞介素（IL）-1 等。新近研究发现非抗体依赖性 B 细胞功能异常（如 B 细胞的抗原呈递、激活 T 细胞并促进其分化）调节树突状细胞（DC）等功能异常，可能在 SLE 发病机制中作用更为重要，并且不是完全依赖抗体作用。另外，生物体在长期进化过程中形成的一系列防御性的固有免疫紊乱也是发病的机制之一，执行其功能的细胞主要包括树突状细胞（DC）、单核-吞噬细胞、NK 细胞、嗜酸性粒细胞及嗜碱性粒细胞等。

5. **补体异常** 巨噬细胞受体异常（C1q 受体 1、补体受体 1、补体受体 3 等）或补体缺陷可导致凋亡细胞清除受损。目前比较确定的 SLE 遗传危险因素包括主要组织相容性复合体（MHC）区域一些等位基因、Fcγ 受体以及一些补体（包括 C1q、C4 和 C2）成分的缺陷。SLE 患者血清中所形成的大量循环免疫复合物激活补体后，消耗大量补体 C3 和 C4 成分，使补体 C3、C4 降低。

6. **雌激素** 对狼疮鼠应用外源性雌激素或阉割可改变病情的事实，证明激素紊乱是重要的发病因子。妇女长期服用含雌激素的避孕药可诱发 SLE 亦是佐证。研究证实，雌激素可抑制 T 细胞功能并显著降低 NK 细胞的活性。激活 B 细胞功能，使血浆免疫球蛋白水平及抗 DNA 抗体水平增加；由雌激素介导的 B 细胞激活可产生高水平的 IgG 型抗 dsDNA 抗体并增加肾脏的损害。

7. **药物** 某些药物如肼屈嗪可以引起药物性 SLE，其作用机制为与脱氧核糖核蛋白形成药物-核蛋白复合物，具有免疫原性，另外肼屈嗪可以抑制补体 C4 的结合，使补体激活失控，而引起药物性狼疮。有研究显示药物引起或导致病情活动的发生率为 3%～12%。这些患者中 HLA-DR4 表达明显增多，表明有遗传易感性。药物性 LE 多发生于年龄较大的患者，主要表现为多发性关节炎、肝大、淋巴结肿大及肺部病变，肾及中枢神经系统受累少见。实验室检查常有高 γ 球蛋白血症、白细胞减少、抗核抗体阳性及抗组蛋白抗体阳性。双链 DNA 抗体常常阴性，血清补体也正常，停药后，症状及体征会好转。这些药物中还包括普鲁卡因胺、左旋多巴、抗癫痫药（苯妥英钠、乙琥胺、扑米酮）、抗生素类（青霉素、灰黄霉素、磺胺类），其他如异烟肼、氯丙嗪、口服避孕药、青霉胺、保泰松、奎尼丁等。最近加拿大卫生权威部门警示长期应用米诺环素治疗青少年痤疮可能诱发 SLE，提醒医务人员注意长期使用米诺环素造成相关自身免疫性疾病的风险。

8. **其他研究** 在 SLE 女性患者中，有 66.7% 的患者 25-羟维生素 D 水平低下，17.9% 的患者维生素 D 缺乏。维生素 D 缺乏可诱导 B 细胞活化，增加 SLE 罹患风险。日光中 285～315nm 的作用光谱可直接或间接干扰细胞核的 DNA 或细胞质的溶酶体酶而激发红斑狼疮，某些疫苗、血清、链球菌感染等也可成为激发因素，其他如内分泌紊乱、精神刺激、手术等外伤等体内及环境的影响都可和本病有关。

【组织病理】 主要变化有纤维蛋白样物质沉积及血管壁增厚等血管炎性变化，纤维蛋白样物质被认为免疫球蛋白 G(IgG)与 DNA 等抗原以及补体和纤维蛋白混合构成的嗜酸性无结构物质,沉积于结缔组织而像结缔组织变性。在内脏器官还可发现苏木紫染色小体(hematoxylin staining bodies),可能由于组织细胞及淋巴细胞的细胞核物质变性后所形成的嗜酸性均匀团块,含有和红斑狼疮细胞相同的成分。

皮肤组织病理变化是表皮萎缩,基底细胞液化变性,真皮水肿,毛细血管扩张,管周有轻度淋巴细胞浸润,胶原纤维有纤维蛋白样物质沉积,皮下脂肪可发生黏蛋白样变性,血管常有炎性变化。

内脏损害的组织病理变化基本相似,但淋巴结、心脏及肾脏等器官的病变处还常有染成均匀紫红色的苏木紫染色小体。血管炎性变化广泛存在,小血管管壁变性,血液及血清渗出,血管的内皮细胞增生,常有血栓形成;脾脏及淋巴结常有灶性坏死,脾脏内较小动脉周围的胶原纤维绕成疏松的同心环;肾小球毛细血管的基底膜有纤维蛋白样沉积物和不规则的肥厚而成"线圈"状;心脏内膜可以因苏木紫染色小体的存在而有疣状增殖性损害,曾经称为非细菌性疣性心内膜炎,患者有 SLE 的临床表现,曾经称为李布曼-萨克斯(Libman-Sacks)综合征。

有的患者有胸膜炎、心包炎等浆膜炎。

【诊断】 SLE 的早期诊断对于患者治疗方案的选择和预后非常重要,但 SLE 的早期诊断比较困难,其一是指该病临床表现不典型时的诊断,即患者的临床表现虽能满足 SLE 分类标准。但医生对其中的某些表现未必充分认识,错过了诊断的时机;其二是指病情未达到疾病分类标准时的诊断,例如,患者出现了典型的特异性皮损,又具有某些重要的免疫学指标,此时虽未达到该病分类标准的要求,有经验的医师也可以对本病做出早期诊断。晚期及症状典型的患者较易诊断。

本病的表现较多,患者多半是中青年妇女,面部有蝶形红斑,长期发热,关节发炎疼痛,肾脏有损害,红细胞沉降率加快,白细胞减少,白蛋白与球蛋白比率倒置,红斑狼疮细胞阳性,抗核抗体试验及直接免疫荧光试验阳性等。有人认为红斑狼疮细胞检查结果阳性,至少有两种器官发生病变,即可诊断本病。另有人认为有下列四个条件的三个或有前两个条件即可成立诊断,四个条件是指符合本病的皮损、肾脏受损、浆膜炎及关节症状。

1982 年美国风湿病学会列举 11 项:①蝶形红斑;②盘性狼疮;③光敏感;④口或鼻咽溃疡;⑤关节炎;⑥浆膜炎(胸膜炎和/或心包炎);⑦肾损害(持续性蛋白尿,尿蛋白在 0.5g/d 以上,尿液有管型);⑧神经系统症状包括癫痫及精神症状;⑨血液学异常(溶血性贫血伴网织细胞增多,白细胞、淋巴细胞及血小板减少);⑩免疫学异常(LE 细胞阳性、DNA 抗体滴定度异常、抗 Sm 抗体阳性或梅毒血清试验假阳性达 6 个月以上);⑪抗核抗体阳性而无应用可诱发 SLE 样综合征的药物史,1992 年修订的免疫学异常(抗 dsDNA 抗体滴度异常或有抗 Sm 抗体或抗磷脂抗体阳性)。以上 11 项中有 4 项以上时可诊断为 SLE。

著者认为上述标准都可供参考。现代免疫学的发展无疑给 SLE 的诊断带来历史上的突破,特别是能在病情的早期做出诊断,原临床所规定项目,如 4 项以上已不作为硬性标准。早期诊断,早期治疗对 SLE 的预后至关重要。

【鉴别】 应根据具体患者综合分析及注意鉴别。常需要和本病区别的疾病有急性风湿热、类风湿关节炎、糙皮病、溶血性贫血、高球蛋白血症紫癜、血小板减少性紫癜、干燥综合征、变应性血管炎、重症肌无力、皮肌炎、结节性多动脉炎、SSc、肾炎等,面部红斑可以误诊为多形日光疹、盘状红斑狼疮、酒渣鼻、丹毒、多形红斑、红斑性天疱疮、药疹、接触性皮炎等。

【治疗】 在急性发作期应该卧床休息。在日常生活中,应有适当休息,不要过分体力劳动或太疲劳,精神不可紧张,避免强烈日晒及紫外线照射,外出时应穿长袖衣及戴宽檐帽,日晒部位应擦遮光剂。饮食应有充足的营养,酒类应该禁饮。药物不可滥用,特别是容易引起 SLE 样综合征的要禁用或慎用,血清或疫苗不可随意注射,贫血较轻时不宜输血,不必要的外科手术不要施行,而感染对患者的威胁性大,往往不可吝用抗生素,任何继发性感染都须防止。

治疗方针是以最少的治疗取得最满意的效果,特别是糖皮质激素的应用要适当合理,可使病情迅速缓解,甚至可防止重要器官发生不可逆的严重损害,而不太需要的症状治疗要少用。

治疗的效果主要是由临床表现来判定,不必过分重视实验室的结果,例如,病情虽已稳定或好转,而抗核抗体滴定度仍很高,红细胞沉降率可不减慢,红斑狼疮细胞也仍存在。

1. **非甾体抗炎药(NSAID)**　主要用于治疗

SLE 肌肉关节症状、轻度浆膜炎及发热等全身症状，常用的有阿司匹林、吲哚美辛、萘丁美酮、双氯芬酸钠、布洛芬等。需要注意的是，NSAID 的不良反应有时易与活动性 SLE 混淆，如 NSAID 可通过抑制肾脏前列腺素合成而影响肾脏血流灌注，有肾损害的 SLE 患者尤应注意这一点。阿司匹林，每次 1.2~1.5g，每日 3 次，有消化道刺激症状时应饭后服用且服用肠溶片剂型，必要时可联合口服黏膜保护药。

2. **抗疟药** 抗疟药有抗光敏和稳定溶酶体膜的作用，对皮炎、口腔溃疡、光敏感、关节炎、关节痛均有较好的疗效，适用于各型 SLE，常用的有氯喹和羟氯喹（HCQ）。可与 NSAID 同时应用，能减轻皮肤及关节症状，也改善胸膜炎及轻度心包炎，但不能改变血液异常或阻止中枢神经系统及肾脏等器官的损伤。羟氯喹每次剂量为 0.1g，每日 2 次，皮损消退后每日服 1 次，维持量可为每周服 0.1~0.2g。抗疟药停用易导致 SLE 复发，甚至出现重要脏器受累加重。因此，对抗疟药有效的患者不主张完全停药。抗疟药可引起视网膜病变，严重者可失明，对服用抗疟药患者应至少 6 个月进行 1 次眼科检查。另外，对于成人妊娠期患者 HCQ 是允许使用的。

3. **糖皮质激素** 对于口服 NSAID 和 HCQ 无明显效果的中重度 SLE 患者，糖皮质激素是标准的治疗方法，是现有治疗 SLE 的最重要药物，小剂量有抗炎作用，大剂量有免疫抑制作用。激素的用量视疾病类型、病情程度和患者个体情况而异，应用过程中应注意其毒副作用。当 SLE 患者的临床症状、体征和实验室指标得以控制后，可考虑激素减量。但有些患者激素减至一定量时容易复发，因此需长期小剂量维持。有发热及关节痛等较轻症状时可服泼尼松 15~30mg/d，病情活动而有高热、贫血及心包炎等损害时可增到 60mg/d 左右，分 3~4 次服用；有狼疮性脑炎及狼疮性肾炎时常需要更大剂量。

长期大量应用可引起血压高、尿糖及骨质疏松或髋关节的无菌性坏死等不良反应，特别是抗菌力降低，患者常因继发性感染而致命。因此，症状缓解时应该酌减剂量，泼尼松的长期维持量应少于 15mg/d，一般为每日或隔日服 5~15mg。病情稳定后也可以用其他药物替代。

4. **免疫抑制剂** 糖皮质激素疗效不佳或应用太久而不能减量时可加用或改用免疫抑制药如氨甲喋呤、环磷酰胺、鸟唑嘌呤、硫唑嘌呤等，这些药物有抑制骨髓功能及降低感染力等不良反应而需注意。狼疮性脑病及狼疮性肾炎常需要同时应用免疫抑制药及大量泼尼松；有中枢神经系统损害时，并用泼尼松及硫唑嘌呤比单独应用其中一种要好。新一代免疫抑制剂有吗替麦考酚酯、2-氯脱氧腺苷、他克莫司、来氟米特等。

5. **血浆交换法** 对狼疮性肾炎等严重患者除应用环磷酰胺等免疫抑制药及大量泼尼松外，每周可换血浆 5~8L。肾功能急性衰竭而无尿时可并用肝素、泼尼松及肾透析法。血浆交换法可以去除一些致病免疫球蛋白和免疫复合物以及炎性反应调节因子，如补体成分等。但应注意的是，SLE 患者体内的 B 淋巴系统处于多克隆激活状态，T 淋巴细胞的功能亦不正常，血浆置换或双膜过滤后可使血液内的免疫球蛋白水平急剧下降，促使 B 淋巴细胞被激活更明显，结果产生抗体回弹现象，因此在使用血浆置换疗法时，必须同时应用足量的免疫抑制剂。

某些免疫疗法如转移因子可每周肌内注射 1 次。T 细胞减少者可服左旋咪唑 150mg/d，每周连服 3 日。胸腺素的试用未能使人满意。

6. **中药** 雷公藤是中国传统医学的免疫抑制剂，能诱导细胞凋亡、抑制 IL-2 合成、抑制 NF-κB 活性和阻断 T 淋巴细胞的生长周期。国内的一些临床研究显示，用雷公藤多苷片治疗狼疮肾炎时可减少激素和其他免疫抑制剂的用量，该药在防止狼疮肾炎复发及减轻疾病活动性方面更具优越性，适用于维持治疗和难治性狼疮肾炎的辅助治疗。雷公藤多苷总量 30~60mg/d，分 2~3 次应用。在应用时要注意其对肝、肾、生殖系统毒性等不良作用的监测。

白芍总苷在多个环节影响细胞免疫、体液免疫以及炎症过程，被视为免疫调节剂，可以调节免疫功能，且由于同时具有保肝作用，可在增进其他药物疗效的基础上有效地缓解疾病引起的肝损害及药物引起的肝损害，已成为免疫相关疾病治疗的基础用药。白芍总苷 0.6g，每日 3 次。部分患者初期用药可有轻度腹泻。

7. **生物治疗** 利妥昔单抗是针对 B 细胞表面特异性分子 CD20 的单克隆抗体。它不仅能减少 B 细胞产生自身抗体，还可以阻止 B 细胞呈递自身抗原给 T 细胞，减少自身反应性 T 细胞的活化。初步研究显示，利妥昔单抗在治疗增殖性狼疮肾炎方面具有确切的安全性和有效性。其他生物治疗包括针对炎症因子的单克隆抗体(如抗 TNF-α、抗 IL-10),阻断 T、B 细胞间信号转导的单克隆抗体(抗 CD154 和 CTLA-4Ig)和抗补体 C5a 单克隆抗体的相关临床试验还在进行中。

8. **症状治疗**　解除或减轻症状的药物要精心选择,不要滥用可以诱发 SLE 样综合征的药物。糖皮质激素类药物已减量或停用而关节症状仍较重时可用阿司匹林或吲哚美辛,有精神病时可用氯丙嗪,有癫痫时可用抗惊厥药,有肾病综合征时可用利尿剂,心力衰竭时可用利尿及强心剂,任何继发性感染都应防止而常需要应用抗生素。

9. **妊娠期的处理**　如意外妊娠,最好在妊娠早期终止妊娠,如无紧急情况,患病妊娠妇女一般不应人工流产。由于泼尼松不易通过胎盘,因此孕期可以口服泼尼松控制 SLE 病情,而不宜使用地塞米松。如果在妊娠前已用泼尼松、硫唑嘌呤等免疫抑制剂治疗,不能因为妊娠而减量或停用,这样可能加重病情,狼疮病情的恶化较之药物对胎儿的有害作用,后果更为严重。妊娠期中可续服泼尼松而不影响胎儿发育或引起畸形,临产或产后应加大剂量,可静脉注射糖皮质激素类药物并应密切观察病情,分娩时甲泼尼龙 60mg 或氢化可的松 200mg 静脉滴注,产后 2 日甲泼尼龙 40mg 静脉滴注,产后 3 日恢复产前剂量,至少 10mg/d,维持 6 周。

10. **紧急处理**

(1) 糖皮质激素"冲击"治疗:糖皮质激素治疗是处理各类狼疮急症的主要方法,近年来用甲泼尼松"冲击"疗法治疗狼疮脑病、重症狼疮性血小板减少及溶血危象、急性狼疮肺炎、ARDS、狼疮性心包积液有心脏压塞时,以及其他各种严重的危及生命的急性暴发性狼疮。一般用中、小剂量冲击,即每次用 300~600mg,或 80~120mg/d,连续应用 1~2 周。

(2) 环磷酰胺"冲击"治疗:8~12mg/kg,加入 10%葡萄糖液或生理盐水中静脉滴注,连用 2 次,每 2 周 1 次,累计总量<150mg/kg;或环磷酰胺 1 000mg 加入 10%葡萄糖液或环磷酰胺 0.5~1.0g/m^2,加入 10%葡萄糖液或生理盐水中静脉滴注,每月 1 次,连用 3~6 次;同时合用泼尼松 0.5mg/(kg·d)。

(3) 丙种球蛋白"冲击"治疗:静脉注射大剂量丙种球蛋白适用于严重的血小板减少性紫癜、全血细胞减少及肝肾功能损害等情况,尤其对合并严重感染的重症狼疮选用丙种球蛋白"冲击"安全有效。大剂量为 400mg/(kg·d),中剂量可 200mg/(kg·d),连用 3~5 日,以后每月 400mg/kg,用 1 次。

(4) 血浆置换疗法:适用于严重的 SLE 伴有高水平的循环免疫复合物时,可与泼尼松或环磷酰胺配合使用,目的在于辅助治疗难以控制的重症狼疮。

【预后】 SLE 活动、肾脏疾病和感染是三大重要死亡原因。大量研究显示,尽早及规范应用糖皮质激素联合免疫抑制剂或羟氯喹治疗,可以显著降低狼疮肾脏损害的发生率。由于早期诊断和更好的综合治疗,80%~90%的患者可以存活 10 年以上。国内一项 243 例 SLE 的 5 年生存率及预后因素分析表明,从诊断时计算 SLE 患者 1、3、5 年生存率分别为 96%、94%和 91%。

在国内,SLE 疾病活动和感染为前 5 年最常见的死亡原因,随着时间的推移,疾病活动度逐年下降。狼疮肾损害和中枢神经系统损害是死亡的独立危险因素,也是 SLE 患者较为严重的并发症,而感染、横贯性脊髓炎、血小板减少、中重度贫血是中枢神经系统损害的高危因素。在疾病诊断后的第一年出现溶血性贫血会增加死亡风险,且第一年内出现低补体血症是唯一预后不良的血清学标志。SLE 特异性自身抗体及 HLA-Ⅱ类基因与死亡率无关。SLE 诊断时年龄≥50 岁、男性以及家庭年收入低的患者预后不良,而抗疟药物的使用则是重要的保护因素。

值得注意的是,研究中发现在控制疾病活动的同时,其早年患心血管疾病、骨质疏松和恶性肿瘤的风险增加,这些老龄化疾病的年轻化趋势已经成为影响 SLE 患者长期预后新的重要危险因素。

本病往往在妊娠期或产褥期加重。一般 SLE 对妊娠后果有不同程度的影响。可使妊娠过程不能顺利完成,特别是伴有肾脏病变或有高血压的患者。这些患者易发生妊娠高血压及心功能不全,甚至死亡。SLE 对胎儿的影响,可发生自发性流产、早产、胎儿死亡、宫内发育迟缓,发生率可达 25%~40%。

患者的病情尚未缓解或泼尼松需要量不低于 15mg/d 时应该避免妊娠,有肾脏或中枢神经系统损害时更不应妊娠。活动期及心脏有损害者也不宜妊娠。避孕药应该禁服。

混合结缔组织病(mixed connective tissue disease,MCTD)

混合结缔组织病又称为夏普病(Sharp's disease),是结缔组织病的重叠综合征之一。大多数患者是中年妇女，以 SLE、进行性系统性硬化症（PSS）和多发性肌炎/皮肌炎（PM/DM）的混合表现为特点，体内有可提取核抗原（extracable nuclear antigen，ENA），这是一种可由盐水提取的细胞核抗原，对核糖核酸酶（ribonuclease）敏感，引起核糖核蛋白抗体（ribonucleoprotein antibody，RNP）大量生成，血清中这种抗体被认为混合结缔组织病的特殊性抗体。

本病有系统性红斑狼疮的若干表现。面部可有蝶形红斑或盘性损害，对光线敏感，头发可稀疏，肝脾及淋巴结可肿大，常有关节炎而骨骼无 X 线改变，有的有腹膜炎或心包膜炎，或有精神失常或抽搐等神经精神症状。实验室检查常有贫血，白细胞及血小板数减少，LE 细胞可存在，梅毒血清试验可呈假阳性反应，丙种球蛋白显著增高。肾功能一般正常，偶尔出现管型或蛋白尿。

本病也有硬化病的表现。最显著的是雷诺（Raynaud）现象伴有肢端硬化。皮肤可弥漫变硬，伴有色素异常及毛细血管扩张（图 26-34）。呼吸往往费力，X 线可显示肺底两侧有纤维变性。食管功能也可不正常。

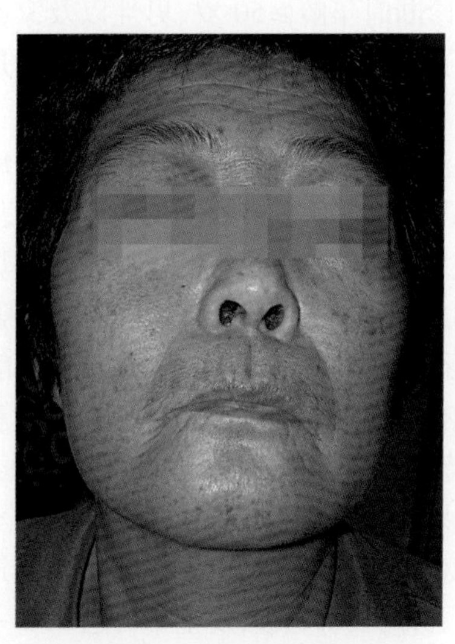

图 26-34　混合结缔组织病

混合结缔组织病的皮肌炎表现往往为上眼皮呈淡紫红色，关节伸侧可有红斑鳞屑性萎缩丘疹（Gottron 丘疹）。肌肉有疼痛及压痛，吞咽可觉困难。血清肌酶增高，肌电图不正常，活检组织有肌炎的变化。

混合结缔组织病应有上述三种病或其中两种病的表现，并有高滴定度的核糖核蛋白抗体（RNP）。但有人认为 RNP 滴定度升高虽有较大的诊断价值，但未必是特殊性，在某些典型系统性红斑狼疮或硬皮病患者也可增高，有时 RNP 在本病可由阳性变阴性。

在临床上，混合结缔组织病的主要表现是雷诺现象，关节痛或关节炎，肌炎占 75%；皮疹为三种疾病的皮肤表现但较轻，甚至没有。肺功能试验多半不正常，食管活动有障碍，肝脾及淋巴结可肿大，浆膜炎常存在，头发易脱落，1/3 患者发热，一般没有严重的肾脏损害，仅 5%患者可因 ENA 的作用而有肾病。抗核抗体滴定度很高，常呈斑点型，尤其 RNP 抗体滴定度显著增高（>1∶4 000）。1/2 的患者类风湿因子阳性。直接免疫荧光检查显示表皮细胞核有斑点型荧光，以 IgG 沉积为主，约 1/3 的患者表真皮连接处有 IgM。

Sharp 提出的诊断标准由于具有较高的特异性而被普遍采用：①雷诺现象或食管蠕动功能低下；②重度肌炎；③肺一氧化碳弥散功能<70%，或肺动脉高压，或肺血管活检示增生性损害；④手肿胀或手指硬化；⑤抗 ENA 抗体滴度≥1∶10 000。上述 4 项加上血清抗 nRNP 抗体滴度≥1∶4 000，Sm 抗体阴性可以确诊。

皮质类固醇迅速有效，一般泼尼松每日 1mg/kg，对关节炎、皮疹、浆膜炎、肾炎、肌炎疗效显著，而对手指硬化、食管蠕动下降疗效较差。症状减轻后维持量可不到 10mg/d。此外，雷公藤、白芍总苷制剂对皮疹、发热、关节痛、关节炎、肌炎等症状也有效。

关于该病的预后，最初认为良好。但近年来，认为并非所有 MCTD 都预后好。该病可死于肺动脉高压和心脏并发症，前者有时进展很快，可于数周内死亡。Sharp 报道 60%的患者预后良好，36%的患者需要长期给予大量激素治疗。日本的资料显示，45 例 MCTD，5 年生存率 90.5%，10 年生存率 82.1%。所以 MCTD 的病程难以预测，其生存率和死亡率取决于其受累脏器的损害程度。

皮肌炎（dermatomyositis，DM）

皮肌炎是以累及皮肤、横纹肌为特征的自身免疫性结缔组织病。皮肤可有红斑、水肿及色素沉着等变化，肌肉软弱无力，可有压痛。1863 年 Wagner 首先报告本病，称为多发性肌炎，1887 年 Unverricht 将该病命名为皮肌炎。发病率为（0.5～1.0）/10 万（平均 0.77/10 万）。

恶性肿瘤是常见的并发病，长期患病者的软组织尤其肌肉内常有钙盐沉着。

【症状】皮肌炎是一种严重的全身性疾病，临床表现往往各不相同。

有人统计皮肌炎的临床表现：35%的患者有皮肤损害及多发性肌炎。35%的患者只有多发性肌炎而无皮肤病变，往往表现为肢体近侧端和躯干的肌肉软弱无力。10%的患者除有皮肤及肌肉症状或有多发性肌炎外，还有系统性红斑狼疮、类风湿关节炎、硬皮病、干燥综合征或风湿热的表现。此外，在有肌肉和皮肤损害的皮肌炎和只有多发性肌炎的患者中，并发恶性肿瘤的约20%。

皮肌炎发生于成人和儿童，男女发生率没有明显的差别，病程为急性、亚急性或慢性。急性皮肌炎较易发生于儿童，初起时，患者寒战、发热，关节酸痛，皮肤尤其面部及眼皮迅速水肿发红，肌肉肿胀疼痛，有明显的压痛，因而关节活动可受限制，行动可感困难，呼吸肌和心肌也可波及。仅过数周或数月后，症状可全消失。

常见的临床表现是慢性过程。最早的症状往往是眼皮及面部发生红斑及水肿，特别是两侧上下眼皮明显肿胀，呈淡紫红色（Heliotrope疹）（图26-35，图26-36），可有压痛，在放大镜下可明显见到毛细血管扩张。有些患者的初起症状是肌肉酸痛，软弱无力，走上楼梯时，感觉两腿费力；举手梳理头发时，高举臂部很吃力；两侧肩部或股部等肌肉有疼痛及压痛。患者常觉全身不适，食欲不好，有时发热。

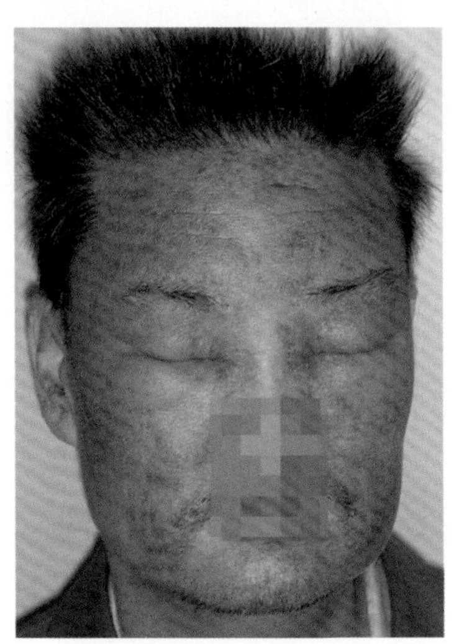

图26-35 皮肌炎（一）

也有的患者肢端有雷诺（Raynaud）现象，而儿童患者常无这一现象。甲褶可有红线样毛细血管扩张。约30%的患者指间关节背侧、肘部、膝部发生紫红色扁平萎缩丘疹，随后可变成瓷白色，称为Gottron丘疹或Gottron征（图26-37，图26-38）。

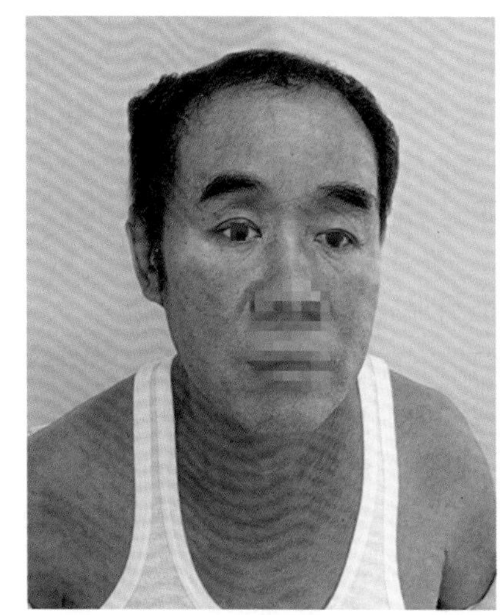

图26-36 皮肌炎（二）

Heliotrope疹和Gottron丘疹是DM的特异性皮疹。

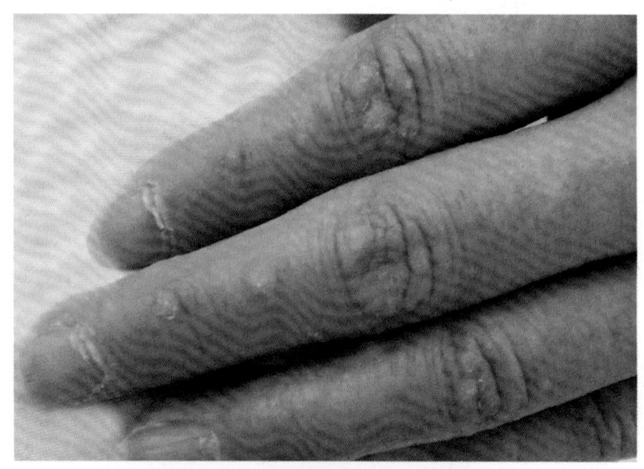

图26-37 Gottron丘疹（一）

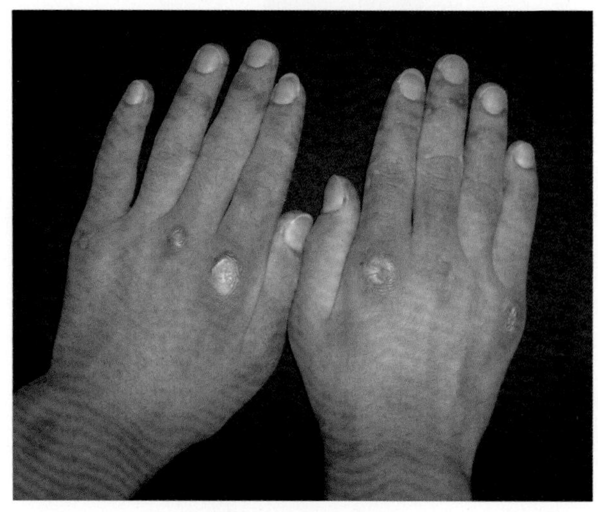

图26-38 Gottron丘疹（二）

面部尤其眼皮的红斑及水肿现象有时减轻，有时加重，以后发生色素沉着，使皮肤呈现暗紫红色。水肿、红斑、色素沉着及毛细管扩张一般同时存在。头发往往稀疏，体部可多毛。

还可以出现非特异性皮损，四肢伸面、颈部、胸部及肩部等处往往发生对称的点状及网状红斑或瘀点，有的有明显的毛细管扩张、色素沉着及轻度萎缩而表现血管萎缩性皮肤异色症，有时有色素减少斑（图 26-39）。有的患者皮肤部分地发硬而像硬皮病，称为硬皮皮肌炎（sclerodermatomyositis）（图 26-40，图 26-41）；有的发生成片红斑而像多形红斑。还可出现坏死性血管炎、口腔溃疡、光敏、脱发、网状青斑、指腹丘疹及皮肤钙沉着等。

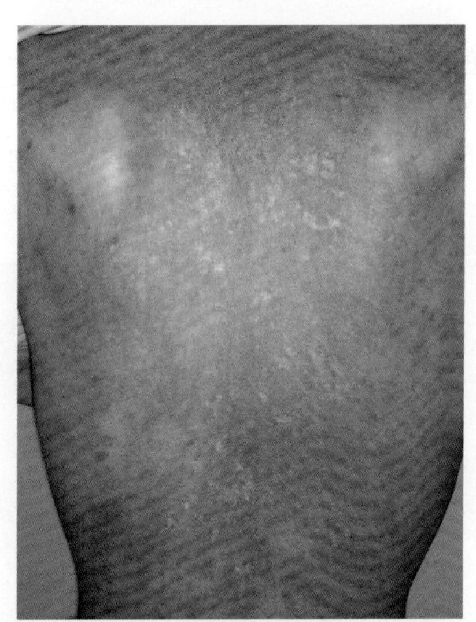

图 26-39　血管萎缩性皮肤异色症

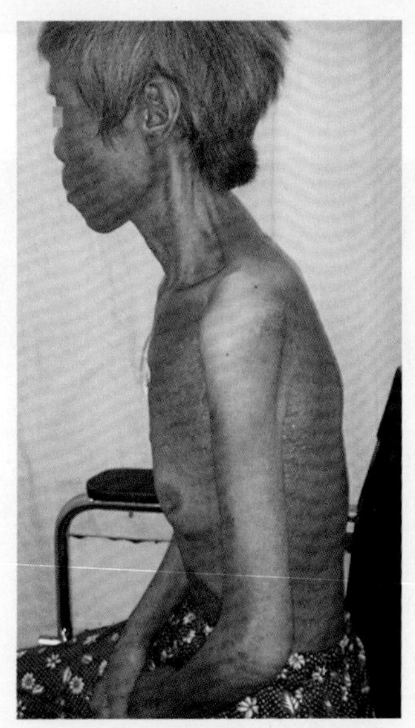

图 26-40　硬皮皮肌炎（一）

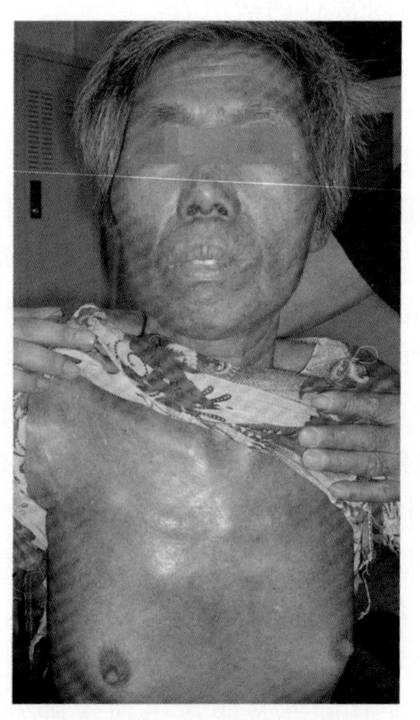

图 26-41　硬皮皮肌炎（二）

还有一些少见皮损，如少数患者出现鲜红色、火红色或棕红色斑片，称为恶性红斑，高度提示伴有恶性肿瘤（图 26-42）。当皮损广泛，波及躯干为类似脂溢性皮炎的红斑时也应检查有无并发肿瘤。出现播散性角化过度性毛囊性丘疹、掌跖部角化过度性丘疹、非瘢痕性脱发、皮肤坏死等常提示并发有内脏恶性肿瘤。而女性 DM 患者如皮肤有水疱和大疱则高度提示存在卵巢癌的可能。

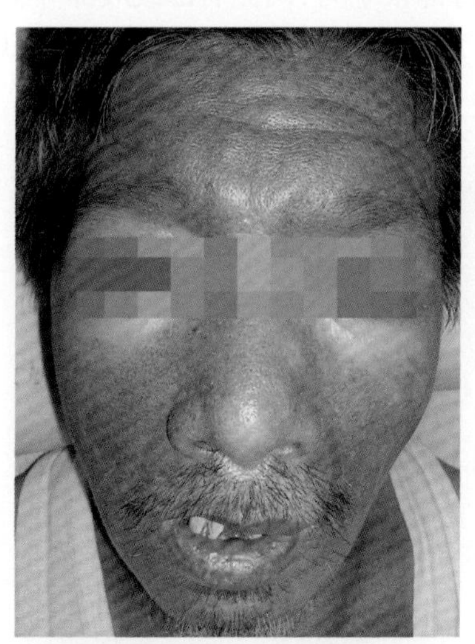

图 26-42　皮肌炎恶性红斑

肌肉症状出现较早或较晚，或与皮损同时发生，而严重程度未必一致。有的患者肌肉没有明显的症状，而皮损广泛和明显。有的患者皮疹轻微而肌肉严重受损。还有的没有任何皮疹，只有多发性肌炎（polymyositis，PM）。

受损的肌肉往往是两侧对称的横纹肌肌肉群，严重时肌肉广泛受损而松弛软弱，有疼痛及压痛，行动时更觉疼痛。长久以后肌肉萎缩，发生纤维变性而发硬，关节往往强直僵硬而不能自由伸屈。四肢及躯干的肌肉受损时，患者往往不能高举胳膊，提高膝部，四肢绵软无力，取物走路都很费劲，严重的不能下地行走，甚至不能在床上抬头或翻身。喉部肌肉受损时吞咽困难，先是较硬的食物不能吞下，严重时也不能吃软食，甚至不能饮水；有的患者发声嘎哑，音调改变。肋间肌及膈肌的受损使呼吸发生困难，眼肌的受损常引起复视，舌肌及咬肌的受损时咀嚼困难，肛门及膀胱括约肌的受损使患者不能控制大小便的排泄。

皮肌炎的肌肉等软组织往往渐有钙盐沉着（图 26-43，图 26-44）。钙沉着是幼年皮肌炎的一个显著特征。依其临床表现，钙沉着可分为两型：皮下型：好发于肘、膝及指部，成人及儿童均可发生；钙沉着在肌间筋膜面：主要见于儿童。皮下型与疾病的严重性无关，主要的并发症是钙质经皮肤排出，或形成继发性脓疡。肌间筋膜面钙沉着是肌无力的主要原因，而且与疾病的活动性相关。皮肌炎患者皮肤钙化结节的形成，一般发生于起病后 4 个月至几年，平均 2.5 年。一般认为，钙沉积是对疾病急性期肌肉损伤的一种愈合过程。儿童较成人容易发生。皮肌炎患者出现皮肤钙化往往是预后良好的一个指标。

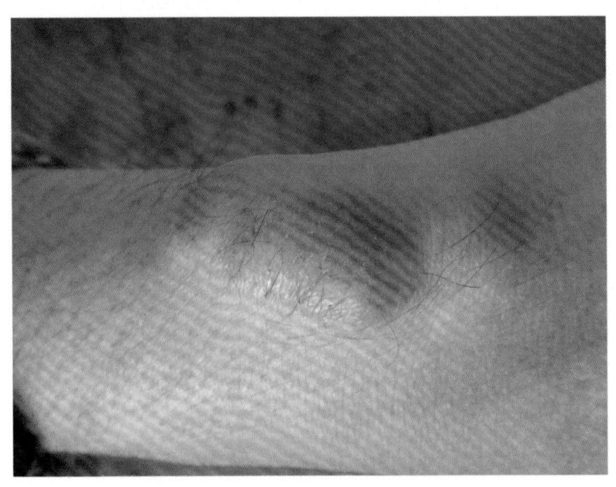

图 26-43　皮肌炎钙沉着（一）

全身症状：患者往往多汗，逐渐贫血消瘦。发热是常有的症状，间歇或持续发热或不规则发热。关节往往疼痛，关节附近可以肿胀，长久卧床的慢性患者关节容易固定，或发生畸形。肝、脾及全身

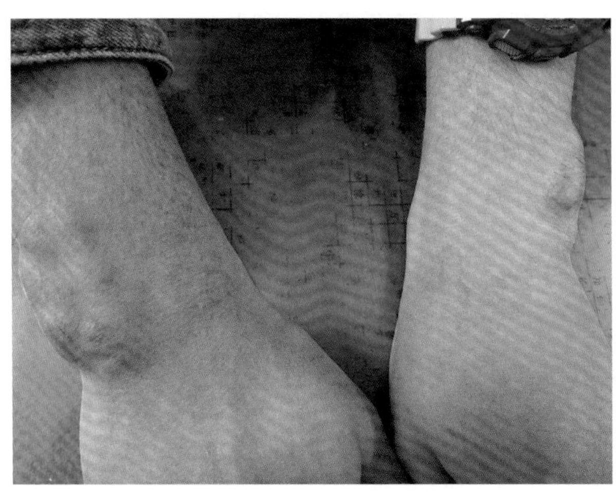

图 26-44　皮肌炎钙沉着（二）

淋巴结可以肿大，血压可降低。有的患者发生视网膜炎或腹腔浆膜炎而有腹水。

皮肌炎心脏受累可出现心悸、心律不齐、心包炎，严重者可发生心力衰竭而死亡。心电图可表现为非特异性 ST-T 改变、程度不同的房室传导阻滞（包括束支传导阻滞）、左右心电轴偏离、心房和心室异位搏动、各种心动过速、房室纤颤等。皮肌炎时血清 CK-MB 升高并不一定表明存在心肌坏死，更大的可能性是横纹肌的损伤；若 CK/MB>3%，则表明有心脏受累；治疗过程中，如 CK/MB 持续升高，表明有进行性心肌炎可能。此外，乳酸脱氢酶同工酶对发现亚临床心脏受累可能有帮助。

皮肌炎常见 4 型肺炎病变：①食管运动障碍引起的吸入性肺炎；②呼吸肌力降低使换气障碍和分泌物潴留；③原发性间质性肺炎；④感染。

间质性肺病是皮肌炎患者的凶险并发症和常见死亡原因，是影响皮肌炎预后的重要因素。日本学者报道，皮肌炎患者间质性肺病发生率为 14.9%～34.8%。多发生在皮肌炎后 6 个月内，大部分患者呈急性进行性发展，在 1 个月或 2 个月内死亡。间质性肺病发生在皮肌炎前，病情呈慢性，预后一般较好。肺部 CT 检查有助于早期诊断。

恶性肿瘤是常有的并发病，关于发生率有各种统计，相差很大。一般地，儿童患者几乎都不并发恶性肿瘤，成年患者尤其 40 岁以上者体内发生恶性肿瘤的可达 20%以上，远远超过正常人群，恶性肿瘤的并发显然不是巧合之事。皮肌炎和恶性肿瘤同时或先后发生，多数在皮肌炎发病已 3～4 年后出现。恶性肿瘤的性质不定，可发生于鼻咽、乳房、生殖器官或内脏，也可为淋巴瘤。在我国，1/3 以上患者所患的是鼻咽癌，其次是肺癌。

【分类】1975 年 Bohan 和 Peters 将本病分为 5 型：Ⅰ型为多发性肌炎；Ⅱ型为皮肌炎；Ⅲ型为伴有恶性肿瘤的 PM/DM（副肿瘤性皮肌炎）；Ⅳ型为儿童（幼年）型皮肌炎；Ⅴ型为 PM/DM 并发胶原-血管疾病（重叠综合征）。1991 年 EUwer 提出Ⅵ型为无肌病性皮肌炎（ADM）。

【实验室检查】血象可显示贫血。白细胞数正常或轻度增高，往往以淋巴细胞及单核细胞较多，嗜酸性粒细胞也可增加。红细胞沉降率加快，但常不像 SLE 显著，血清总蛋白不变，白蛋白常常降低，而球蛋白常轻度增高。蛋白电泳可显示 α_2 及 γ 球蛋白增加。

在免疫学检查方面，类风湿因子呈阳性或阴性，抗核抗体常阴性。极少数患者有红斑狼疮细胞。至少 1/3 患者的直接免疫荧光试验显示肌肉病变中毛细血管壁有绿色荧光斑点，是由于血管壁上有 IgG 及 IgM 沉着。

免疫学检查一般认为，有 3 种特异性高的自身抗体，但阳性率都不高。

（1）抗 Jo-1 抗体：多提示为多发性肌炎，有认为 Jo-1 抗原是组胺 tRNA 合成酶的一部分。有 30%~50%的多发性肌炎有此抗体存在，近年来发现，68%的特发性肺纤维化及肌炎患者中有抗 Jo-1 抗体，而单有肺纤维化者只有 8%出现因而肯定此抗体与肌炎有关。

（2）抗 PM-1 抗体：多提示为多发性肌炎、硬皮病重叠，也是另一种与多发性肌炎或皮肌炎有关的自身抗体，大约 50%的硬皮病多发性肌炎患者有此抗体。

（3）抗 Mi-1 抗体及抗 Mi-2 抗体：多提示为皮肌炎、多发性肌炎。

尿液一般检查可有蛋白尿及血尿。尤其在急性期，肌肉破坏而使肌红蛋白从尿中排出，不仅表现为蛋白尿，尿也呈灰暗色。尿肌酸检查很有诊断价值，正常人肌酸在肝脏内合成，大部分由肌肉摄取，并在肌肉内脱水形成肌酐，再从尿中排泄。患病时，由于肌肉病变，摄取肌酸减少，故血中肌酸增加，并从尿中排泄，同时尿中肌酐量排泄减少。血肌酸浓度>0.6mg/dl，肾小球常不能完全重吸收，部分肌酸可经尿排泄。正常人肌酸的排泄量约占肌酐排泄量的 6%，若尿肌酸/肌酐的比值>6%即认为是异常的。有人认为，这可作为肌炎活动指标。测定尿肌酸的排泄量在早期比血清肌酶更敏感。

肌肉发生炎症或有损伤时，肌细胞所含转氨酶等可大量释放而进入血流。在皮肌炎活动期，谷氨酸氨基转移酶（ALT）、天门冬氨酸氨基转移酶（AST）、乳酸脱氢酶（LDH）、醛缩酶（ALD）及肌酸磷酸激酶（CPK）等肌酶水平都可增高，在稳定期则会不同程度地降低甚至恢复正常。泼尼松治疗后，肌酸磷酸激酶恢复最快，乳酸脱氢酶恢复最慢，肌功能和血清酶密切相关。

（1）肌酸激酶（CK）：敏感性较高，特异性较差，伴肌坏死的疾病均可升高。其升高常在病情加重前 5~6 周，可预示病情的恶化；活动时升高，缓解时下降；酶水平本身并不能反映疗效，因为糖皮质激素能使其降低。

同工酶的检测更具意义：与疾病活动性呈强相关性，升高时表明病情加重，病情稳定或改善后下降。

病程早期、进展期或晚期肌萎缩明显时，血清中存在循环 CK 抑制剂等情况，CK 可表现为正常水平或下降；血浆中的一些药物，如地西泮、吗啡、巴比妥等影响酶活性的测定结果。

（2）醛缩酶（ALD）：是肌肉损伤的敏感指标，是横纹肌组织内含有的酶，特异性高，其增减和肌病平行。一般肌力改善前 3~4 周降低，复发前 5~6 周升高。

（3）乳酸脱氢酶（LDH）：其敏感性较高，特异性差，酶活性下降速度太慢，与肌力好转不符。

（4）碳酸酐酶Ⅲ：是唯一存在于骨骼肌的同工酶，在骨骼肌损伤包括 PM/DM 时均升高。

（5）尿 3-甲基组氨酸：是唯一存在于肌肉中的非必需氨基酸，可作为肌肉损伤的标志。

肌电图显示病肌的电位及波幅显著降低。DM/PM 肌电图改变特点：

（1）电极插入时电势增加（插入激惹现象）。

（2）松弛时，可出现自发性纤颤电位、正尖波，出现紊乱和高频的反复放电（所谓假性肌强直现象）。

（3）轻收缩时，呈现多相、短时限、低电压的运动单元电位。

（4）最大收缩时，呈现干扰相。

本病的肌电图改变无特异性，需结合临床和实验室检查以协助诊断，如肌炎改善时最早的肌电图改变为纤颤电位的消失，复发时也常先有纤颤电位的复现。另外，肌电图正常不能否认 DM/PM 的诊断，因为肌电图变化可呈现区域性正常或区域性异常，故做肌电图检查时宜多部位进行。

【病因】 DM 的病因至今不明，已知与遗传、肿瘤、药物、化学物品、感染以及免疫机制有关。

1. 遗传因素　DM 患者的 HLA-B8 和 HLA-DR3 阳性率增加。有研究表明，皮肌炎患者的肌炎与 Jo-1 抗体（其抗原与 HLA-DR3 抗原有关）明显相关。

2. 感染因素　数种感染尤其是柯萨奇病毒、人类细小病毒、丙肝病毒、流感病毒、EB（Epstein-Barr）病毒、人 T 细胞淋巴瘤病毒、人免疫缺陷病毒、弓形体感染与 DM 的发病有关。有学者认为遗传易感个体在上述病毒等感染后，通过自身免疫应答的介导发病。

3. 细胞和体液免疫因素　DM 患者 CD4/CD8 值增大，自然杀伤（NK）细胞活性增加，与其他自身免疫性疾病如重症肌无力、慢性淋巴细胞性甲状腺炎及类天疱疮相关。

4. 药物　诱发 DM 的药物包括乙醇、D-青霉胺、西咪替丁、羟基脲、非甾体抗炎药、抗菌药、降脂药（如氯贝丁酯和他汀类药物）、依米丁和疫苗等。这些药物可以诱发 DM 患者典型的临床表现，如发生皮肌炎样皮损、激发多发性肌炎（PM）、肌无力或肌损害，使血清肌酶升高。

5. 恶性肿瘤　成人 DM 患者恶性肿瘤的发生率为 4.4%~60%，DM>PM，最常见的恶性肿瘤包括乳腺癌、肺癌、胃癌和女性生殖系统肿瘤（如卵巢癌）及淋巴瘤、多发性骨髓瘤、鼻咽癌和胸腺瘤等，肿瘤可发生于 DM 发病之前、之后或与其同时发生，但在 DM 诊断后 2 年再发生肿瘤的可能性降低。

【发病机制】 皮肌炎是多因素致病，研究发现皮肌炎是体液免疫介导为主的微血管病变，靶器官是血管，补体沉积导致免疫反应性的微血栓形成，使血管内皮细胞发生肿胀及空泡形成，最终导致肌内膜血管床的坏死损耗，血管周围的炎症反应和缺血性肌坏死。

【组织病理】 皮肤损害没有特征性组织变化。红斑水肿性损害的组织变化和系统性红斑狼疮相同，表现为皮肤萎缩、基底细胞液化变性、真皮上部水肿并有散在的炎性浸润。外观与血管萎缩性皮肤异色症的组织变化也相似，表皮扁平，基底细胞液化变性，真皮上部有带状浸润并有毛细血管扩张。

皮损的真皮常有灶性黏蛋白（酸性黏多糖）沉积，皮下组织有灶性淋巴细胞浸润，可伴有脂肪细胞的黏液变性。以后，皮肤有纤维形成，皮下可钙化。

受损肌纤维可因纤维蛋白样沉积而粗细不匀；横纹模糊或消失，而细胞核增多。以后，肌纤维断裂，发生颗粒或空泡变性。严重时大量肌纤维断裂，细胞核很多，肌纤维间及血管附近有浸润（图 26-45，图 26-46）。

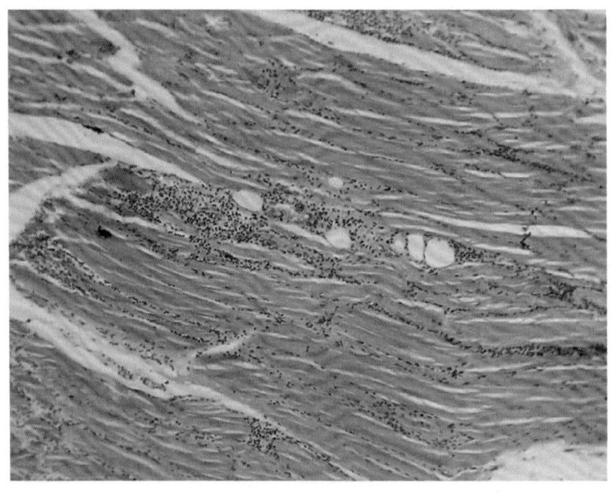

图 26-45　肌炎病理（一）

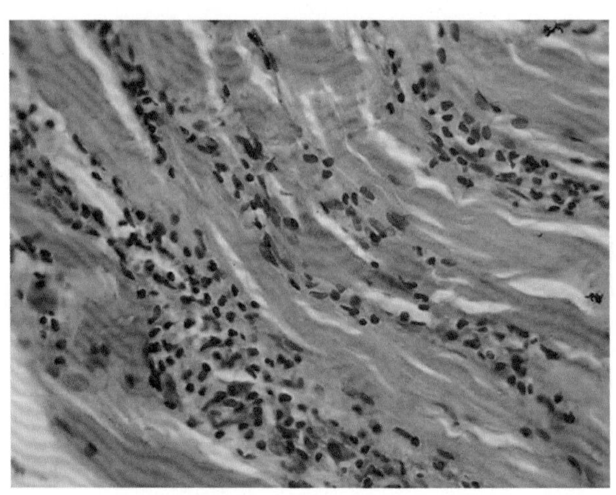

图 26-46　肌炎病理（二）

由于肌肉受损程度不定，受损肌肉本身的组织变化也不一致。活检时应取有压痛的肌肉组织。常见的肌肉病理改变如下：

（1）肌纤维局灶性或广泛性变性，有时有透明变性、空泡变性。

（2）肌纤维再生：切面为圆形，直径小，核大，核仁显著，细胞质嗜碱性染色。

（3）1 条或多条肌纤维的部分或整个坏死，可伴有巨噬细胞吞噬现象。

（4）间质慢性炎症细胞浸润，有局灶性，有时为弥漫性,有血管周围细胞浸润。

至晚期,变性的肌纤维为大量纤维组织所代替,严重患者肌纤维间由脂肪填充,常有钙盐沉着。

钙盐沉着可很显著,这和系统性红斑狼疮不同。钙盐往往广泛地分布于软组织,尤其肌肉内,而SSc的钙盐沉着多半只发生于末指指骨吸收的手部以及肘部或膝部附近。越到晚期,钙盐沉着越多,甚至严重妨碍肢体的活动,皮下的钙盐使皮肤溃破后排出,严重时钙盐广泛分布。

皮肤、脂肪及消化道的血管和微小动脉的内膜往往增生,发生溃疡及流血;心肌病理改变可见炎性细胞浸润、间质水肿和变性、局灶性坏死、心肌传导系统的坏死和纤维化,但损伤程度往往较轻;肺脏及肾脏可发生和硬皮病相似的病理变化。

【诊断】 典型皮肌炎较易诊断,但在早期时常被忽略。眼皮发红水肿,上楼或举物费力都是值得注意的早期症状。各种检查方法如血清转氨酶、尿肌酸及尿肌酐的测定等可以帮助诊断。供病理检查而切取的标本最好是临床上有疼痛的肌肉组织。

在急性发作时期,24小时尿液的肌酸有不同程度的增高,常达200~1 200mg。男性尿肌酸的正常值为0~40mg,女性正常值为0~60mg,妊娠时可增加12%,儿童可增30%;一般认为100mg以上就有诊断皮肌炎的价值。如果受损肌肉较少或病情已不活动,则尿肌酸增加较少甚至于正常,因而尿肌酸正常时不能完全否认诊断。尿肌酐常数显著降低时也有诊断价值,成人尿肌酐常数的正常值是每日排出量(ml)除以体重(kg)等于19~30。

血清中转氨酶、乳酸酰胺酶、醛缩酶和肌酸磷酸激酶增高而有助于诊断,尤其在皮肌炎活动期转氨酶等显著增加,但在某些患者甚至在活动期可以正常。

X线显示骨质疏松,肌肉等组织有钙盐沉着。肌电图可显示电位及波幅都降低,电位可降到10~20μV。

【鉴别】 可引起肌病症状的各种疾病有许多。

(1) 结缔组织病:其他结缔组织病伴肌炎或DM/PM重叠其他结缔组织病,可见于巨细胞性动脉炎、过敏性血管炎、结节性多动脉炎、系统性硬化症、系统性红斑狼疮、类风湿关节炎等。其他如嗜酸性肌痛综合征、肉芽肿性肌病(如结节病)等。

(2) 神经系统疾病:包括重症肌无力,多为全身弥漫性肌无力,受累肌肉在进行持久或重复运动后,肌无力表现更加明显,如双眼上视1分钟或连续快速睁闭眼50次后,即出现眼睑下垂;肌电图特点是持续收缩在30秒以内,即出现动作电位振幅进行性降低和频率进行性减少;血清肌酶正常,肌活检无PM特征性改变,必要时可做新斯的明试验以资鉴别。进行性肌营养不良为遗传性,有家族史,病程缓慢,无缓解,肌无力肌萎缩不如PM的分布广泛,而是有选择性分布,颈部肌肉和吞咽肌常不受累,无肌肉疼痛,但常有假性肌肥大。

(3) 风湿性多发性肌痛症:本病以持续性颈、肩胛带和骨盆带肌严重疼痛及僵硬为特征,肌无力与疼痛程度相平行,多见于老年人,除红细胞沉降率增高外,血清肌酶,肌电图、肌肉活检均无异常。

(4) 感染性肌病:包括病毒性疾病如流行性胸肌痛、流感以及EB病毒、人免疫缺陷病毒、柯萨奇病毒和风疹病毒感染、吉兰-巴雷综合征等;细菌感染如气性坏疽、破伤风、化脓性肌病、沙门菌属感染、斑疹伤寒等;寄生虫如旋毛虫、血吸虫、弓形体等引起的疾病。

(5) 药物性肌病:如类固醇激素、青霉胺、硫唑嘌呤、多黏菌素B、氯喹、可卡因、秋水仙碱、氯贝丁酶、西咪替丁、依米丁、氯贝丁酯等降脂药及乙醇等均可引起肌病,调整药物剂量可使肌痛逐渐缓解。

(6) 内分泌与代谢性疾病:如甲状腺、甲状旁腺功能亢进或减退时均可并发肌病。其他还有糖尿病性肌病、肾上腺功能亢进或减退时可出现类似肌肉症状。其他还可见于低血钾症、高钙或低血钙症、低血镁症、家族性周期性瘫痪、糖代谢异常如磷酸果糖激酶缺乏和成人酸性麦芽糖酶缺乏、脂质代谢异常如肉碱缺乏和肉碱软脂酰转移酶缺乏、嘌呤代谢异常如肌腺苷脱氨酶缺乏、线粒体肌病等。

(7) 癌性神经肌痛:癌性神经肌痛可并发运动性或混合型感觉-运动性外周神经病,试验性糖皮质激素治疗较DM/PM反应差。

(8) 包涵体肌病:包括近端肌无力(隐匿起病),远端肌无力。肌电图显示坏死性肌病型伴或不伴神经病型。肌酶CK和/或ALD升高。疾病对大剂量糖皮质激素(40~60mg/d泼尼松)治疗没有本质上的改变。

【治疗】 急性期需卧床休息。患者应注意营养及保暖,有病灶感染时应该控制或移除。对于成年患者,要注意寻找体内有无恶性肿瘤,发现后必须处理;恶性肿瘤消除后,本病往往迅速痊愈。对于病情稳定的慢性患者可施行热浴及按摩等物理疗法，物理疗法可以改善一般健康状态，也可减轻或防止肢体萎缩。

迅速发展的严重患者须大量应用糖皮质激素类才使症状显著减轻，地塞米松和曲安西龙等含氟糖皮质激素易引起近端肌和骨盆肌肌无力，称为激素肌病，故不适用于本病的治疗。用泼尼松治疗时也可能发生肌病，但较少见，往往在大剂量（>80mg/d）时才会发生，故泼尼松治疗成人 DM 的剂量最好小于 1mg/(kg·d)。一般在治疗 6 个月后可将剂量减至初始剂量的 1/2，以后再逐渐减量，一旦减为 10mg/d 时可改为隔日给药。维持时间应在 2 年以上。在应用足量合理的糖皮质激素治疗后，一般血清酶在第 1 个月后都见明显下降，除乳酸脱氢酶外其余的肌酶平均约在 2.5 个月降至正常，肌酸激酶仅 50 日就能降至正常，血清酶的改善往往先于肌力的改善，通常在肌力改善前 3~4 周开始下降，肌力的改善比较慢，通常改善一级肌力平均需要 2.2 个月。

在应用糖皮质激素类时，要注意这类药物的各种不良反应，例如胃肠出血、骨质疏松而引起病理性骨折等，同时要注意血压、血糖及电解质的变化。每日给予氯化钾，每次 1g，每日 3 次，可以防止血钾降低，血钾降低还能加重肌无力现象。

大剂量泼尼松应用 2 个月后，如果临床表现、血清酶水平及 24 小时尿肌酸排出量都不明显降低，可考虑加用免疫抑制剂，病情控制或进步后缓慢减量，直到痊愈才停药。免疫抑制药可以互换应用，能使泼尼松更有效而可降低泼尼松用量，泼尼松也可减轻它们的毒副作用。常用免疫抑制药有环磷酰胺、鸟唑嘌呤、硫唑嘌呤、六硫嘌呤、氨甲喋呤等。鸟唑嘌呤口服量可按为 1.5~3.0mg/(kg·d)计算，环磷酰胺的成人量为 100mg/d，硫唑嘌呤或六硫嘌呤可代替鸟唑嘌呤，剂量相同。氨甲喋呤口服或注射，由静脉注射时按为 0.5~0.8mg/kg 计算，每周注射 1 次。一般儿童多用 CTX。

睾酮或苯丙酸诺龙有利于肌蛋白的合成，但易引起雄激素的不良反应。三磷腺苷、辅酶 A、维生素 E、对氨苯甲酸、甲状腺片及羟氯喹等对本病一般没有明显疗效。

症状疗法方面，肌肉疼痛时服水杨酸盐或吲哚美辛，也可用吲哚美辛 50~75mg/d，或布洛芬 1.2mg/d。吞咽困难时在饭前可注射新斯的明。有报道应用西咪替丁或雷尼替丁等 H_2 受体阻滞剂治疗食管受累十分有效；也可应用多潘立酮或甲氧氯普胺等促进胃肠蠕动的药物。呼吸困难时吸氧，有感染时应用抗生素。钙盐沉着是难解决的问题，口服氧化铝 2~3g/d 可在肠内将磷酸盐变成不溶的磷酸铝，从而减少磷酸盐在肠道的吸收而可能抑制磷酸钙的产生。华法林、秋水仙碱、丙磺舒等，对皮下钙化的小结节有效。有痉挛时可用热浴、按摩等物理疗法。有并发的恶性肿瘤时应设法移除。

【预后】 少数患者的病情迅速发展，在 1~2 年内甚至在数月内死亡，而多数患者的病情缓慢发展，到一定程度后就停止进行，数年以内多半自然痊愈。有些患者在数年内屡次缓解及复发，最后可以不能吞咽，呼吸瘫痪，因衰竭而死亡；也有的死于心力衰竭或肺炎等继发性感染。糖皮质激素及免疫抑制剂的应用已使患者的生存率有明显的提高，但长期应用糖皮质激素类可引起胃肠穿孔等不良反应，尤其容易降低身体抵抗力而引起任何抗生素不能控制的细菌性感染，最终可使患者死亡。体内并发的恶性肿瘤是老年患者主要的死亡原因。

男患者的死亡率似乎比女患者高。儿童的死亡率又高于成人，但也较易痊愈。CK 不升高的 DM 预后较差，发生钙沉着的患者预后较好。有的患者虽然痊愈，但关节僵硬畸形而不能恢复，尤其儿童患者的肢体容易痉挛。

部分皮肌炎的皮肤病变往往很难治疗，并非所有患者肌肉症状消失后皮肤病变也会消失，特别是皮肤异色症样皮损很难消退。

无肌病性皮肌炎
(amyopathic dermatomyositis, ADM)

无肌病性皮肌炎被认为是皮肌炎的一种少见类型，是指具有皮肌炎的典型皮损，临床上不表现为肌无力，肌酶谱正常或仅轻度异常，分为 3 型：①仅有皮肤表现(73%)；②有皮损和肌无力、肌痛，但无肌病的实验室证据(13.5%)；③有皮损和异常的实验室检查指标，但无肌病的临床表现(13.5%)，后两种情况也可称为低肌病性皮肌炎。

【症状】 ADM 在皮肌炎患者中的发病率为 10%~20%，各个年龄均可发病，成人多见，主要女性为主，男女之比为 1∶3，白种人多见。

1991 年，Euwer 等提出无肌病性皮肌炎(amyopathic dermatomyositis, ADM)的诊断标准为：

1. 具有皮肌炎的特征性皮损，包括患者必须有 Gottron 丘疹(即四肢肘/膝关节伸面和内踝附近、掌指关节、指间关节伸面紫红色丘疹，逐渐融合成斑片，可有毛细血管扩张、色素减退和上覆细小鳞屑）。如没有，应在指关节局部有紫红色的红斑并伴有眶周水肿性淡紫红色斑疹（Heliotrope 疹）。

2. 皮肤活检 HE 染色符合皮肌炎皮肤病理改变。

3. 皮损持续≥2 年，无任何近端肌无力和吞咽困难。

4. 肌酶如 CK 和 ALD 超过 2 年无异常。

一般情况下，ADM 者无明显肌力减退，但很多患者抱怨易疲劳。部分患者会出现四肢关节疼痛或伴肿胀，另有部分患者可有雷诺现象。除了特征性皮损，还可表现为颈前及上胸部“V”字形红色皮疹，肩颈后皮疹（披肩征），表皮萎缩及“技工手”，甲根皱襞可见不规则增厚，毛细血管扩张性红斑，其上可见瘀点等，皮疹多不伴瘙痒或轻度瘙痒，有时易与红斑狼疮、脂溢性皮炎、扁平苔藓、光敏性皮炎和接触性皮炎相混淆。ADM 突出的系统损害是间质性肺疾病，是其常见的严重并发症，也是其常见的死亡原因。部分患者与严重的肺部病变及恶性肿瘤相关，而部分严重患者对糖皮质激素治疗不敏感，故早期发现和正确认识该病并给予合理的干预，对改善患者预后非常重要。

【病因】 Callen 等认为，这些患者不是没有肌炎，而是没有进行足够细致的检查和足够时间的随访，因为尽管肌酶正常，但临床肌无力仍存在，而且也没有测定尿肌酸。如何诊断与评价这些无肌肉症状的患者，是否确实有少数病变仅局限于皮肤、不累及肌肉，内脏病变更少，预后好的患者。

著者认为 ADM 仅是作为暂时诊断，因绝大部分患者属于皮肌炎的早期表现或轻型。著者临床观察到 ADM 最晚出现肌炎的患者可在 4 年以后，因此 2 年的诊断标准并不准确，随访中有少数患者是内脏恶性肿瘤的皮肤表现，因此需要进行密切观察随访，追踪其肌肉症状的情况，更应该进行恶性肿瘤相关的检查。

【组织病理】 符合皮肌炎组织病理学改变：表皮增生伴灶性萎缩，沿基底膜有坏死性和空泡变性的角质形成细胞，表皮基底膜增厚；真皮中上部血管周围及间质内少量至中等量淋巴细胞浸润，常见噬色素细胞；真皮网状层内黏蛋白沉积，真皮中上部不同程度的水肿，毛细血管扩张、充血，红细胞外溢。皮肤直接免疫荧光有时可见表皮与真皮连接处有较弱的 IgG 和 IgM 呈线状沉积。

【治疗】 因 ADM 的皮肤损害往往有光敏性，故建议给予日光保护指数（SPF）30 或更高的防晒霜，可对光敏性皮损有明显效果，但目前并无针对性的临床研究。外用皮质类固醇制剂如糠酸莫米松霜或丁酸氢化可的松霜也能取得较好的疗效。有报道称 0.1%的他克莫司对个别患者也有一定的效果。

一般可不系统应用糖皮质激素，可试用羟氯喹、雷公藤、沙利度胺、白芍总苷、氨甲喋呤、硫唑嘌呤、环磷酰胺等药物治疗。对皮损泛发，眶周肿胀明显的患者可使用小量糖皮质激素（20~30mg/d）。另外，需进行密切随访观察，一旦发现肌炎症状应按皮肌炎治疗。

系统性硬皮病
（systemic sclerosis，SSc）

硬皮病（scleroderma）是一种以皮肤及各系统胶原纤维硬化为特征的结缔组织疾病，分为系统性硬皮病（SSc）及局限性硬皮病（限界性硬皮病/硬斑病）两种。系统性（全身性）硬皮病临床上以皮肤增厚和内脏组织进行性纤维化为特征，常表现为雷诺现象、肺动脉高压、肺组织纤维化及多器官受累，也称为进行性系统性硬皮病（progressive systemic sclerosis，PSS）。临床上主要是以皮肤受累的范围作为分类标准，国内皮肤科学界一般将其分为肢端型硬皮病（acroscleroderma）和弥漫型硬皮病（diffuse scleroderma）两个主要大类及 CREST（calcinosis cutis，C；Raynaud phenomenon，R；esophageal dysfunction，E；sclerodactyly，S；telangiectasia，T）综合征亚型。

【症状】 多数患者的初起症状是雷诺现象（见雷诺病），肢端尤其两手发生小动脉痉挛，皮肤苍白、发凉，以后青紫、发红而恢复，伴有阵发性疼痛（图 26-47）。以后，皮肤发紧变硬。雷诺现象可以出现较晚或与其他症状同时出现，也可不明显或不发生。

有些患者的最早表现是手肿或关节肿痛，手指溃破或小腿发生溃疡，或体重减轻、呼吸困难及肺部有 X 线阴影而误诊为肺结核病，也有少数患者的最初症状是食欲缺乏、呃逆、便秘、腹泻或腹痛等胃肠道功能紊乱的表现。

（一）皮肤

一般患者先有皮肤损害，偶然先有内脏病变而易误诊。除雷诺现象外，皮肤弥漫地轻度肿胀紧张，皮纹不明显，但没有指压性水肿。这种变化对称发生于双手，逐渐扩展到前臂而累及整个上肢，

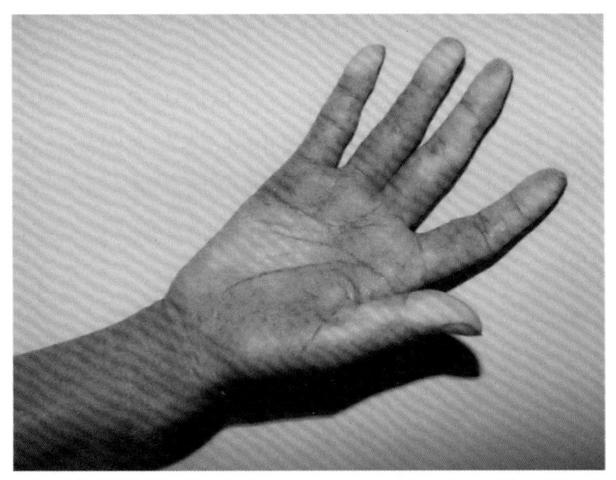

图 26-47　雷诺现象

也可由足部开始，逐渐向上发展到下肢而达躯干；面部及颈部皮肤也发生变化。皮肤往往呈苍白、淡黄或黄褐色。这是 SSc 早期阶段，可称为肿胀期。

以后，皮肤肿胀消退，渐渐变硬，捏压皮肤时不像正常皮肤有明显的皮纹和弹性，皮肤很难捏起来，尤其手臂及踝部皮肤显著僵硬，伸屈不自如；面部皮肤像涂上一层塑料膜，前额光滑发亮，颊部绷紧发硬，不容易表达情感，嘴唇不能随意张大，可影响说话和进食，颈部胸部等处皮肤也逐渐发硬变紧，往往呼吸费力。此时，皮肤表面有蜡样光泽，常有暗红或褐色斑点，或网状色素沉着中夹杂着色素脱失斑；毛发往往稀疏，甲板可以萎缩变小。这一阶段可称为硬化期（图 26-48，图 26-49）。

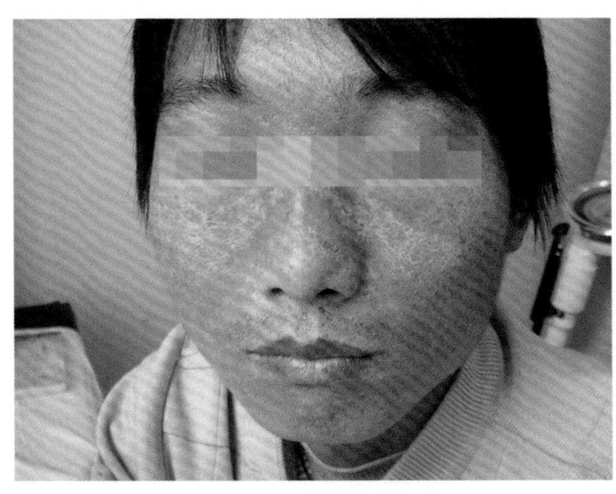

图 26-48　硬皮病（一）

经过几个月或几年以后，皮肤更硬，色素沉着往往更深。皮肤及皮肤下方的软组织逐渐萎缩，变硬的皮肤紧贴在发硬变瘦的肌肉上，这一晚期阶段可称为萎缩期。患者面部更缺乏皮纹来表达感情，有点像雕像，鼻子尖瘦，耳朵薄小，口唇扁缩，咀嚼费力。手指尖细僵硬，处于微屈的鸟爪状态，不能伸屈自如，这种手指或足趾的僵硬状态被称为指（趾）皮硬化（sclerodactylia）（图 26-50）。手指、足趾、踝部及其他骨隆突处皮肤温度降低，容易发生难愈的营养性溃疡。皮肤干燥缺汗，毛发也常稀疏。

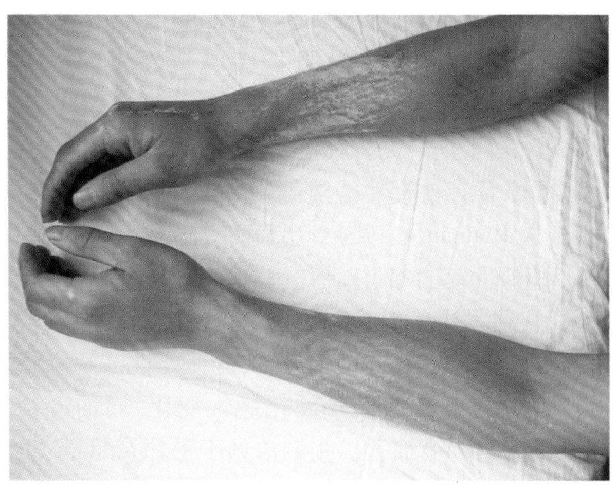

图 26-49　硬皮病（二）

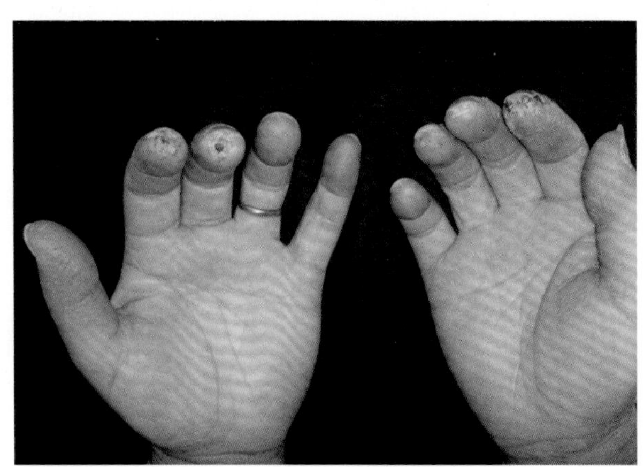

图 26-50　硬皮病手指硬化

在本病晚期，黏膜常有明显变化。牙龈、软腭、腭垂及舌系带等皆可发紧、萎缩，食管黏膜有相同变化而使饮食更加困难。

手掌、面部及躯干等处皮肤常有毛细管扩张，色素沉着常不均匀地出现于面部，也可发生于下肢、腹部、腋窝及手背等处，有时，色素很深而像艾迪生病，腋窝部位可有疣状突起及色素沉着而误认为黑棘皮病。发硬皮肤尤其手指屈侧皮肤内常有钙盐沉着的结节，以后结节可以溃破，排出豆腐渣状但常坚硬的物质。

CRST 综合征被认为是症状不全的轻型 SSc，

包括皮肤钙盐沉着（calcinosis cutis）、雷诺现象（Raynaud's phenomenon）、指（趾）皮硬化（sclerodactylia）及毛细管扩张（telangiectasis）这四种表现（CRST 是四个外文名称的头一个大写字母）。因大多数患者有食管功能障碍（esophageal abnormalities），故 Rodnan 称其为 CREST 综合征。

CREST 综合征中，钙盐沉着于真皮和皮下组织内，往往发生于肘、膝等大关节处而成多个结节。雷诺现象常很显著，可以引起缺血坏死性溃疡。指（趾）皮硬化常伴有肢端硬化病性变化，而面部往往不受影响。毛细管扩张最常见于手部及足部，也可发生于口腔黏膜，胃壁毛细管扩张可引起大量出血，症状很像出血性遗传性毛细管扩张。食管功能障碍表现为食管蠕动功能缓慢。

肢端硬化病（acrosclerosis）多半发生于青中年妇女，往往先有雷诺现象，以后肢端皮肤发硬，再后面部皮肤变薄、变紧，可妨碍咀嚼和眼皮及口唇的活动，颈部皮肤也可略硬。轻型患者可自然痊愈，严重患者发展成 SSc，因此现在一般不再认为它是一个独立疾病。

结节性硬皮病（nodular scleroderma）通常发生在硬皮病发病数月至数年后，典型的皮损为瘢痕样质硬的小结节，皮损发生于已硬化增厚或未增厚的皮肤处，结节出现前局部可有剧烈瘙痒，依次分布于躯干、上肢、肩部、臀部、下肢，有时面部也可发生。文献已报道的病例中，50%的患者伴随系统型硬皮病，25%的患者并发硬斑病，另外 25%的患者所伴随的硬皮病未予分型。目前普遍认为它是硬皮病的一种特殊类型。

（二）胃肠道

舌头可以肥大，3/4 的患者食管发生病变，由 X 线可见食管是胃肠道中最常侵犯的部位，食管变硬狭窄，往往引起吞咽困难。X 线显示食管已有病变的患者中约有 40%在临床上没有食管症状。

胃往往扩张，容易积食。约 1/3 的患者十二指肠扩张及蠕动减少。小肠可发生纤维变性及萎缩，引起恶心、呕吐及上腹部疼痛；空肠及回肠往往过度扩张；结肠可有宽大的憩室，引起腹泻、便秘或下腹部疼痛，或是有溃疡性结肠炎的表现，结肠的憩室甚至可以穿孔而引起腹膜炎。

（三）心肺

50%以上的患者心电图不正常而显示心肌损伤。有的患者有心包炎或心律不齐。心脏可以肥大，尤其左心室容易肥厚。有的有呼吸困难、心悸及充血性心力衰竭的其他表现。心内膜及瓣膜受损者罕见。

肺部常有弥漫的纤维形成，早期表现为运动时呼吸困难。由于动脉血含氧不足，使本来因皮肤发硬及心肌受损所致的呼吸困难更加严重。有严重心肺病变的患者常有发绀及杵状指。晚期患者可有肺气肿。

（四）肾脏

早期表现往往是轻度蛋白尿，以后肾功能不正常而渐衰竭；少数患者有肾病综合征的表现，或是发生恶性高血压而有头痛、恶心、呕吐、视物模糊等症状。肾损害虽然少见，但可致命。

（五）肌肉骨骼

肌肉往往软弱无力，和皮肌炎常难以区别。患者的肌肉无力，尿肌酸增多，肌电图不正常，病理组织变化也和皮肌炎相同，有人称这种情况为硬皮皮肌炎（sclerodermatomyositis），病情常迅速发展而使患者趋于死亡。横纹肌往往发硬及萎缩。

关节疼痛是系统性硬皮患者常有的早期症状之一。以后，关节可肿胀发炎而限制活动，关节渐渐强直及畸形，尤其手指关节容易受侵，可和类风湿关节炎相同。此外，一个或多个指骨可渐吸收而使手指变短。

（六）其他

其他器官的变化较少见。肝脏一般正常，偶然有肝硬化或门静脉高压；肝功能试验（絮状沉淀反应）结果可不正常，常是由于血清蛋白成分有所改变，而不是肝脏受损的结果。牙龈往往因纤维组织增生而增厚。眼部变化有眼皮紧硬，眼泪干涸，偶有视网膜损害。神经系统一般没有器质性变化。

多数患者的病情缓慢发展，成年累月，终于进入皮肤萎缩期。有些患者的病情可长期停留在某一阶段而不继续进展并能生存多年之久。少数患者的症状逐渐缓解甚至自然痊愈。有些患者的病情进展较快，可在 1~2 年内死于内脏损害，或因呼吸及吞咽困难而迅速衰竭以至死亡。其他死亡原因是心肌炎、肾脏或肺脏受损而引起的心力衰竭、呼吸或肾衰竭，有的死于高血压或胃肠穿孔等，另一常见原因是并发的感染，尤其长期大量应用糖皮质激素类药物可使抵抗力降低，常使人无法控制继发性感染。

【实验室检查】

1. 血液检查 患者可轻度贫血。肾功能不良、胃肠出血或由于吞咽困难及吸收不好，可引起缺铁性贫血。约50%的患者红细胞沉降率加快。血清中白蛋白减少，而球蛋白尤其γ球蛋白比α_2球蛋白更易增高，白蛋白和球蛋白的比率可显著倒置。30%~50%的患者有轻度高丙种球蛋白血症。

2. **尿液检查**　有的患者有尿蛋白或尿内出现红细胞、白细胞及管型。24小时尿肌酸量可增高。

3. **免疫学检查**　抗核抗体滴定度往往增高，阳性率达50%~80%，为斑点型和核仁型，以核仁型多见。抗scl-70抗体是硬皮病的标志抗体，其特异性高，但阳性率仅为40%。在CREST综合征中，着丝点抗体是本综合征的标志抗体，阳性率为50%~96%。类风湿因子阳性者达30%，滴定度一般不太高。

红斑狼疮细胞可查见者较少，约为10%。1/4的患者有冷凝集素而冷凝球蛋白少见。

4. **X线检查**　食管扩张无力并含空气，钡餐通过缓慢，部分食管变硬狭窄。肠道蠕动缓慢，肠段扩张，可有气囊样变化及结肠憩室。肺可有网状阴影、结节或囊性变化，或有钙化。心脏可扩大或左心室肥大。骨骼常有骨质疏松，手及足部骨骼尤易如此；指关节等小关节腔皆可变窄，一至数节尤其末节指关节可吸收；少数类风湿关节炎改变；骨内可有钙质沉着，皮下及肌肉也可有钙沉着。

5. **甲周微循环检查**　80%以上的患者毛细血管袢有各种畸形，血管袢的变化可和内脏受损程度有关。

【病因】大多数患者是成年人，以女性尤其中年后妇女较多，男女之比为1∶3。

硬皮病病因未明，被认为与遗传、感染、创伤、药物、自身免疫、血管病变等有关。

精神紧张可为重要因素。有的患者焦虑不安或失眠。雷诺现象可和交感神经紊乱有关，焦急或悲伤等情绪变化常使病情及雷诺现象加重。内分泌障碍也可和本病有关，患者多半是生育年龄的妇女，有的月经不调或在妊娠期发病。其他如皮肤水肿、皮肤色素加深、糖耐量不正常和钙盐沉着于软组织等现象可能是受甲状腺、肾上腺皮质及甲状旁腺等内分泌腺功能紊乱的影响，但垂体、甲状腺、肾上腺或性腺等功能不良并无充分的证据；钙盐沉着未必是由于钙磷代谢不正常，可能是组织需钙量增加的结果。

有人认为本病是由于胶原纤维有弥漫的变化，可由于基质的黏多糖类因组织胶原酶的减少而有所改变。患者皮肤内初胶原脯酸羟基化酶（proto-collagen proline hydroxylase）的活性比正常皮肤强得多。电子显微镜显示成纤维细胞很活跃，胶原微纤维大量增加。

血管舒缩的改变是本病的一种变化，甲周微循环检查显示指部血管舒缩有功能性改变。除了皮肤有雷诺现象外，体内器官的血管可有相似的变化，有人认为患者对色氨基酸及5-羟色胺高度敏感是引起血管及纤维性变化的一个因素。

患者一般没有家族史，但患者的直系亲属血清蛋白容易不正常，抗核抗体阳性率比正常人群高，较严重患者的HLA-B8发生率增加，女患者较多而可由于X染色体上有一显性等位基因。

在免疫方面，由患者取得的淋巴细胞能摧毁组织培养基中人胚胎的成纤维细胞。50%~75%的患者血清中有抗核抗体，一般为斑点型或核仁型，补体尤其C3和C4水平降低。细胞免疫也有异常，血流中T淋巴细胞往往减少，淋巴细胞转化率可降低，有些患者自身的白细胞做皮内试验时有迟发型变态反应。本病和系统性红斑狼疮及皮肌炎等病有相似处并常并发，提示本病也是自身免疫性疾病。根据"禁忌"克隆学说，免疫防御功能在基因影响下不能抑制淋巴细胞禁忌克隆的发展而引起自身免疫反应。累及的组织器官可由于禁忌克隆性质、组织抗原性、局部防御程度及血管状态等因素有所差异。

【组织病理】患者的器官不一定皆受侵犯，往往只限于一两个或少数器官，而且受侵器官的病变程度也不一致，但患者往往有广泛的血管性病变。

皮肤损害的早期变化是水肿，胶原纤维束分散，胶原染色均匀而显示透明变性或纤维蛋白样沉积；真皮的血管周围有炎性浸润，主要为淋巴细胞。以后浸润与水肿程度渐渐减轻，而成束的胶原纤维粗大紧密。真皮内小血管壁增厚，管径变小，尤其手指或足趾的小血管容易阻塞而缺血坏死。到晚期时，表皮和皮肤附件皆萎缩，浸润很少，水肿现象完全消失，汗腺及血管都不多见，而淋巴管扩大成腔，胶原纤维束更加紧密，弹力纤维往往断裂，最终真皮也萎缩（图26-51）。

结节性硬皮病的结节病理学特征表皮正常或萎缩真皮胶原纤维增生，并可呈旋涡状或波浪状排列，增生的胶原纤维与表皮之间有正常真皮分隔，增生的胶原纤维间有黏液样物质沉积，附属器周围有增生的胶原纤维围绕。

胃肠道常有病变，尤其食管壁有纤维变性，小

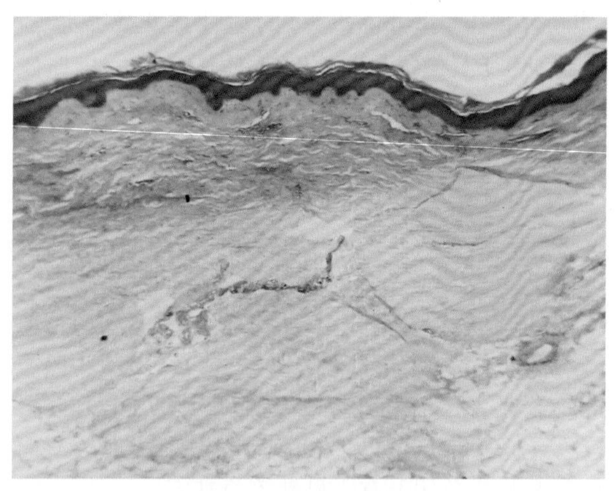

图 26-51 硬皮病病理

动脉有动脉内膜炎及细胞浸润,X 线片的典型变化是食管因紧张力减退而扩张,其下部狭窄。胃肠的部分平滑肌为纤维组织所代替,血管有纤维增生。

肌肉及筋膜常发生纤维增生或萎缩,小动脉狭窄及闭塞,有细胞浸润。血管及各处浆膜可广泛纤维化。

心脏常有心包炎,有时有心包积液。心肌有弥漫性或灶性纤维形成,肌纤维萎缩变性。动脉血管壁增厚。肺脏的肺泡常有弥漫的纤维形成及纤维蛋白样变性,有的可以破裂形成囊肿。肺内毛细血管也常有纤维变性,有的有管道阻塞。肾脏常有变化,主要是结缔组织增生及变性,血管壁也有变化。肝脏多半正常但可轻度纤维化。中枢神经系统常无变化,血管壁可以增厚。

【鉴别】典型患者有雷诺现象及皮肤弥漫发硬萎缩等特征,一般不难诊断,但早期表现可类似皮肌炎、系统性红斑狼疮、广泛性硬肿病或混合结缔组织病,由于并发的雷诺现象是最早症状而先被诊断为雷诺病。肿胀期硬皮病可误诊为黏液性水肿,指(趾)皮硬化可误认为麻风或脊髓空洞症。

乙烯氯化物病(vinyl chloride disease):过氯乙烯等乙烯氯化物是工业上常用的溶剂,可引起肢端硬化病和雷诺现象。

硬肿病:表面皮肤正常,皮肤不萎缩,也无色素变化。损害是坚实性水肿,由颈部开始扩展,不波及手部,也不影响内脏器官。

嗜酸性筋膜炎:筋膜肥厚发硬,可以妨碍四肢及躯体活动而不波及面部及手部。血液嗜酸性粒细胞明显增加。

迟发性皮肤卟啉病:至晚期,面部及颈部皮肤可以发硬变厚而成硬皮病状,但常有大疱等光敏感性皮损。尿卟啉检查可确定诊断。

【治疗】目前尚无特效疗法,也没特定的治疗指南,治疗主要针对免疫、血管及胶原的异常,以抗炎、免疫抑制、免疫调节、改善血液循环和减少纤维化为基础。根据疾病的活动情况、累及的深度及范围选择治疗方案,累及皮下、迅速发展、影响功能、容貌或身体大面积受累的情况可选择系统治疗。

在日常生活中,要避免精神紧张,加强营养尤其高蛋白饮食,应有充足的睡眠和休息,有龋齿等感染灶时要处理,注意避免皮肤尤其手指外伤,在寒冷季节中应该注意保暖。

通常认为,激素不能阻止 SSc 的进展但可使皮肤发硬程度减轻,从而减轻呼吸困难及增加关节活动度,使饮食困难减小而可改善全身营养状态,对病变早期患者的关节痛和肌痛以及痛性腱鞘炎有效,但难以防止心、肾衰竭及阻止病情发展。每日剂量不可太大,泼尼松量为 10~15mg/d,大量应用不但无益,还易引起副作用。如此剂量可长期应用,否则容易恢复原状。

血管活性药物有扩张血管、降低血黏度、改善微循环的作用,对该病有效。可将丹参注射液(每 1ml 相当于 2g 生药)8~16ml 加入低分子右旋糖酐 500ml 内静脉滴注,每日 1 次,10 次为一个疗程,可使皮肤硬化、张口和吞咽困难、关节僵硬以及雷诺现象得到改善。也可用尿激酶 2 万单位,每日静脉滴注,可使纤溶酶原活化,促进纤维蛋白溶解,改善血流动力学。普特巴(POTA BA)治疗 SSc 有较好的疗效。单胺氧化酶(MAO)活性与组织氧含量有关,该酶活性低可加重组织纤维化。普特巴可增加组织摄氧,故能增加该酶活性,从而对组织纤维化有治疗作用。

雷诺现象影响到患者生活质量时,可将利血平 0.5~1.5mg 溶于生理盐水 2.5ml 中注射入患肢的肘动脉内。甲基多巴可服 1~2g/d。有指间溃疡及缺血性疼痛时,前列腺素是强效血管扩张剂。伊洛前列素(iloprost)是前列腺素(PGI_2)的稳定同类素,可使血管扩张,抑制血小板凝聚,增加微血管容量,改善皮肤微循环,从而减轻雷诺现象。血管紧张素Ⅱ受体拮抗剂氯沙坦,50mg/d 能有效地改善雷诺现象的发作频率和严重程度且耐受性好。常见不良反应有干咳、肌肉痛性痉挛、背痛、目眩和失眠。普罗布考是一种合成的抗氧化剂,50mg/d,能显著降低雷诺现象发作的频率和严重程度。其作用机制是使损伤的内皮细胞恢复,消除脂质过氧化反应，减少缺氧—再灌注损害。著者用羟苯磺酸钙1g/d，也取得了比较满意的效果。

SSc的重要特征是皮肤、脉管系统和内脏器官的纤维化。抗纤维化常用药物为D-青霉胺、松弛素、积雪苷、秋水仙碱等。D-青霉胺能干扰胶原分子间连接的复合物，抑制新胶原的生物合成。常规开始服250mg/d，逐渐增至全量1g/d，连服2~3年。最大量不得超过1 000mg。不良反应有恶心、呕吐、腹痛、腹泻、周围神经炎、停经或精子减少等。血液系统不良反应少见。该药对皮肤硬化、食管病变有一定的疗效，但对晚期病例，不能阻止其皮肤、肌肉病变的进展以及肺功能的恶化。应用时要每月检查血液及尿液。松弛剂是妊娠期黄体分泌的一种激素，具有组织重建和抗纤维化作用。松弛剂25mg/d，皮下注射连用24周，可使中重度SSc皮肤变薄，皮肤活动度、手伸展度、功能状况得到改善，其不良反应有功能性子宫出血，可逆性贫血，药物皮下注射所致的局部刺激和感染。积雪苷是一种从中药积雪草中提取的有效成分，制成片剂，每片含积雪苷6mg，临床研究证明它能抑制成纤维细胞的活性，软化结缔组织，口服，2片/次，每日3次，疗程一般为6个月至1年。秋水仙碱能阻止原胶原转变为胶原，还能使胶原酶活力增加，阻止胶原的堆积。口服剂量为每日0.5~1.5mg，连服数月至数年，疗效与给药总剂量有关。

著者多用雷公藤、白芍总苷、复发甘草酸苷、羟苯磺酸钙、丹参酮等联合治疗本病也取得比较满意的疗效。

其他药物包括环磷酰胺、硫唑嘌呤、氨甲喋呤等免疫抑制药，增强免疫功能的转移因子，减轻血小板凝固作用的阿司匹林。此外，大量维生素E、复方磷酸酯酶、对氨苯甲酸钾等，疗效都不可靠。

其他新疗法目前报道较多的有自体干细胞移植、静脉内注射免疫球蛋白，口服沙利度胺，阿维A酯等。

盐水浴、温泉浴、冷水热水交替浴、热浴后按摩等方法可以加强皮肤血液循环，改善代谢过程而可有益。

在我国，常用中西医结合方法治疗本病。中药治疗以活血化淤、通络为主，可选用党参、黄芪、桂枝、熟地黄、赤芍、红花、何首乌、鸡血藤、丹参、夏枯草、郁金、甘草等。

硬斑病(morphea)

硬斑病又称为限界性硬皮病(scleroderma circumscripta)或局限性硬皮病(localized scleroderma，LC)，主要表现为皮肤损害，内脏器官一般不受累及，皮疹大小及数目不定，呈斑块、点滴或条状，由淡红渐变淡黄或象牙色。患处较坚实，表面光滑。

【症状】 硬斑病皮疹局限于某些部位，偶然广泛分布甚至侵及全身大部分皮肤，但不侵犯内脏器官。

(一) 局限性硬斑病(localized morphea)

1. 斑块状硬斑病 皮损一般都经过水肿、硬化和萎缩3个时期。皮肤上先出现一片或数片淡红或紫红斑，呈圆形或卵圆形，或形状不规则，这是早期炎症阶段(图26-52)。

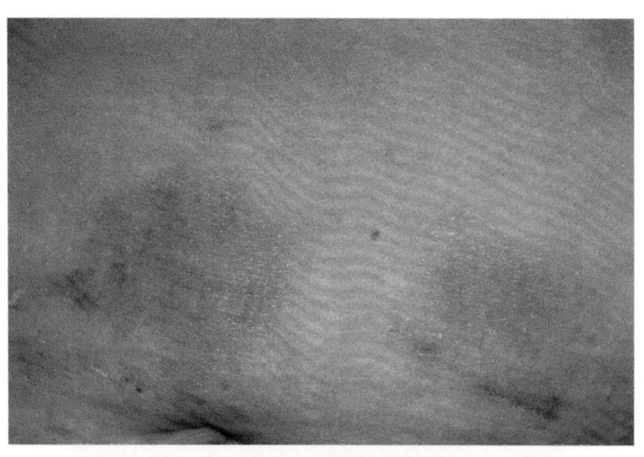

图26-52　硬斑病早期

皮损逐渐发展，成为坚实的斑片或斑块，大小不定，表面光滑干燥。斑块扁平，仅略隆起，极少数可以显著隆起而像结节。

经过几周或几个月甚至更久以后，斑块常渐变成淡黄白或象牙色(图26-53，图26-54)，比附近的正常皮肤硬，表面不出汗，也没有毳毛；斑块周围皮肤常呈淡红或紫红色，像有镶边或呈晕状。斑块常有扩张的毛囊口，使表面有点状小坑而像猪皮，毛细管可以扩张。斑块不引起自觉症状，但在斑块较厚时，知觉可略迟钝。

斑块是一个或多个，一般直径为2~15cm或更大，发生于身体的一侧或两侧，但不对称。发生部位不定，较常见于躯干及四肢，也可见于面部等处。发生于肛门或阴唇时容易误认为萎缩硬化性苔藓或黏膜白斑病。

2. 点滴状硬斑病 皮损较斑块性损害小，数目也较多，直径为1~10mm，像液体滴在皮肤上，可以称为点滴状硬斑病(guttate morphoea)。

点滴状皮损是多个轻微萎缩的白色斑点，表面光滑，可有很薄的鳞屑，偶然显出毛囊口扩大或毛

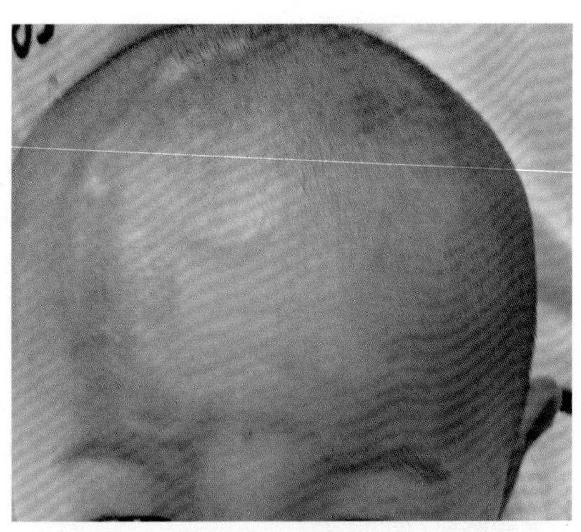

图 26-53 硬斑病(一)

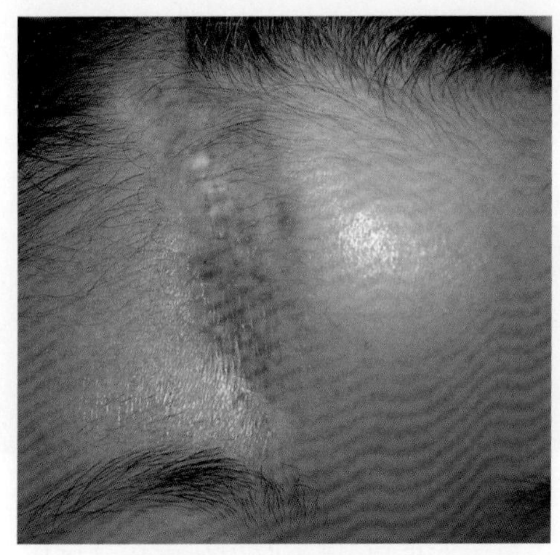

图 26-54 硬斑病(二)

细管扩张,边缘皮肤可略红。

点滴状硬斑病很像皮损较分散的硬化萎缩性苔藓,它们和萎缩性扁平苔藓都有淡白色点状皮损,曾被称为“白点病”(white spot disease)。

皮损最常发生于胸部、颈部、臂部、股部或小腿等处,分散而不融合,但可成群而成片或成条,不引起自觉症状。

3. **线状硬斑病** 皮损和斑块性皮疹的表现大致相同,但不像斑块性皮疹常有紫红色边缘。

线状损害一般只发生于一侧肢体,尤其常见于下肢,严重患者的半边身体几乎皆有皮疹,而发生于两侧的很不常见。线状损害也可出现于腹部、胸前、臂部或其他部位,可以环绕躯干,而在肢体的损害顺着肢体方向纵行排列(图 26-55)。除了皮肤萎缩及发硬变色外,损害下方的肌肉甚至骨骼也受到影响而妨碍生长,关节不能自由伸展,肢体可以严重畸形。

4. **额顶部硬斑病** 额顶部先有一条带状红斑,往往有头皮前侧到前额,有时伸展到鼻部或颊部,甚至到达上唇、口部及牙龈,一般只发生于一侧,常在头面部中线附近。患处皮肤紧张,渐渐成为不规则的象牙色带状斑块,有时有毛细管扩张,边缘可以发生色素沉着,终于皮肤萎缩凹陷而成沟状,表面光滑,头皮的患处失去头发。除了皮肤及下方软组织萎缩外,患处下方的骨骼也可以塌陷,因而患处像是刀砍后所遗留的后果,称为刀劈状硬斑病(En coup de sabre,ECDS)。

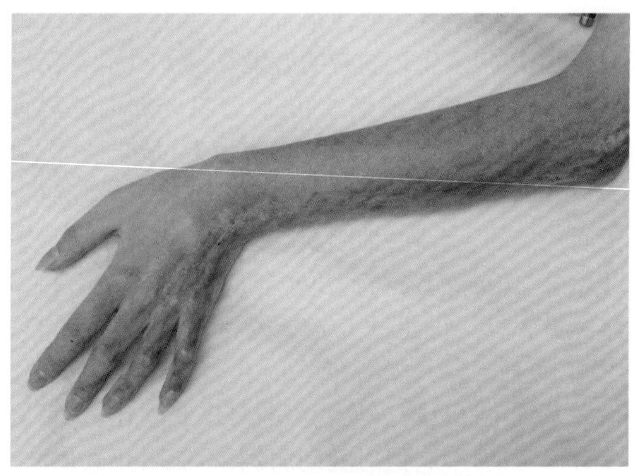

图 26-55 线状硬斑病

额顶部硬斑病曾经被称为线状硬皮病(linear scleroderma),这一名称不大恰当。损害缓慢发展,到一定程度后即停止进行,一般只发生于额顶部位,少数严重患者的损害扩展到颏部甚至颈部,也可累及腭部,牙齿可以排列不齐。有时可累及其下肌肉、骨骼,形成 Parry Romberg 综合征,或称为进行性偏侧颜面萎缩,使面部不对称而妨碍美观。损害发生于两侧的极为少见。有的患者身体别处同时发生斑块性或条状损害。

5. **大疱性硬斑病** 是局限性硬皮病的一种罕见的特殊亚型,为疱壁紧张性表皮下大疱,可扩展至真皮浅层或深层。皮损纤维化导致局部淋巴间隙阻塞,引发张力性大疱。

(二) 泛发性硬斑病(generalized morphea)

皮疹范围比局限的硬斑病广泛得多,常由躯干部位向肢部或面部发展,但不侵犯内脏,也无任何全身症状。

早期损害往往是发生于躯干部位的象牙色斑块性局部硬斑病(图 26-56),以后逐渐扩展,在 1~2 年以内,上肢、乳房、腹部、股部等处皮肤皆可有斑块性损害。手部发生损害时,手指往往尖细而微屈,活动不自如;头皮部位的损害很像萎缩性瘢痕,患处光秃无发；胸壁皮肤有范围广泛的损害时，可妨碍呼吸运动；面部皮肤有损害时，可像系统性硬皮患者缺乏表情；颈部皮肤有广泛损害时，可使头部不能转动自如。病情严重时，由头皮直到足部都有大片的硬斑病性变化。患处皮肤除萎缩发硬外，常有色素沉着或缺乏，可发生角化病或钙盐沉着；四肢部可发生萎缩及关节疼痛，偶然并发雷诺现象。

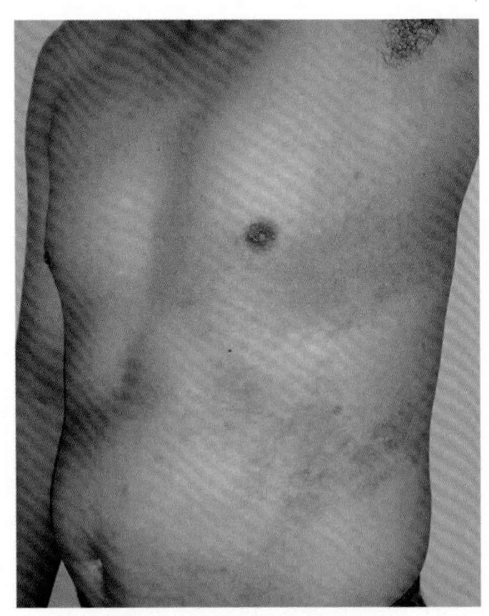

图 26-56 泛发性硬斑病

【病因】 病因不明。在任何年龄都可发生硬斑病，女患者比男患者约多一倍，尤以 20~40 岁的妇女占多数。

目前认为，LS 发病机制主要涉及真皮内小血管改变、免疫系统活化和失调、成纤维细胞活化和纤维化。在疾病早期出现炎症改变，后期出现硬化和/或萎缩性改变。可能与感染、药物、化学物品、恶性肿瘤、创伤、疫苗接种、注射、放疗等有关。慢性静脉功能不全可引起局部低氧血症，也可能是发病病因。

Lopez 等和 Forschner 等分别报道在陈旧的带状疱疹皮损上发生 LS，推测其原因为病毒感染改变局部皮肤的免疫环境，产生针对病毒抗原或被病毒感染而改变的组织抗原的非典型的迟发性超敏反应。

面部线状硬皮病可并发癫痫等神经症状，出现多种脑电图和中枢神经系统影像学异常，并通常与面部皮损处于同侧。Sommer 等认为炎症性的中枢神经损害可能与该型 LS 的发病相关。

伯氏疏螺旋体感染可能介导了硬皮病的一种特殊的自身免疫型，称为“螺旋体相关的早发性硬斑病”，其特征表现为早年发病、伯氏疏螺旋体感染和高滴度的抗核抗体。本病需同时行抗感染治疗。

Torrelo 等报道两例深部硬斑病患儿，其皮损处曾注射过疫苗，创伤可能是本病的重要触发点，此外，疫苗可能介导了免疫应答，导致易感人群发生硬斑病。另有一女性乳腺癌患者，行病灶切除术后接受放疗，并行对侧乳房整形重建术，后患者双侧乳房及腹部均出现硬皮病样皮损，组织病理表现亦类似该病。抗核抗体及螺旋体血清学检查均阴性。这提示手术是本病重要的危险因素，放疗和手术之间可能存在协同作用，共同触发本病。

另有少数患者在闭经及妊娠期间发生本病，但可能是巧合。有报道发生于两姐妹的刀劈状硬皮病，姐妹俩生活环境相同，但病情严重程度差别较大，她们另有两位健康的同胞姐妹。提示本病存在基因易感性。

硬斑病患者部分可出现免疫学异常，特别是泛发型。免疫学异常包括抗核抗体阳性，偶有抗 dsDNA 抗体和抗着丝点抗体等。此型应视为 SSc 的异型或中间型。

【组织病理】 病理组织变化和 SSc 的变化基本相同。

表皮萎缩或基本正常，真皮及毛细血管水肿，血管周围浸润主要为淋巴细胞，皮肤及皮下组织的胶原纤维增多。

晚期时表皮及真皮萎缩，皮下脂肪减少。血管附近只有少量淋巴细胞，血管往往因为受压或管壁发炎而闭塞。胶原纤维染色嗜酸性及均匀模糊，汗腺等皮肤附件萎缩。

【鉴别】 萎缩性扁平苔藓：皮损常发痒，可找到典型扁平苔藓性皮疹。病理组织有特征。

白癜风：只有色素脱失斑而无其他皮肤变化。

斑状皮肤萎缩：皮肤患处萎缩柔软，表面没有象牙色蜡样光泽。

硬化萎缩性苔藓：淡白色损害的附近常有扁平光滑的丘疹，中央常有角质栓。相邻损害容易互相融合，最常发生于肛门或阴唇等处。

【预后】 硬斑病发展缓慢，经过数月或数年后常不改变。有的终于自然痊愈，遗留轻度萎缩的瘢痕或暂时的色素沉着，但也可没有痕迹。

线状损害的消退常比斑块性损害慢，而四肢部或一侧面部萎缩的现象通常长久存在。广泛硬斑病也多在 3~5 年内停止发展，以后逐渐消退，终于自然痊愈。患者的一般健康完全不受影响，患处皮肤可有轻微痒觉或束压感，关节可略疼痛或因皮肤变硬而妨碍肢体自由活动。少数患者的皮肤内有钙沉着，有时需要切除。

【治疗】在早期时涂擦作用较强的糖皮质激素类制剂如曲安西龙软膏或氟轻松软膏等对 LS 有效。对较小的斑块可用曲安西龙或其他糖皮质激素类混悬剂注射入皮损内，每 2～3 周一次。皮肤萎缩时不可应用。近期报道他克莫司、咪喹莫特、卡泊三醇等外用免疫调节剂药物对 LS 有效。长波紫外线(UVA)具有免疫抑制和抗纤维化作用，补骨脂素加长波紫外线(PUVA)可用于 LS 的治疗。有报道 308 准分子光对 LS 有效，光疗和光化学治疗对 LS 表现出良好的疗效和耐受性，对早期炎症期效果较好。亦有报道同时应用大剂量阿维 A 使患者的硬化红斑均显著软化，但应注意皮肤黏膜改变、肌肉关节痛、甘油三酯轻度升高等不良反应。

国外报道对 1 例 4 岁全硬化性硬斑病伴顽固性皮肤溃疡患者应用波生坦治疗后，皮肤溃疡和纤维化迅速改善。波生坦是一种双重内皮素受体拮抗剂，该患者病情的改善可能是由波生坦阻断内皮素的血管收缩和促纤维化作用所致。

肢体挛缩时可用物理疗法，必要时由外科施行整形术。

硬肿病(scleredema)

硬肿病是一种少见的原发黏蛋白病，以全身或局部皮肤非可凹性硬肿为特点，分为三种亚型：第 1 型最常见，约占 55%，好发于儿童，通常发生于急性发热性疾病，多为链球菌感染所致，也可发生于流感、猩红热、麻疹等；第 2 型约占 25%，不伴任何发热前的急性感染，病程慢性，可能发展为副球蛋白血症及多发性骨髓瘤；第 3 型约占 20%，常伴发于糖尿病，多为男性，常泛发，短期不易缓解。

本文主要讨论成人硬肿病。

【症状】皮肤有坚实的水肿而不易捏起。皮肤表面绷紧，不起皱纹，没有炎症，没有萎缩或色素性变化，毛发也不脱落。

皮肤硬肿的现象常先出现于头部或颈部，以后迅速扩展，由颈部蔓延至面部，向下蔓延到躯干，到四肢时逐渐隐没而不侵犯手部及足部。这种坚实的肿胀往往以面部、颈部、背部及肩部最显著(图 26-57，图 26-58)，面部常因皮肤不易伸缩而难表达感情，肌肉及关节的活动也常受到限制。有的患者可有红色斑点。

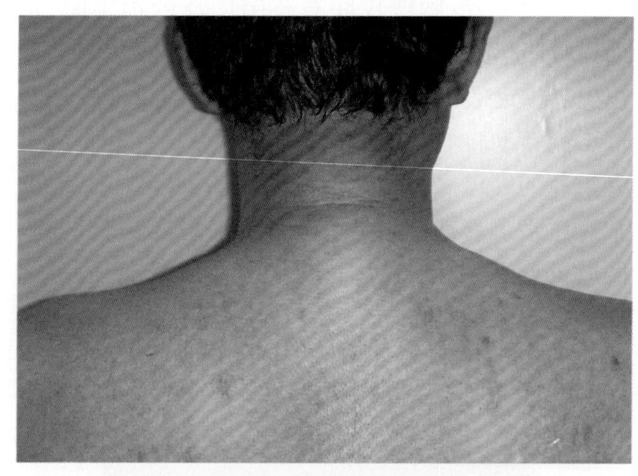

图 26-57 硬肿病(一)

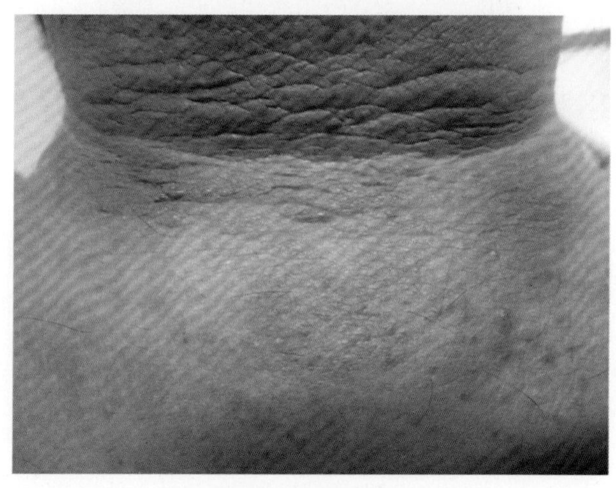

图 26-58 硬肿病(二)

少数患者舌部肿胀而影响吞咽，眼球的活动可以不灵活，少数患者有胸腔积液、腹水或心包积液，心电图可发生改变。

本病往往在 2～6 周内发展到极点，仅过数月或数年后自然痊愈而无后遗症。本病可以复发，有的患者每经数年就复发一次。

【病因】本病病因不明，多半出现于呼吸道感染如流行性感冒及扁桃体炎或某种出疹之后，例如猩红热、麻疹。有的发生于其他全身性传染病或某种局限性脓皮病尤其链球菌感染之后，链球菌之类的感染可使胶原敏感而产生黏多糖类。有的患者有糖尿病。本病可能和自身免疫有关。

【组织病理】表皮正常，真皮较正常增厚约 3 倍。胶原束增厚并被透明腔隙所分离，腔隙内证实有非硫酸盐酸性黏多糖沉积。血管周围轻度浸润，皮肤附属器多不萎缩。电镜观察可见增生的胶原纤维粗细均匀呈束状排列，伴过量微纤维内物质的积聚和体积小、功能不活跃的成纤维细胞。

【鉴别】儿童的硬肿病要和新生儿硬化病、皮下脂肪坏死及新生儿水肿区别。成人的硬肿病要和硬皮病、皮肌炎、黏液性水肿及淋巴水肿区别。硬皮病组织病理表现为附属器萎缩、受压或缺如，有弥漫性真皮硬化而无纤维束间隙存在。

【治疗】本病自然痊愈，不需特殊治疗。按摩、热浴及移除任何存在的感染灶对本病有益。著者曾用双效青霉素 80 万单位，每天 1 次肌内注射，共 10 日；同时应用糖皮质激素 10mg，每日 3 次；雷公藤多苷 20mg，每日 3 次，取得明显疗效。4 周后减药，停药后 6 个月随访未复发。对面积较小仅发生在颈、肩部的肿胀，可局部注射复方倍他米松与透明质酸酶，每月 1 次，也有较好的效果。

重叠综合征
(overlapping syndrome)

重叠综合征又称为重叠结缔组织病，有的患者同时患有两种以上的结缔组织病，或一种结缔组织病并发类似的疾病。例如，红斑狼疮与扁平苔藓重叠，系统性红斑狼疮并发类风湿关节炎或皮肌炎或硬皮病(图 26-59)，皮肌炎并发硬皮病及结节性多动脉炎，系统性红斑狼疮并发血栓性血小板减少性紫癜等。

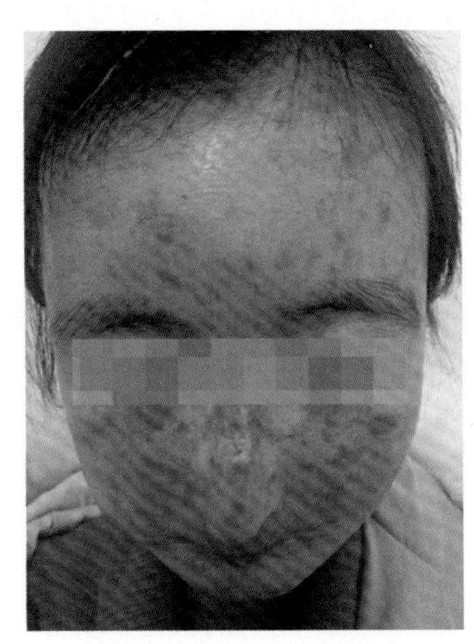

图 26-59　重叠综合征(红斑狼疮与硬皮病重叠)

重叠综合征是在同一患者同一时间或不同时间段发生两种以上的结缔组织病，并非各个结缔组织病的不典型病例或诊断困难的患者，而是同一患者即有诊断某一结缔组织病的足够证据，同时又有诊断另一结缔组织病的足够证据。因此，重叠综合征的诊断标准是同一患者具有满足两个以上结缔组织病的诊断标准。但某些重叠综合征如干燥综合征(干燥角膜结膜炎、口腔干燥、类风湿关节炎等)及混合结缔组织病可认为是独立性疾病。

由于对重叠综合征的认识目前还不十分清楚，治疗依据重叠病种类型决定，一般可采用糖皮质激素、免疫抑制剂、中药等。

嗜酸性筋膜炎
(eosinophilic fasciitis, EF)

嗜酸性筋膜炎又称为舒尔曼综合征(Shulman syndrome)或弥漫性嗜酸性筋膜炎(diffuse eosinophilic fasciitis)，是一种以弥漫性筋膜炎、高球蛋白血症和嗜酸性粒细胞增多为主要特征的自身免疫性疾病，有人称为皮下硬斑病(subcutaneous morphea)。

【症状】本病最具特征的表现是皮肤和皮下组织损伤。病变可侵害身体任何部位，最常见的是四肢，尤其是前臂和大腿，也可累及面颈部、躯干皮肤。初起时可有低热、不适及肌肉疲劳，早期皮肤受损处出现红肿、僵硬，伴肢体无力、水肿，水肿常为非凹陷性。随着病情发展，皮肤逐渐变硬，可出现橘皮样外观(图 26-60，图 26-61)。约有 50%的患者可见明显的静脉凹陷征。可出现皮肤色素沉着、色素缺失等，雷诺现象少见。由于筋膜水肿、肌腱滑膜增生可继发四肢神经嵌压，出现腕管综合征，引起关节活动受限和神经支配区感觉异常。患者还会出现关节炎，大小关节均可受累，以指关节、膝关节和腕关节多见。随着病情发展筋膜炎症可进一步波及深部肌肉组织，早期症状不明显，肌酸激酶可正常。有 20%~30%患者同时有硬斑病。

EF 早期病变一般局限于皮肤，随着病情进展

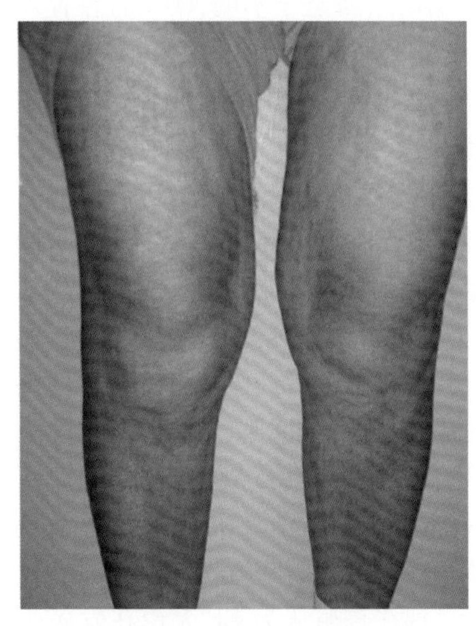

图 26-60　嗜酸性筋膜炎(一)

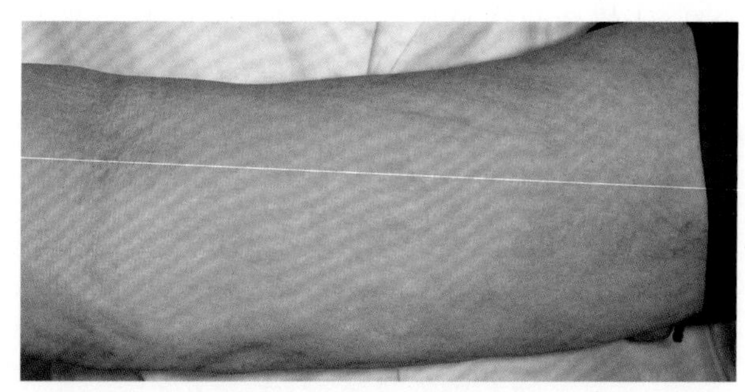

图 26-61 嗜酸性筋膜炎(二)

可累及内脏,也有患者开始即表现为内脏系统的损伤。

EF 虽经治疗筋膜炎症状可缓解,但停药后仍可复发,少数患者后期出现硬斑病。

【实验室检查】

1. **血液学检查** 10%~40%的患者血液中嗜酸性粒细胞增多,多数患者的红细胞沉降率增快,有高丙种球蛋白血症,IgG 及 IgM 增多而 IgE 正常。

2. **免疫学检查** 深筋膜和肌肉间隔中 IgG 及 C3 沉积,深部血管附近及表皮真皮交界处都有 IgM。少部分患者还存在自身抗体,主要是类风湿因子和抗核抗体,个别甚至有低滴度的抗 DNA 抗体,但抗 RNP 抗体和抗 Sm 抗体均阴性。

3. **影像学检查** 皮肤筋膜的 MRI 检查直接具有诊断价值,并且通过观察 MRI 增强所示的病灶范围可以评价病情进展及疗效。此外,经皮超声和 CT 等也可发现筋膜增厚、密度增高等。

【病因】EF 主要发生在 30~40 岁成人,男女性发病率没有明显差异。儿童发病比较少见。导致 EF 的确切原因至今不明,66%的患者发病前有剧烈运动和过度劳累史,一些患者有创伤史。故认为肌肉损伤、过度劳动引起对肌膜的自身免疫反应可能是致病原因之一。有学者通过银染在 EF 患者的筋膜标本中直接观察到了伯氏疏螺旋体,特异性抗体也明确了伯氏疏螺旋体的存在。因此,认为 EF 可能是由伯氏疏螺旋体感染引起,与莱姆病密切相关。有学者认为某些病毒与人体筋膜有相似的抗原决定簇,感染后抗体产生的特异性抗体成为针对筋膜组织的自身抗体。此外,大部分患者在秋冬季发病,推测季节性抗原,即各种过敏原等因素亦可诱发本病。许多学者认为 EF 是硬皮病的 1 个亚型,伴发外周血中的嗜酸性粒细胞增多。随着认识的深入,现在普遍认为 EF 无论在发病机制还是临床表现都是不同于硬皮病的一个独立疾病。但有的患者同时或后期出现硬斑病,应该不是重叠综合征,可能是同一疾病的不同表现,因此著者认为 EF 可能是硬皮病的 1 个亚型。

【鉴别诊断】常需鉴别的疾病有:由糖尿病、副蛋白血症(多发性骨髓瘤)、硬化性黏液性水肿和迟发性皮肤卟啉病等引起的皮肤硬化。上述疾病不出现嗜酸性粒细胞增多,皮肤活检也可明确诊断。与硬皮病的鉴别是难点,EF 表皮正常,炎症反应在筋膜和皮下组织下部;而硬皮病不论系统性或局限性均有表皮异常,真皮层显著水肿和硬化。此外还需与皮肌炎和多发性肌炎鉴别。皮肌炎和多发性肌炎是以侵犯肌肉为主的疾病,累及肌外膜,筋膜受累少见,无筋膜增厚及嗜酸性粒细胞增生。

【组织病理】病变主要在筋膜。特征性改变为筋膜炎症、水肿、增厚和硬化,胶原纤维增生硬化变性。筋膜中出现以小血管为中心的非特异性淋巴细胞、组织细胞、嗜酸性粒细胞和浆细胞浸润。嗜酸性粒细胞也常出现于真皮及皮下组织内。胶原纤维往往深入脂肪小叶的间隔,有的发生黏液变性。

【治疗】

1. 糖皮质激素是 EF 的一线治疗药物,激素初始剂量为泼尼松 30~60mg/d,然后根据症状调整用量,有效率在 59%~88%,还可使用甲泼尼龙的冲击治疗。激素不仅可以改善局部皮肤的水肿硬化,对疾病的长期进程也有积极作用,可以防治关节挛缩等一系列并发症。

2. 对激素反应不佳及不能使用激素者可使用免疫抑制剂,如环磷酰胺、氨甲蝶呤、硫唑嘌呤、环孢素等。

3. 抗组胺药(如羟嗪)、西咪替丁、非甾体抗炎药(如布洛芬)、皮肤抗感染药(如氨苯砜)、羟氯喹、青霉胺等也可与激素合用或单独应用。

4. 物理疗法,如 UVA 光浴结合反式维 A 酸和糖皮质激素也有治疗成功的报道。其中维 A 酸主要通过抑制皮肤的成纤维细胞来发挥作用。

5. 合并腕管综合征等严重并发症的患者,可行腕管减压、正中神经松解术,但术后仍需继续治疗本病。否则会因术后炎症反应刺激造成神经嵌压症状加重。关节炎、关节挛缩应注意功能锻炼及康复治疗。

【预后】大部分 EF 患者应用激素治疗后症状可缓解,免疫抑制剂也可使一部分激素不敏感的患者达到缓解,但同时使用激素与免疫抑制剂未发现明显治疗优势。在疾病早期应用激素治疗相比应用较大剂量激素更易取得良好的治疗效果。发病时的年龄与预后有较大的关系，年龄越小越容易形成顽固性皮肤硬化，可能与未成年人成纤维细胞增生能力较强有关。此外，皮肤损害累及躯干比单纯累及四肢的患者更难治疗，且累及躯干的面积较大者预后更不良。故对于EF患者，早期诊断治疗尤为重要。也有患者治愈后多年原皮损处出现硬斑病。

播散性嗜酸细胞性胶原病 (disseminated eosinophilic collagen disease)

播散性嗜酸细胞性胶原病是嗜酸细胞增多综合征(hypereosinophilic syndrome)之一，而后者范围较广，可包括播散性嗜酸细胞性胶原病、嗜酸细胞性肉芽肿、伴有嗜酸性粒细胞增多的劳弗莱(Loeffler)综合征、Loffler心内膜炎及嗜酸细胞性白血病等。因本病有弥漫的嗜酸性粒细胞浸润及广泛的结缔组织病变，多脏器受累，故以此命名。

【症状】 临床表现为一种或数种皮疹同时发生，皮损多形，红斑较为常见，水肿的大片红斑，或为小片环形红斑，偶见红皮病样表现。四肢处可有斑丘疹、水疱、大疱，局限性水肿或风团、结节、坏死或瘀点等紫癜性损害，手、足、肘及膝皮肤可过度角化。皮疹可持久存在，或屡次缓解和加重，躯干部常表现为红斑、多形性渗出性红斑样损害，而四肢则表现为粟粒样丘疹或异位性皮炎样皮疹。总之，该病皮肤改变具有多样性、播散性，多伴有瘙痒感。

一般症状有发热、倦怠、夜间盗汗、消瘦及食欲缺乏等。关节可肿胀疼痛，肌肉可有压痛、疼痛及肌无力。肝脾和全身浅表淋巴结可肿大。呼吸系统症状包括咳嗽、呼吸困难、哮喘、干性啰音、肺不张、胸腔积液及X线下肺部有浸润性阴影。1%的患者有消化道症状如呕吐、腹泻或腹痛。多数患者因有造血系统障碍而贫血。在心血管方面，可有心脏受损的表现如心脏肥大、心脏杂音、心动过速，甚至充血性心力衰竭。有的伴有高血压或心包炎等。部分患者可出现神经系统症状，表现为步态障碍、意识障碍、视力障碍、四肢软瘫、眼睑下垂、颅内高压及病理反射征等。

骨髓及周围血液中嗜酸性粒细胞持久增多，可达20%以上。大多数患者贫血。白细胞总数增加，红细胞沉降率加快。

免疫学检查可见γ球蛋白增加，所有患者均有IgE、IgG升高，有时IgA及IgM也高。2/3的患者类风湿因子阳性，约1/5的患者抗核抗体阳性，补体多降低。肝肾功能可不正常，尿液可含少量蛋白及红细胞。

心电图常显示ST-T波的变化，X线可显出肺浸润及胸腔积液，脑电图也可异常。在显微镜下，可见炎症性血管变化，血管周围有絮状渗出物。

【病因】 本病病因不明，因皮肤和内脏器官等受侵而有多种表现，骨髓和周围血液中嗜酸性粒细胞显著增多。引起血液中嗜酸性粒细胞增多的因素很多，例如寄生虫侵染、变态反应性疾病、细菌感染、自身免疫性疾病、恶性肿瘤及血恶病质等，偶为家族性。

大部分患者血清IgE等增高，提示本病可能以特异性体质为基础的免疫变态反应性疾病，尤其与Ⅰ型变态反应有关，其血管炎样改变又接近结缔组织病，可能与Ⅲ型变态反应有关。

【组织病理】 表皮正常。真皮水肿并有嗜酸性粒细胞弥漫性浸润，另有少数组织细胞、淋巴细胞及浆细胞浸润。血管壁增厚，血管腔可闭塞，管壁管腔及附近有很多嗜酸性粒细胞，小血管可有纤维蛋白样变性，胶原纤维可变性及断裂。

内脏的结缔组织可有灶性变形或坏死，伴有嗜酸性粒细胞为主的炎性细胞浸润。

【鉴别】 系统性红斑狼疮及皮肌炎和本病难以鉴别，但嗜酸性粒细胞增多不显著。

劳弗莱(Loeffler)综合征的呼吸道症状轻微，一般在1个月内自然痊愈，X线可帮助诊断。

临床需与结节性多动脉炎、肉芽肿性血管炎及嗜酸细胞性白血病鉴别，后者的骨髓及周围血液中未成熟的嗜酸性粒细胞持久增生，骨髓中至少5%为幼稚细胞。各处细胞浸润主要为未成熟的嗜酸性粒细胞。此外，临床表现急性，易有感染，血小板减少，有出血倾向等。患者多半是40~50岁的中年人，常在发病后1年内因心力衰竭或肝肾及肺功能不良而死亡。有些患者的病情屡次缓解和加重，可生存多年之久。

【治疗】 泼尼松可使病情缓解，可服泼尼松40~60mg/d，体温可迅速恢复正常，皮疹可见消退，肝脾可渐缩小，嗜酸性粒细胞也可减少，以后逐渐减到维持量。

糖皮质激素类制剂可与硫唑嘌呤或雷公藤、白芍总苷等制剂合用。色甘酸钠可每次服200mg，每日4次。

干燥综合征
(sicca syndrome,SS)

干燥综合征是一种以外分泌腺体灶性淋巴细胞浸润为特征的慢性系统性自身免疫性疾病,腺体组织进行性破坏,导致腺体分泌功能下降甚至丧失。如自身免疫性疾病仅累及涎腺和泪腺者称为原发性舍格伦综合征;如合并出现其他免疫结缔组织疾病(类风湿关节炎、系统性红斑狼疮等),称之为继发性舍格伦综合征。该综合征的主要临床表现是口干、眼干和涎腺肿大(单侧或双侧),因此被称为干燥综合征。

【症状】

口腔症状:黏膜干燥是主要表现。唾液先很黏稠,以后减少而使口腔黏膜干燥,患者常觉口渴,在白天常随身带一壶水,夜间也常需间断饮水。咀嚼及吞咽也感困难,不用液体帮助时,进食干燥食物困难。口腔疼痛,味觉及嗅觉变化,舌及口唇裂口和龋齿增多(严重的称为猖獗龋齿)。常反复出现口腔念珠菌感染。舌面干燥,光滑发红,舌乳头往往萎缩。喉黏膜干燥萎缩或有喉炎。唇红缘发红干燥及脱屑,口角容易皲裂及并发唇炎及口角炎。

眼症状:干燥性角膜结膜炎(keratoconjunctivitis)是常有的表现,患者通常主诉眼干症状,包括烧灼感、痒感及异物感(砂粒感)。可出现视物模糊、眼红、眼眶不适、畏光及黏液状分泌物。角膜及结膜干燥萎缩,结膜可充血,只有干燥性角膜结膜炎及口干而无其他表现时曾经称为干燥复合征(sicca complex)。

其他黏膜:阴道黏膜往往干燥萎缩,肛门及外生殖器都易干燥且并发瘙痒症。

皮肤:皮肤往往干燥少汗或无汗,可有瘙痒症而引起苔藓样化,有的患者皮肤经常脱屑或有鱼鳞病样变化。血管炎是干燥综合征相关的重要的皮肤特征,皮损为下肢的紫癜,有的有紫癜样丘疹或荨麻疹血管炎的损害。有的有雷诺病或肢端红紫,手及唇部可有毛细管扩张。毛发往往干燥稀少,头发常变脆。

消化道症状:肝脏受累时部分患者出现原发性胆汁性肝硬化的表现,胰腺外分泌功能受累时引起胰液减少和肠吸收不良。胃液分泌可减少或缺乏。

肾脏:部分患者表现为Ⅰ型远端肾小管酸中毒。部分患者出现周期性低钾血症性瘫痪,少数患者晚期出现肾功能不全的表现。

中枢神经系统:包括局部和弥散性缺陷。表现为多发性硬化、进行性痴呆、整合功能异常及类似于横断性脊髓炎的脊髓损伤。

肺部:常见的症状是支气管内膜干燥引起的干咳。在高分辨肺CT中常见的表现有肺野毛玻璃样改变、叶间隔增厚、支气管扩张、肺实质囊肿等,较少见的有支气管壁增厚、胸膜不规则改变、肺动脉高压所致的肺血管扩张。肺功能检查(PFTs)有小气道病变、限制性通气障碍和/或弥散障碍。

关节:患者常觉周身不适,常有关节痛或类风湿关节炎。50%的患者腮腺肿大,有时显著有时缩小,一般是两侧性。甲状腺也可肿大。

常见的并发病有皮肌炎、系统性红斑狼疮及硬皮病等结缔组织病,有的并发结节性多动脉炎或其他变应性血管炎,或是伴有食管炎、心肌炎、肺部纤维变性、肾功能减低、慢性肝炎、肝硬化或肝脾大,恶性肿瘤可以并发尤其淋巴瘤较多见。

【实验室检查】

1. **血液一般检查**　可有轻度贫血,多数有红细胞沉降率增快,白细胞及血小板可减少而嗜酸性粒细胞往往增多。

2. **血液生化检查**　血清球蛋白多克隆性增高。伴胆汁性肝硬化者可出现血清胆红素增高,转氨酶增高,碱性磷酸酶及谷氨酰转肽酶增高,尤以后两者明显。当存在远端肾小管酸中毒时可出现低钾血症。

3. **免疫血清学检查**　血清球蛋白增加,IgG、IgA及IgM水平都较高,多数有高丙种球蛋白血症,有的有冷凝球蛋白血症。抗核抗体常存在,主要为均质型及斑点型。Ro/SSA、La/SSB自身抗体在本病中高频出现。梅毒血清试验可呈假阳性反应,类风湿因子往往阳性,红斑狼疮细胞可被发现,库姆斯(Coomb)试验可呈阳性反应。50%的患者血清中有唾腺管上皮抗体,25%有甲状腺球蛋白抗体,有的有其他自身抗体如DNA抗体、腮腺管上皮抗体、胸腺球蛋白AB抗体、胃壁上皮抗体等。淋巴细胞转化率往往较低。

4. **尿常规检查**　合并肾小管酸中毒者,尿pH常大于6。部分肾病变明显者可有尿蛋白排出量增多。

5. **眼科检查**　泪液滤纸浸湿试验(Schlrmer test)、泪膜破裂时间、角膜染色试验结果异常,结膜活检见灶性淋巴细胞浸润。

6. **口腔科检查**　可见唇及舌干燥,口腔内唾液少,舌下缺乏正常时存在的唾液池,龋齿多。部分患者腮腺有反复或持续肿大的现象，腮腺造影检查可见导管走向僵直，部分导管扩大，末端导管存留造影剂增多呈泡状。

7. **核素检查**　腮腺及颌下腺摄取及排泄核素能力降低。

8. **唇腺活检**　局灶性淋巴细胞浸润。在4mm组织切片范围内至少50个淋巴细胞为一个浸润灶，用浸润灶的数目可以做半定量。干燥综合征患者的活检常出现一个或一个以上的浸润灶。

【诊断】 干燥综合征的诊断标准尚未统一。2002年欧美专家组对1989年和1996年欧美专家提出的分类标准做了修改，提出了一个最新的分类标准：①眼部症状(3项中有1项或以上)：每日感到不能忍受的眼干持续3个月以上；感到反复的沙子进眼或砂磨感；每日需用人工泪液3次或3次以上。②口腔症状(3项中有1项以上)：每日感到口干持续3个月以上；成人后腮腺反复或持续肿大；吞咽干性食物时需用水帮助。③眼部体征(下述检查任1项或1项以上阳性)：Schirmer试验Ⅰ(+)(≤5mm/5min)；角膜染色(+)(≥4分，van Bijsterveld计分法)。④组织学检查：小唇腺淋巴细胞浸润灶≥1个。⑤涎腺受损(下述检查任1项或1项以上阳性)：未刺激的唾液流率(+)(≤1.5ml/15min)；腮腺造影(+)；涎腺核素检查(+)。⑥自身抗体检查：抗SS-A和/或抗SS-B抗体(+)。

原发性干燥综合征的诊断：无任何潜在疾病情况下，符合下述两条：①具有上述条目中4条或4条以上者，但必须包括条目"组织学检查"和/或"自身抗体检查"。②条目"眼部体征""组织学检查""涎腺受损""自身抗体检查"4条中任3条阳性。

继发性干燥综合征的诊断：患者有一个潜在的疾病(如另外任一确定的弥散性结缔组织病)，符合上述条目"眼部症状"和"口腔症状"中任1条，同时符合条目"眼部体征""组织学检查""涎腺受损"中任2条。

上述诊断必须除外：头颈面部放疗史，丙型肝炎病毒感染，艾滋病，原已患淋巴瘤、结节病、移植物抗宿主病(GVH)及近期应用抗乙酰胆碱药(停药时间短于药物的4倍半衰期)。

【病因】 本病多半发生于40岁以上的成人，95%是妇女，由免疫学检查可证实本病是一种自身免疫性疾病，HLA频率的调查表明本病可和基因有关。SS女性多发，约占全部患者的90%，发病年龄集中于30～60岁。流行病学调查显示，该病在我国人群患病率为0.29%～0.77%，在老年群体中患病率为3%～4%。是最常见的结缔组织病之一。

目前认为SS是一种主要累及全身外分泌腺的慢性炎症性自身免疫病，以涎腺和泪腺损害为主，以腺管腺泡细胞凋亡以及大量淋巴细胞浸润为特征，自身抗体形成在SS发病过程中起重要作用。其病因尚不完全清楚。JPSS发病可分为两部分：①在易感基因背景下，外部因素(如病毒等)参与导致外分泌腺上皮细胞过度凋亡并表达自身抗原；②调动机体的免疫应答，激活外分泌腺中T和B淋巴细胞呈递抗原，分泌细胞因子，活化B淋巴细胞产生免疫蛋白，损伤组织器官。目前认为和SS发病可能相关的病毒有EB病毒、巨细胞病毒、反转录病毒、丙型肝炎病毒等。

【组织病理】 本病在各个组织器官的共同病理表现是大量淋巴细胞和浆细胞浸润，部分患者的淋巴细胞浸润可以形成异位生发中心，少数患者可发展成淋巴样新生物。除泪腺与涎腺受侵外，其他的外分泌腺均可受累。淋巴细胞还可以浸润外分泌腺体以外的组织，称为腺外表现。肝损害的病理检查为自身免疫性胆管炎。肾脏远曲小管淋巴细胞和浆细胞浸润呈间质性肾炎改变。

【治疗】 临床治疗的目的主要是缓解症状，有局部和全身治疗两种。

(一) 局部治疗

1. **眼干**　可用人工泪液(5%甲基纤维素)滴眼，戴眼防护镜，避光避风，保持居室湿润也很重要。除人工泪液外，对于严重的眼干患者可采用电烙术对泪点进行封闭。国外学者报告，用低剂量的糖皮质激素或环孢素局部应用可以减轻结膜表面的炎症，缓解眼干症状。

2. **口干**　应避免吸烟、饮酒；避免服用可引起或加重口干的药物如阿托品、吩噻嗪、三环类抗抑郁药、解痉药、抗帕金森药等；避免长期应用H_2受体阻滞剂包括西咪替丁、雷尼替丁及法莫替丁等。同时，注意口腔卫生和做好口腔护理，并勤漱口，减少龋齿和口腔继发感染。口干症状严重者可口服副交感胆碱能M_3受体的激动药，如毛果芸香碱、西维美林等。

(二) 系统治疗

1. **糖皮质激素**　泼尼松等糖皮质激素类可使腮腺缩小，但难增加涎腺及泪腺分泌。剂量为0.25～1.0mg/(kg·d)。

2. **免疫抑制剂**　环磷酰胺和硫唑嘌呤可单用或合用，可使病情进展迅速的患者得到稳定和控制。羟氯喹可使患者的眼和口腔症状明显改善，如无其他不良反应都可较长期服用。

3. **生物制剂**　有良好的应用前景，目前有多项临床试验正在进行，对生物制剂的疗效、安全性还需长期随访。如肿瘤坏死因子(TNF)抑制剂、英夫利昔单抗(infliximab)、CD20单抗等。

4. **其他**　溴己新能增加支气管的分泌，减少其黏稠度，对眼及口干燥也有效，用量16mg，每日3次。西黄蓍胶乳剂等可以润泽干燥的皮肤。胸腺素和干扰素等免疫调节剂也可选用。

硬化萎缩性苔藓
(lichen sclerosus et atrophicus，LS)

硬化萎缩性苔藓又称为硬化性苔藓(lichen sclerosus)。白色滴状皮损和萎缩性扁平苔藓及滴状硬斑病相似而曾称为硬斑病性扁平苔藓(lichen planus morphoeicus)，有人将硬化萎缩性苔藓、萎缩性扁平苔藓、点滴状硬斑病三病并称为“白点病”。女阴干枯及阴茎干枯被认为外生殖器部位的硬化萎缩性苔藓。皮损是淡白色斑点及扁平丘疹，常易发生于阴唇及肛门附近等处，以后萎缩。

著者认为硬化萎缩性苔藓(LS)发生在皮肤与外生殖器部位无论是皮损、自觉症状、预后与转归都有着本质的区别，可能是两种不同的疾病。发生在皮肤LS临床与病理与硬斑病或萎缩性扁平苔藓同属一个病谱，可能是其一个亚型，因此建议皮肤型的LS称为硬化性苔藓，而硬化萎缩性苔藓的诊断用于外生殖器部位的LS。

【症状】皮损好于脐部、躯干上方、肩胛之间、腋部及其他部位。初起皮损是圆形、卵圆形或环状不规则的淡白色小斑点或略隆起的象牙色扁平丘疹，一般聚集成群。皮损表面光滑，中央有扩大的毛囊孔，其中有浅表的角质栓(图26-62，图26-63)。皮疹逐渐扩展，相邻的融合成边界不规则的斑块。长久以后，丘疹萎缩，成为略微凹陷的瘢痕，少数较小的皮疹自然消失后不留痕迹。皮疹没有明显的自觉症状。

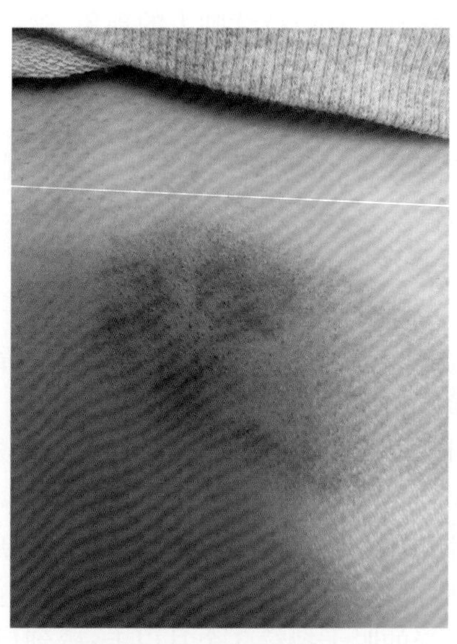

图26-62　硬化性苔藓(一)

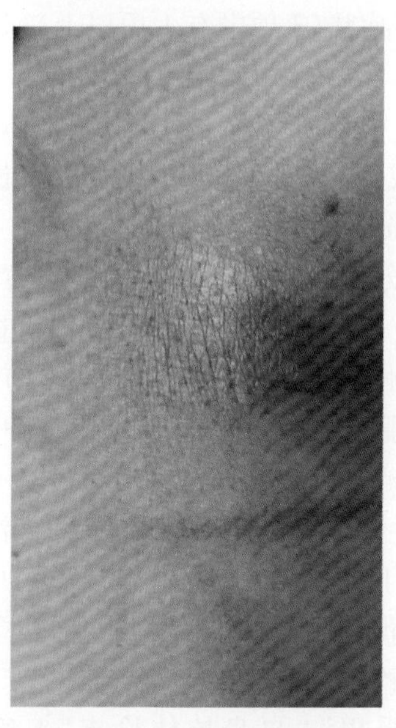

图26-63　硬化性苔藓(二)

发生于外生殖器部位的LS大多数患者是女性，特别容易出现于绝经期前不久或闭经期。皮疹最常见于阴唇附近，以后小阴唇往往萎缩(图26-64)阴道口容易狭窄，皮疹常为苍白色斑块，往往被人误诊为黏膜白斑病，但有的可以扩展到黏膜而成真正的黏膜白斑病，以后甚至转变成癌。约30%的女性患者可累及肛门周围的皮肤，与女阴、会阴部的典型损害共同构成特殊的“8”字形，锁扣状形成哑铃样外观(图26-65)。发生于肛门或阴唇时常引起剧痒，且无自愈倾向。幼女或少女可以发生本病，到成年时期自然痊愈。

男性尤其包皮过长或有包皮炎者偶然发生本病。出现于男性的龟头表面呈瓷白色，干燥光滑，包皮缩紧，可使尿道口狭窄，成为闭塞性干燥性龟头炎(图26-66)。

【病因】皮损往往自然出现而无明显的诱因，有时和外伤有关。患处含有IgG、IgM及IgA、补体和纤维蛋白，总淋巴细胞及Ts细胞明显低于正常

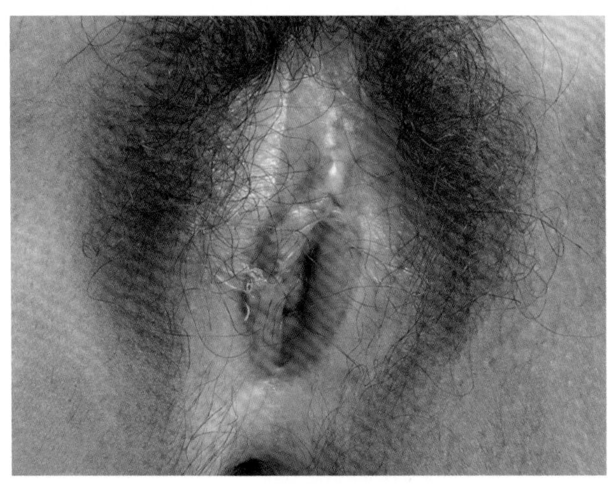
图 26-64　硬化萎缩性苔藓(一)

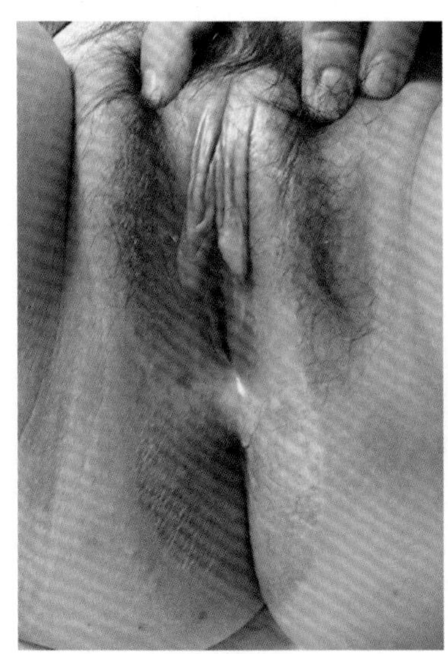
图 26-65　硬化萎缩性苔藓(二)

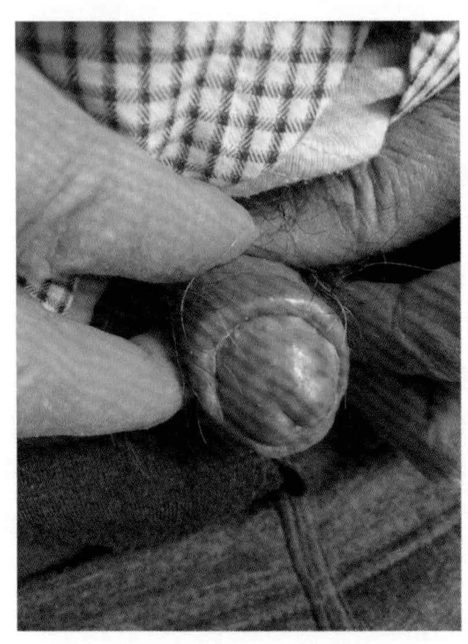
图 26-66　硬化萎缩性苔藓(三)

人,血清中可有甲状腺细胞质抗体及胃壁细胞抗体,因而本病可与自身免疫反应有关。

性激素可能和本病有关,有的女性患者可同时伴有乳腺发育不全。女患者尤其女阴有皮损者往往是闭经期妇女,而患有本病的女童到成年时期往往自然痊愈。但至今未发现 LS 与妊娠、子宫切除术后、使用避孕药、激素替代疗法有关,而且系统或局部应用雌激素无效,认为雌激素代谢缺陷也是发病之一。

【组织病理】 角质层增厚,甚至比萎缩的棘细胞层厚,伴有角质栓。棘细胞层萎缩,常由数层扁平细胞构成,伴有基底细胞液化变性。

连接表皮的真皮上部均匀透明并呈带状,这条带状水肿区中胶原纤维染色均匀模糊,只有少数细胞核。真皮的血管及淋巴管扩张,弹力纤维减少,在带状透明区下方有淋巴细胞浸润,夹杂着一些组织细胞,损害较早时浸润较表浅。

【鉴别】 须鉴别的有点滴状硬斑病、萎缩性扁平苔藓及黏膜白斑病,必要时依赖组织病理学检查。

【治疗】 女阴损害有剧痒时可擦氟轻松之类的软膏,无效时可用曲安西龙之类混悬剂注射入皮损内,每 1~2 周一次。他克莫司或吡美莫司外用也有效。雌激素软膏或黄体酮软膏可以试用,但至今无临床对照证实其有效。外用 2% 睾酮可能有效,但一研究发现,使用 2% 睾酮疗效低于凡士林软膏。阿维 A 酯,0.6~1mg/(kg·d),分次口服,疗程 3 个月,常取得良好的疗效。维生素 E、己烯雌酚、氯喹等也常被应用。发生于非生殖器部位的皮损也可不治疗,大部分可自愈。皮肤 LS 外用他克莫司与卤米松乳膏交替,必要时复方倍他米松局部封闭,都有一定的疗效。

并发黏液白斑病时对症处理,可选择光动力疗法(photodynamic therapy,PDT),有癌变时应施行切除术。

白塞病(Behcet's disease)

白塞病又称为白塞综合征或眼-口-生殖器综合征(oculo-oral-genital syndrome),包括口腔溃疡、外生殖器溃疡和虹膜睫状体炎及视网膜炎的色素层炎,一般认为眼部,口部及外生殖器三处中有两处发生损害时就可诊断本病。有人认为本病必须有口腔溃疡,还要有下列各项之二:复发性外生殖器溃疡、眼色素层炎、巩膜炎、脑膜脑炎、针刺或注射生理盐水后发生无菌性脓疱的皮肤脓疱性血管炎。

本病是一种全身性疾病，皮肤、消化道、心血管、关节、中枢神经系统都可波及而有结节性红斑，血栓性静脉炎、口角炎、动脉瘤或肾损害等。

【症状】多数患者是20~30岁的青年，以男性较多。口腔损害几乎发生于所有患者，往往是本病的最先症状。初起时，口腔黏膜有浸润性红斑，中央有针头大的水疱，以后发展成圆形或卵圆形、疼痛的溃疡，边界清楚，溃疡较平坦，表面覆盖灰白色渗出物，周围有红晕。口腔黏膜的溃疡是一个或多个，直径为2~10mm，和阿弗他口炎的表现相同，可发生于唇、舌、颊、上腭、扁桃体甚至咽部或鼻黏膜，往往引起剧痛而使进食困难，一般经1周左右后消退，溃疡愈合后不遗留瘢痕。如果溃疡较大较深，较久以后才能愈合，即可遗留瘢痕(图26-67，图26-68)。少数患者可以发生疱疹样损害。往往隔数日或数月又复发。

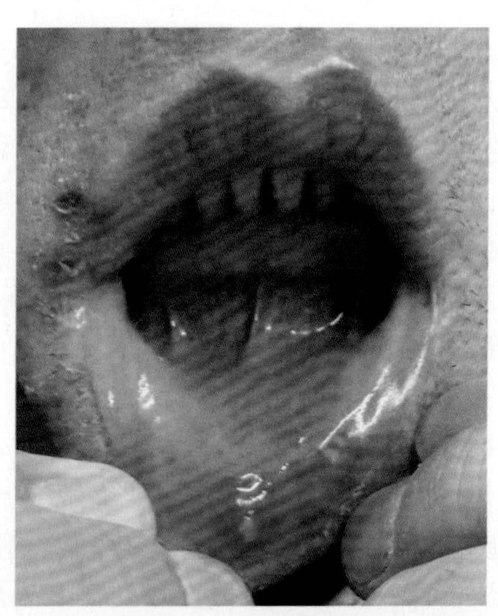

图26-67 白塞病(一)

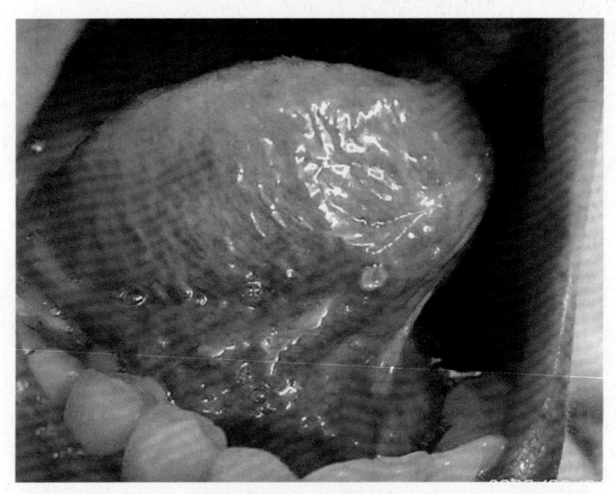

图26-68 白塞病(二)

生殖器皮损也可以是最初的症状，但往往在患病多年后才出现。男性发病率较低，症状亦轻，女性发病率高，症状较明显。外生殖器发生一个或多个大小不定的圆形或卵圆形溃疡，边界清楚，溃疡上覆盖着灰白色渗出物，疼痛常较口腔溃疡轻，但较持久，愈合后可以遗留瘢痕。外生殖器溃疡常出现于男患者的阴囊、阴茎、包茎、龟头、尿道口，可以伴发尿道炎、附睾炎或睾丸炎。在女患者则常发生于大阴唇、小阴唇、阴蒂、尿道口、阴道或子宫黏膜。此外，溃疡可以存在于男女患者的外生殖器与股部之间、肛门周围、会阴部位或直肠黏膜(图26-69)。有时发生在小阴唇较深的溃疡可以穿透小阴唇。口腔黏膜与外生殖器发生溃疡时，可以引起继发性感染及局部淋巴结炎。

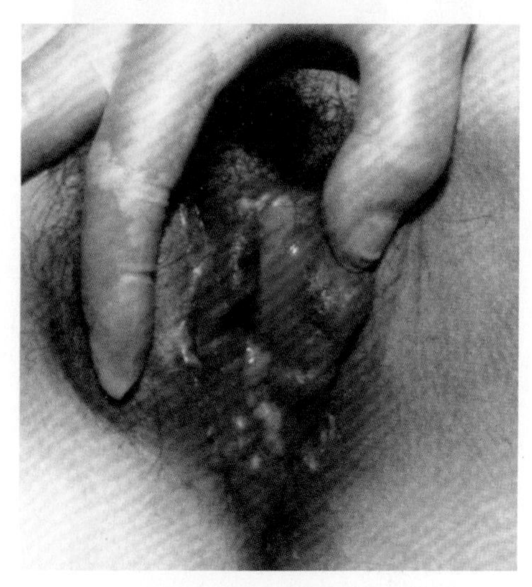

图26-69 白塞病(三)

眼损害主要为虹膜睫状体炎、脉络膜炎及视网膜的眼色素层炎，有时是角膜炎及结膜炎而引起畏光及眼痛，也可以是前房积脓、前房积血、结膜下出血或巩膜炎；晚期时可发生视神经炎、视网膜变性、继发性白内障、视神经萎缩、继发性青光眼、视网膜脱离、黄斑区变性或眼球萎缩，可以导致失明。

除了上述的三种器官(口、眼、生殖器)外，还可有其他器官的损害。

1. **皮肤** 常有结节性红斑或多形红斑样损害，躯干四肢可有丘疹性、脓疱性、痤疮样或疖状皮疹，甲下可有脓肿。40%~70%的患者针刺反应阳性，结合全身表现，有诊断价值。

2. **消化道** 如食管、胃、小肠、大肠都可发生类似阿弗他口炎的病变，或有坏疽性食管炎、肠道深溃疡甚至肠穿孔、直肠黏膜下出血等。患者有食欲减退、腹痛、腹胀、腹泻、便秘、便血等胃肠道症状，甚至因弥漫性腹膜炎或大量便血而死亡。

3. **中枢神经系统损害**　主要表现为脑膜脑炎综合征、脑干综合征或器质性精神错乱综合征。患者有头痛、言语或步行障碍、共济失调、瘫痪、肌张力改变、震颤、强直、精神症状或昏睡，严重时引起呼吸麻痹或延髓麻痹而致命。

4. **心血管系统损害**　可以发生于心脏而引起心脏扩大、心肌炎、心包炎、右侧心力衰竭、心房颤动、心内膜炎、二尖瓣关闭不全，有时致命。

血管损害主要为血栓性闭塞性静脉炎，身体任何部位的大静脉或小静脉都可发生病变。大小动脉也可发生变化，主动脉受损时引起主动脉综合征，颈总动脉受累时引起晕厥、头昏、偏瘫，锁骨下动脉受害时可引起无脉症，肺动脉有血栓性动脉内膜炎时可引起多发性肺梗死而咯血，若干动脉如尺动脉、肱动脉、股动脉等都可发生动脉瘤，肾动脉受损时可引起肾性高血压。

5. **关节症状**　如膝、踝、腕、肘等关节痛或关节炎，常与发热、结节性红斑同时存在。可表现为多发性游走性非侵蚀性关节炎，红、肿、热、痛、关节腔内积液均可发生，但不引起化脓性关节炎，愈后关节不发生畸形。

6. **其他器官**　有的患者肝脾大，有脂肪肝、肾淀粉样变性、附睾炎或淋巴结肿大等。

全身症状有发热、全身不适、头痛、食欲缺乏、容易出汗及全身疲乏等。

病情往往周期性地加重及缓解，有的女患者在月经期时症状加重，除少数患者失明或因严重内脏或神经损害而死亡外，多数患者在屡次复发后自然痊愈。

【实验室检查】白细胞正常或略高，部分患者可有不同程度的贫血，中性粒细胞及嗜酸性粒细胞都可增多。在发作时期，红细胞沉降率加快。血清中 α_2 球蛋白及 γ 球蛋白往往增加，但活动期的 γ 球蛋白可暂减少。

【病因】病因未明，本病的发生或复发常无明显的诱因。可能和感染有关，有人先后从患者眼部前房积脓、口腔黏膜的溃疡、外生殖器溃疡或神经元的组织发现病毒包涵体，有人从眼球的玻璃或网膜下组织液分离出病毒，也有的从前房积脓、口腔黏膜溃疡或脑组织及脑脊液培养出病毒，但其他研究者重做上述各种实验而未成功，也未发现其他微生物。

口腔溃疡是本病的主要表现之一，因而本病和阿弗他口炎可有相同的病因，被认为病毒之类的因素所引起的自身免疫性疾病，少数患者有家族史，而且本病的 HLA-B5 及 HLA-A28 的频率高，提示本病和基因有关。

在体液免疫方面，血清中丙球蛋白及补体水平一般较高，但在本病活动期往往降低，而 IgA 及 IgG 可显著增加，口腔黏膜抗体及动脉壁抗体等自身抗体可以存在。免疫荧光研究证明血管壁有 IgM、IgA 及 IgG 沉积，而认为是自身免疫性疾病。

本病皮肤针刺反应阳性，提示中性粒细胞趋化性显著增高，中性粒细胞功能亢进可能也是发病原因之一。

【组织病理】在发生口腔溃疡的早期，有淋巴细胞及单核细胞浸润，以后上皮破坏而成溃疡，坏死物质的上方有中性粒细胞。有的患者小静脉有血栓性静脉炎而引起溃疡形成。

有的损害尤其晚期有血管炎的变化。血管内膜及中层有纤维蛋白样变性，全身的大小血管尤其静脉可有纤维蛋白样物质沉积，管壁的渗透性增加，中性粒细胞和红细胞渗出，管腔内可有血栓形成。动脉也可有内膜增厚、管腔闭塞、缺血或动脉瘤形成的现象。毛细血管可有内皮细胞增生，血管周围有淋巴细胞浸润。

中枢神经系统有损害时，可见小灶性坏死，小静脉周围有淋巴细胞浸润。

【诊断】眼、口及外生殖器都有典型损害时不难诊断，还有其他器官损害时更可确定。如果病程中屡次发生三联症中两项时也可成立诊断，如果只屡次出现一项主要症状，则有本病的可能性，应该继续观察，注意其他症状是否将若干月以后出现。

针刺反应有助于诊断：用无菌生理盐水注射，针刺处将在 24~48 小时内发生一个红斑、丘疹、丘疱疹、水疱或脓疱，甚至发生小溃疡，较常见的是有红晕的针头大的脓疱，经几天后自然消退。在注射药物时，注射处也可出现这种非特异性反应，在急性发作时尤易发生。

【鉴别】常需要和本病鉴别的有药疹、多形红斑、系统性红斑狼疮、疱疹性感染及局限性肠炎等疾病。

【治疗】体内感染灶应该清除，刺激性饮食如酒类等最好不要饮用。病情严重时可以屡次小量输血，也可肌内注射丙种球蛋白 10ml，每 2~3 周 1 次。有继发感染时可应用抗生素。

糖皮质激素是主要的系统用药。在发热和红细胞沉降率加快的急性发作期，应用糖皮质激素类能使症状迅速地暂时缓解，特别是有严重的中枢神经系统或眼部损害时常需要大量应用泼尼松，可用60～80mg/d或更多，病情控制后逐渐减量。长期大量应用时则易引起不良反应，有消化道溃疡或白内障、青光眼时更不可滥用。

免疫抑制药如硫唑嘌呤等可以代替糖皮质激素类或减少其用量，但须注意白细胞减少等不良反应。常用的如硫唑嘌呤，每次50mg，每日3次，或用巯嘌呤，口服1.5mg/(kg·d)，分2～3次。环磷酰胺也可应用，每次50mg，每日服2次，转移因子能提高细胞免疫功能，每周注射1针，以10次为一个疗程。左旋咪唑被认为是免疫刺激剂，每次可服50mg，每日3次，每周服2天。沙利度胺大剂量对白塞病确有疗效，100～300mg/d，禁用于妊娠妇女尤其妊娠早期。雷公藤、白芍总苷可减少糖皮质激素的用量。局部治疗与阿弗他口炎及急性女阴溃疡相同。

对顽固性用传统免疫抑制剂治疗无效者，有报道用英夫利昔单抗(infliximab)治疗有效，剂量为1次静脉给药5mg/kg，至少持续两小时，第2周和第6周再给药1次。

局部对症治疗。溃疡疼痛剧烈者，可口服镇痛剂或外用利多卡因凝胶等。溃疡性损害可局部外用或皮损内注射糖皮质激素。

环状肉芽肿(granuloma annulre)

环状肉芽肿为淡红色或正常皮色坚实小结节出现于手背等处，往往聚集成环形或弧形，不引起自觉症状。有时，皮损是皮下结节，或是散布的丘疹或分布广泛的红斑性丘疹；有时丘疹发展成中央略微凹陷的斑块。

【症状】

1. 局限性环状肉芽肿(localized granuloma annulare)　皮损是一个或数个隆起的坚韧结节，逐渐向周围扩展，直径为0.5～5cm，顶部扁平，呈淡红或苍白色或正常皮色。中央逐渐消退而略为凹陷，外缘明显，而内缘渐向凹陷中心倾斜，因而皮损呈环形或弧形(图26-70～图26-73)。它最常累及儿童和青年，也可发生于其他年龄，女性比男性多一倍，通常出现于手指、手背、足背、腕部或踝部，也可发生于头皮、臂部、躯干及小腿等处。结节可以融合成斑块，既不会溃破，也不引起自觉症状，经年累月地存在，可在多年以后才自然消退，消退时不留痕迹，以后可复发。

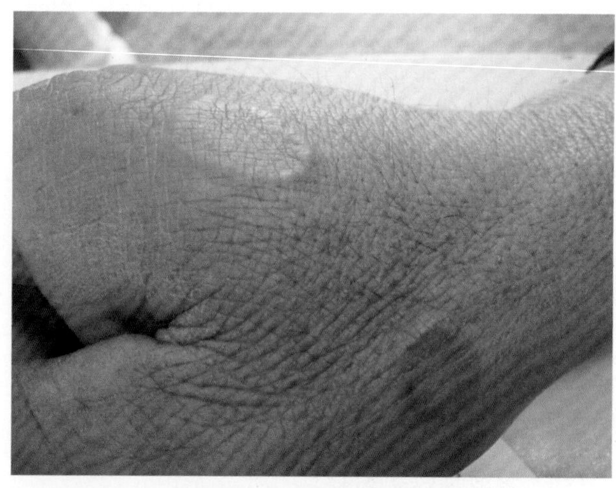

图26-70　环状肉芽肿(一)

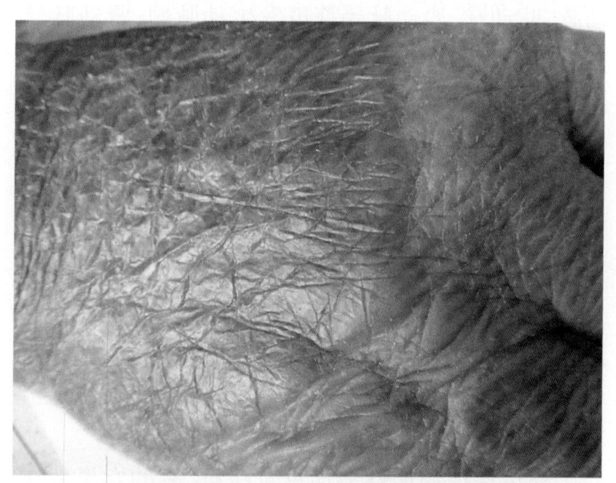

图26-71　环状肉芽肿(二)

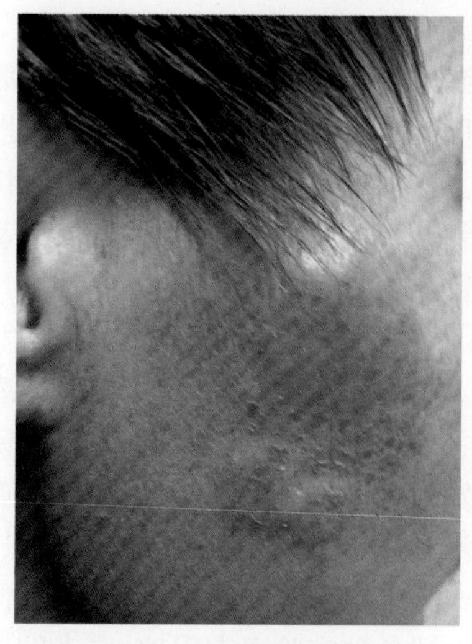

图26-72　环状肉芽肿(三)

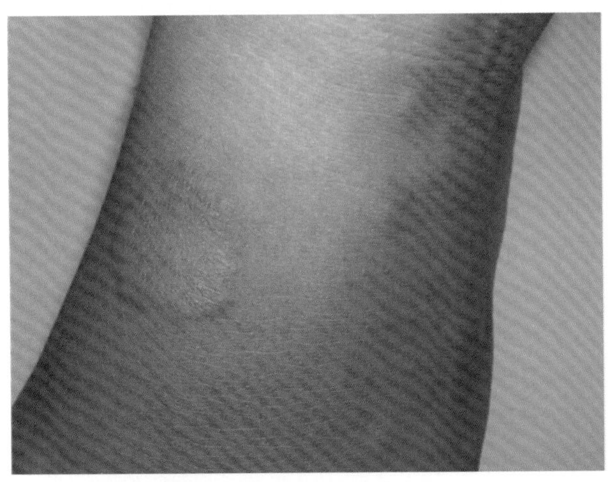

图 26-73 环状肉芽肿(四)

2. **多形性环状肉芽肿**(multiforme granuloma annulare) 是丘疹扩展成较大的圆形或卵圆形斑块,在 1 年以内,斑块的直径可达 15cm,高度达 3~4mm,边缘隆起而中央略微凹陷,容易误认为结核样型麻风,相邻皮疹可以融合成多环型或地图型,长期存在而不消退(图 26-74~图 26-76)。

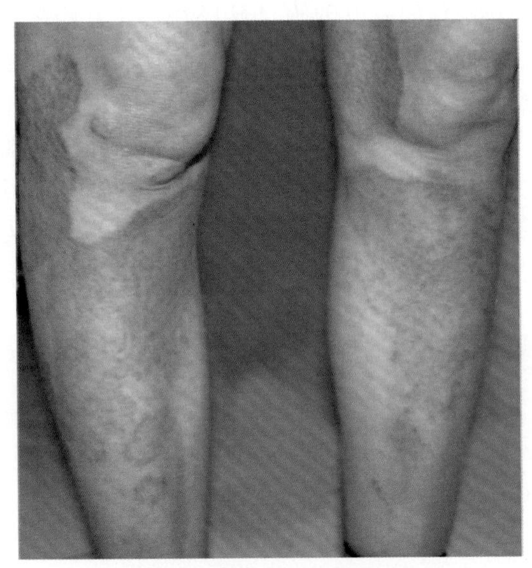

图 26-74 多形性环状肉芽肿(一)

3. **泛发性环状肉芽肿**(generalized granuloma annulare) 有广泛的丘疹,多半出现于颈后及胸上部 V 形区,手背及前臂等日晒部位,但不易发生于面部,呈红色或正常皮色,两侧对称,数目很多,往往成百成千地散布各处,相邻的可相融合(图 26-77,图 26-78)。丘疹性及泛发性环状肉芽肿多半发生于中年以上,以妇女较多,往往伴发糖尿病。经过 4 个月至 2 年即可自然痊愈。

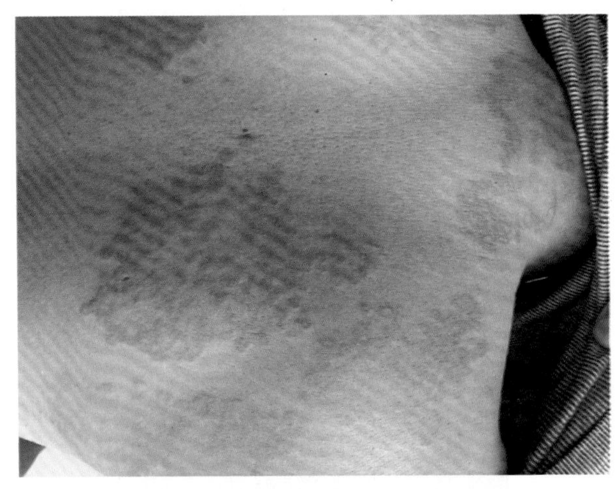

图 26-75 多形性环状肉芽肿(二)

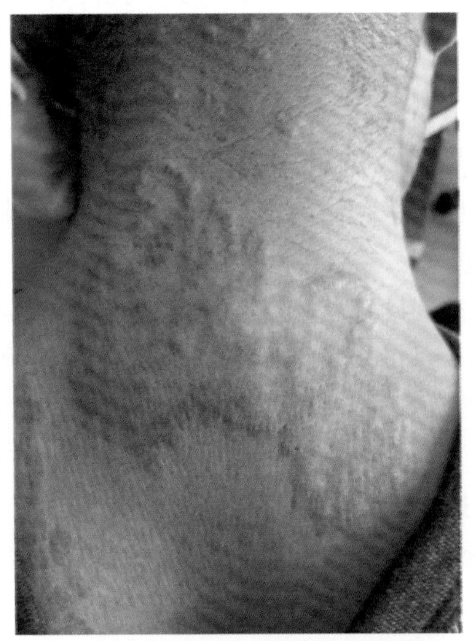

图 26-76 多形性环状肉芽肿(三)

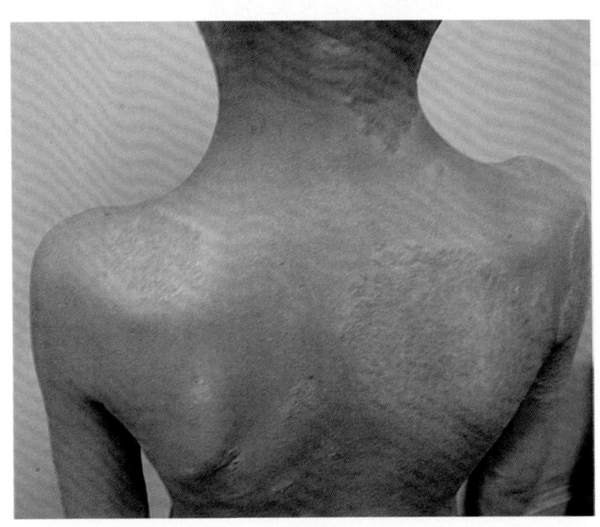

图 26-77 泛发性环状肉芽肿(一)

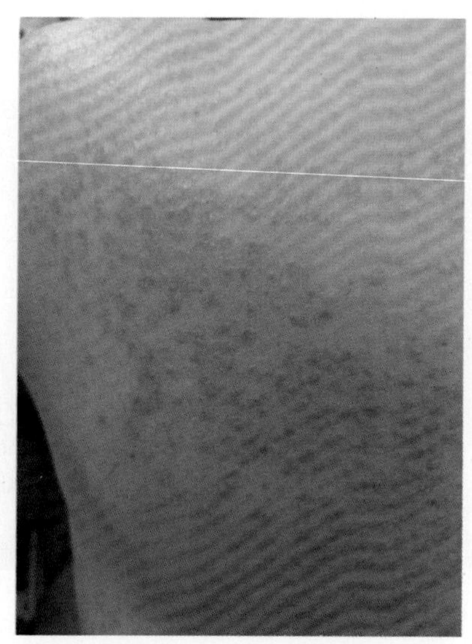

图 26-78　泛发性环状肉芽肿(二)

4. **穿通性环状肉芽肿**(perforating granuloma annulare)　是较易发生于手背和四肢的浅表性丘疹或结节,中央有脐凹,呈淡黄色并可自然或略微挤压后排出微量黏液,干燥时结痂,以后痂脱落时遗留色素增多或减少的瘢痕。

5. **丘疹性环状肉芽肿**(papular granuloma annulare)　是散布的肉色或淡红色丘疹,直径仅约3mm,相邻的可相融合。多发于儿童的手背,偶有泛发。

6. **斑疹性环状肉芽肿**(macular granuloma annulare)　呈卵圆形棕红色或褐色斑,边界清楚,直径为1~4cm不等,往往出现于足部及踝部等处。

7. **皮下环状肉芽肿**(subcutaneous granuloma annulare)　又称为结节性环状肉芽肿(nodular granuloma annulare),是头皮、臂部及手部等处的皮下结节,类似类风湿性结节,有时与皮内损害同时存在。结节可在数年内消退,部分可复发。

8. **线状环状肉芽肿**(linear granuloma annulare)　此型少见,皮损是结节或斑块排列成线状,可发生于身体的一侧,也可发生于手指。文献报道的线状环状肉芽肿有的同时有环状皮损,有的既往有环状肉芽肿的病史。本病病理改变与经典环状肉芽肿病理一样。线状环状肉芽肿可能是环状肉芽肿的一种表现形式。

以上类型可单独发生,也可与典型局限性环状肉芽肿同时或先后发生。

【病因】 病因不明,还有人用直接免疫荧光法、巨噬细胞抑制试验等免疫学法进行研究,提示迟发性变态反应在发病机制中起重要的作用,但抗原性质尚不清楚。有人用荧光抗体检测到血管壁、表皮真皮交界处有IgM、C3沉积,说明本病与血管炎有关。对环状肉芽肿和糖尿病之间的关系已有广泛的研究。

环状肉芽肿可出现于任何年龄,但多数患者不到30岁。本病和类脂质渐进性坏死及风湿性结节有相似的组织病理变化,可能有相似的发病机制。发病与外伤、昆虫叮咬、日光照射、压迫、药物、病毒感染等可能有关。有人从播散型环状肉芽肿患者的血中测出抗甲状腺抗体。有报道21%的播散性环状肉芽肿和10%的局限性环状肉芽肿患者患有糖尿病,有些患胰岛素依赖性糖尿病和局限性环状肉芽肿的患者HLA-B8检出率增加,部分环状肉芽肿患者HLA-A31和HLA-B35增高。

10%~20%的患者皮肤血管壁有IgM及C3沉积,真皮表皮连接处有纤维蛋白原。有人认为本病是一种免疫球蛋白所致的血管炎,而直接免疫荧光及巨噬细胞抑制试验提示是淋巴细胞介导的迟发性过敏反应,抗原性质不明。

【组织病理】 真皮的结节中央有渐进性坏死,周围有密集的淋巴细胞、组织细胞,还有些浆细胞及嗜酸性细胞,偶然有巨细胞,血管周围的淋巴细胞浸润尤其明显。

胶原纤维模糊均匀,可以凝缩断裂或呈颗粒状,纤维束间有淋巴细胞、组织细胞及成纤维细胞,也常有成团成条的黏液蛋白样物质沉积。弹力纤维也常受损,可以断碎(图26-79,图26-80)。

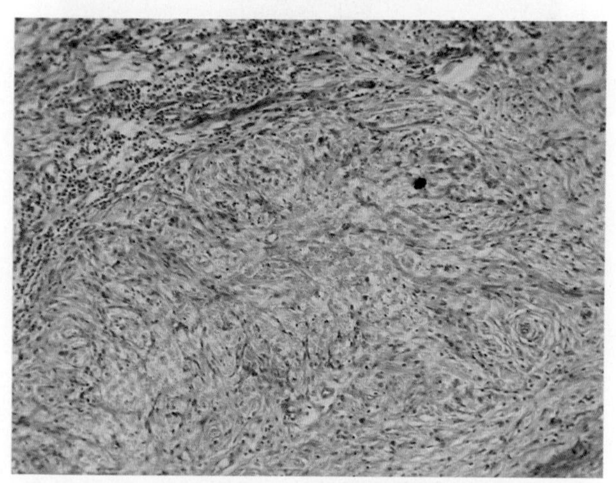

图 26-79　环状肉芽肿病理

表皮没有明显的改变,但穿破性环状肉芽肿的表皮被肉芽肿性浸润穿破。有人认为本型和反应性穿通性胶原病是同一疾病。

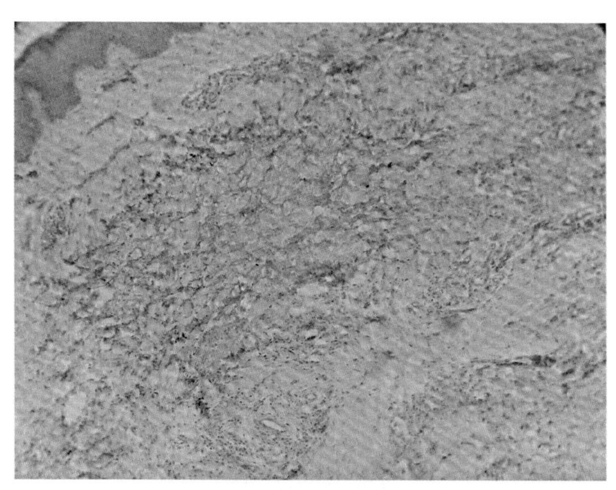

图 26-80　环状肉芽肿病理(阿新蓝染色)

【鉴别】本病有典型及不典型表现而有各型。局限性环状肉芽肿可像持久隆起红斑、类肉瘤病或盘性红斑狼疮;多形性环状肉芽肿可像结核样型麻风或脂质渐进性坏死,有时有靶状皮损而像多形性红斑。丘疹型及泛发型可像扁平苔藓、类肉瘤病、皮肤淀粉样变或黏液水肿性苔藓,有的可像丘疹性黏液蛋白病。斑疹型可像色素性荨麻疹,而皮下型可像风湿性或类风湿性结节。因此,在临床上常易误诊,往往需要依赖组织病理学检查才能确定诊断。

【治疗】本病可以自然痊愈,且不引起自觉症状,因而治疗常非必须。

多种药物曾经被使用,四环素、烟酰胺及氨苯砜等都无明显的疗效。泛发型患者口服糖皮质激素类药物可以迅速有效,氯喹可口服 250~500mg/d,可使皮损在 1~2 周中消退,停药后可以复发。维生素 E 可大量口服,疗效很慢,往往须服数周或数月以上才可生效。国内报告的有效内服药有碘化钾及氯喹。

局部治疗包括液氮的冷冻治疗,蒸馏水或生理盐水或 2%普罗卡因溶液的损害内注射,浓度较高的含氟糖皮质激素制剂的涂擦及封包。对于数目很少而范围不大的持久性皮损,用曲安西龙等糖皮质激素混悬液注射入局限性损害内往往是较好的疗法,但如长期注射,可引起局部皮肤萎缩。皮损消失后可以复发。

风湿性结节(rheumatic nodules)

风湿病有发热及关节炎等症状。有的有皮下结节,但有的有皮下结节而无关节炎。

风湿性结节是坚实的皮下结节,常无疼痛或压痛,也不发炎或溃破。结节由豆粒至杏仁大小。数目不定,由一个到数个甚至数十个,邻近的结节一般不相融合,通常对称发生于两侧肘部、膝部、腕部或踝部等关节附近或腱鞘之上,有时也出现于手部或面部关节附近(图 26-81)。风湿性结节上方的皮肤往往正常,且不和结节粘连而可自由推动,但结节常和下方的深筋膜、肌腱或骨膜粘连而易误诊为外生骨疣、梅毒性树胶肿或梅毒性近关节结节。经数周或数月后,风湿性结节自然消失。

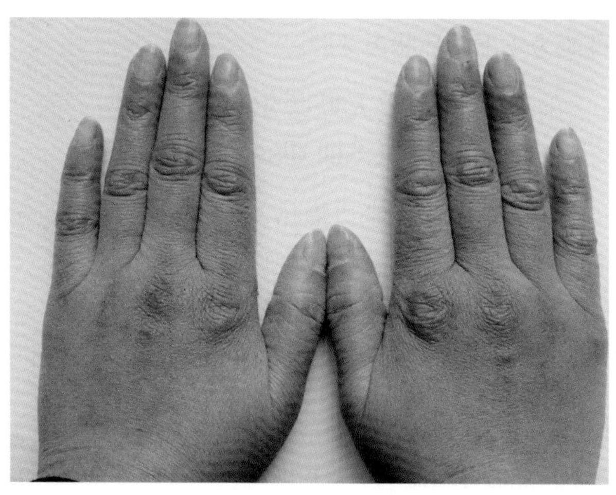

图 26-81　风湿性结节

组织变化和环状肉芽肿差不多。大片胶原纤维发生纤维蛋白样变性而肿胀破碎,不含黏蛋白。纤维蛋白样变性区的边围有大量炎性浸润,附近的胶原纤维束之间显著地水肿。

风湿性结节可自然消失而不须治疗。醋酸氢化可的松或醋酸曲安西龙混悬剂注射入损害内可以促使结节消退。

类风湿结节(rheumatoid nodules)

20%~30%的类风湿关节炎患者有坚实的圆形皮下结节而称为类风湿结节,直径为数毫米至 2~5cm 或更大,不引起疼痛或压痛,最常见于骨隆突处尤其前臂的肘部伸侧或关节附近,也可出现于手部及膝部等常受外伤或磨压的部位。也可发生于任何内脏器官,如肺脏。类风湿结节和上方或下方组织粘连或不粘连,经过数月或更久以后才自然消失,少数患者的结节因外伤而溃破,愈后遗留瘢痕。

类风湿结节往往比风湿性结节结大且较持久,结节可以分叶。病理组织中炎症较轻,仅早期有较多的浸润,而增生性变化较显著,主要变化是数处边界清楚的纤维蛋白样变性区含有碎裂而变性的胶原纤维及嗜酸性小点状核物质,组织细胞环绕坏死区而排列成栅状。类风湿结节可能是小血管炎后的一种肉芽肿性反应,皮肤类风湿结节本身并不造成损害,它的出现多反映病情活动及关节炎较重,早期积极治疗可消失。

类风湿关节炎及风湿病都有坚实而无痛的皮下结节,临床表现相似,早期结节的组织变化也基本相同,因而有人认为两者不必区分。有的患者特别是儿童不患风湿病或类风湿关节炎,但有相似的皮下结节。有些病例还有环型肉芽肿的皮内损害,可能为皮下型环状肉芽肿。

成人斯蒂尔病
(adult onset Still disease,AOSD)

成人斯蒂尔病是以发热、皮疹、关节炎或关节痛为主要临床表现,伴周围血白细胞增高、肝脾及淋巴结肿大等系统受累的一种临床综合征。过去曾称为变应性亚败血症。起病急骤,主要有长期持续或间歇性发热;反复出现一过性皮疹,表现为淡红或黄红色斑疹或浅表丘疹,一般不累及掌跖和面部,不引起自觉症状。皮疹时隐时现而可持续数日或数年之久,有的伴有荨麻疹、游走性关节痛、关节炎及淋巴结肿大,肝脾大;周围血白细胞明显增高,核左移,红细胞沉降率增快,血培养阴性;抗生素治疗无效,糖皮质激素能使症状缓解,但减量或停用激素时症状常可复发。有报道如环磷酰胺、氨甲喋呤、柳氮磺吡啶及雷公藤、白芍总苷等治疗有效。

成人斯蒂尔病既包括成人发病的斯蒂尔病,也包括儿童期发生的斯蒂尔病迁延至成人期复发的连续性病例(儿童型成人斯蒂尔病)。AOSD 曾被认为是类风湿关节炎的一种特殊类型,现在大多认为 AOSD 的发病情况、受累人群、HLA 分型、关节受累特征、抗核抗体(ANA)和类风湿因子(RF)阴性以及病情预后等都与类风湿关节炎明显不同,它们是两种不同的疾病。本病的病因尚不清楚,一般认为与感染、遗传和免疫异常有关。

费尔梯(Felty)综合征包括类风湿关节炎、色素沉着、脾及淋巴结肿大、中性粒细胞减少,可伴发血管炎性皮损或慢性皮肤感染。

复发性多软骨炎
(relapsing polychondritis,RP)

复发性多软骨炎是一种病因未明的罕见疾病,主要累及耳、鼻、气管支气管等富含软骨的部位和内耳、眼等特殊感觉器官,表现为软骨和结缔组织的反复非感染性炎症。临床表现视病变侵犯部位而有所不同,多突然发病,其中侵犯气管支气管者预后差,为主要的致死原因。

【症状】本病临床表现呈多样化。据统计,受累部位中外耳占 90%,内耳占 50%,鼻占 60%,眼占 50%,关节占 76%,喉、气管、支气管占 70%,心脏占 24%,皮肤占 35%,发热占 80%,还可累及肝、肾、脑等部位。首发症状 RP 常以急性炎症起病,可伴发热、疲乏、体重下降等非特异性表现。

耳肿痛是最常见的首发症状,常对称受累。耳屏红肿热痛,并有红斑结节,易被误诊为感染性耳软骨膜炎,一般不会累及无软骨结构的耳垂,有助于鉴别(图 26-82,图 26-83)。耳郭软骨炎的反复发作可导致菜花耳。听力可突然丧失或逐渐下降,外耳道狭窄、中耳炎症、咽鼓管阻塞可致传导性耳聋;内听动脉的前庭支或耳蜗支受累的血管炎,可导致永久性感音神经性耳聋,此时,可伴有眩晕、共济失调、恶心、呕吐等前庭功能障碍的表现。

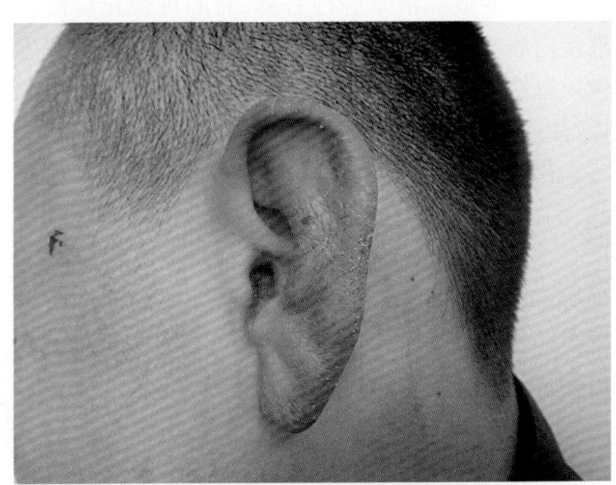

图 26-82　复发性多软骨炎(一)

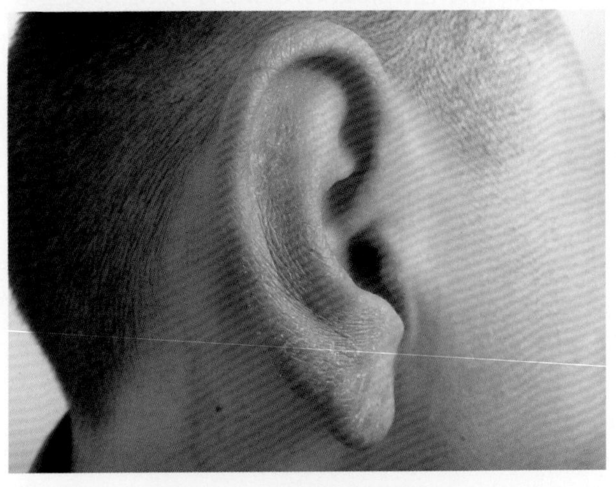

图 26-83　复发性多软骨炎(二)

鼻软骨炎侵犯鼻中隔的远侧端，活动期表现为明显肿痛，常有鼻塞、流涕、鼻出血、鼻黏膜糜烂及鼻硬结等。一般发作可在数日后自行缓解，但反复发作可引起鼻软骨的局限性塌陷，形成鞍鼻畸形。

28%的RP患者以喉、气道软骨受累起病，表现为刺激性咳嗽、声音嘶哑、喉咙痛、呼吸困难等。早期的喉和会厌软骨炎症水肿可引起急性气道阻塞而须行紧急气管切开，而喉、气管、支气管树软骨的进行性破坏导致气道塌陷，晚期纤维组织形成、瘢痕挛缩导致气道狭窄。

少数RP患者早期即可出现眼炎，表现为巩膜外层炎或巩膜炎。

72%的RP患者在病程中出现关节痛。最常累及的关节是掌指关节、近端指间关节和膝关节，其次是踝、腕、足趾和肘关节。RP的关节炎为非侵蚀性非畸形的多关节炎，但可合并破坏性关节病变，如银屑病性关节炎、类风湿关节炎等。

25%~40%的RP患者中有主动脉瓣、三尖瓣、心血管的受累，多表现为主动脉瓣、二尖瓣功能不全、心包炎及主动脉瘤。

1/3的患者有皮肤受累，以口腔溃疡最常见，其次为红斑结节、紫癜、无菌性脓疱、血栓性静脉炎、网状青斑。白细胞破碎性血管炎是最常见的病理表现，少数患者可有中枢神经系统受损和外周神经受损的症状，出现头痛，第Ⅲ、Ⅳ、Ⅵ、Ⅶ、Ⅺ对脑神经麻痹，视神经炎，小脑症状，偏瘫，抽搐，脑病等。

肾脏受累表现为显微镜下血尿、蛋白尿或管型尿，反复发作者可出现严重肾炎和肾功能不全。

【实验室检查】 最为恒定的检验异常是红细胞沉降率增快，并同病情有关。大约一半以上的患者有贫血，44%白细胞增多，18%出现嗜酸性粒细胞增多，个别患者抗核抗体阳性、类风湿因子阳性，抗"O"滴定度升高，或有一些同其他自身免疫性疾病或类风湿疾病相交叉的表现。血清蛋白或补体结果不一，无诊断意义。个别患者尿酸性黏多糖增高。胸部CT、X线可以发现心血管系统异常、肺炎、气道塌陷，骨骼X线可以显示关节腔及关节周围骨化改变。还可以通过肺功能监测、支气管视频成像、喉气管镜检查来评价呼吸道的情况。

【病因】 男女发病率相等，各年龄段都可发病，多在20~60岁，RP的病因不明，其临床和病理特点提示，可能是一种由多种诱发因素刺激导致的自身免疫性疾病。研究发现，在病变部位有针对软骨蛋白糖原的细胞免疫反应。免疫组织化学和病理学研究发现，病变的软骨组织中可见沉积的免疫球蛋白、补体及免疫复合物，患者的血清中有Ⅱ、Ⅺ、Ⅸ型胶原抗体。也有报道发现RP发病与HLA-DR4相关联。Lever指出，由间接免疫荧光证明患者血清中含有抗软骨抗体和抗Ⅱ型胶原的IgG抗体，并发现该抗体的滴度与病情活动一致，可以推测本病是免疫反应的结果。

【治疗】 肾上腺皮质激素虽不能改变RP的自然病程，但可抑制病变的急性发作，减少复发的频率及严重程度。对轻至中度耳郭软骨炎、鼻软骨炎或关节炎的患者，可予口服泼尼松10~20mg/d。对感音神经性耳聋、前庭功能障碍、眼部受累、气道受累以及出现血管或肾脏并发症的患者，可使用大剂量激素，相当于泼尼松1mg/(kg·d)，病情好转后逐渐减量，少数患者需长期维持；对伴有急性气道阻塞的患者，可使用冲击疗法，甲泼尼龙1g/d，连用3日，并合用麻黄碱喷喉，以争取时间择期进行气管切开，避免紧急气管切开的危险。软骨疼痛区(如耳郭、鼻软骨等)局部注射复方倍他米松，可促进局部炎症消退。

激素治疗无效或病情严重的RP患者如巩膜炎、气管支气管软骨炎、肾小球肾炎或心脏瓣膜受累时，应加用免疫抑制剂，如环磷酰胺、氨甲喋呤、硫唑嘌呤等。病情较轻者可选用非甾体抗炎药或氨苯砜。秋水仙碱对耳郭软骨炎有效，且起效迅速。

【预后】 RP患者如能早期诊断，及时治疗，有可能延长患者的存活期，复发性多软骨炎的5年生存率为74%，10年生存率为55%。常见的死因是感染和心血管病，如系统性血管炎或血管瘤破裂。气道阻塞伴或不伴感染占死因的10%~28%。仅有48%的患者死于复发性多软骨炎。因恶性肿瘤致死的少见。预后差的指标：诊断时的患者年龄大、贫血、喉气管累及、鞍鼻畸形、呼吸道症状、显微镜下血尿等，伴有血管炎和对口服激素反应不好的患者预后更差。

（方洪元）

参考文献

1. 何德宁，董光富. B细胞在系统性红斑狼疮发病机制中的作用研究进展[J]. 中华风湿病学杂志，2011，15(2)：133-136.
2. 石平荣. 系统性红斑狼疮靶向治疗药物研究进展[J]. 国

际皮肤病学杂志,2013,39(3):208-212.

3. 钱捷,达展云,顾志峰,等.系统性红斑狼疮预后因素研究进展[J].中华皮肤科杂志,2011,44(10):756-758.
4. 王佳华,蔡宝祥.皮肤型红斑狼疮的光敏感、光试验与光防护[J].中华皮肤科杂志,2013,46(1):70-72.
5. 陆前进,曾凡钦,崔勇,等.红斑狼疮研究进展[J].中华皮肤科杂志,2011,44(1):1-4.
6. 李明.红斑狼疮早期诊断要点[J].皮肤病与性病,2012,34(5):257-260.
7. 周绪杰,张宏.全基因组关联分析与系统性红斑狼疮遗传学研究进展[J].中华风湿病学杂志,2012,16(1):57-59.
8. 汪涛,崔勇,张学军.系统性红斑狼疮的皮肤外临床表现[J].实用皮肤病学杂志,2013,6(4):215-217.
9. 韩磊,吕良敬.无肌病性皮肌炎的研究进展[J].中华风湿病学杂志,2011,15(11):795-797.
10. 谢冲,黎佳思,管阳太.嗜酸性筋膜炎临床研究进展[J].中国实用内科杂志,2013,33(4):322-324.
11. 杜伟,孙秋宁.局限性硬皮病病因和发病机制研究进展[J].国际皮肤性病学杂志,2010,36(4):193-196.
12. 赵辨.中国临床皮肤病学[M].南京:江苏科学技术出版社,2009:786-831.
13. 朱学骏,涂平.皮肤病的组织病理学诊断[M].北京:北京大学医学出版社,2016:325-339.

第二十七章

真皮胶原及弹性纤维病

皮肤弹性过度(cutis hyperelastica)

皮肤弹性过度又称为埃勒斯-当洛斯综合征(Ehlers-Danlos syndrome),是指皮肤的伸缩性能很大,可以用手拉得很长,放手后立即像橡皮缩回而复原,因而本病皮肤又称为橡皮皮肤(india-rubber skin)、弹性皮肤(elastic skin)。皮肤弹性过度属于真皮弹性纤维性疾病,临床主要表现为皮肤弹性过度、皮肤和血管脆弱及关节活动度大三个特点,易受累的组织和器官包括皮肤、关节、心血管系统、胃肠道和眼。

【症状】 从幼年起,皮肤的弹性很大并且绵软,特别是颈部两侧、腹部及皱褶部位的皮肤有明显的伸缩性而像橡皮,用手捏拉皮肤时可拉长达数厘米之多,放手时立即缩回原状(图 27-1)。正常不易捏起的掌跖及肘弯皮肤也易捏成皱褶。如果患者是妇女,在妊娠时,腹部皮肤不会出现妊娠纹(膨胀纹)。这种软如鹿皮的皮肤很易受伤,轻微的外伤就可引起伤口裂开且难愈合,胫前、膝盖及肘部等易受磨压的部位常有薄纸样瘢痕。皮下脂肪可以减少,尤其骨隆突处可明显隆起,更易遭受外伤而有瘢痕形成。有时,在小腿或前臂等处常有米粒至豆大的皮下结节,是由于继发性钙盐沉着引起,易由 X 线检出。有的发生肢端发绀。

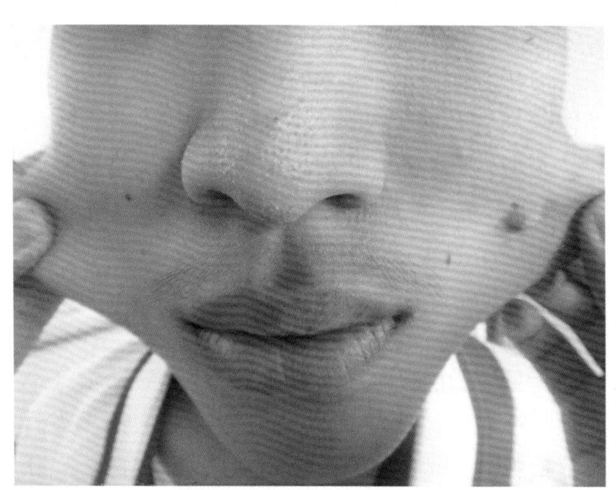

图 27-1 皮肤弹性过度(一)

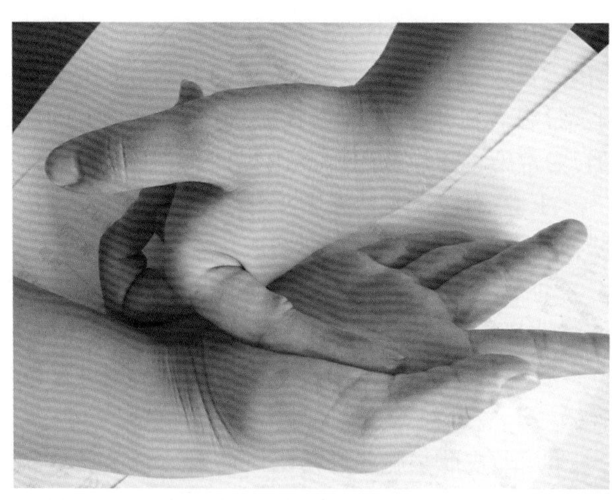

图 27-2 皮肤弹性过度(二)
(河北工程大学附属医院张西克提供)

由于皮肤及结缔组织软弱,某些部位的皮下脂肪小叶可将皮肤顶起而成绵软的肿块,被称为软疣样假瘤(molluseoid pseudotumor)。肌肉张力的降低可以引起脐疝、股疝或膈疝。血管也很脆弱,轻微外伤即可引起瘀斑或血肿,软疣样假瘤遭受碰撞即可因血管破裂而变色,大血管受到外伤时可破裂而流血不止,有的患者有自发性主动脉瘤,可以破裂而死亡。关节松弛也是显著的表现。关节的伸屈度大,尤其手指很容易伸屈(图 27-2)。关节松弛可使患者的脚步不稳,走路困难,容易跌倒。患者易有扁平足,膝关节向前弯,脊柱后凸或侧凸,髋关节等大关节容易脱位,而骨骼的脆性正常。内脏可有病变。

心脏可发生二尖瓣脱垂,瓣膜可闭锁不全,有的患心内膜炎。胃肠道可有出血、穿孔或憩室。自发性气胸也可以发生。

眼部可有内眦赘皮、蓝色巩膜、斜视、角膜缩小、眼睑外翻及眶内血肿等,眼周皮肤常有明显的皱纹。眼底可有血管样线纹，而患者并不患有弹力纤维假黄瘤。

其他畸形可以同时存在。患儿可因胎盘的结缔组织脆弱而为早产儿。有的患者并发马方（Marfan）综合征、多发性神经纤维瘤病、弹力纤维假黄瘤及成骨不全等先天性疾病。其他先天畸形有颧骨凸起、两眼相距较远、额骨显著隆起、耳下垂成兽耳状等。某些患者失明或有严重的牙周病。

【病因】 本病是结缔组织有先天缺陷的遗传性疾病，一般在儿童时期开始出现，往往在学走路时才被发现，而症状较轻时容易被人忽略。

遗传方式包括常染色体显性遗传、常染色体隐性遗传和 X 连锁隐性遗传，共分 10 型。

Ⅰ型（严重型）、Ⅱ型（轻型）、Ⅲ型（良性活动过度型）都属于常染色体显性遗传，其中Ⅰ型和Ⅱ型出现缺陷的酶是 COL5A 和 COL5A2；Ⅳ型（瘀斑型）是由于血管有结缔组织缺陷，由 COL3A1 酶异常所致，属于常染色体显性或隐性遗传；Ⅴ型（性连锁遗传型）是由于赖氨酰氧化酶活性降低，属于 X 连锁隐性遗传；Ⅵ型（眼型）及Ⅶ型（先天性多发性关节松弛型）和赖氨酸羟化酶活性降低有关，属于常染色体隐性遗传；Ⅷ型（牙周病型）则为常染色体显性遗传，皮肤Ⅲ型胶原减少；Ⅸ型（皮肤松弛-枕骨角综合征）为铜代谢异常伴赖氨酸氧化酶缺陷所致，属 X 连锁隐性遗传；Ⅹ型（纤维连接蛋白缺陷型）患者血浆中纤维连接蛋白存在功能上的缺陷，为常染色体隐性遗传。各型的主要特征如下：

Ⅰ型：有较严重的典型症状，关节活动度大，皮肤伸缩性很显著，易因出血而成片青紫。

Ⅱ型：有较轻的典型症状，关节活动度和皮肤伸缩性都是中等程度。

Ⅲ型：关节活动度很大，没有骨畸形，皮肤表现轻微。

Ⅳ型：皮肤很脆弱并易出血而成片青紫。皮肤伸缩性不太大，关节活动度也较小，往往仅手指较易伸屈。动脉或动脉瘤容易破裂，胃肠可出血。

Ⅴ型：皮肤伸缩性很显著，可有中度青紫的瘀斑。关节活动度不太大，但常有骨异常。

Ⅵ型：关节活动度及皮肤伸展性都大，巩膜及角膜变脆，眼损害严重时可失明。

Ⅶ型：关节活动度大，容易脱位，身材矮小，皮肤表现为中等程度。

Ⅷ型：关节活动度及皮肤脆性都为中等程度，儿童期即有牙周病。

Ⅸ型：皮肤松弛伸展、腹股沟疝、膀胱憩室、破裂、短臂、局限性旋前和旋后位、宽锁骨、枕骨角。

Ⅹ型：皮肤轻度碰伤时就可出现显著的皮肤青紫，还可出现小关节显著活动过度、中等皮肤伸展过度。

【组织病理】 表皮正常，真皮因胶原减少而变薄。胶原纤维排列不规则或呈漩涡状，弹力纤维正常或略增多。基质的酸性黏多糖染色浅淡。软疣性假瘤所含的是脂肪及胶样物质，可有钙盐沉着。

【治疗】 平时要注意保护皮肤，避免任何外伤，除症状明显的疝和憩室可作修补术，尽量勿做不必要的任何外科手术。必要的手术缝合之后，应加压包扎，并延期拆线。

皮肤松弛症（dermatochalasis）

皮肤松弛症是指皮肤松弛而下垂，又称为松弛皮肤（cutis laxa）或悬垂皮肤（cutis pendula）。皮肤面积增加，因而又称为皮肤巨大症（dermatomegaly）。

【症状】 除了表面可略粗糙外，皮肤本身没有明显的变化。皮肤面积超过正常面积，因而全身各处皮肤松弛下垂，尤其颈部、肩部、肘膝或其他关节处有较大的皱褶，腹部皮肤可有巨大的皱襞而悬垂成袋状（图 27-3），面部皮肤尤其眼睑及耳垂都可显著下垂而改变面貌。虽然松垂的皮肤可用手捏展，但不像高度弹性皮肤（埃勒斯-当洛斯综合征）在放回手时立即缩回。

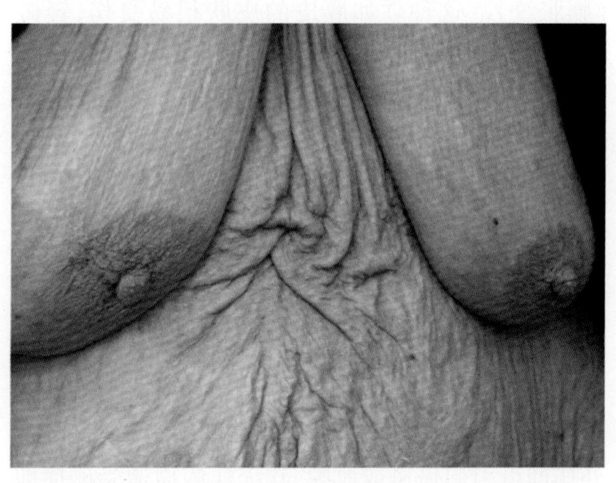

图 27-3　松弛皮肤

有的患者并发腹疝、股疝、脐疝、胃肠道或膀胱憩室、直肠脱垂及髋关节脱位。肺气肿比较常见，以后继发心力衰竭而死亡。动脉可以扭曲扩张，肺动脉可以狭窄而导致肺动脉高压及肺源性心脏病，主动脉等大血管可以发生动脉瘤。

局部外用角质剥脱剂和维A酸有效，但不能阻止其他部位新皮疹的发生。系统应用异维A酸、阿维A和PUVA治疗可有帮助。

反应性穿通性胶原病
(reactive perforating collagenosis)

反应性穿通性胶原病病因尚不明确，遗传因素及创伤被认为是发病的重要的因素。

【症状】 本病通常在婴儿或儿童时期出现。皮损是直径为5~8mm的丘疹，正常肤色，表面光滑，以后丘疹中央出现脐凹并有可移除的角质栓，分散或聚集，也可排列成行或呈弧形，往往在虫咬、擦伤或轻微外伤后发生，抓伤处可有新损害沿着伤痕出现而排列成线状，很像银屑病的同型反应(Koebner's phenomenon现象)，较常见于四肢及臀部等处(图27-8，图27-9)，不引起自觉症状。皮损在6~8周内消失，遗留色素改变的浅瘢痕，而别处常有新损害陆续自然出现或在外伤后发生，因而病程可延绵多年之久。

成人期发病的患者往往合并有严重的糖尿病、慢性肾衰竭、肝病等瘙痒严重的情况，此型又称为获得性反应性穿通性胶原病(acquired reactive perforating collagenosis，ARPC)。

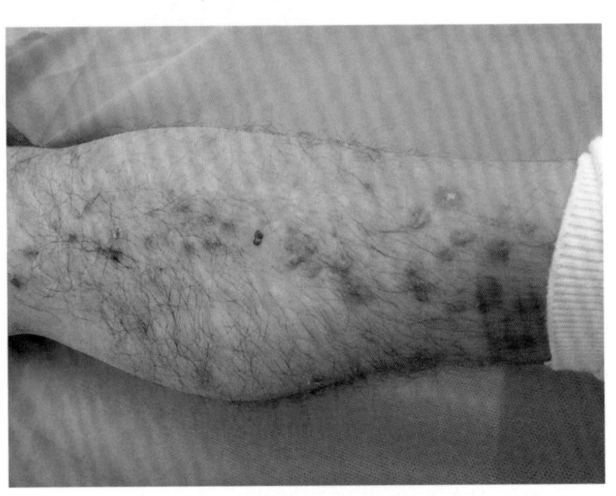

图27-8 反应性穿通性胶原病(一)

【组织病理】 丘疹早期的组织变化是真皮乳头层扩大，含有渐进性坏死的深嗜碱性胶原纤维，上方的表皮萎缩。当脐凹及角质栓出现时，杯形凹坑内巨大角质栓中含有角化不良角蛋白、嗜碱性胶原及核固缩的炎性细胞，下方表皮很薄甚至有胶原纤维束穿过，真皮浅层有炎性细胞浸润(图27-10)。

【治疗】 本病目前无特效治疗方法。首先避免刺激性因素，积极治疗原发病。雷娜等人文章中报道口服抗组胺药及外用糖皮质激素治疗本病有效；口服阿维A或外用阿维A酸软膏疗效良好；也有研究者报道别嘌呤醇对本病有效，可以试用；有个案报道光动力、UVB、多西环素及他卡西醇等治疗本病有效。

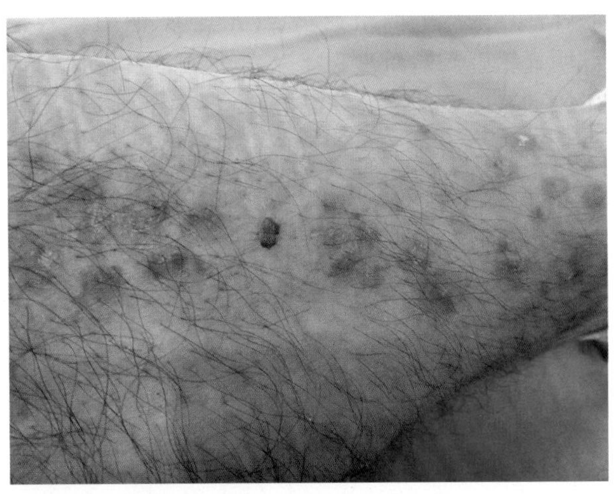

图27-9 反应性穿通性胶原病(二)

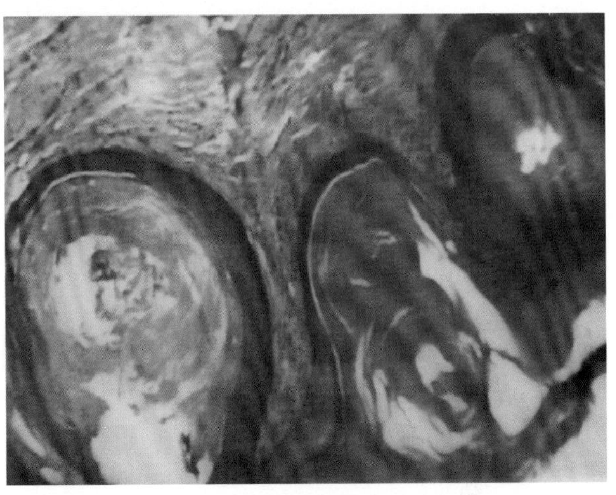

图27-10 反应性穿通性胶原病病理

弹力纤维假黄瘤
(pseudoxanthoma elasticum)

本病是指皮肤因弹力纤维变性而松弛，常有皱褶并有丘疹或柔软结节，黏膜也可波及，心血管系统的弹力纤维变性可使体内器官受损，多数患者有视网膜损害。

【症状】 皮损是最早的表现，往往在儿童时期开始出现，最易发生于颈侧、腋窝、腹股沟、肘前、腘窝、脐部及阴茎等皮肤较柔软的部位。

初起时，皮纹明显。以后，皮肤变厚，纵横的沟纹将皮面划成若干菱形区，因而粗糙不平。患处皮肤弹性逐渐减弱而松弛起皱，尤其鼻、唇附近及颊部明显松弛皱褶而改变容貌，腹部可有膨胀纹。口唇、鼻腔、阴道及结肠等都常有黏膜损害。

由于弹力纤维变性，上述部位常有柔软的隆起，呈淡黄或橘黄色结节状，因而本病被称为弹力纤维假黄瘤，数目往往不少，可以互相融合为斑块而成片或成条，以后可有钙盐沉着（图 27-11～图 27-14）。皮损出现后，长久存在而不变，也不引起任何自觉症状。匐行性穿通性弹力纤维病是其常见的并发症。

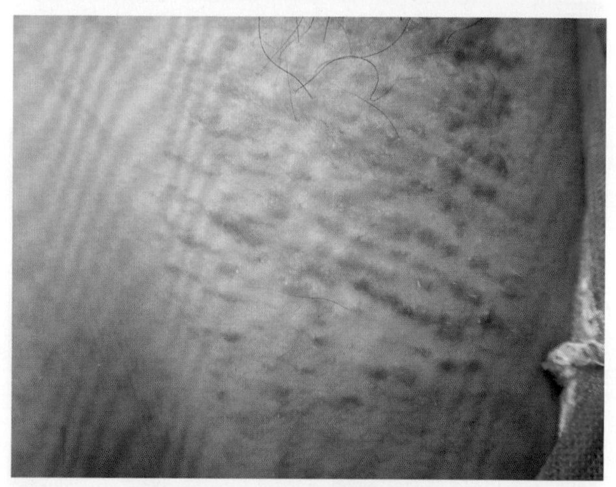

图 27-11 弹力纤维假黄瘤（一）
（河北工程大学附属医院苗国英提供）

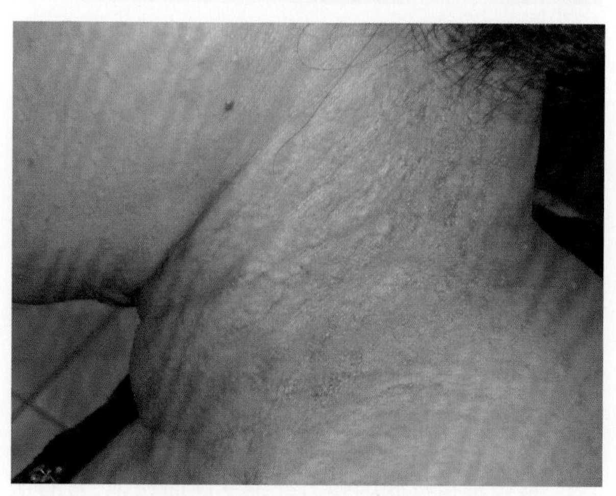

图 27-12 弹力纤维假黄瘤（二）

心血管系统常有各种变化。动脉血管中层的纤维组织增生，常有钙盐沉着，可使桡动脉、尺动脉、足背动脉及胫前动脉等周围血管的动脉搏减弱或消失，由 X 线可显出血管钙化情况，由血管造影可显出血管闭塞程度。局部缺血可引起皮肤溃疡及间歇跛行，劳动时容易疲劳。心绞痛或肠绞痛容易发生。

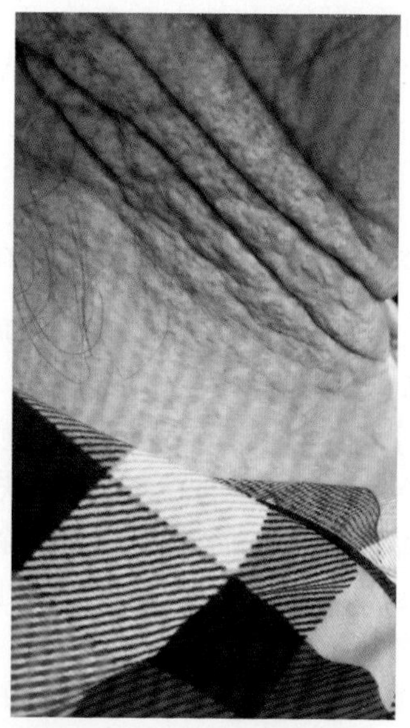

图 27-13 弹力纤维假黄瘤（三）

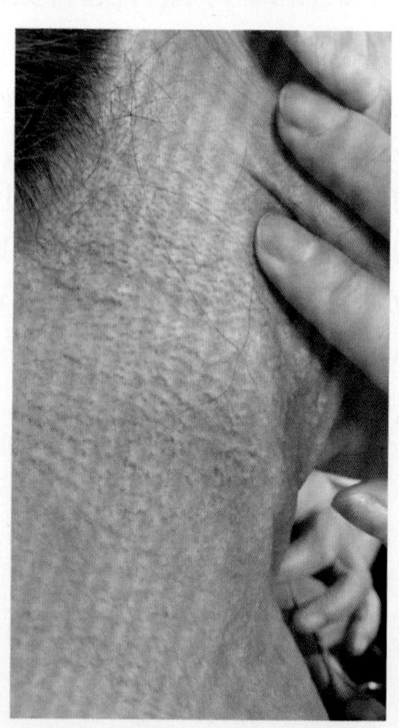

图 27-14 弹力纤维假黄瘤（四）

在晚年时期，可发生心肌梗死，肾血管可受侵而引起高血压，胃肠道及泌尿生殖系统可因血管变化而出血，甲状腺功能也可因甲状腺血管受侵而不良。

75%以上的患者视网膜有血管状线纹（angioid streaks），同时有皮肤症状而称为 Grondblad-Strandberg 综合征。在检眼镜下观察，能看到视盘向四周辐射不规则的褐红色或灰色线条，比正常视网膜血管大 4～5 倍，可以不引起自觉症状。以后，可引起视网膜脱离或色素性变性、斑状出血或脉络膜视网膜炎，最后可使患者完全失明。

【病因】 本病是弹力纤维变性引起的先天性异常，与性别无关，由常染色体显性或隐性遗传，突变发生在染色体 16p13.1 的 *ABCC6* 基因，目前已确定约有 300 余种突变方式。该基因编码 ATP 结合的跨膜转运盒 ABCC6，但其确切机制尚不明确。疾病往往开始出现于幼年时期，有的有家族史。

常染色体显性遗传有两型：Ⅰ型较严重，皮肤有典型的橘皮样外观，血管严重变性而引起器官损伤，眼症状也较严重而可变盲；Ⅱ型病症轻微，皮肤有斑状萎缩，内脏没有明显损害。

常染色体隐性遗传也有两型：Ⅰ型皮肤有橘皮状变化，血管有中度改变，视网膜中度变性；Ⅱ型皮肤有松弛皮肤样表现，血管及视网膜正常，此型容易被人忽略，而家属中常有本病的典型症状。

【组织病理】 真皮浅层的弹力纤维和正常差不多，而真皮深层的弹力纤维有显著改变，发生嗜碱变性而肿胀，多半断裂或破碎而成颗粒状。磷酸钙常沉积于变性弹力纤维之间。胶原纤维往往正常。组织内没有炎性细胞浸润现象，偶见有几个异物巨细胞。

血管状线纹发生于视网膜及脉络膜之间的布鲁克（Bruch）膜。此膜的外侧部分有很多弹力纤维，这些弹力纤维钙化，使布鲁克膜发生裂口，有渗出液及出血，视网膜变性，发生瘢痕及色素沉着，于是出现辐射的血管状线纹。内脏血管常有变化，胃肠等处黏膜下动脉的弹力纤维变性，常有钙盐沉着，可引起胃肠等器官出血。尺动脉、桡动脉及冠状动脉等动脉中层可以钙化。

【治疗】 本病没有特效疗法。维生素 E 可大量应用，低钙饮食及络合物如依他酸钠可能对本病有一定疗效。过分松弛及褶叠的皮肤可采用手术整形。

结节性类弹力纤维病（nodular elastoidoss）

结节性类弹力纤维病又称为日光性粉刺、囊性黑头粉刺性皮肤结节性弹性组织变性、法韦尔-拉库科特综合征（Favne-Racouchot syndrome）。本病为真皮退行性病变，好发于室外工作的中老年男性，女性病例亦有报告，可与其他退行性病变同时存在，如日光性角化病、成人胶样粟丘疹及颈部菱形皮肤等。

【症状】 主要发生于面、颧、额、颈及前臂等部位。皮损为黄色、淡蓝色融合性结节斑块，可呈橘皮样外观，可有小的丘疹或皮下囊肿，呈淡黄色，皮损处密集或散发较大的黑头粉刺，呈蓝黑色，不易去除（图 27-15，图 27-16）。

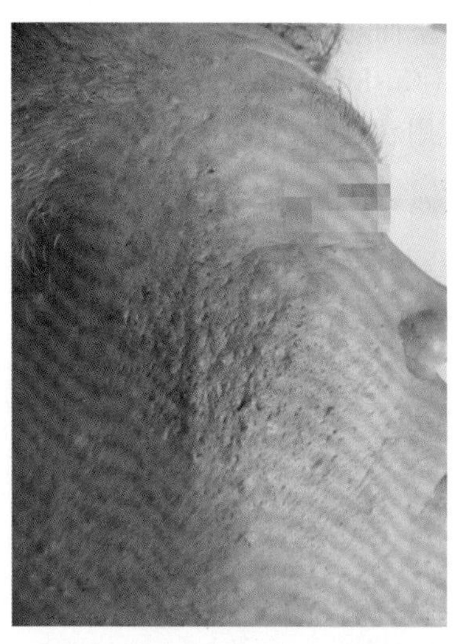

图 27-15　结节性类弹力纤维病（一）

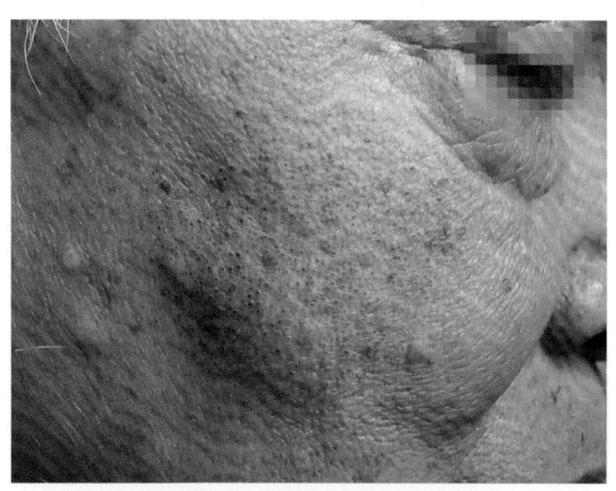

图 27-16　结节性类弹力纤维病（二）

【组织病理】 表皮可见不同程度萎缩性改变，真皮可见胶原纤维呈嗜碱性变，弹力纤维染色，见真皮弹力纤维增多，伴有肿胀、弯曲和颗粒状变性。血管周围少量炎细胞浸润。毛囊皮脂腺开口扩张，毛囊深大扩张成囊腔，内有层状角质物。真皮炎症反应轻微或缺如。

【治疗】 避免暴晒，可外用 0.025%～0.05%维 A 酸霜，强光治疗较为满意，一般需要 5～8 次。较大的囊肿可考虑手术切除。

萎缩纹（striae distensae）

萎缩纹又称为膨胀纹，皮肤的膨胀引起原发萎缩性柔软的条纹。

【症状】 初起时呈红色或紫红色，皮下血管隐约可见（图 27-17，图 27-18），常发生于迅速长高或肥胖的青年人膝部附近、股外侧及腰部背侧，也可发生于喂乳妇女的乳房，更常发生于妊娠妇女腹壁而称妊娠纹(striae gravidarum)。本病是库欣(Cushing)综合征的症状之一,也出现于长期应用泼尼松或其他糖皮质激素药物的患者。

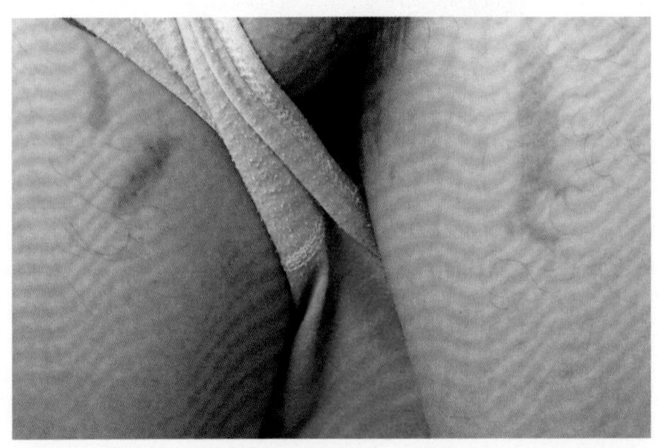

图 27-17 萎缩纹(一)

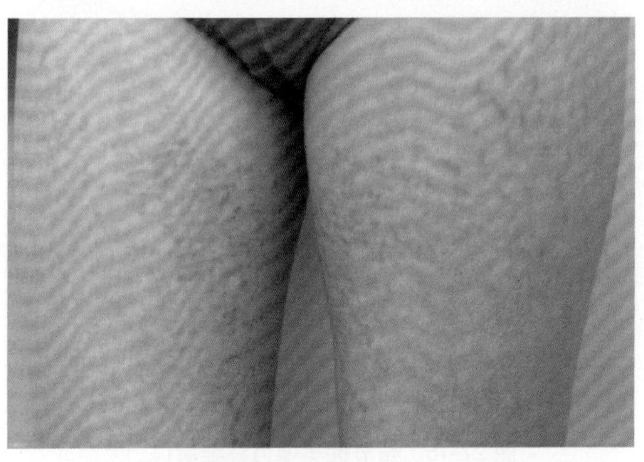

图 27-18 萎缩纹(二)

萎缩纹渐由紫红变淡黄白或正常皮色,像萎缩的线状瘢痕,永久存在,没有自觉症状。

萎缩纹的弹力纤维脆弱。弹力纤维在皮肤过力伸张时失其作用,皮肤像绸缎过分拉扯似地发生裂纹,不再恢复原状。

【病因】 当肾上腺皮质功能亢进时,大量分泌的糖皮质激素能使部分纤维蛋白纤维分解成糖,于是皮肤的结缔组织尤其弹力纤维变的脆弱而易断裂,导致发生本病。妊娠妇女、体重突然增加或生长迅速、库欣综合征及长期大量应用类固醇激素等是本病最常见的原因。

【组织病理】 萎缩纹的组织变化是表皮萎缩,真皮网状纤维肿胀,胶原纤维变性,弹力纤维变细,弹力纤维除明显变细外,染色变淡;在长久损害的中央几乎完全没有弹力纤维,仅边缘部分有些卷曲的弹力纤维细丝。

【治疗】 本病无特效治疗方法,尽量减少发病的原因,如过度肥胖等,病情较重的可进一步检查内分泌功能。维A酸外用、点阵激光、射频激光及强光治疗可使萎缩减轻。

匐行性穿通性弹力纤维变性
(elastosis pereorans serpigino)

【症状】 本病以儿童和青年为主,皮损是坚硬的不规则形角质性丘疹,对称分布,直径为2~5mm,呈正常皮色,也可呈淡黄、粉红或红褐色,散布或群集,常排列成环状、半环状或弧形,弧状损害可不断扩展而成马蹄形或匐行状,弧内皮肤正常或轻度萎缩,可有色素改变(图 27-19)。

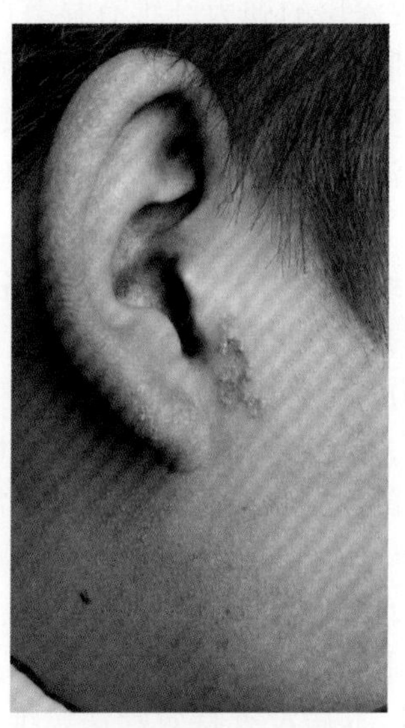

图 27-19 匐行性穿通性弹力纤维变性

皮损没有自觉症状或只轻微瘙痒,通常发生于颈部尤其颈部两侧,也可出现于面部、上臂及下肢,而发生于躯干的少见。病程不定,皮损可自行消退,但大多可持续多年之久。约1/4的患者伴有皮肤弹性过度、弹性纤维性假黄瘤、马方综合征、成骨不全、先天性皮肤异色病等疾病。

【病因】 本病病因不明,可能与真皮弹性硬蛋白异常引起细胞反应有关。本病在临床上可分以下三型。

特发性:占65%,可能与遗传素质有关(显性遗传或隐性遗传)。

反应性:占25%~30%,常与遗传性、系统性或纤维组织变性疾病相伴,也常与其他经典穿通性疾病并发。

药物诱发性:如长期服用青霉胺可诱发,通常在用药一年后发病。可能机制有两个:①真皮内由赖氨酸氧化酶介导的弹力蛋白和胶原纤维的交联作用是铜依赖性的,青霉胺通过螯合铜从而间接抑制赖氨酸氧化酶的活性,导致形成异常的弹力纤维。②青霉胺也可能通过对胶原蛋白的转录后抑制从而影响其交联。

【组织病理】真皮浅层尤其是真皮乳头内弹力纤维增多、变性以及经表皮穿通排出,穿通区域可见狭长线状或螺旋形管道通过表皮或毛囊,毛囊口有角栓,角栓由角化物质和退变的嗜碱性物质组成,周围有混合性炎细胞浸润。

【治疗】本病经数年后能自然缓解或自愈,可口服或外用维 A 酸类或皮损内注射曲安奈德;维生素 A、维生素 D、维生素 E 对本病有益;外用他扎罗汀可取得良效。物理治疗方法有 X 线照射、紫外线治疗及液氮冷冻治疗等。

获得性穿通性疾病
(acquired penetrating disease)

获得性穿通性疾病,曾被用作所有发生在成年人的穿通性疾病,尤其被用在与糖尿病和肾衰竭导致的与瘙痒有关的穿通性疾病。少数报道有发生在肝脏疾病或内脏恶性肿瘤中。它涵盖获得性反应性穿通性胶原病、Kyrle 病、穿通性毛囊炎以及获得性匐行性穿通性弹力纤维病。

获得性穿通性疾病皮损常发生在下肢,也可见于全身或泛发散在的丘疹或结节,直径 2~8mm,红褐色毛囊性丘疹,中间有角质栓塞,如用力将角栓去除则留下窝状凹陷。丘疹通常是孤立而分散,但也可融合或发生同行反应而出现其他形状。一般无自觉症状,少数患者有瘙痒,病程极慢,多年不愈,往往与原发疾病有关。

约 90%的患者伴有糖尿病,部分患者伴有肝脏病、肾脏病或充血性心力衰竭。在慢性肾衰竭做透析的患者中 4%~10%可发展成本病。

获得性穿通性疾病病理常被诊断反应性穿通性胶原病、Kyrle 病、穿通性毛囊炎以及匐行性穿通性弹力纤维病。因发病原因不同,皮损的病理改变不同,因此获得性穿通性疾病病理符合所有穿通性皮肤病的病理改变。

本病疗效欠佳,治疗原发疾病。口服或外用维 A 酸类,维生素 A、维生素 D、维生素 E 对本病有益。光化学疗法可能有效,但治疗中断即刻复发。局部采用电灼、冷冻、激光可暂时有效。

项部菱形皮肤
(cutis rhomboidalis nuchae)

本病通常发生于经常遭受风吹日晒而皮肤晒黑的人,特别是中年或老年农民。颈部背侧皮肤肥厚,皮肤沟纹明显而将皮肤划分成若干三角形或菱形区(图 27-20)。

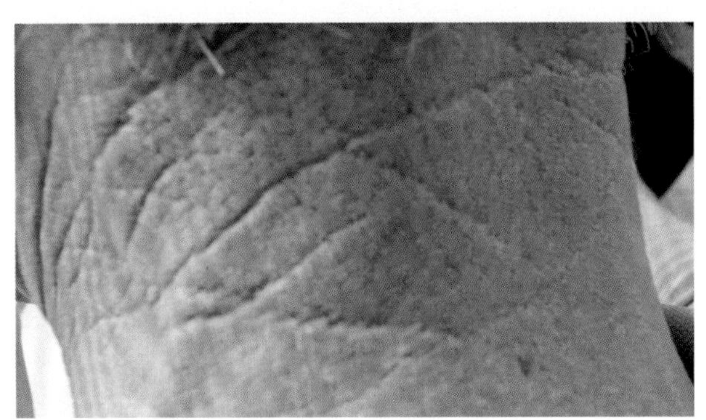

图 27-20 项部菱形皮肤

本病和长期日晒有关。患处胶原纤维增生,发生嗜碱性变性;由地衣红-吉姆萨法可以将肥厚扭曲的变性胶原纤维染成黑色。

老年弹力纤维变性(elastosis senilis)

老年弹力纤维变性和长期日晒有关。久晒使老年人尤其皮肤较白较嫩的老年人皮肤变成暗黄色,有显著的沟纹及皱纹而像皮革(图 27-21),面部及手背等暴露部位有淡黄色丘疹及斑块,有的发生老年角化病(图 27-22),甚至发展成癌。

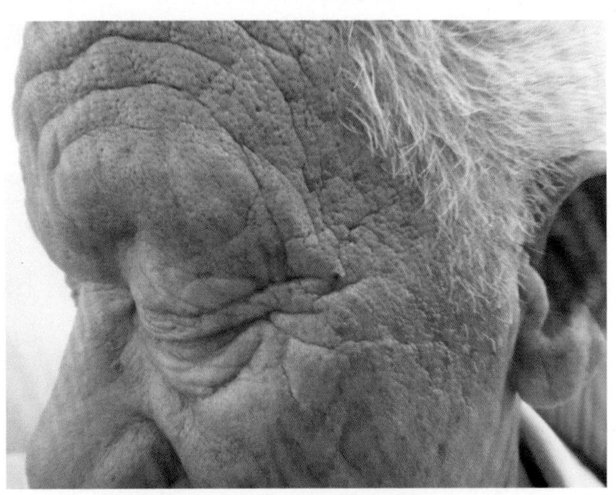

图 27-21 老年弹力纤维变性

本病又称为光线性弹力纤维增生(actinic elastosis)。病理组织变化是真皮浅层胶原纤维有嗜碱性变性,并有无定形的弹力组织变性物质。

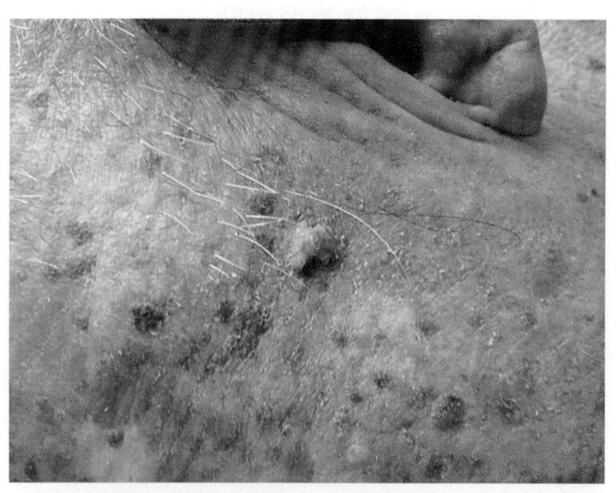

图 27-22　老年角化病

光线性肉芽肿(actinic granuloma)

光线性肉芽肿又称为弹力纤维离解性肉芽肿(annular elastolytic granuloma)或环形弹力纤维离解性巨细胞肉芽肿(annular elastolytic giant cell granuloma)。

【症状】本病好发于夏季,皮损是一个或数个淡红、暗红或正常皮色丘疹,逐渐扩展而成不规则环形,相邻的可相融合而成匐行状,最常见于面部并可扩展到头皮部位,也可出现于颈后、胸部、背部及上肢等处(图 27-23,图 27-24)。环形皮损的边缘坚实发红并略隆起而成堤状,轻度浸润,表面光滑,无鳞屑及破溃,中央皮肤正常或轻度萎缩。环的直径为 0.3~5cm 或以上,数目不等。患者常无自觉症状,偶有轻微瘙痒。经过若干年月后,皮损自然消退而不留瘢痕。该病往往易误诊为类肉瘤病或环形肉芽肿。

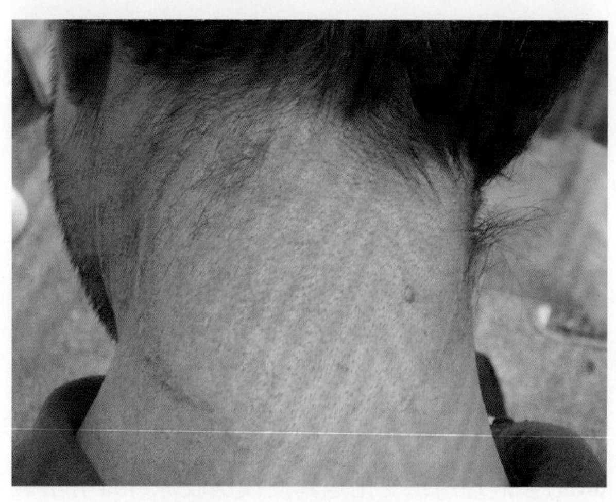

图 27-23　光线性肉芽肿(一)

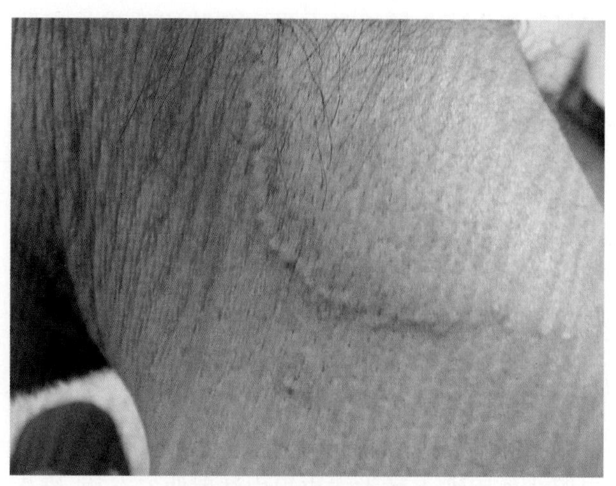

图 27-24　光线性肉芽肿(二)

【病因】本病多半发生于中年以上而不受性别的限制,常见于长期被晒者,皮损多见于暴露部位并易在日光强烈的季节出现,因而认为本病和日光有关而有光线性肉芽肿之称,可能是日晒或热损伤后弹力纤维的一种修复过程。有学者认为本病可能与由光化学改变的变性弹性纤维上的一种弱抗原决定簇的细胞免疫应答有关。也有报道本病与长期使用光毒性药物有关。

【组织病理】本病特征性的变化为弹性纤维溶解性肉芽肿,即巨细胞吞噬、消化及吸收变性的弹力纤维,往往含有星状小体。环状皮疹的周围皮肤真皮内弹性纤维变性,HE 染色呈蓝色。环状皮疹隆起部位可见异物巨细胞吞噬变性的弹性纤维现象。隆起边缘处有很多常含星状小体的巨细胞,还有组织细胞、淋巴细胞及散布的上皮样细胞群,既无渐进性坏死或血管性变化,也无黏蛋白或类脂质沉积,而弹力纤维显著变性,弹力纤维碎片常在多核巨细胞内。缺少色素的皮损中央部分没有炎症,也没有或几乎不见弹力纤维组织。

【鉴别】本病应与下列皮肤病相鉴别:

1. **环状肉芽肿**　临床上有时无法鉴别,但病理变化不同,环状肉芽肿真皮中部有胶原变性,罕有巨细胞。

2. **结节病**　结节病的环状型,其病理是大量上皮样细胞组成的结节,是结节病的典型表现,又称为裸结节,结节病常伴其他脏器病变。

3. **类脂质渐进性坏死**　皮疹与日晒无关,好发小腿伸侧,为黄红色不规则浸润斑块;病理上有散在的异物巨细胞,但细胞内无弹性纤维颗粒。

【治疗】避免暴晒,部分可自行消退;局部外用糖皮质激素制剂或维 A 酸类药物;可服羟氯喹;

皮损内复方倍他米松做局部封闭；Mamalis 等人报道多次脉冲染料激光联合二氧化碳点阵激光对光线性肉芽肿有良效。

肢端角化性类弹性纤维病
(acrokeratoelastoidosis)

本病是一种少见的发生于手足部的皮肤病，又称为手足胶原斑、肢端角化弹性组织变性，是掌跖角皮症的局灶性变型，可能与染色体 2 有连锁。

【症状】 好发于青少年或中年，与性别、种族无关。皮疹通常局限于手足部，多数皮疹发生在背侧与掌侧交界线的皮肤上。临床表现为圆形、半透明、皮肤色或淡褐色的角化性丘疹，质硬，或为黄色或肉色的角化增厚性斑块，边界清楚（图 27-25），无自觉症状，可持续数年不消退。

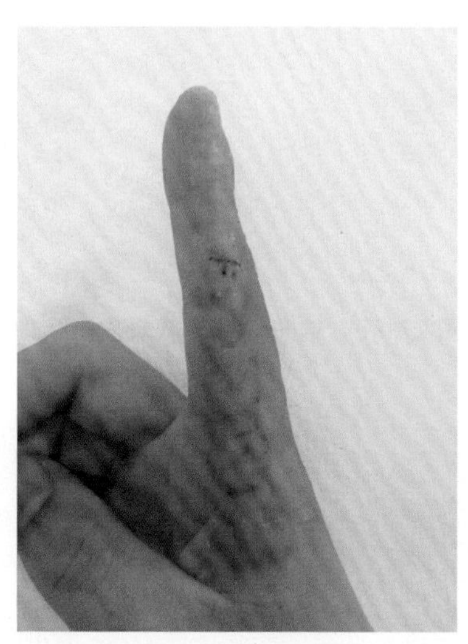

图 27-25　肢端角化性类弹性纤维病

【病因】 尚不明确。Hight 认为有两种类型：家族型和成人型。前者幼年或青年发病，可能为常染色体显性遗传，与 2 号染色体有关；后者成人期发病，与创伤、多汗和光照有关，此型较多见。

【组织病理】 表皮改变包括有角化过度、棘层增厚、颗粒层增厚。其特征性改变为真皮下部弹性纤维减少、增粗、弯曲及碎裂，并显示嗜碱性改变。

【鉴别】 本病需要与胶样粟丘疹、Hopf 肢端疣状角化症、扁平疣、黄疣、掌跖点状角化、弹性纤维假黄瘤、局灶性肢端角化症、手部退行性胶原斑、手边缘角化类弹性纤维病等相鉴别。

【治疗】 目前尚无有效的治疗方法。Kinjal 等人报道可试用液氮冷冻，水杨酸、焦油、硝酸银等制剂局部外用；系统性治疗的药物有泼尼松龙、氨苯砜、氨甲喋呤和阿维 A；Er:YAG 激光显示有一定的疗效。

边缘性角化类弹性纤维病
(keratoelastoidosis marginalis)

本病为一种罕见的、累及手部的、对称性、慢性进行性皮肤病，属于日光性弹性纤维病（solar elastosis）的变型。反复的日晒以及涉及慢性反复受压和损伤的手工劳动可能是形成原因。

【症状】 临床表现为白色至淡黄色、伴蜡状鳞屑、表面呈火山口样的丘疹。病程缓慢发展，丘疹逐渐融合成斑块。主要累及手背侧和掌侧交界线的皮肤，呈线状分布的角化过度性斑块。受累患者以男性为主。

【组织病理】 表皮有角化过度伴棘层肥厚，真皮变化主要在乳头层下部，终止于真皮网状层和皮下组织之间，在扭曲、变性的胶原纤维束之间出现增厚、断裂的弹性纤维，这些弹性纤维常发生钙化。

【鉴别】 本病应与下列皮肤病相鉴别：

1. **肢端角化性类弹性纤维病**　主要是发病年龄和皮损的分布的区别。肢端角化性类弹性纤维病常在儿童或青少年期发病，与外伤或日光暴露等无关，皮损仅分布于手足部。

2. **局限性肢端角化过度**　主要见于 10 岁以内的美国黑人，组织病理为角化过度，而真皮正常。

3. **点状掌跖角皮症**　主要累及年龄 10～45 岁，皮损累及双手掌和双足跖，组织病理表皮角化过度，颗粒层和棘层增生，真皮乳头向上延伸呈乳头瘤样增生。

【治疗】 无有效治疗方法，而且因皮损常无症状，故可不需治疗。鉴于本病与慢性日光损伤有关，故防晒对本病有帮助。据 Bhobe 等人报道，维甲酸（50mg/d）有一定的疗效。外用角质剥脱剂，如水杨酸和阿维 A 酸软膏，可缓解病情，但停药后容易复发。

耳部弹性纤维结节
(elastotic nodules of ear)

本病的患病人群以老年为主，大多有长期日晒史。皮疹一般位于一对耳轮的前脚，为稍高起或不高起的半透明颗粒状或结节状病变，直径为 4～6mm，呈白色或淡红色，聚集分布。有时皮肤呈橘皮样外观。一般无自觉症状。

组织病理示表皮角化过度，颗粒层和棘层大致正常,基底层色素增多。基底膜下见正常形态的狭窄胶原带,带下胶原纤维排列紊乱,此区常被增粗的弹力纤维取代。

播散性弹性纤维瘤
(diffuse elastoma of Dubreuilh)

播散性弹性纤维瘤好发于面颈部,为播散的增厚性黄色斑块,对称性分布,边界清楚或不清楚,也可单发于鼻背。播散性弹性纤维瘤难以和弹性纤维性假黄瘤相区别,但本病好发生在暴露部位,与日光照射关系密切,常见于户外工作者,不伴有心血管和眼底的改变。

结节性耳轮软骨皮炎
(chondrodermatitis nodularis helicis)

本病是一种真皮良性炎症性和退行性疾病,属少见病,主要累及男性白人,多发于 40~60 岁,也有儿童发病的报道。

【症状】皮损为境界清楚、质地坚实的卵形或球形小结节,高出或不高出表皮,直径 0.5~2cm,有黏着鳞屑或结痂,揭去痂皮后可见小溃疡,结节周围有一狭窄的炎症充血区。在男性约 90%的小结节位于耳轮,常在上 1/3 处。通常为单侧分布,但也可呈双侧性。小结节开始发展较快,到一定大小不再长大,患者皮损触压痛明显(图 27-26)。

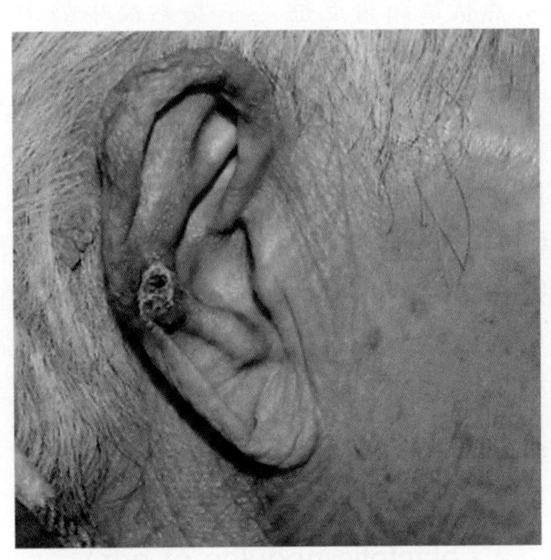

图 27-26 结节性耳轮软骨皮炎

【病因】病因不明,耳部解剖学上的弱点是易发生本病的基础,比如耳轮暴露在外、耳轮部皮肤薄弱及耳部血液供应差等,再加上机械的和环境的作用(如寒冷、风吹、日晒、压力及外伤等因素),更易促使本病的发生。

【组织病理】病理变化见结节中央表皮溃疡形成或伴楔形表皮缺损,角化不全,真皮浆液性渗出以及真皮碎片结成痂皮覆盖缺损区。两侧未受累表皮增生并可见角化不良细胞。溃疡下方真皮胶原纤维素样变性,呈均质性嗜酸性深染。胶原变性区周围间质为血管增生性肉芽组织,伴淋巴组织细胞浸润。软骨膜增厚,软骨膜细胞上行进入真皮坏死区。同时还可伴有不同程度的软骨改变(图 27-27,图 27-28)。

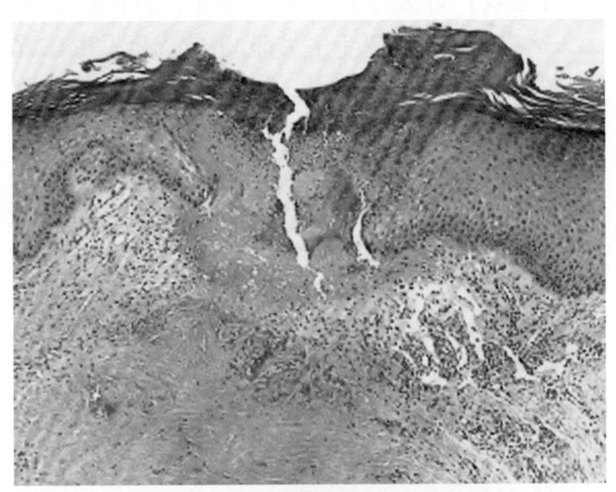

图 27-27 结节性耳轮软骨皮炎病理

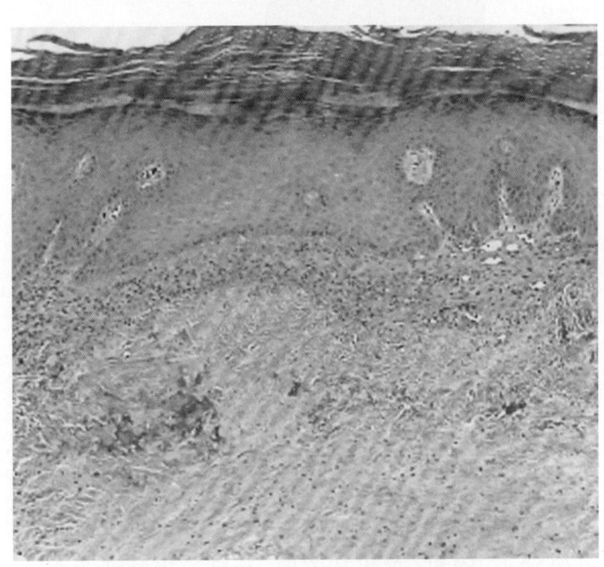

图 27-28 结节性耳轮软骨皮炎病理

【鉴别】根据小结节的部位和显著疼痛可确诊本病。若有溃疡或角化过度使临床表现模糊时可做活组织检查。本病应与痛风、老年性角化病、角皮瘤、皮角、基底细胞癌、鳞状细胞癌、囊肿及盘状红斑狼疮相鉴别。

【治疗】本病无特殊疗法。避免寒冷、压迫、创伤等因素对局部皮肤的刺激。皮损内注射糖皮质激素有时能使病变消失。顽固性病灶可行外科切除,但约 1/3 的病例可复发。Salah 等人报道的其他治疗方法有使用压力缓冲垫以减轻对耳朵的压力、外用硝酸甘油凝胶、注射胶原蛋白、光动力治疗以及激光治疗等,均显示了一定的疗效,但缺乏大规模临床研究及长期疗效观察。

线性局灶性弹性组织变性
(linear focal elastosis)

本病又称为弹性组织变性性条纹,是一种少见的、获得性的弹力纤维增多性皮肤病。病因不明确。好发于老年男性,但亦可发生于妇女及儿童。

【症状】 临床表现为下背部的无症状性、对称性、可触及的条纹状黄色线。皮损颜色可为黄色、红色和白色等。发病部位亦可为上肢和面部。

【组织病理】 表皮正常,真皮内有大量异常的、波浪状的、淡染的弹力纤维沉积。常规的 HE 染色不易发现这些表现,Verhoeff-Van Gieson 和地衣红染色常用于观察弹力纤维。免疫荧光显示皮损处弹性蛋白以及弹性蛋白相关蛋白的标记物减少或者缺如。

【鉴别】 本病的鉴别诊断包括:萎缩纹、日光性弹力组织变性、弹性假黄瘤病、匐行性穿通性弹性纤维病、Buschke-Ollendorff 综合征和线性黄色瘤等。

【治疗】 无特效药物。李志国报道积雪苷药膏治疗本病可改善症状。

(侯淑萍)

参考文献

1. 赵辨. 中国临床皮肤病学[M]. 南京:江苏科学技术出版社,2009.
2. LLAMAS-VELASCO M,STEEGMANN J L,CARRASCOSA R,et al. Perforating Folliculitis in a Patient Treated With Nilotinib:A Further Evidence of C-kit Involvement[J]. Am J Dermatopathol,2014,36(7):592-593.
3. KUIPER E M,KARDAUN S H. Late onset perforating folliculitis induced by lenalidomide:a case report[J]. Br J Dermatol,2015,173(2):618-620.
4. COHEN S,MARKHAM F. Ehlers-Danlos hypermobility type in an adult with chronic pain and fatigue:a case study[J]. Clin Case Rep,2017,5(8):1248-1251.
5. ZELJKO-PENAVIĆ J,ŠIMIĆ D,JURIŠIĆ K,et al. Cutis Verticis Gyrata-A Case Report[J]. Acta Dermatovenerol Croat,2016,24(2):140-143.
6. 刘晓刚,李静怡,白莹,等. 皮肤骨膜增厚症家系遗传学研究[J]. 中华内科杂志,2017,56(3):194-198.
7. RITELLI M,PALIT A,GIACOPUZZI E,et al. Clinical and molecular characterization of a 13-year-old Indian boy with cutis laxa type 2B:Identification of two novel PYCR1 mutations by amplicon-based semiconductor exome sequencing[J]. J Dermatol Sci,2017,88(1):141-143.
8. YAO X Y,WEN G D,ZHOU C,et al. D-penicillamine-induced Elastosis Perforans Serpiginosa[J]. Chin Med J(Engl),2017,130(16):2013-2014.
9. 雷娜,于腾,付洪军. 阿维 A 治疗反应性穿通性胶原病二例并文献复习[J]. 中国麻风皮肤病杂志,2018,34(9):535-537.
10. HAGUE A,BAYAT A. Therapeutic targets in the management of striae distensae:A systematic review[J]. J Am Acad Dermatol,2017,77(3):559-568.
11. MAMALIS A,HO D,PARSI K K,et al. Successful Treatment of Actinic Granuloma With Pulsed-Dye Laser and Fractionated Carbon Dioxide Laser[J]. Dermatol Surg,2018,44(3):452-454.
12. RAMBHIA K D,KHOPKAR U S. Acrokeratoelastoidosis[J]. Indian Dermatol Online J,2015,6(6):460-461.
13. BHOBE M,TAMBE S,JERAJANI H,et al. Keratoelastoidosis marginalis of the hands:A report in two farmers[J]. Indian Dermatol Online J,2016,7(3):195-197.
14. SALAH H,URSO B,KHACHEMOUNE A. Review of the Etiopathogenesis and Management Options of Chondrodermatitis Nodularis Chronica Helicis[J]. Cureus,2018,10(3):e2367.
15. 李志国. 线状局灶性弹性组织变性误诊一例[J]. 临床误诊误治,2011,24(8):108.

第二十八章

营养及代谢性疾病

营养性疾病

营养性疾病又称营养不良(malnutrition),同义名有营养缺乏症(nutritional deficiency);重度营养不良(marasmus)主要指蛋白质-能量营养不良(protein-calorie malnutrition);恶性营养不良(kwashiorkor)主要指蛋白质营养不良(protein malnutrition)及维生素缺乏,这些都有皮损表现,营养缺乏症可以影响任何组织,包括皮肤,恶性营养不良和重度营养不良是营养缺乏症的两种典型表现。恶性营养不良,皮肤的典型特征是低蛋白血症引起的水肿。重度营养不良,指低于体重预期值的60%,瘦弱的同时伴有皮肤变薄、松弛和皱纹出现。维生素和微量元素缺乏以及代谢性疾病可引起类似营养不良的皮损,其特点可提示某种特定元素缺乏。神经性厌食和贪食症。肥胖是营养障碍的一种形式(如营养过剩),通常伴有皮损。营养物质长期摄入不足、吸收不良、排泄过快或消耗太多,体内就可缺乏多种营养物质而患慢性营养不良症,并出现多种临床表现。人类的皮肤很容易受这些内源性和外源性因素的影响。现代营养学强调食物的摄入和健康之间的关系,营养的缺乏可导致皮肤稳态的改变(如:免疫功能障碍)和一系列系统性异常。在皮肤方面,常有的表现是皮肤萎缩、皱纹、鳞屑及色素沉着,皮肤的弹性降低,皮下脂肪也减少。足背及肘部等摩擦部位的皮肤容易粗糙肥厚,小腿前侧可发生鱼鳞病样变化,四肢伸面及臀部常出现毛囊角化的小丘疹,暴露部位的皮肤可对光线过敏而发生水肿、湿疹性或色素性变化;结膜可肿胀糜烂,毛发往往干燥和缺乏光泽并可变色;指甲变薄,也可变脆,或混浊肥厚和变形。如果摄入食物中所含维生素太少或食物成分不平衡,其中某些维生素的含量不足,或由于烹调方法不良而失去大量维生素。即使食物中有足量的维生素,如果消化不良的人,食物中养分不能被完全吸收,或因腹泻等胃肠功能障碍而吸收不好或排泄过多,也能引起维生素缺乏症。妊娠、哺乳、剧烈运动、甲状腺功能亢进或慢性热病等患者所消耗的维生素较正常人多,如不能大量供给超过正常人的需要量,也会发生维生素缺乏的症状。此外,有肝脏等疾病时不能将维生素变成可供身体利用的物质也是病因。维生素过量和维生素缺乏都可能引起皮肤病。维生素对人身体很重要。维生素可以与其他化合物共同构成酶或其他重要物质以进行蛋白质、脂肪或碳水化合物的新陈代谢及构成某些组织等作用,维生素缺乏能降低身体的抵抗力,严重时可阻碍生长等过程,可以引起蟾皮病、烟酸缺乏症、脚气病、维生素C缺乏症及佝偻病等。

维生素A缺乏症(avitaminosis A)

维生素A是脂溶性维生素之一,主要存在于鱼肝油、牛奶、蛋黄、动物肝脏、脂肪等动物性食物中,胡萝卜及绿色蔬菜中含有胡萝卜素,能在肝脏内变成维生素A。对维持眼、性腺和皮肤的正常功能发挥很大作用。它还控制着多种蛋白的表达。是维持人体上皮组织正常功能的必需物质,能调节人体皮肤的角化过程,还在维持体液和细胞免疫方面发挥重要作用。天然的维生素A对免疫系统有很复杂的作用。其既有免疫抑制作用,也有免疫增强作用。治疗剂量的维生素A,无论对细菌感染的抵抗力,还是对细胞的免疫性都有增强作用。

维生素A的缺乏使皮肤干燥粗糙及皮纹明显,严重时可出现坚实的褐色毛囊性丘疹,丘疹中央有角质栓或毛囊性小刺,这些皮损好发于四肢伸侧,使皮肤纹理增粗。还可见泛发性皮肤干燥和脆发。维生素A的缺乏还可使结膜干燥、角膜软化(可致失明)或引起夜盲症和强光下视力障碍。严重的维生素A缺乏可导致毕脱斑(Bitot's spots),即结膜上的灰白斑。维生素A缺乏也可能使生长和智力发育迟缓和感情淡漠。

【症状】初起时，皮肤干燥粗糙，皮纹明显，皮肤颜色常比正常略黑。以后，四肢伸面等处毛囊发生角化性丘疹。严重时，丘疹密集，略像蟾蜍（癞蛤蟆）的皮肤疙瘩，因而有人称为蟾皮病（phrynoderma）。

皮疹是暗褐或暗红色坚实丘疹，由针头至绿豆大小，呈圆锥形或半球形，通常发生于毛囊口处，丘疹顶端常有角质物或小刺（图 28-1），最常发生于四肢伸面，尤其肘前及膝部，也常发生于肩部、躯干及颈后等处，但少见于手部、足部、腋部及会阴等部位。

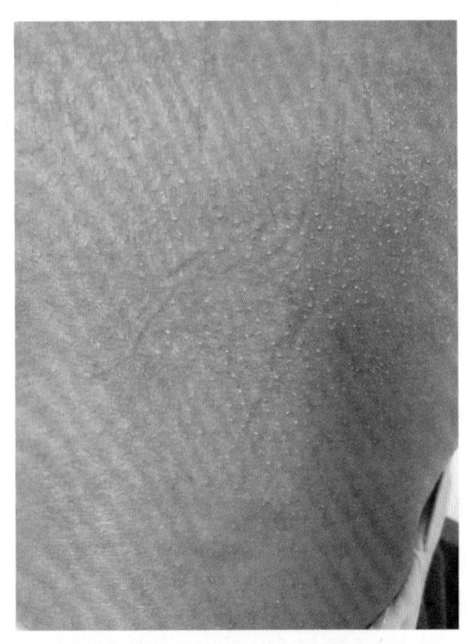

图 28-1　维生素 A 缺乏症

皮脂及汗液减少，因而皮肤表面干燥而可发痒。毛发往往稀少，干枯，易脱落。指/趾甲脆、薄、多纹，失去光泽，易折断。面部可有痤疮样皮疹。

有的患者有显著的眼症状，暗适应能力下降，严重者出现夜盲症，视物模糊，可有眼干燥症或角膜软化病。严重者角膜可发生溃疡，继而坏死、穿孔，最终导致失明。

维生素 A 缺乏能影响骨组织和牙齿生长，使患儿发育延缓。易出现呼吸道和泌尿道感染。口角糜烂、神经损害或腹泻等胃肠症状可以同时存在。

【病因】成人血清维生素 A 的正常含量范围为 20~50μg/ml，若低于 10μg/ml 会出现维生素 A 缺乏症。正常成人的维生素 A 最低生理需要量不低于 300μg/d，妊娠及授乳时所需量比一般人多 50%。

维生素 A 缺乏症常由于食物中维生素 A 太少，如长期以面糊等谷物或脱脂乳粉喂哺婴幼儿而未及时添加辅食，以及长期素食造成维生素 A 摄入不足；或患者有慢性肠炎、长期腹泻、急性或慢性传染病、肝胆系统疾病等而使维生素 A 消耗太多或不能吸收；妊娠妇女、哺乳期、发育太快的年轻人、重体力劳动者都需要较多的维生素 A；缺乏蛋白质和锌会影响维生素 A 的转运和利用；酗酒、长期使用一些药物，如秋水仙碱，也可造成维生素 A 的相对缺乏。肝功能有障碍时，胡萝卜素不容易转化成维生素 A；糖尿病会使 β-胡萝卜素转变成维生素 A 的过程发生障碍；甲状腺功能降低时，维生素 A 不能完全被利用，而功能亢进时维生素 A 的需要量增加，因此，甲状腺功能不正常时也容易引起维生素 A 缺乏病。

毛囊性角化丘疹未必完全由于维生素 A 的严重缺乏，也可和新陈代谢障碍及内分泌紊乱有关，这些因素可影响毛囊上皮角化而产生毛囊角质栓。实验鼠缺乏必需脂肪酸时，可以发生类似蟾皮病的毛囊过度角化性皮疹。

【组织病理】维生素 A 缺乏时，皮肤和角膜、上呼吸道及肾盂等黏膜的上皮细胞常过度角化。腺体组织内可发生囊肿，囊肿内含有角质细胞所构成的乳酪状物质。

在皮肤方面，表皮及毛囊附近有板层状角化过度，汗腺管的上皮细胞变形，毛球发生萎缩或囊肿性变性，皮脂腺口扩大并充满角质物。

【治疗】应该寻找促使维生素 A 缺乏的因素，询问饮食史和眼睛暗适应测试有助于诊断的确立。如果食物中维生素 A 含量不足，患者就该多吃动物性食物或有色蔬菜水果，如胡萝卜等；鱼肝油含有大量维生素 A，可以常服。发生蟾皮病时，多吃植物油可以更好改善症状，因为植物油中含有较多的不饱和脂肪酸，可以促使角化性丘疹消失。每日内服维生素 A 20 万~30 万单位，能使病情迅速好转；如果口服后吸收不良时，维生素 A 要由肌内注射。症状改善后逐步减量，防止产生维生素 A 过多症。口服维生素 A 过量可出现中毒反应，急性中毒表现为颅内压增高的症状，如烦躁、嗜睡、头痛、恶心、呕吐等；慢性中毒可出现疲乏、毛发脱落、皮肤干燥及脱屑、口角皲裂、肌痛、骨痛、肝大和血清转氨酶升高等。皮损处可外涂尿素霜、维 A 酸类软膏。

维生素 A 过多症
（hypervitaminosis A）

维生素 A 过多症是指长期大量补充维生素 A

可以引起和维生素A缺乏的相似症状。患者多半是儿童，头发眉毛稀疏，全身脱屑，皮肤粗糙，常有色素沉着及发痒，可有剥脱性唇炎、杵状指、肝脾大、低色性贫血、血清蛋白减少、碱性磷酸酶增高、骨生长迟缓的现象，成人可有关节痛及骨痛，毛囊过度角化，鼻孔旁及口角有裂口（与系统性服用维A酸的表现相似），头发及眉毛干燥及稀少，指甲变形，面部颈部有色素沉着而像黄褐斑或瑞尔黑变病，常有疲倦、肌痛、食欲缺乏、腹泻或便秘、头痛、失眠等。停用维生素A后，大多数症状在数周后消失。

维生素A的可耐受最高量为：成人3 000μg/d，妊娠妇女2 400μg/d，儿童2 000μg/d。成人一次摄入剂量超过3×10^5μg，儿童一次摄入剂量超过9×10^4μg可导致急性中毒；成人每日摄入$(2.25\sim3)\times10^4$μg，婴幼儿每日摄入$(1.5\sim3)\times10^4$μg，超过6个月，可引起慢性中毒。

核黄素缺乏症（riboflavin deficiency）

核黄素缺乏症是指核黄素的缺乏可以引起口唇，眼及阴囊皮肤的损害，即能引起舌炎口角炎，角膜炎，阴囊处皮炎及脂溢性皮炎样皮疹，患者尿中核黄素含量极少或完全没有，但口腔症状的出现往往较晚。

【症状】 阴囊皮损是本病常有的一种表现。患部皮肤发痒脱屑，也可有渗液及结痂。

在国内，有人将阴囊皮损症状分为三型：湿疹样阴囊炎呈弥漫或局限性湿疹样皮疹；对称性红斑狼疮样阴囊炎是边界清楚的淡红色斑片，有灰白或白色鳞屑；银屑病样阴囊炎是豆大的圆形丘疹，有干燥而粘连的厚痂或白色发亮鳞屑。

另有人将阴囊皮损症状分为四型：

1. **丘疹型** 阴囊皮肤出现豆大的圆形扁平丘疹上有黄白或棕黄痂及鳞屑紧附于表面，而边缘游离呈碟状，剥离鳞屑痂就露出红亮的基面但无渗液，皮损发痒或不痒。

2. **限局性皮炎型** 直径3~4cm的斑片，表面有容易剥离的黄褐或灰白色干痂或鳞屑，表面淡红而无渗液，中度发痒，此型最常见。

3. **弥漫性皮炎型** 弥漫性红斑或暗红斑上有鳞屑及痂，患处皮纹明显，可有轻度糜烂及渗液，或有少数皲裂，常发生于阴囊腹面中部，有时波及阴茎（图28-2）。患者常因剧痒而搔抓，可使皮炎加重或呈湿疹化，甚至引起疼痛。

4. **红斑型** 局限性淡红斑上有少量糠状鳞屑，没有明显的自觉症状或只轻微觉痒。

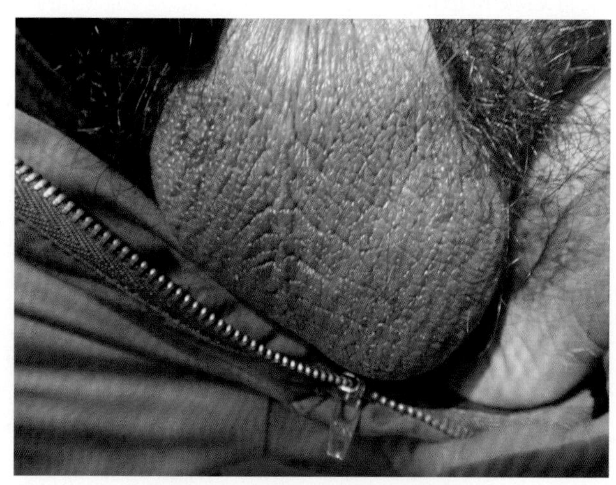

图28-2 核黄素缺乏症：阴囊炎

上述四型中某几型可以同时存在。

舌炎是口腔皮损中另一常见症状。舌中部到尖端呈鲜红色，多个扁平小丘疹散布在舌面上。舌乳头成片萎缩。有的患者舌部有些深度不定的沟纹。重者舌明显肿胀，全舌青紫，日久舌萎缩变平，乳头消失。

除了舌炎以外，口腔及咽部、鼻部黏膜往往有干燥及灼热感，严重时可有喉炎、咽炎及上腭炎而引起沙哑及吞咽困难。口角炎也常发生，有时是患者唯一的显著症状，两侧口角黏膜发生皲裂和灰白色糜烂或角化现象。唇炎往往和口角炎同时存在，唇黏膜干燥及轻微红肿，有时发生皲裂（图28-3）。

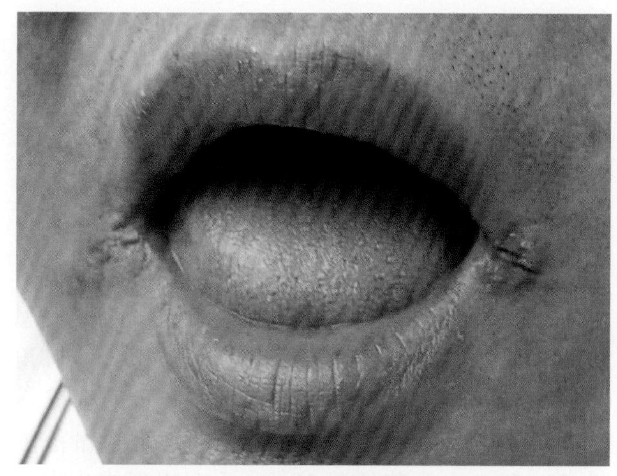

图28-3 核黄素缺乏症：舌炎、口角炎

此外，面部中央可以发生类似脂溢性皮炎的皮损。鼻部、鼻唇沟、耳朵附近以及内侧和外侧眼角处有淡红斑及糠状鳞屑，有时鼻孔内结痂及发生皲裂。眼部也可发生症状，角膜周围充血，角膜混浊，

毛发可先细软发黄并缺少光泽，以后头发、眉毛和睫毛都变稀少，头发往往脱尽而成全秃。脱发现象和皮疹及腹泻可同时出现，或在皮疹已若干日后才发生。

患儿常有口炎、口角炎、味觉及嗅觉减退及营养不良等营养障碍的表现。甲沟炎及睑缘炎都常见，有的患儿畏光。往往贫血及发育不良，可出现精神委靡，反应迟钝，情感淡漠，精神压抑，易激惹等。

念珠菌感染往往同时存在，舌及颊黏膜常有鹅口疮，由口黏膜及皮肤损害常可培养出白念珠菌。

本病通常出现于3周至1岁6个月的婴儿，只偶然发生于儿童或成年人。病情有时缓解，有时加重，但随年龄的增长而减轻，有的患者因肺感染等并发病而死亡。

获得性的缺锌症的临床表现可能和先天性缺锌的患者症状相似，特别是潜在病因引起的突然急性发作。常见经典的三联征：皮炎、腹泻和脱发，伴有皮肤干燥粗糙，主要累及口周、肛周脂溢性皮炎样皮疹、伤口愈合差、感染的风险增加、食欲减退、味觉减退、共济失调、智力障碍，地方性的性腺功能减退症和发育迟缓。

【病因】有人曾经认为消化道吸收功能的障碍，内分泌功能的紊乱，色氨酸代谢的先天异常等，都是可疑的病因，而念珠菌性感染是继发性。

目前研究表明，本病为一种锌代谢异常的遗传性皮肤病，致病基因为*SLC39A4*，该基因突变导致肠道锌吸收功能障碍。患者血浆中锌水平显著低下，毛发的锌含量也低于正常，血清中含锌的酶如碱性磷酸酶的活力减弱，家族中正常人血液中锌水平也较低。肠黏膜的帕内特(Paneth)细胞(肠腺的嗜酸性细胞)含有异常的包涵体，此种包涵体可为锌缺乏所致，肠黏膜组织内碱性磷酸酶的活力也较低。患者口服硫酸锌或葡萄糖酸锌后，症状迅速消失，不仅血清锌水平升高，血清及肠黏膜中碱性磷酸酶的活力也增加，帕内特细胞所含异常包涵体在电镜下也消失不见。

【组织病理】组织病理无特异性。可有棘层肥厚伴海绵形成、表皮内水疱或脓疱，有中性粒细胞浸润，并在角层内堆集成痂。真皮浅层有非特异性炎性细胞浸润。

【鉴别】本病要和脂溢性皮炎、银屑病、泛发性皮肤念珠菌病及大疱性表皮松解症鉴别。

【治疗】注意改善患儿的营养状态，防止继发性感染，有念珠菌性感染时应用抗念珠菌药。

服用硫酸锌或葡萄糖酸锌能使本病痊愈。服药期间，勿服钙剂，也不要饮用豆浆，以免妨碍锌在肠道的吸收。硫酸锌推荐开始剂量为5～10mg/(kg·d)，维持剂量为儿童1～2mg/(kg·d)，成人220mg/d，分3次口服。24～48小时即可见效，2～4周皮损可治愈。通常需要终身服用，需要定期检测血锌水平和血铜水平，根据患者对锌需求量的不同及时调整。

双碘喹啉(diodoquin)曾被应用，可使症状缓解，但停药后易复发且毒副作用很强，现在已被硫酸锌所代替。

代谢性疾病

代谢性疾病可以是先天性或获得性疾病。例如，苯丙酮尿症是由于基因突变而导致机体缺乏苯丙氨酸羟基化酶，属常染色体隐性遗传；卟啉症是体内卟啉代谢先天或后天的紊乱；内分泌障碍等因素可使代谢物质如黏蛋白、胡萝卜素、淀粉样蛋白、尿酸盐或钙盐等不正常地沉积于皮肤等组织内。脂质代谢异常可引起多种类脂质病(lipoidosis)，由于这类疾病主要侵犯网状内皮系统，因而在本书中列入第二十九章(网状内皮系统肉芽肿性疾病)内。

黏液性水肿(myxedema)

黏液性水肿是严重的甲状腺功能减退的一个表现，甲状腺功能低下时，黏蛋白沉积在真皮，导致皮肤呈蜡样，体重增加，不能耐寒，容易疲乏无力。皮肤干燥粗糙，苍白发黄，严重时发生弥漫性黏液性水肿(diffuse myxedema)。

【症状】初起时，患者逐渐贫血而苍白，行动迟缓。皮肤发干粗糙，呈淡黄色及蜡状，掌跖及鼻唇沟处往往较黄。皮肤湿度降低，手摸时觉凉。皮肤表面常有细薄鳞屑。

全身皮肤逐渐肿胀但不是指压性水肿，腕部及踝部往往胀圆，特别是颊部、鼻翼及唇部肥厚肿胀，可有毛细血管扩张；眼皮肿胀松弛而有皱纹，尤其上眼皮可肿胀下垂，因而面部缺少表情。舌部肥厚，舌面光滑发红，腭垂及口黏膜都肿胀，因而说话不清。

皮肤的色素可增多，膝部、肘部及臀部等处可有角化性丘疹，也可有鱼鳞病样表现。汗腺和皮脂腺功能降低，汗液皮脂分泌很少。毛发干燥容易脱落。指甲及趾甲变脆易裂或发生沟纹，也可变色。牙齿也可变脆，甚至脱落。

成年患者多半在50岁以上，以妇女较多。基础代谢率很低，^{131}I吸收率也降低，肌肉无力，神态懒散，视力及听力都可衰退。幼儿少年患者身心发育迟缓。有的患者在出生或婴儿时期即患黏液性水肿，身心发育不良，毛发生长缓慢，直到成年时期，阴毛及腋毛仍未长出或很稀少，被称为呆小病（克汀病）。

【病因】 甲状腺功能不良时，甲状腺分泌过度缺乏而引起黏多糖大量聚集于真皮及皮下组织内，于是发生黏液性水肿。

甲状腺功能降低可由于先天的发育不良，或由于施行甲状腺手术时切除过多的甲状腺组织的原因。由于甲状腺素分泌不足，可能是黏蛋白的降解受损而不是合成增多。体温降低，皮肤血管收缩，因而皮肤发凉呈苍白色。真皮的水分尤其黏多糖类大量增加，可影响外界光线透入和折射而使皮肤苍白。有时，由于β-胡萝卜素不易在肝脏中转化成维生素A而引起胡萝卜素血症，因而皮肤发黄或呈象牙色。

甲状腺分泌不足也引起皮肤萎缩，发生角化过度及角质栓，皮脂及汗液减少，因而皮肤变薄、粗糙、干燥并轻度脱屑。

【组织病理】 表皮萎缩，角化过度，毛囊及汗腺口处有角质栓。真皮水肿，胶原有嗜碱性变性，胶原纤维束间有黏多糖，可由PAS法染出。黏蛋白主要沉积在血管周围和毛囊周围，至胶原束，并可延伸到皮下脂肪和神经。成纤维细胞数目不增多，但弹性纤维减少。黏蛋白沉积在大脑科引起精神症状。

【治疗】 黏液性水肿是成人的甲状腺功能严重减退的疾病，要适当应用甲状腺素制剂等内科疗法。

胫前黏液性水肿(pretibial myxedema)

胫前黏液性水肿或称局限性黏液水肿。下肢皮肤有凹凸不平的坚实性斑块、结节或肿块称为限界性黏液性水肿或甲状腺毒性限界性黏液性水肿（thyrotoxic circumscribed myxedema），患者多半患有甲状腺功能亢进，特别是与Graves病伴发。胫前黏液性水肿通常发生于小腿前侧而称胫前限界性黏液性水肿（pretibial circumscribed myxedema）。

【症状】 临床上，本病可分为三型：

1. **局限型** 胫前和足背有大小不等的结节及肿块，边缘清楚。

2. **弥漫型** 胫前和足部有弥漫发生的坚实斑块。

3. **象皮病型** 有弥漫而坚实的非指凹性水肿，可误认为象皮病，常有结节同时存在。

典型皮肤损害是圆形、椭圆形或形态不规则的斑块样隆起或结节，分布于两侧胫前尤其前下方，也可在小腿的两侧但未必对称。有的患者皮损向股部及足背扩展，严重时波及整个下肢，偶然出现于下腹部及臀部。

皮损坚实肿胀而非指压性水肿，表面紧张光滑而有蜡样光泽，凹凸不平，呈正常皮色或淡黄、淡红褐或淡褐色，毛囊孔扩大，往往多毛，也容易出汗，因而患处皮肤可和生猪皮或橘皮的形态相似（图28-11，图28-12），但常有疣状突起。

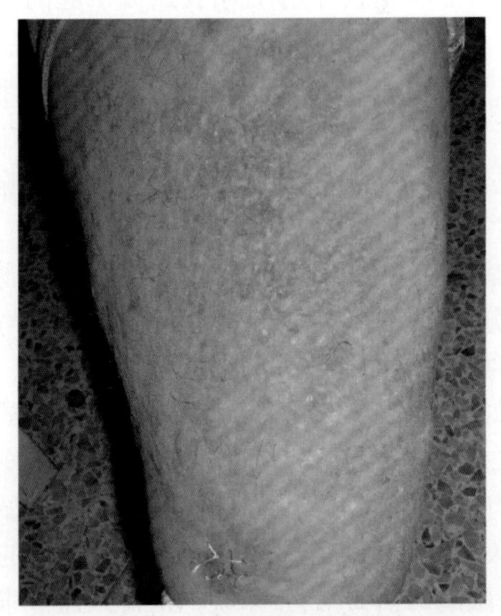

图28-11 胫前黏液性水肿(一)

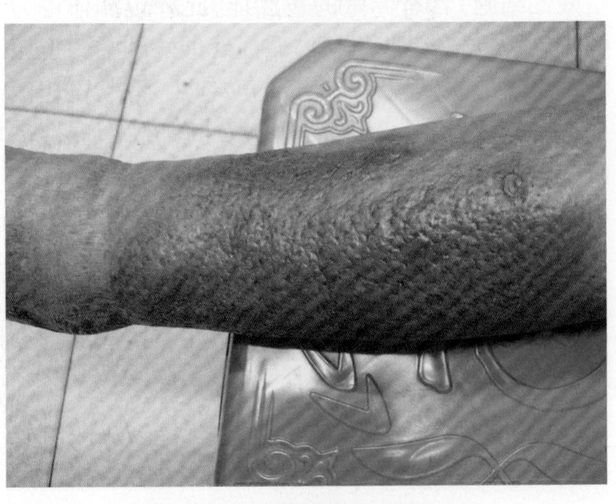

图28-12 胫前黏液性水肿(二)

皮损既不溃破结痂，也无炎症和自觉症状，长久不能消退，少数患者在若干年后自然痊愈，以后可以复发。

患者多半有突眼性甲状腺肿或甲状腺功能亢进。趾骨及指骨等长骨常有膜性骨质增生，软组织可肥厚，指甲可肥大。指或趾端肿大成杵状而称甲状腺性杵状指或甲状腺肢病（thyroid acropathy），是甲状腺功能亢进常有的症状之一。限界性黏液性水肿可出现于甲状腺功能亢进治疗前，也可出现于治疗以后。有的患者甲状腺功能完全正常。

【病因】 约5%的甲状腺功能亢进患者患有限界性黏液性水肿，而多数限界性黏液性水肿有突眼性甲状腺肿，基础代谢率很高，但少数患者从来没有甲状腺功能亢进或甲状腺功能亢进的表现，基础代谢率也不高，甲状腺始终正常。

在患者的血清及皮损内，有一种长期作用的甲状腺刺激物，称为长效甲状腺刺激因子（long acting thyroid stimulator, LATS），这是一种 IgG 的自身抗体，常伴有 IgG 型副蛋白血症，IgG 型副蛋白是木瓜蛋白酶敏感的 7S 球蛋白，以 7S 丙种球蛋白（位于 B 淋巴细胞表面的免疫球蛋白）的形式存在于大多数突眼性甲状腺肿患者的血清中。它与甲状腺细胞表面的甲状腺刺激素受体相结合而不需补体参加，能促使甲状腺激素分泌，这一免疫反应被称为 V 型变态反应。有研究者曾在胫前皮损内发现 LATS。

【组织病理】 真皮水肿并有大量黏蛋白浸润，使胶原纤维及纤维束分散成网状，尤其真皮深部有较多的黏蛋白，阿新蓝染色阳性。真皮因水肿及黏蛋白浸润而变厚，真皮内有些不太成熟的成纤维细胞。

【治疗】 抗甲状腺治疗只使眼球突出等甲状腺功能亢进的表现消退，但不能促使本病好转。皮损范围较大时，最好涂擦高浓度糖皮质激素类制剂，例如 0.2% 氟轻松软膏或 0.5% 曲安西龙软膏等，并用塑料薄膜覆盖。对小片皮肤损害可用曲安西龙等混悬剂注射于损害内。

黏液性水肿性苔藓
(lichen myxedematosus)

黏液性水肿性苔藓是黏蛋白沉积于皮肤的一种疾病，皮肤有苔藓样皮疹，因而本病又称为丘疹性黏蛋白病（papular mucinosis），可有淋巴水肿样肿胀及斑块。硬化性黏液水肿（sclerosing myxedema）被认为同病异型，有较明显的肿胀肥厚。

【症状】 皮损是成群或散布而略隆起的丘疹，对称或广泛，最常见于面部、颈部或四肢伸面，也可发生于阴囊、臀部或躯干等其他部位，轻微发痒或无任何自觉症状。

皮疹呈正常皮色，或略呈黄红色，日久可变暗红色，这些丘疹呈苔藓样，可排列成线状、环状或盘状，相邻的可以融合成斑块（图 28-13～图 28-15）。

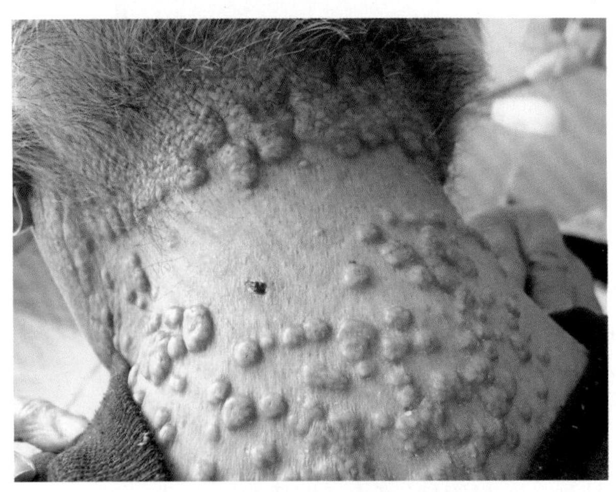

图 28-13 黏液性水肿性苔藓（一）

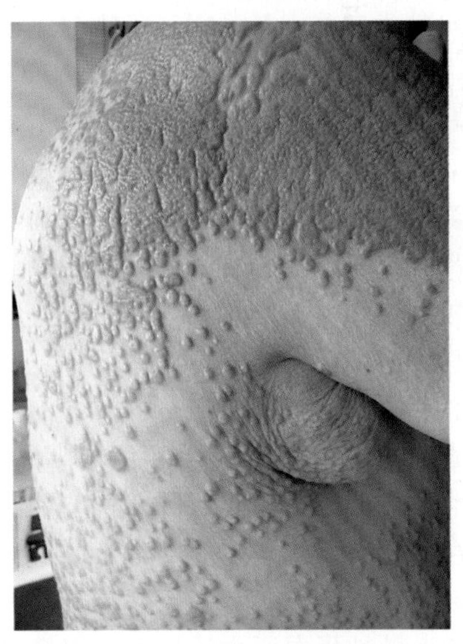

图 28-14 黏液性水肿性苔藓（二）

有的患者有淋巴水肿样肿胀但较硬，面部有明显的皱纹，口部发紧并可有较深的沟纹。硬化性黏液水肿是同一疾病，除了皮肤有苔藓样丘疹外，还有弥漫或局限的肿胀。在前额的浸润常很显著，可使鼻根部位垂直方向的皮纹皮嵴因肿胀而十分明显。

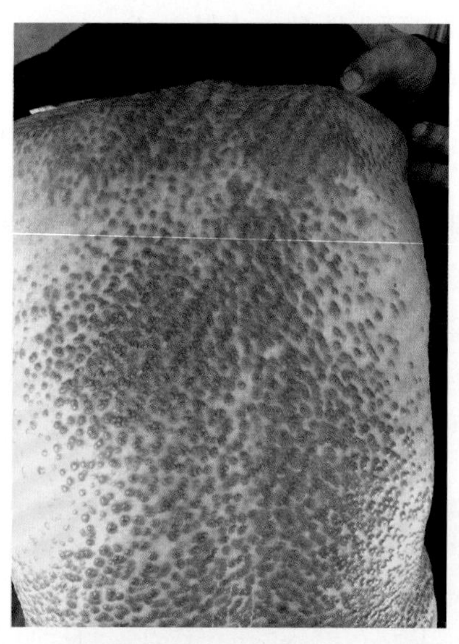

图 28-15　黏液性水肿性苔藓(三)

患者多半是 30~50 岁成人,一般健康往往不受影响,也没有甲状腺等内分泌紊乱的现象。

病程很慢,往往有时缓解,有时加重,持续多年而不痊愈。

【病因】 本病病因不明,甲状腺等功能正常。真皮上方 1/3 满含异染性黏蛋白状物质,酸性黏多糖染色法呈阳性,可由透明质酸酶消化。很多器官的血管壁中有黏蛋白沉积,表明本病不是一个仅限于皮肤的黏蛋白病。Mccarthy 在醋纤电泳中发现异常均一性碱性 M 蛋白,认为是一种 IgG,推测本病可能是一种系统疾病,其皮肤表现是异常球蛋白沉积的结果。

【实验室检查】 基础代谢率正常,血沉率可加快,血清中 IgA 往往增高,骨髓涂片中浆细胞常聚集。醋酸纤维素电泳法显示一种 M 型蛋白质增多,认为其可能是丙球蛋白 G。

【组织病理】 真皮上部有明显的黏蛋白浸润。真皮的成纤维细胞增多,胶原束不规则。

硬性黏液水肿和黏液水肿性苔藓的组织变化相似。在弥漫增厚的真皮内有增生的成纤维细胞及不规则的胶原纤维束。在真皮上部,由成纤维细胞产生的大量黏蛋白所含的酸性黏多糖为透明质酸,可用阿新蓝、黏蛋白卡红、亚甲蓝或甲苯胺蓝染色(图 28-16,图 28-17)。

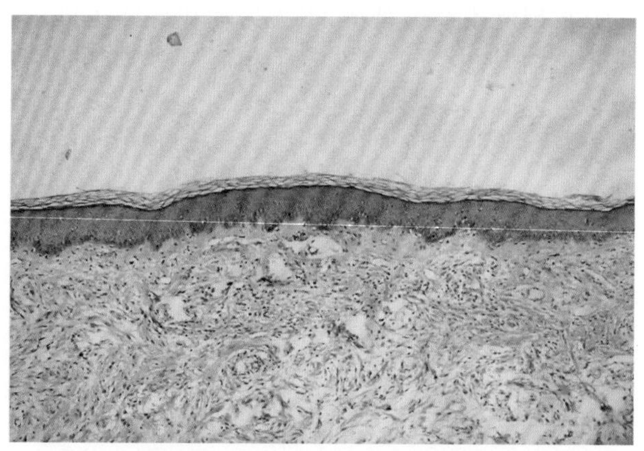

图 28-16　黏液性水肿性苔藓病理

图 28-17　黏液性水肿性苔藓病理(阿新蓝染色)

【鉴别】 本病要和硬皮病、皮肌炎、结节型色素荨麻疹、胶样变性或胶样粟丘疹、皮肤淀粉样变、扁平苔藓、淋巴瘤、毛上皮瘤及汗腺瘤区别。

【治疗】 包括糖皮质激素类药物及免疫抑制剂的各种治疗都无效。严重影响面容时可考虑磨削手术或整形手术。也有报告用浅层 X 线或电子束治疗成功者。

毛囊性黏蛋白病(mucinosis follicularis)

毛囊性黏蛋白病又称为黏蛋白性脱毛(alopecia mucinosa),有特殊的炎性斑块及脱毛,黏蛋白在毛囊内聚积,在两个有特色的原发性疾病中见到:Pinkus 毛囊黏蛋白病和荨麻疹样黏蛋白病。毛囊的组织有黏蛋白性水肿。毛囊黏蛋白病认为是一种组织学的副现象(继发性黏蛋白病)。

皮损往往是成群的毛囊性丘疹,无毛发,呈正常皮色,有时是有细薄鳞屑的湿疹性红色斑块(图 28-18,图 28-19),或呈圆顶形的坚实或略软结节,最常见于面部、头皮、颈部及肩部,也可发生于别处,发痒或不痒,患处都没有毛发,毛囊处可有角质栓或断发桩。用手挤捏斑块或结节,有时能从毛囊口挤出微量黏液。经过数月或数年,损害可以自然消退。

上述皮损被称为良性型或特发性型。另有一些患者有淋巴瘤而称为“恶性”型或症状性型,毛

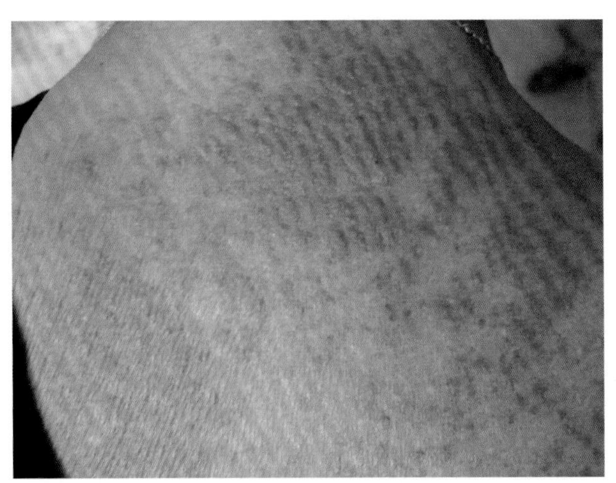

图 28-18　毛囊性黏蛋白病(一)

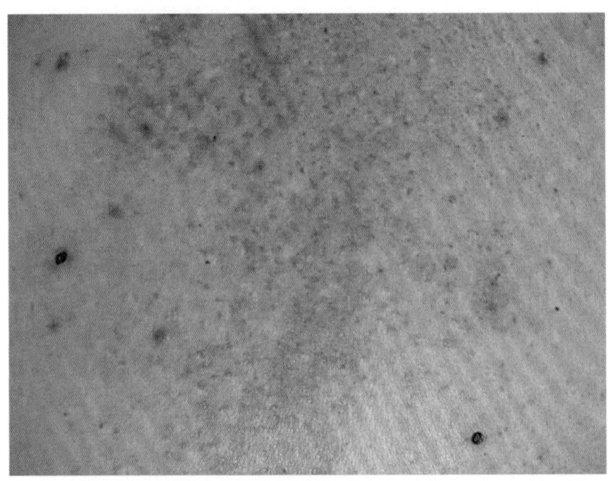

图 28-19　毛囊性黏蛋白病(二)

囊性黏蛋白病往往是散播性斑块而类似蕈样肉芽肿。15%的患者伴有蕈样肉芽肿等淋巴瘤类疾病,患者的年龄往往较大。

本病常和湿疹、脂溢性皮炎、头癣等病相似。病因不明。病理变化是外毛根鞘中部和上部以及皮脂腺有明显的细胞间水肿,有时累及毛囊底部;细胞之间有黏蛋白,它是一种无定形嗜碱物质;有时由于细胞松解及细胞质与细胞核溶解而产生毛囊内囊肿。特殊染色法能染出大量酸性黏多糖。患处毛囊周围有淋巴细胞浸润。

糖皮质激素类可使病情改善,放射线治疗也有效,但患者没有自觉症状,最终自然痊愈,一般不需治疗。

皮肤灶性黏蛋白病 (cutaneous focal mucinosis)

皮损是一个直径小于 1cm 孤立的丘疹或结节,表面光滑,呈正常皮色(图 28-20),不引起任何自觉症状,多半发生于成人的头部、颈部、躯干及四肢,但未发现于手部关节等处。偶与甲状腺疾病(无黏液水肿)、网状红斑性黏蛋白病(REM)或硬化性黏液水肿相关。

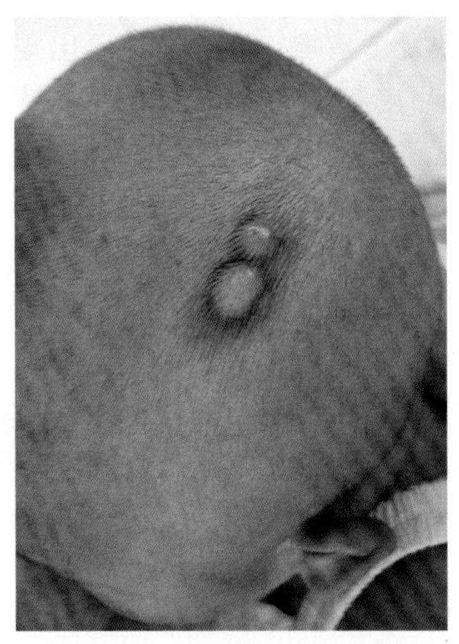

图 28-20　皮肤灶性黏蛋白病

本病是黏蛋白沉积病之一。成纤维细胞能产生酸性黏多糖类黏蛋白,含有可被透明质酸酶破坏的透明质酸,可沉积于真皮而代替部分胶原纤维。由阿新蓝、亚甲蓝或甲苯胺蓝染色后,可见真皮内有大量黏蛋白,还有增生的成纤维细胞,很像黏液水肿性苔藓、毛囊性黏蛋白病、黏液样囊肿或黏液瘤的组织变化。

皮肤灶性黏蛋白病是结缔组织对非特异性刺激产生的一种分泌黏液的反应,应与真正的肿瘤——指/趾黏液囊肿和血管黏液瘤作鉴别。本病无有效疗法,有些可以自然消退。本病对人无害,容易切除,切除后很少复发。恶性型用化疗能暂时改善症状。

胡萝卜素血症(carotinemia)

胡萝卜素血症是血液中含有大量胡萝卜素(叶红质)时,皮肤颜色呈橙黄色,又称为皮肤橙黄病(aurantiasis cutis)或胡萝卜素色素沉着(carotinoid pigmentation)。β-胡萝卜素是维生素 A 的天然前体。水果和蔬菜中的类胡萝卜素是维生素 A 最主要的来源(6μg 胡萝卜素相当于 1μg 维生素 A)。大量摄入类胡萝卜素丰富的食物如胡萝卜可能引起胡萝卜素血症,伴皮肤橙黄色色素沉着(胡萝卜黄皮症)。另外,摄入番茄红素过多,可引起番茄红素血症(西红柿和木瓜)。胡萝卜素血症也指摄入的β-胡萝卜素无法转化成维生素A的情况，糖尿病患者发生胡萝卜素血症时可称糖尿病性黄病（xanthosis of diabetica）。这种情况也发生于精神性厌食症患者。

【症状】本病最容易发生在学龄前儿童及小学生。皮肤发黄是唯一症状。主要出现在角质层较厚、汗液和皮脂较多的部位（前额、鼻唇沟），全身皮肤尤其掌跖、特别是掌纹处，鼻唇沟及鼻孔边缘的皮肤呈黄色或橙黄色，但巩膜、黏膜不黄染，粪尿正常，不引起自觉症状，也不伴有任何全身症状（图28-21）。

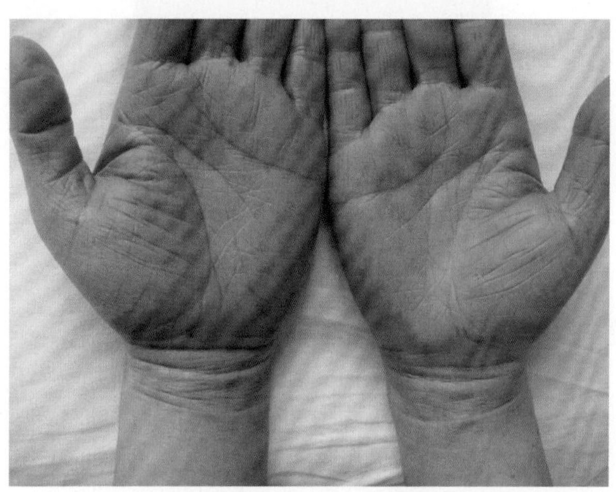

图28-21　胡萝卜素血症

【病因】胡萝卜素存在于胡萝卜、橘柑、番茄、黄花菜、菠菜、南瓜、黄玉米、黄芜菁、蛋黄及牛油等食物中，大量食入后可使皮肤发黄。糖尿病、黄瘤、肾功能不全、肝脏疾病及甲状腺功能低下患者皮肤内也有较多的胡萝卜素，可由于胡萝卜素不能正常排泄或不能在肝脏内转变成维生素A所致。正常人血浆胡萝卜素含量为1.9~2.7μmol/L，患者血浆胡萝卜素含量一般比正常高3~4倍，有的甚至高达1 500μmol/L。

【治疗】禁止大量食用富含胡萝卜素的食物，一段时间后黄色会自然消退。如果不能消退，需排除其他内科疾病。

库欣综合征（Cushing's syndrome）

肾上腺皮质发生腺瘤或其他肿瘤，或皮质原发性增生肥厚时，肾上腺皮质功能就可亢进。垂体或下视丘有病变，尤其是脑垂体的嗜碱细胞瘤，可引起皮质功能亢进。皮质功能亢进时，皮质醇分泌过多而引起一系列临床综合征。

【症状】主要表现为满月脸、多血质面容、向心性肥胖、颈背部脂肪沉积、背颈椎脂肪沉积、手臂、腿部脂肪减少、皮肤紫纹、痤疮、高血压、低钾血症、骨质疏松、精神失常、血糖增加及尿糖出现、性腺及甲状腺功能减退、泛发性动脉硬化及水盐代谢紊乱等，个人症状互不一致，一般称为库欣综合征。

皮肤表现主要为糖皮质激素过多所致。由于黏多糖类及胶原蛋白的生成被干扰，皮肤萎缩而松弛，皮肤表面光滑，遭受外伤而溃破后不易愈合。皮肤血管的脆性增加，摩擦或轻微外伤即可损破血管而引起瘀点或瘀斑。血管的紧张性降低，毛细血管扩张，下肢常有大理石样皮肤或网状绀斑。由于结缔组织脆弱且难恢复，在皮下脂肪大量增加而使皮肤迅速伸张时，腰部背侧、腹部、股部及膝部等处皮肤容易发生膨胀纹，先是紫红色线条状，以后渐成苍白色或正常皮色。此外，皮肤往往干燥脱屑，常有痤疮样皮疹及多毛，尤其女患者的面部等处易有多毛症，而头发可变细。色素沉着可弥漫发生，因皮肤毛细血管扩张而常呈暗红色。

在糖皮质激素的作用下，皮下脂肪聚积于面部、颈部、躯干，尤其背部及腹部，面部圆满而被称为满月脸，背部隆起而被称为水牛背，有时因骨质疏松而引起脊柱后凸，驼背更加明显，腹部也显著隆起并常有膨胀纹，而四肢的皮下脂肪较少，肌肉松软，因而患者虽胖但不匀称（图28-22，图28-23）。全身皮肤萎缩，累及表皮及真皮层，腹部、腰部、手臂、腿部多发性萎缩纹，皮肤脆性增加、伤口不易愈合，由于结缔组织减少，轻微创伤即可引起紫癜。还可以引起浅部真菌感染和激素相关性痤疮和多毛症。

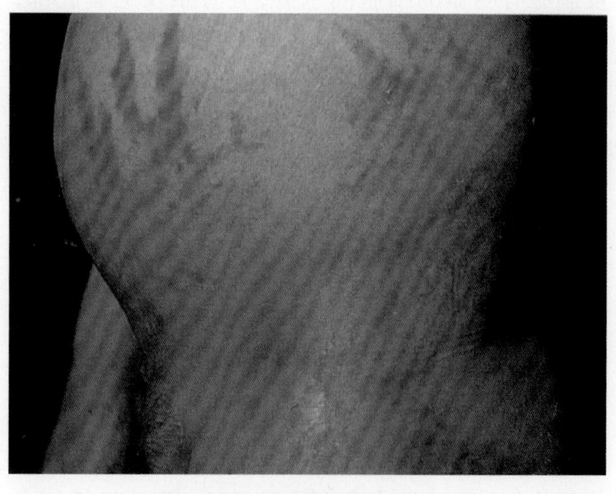

图28-22　库欣综合征（一）

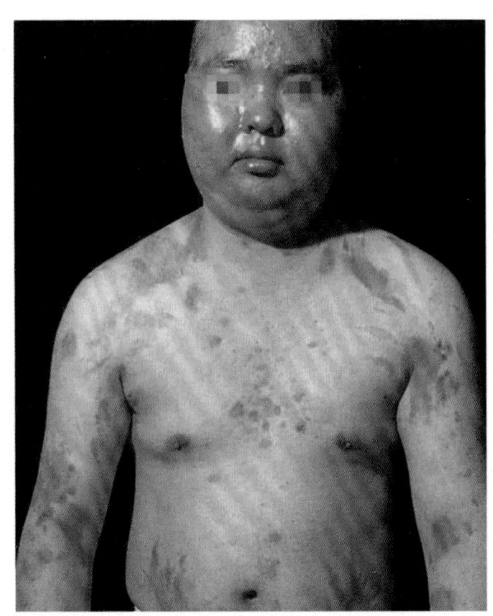

图 28-23 库欣综合征(二)

长期大量应用糖皮质激素类药物可引起类似库欣综合征的表现,长期涂擦含氟糖皮质激素类外用药,特别是局部应用于大面积尤其糜烂的皮损而被大量吸收入体内,也有引起库欣综合征各种症状的可能性。

【治疗】 应寻找病因,大多数患者需手术治疗,因此病因诊断对手术部位的确定有决定性作用。首先根据临床表现、血尿皮质醇及小剂量地塞米松抑制试验进行定性诊断,接着做 ACTH 测定、大剂量地塞米松抑制试验以及影像学检查进行病因诊断。对因大量使用糖皮质激素治疗其他疾病而继发本病者,可逐渐减少用量。

淀粉样变(amyloidosis)

淀粉样变是指蛋白质代谢障碍所引起的淀粉样物质(amyloid)沉积于皮肤及其他组织内,引起皮肤及其他组织器官的功能障碍而引发的一组疾病,并非单一的一种疾病。根据淀粉样蛋白沉积部位不同分为局限性和系统性,前者病变限于单个器官,如皮肤。我们重点介绍皮肤型淀粉样变。后者病变可累及多个器官系统。在局限型淀粉样变,淀粉样蛋白沉积于产生淀粉样蛋白的区域或附近部位,但是在系统型中,淀粉样前体蛋白分泌至血液循环,常沉积在较远的区域。

淀粉样蛋白并非单一的化学物质,目前已知有多种类型的淀粉样蛋白。尽管其来源、形成机制或参与疾病的过程不同,各个类型的淀粉样蛋白均具有相同的染色特质,如刚果红染色阳性,在偏振光下呈绿色双折光,具有特征性的原纤维超微结构,X 线晶体衍射显示为 β 波及平行折叠结构。

【分类】 淀粉样变可分为原发性淀粉样变(包括原发性皮肤淀粉样变和原发性系统性淀粉样变)及继发性淀粉样变(包括继发性皮肤淀粉样变和继发性系统性淀粉样变):

1. 原发性淀粉样变(primary amyloidosis)

(1) 原发性皮肤淀粉样变(primary cutaneous amyloidosis):原发性皮肤淀粉样变是指淀粉样蛋白沉积在以往是正常的皮肤内,而无其他组织器官受累。临床分为许多亚型,其特征为皮肤损害内和真皮内淀粉样蛋白沉积,传统上分为丘疹型、斑疹型、结节型及皮肤异色症样淀粉样变(skin achromatic amyloidosis),又称为 PCA 综合征。斑疹型和丘疹型两型实际代表了临床病谱的终点。有些患者可以两型同时出现,称为"双相性淀粉样变"。

1) 淀粉样变苔藓(lichen amyloidosis),又称为苔藓样淀粉样变(lichenoid amyloidosis),即丘疹型。

2) 斑状淀粉样变(macular amyloidosis),即斑疹型。

3) 结节型淀粉样变(nodular amyloidosis),即结节型。

淀粉样变苔藓是原发性皮肤淀粉样变中最常见的临床类型。此外,较少见的类型包括皮肤异色症样皮肤淀粉样变、大疱型皮肤淀粉样变、白癜风样淀粉样变、骶尾部皮肤淀粉样变。

(2) 原发性系统性(全身性)淀粉样变(primary systemic amyloidosis),内容见下面另一种分类描述

2. 继发性淀粉样变(secondary amyloidosis)

(1) 继发性皮肤淀粉样变(secondary cutaneous amyloidosis):淀粉样物质沉积于曾经有病变的皮损内(如硬皮病),皮脂痣、上皮瘤、角化病、鲍恩病或某些慢性皮炎的皮疹内,淀粉样蛋白沉积数量的多少,容易干扰临床的诊断。其发病机制尚不清晰,有学者认为是由角蛋白衍生来的。

(2) 继发性系统性(全身性)淀粉样变(secondary systemic amyloidosis):淀粉样物质继发于慢性炎性疾病如梅毒、结核病、类风湿关节炎、骨髓炎、霍奇金病及慢性化脓性疾病。淀粉样物质主要沉积于肝脏、脾脏、心脏、肾上腺及肌肉等实质性器官内,偶然也出现于皮肤而呈丘疹性损害。

另一种分类方法是将该病分三型:

1. 原发性系统性淀粉样变。
2. 继发性系统性淀粉样变。
3. 限局性淀粉样变(淀粉样变苔藓、斑状淀粉

样变、结节性淀粉样变等)。

【症状】淀粉样变是全身性或局限性,原发性或继发性,有多种临床表现。原发性皮肤淀粉样变有以下几种临床表现:

1. **淀粉样变苔藓(苔藓样淀粉样变)**　属丘疹型的原发性皮肤淀粉样变中临床较为常见的一型。初起损害为针头大的丘疹,逐渐发展到直径约2mm,由淡褐红色到暗褐色,有的可以近似正常皮色,可略透明或像皮内水疱。丘疹坚实,成片地密集分布在四肢伸面,特别常见于小腿前侧(图28-24,图28-25),对称分布,也可发生于股部、前臂,甚至背部。皮疹并不融合,呈串珠状排列,自觉瘙痒,甚至剧痒,由于长期搔抓,可形成苔藓化或发生丘疹融合形成苔藓样斑块,表面呈疣状增生,表面有少量鳞屑类似肥厚性扁平苔藓或神经性皮炎。

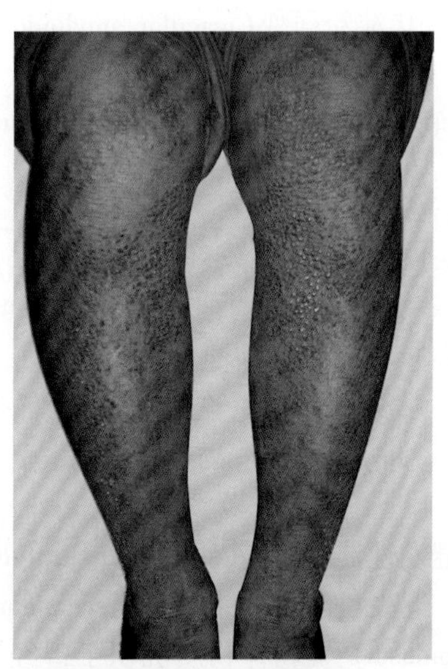

图28-24　淀粉样变苔藓(一)

但没有全身系统症状,也不侵犯其他器官或组织,而只限于皮肤损害。

2. **斑状淀粉样变**　属于斑疹型,多见于中年女性,有些病例的皮疹广泛分布于躯干尤其背部上部,亦可见颈部以下的胸部及臀部,特别是四肢伸侧,成为有色素的网状褐斑,对称分布,有时排列成融合性网状或波浪型(rippled pattern),后者有诊断价值,患者自觉轻度、中度,甚至重度瘙痒,少数不痒,此型被称为斑状淀粉样变(图28-26,图28-27),可以混杂一些较小的扁平丘疹,少数患者同时有淀粉样变苔藓。两型之间因治疗或慢性刺激可相互转化,双相性淀粉样变同时具有苔藓性淀粉样变和斑状淀粉样变的特点。

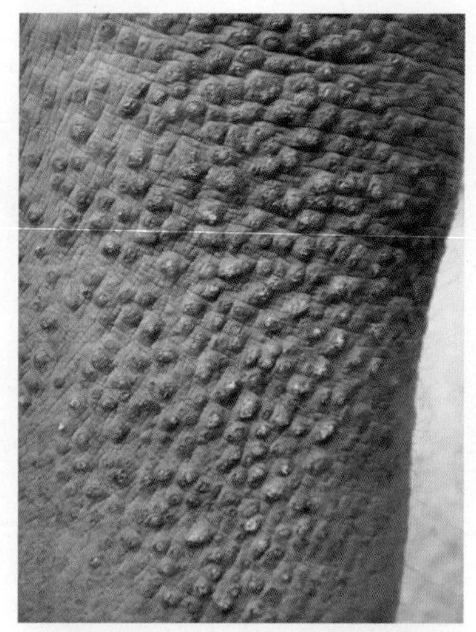

图28-25　淀粉样变苔藓(二)

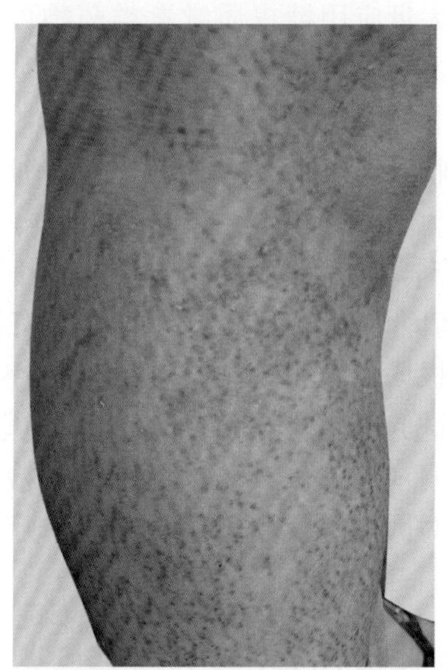

图28-26　斑状淀粉样变(一)

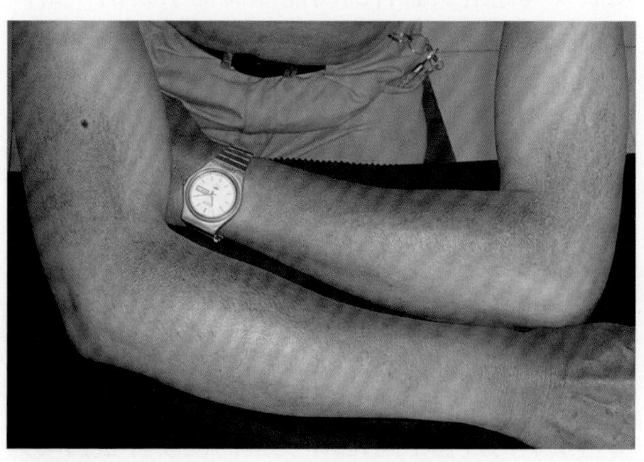

图28-27　斑状淀粉样变(二)

3. **结节型淀粉样变**　本型罕见，多发与中年女性，皮损是一个或几个皮内结节或斑块，呈黄褐或蜡样皮色或粉色，表面光滑，直径约数厘米，结节中央的皮肤可因淀粉样物质消散而松弛萎缩（图28-28）。皮损常见于小腿或面部，也可出现于龟头、舌面、扁桃体等处，不引起自觉症状。部分患者常伴有浆细胞病，有些患者或伴有系统性疾病如糖尿病、干燥综合征等。

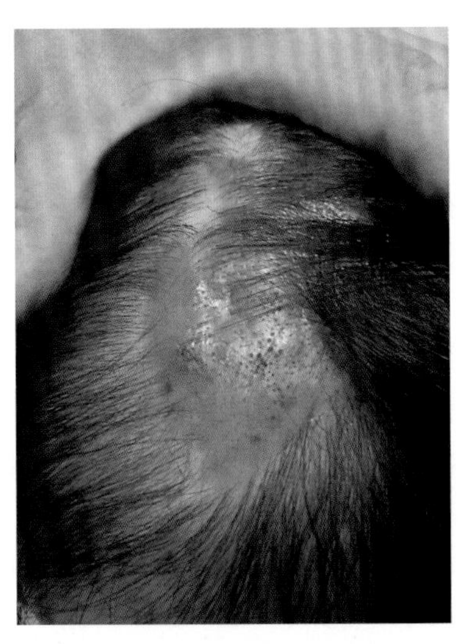

图 28-28　结节型淀粉样变

4. **皮肤异色症样淀粉样变**　本型常见于常染色体隐性遗传的患者，男性多于女性，皮疹主要以弥漫性深褐色色素沉着斑和其间散在的豆粒大小的色素减退斑，类似皮肤异色症样，主要分布在四肢，也可累及胸背和臀部，皮肤可有萎缩，同时伴有苔藓样丘疹和水疱。自觉不同程度的瘙痒或不痒。病情发展缓慢，皮疹不易消退，患者一般状况好。除皮肤异色、丘疹、水疱、掌跖角化外，尚有光过敏和身材矮小等。

5. **系统性淀粉样变**　原发性比继发性多见。原发性系统性淀粉样变主要侵犯平滑肌、横纹肌、结缔组织及血管壁等间叶组织，几乎波及身体的每一器官。一般与浆细胞病有关，原纤维蛋白由 AL 蛋白（淀粉样蛋白轻链）构成，AL 蛋白来自免疫球蛋白轻链，通常是 γ 轻链，或完整的或片段。骨髓瘤相关的淀粉样变也是 AL 淀粉样变，沉积的特点取决于产生前体蛋白的浆细胞克隆瘤性生长的程度。

1）原发性系统性淀粉样变（primary systemic amyloidosis）：原发性系统性淀粉样变累及多个器官，临床症状依受累器官而异，累及肾脏，出现蛋白尿、肾病综合征、肾衰竭；累及心脏，常有心肌供血不足，心力衰竭、呼吸困难、心律失常、低血压；累及消化系统，出现恶心、呕吐、食欲缺乏、便秘、腹泻、胃肠溃疡、出血、肝脾大等；呼吸系统症状可有咳嗽、咳痰、气短、声嘶；关节及背部等处肌肉因淀粉样物质沉积于横纹肌等而出现疼痛、运动障碍。自主神经及感觉神经受累也较常见，感觉神经多呈现双侧对称性受累，自主神经受累可出现体位性低血压、性功能障碍等。

累及皮肤黏膜的损害，累及口腔黏膜，淀粉样蛋白沉积表现为舌炎及巨舌，也常见口腔黏膜软橡皮样肿胀，此多为早期表现，后期可出现出血性丘疹、斑块或大疱。唾液腺浸润可导致口腔干燥综合征，舌疼痛而肿大并有沟纹，可有成片糜烂或斑块性损害（图 28-29）。唇及颊黏膜浸润，可有瘀点、瘀斑或斑块（图 28-30）。指甲受累，可以出现甲板变薄、失去光泽，出现纵嵴及游离端裂隙等。1/4 患者的皮肤有光滑坚实的圆顶形或扁平丘疹，表面有蜡样光泽，呈正常皮色或因血液渗出血管而呈淡青红色（图 28-31），成群或分散，相邻丘疹可以融合成斑块或结节，类似结节性淀粉样变，手掌及指端屈侧面可见蜡样光泽的浸润性红斑。面、颈、头皮及肛门生殖区可出现直径数毫米大小的皮色丘疹。由于血管壁淀粉样蛋白浸润，丘疹附近可有瘀点或瘀斑，可发生于四肢及面部等处，特别常见于眼皮、眼眶周围、鼻部附近以及皮肤和黏膜连接处，眶周瘀斑性丘疹结节致“棕熊黑眼征”有特异性。由于外力拧捏，或咳嗽等均可出现拧捏性紫癜。皮肤弥漫性浸润可有坚实皮下结节及斑块或皮肤成片发硬而像硬斑病。累及头皮可表现为回状头皮样皱襞，同时可以伴有脱发。本病的首发表现也可以是大疱性损害，特别类似迟发性皮肤卟啉症及获得性大疱性表皮松解症的出血性大疱。1/5 的患者伴发多发性骨髓瘤，有骨痛症状，更多的患者最终发生多发性骨髓瘤。淀粉样蛋白弹力纤维病罕见，其症状与严重的皮肤松弛症相似，巨舌及腕管综合征对本病的诊断有重要的提示意义。

80%以上的原发性系统性淀粉样变患者中，可以通过组织活检直肠黏膜和腹部脂肪抽吸可显示淀粉样蛋白的沉积，舌头和齿龈活检也可见到淀粉样蛋白。因这些淀粉样蛋白沉积物中均含有淀粉样蛋白 P 成分［来自血清淀粉样蛋白（serum amyloid protein，SAP）］，利用放射碘标记 SAP，进行 SAP 闪烁扫描可以定位淀粉样蛋白和检测病情，这

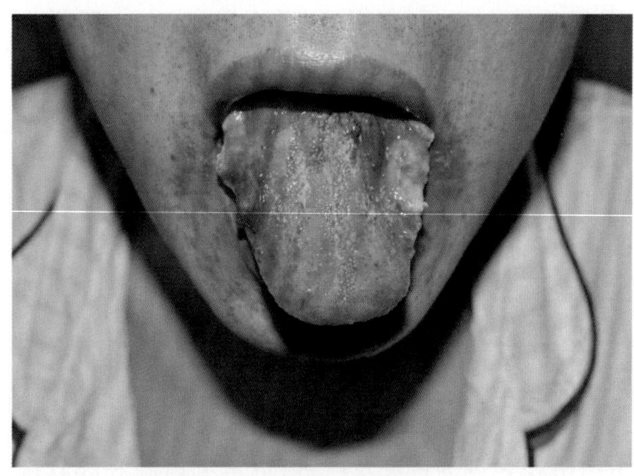

图 28-29 系统性淀粉样变(一)

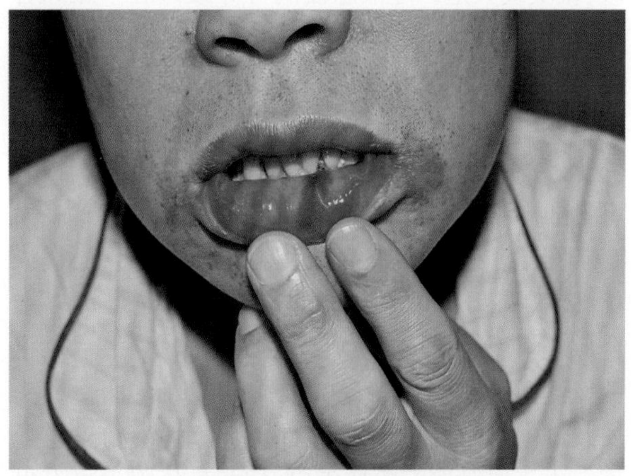

图 28-30 系统性淀粉样变(二)

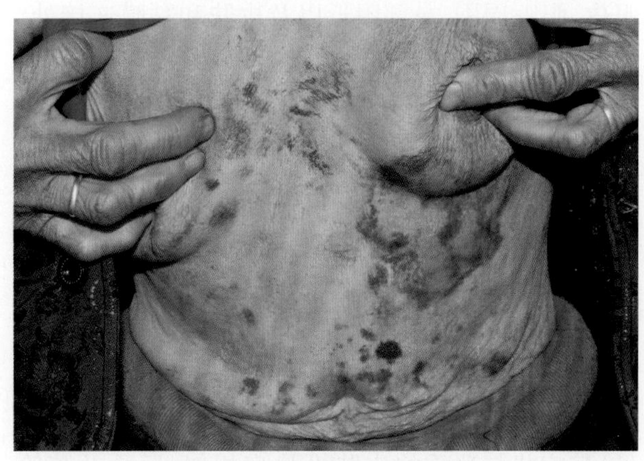

图 28-31 系统性淀粉样变(三)

种方法无创伤并且灵敏度较高。另外一个比较容易来评估治疗效果的方法是检测血清中游离的免疫球蛋白轻链。

2) 继发性系统性淀粉样变(secondary systemic amyloidosis):继发性系统性淀粉样变可以继发于多种慢性炎性疾病特别是结核病、瘤型麻风、类风湿关节炎及骨髓炎等,也可出现于某些慢性非炎症性皮肤病如化脓性汗腺炎、慢性溃疡及营养不良性大疱性表皮松解症、泛发性银屑病、慢性脓疱性银屑病、硬皮病、皮肌炎和系统性红斑狼疮等。继发性系统性淀粉样变以淀粉样蛋白 A(amyloid A protein,AA 蛋白)的沉积为特征,AA 蛋白是一种特殊的非免疫球蛋白,它的前体是一种由肝脏合成的急性期反应蛋白,在炎症过程中具有调节脂蛋白代谢的作用。主要侵犯肝、脾、肾、心脏及肾上腺等实质性器官,很少累及皮肤。淀粉样物质沉积于小动脉壁等处引起肝脾大、肾病,甚至尿毒症等。治疗原发感染或炎症性疾病能控制本病的发展。有报道使用肿瘤坏死因子-α 拮抗剂治疗类风湿关节炎和强直性脊柱炎同时合并继发性淀粉样变获得较好的临床效果,患者急性期反应物及尿蛋白均明显降低。

【病因】 淀粉样物质是包括球蛋白和黏多糖的蛋白质及碳水化合物的物质,电镜下可见微丝,可能由于淀粉样物质沉积于组织时由可溶状态变成丝状物质。淀粉样物质的来源不明,有人认为是成纤维细胞的一种异常产物;又有人认为是受抗原刺激的浆细胞所产生;也有证据表明皮肤淀粉样蛋白来自于表皮,是由角质形成细胞丝状变性而来。

皮肤淀粉样变多半发生于中年以上的男性,病因不明,少数患者有家族史而似与遗传有关。

原发性系统性淀粉样变常和多发性骨髓瘤并发,血清中常有类似本-周蛋白(Bence-Jones protein)的异常蛋白轻链,尿液内有本-周蛋白,但本-周蛋白和淀粉样物质的关系不明。目前认为,浆细胞过度增生产生异常免疫球蛋白沉积于细胞间隙是系统性淀粉样变的直接原因。淀粉样物质实质上是由各种结构单一的单克隆免疫球蛋白、κ 轻链或 λ 轻链以及重链片段等组成。这些蛋白异常折叠,使氨基酸顺序发生改变,形成一种高度异常的纤维构型,并能够自行聚集,形成淀粉样沉积,同时具有独特的生化性质,淀粉样物质多由 25 种低分子量蛋白组成,可以使蛋白分子高度不溶解并且具有很强的抗溶解能力,因此很难从组织中清除。

继发性系统性淀粉样变继发于多种慢性疾病,被人认为是抗原长期刺激所引起的特殊免疫反应,直接免疫荧光技术可显示某些病例的淀粉样物质沉积物内有 IgG、IgA 及 IgM,尤其常有 IgM 及 C3。

【组织病理】 组织切片中所见的淀粉样物质是有裂隙的无定形均匀物质,裂隙是由于制片过程中淀粉样物质凝缩的缘故（图 28-32，图 28-33）。淀粉样物质可由甲紫染成紫红色，刚果红染成橘红色，PAS 染成红色，而原发性损害中淀粉样物质的黏多糖含量或化学结构可不一致，染色程度也不一致，有时可难染色。

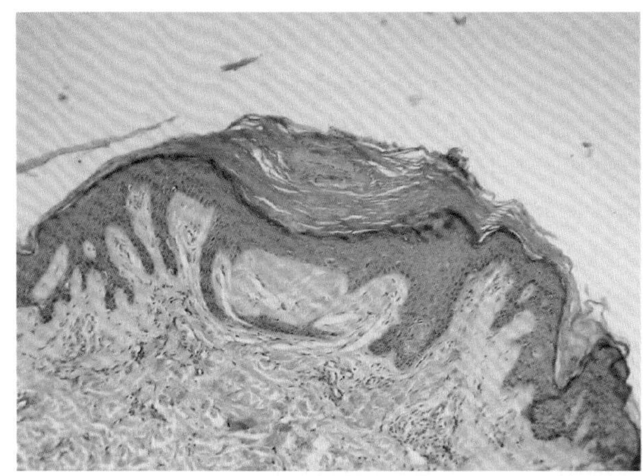

图 28-32　皮肤淀粉样变病理（一）

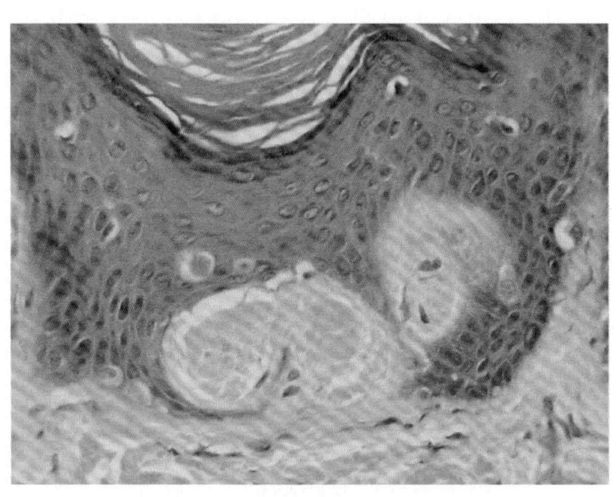

图 28-33　皮肤淀粉样变病理（二）

在原发性系统性淀粉样变患者的皮疹内，真皮及皮下组织都有嗜酸性无定形物质，表皮下、汗腺、血管壁及其周围也有淀粉样物质沉积，经刚果红染色后在偏振光显微镜下呈特征性的苹果绿双折光。此外，横纹肌、舌、心肌、肠胃及尿道平滑肌、肾小球、肝、脾等处皆可以有成块的淀粉样物质沉积于这些器官的间质内（图 28-34，图 28-35）。

淀粉样变苔藓的淀粉样物质沉积在紧挨真皮的表皮内，和胶样粟丘疹（皮肤胶样变性）的组织变化基本相同，刚果红及甲紫染色都呈阳性反应，脂肪染色阴性，但有人认为两者之间可有微小的差别。例如，皮肤淀粉样变的皮损表面呈扇状而非圆顶形，表皮有乳头瘤性增生及角化过度而不是变

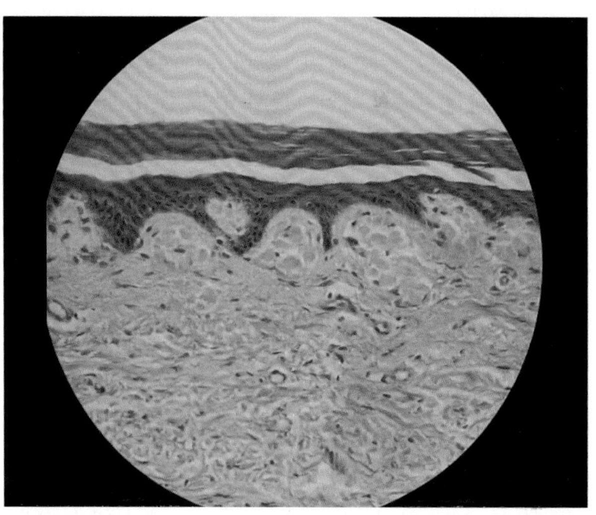

图 28-34　系统性淀粉样变病理

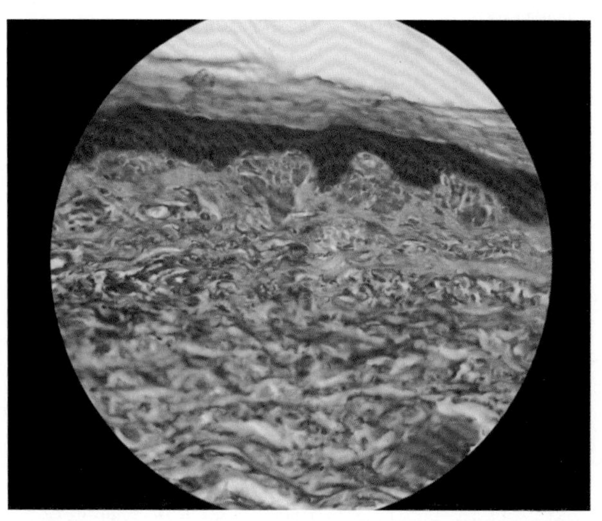

图 28-35　系统性淀粉样变病理（刚果红染色）

薄，淀粉样物质被两侧延长的表皮突所钳夹，淀粉样物质常占据真皮乳头而为小团块，常规的 HE 染色嗜酸性而无嗜碱倾向，裂隙主要在沉积物四周而不像胶样粟丘疹的裂隙多半在结节内，淀粉样物质常伴有星状成纤维细胞及血管增生，而胶样粟丘疹的均匀物内含有少数破碎不全的成纤维细胞核碎片。

局限性结节性淀粉样变的真皮有广泛的均匀物质，有的也无血管、汗腺及脂肪细胞的细胞壁而呈环状排列。

【诊断】 淀粉样变苔藓有剧烈发痒的丘疹，容易误诊为神经性皮炎、扁平苔藓或痒疹，在临床上要注意鉴别，病理组织检查可以确定诊断。

刚果红试验对于系统性淀粉样变是个较准确的诊断方法，对于局限性皮肤淀粉样变就不太可靠。将 1%刚果红溶液 0.1ml 由皮内注射于淀粉样

变苔藓的损害内，或用1ml在损害的附近作皮下注射，注射处皮肤弥漫发红；经过24～48小时后，颜色消退，而淀粉样物质的丘疹显著地染成玫瑰红色；但是有时不能清楚的染出。

【治疗】 淀粉样变苔藓的最好疗法是涂擦浓度高及作用强的糖皮质激素制剂如曲安西龙或0.1%～0.2%氟轻松霜剂，再用塑料薄膜覆盖。对面积较小的皮损最好用曲安西龙的混悬液直接注入损害内。

系统性淀粉样变有多种化疗方案，美法仑联合泼尼松可用于长期治疗。有时需应用大剂量地塞米松、沙利度胺和环磷酰胺。还可选择来那度胺(lenalidomide)和硼替佐米(bortezomib)。伴有多发性骨髓瘤的可以进行造血干细胞移植，以延长生存期。对继发性病例应该处理原发病。

卟啉症(porphyria)

卟啉症(又称为血紫质病)是由于体内卟啉(血紫质)先天性或后天性的代谢紊乱，参与血红素生物合成途径中酶的功能障碍所致，卟啉及其前体不正常地大量增加及排泄，可积聚在皮肤等组织内，引起对光线敏感的皮疹，也可引起胃肠或神经精神症状。

【分类】 卟啉症有不同的分类法。目前，卟啉症至少有8种类型：

1. 先天性红细胞生成性卟啉症(congenital erythropoietic porphyria，CEP)，又称为先天性光敏感性卟啉症(congenital photosensitive porphyria)。

2. 红细胞生成性原卟啉症(erythropoietic protoporphyria，EPP)。

3. 急性间歇性卟啉症(acute intermittent porphyria，AIP)。

4. 变异型卟啉症(ariegata pvorphyria，VP)，又称为混合性卟啉症(mixed porphyria)，混合性肝性卟啉症(mixed hepatic porphyria)或南非基因性卟啉病(south African genetic porphyria)；

5. 迟发性皮肤卟啉症(porphyria cutanea tarda，PCT)。

6. 遗传性粪卟啉症(congenital copro porphyria)。

7. ALA脱氢酶缺乏卟啉症(ALA deficiency porphyria)。

8. 肝性红细胞生成性卟啉症(hepatoerythropoietic porphyria，HEP)。

根据酶缺陷表达的主要部位，传统上将卟啉症分为红细胞生成性和肝性；从皮肤科角度，卟啉症可以分为皮肤型和非皮肤型；从内科角度，卟啉症分为急性型和非急性型更为恰当，这是为了强调潜在威胁生命的急性神经系统发作的可能。皮肤型包括先天性红细胞生成性卟啉症，红细胞生成性原卟啉症，变异型卟啉症，迟发性皮肤卟啉症，遗传性粪卟啉症，肝性红细胞生成性卟啉症；非皮肤型包括急性间歇性卟啉症，ALA脱氢酶缺乏卟啉症。急性卟啉症包括急性间歇性卟啉症，变异型卟啉症，遗传性粪卟啉症，ALA脱氢酶缺乏卟啉症；非急性卟啉症包括先天性红细胞生成性卟啉症，红细胞生成性原卟啉症，迟发性皮肤卟啉症，肝性红细胞生成性卟啉症。

急性间歇性卟啉症、变异型卟啉症及迟发性皮肤卟啉症都是肝性卟啉症(hepatic porphyria)，有的红细胞生成性卟啉症也是肝性卟啉症。

【症状】

1. **先天性红细胞生成性卟啉症(先天性光敏感卟啉症)** 本病特征是出生后短时间内发病，年幼婴儿有红色尿液，可由尿布发现。有光敏感反应，脾大，常有溶血性贫血。乳牙及恒牙都有红齿(erythrodontia)，即滤过紫外线(Wood灯)使牙齿发出珊瑚红色荧光。

在婴儿时期，日晒部位有水疱及皮下大疱，以后结痂而发生瘢痕及色素沉着。大疱反复发生及消失并遗留瘢痕，往往使面部及四肢等暴露部位发生严重的残毁畸形。患者常有多毛症，颊部有毛，眉毛睫毛都常较长。

2. **红细胞生成性原卟啉症** 本病是第二高发的皮肤卟啉症，其特征是2～5岁年幼儿童有多种光敏感性皮疹。晚发的极为少见。

日晒部位的皮疹形态不定，可以是发痒或有灼热感的红斑，也可以是斑块状水肿，或多形日光疹样、湿疹样、荨麻疹样、痒疹样或多形红斑样表现，偶然发生大疱，严重患者的日晒部位发生紫癜。冬季，皮疹往往显著减轻甚至消失。夏季日晒后，可在几分钟内晒处皮肤就有强烈的烧灼感及刺痛，以后红肿而像晒伤(日光性皮炎)。

有患者鼻部及颊部皮肤有些浅瘢痕，皮肤增厚及蜡状，手指近侧端关节的皮肤较厚，口周围有线形瘢痕，耳边的皮肤萎缩并有持久的紫红斑等慢性表现。约5%的患者伴有严重的肝病。

3. **急性间歇性卟啉症** 本病是最常见的卟啉

病，特征是阵发性腹绞痛、胃肠障碍及神经精神症状。

最早症状往往是剧烈的腹绞痛，腹胀并有压痛，而腹壁不紧张。腹痛时有恶心、呕吐、腹泻或便秘。腹绞痛突然发生，疼痛部位不定，可以持续几小时到几日之久。

神经性疼痛症状可以单独出现，也可和腹痛同时发生。患者常有周围神经痛，小腿可有剧痛，还常有延髓综合征及其他各种神经症状如视神经萎缩、膈肌无力、呼吸或声带麻痹、松弛型四肢麻痹、面瘫及吞咽困难等，有的有癔症以致显著的精神失常。

皮肤没有明显的症状。有的发作期有点状色素沉着，皮肤可呈暗褐色，但不发生水疱、大疱等光敏感性皮疹。牙齿也不呈现红色荧光，而毛发可以增多。

4. 变异型卟啉症（混合性卟啉症，混合性肝性卟啉症） 本型的特征是既有急性间歇性卟啉症（AIP）又有迟发性皮肤卟啉症（PCT）的一些临床表现。光敏感性皮疹、腹绞痛、胃肠及神经精神症状同时出现或在不同时期发生。

皮疹和迟发性皮肤卟啉症的皮疹基本相同，主要表现是日晒部位发生水疱及大疱，容易糜烂。此外有多毛症，尤其妇女的颞部容易多毛。日晒处色素沉着可误认为烟酸缺乏症。

其他症状和急性间歇性卟啉症相同或相似，患者有腹绞痛、胃肠紊乱、神经精神症状。

5. 迟发性皮肤卟啉症 卟啉症中最常见的一型。有获得性和遗传性。本型特征是30~40岁时发生光敏感反应，日晒或常受外伤部位发生大疱等皮疹，皮肤脆性增加，有色素沉着和多毛症。与变异型卟啉症很难区别，糜烂，结痂、粟丘疹、瘢痕。患者常有酗酒史，肝功能不良。

容易遭受外伤、摩擦或热刺激，特别是日晒部位发生大疱，大疱破裂后糜烂结痂。面部、颈部及手背等暴露部位有色素沉着，面部尤其颊部有时多毛，面部及颈部皮肤可呈淡青色，面部及手背等处可有粟丘疹状损害，颊部及颈后皮肤可以发硬变厚而成硬皮病状，并可有钙质沉积，发生过大疱及糜烂的部位可有成片瘢痕。

肝硬化或肝脏脂肪变性发生时，黄疸可有可无，但无腹痛等胃肠症状。15%~20%的患者有糖尿病，有的伴有血色病、霍奇金病（Hodgkin's disease）、恶性肿瘤及网状内皮细胞疾病。

遗传性迟发性皮肤卟啉症较少见，一般在15~30岁时发生，多半出现于南非的班图族，有人称为班图卟啉症（Bantu porphyria）。

6. 遗传性粪卟啉症 非常罕见，青春期前很少见，急性发作同急性间歇性卟啉症，本病常由于粪卟啉原氧化酶缺乏而致，皮肤症状包括红斑大疱形成，又称为神经皮肤卟啉症

7. ALA 缺乏卟啉症 本型特别罕见，早发和迟发病例都报道过，神经系统症状同急性间歇性卟啉症，无光敏和/或皮肤症状。

8. 肝性红细胞生成性卟啉症 本病极少见，常伴红齿或牙质显出红色荧光，成人常伴多毛或色素沉着。1975年，本病由 Pinol Aguade 等首先报道，其可能是一种常染色体隐性遗传病，也可能为迟发性皮肤卟啉症的亚型。本病的生化缺陷可能与铁螯合酶和尿卟啉原脱羧酶（UROD）缺乏有关。患者于1岁内即出现光敏性皮疹，常在暴晒后发生红斑、水疱。自觉瘙痒和烧灼感。外伤也能引起水疱，继而在面部和手掌日晒部位发生严重瘢痕形成，光敏症状开始改善，部分患者年长后光敏消失。其他症状有远端指、趾骨缩短，甲营养不良，硬皮病样皮损，儿童期面部多毛，牙齿在 Wood 灯下有时可显荧光，大多有红色尿，尤其在炎热季节，可有严重的临床表现；水疱、大疱、皮肤脆性增加、糜烂、结痂、粟丘疹、瘢痕形成和多毛，可发生残毁。诊断检查所有成年患者虽无症状，但可有肝功能异常和肝组织学改变。有轻度正血色素性贫血，红细胞内原卟啉水平明显升高，血浆原卟啉、尿卟啉、粪卟啉升高。

【病因】 卟啉类是由四个吡咯及侧链等构成的色素性化合物。由于侧链的不同，有尿卟啉（uroporphyrin）、粪卟啉（coproporphyrin）及原卟啉（protoporphyrins）等各种卟啉物质。每一种卟啉症是由于卟啉-血红素生物合成途径第二至第八种酶之一的遗传缺陷引起。

卟啉类是新陈代谢副产物，其前体有δ-氨基-γ-酮戊酸（delta-aminolevulinic acid，ALA）及卟吩胆色素原（porphobilinogen，PBG）。ALA 合成速度由 ALA 合成酶调节，如果此酶过分作用，则 ALA、PBG 及卟啉物质可以过分增多。多种药物及化学品以及激素可以加强 ALA 合成酶的活动而促使卟啉物质合成。

卟啉类存在于身体内，参与血红蛋白及某些酶的生成过程。在正常人的尿液内，有微量粪卟啉及

尿卟啉;粪便里有微量粪卟啉及原卟啉。当卟啉物质或其前身的代谢过程发生障碍时,卟啉类过分增加,就引起卟啉症发生。

卟啉症有多种皮肤表现。当皮肤含有卟啉时,卟啉的分子吸收波长约400nm的光线后,产生自由基,继而形成脂质过氧化物及蛋白交联,导致细胞膜破坏、细胞死亡。卟啉症主要有两种类型的皮肤损害:水溶性尿卟啉及粪卟啉蓄积产生水疱,脂溶性原卟啉蓄积会在光暴露部位皮肤发生晒伤。卟啉、ALA和PBG的蓄积及神经组织中血红素含量下降与本病的神经系统表现有密切关系。

卟啉物质在肝脏内过分增加时引起肝型卟啉症,包括变异型卟啉症、急性间歇性卟啉症(ATP)及迟发性皮肤卟啉症(PCT)。如果在骨髓的红细胞样细胞内大量增加,则引起红细胞生成性卟啉症,包括先天性红细胞生成性卟啉症及红细胞生成性原卟啉症,但后者也有肝型,有的红细胞生成性原卟啉症患者的肝功能降低,可因肝硬化死亡。

1. 先天性红细胞生成性卟啉症 是常染色体隐性遗传的疾病。患者为血红素合成途径中尿卟啉原Ⅲ合成酶(URO-S)缺陷的纯合子,即血红素生物合成途径第四酶催化活性显著降低所致的纯合子。

2. 红细胞生成性原卟啉症 通常是不完全外显率的常染色体显性遗传,少数为隐性遗传。由于血红素合成途径中最后一个酶亚铁螯合酶发生缺陷所致。很多人有卟啉异常而无临床表现。

3. 急性间歇性卟啉症 是常染色体显性遗传,卟吩胆色素原脱氨酶存在缺陷。往往在成人时期开始发生。

4. 变异型卟啉症 由常染色体显性遗传,血红素生物合成途径中的第七个酶——原卟啉原氧化酶存在缺陷。多半发生于南美洲,但也出现于世界各处。患者可以长期没有症状,可在酗酒、服用某些药物或接触某些化合物后发生。女患者在妊娠时,皮肤表现常较明显,它既有迟发性皮肤卟啉症(PCT)类似皮疹,又有急性间歇性卟啉症(AIP)神经系统和消化道症状。

5. 迟发性皮肤卟啉症(PCT) 血红素合成途径中尿卟啉原脱羧酶(URO-D)缺陷,即血红素合成过程中第五种酶的催化活性减低所致。根据红细胞URO-D活性及家族史,PCT分为4型:Ⅰ型,散发型/获得性,多发生于成人,URO-D缺陷仅限于肝脏,临床出现症状时其活性才会显著下降;Ⅱ型,家族型/遗传性,常染色体显性遗传,20%的患者任一组织均有URO-D缺陷,发病年龄小于20岁,女性多见;Ⅲ型,URO-D缺陷符合散发型特点,但具备阳性家族史;Ⅳ型,URO-D缺陷纯合子,幼时即可出现严重的残毁型卟啉症-肝性红细胞生成性卟啉症。

酗酒、巴比妥类、磺胺类、氯喹、甲基多巴、灰黄霉素、甲苯磺丁脲、氯磺丙脲、己烯雌酚及口服避孕药等药物,铅、砷、铁等化合物以及三氯酚等除草剂都可使肝脏中毒而成诱因,所谓土耳其卟啉症(Turkish porphyria)是由杀虫药六氯化苯中毒引起。六氯化苯为尿卟啉原脱羧酶抑制剂,其他如芳香烃类化合物,除锈剂等,均可引起人卟啉症,有的患者并发糖尿病或肝硬化、肝脏肿瘤等肝脏疾病。

6. 遗传性粪卟啉症和7ALA缺乏卟啉症 7ALA缺乏卟啉症是和7个酶的缺乏有关,这些酶基因突变已经被确定。虽然各种类型的遗传性卟啉病和特异性的酶缺乏有关,但是有一定量酶缺乏的患者来源于同一家庭,似乎酶有不同的突变基因。这两种卟啉症功能失调的酶在血红素生物合成的早期起作用,其底物是非光毒性的卟啉前体。但是它们可表现为危及生命的急性神经系统症状的发作。因此,这些疾病在分子水平上有不均一性。尽管这些急性发作确切的发病机制还不十分清楚,但在急性发作期,肝脏分泌具有很强神经毒性的大量卟啉前体ALA和胆色素原(porphobilinogen,PBG)。由于缺乏适当的屏障保护,在自主和周围神经系统很容易产生毒性作用。

7. 肝性红细胞生成性卟啉症 本病是隐性遗传的PCT,由于基因纯和或复合杂合突变,导致尿卟啉原脱羧酶(UROD)活性显著降低,或者说其生化缺陷可能与铁螯合酶和尿卟啉原脱羧酶(UROD)缺乏有关。

【实验室检查】

1. 先天性红细胞生成性卟啉症 尿液内有大量尿卟啉Ⅰ(uroporphyrin Ⅰ)及少量粪卟啉Ⅰ(coprophyrin Ⅰ),尿液呈粉红至红葡萄酒色。粪便中粪卟啉Ⅰ多于尿卟啉Ⅰ。红细胞有尿卟啉Ⅰ,在滤过紫外线(Wood灯)下呈红色荧光。

2. 红细胞生成性原卟啉症 患者对光线敏感,作用光谱相当于400nm的原卟啉吸收光谱。

红细胞、血浆及粪便中原卟啉(protoporphyrin)都增加,粪卟啉轻度增加,而尿卟啉正常,尿液在Wood灯下不发出荧光。

3. **急性间歇性卟啉症**　尿液中卟吩胆色素原（卟胆原，porphobilinogen，PBG）及δ-氨基-γ-酮戊酸（ALA）都增加，这些卟啉前体无色，在Wood灯下不发出荧光。新鲜尿液在日光暴晒下，由于卟吩胆色素原（卟胆原）逐渐变成卟吩胆色素（卟胆素，porphobilin）而渐成褐红至褐黑色，如果在尿液中加入几滴酸液并煮沸30分钟，这种颜色变化就加快出现。

尿液中尿卟啉Ⅲ及粪卟啉Ⅲ中度增高，在紫外线下尿液发出红色荧光，但新鲜尿液所含卟啉可很少而不呈显荧光。

粪便中卟啉含量正常，新鲜尿液的Watson-Schwartz试验阳性，表明尿中含有卟吩胆色素原。

4. **变异型卟啉症**　在急性发作时，卟啉前体（ALA及PBG）及尿卟啉都增加。尿液颜色深，或久置后才成葡萄酒色，在Wood灯下放发出粉红色荧光。在缓解期，粪便中卟啉物质增多，原卟啉显著增加，粪卟啉Ⅲ也增加。尿液中卟吩胆色素原消失。

5. **迟发性皮肤卟啉症**　尿液中尿卟啉大量增加，主要是尿卟啉Ⅰ，也有尿卟啉Ⅲ，尿液中粪卟啉往往增多。粪便中卟啉物质正常，或粪卟啉水平高于原卟啉。在Wood灯下，尿液呈现珊瑚红色荧光。

肝功能可不正常，肝组织活检可显示肝硬化。血清铁水平及铁总结合力可增高。

各型卟啉症的卟啉检查见表28-1。

6. **遗传性粪卟啉症**　尿液中尿卟啉轻度升高，粪卟啉极度升高；粪便中尿卟啉轻度升高，粪卟啉极度升高，原卟啉在正常上线。

7. **ALA缺乏性卟啉症**　尿液中氨基酮戊酸（ALA）重度升高；尿卟啉正常上线，粪卟啉轻度升高；粪便中粪卟啉和原卟啉均在正常上线；红细胞中的原卟啉轻度升高，血浆中的ALA、粪卟啉、原卟啉升高。

表28-1　各型卟啉症的卟啉检查

	尿	粪	红细胞	血浆
先天性红细胞生成性卟啉症	尿卟啉Ⅰ++ 粪卟啉Ⅰ++	粪卟啉Ⅰ++	尿卟啉Ⅰ++ 粪卟啉Ⅰ++	尿卟啉Ⅰ++
红细胞生成性原卟啉症	正常	原卟啉++	原卟啉++	原卟啉+
急性间歇性卟啉症	ALA++，PBG++ 尿卟啉±粪卟啉±	正常	正常	PBG++ ALA++
变异型卟啉症	（急性发作期） PBG++	原卟啉++粪卟啉+ 卟啉物质++	正常	不清楚
迟发性皮肤卟啉症	尿卟啉++ 粪卟啉++	粪卟啉++ 原卟啉±	正常	不清楚

【组织病理】除了急性间歇性卟啉症外，都可发生光敏感性皮疹，表皮下水疱可随表皮细胞的生长而逐渐上升到表皮内。

在先天性红细胞生成性卟啉症的皮损中，抗淀粉酶PAS阳性透明蛋白广泛沉积于真皮浅部，在增厚的毛细血管壁上尤其显著。

红细胞生成性原卟啉症的抗淀粉酶PAS强阳性透明蛋白沉积于真皮上方1/3的毛细血管周围，严重时可布满真皮浅部。毛细血管周围的透明蛋白物质常含类脂质。

迟发性皮肤卟啉症的透明蛋白沉积于真皮浅部及真皮乳头内毛细血管周围，乳头可不规则的由疱底伸入疱腔而呈"彩球"状。透明蛋白物质不含类脂质。

【鉴别】迟发性皮肤卟啉症（PCT）必须与其他可出现大疱的皮肤卟啉症相鉴别，包括轻型的先天性红细胞生成性卟啉症、肝性红细胞生成性卟啉症（重要的是这两型都可发生危及生命的急性发作）、变异性卟啉症及遗传性粪卟啉症。另外，还须排除假性卟啉、新生儿天疱疮及获得性大疱性表皮松解症，还需要与空气中某致敏物引起的接触性皮炎或某种光敏性皮炎，颊部及颈部皮肤发硬时要和硬皮病区别。红细胞生成性原卟啉症容易误诊为多形日光疹、种痘样水疱病或其他光敏性皮肤病。急性间歇性卟啉症常误诊为急腹症或某种神经精神性疾病。变异型卟啉症最易误诊为糙皮病。各型卟啉症的鉴别见表28-2。

表 28-2 各型卟啉症的鉴别

类型	属型	病因	发病年龄	皮肤表现	其他症状
先天性红细胞生成性卟啉症	红细胞生成型	常染色体隐性遗传	婴儿	大疱、瘢痕、多毛	红尿、脾大、溶血性贫血、红齿
红细胞生成性原卟啉症	红细胞生成型及肝型	显性遗传	幼儿	光敏感性，多形皮疹	肝功能可降低
急性间歇性卟啉症	肝型	显性遗传	青年	色素沉着，多毛	阵发性腹绞痛，胃肠障碍，神经精神症状
变异型卟啉症（AIP）	肝型	饮酒、药物及化合物等，显性遗传	青年	光敏感性，多形皮疹，多毛（同 PC T 迟发性皮肤卟啉症）	（同 AIP 变异型卟啉症）
迟发性皮肤卟啉症（PCT）	肝型	先天性；显性遗传症状性：饮酒、药物、化合物	中年	水疱等光敏感性皮疹，多毛	肝功能降低，可有肝硬化、糖尿病等

【治疗】对于本病的治疗，避免 UV 照射、穿紫外光防护服、规律应用广谱遮光剂是很重要的。这些措施即有预防作用又有治疗作用。由于引起卟啉症的波长为 400～410nm，除二氧化钛和氧化锌外，遮光剂的治疗作用是有限的。

先天性红细胞生成性卟啉症患者应该尽量避免日晒。溶血性贫血严重时，可考虑施行脾脏切除术。骨髓移植是目前最有效的治疗方法。

红细胞生成性原卟啉症患者也要尽量防避日光，必要时涂擦遮光剂。由于作用光谱的波长在长波紫外线波段内，可用二氧化钛软膏等物理性遮光剂，3%二羟丙酮霜也可有效，而其他遮光剂的保护作用都很小。β-胡萝卜素可内服，75～300mg/d，连服 4～6 周后可以开始有效。半胱氨酸可以作为 β-胡萝卜素的替代治疗。

治疗急性间歇性卟啉症和变异型卟啉症的首要问题为避免各种已知的诱发因素。患者必须禁止饮酒，勿服巴比妥等药物，腹痛时可服氯丙嗪等药，不可饮酒，皮肤尽量避免日晒及外伤，此外对症处理。急性发作期对症处理无效时，静脉给予高铁血红素 4～8mg/kg，连续 4 日，可反馈抑制 ALA 合成酶，减少卟啉及其前体的生成。锌原卟啉与血红素精氨酸同时使用也可以延长缓解时间。

迟发性皮肤卟啉症一般是症状性，应尽量避免各种诱发因素，患者不应饮酒及服用巴比妥或磺胺类等药物。肝功能不良时，应该注意饮食有较丰富的蛋白质及足够的维生素，可服护肝药物如葡醛内酯、肝宁片、胆碱、三磷腺苷及辅酶 A 等。复合维生素 B、维生素 B_{12} 及维生素 C 等都有益处，尤其维生素 E 可大量应用，每日量应达 800～1 200U 以上，在有严重高血压或心肌损害时，可减少至 100U，以后酌情渐增。患者应该尽量避免日晒，可涂二氧化钛软膏等遮光剂。由静脉放血可降低血中铁含量，每次 250～400ml，每周 1 次。一般临床症状会先于生化指标得到改善。治疗的同时要定期检查肝脏功能及血常规，血红蛋白不应低于 100g/L，应避免放血过量而影响心脏和引起贫血。Rocchi 等采用皮下缓慢注射去铁胺，1.5g/d，每周 5 日，其疗效优于静脉放血疗法。

卟啉症患者每日口服碳酸氢钠 4～6g 以使尿液碱化，可促使尿液的卟啉物质排泄。络合物如二巯丙醇（BAL）或依地酸（EDTA）钠钙可加强卟啉排出。光感性患者可长期口服小剂量氯喹 125mg 或羟氯喹 200mg，每周服两次，如果患者能耐受，剂量可以加倍，应注意氯喹及羟氯喹的不良反应。

褐黄病（ochronosis）

褐黄病是一种少见的氨基酸代谢障碍的遗传性疾病，患者肝脏中缺乏尿黑酸氧化酶导致大量未经氧化分解的尿黑酸（homogentisic acid）由尿中排出和沉积于人体各组织器官里，由尿液大量排出时尿呈黑色而为尿黑酸尿（黑尿病）。结缔组织内含有大量尿黑酸而使皮肤有色素沉着，指甲也有色素变化，称为褐黄病，软骨、肌腱、韧带及巩膜都有色素变化。关节有退行性变性的关节炎时称为褐黄病性关节炎(ochronotic arthropathy)。

【症状】最初症状往往是尿呈褐色或黑色,黑尿甚至是本病的唯一表现,或不太明显,可在幼儿时期出现,尿布或裤衩有色时才引起家长注意。患者往往到中年以后才发现褐黄病,最后褐黄病性关节病可发生。

皮肤表现开始出现于40岁左右,广泛地呈现淡灰、淡青、淡褐色或淡黑色,在前额、颊部、腋窝及生殖器部位特别明显。额部、颊部及腹股沟等处汗液也含色素,出汗时可使衣巾染色,严重时汗液可像浅色墨水。口腔黏膜及咽部都弥漫地变色,指/趾甲可呈青灰色或褐色。耳软骨也有色素,因距皮肤很近,可见耳朵呈青灰或青褐色。耵聍常为褐色或锅灰色。鼻翼皮肤因鼻软骨变色而呈暗灰色。肋软骨色素也可由皮肤渗出。巩膜的色素沉着往往最先显现。在30岁左右,即可见到在巩膜的外直肌附着处有褐色或灰色斑点(Osler征)。眼皮及结膜也变色,在灯光照耀下可见睑板发青。除了软骨及巩膜外,肌腱及韧带也有色素。当患者把手握成拳头时,可隐约看出指关节处伸肌肌腱发黑。耳鼓及听骨和肋骨和软骨交界处也有褐黄病变化,可引起耳聋。

在较晚期,变性的褐黄病性关节痛出现,负重较大的关节容易波及。椎关节常疼痛僵硬。X线显示脊柱的骨骼及关节往往都有改变,椎间盘往往消失,骨质疏松,骨与关节都有非感染性炎症,以后有钙盐沉着。背部下方的脊柱常有慢性疼痛,活动受限,腰骶关节可僵硬。胸椎也可波及而引起驼背,有时胸骨受损而使呼吸困难。以后,膝关节、肩关节及髋关节的活动都可受限,关节渐变强直而使肢体挛缩,以后钙化。跟腱可以裂开,椎关节软骨受损而常使椎间盘突出或引起疼痛,椎间盘钙化可使椎间间隙狭窄,可以形成椎间盘疝。

前列腺有色素可有前列腺凝结物。褐黄病性肾病及肾结石可以发生而导致尿毒症。心肌可有梗死,心瓣膜也有色素并可钙化,主动脉可因钙化而狭窄。

【病因】本病是由于常染色体隐性遗传,父母往往为近亲结婚。男女发病率约为2∶1,由于2,5-二羟苯醋酸、1,2双加氧酶(HGO)基因突变,主要存在于肝脏的尿黑酸氧化酶先天地缺乏,因而酪氨酸(tyrosine)及苯丙氨酸(phenylalanine)的中间代谢产物尿黑酸不能被进一步氧化分解,积聚于皮肤、软骨、肌腱、韧带、心内膜、大血管内膜、肾脏、肺脏等组织尤其结缔组织内,尿黑酸和部分尿黑酸在组织中氧化的产物聚合成灰青或青黑色均匀颗粒,以后由尿液排泄。

【组织病理】真皮内有淡褐色色素,不像黑色素可由银染色法染色,但可由甲紫或亚甲蓝染黑。血管的内皮细胞、基底膜、汗腺的分泌细胞及散在的组织细胞内都有色素性微粒,在胶原纤维束、弹力纤维、软骨、肌腱和动脉粥样硬化处也可查见。

【诊断】根据病史、临床表现和实验室检查资料可以诊断。主要表现为黑尿、褐黄病及关节炎。在显微镜下,可见尿液含有淡褐色微粒。尿液经空气氧化后颜色即渐变深,如加入碱性溶液,在几秒内即可呈暗褐色。汗液及尿液常使衣裤染色。

由尿液测出尿黑酸即可确诊,而正常人尿液中不含尿黑酸。恶性黑素瘤虽可有黑尿,尿液也不含尿黑酸。

【鉴别】本病应和血红蛋白沉着症、光敏感所致色素沉着、艾迪生病、皮肤卟啉症和糙皮病鉴别。

外来的化合物和药物如苯酚、间苯二酚及抗疟药能抑制含有巯基的尿黑酸氧化酶而引起获得性褐黄病(acquired ochronosis)。

【治疗】长期低蛋白饮食虽可使苯丙氨酸和酪氨酸的摄入量减少,但可影响营养而难长期实行。天然蛋白质,马铃薯,红薯能使尿中尿黑酸水平降低,骨及关节疼痛时可予以镇痛药或物理治疗。维生素C可以降低色素在结缔组织的沉积,并且减少尿中尿黑酸的排泄。维生素E和乙酰半胱氨酸作为抗氧化剂,可以降低尿黑酸的聚合和沉积。尼替西农可以抑制尿黑酸形成过程中的羟苯丙氨酸氧化酶的活性,可以作为一种新的治疗方式。

血红蛋白沉着症
(haemochromatosis)

血红蛋白沉着症又称为血色病、遗传性血色病(HHC),属于常见的慢性铁负荷过多疾病,是常染色体隐性遗传疾病;由于肠道铁吸收的不适当增加,导致过多的铁储存于肝脏、心脏和胰腺等实质性细胞中,导致组织器官退行性变和弥漫性纤维化、代谢和功能失常。

【症状】主要临床特点为含铁血黄素、血棕色素及黑色素沉着,皮肤呈铁灰色、褐色或青铜色,黏膜有色素沉着,患者常有糖尿病及肝大,因而本病又称为青铜色糖尿病(bronze diabetes),往往伴有肝硬化、心脏病或性腺功能低下等。

皮肤表现主要为弥漫的色素沉着，呈铁灰色或青铜色，以面部、手背、前臂伸侧等暴露部位以及外生殖器及其附近等皱褶处最显著。皮肤含有较多含铁血黄素时呈灰褐或铁灰色；基底细胞层可能因肾上腺皮质功能不良而有大量黑色素，于是皮肤呈青铜色。部分患者的黏膜也有色素沉着，有的并发反甲（匙状甲）或局限性鱼鳞病，也有的脱发。腺体组织内有大量含铁血黄素，结缔组织、平滑肌及肝脾等处常有很多血棕色素。血浆铁水平增高，血清中与铁结合的蛋白质也增加。色素沉着通常是全身性，但皮肤暴露部位、腋下、外阴部、乳头、瘢痕等部位可能更为明显。口腔黏膜及牙龈亦有色素沉着。色素沉着的分布特点与慢性肾上腺皮质机能不全相似。

【病因】 自1865年Trousseau首先报道一例血色病后，过去认为本病是由于饮酒过多或饮食等外界原因而引起的。以后经过检测HLA类型，并经统计学处理证明本病的发生是与第6号染色体上短臂HLA Ⅰ类复合物密切相关。本病是铁质代谢先天地发生障碍所致，主要遗传缺陷是血色病基因（hemochromatosis gene，HFE）发生点突变，由此产生C282Y蛋白，进而引起食物中铁被过度吸收。本病也可由于过量输入血液造成。多半发生于中年以上尤其60多岁的男人，在青年人极为罕见。

【实验室检查】

1. **外周血**　多正常晚期合并严重肝硬化可出现贫血、白细胞和血小板减少。

2. **血清铁**　早晨空腹血清铁在正常人为60～180μg/dl（11～30μmol/L），而HHC在180～300μg/dl（32～54μmol/L）。血清铁水平的升高还可见于酒精性肝病患者。血清铁对筛查HHC没有转铁蛋白饱和度可靠，但是可以用于检测放血疗法效果。

3. **血清铁蛋白**　血清铁蛋白在正常男性为20～200μg/L（ng/ml），在正常女性为15～150μg/L（ng/ml）。男性：HHC患者为300～3 000μg/L，女性HHC患者为250～3 000μg/L。血清铁蛋白升高还可见于炎症感染、恶性肿瘤、甲亢、慢性肝病。血清铁蛋白水平每增加1μg/L反映体内铁储存增加约65mg。

4. **转铁蛋白饱和度**　转铁蛋白饱和度（未饱和的铁结合力transferrinsaturation）＝血清铁/血清总铁结合力×100%，是一项反映铁增加的敏感、特异性指标，早期可发现生化异常。正常人为20%～35%，而HHC可以达到55%～100%。升高还可见于各种坏死炎症性肝病（慢性病毒性肝炎、酒精性肝病、非酒精性脂肪肝）、某些肿瘤等。

联合血清铁蛋白和转铁蛋白饱和度检测是检测HHC的敏感性和特异性较高的方法。

5. **肝脏组织检查**　可观察到肝组织纤维化与肝硬化的程度，并可用化学方法测定肝铁浓度。这是诊断血色病肯定的诊断方法。用普鲁士蓝染色观察可染的含铁血黄素应作为肝活检的常规方法。

6. **骨髓涂片或切片**　含铁血黄素颗粒增多。尿沉渣中也可见这种颗粒。皮肤活检可见黑色素和含铁血黄素颗粒，多数患者见到表皮基底细胞及汗腺中有继发于铁沉积的灰色素。

7. **糖耐量试验**　多异常，血糖可以增高。转氨酶常增高，但肝功能也可正常。血浆中黄体生成素，卵泡刺激素和睾酮均减少。

8. **基因检测**　随着基因检测的出现，HC在无症状个体得到诊断将会非常常见。可以进行的基因检测有*C282Y*、*H63D*等，用于基因型临床诊断和一级亲属筛查。

9. **X线摄片检查**　手、腕或其他受累关节显示软组织肿胀。关节间隙狭窄、关节面不整和骨密度减低。骨质疏松及骨皮质囊肿也较常见。软骨钙化和关节周围韧带钙化是关节病的晚期表现。

10. **X线摄片胸部检查**　显示肺血管纹理增加或有胸膜渗出，可有心脏扩大。

11. **心电图检查**　约30%的患者有心电图异常，可出现房性或室性心律失常，期前收缩、室上性及室性心动过速、室性颤动、低电压或ST-T段异常等改变。

12. **心脏超声波扫描和心导管检查**　可证实有限制性心肌病。

13. **心脏X线动态摄影术**　可显示心室收缩振幅减少，是查明心脏受累情况的敏感方法。

14. **肝脏计算机断层扫描术（CT）检查和磁共振图像检查**　铁负荷过多的病例可显示肝密度增高，组织铁增加，敏感性提高。严重患者CT可见肝密度超过36亨氏单位（Hu）。

15. **去铁胺试验**　肌内注射螯合剂去铁胺（去铁敏）500～1 000mg（或10mg/kg）后，收集24小时尿测铁含量。正常人<2mg/24h，肌肉组织缓解很好，可使尿铁排出量增加（>2mg/24h），HHC>10mg/24h。

【诊断】 当出现典型症状，诊断应无困难，但不应当等待以至出现器官损伤的证据（如关节炎，糖尿病或肝硬化等）才做出诊断。这些并发症是难以逆转的，及早做出诊断对于预防严重的并发症，尤其是预防肝癌的发生是很重要的。目前尚无最有效的方法及早做出诊断。在无继发感染和并发肝癌的病例中，最简单和实用的筛选实验是血清铁（SI），血清铁蛋白、总铁结合力和转铁蛋白饱和度测定。SI 大于 32μmol/L（180μg/dl），转铁蛋白饱和度达 60%或更高，或者有逐渐增高的趋势，若能排除其他原因，则为血色病纯合子的可能性极大。血清铁蛋白也是一个有用的筛选试验。对疑似患者进行去铁胺试验：去铁胺为铁螯合剂，肌内注射去铁胺 10mg/kg 后，正常人 24 小时尿铁排泄量一般不超过 2mg，而患者通常大于 10mg。这一试验有助于间接窥视体内实质细胞中铁的含量，也有助于临床诊断。在肾功能减退及抗坏血酸（维生素 C）缺乏可排泄减少。

【治疗】目前尚无有效的根治疗法，常用的治疗措施包括去除体内多余的铁和对受损器官进行支持疗法。一旦确定为本病的患者应立即进行治疗，尽快减轻体内铁负荷，使体内铁含量达到正常或接近正常水平，这是延长生存期，使组织损害逆转的最好方法，常用的治疗方法如下。

1. **饮食方面**　HHC 患者应该平衡膳食，多进食各种蔬菜水果、豆类、谷物、低脂奶制品；减少高铁食品摄入量，鱼类和家禽含铁量低于肉类和海产品；饮用茶和咖啡可以减少铁摄入量；尽量不饮酒或者少饮酒；避免补充铁离子、含铁复合维生素，不要补充锌和止咳糖浆；避免进餐时补充维生素 C，可以在餐间饮用橙汁等维生素丰富果汁。海产品含有细菌，对 HHC 可能造成致命的感染，故应该仔细清洗炊具和海产品、海产品充分加工。用玻璃或者陶瓷而不是铁锅及不锈钢炊具。

2. **静脉放血**　减轻体内铁负荷的最主要的，有效措施是静脉放血疗法。一般每次可放血 400~500ml，每周 1~2 次。每次放血能去除 200~300mg 铁，每次排铁量以血中血红蛋白水平而异，每排出 1g 血红蛋白等于排铁 3.4mg。1 年中约可放血 100 单位（每单位 200ml）。具体放血方案应视患者体内铁负荷程度不同而不同，每次放血前后，监测血清铁，血清铁蛋白与转铁蛋白饱和度。一般铁逐渐移除后血清铁蛋白会随之下降，而转铁蛋白饱和度仍维持高水平。当 Hb 降到<100g/L，血清铁蛋白<12g/L 时应暂停静脉放血，以后可每 3~4 个月放血 500ml 维持治疗。

3. **铁螯合剂**　铁螯合剂或去铁剂是一种药物性防止或去除铁积聚的治疗方法，现已有 100 多种铁螯合剂，经体内及体外试验，其中临床上最常用的是去铁胺，静脉、肌内或皮下注射。口服吸收差，也可与静脉放血同用。

4. **并发症的治疗**

（1）糖尿病：部分患者通过放血治疗可减轻症状。通过减肥，饮食控制，口服降糖药物及用胰岛素等综合治疗可取得疗效，但有时疗效较差。

（2）心脏病变：有报道部分伴有左心功能不全和快速心律失常者，去铁后可得到改善。但充血性心力衰竭和心律失常，特别是室性心动过速将是致命的。治疗方法与标准治疗方法相同。

（3）性腺功能低下：仅少数幸运者经彻底的放血治疗后垂体-睾丸-月经功能恢复正常。多数由于腺垂体纤维化，所导致的性功能低下为不可逆的。性功能不全用睾酮治疗可减轻症状，少数伴有贫血的男性患者用睾酮替代治疗后贫血改善。其他内分泌异常可视病情给予替代治疗。

（4）关节病变：用静脉放血和非皮质激素药物治疗后，1/3 患者的关节痛好转，无变化或恶化者各占 1/3。关节炎性改变仍持续存在。一些患者关节功能退化持续进展，需行全膝关节或全腰关节成形术以再造完整的功能。

5. **支持疗法**　肝功能衰竭、心力衰竭、糖尿病、阳痿和其他继发性疾病的治疗类似于这些疾病常规的治疗方法。对于糖尿病宜使用胰岛素治疗，口服降糖药效果不佳。

终末期肝病可用原位肝移植进行治疗。但是，除非首先纠正过多的铁储存，否则肝移植的结果不很乐观。已经有的数据表明与其他原因的肝移植相比死亡率高，原因与肝外铁离子沉积有关，肝移植后的死亡原因为感染和心血管并发症。

放血疗法，每周 1 次，可放血 500ml，治疗目标是使血清铁蛋白维持在 50~100ng/ml，治疗期间不需要调整饮食，但应避免补充维生素 C 和铁剂。依地酸钠（EDTA Na）也被应用而认为有效。有糖尿病时必须治疗，伴有肝硬化时要按内科方法处理。

苯丙酮尿症（phenylketouria）

苯丙酮尿症（phenylketouria）是由于肝脏中的苯丙氨酸羟化酶活性不足或者缺乏，导致苯丙氨酸代谢异常，使得苯丙氨酸不能转变成为酪氨酸，导致苯丙氨酸及其代谢产物在体内大量蓄积，损伤脑神经细胞而引起的一系列临床症状。本病是一种常染色体隐性遗传病。

【症状】 由于黑色素合成先天地受到干扰，患儿的皮肤及毛发的颜色变淡，皮肤白嫩者色素尤其显著减少。患者对光线往往非常敏感，约 50% 的患者并发湿疹，也易发生脓疱疮及其他皮肤感染。皮肤可有硬皮病性变化，在婴儿早期，股部及臀部皮肤就可发硬并随年龄增长而加重。

患者常有智力迟钝、多动症及腱反射亢进等锥体束外的神经症状，脑电图往往异常。

本病并不罕见。我国有研究报告 36 例患儿皮肤多半白而细嫩，头发呈棕色、黄或白色，有的并发湿疹或头小、智能低下等神经症状，尿含苯醋酸而有霉味。

【病因】 本病是一种常染色体隐性遗传病，患者父母为异常基因携带者，所以父母不发病，母亲怀孕时父母有 1/4 的几率将各自的异常基因传给胎儿，导致患儿一出生即患上苯丙酮尿症。由于肝脏中的苯丙氨酸羟化酶(phenylalanine hydroxylase，PAH)的活性，先天不足或缺乏，苯丙氨酸不易转变为酪氨酸，在血液中含量高于正常(正常新生儿一般小于 120μmol/L)。苯丙氨酸不向酪氨酸转变，因而酪氨酸减少，从而黑色素生成减少而使皮肤及毛发颜色变浅。智力迟钝及癫痫等神经系统症状可由脑内氧化率降低引起。

【诊断】 由于 PAH 的活性很小，苯丙氨酸的代谢产物苯丙酮酸、苯醋酸及苯乳酸等随尿液排出体外。新鲜尿液标本的氯化铁试验呈阳性反应，二硝基苯肼实验也是阳性；尿液中苯丙酮酸遇氯化铁即呈绿色。

【治疗】 本病是少数可以早期诊断的先天性遗传病，儿童在出生后应尽早进行筛查，一般在 2 周内，开始治疗的年龄越小，愈后越好，患儿的智力发育可以接近正常人，晚期治疗均存在不同程度的智力低下。低蛋白饮食虽可使血液中苯丙氨酸减少而使症状减轻，但可影响营养及发育，还需要补充酪氨酸和其他氨基酸。

H 病(Hartnup disease，H disease)

H 病是一种色氨酸过氧化物酶先天缺乏而使氨基酸代谢失常，*SLC6A19* 基因发生突变，为染色体隐性遗传性疾病。色氨酸无法代谢为烟酸而引起糙皮病样皮疹，并有氨基酸尿及尿蓝母尿(indicanuria)，还有间歇发作的暂时性小脑共济失调。

本病一般在 3~9 岁时开始发生。暴露部位尤其前额、颊部、口周围、手背及前臂等处皮肤干燥脱屑及发红。鳞屑性红斑的边界清楚，日晒以后皮损显著红肿并有灼热感，消退后遗留色素沉着。有的患者有口炎、舌炎及腹泻。病状较轻者皮疹可像异位性皮炎或脂溢性皮炎。

最常见的神经症状是小脑共济失调。此外，可有眼球震颤、手足颤抖或精神失常。

尿液含有氨基酸及尿蓝母，还有吲哚-3-醋酸。

临床表现随年龄的增长而渐减轻。大量烟酸可控制脑症状及使皮疹消退，患者应尽量避免日晒，必要时可擦遮光剂。

痛风(gout)

痛风是尿酸或尿酸盐沉着的代谢障碍性疾病，分为急性及慢性两型。慢性痛风患者有一种被称为痛风石(tophus)的皮下结节，坚硬疼痛。

【症状】 痛风分为急性及慢性两型。

急性发作的痛风多半是原发性关节痛风。急性发作往往是在夜间，患者的一侧关节显著肿胀疼痛，最常见于第一跖趾关节，皮肤发红灼热，全身恶寒发热，黎明时患者出汗，热度消退，疼痛也停止，但到晚间时又发作，如此连续 3~10 日才停止；若干时期后可复发，并可发生于其他关节为手痛风、膝痛风、肩关节痛风等。

慢性痛风是第一次发作后经 5~40 年而渐形成，指趾关节等往往发生畸形，皮下组织内发生痛风石，引起剧烈的疼痛(图 28-36，图 28-37)。痛风石逐渐变硬扩大，较大结石可以溃破，露出一种白色坚硬的物体(痛风石)，结石脱落后，痛风溃疡形成。痛风石往往出现于膝关节、指关节等关节附近的柔软组织及关节软骨等处，发生于耳朵时，只有针头至绿豆大。

除了关节变化外，胃肠、支气管、泌尿器官及浆膜可发生炎症，肾脏及循环系统也常发生障碍。肾结石、糖尿病、肥胖及动脉硬化是常见的并发病。

【实验室检查】 血液中尿酸含量超标，白细胞增多，血沉加快，晚期时肾功能可受损。

【病因】 痛风是嘌呤(purine)代谢发生障碍的疾病。嘌呤代谢产物是尿酸及尿酸盐，由肾脏排泄；如果体内嘌呤物质太多，所产生的尿酸及尿酸盐不能全由肾脏排出，就会积聚在血液以及关节、结缔组织及肾脏等组织内而引起病变。痛风常在

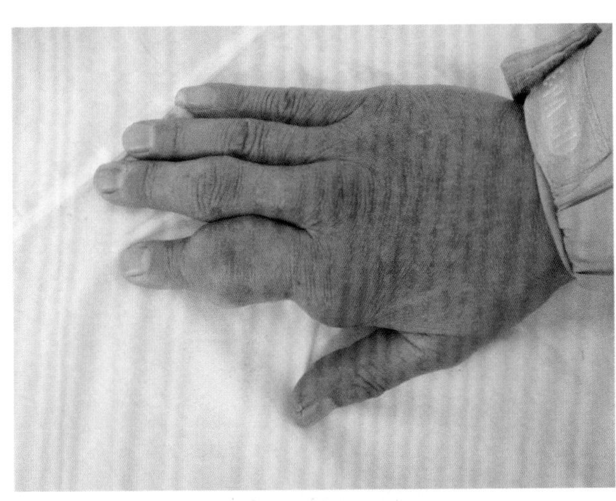

图 28-36　痛风石(一)

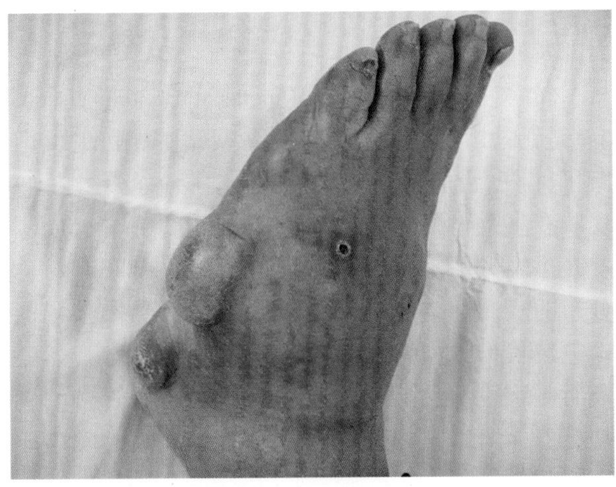

图 28-37　痛风石(二)

夜间急性发作,是由于夜间排尿较少,血液中尿酸及尿酸盐较多的缘故。

痛风多见于男性,男女之比约为 20∶1。病因还不完全明了。有人把痛风分为原发性及继发性。

原发性痛风可由于嘌呤代谢先天性异常,约25%的患者有家族史,被认为显性遗传。食含嘌呤高的食物、内分泌紊乱、情绪紧张等因素可使症状有所不同,外伤、手术或汞剂及噻嗪类利尿剂等可以诱发急性痛风。

继发性痛风偶然是红血病、慢性白血病及其他骨髓增生性疾病的一个并发病。肾脏疾病、高血压、铅中毒、糖尿病、淋巴瘤及其他恶性肿瘤等偶然伴发高尿酸血症和痛风。

【组织病理】 痛风石是尿酸或酸性尿酸钠所形成的针状长形结晶,并含有少量尿酸钙等无机化合物而形成块状物,其中可有继发性钙盐沉着。结石附近常有异物巨细胞及结缔组织细胞等异物反应。

组织标本最好用乙醇而不用甲醛溶液固定,因为甲醛溶液破坏尿酸盐的特征性针状结晶,痛风石呈无定形块状物。

急性痛风的关节有炎症,慢性痛风的关节常有增殖性变化。

【治疗】 患者不要饮酒,少吃脂肪及刺激性食品,尤其应该少吃或不吃动物内脏、海鲜如蟹类等富含嘌呤的食物。要多喝水,每日尿量保持在 2 000ml 以上以防止尿酸盐大量沉积于尿路内。

秋水仙碱(colchicine)对急性痛风有效。第一次口服 0.5~1.0mg,以后每 2~3 小时服 0.5mg,直到疼痛消失或胃肠反应发生为止。秋水仙碱 0.25~0.30mg 溶于生理盐水 3ml 中做静脉注射,以后每 6 小时 0.5mg,直到疼痛消失。24 小时内注射总量不超过 4mg。秋水仙碱常和别嘌醇(allopurinol)同时应用,别嘌醇 50~100mg,每日 3 次,可以减少血中尿酸浓度及尿酸盐在器官内的沉积,特别适用于痛风性肾病患者。

痛风急性发作时,口服阿司匹林或水杨酸钠可以镇痛,特别是保泰松除了消炎止痛外,还能减少尿酸由肾小管再吸收而促使其排泄。在痛风发作时,保泰松可口服 0.2~0.4g,以后每 6 小时服 0.1~0.2g,维持量为 0.1g,每日 3 次。塞来昔布、美洛昔康、依托考昔、等用于治疗痛风,患者耐受性良好。糖皮质激素制剂如泼尼松等在发作时可使疼痛迅速减轻。

磺吡酮(sulfinpyrazone)是保泰松的衍化物,主要应用于慢性痛风。成人开始量为每日 0.1~0.2g,一周后可增到 0.4g,同时应服碳酸氢钠及大量喝水,但不可和水杨酸钠共服。

辛可芬(quinophan)、阿托方(atophan),可以促进尿酸排泄及减轻关节疼痛,每次 0.3~0.6g,每日 3 次,每周服 3~4 日,可连服数周。在服药时期,患者要多喝水,同时内服碳酸氢钠;如果患者发生呕吐、荨麻疹、尿胆原增多等不良反应,必须停用以免肝肾被损。

丙磺舒(probenecid)对慢性痛风有效,可促使肾脏排泄尿酸,降低血中尿酸浓度,内服 0.5~2.0g/d,分为两次,同时要多喝水,并服碳酸氢钠;长期服用后,可使关节病变好转,肾功能改善,痛风石逐渐吸收,而肾功能显著不良的患者应该忌服。苯溴马隆具有较好的排尿酸作用及一定降脂作用,治疗原发病的同时还可以减少血管并发症,但长期服用需定期复查肝肾功能。

还可使用促肠道尿酸排泄药物,如蒙脱石、药用炭等,以促进尿酸排泄。

矿泉疗法、按摩、温浴、透热疗法是可用的辅助疗法。痛风石可以切除。

皮肤钙质沉着(calcinosis cutis)

皮肤钙质沉着是钙盐沉着于真皮或皮下组织而发生丘疹、结节或肿块,有时皮肤溃破而有钙盐排出。

本病有各种分类、命名及其含义,但任何分类法都难使人满意。按分布情况可分为限界性及普遍性。按血清钙磷水平则转移型的钙磷高,而营养不良型者血清钙磷正常。按病因则有特发性、代谢性、肿瘤性及外伤性等。

【症状】 多数钙盐沉积物广泛分布于真皮及皮下组织甚至肌肉及肌腱内,或只有少数沉积物局限于某些部位的皮肤内。

普遍性钙质沉着(calcinosis universalis):多个钙质沉积物对称分布于四肢,也可见于躯干,通常散布于腕部、膝部、肘部、髋部的皮内或皮下,也可存在于肌肉及肌腱内。大小不定,一般是豌豆到核桃(0.5~5cm)大的结节或斑块。初起时不觉疼痛,结节上方的皮肤可以自由推动,外观正常。以后,这些沉积物可有疼痛及压痛,上方皮肤和沉积物粘连并可发红,以后可溃破而放出含有钙盐颗粒的乳酪状物质或脓状物质,溃疡不易愈合。病程往往很慢,沉积物可经多年之久才被逐渐吸收或因皮肤溃破而排出。

限界性钙质沉着(calcinosis circumscripta):少数钙质沉积物构成结节或块状物出现于皮肤内,最易发生于手指及腕部等容易遭受外界摩擦和挤压的部位。初起时,结节上方皮肤完全正常,逐渐和沉积物粘连而发炎,皮肤溃破时排出乳酪色油腻物或含有砂粒样物质(图 28-38)。溃疡愈合时遗留瘢痕,以后可复发。

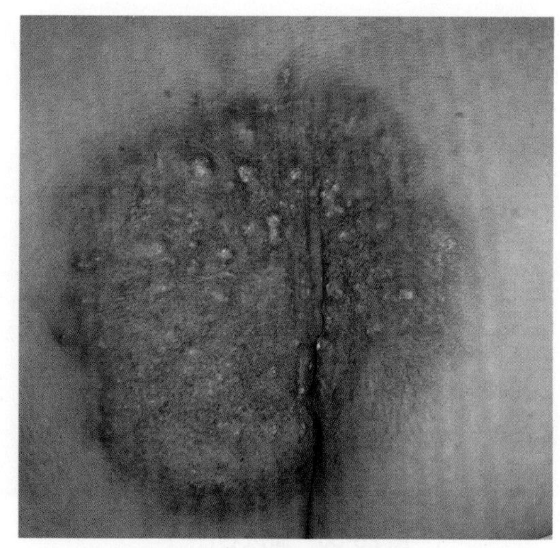

图 28-38 限界性钙质沉着

肿块性钙质沉着(tumoral calcinosis)是较大的沉积物发生于大关节附近,皮肤溃破时排出白垩样物质,别处可有钙质丘疹或结节。这种损害主要发生于南部非洲的黑人,常出现于幼年时期。

表皮下钙化结节(subepidermal calcified nodule)又称为孤立性先天性结节性钙化形成(solitary congenital nodular calcification),通常是一个隆起的坚硬小结节,偶然不止一个。本病在出生时或婴幼儿时期出现,结节表面光滑或呈疣状,最易发生于面部及四肢。

转移性皮肤钙质沉着(metastatic calcinosis cutis)是钙盐广泛沉着于皮肤及皮下组织内,也可散布于肺脏、肾脏、心脏、胃、眼及动脉血管中层内。皮肤有多个坚硬的白色小丘疹,直径 1~4cm,周围皮肤可轻微水肿,丘疹可排列成线状,有时有对称分布的浸润性结节或斑块,可从丘疹及结节挤出淡白色粒状物,这些损害往往对称发生于腘窝、髂嵴及后侧腋线部位。真皮及皮下组织的血管可因钙盐沉着而闭塞,引起梗死性溃疡形成,最易发生于小腿部位。

【病因】 沉着的不溶性钙盐一般是无定形磷酸钙及小量碳酸钙,还可有些磷酸钙结晶,有的有单钠尿酸盐及二羧焦磷酸钙或羟磷灰石结晶,或有焦磷酸钙沉积。

(一) 转移性钙质沉着的血清钙和磷增加

1. 由于多发性骨髓瘤、骨髓炎、白血病或癌转移,骨骼被破坏而放出大量钙及磷酸盐离子。

2. 过分摄取维生素 D 而使血钙含量太高和多吃牛乳及含碱类饮食。

3. 由于甲状旁腺肿瘤或甲状旁腺功能亢进而有高钙血症,动脉往往发生弥漫性钙化。皮肤钙质沉着常见于继发性而罕见于原发性甲状旁腺功能亢进。

4. 慢性肾病降低肾脏清除磷酸盐的作用,血清磷水平增加,从而降低血钙水平,甲状旁腺受此刺激而促使大量钙磷由骨骼移入血液,血清磷酸盐更增多,终于引起软组织钙化。

(二) 营养不良性钙质沉着(dystrophic calcinosis)的血清钙磷正常

在多种生理因素的影响下,结缔组织、脂肪细胞等组织受损而变性或坏死后，释放碱性磷酸酶并作用于磷酸酯而使其分解，产生的磷酸盐和钙离子结合而成不溶的磷酸钙沉积于局部受损组织内。

营养不良性钙质沉着最常发生于结缔组织疾病，特别是泛发性钙质沉着常发生于皮肌炎患者。系统性硬皮病以及 CREST 综合征常有限界性钙质沉着，最易发生于指端的真皮及皮下组织内，有钙质沉着者预后往往较好。钙质沉着通常出现于患病已 10 年以上者。常见于手部及手指，上方皮肤往往溃破而排出钙盐。其他结缔组织疾病如系统性红斑狼疮、混合结缔组织病、类风湿关节炎都可有钙质沉着于皮肤内。

钙质沉着除常见于皮肌炎、系统性红斑狼疮及系统性硬皮病外，也可出现于皮肤弹性过度综合征又称弹力过渡性皮肤(Elastic transitional skin)、也称埃勒斯-当洛斯综合征(Ehlers-Danlos syndrome)、全身弹力纤维发育异常症(Abnormal development of elastic fibers in the whole body)，是一种有遗传倾向影响结缔组织的疾病，可出现弹力纤维假黄瘤、新生儿硬化病等病的皮下结节或痛风的痛风石内，发生于这些代谢性疾病的泛发性或限界性钙质沉着可被称为代谢性皮肤钙质沉着(metabolic calcinosis cutis)。

(三) 特发性皮肤钙质沉着(idiopathic calcinosis cutis)的病因不明

有的有家族史而可和遗传有关。肿块性钙质沉着多半发生于南非洲的黑人，血清钙正常而磷酸盐减少。表皮下钙化结节被疑为起源于痣细胞或汗腺管等的钙质错构瘤。有的患者阴囊处皮肤有多个钙化结节，往往开始出现于儿童或少年时期，以后逐渐变大及增多，称为阴囊特发性皮肤钙质沉着(idiopathic calcinosis of the scrotum)(图 28-39)。

(四) 其他

长期和含有氯化钙的物质接触可使局部发生外伤性皮肤钙质沉着(traumatic calcinosis cutis)。表皮囊肿、皮样囊肿、基底细胞癌、毛母质瘤(钙化上皮瘤)、纤维瘤、肉瘤等良性或恶性肿瘤内可有钙质沉着。猪囊尾蚴死亡后往往钙化。

【组织病理】 钙盐沉积于真皮的胶原纤维束之间及皮下组织内，在真皮内常呈粒状或小片，在皮下组织常是大块状，附近为结缔组织包绕，并可有异物巨细胞(图 28-40)。

皮下脂肪在钙盐沉着前可以变性，变性的脂肪可和游离钙离子结合，成为块状沉着物的一个组成部分。

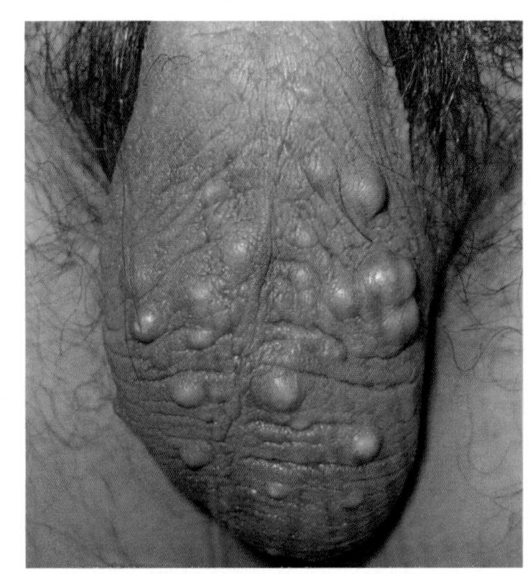

图 28-39 阴囊特发性皮肤钙质沉着
(杭州市第三人民医院郭波提供)

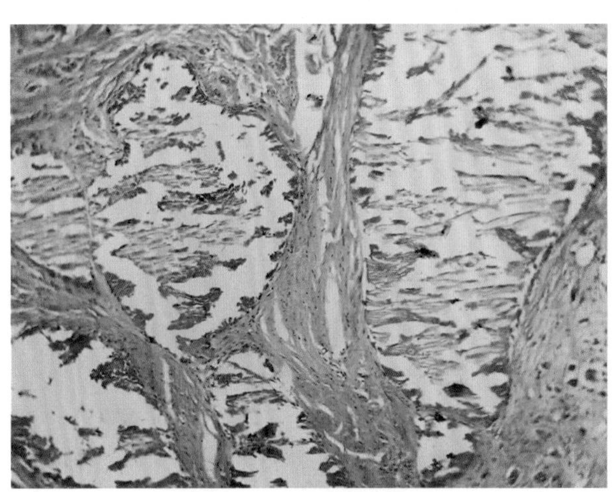

图 28-40 皮肤钙质沉着病理

【诊断】 常规(HE)染色使钙盐呈深蓝色，而柯萨(GUS)染色法染成黑色。

X 线显示软组织中钙盐所在处，也能鉴别本病与囊肿、痛风或其他疾病。X 线也可显出骨骼的脱钙程度。

测定血清钙及磷酸盐水平可以帮助诊断，测定磷酸酶可以反映骨骼脱钙程度。尿钙及钙平衡的实验室检查也可协助诊断。

【治疗】 当钙盐广泛存在而为普遍性钙质沉着时，可用络合物依地酸钠(EDTA Na)溶于 5%葡萄糖溶液 500ml，静脉滴注 4~6 小时，成人每日用量为 2.5~3.0g，以 5~10 日为一个疗程。一例用依地酸钠治疗，应用 3 个疗程后痊愈，疗程间隔时间为一周。

有转移性钙质沉着尤其伴有慢性肾病时，可每日口服氢氧化铝凝胶 60ml。

有限界性钙质沉着时，可手术切除钙质沉积物。

低钙血症（hypocalcaemia）

低钙血症是血钙低于正常值的现象，属于钙代谢紊乱。由于钙发挥生理作用取决于游离钙（即离子钙），所以低钙血症一般也指低离子钙，也称为游离钙低于正常值（<1.1mmol/L）。成人体内总钙量为 1 000～1 300g，99%以骨盐形式存在于骨骼和牙齿中，其余存在于各种软组织中，细胞外液钙仅占总钙量的 0.1%，约 1g。成人血钙水平为 2.2～2.6mmol/L（8.8～10.4mg/dl），主要以三种形式存在：①游离钙（50%），也称为离子钙；②蛋白结合钙（40%）；③可扩散结合钙（10%）。

当血清白蛋白浓度在正常范围时，血钙低于 2.2mmol/L（8.8mg/L）正常值 2.2～2.7mmol/L，称为低钙血症。不同医院血钙化验参考值有小的差异，也有血钙低于 2.1mmol/L（8.4mg/L），正常值 2.1～2.55mmol/L，确定为低钙血症。酸中毒或低蛋白血症时仅有蛋白结合钙降低，此时血钙低于正常，但离子钙不低，不发生临床症状；反之，碱中毒或高蛋白血症时，游离钙降低，但蛋白结合钙增高，故血清钙仍可正常，也会发生低血钙临床症状，低蛋白血症时需要计算校正的钙浓度，依此诊断低钙血症。

【症状】 低钙血症经常没有明显的临床症状。临床症状的轻重与血钙降低的程度不完全一致，而与血钙降低的速度、持续时间有关。血钙的快速下降，即使血钙水平在 2mmol/L，也会引起临床症状。低血钙的临床表现主要和神经肌肉的兴奋性增高有关。

1. **神经肌肉系统** 由于钙离子可降低神经肌肉的兴奋性，低钙血症时神经肌肉的兴奋性升高，可出现肌痉挛，周围神经系统早期为指/趾麻木。轻症患者可用面神经叩击试验（Chvostek 征）或束臂加压试验（Trousseau 征）诱发典型抽搐。严重的低钙血症能导致喉、支气管等痉挛，呼吸暂停。还可出现精神症状如烦躁不安、抑郁及认知能力减退等。甲状旁腺功能低下的全身性症状有癫痫、感觉异常、肌痛性痉挛及雷诺病样发作；手足抽搐虽是典型表现，但可没有。慢性患者往往有精神症状。

2. **心血管系统** 主要为传导阻滞等心律失常，严重时可出现心室纤颤等，心力衰竭时对洋地黄反应不良。心电图典型表现为 Q-T 间期和 ST 段明显延长。

3. **骨骼与皮肤、软组织** 慢性低钙血症可表现为骨痛、病理性骨折、骨骼畸形等。骨骼病变根据基本病因可以分为骨软化、骨质疏松、佝偻病、纤维囊性骨炎等。慢性低钙血症患者常有皮肤干燥、无弹性、色泽灰暗和瘙痒；还易出现毛发稀疏、指甲易脆、牙齿松脆等现象；低钙血症引起白内障较为常见。

4. **低血钙危象** 当血钙低于 0.88mmol/L（3.5mg/dl）时，可发生严重的随意肌及平滑肌痉挛，导致惊厥、癫痫发作、严重哮喘，症状严重时可引起喉肌痉挛致窒息、心功能不全、心脏骤停。

皮肤表现可发生于手足抽搐之前。全身皮肤轻微水肿，角化过度而有细薄鳞屑，皮肤干燥粗糙。甲板混浊变脆，可有横嵴。毛发稀疏发梢增粗，头发可成片脱落，眉毛及睫毛也稀疏，腋毛及阴毛可脱落。血清钙含量一般低于 2.1mmol/L，无机磷增高，而碱性磷酸酶正常。

甲状旁腺功能降低使患者的免疫力减低。指甲、趾甲、甲皱襞、皮肤黏膜容易有念珠菌感染，有的可发生泛发性念珠菌病。疱疹样脓疱病是一个罕见的伴发疾病。

【病因】 可因甲状腺切除术，或其他因素损伤甲状旁腺，或因甲状旁腺有特发性萎缩造成。甲状旁腺功能低下时引起低钙血症而有手足抽搐，有的患者血钙虽低下，只在妊娠或哺乳等身体特殊需要钙的情况下，才有临床表现，因而有的甲状腺切除术后患者经多年之后才有手足抽搐。此外，低钙血症也可由于吸收不良引起。各种原因引起血钙降低，低血钙刺激甲状旁腺合成和释放 PTH；而低血钙、PTH 均可增强近端肾小管上皮细胞内 1α 羟化酶的活性，从而促进 $1,25(OH)_2D_3$ 的合成。PTH 可促进骨的吸收，同时 PTH 和 $1,25(OH)_2D_3$ 又可增加远端肾小管钙的回吸收，$1,25(OH)_2D_3$ 还可增加肠道钙的回吸收，从而使血钙升高。当甲状旁腺功能减退、维生素 D 代谢障碍、肾衰竭时，PTH、$1,25(OH)_2D_3$ 合成障碍，使机体正常的血钙平衡调节紊乱，从而出现低钙血症，并引起一系列临床症状。

【治疗】 有症状和体征的低钙血症患者应予治疗，血钙下降的程度和速度决定纠正低钙血症的快慢。若总钙浓度小于 1.875mmol/L（7.5mg/dl），无论有无症状均应进行治疗。

低钙血症若症状明显，如伴手足搐搦、抽搐、低血压、Chvostek 征或 Trousseau 征阳性、心电图检查提示 Q-T 间期 ST 段延长伴或不伴心律失常等，应予立即处理，一般采用 10% 葡萄糖酸钙 10ml（含 Ca^{2+} 90mg）稀释后静脉注射（大于 10 分钟），注射后立即起作用，必要时可重复使用以控制症状。注射过程中应密切监测心率，尤其是使用洋地黄的患者，以防止严重心律失常的发生。若症状性低钙血症反复发作可在 6~8 小时内静脉滴注 10~15mg/kg 的 Ca^{2+}。氯化钙亦可使用，但对静脉刺激大。Ca^{2+} 浓度不应大于 200mg/100ml 以防止外渗后造成对静脉和软组织的刺激。若患者伴有低镁血症必须同时予以纠正。

慢性低钙血症首先要治疗低钙血症的病因，如低镁血症、维生素 D 缺乏、营养不良等；另外可以给予口服钙和维生素 D 制剂（营养性维生素 D 或活性维生素 D）。口服钙制剂包括葡萄糖酸钙、枸橼酸钙和碳酸钙，根据低钙血症情选择应用，一般每日可服 1~2g，鱼肝油内富含维生素 D，可促进钙从肠道吸收，价廉，但作用较慢一旦作用发生可持续较久，应经常监测血钙调整用量。活性维生素 D 包括 $25(OH)_2D_3$ 及 $1,25(OH)_2D_3$（骨化三醇），作用较快，尤其是后者，用后 1~3 日开始生效，且作用时间短，使用较安全，每日使用 0.25~1μg。非肾衰竭的慢性低钙血症也可在低盐饮食的基础上使用噻嗪类利尿剂以减少尿钙的排出。

血钙一般纠正到正常低值即可，纠正到正常偏高值可导致高尿钙症，易发生尿路结石。

（贾建琴）

参考文献

赵辨. 中国临床皮肤病学[M]. 南京：江苏科学技术出版社，2009：1382-1401.

第二十九章

网状内皮系统肉芽肿性疾病

网状内皮系统的定义来源于 Ashoff 在给活体动物注射一些染料后发现整个机体的细胞中一部分着色,一部分不着色,他把着色的细胞统称为网状内皮系统,其中包括网状细胞、内皮细胞及巨噬细胞。经研究证明,网状细胞和内皮细胞没有吞噬能力,在细胞的起源和形态结构上也不同于巨噬细胞。

网状细胞可形成纤维和胶原,在造血上起着重要作用;内皮细胞主要构成毛细血管壁;巨噬细胞由单核细胞演变而来,具有吞噬功能,与单核细胞一起组成单核吞噬细胞系统。单核吞噬细胞系统在体内分布广,细胞数量多,主要分布于疏松结缔组织、肝、脾、淋巴结、骨髓、脑、肺以及腹膜等处,并依其所在组织的不同而有不同的名称。单核吞噬细胞系统的细胞有很强的吞噬能力,能吞噬异物、细菌、衰老和突变的细胞等。此外,也吞噬抗原抗体复合物,并参与脂质与胆固醇代谢,可吞噬和蓄积脂质。吞噬的生理意义在于消除体内不需要的物质,其中巨噬细胞与淋巴细胞、粒细胞、肥大细胞在功能上有互相促进和互相抑制的作用。当单核吞噬细胞系统的生理功能失调时,可引起多种疾病。

以往在组织学上,将网状内皮系统细胞增生的疾病称为网状细胞增多病(reticulocytosis),包括多种良性、恶性或肉芽肿性疾病,损害可以同时出现于身体的不同部位。网状细胞增多病可包括结节病、肥大细胞增多症、类脂沉积病类等甚至梅毒及结核之类;恶性网状细胞增多病可包括霍奇金(Hodgkin)病、蕈样肉芽肿及非霍奇金淋巴瘤等;肉芽肿性疾病是指非感染性肉芽肿,包括肥大细胞增多症、结节病及皮肤淋巴细胞瘤等良性疾病。

(一) 类脂沉积症

类脂沉积症(lipoidosis)主要侵犯网状内皮系统,脂代谢失常,损害内有类脂质,属于代谢障碍性疾病。

类脂沉积症为系统性或局限性:系统性类脂沉积症包括播散性黄瘤病、类脂蛋白沉积症、戈谢(Gaucher)病、尼曼-匹克(Niemann-Pick)病及组织细胞病,还包括没有皮损的原发性家族性高胆固醇血症、特发性高脂血症、糖尿病等各种症状性高脂血症等系统性疾病;局限性类脂沉积症包括睑黄瘤、幼年性黄色肉芽肿、冯吉尔克(Von Gierke)病及类脂性渐进性坏死等。

一般将类脂沉积症分为下列四类:

1. 血脂蛋白不正常的全身性类脂质沉积症 Ⅰ~Ⅴ型高血脂蛋白血症、丹吉尔(Tangier)病。

2. 组织存贮类脂质的类脂沉积症 尼曼-匹克病、戈谢病、弥漫性体部血管角皮瘤及脂质肉芽肿病。

3. 组织细胞病 嗜酸细胞性肉芽肿、汉-许-克(Hand-Schüller-Christian)病及莱特勒-赛威(Letterer-Siwe)病。

4. 基本侵害皮肤的类脂质病 网状组织细胞增多病和幼年性黄色肉芽肿等。

(二) 高脂蛋白血症类

高脂蛋白血症(hyperlipoproteinemia)是指血浆中胆固醇(TC)和/或甘油三酯(TG)水平升高,实际上是血浆中某一类或某几类脂蛋白水平升高的表现。高脂蛋白血症的病因可分为原发性和继发性,前者病因不明,大多为家族遗传性,可能与脂蛋白酯酶的遗传性缺陷或活力降低有关,继而导致脂蛋白分解代谢障碍。非家族性发病可能与环境、饮食、营养状态或应用药物有关,继发性者多见于糖尿病、甲状腺功能低下、阻塞性肝病、血液系统疾病、类脂质肾病、黏液性水肿,胰腺炎及痛风等,亦可因雌激素治疗、肥胖或酗酒所致。测定空腹血清胆固醇及脂质水平,由电泳及超离心法测定脂蛋白类,即可查出 5 类高脂蛋白血症。按世界卫生组织 WHO 分型标准分为 5 型,其中Ⅱ型分为Ⅱa、Ⅱb 两个亚型。其生化特征见表 29-1。

表 29-1　高脂蛋白血症的生化特征

			血脂分析			脂蛋白电泳			
类型	患病率	血浆外观	胆固醇	三酰甘油	比值	CM	VLD	LDL	HDL
Ⅰ	很少见	上层奶油样盖下层清	±	+++	<0.1	++	±	-	↓
Ⅱa	1∶300	完全澄清	++	-	>1.5	-	-	++	-
Ⅱb	1∶300	澄清或混浊	++	+	不定	-	+	++	↓
Ⅲ	1∶10 000	混浊	+	+	接近 1.0	-	+		↓
Ⅳ	1∶100	混浊或澄清	-	++	不定	-	+	-	↓
Ⅴ	少见	顶层奶油样盖下层浑	+	+++	0.15~0.6	++	+	-	↓

Ⅰ型：高乳糜微粒血症（hyperchylomicronemia），是由于肝脏以外的血浆及组织中缺乏脂蛋白脂酶（lipoprotein lipase）所致常染色体隐性遗传病。通常在婴幼儿时期出现，肝脾大，可有腹痛，几乎为发疹性黄瘤。血清呈乳状，血清三酰甘油也很高。控制脂肪摄入，数日或数月后皮疹可以消退。

Ⅱ型：家族性高胆固醇血症黄瘤病（familial hypercholesterolemicxanthomatosis）除有皮肤黄瘤外，尚有血管并发症，主要累及心脑血管和肝胆系统，部分患者仅出现角膜环和睑黄瘤，通常为家族性，可能为不完全型常染色体显性遗传病。血浆外观清亮，胆固醇及胆固醇脂均增高。即使早期治疗，疗效亦不满意。

Ⅱa 型：高 β-脂蛋白血症（hyperbetalipoproteinemia），原发性高胆固醇血症（primary hypercholesteremia），β-脂蛋白增高，前 β-脂蛋白正常，大多数患者三酰甘油及胆固醇正常。有腱黄瘤、扁平黄瘤、老年斑、心血管局部缺血性疾病、阻塞性黄疸。

Ⅱb 型：高前 β-脂蛋白血症（hyperprebetalipoproteinemia），β-脂蛋白、前 β-脂蛋白均增高，三酰甘油及胆固醇也高。有发疹性黄瘤以外的各种黄瘤、心脏局部缺血、肥胖。

Ⅲ型：血清胆固醇及三酰甘油常增加，电泳检查有宽带 β-脂蛋白（宽 β-脂蛋白血症，broad-betalipoproteinemia），β-脂蛋白也高。本型常在成年时期发生，可能为多基因遗传。患有其他先天性脂蛋白代谢缺陷或甲状腺功能减退、糖尿病等代谢性疾病可诱发此病。有线型掌跖黄瘤、关节处结节黄瘤及腱黄瘤等各种黄瘤、老年斑，局部缺血性心肌病、周围血管疾病。血浆常呈混浊状态，电泳可见宽带 β-脂蛋白。氯贝丁酯、非诺贝特治疗本病有效。

Ⅳ型：高前 β-脂蛋白血症（又称为碳水化合物高脂血症），血清前 β-脂蛋白增加，三酰甘油 也高，胆固醇正常或略高。葡萄糖耐量试验常异常，提示可能与碳水化合物代谢功能不良有关。本型在 5 型中最常见，常由常染色体显性遗传。大多数患者皮疹主要为发疹性黄瘤，也可有结节性黄瘤，常有肥胖、糖尿病或糖耐量不正常。需限制碳水化合物的摄入，若无效，可以口服抗糖尿病药物，近来应用非诺贝特疗效良好。

Ⅴ型：高前 β-脂蛋白和高乳糜微粒混合型。血清有乳糜微粒，血清三酰甘油增加，电泳显示前 β-脂蛋白也增加。胆固醇有时增高，高脂蛋白血症不常有。血浆及组织的脂蛋白脂酶活性偶然缺乏。常由糖尿病、胰腺炎、肥胖、酗酒等因素诱发，有发疹性黄瘤、肝脾大、胰腺炎、糖尿病、痛风及肥胖。治疗需严格控制体重，戒酒，应用氯贝丁酯疗效良好，近来烟酸及孕酮临床应用有效。

高脂血症除引起黄瘤病（xanthomatosis）外，还常引起其他疾病。动脉粥样硬化所致冠心病主要为Ⅱ及Ⅲ型，偶为Ⅳ型，而闭塞性周围血管炎尤其下肢有坏疽最常见于Ⅲ型。糖尿病常见于Ⅲ型、Ⅳ型及Ⅴ型，肝脾肿大、腹绞痛及胰腺炎见于Ⅰ型及Ⅴ型，少见于Ⅳ型，罕见于Ⅲ型（表 29-2）。

表 29-2 各型高脂蛋白血症的黄瘤病及伴发病

类型	发疹性黄瘤	结节性黄瘤	腱黄瘤	睑黄瘤	扁平黄瘤	动脉粥样硬化	糖尿病	胰腺炎
Ⅰ	+++							有
Ⅱ		++	++	++	+	有		
Ⅲ	-或+	+	+	-或+	+	有	有	无或有
Ⅳ	++	-或+				有	有	无或有
Ⅴ	++						有	有

黄瘤(xanthomas)

黄瘤是指在真皮和肌腱等处由于含脂质的组织细胞和巨噬细胞的局限性沉积而形成的黄色或橘色丘疹结节和斑块。伴有脂类代谢障碍而出现的一系列临床症状称为黄瘤病(xanthomatosis)。其发病因素复杂,临床表现亦不同,包括结节性黄瘤、发疹性黄瘤、腱黄瘤、扁平黄瘤、睑黄瘤及播散性黄瘤病等。

(一) 结节性黄瘤(xanthoma tuberosum)

皮损为丘疹、斑块或结节,接近于正常肤色或呈淡黄或橘黄色,长久以后,可变成土黄或黄褐色。多半对称分布于身体两侧,最常见于手背、指节、肘部、肩部、膝部、髋部及臀部等常受摩擦的部位,数目及大小不定,由豆粒到核桃大或更大,坚实而有弹性。初起损害往往埋藏在皮肤内,以后损害逐渐扩大,皮肤表面渐隆起,常是大小不等的丘疹,可称为丘疹性黄瘤(xanthoma papulosum)(图 29-1),渐渐发展成多个结节,可称为多发性结节性黄瘤(xanthoma tuberosum multiplex),或成为较大的肿块而可称为瘤状黄瘤(xanthoma tumoriforme)。常无自觉症状,较大的结节或肿块可有压痛。

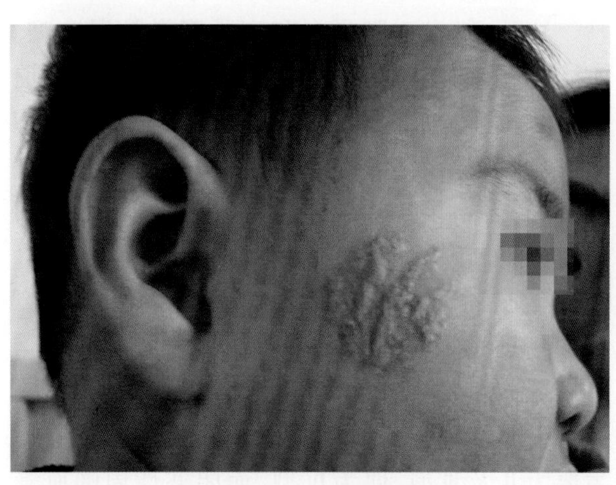

图 29-1 丘疹性黄瘤

结节性黄瘤患者常伴高脂蛋白血症Ⅱ型或Ⅲ型,Ⅳ型少见。部分病例是原发性,患者血液中胆固醇和磷脂含量常较高,可发现有动脉硬化性血管病变。常有家族史,也有的伴多发性神经纤维瘤病等先天性疾病,系由于先天脂质代谢异常所致。另一部分患者没有家族史或任何先天性疾病,但可伴有甲状腺机能减退如黏液性水肿、胆汁性肝硬化、肝功能障碍、胆总管阻塞、胰腺炎及肾病等所致的继发性高脂蛋白血症。

结节性黄瘤在进行适当治疗后皮损缓慢消退。

(二) 腱黄瘤(tendon xanthoma)

腱黄瘤常与结节性黄瘤同时存在,属于肌腱、韧带或筋膜较深在的黄瘤,易发生于跟腱、手腕、膝盖的肌腱及关节附近,可影响跟腱或手、膝、肘的伸肌腱。皮损呈坚实、光滑的结节,坚实有压痛。超声显示低回声结节或腱前后径增加。表面皮肤外观正常。

腱黄瘤是潜在脂质代谢疾病的线索,通常伴有Ⅱa 型或Ⅲ型高脂蛋白血症,严重者有潜在性全身疾病的可能。通过纠正脂质代谢性疾病可使皮损消退,但腱黄瘤消退较慢。

(三) 发疹性黄瘤(eruptive xanthoma)

初起时为突然发生的多个针头至粟粒状大小圆锥形黄红或橘红色小丘疹,直径 1~4mm,散布于各处或聚集成群,也可出现于口腔黏膜上。皮损质软,特点为成批出现或骤然增多,边缘呈淡红或紫红色,形成基底红晕,可有轻微疼痛,偶有瘙痒,数周后或数年后红晕消失颜色呈蜡黄色,可自行消退,亦可复发。常见于背部、臀部及四肢伸侧,偶见于口唇、眼睑。

几乎全部发生于高乳糜微粒血症,常见的是Ⅰ、Ⅴ型高脂蛋白血症,Ⅲ型高脂蛋白血症亦可见,或继发性高脂蛋白血症。发疹性黄瘤可出现于肝脾大、胰腺炎等系统性疾病,特别易见于糖尿病而称为糖尿病性黄瘤(xanthoma diabeticorum),后者往往是中年以上的男性,血脂增多并有乳糜微粒血症,血液中胆固醇、磷脂类都高于正常。

治疗首先要明确和处理高乳糜微粒血症的基础病因,通过饮食和药物将循环三酰甘油降到适当水平,可使发疹性皮损迅速消退。

（四）睑黄瘤（xanthoma palpebrarum，xanthelasma）

临床最常见的一种黄瘤，往往为独立的黄色斑块，发生于双侧上眼睑的近内眦处，单发或多个，损害通常开始发生于两侧上眼睑的内侧，各为一个针头大淡黄小点，偶尔为数个，逐渐扩大隆起而成柔软扁平的淡黄色斑块（图 29-2），由小米至蚕豆大或更大，形状不规则或呈圆形或椭圆形，基本对称，严重者可逐渐蔓延而覆盖两侧上眼睑的大半部，也可由内侧向上、下眼睑外侧扩展而成马蹄形（图 29-3），但不超越眼眶范围，长期存在，无自觉症状。

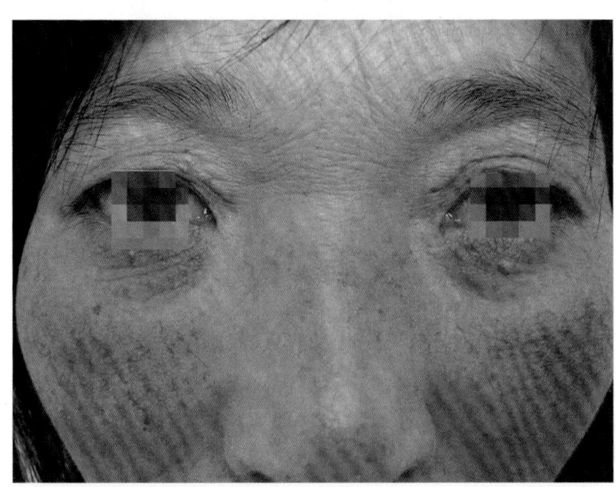

图 29-2　睑黄瘤（一）

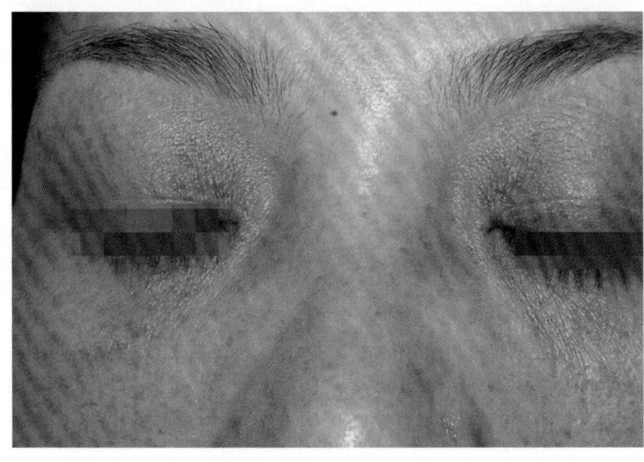

图 29-3　睑黄瘤（二）

多见于中老年妇女，一般健康状况良好，仅少数患者并发结节性黄瘤或有胆道或肝脏疾病，而家族中患有心血管疾病者较多，或伴有高脂蛋白血症、糖尿病。

本病血脂水平往往正常，有的伴有高脂蛋白血症，常为Ⅱ或Ⅲ型。有人认为，至少 50%患者的血脂某些成分异常增高，尤其胆固醇及血脂总量往往较高，但增高程度一般不及多发性结节性黄瘤。

（五）扁平黄瘤（plane xanthoma）

皮损多为黄色至橘红色扁平丘疹、斑片或斑块，可局限或弥散分布，可见于任何部位，尤其常见于手掌。本病单独发生或与其他黄瘤同时存在。扁平黄瘤排列成条状时被称为条状黄瘤（xanthoma striatum）。

扁平黄瘤较少见，血脂水平可正常，或伴有Ⅱ型、Ⅲ型高脂血症。有的并发异常球蛋白血症、骨髓瘤及淋巴瘤。条状掌部黄瘤常有Ⅲ型高脂蛋白血症，有时Ⅱa 型，患者易患阻塞性黄疸或胆汁性肝硬化。手掌皱褶部位的扁平黄瘤与结节性黄瘤伴发时提示异常 β 脂蛋白血症的诊断。发生于肘窝、指蹼等间擦部位的扁平黄瘤是纯合子性家族性高胆固醇血症的特征性表现。

胆汁淤积性扁平黄瘤是胆道闭锁或原发性胆汁性肝硬化的并发症，皮损为手足部的局限性斑块，可泛发全身，是由于未被酯化的胆固醇在血液中蓄积所致。

（六）疣状黄瘤（verruciform xanthomas）

本病临床表现多样，皮损可呈黄色至棕红色扁平或疣状的斑块，或息肉样、乳头瘤样，无明显自觉症状。主要发生于牙龈与牙槽嵴部黏膜，在舌侧缘、颊黏膜、口底亦有可能发生。少数情况下，可累及肛门、外阴、阴茎、阴囊等部位。男女发病比例相当，各年龄段均可发病。皮损可持续存在数年。

一般不伴有高脂血症。可见于淋巴水肿、大疱性表皮松解症及 CHILD 综合征。单个皮损可手术切除、电灼、冷冻或激光治疗，不易复发。

（七）播散性黄瘤（xanthoma disseminatum）

皮损是黄色、黄褐色及淡红色丘疹或结节，直径为 1cm 至数厘米，一般比结节性黄瘤小，相邻的可融合成斑块，对称散布，但常成群出现于腋部、腹股沟、面部、颈部及身体屈侧，陈旧皮损可出现萎缩。弥漫的黄瘤样浸润也可出现于口腔黏膜和咽喉黏膜，可引起吞咽困难和呼吸困难，有时发生于角膜及结膜，可影响视力，往往成年累月之后才自然痊愈。常见的并发症是睑黄瘤。40%的患者因下丘脑、垂体内分泌障碍而出现尿崩症，常常症状较轻，为暂时性的。

本病少见，多半发生于幼年及青年，以男性较多。大部分患者脂质代谢正常，仅少数患者的血脂或胆固醇水平较高。预后良好，仅少数因继发肝脏病或继发性感染而死亡。

特征性组织变化是初期组织细胞增生，真皮内大量的泡沫细胞存在，细胞核的分布不规则，常聚集在细胞中央，核周围细胞质呈泡沫状。黄瘤细胞有一个或两个以上细胞核，聚集成群，周围有纤维组织反应，可见核呈环状排列的多核巨细胞，因细胞质内含有胆固醇和及胆固醇酯，冰冻组织切片经猩红或苏丹红染色后呈现棕黄色，故又将细胞质含有滴状脂质的组织细胞称为黄瘤细胞（xanthoma cells）。此外组织内有炎细胞浸润。在晚期时纤维组织更多，胶原纤维束将细胞群分割成一团团、一行行。表皮正常，有时发生色素沉着或萎缩。

要注意饮食，少吃动物脂肪、蛋黄等高胆固醇食物。饮食疗法及胰岛素治疗糖尿病后，皮损可逐渐消退，血清中的中性脂肪可在短期内下降到正常水平，而胆固醇及磷脂类水平往往无明显变化。降低血清胆固醇的药物可以应用，但往往不能使黄瘤消失。口服皮质激素对播散性黄瘤病口腔黏膜的损害无效，但联合氯贝丁酯后有效。环磷酰胺治疗黏膜损害有效。患者有肝脏病等疾患时，应作相应的处理。较大结节或斑块可以切除，皮损可施行冷冻、激光或电干燥法。

幼年性黄色肉芽肿
(juvenile xanthogranuloma)

幼年性黄色肉芽肿曾称为痣黄瘤（naevo-xanthoma）、幼年性黄瘤（juvenile xanthoma）或痣黄瘤-内皮细胞瘤（nevoxantho-endothelioma）。

【症状】 皮损为米粒至豆大（1~20mm）的黄色丘疹或结节，在出生时即可出现，但常在婴儿时期发生，80%出现于1岁以内，经数月或1~2年即自然消失。本病偶尔在儿童甚至少年时期出现，通常在1年内消退。

皮损数目不定，单发、散发或成群分布于头皮、面部、躯干及四肢伸侧或臀部等处。

皮损为柔软的圆形、椭圆形丘疹或小结节，表面光滑，呈扁平或为圆顶状，呈淡黄、黄红或褐色，和表皮相粘连（图29-4，图29-5），无自觉症状，经1~2年消退后，可遗留轻度萎缩。

损害也可累及口腔、眼部黏膜等处，受累及的眼虹膜可有小结节，或弥漫性增厚，间质混浊成泥土色，严重者失明。少数患者肝、脾、肺、肾及胃肠都可受侵，睾丸可肿大，其他如脑膜、心包及肌肉等组织也可发生损害，有的伴神经纤维瘤病、儿童粒单核细胞白血病或其他先天性疾病。

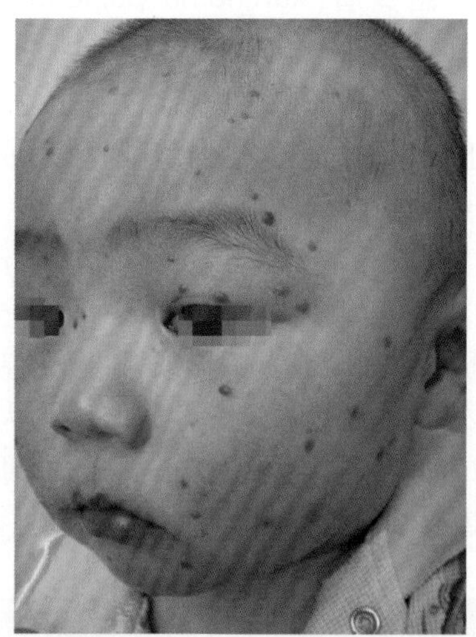

图29-4 幼年性黄色肉芽肿（一）

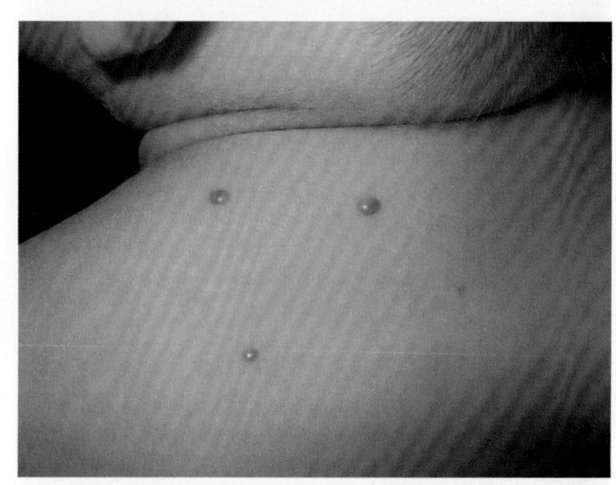

图29-5 幼年性黄色肉芽肿（二）

【病因】 有人认为幼年性黄色肉芽肿是独立疾病，其病因不明，为好发于皮肤、黏膜及眼的良性播散性组织细胞疾病，多认为是组织细胞对外伤或感染的一种反应性改变。

【组织病理】 组织变化是表皮变薄，真皮深层有肉芽肿性浸润，主要是大量的组织细胞，并夹杂着少数的淋巴细胞、嗜酸性粒细胞浸润，无浆细胞。组织细胞含有类脂质可见淡染的空泡状细胞质，以后出现泡沫细胞、异物巨细胞及图顿（Touton）巨细胞。到晚期时，成纤维细胞增加，纤维形成，纤维束穿插于浸润之间。

【治疗】 皮疹在1~2年内消退而不需治疗，少数患者的病程较久，甚至到青年时期才痊愈。如不并发内脏损害，患儿一般健康不受影响。本病累及内脏时，若脏器功能未受影响，一般不需治疗，可随访观察。

成人黄色肉芽肿
(adult xanthogranuloma,AXG)

1963 年,由 Gartmann 和 Tritsch 首先报道成人黄色肉芽肿,约占黄色肉芽肿患者的 15%,本病多在 25~30 岁发病,男女发病比例相当。

【症状】 临床表现与幼年黄色肉芽肿相似。单发者为淡黄色丘疹或结节,头面部、躯干多见,皮损直径大于幼年型。可继发于虫咬或外伤。多发者皮损散在分布,多不对称,较少累及内脏(图 29-6,图 29-7)。

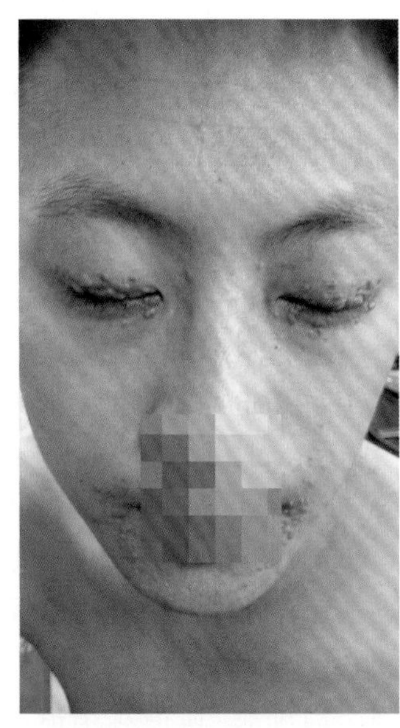

图 29-6　成人黄色肉芽肿(一)

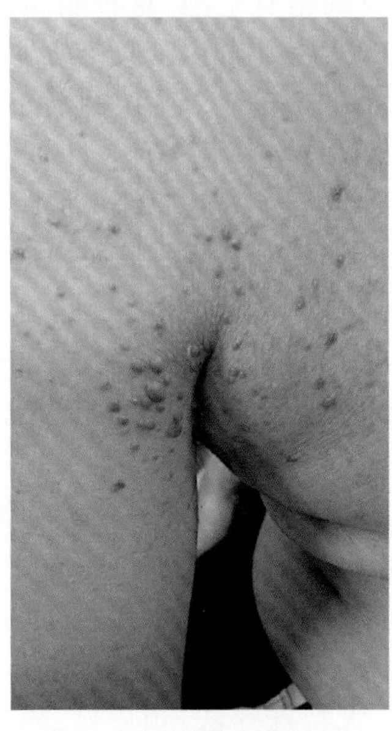

图 29-7　成人黄色肉芽肿(二)

【组织病理】 病理变化与幼年黄色肉芽肿基本一致,为真皮或皮下组织内以组织细胞为主的结节样混合细胞浸润。成熟损害中可见泡沫样组织细胞,特征性 Touton 巨细胞核排列成花环状,被泡沫样胞质所包绕。本病的多核巨细胞比幼年黄色肉芽肿显著。

【治疗】 不能自然消退的单发皮损可手术切除。

丹吉尔病(Tangier's disease)

丹吉尔病又称为家族性 α-脂蛋白缺乏(familial alpha-lipoprotein deficiency),脂蛋白的异常包括低胆固醇、低磷脂和三酰甘油的增高,而皮肤和网状内皮系统等组织内胆固醇酯沉积,在扁桃体、淋巴结、肝脏及脾脏等器官内为细胞外胆固醇酯类沉积。

本病是某些基因的突变所致,为常染色体隐性遗传。扁桃体肥厚并有橘黄色条纹,脾脏可肿大甚至出现脾功能亢进,而皮肤除偶见泛发于躯干的丘疹样皮疹外常无损害。可见复发性周围神经炎。

呈慢性病程,尚无有效疗法,巨脾或脾功能亢进可进行脾切除。

冯吉尔克病(Von Gierke's disease)

冯吉尔克病又称为糖原性肝肾巨大症,是发生于儿童的罕见的隐性遗传性疾病,分子生物学已证实为葡萄糖-6-磷酸酶(*G-6-Pase*)基因缺乏。患儿出生时就有肝脏肿大,随着年龄的增长,渐渐出现明显低血糖症状,如软弱无力、出汗、呕吐、惊厥及昏迷,也可以出现酮症酸中毒。患儿生长发育迟缓,智力无障碍,体型矮小、肥胖,皮肤颜色淡黄,腹部膨隆,肝脏显著增大,质地坚硬,肌无力,尤其以下肢最为显著。轻症病例在成年后可有缓解,多数患者不能存活至成年,常并发乳酸血症、酸中毒、高脂血症及感染,严重的可死于酸中毒或感染。

目前本病可区分为十多个亚型,其中以Ⅰ型最为常见。

血清胆固醇、三酰甘油磷脂均增多,血清混浊而呈乳状。

弥漫性体部血管角化瘤
(angiokeratoma corporis diffusum)

弥漫性体部血管角化瘤曾是 Anderson-Farber 病的同异名,尽管 Anderson-Farber 病通常伴有弥漫性体部血管角皮瘤，但是弥漫性体部血管角皮瘤并非仅见于该疾病，还可以见于其他溶酶体沉积性疾病，如天冬氨酰葡萄糖氨尿症、半乳糖唾液酸苷贮积症、GNI 神经节苷脂贮积病、墨角藻糖苷酶缺乏病、Kanzaki 病、β-甘露糖苷病、唾液酸沉积症都是此类疾病的共同标志。本病是一种罕见的先天性糖鞘磷脂代谢障碍性疾病，是由于糖脂类物质先天沉积于皮肤、心脏、肾脏等内脏器官，尤其内脏血管的平滑肌内，因而又称为糖脂质类沉积症（glycolipid lipoidosis）。除 Anderson-Farber 病是 X 连锁隐性遗传，其余均属常染色体隐性遗传。

【症状】 皮肤损害是弥漫性发生的血管角化瘤样点状毛细血管扩张性丘疹（图 29-8，图 29-9），多半在 10 岁前起病，分布广泛，最易发生于四肢近端，常见于臀部、髋部、阴囊及脐周，常对称或呈簇状分布，躯干、外生殖器、唇部及口腔的颊黏膜等处亦可受累。

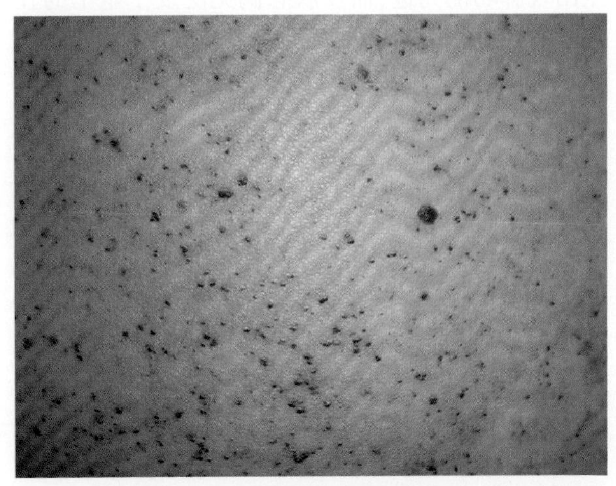

图 29-8 弥漫性体部血管角化瘤（一）

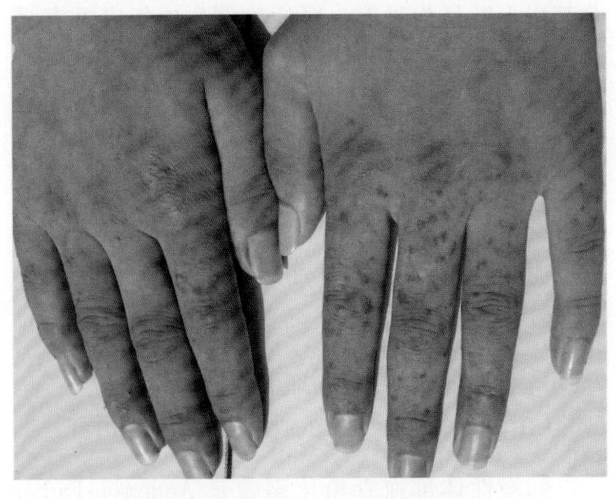

图 29-9 弥漫性体部血管角化瘤（二）

皮损是暗红色血管瘤性小丘疹，表面轻度角化，常呈瘀点样紫色或黑色小点，指压不褪色。部分患者皮损较少，仅股部、阴囊及脐窝周围有些毛细血管扩张性小红点，也可无皮疹。全身皮肤干燥、少汗，毛发稀少。

结膜及视网膜血管可扭曲扩张，上眼睑往往水肿。角膜病变在女性患者高达 90%，角膜混浊具有诊断意义。

脂质贮积于脏器血管产生的多系统功能障碍表现，如心脏扩大、冠心病、脑血管病、肺和肾功能障碍等。有的发生瘫痪、感觉异常、出汗减少等表现。此外，四肢末端尤其是上肢可有阵发性灼痛或刺痛，往往从手指开始，渐扩展至上肢近心端，出现放射性疼痛，遇热时发生或自然发作，抬举手臂时即可减轻。皮肤的血管性变化也常发生，手部发青或发白，四肢可常潮红，静脉曲张可以存在。患者常因脑血管病、心肌梗死或肾衰竭而导致死亡。

【病因】 发病者几乎均为男性，女性极少。女性患者往往只表现为角膜混浊及尿液异常等。本病和尼曼-匹克（Niemann-Pick）病、戈谢（Gaucher）病都是神经鞘脂病（sphingolipidosis）。由于 α-半乳糖苷酶（alpha-galactosidase）、脑胺三己糖苷酶（ceramide trihexosidase）的缺乏，主要是脑胺三己糖苷的糖脂类物质先天地沉积于血管内皮细胞、平滑肌细胞、神经节细胞以及皮肤、角膜、肾脏和其他器官的上皮细胞内。白细胞、血清及泪液所含 α-半乳糖苷酶的测定结果均低于正常。

【组织病理】 毛细血管、小动脉的血管壁由于脂质沉积内皮细胞有空泡，这种脂质具有双折光性，在冰冻组织切片中和甲苯胺蓝染色时通常可见到。血管壁常显著扩张，乳头层的毛细血管扩张形成充满血液的隙腔，周围为角化过度及棘细胞层肥厚的表皮，红细胞及无定形物质可成团地存在于表皮内。在成纤维细胞、组织细胞及内皮细胞的细胞质或吞噬体内可见 Faber 小体。

特征性组织病理变化，血清、尿、活检组织及培养的皮肤成纤维细胞内 α-半乳糖苷酶活性低下可以明确诊断。

【鉴别】 皮疹可被误认为紫癜或匐行性血管瘤；肢端疼痛可被误认为精神性神经痛或红斑性肢痛病；体内血管受损特别是伴有高血压及神经痛等表现时容易被误认为结节性多动脉炎。

【治疗】 无特殊疗法，预后差，酶替代性治疗对于延缓疾病进展有效。

尼曼-匹克病
(Niemann-Pick disease)

尼曼-匹克病(NPD)又称为鞘磷脂沉积病,是一种常染色体隐性遗传的溶酶体蓄积异常性疾病,有先天性糖脂代谢异常。其特点是全单核-巨噬细胞系统和神经系统有大量的含有神经鞘磷脂的泡沫细胞,泡沫细胞含有脂质,称为尼曼-匹克细胞,是本病的特征性组织学特点。本病为常染色体隐性遗传,包括五种类型:急性神经型(A型或婴儿型)、非神经型(B型或内脏型)、幼年型(C型慢性神经型)、Nova-scotia型(D型)及成年型。本病为神经鞘磷脂酶缺乏致神经鞘磷脂代谢障碍,导致后者蓄积在单核-巨噬细胞系统内,出现肝、脾大及中枢神经系统退行性变。

典型的尼曼-匹克病,初起表现皮肤干燥呈蜡黄色,常出现细小黄色瘤状皮疹,系统性损害为食欲减退、呕吐、吞咽困难、极度消瘦,耳聋,进行性智力、运动能力减退,肌张力低及软瘫,50%的患者有眼底樱桃样红斑、失明,黄疸伴肝脾大,贫血、恶病质,多因感染于4岁以前死亡。

多见于2岁以内婴幼儿,亦可在新生儿期发病。成人患者少见,只有轻微的内脏损害而无中枢神经系统的表现,预后较好(图29-10,图29-11)。

血红蛋白正常或下降,脾亢时白细胞计数可减少,单核细胞和淋巴细胞出现8～10个特征性空泡,则具有诊断价值。电镜下观察,空泡是充满类脂的溶酶体。血小板数正常,晚期有脾亢。患者白细胞缺乏神经磷脂酶活性,骨穿含有典型的尼曼-匹克细胞。产前诊断可以通过取绒毛膜绒毛或羊水穿刺进行分析。血浆胆固醇升高,尿排泄神经鞘磷脂明显增加。肝、脾及淋巴可见泡沫细胞浸润及神经鞘磷脂。皮损的组织变化是基底层的黑色素增多,真皮内有较大的泡沫细胞。X线检查肺部呈粟粒样或网状浸润。

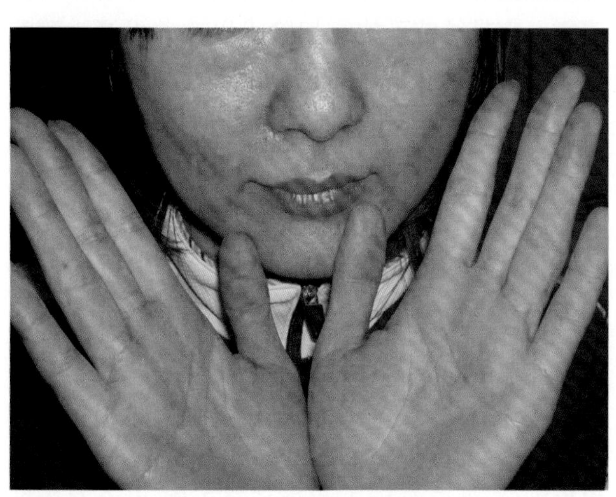

图29-10　尼曼-匹克病(一)

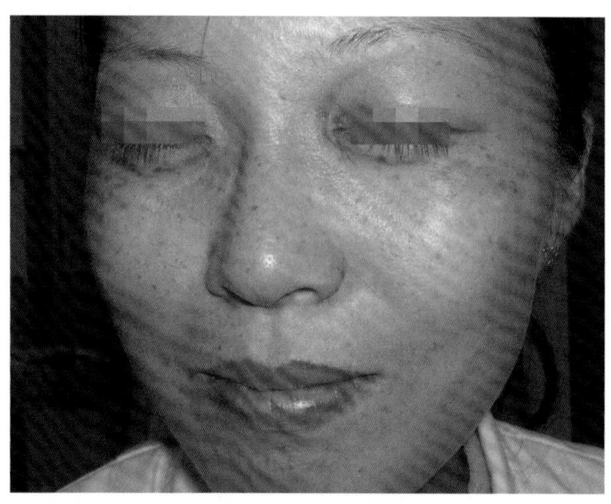

图29-11　尼曼-匹克病(二)

无特效疗法,以对症治疗为主。骨髓移植对B型有效。

戈谢病(Gaucher's disease)

戈谢病又称为脑苷脂网织细胞增生病(cerebrosidic reticulohistiocytosis)。本病由脂质代谢紊乱引起,属常染色体隐性遗传的溶酶体蓄积异常性疾病。由于β葡萄糖苷酶(葡萄糖脑苷酯酶)的结构基因突变,导致该酶减少或缺乏,致使巨噬细胞内的葡萄糖脑苷脂不能被进一步水解而贮积在溶酶体中,导致细胞失去原有的功能,这些病理性细胞在人体器官中的浸润造成骨骼、骨髓、脾脏、肝脏及肺部的病变。皮肤的弥漫性色素沉着是由于含铁血黄素或黑色素沉积。肝、脾、淋巴结及骨髓内可见戈谢(Gaucher)细胞,有一个或多个细胞核,核内含有角苷脂(kerasin),可由PAS法染出,细胞质呈线粒状。

由于β葡萄糖苷酶缺乏的程度不同临床表现也有较大的差异。约10%的患者是婴儿,在出生后半年内发病。主要表现是颈部僵硬、肌张力增加及喉痉挛等神经症状,肝脾肿大,没有特征性皮损,不久可因呼吸道感染等而死亡。大多数成人期发病,病情缓慢发展。初起症状,骨骼隐隐作痛,可出现病理性骨折,手部及面部皮肤可呈现鱼鳞病样改变,暴露部位皮肤可见棕黄色斑,以后色素加深,皮肤变厚。结膜呈淡褐色,颊部潮红,小腿皮肤光滑,部分可发生浅小溃疡。骨质疏松，可有骨骼畸形。贫血，或全血减少，肝脾及浅表淋巴结肿大，但血脂正常。

本病的确诊依靠检测白细胞中β葡萄糖苷酶缺乏。产前诊断可以取绒毛膜绒毛或羊水穿刺进行。

可通过静脉输注重组β葡萄糖苷酶进行替代治疗，2周1次。

脂肪肉芽肿病（lipogranulomatosis）

脂肪肉芽肿病又称为法伯病（Farber's disease）或播散性脂肪肉芽肿病（disseminated lipogranulomatosis），可能由常染色体隐性遗传。

【症状】本病开始发生于婴儿出生后几个月内。皮损为的淡黄或黄红色结节，小如豆粒，大似杏仁，直径为1~2cm，初发质硬，常与皮肤粘连，后软如橡皮，隐匿皮下或微隆出皮面，轻压痛，结节消退后不留萎缩和凹陷。偶有结节液化破溃，排出无菌性干酪坏死状油样物质。结节常相继出现，连绵不断。好发于肥胖女性或儿童，皮损分散于四肢、躯干脂肪丰富处，以臀、股伸侧多见，亦发生于指间、头皮、足趾、腕部、肘部或膝部等易受外伤处。患儿发音不清，哭声低弱，喉部喘鸣，常用鼻呼吸并发鼾声，智力迟钝，往往在2岁内因营养吸收不良而死亡。

【组织病理】病理初期脂肪小叶有中性粒细胞浸润，脂肪细胞变性坏死，后出现肉芽肿样改变，其中含有组织细胞、淋巴细胞及脂肪细胞，最后由纤维组织所代替，出现囊腔样脂质变性，可有钙盐沉积及血管炎改变，血管内膜增厚，管腔变细，周围有细胞浸润。细胞质因含脑胺（ceramide）可呈泡沫状。

【治疗】无满意疗法，对症处理。随着病程进展，有自愈倾向。

类脂蛋白沉积症（lipoid proteinosis）

类脂蛋白沉积症又称为皮肤黏膜类脂沉积病（lipoidosis cutis et mucosae）或皮肤黏膜透明变性（hyalinosis cutis et mucosae），一般开始发生于出生数周的新生儿。

【症状】本病常发生于婴儿，主要为眼睑部串珠样丘疹，膝、肘部黄瘤样改变，轻微炎症刺激，皮肤易形成瘢痕。常伴食管、气管、胃、胰、肾、睾丸、眼、脑及横纹肌等系统性损害，引起声音嘶哑、吞咽困难、呼吸困难、视力减退及癫痫发作等症状。血脂正常，而血液及组织中磷脂可以升高，部分肝功能异常。

面部、四肢以及唇内侧、舌下及咽喉等处黏膜常有坚实的结节或疣状损害，舌可发硬而难伸屈，声带、会厌常覆有灰黄色物质而肥厚，唇黏膜可有淡黄白色斑块，上呼吸道的其他部位也可受累。有的患者大阴唇内侧、尿道口附近、阴囊、臀部中央皱襞及腋窝也有相同的淡黄色物质。此外，肘窝及膝盖部位肥厚增生，掌跖疣状损害，睑缘可有串珠状小结节，面部可有萎缩性瘢痕，口角旁可有辐射状深纹。

【病因】本病是脂质代谢紊乱的全身性疾病，部分有家族史或近亲血缘婚姻史，是常染色体隐性遗传性疾病，由细胞外基质蛋白1（extracelluar matrix protein 1，ECM1）突变引起。皮肤黏膜及内脏有无定形物质沉积，沉积物是蛋白质及脂质混合物。

【组织病理】表皮角化过度，棘细胞层不规则地肥厚。真皮浅层充满了均匀无定形的透明蛋白样物质，呈波浪形，几乎和表皮垂直。透明蛋白样物质围绕血管而像套管，真皮的成纤维细胞及血管内皮细胞的细胞核仍然完整。真皮深层的胶原形态正常，有的血管及汗腺周围有些均匀物质。透明蛋白样物质中有类脂质，PAS及阿新蓝染色都呈强阳性，而刚果红染色阴性。

【诊断】近年来常使用α-半乳糖吡啶呋喃糖苷的人工基质来进行白细胞和皮肤成纤维细胞酶的测定。此外，也可通过测定糖沉淀中糖脂的含量而得到确诊。产前诊断也很重要，早在妊娠第11周就可根据羊水细胞酶的活性做出诊断。

【治疗】本病没有良好的疗法。局部外用糖皮质激素有一些作用。掌跖角化时可外用20%尿素霜。声带结节可施行切除术以改善发音。酶补充疗法已初步获得成功，可将从小肠、胎盘和尿中提取的酶给予注射。但目前该疗法仍在试验阶段，尚难广泛应用于临床。

类脂质渐进性坏死（necrobiosis lipoidica）

类脂质渐进性坏死又称为糖尿病性类脂质渐进性坏死（necrobiosis lipoidica diabeticorum）。临床上以胫前出现大片硬皮病样斑块，常伴发糖尿病为特征。本病多见于妇女，1929年，Oppenheim首先报告1例，随后Urbach报道了第2例，并命名为糖尿病性类脂质渐进性坏死。

【症状】多数患者是 40～50 岁以上的妇女，性别差异明显，男女比例约为 1∶4。皮损往往不对称的出现于两侧小腿的前侧及侧面，初起损害是边界清楚的红色丘疹，表面常有细薄鳞屑，逐渐扩展并可互相融合成形状不规则的大片斑块，甚至覆盖整个小腿前侧，可以波及小腿后侧、足背及踝部，偶发于其他部位，经年累月地缓慢发展而不消失。边缘部分常呈紫红或暗红色并略隆起（图 29-12～图 29-15），而附近皮肤正常。本病不引起任何自觉症状。有的自然痊愈而遗留程度不定的瘢痕，也有的屡次溃破而成为无痛的慢性溃疡，溃疡边缘陡直而像梅毒性溃疡。不典型皮损可为深部结节而像脂膜炎，或皮损排列成环形而像环状肉芽肿，有时皮损极像类肉瘤，或有大量脂肪而像黄瘤。

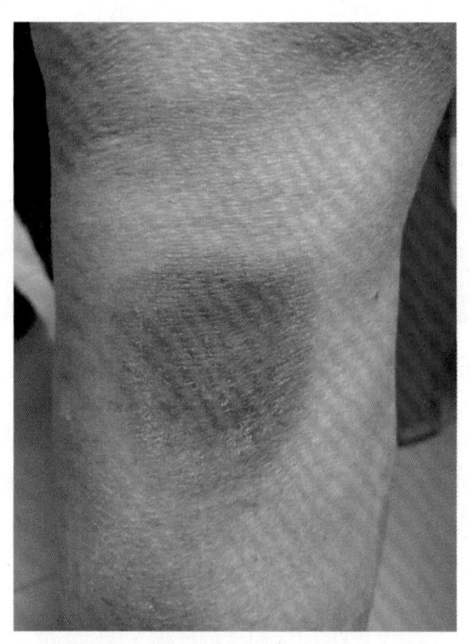

图 29-12　类脂质渐进性坏死（一）

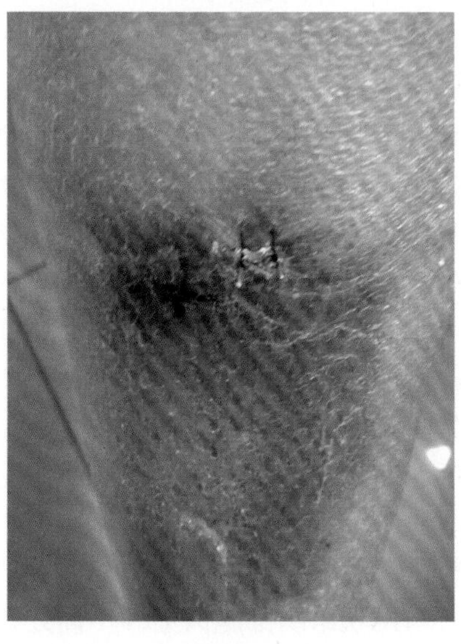

图 29-13　类脂质渐进性坏死（二）

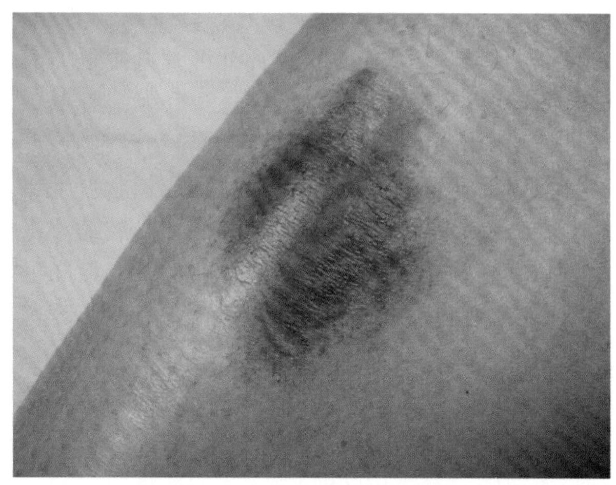

图 29-14　类脂质渐进性坏死（三）

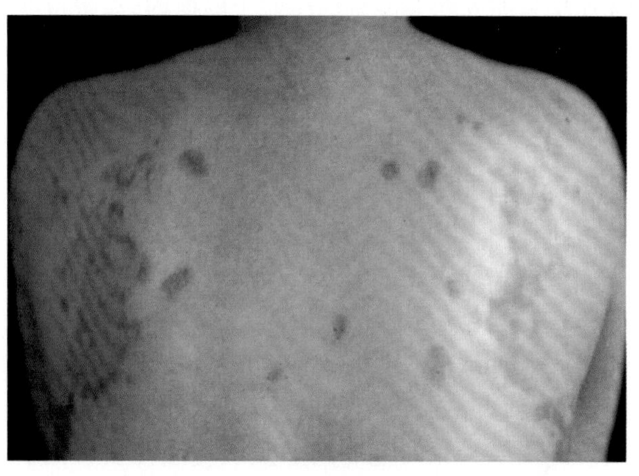

图 29-15　类脂质渐进性坏死（四）

【病因】本病患者 50%以上患有糖尿病，故认为与糖尿病有关，伴有糖尿病性微血管病，致使糖蛋白在小血管壁沉着，逐渐引起血管闭塞和组织坏死；另一种观点认为本病与糖尿病无关，所有糖尿病患者当中发生本病的仅占 0. 3%，而且本病的病程与糖尿病的严重程度、病期以及被控制的情况无关。

类脂质渐进性坏死的发生机制不明。免疫介导的血管病变被认为是始动因素。受累皮损的血管壁有 IgM、IgA、C3 及纤维蛋白原沉积，在表皮真皮连接处纤维蛋白原呈带状沉积，渐进坏死区纤维蛋白原呈块状沉积，提示本病属于免疫复合物性血管炎。另外患者血清中抗多种细胞骨架成分的自身抗体水平显著高于正常人，包括抗角蛋白、结蛋白、肌钙蛋白及肌球蛋白等，其发生原因和意义尚不清楚，有分析认为这些自身抗体可能与免疫复合物的形成有关。血脂正常，仅在伴发的糖尿病严重时才升高。

【组织病理】真皮内所含胶原纤维模糊肿胀，纤维束可断裂破碎，在渐进性坏死区及其附近尤其血管周围有中性粒细胞、淋巴细胞、组织细胞及成纤维细胞浸润，还可有上皮样细胞、异物巨细胞、朗格汉斯巨细胞及泡沫细胞，有时排列成栅状。毛细血管壁内皮增生，血管壁肥厚变性而使管腔缩小甚至闭塞或有血栓，血管周围及真皮浅层常有散布的含铁血黄素颗粒。脂肪染色法显示渐进性坏死区的纤维束之间有细胞外脂肪滴。

【鉴别】本病可误诊为硬斑病、细胞外胆固醇沉着、胫前黏液性水肿，有时要和脂膜炎、类肉瘤、斑状肉芽肿或黄瘤相区别。

【治疗】积极治疗伴发的糖尿病，但本病的有效疗法是曲安西龙混悬剂注射于皮损内，高浓度类固醇皮质激素制剂封包也有效。尤以曲安奈德和倍他米松/二丙酸倍他米松效佳，慢性溃疡可考虑手术切除后植皮，但仍可复发。据报告联合应用双嘧达莫和阿司匹林有效，用法是双嘧达莫 225mg/d，阿司匹林 1g/d，出现疗效常需要 3~4 个月的疗程。有人观察系统应用类固醇皮质激素 5 周，皮损得以改善；溃疡性病变可予已酮可可碱 400mg，每日 3 次口服；也可试用高压氧疗法、环孢素或外用牛胶原制剂。烟酰胺 500mg，每日 3 次，对某些病例有效。外用维 A 酸可能有助于皮肤萎缩性损害的恢复。皮损溃疡严重而药物治疗效果不佳的可手术切除。病程为慢性经过，常缓慢发展达数年之久，也可长期处于静止状态或愈后形成瘢痕。13%~19%的患者在发病 6~12 年后皮疹可自行消退。

网状组织细胞增生症
(reticulohistocytosis)

网状组织细胞增生症又称为网状组织细胞瘤(reticulohistiocytoma)，本病是病谱性疾病，包括多中心性网状组织细胞增生症(multicentric reticulohistiocytosis)及网状组织细胞性肉芽肿(reticulohistiocytic granuloma)等。

【症状】

1. 多中心性网状组织细胞增生症 1936 年 Weber 和 Freudenthal 首先描述本病，此后国内相继报道。病因尚不明确，可能与结核或病毒感染有关，也有人认为属于非感染性疾病。

所有患者均有皮肤损害，以丘疹和结节为主，质地较硬，呈棕红或淡黄色。常见于头面部、颈部、上肢及躯干上部。一般丘疹较小而数量多，结节较大而数量较少。丘疹和结节可混合存在，几乎所有患者均可见有手和指端部皮疹，以指间关节伸侧面为多见，肘、膝及前臂伸侧为体积较大、浸润较深的孤立性结节和肿瘤样改变。前臂以小丘疹为主，散在分布或融合成苔藓样。面部和躯干以粟粒大小丘疹为主，外形有时像毛发红糠疹。丘疹或结节性损害常对称发生于甲附近(图 29-16)，也常对称出现于关节面及骨隆突处，发生于臂部、肘部及膝部时像梅毒性关节结节或风湿性结节。如果甲根受损，可引起甲萎缩、甲纵嵴、脆甲及甲色素沉着。

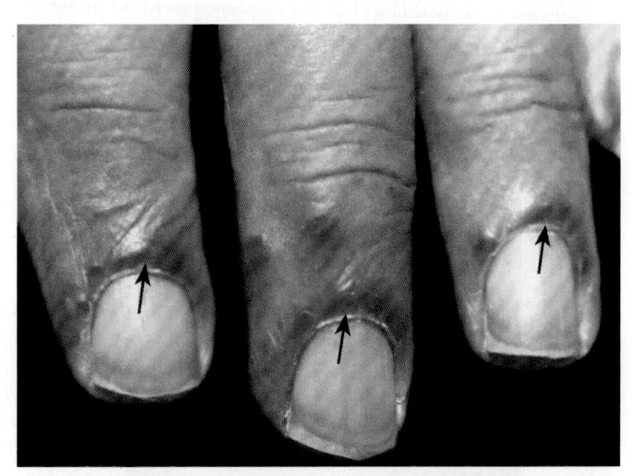

图 29-16 多中心性网状组织细胞增生症

50%的患者可见黏膜损害，为丘疹和结节。以唇和舌部最常见，其次为颊黏膜和牙龈，咽喉和角膜也可发疹，但较少见。颊黏膜有时出现水疱样小结节，约 1/4 的病例可见黄瘤样皮疹，数量一般较多，持续一定时间后可自行消退，但经常复发。经过几年后，皮肤及黏膜损害可自然消退，一般不留痕迹。

关节炎是另一个主要的症状，多为对称性多关节炎，早期呈急性反应，急性期过后常产生畸形和功能障碍，颈椎、颞颌关节及膝关节也是病变侵犯的常见部位。当起病隐袭时，病变可无症状地发展为关节残疾，尤以手足多见。复发性腕管综合征、掌筋膜纤维增生性手挛缩也是本病较常见的骨关节表现，大小关节都可受侵。有的有类风湿关节炎表现，常伴有发热及体重减轻。

患者以中年妇女多见。病程不定，有的可自愈，也有的不断发展并伴发恶性肿瘤，并发率可达 20%以上。

本病是以皮肤、黏膜结节伴破坏性关节炎为特征的疾病，与网状组织细胞肉芽肿不同处在于还可累及黏膜、滑膜、骨骼及内脏器官。

部分属于良性。

【症状】 常见于儿童,多发于出生后3~9个月,但也可出生即发病。对患儿的生长和发育无影响,但儿童有肝脾肿大、腹水等内脏损害。初起的损害往往是暂时出现的风疹块,以后常在原处复发和消失,最终成为持久的黄褐色、褐色或褐红色斑或斑丘疹,或表面不平的色素性斑块或结节。黄褐色或褐红色斑型或斑丘疹型损害可和斑块或结节性损害同时存在(混合型),少数患者的斑疹、斑丘疹或斑块、结节上出现水疱或大疱。有些患者在发生风团的早期,已有色素性斑疹、斑丘疹、斑块或结节性损害。本病特点为皮损受到搔抓或摩擦等刺激时,迅速发红肿胀而有风团的表现(Darier征,图29-21),这种特有的皮肤划痕现象可帮助诊断。

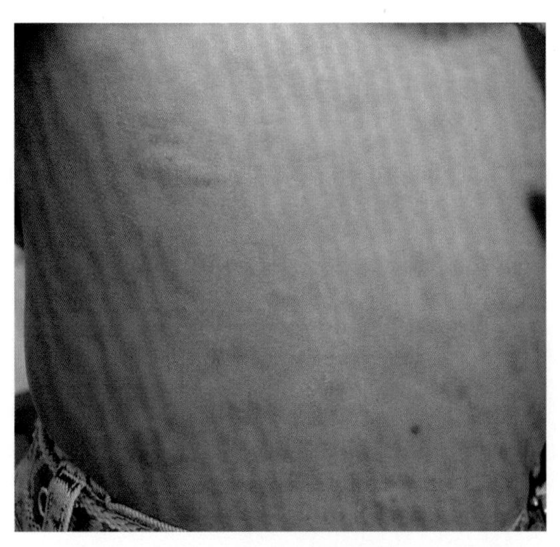

图29-21 色素性荨麻疹(一)

皮损往往分批出现,大小不定,一般为豌豆至蚕豆大;数目也不定,少的只有几个,多的可以散布于全身各处,尤其容易发生于颈部、躯干及四肢(图29-22),偶尔发生于口腔黏膜。一般不引起自觉及全身症状,有的轻微瘙痒,淋巴结可以肿大。

目前将其分以下几型:

1. **良性**

(1) 皮肤型:弥漫性皮肤肥大细胞增生症。

(2) 系统型:皮肤、肝、脾、胃肠道及骨损害。

(3) 内脏型:脾、胃肠及骨损害。

2. **恶性** 白血病。

少数患者的色素性损害在成人时期开始出现,可称为成人型色素性荨麻疹,长久存在而不消失。皮疹是散在分布的色素斑或多个略带色素的坚实结节。搔抓或摩擦皮疹时,可引起轻微的风团块样

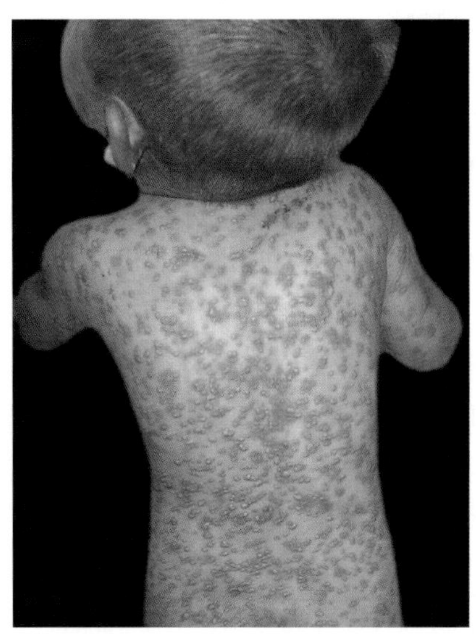

图29-22 色素性荨麻疹(二)

反应,也有的几乎没有这种反应。

【病因】 病因不明。皮损内有较多的肥大细胞,因而此病被认为是一种肥大细胞增多症,在肝、脾、淋巴结及骨髓内也可有很多肥大细胞,因而被列为网状内皮组织肉芽肿类疾病之一。

色素性荨麻疹可和先天性有关。遗传方式不明,有人认为常染色体显性遗传,也有人认为隐性遗传,还有一些患者没有家族史,提示某些非基因性因素在致病方面起了重要作用,种痘、发生水痘或麻疹,甚至精神遭受刺激都可能促使这种有先天素质的疾病出现。色素沉着是由于黑色素增生,真皮内有大量噬黑素细胞。斑块及结节是由于大量肥大细胞聚集在真皮内。摩擦皮损的部位可促使肥大细胞释放组胺等物质,从而影响毛细血管壁的通透性,局部出现风团。组织内肥大细胞含有组胺、肝素及5-羟色胺,还有透明质酸及其前体。色素性荨麻疹患者尿液中组胺增加,而5-羟色胺(seroionin)代谢物5-氢氧吲哚醋酸(5-HIAA)的排泄量正常。肥大细胞所含的肝素不影响血液的凝固。

【组织病理】 各型均有特征性的肥大细胞聚集成群,主要发生于真皮浅层的胶原纤维之间,也可出现于血管、毛囊及汗腺周围以及组织间隙内。肥大细胞的颗粒为黏多糖组成,用Giemsa和甲苯胺蓝呈异染性,颗粒若丧失则肥大细胞不易辨认。色素斑则表现为真皮浅层有稀疏的肥大细胞浸润,主要分布在血管周围,肥大细胞呈梭形核,类似成纤维细胞,伴有嗜酸性胞质。可见少数嗜酸性粒细胞,其上方表皮基底层中黑素增加。结节损害的皮损中,真皮有大量密集的肿瘤样肥大细胞浸润,常

见到明显颗粒。

弥漫性皮损中可见到肥大细胞呈带状浸润,系统性损害在组织中可见到肥大细胞的浸润。肥大细胞聚集成群,发生于真皮浅层的胶原纤维之间,也出现于血管、毛囊及汗腺周围以及组织间隙内。肥大细胞的嗜碱性颗粒由美蓝或吉姆萨染色法染出。肥大细胞经异染后才易证实,而斑块及结节型损害中肥大细胞密集存在于真皮甚至达到皮下组织而像瘤细胞,由常规(HE)染色即显而易见,细胞核在细胞中央,细胞质染色淡红,边界清楚(图 29-23)。大疱型损害的大疱在表皮下,而陈旧的大疱因疱底表皮变性而可位于表皮内。大疱的疱腔内常有肥大细胞,也可见有嗜酸性粒细胞。

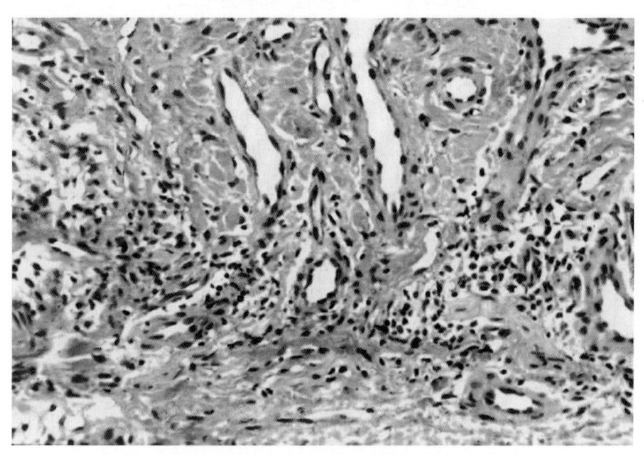

图 29-23 色素性荨麻疹病理

成人型损害中罕见肥大细胞,由亚甲蓝或吉姆萨染色法才可看到一些梭形而有颗粒的肥大细胞。

表皮的基底层中黑色素增多,真皮内毛细血管及淋巴管扩张。除了肥大细胞外,还常有淋巴细胞、浆细胞及噬黑素细胞,也可有少数嗜酸性粒细胞。

组织病理与色素痣、黄瘤及组织细胞增多症鉴别。

【治疗】 患儿到青年时期即可自然痊愈。但需要避免激惹因素,禁用阿司匹林、吗啡等促进组胺释放性药物,避免食用海鱼、腌制品等促进组胺释放性食物,穿柔软全棉衣物避免机械刺激;避免过冷过热、剧烈运动及情绪激动。症状严重者可考虑药物治疗。

痒觉及风团性皮损较重时可服抗组胺类药物,必要时可以暂服泼尼松。结节型皮损可以局部注射类固醇皮质激素混悬液。

肥大细胞增多症(mastocytosis)

肥大细胞增多症是一组关于肥大细胞增生的疾病,为累及肥大细胞系的网状内皮系统肿瘤。本病常见于婴幼儿,一般无遗传史,偶见家族发病者。通常为良性,少数恶性,主要累及皮肤、单个或多个系统或脏器。皮损呈局限性、散播性或弥漫性,在儿童,皮疹常可自行消退,成人皮疹则很少消失。病程不定,部分病情稳定或自然痊愈,亦有极少数病情进行性加重甚至死亡。

(一) 孤立性肥大细胞瘤(solitary mastocyioma)

孤立性肥大细胞瘤是一种良性肥大细胞增多症,出生即有皮疹,少数病例发生于幼儿或成人。皮肤上先有一个淡红色、红色或黄色丘疹,以后逐渐变大,成为略微隆起的斑块或结节,直径为 1~5cm(图 29-24),可发生于任何部位,但最常见于四肢,呈橡皮样硬度,容易误诊为色素痣,摩擦搔抓能使损害明显红肿可出现水疱,破溃后若无感染可自然消退,一般不需治疗。去炎松曲安西龙或其他类固醇皮质激素类混悬剂注射入损害内有效。

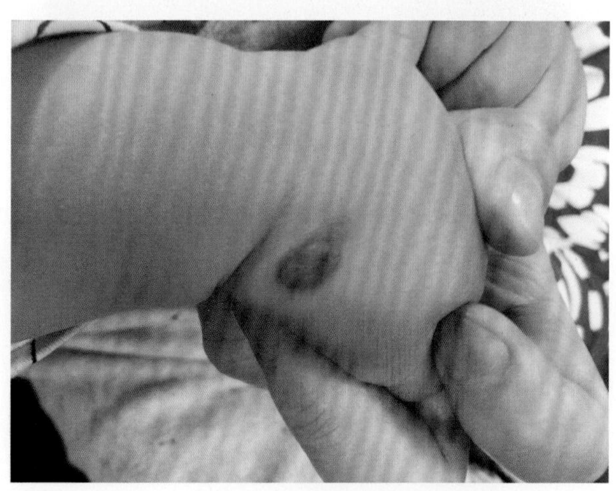

图 29-24 肥大细胞瘤

组织变化是真皮内有大量肥大细胞,多而密集,呈团块样,细胞核呈圆形或卵圆形,有的呈梭形而像散布的成纤维细胞(图 29-25)。

(二) 弥漫性肥大细胞增多症(diffuse mastocytosis)

本病皮损可以类似丘疹性荨麻疹。有的患者只有持久的红色斑点而称为持久性发疹性斑状毛细血管扩张(telangiectasia macularis eruptiva perstans),往往出现于婴儿时期,摩擦搔抓后,皮疹红

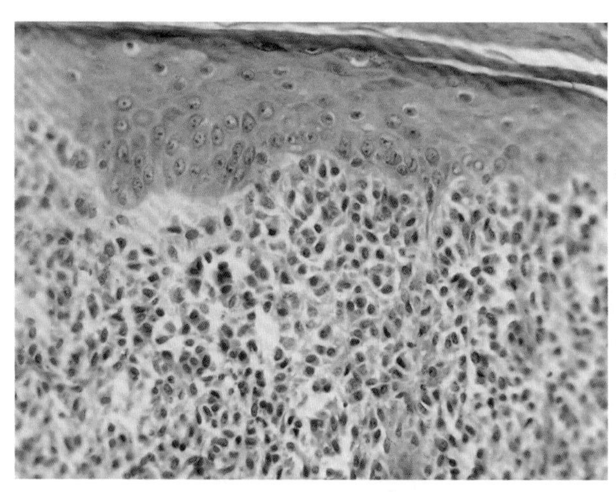

图 29-25　肥大细胞瘤病理

肿甚至起水疱（图 29-26，图 29-27）。另一种是红皮病性肥大细胞增多症（erythrodermic mastocytosis），是全身或广泛的红皮病，多半发生于成人，可以起水疱或有结节，摩擦搔抓能使患处明显红肿。

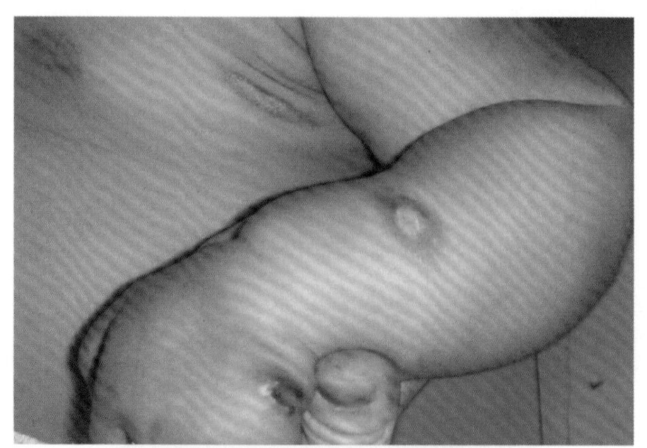

图 29-26　弥漫性肥大细胞增多症（一）

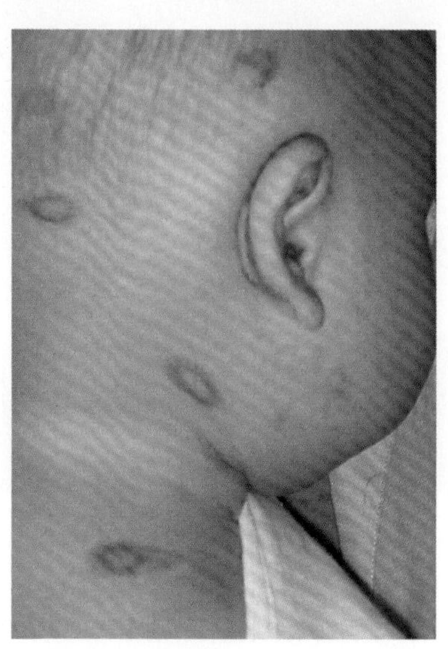

图 29-27　弥漫性肥大细胞增多症（二）

抗组胺药物可减轻痒觉及减少潮红发生。H_1、H_2 受体拮抗剂联合应用效果好，色甘酸钠有阻止肥大细胞脱颗粒作用，皮质类固醇、抗细胞有丝分裂药物及放射疗法无效。

（三）系统性肥大细胞增多症（systemic mastocytosis）

本病多半发生于成人。除了皮肤外，肝脏、脾脏、胃肠道、骨及骨髓、脑膜及其他器官或组织都可受累。骨损害较多见，为骨质疏松和骨硬化。50% 的患者因很多肥大细胞释放大量组胺而有瘙痒、腹痛、腹泻及面部潮红等症状，服用抗组胺药物症状可减轻或消失，色甘酸钠也可有效。

肥大细胞白血病（mast cell leukemia）又称为恶性肥大细胞增生病。极为少见，骨髓及周围血液中都有肥大细胞，皮肤、肝脏、脾脏、淋巴结及其他器官可见弥漫的肥大细胞浸润，预后不好可致死亡。

结节病（sarcoidosis）

结节病是一种慢性肉芽肿性疾病，又称为肉样瘤病。组织学特征为上皮样细胞大量聚集所形成的肉芽肿。皮损坚实无破溃，无自觉症状，若侵犯黏膜、淋巴结、骨骼及内脏则称为全身性类肉瘤病。

【症状】

1. 皮肤表现　为多种形态，为丘疹、结节、斑块，也可表现为红皮病样、银屑病样、瘢痕性肉样瘤样改变，可有色素减退及秃发。皮损分布不对称，好发于面部、四肢等处（图 29-28）。皮疹坚硬，呈淡红色至紫褐色，不溃破，无自觉症状，表面可见毛细血管扩张及少量鳞屑。

浅型结节病又称为博克类肉瘤（Boeck's sar-

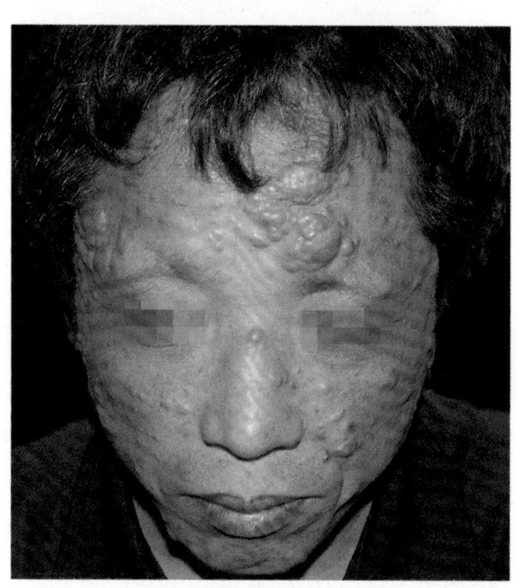

图 29-28　面部结节病

coid)。玻片按压时,显出类似狼疮结节的浅黄色小点,因而浅型曾经称为良性粟粒性类狼疮(benign milliary lupoid)或血管性类狼疮(angiolupoid);深型结节病又称为皮下类肉瘤(hypodermic sarcoid)或达里尔-鲁西(Darier-Roussy)类肉瘤,是豆粒到栗子大的坚实皮下结节。

(1) 丘疹性肉样瘤:损害为针头至豌豆大小的小结节,又称为粟粒样肉样瘤。主要分布于面部、颈部及肩部。玻片按压时,显出类似狼疮结节的淡黄色小点,消退后不留痕迹,有时遗留色素斑、萎缩及瘢痕。

(2) 斑块型肉样瘤:Hutchinson 首先报告了这独特的斑块状损害,为表面扁平而轻微高起的大的分叶状结节性斑块,常见于颊、鼻及臂部。

(3) 银屑病样肉样瘤:往往在躯干及四肢发生边界清楚的斑块,上面有银屑病样的鳞屑。

(4) 冻疮样狼疮型:在容易发生冻疮的部位,如耳缘、颊部、鼻尖及指趾处对称出现的浸润较浅的青红或紫红色的斑块。

(5) 皮下肉样瘤:也称为 Darier-Roussy 肉样瘤。豆粒至栗子大的坚实的皮下结节,与皮肤粘连,常见于躯干,面部少见,无自觉症状(图 29-29)。

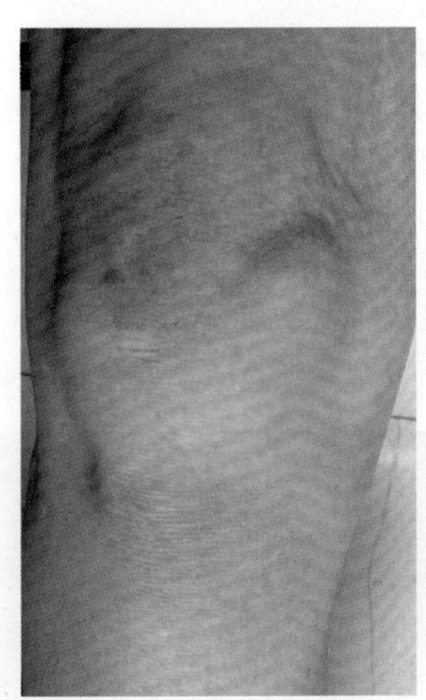

图 29-29 皮下类肉瘤

(6) 瘢痕肉样瘤:损害发生于瘢痕部位,如烧伤、毛囊炎、带状疱疹后瘢痕上,使原有的瘢痕面积扩大,隆起突出皮面,酷似瘢痕疙瘩。

(7) 红皮病型肉样瘤:弥漫性分布的浸润性红斑及鳞屑性斑片,边界不清。

(8) 结节性红斑型肉样瘤:某些结节病患者出现多发性关节痛伴发热、红细胞沉降率增快,X 线检查可见肺门淋巴结肿大。面部、背部及四肢伸侧发生散在疼痛性皮下结节,其表面皮肤发红,最常见于年轻女性。

(9) 黏膜肉样瘤:口腔的硬腭、颊部、腭垂及扁桃体针头大丘疹,群集融合形成扁平的斑块,睑结膜及泪腺发生小结节。

(10) 其他皮肤损害:结节病可合并有皮下钙质沉着、痒疹、多形性红斑及毛囊炎表现。皮肤萎缩、角化过度、色素增加或减退也可由本病引起。

2. 其他器官损害 结节病是一全身性疾病,除皮肤损害外,还有许多器官受累。

(1) 淋巴结病变:全身淋巴结肿大占 50%。结节病的早期往往仅限于颈部、腋部淋巴结肿大,随病情进展全身淋巴结肿大,特别是纵隔和肺门淋巴结肿大。

(2) 眼部损害:结节病眼受累占 25%~30%,有虹膜炎、虹膜睫状体炎,最常见的是虹膜肉芽肿性结节。泪腺呈无痛性结节性肿胀,泪腺病变常伴有颈部淋巴结肿大,颌下腺、唾液腺及腮腺也受累。也可伴有结膜炎、角膜炎、视网膜炎及视神经损害,以至失明。

(3) 肺部损害:肺脏受累较常见,X 线检查为点状、条状或片状阴影,肺门淋巴结肿大。早期临床症状较轻,但 X 线检查却表现特别明显;后期肺部纤维化明显(图 29-30)。

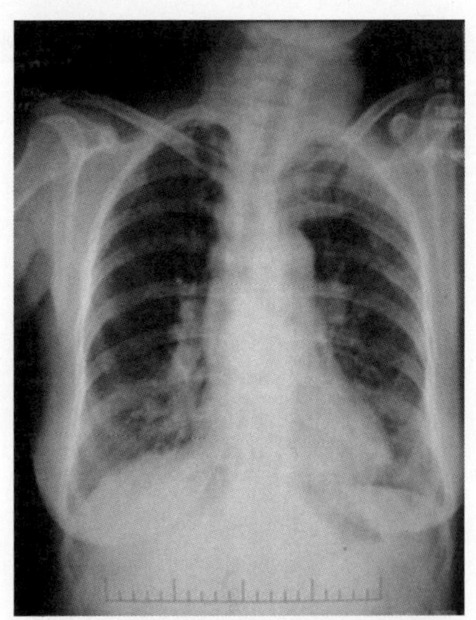

图 29-30 结节病肺部 X 线检查

(4) 骨关节:指趾骨关节肿胀、疼痛,X 线检查可有海绵状空洞,这些囊肿样损害多是由上皮样细胞群构成，曾经被人称为囊肿样多发结节性骨炎（osteitis tuberculosa multiplex cystoides），与皮肤所见的损害相似。

（5）肝脏：约20%的患者肝受累。主要表现肝结节，肝大，血清碱性磷酸酶升高，胆汁性肝硬变，门静脉高压等。

（6）心脏：常有心动过速、心律不齐、房室传导阻滞、肺动脉高压及心力衰竭。

（7）肾脏：由于血钙、尿钙增加引起肾脏结石或肉样瘤性血管球性肾炎，导致肾功能衰竭。

（8）神经系统：中枢神经及周围神经都可受到损害。

洛弗伦综合征（Lofren's syndrome）又称两侧肺门淋巴结综合征（bilateral hilar lymphadenopathy syndrome），通常发生于结节病尤其急性患者，X线显示两侧肺门淋巴结肿大，可有结节性红斑，有发热等全身症状，结核菌素试验阴性或弱阳性，Kvein试验的阳性率很高，有的有眼色素膜炎及关节炎。本综合征多发生于女性患者，特别是妊娠或产褥期的妇女，绝大多数经半年至一年后痊愈，如有实质性肺损害，病程可以较久。

【病因】 本病病因不明。结核、非典型分枝杆菌、病毒感染及遗传基因可能与本病发病有关。近年来认为本病与免疫反应有关，可能是易感者对一种或多种感染性因素或其他抗原产生的反应性病变，特别是T细胞介导的免疫反应起着重要的作用。早期病变以单核细胞、巨噬细胞浸润为主，后上皮样细胞大量产生，形成典型的结节性肉芽肿。疾病后期，成纤维细胞增生，最后出现广泛的纤维化。

结节病是一种全身性肉芽肿病，累及皮肤和许多内脏。受累的部位除皮肤外，还可侵犯肺、纵隔、心肌、中枢神经系统等脏器。结节病可以只侵犯一种器官或组织，也可同时累及多种器官或组织。病情经过缓慢，缓解和复发相交替，故临床症状多种多样。

【组织病理】 主要病理变化是上皮样细胞肉芽肿，很少或无淋巴细胞及浆细胞浸润（"裸结节"）。结节病的上皮样细胞群主要在真皮内，而深型的在皮下组织内。上皮样细胞聚集成团，细胞群内含有血管及少数淋巴细胞，但不发生干酪样坏死，细胞群中央偶尔出现纤维蛋白样变性。上皮样细胞群的周围为增生的结缔组织而无炎症反应，由嗜银染色法可见网状纤维缠绕上皮细胞群并穿插其中（图29-31，图29-32）。在晚期，朗格汉斯细胞往往出现，巨细胞内可有星状体（asteroid body），嗜酸性星状包涵体，胶原被吞噬而成；还可有谢氏小体（Schaumann bodies），圆形层状的嗜碱性包涵体，可能由退化溶酶体形成。网状纤维渐渐变成胶原纤维，结缔组织大量增生，而上皮样细胞渐渐减少。

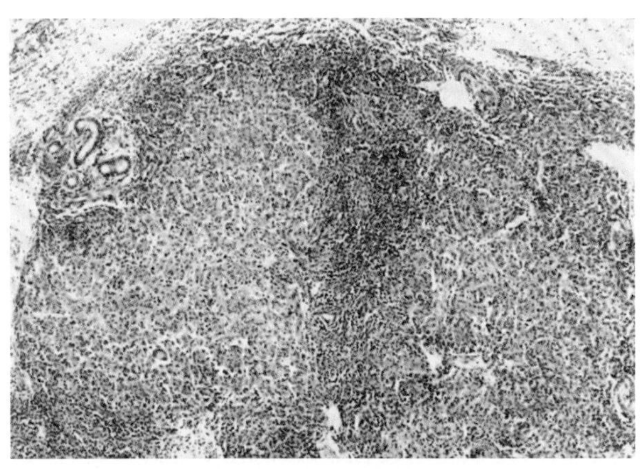

图29-31　结节病病理（一）

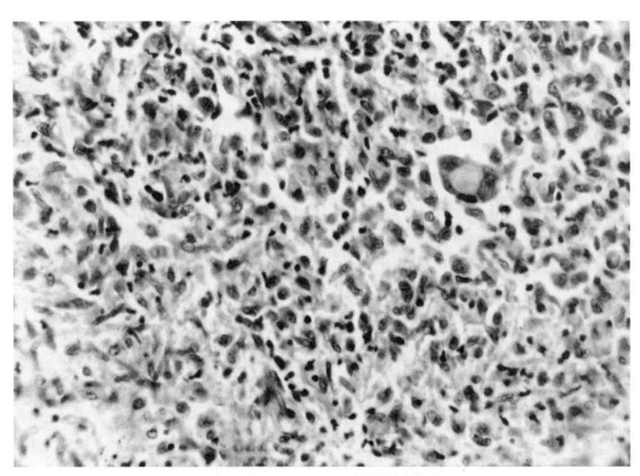

图29-32　结节病病理（二）

【实验室检查】 结节病为全身性疾病，大多数患者贫血，血液中白细胞、血小板减少。大多数患者淋巴细胞减少，外周血淋巴细胞$CD4^+/CD8^+$比值下降。急性期红细胞沉降率增快，慢性期血清球蛋白增高。α_2、β和γ球蛋白增高明显。肝或骨骼损害时，血清碱性磷酸酶往往增加。脑磷脂凝集试验通常阳性。高血钙发生占1/3。约30%的患者血清抗核抗体滴度升高。

1. **结核菌素试验**　大多数为阴性或弱阳性。

2. **血管紧张素转化酶**（angiotensin converting enzyme，ACE）　活动期结节病患者血清ACE水平显著增高。

3. X线检查 肺门和/或气管旁淋巴结常常肿大是肺部特征性的改变。高分辨率CT胸部扫描更为敏感。肺纹理增粗,点状及结节状阴影。远端指趾骨可见海绵状空洞损害。

4. Kvein试验 是一种特异性细胞免疫异常反应。结节病患者对Kvein试验阳性率达90%以上。健康人及其他病患者的假阳性率很低,只占6.5%,因此本试验诊断价值很高。随着疾病缓解,此试验可转为阴性。

【治疗】 病程不定,因而疗效常难估价。单纯的皮肤及淋巴结病变常能自然缓解,不需治疗。皮质类固醇激素外用和全身使用可抑制炎性反应,促进病变吸收,防止病变的播散和慢性化。类固醇皮质激素治疗的适应证是急性全身性病变,有发热、活动性眼病、肺病、心脏病、高血钙及中枢神经系统损害。

异烟肼、链霉素、卡介苗及维生素 D_2 效果不明显。硫酸羟氯喹对慢性肺纤维化及皮肤病变有效,用药期间,要注意眼睛和心脏方面的不良反应。皮肤结节病有效的治疗药物包括:氨甲喋呤(每周10~25mg)、沙利度胺(50~200mg/d)、异维A酸(每日1mg/kg,连用3~8个月)、米诺环素(200mg/d)、别嘌呤醇(100~300mg/d)。类固醇皮质激素和氨甲喋呤联合应用有效。高浓度的氟化类固醇皮质激素类软膏或霜剂封包,可以促使皮损消退。仅皮肤病变或少数结节病变,皮损内注射类固醇皮质激素混悬液能迅速见效。

结节病是一种自限性疾病,大多预后良好,多数自然缓解。部分患者可能发展为肺纤维化。病死率为1%~5%,死亡原因多为呼吸衰竭、中枢神经系统或心脏受累所致。

肉芽肿性唇炎(cheilitis granulomatosa)

肉芽肿性唇炎,又称为米舍尔肉芽肿性唇炎(cheilitis granulomatosa Miescher),以唇肥厚肿胀为主要特点。目前被认为是梅克松-罗森塔尔综合征的单症状(monosymptomatic form of Melkersson-Rosenthal syndrome),或口面部肉芽肿病的亚型(subtype of orofacial granulomatosis)。

【症状】 肉芽肿性唇炎多发生于青少年,临床特点为上唇或下唇甚至整个唇部反复或持久性无痛性肿胀。一般上唇较多,亦可上下唇同时发病。一般从唇的一侧开始,唇红黏膜正常色。肿胀局部柔软,以无痛、无瘙痒、压之无凹陷性水肿为特征。病初肿胀可以完全消退,但随后多次复发后则不会完全消退。随病情发展蔓延至全唇并波及邻近皮肤。皮疹反复发作,可形成暗红色,同时有的病例有额、颊、颏、眼睑、舌部、外阴肿胀,少数病例有颈部及颌下淋巴结肿大,如伴有面神经麻痹及沟状舌,病程慢性,可反复发生。实验室检查一般无明显异常。

反复发作持久的唇肿胀可至平常的2~3倍,形成巨唇。所以肉芽肿性唇炎又称为肉芽肿性巨唇炎(granulomatous giant lip inflammation)。唇部坚韧而无指压性水肿,不溃破,也不引起自觉症状,患处颜色正常或紫红色(图29-33,图29-34)。

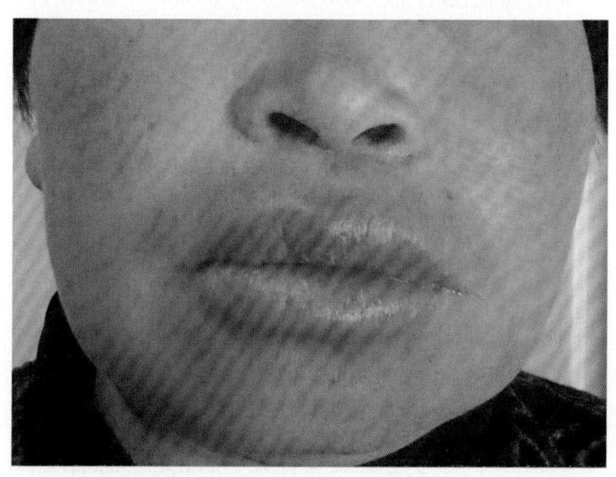

图29-33 肉芽肿性唇炎(一)

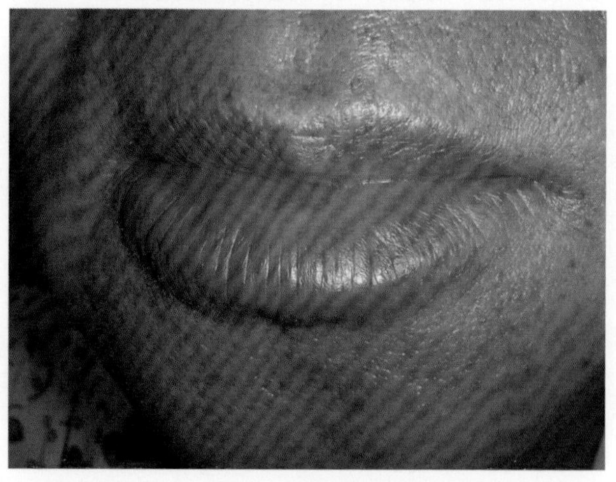

图29-34 肉芽肿性唇炎(二)

【病因】 发病机制目前尚不清楚,环境暴露和遗传易感性的多重作用可能导致该病发生,该病可能是由于过敏原、牙源性感染、克罗恩病、结节病等引起的迟发性变态反应。

【组织病理】 最主要改变为慢性肉芽肿性炎

症细胞浸润，真皮浅层最明显，向下可扩展到真皮深层甚至肌层。浸润细胞通常为淋巴细胞、浆细胞、上皮样细胞及朗格汉斯巨细胞，有时为嗜酸性粒细胞和多核细胞。淋巴管扩张，有时部分闭塞（图 29-35，图 29-36）。

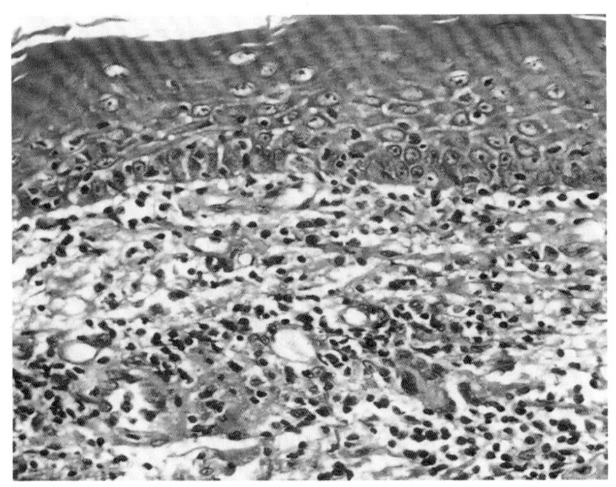

图 29-35　肉芽肿性唇炎病理（一）

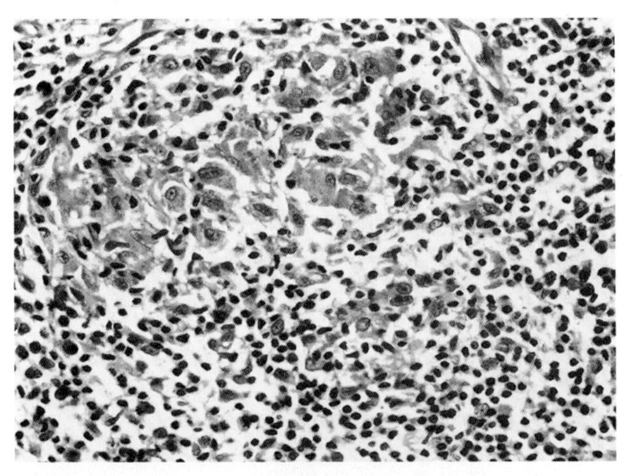

图 29-36　肉芽肿性唇炎病理（二）

【鉴别】 本病需与浆细胞性唇炎、血管源性水肿、感染性肉芽肿等疾病鉴别。

【治疗】 部分患者口服或局部注射皮质类固醇有效，对皮质类固醇疗效不佳可选用氯法齐明、甲硝唑、米诺环素等药物。氯法齐明（clofazimine）是一种抗麻风病药，具有抗微生物和抗炎的双重作用，每粒 50mg，每日 1 次，每次 2 粒口服，10 日后减量为每周 100～200mg，持续 2 个月后停药，治疗期间应避免日光暴晒。反复发作形成巨唇者可考虑手术修复唇部外形，但复发率较高，术后仍需采用其他治疗措施防止复发。去除牙源性感染及与牙有关的病灶是非常有必要的。

梅克松-罗森塔尔综合征
(Melkersson-Rosenthal syndrome)

本病病因不明，有人认为它和肉芽肿性唇炎皆为结节病。有的患者有家族史。有的患者伴有巨结肠、耳硬化病或颅咽瘤等疾病。有人认为它是一种神经营养障碍性疾病，也有人认为是一种延迟性超敏反应。

本病包括屡发的面部麻痹或轻瘫、非指压性水肿的唇部及沟状舌，面部、口腔、舌及其他部位也可屡次水肿（图 29-37，图 29-38）。面部麻痹一般为单侧，有时为两侧，面神经暂时或永久麻痹，其他脑神经偶受侵，巨舌可为暂时性。

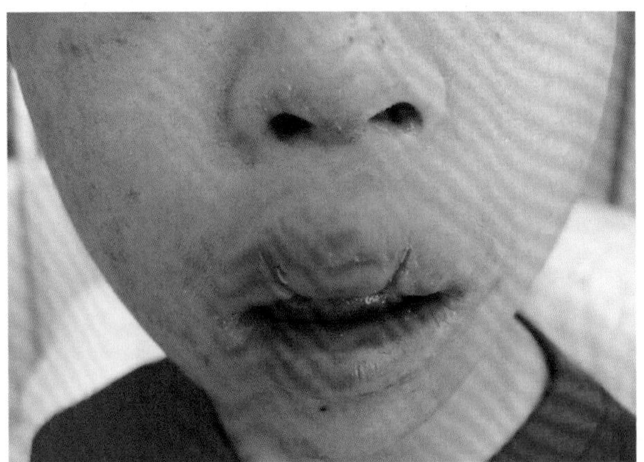

图 29-37　梅克松-罗森塔尔综合征（一）

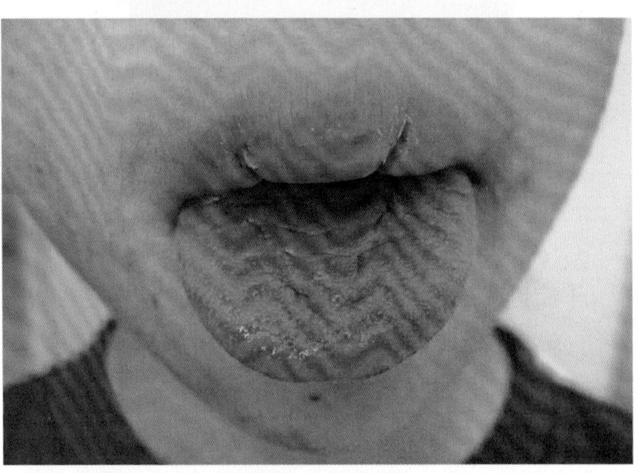

图 29-38　梅克松-罗森塔尔综合征（二）

除了一侧或两侧面神经麻痹外，常有屡发的偏头痛。上唇及颊部水肿，逐渐发展为下唇、口周围及口腔黏膜或其他部位如手臂、足背、腰部、咽部及呼吸道黏膜也可水肿。严重患者唇部、颊部及舌部可以永久畸形。

泼尼松可小量口服，曲安西龙混悬剂可注射入皮损内。氨苯吩嗪有效。

皮肤淋巴细胞瘤(lymphocytoma cutis)

皮肤淋巴细胞瘤又称为Spiegler-fendt类肉瘤，Spiegler-fendt假性淋巴瘤或Bafverstedt皮肤良性淋巴结病(lymphadenosis benign cutis of Bafverstedt)。

【症状】 分局限性或播散性两型。局限性者，皮损呈豌豆大或较大的单个坚实性皮肤结节或成群结节，主要发生于颜面特别是额部和耳垂。结节表面通常光滑，呈肉色、淡红色、淡黄褐色或紫色(图29-39)。偶尔结节亦发生于身体其他部位。女性最常见，未发现内脏损害或血液改变。通常皮损在数月或1~2年后自行消退。播散性多见于中年人，皮损为粟粒性丘疹，或大而硬的结节，主要位于颜面、躯干及四肢，口腔黏膜可有水疱性损害。损害可持续多年，但可自行消退，但有少数患者的损害在若干时日后变成网状细胞肉瘤或淋巴肉瘤。

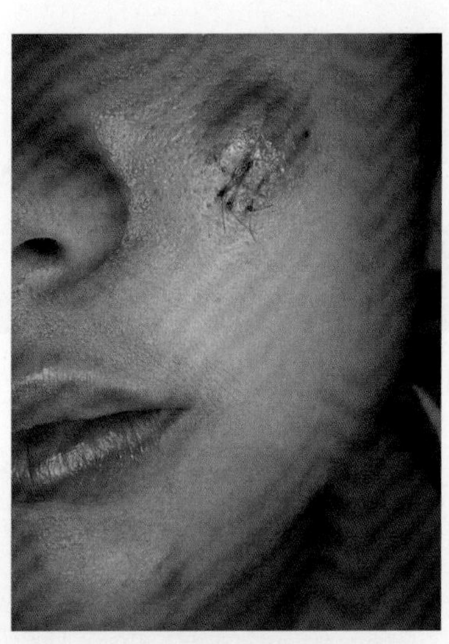

图29-39 皮肤淋巴细胞瘤

【病因】 病因不明，涉及纹身反应、昆虫咬伤、外伤、包柔螺旋体等，是对各种刺激因素的局部过度免疫反应。

【组织病理】 主要变化是真皮内有密集成团的成熟淋巴细胞，其间有一些组织细胞，偶有浆细胞及嗜酸性粒细胞。有的组织变化是浓密的淋巴细胞浸润中散布着成群的组织细胞而成岛屿状，略像淋巴结的滤泡。淋巴细胞浸润处的基质很少，不与表皮相连。本病浸润细胞以T或B细胞为主，但总体表现为混合性浸润。

【鉴别】 根据临床表现，皮损特点，组织病理特征即可诊断。

皮肤淋巴细胞瘤和皮肤淋巴细胞浸润及虫咬所致的肉芽肿在临床和组织变化上都相近似，统称为皮肤淋巴样增生(cutaneous lymphoid hyperplasia)，又称为假性淋巴瘤(pseudolymphoma)，碘化物、溴化物等引起淋巴瘤样药疹也包括在内。这些疾病要仔细区别。

还需鉴别的有皮肤白血病、蕈样肉芽肿、多形日光疹、浅型类肉瘤、寻常狼疮、光泽苔藓及毛发上皮瘤等。

【治疗】 因皮损可自行消退，应采取保守治疗。局部外用或注射糖皮质激素有效。也可以选择切除、冷冻、激光治疗。X线放射疗法可用100kV(HVL 1~3mmAl)，剂量100Rad，皮损可在1~2周内消退。亦可试用羟氯喹或丙喹酮治疗。如包柔螺旋体及蜱抗体试验阳性，则青霉素治疗可迅速治愈。

皮肤淋巴细胞浸润 (cutaneous lymphocytic infiltration)

本病病因不明，较多见于男性。有人认为是慢性盘性红斑狼疮的一型或皮肤淋巴细胞瘤的一种表现，也可以是这些疾病的早期表现。

【症状】 初起皮损是粉红到红褐色盘状扁平丘疹，以后逐渐扩大，成为略微隆起的坚实斑块，边界清楚(图29-40，图29-41)，无自觉症状，最常见于面部，尤其眼睑及颊部，也可发生于颈部及背部上方，皮疹单发或多发，表面光滑，无鳞屑或角质栓。皮损消退后不遗留痕迹，但可复发，大多数患者在数年内自然痊愈。容易误认为盘状红斑狼疮。

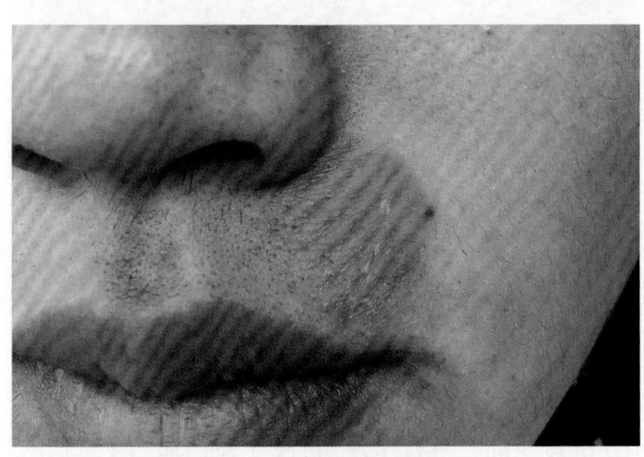

图29-40 皮肤淋巴细胞浸润(一)

【病因】 皮肤淋巴细胞浸润和皮肤淋巴细胞瘤、碘化物或溴化物所致假淋巴瘤综合征(pseudolymphoma syndrome)、虫咬性肉芽肿统称为假性淋巴瘤。有人认为淋巴瘤样丘疹病及光化性类网状

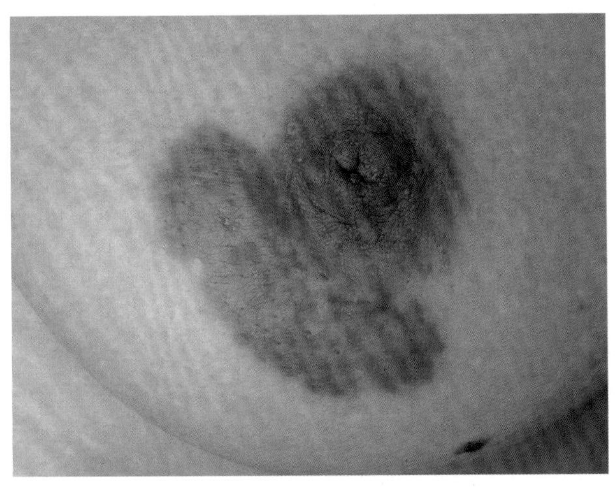

图 29-41　皮肤淋巴细胞浸润(二)

细胞病也属于假性淋巴瘤。

【组织病理】病理变化是表皮正常,真皮内有大片的致密淋巴细胞浸润,较多出现于皮肤附属器及血管周围,并可伸展到皮下组织内,边界较整齐。在大片淋巴细胞浸润处夹杂着一些组织细胞。

【鉴别】皮肤淋巴细胞浸润须和其他各种假性淋巴瘤鉴别,也需和深部红斑狼疮、盘状红斑狼疮、多形日光疹及皮肤白血病区别。

【治疗】泼尼松和氯喹口服有效,冷冻疗法、损害内注射类固醇激素混悬剂有较好的效果。数周或数月后常可痊愈。

淋巴瘤样丘疹病
(lymphomatoid papulosis)

淋巴瘤样丘疹病为一低度恶性 T 细胞淋巴瘤,其特点为慢性、复发性及自限性,常见于 20~40 岁的成年人,大多数典型病例其损害和经过类似急性痘疮样苔藓样糠疹,不同之处是损害较大、数目较少和坏死倾向较大。

【症状】原发皮损为红色丘疹,直径可达约 1cm,可进展为水疱性、脓疱性或出血性,数日至数周后表面坏死(图 29-42,图 29-43)。典型损害可在 8 周内自愈,大多数倾向慢性,不经治疗新的损害不断出现,皮疹的数目不定,往往成批出现及成批消退,主要发生于躯干及四肢而难见于面部及头皮,自觉症状轻微。不侵犯其他器官,病程可经 3 个月至 40 年,不同时期的皮损可同时存在,损害治愈后遗留痘疮样色素沉着或色素减退性瘢痕。10%~20%的淋巴瘤样丘疹病患者可发展为 MF、CD30 阳性皮肤 T 细胞淋巴瘤或 Hodgkin 病。

【组织病理】组织学上对本病有诊断价值:真皮呈楔形斑片状或血管周围浸润,较大损害浸润可占据整个真皮,浸润可累及表皮,伴炎症细胞亲表皮性。损害进展时可发生表皮坏死及糜烂,真皮血管可见纤维蛋白沉积,偶可见淋巴细胞性血管炎,真皮浸润细胞由淋巴细胞、嗜酸性粒细胞、中性粒细胞和较大的单核细胞构成,可见非典型性大或小的淋巴样细胞,占浸润细胞的 50%以上。

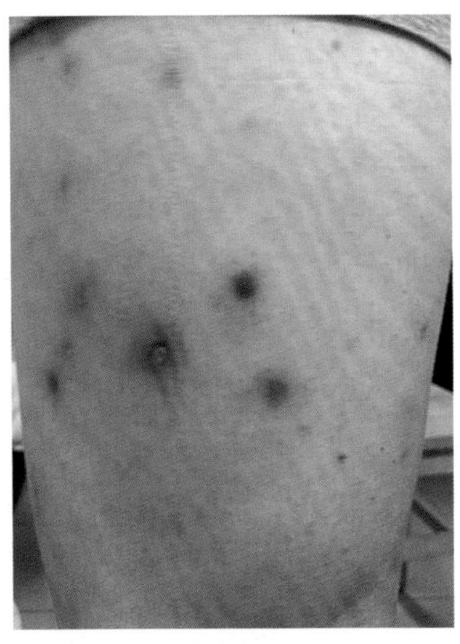

图 29-42　淋巴瘤样丘疹病(一)

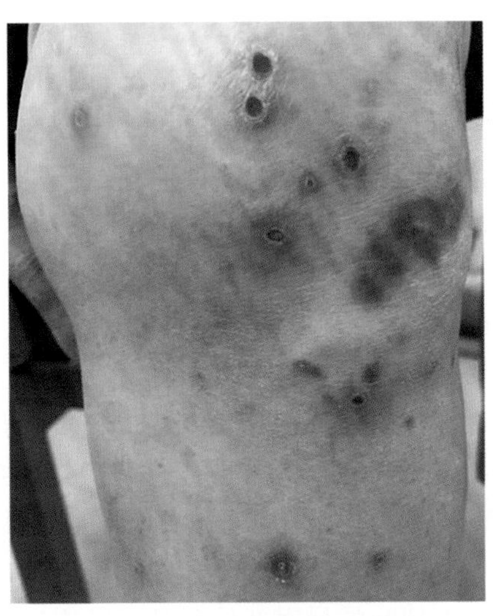

图 29-43　淋巴瘤样丘疹病(二)

免疫组织化学:大的非典型细胞呈辅助 T 细胞表型,非典型性细胞特别是 A 型细胞 ki-1 或 CD30 阳性 PCR 基因克隆重排见于 40%以上的淋巴瘤样丘疹病损害。

【鉴别】本病除需和恶性淋巴瘤鉴别外,还需和变应性皮肤血管炎、苔藓样痘状糠疹、结节病及淋巴瘤样药疹区别。

【治疗】因本病有自限性,一般不需治疗。尚无证据证明治疗能防止继发性淋巴瘤的发展，但如需要控制症状，治疗副作用较少时，亦可适当治疗如强效皮质类固醇激素；PUVA 系统性或局部治疗，局部应用卡莫司汀（卡氮芥）10mg/d，共治疗 4~17 周，维 A 酸及外用 5%咪喹莫特霜有效。氨甲喋呤每周 15~20mg 可使 90%的患者症状显著好转。

光化性类网织细胞增生症
（actinic reticuloid）

光化性类网织细胞增生症是一种慢性顽固性光敏性皮肤病，是慢性光化性皮炎（chronic actinic dermatitis，CAD）的重症类型，患者绝大多数为 50 岁以上的男性，对光线包括紫外线甚至可见光均异常敏感。患者于发病初期常有光敏性皮炎的急性发作史，以后于春夏季节暴露日光后皮损常反复发作并加剧。但在慢性患者，多无明显的光敏感史，也可无明显的季节加重情况，因而患者往往不认为与日光有关。皮损的形态学和组织学特征类似于淋巴瘤，但多为良性可逆性，一般不累及内脏系统。

【症状】 本病典型的皮损为散在多发的暗红色丘疹或斑丘疹，粟粒至黄豆大，边缘清楚，继之增厚浸润形成丘疹、结节并扩大融合成斑块，经搔抓刺激后可呈湿疹样改变，但多数皮损呈现为肥厚性的丘疹和苔藓样的斑块，偶见有紫癜损害（图 29-44，图 29-45）。皮损集中于曝光部位，以面、颈、耳和手背为主，常累及耳郭、头顶部发稀区的皮肤、颈部发缘到衣领间的暴露部位和耳后乳突区，而不累及颏下、眼周和耳后皱襞区是其特征。反复发作病例于躯干、四肢等非暴露部位也可出现湿疹样皮炎或呈不规则网状色素沉着斑。严重病例皮肤增厚，皱纹增深，呈狮面状，类似 Sezary 综合征并可波及全身大部分皮肤发展成红皮病。自觉症状不定，由不痒到剧烈瘙痒。

【病因】 本病于 1969 年由 Ive 等首先提出并命名，认为是一种病因不明的独立性疾病，可由光敏性湿疹发展而来。然而，几年以后发现不少患者与接触某些清洁剂、美容品、油树脂等光敏物过敏或与服用降压药、利尿剂等某些光敏性药物有关。常先有一外源性光敏性皮炎的病变，之后虽然脱离了这些光敏物，但皮损仍反复发作成持久性光反应状态继而进展成本病。通过临床、光生物学和组织病理学等检查发现，从光敏性湿疹或光敏性皮炎到持久性光反应，进而到光化性类网织细胞增生症这一发展过程中有时无明确界限，并且可以逆转，因而将本组疾病命名为慢性光化性皮炎。

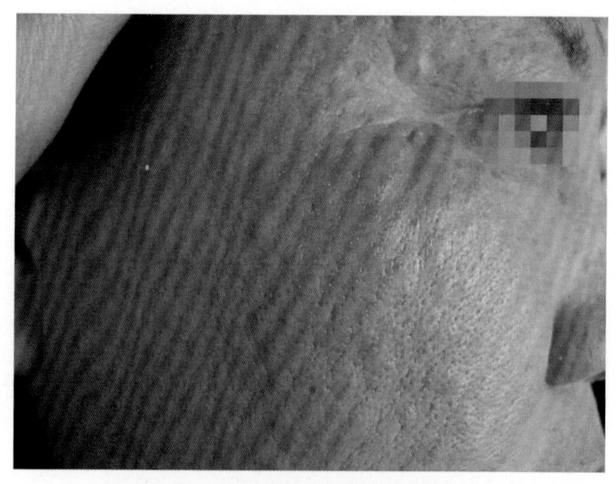

图 29-44 光化性类网织细胞增生症（一）

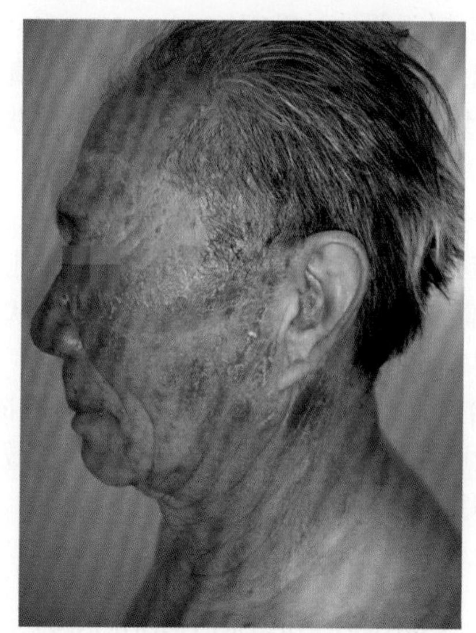

图 29-45 光化性类网织细胞增生症（二）

【组织病理】 皮损组织病理检查为真皮密集的多形性浸润，主要为单一核细胞并可见大而深染的锯齿状或脑回形的异形核细胞。浸润细胞有亲表皮性，可聚集似 Pautrier 脓肿，类似于蕈样肉芽肿所见。表皮多为反应性棘层肥厚，常有灶性炎性细胞。无海绵形成和角化不全。

光斑贴试验证实患者对长波紫外线和可见光均异常敏感，最小红斑量明显降低。本病实际上是对一至今尚未明了的光敏物所激发的慢性光敏感性反应，因而光斑贴试验多为阴性。但在不少患者中已明确与某种光敏物有关。

【鉴别】 根据本病好发于中老年男性，病程呈慢性、顽固性，皮损的分布与形态学特征，以及光试验证实对日光乃至可见光的异常敏感和病理特征等，可以与一般的光敏性皮炎、接触性皮炎及蕈样肉芽肿等相鉴别。

【治疗】患者应避免接触或脱离可疑的光敏物及环境，口服B族维生素和烟酰胺为常规的疗法。对氨基苯甲酸口服有时也有效，羟氯喹、沙利度胺能控制大部分患者病情。严重患者可应用中等剂量泼尼松、硫唑嘌呤1.0~2.5mg/(kg·d)、环孢素3.5~5mg/(kg·d)、霉酚酸酯25~50mg/(kg·d)，以及外用他克莫司。

患者应注意严格的避光措施，严重患者对一般照明用日光灯也异常敏感，不得不在暗室或仅有白炽灯的室内生活才能控制病情。

（张秉新）

参考文献

1. 李春晓，顾艳，凌波. 幼年性黄色肉芽肿204例临床分析[J]. 中国麻风皮肤病杂志，2015，31(6)：331-334.
2. GERMAIN D P，CHARROW J，DESNICK R J，et al. Ten-year outcome of enzyme replacement therapy with agalsidase betain patients with Fabry disease[J]. Med Genet，2015，52(5)：353-358.
3. REY L K，KOHLHASE J，MOLLENHOFF K，et al. A Novel ECM1 Splice Site Mutation in Lipoid Proteinosis：Case Report plus Review of the Literature[J]. Mol Syndromol，2016，7(1)：26-31.
4. JEZIERSKA M，STEFANOWICZ J，ROMANOWICZ G，et al. Langerhans cell histiocytosis in children-a disease with many faces. Recent advances in pathogenesis，diagnostic examinations and treatment[J]. Postepy Dermatol Alergol，2018，35(1)：6-17.
5. KOBAYASHI M，TOJO A. Langerhans cell histiocytosis in adults：Advances in pathophysiology and treatment[J]. Cancer Sci，2018，109(12)：3707-3713.
6. FUJIYAMA T，TOKURA Y. Clinical and histopathological differential diagnosis of eosinophilicpustular folliculitis[J]. J Dermatol，2013，40(6)：419-423.
7. FACCO M，CABRELLE A，TERAMO A，et al. Sarcoidosis is a Th1/Th17 multisystem disorder[J]. Thorax，2011，66(2)：144-150.

第三十章

角化性疾病

角化性疾病是指表皮角化异常的一组疾病。角化异常可由于遗传基因缺陷导致,也可继发于某种疾病。角化异常包括角化过度、角化不全及角化不良三种形式。

(1) 角化过度:是指角质层的过度增厚,既可以是绝对的,也可以是相对的。由于角质蛋白过分增加,或由于正常的脱屑过程受到干扰,正常产生的角质不能及时脱落而造成角质层增厚。

(2) 角化不全:是指角质层中仍有细胞核残留,例如银屑病、玫瑰糠疹等。

(3) 角化不良:是指细胞未达到角质层就出现角化现象,例如毛囊角化病的谷粒细胞。

角化异常现象是细胞代谢发生障碍时所致的一种表皮变化,还不能确定是哪些疾病的主要病变。角化异常的疾病很多,产生的原因复杂,很难合理地分类。本章所叙述的主要是过度角化的角化病(keratosis),又称为角皮病(keratoderma),或角化瘤(keratoma),大多是遗传性皮肤病,其中最常见的是寻常性鱼鳞病等常染色体显性遗传的疾病,亲代的男方或女方患病时,50%的子女有患病的机会。常染色体隐性遗传的疾病如板层状鱼鳞病等较为少见,近亲结婚者的子女患病率较高。性连锁遗传的角化病很少见,包括性连锁鱼鳞病等,仅由杂合子的母亲传给男性,为性染色体连锁隐性遗传模式。有的角化病与遗传无关,如砷角化病由砷引起;沟状跖部角化病的病因是湿热环境和某些微生物感染;有的为获得性,即获得性鱼鳞病;还有一些则病因不明。

鱼鳞病(ichthyosis)

鱼鳞病是一种常见的先天性角化障碍性疾病,其表皮细胞动力学的自身稳定机制紊乱或分化异常,导致皮肤干燥,伴有鱼鳞样固着性鳞屑,俗称"蛇皮"。

分类:鱼鳞病的严重程度因人而异,不同的临床类型具有不同的发病机制,并有不同的分类。目前常分为以下几种类型:

1. 寻常型鱼鳞病(ichthyosis vulgaris)。

2. X-连锁隐性鱼鳞病(X-linked ichthyosis),又称为类固醇硫酸酯酶缺乏症。

3. 常染色体隐性鱼鳞病(autosomal recessive ichthyosis)。

(1) 板层状鱼鳞病(lamellar ichthyosis)。

(2) 非大疱性先天性鱼鳞病样红皮病(non-bullous congenital ichthyosiform erythroderma, NCIE):本型包括火棉胶婴儿(collodion baby)、小丑胎(harlequin fetus)及限局性线状鱼鳞病(ichthyosis linearis circumflexa)。

4. 大疱性先天性鱼鳞病样红皮病(bullous congenital ichthyosiform erythroderma),又称为表皮松解性过度角化病(epidermolytic hyperkeratosis)。

5. 多发性硫酸酯酶缺乏症(multiple sulfatase deficiency)。

6. 西门子大疱性鱼鳞病(ichthyosis bullosa of siemens)。

7. 迂回性线状鱼鳞病(ichthyosis linearis circumlexa)。

8. 获得性鱼鳞病(acquired ichthyosis)。

此外,还有几种伴有鱼鳞病的综合征:鲁德(Rud)综合征、康拉迪(Conradi)病、雷夫叙姆(Refsum)综合征、舍格伦-拉松(Sjögren-Larsson)综合征等。

本章综合上述分类法及结合一般习惯,分别叙述寻常型鱼鳞病、先天性鱼鳞病样红皮病、可变性红斑角化病、限局性线状鱼鳞病及各种有鱼鳞病的综合征。

寻常型鱼鳞病(ichthyosis vulgaris)

寻常型鱼鳞病最常见,又称为干皮病(xeroderma)、单纯型鱼鳞病(ichthyosis simplex),根据鳞屑的严重程度其名称也可不同，鳞片呈深褐或黑色时可称为黑色鱼鳞病（ichthyosis nigricans），有珍珠样光泽时可称为光泽鱼鳞病（ichthyosis nitida）。

寻常型鱼鳞病为常染色体显性遗传，但每代患者未必都有明显易见的皮疹，由于表皮中的丝聚蛋白缺乏或减少，可能与丝聚蛋白原合成转录后调控机制异常有关。

【症状】 自幼发病，出生时症状不显著，但在出生后几个月或3年内开始出现皮疹，以后渐重，5～15岁时才稳定。有时到成年时期才有此病，终身不愈。典型皮损为淡褐色至深褐色菱形或多边形角质鳞屑，鳞屑中央固着，边缘可略翘起，如鱼鳞状（图30-1，图30-2）。当出现全身脱屑的疾病如猩红热时，鱼鳞病可暂时不见，以后重现。皮肤干燥少汗或无汗。皮损冬重夏轻，轻者仅表现为冬季皮肤干燥，表面有细碎的糠秕样鳞屑，或没有明显的鳞屑，或搔抓后才有些粉状白屑。在温暖潮湿的季节，皮损减轻或不明显。天热或是剧烈运动时会因出汗困难而全身不适。

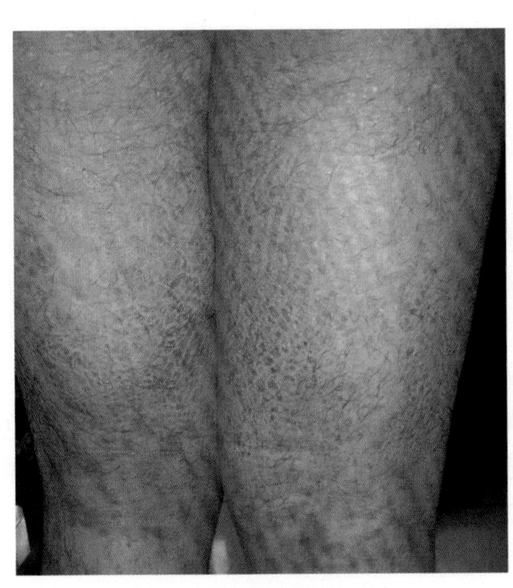

图30-1 寻常型鱼鳞病（一）

皮损好发于四肢伸面及背部，尤以胫前最为明显，屈侧及褶皱处很少累及，腋下及臀沟等处常不波及。在肘窝、腘窝处可发生特应性皮炎改变。甲板可粗糙变脆，毛发干燥稀疏，黏膜一般正常。常伴有掌跖角化过度、毛周角化病、花粉症、湿疹、哮喘及特应性皮炎等。

【组织病理】 表现为中度角化过度，颗粒层变薄或缺如，棘层厚度正常，皮脂腺和汗腺缩小并减少。角化过度可深入毛囊形成大的毛囊栓塞。电子显微镜下见透明角质颗粒异常，并伴有丝聚蛋白缺乏。

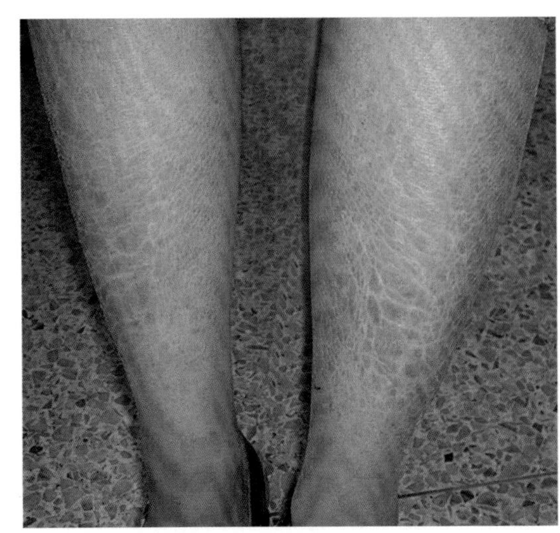

图30-2 寻常型鱼鳞病（二）

【治疗】 口服大剂量维生素A或维A酸类药物有一定的疗效，外用维A酸类或10%尿素软膏可缓解皮肤干燥症状。

毛囊性鱼鳞病（ichthyosis follicularis）

本病可能为X染色体连锁隐性基因遗传，但常染色体显性遗传的类型也有报道。男女发病率之比为5∶1。特征为全身角化过度伴肉色与棘状的泛发性毛囊性突起，伴有非瘢痕性普秃和严重畏光，出生时可有轻度的火棉胶婴儿表现。全身性病变差异很大，可以有肝脾大、生长迟缓、精神发育障碍、癫痫发作、隐睾、肾畸形和腹股沟疝及脊柱缺陷等表现。该病也称为毛囊性鱼鳞病、脱发与畏光（IFAP）综合征。皮肤组织病理表现为毛囊角化过度，皮脂腺异位或缺失，小汗腺正常，毛囊间表皮正常，无炎症反应。本病应与角膜炎-鱼鳞病-耳聋（KID）综合征和脱发性棘状毛囊角化病（KFSD）相鉴别。

X-连锁鱼鳞病（X-linked ichthyosis）

本病较少见，由女性携带者遗传给下一代，呈X-连锁隐性遗传模式，因此几乎全部见于男性。90%的患者在位于染色体Xp22.31上的类固醇硫酸酯酶基因完全缺失，导致类固醇硫酸酯酶活性减弱或完全丧失，10%的患者由失活突变引起。因此，本病又称为类固醇硫酸酯酶缺乏症（steroid sulfatase deficiency）。在男性新生儿的发病率为1/9 500～1/2 000。

【症状】在90%的患者中,症状在出生后第一周出现,伴有轻度红皮病和全身脱屑或大片透明鳞屑脱落。迟发者在出生后2~3个月内出现。由于胎盘硫酸酯酶的缺乏导致妊娠妇女难产,因此通常这些患儿需要剖宫产产出。典型皮损为黏附于皮肤上的大的、多角形、暗褐色鳞屑,并对称分布于四肢、躯干和颈部。偶尔,下肢鳞屑更大,呈浅灰色或白色。身体屈侧可受累或不受累,但颈部几乎常常受累,可形成"脏颈病"。除了耳前区外,掌、跖和面部不受累,具有特征性。皮损以腹部较重是本病的特征(图30-3),与寻常性鱼鳞病不同的是本病不随着年龄的增长而有所改善,反而会随年龄的增长而加重。在夏季,X-连锁鱼鳞病倾向于好转。本病不发生毛周角化,特应性皮炎也不多见。裂隙灯下在男性患者或女性携带基因者的眼后囊或角膜后弹力层可发现角膜混浊,但不影响视力。部分患者发生隐睾,睾丸癌发病率增高。其他伴随症状包括癫痫样发作、反应性心理障碍、幽门肥大、腹壁先天性缺陷和急性淋巴细胞白血病非常罕见。

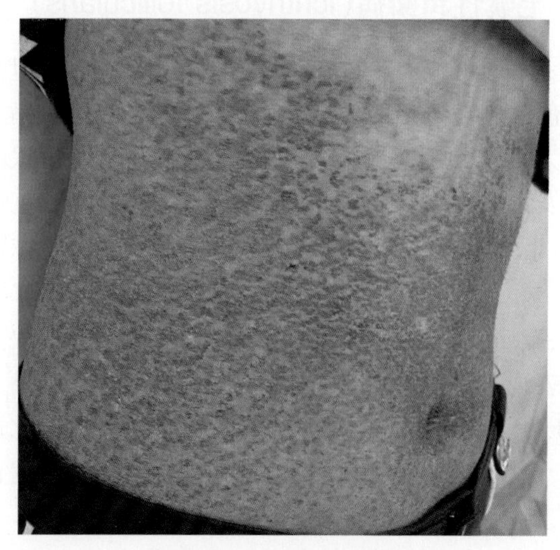

图30-3 X-连锁鱼鳞病

【病因】性连锁鱼鳞病由X染色体隐性基因遗传,因而一般只发生于男性,女性为携带者。已证实90%的患者类固醇硫酸酯酶基因结构完全缺失,其余的10%表现为部分缺失和点突变。荧光原位杂交、Southern印迹和PCR分析有助于检测确切的遗传缺陷。

患者成纤维细胞、白细胞及角质形成细胞中缺乏类固醇硫酸酯酶,使角质层细胞紧密结合,影响其正常脱落形成鳞屑。如果发生于纯合子状态的女性,症状就不明显,仅皮肤干燥及腿部有些鳞屑而已。

【组织病理】有角化过度或角化不全,可见到毛囊角化过度,颗粒层正常或稍增厚,有时可有3~4层,棘细胞层略肥厚,表皮突显著,血管周围有轻度的淋巴细胞浸润,这和寻常鱼鳞病不同。电子显微镜检查可见角质蛋白颗粒增大,数目增加。在角质层仍存在桥粒,细胞含有大量黑素小体。

【治疗】以外用药物为主,以温和、保湿、轻度剥脱为原则。患者的皮肤干燥,特别是寒冷季节中皮脂分泌减少,皮疹明显加重,因此,洗浴不应太勤,碱性较强的肥皂不宜用,以免皮脂更少而易发生皲裂。

10%尿素霜、含6%水杨酸的40%~60%丙二醇溶液以及含有西黄蓍胶及甘油的胶质软膏虽不能消除鳞片,但可以增加皮肤的水合程度,使患者感觉舒适。维A酸外用制剂或钙泊三醇等可改善角化程度,减少鳞屑,与糖皮质激素联用可增加疗效;严重患者可口服维A酸(异维A酸或阿维A酯),能明显缓解病情。

鱼鳞病样红皮病
(ichthyosiform erythroderma)

鱼鳞病样红皮病分为非大疱性先天性鱼鳞病样红皮病和大疱性先天性鱼鳞病样红皮病。

非大疱性先天性鱼鳞病样红皮病,由常染色体隐性遗传,也被称为板层状鱼鳞病(lamellar ichthyosis),不发生大疱性皮损,包括被称为小丑胎(harlequin fetus)及火棉胶婴儿(collodion baby)的胎儿鱼鳞病(ichthyosis fetalis)。

大疱性先天性鱼鳞病样红皮病由常染色体显性遗传,有大疱性皮损,又称大疱性鱼鳞病样过度角化病(bullous ichthyosiform hyperkeratosis)。

【症状】

1. 非大疱性先天性鱼鳞病样红皮病在出生时或出生后不久即出现,症状很快加重,皮肤广泛发红,出现特征性大的褐色鳞片,呈菱形或多角形,边缘游离,中央黏着(图30-4)。较轻时可只出现于身体屈侧如肘窝、腘窝或颈部等处,皮肤发红的范围及程度不定,鳞屑的严重程度也不定。严重时鳞屑呈厚盔甲样(图30-5)。患者常有面部发红、脱屑及头皮多屑的表现,掌跖往往过度角化。多数情况下毛囊口呈火山口样表现。常见出汗困难,因此患者不耐热。睑外翻常见,毛发及指(趾)甲都可以不正常。到成年时期,红皮病可以减轻,只有鱼鳞病性鳞屑或鳞片。

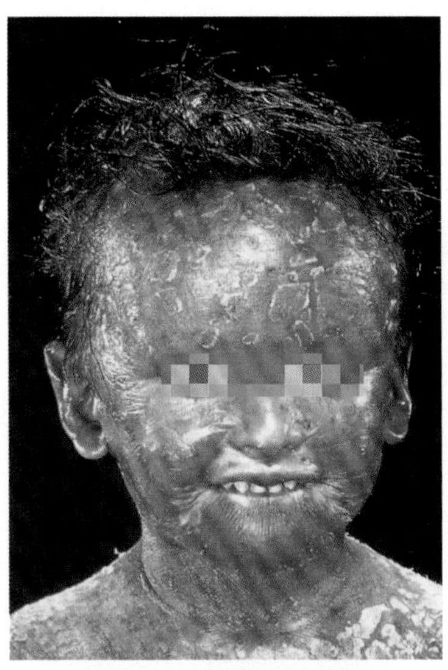

图 30-4　鱼鳞病样红皮症

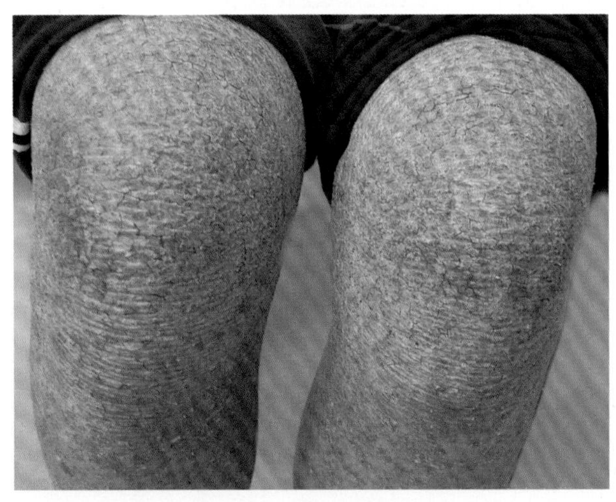

图 30-5　板层状鱼鳞病

小丑胎（harlequin fetus）是最严重的先天性鱼鳞病类型，胎儿全身有厚的角质鳞片成板状，好像古代军人披铠戴甲，或像戏台上化妆的丑角演员，因而有此名。耳朵、眼皮及嘴唇等处皆有厚壳状角质物（图 30-6）。患病胎儿多半在子宫内死亡，少数可以出生，但因不能吮乳及体内器官发育不良而在数日内死亡。小丑胎常伴有其他先天畸形，如骨骼发生畸形，手指、足趾有兽爪样变化。

症状较轻的是火棉胶婴儿（collodion baby）。婴儿出生时，全身有一层透明膜像塑料薄膜，或像全身涂了一层火棉胶（图 30-7），往往妨碍肢体运动并使眼睑外翻。在出生后 24 小时内，此膜可以脱落，有些病例在这种层状剥脱后很快见好或恢复，有的病例继续发生广泛的鳞屑，以后可发展成厚的鳞片；也有的发生局限性鳞屑，只发生于躯干或四肢。

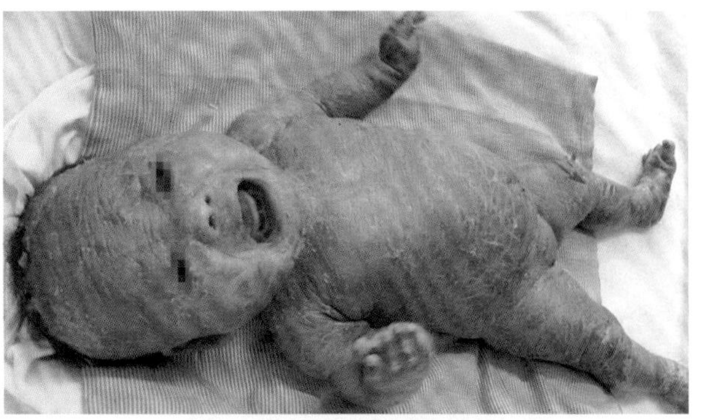

图 30-6　小丑胎（河北工业大学附属医院苗国英提供）

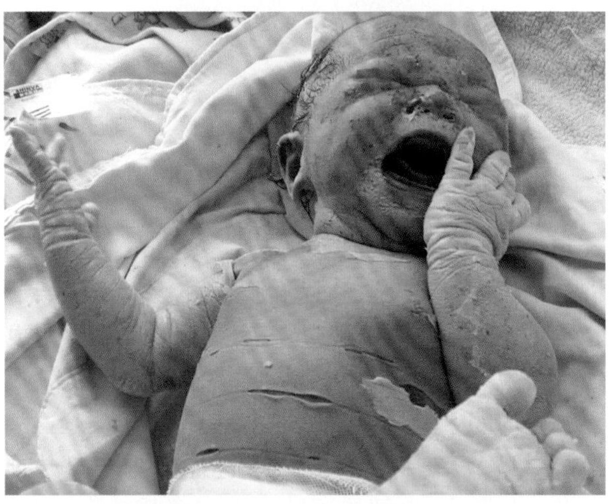

图 30-7　火棉胶婴儿（哈尔滨医科大学附属第二医院皮肤科党林提供）

2. 大疱性先天性鱼鳞病样红皮病（bullous ichthyosiform erythroderma），患儿出生时或出生后不久可见大疱，随后，可见遍及全身厚的、角化性、疣状或嵴状的鳞屑片，鳞片脱落后又有新的鳞片形成。在身体的屈侧及皱褶部位有明显的灰褐色较厚鳞片，有时呈疣状，而其他部位皮损往往较轻。此型有泛发的红斑及较厚的鳞片，有的出生后数年内间歇地发生大疱（图 30-8）。有的患者较轻，仅身体屈侧有些皮损；有的较重，可有疣状损害。豪猪状鱼鳞病（ichthyosis hystrix）可属于此型，也有人认为是疣状痣的特殊表现（见“疣状痣”）。

【组织病理】 非大疱性先天性鱼鳞病样红皮病病理变化没有特征性，角质层角化过度，颗粒层及棘细胞层都比正常略厚，有毛囊角栓。真皮的血管周围有炎性细胞浸润。

大疱性先天性鱼鳞病样红皮病病理变化特征为大块、密集、正性角化过度，颗粒层显著增厚、基底层上和颗粒层细胞溶解而出现表皮内小水疱。角质形成细胞内空泡化明显，角蛋白中间丝（KIF）

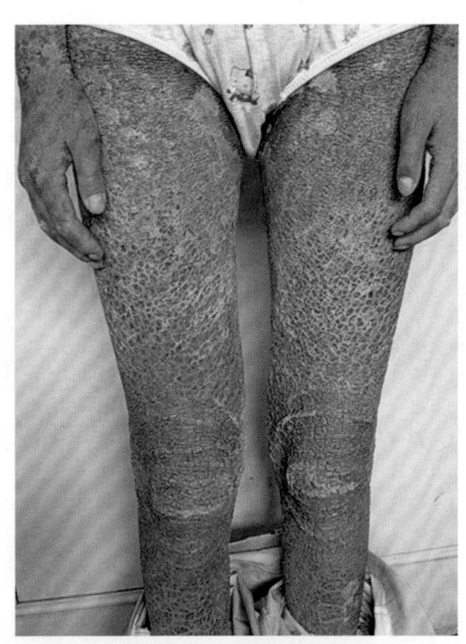

图 30-8 表皮松解性过度角化病

聚集呈簇。具有这种组织病理学改变的疾病被共同被描述为“表皮松解性角化过度”。真皮浅层通常可见血管周围淋巴细胞、组织细胞轻度浸润。电镜下可见表皮下层碎片状、成群的 KIF，而在表皮上层核周的 KIF 脱落。

【治疗】在新生儿阶段应提供防护隔离并预防及治疗脱水、电解质紊乱和表皮多重感染，用护垫和润肤油可以使皮肤糜烂和缺失尽快愈合。对于儿童和成人，治疗的目的为减少角化过度的形成，去除痂皮和软化皮肤。含有尿素、维 A 酸或水杨酸的角质溶解霜剂和洗剂有效，由于药物具有烧灼感和刺痛感，通常患者不易耐受，尤其是儿童，应避免大面积外用高浓度水杨酸制剂。应坚持使用润肤剂和皮肤舒缓剂。口服维 A 酸应从低初始剂量开始，逐渐增加剂量，直至确定最小维持剂量。

迂回性线状鱼鳞病
(ichthyosis linearis circumflexa)

【症状】迂回性线状鱼鳞病是常染色体隐性遗传的疾病，有人认为是板层状鱼鳞病的特殊类型，在出生后不久即可发现。由于本病常同时存在特应性皮炎，因此头面部皮肤有弥漫性红斑及鳞屑而像脂溢性皮炎，之后渐渐转变为匍行性或环状鳞屑和红斑。红斑通常分布在躯干和四肢并且其大小、形状及部位随时间发生变化，这反映出本病的病程具有波动性。皮损边缘呈现特异性双边状，故将其描述性命名为“迂回性线状鱼鳞病”(图 30-9，图 30-10)。皮损有瘙痒，且许多患者继发了湿疹样斑片，伴或不伴大片接触摩擦部位特别是腕部、肘部和腘窝部的苔藓样改变。常可见到头皮出现较厚的油腻性皮屑。皮疹消退时不遗留萎缩、瘢痕或色素沉着等痕迹。每到夏季时皮损几乎完全消失。

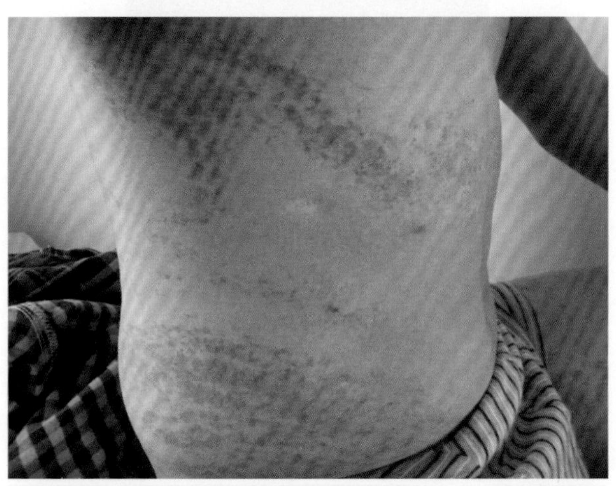

图 30-9 迂回性线状鱼鳞病(一)

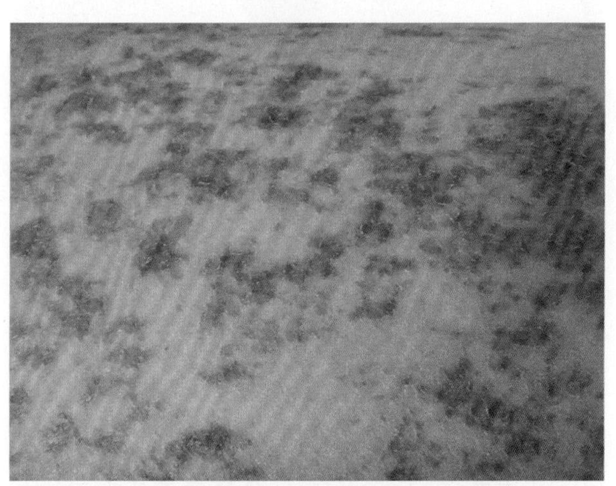

图 30-10 迂回性线状鱼鳞病(二)

大多数患者头发稀疏、细软、无光泽，发干异常，表现为套叠性脆发症(trichorrhexis invaginata)，状如竹节故称为竹节发。当鱼鳞病样皮炎、毛发异常及特应性皮炎并存时称为尼兹顿(Netherton)综合征。眉毛及睫毛也可有套叠性脆发病，也可稀少或变脆。此外，患者常有湿疹、哮喘、异位性皮炎、荨麻疹及血管性水肿等异位性表现，智力可迟钝，有的有氨基酸尿，还可伴有高钠血症。目前，本病已确认是由丝氨酸蛋白酶抑制剂的基因突变造成。

【组织病理】角质层显著肥厚，伴有角化不全，也可有角化不良，并可见表皮角质层下裂隙，颗粒层减少或缺失，棘层肥厚，棘层细胞水肿，表皮突延伸。真皮乳头层血管中度扩张，血管周围淋巴细胞浸润密集或呈带状分布。电镜下表皮上部板层小体内容物的过早分泌、细胞间高电子密度物质的聚集及浅层的角质层裂缝被视作本病的特征性表现。

【治疗】 主要采取对症治疗，单独或联合使用局部软化剂、角质剥脱剂、维A酸和皮质激素常可获得较好的疗效。系统用维A酸的疗效各异，而口服糖皮质激素类药物只能暂时有效。

可变性红斑角化病
(erythrokeratodermia variabilis)

可变性红斑角化病为一种罕见的常染色体显性遗传病，大多为定位于染色体lp34.3的连接基因 *GJB3* 及 *GJB4* 显性突变，但具有显著的家系内及家系间的差异性，在一些家系中本病呈常染色体隐性遗传。

【症状】 患者往往在出生后不久发生本病，但也可在出生时就存在。皮损是角化过度的限界性红斑，数目及大小不定，可以出现于身体的任何部位。形态变幻无常，可成地图状等奇形怪状，边界清楚，可在数日或数小时的短期内发生改变或完全消失。有时臀部皮损发展成较固定的角化过度性斑块，正常皮肤也可有固定的角化性红色斑块（图30-11～图30-15）。斑块表面可呈嵴状、疣状或绒样，上覆环状、细碎性或黏着性鳞屑。常见于面部、四肢及臀部等处。掌跖角化病往往同时存在。冷热刺激、风吹日晒，甚至情绪不稳定都可促使皮疹加重。本病往往到成年时期才减轻。

【组织病理】 组织病理学表现为非特异性的正角化过度、中度或重度棘层及颗粒层肥厚及乳头

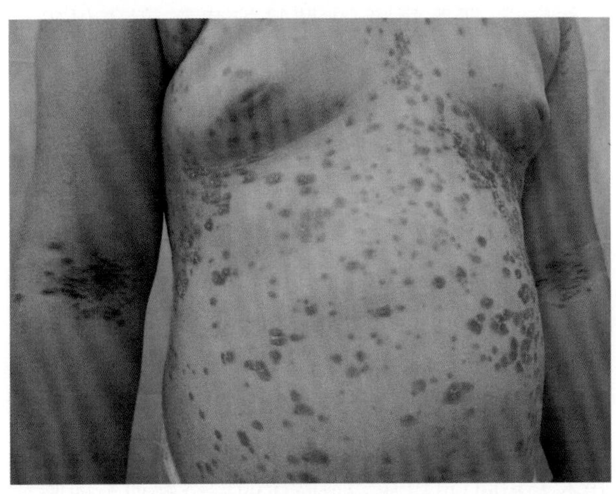

图30-11 可变性红斑角化病（一）

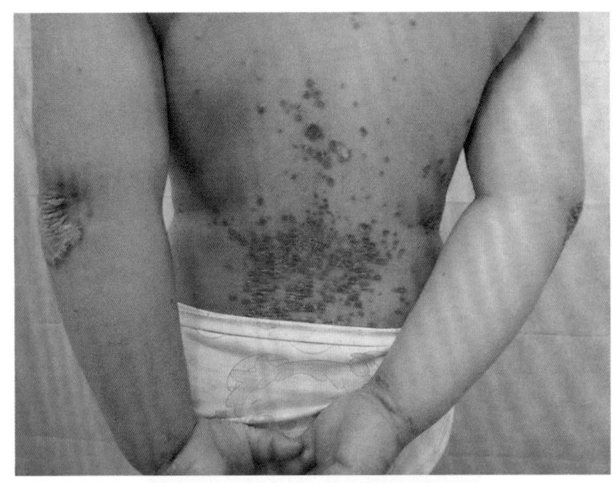

图30-12 可变性红斑角化病（二）

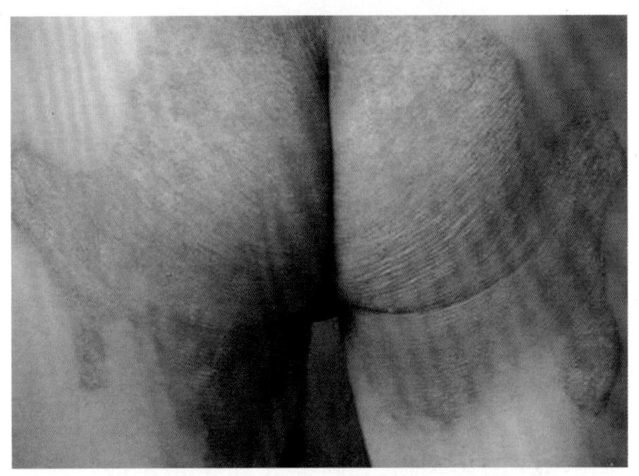

图30-13 可变性红斑角化病（三）

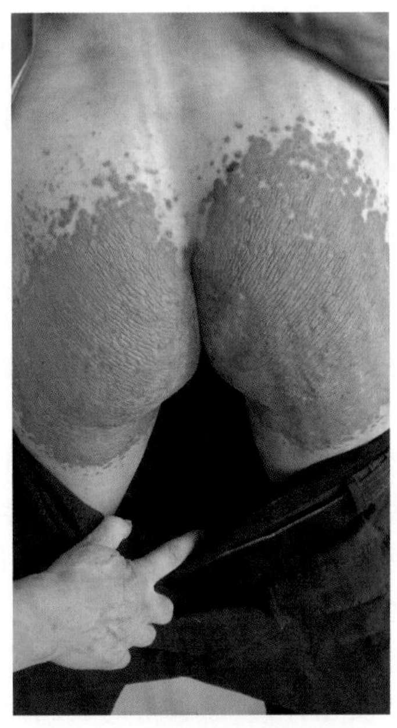

图30-14 可变性红斑角化病（四）

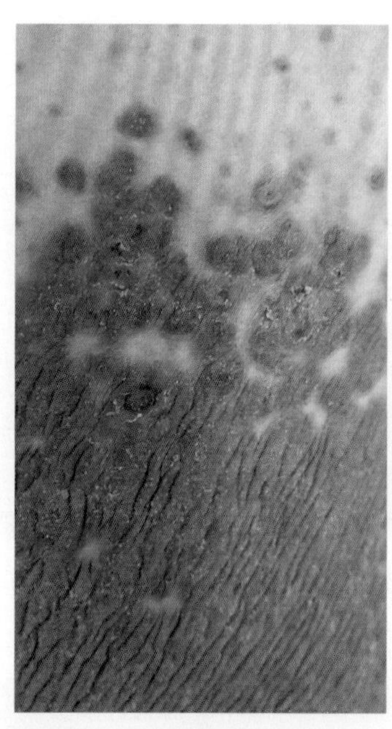

图 30-15　可变性红斑角化病（五）

瘤样增生。真皮乳头层毛细血管扩张、延长，并伴轻度血管周围炎性改变。严重的乳头瘤样增生伴乳头层变薄导致表皮结构呈“教堂塔尖”样。电镜下可见颗粒层板状小体减少。

【治疗】 根据过度角化的严重程度及范围对症治疗，对轻症的局部治疗可应用角质剥脱剂，如乳酸、尿素、CL-羟基酸、维 A 酸等，对泛发型可系统应用维 A 酸类药物，如阿维 A 和异维 A 酸。应注意避免皮肤刺激因素，如突然的温度变化、摩擦及机械刺激。

豪猪状鱼鳞病（ichthyosis hystrix）

本病是一种常染色体显性遗传病，是表皮松解性角化过度鱼鳞病的一种，角化性皮损显著隆起，严重时像豪猪的硬毛，因而也有豪猪状鱼鳞病之称。坚硬角质物往往广泛地对称分布于身体的两侧，此型属于疣状痣尤其系统性线状表皮痣（见疣状痣）的特殊类型。组织变化和表皮松解性过度角化病（显性遗传先天性鱼鳞病样红皮病）相似。皮损是多个坚硬而显著突起的角质物，在出生时常已存在。这些灰褐或污黑色角质突起发生于身体的一侧或广泛地对称分布于两侧，一般不侵犯面部、掌跖及外生殖器。皮损往往密集成簇状或栅状，高度可达数毫米，甚至数厘米，因而严重皮损可像鸡鸭羽毛的坚硬翎杆，或像豪猪的硬刺而使患者有“豪猪人（poocupint men）”之称。

患者的皮肤往往比正常人干燥，毛发失去光泽，甲板也可变脆。

鱼鳞病的综合征
（syndromes with ichthyosis）

1. **鲁德（Rud）综合征**　别名侏儒-鱼鳞癣样红皮症-智力缺陷综合征，本病被认为是常染色体隐性遗传性疾病。两性均可受累，婴儿发病。患者有鱼鳞病、癫痫、智力障碍、黑棘皮病、多发性神经炎、矮小症、性器官发育不良及高血色素巨细胞性贫血等。眼部特征：睑外翻，暴露性角膜炎及角膜营养不良，视网膜色素变性，斜视、眼球震颤。

2. **康拉迪（Conradi）病**　是由不同外显率的常染色体隐性基因所引起的疾病。皮肤发红，光滑如蜡，有一层类似蛋壳内白膜的过度角化性鳞片，在出生后 1 年内往往消失，以后患儿成长时发生毛囊性皮肤萎缩及假性斑秃。生长缓慢，四肢短小，形成短肢侏儒，关节僵直，肩部、臀部、膝及肘关节挛缩畸形，头颅、颌面、指趾、脊柱也常有畸形。X 线显示长骨、腰椎骨及肋软骨等软骨骺有不规则的钙化点，晶状体混浊，腭弓隆起及鼻梁扁平。

3. **雷夫叙姆（Refsum）综合征**　是一种常染色体隐性遗传性疾病。患者有鱼鳞病、非典型色素性视网膜炎、肥厚性周围神经病、小脑性运动失调、神经性耳聋及多种心电图变化。鱼鳞病类似于寻常型，可能泛发或局限于掌跖部。该病是一种过氧化物酶代谢障碍性疾病，缺少的酶类是植烷酸羟化酶，其缺乏导致植烷酸分解不能完成，血中植烷酸水平升高，其在脂肪组织、髓鞘、心、肾及视网膜组织中过量积聚而引起相应的症状。

4. **舍格伦-拉松（Sjögren-Larsson）综合征**　是一种常染色体隐性遗传的疾病。患者有鱼鳞病，往往广泛，严重瘙痒，皮肤呈棕黄色，但不侵犯头皮、毛发和甲，面部中央不受累，屈侧和下腹部较重，脐周角化过度是本病的特征。四肢行动发僵而有痉挛性麻痹的表现，常出现下肢挛缩。智力低下，还常有癫痫及变性视网膜炎，伴晶状体沉着。

5. **先天性偏侧发育不良伴鱼鳞病样红皮病及肢体缺陷综合征（congenital hemidysplasia ichthyosiform erythroderma and limb defects syndrome，CHILD）**　目前认为本病是一种 X 连锁显性遗传，在出生时就已存在，身体的一侧有鱼鳞病样红皮病，同侧的脑部及肢体发育不良或缺陷。症状不大相同，可以从一个肢体的完全缺如至内脏器官包括肌肉、骨骼、心血管及中枢神经系统的缺陷。

部分患者同时伴发单侧炎性表皮痣。大多发生于女性,发生在男性患者常是致死性的。

6. **角膜炎、鱼鳞病、耳聋综合征(KID syndrome)** 该病与基因突变有关,是常染色体显性或隐性遗传所致。患者有广泛的先天性鱼鳞病性皮疹,角膜有血管形成,还有感觉神经性耳聋。特征性皮损为皮革状斑块皮肤,可累及面部中央及双耳,加之口周及颏部的沟纹,毛发往往稀少,眉毛及睫毛都可脱失,使患儿呈现奇特的面容。可有局部性汗闭、甲营养不良及掌跖网状角化过度等先天性异常。

获得性鱼鳞病(acquired ichthyosis)

皮肤表现和组织病理变化常不易和寻常型鱼鳞病区别,但这种鱼鳞病不是遗传性疾病,而是某些系统性疾病的皮肤表现,最常见于淋巴瘤的患者,包括霍奇金病(Hodgkin),可能是霍奇金病的一种主要症状。还可发生于非霍奇金淋巴瘤、蕈样肉芽肿、多发性骨髓瘤及癌症的患者。结节病患者也可发生特征性鱼鳞病样损害,尤其是下肢(图30-16)。甲状腺功能减退的患者发生鱼鳞病样损害的同时还可伴随胡萝卜素血症及弥漫性脱发。也可发生于麻风患者,但和麻风的严重程度没有明显关系。严重营养不良、AIDS、干燥综合征、系统性红斑狼疮及类肉瘤病等全身性疾病都可有鱼鳞病的表现。还可继发于多种药物反应包括烟酸、三苯乙醇及丁酰苯。

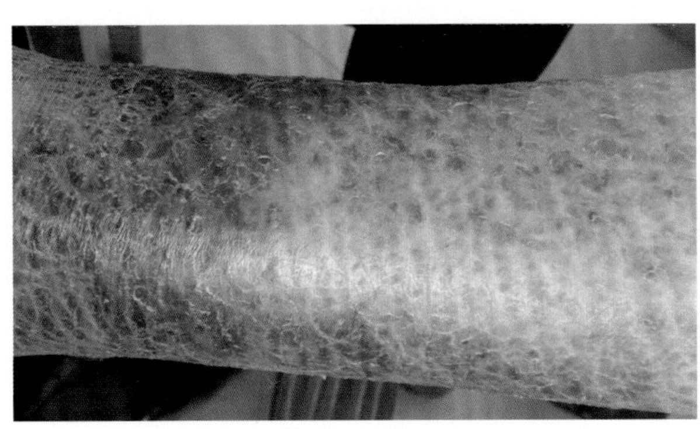

图30-16 获得性鱼鳞病

圆形粃糠疹(pityriasis rotunda)

本病由日本远山于1906年首先报告,又称为远山病(Toyama disease)、连圈状粃糠疹(pityriasis circinata)、正圆形后天性假性鱼鳞病(positive circular acquired pseudoichthyosis)。

【症状】发病年龄为4~76岁,但好发于20~45岁,以女青年略多见。表现为1~2个或多个有鱼鳞病状薄屑的淡褐或深褐色斑片,边界清楚,呈圆形或略呈椭圆形(图30-17~图30-20),相邻的可以融合。皮损的大小不定,直径往往为数厘米,没有炎症或自觉症状,常发生于腹部、腰部、臀部、后背及股部,也可出现于胸部及四肢等处,一般不发生于头皮、面部及手足部位。病程很久,往往终身不消失,夏季较轻或消失,冬季时常加重。

Grimalt等将本病分为两型:Ⅰ型见于有色人种,多数表现为色素沉着性损害,皮损数目少于30个,非家族性,30%的患者伴有恶性肿瘤和系统性疾病,患者在肿瘤得以治疗后皮损可迅速好转或消失。Ⅱ型多见于白种人,表现为色素减退性皮损,数量多于30个,常有家族性发病,不伴有系统性疾病。

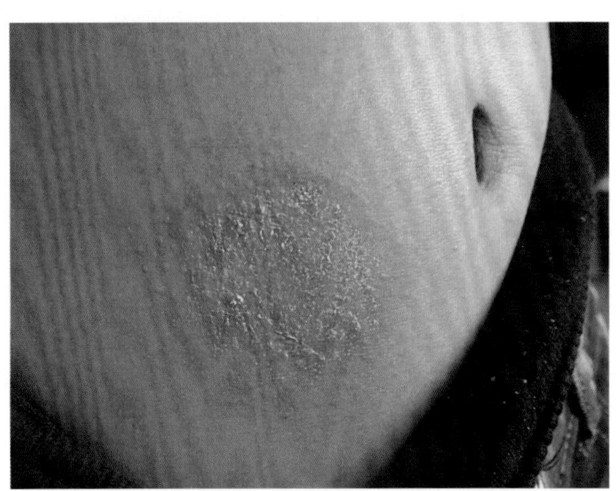

图30-17 圆形粃糠疹(一)

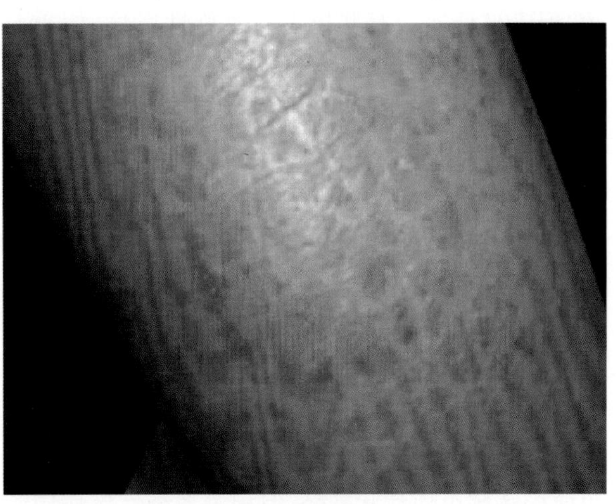

图30-18 圆形粃糠疹(二)

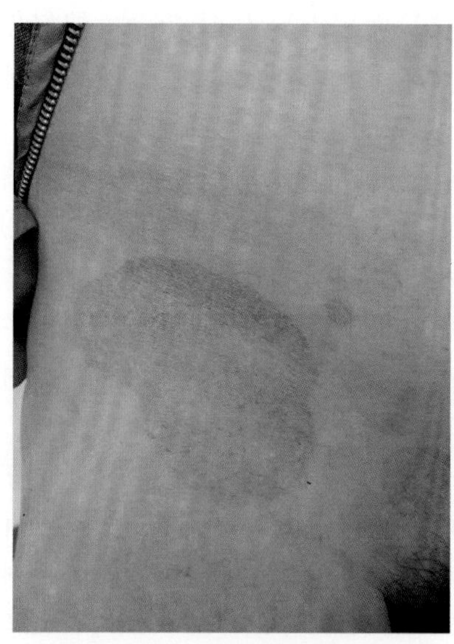

图 30-19 圆形粃糠疹（三）

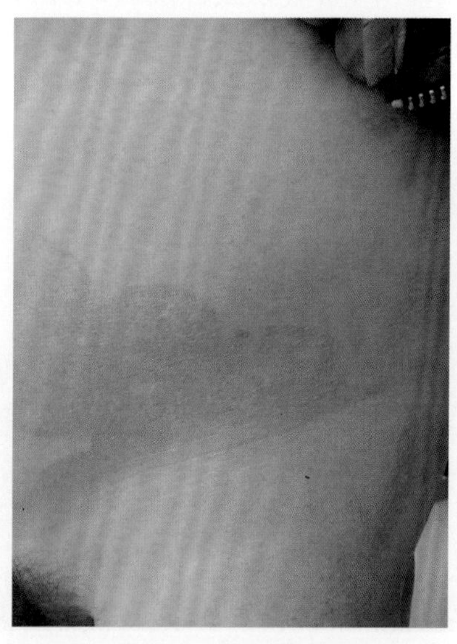

图 30-20 圆形粃糠疹（四）

【病因】 病因不明，曾认为可能是真菌感染所致，但未被证实。有些患者有家族性发病，似乎与遗传有关。有的患者是在妊娠或月经病的情况下发病或其症状加重，而分娩后可使症状减轻，故认为其发病与内分泌异常有关。某些全身性疾病如结核病、肝病、白血病、淋巴瘤及妊娠等可能促使本病发生，可能是获得性鱼鳞病的亚型。

【组织病理】 组织病理学变化主要是角化过度，颗粒层减少或消失，表皮突消失。基底细胞色素可增加，真皮的血管周围有少量淋巴细胞及组织细胞浸润。

【治疗】 外用尿素霜、维 A 酸或水杨酸软膏等角质松解剂可使症状减轻，但相关系统性疾病应予以积极治疗。

遗传性掌跖角化病
（palmoplantar keratoderma，PPK）

遗传性掌跖角化病是以掌跖部位过度角化增厚为特点的一组皮肤病，大部分是先天性的，可伴有其他疾病，或是某些综合征的一部分。

遗传性掌跖角化病包括有显性遗传的弥漫性掌跖角化病、条纹状掌跖角化病、丘疹性掌跖角化病、进行性肢端角化病及残毁性先天角化病等。隐性遗传的有帕皮永-勒费尔（Papillon-Lefèvre）综合征、图赖纳（Touraine）多发性角化病及密里达（Meleda）岛病等，往往伴有其他先天性畸形。

从临床表现来分类，PPK 分为三种类型：①弥漫性 PPK，整个掌跖皮肤弥漫性对称性均匀一致的角化过度，此型常于出生时或出生数月内发病。②局灶性 PPK，此型在掌跖受压迫部位出现大片致密的角化斑块，如胼胝，呈盘状或线状。③点滴状 PPK，掌跖表面多数小的雨点状角化，可累及全部掌跖面或仅限于掌纹内。

从组织病理来分类，可分为表皮松解性 PPK 和非表皮松解性 PPK 两种。

从胚胎发生学的基础来分类，为单纯型 PPK 和 PPK 伴多种外胚层结构受累，单纯型 PPK 仅限于皮肤受累，角化过度限于掌跖或超越掌跖，达到手足指（趾）、腕部、指（趾）节、肘、膝等处皮肤，发生角化斑块。后者除皮肤受累，角化增厚外，可并发其他外胚层组织受累，即掌跖外胚叶发育不良（palmop-lantar ectodermal dysplasia，PED）。

【症状】

1. 弥漫性掌跖角化病（diffuse PPK）

（1）弥漫性表皮松解型掌跖角化症（diffuse epidermolytic PPK）：本型为 PPK 最常见的一种表现型，常染色体显性遗传。出生后数月即可发病。掌跖皮肤全部呈黄色角化增厚，境界清楚，其周围有一窄的红晕带损害，表面呈污秽色蛇皮样外观。肘、膝皮肤轻度受累，无明显自觉症状。如有裂隙则可有疼痛。本型与弥漫性非表皮松解型掌跖角化病临床上很难区别，后者组织病理中棘层和颗粒层无裂隙也无表皮松解现象。

（2）弥漫性非表皮松解型掌跖角化病（diffused non-epidermolysis type PPK）：常染色体显性遗传，开始出现于婴儿时期，对称发病。皮肤损害是手掌、足底皮肤显著地角化过度，弥漫性分布，偶可扩展到手足背侧。角化过度的程度不定，症状很轻时，掌跖皮肤比正常人粗糙而已；症状较重时，手掌、足底有淡黄色光滑的坚硬角质，很像胼胝，足弓一般不受累（图 30-21，图 30-22）。由于缺少弹性而易在皮纹处裂开，裂口可达皮肤深处而引起出血及疼痛，行走时更痛；症状很重时，角质很厚，裂口很多，常呈灰黑或暗褐色，可同树皮一样。损害表面不平，可有疣状突起或虫蚀状微小凹坑。角质增厚所形成坚硬的板状，在手掌的周边突然终止，具有特征性。常由于多汗导致浸渍现象。可伴有指（趾）甲肥厚、混浊及变形。

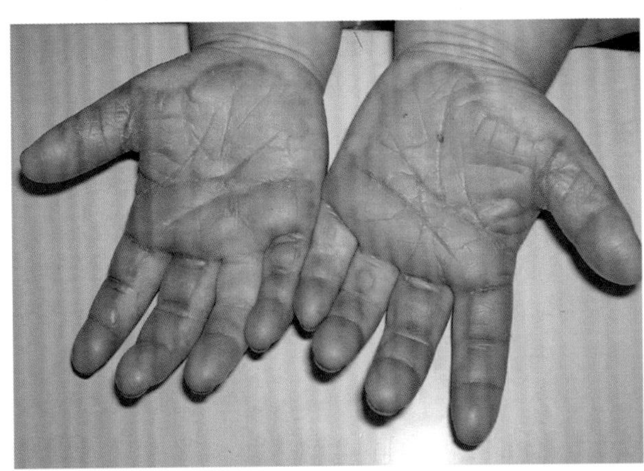

图 30-21 弥漫性掌跖角化病（一）

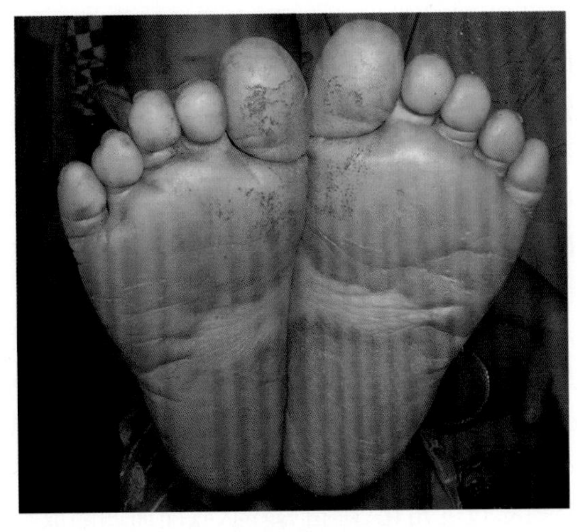

图 30-22 弥漫性掌跖角化病（二）

（3）进行性掌跖角化病（progressive PPK）：是开始发生于婴儿的弥漫性掌跖角化病，可有红斑、鳞屑，逐渐加重并由掌跖扩展到手足侧面及背侧，角质性斑片也可出现于臀部小腿伸侧，往往到成年甚至青中年时期才停止发展。

2. 局灶性掌跖角化病（focal PPK）

（1）点滴状掌跖角化病（punctate PPK）：发病年龄从儿童至中老年时期，多半出现于青年时期，以后终身不消失。多见于男性，可能为常染色体显性遗传。皮损是圆形或卵圆形角质硬丘疹，直径为 2~10mm 或更大，不规则或对称分布于掌跖部位，聚集成群或散布各处，又易发生于足跟等经常受压的部位。较小损害呈点状，较大损害的中央部分可凹陷，或剥刮后残存角质壁而像火山口（图 30-23，图 30-24）。有的有甲纵裂或钩甲等甲营养不良。

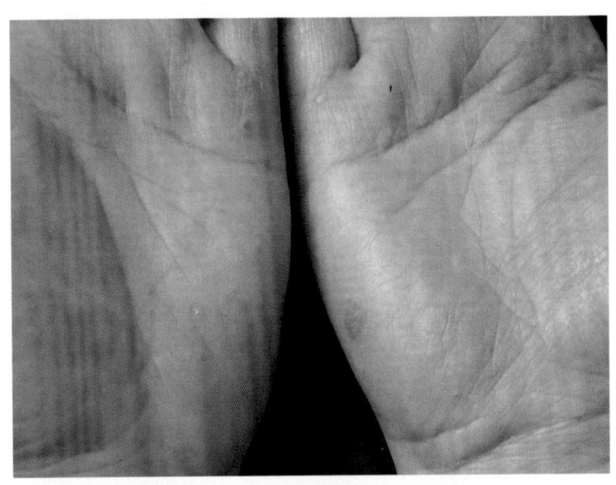

图 30-23 点状掌跖角化病（一）

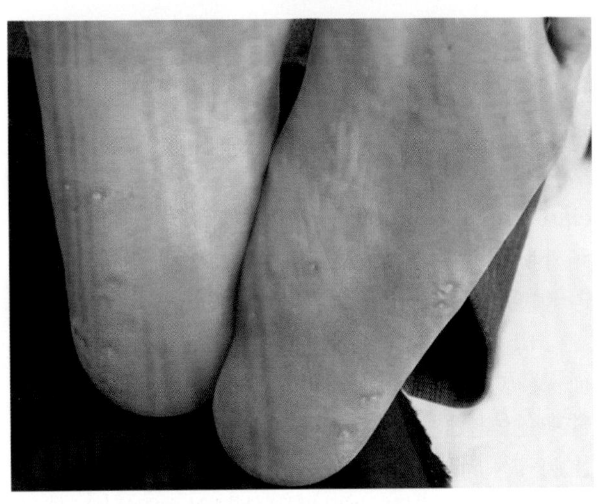

图 30-24 点状掌跖角化病（二）

（2）条纹状掌跖角化病（striate PPK）：属于常染色体显性遗传，多半在 12~30 岁时开始出现于手掌，由手掌向手指辐射而成条纹状角化过度（图 30-25，图 30-26），点状或条纹状角化病偶尔超出掌跖的范围，而可出现于手足的背侧、膝部、肘部及踝部，而发生于足底的较少见。

本病也可伴发假性指（趾）断症，指，甲可有嵴，甲小皮角化过度，可有羊毛发。

3. 伴其他表现的掌跖角化病（PPK with asso-

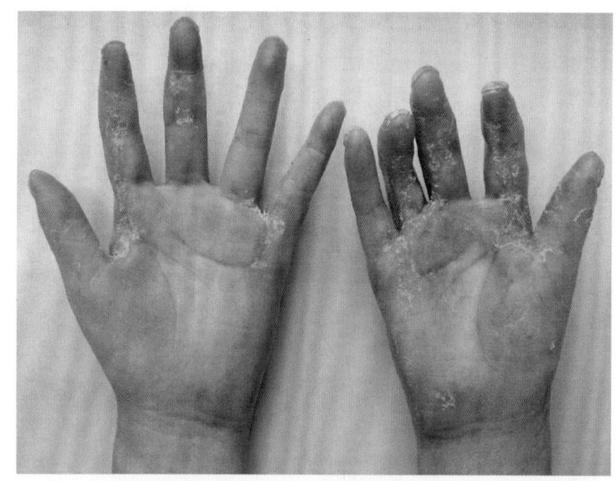

图 30-25 条纹状角化病(一)

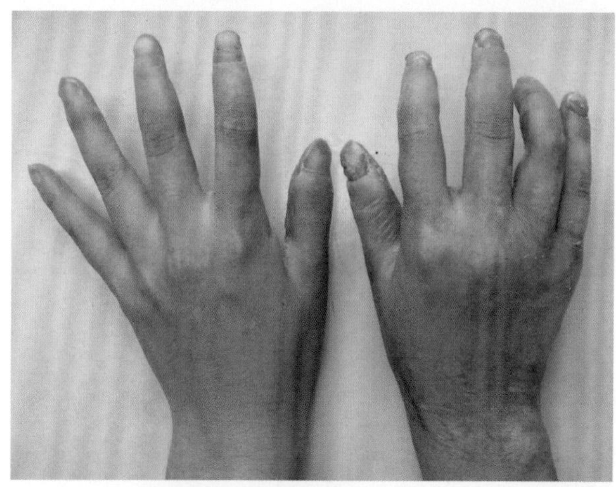

图 30-26 条纹状角化病(二)

ciated manifestations) 伴其他表现的 PPK 即掌跖外胚层发育不良,是一种伴有其他表现或肿瘤的 PPK,多是用综合征命名的。

(1) 帕皮永-勒费尔(Papillon-Lefèvre)综合征:又称为掌跖角化牙周病综合征,为一种少见的常染色体隐性遗传性疾病。常表现为掌跖过度角化病和牙周病,以后过度角化消退,但在发生恒牙时复发。掌跖皮肤出现界限清楚的红斑性过度角化性损害,可扩展到手足的两侧及肘、膝及跟腱部位。更多表现类似进行性红斑角化病,每到冬季加重。手足多汗,常伴掌跖臭汗症。毛发往往正常但可稀少。牙周炎可引起严重牙龈炎而使 4~5 岁患儿的乳牙脱落,以后恒牙生长可以正常,但也可以同样方式过早脱落。

(2) 豪威尔-伊文思(Howel-Evans)综合征:又称为掌跖角化伴食管癌(PPK associated with esophageal cancer)、胼胝食管癌(tylosis esophageal cancer,TOC)。弥漫性掌跖角化病往往在 5~15 岁时才开始出现,而食管癌常于 40~50 岁以后发生。有人报告获得性掌跖角化病也可伴发食管癌及支气管癌等。对于明显与遗传无关的,而在患食管癌以后出现的掌跖部角化的病例,应属于症状性掌跖角皮症的范畴。

(3) 里奇纳-汉哈特(Richner-Hanhart)综合征:又称为伴有角膜营养不良的播散性角化病(disseminated keratoderma with corneal dystrophy)、眼-皮肤掌跖角化症(oculocutaneous tyrosinemia),为常染色体隐性遗传。由于酪氨酸氨基转移酶缺乏,致血中酪氨酸和酚酸代谢产物增高。2~4 岁发病,掌跖先有多个较小的角质斑块,逐渐扩大并可融合而成片状或条纹状,有红晕,并有疼痛及压痛。舌、喉黏膜可发生岛屿状白斑。双侧角膜可有树枝状角膜炎,导致角膜混浊。患者智力迟钝。个别病例指甲弯曲。患者血酪氨酸水平明显升高(正常为 1.2~1.8mg/100ml),尿酪氨酸也增加。给予低酪氨酸、低苯丙氨酸饮食后,生化异常和临床症状均可获改善或消失。

(4) 奥姆斯特德(Olmsted)综合征:又称为残毁性掌跖角化病(mutilating PPK),伴腔口周围角化过度斑块。本病为常染色体显性或隐性遗传。自婴儿时出现掌跖弥漫性毁损性角化过度,指屈曲变形,指趾缩窄带继续发展,出现指趾截断。口周、肛周、会阴部角化过度斑,并向大腿和膝部扩延。此外,可见脱发、耳聋、脱齿、甲营养不良、角膜上皮发育不良,以致引起角膜瘢痕,白斑角化影响视力。2012 年北京大学第一医院皮肤性病科杨勇教授等首次确定本病的致病基因为 *TRPV3*,并通过电生理学等方法阐明其发病机制。

(5) 沃维因克(Vohwinkel)综合征:又称遗传性残毁性角化病(keratoderma hereditaria multilans)。这种弥漫性掌跖角化损害中可有很多蜂窝状小坑,手足背侧有海星状排列的角质物,肘、膝可有条纹状过度角化,趾指有环状收缩而凹陷成绳勒状,称为假断趾症,可伴有耳聋、脱毛、手掌起疱、鱼鳞病及其他先天性异常。

(6) 密里达(Meleda)岛病:又称为转移性掌跖角化病(metastatic palmoplantar keratosis),是一种罕见的常染色体隐性遗传性掌跖角皮病,首先发现于地中海的密里达岛,由于岛上居民近亲婚配者多,因此发病率高,故以该岛名称命名。在婴儿时期,掌跖先发红,以后发生过度角化并脱屑,逐渐扩展到手足背侧。成片的角化过度性皮损陆续出现于小腿前侧和膝部，也可发生于腕部、前臂等处，边界清楚，和进行性掌跖角化病的临床表现十分相似，常伴有多汗症和湿疹样改变，往往伴发其他先天性异常，如反甲、短指及发育迟钝等，而且角化病在一生中缓慢扩展而不停止。

（7）休里茨（Huriez）综合征：又称为掌跖角化伴指（趾）硬化（PPK with keratoderma），为常染色体显性遗传。出生时掌跖弥漫性对称性角化。指、趾呈假性硬皮病样外观（图 30-27，图 30-28），也可见四肢皮肤萎缩、纤维化，甲纵嵴、发育不良及杵状指。至 30~40 岁时，萎缩皮肤可出现鳞癌。

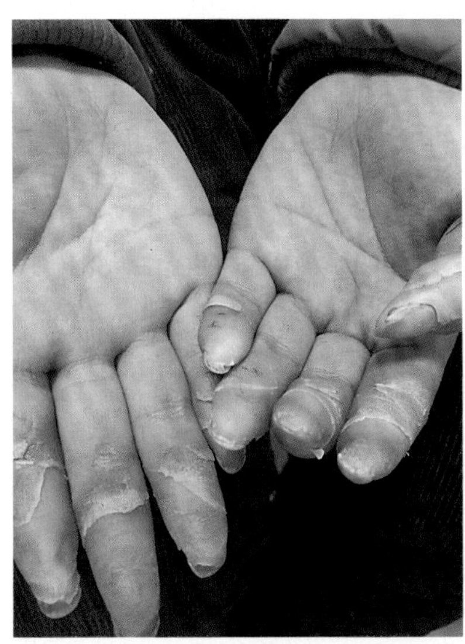

图 30-27 掌跖角化伴指（趾）硬化（一）

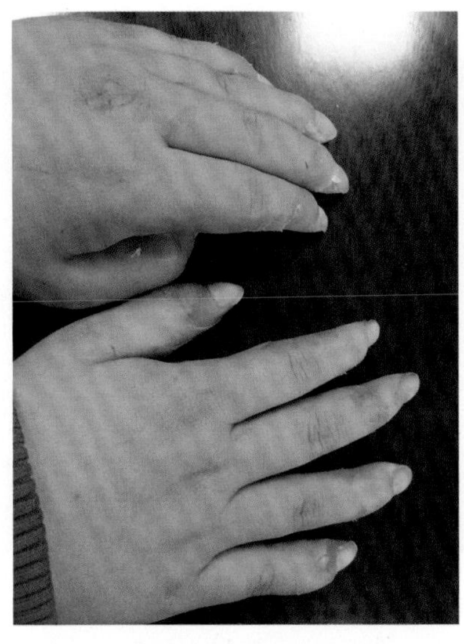

图 30-28 掌跖角化伴指（趾）硬化（二）

（8）其他伴 PPK 表现的综合征：伴 PPK 表现的综合征还有很多，如：先天性厚甲症Ⅰ型（pachyonychia congenita type Ⅰ）、先天性厚甲症Ⅱ型（congenital pachyonychia type Ⅱ）、先天性掌跖角化过度伴口腔黏膜角化过度（PPK with oral mucosa hyperkeratosis）、发汗性外胚叶发育不良（hydrotic ectodermal dysplasia，Fischer-Jacobson-Clouston syndrome）、先天性皮肤异色伴外伤性大疱（congenital poikiloderma with traumatic bulla formation）、无汗角皮病（anhidrosis and keratoderma）、图雷纳多发性角化病（polykeratosis of Touraine）、限界性掌跖角化病（circumscribed PPK）、肢端角化皮肤异色症（acrokeratosis poikiloderma）、皮病性网状色素沉着（dermatopathic pigmentosareticularis）、羊毛发和心肌内膜纤维发育不良（woolly hair and endomyocardial fibrodysplasia）、掌跖角化伴神经性耳聋（palmoplantar keratoderma with sensorineural deafness）、角膜炎、鱼鳞病、耳聋综合征（keratitis-icthyosis-deafness syndrome，Desmon syndrome）、角膜-皮肤-骨综合征（corneo-dermatosseous syndrome，CDO syndrome）、掌跖角化伴强直性截瘫（PPK and spastic paraplegia）、眼睑囊肿（eyelid cysts）、掌跖角化、牙发育不全（hypodentia），毛发稀少（fihypotrichosis）、心脏-面部皮肤综合征（cardiofaciocutaneous sydrome）等。

【组织病理】 遗传性掌跖角化病各型的组织变化大多无特殊性，角质层都显著地角化过度，颗粒层及棘细胞层也肥厚，真皮浅层常有轻度炎性细胞浸润。

弥漫性掌跖角化病皮损的棘细胞层中部及上部可有颗粒变性的现象。点状掌跖角化病皮疹的角化过度有清楚界限，颗粒层很厚，棘细胞层下陷，真皮内没有炎性细胞浸润。

【鉴别】 要鉴别的疾病有胼胝、慢性皲裂性湿疹、角化过度型手癣及足癣、掌跖银屑病、砷角化病、更年期角化病、沟状跖部角化病、毛发红糠疹、毛囊角化病及汗孔角化病等。

【治疗】 外用药如 10%水杨酸软膏、0.1%维 A 酸软膏或 10%~20%尿素软膏。30%尿素溶液浸泡也常有益。

维 A 酸可使过度角化减轻，但停药后往往复发，口服 0.5~1.0mg/（kg · d）。不良反应有唇炎、鼻黏膜及结膜干燥、皮肤脱屑发痒、周身不适、头痛、易倦、食欲缺乏、腹痛、关节疼痛、视觉模糊等，适龄妇女应谨慎用药，不可应用于妊娠妇女以免引起胎儿畸形。

绝经期角皮病
(keratoderma climactericum)

【症状】绝经期妇女的掌跖部位尤其足跟出现角化过度的扁平斑块,早期皮损为边缘明显的圆形或椭圆形角化性扁平丘疹,缓慢增大,并融合成片,最后蔓延至整个掌跖部,可发生皲裂而易继发感染。轻者仅表现为掌跖部鳞屑(图 30-29)。

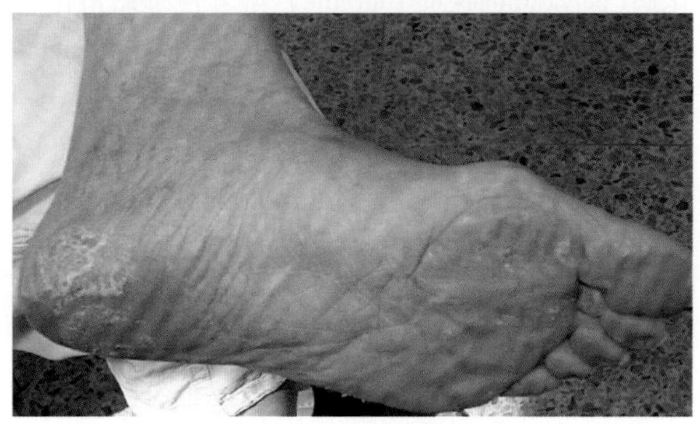

图 30-29 绝经期角皮病

本病可能与绝经期性激素紊乱有关。双侧卵巢切除术的年轻妇女也可出现相似的损害。有的患者肥胖或血压高,有的有神经性皮炎或女阴瘙痒症,有的有关节炎、神经紧张或甲状腺功能降低,但这些疾病未必和本病有关。

【组织病理】角化过度,颗粒层和棘层增厚,表皮海绵水肿,有淋巴细胞侵入表皮。真皮浅层血管周围少量淋巴细胞、组织细胞浸润,真皮胶原纤维增生。

【治疗】本病无特效疗法,由于和闭经有关,雌激素如己烯雌酚可以试用。30%~40%尿素溶液、0.1%维 A 酸软膏、10%水杨酸及 0.25%蒽林软膏都可使皮损减轻。

副肿瘤性肢端角化症
(acrokeratosis paraneoplastica)

副肿瘤性肢端角化症又称为贝赞克斯综合征(Bazex syndrome),为内脏恶性肿瘤特别是喉癌的重要表现,其发病机制尚不清楚。

【症状】本病多见于 40 岁以上的男性,皮肤症状往往比肿瘤要早几个月至几年被发现。其特征皮损位于肢端,呈对称性,主要累及手、足、鼻和耳部,较少见于面、颈部,极个别的可累及膝、肘甚至躯干,未见全身泛发者。皮损为境界不清楚的紫红或红褐色斑,覆以灰白色不易刮掉的角质性鳞屑,如剥除鳞屑可引起小出血,但极少有结痂或渗出。足趾皮损的角化过度较手掌明显,受压部位更突出;面部皮损类似脂溢性皮炎样或红斑狼疮样;头皮或躯干部损害类似银屑病;耳、鼻部也常受累,均为皮肤增厚,呈暗红色,覆粘连的干性鳞屑。皮损一般无瘙痒。指甲也常早期受累,甲板增厚、凹陷、横沟、纵嵴,甲下角化过度或甲板毁坏。甲皱襞肿胀、压痛。

【组织病理】组织病理为非特异性改变。表皮角化过度伴灶性角化不全,棘层轻度肥厚或呈银屑病样增生,真皮浅层血管周围有炎细胞浸润。

【治疗】关键在于认真查找体内癌灶并积极治疗。局部使用糖皮质激素制剂或角质剥离剂可使皮损获暂时改善,口服阿维 A 25mg/d,也可使皮损好转。切除癌肿一般可使皮损消退,如若癌肿在原位复发或转移到头颈和纵隔淋巴结时,皮疹可再度出现。

遗传性半透明丘疹性肢端角化症
(hereditary papulatranslucent acrokeratoderma, HPA)

本病往往有家族史,属染色体显性遗传。其发病也可能与摩擦、外伤有关。

【症状】皮疹常对称地分布于双手指关节伸面,手掌、手背的移行部位,有时亦见于拇指球部、足底穹窿,为半透明水疱样皮色或黄白色扁平丘疹,直径为 0.5~5mm,簇集但不融合,或部分融合,表面光滑,质地硬,无压痛,局部穿刺无液体,全身一般无皮疹,毛发、指(趾)甲无异常(图 30-30)。

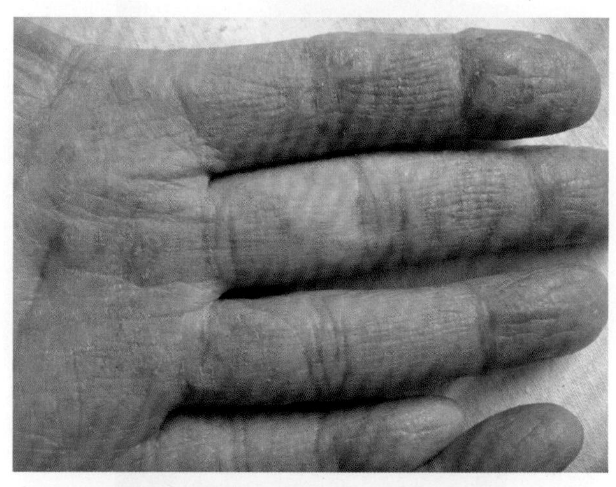

图 30-30 遗传性半透明丘疹性肢端角化症

【组织病理】角质层角化过度,颗粒层和棘细胞层肥厚,表皮突变宽,真皮无炎细胞浸润,无毛细血管扩张,弹性纤维无断裂、减少,但有聚集现象。

【治疗】本病目前尚无满意疗法。

手掌边缘角化病
(marginal keratoma of the palms)

手掌边缘角化病是约5mm宽的条纹状过度角化,表面粗糙,常有裂口,通常发生于中年人的手掌边缘,也可出现于拇指、示指或小指的外侧。无家族史,病因不明(图30-31)。

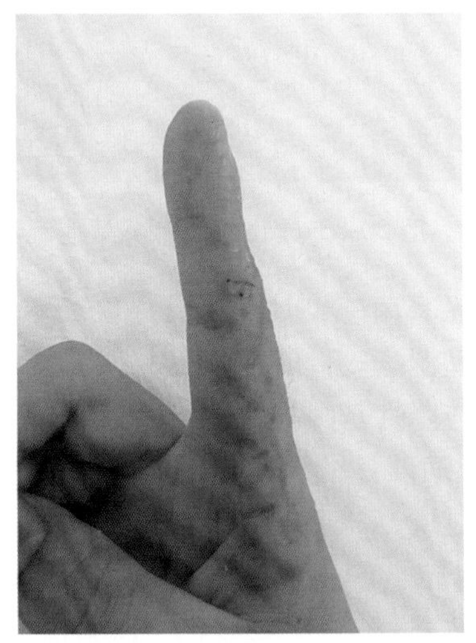

图30-31　手掌边缘角化病

砷角化病(arsenical keratosis)

本病是慢性砷中毒的皮肤症状之一,可见于染料、农药、制革等作业人员中;可由于长期口服亚砷酸钾或注射其他无机砷剂;长期应用含有砷的中药如雄黄或牛黄解毒片等;或饮用水源的含砷量太高所引起。微量的砷长期蓄积在体内将引起慢性砷中毒,皮肤有色素沉着及砷角化病。角化性损害最易发生于掌跖及指(趾)等处。

【症状】角化性损害主要发生于掌跖部位,初起的角质皮损是坚硬的角质性小丘疹,呈淡黄褐色或正常肤色。以后,丘疹可渐扩大到直径达1~5mm,数目也渐增加,相邻的丘疹往往散发而不融合(图30-32~图30-35)。角化程度可逐渐加重,长期存在而不消退。经过若干年月后,部分丘疹可以恶变,先有红晕,逐渐发展成鳞状细胞癌,有的可成鲍温(Bowen)病或基底细胞癌,食管、胃肠及肺等内脏也可发生癌瘤。从摄入砷剂发生皮肤癌潜伏期为3~40年,平均18年。

【组织病理】角化过度,棘层肥厚,表皮突向下不规则延长。表皮角质形成细胞排列紊乱,轻度

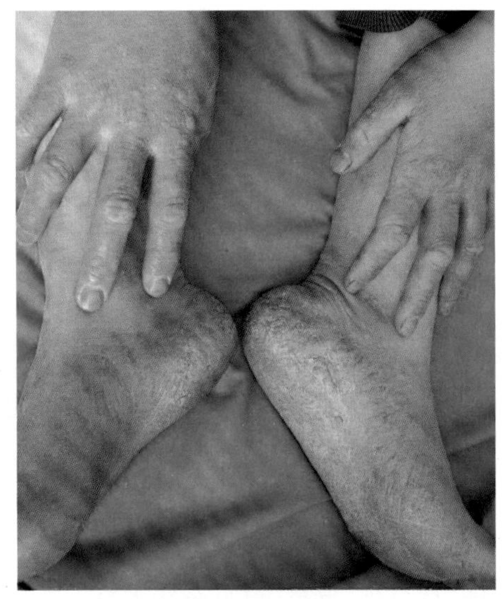

图30-32　砷角化病(一)

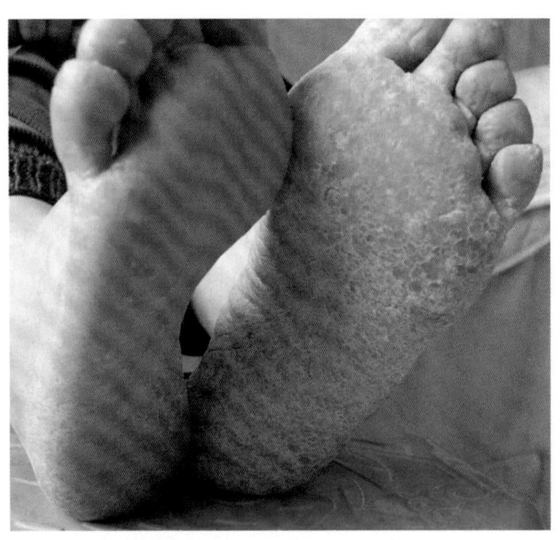

图30-33　砷角化病(二)

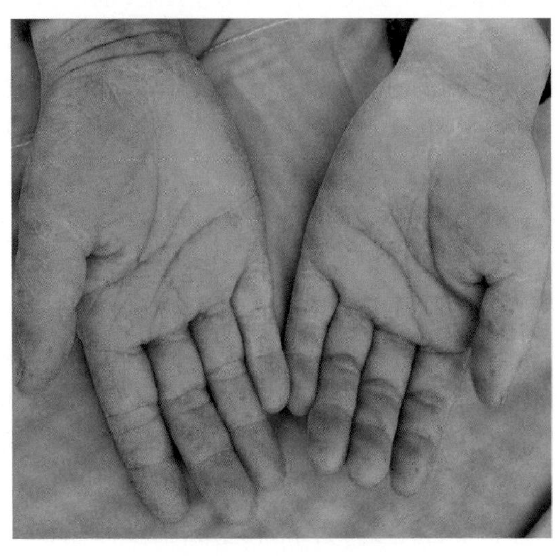

图30-34　砷角化病(三)

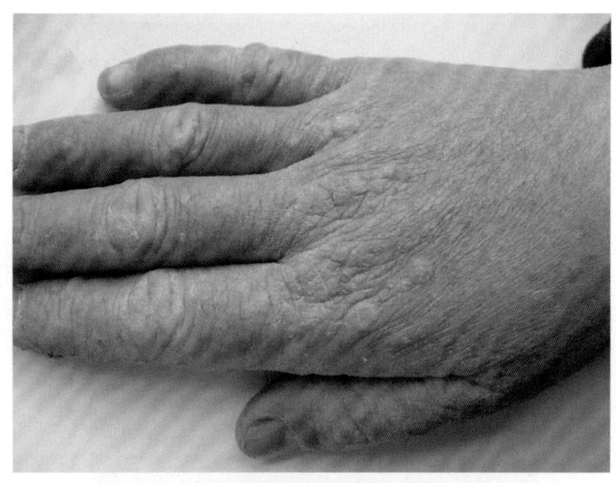

图 30-35 砷角化病(四)

核异形性,核深染,群集,可见角化不良。若发展为鲍恩病、浅表基底细胞癌或鳞状细胞癌,则有相应疾病的组织病理表现。

【治疗】治疗方法包括驱砷治疗和局部治疗。驱砷治疗的药物有二巯丙磺酸钠注射液、青霉胺口服、10%硫代硫酸钠静脉注射、外用 2.5%二羟基苯醇软膏或糖皮质激素软膏。局部治疗包括手术切除、电灼法、刮匙术、二氧化碳激光、冷冻疗法、二硝基氯苯(DNCB)免疫疗法及氟尿嘧啶的局部应用。

剥脱性角质松解症
(keratolysis exfoliativa)

剥脱性角质松解症又称为层板状出汗不良(lamellar dyshidrosis)、家族性连续性皮肤剥脱(familial continual skin peeling),是一种发生于掌跖的点、片状浅表剥脱的常见皮肤病。

【症状】一般只发生于两侧手掌,也可出现于足底甚至足背。初起时,手掌有较小鳞屑而成白色小点,是一部分角质层和下方分离而成,以后渐渐扩大,很像已经干瘪的水疱,容易自然破裂,也易撕破而成薄纸状鳞屑。鳞屑之下的皮肤差不多完全正常,通常没有炎性反应,也不引起自觉症状。

这些干燥的鳞屑不断增多扩大,整个手掌发生一片片的鳞屑。以后,鳞屑自然脱落而消失,但易复发,有的患者在一年之中复发多次,尤其在暖热季节容易发作(图 30-36)。往往同时有多汗症及汗疱疹,有的伴有湿疹、脂溢性皮炎、手癣及足癣等病。

【病因】病因未明。有人认为,剥脱性角质松解症患者常合并多汗症和汗疱疹,而多汗症和汗疱疹往往由精神紧张诱发,因而剥脱性角质松解症也和情绪有关。另有人认为本病是癣菌疹之一,但很

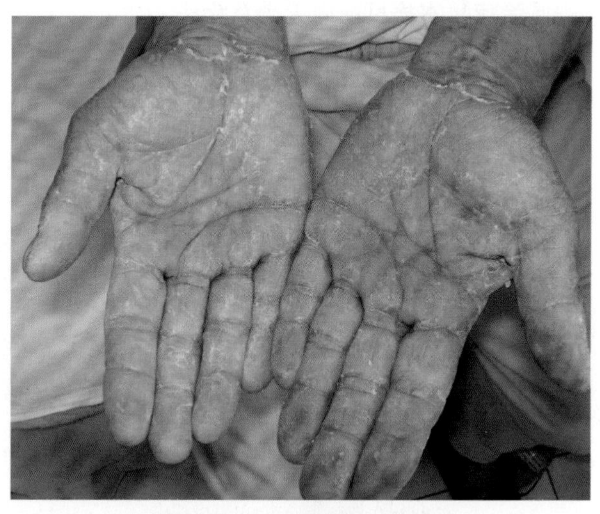

图 30-36 剥脱性角质松解症

多患者并无真菌感染灶。还有人认为本病很可能是亚临床型湿疹。目前多认为本病是先天性异常,由常染色体隐性基因决定,但难证实。

【组织病理】组织变化无何特征,仅是角质层疏松角化过度,颗粒层显著,角质层和颗粒层分离。

【鉴别】本病不发生水疱,无炎性反应,也缺少自觉症状,容易和汗疱疹、手癣、脂溢性皮炎、湿疹及接触性皮炎等病相鉴别。

【治疗】本病不引起自觉症状,又可自然消失,一般不需治疗。需要治疗的患者可选用外用药如糠馏油或煤焦油霜剂、糖皮质激素、维 A 酸霜和润肤霜等。有手足癣或汗疱疹及多汗症等病时应该处理。

水源性肢端角化症
(water-source acrokeratoderma)

本病最显著的特征为接触水后发生皮损,普遍认为是因皮肤屏障功能缺陷或小汗腺分泌功能异常。好发于青少年女性,与遗传有关或先天性基因突变,常伴有囊性纤维化。

典型的皮损出现在短暂的浸泡热水或冷水后,而在拭干后 30~60 分钟即可减退或消失。但跖部皮损罕受影响,手掌皮损包括半透明白色或黄色水肿性丘疹或白色的角化过度斑,有些患者也可见扩张汗腺孔和掌部多汗,可有疼痛、烧灼感和/或瘙痒等状,也有无症状的。

呼吸道反复感染者应注意肺部囊性纤维化。

病理表现一般可见表皮灶性角化过度、粒层增厚、棘层肥厚、上皮脚延长、汗管口扩张,而真皮无炎症反应。

应重视囊性纤维化的治疗，掌跖外用20%水杨酸软膏和10%尿素霜，每日1次，可使病情暂时缓解。

毛周角化病（keratosis pilaris）

毛周角化病又称为毛发苔藓（lichen pilaris）或毛发角化病（keratosis pilaris），是一种毛囊角化性皮肤病，是和毛囊性鱼鳞病相似的一种常染色体显性遗传性疾病，可以开始出现于儿童时期，到青年时期才显著，较易发生于皮肤干燥者，有的伴有寻常型鱼鳞病。

【症状】 皮疹发生于毛囊口处，是针头、小米大或略大的丘疹，颜色淡红或正常肤色，有时丘疹顶部有角质小栓而呈灰褐色。有些患者的大部分皮损有灰色角质小栓，由毛囊的上皮细胞及皮脂物质构成，当中有一根毳毛，剥掉角质栓就现出一个微小凹窝，不久后角质栓又生成。有些患者的角质物很少，大多数皮疹为点状红色小丘疹（图30-37）。

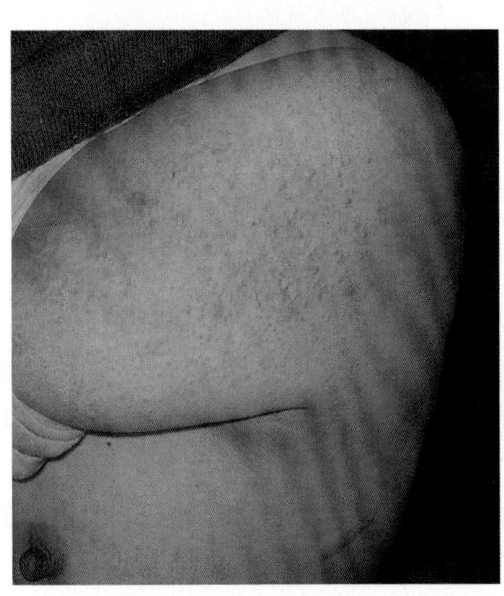

图30-37 毛发苔藓

丘疹独立而不融合，类似"鸡皮"外观。好发于上臂后外侧，股部外侧及臀部是第二个常见的好发部位，也可发生于面部、前臂等处。没有自觉症状或轻微瘙痒。

【组织病理】 角化过度、毛囊口扩大有角质栓，棘细胞层萎缩。真皮血管轻微扩张，血管附近有轻度炎性细胞浸润。

【鉴别】 应与毛囊性鱼鳞病、毛发红糠疹、小棘苔藓及维生素A缺乏病鉴别。

【治疗】 本病治疗比较困难。10%尿素霜或0.1%维A酸软膏的局部应用有润泽作用，可以减轻但不能使皮损消退。

眉部瘢痕性红斑（ulerythema ophryogenes）

本病由常染色体显性遗传，和毛发苔藓相似，并常同时存在。眉部瘢痕性红斑多半开始发生于男性青年的眉毛部位，有时由眉部向外蔓延而至附近的额部或耳部前方的颊部甚至头皮。损害为持久的网状红斑及发生于毛囊口的角质微小丘疹，每个丘疹中央的眉毛较正常略细，并易在皮肤表面折断。有时丘疹可以消退，遗留微小的萎缩性瘢痕，瘢痕处眉毛永久脱落。

面部萎缩性红色毛发角化病（keratosis pilaris rubra atrophicans faciei）

本病和毛发苔藓相似，为常染色体显性遗传，与颜面颈部毛囊性红斑黑变病（erythromelanosis follicularis of the face and neck）是同一疾病。

面部萎缩性红色毛发角化病多半发生于男青年。皮损是红斑及微小的毛囊性丘疹，对称发生于耳部前方的颊部，有时蔓延至额部，症状严重时发生色素沉着、网状萎缩及轻微瘢痕（图30-38）。

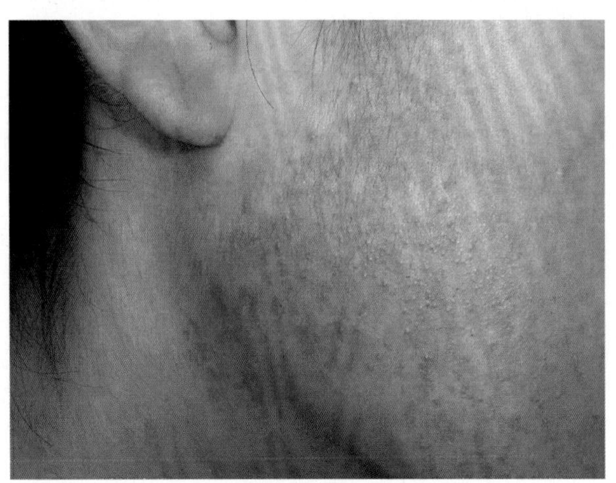

图30-38 面部萎缩性红色毛发角化病

小棘苔藓（lichen spinulosus）

小棘苔藓又称为小棘毛发苔藓（lichen pilaris seu spinulosus）或小棘毛囊角化病（keratosis follicularis spinulosa）。

【症状】 皮损是针头大的毛囊性小丘疹，有时丘疹很不明显。每个丘疹顶端有一根很细的丝状角质小刺。这些小刺聚成一片，用手抚摩时有木锉锉齿的感觉（图30-39）。初起皮疹略红，以后是正常皮肤颜色,分批出现或只 1~2 片,有时突然成片发生,可以继续扩展,然后稳定而长期不变,有时还有些散布的独立丘疹。皮疹多半对称发生于颈部、背部、四肢伸面,尤其肘部、膝部,也可发生于臀部、腹部等躯干部位,通常不发生于面部及手脚,基本不痒。患者往往是儿童,也可为成人,一般在数月内自然痊愈。

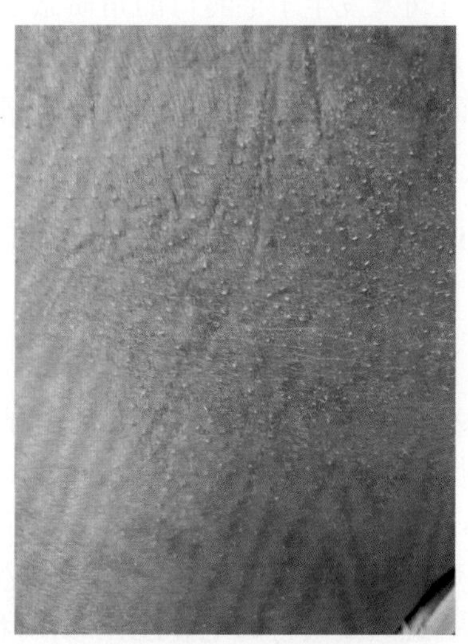

图 30-39 小棘苔藓

【病因】病因不明,有人认为它和体内某种感染或是新陈代谢障碍尤其维生素 A 缺乏有关,另有人认为持久不退的患者和基因有关。

【组织病理】本病的组织变化是真皮水肿,伴有血管和毛囊周围淋巴细胞浸润及表皮萎缩,可见毛囊角栓。

【治疗】本病可自然痊愈,一般不需要治疗。需要者可选用 3%间苯二酚软膏、维 A 酸软膏、10%~20%尿素软膏等。

播散性复发性漏斗部毛囊炎 (disseminate and recurrent infundibulo folliculitis)

本病较少见,于 1968 年由 Hitch 和 Lunt 所描述,因最初见于黑人男性青年,曾一度认为只有黑人发病。之后陆续报道高加索等其他人群发病。1985 年邵长庚等首次在我国报道了 8 例患者,以后陆续见到个例报道,由于本病病因不明,邵长庚建议将本病命名为特发性漏斗部毛囊炎。本病特点为反复发生弥漫性、大小一致的毛囊性丘疹,往往在夏秋季节发作。

【症状】发生于中青年,男女发病为 4∶1,皮损为形状不规则的直径约 1mm 的毛囊性小丘疹,大小基本一致,每个毛囊有个小丘疹而像鸡皮疙瘩,呈正常肤色,一般不发痒或轻微瘙痒,往往突然出现并迅速增多,弥漫分布于躯干和四肢近端,特别常见于颈部、前胸及后背,在颈部及锁骨上方的小丘疹按皮纹方向成串地排列成行(图 30-40),夏季明显,局部少汗。

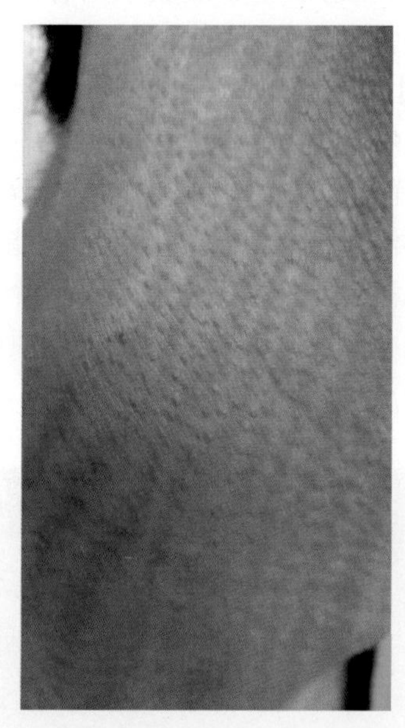

图 30-40 播散性复发性漏斗部毛囊炎

【病因】本病病因不明,以往报告的多为黑人男性,Owen 认为可能是毛囊内源性自身产物所引起的迟发性超敏反应的一种表现。但著者发现我国黄种人发病并不少见,男女均可发病,夏秋季明显,有的深部痱子患者颈部皮损与本病相同,有的患者伴有毛发苔藓。本病可能与毛发苔藓同类,是先天性因素使毛囊漏斗部角化过度,夏秋季由于皮脂及汗液排泄不畅而明显。

【组织病理】组织变化为毛囊漏斗部(由皮脂腺口至毛囊口)的毛囊壁外根鞘有海绵水肿形成,附近的真皮有淋巴细胞灶性浸润,也可有轻度增生的成纤维细胞及少数中性粒细胞,漏斗部可轻度角化过度。

【鉴别】本病应与毛发苔藓、毛发红糠疹、维生素 A 缺乏、小棘苔藓及光泽苔藓鉴别。

【治疗】患者可服大量维生素 A,每次 5 万单位,每日 1~2 次,可有效。维生素 E 可同时口服,每次 400U,每日 1~2 次。异维 A 酸或阿维 A 治疗本病也有效。

汗孔角化病(porokeratosis)

汗孔角化病为一种常染色体显性遗传的慢性进行性角化不全性皮肤病，其基本损害为特征性的边缘隆起、中央萎缩的角化性斑块，病理可见角质层锥形鸡眼样板和角化不全。

【症状】汗孔角化病多半发生于男性，常在幼年时期出现，有的到成年以后才有本病。皮损往往持续存在，以后逐渐扩大而不消失。患者没有自觉症状。

经典斑块型汗孔角化，又称为 Mibelli 汗孔角化病，初起皮损为角质小丘疹，以后逐渐向外扩展形成环形、地图形或不规则形的边缘清楚的斑片，边缘往往呈堤状、有沟槽的角质突起，灰黄或淡褐色，中央部分轻度萎缩而干燥平滑，毳毛也完全不见，而毛囊口所在处常有针头大的角质小点，如此皮损可以比喻为群山环绕的一片陆地。有时皮损颜色较暗，边缘更黑而像一圈缝线(图 30-41～图 30-43)。

汗孔角化病皮损好发于四肢(尤其是手、足部)、面部、颈部、肩部及外阴，也可累及头皮及口腔黏膜，皮损的大小和数目不定，不同的部位有不同的临床表现。当皮损发生于足趾背侧等常受摩擦的部位时，角质边缘隆起常很显著，而发生于足趾之间时往往和软鸡眼差不多。如果发生于面部，边缘常为线状而不太隆起，发生于腋窝等较为柔嫩的部位时角化和萎缩的现象往往都不显著。有时，踝部等处皮损有很厚的角质而与疣状痣相似。口黏膜偶然发生损害，边缘浸渍而成乳白色。除了如经典斑块型汗孔角化病之外，汗孔角化病还有一些异型。

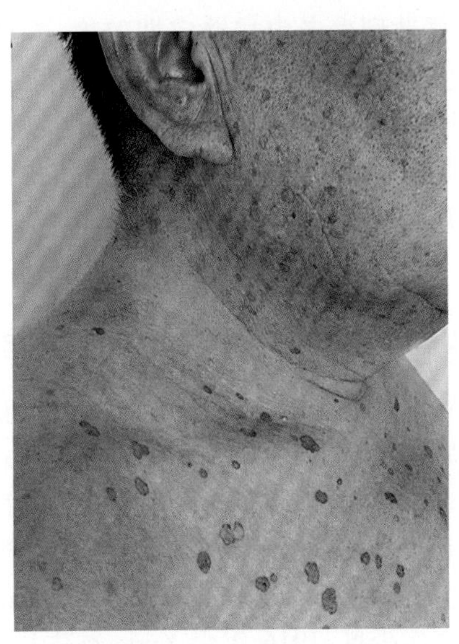

图 30-41　汗孔角化病(一)

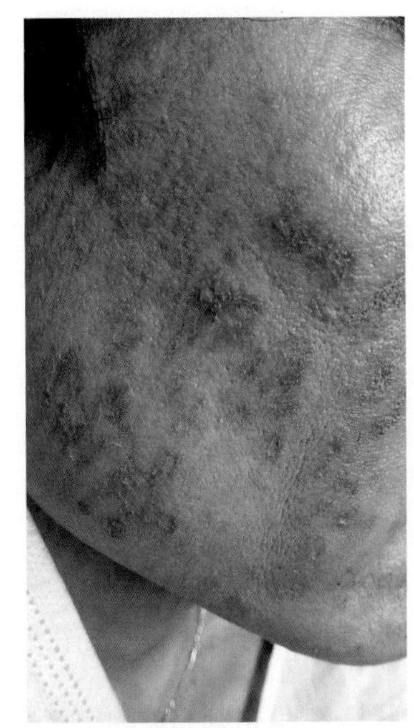

图 30-42　汗孔角化病(二)

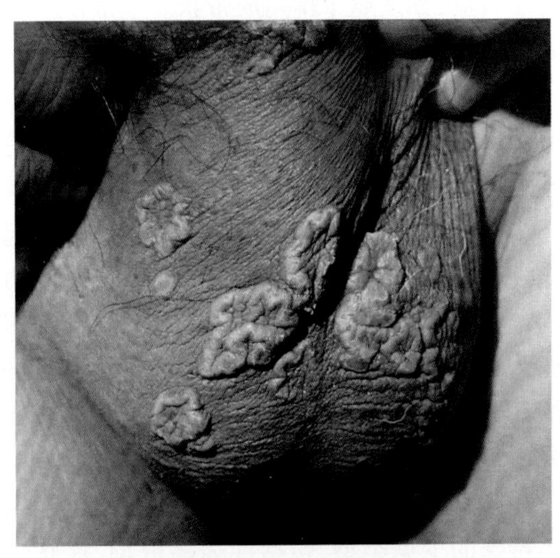

图 30-43　汗孔角化病(三)

1. **播散性浅表光线性汗孔角化病(disseminated superficial actinic porokeratosis)**　发生于四肢末端伸侧及面部，是淡红褐或褐色圆锥形丘疹，直径为 1～3mm，容易误认为光线性角化病。以后逐渐扩展成环形或多环形角质损害，边界清楚，直径可达 10mm 以上，甚至达 5cm。皮损中央萎缩而略凹陷，色素增多或略发红，有时环的内侧皮肤色素较淡，皮损周边是颜色较深的角质隆起(图 30-44)。皮损主要分布于日晒部位，虽然与日晒有关，但可发生于非暴露部位。日光可使皮疹发痒，夏季时皮损往往显著扩展。本病皮损如发生破溃或增殖性改变，应考虑鳞状细胞癌的发生。

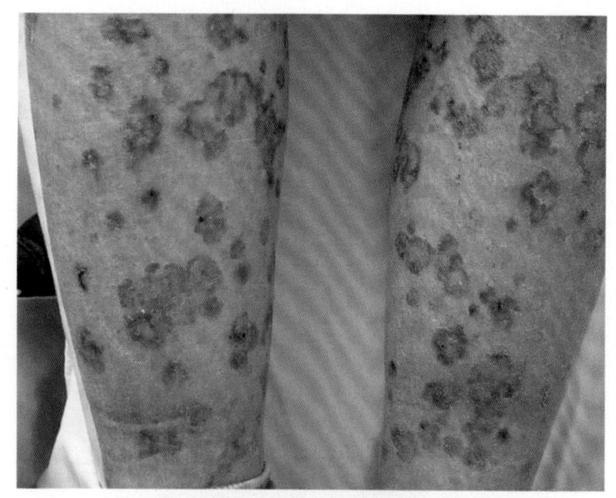

图 30-44 播散性浅表光线性汗孔角化病

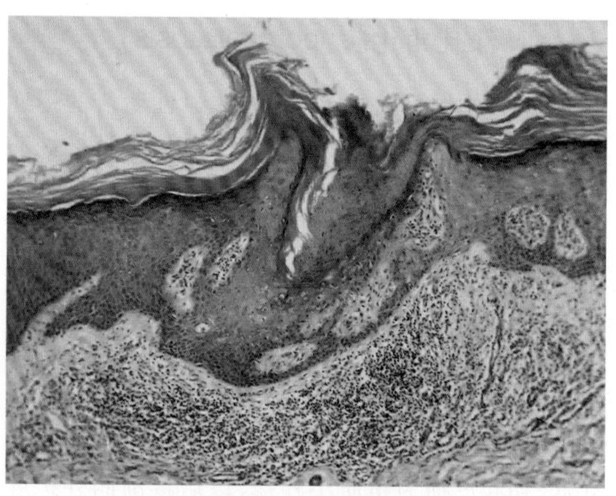

图 30-45 汗孔角化病病理

2. **条纹状汗孔角化病**(striate porokeratosis) 皮损常单侧分布,类似疣状线状表皮痣,常见于四肢远端,也可累及躯干排列成带状。一般从婴儿期开始发病,遗传类型难以确定。

3. **播散性掌跖部汗孔角化病**(porokeratosis plantaris et palmaris disseminata) 为常染色体显性遗传,一般从儿童早期或青春期发病,发展缓慢。皮损为浅表、小的境界清晰的、边缘有隆起的角化性斑块,边缘隆起高于皮面,沿隆起外周边可见沟渠状小凹陷。初起时皮损位于掌跖,渐增多累及四肢和躯干,遮盖部位也可受累。皮损有不同程度的痒感和刺痛,黏膜皮损表现为小的环形或匍行性乳白色斑块,通常无症状。

4. **其他类型的汗孔角化病** 汗孔角化病还有很多特殊的少见类型,包括浅表播散型、疣状斑块型、显著角化过度型、炎症角化型、点滴状、丘疹型以及混合型。

【病因】 一般认为本病是一种常染色体显性遗传性疾病,在一家中常有几个患者,往往连续发生于好几代。有人统计 12 例,6 例有家族史,其中 1 例的家族史可以追溯到 5 代。但有些散发的病例并无明显的家族史。

播散表浅性光照性汗孔角化病虽是常染色体显性遗传的疾病,但好发生于暴露部位,日光对本病有明显的影响。虽然与日晒有关,但可发生于非暴露部位。接受免疫治疗的患者、HCV、HIV 感染者中本病的发生率较高,考虑和感染有密切的联系。

【组织病理】 角化过度十分显著,棘细胞层肥厚。在汗腺口附近和损害边缘的角质厚壁处,角化过度和棘层肥厚现象尤其明显(图 30-45)。

主要的病理特征是毛囊角栓,角栓中央有纵行排列成柱状的角化不全细胞,其下颗粒层几乎消失,下方的真皮内可见汗腺,皮损中央部分萎缩,角质层及棘层都变薄,但角化性损害的中央部分也有过度角化,肥厚角质层内角化不全细胞可排列成行。真皮浅层血管有淋巴细胞浸润,主要为淋巴细胞。以后,胶原纤维及皮肤附属器都可萎缩。

【鉴别】 需要与寻常疣、盘状红斑狼疮、扁平苔藓及萎缩硬化性苔藓鉴别。

【治疗】 外用 0.1%维 A 酸软膏、10%过氧化苯甲酰凝胶及氟尿嘧啶对单个皮损是有效的,可服用阿维 A、阿维 A 酯或异维 A 酸,1~2mg/(kg·d),治疗 2 周后开始出现疗效,2~3 个月疗效最明显(总剂量 4.5g 左右),但是疗效往往在服药期间有效,停药后复发,故推荐小剂量维持治疗。由于本病可有恶变,故对于局限性的皮损均应予以切除或破坏;对播散型患者应接受定期随访,遇有在角化斑基础上发生增生损害时应及时做活检,一旦有癌变趋势即应切除、冷冻或作电灼、激光去除。

必要时,对较小的损害可施行电干燥法、冷冻疗法及切除术。

穿入真皮过度角化病 (hyperkeratosis in cutem penetrans)

穿入真皮过度角化病又称为真皮穿通性毛囊与毛囊周围角化过度病(hyperkeratosis follicularis et parafollicularis in cutem penetrans)、穿通性过度角化病(heperkeratosis penetrans)、毛囊及毛囊旁角化过度病(hyperkeratosis follicularis et parafollicularis)。本病少见,1916 年由 Kyrle 首先描述,故称为基勒病(Kyrle disease)。本病几乎完全发生于成

人，有的伴有糖尿病或肝、肾疾病等。有人认为本病是常染色体隐性遗传并和代谢紊乱有关。

【症状】初起皮损是正常肤色的坚硬小丘疹，发生于毛囊口或非毛囊处，逐渐变大并呈褐红色，由米粒至豌豆大，往往不止一个，最常见于四肢尤其伸侧，也可出现于腋窝、乳房附近及腹部等皮肤较柔嫩的部位，有时分布较广，但不易发生于头皮及掌跖，也不见于黏膜。

疣状坚硬丘疹往往散发，但相邻丘疹可相融合而成角质性疣状斑块。皮疹中央是圆锥形角质栓，不易刮除。强行剔出后，丘疹顶部成凹坑，坑的表面湿润或略渗血。本病可有类似银屑病的同形反应出现。皮损长久存在，多年不变，也不引起任何自觉症状，但也可在若干年后自行脱落，遗留色素沉着和轻微萎缩的瘢痕。

【组织病理】组织病理变化是发生于毛囊的钉状角质栓贯穿毛囊而达真皮，附近有中度的炎性或异物肉芽肿性反应。除了毛囊及毛囊周围过度角化外，毛囊及汗腺管都可扩大。

【治疗】本病一般不需治疗。可用液氮冷冻疗法销毁皮损。局部外用 0.1%维 A 酸霜或角质剥脱剂（如 10%水杨酸软膏）可改善皮肤症状，并发糖尿病或肝病时应该处理。

持久豆状过度角化病（hyperkeratosis lenticularis perstans）

本病是常染色体显性遗传的角化病，有人认为本病和穿入真皮过度角化病很相似，甚至是同一种角化性疾病。多半发生于男性，往往在 30～60 岁时才出现。本病需要同穿入真皮过度角化病和播散性浅表光线性汗孔角化病鉴别。

【症状】皮损是角化过度性疣状丘疹或斑块，呈黄褐色，直径为 1～5mm，有时皮损和盘状银屑病相似。角质物附着很紧，剥除时轻度出血，较大的角质性丘疹外围可有细薄的鳞屑。皮损常见于足背及四肢，躯干也常有粟粒大的疣状小丘疹，长期存在而不引起自觉症状。有的并发点状掌跖角化病。

【组织病理】组织变化为角化过度及部分角化不全，棘层不规则肥厚，血管扩张，血管周围有中度炎性细胞浸润。典型损害为角质层肥厚，棘细胞层扁平，边缘有乳头瘤性增生而隆起，真皮的浸润主要为淋巴细胞，浸润下缘整齐而边界清楚。

【治疗】同穿入真皮过度角化病。

毛囊角化病（keratosis follicularis）

毛囊角化病又称为达利埃病（Darier's discase）、增殖性毛囊角化病（keratosis follicularis vegetans）或增殖性毛囊角化不良病（dyskeratosis follicularis vegetans），是一种常染色体显性遗传引起的角化异常的皮肤病，约 1/4 的患者有家族史，一般认为本病是常染色体显性不规则遗传，可能由于基因突变使张力纤维及桥粒方面有原发性缺陷，而有角化不良及棘层松解现象。本病往往于儿童时期开始出现，但可发生于任何年龄。

【症状】初起皮损常为坚实的小丘疹，由针头至绿豆大，和正常肤色基本相同。以后每个丘疹的顶端结痂，渐由灰褐色变暗褐色，将痂剥去时丘疹顶端就露出漏斗形小凹窝（图 30-46，图 30-47）。丘疹渐渐增多扩大，散发，有的互相融合，尤其腋窝和腹股沟等容易出汗的潮湿部位往往成为增殖性皮疹，可以渗出少量脓性黏液并发出臭味。

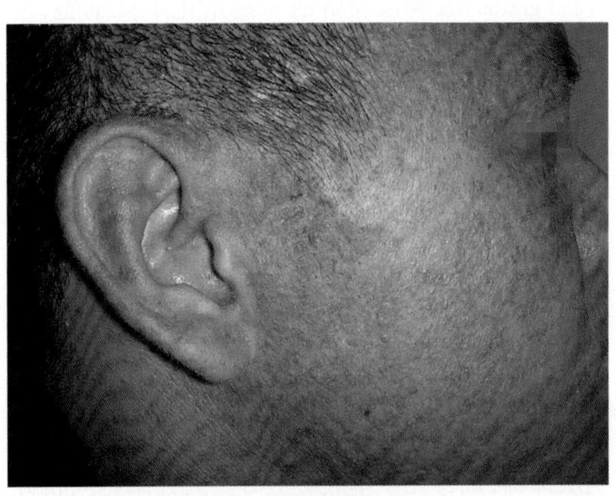

图 30-46 毛囊角化病（一）

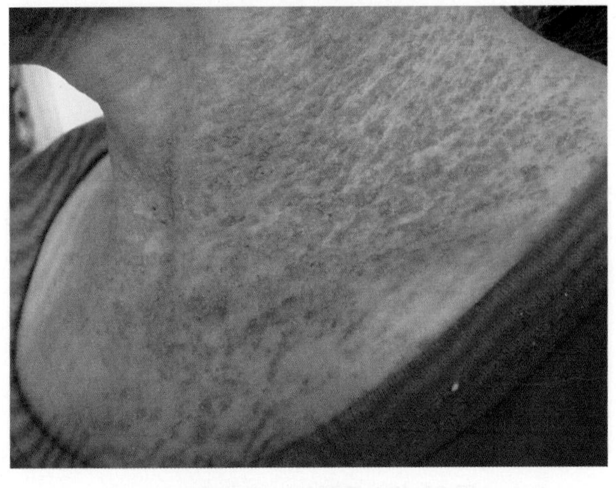

图 30-47 毛囊角化病（二）

皮损好发于皮脂溢出部位，如头皮、前额、耳、鼻唇沟、前胸及腋下等，也可扩散至整个躯干、四肢屈侧、臀部及生殖器部位。往往对称发生于身体两侧。头皮的皮损常有油脂状污痂，而头发不脱落；面部的皮损多半散布在鼻部附近，唇部可以结痂及皲裂，约 50%的患者舌及颊部黏膜可以糜烂或有浅溃疡，还可累及食管、喉、肛门及直肠黏膜。躯干的皮损往往集中于胸背部中央部位及腹部，发生于四肢的往往在屈侧较多，发生于手背及小腿前侧的常是疣状扁平丘疹。手掌及足底可有角化过度的点状损害，或角质层弥漫增厚。甲床也可发生损害，甲板往往变形，甲板纵向白色或红色条纹是特征性损害。

本病实际上不是一种毛囊性疾病，缺乏毛囊的部位如掌跖和黏膜均可以发病。

本病发展缓慢，在夏季时往往加重。不引起自觉症状，一般不影响健康，也不能自然痊愈。

【组织病理】特征性变化是圆体（corps ronds）、谷粒（grains）及棘层松解的一些角化不良细胞，还有裂隙状表皮内小水疱所形成的隙腔（图 30-48，图 30-49）。

圆体是大于正常表皮细胞的球形细胞，由失去细胞间桥的棘细胞变成，中央是一个均匀的嗜碱性凝缩核，核周有透明晕，晕的四周有略嗜碱性的角化不良物而呈壳状，可出现于棘细胞层上层，最常见于角质层下方及颗粒层。谷粒细胞比圆体小得多，细胞核略长而呈谷粒状，核周有均匀嗜酸并略嗜碱的角化不良物。

隙腔是不规则裂隙状表皮内水疱，一般在棘细胞层深部，最常见于基底层上方。失去细胞间桥并部分角化的角层松解细胞往往零星散布于透明的隙腔内，细胞核凝缩并可变长，往往和谷粒相似。仅有一层基底细胞覆盖的真皮乳头突入隙腔而成绒毛，部分绒毛的横切面呈圆形或卵圆形岛状。

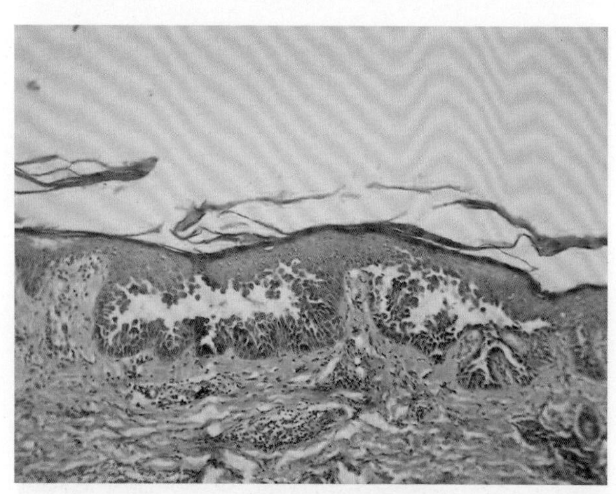

图 30-48 毛囊角化病病理（一）

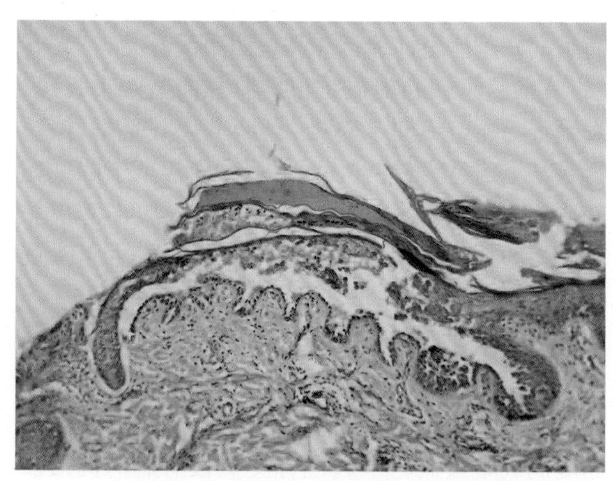

图 30-49 毛囊角化病病理（二）

表皮过度角化、棘层肥厚或乳头瘤性增生，毛囊口及非毛囊处常有角质栓。真皮尤其浅层血管有慢性炎症。口黏膜的损害内也有隙腔及角化不良，但一般不能见到明显的圆体。

【鉴别】要鉴别的有脂溢性皮炎、疣状痣、黑棘皮病、融合性网状乳头瘤病、良性家族性慢性天疱疮、维生素 A 缺乏病及鱼鳞病。

【治疗】轻型患者注意防晒，外用低浓度糖皮质激素软膏、维 A 酸软膏及 5%水杨酸软膏，肥厚性皮损可涂软膏后封包或局部注射曲安西龙治疗。中度至重度的毛囊角化病口服芳香维 A 酸，常用的有异维 A 酸及阿维 A 等，1～2mg/（kg · d），2～3 周后病情可逐渐控制，后酌减用量，直至用小剂量维持或者完全停药。连服 3～6 个月可使症状明显改善。不良反应为脱屑、口干、头晕及鼻出血等，严重时可暂停药或减量。

抗生素的应用不可忽视，本病常合并细菌感染，有人在毛囊角化病患者细胞内发现了金黄色葡萄球菌小菌落，口服小量大环内酯类或者四环类药物常有效，除具有抗菌作用，还有免疫调节作用。

疣状角化不良瘤（warty dyskeratoma）

疣状角化不良瘤又称为孤立性 Darier 病、假性 Darier 病、孤立性毛囊角化不良病（isolated dyskeratosis follicularis）、毛囊角化不良瘤（follicular dyskeratoma）。目前一般认为本病是一种罕见的良性皮肤肿瘤。其组织变化很像毛囊角化病，多认为与

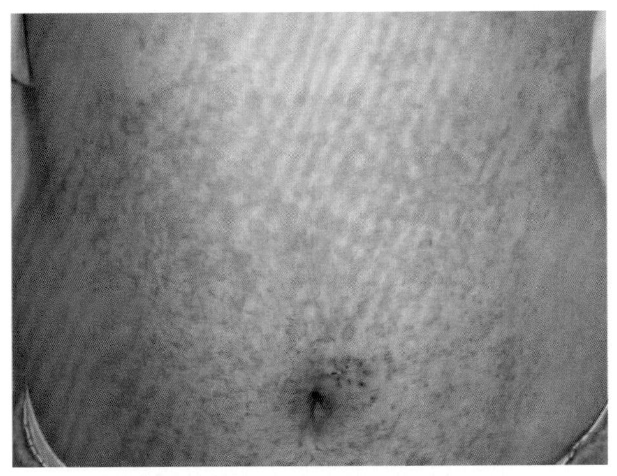

图 30-57 融合性网状乳头瘤病(一)

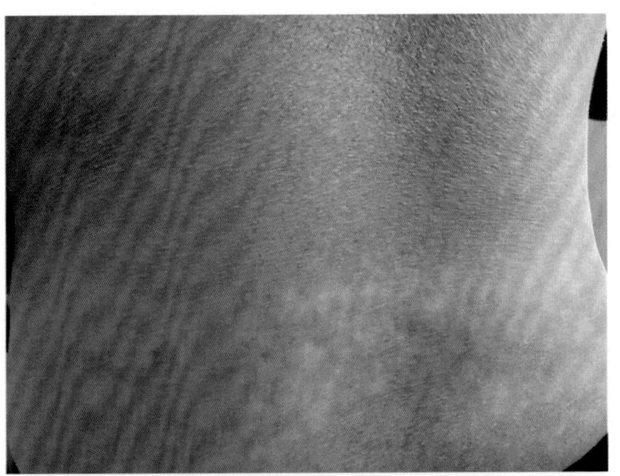

图 30-58 融合性网状乳头瘤病(二)

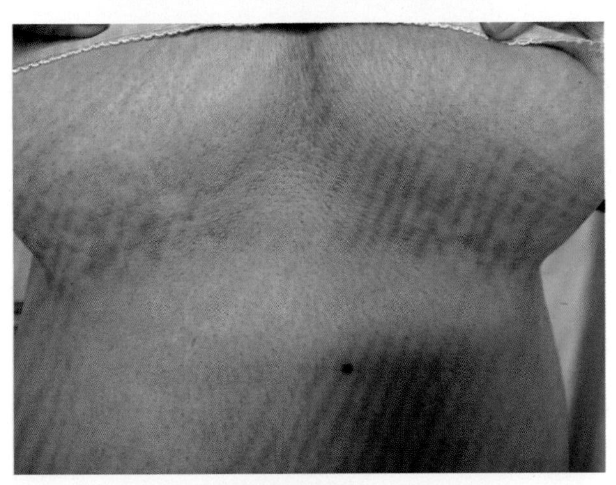

图 30-59 融合性网状乳头瘤病(一)

时皱纹就不见。

本病不受年龄的限制,较易发生于 15～20 岁的女青年,男女发生率约 1∶2。

【病因】 本病病因未明。可疑的病因为先天角化不正常的遗传基因、内分泌尤其甲状腺功能障碍、新陈代谢尤其维生素 A 的代谢不良、对马拉色糠秕孢子菌(Malassezia furfur)敏感等。有人认为本病是黑棘皮病的一型。

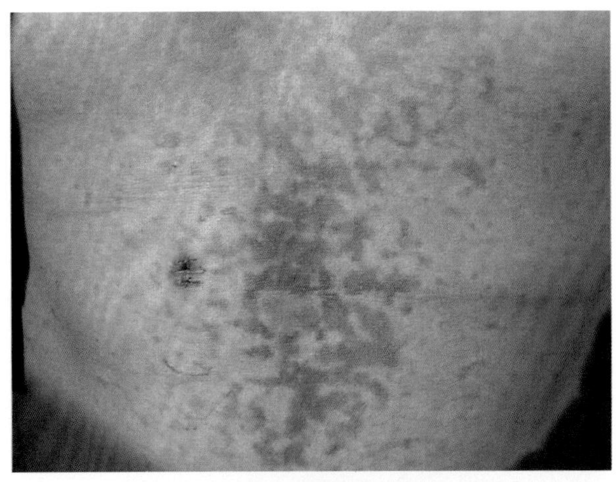

图 30-60 融合性网状乳头瘤病(二)

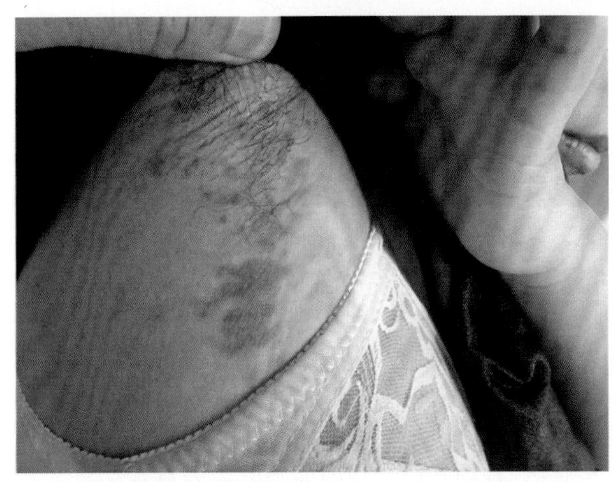

图 30-61 融合性网状乳头瘤病(三)

【组织病理】 组织变化是乳头瘤性增生、色素沉着及角化过度,真皮几乎没有炎症,和黑棘皮病的组织变化十分相似。真皮深部的弹力纤维可碎裂或呈颗粒状,毛囊可萎缩但有角质栓,汗腺往往不见。

【鉴别】 须与疣状表皮发育不良、脂溢性角化病、毛囊角化病及黑棘皮病鉴别,有时要和花斑癣或扁平疣区别。

【治疗】 本病有自愈倾向,如发现马拉色菌时应按花斑癣处理。角质松解剂、维生素 A 和维生素 E、紫外线照射可应用皮损部位。

乳头乳晕角化过度病
(hyperkeratosis of the nipple and areola)

本病不受年龄限制,但多半发生于青年或中年妇女，未发现家族史，通常不伴有肥胖病、内分泌紊乱及恶性肿瘤，一般健康也不受影响。

【症状】皮损发生于一侧或两侧的乳晕和/或乳头，皮肤弥漫肥厚并有色素增生而呈暗褐色（图 30-62），皮肤沟纹加深变宽，使肥厚皮肤分割成若干疣状隆起或斑块，不引起任何自觉症状。

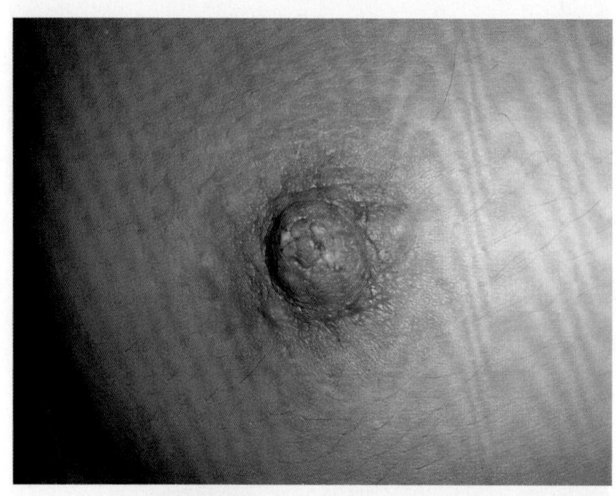

图 30-62 乳头乳晕角化过度病

【病因】病因不明。临床表现及组织学变化提示本病是良性黑棘皮病的一个特型。有人认为本病可能是一种特殊部位的表皮痣。

【组织病理】组织变化为表皮过度角化，可有角质栓，棘细胞层不规则地肥厚而有显著的乳头瘤性增生，其他细胞的黑色素增多。

【治疗】本病目前无特效治疗方法，可试用 0.05%~0.1%维 A 酸软膏或角质剥脱剂。有报道用卡泊三醇软膏治疗有效。

多发性微指状角化过度症 (multiple minute digitate hyperkeratosis)

本病属常染色体显性遗传疾病，部分患者无家族史，呈散发性或暂时性发作，部分患者在 X 线照射后发生。好发于 10~30 岁，多见于背部、胸部，面部及四肢也可发生。皮疹为多发性，有两种形态：一种为无症状、灰白色，直径 0.5~2mm，微指状角化性丘疹；另一种为直径 2~3mm、扁平或半球状角化丘疹。除皮疹外一般无其他异常，个别伴肿瘤性症状，如可合并喉癌，手术切除肿瘤后皮损亦可获改善。

组织病理表皮角化过度，可见界限清楚的角化不全柱，角化不全柱下方表皮凹陷，颗粒层变薄，棘层肥厚。电子显微镜下见表皮角质层角质微丝排列疏松。

外用 5%水杨酸软膏等角质溶解剂、维 A 酸软膏，可使皮损获得暂时改善。

指节垫(knuckle pads)

指节垫是一种特殊纤维瘤，组织变化和皮肤纤维瘤相同。有的患者有家族史。往往在青年时期发生，被认为常染色体显性遗传，但有人认为它是近似先天性掌跖角化病的一种先天性疾病。有学者认为是由于指关节的破损引起。纤维组织增生的斑块发生于手指近侧端指间关节的伸侧面，偶也发生于足趾或拇指，损害和表皮粘连并随同皮肤在关节上方可被人自由推动。表面的皮肤正常或是过度角化，呈正常肤色，也可为象牙色或淡褐色（图 30-63，图 30-64）。损害发生于任何的年龄，慢慢发展，在数周或数月内可以发展到蚕豆大，然后停止变化而永久存在，不引起任何自觉症状。

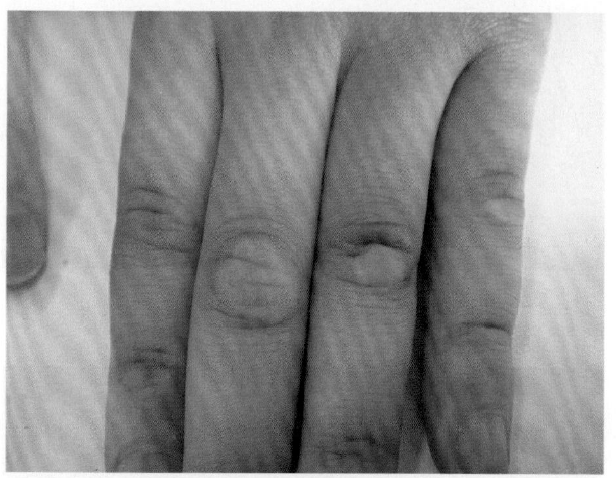

图 30-63 指节垫(一)

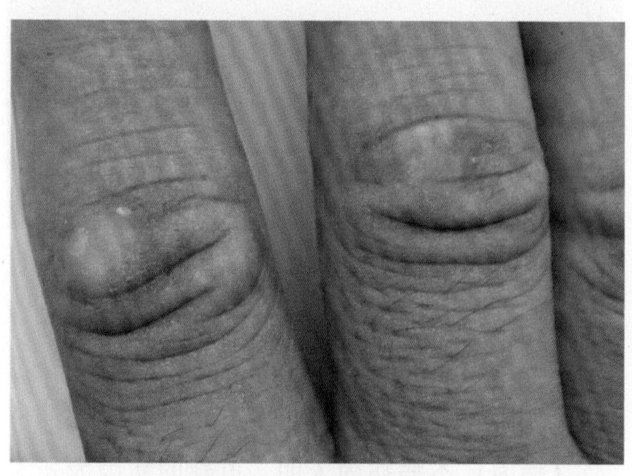

图 30-64 指节垫(二)

皮肤类固醇激素类混悬液注射入损害内是有效的疗法，但以后容易复发。

（倪海洋）

参考文献

1. CACCETTA T, DESSAUVAGIE B, MCCALLUM D. Multiple minute digitate hyperkeratosis: a proposed algorithm for the digitate keratoses[J]. J Am Acad Dermatol, 2012, 67(1): 49-55.
2. 赵辨. 中国临床皮肤病学[M]. 南京：江苏科学技术出版社，2009：1067-1099.
3. 王侠生，廖康煌. 杨国亮皮肤病学[M]. 上海：上海科学技术文献出版社，2005：707-717.
4. 朱学骏，涂平. 皮肤病的组织病理学诊断[M]. 北京：北京大学医学出版社，2016：325-339.
5. MATEVOSYAN N. Schizophrenia and Stein-Leventhal syndrome: comorbidity features [J]. Arch Gynecol Obstet, 2011, 284(4): 1035-1041.
6. 杨露露，周文明，杨森. 双胞胎同患融合性网状乳头瘤病[J]. 临床皮肤科杂志，2016，45(4)：283-284.
7. SUNDER N, MURUGAIYAN R, KALIAPERUMAL K. Ichthyosis follicularis, alopecia, and photophobia syndrome[J]. Int J Trichol, 2017, 9(2): 67-69.
8. 周梅华，鲁严，张美华. 面部鳞状毛囊角化病[J]. 临床皮肤科杂志，2011，40(3)：153-154.
9. 袁丞达，王培光，常小丽. 非大疱性先天性鱼鳞病样红皮病 1 例[J]. 中国皮肤性病学杂志，2006，20(9)：560-561.
10. GUTIERREZ J, HANNOUSH Z, VARGAS L, et al. A novel non-sense mutation in keratin 10 causes a familial case of recessive epidermolytic ichthyosis[J]. Mol Genet Genomic Med, 2013, 1(2): 108-112.
11. KUROSAWA M, TAKAGI A, TAMAKOSHI A, et al. Epidemiology and clinical characteristics of bullous congenital ichthyosiform erythroderma (keratinolytic ichthyosis) in Japan: Results from a nationwide survey[J]. J Am Acad Dermatol, 2013, 68(2): 278-283.
12. BILGILI S, KARADAG A, CALKA O. Ichthyosis linearis circumflexa: Not always a part of Netherton syndrome[J]. Genet Counsel, 2016, 27(3): 353-356.
13. 罗婕，阎衡，杨希川，等. 可变性红斑角化病 1 例[J]. 临床皮肤科杂志，2012，41(7)：438-439.
14. VIJAYEETA J, PARUL A, SARABJIT K. Ichthyosis hystrix: An unusual presentation[J]. Indian J Paediat Dermatol, 2016, 17(3): 239-241.
15. PAVAN K, REDDY B, SINGH B. Rud's syndrome[J]. Indian Dermatol Online J, 2014, 5(2): 173-175.
16. JOY A, NEHAL P, XIAOLI W, et al. Growth arrest in the ribosomopathy, Bowen-Conradi syndrome, is due to dramatically reduced cell proliferation and a defect in mitotic progression[J]. BBA Molecul Basis Dis, 2015, 1852(5): 1029-1037.
17. 赵晴，于长平，刘永霞，等. 单侧痣样黑棘皮病[J]. 临床皮肤科杂志，2017，46(4)：258-259.
18. 唐志平，赵恬，田歆. 角膜炎、鱼鳞病、耳聋综合征[J]. 临床皮肤科杂志，2016，45(4)：274-276.
19. KENNETH Y, RANCHO M, ASHLEY C. Drug reaction to antihypertensive medications mimicking acquired ichthyosis [J]. J Am Acad Dermatol, 2015, 72(5): 147.
20. DANIEL L, FERNANDO G, MIREIA Y, et al. Acquired ichthyosis associated with primary cutaneous CD30+ lymphoproliferative disorders [J]. Eur J Dermatol, 2014, 24(1): 105-106.
21. TANDY R, DONALD L, JASON S. Acquired ichthyosis, pruritus, and paraneoplastic cerebellar degeneration in a patient with Hodgkin lymphoma[J]. J Am Acad Dermatol, 2012, 66(4): 126.
22. ALESSANDRO B, MICHELA R, GIULIA R, et al. When the exception proves the rule: pityriasis rotunda of difficult classification[J]. Int J Dermatol, 2016, 55(2): 218-219.
23. 郑庆虎，于蕊，刘强. 遗传性掌跖角化病 1 例及家系调查[J]. 临床皮肤科杂志，2013，42(1)：36-38.
24. HAYASHI R, FUJIWARA H, MORISHITA M. Identification of a recurrent mitochondrial mutation in a Japanese family with palmoplantar keratoderma, nail dystrophy, and deafness[J]. Eur J Dermatol, 2015, 25(1): 79-81.
25. WU W, CHEN B, CHEN X, et al. A novel large deletion combined with a nonsense mutation in a Chinese child with Papillon-Lefèvre syndrome[J]. J Periodontal Res, 2016, 51(3): 376-380.
26. SROA N, WITMAN P. Howel-Evans syndrome: a variant of ectodermal dysplasia[J]. Cutis, 2010, 85(4): 183-185.
27. CULIC V, BETZ R, REFKE M. Tyrosinemia type Ⅱ (Richner-Hanhart syndrome): a new mutation in the TAT gene [J]. Eur J Med Genet, 2011, 54(3): 205-208.
28. PATEL V, SUN G, DICKMAN M, et al. Treatment of keratitis-ichthyosis-deafness (KID) syndrome in children: a case report and review of the literature [J]. Dermatol ther, 2015, 28(2): 89-93.
29. BUKHARIA A, KOMAL S, SUDHANAN V. Olmsted Syndrome: Rare Occurrence in Four Siblings[J]. Indian J Dermatol, 2016, 61(3): 347.
30. DUCHATELET S, HOVNANIAN A. Olmsted syndrome: clinical, molecular and therapeutic aspects[J]. Orphanet J Rare Dis, 2015, 33(5): 33-42.
31. ZHANG M, SONG K, DING N. Using a Distant Abdominal Skin Flap to Treat Digital Constriction Bands: A Case Re-

port for Vohwinkel Syndrome[J]. Medicine(Baltimore), 2016,95(6):2762-2765.
32. EUI H,BYEONG J,JAE M,et al. A case of mal de Meleda successfully treated with alitretinoin[J]. J Am Acad Dermatol,2016,74(5):123.
33. ZHAO L, VAHLQUIST A, VIRTANEN M, et al. Palmoplantar keratoderma of the Gamborg-Nielsen type is caused by mutations in the SLURP1 gene and represents a variant of Mal de Meleda[J]. Acta Derm Venereol,2014,94(6): 707-710.
34. ABOUD K, KHACHEMOUNE A. Claude Huriez and his syndrome[J]. Skinmed,2011,9(5):313-314.
35. 张更建,袁伟,张信江. 副肿瘤性肢端角化症1例并文献复习[J]. 中国皮肤性病学杂志,2013,27(4):400-401.
36. HUMPHREY S,HUSSAIN A,CHANDRAN R. Acute Onset of Acrokeratosis Paraneoplastica(Bazex Syndrome)[J]. JAMA Dermatol,2015,151(6):677-678.
37. 李仲桃,姚春蓉,汪盛. 遗传性半透明丘疹性肢端角化病1例[J]. 临床皮肤科杂志,2015,44(10):643-644.
38. 刘勇,纪华安,蒋延英. 砷角化病患者皮肤临床表现及病理分析并文献复习[J]. 中国全科医学,2016,19(6): 720-723.
39. TARAFDER S,MISBAHUDDIN M. Role of linoleic acid in arsenical palmar keratosis[J]. Int J Dermatol, 2016, 55(3):289-295.
40. 王维,郝爽,谢艳秋. 水源性肢端角化病1例[J]. 中国中西医结合皮肤性病学杂志,2017,16(1):78-79.
41. HAWSAWI K,ALJUHANI O,NIAZ G,et al. Erythromelanosis Follicularis Faciei:A Case Report and Review of the Literature[J]. Case Rep Dermatol,2015,7(3):335-339.
42. AKIHITO U,MASATOSHI A,AKIRA S,et al. Successful treatment of lichen spinulosus with topical adapalene[J]. Eur J Dermatol,2015,25(5):490-491.
43. 王娜,裴振环,卢宪梅. 播散性复发性漏斗部毛囊炎[J]. 中国麻风皮肤病杂志,2012,28(12):885-886.
44. LUO Y,LIU J. Image Gallery:Verrucous porokeratosis with characteristic histopathological and dermoscopic features[J]. Br J Dermatol,2017,176(4):38.
45. NAKANO M,KAMBE N,SATOH T,et al. Dermoscopy of keratosis follicularis squamosa[J]. Dermatol Reports, 2011,3(2):26.
46. 徐媛媛,于功奇,付希安,等. 播散性浅表性光化性汗孔角化病MVK基因突变分析[J]. 中国麻风皮肤病杂志, 2015,31(2):77-81.
47. 李欣,周茹,李福伦,等. Kyrle病[J]. 临床皮肤科杂志, 2014,43(8):490-492.
48. 王明,赵云,王翠彦,等. 持久性豆状角化过度症[J]. 临床皮肤科杂志,2014,43(10):581-582.
49. MALVANKAR D. Keratosis Follicularis Spinulosa Decalvans:A Report of Three Cases[J]. Int J Trichol,2015,7(3):125-128.
50. SUDHA D,GEETA A,SUDHA C. Acrokeratosis verruciformis:An unusual presentation[J]. J NTR Univ Health Sci, 2016,5(4):303-305.
51. 李菲,陆江阳. 暂时性棘层松解性皮病临床病理观察[J]. 诊断病理学杂志,2011,18(5):365-367.
52. ALIREZA G, KAMRAN B, SOMAYEH K. Nevoid hyperkeratosis of the nipple and/or areola:Treatment with topical steroid[J]. Indian J Dermatol,2013,58(5):408.

第三十一章

鳞屑性皮肤病

本章的疾病如银屑病、副银屑病、石棉糠疹、玫瑰糠疹、剥脱性皮炎、毛发红糠疹、脂溢性皮炎及白色糠疹等是一群病因尚未完全明确的疾病。这些疾病的炎症程度不相同,脱屑的程度也有差异,但大多数疾病有显著的鳞屑,尤其银屑病及剥脱性皮炎的鳞屑很明显。

银屑病(psoriasis)

银屑病(牛皮癣)是一种常见的慢性复发性炎症性皮肤病,其特征为红色或棕褐色斑丘疹或斑块,表面覆盖银白色鳞屑,边界清楚,多半发生于头皮及四肢伸面。少数患者有脓疱性损害或关节炎症状,或全身皮肤发红脱屑而呈红皮症(剥脱性皮炎)。

干癣等名称已不通用,长期以来一直被称为牛皮癣,但症状不像牛皮,也不是真菌所致的癣病,病名又易和中医所称的牛皮癣(见“神经性皮炎”)混淆,因而一般称为银屑病。

【症状】 初起皮损往往是红色或棕红色小点或斑丘疹,有干燥的鳞屑,以后逐渐扩展而成棕红色斑块,边界清楚,相邻的可以互相融合(图 31-1)。

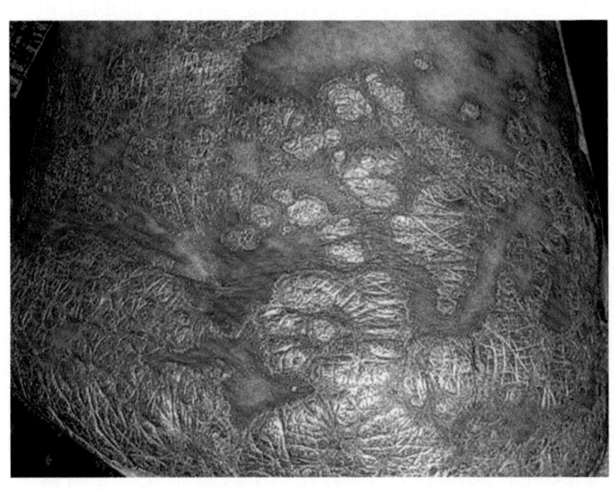

图 31-1 银屑病(一)

银屑病鳞屑呈银白色,逐渐加厚。搔抓时,鳞屑呈碎末状纷纷飞落(图 31-2),露出红色光滑基面,称为薄膜现象,剥去薄膜有针头大的小点状出血,这种薄膜状鲜红表面有点状出血的情况被称为奥斯皮茨征(Auspitz sign)。有些患者的鳞屑又厚又硬,可以妨碍皮肤伸缩,尤其关节等处厚硬鳞屑很容易破裂并使皮肤发生裂口而疼痛。

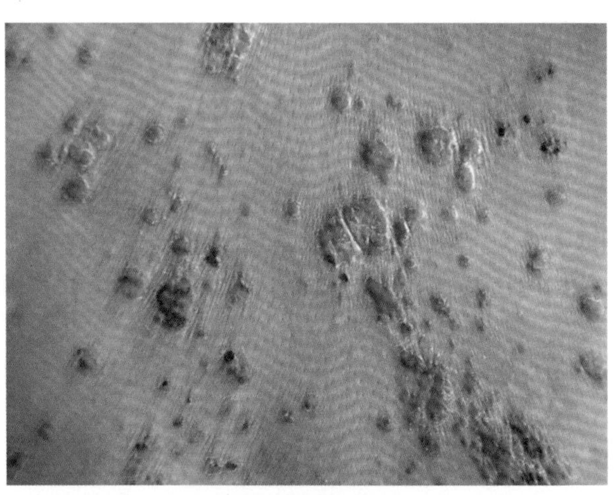

图 31-2 银屑病(二)

常见的寻常型银屑病(psoriasis vulgaris)可以迅速发展(急性进行期),或长期没有多大变化(静止期),或症状逐渐消失(退行期)。一般地,发展较快的急性损害的炎症较重,颜色红,鳞屑少,分布广,较分散,损害小而常呈点状或滴状,有较强的痒觉或灼热感。

银屑病的变化较多,在不同时期可有不同表现。皮疹小的只有针头大,大的可以覆盖大片部位;皮疹数目不定,有的只有一个,有的极多;皮疹形状也不定,呈圆形、地图形或不规则形;个人的自觉症状不同,有的剧痒,有的几乎不痒,而一般健康通常不受影响。寻常型银屑病的形态有多种:

点状银屑病(psoriasis punctata):有很多鳞屑性小点。

滴状银屑病（psoriasis guttata）：皮疹较点状银屑病大而成雨滴状（图 31-3）。

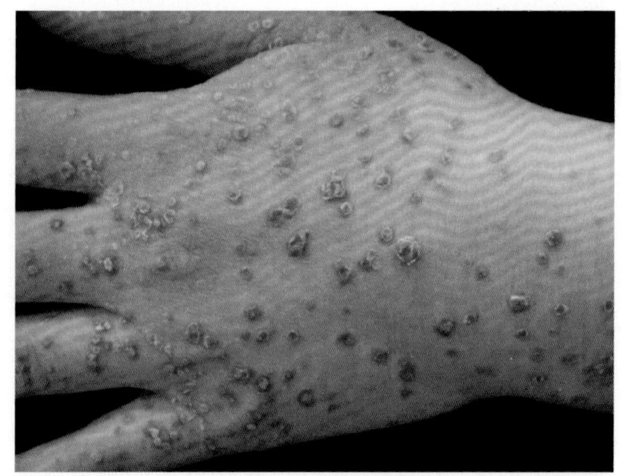

图 31-3 点滴状银屑病

毛囊性银屑病（psoriasis follicularis）：皮疹只限于毛囊口附近。

环状银屑病（psoriasis annularis）：皮疹中央部分消退，边缘明显而成环状。

钱币状银屑病（psoriasis nummularis）或盘状银屑病（psoriasis discoides）：皮疹中央不消退，是最常见的寻常型银屑病。

回状银屑病（psoriasis gyrata）：有迂回扭曲的皮损，边界不规则。

图状银屑病（psoriasis figurata）或地图状银屑病（psoriasis geographica）：损害不规则，呈地图状。

蛎壳样银屑病（psoriasis rupioides）：皮疹有成层堆积的坚硬鳞屑痂，呈污褐色，一般呈圆锥体状。

银屑病可发生于任何部位，特别常见于经常遭受外压摩擦的部位如肘膝背侧、四肢伸面、骶骨部位附近及头皮等处，两侧往往对称。

种痘、刺伤、擦伤、烧伤、外科手术等机械性刺激损伤银屑病—尤其急性进行期患者皮肤的表皮及乳头层后，经过 3~18 日（一般为 10~14 日），刺激处往往出现典型的银屑病皮疹，称为人工银屑病（psoriasis factitia），又称为科布内（Köbner）现象或同形反应（isomorphic reaction）（图 31-4），一般不发生于银屑病的静止期或退行期，也不在环状皮损的中央消退处出现，似乎和局部免疫有关。

银屑病的表现往往因所在的部位而不同：

头皮的皮疹分散或融合成片，有干厚的鳞屑及明显的边界，患处头发不但不脱，往往聚束成簇（图 31-5）。有时，大片损害由前额的发际露出，像发际的一道镶边。

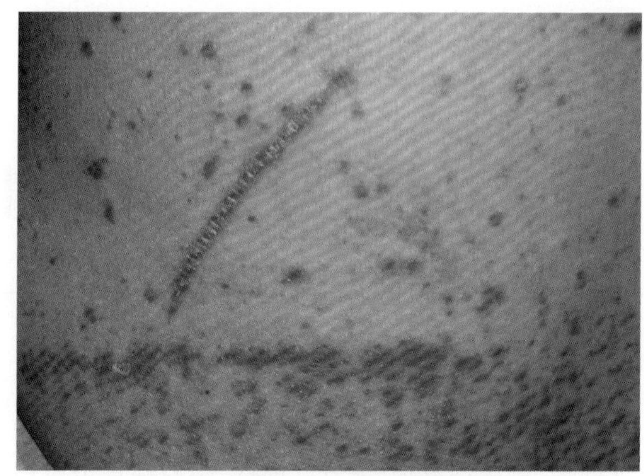

图 31-4 同形反应

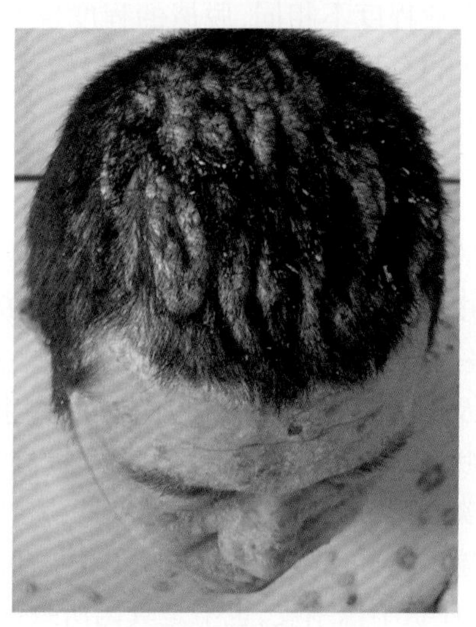

图 31-5 银屑病束状发

面部不太容易发生损害，但在皮疹广泛尤其急性进行期患者，可有鳞屑较薄的红色斑块，常像脂溢性皮炎或红斑狼疮（图 31-6）。

手掌及足底的皮损往往是弥漫对称的红色角质斑块，边缘较薄，边界清楚。有时皮损成片及分散，往往引起角化过度及皲裂，或有局限性疣状增生的现象。

反向性银屑病（inverse psoriasis）又称为褶皱部或屈侧银屑病，该型银屑病可发生于甚至只发生于屈侧及皱褶部位，如耳部、腋部、乳房下方褶叠处、会阴、腹股沟、脐部、臀中沟、阴茎、唇及指趾间区等处，往往是鳞屑不多的棕红色斑块，有清楚的边界，非常湿润，可有裂口或湿疹样变化。

龟头可有红色斑块，边界清楚，鳞屑很薄或几乎没有。皮疹往往长期存在，数目不定，可以仅是一个，甚至是患者的唯一的银屑病损害（图 31-7）。

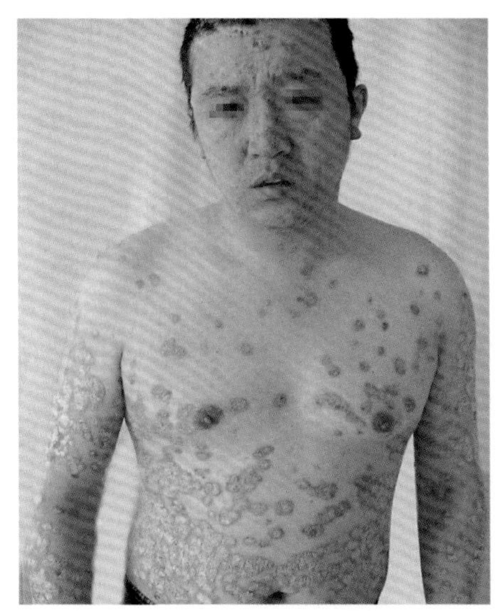

图 31-6 银屑病进行期

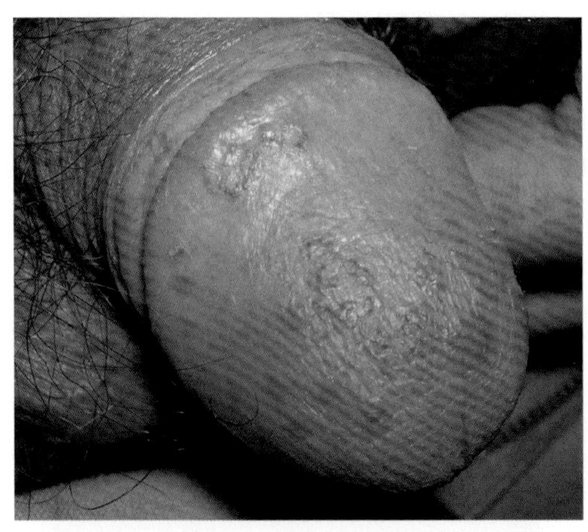

图 31-7 龟头银屑病

脂溢性皮炎样银屑病(seborrheic dermatitis-like psoriasis)很像脂溢性皮炎。虽可出现于银屑病的好发部位,也可发生于鼻唇沟、胸部中央、屈侧面、头皮、腋窝、会阴等脂溢性皮炎的常见部位,鳞屑往往较软而成油脂状。

扁平苔藓样银屑病(lichen planus-like psoriasis)有扁平苔藓样丘疹及小块皮肤损害,容易出现于股部内侧、小腿及上肢等处。有的患者有显著的苔藓样化,有时类似神经性皮炎。

黏膜极少发生损害。发生于颊黏膜或舌面的损害是边界清楚的红斑或红色斑块。

指甲或趾甲的变化是甲板上有散布的针头大小的凹坑,像妇女缝纫时所用的顶针箍,称为甲凹点。有的患者甲上有沟纹,或甲的表面不平,甲板变厚并呈污褐色称为甲肥厚。甲板由游离缘起逐渐和甲床分离而不脱落称为甲分离,银屑病甲床下可以发生鳞屑而使甲板弓起或翘起称为甲下角化(图 31-8,图 31-9)。有的患者甲床有局限性渗出性炎症,血清样液进入甲下角质出现油滴样外观称为甲油斑,在银屑病中较为常见。甲变化常与甲母质损伤和邻近的指间关节炎有关。

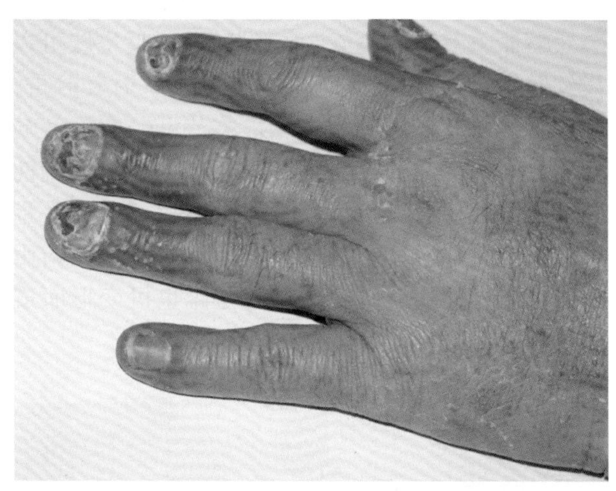

图 31-8 银屑病甲损害(一)

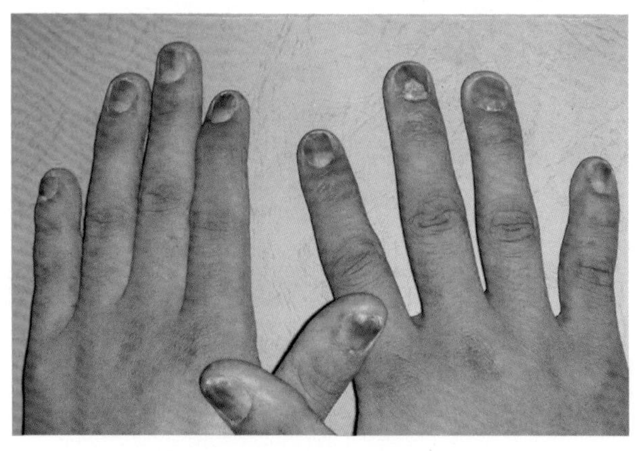

图 31-9 银屑病甲损害(二)

银屑病的病程常不定。损害可以逐渐扩大增多,或是自然消失,也可长久不变。银屑病是容易复发的,在患者一生之中往往屡次发作,每逢寒冷季节时加重或复发,春夏季节时减轻或消失,但有一些患者的症状在夏季加重而在冬季减轻或消失。有的年年复发,也有的皮疹消失多年后复发。皮损消退时往往遗留暂时的色素沉着斑或色素减少的银屑病性白斑(leucoderma psoriaticum)。

银屑病有三种特殊类型:关节病型银屑病(psoriasis arthropathica),又为称银屑病性关节炎(psoriatic arthritis);银屑病性红皮症(erythroderma psoriaticum),又称为银屑病性剥脱性皮炎(psoriatic exfoliative dermatitis);脓疱型银屑病(pustular psoriasis)。

1. **关节病型银屑病**(psoriasis arthropathica)　银屑病偶然伴有关节病及骨关节炎,关节症状往往与皮肤损害同时减轻或加重,但患者常先有皮疹,后有关节表现。

受损的关节可依次为肘关节或膝关节等大关节,也可以是指间或趾间关节等小关节,或脊椎关节及髂骶关节等。关节疼痛或肿痛,附近皮肤可以发红肿胀,以后关节活动渐受限制,症状时轻时重,往往缓慢发展,经年累月以后,关节可以僵硬及畸形。关节炎常像类风湿关节炎,但不发生类风湿性结节,类风湿因子阴性,关节炎常不太对称。手指可因指节关节肿痛而固定于微屈状态,邻近的指甲常有银屑病性改变(图 31-10),足趾也可变形而成香肠状。

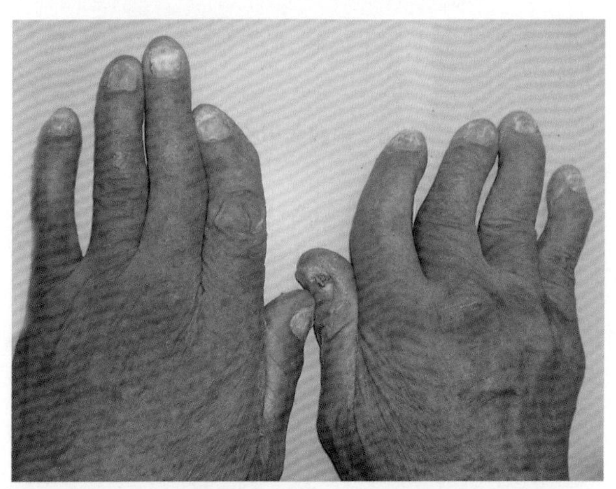

图 31-10　关节病型银屑病

皮损可为滴状、盘状等寻常型银屑病,也可为银屑病性红皮症,最常见的是泛发而有渗液或不典型的损害,或广泛分布的蛎壳样或脓疱型银屑病,指(趾)甲往往变色变形。关节痛或关节炎可和皮疹同时减轻或加重,加重时常有发热等全身症状。

X 线显示部分患者的关节变化和类风湿关节炎相同,但大多不符合,在关节周围的软组织内可有钙质沉着。

银屑病性关节炎可以在 X 线下分成萎缩期、破坏期、增生期和关节僵硬期。受侵骨骼往往先有骨质疏松,以后密度增加,关节腔变窄,关节面被侵蚀,骨干萎缩,严重时骨端破坏,增生及关节僵硬。银屑病性关节炎也可分为数型,有人分为远侧性、类风湿样、毁形性。远侧性银屑病性关节炎侵犯指(趾)间关节尤其远侧关节,关节红肿畸形;类风湿关节炎侵犯膝、肘、腕、踝等大关节,和类风湿关节炎无法区别;毁形性银屑病关节炎的病情一般较重,皮疹也常剧烈,往往是脓疱型银屑病或渗出性泛发性损害。

2. **银屑病性红皮症**(erythroderma psoriaticum)　寻常型银屑病尤其急性进行期银屑病可因药物刺激或自然发展而成剥脱性皮炎。全身皮肤发红及脱屑,鳞屑可有光泽,和寻常型银屑病的银白色鳞屑不大相同,也没有点状出血的奥斯皮茨征。

银屑病性红皮症是严重的银屑病(图 31-11,图 31-12),患者常有发热等全身症状。全身皮肤血管扩张,身体热量容易散失,天冷时体温可降低。周围血管中血流量增加,心脏需加强其输出力,如果循环系统不健全,心脏负担太大,甚至有衰竭的可能。全身皮肤的汗管阻塞而无汗,在天热季节,体热不易散失,可使体温升高而易中暑。鳞屑含有角蛋白,大量脱屑可使身体失去很多蛋白质而引起低蛋白血症。由于皮肤的屏障作用减小,大量水分可透过表皮而蒸发,而电解质的丢失不致太多,但可有低钙血症。

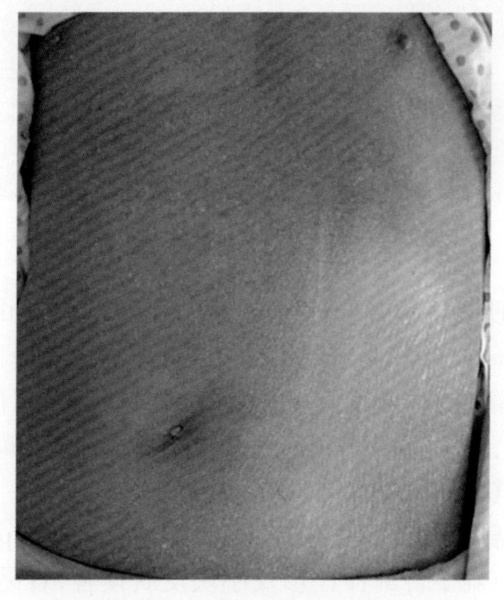

图 31-11　银屑病性红皮症(一)

银屑病性红皮症鳞屑不断脱落和再生,而淋巴结不肿大,皮肤不太痒,也无渗液。经过数周或数月,病情可逐渐或迅速好转,甚至痊愈,只有少数患者的病程较久,可以迁延几个月。红皮症消失后,原有的寻常型银屑病皮疹往往又出现。

3. **脓疱型银屑病**(pustular psoriasis)　脓疱型银屑病分为局限性和泛发性。

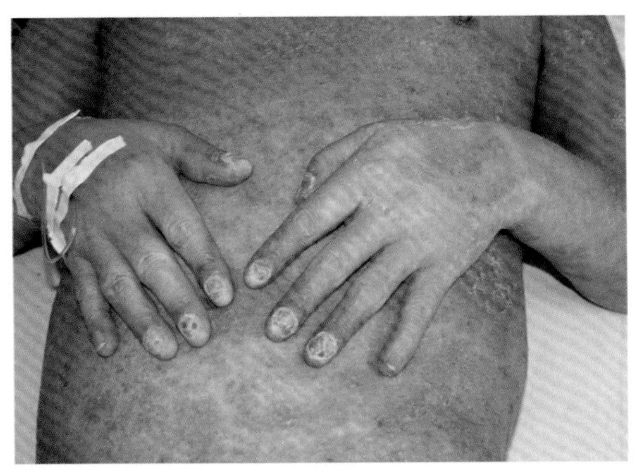

图 31-12 银屑病性红皮症(二)

(1) 掌跖脓疱型银屑病：掌跖脓疱型银屑病发生于两侧掌跖，也可扩展到指(趾)背侧，或多或少地对称。初起时，成片红斑上有若干无菌小脓疱出现于表皮内，表面不隆起。脓疱逐渐扩大融合而不破裂，1～2 周后干涸并结痂，但患处或其附近又出现新脓疱，如此反复不已，逐渐形成污褐肥厚的鳞屑痂，和寻常型银屑病的银白色鳞屑很不相同，紧附于皮肤而不易刮除，用力撕剥则引起疼痛及出血。指(趾)甲可受侵而变色变形，有的患者有沟状舌。身体别处可有典型或不典型寻常型银屑病皮损，或有成片而有脓疱的银屑病性损害。

(2) 脓疱型银屑病：有肉眼可见的无菌脓疱，通常只一处或几处银屑病患处有脓疱，边缘有红晕(图 31-13)。这一型可能由银屑病急性暴发或其后的治疗刺激激发有关。病情自然减轻或加重，严重时患者可发热，皮损泛发，但一般不能发展成泛发性脓疱型银屑病。

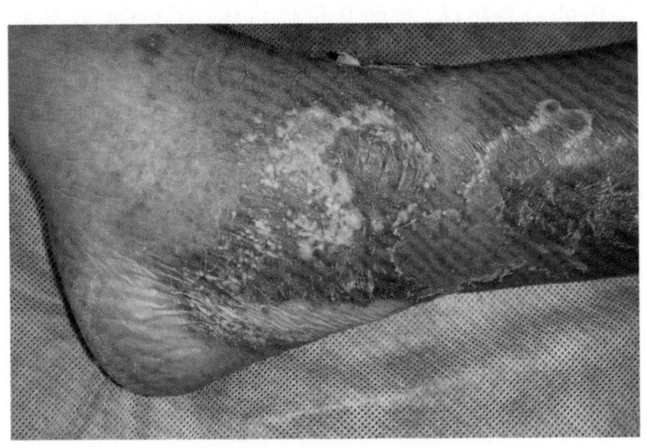

图 31-13 脓疱型银屑病

(3) 泛发性脓疱型银屑病(generalized pustular psoriasis)：发红的皮肤上有成群出现的浅脓疱，屡次突然加重并伴有寒战及发热等表现。

本病突然发生，最常见于中年人，患者可无银屑病病史，病情缓解时也不见银屑病样损害。部分患者先患连续性肢端皮炎，或曾有类风湿关节炎。

初起时，急性发炎的成片红斑突然出现，其中有针头或小米大或更大的密集浅脓疱，常有细薄鳞屑，最常见于屈侧，以后迅速增多，相邻的红斑可相互融合，常呈环状或回状，边缘部分往往有较多的小脓疱，环型在泛发性脓疱型银屑病中是较轻的一型。有的患者在短期内全身迅速发红肿胀，有无数的无菌小脓疱，形成脓湖(图 31-14～图 31-16)。患者常先有寒战，后有高热，皮肤有灼热感，随之出现新的脓疱，关节可以肿胀疼痛。在几日或几周内，病情可自然缓解，缓解后的皮肤呈弥漫性潮红，有细的糠状鳞屑，形成红皮症。若干日后又突然发作。脓疱逐渐干燥而结成鳞屑痂，有的遗留不典型银屑病性鳞屑。腋部、股内侧及阴部等处容易糜烂结痂，口黏膜及舌部可发生浅溃疡，唇部可发红脱屑。指或趾甲往往肥厚混浊或碎裂，甲板下方可有堆积物或脓疱。全身症状包括体重下降、乏力和低钙血症，白细胞升高和红细胞沉降率增快。

病情时轻时重，部分患者经数月或 1～2 年后可痊愈，以后可以复发。有的因衰竭等原因而死亡。

泛发性脓疱型银屑病曾经称为泛发性连续性肢端皮炎。有人认为疱疹样脓疱病是妊娠所诱发的泛发性脓疱型银屑病，而认为是泛发性脓疱型银屑病的发疹型。著者认为泛发性脓疱型银屑病、泛发性连续性肢端皮炎、疱疹样脓疱病是同病异名，

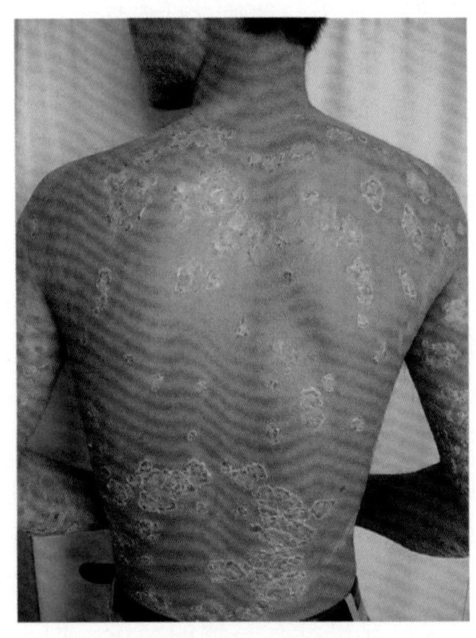

图 31-14 泛发性脓疱型银屑病(一)

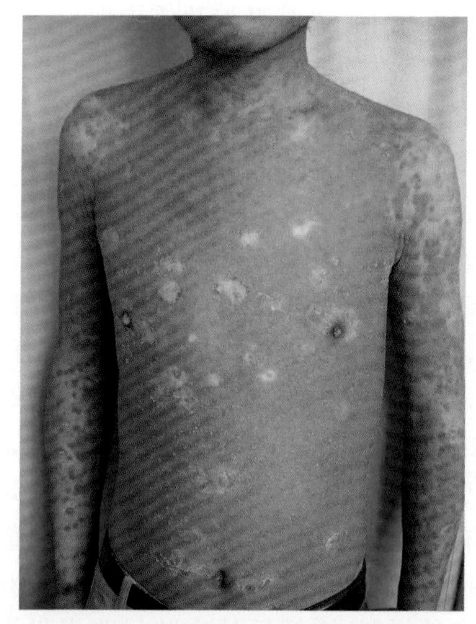

图 31-15　泛发性脓疱型银屑病(二)

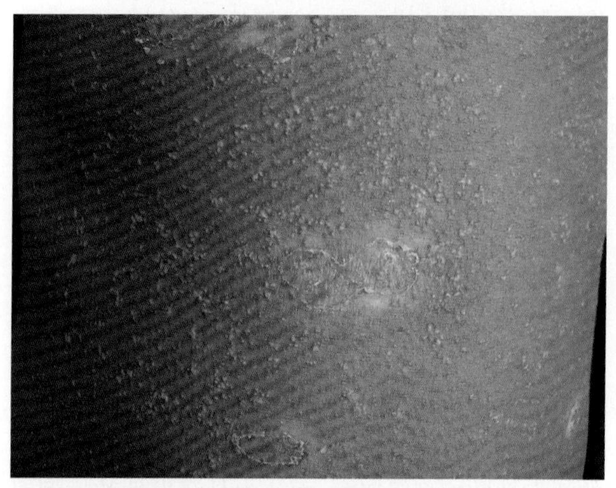

图 31-16　泛发性脓疱型银屑病(三)

只是诱因不同。本型的病理改变虽然与脓疱型银屑病相似,但应视为一种独立性疾病。

皮质激素、MTX、维 A 酸等对脓疱型银屑病治疗效果较好,而泛发性脓疱型银屑病对上述治疗往往抵抗。

【病因】 银屑病是容易复发的常见慢性病。患病人数占世界人口的 2%,但在美国和加拿大患病率为 0.4%～0.7%,亚洲人的患病率为 0.4%～0.7%,据全国银屑病科研协作组于 1984 年在全国不同地区抽样调查,估计我国银屑病总患病率平均为 0.123%,多半在 15～30 岁时发病。

本病的病因还未完全清楚。细菌学检查不能证实本病是由于感染引发,一般实验室检查不能发现异常,生物化学检查体内脂肪、蛋白质、核酸及矿物质的代谢情况也没有一致的结论。但近来的研究显示,T 淋巴细胞驱动的免疫过程是银屑病发生和发展的关键。其他重要的因素包括遗传因素、环境因素和炎症过程中角质形成细胞产生的介质。

1. **遗传**　患者家族中发病率高于正常人群,单卵孪生子可同时发生本病。在有患者的 21 户中 50 人患银屑病,有阳性家族史者高达 13%,血缘关系愈近者发病率愈高。

人种同本病有关。黑种人患本病的很少,美洲的印第安人和斐济岛的土著居民都不患银屑病。

虽然有人认为本病由常染色体显性或隐性遗传,或认为不全性显性遗传,但一般认为是多基因遗传,可由多种体内外因素诱发。

人类白细胞相关抗原(HLA)定位于人类染色体 6p21.3 区,是第一个被发现与银屑病相关的遗传因子。银屑病患者的 *HLA-B17* 及 *B13* 的频率比正常人高 4 倍,有些患者的 *BW16* 或 *B37* 也高,而脓疱型银屑病则否。进一步的研究揭示这些关联继发于 *HLA-CW6*。*HLA-CW6* 可能是银屑病最相关的等位基因。后来 *HLA-DR7*、*HLA-B57* 也被认为是银屑病的易感基因标志。我国寻常银屑病患者的 *HLA-B13* 及 *B17* 都高,*HLA-A1* 也较高,关节型患者的 *HLA-B27* 及 *A1* 都较高。虽然如此,不是所有银屑病患者在 HLA 都异常。

2. **免疫**　有证据提示 T 细胞介导的免疫反应是发病的核心。临床研究也支持这一假说,包括抗淋巴细胞药物如环孢素治疗有效。但 T 细胞介导的免疫反应和表皮增生之间的关系仍不清楚。

血清 IgA、IgG 及 IgE 水平的平均值和唾液分泌性 IgA 升高百分率往往高于正常人群,而 IgM 降低。约 50%的患者的血清有 IgG 抗体,皮损的角质层内有 IgG 沉积,被认为是能和角质细胞结合的抗角质的自身抗体,有的是抗核抗体。C3、C4 或是两者常存在于血清、角质层及芒罗(Munro)微脓肿内,微脓肿的发生可能由于角质层抗原(自身抗原)与自身抗体及补体所形成的免疫复合物沉积于血管壁和基膜后吸引白细胞进入表皮而达角质层。这种免疫复合物也可能活化酶系统及降低 T 细胞功能。

表皮内有朗格汉斯细胞增加的现象,其作用还不清楚。

3. **酶**　表皮细胞的繁殖演变显著加快,由基底层分化为角层只需 4 日,主要由于银屑病表皮中腺苷环化酶和磷酸二酯酶的活动异常而影响表皮内环磷腺苷(cAMP)和环磷鸟苷(cGMP)的含量。cAMP 抑制表皮细胞繁殖,而 cGMP 促使细胞增生,有人认为银屑病的发生和表皮内 cAMP 及 cGMP 的含量失去平衡有关。竞争性蛋白质结合法测定患处皮肤 cAMP 水平的结果明显低于正常皮肤处。放射免疫法测定患者血浆中 cAMP 含量的结果显著低于正常人。

cGMP 相对地增多和前列腺素 E 及前列腺素 F 的比率失调都可促使表皮增生及分化。此外,银屑病皮损内含有较多的多胺类物质,有人认为是鸟氨酸在酶的作用下分解后的产物。另有人认为银屑病的表皮细胞内溶酶体膜有先天性缺陷,某种刺激可损伤溶酶体膜而使溶酶体释放大量酸性水解酶。此外,还可能有些未知因素促使表皮细胞增生过快而角化不全。

4. 诱发因素 在临床上,银屑病的发作和发展可由于体内外某些因素的刺激。气候改变、内分泌变化、感染、外伤、精神紧张及某些药物都可成为激发因素。

大多数患者在天热季节中症状减轻或消退,可由于强烈日光的照晒,但也有一些患者的病情在夏季加重或复发,而冬季时减轻。有些女患者的皮疹在月经或妊娠期中减轻或消失,或在产后加重或复发。有的患者在患病前有某种病灶感染,特别是儿童在发生滴状银屑病之后,往往有扁桃体炎或咽炎等链球菌感染。外伤常是诱因。机械性刺激、外科手术、猫犬(狗)抓破皮肤、种痘或预防接种可使银屑病发作、加重或复发,科布内(Köbner)现象常发生于急性期,由外伤引起。此外,生活环境改变或情绪紧张、低钙血症、口服氯喹等药物可成为诱因。

有学者认为病毒的刺激使先天易感者产生自身抗体,在体内外某种因素的刺激下,因酶的活动异常而影响表皮内的 cAMP 等,于是表皮细胞加速分裂,真皮浅部也有毛细血管扩张及炎性变化,因而银屑病发生。但是,到目前未发现及证实银屑病是由于病毒引起。

综上所述,一般认为银屑病有银屑病基因及 HLA 改变而使细胞膜、血管及免疫等有先天性异常,可属于多基因遗传,T 细胞介导的免疫反应是发病的核心,但 T 细胞介导的免疫反应和表皮增生之间的关系仍不清楚。

【组织病理】 表皮的角质层细胞不能完全成熟,成为角化不全的细胞,细胞束之间有充着空气的间隙。临床上所见鳞屑为银白色云母状,是含空气的角化不全角质层折射光线的缘故。在角化不全角质层内或其下方,常可见到细胞已被破坏的中性粒细胞群。这些成群的白细胞同一些变性的表皮细胞混在一起,成为微小脓肿,称为芒罗(Munro)微脓肿,是银屑病病理特征之一,但芒罗微脓肿也可出现于脂溢性皮炎、连续性肢端皮炎、脓性卡他角化病。

在角化不全的细胞下方,颗粒层细胞很少,或是完全消失。棘细胞层发生细胞间水肿但无水疱形成,在细胞间隙内往往有些零散的形态不完整的白细胞,表皮突因水肿而延长,长度皆差不多(图 31-17)。

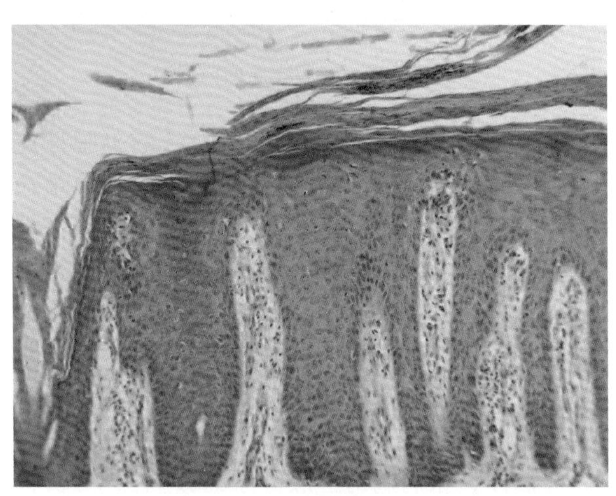

图 31-17 银屑病病理(一)

在真皮内,浅层的血管周围有细胞浸润,主要为淋巴细胞,尤其特殊的乳头顶端水肿及胀大而成杵状,深深地嵌入表皮层而接近皮肤表面的角质层。因此,在临床上,将鳞屑剥离时,很容易将乳头露出,并易损伤乳头的血管而引起出血小点。真皮的胶原、弹力及网状纤维都有一定程度的变性。

脓疱型银屑病与连续性肢端皮炎及疱疹样脓疱病的组织变化相同,皆有海绵状科戈介(Kogoj)微脓肿。由于水肿的表皮细胞破裂,细胞壁连成海绵状,真皮的中性粒细胞游走到海绵状疱腔内,成为海绵状脓肿,也就是科戈介微脓肿,容易出现于表皮的上部。当脓肿随表皮细胞推进到角质层时,即成为较大的芒罗微脓肿(图 31-18)。

其他变化如角化不全、表皮突网嵴延长、真皮浅部有细胞浸润等变化和寻常型银屑病的组织变化基本相似,有的中性粒细胞侵入表皮内。

【鉴别】 典型患者不难诊断。不典型皮疹往往被误认为脂溢性皮炎、玫瑰糠疹或毛发红糠疹,有时要和慢性湿疹、扁平苔藓、盘状红斑狼疮、副银屑病等病区别。

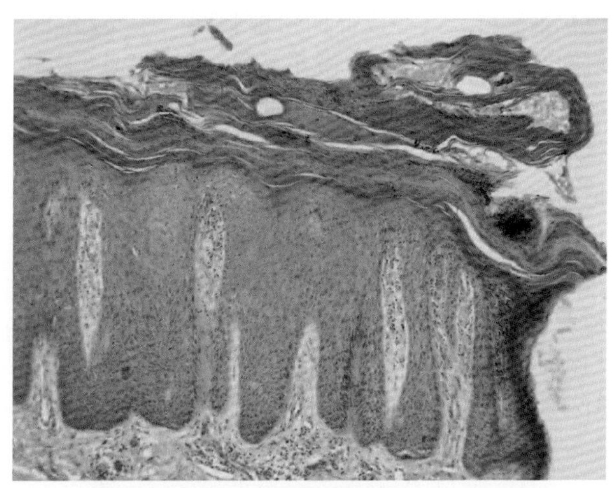

图 31-18 银屑病病理(二)

银屑病性红皮症要和药物等所致的剥脱性皮炎鉴别。脓疱型银屑病和连续性肢端皮炎及掌跖脓疱病都很相似。关节病型银屑病应和其他炎性关节病尤其类风湿关节炎、痛风性关节炎、伴有结膜炎及尿道炎的瑞特(Reiter)综合征鉴别。泛发性脓疱型银屑病、泛发性连续性肢端皮炎和疱疹样脓疱病,著者认为可能是不同原因所诱发的同一疾病。

【治疗】 银屑病对一般健康的影响虽不大,也无传染性,但可妨碍美观及社会活动而使患者深感苦恼,应该劝慰患者耐心治疗。

患者如有感染病灶,最好清除。如果皮损在夏季消失或减轻,在冬季复发或加重,多晒太阳往往有益;如果条件许可,可到阳光充足的温暖地区暂住,改变生活环境或到温泉地区可有益处。较严重的患者尤其泛发性脓疱型银屑病及银屑病性红皮症患者常需要住院治疗。

银屑病的病程往往持久或屡次复发,不应过分治疗或滥用药物以免引起不良反应或妨害一般健康,例如,氨甲喋呤等细胞毒药物可引起有害作用而应慎用。局部治疗虽不太方便,但较安全有效而不应忽视。

1. 外用药 外用药物有多种,可酌情选用。当皮损迅速发展或炎症显著时,不要滥涂刺激性强烈的外用药以免病情加重,甚至发展成红皮症,应用润肤剂、维A酸或浓度较低的水杨酸、硫黄或焦油类制剂即可,或在浴液中放入适量的煤焦油溶液。皮损不太广泛时局部应用糖皮质激素类药物。对于稳定而顽固的皮损可应用蒽林等作用较强的药物。

(1) 润肤剂:轻度的银屑病患者可只用润肤剂治疗,此疗法可软化角质层,促进脱屑。此疗法作为患者秋冬季节的预防用药,并强调在每次洗浴后2分钟之内使用。有助于改善皮肤的屏障功能,加强皮肤的保湿作用,在银屑病的治疗中有重要意义。

(2) 水杨酸:一般常用浓度为2%~6%。用于鳞屑较厚的部位如掌、跖及头皮等处,单用或与煤焦油、糖皮质激素和地蒽酚联合外用,但勿与光疗同用,因其可阻止光线吸收。要注意高浓度的刺激和大面积使用时可引起水杨酸中毒。

(3) 煤焦油:焦油类包括煤焦油、松馏油、糠馏油及黑豆馏油等,都有臭味及污染衣物的颜色而不为患者喜用。焦油类药物常和水杨酸、硫黄等合配外用药,皮损顽固时可增大浓度。有人认为煤焦油和倍他米松或曲安西龙之类合配成外用药或轮流涂擦的疗效较单用煤焦油或激素类制剂为优,还可巩固糖皮质激素制剂的疗效而降低复发率。煤焦油配合紫外线一直被认为是一种良好的疗法。煤焦油每日外用1~2次,开始浓度为0.5%~1.0%的粗制煤焦油,有效浓度在1%~5%,最高浓度为25%。皮损广泛时,进行煤焦油浴也有效。由于其刺激性,病情不稳定的患者应避免使用。其他不良反应有痤疮样皮疹、毛囊炎和过敏等。

(4) 地蒽酚:又称为蒽林(二羟蒽酚,anthralin,dithranol),有颜色及刺激性,但有良好的疗效,特别适用于顽固的慢性损害。治疗时可先用0.1%二羟蒽酚软膏涂擦,涂处发红及鳞屑脱落后,可根据皮肤反应情况将浓度增到0.25%或0.5%。在涂擦时,只涂在皮损上而不要沾染附近的正常皮肤,也不能应用于外生殖器及肛门周围等皮肤柔嫩的部位,更不能误入眼内,如果涂擦范围很大,可以有吸收而中毒的危险。每日擦1次,用塑料薄膜或敷料包好,如果已经引起明显的刺激症状,应该停用数日。对泛发性银屑病住院的患者,即每日煤焦油沐浴和UVB光疗,24小时后用地蒽酚糊膏。开始浓度为0.1%,根据刺激程度和临床反应逐渐增加浓度。改良的短程接触疗法即地蒽酚外用皮损处,保留15~60分钟,用含三乙醇胺的洗液洗去药膏可降低其刺激性。

二羟蒽酚可以配成硬糊剂,或与水杨酸等药物配成外用药,例如处方:二羟蒽酚0.1~0.5g,水杨酸2g,凡士林加到100g。

在门诊部可采用高浓度短期疗法:0.5%~3%蒽林软膏涂擦10分钟后即在门诊部洗净。

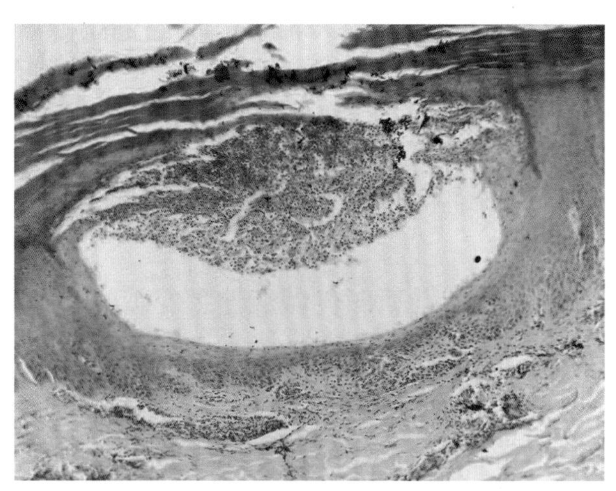

图 31-30　掌跖脓疱病病理

诊断为掌跖脓疱型银屑病。足癣的脓疱含有真菌，有继发性感染的汗疱疹含有化脓菌。

【治疗】 有感染病灶时应该清除。有的患者没有可找见的病灶感染，但在应用四环素或米诺环素后，病情显著好转，可能是其具有的抗炎作用。

在急性发作时，泼尼松等糖皮质激素类可使症状暂时减轻。氯法齐明（clofazimine）或光化学疗法都被试用，有时有效。

复方甘草酸单铵注射液 60ml 加入 0.9%氯化钠液 200ml 中静脉滴注，每日 1 次，同时口服阿维 A 胶囊 20mg，顿服。

雷公藤多苷每次 20mg，每日 3 次，多数患者有效，与白芍总苷联合应用效果会更好。靓玉红（indirubin）是中药大青叶中有效的抗癌成分，能抑制细胞核分裂，每次口服 50mg，每日 3～4 次，在 1～2 周内，可见脓疱减退。

环孢素剂量为 3.75mg/（kg・d），分 2 次口服，达到临床治愈巩固 1 周后开始减量至 2.5mg/（kg・d）或 1.25mg/（kg・d），服药共 8 周。

外用抗菌药无效。氟轻松或曲安西龙软膏可有暂时的疗效，有时疗效不显著。煤焦油泥膏可以涂擦，具有收敛作用的外用药也可应用，例如处方：水杨酸 1g，鞣酸 5g，乙醇加到 50ml。

锶-90 敷贴治疗掌跖脓疱病疗效较好。NB-UVB 联合派瑞松同样具有良好效果。

根据皮损面积给予复方丙酸氯倍他索软膏封包患处，每晚 1 次，连用 2 周后改为隔日 1 次，再连用 2 周。

复方氟米松软膏是含有 3.00% 水杨酸和 0.02%氟米松的外用糖皮质激素复方制剂。具有促角质软化、杀菌、抗炎及稳定和保护酸性皮层的作用，对无菌性脓疱产生有一定的抑制作用，并可促进皮肤功能的恢复。也可使用卡泊三醇乳膏或他卡西醇软膏。

脓疱性细菌疹（pustular bacterid）

脓疱性细菌疹为掌跖部出现对称性簇集的无菌性脓疱，自觉痒痛，呈慢性复发性病程，兼见其他部位感染性病灶。

【症状】 初起多为单侧掌跖中部出现脓疱，或水疱并很快发展成为脓疱，脓疱之间或见散在瘀点。后逐渐发展到对侧，亦有开始即为两侧对称，皮疹范围也逐渐蔓延扩展至整个手掌、足跖，甚至其侧缘，少数患者开始时就发生于指（趾）尖端或踝部，但指（趾）缝及趾蹼面不受侵犯。皮疹成批出现，散发并呈一致性。消退期可见黏附于皮面干燥质硬鳞屑，脱屑现象明显，自觉痒痛，病程慢性，常反复发作（图 31-31）。

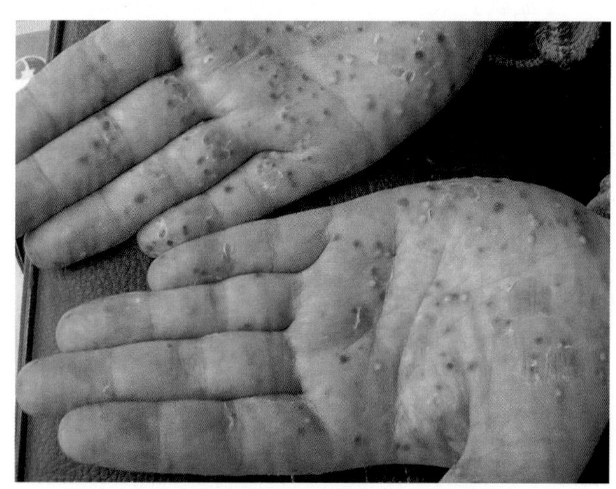

图 31-31　脓疱性细菌疹

【实验室检查】 发作期，外周血白细胞总数及中性粒细胞升高；脓疱内疱液细菌培养呈阴性；对葡萄球菌及链球菌呈阳性皮肤过敏反应。

【病因】 致病原因尚不明确，且就其是否为一独立疾病仍存在争议。Andrews 认为本症常发生于中年人，以往无银屑病表现的病史，且有感染性病灶存在如扁桃体、牙齿、鼻窦或其他部位，当使用抗生素或除去此种病灶后，皮损往往痊愈。因此认为本症可能是与感染性病灶有关的独立性疾病。但也有学者提出本病为匐行性皮炎或银屑病的一种特殊类型；或机体对湿疹或银屑病的一种特殊反应。

【组织病理】 表皮下单房性大脓疱，脓疱内见大量中性粒细胞及少量变性的表皮细胞，脓疱四周少量炎症细胞浸润；疱顶的表皮轻度增厚，而疱间的表皮基本正常，在脓疱处及其附近的真皮上层少量中性粒细胞浸润。

【鉴别】 连续性肢端皮炎，常发生于轻微外伤之后，自单侧指端开始，累及指甲、甲床。手足癣，常累及指侧、趾间和趾蹼，镜检真菌阳性。

【治疗】 系统治疗：系统应用抗生素，根治病灶；顽固者可联合系统应用糖皮质激素促进皮疹消退。局部治疗：0.1%依沙吖啶溶液或1%新霉素溶液或3%硼酸溶液湿敷，局部外用糖皮质激素类软膏。

婴儿肢端脓疱病 (acropustulosis of infancy)

婴儿肢端脓疱病是发生于婴儿四肢末端反复发作的无菌性脓疱性皮肤病。

【症状】 皮肤损害表现为直径1～4mm的水疱、脓疱，以肢端分布为特征，偶见于头面和躯干，且黏膜不受累。个别初起为细小的红色丘疹，24小时内发展成小脓疱，愈合后留有炎症后色素沉着。若剧烈瘙痒，患儿可出现烦躁不安，食欲减退、不能安睡等情况。皮疹首次出现多在出生后一年内，特别是6个月内，个别出生时即有。每批皮疹持续7～14日，间隔2～4周后再次出现，一般在首次发作的2年内完全缓解。夏季皮损数目和出现频次均增加。

【实验室检查】 脓液涂片染色显示以中性粒细胞为主，但病程早期以嗜酸性粒细胞为主。脓液细菌培养阴性。

【病因】 病因尚不明确，有报道发现患儿存在疥疮病史或疥疮接触史。

【组织病理】 脓疱形成前的皮损：表皮内灶性空泡化，伴角质形成细胞坏死，表皮内水疱中性和/或嗜酸性粒细胞浸润。完整的脓疱：边界清楚的角层下或表皮内脓疱，疱内聚集中性粒细胞及凝固的浆液，疱底棘层受压萎缩。脓疱下的真皮乳头处，血管周围散在淋巴细胞浸润。

皮损、皮损周围和正常皮肤的直接和间接免疫荧光检查均为阴性。

【鉴别】 本病应与汗疱疹、新生儿一过性脓疱性黑变病、掌跖脓疱病等鉴别。本病特征为掌跖部位复发性瘙痒性水疱脓疱，成批出现，夏季加重。可自行缓解。

【治疗】 本病7岁以下患儿具有一定自限性，一般可自行缓解。早期局部用强效激素（封包或不封包）可抑制疾病的发作。口服大剂量的抗组胺制剂可减轻瘙痒。氨苯砜每日1～2mg/kg，分两次口服，服药24小时即可奏效，需注意撤药过快可诱发病情加重。

新生儿暂时性脓疱性黑变病 (transient neonatal pustular melanosis)

新生儿暂时性脓疱性黑变病也称为一过性脓疱性黑皮病（transient neonatal melanosis），是一种发生于新生儿的良性水疱脓疱性皮肤病，临床较罕见。

【症状】 皮损出生后即可见，可发于任何部位，以额部、面颊、项背下部和臀部多见，头部、掌跖和下腹部偶见；特征性损害为浅表、松弛、易破的脓疱或水疱、周围无红晕，直径0.15～0.3mm，1～2日后脓疱破裂或消退，结褐色痂，见特征性领口状脱屑，遗留有色素沉着，持续大约3个月，有时出生时即可见色素沉着斑；受累婴儿其他状况良好。

【实验室检查】 脓液涂片中含较多中性粒细胞，脓液细菌培养阴性。

【病因】 病因不明，皮损内未发现细菌或病毒，与药物也无明确关联性，或可与新生儿中毒性红斑有关。

【组织病理】 脓疱损害见角层下脓疱，中性粒细胞浸润为主，少数嗜酸性粒细胞及角质形成细胞碎屑；真皮层无明显异常，或散在的血管周围和毛囊周围的以中性粒细胞为主，少数嗜酸性粒细胞的炎性浸润；色素沉着斑见基底层和其上方色素增加，无色素失禁。

【鉴别】 新生儿中毒性红斑，常在出生后24～48小时后发病，本病限于躯干，面部很少累及，无色素沉着斑，皮损内嗜酸性粒细胞为主，也有学者认为本病是发生于黑肤色患儿的中毒性红斑的变异型。葡萄球菌脓疱疮，脓液革兰氏染色及细胞培养阳性。

【治疗】 本病具有自限性，无须特殊治疗。

瑞特综合征(Reiter's syndrome)

瑞特综合征又称为组织抗原病（tissue antigen disease），是由尿道炎、结膜炎及关节炎组成的临床三联征。但三联征未必同时出现，往往其中之一是初起症状。其他表现有皮肤、黏膜、胃肠道及心血管系统的损害，还有发热、衰弱、体重减轻等全身症状。

溢脓性角化病（keratosis blennorrhagica）曾认为由淋病奈瑟菌性毒血症引起，所以又称淋病奈瑟菌性角化病（gonococcal keratosis），和瑞特综合征并列为独立的疾病，现已认为是瑞特综合征的一种表现。

【症状】 大多数患者是男青年，儿童、妇女及老人也可发生本病。主要表现是三联征——尿道炎、结膜炎及关节炎，但未必同时发生。90%的患者在前驱感染后3周内发病，首发症状以尿道炎居多，其次为结膜炎、关节炎（图31-32～图31-34）。

尿道炎是无菌性，偶然是淋病性，常是初起症状之一。患者有尿痛、血尿及脓尿，可以伴有肾盂肾炎、膀胱前列腺炎或精囊炎。病程可持续几日或数月之久。

约1/3的患者有结膜炎，往往是两侧角结膜、球结膜或睑结膜个别或同时发炎，症状轻时可被忽略，症状重时化脓但无菌，可以伴有很痛的角膜炎或角膜溃疡，也有的发生虹膜炎，经数周后消退。

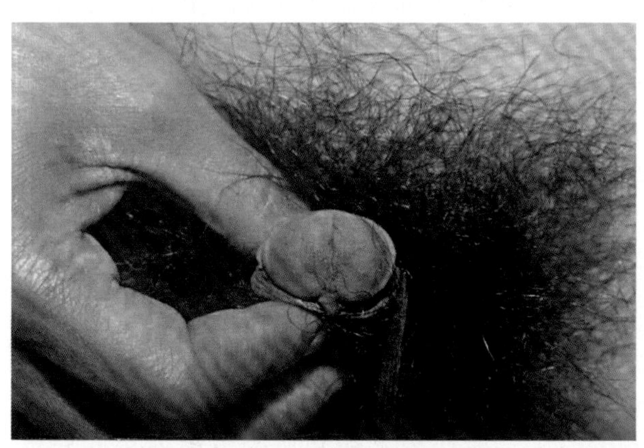

图31-32　瑞特综合征尿道炎
（天津医科大学总医院刘全忠提供）

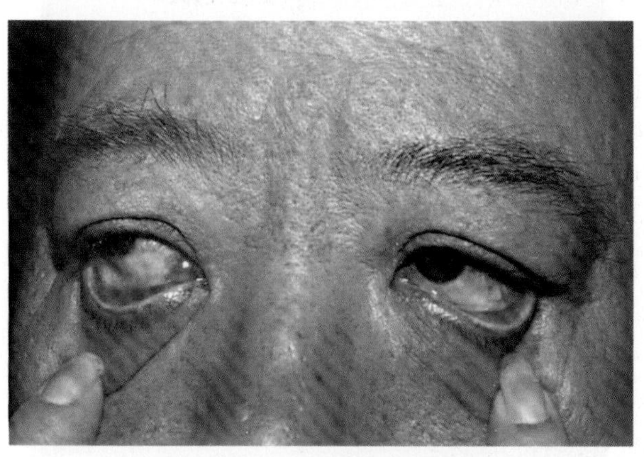

图31-33　瑞特综合征结膜炎
（天津医科大学总医院刘全忠提供）

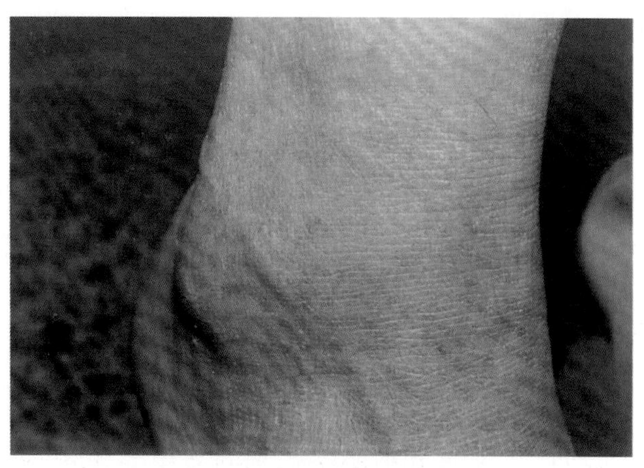

图31-34　瑞特综合征踝关节炎
（天津医科大学总医院刘全忠提供）

关节炎往往是游走性，对称或不对称地发生于任何关节，尤其常见于负重较大的关节如髋关节、膝关节、踝关节及足关节等。关节突然红肿热痛，骨膜炎常使足跟疼痛，一般经2～6个月后痊愈，通常没有后遗症，少数患者有永久性挛缩或肌肉萎缩，偶然有脊柱关节强直。

皮肤表现即所谓"溢脓性角化病"的表现，往往对称发生于手足部位，可以蔓延至肘部及膝部，也可出现于阴茎及头皮，或零星散布于身体别处。初起皮损是多个淡黄色水疱，迅速变成脓疱及暗红色斑丘疹，以后溃破，结成蜡黄色硬痂，渐变暗褐色，和脓疱型银屑病和蛎壳样银屑病相似。手掌足底的损害可以类似掌跖脓疱型银屑病，干燥变厚的角质痂可由趾部蔓延到足跟，表面高低不平；手指及足趾都常有干硬的厚痂，指（趾）间可以糜烂，指（趾）甲肥厚粗糙及变脆，甲下可有角质痂堆集而像甲下银屑病的甲下角化过度，以后甲板可以脱失。阴茎也常有皮损，往往是多个脓疱结痂排列成环形。身体别处的皮疹往往较少，也常较分散。经过数月后，角质痂可以脱落而遗留色素沉着。

除角膜及结膜可有浅溃疡外，外生殖器、硬腭及舌面可有不痛的红色浅溃疡，有的发生较严重的口炎。舌乳头往往成片地变色而呈地图舌状。

心脏可有损害，如心脏传导阻滞、心内膜炎、心包炎及心肌炎，有的有主动脉闭锁不全。

全身性症状可有发热、倦怠无力，轻度贫血、厌食、恶心、腹泻、咳嗽、头痛等。

病情自然停止发展，一般在不到1年内痊愈，有50%的患者复发。

【实验室检查】 在急性或病情较重时，白细胞总数可以增到$(10\sim20)\times10^9$/L，中度贫血，红细胞沉降率增快，常有轻度肝功能异常。X线可显示受侵关节有骨质破坏而脱钙或有绒毛样增生，跟骨可有骨刺。血浆蛋白电泳显示α_2及γ球蛋白增高。IgG增多。类风湿因子阴性，抗链"O"滴度正常。尿道分泌物含大量白细胞，常有脓尿及血尿。分泌物培养常为阴性。白细胞组织相容性抗原HLA-B27大多阳性。

【病因】 瑞特综合征和脓疱型银屑病颇有相似之处。它们有相似的皮损，都可发生关节炎，表皮组织内都有海绵状微脓肿。在HLA方面，瑞特综合征和强直性脊柱炎及关节病型银屑病的B27频率都较高。因此，瑞特综合征很像伴有关节病的脓疱型银屑病，但本病和银屑病不应被认为同一疾病，在病因方面未必相同或相关。

本病的关节症状往往出现于低位生殖泌尿器官或肠道感染之后，有的在发病前数周或数月患过淋病，有的在不久前患过细菌性痢疾或是患有前列腺炎。因此，本病可和淋病奈瑟菌、沙门菌、衣原体、支原体、病毒等微生物有关。免疫荧光可显示淋病奈瑟菌或粘病毒抗体、抗肝脏、肾脏或前列腺等自身抗体的存在。这些主要存在于低位泌尿生殖器官或肠道的感染可能诱使具有HLA-B27等先天因素的人发生本病。

【组织病理】 角化不全及棘细胞层肥厚。表皮浅部的细胞变性水肿，并有中性粒细胞形成海绵状脓疱；真皮的乳头水肿并有毛细血管扩张，血管周围有炎性浸润。晚期时，角质层多半完全角化，表皮内海绵状脓疱往往消失。

【鉴别】 需鉴别的疾病如类风湿关节炎、强直性脊柱炎、痛风、银屑病性关节炎、脓疱型银屑病、蛎壳样银屑病、急性风湿热、白塞病、急性咽喉炎、化脓性结膜炎等。

【治疗】 该病为自限性疾病，轻者可数周消退。

在症状较重的急性时期，患者常需适当休息。

皮损将自然消退，糖皮质激素类如1%氢化可的松软膏等可以促使消失。眼损害也将自愈，有虹膜炎时可用阿托品溶液滴眼以防止粘连，也可用1%氢化可的松溶液滴入眼内，必要时可口服泼尼松。有尿道炎时可服红霉素或四环素0.5g，每日4次；或米诺环素0.1g，每日1次；或多西环素0.1g，每日2次，连用10~14日。关节疼痛时可服吲哚美辛或保泰松。泼尼松等糖皮质激素类可使关节炎迅速减轻，为维持疗效，可每月肌内注射醋酸曲安西龙混悬剂40~60mg 1次，必要时可改用或加用氨甲喋呤或硫唑嘌呤等免疫抑制药。

副银屑病(parapsoriasis)

副银屑病(副牛皮癣)有鳞屑性红色斑片或斑丘疹，病程持久，没有或只有轻微的自觉症状。鳞屑较薄，浸润不显著，发展缓慢，不易自然痊愈。

【症状】 一般本病被分为滴状、苔藓样及斑块性三型。

1. 滴状副银屑病(parapsoriasis guttata) 多半发生于幼少年而罕见于老年或儿童，又称为慢性苔藓样糠疹(pityriasis lichenoides chronica)。

皮损为红色或淡红褐色斑片或斑丘疹，呈圆形或卵圆形，一般直径不超过1cm，表面有细薄鳞屑，用手指刮剔鳞屑后，虽不像银屑病有奥斯皮茨征，但露出光亮的褐色表面。以后，皮损逐渐增多，多半散布于躯干、股部及上臂等处，一般不发生于头皮、面部及手足部位，也不侵及黏膜。皮损由红色渐变暗红色，有的自然消退而遗留细薄鳞屑，鳞屑脱落后往往遗留淡白斑，但多数皮损持久存在，新损害可陆续发生，因而不同阶段的皮损往往并存，但没有自觉症状，或仅轻微发痒。病情往往时轻时重而经多年之久。有些患者在数日内自然痊愈，遗留暂时性色素减少或色素沉着斑(图31-35，图31-36)。

2. 苔藓样副银屑病(parapsoriasis lichenoides) 一般认为本病和血管萎缩性皮肤异色

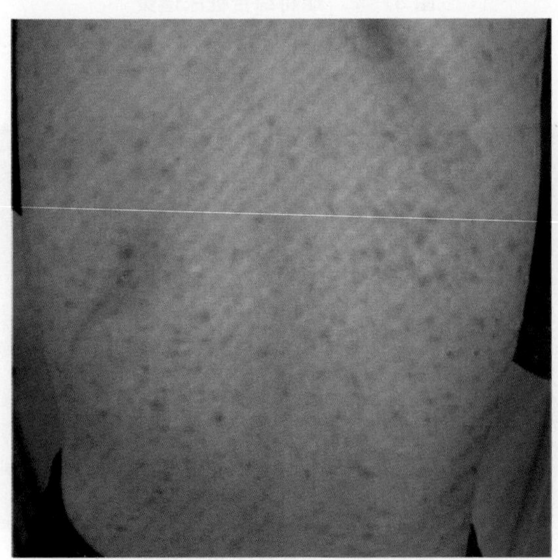

图31-35 滴状副银屑病(一)

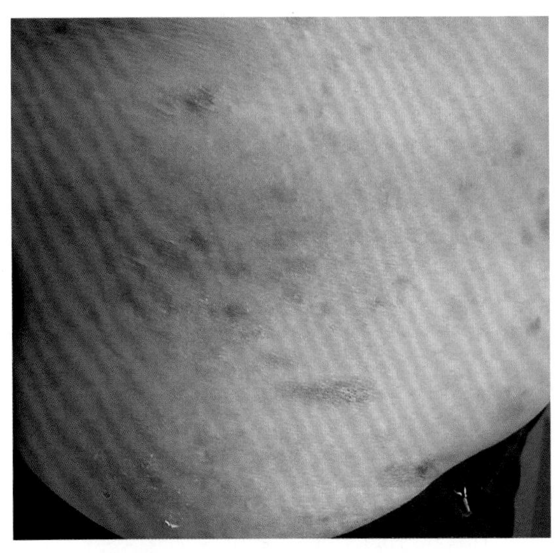

图 31-36　滴状副银屑病(二)

病(poikiloderma atrophicans vasculare)是同病异名,多半发生于成人,有的在若干年后发生蕈样肉芽肿。

皮肤有广泛的红斑及毛细血管扩张而呈猩红色,表面有细薄的鳞屑,并有若干苔藓样扁平小丘疹(图 31-37)。鳞屑性红斑不太均匀,其间夹杂着较正常或皮损较轻的皮肤,因而形成网状。患处间有色素沉着而呈褐色或暗褐色,并常有色素减少的淡白斑,患处皮肤轻微萎缩,此时,毛细血管扩张,色素变化及萎缩同时存在而构成皮肤异色症的典型表现,往往广泛发生于面部、颈部、躯干及上肢,眼睑常轻度红肿。自觉症状可为轻度痒觉或没有。有些患者的扩张毛细血管轻度出血,指压时可见瘀点。黏膜可有损害。

变型副银屑病(parapsoriasis variegata)是苔藓样副银屑病的一种表现。皮肤干燥,鳞屑性红斑在躯干、肩部及股部等处排列成条状,以后可发展成蕈样肉芽肿或其他淋巴瘤。

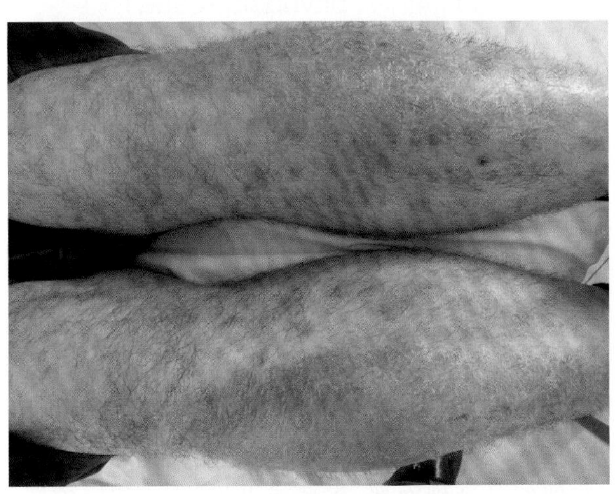

图 31-37　苔藓样副银屑病

3. **斑块性副银屑病(parapsoriasis on plaques)** 皮损呈红色、黄红或淡红褐色斑块,呈圆形或卵形,或边缘参差不齐而使形状不规则,数目不定,边界清楚,直径为 2~4cm。斑块表面有微小皱纹及细碎鳞屑(图 31-38),往往或多或少地对称分布于躯干及四肢伸面,尤其常见于下肢,不引起自觉症状或仅轻微痒。

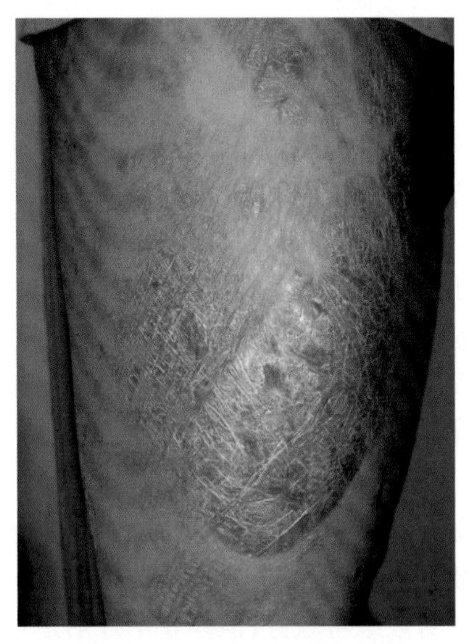

图 31-38　斑块性副银屑病

本病多半出现于中年时期,以男性较多。良性型患者的斑块往往持久不变甚至终生存在。病情有时缓解,日晒或糖皮质激素类外用药可使皮损暂时消退或减轻,停止治疗后迅速复发,少数患者自然痊愈。

恶性型患者的皮损较大,常有斑驳的色素沉着及萎缩,可渐扩展并相融合,若干年后,可渐发痒而发展成蕈样肉芽肿,偶然成为霍奇金病或非霍奇金淋巴瘤。

【病因】 本病病因不明。著者认为本病可能不存在或为暂时过渡性诊断。滴状副银屑病特别是短期内自愈者,大多数是银屑病样玫瑰糠疹,而部分患者是早期不典型的银屑病。而苔藓样副银屑病和斑块性副银屑病是同一疾病的不同时期或不同表现,是属蕈样肉芽肿的早期表现或其他淋巴瘤,但这一转变过程需要多年,因此前期副银屑病的诊断还需维持多年。

【组织病理】

1. **滴状副银屑病** 表皮有灶性角化不全,棘细胞层轻度或中度肥厚，表皮嵴延长，表皮内有细胞内及细胞间水肿。

2. **苔藓样副银屑病** 早期的组织变化主要是角化不全，真皮浅部血管扩张并有噬黑素细胞，血管周围有淋巴细胞浸润，偶见带状浸润，甚至可侵及表皮。以后，表皮萎缩，基底层液化变性，胶原纤维有纤维蛋白样变性，弹力纤维可断裂。晚期时，真皮浅部毛细血管显著扩张，浸润减少，胶原纤维较紧密。

3. **斑块性副银屑病** 角化过度及灶性角化不全，棘细胞层肥厚，有轻度海绵形成，基底层液化变性和色素失禁。真皮浅部出现带状排列的淋巴细胞浸润及亲表皮现象，浸润中可出现异形细胞。

【鉴别】 应鉴别的有银屑病、扁平苔藓、脂溢性皮炎、玫瑰糠疹及梅毒疹等。某些患者的苔藓样及斑块性副银屑病是蕈样肉芽肿的早期表现。

【治疗】 点滴状副银屑病大部分自愈，一部分成典型银屑病。苔藓样副银屑病和斑块性副银屑病，全身性治疗一般无效。糖皮质激素类、雷公藤多苷、白芍总苷、氨甲喋呤等可使病情暂时缓解。

外用药如焦油类、糖皮质激素类、水杨酸及蒽林等制剂可使皮疹暂时减轻，紫外线照射有益，光化学疗法的效果可较好，但停止治疗后迅速复发。

皮肤异色症(poikiloderma)

皮肤异色症是某些疾病的部分症状或早期表现而不是独立疾病，临床表现包括红斑或网状红斑、毛细血管扩张、色素沉着及色素减少和萎缩，还可有苔藓样小丘疹、细薄鳞屑及小瘀点(图 31-39)。

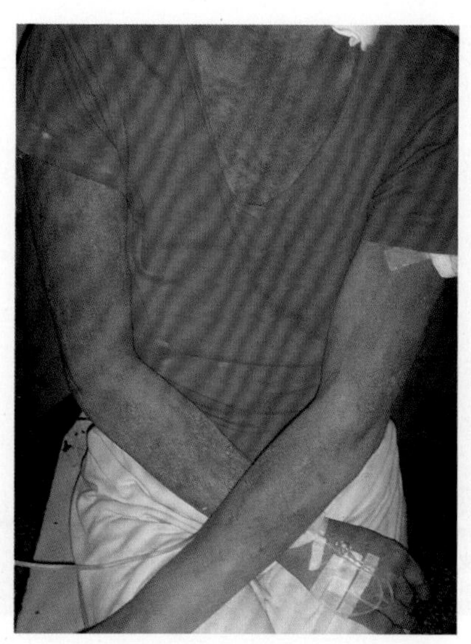

图 31-39 皮肤异色症

皮肤异色症的表现可出现于系统性红斑狼疮及全身性硬皮病，特别常见于皮肌炎而被称为异色皮肌炎。西瓦特(Civatte)皮肤异色病、红斑性扁平苔藓、萎缩性慢性肢端皮炎、着色性干皮病、先天性皮肤异色病、罗斯门-汤姆森(Rothmund-Thomson)综合征、沃勒(Werner)综合征、布卢姆(Bloom)综合征、Kinlder 综合征及先天性角化不良等症，冷热与电离辐射等外伤尤其射线皮炎都可有皮肤异色病的表现。现代研究发现一些皮肤异色症与遗传有一定关系。

血管萎缩性皮肤异色症长期地被人们认为是特发性独立疾病，目前一般认为是苔藓样副银屑病的同病异名，有的患者在若干年后发展成蕈样肉芽肿而可称为苔藓样型蕈样肉芽肿。

皮肤异色症常发生于蕈样肉芽肿早期。成片的网状色素沉着及萎缩斑很像射线皮炎，多半开始出现于中年时期，以男性较多见。在大小不定的红斑上有网状色素沉着、毛细血管扩张及细薄鳞屑，指压时可显出瘀点，斑片处常有扁平小丘疹，以后，皮损逐渐轻微萎缩，表面有皱纸状微细皱纹，往往对称分布于胸部、乳房、臀部、身体屈侧尤其腋部等处，一般不侵犯黏膜，也没有自觉症状或仅略痒。皮损很持久，别处可发生新损害。若干时日后渐有浸润而像斑块性副银屑病，痒觉也渐重。组织学检查可见蕈样肉芽肿的特征，而发展成霍奇金(Hodgkin)病的很少。此时，组织变化主要为表皮变薄并有单一核细胞所构成的波特利尔(Pautrier)微脓肿，基底层液化变性，表皮下方有大量淋巴细胞等浸润并可查见蕈样肉芽肿细胞。

玫瑰糠疹(pityriasis rosea)

玫瑰糠疹有大小不定的玫瑰色斑片及斑丘疹，表面覆盖着细薄鳞屑。初起皮损仅一个，经 1~2 周后，别处陆续出现类似的皮疹，数周或数月后即可自愈。

【症状】 初起皮损常是一片玫瑰色淡红斑，有细薄的鳞屑，被称为先驱斑(herald patch)(图 31-40)，往往发生于躯干、颈部或四肢，这个最早的皮损往往不被发现，或是没有引起患者的重视。经过几日或 2~3 周以后，形态相似的皮疹迅速分批出现，往往先发生于躯干，以后发生于颈部、上臂及股部，偶然蔓延到面部、头部或手足部。有时，颈部、股部、腹股沟或腋窝的损害较多。此时，先驱斑往

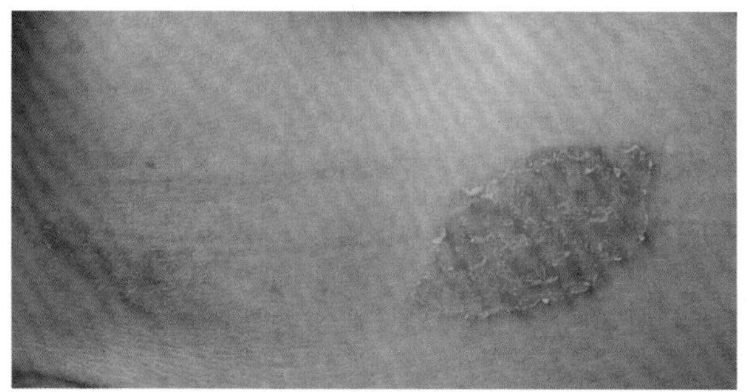

图 31-40 先驱斑

往较别处皮损大，直径长达 3～5cm，或开始消退而较其他皮损的颜色为淡。

皮疹为两侧性，多少地对称，一般是玫瑰色淡红斑，表面有细薄的糠状鳞屑。形状不太规则，往往为圆形、卵圆形或环形；大小也不定，直径一般为 0.5～5.0cm。卵圆形皮疹长轴的方向和皮肤张力线方向大体一致，在胸部皮疹的长轴方向和肋骨平行。以后，皮疹渐渐向四周扩展，而中央颜色变淡，因而成为环形，所附鳞屑也呈环状，鳞屑外缘往往附着于皮肤而内缘游离（图 31-41，图 31-42）。

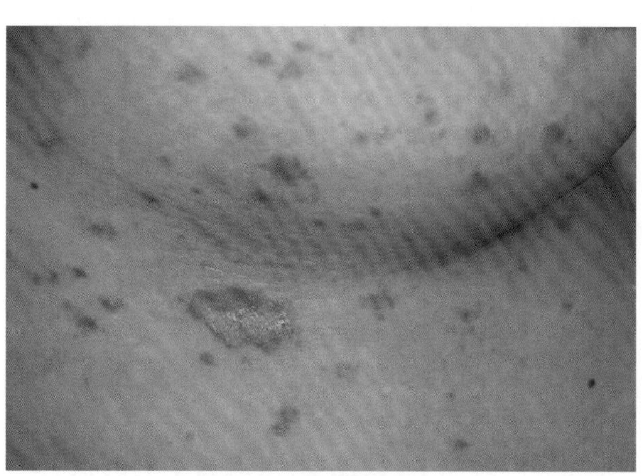

图 31-41 玫瑰糠疹（一）

本病皮损常不典型。有的患者鳞屑较厚而像银屑病；有的皮损颜色暗红，呈略微隆起的斑丘疹；有些患者的皮损是红色丘疹；有的患者有湿疹样或水疱性皮疹，腋窝及手足等处皆可发生水疱。少数患者的口腔黏膜有糜烂性损害。风疹块或紫癜偶然发生（图 31-43，图 31-44）。

患者一般不痒，少数人有轻度瘙痒。有的患者在起始时有全身不适、头疼、喉痛、轻度发热及淋巴结略微肿胀等全身症状。先驱斑出现 1～2 周以后，继发皮损迅速增多，有的逐渐扩大，相邻的可以融合。经过 3～10 周或数月后，红斑消退，鳞屑脱

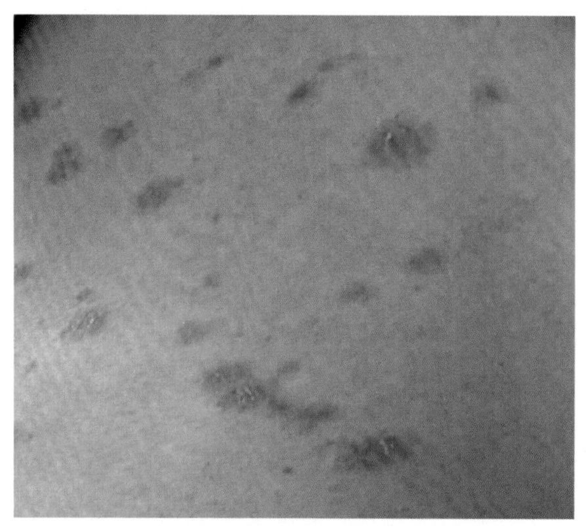

图 31-42 玫瑰糠疹（二）

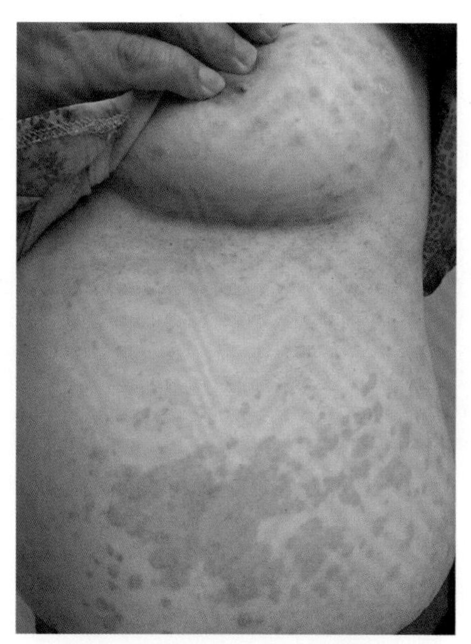

图 31-43 荨麻疹型玫瑰糠疹

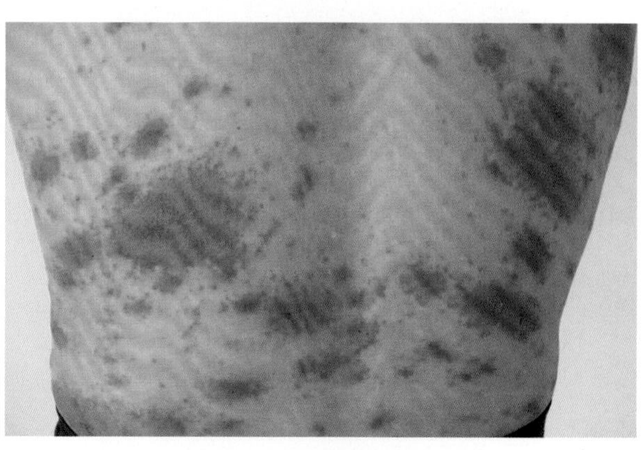

图 31-44 紫癜型玫瑰糠疹

落,皮肤恢复正常状态,不遗留任何痕迹。以后一般不复发。

异型玫瑰糠疹的临床识别:20%的患者出现非典型玫瑰糠疹的症状,临床可见以下几种临床类型:

(1) 反向玫瑰糠疹:皮损主要集中在面部和四肢远端等外周部位,躯干部受累极少。严重的患者可伴有发热、不适、厌食和淋巴结增大等全身症状。如掌跖受累可出现脱皮,也有报告本病开始即为足底和侧面的急性水疱发疹,随后具有特征性的损害遍布躯干、前臂及下肢。

(2) 巨大型(pityriasis giganta):母斑形状巨大,可达掌心或更大。继发皮疹数量少,常在母斑周围出现,一般局限于躯干。可为环状,或融合成大斑片(图 31-45,图 31-46)。

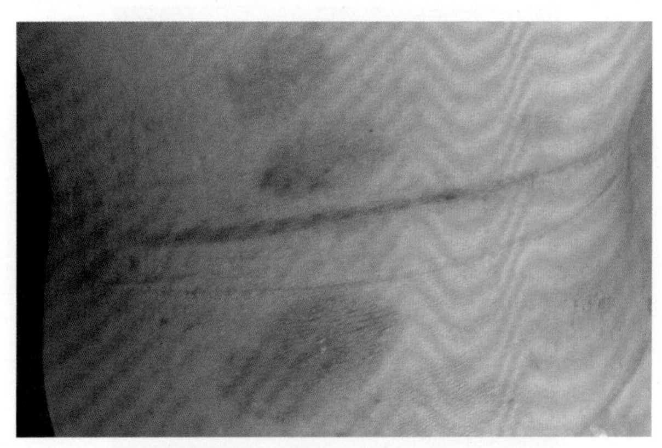

图 31-45 巨大型玫瑰糠疹(一)

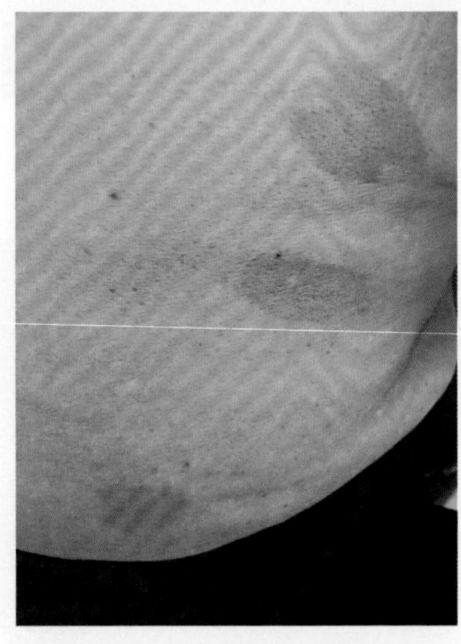

图 31-46 巨大型玫瑰糠疹(二)

(3) 丘疹型玫瑰糠疹:也称为毛囊型。躯干为主,大量红色毛囊性微小丘疹,1~2mm,质硬,分布广泛,仔细观察丘疹间仍有小的椭圆性红斑,中央有细小鳞屑,有利于诊断。本型多见于 5 岁以下的幼儿或妊娠妇女。

(4) 水疱型玫瑰糠疹:常发生于儿童及青年人。一般在新发的水疱区域内同时存在或稍后出现典型皮疹,可有渗出及结痂,掌跖可受累,其表现类似汗疱疹或脱皮。可有严重的瘙痒。

(5) 荨麻疹型玫瑰糠疹:发病的前几日内,表现为轻度荨麻疹样隆起的小风团,小的风团主要局限在躯干,并倾向于融合,随后出现典型的鳞屑,风团仅局限于皮损边缘。瘙痒剧烈。也可表现为丘疹性荨麻疹样,皮损的长轴与皮纹相平行,仅个别皮损中央有细小鳞屑。

(6) 紫癜型玫瑰糠疹:皮肤上出现微小的紫癜,可有小丘疹或红斑,不一定伴有鳞屑形成。但皮损的长轴与皮纹相平行。皮损组织病理学特征为红细胞外渗入真皮乳头层,但无血管炎的证据,皮损消退后可遗留色素沉着或色素减退。

(7) 银屑病样玫瑰糠疹:皮损除少数椭圆小红斑,中央有少许鳞屑外,大部分皮损为浸润性红斑,鳞屑较厚,很像银屑病。因此,此型常被误诊为副银屑病。

(8) 黏膜型玫瑰糠疹:本病口腔黏膜受累较少见,发生率<16%,已报告的有口腔黏膜点状出血、溃疡、红斑、水疱、大疱等,常不对称,其病程与皮肤受累病程相似。

(9) 复发性玫瑰糠疹:玫瑰糠疹一般不复发,复发者非常少见,有报告约 2.8%的患者愈后可复发,复发性玫瑰糠疹皮损较广泛,病程也较长,该类型可能与药物引起有关。

(10) 其他型:顿挫型:母斑为本病的仅有表现,之后并无继发斑发生。局限型:皮损局限于下腹、乳房、颈部、腋窝、头皮、腹股沟或掌跖等部位。不对称型:皮损仅限于身体的一侧,本型罕见。

本病尚可出现脓疱型、多形红斑样型、色素型、扁平苔藓样型等。

【病因】 患者以青年及中年人较多,病因未明。玫瑰糠疹容易发生于春季及秋季。有时,某地区的患者似乎较多而像一种流行病。患者先有先驱斑,经过一段时期才发生很多的相似皮损,很像梅毒等传染病先有下疳,以后有一段潜伏期。而且,本病有一定的自然过程,自然痊愈后不易复发,像是体内产生了免疫力。因此,被疑为某种病毒感染。

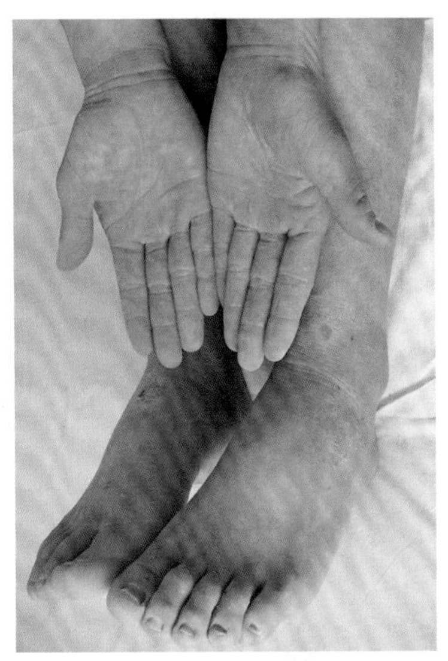

图 31-58　进行性对称性红斑角化病(三)

本病(日文原名为进行性对侧性红斑性角化症)病因不明,被认为是和毛发红糠疹相似的疾病,但没有毛囊性丘疹。著者遇到兄弟两人都在幼年时期开始发生此病,都只限于手足和膝部,两侧对称,发展到一定程度后固定不变,两侧的皮疹形态完全相同,任何疗法无效,确信本病是一种遗传性疾病。张学军等研究表明,该病是一种具有高外显率的常染色体显性遗传性皮肤病,其后来的研究发现在 21q11. 2-21. 2 区域间可能存在新的与该病有关的突变位点,但尚未确定致病相关基因位点。

本病目前无特效疗法,角质剥脱剂、局部或系统应用维 A 酸类药物可暂时改善症状。

脂溢性皮炎(seborrheic dermatitis)

脂溢性皮炎又称为脂溢性湿疹(seborrheic eczema),是一种炎症性慢性皮肤病,在人群中的发病率为 2%~5%,有大小及形态不定的成片皮炎,一般瘙痒,有干燥、潮湿或油脂状鳞屑,病情有时缓解,有时加重。油脂状鳞屑是由于渗液干燥后和鳞屑混合所形成的鳞屑痂,并非皮脂构成,“脂溢性”是历史性的错误叫法,一直沿用到现在。

【症状】皮损常发生于头皮或先出现于头皮,以后发生于面部、颈部及躯干,也可出现于四肢。初起时,头皮成片淡红斑,有油脂状鳞屑,以后可以蔓延至前额、耳朵及颈后;先有渗出液,以后干燥结痂,尤其眉部常发红并有淡黄色油脂状鳞屑,睫毛及胡须、阴毛部位、眶上方、眼皮及鼻翼等处也常有相似的皮疹(图 31-59~图 31-61);有时,耳后、腋窝、悬垂乳房的皱褶处、脐窝及腹股沟湿润发红及脱屑而像糜烂。

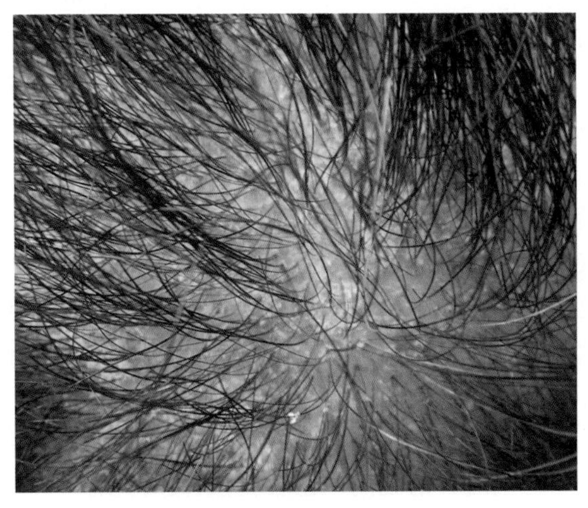

图 31-59　脂溢性皮炎(一)

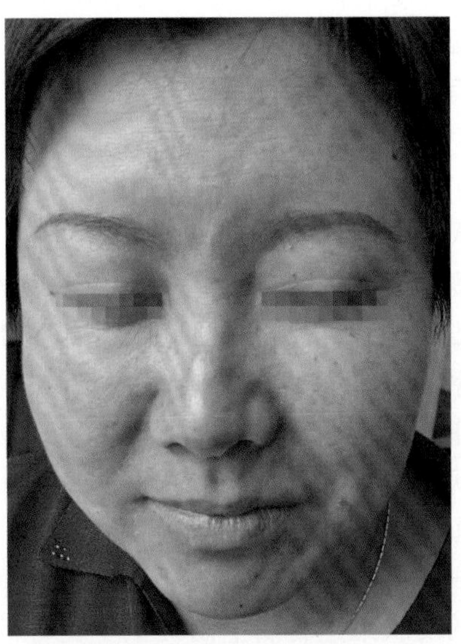

图 31-60　脂溢性皮炎(二)

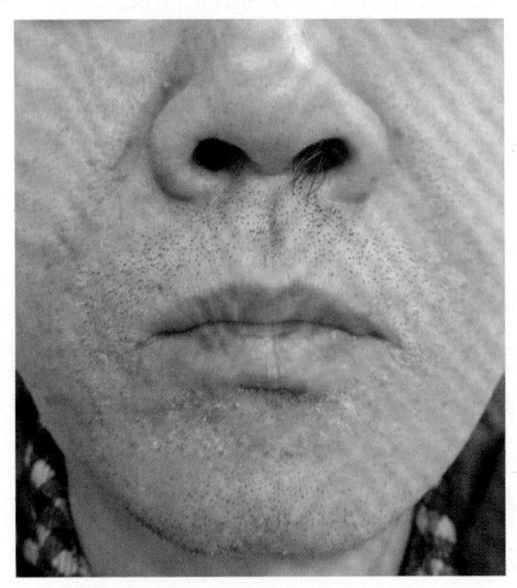

图 31-61　脂溢性皮炎(三)

头皮的鳞屑或多或少，可以分散成片，也可弥漫发生而像头皮单纯糠疹，而炎症较重，边界也较明显。患处头发干燥，缺少光泽，往往脱落而稀少，眉毛也可减少，而睫毛可正常，眼缘往往发红脱屑。

胸部及背部中央部位可以发生类似玫瑰糠疹或体癣的“花瓣样”皮损，是散布的淡红斑或斑块，呈圆形或卵圆形，边界明显，皮疹表面有细薄的油脂状鳞屑，患处有轻微的痒觉，四肢可以有相似的皮损。有时，皮损向四周扩展，边缘发红，而中央颜色往往变淡而呈淡黄色，相邻的可以融合而成多环状，这些圆形或卵圆形皮疹往往极似玫瑰糠疹，被称为“糠疹形皮脂溢出疹”。

腋窝、肘部屈侧、腹股沟、下腹部或阴囊等部位可以有些边界清楚的红色斑块，表面有光滑干燥的油脂状鳞屑，很像银屑病，被称为“银屑病样皮脂溢出疹”。

脂溢性皮炎的病程不定，发痒程度也不定，症状往往有时减轻，有时加重。

【病因】 脂溢性皮炎是常见皮肤病之一，病因仍未明了。皮疹容易发生于多油多汗的部位，患者以青年人较多，常有皮脂分泌较多的先天体质，但本病和皮脂无关，油脂状鳞屑是渗液干燥的鳞屑痂而不是皮脂物质，皮脂分泌量和皮脂组成都与本病无何联系，减少皮脂分泌不能使皮炎减轻，但有人认为皮脂长期潴留于皮肤时可改变表皮功能而易发生本病。

在头皮的损害内，可以查见大量糠秕马拉色菌(Malassezia furfur)，它们是嗜脂的多态性真菌，皮脂溢出的皮肤给这种腐生菌提供了良好的繁殖环境。尽管酮康唑等抗真菌药物外用有效，但是，糠秕马拉色菌也存在于不患脂溢性皮炎的人头皮上，因此，它们和本病的关系也有待进一步证实。

有时，可以从鳞屑痂中查见大量葡萄球菌或链球菌，有的并发葡萄球菌性毛囊炎或葡萄球菌性湿疹样皮炎。某些患者表现可能是对葡萄球菌的一种过敏反应，也可以是自身敏感的一种皮炎。

脂溢性皮炎的表现不同，病因也不一致。例如，有的患者汗多时症状加重，精神紧张能促使汗腺分泌而对这类患者不利；有的患者可以受病灶感染、多吃甜食和脂肪性食物、维生素B缺乏、基础代谢率降低、糖尿病、帕金森(Parkinson)病、肥胖、嗜酒、胃肠障碍、局部湿热及摩擦、气候变化或外伤等因素的影响。

本病和银屑病有相似处，在临床上有时很难区别，可能也和先天的免疫功能失调等因素有关。

【组织病理】 组织变化主要是轻度炎症。表皮有点状角化不全，棘细胞层肥厚及海绵形成，偶然发生水疱。在真皮内，乳头下血管扩张，周围有轻度或中度淋巴细胞浸润。

【鉴别】 常需要鉴别的有银屑病、副银屑病、玫瑰糠疹、体癣、头皮单纯糠疹、头皮脓疱疮、传染性湿疹样皮炎、睫缘炎及外耳道炎等。青春期前的少年儿童所诊断的脂溢性皮炎一般多是银屑病的早期表现。

【治疗】 患者应该注意一般健康，少吃脂肪及甜食，有适当运动和休息，精神不要紧张，避免摩擦搔抓等外来刺激，室温不要太高以免出汗过多。有胃肠障碍时应该纠正，扁桃体、鼻窦、前列腺等体内病灶感染应该清除。

内用药：维生素 B_{12}、核黄素、烟酸、复合维生素B及维生素 B_6 等被应用。基础代谢率降低时给予甲状腺片，精神紧张的应用安定镇静剂。皮炎急性而严重时用抗生素及泼尼松等激素制剂往往迅速有效。

局部治疗：面部脂溢性皮炎外用他克莫司、吡美莫司疗效显著。头皮脂溢性皮炎应该常洗，每周1次；出油太多时每周洗2次。2%硫化硒混悬剂是良好的洗头剂，10分钟后用清水冲洗，也可用1%酮康唑洗剂。如果头皮出油太多，可用软皂或5%月桂硫酸钠溶液洗头。麝香草脑0.5g或硫黄2g或煤焦油溶液5ml加入软肥皂乙醇30ml中也是良好的洗头剂。头皮洗净后，可以涂含有水杨酸或煤焦油溶液的药水，处方如下：

水杨酸3g，间苯二酚3g，薄荷脑0.25g，稀乙醇加到100ml。

薄荷脑0.5g，苯酚2g，煤焦油溶液5ml，间苯二酚3g，稀乙醇加到100ml。

损害发生于没有毛发的部位时，可根据皮炎情况选用外用药，常应用有硫黄的制剂，1%~3%煤焦油的霜剂、糊剂或软膏。含有抗生素的糖皮质激素制剂常有良好的疗效。

头皮单纯糠疹
(pityriasis simplex capitis)

头皮单纯糠疹又称为干糠疹(pityriasis sicca)、干性皮脂溢出(seborrhea sicca)或头皮糠疹(pityriasis capitis)，一般称为头皮屑(dandruff)，是头皮最常见的疾病。头皮各处有干燥的糠样鳞屑，有时，鳞屑黏腻而成油脂状，可称为脂样糠疹（pityriasis steatoides）。

【症状】 全部头皮发生弥漫而均匀的糠样或粉状干燥鳞屑，鳞屑呈白色或灰白色，在梳发或搔抓时容易脱落而附在头皮上或雪花般地飞落（图31-62）。

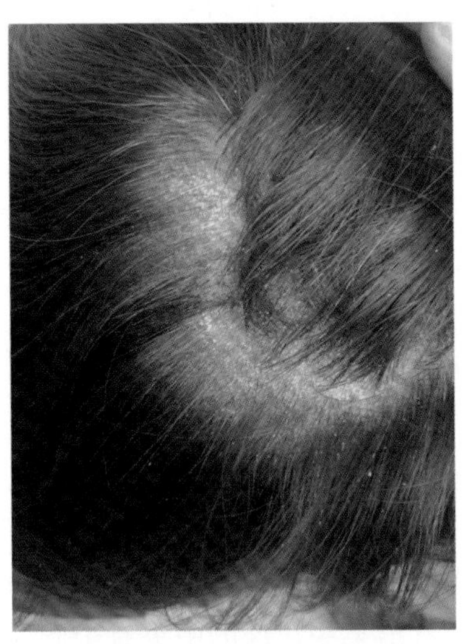

图 31-62 头皮单纯糠疹

鳞屑可以在婴儿及儿童时期开始出现，有的患者到青年时鳞屑增多变厚，成为油脂状淡黄色鳞片，往往粘连头发而可称为脂样糠疹。有的患者耳、眼皮、前额、颈部等处也有糠状鳞屑，头发变脆并易脱落，其颈部及颞部头发往往零星掉落。

头痒是常有的自觉症状，但头皮通常没有发炎现象。搔抓容易引起皮抓破或继发性感染。

【病因】 卵圆糠秕孢子菌（pityrosporion ovale），现称为糠秕马拉色菌（Malassezia furfur）。常被认为是头皮单纯糠疹的病原菌，但这种嗜脂的多形真菌在自然界中广泛存在，也大量栖居于正常人的头皮或别处皮肤而不引起症状，可能在某些情况下，它们才能致病，例如，一般健康、饮食状态、疲劳、情绪及先天体质等可和本病有关，尤其性激素对马拉色菌的影响较大。患者多半是成年男人，可由于雄激素有刺激作用，血液的雄激素水平对于这种真菌在角质层的繁殖似乎有重要影响，雄激素促进皮脂分泌而有利于这种嗜脂性真菌繁殖生存。女患者在妊娠时头皮屑往往减少，甚至消失，产后头皮屑又增多或复发，也可能是性激素的影响。

理发用具是传播马拉色菌的主要媒介，成人的头皮屑掉落在婴儿或儿童的头上，也可使他们受染。但是，由于这种腐生菌到处都有，无法肯定来源及传染途径。除了马拉色菌外，白色表皮葡萄球菌（staphylococcus epidermidis albus）及痤疮杆菌（acne bacillus）也是头皮屑上常有的腐物寄生菌，有人认为也和头皮屑有关。

另一说法是本病和任何微生物无关，也不受皮脂腺分泌的影响，表皮角质细胞大量脱落仅是基因支配下活动强烈的一种生理现象，而头皮的皮脂分泌量并不比正常人多。头皮屑为马拉色菌提供养料及繁殖生存的场所，因而头皮屑多时马拉色菌等微生物也较多。

【组织病理】 表皮有角化过度、角化不全及棘细胞层轻度肥厚的现象。皮脂腺及汗腺正常。鳞屑为角质细胞所构成，含有很多马拉色菌，还常有成团的白色表皮葡萄球菌；有时鳞屑内有凝固的血清，因而鳞屑黏腻而成脂样糠疹。

【鉴别】 本病须与脂溢性皮炎、头部银屑病、白癣进行鉴别。

【治疗】 一般治疗，限制过多摄入动物类脂肪、糖类及刺激性食物。宜使用中性或酸性的洗发剂。

药物治疗，症状轻者，可口服适量维生素 B_2、维生素 B_6 及复合维生素 B。外用药能使痒觉减轻，使鳞屑减少。患者应该每周至少洗 1 次头，最好用硫化硒混悬剂或 2%酮糠唑洗剂洗头，10 分钟后用清水冲净。头皮多油时，可用软肥皂与乙醇等量混合后洗头，或用 5%月桂硫酸钠等洗涤剂洗头。含有硫黄或麝香草脑的软肥皂也可应用。擦头的药水常含硫黄、水杨酸、煤焦油溶液及苯酚等药物。

白色糠疹（pityriasis alba）

白色糠疹最容易发生于儿童的面部，又称为面部单纯糠疹（pityriasis simplex faciei），俗称“桃花癣”“虫斑”，以大小不等的圆形或椭圆形淡白斑，覆糠状鳞屑为特征。

单纯糠疹（pityriasis simplex）、寄生物性色素脱失（achromia parasitica）、糠样脓疱疮（impetigo pityroides）、糠屑状脓疱疮（furfuraceous impetigo）、链球菌性糠疹（pityriasis streptogenes）、链球菌性红斑（erythema streptogenes）及面部干糠疹（pityriasis sicca faciei）都被认为同病异名。

【症状】 皮疹往往是圆形或卵圆形色素减少斑，最常见于儿童或青少年的面部，也常发生于颈部、上臂及肩部，有时也发生于其他部位。成片的皮疹是淡白色，有的是淡红色或初起时是淡红色，表面附着糠状鳞屑,有时鳞屑很不明显或几乎不见。斑片的大小不定,直径往往为数厘米,边界常清楚,有些患者皮疹的边缘略红及略微隆起(图31-63)。

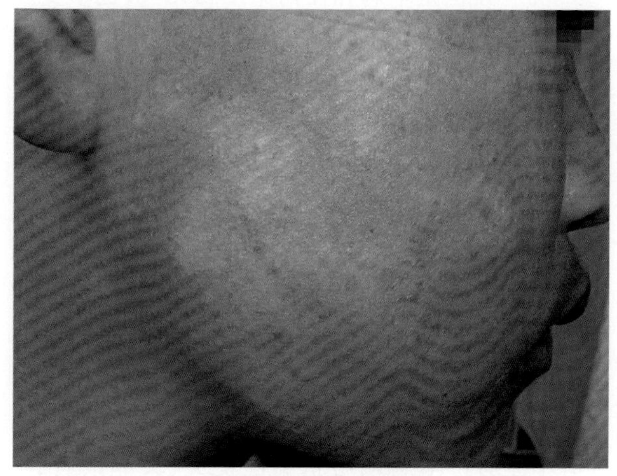

图31-63 白色糠疹

通常白色糠疹没有自觉症状,有的患者只有轻微的痒感。症状可随季节的改变而有所变化,仅过数月或数年以后,终于自然痊愈。

【病因】本病病因尚不明确。有人认为是特应性皮炎的一种,但不一定局限于特应性体质的人。称此病为糠样脓疱疮、链球菌性糠疹或链球菌性红斑的人认为本病是化脓菌引起,但不发生脓疱而是发生鳞屑;称此病为寄生菌性色素脱失的人认为某些真菌是致病的因素。但是,没有人能够成功地由患处分离出一种感染性微生物,也未能证明与蛔虫等肠道寄生虫感染有关,因而不能确定细菌、病毒、真菌或寄生虫是病原。

有的患者同时有脂溢性皮炎或慢性湿疹,因而某些患者的白色糠疹和这些疾病的病因可能相同。有人认为它可能是特应性皮炎的一种类型。

白色糠疹容易发生于暴露部位尤其儿童的颊部、前额或颏部等面部部位,常在春季加重,皮肤干燥是常见的伴发表现,因此风吹、日晒可能和本病有关,一般认为是皮肤保水能力下降所致。

此外,病灶感染如扁桃体炎及咽后壁腺增殖体发炎也可和本病有关,摘除肥大的扁桃体后,白色糠疹有时自然消失。

【组织病理】组织学变化为表皮轻度海绵形成,轻、中度角化过度,灶性角化不全。可见毛囊角质栓,皮脂腺略萎缩。电子显微镜检查皮损处活动性黑素细胞的数目减少,黑素颗粒减少且变小。

【鉴别】本病须与白癜风、贫血痣、花斑癣后白斑、麻风性白斑鉴别。

【治疗】本病将自然消失,一般不需治疗。

可口服复合维生素B,外用水杨酸-硫黄软膏、1%氢化可的松霜、氟轻松软膏、2%水杨酸软膏、1%煤焦油或3%氯碘羟喹霜等均有效。避免患部碱性肥皂等过度清洗,使用润肤霜。

扁平苔藓(lichen planus)

扁平苔藓又称为扁平红苔藓(licher ruber planus),是一种发生于皮肤、毛囊、黏膜和指(趾)甲的常见的病因不明的慢性炎症性疾病。有多种临床表现。典型皮损是多边形扁平小丘疹,表面有蜡样光泽,可有鳞屑,由紫红到青紫色。口腔黏膜常有损害。

【症状】典型皮损是边界明显的多边形丘疹,通常约针头至豆粒大,呈红色、紫红色或青紫色,丘疹扁平,表面有一层角质薄膜而光滑如蜡,仔细观察时,可以看出某些丘疹的中央有个腺管口或毛囊口而略微凹下去,或中央有个微小的角质栓;如用放大镜观察,也可看到丘疹表面有些灰色小点,或构成网状的细纹,被称为威克汉(Wickham)纹,如果先用液状石蜡、二甲苯、水或热敷后,这些小点或细纹就较明晰。除了扁平的丘疹外,有时丘疹较尖,顶部有个毛囊性角质栓而成棘状。

丘疹往往独立,有时互相融合成片,表面的角质也互相连接而成有光泽的鳞屑,可像银屑病,这些鳞屑紧附于损害的表面(图31-64~图31-66);在成片损害附近的皮肤上,还可找到典型丘疹。有时若干丘疹排列呈线状(图31-67,图31-68),或互相连接而成环形。有的患者因为很痒而剧烈搔抓,以后成串的扁平苔藓丘疹可以出现于抓伤处。

皮损多半限局于某些部位,往往对称,有时发

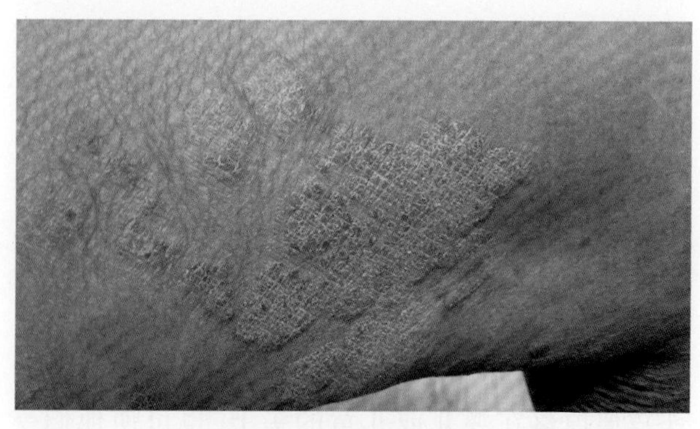

图31-64 扁平苔藓(一)

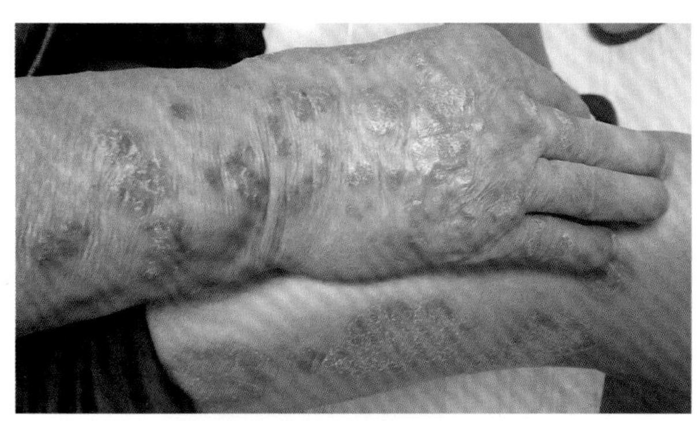

图 31-65 扁平苔藓(二)

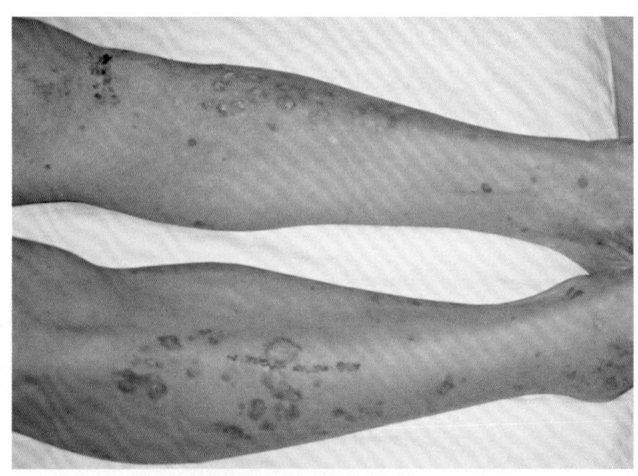

图 31-66 扁平苔藓(三)

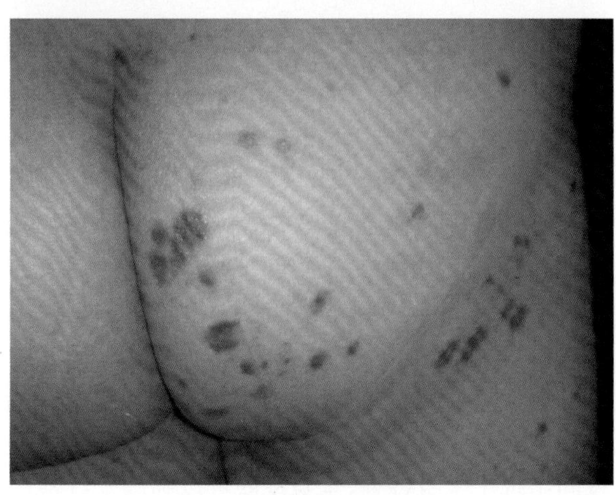

图 31-67 扁平苔藓(四)

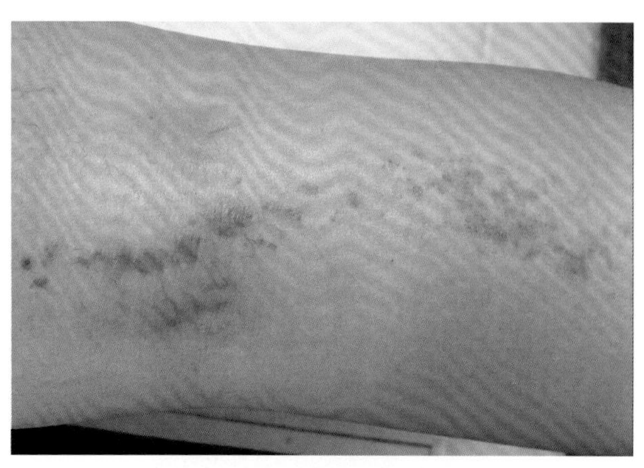

图 31-68 线状扁平苔藓

生于一侧,而广泛发生于各处的较为少见。皮损的易发部位为腕部屈侧及前臂、小腿前侧、大腿内侧及臀部,在躯干上常见于腰部,有时发生于颈部,或只发生于肛门附近、阴茎或阴唇上,往往不发生于头皮及面部,也不易发生于手掌足底;发生于头皮时可以损毁毛囊而类似红斑狼疮。少数患者的丘疹发生于指甲或趾甲下方而引起疼痛,能使甲板增厚及变形(图 31-69~图 31-71);10%患者的甲板变薄或有纵沟,极少数患者的甲脱失。

皮肤损害通常发痒或有阵发性剧痒,有些患者只有微痒或完全不痒。初起皮损较红,长久以后变成青紫色或褐色,往往数月以后才能消失,遗留色素沉着;有时原患处色素减少而成稍微萎缩的淡白色斑点。

黏膜损害往往和皮疹同时发生或出现较早,有黏膜损害的患者至少可占 50%,但有的患者只有黏膜损害而无皮损。黏膜损害最常见于颊部,通常出现于面对臼齿的颊黏膜,往往是多个粟粒大或略大的乳白色丘疹,不规则地散布或聚集成环形或网状(图 31-72,图 31-73)。黏膜损害也常见于唇内侧,

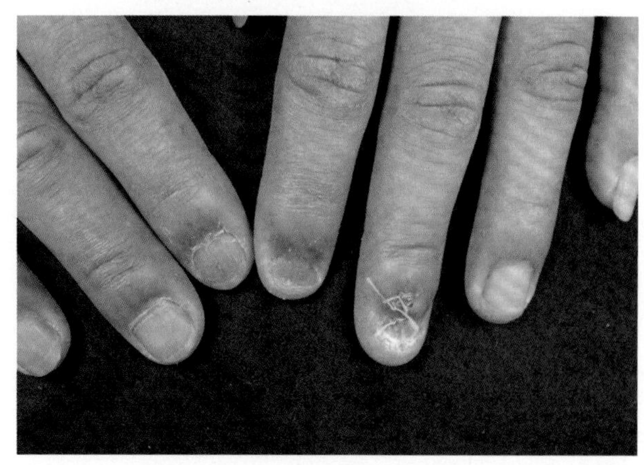

图 31-69 扁平苔藓甲损害(一)

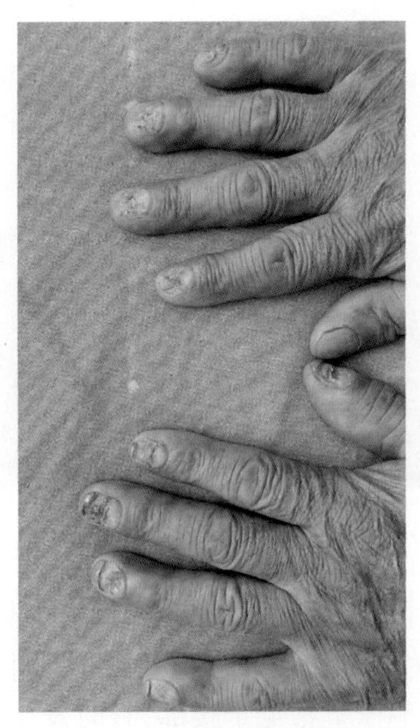

图 31-70 扁平苔藓甲损害(二)

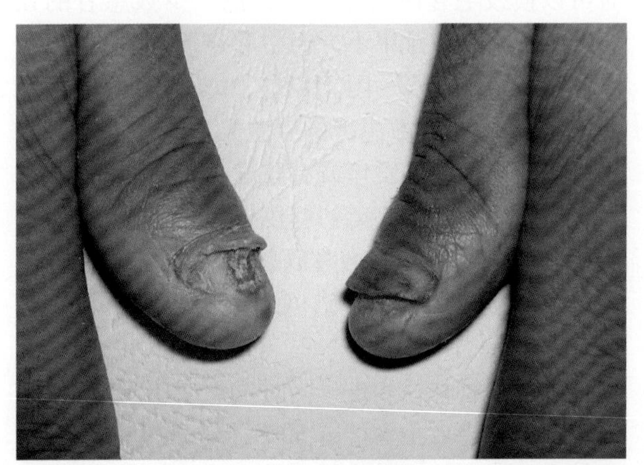

图 31-71 扁平苔藓甲损害(三)

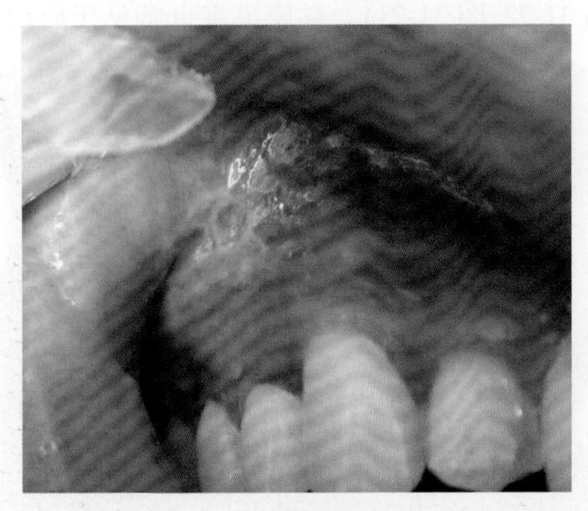

图 31-72 扁平苔藓黏膜损害(一)

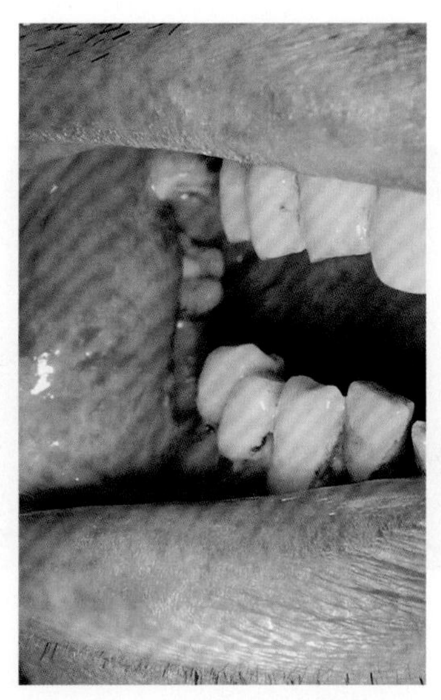

图 31-73 扁平苔藓黏膜损害(二)

有时发生于舌面而易误认为黏膜白斑,而唇红缘的扁平苔藓可被误诊为红斑狼疮(图 31-74,图 31-75)。此外,鼻腔、咽喉、龟头、尿道、大肠、直肠、阴唇、肛门、膀胱及胃黏膜等都可有黏膜损害(图 31-76),但不引起自觉症状。

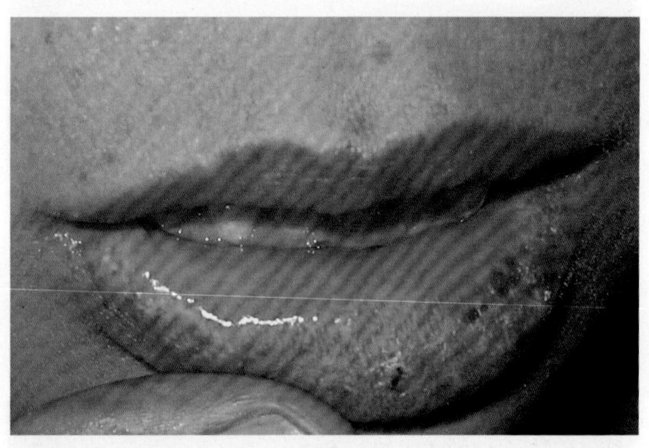

图 31-74 唇红缘扁平苔藓(一)

1. **急性泛发型** 此型较少见。扁平丘疹往往先发生于臂部内侧及腹部等处,以后迅速增多,几乎布满各处,特别多见于腹部、背部下方、股部及前臂(图 31-77),常引起难忍的剧痒。患者可有发热等全身症状。

急性泛发型扁平苔藓往往突然发生,初为红色点滴状红色小丘疹。严重患者的损害可以在一昼夜间出现于全身各处,全身皮肤可以弥漫发红甚至于发生水疱。常伴有剧烈瘙痒。

在 1~2 个月内,皮疹自然消失,少数患者的皮疹可以部分地变成持久的慢性损害。

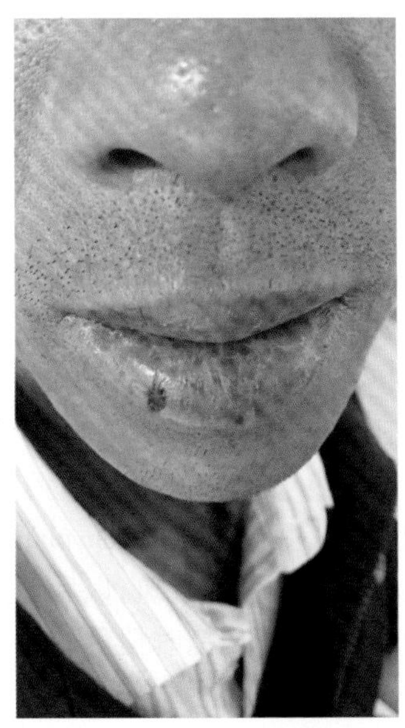

图 31-75 唇红缘扁平苔藓(二)

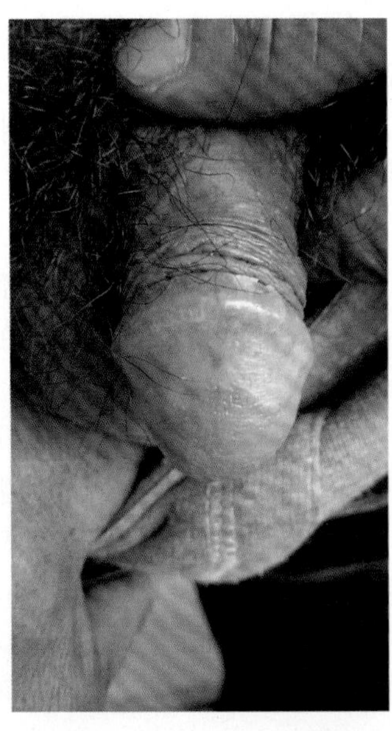

图 31-76 龟头扁平苔藓

2. **慢性局限型** 损害缓慢发展,然后长久不变,或是慢慢消退,遗留色素沉着的痕迹,往往经过几个月后才完全消失。有些患者的症状有时减轻,有时加重,并可陆续发生新损害。

慢性扁平苔藓有下述特殊类型:

(1) 疣状扁平苔藓(lichen planus verrucosus):又称为疣状苔藓(lichen verrucosus)、肥厚苔藓(lichen hypertrophicus)或肥厚扁平苔藓(lichen planus hypertrophicus),往往对称发生于下肢尤其小腿前侧,有时也发生于上肢伸侧及躯干等处。损害为角质丘疹,常和萎缩性及色素性斑点夹杂在一起。这些丘疹呈紫红色或青紫色,可密集成疣状或大小不

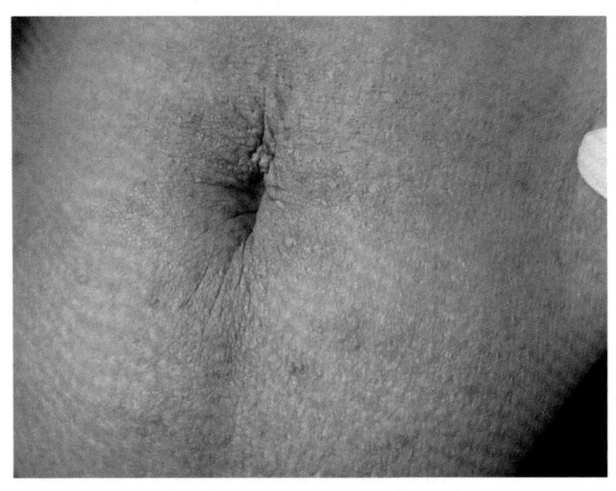

图 31-77 急性泛发型扁平苔藓

等的斑块,表面覆盖着角质鳞屑,有时可像银屑病,在这种斑块的边缘或附近还可看到一些疏散的多边形扁平丘疹。患处汗管或毛囊口内往往充塞着角质栓,将鳞屑及角质小栓剥掉时就能看出损害表面有很多微小凹窝。患者常有剧痒,病程持久。

(2) 环状扁平苔藓(lichen planus annularis):在前臂等处,扁平丘疹可以互相聚合而排列呈环状,环的直径往往不到3cm;有时,相邻的数环互相连合而成多环形。发生于龟头、阴唇或肛门等处的环状皮损往往是由一个丘疹逐渐扩大而中央略微消退而成。

(3) 线状扁平苔藓(lichen planus linearis):扁平丘疹聚集并排列成线形或带状,多半像带状疱疹或是沿着血管或神经方向发生于躯干的一侧或一个肢部,在临床上易误认为疣状痣,但有剧痒。

(4) 钝头扁平苔藓(lichen planus obtusus):钝头扁平苔藓又称为钝角苔藓(lichen obtusus cornus),是圆形或卵圆形扁平或圆顶状丘疹,表面光滑,没有鳞屑,只轻微发痒。损害的数目不多,但是较大,直径可达1~2cm,呈淡红或紫红色,主要发生于股部、臀部及手部背侧,有时和别的类型同时存在。

(5) 毛囊性扁平苔藓(lichen planus follicularis):毛囊性扁平苔藓又称为扁平毛发苔藓(lichen plano-pilars)。除了通常所见的扁平丘疹外,皮肤还有棘状毛囊性丘疹成群出现,丘疹顶端是棘状小刺(图 31-78),不发痒也不发炎,和小棘苔藓的损害不能区别。此型苔藓发生于头皮时,患处失去头发,成为不规则萎缩性瘢痕而永久存在,在脱发区可见扁平丘疹及毛囊性尖丘疹。

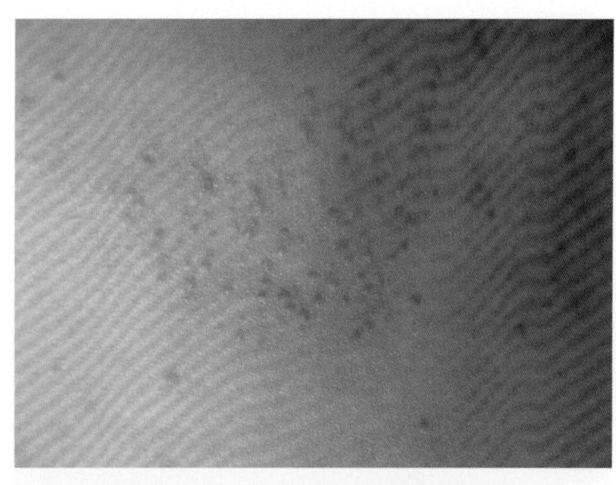

图 31-78 毛囊性扁平苔藓

格拉哈姆-利特尔(Graham-Little)综合征多半发生于成人,可和瘢痕性脱发及扁平苔藓有关,被认为毛囊性扁平苔藓的特型,但有人认为是一个独立疾病。患者的头皮有成片的瘢痕性脱发,腋毛及阴毛都可以成片脱落,头皮、躯干、臂部或小腿上部等处可有聚集成群的毛囊性棘状丘疹,而光滑的脱发区未必有毛囊性扁平苔藓。通常无自觉症状。

(6) 萎缩性扁平苔藓(lichen planus atrophicus):此型的丘疹往往很扁而不明显,仔细观察时才发现这些略微隆起的皮损。好发于下肢及躯干。边缘呈多边形,中央略微凹陷。有时汗孔及毛囊口内有个很小的角质栓。已经完全萎缩的丘疹呈淡白色,相邻的融合成片,可呈象牙色或紫红色,周围可有一圈红斑(图 31-79)。极少数患者的萎缩斑较大,可发生持续多年的溃疡,溃疡易演变成癌。

萎缩性扁平苔藓、滴状硬斑病及硬化萎缩性苔藓都有很难区别的白色斑点,有人称它们为"白点病"(white spot disease)。

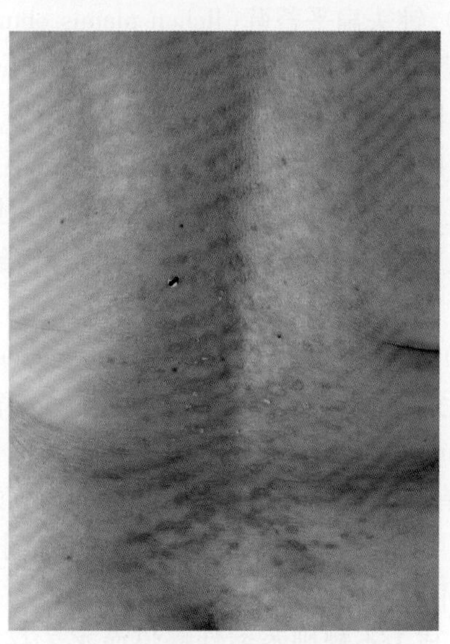

图 31-79 萎缩性扁平苔藓

(7) 大疱性扁平苔藓(lichen planus bullosus):此型很少见。在扁平疹、斑块或正常皮肤上出现水疱或大疱,又称为类天疱疮性扁平苔藓(lichen planus pemphigoides)。疱液透明,有时带血,疱壁不易破裂,经 1~2 周后干涸,而疱底的丘疹或丘疹融合而成的斑块仍然存在,以后可再起疱。尼氏征(见"天疱疮")阳性。有些患者的口黏膜可发生糜烂性及大疱性损害。

(8) 红斑性扁平苔藓(lichen planus erythematosus):皮肤先发生弥漫的红斑,以后有柔软充血而呈紫红色的丘疹,手指压捺时褪色。这些丘疹偶然为紫癜性而被称为出血性扁平苔藓(lichen planus haemorrhagicus)。

(9) 光化性扁平苔藓(lichen planus actinicus):又称为热带扁平苔藓(lichen planus tropicus),损害位于日光暴露部位,黑色素人种容易发病。可分为色素性、色素异常性和环状肉芽肿状三型。

本型最常发生于阳光强烈的热带及亚热带地区。皮损为边缘略隆起的斑块,中央轻度萎缩,因而呈环状而似环状肉芽肿,常呈灰褐色,出现于前额、颊部、唇部、胸上方的三角区、手背及前臂等露出部位。皮损为色素性或红褐色斑片,可有少量鳞屑,微痒,容易误认为多形日光疹或盘性红斑狼疮,可伴有身体别处典型扁平苔藓的丘疹或斑块。

(10) 色素性扁平苔藓(lichen planus pigmentosus):见于热带或亚热带地区,我国并不少见。好发于光暴露部位及屈侧面皮肤,有不同程度瘙痒,表现为暗褐色、紫蓝色到灰色边界不清的斑疹(图 31-80,图 31-81)。不累及黏膜,部分患者可兼有典型扁平苔藓损害,后期细胞浸润减少,遗留色素颗粒。皮疹可周期性加重和缓解。本病可能是光照性扁平苔藓的一型。

3. 其他类型

(1) 孤立扁平苔藓(solitary lichen planus):最常见于上肢,临床上常被认为痣,须依赖组织病理诊断此型。

(2) 点滴状扁平苔藓:是分散而不融合的多个较小扁平丘疹。

(3) 足部溃疡性扁平苔藓:是足部有疼痛的慢性溃疡及大疱,趾部可溃烂,趾甲可永久脱落,头皮可有瘢痕性脱发。

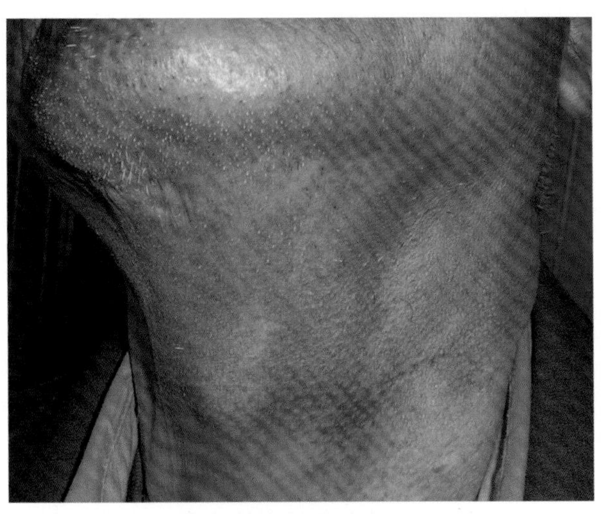

图 31-80　色素性扁平苔藓(一)

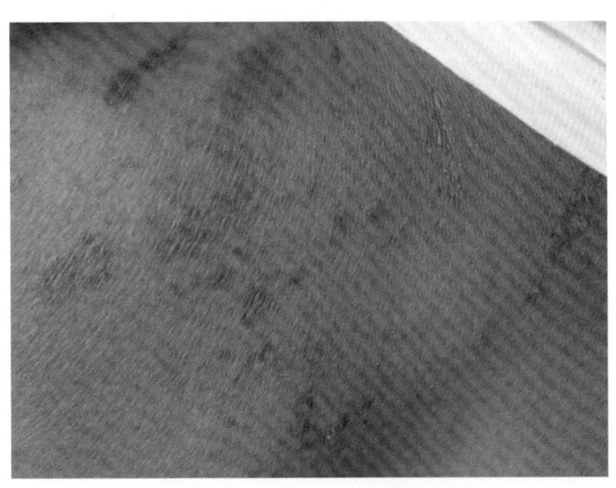

图 31-81　色素性扁平苔藓(二)

(4) 掌跖扁平苔藓:皮损坚实发黄,可以不痒,要和银屑病、胼胝或寻常疣鉴别。

(5) 不典型扁平苔藓:是聚集成片的红褐色萎缩性损害,其中央或边缘有扁平苔藓性小丘疹(图 31-82)。

【病因】 病因不明。有多种学说。

精神神经因素:患者多半是成人,被认为本病与情绪紧张或精神刺激有关。工作过劳、恐怖、焦虑不安、生活突然变化,可诱发本病或症状加重。

感染因素:近来注意到本病与病毒感染有关,从表皮细胞中发现核内片状小粒,认为是病毒,而有学者认为它们是细胞功能受干扰的一种非特异现象,也存在于基底细胞癌及角化棘皮瘤中。扁平苔藓皮损经搔抓后,和扁平疣一样地发生线状排列的新皮疹,这种十分类似银屑病的同形反应的现象被认为病毒自身接种。但是,应用电子显微镜及病毒的各种培养和血清学方法,不能证实病毒的存在。至今也未证实有其他菌的存在。

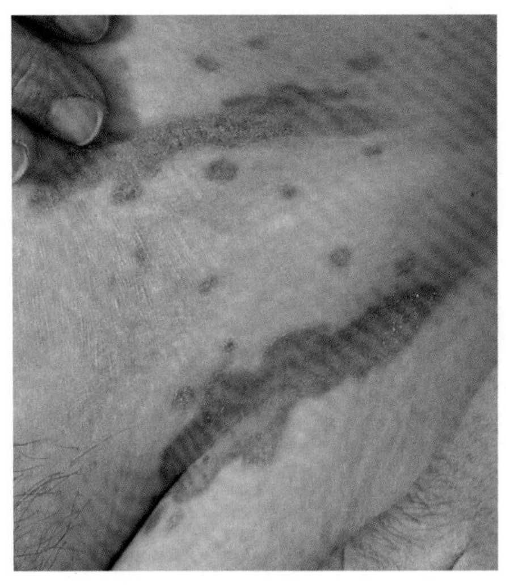

图 31-82　不典型扁平苔藓

遗传因素:有研究显示 HLA-A3、HLA-A5 与本病的相关性最为明显,有些患者家族中有患此病者,提示扁平苔藓可能与遗传有关。

免疫学发病机制,大多数患者皮损的表皮和真皮交界处有 IgM、IgA、C1q、C3、C4 或 C5 沉积。认为本病可能为 T 淋巴细胞介导的自身免疫病。自身抗原是基底层角质形成细胞表面已改变的抗原,并造成这些细胞损害。

其他:消化道障碍、营养不良、口腔或生殖器官的病灶感染、犬(狗)咬猫抓等外伤可能是致病病因,扁平苔藓型药疹可能是药物和食物中化学品的影响。

【组织病理】 表皮过度角化,没有角化不全的细胞。颗粒层显著肥厚,和中等度增厚的角质层不相称,颗粒层细胞有粗大的透明角质颗粒。棘细胞层不规则地肥厚,有的表皮嵴顶端尖锐而可呈锯齿状,位于表皮嵴之间的乳头常呈圆顶形。基底细胞层发生液化变性,炎性细胞的侵入可使表皮不太清楚,基底细胞甚至变扁平而像棘细胞(图 31-83)。

真皮的血管扩张。血管周围有大量淋巴细胞及一些组织细胞,也可有些肥大细胞,但无浆细胞及嗜酸性粒细胞,这些浸润在真皮上部呈带状,浸润下缘有整齐清楚的界线,是诊断扁平苔藓的重要依据。但在早期的较小损害内,浸润可以成团而像光泽苔藓。以后淋巴细胞逐渐减少,而组织细胞及成纤维细胞增多。由于基底层的破坏而不能保存黑色素,在真皮上部可见不少的嗜黑素细胞。

在表皮下部及真皮上部的浸润内,有时可见到直径约 10μm 的嗜酸性均匀透明的胶样小体,PAS

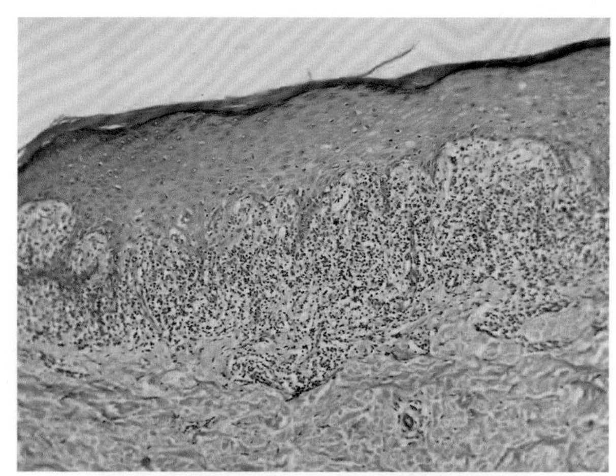

图 31-83 扁平苔藓病理

阳性,被认为角质形成细胞变性破坏后的残骸,并非扁平苔藓所特有的组织变化。胶样小体含有 IgA、IgG 及 C3,小体可由表皮下降到真皮内。

典型扁平苔藓的组织变化具有:①角化过度;②颗粒层肥厚;③不规则的棘层肥厚;④基底细胞液化变性;⑤紧接表皮的真皮上部有带状浸润,可侵入表皮,而下缘齐平。这些组织学特征可帮助诊断。

疣状扁平苔藓(肥厚扁平苔藓)有乳头瘤性变化,萎缩性扁平苔藓的表皮萎缩,大疱性扁平苔藓的表皮下方有裂隙或大疱。

口黏膜损害的组织变化和皮损的组织基本相同,但没有明显的角质层或有轻度角化不全,颗粒层不存在或只一层,黏膜上皮往往变薄而不是棘层肥厚。有糜烂时,上皮坏死,可续发溃疡。

毛囊性扁平苔藓(扁平毛发苔藓)在早期时,有扁平苔藓性带状浸润,在毛囊附近尤其明显。毛囊扩大并有角质栓。以后表皮变薄,毛囊和皮脂腺消失。真皮有纤维变性,血管周围有轻度浸润。此时,临床表现和组织变化都难和假性斑秃区别。

色素性扁平苔藓有扁平苔藓组织象,有明显色素失禁,表皮黑素可见,真皮浅层炎细胞浸润不如扁平苔藓密集,越是后期细胞浸润越少。

在临床和组织学上,唇部和口腔黏膜扁平苔藓和黏膜白斑病的区别也较难,但黏膜白斑病可有一些异形鳞状细胞,网嵴不规则增生较显著,真皮内浸润中有浆细胞。

【鉴别】扁平苔藓有多种类型,要和多种疾病鉴别。

急性泛发型扁平苔藓可误认为氯喹及阿的平等抗疟药、对氨苯甲酸、奎尼丁、金剂、铋剂或阿斯凡拉明等砷剂所致的扁平苔藓样药疹,也可误认为滴状银屑病、玫瑰糠疹、急性痘疮样苔藓样糠疹、丘疹性湿疹或光泽苔藓。

疣状扁平苔藓可误诊为结节性痒疹、慢性湿疹、皮肤淀粉样变、银屑病或神经性皮炎。

线状扁平苔藓可误诊为疣状痣、线状神经性皮炎或条状苔藓。

环状扁平苔藓可误诊为环状肉芽肿。

钝头扁平苔藓可误诊为结节性痒疹或痣。

毛囊性扁平苔藓可误诊为小棘苔藓、毛发苔藓、瘰疬性苔藓。发生于头皮的早期损害可误诊为盘性红斑狼疮,晚期损害可误认为假性斑秃或脱发毛囊炎。

萎缩性扁平苔藓要和硬化萎缩性苔藓及点滴状硬斑病区别。

大疱性扁平苔藓可像落叶天疱疮。

黏膜扁平苔藓可误认为黏膜白斑病、黏膜念珠菌病、唇红缘的盘性红斑狼疮、早期梅毒的黏膜斑。扁平苔藓的糜烂性及大疱性口腔损害可误诊为寻常天疱疮、黏膜类天疱疮、多形红斑、疱疹性口炎及带状疱疹。

光化性扁平苔藓可误诊为环状肉芽肿、盘状红斑狼疮及多形日光疹。

【治疗】患者应该注意日常生活和一般健康,例如,注意情绪稳定,有适当的休息,改善营养,移除感染病灶,纠正胃肠功能紊乱等。光线性扁平苔藓应尽量避光或用遮光剂。

内用药物:抗组胺药物及安定药能减轻精神紧张状态及减轻痒觉,可以选用。

维生素中常被应用的有维生素 B_1、维生素 B_{12},烟酸,复合维生素 B 及维生素 C。

泼尼松等类固醇激素可使急性广泛型损害迅速减轻,先用较大剂量,症状好转后改用维持量,直到皮疹消失。有严重黏膜损害或皮疹时也可应用,但不能长期大量滥用。有人应用间歇疗法治疗扁平苔藓,每隔 4 周肌内注射醋酸曲安西龙一次。

芳香维 A 酸及 13-顺维 A 酸可服 10mg/d。维 A 酸服 30~40mg/d,未见严重的不良反应,仅部分患者有口干、轻度头痛和胃部不适。

左旋咪唑,口服 150mg/d,每周连服 2 日,可连服 6 周。

氯喹口服 3 个月,开始时每次服 0.25g,每日 2 次,2 周后每日服 1 次。

异烟肼口服 300~400mg/d 对某些患者有效。

氨苯砜 50mg/d 有时使皮肤及黏膜损害消退。

沙利度胺治疗口腔扁平苔藓有效。

麦角酚吗乙酯、环孢素是特异性可逆性抑制 T 细胞活性的免疫抑制剂，对较严重的扁平苔藓都有效。

环磷酰胺口服 50~100mg/d，可应用于其他疗法无效的严重患者。氨甲喋呤等免疫抑制剂对疣状扁平苔藓往往有较好的疗效。

中药雷公藤、白芍总苷、甘草酸苷可作为常规用药或辅助用药，多数患者有效。

光化学疗法（PUVA）也被应用。

激光治疗：二氧化碳激光或 YAG 激光治疗肥厚性斑块及疣状增生性扁平苔藓。

局部治疗：根据病情酌选外用药物，主要目的是减轻剧痒及保护皮肤。对急性广泛型患者可涂含苯酚及薄荷脑的炉甘石洗剂或氧化锌洗剂，或其他能止痒的洗剂或粉剂。对亚急性或慢性型患者可用焦油类所配制的霜剂、泥膏或软膏，其中可含糖皮质激素类药物、维 A 酸及止痒药。有研究称维生素 D_3 衍生物（卡泊三醇），外用效果良好。

对鳞屑较厚的慢性损害可搽含有尿素或水杨酸等角质松解剂的软膏。

对肥厚的限局性损害可用氟轻松软膏等涂在患处，再用塑料薄膜覆盖，尤其对疣状扁平苔藓或钝头扁平苔藓等小片难愈损害，常需要应用糖皮质激素混悬液做皮损内注射，或在混悬液内加入透明质酸酶，每 1~2 周注射一次。冷冻疗法也可应用于小片皮损。

联珠样红苔藓 (lichen ruber moniliformis)

认为本病是扁平苔藓的一个特殊型，但没有后者的特征性组织变化，一般认为它是一个独立的疾病。损害为坚实的圆顶形丘疹，直径为 1~3mm，呈鲜红或暗红色，有时呈蜡黄色。若干丘疹可排列成串而成联珠形式，中度发痒，往往在天热时较痒。损害可发生于面部、颈部及躯干各处。发生于四肢时，成串的丘疹往往沿着肢体纵向排列。毛发、指（趾）甲及黏膜都无变化。

早期损害的组织变化是真皮上部的血管壁变性，有中度渗出性炎症反应。以后血管壁变性程度加重，引起水肿、胶原变性，某些区域有渐进性坏死。

外用焦油类及糖皮质激素制剂可以有效。

金黄苔藓 (lichen aureus)

皮损是成片聚集的铁锈色苔藓样扁平丘疹，分布范围的直径由 1~2cm 至 20~30cm，突然出现于任何部位的皮肤，不引起自觉症状，也不伴有其他疾病。

患者以成人较多，病因不明。病程很久但将缓慢地自然消退。

组织学变化显示本病是一种局限性毛细血管炎。表皮正常，表皮下方是一条由结缔组织等正常组织所构成的无浸润带，其下是淋巴细胞和组织细胞构成的浸润，组织细胞可含大量含铁血黄素。毛细血管壁的内皮细胞增生而可闭塞管腔。

损害自然消退，不需治疗，也无特殊疗法。

条状苔藓 (lichen striatus)

条状苔藓以往习惯诊断为线状苔藓，但容易给初学者误认为是较细的线状，而本病皮损的宽度有时可达 2~3cm，著者认为称条状苔藓更为形象。

本病主要发生于儿童，但也可出现于成人。最先出现的皮疹是形状不定的苔藓样小丘疹，呈多角形，顶部扁平，有蜡样光泽及淡灰色鳞屑，一般呈淡白或淡黄色（图 31-84），有时呈淡红或紫红色。

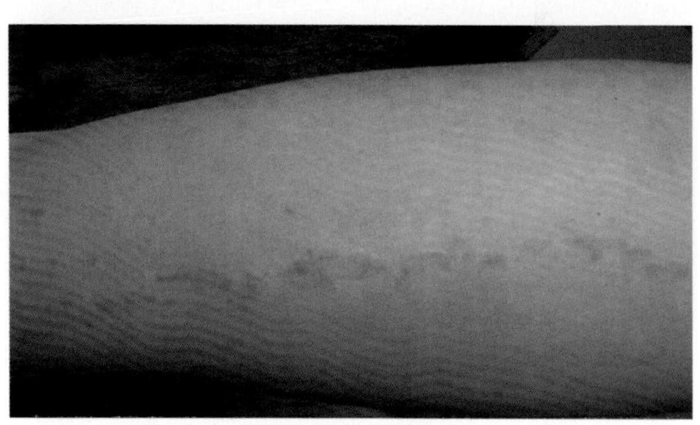

图 31-84 条状苔藓（一）

损害迅速出现，密集成条状，相邻的丘疹可相融合，出现于任何部位，最常见于颈旁及四肢，往往是一侧性。发生于肢体时，沿肢体纵向排列成不规则的条状，断断续续或是连续不断；长度不定，短的只有几厘米，长的可同肢体一样长（图 31-85），发生在躯干侧面则呈"S"形线状排列。通常不发痒，或只有轻微瘙痒。

丘疹出现后，经过几日或几周后停止发展，再经过几周到几个月甚至一年左右，扁平丘疹消退，

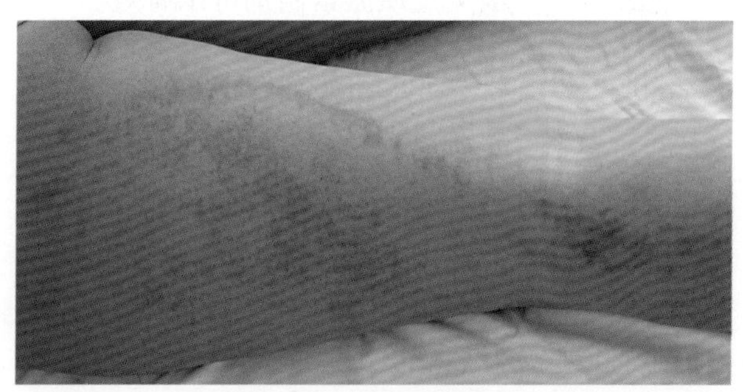

图 31-85 条状苔藓(二)

常遗留色素脱失斑(图 31-86,图 31-87),以后消失。

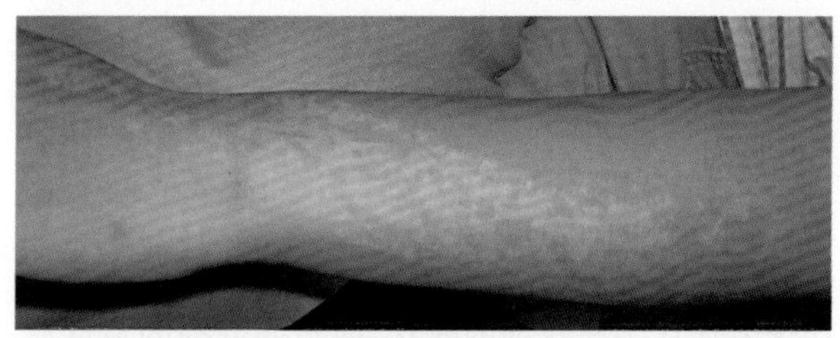

图 31-86 条状苔藓遗留色素脱失斑(一)

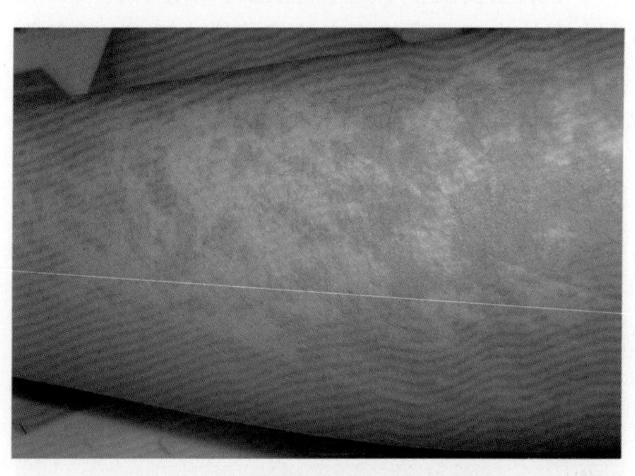

图 31-87 条状苔藓遗留色素脱失斑(二)

组织学检查和一般皮炎相似,角化不全及棘层肥厚,但有个别的角化不良细胞。表皮有细胞间水肿甚至水疱形成,真皮的细胞可以通过不太完整的基底层进入表皮内。乳头下及真皮内血管周围有浸润,主要为淋巴细胞及组织细胞,还有一些浆细胞。

病因不明。认为本病和线状扁平苔藓相似而可有关。

须与本病鉴别的疾病有线状扁平苔藓、银屑病、神经性皮炎、疣状痣及扁平疣等。

本病不需治疗。

光泽苔藓(lichen nitidus)

光泽苔藓皮损是圆形扁平小丘疹,呈淡红或正常皮色,大小和小米或大头针帽顶相似,边界清楚,表面平滑并有闪烁的蜡样光泽(图 31-88 ~ 图 31-90),不引起任何自觉症状。丘疹数目往往很多,大小基本一致,密集而不融合,往往局限于阴茎、腹部、股内侧,腕部或前臂屈侧等处,也可广泛散布,有些丘疹可排列成行而像同形反应,特别常见于前臂。口黏膜可有灰白色扁平小丘疹。皮损逐渐增多到一定程度后,往往成年地存在而无任何变化,终于自然消失,不遗留任何痕迹。

病因不明。在临床和组织学方面,本病可和扁平苔藓同时存在,特别是组织变化常和扁平苔藓相似,很多人认为本病是扁平苔藓的一型,但本病从不发展成扁平苔藓,且真皮和表皮交界处不像扁平苔藓含有免疫球蛋白,因而光泽苔藓未必和扁平苔藓有关。

图 31-88 光泽苔藓(一)

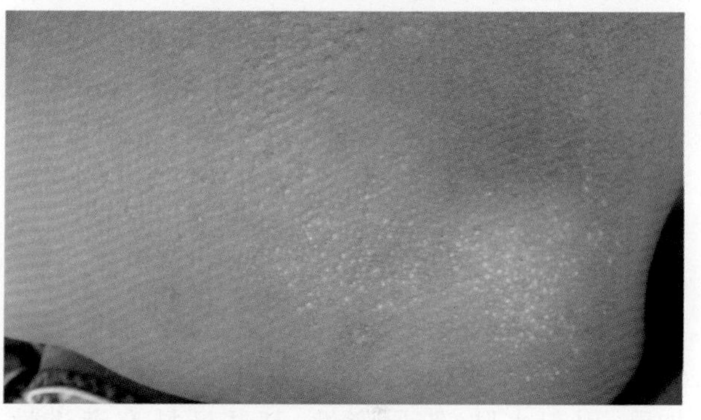

图 31-89 光泽苔藓(二)

急性肾衰竭等严重不良反应，用药过程注意减慢滴注速度。该方法的缺点是价格昂贵，很难常规使用。IVIG 控制天疱疮急性发作效果好，但持续时间短，仍然需要联合使用激素和免疫抑制剂。

利妥昔单抗（抗 CD20 单克隆抗体）可用于治疗糖皮质激素和免疫抑制剂治疗无效、激素依赖、存在激素和免疫抑制剂严重禁忌证的天疱疮以及副肿瘤天疱疮，疗效显著，其作用机制是清除体内 B 细胞，减少自身抗体产生。治疗方法：$375mg/m^2$，每周 1 次，4 周为一个疗程。利妥昔单抗毒性很小，主要不良反应是输液反应和感染。输液反应主要发生在第一次用药时，用药前和用药中为了防止输液反应可以加用解热镇痛药、抗组胺药或激素。因为很多患者在用利妥昔单抗之前曾经长期使用激素或者免疫抑制剂，自身免疫力已经很差，再用利妥昔单抗，可能会引起严重的继发感染。可以联合使用 IVIG，增强疗效，同时提高抗感染能力。是否可以在疾病早期就联合使用利妥昔单抗和 IVIG，避免激素和免疫抑制剂的不良反应，还需要积累更多的临床经验。由于这两种药物价格高，限制了其广泛应用。

有人用金剂中硫代苹果酸金钠（gold sodium thiomalate）或硫代葡萄糖金（aurothioglucose）治疗轻、中度天疱疮有效，不良反应为药疹、骨髓抑制及肾脏功能受损等，应慎用。

还有其他一些药物可以用于天疱疮的辅助治疗，如氨苯砜（DDS，100mg/d）、磺胺吡啶（2～3g/d）、烟酰胺（1.5g/d）、四环素（2g/d）、白芍总苷（0.6g，每天 3 次）等。酶抑制剂在治疗天疱疮方面有一定的潜力，如胰蛋白酶抑制剂、大豆胰蛋白酶抑制剂、胃酶抑素 A、氨甲苯酸等，同时联合应用小剂量泼尼松能较好地控制病情。

血浆置换法是一种辅助手段，可以迅速降低自身抗体的水平，适用于皮损广泛、病情危重的天疱疮患者。大容量血浆置换，每次 3～3.5L，每周 3 次，连续 2 周。但血浆置换疗法必须与糖皮质激素和/或环磷酰胺联用，因为自身抗体水平的下降可以消除对 B 细胞的反馈抑制，引发病情反跳。

对症支持治疗对控制天疱疮病情非常重要，大面积糜烂面可使体内血清蛋白及其他营养物质大量丢失，引起电解质紊乱和低蛋白血症，常需要补充蛋白质、水分、电解质及维生素，有时要输血或血浆。有继发性感染时要选用适当抗生素。

局部治疗：1∶(5 000～8 000)高锰酸钾溶液浸浴全身可以去痂消臭，使患者感觉舒适。糜烂面可用 3% 氯碘喹啉涂搽或用氧化锌泥膏贴敷。四环素粉剂或混悬液涂于黏膜损害处可以防止继发性感染，和氢化可的松及甘油混合时是较好的黏膜局部外用药。

口腔黏膜往往糜烂，可用硼酸溶液、3% 过氧化氢溶液或生理盐水经常漱口，以保持口腔清洁。口腔黏膜糜烂往往引起严重疼痛，妨碍进食。在进食前几分钟，可以涂表面麻醉药如 5% 可卡因、2%～5% 利多卡因或 1%～2% 丁卡因溶液。

外用糖皮质激素治疗可以加速皮损好转，建议选择强效激素，推荐含有抗菌成分的复方制剂：卤米松/三氯生。皮损非常局限的轻度天疱疮患者可以单独使用，不良反应少。

增生型天疱疮（pemphigus vegetans）

增生型天疱疮比较少见，是寻常型天疱疮的亚型，好发于口腔、鼻腔、乳房下、腋窝、腹股沟、外阴及肛门周围等黏膜或皮肤皱褶部位。临床分为两型，重型 Neumann 型增生型天疱疮，原发的水疱、大疱和寻常型天疱疮的损害相同，但剥破面愈合时不留下正常皮肤而呈发生显著的增生性变化；轻型 Hallopeau 型（又称为“增生性脓皮病”）原发疹是脓疱而不是大疱，以后发生疣状增生性斑块并逐渐扩展，特别常见于褶皱部位，也常有黏膜损害。

【症状】 Neumann 型初起损害是寻常型天疱疮的表现，皮肤或黏膜有松弛的水疱、大疱，疱壁容易剥破，并发生增殖或乳头瘤样增生的变化，在皱褶部位尤易如此。疣状增殖的表面有痂，周围有一道炎性红边。本型缓慢发生，有些患者的大疱性损害先出现于口或鼻黏膜，也有的先有寻常型天疱疮性皮疹，或皮肤及黏膜损害同时出现（图 32-11，图 32-12）。

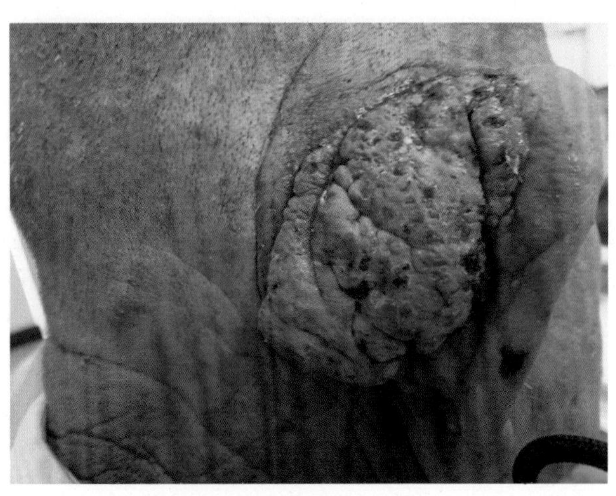

图 32-11　增生型天疱疮（一）

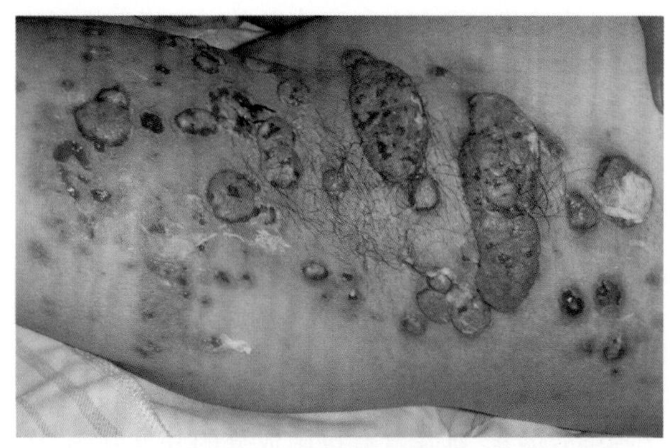

图 32-12 增生型天疱疮(二)

口腔黏膜损害为松弛大疱而似白喉的假膜，往往放出臭味，以后疱壁迅速破裂，露出剥破面并引起剧烈的疼痛，患者在饮食时往往疼痛而不愿进食，从而妨碍营养；鼻腔、阴道、肛门、阴唇及龟头等处黏膜也可发生损害，尤其唇红缘常有显著的增殖及裂口(图 32-13，图 32-14)。

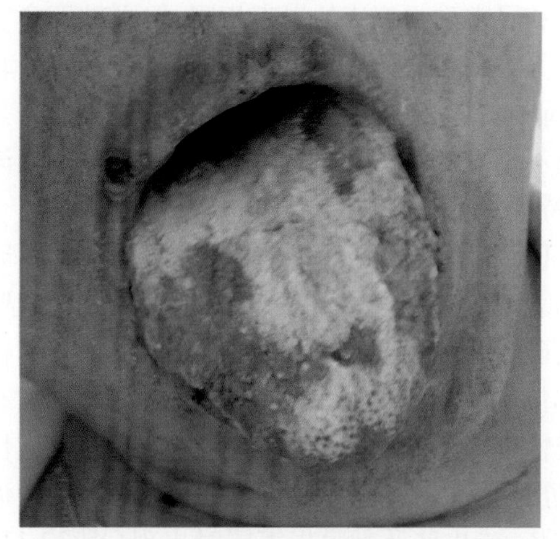

图 32-13 增生型天疱疮黏膜损害(一)

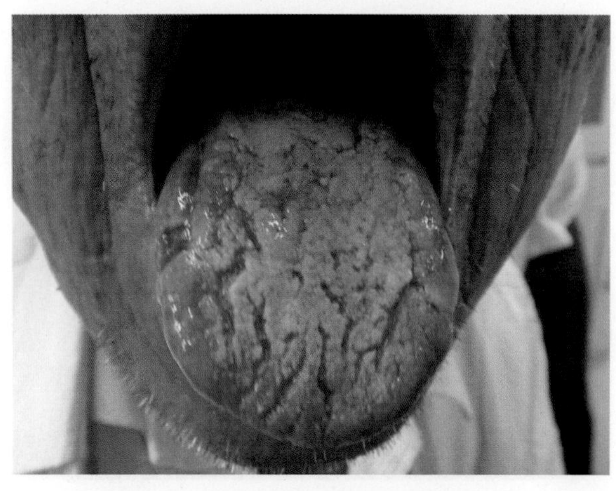

图 32-14 增生型天疱疮黏膜损害(二)

皮疹发生于黏膜损害之前或之后，往往先出现于头皮、手足、腋窝、脐部、腹股沟、外生殖器、会阴等部位，在女性往往先发生于女阴而蔓延至肛门、会阴及脐部。初起时为松弛大疱而像寻常型天疱疮，大疱形成后不久即破裂剥露，迅速发生乳头瘤状增殖，表面有少量发臭的脓样分泌液及黄褐色污痂，周围有红晕。

皮损往往成群，可以扩展和融合，范围及大小不定，一般不会布满全身。有时因细菌感染而有高热及其他严重的全身症状。症状有时缓解，有时加重，可以成年累月，也有的长期不发作。有的因长期应用糖皮质激素类药物及身体衰弱而发生感染等并发症，也可因此死亡。

Hallopeau 型的典型表现为结痂的疣状增殖出现于腋窝、腹股沟或趾间等处，也常见于头皮或外生殖器，或也发生于唇红缘、唇内侧、鼻孔前部或口腔及阴道等处黏膜。口腔黏膜有增殖含脓的损害时被称为增殖性脓性口炎(pyostomatitis vegetans)。病程往往很长，损害到一定程度后停止发展。经过若干时日后逐渐消退，终于发生瘢痕而痊愈，所遗留的色素沉着经过多日才消失。

【病因】 本病是寻常型天疱疮的亚型，伴有肉芽肿性增殖，多半发生于成人，较寻常型天疱疮患者有较强的抗病力，组织内嗜酸性粒细胞大量存在是抗病力增强的一种表现。免疫荧光检查显示表皮及血清中有抗表皮细胞间物质自身抗体。

应和本病鉴别的有家族性良性慢性天疱疮、着色真菌病、诺卡菌病及足菌肿、芽生菌病、孢子丝菌病、疣状皮结核病、坏疽性脓皮病和增殖性溴疹等有增殖的疾病。

【组织病理】 组织学变化和寻常型天疱疮基本相同，但表皮的棘细胞层往往较厚，绒毛也较显著。疣状增殖处有乳头瘤样增生及棘层松解，以后棘层松解往往不再显著。真皮内有包含多数嗜酸性粒细胞的致密炎性细胞浸润，表皮内有嗜酸性粒细胞性微脓肿。陈旧皮损处过度角化并有乳头瘤样增生，只有少量或无嗜酸性粒细胞而失去组织学特征。直接免疫荧光检查可发现 IgG 及 C3 沉积于棘层细胞间。

【治疗】 治疗方法和寻常型天疱疮相同。有报道米诺环素 100mg/d 联合烟酰胺 1.5g/d 治疗有效，对于增生性损害明显的患者，可以使用阿维 A (30~50mg/d)联合激素或免疫抑制剂。

患处要清洁，渗出液较多时可用稀释的高锰酸钾或布罗(Burow)溶液湿敷。有时可用稀释的含硫钙液浸泡。外用药包括糖皮质激素类制剂、抗生素类、氯碘羟喹霜、焦油类等。

X线的照射可以促使顽固的增殖性皮疹消退，可照射顽固的限局性皮损。

落叶型天疱疮(pemphigus foliaceus)

落叶型天疱疮皮肤损害是松弛大疱而和寻常型天疱疮的表现相同,以后发展成全身性鳞屑而像剥脱性皮炎,鳞屑下面有些渗液并有特殊臭味,此时大疱不明显或是看不到。

【症状】初起皮损往往是松弛的大疱,发生于外观正常的皮肤或红斑上。疱壁极薄,迅速破裂后露出红色湿润的糜烂面。以后,破裂大疱处发生黄褐色鳞屑痂附着于皮肤表面,而边缘往往翘起,尼氏征阳性。有的患者一开始就发生大疱、红斑、渗湿的糜烂面及结痂;有时大疱很不明显,先是皮肤潮红肿胀,表皮浅部容易剥离而成红湿的糜烂面,以后迅速发生鳞屑痂。有的患者起病时皮损轻微,表现为散在的暂时性红斑,其上结痂,常被误诊为脓疱疮。有些患者最初的表现很像疱疹样皮炎,以后全身有叶状鳞屑(图32-15,图32-16)。

皮疹好发于皮脂溢出部位,如颜面、头皮和躯干上部,逐渐蔓延,两侧对称,大部分皮肤红肿湿润,有的露出一片糜烂面,经过数周或数月后,全身皮肤肿胀发红,发生叶片般的油脂状鳞屑痂,痂下皮肤湿润,常有特殊臭味。有的患者皮肤较干燥,红肿脱屑而似剥脱性皮炎。头皮有黏腻的黄色鳞屑,头发稀少甚至于脱尽,指甲往往发生营养不良的改变。

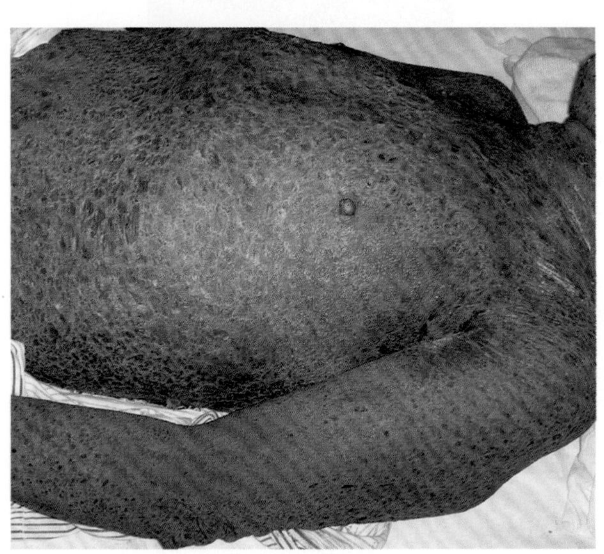

图32-15 落叶型天疱疮(一)

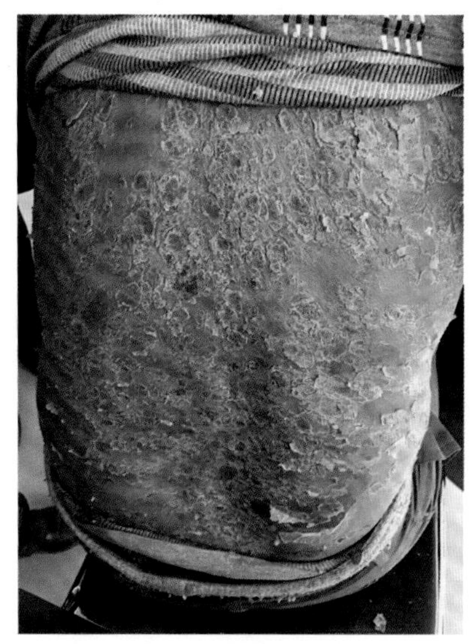

图32-16 落叶型天疱疮(二)

即使皮损很广泛,本病也很少累及黏膜。全身症状不定,有的发热,有的体温正常。自觉症状也不定,常有灼热感、疼痛及程度不定的痒觉。症状有时减轻,有时加重,病情缓慢进行,患者逐渐衰弱,可因心力衰竭或肺炎等并发病而死亡。

【病因】落叶型天疱疮通常发生于成人,多半是40~50岁以上的老人,而发生于儿童的很少。

早期的临床表现和组织变化都近似寻常型天疱疮,都被认为自身免疫性反应,自身抗原主要为桥粒芯糖蛋白1(desmoglein1,Dsg1),而诱发因素一般不明。

应和本病鉴别的有大疱性脓疱疮、角层下脓疱性皮肤病、亚急性皮肤型红斑狼疮和脂溢性皮炎。

【组织病理】早期水疱的棘层松解发生在表皮上部,接近或在颗粒层内。由于水疱表浅,在病理取材时得到完整的水疱是很困难的,通常在水疱的顶部或底部可以找到少数棘刺松解细胞。真皮中有中等量的炎性细胞浸润,其间常可见嗜酸性粒细胞。本病的病理改变与葡萄球菌性烫伤样皮肤综合征(SSSS)和大疱性脓疱疮不易鉴别。在本病的早期皮损中也可以看到嗜酸性海绵水肿。直接和间接免疫荧光检查结果与寻常型天疱疮相似。

【治疗】建议患者摄入营养充足的饮食,保持皮肤清洁和情绪稳定。

皮损广泛、病情处于活动期的患者内用糖皮质激素类药物的治疗量和寻常型天疱疮相同,泼尼松的开始量可先为60~120mg/d,有时剂量须更大,症状好转后续服1~2周,然后减量,例如,每周减

20mg,减到约 40mg 后最缓慢减量,往往可改用 30mg,2 周后改用 25mg,3 周后改用 20mg,4 周后改为 15mg,这常是较低的维持量,以后可再减量或逐渐停药。每一患者的用药量及减药速度应该根据临床变化而定。

环磷酰胺或硫唑嘌呤等免疫抑制药可与泼尼松同时应用,如果应用硫唑嘌呤,用量为 2.5mg/(kg·d)。也可采用羟氯喹 200mg/d 或氨苯砜(DDS)100~200mg/d,联合激素治疗。

容易引起过敏和刺激性较大的外用药不要随意应用,一般只外用无刺激的粉剂或乳剂,高锰酸钾浴可以防止感染及减除臭味。

皮损常年局限的一些患者外用糖皮质激素也可以有效控制病情,而不需要系统治疗。

红斑型天疱疮
(pemphigus erythematosus)

红斑型天疱疮又称为 Senear-Usher 综合征(Senear-Usher syndrome)。

【症状】 本病好发于头面部、躯干上部等暴露部位或者皮脂腺丰富的部位,一般不累及黏膜。躯干及四肢往往有些或多或少对称的松弛大疱,常夹杂着污痂及化脓性皮损而像脂溢性皮炎,面部尤其鼻部、颊部及耳部有对称的红斑、鳞屑及黄痂而像系统性红斑狼疮(图 32-17~图 32-19)。红斑型天疱疮被认为落叶型天疱疮的亚型,皮肤损害可以持久不变,或屡次缓解及加重,而一般健康状况往往良好,有的终于发展成落叶型天疱疮或寻常型天疱疮。

【病理组织】 病理和落叶型天疱疮的组织近

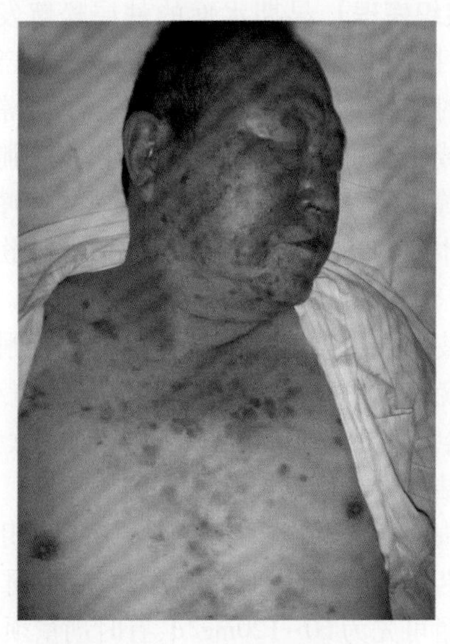

图 32-17　红斑型天疱疮(一)

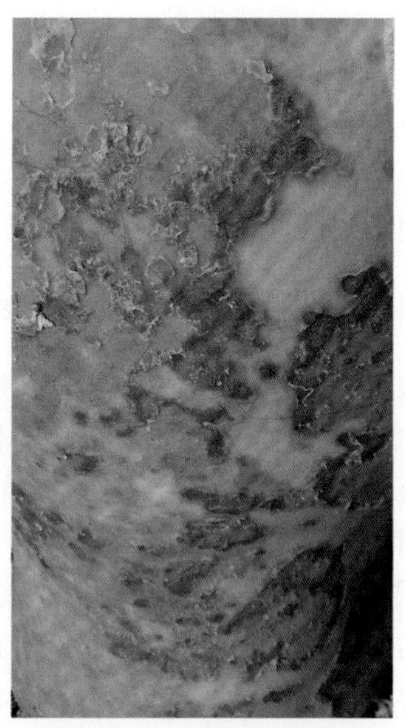

图 32-18　红斑型天疱疮(二)

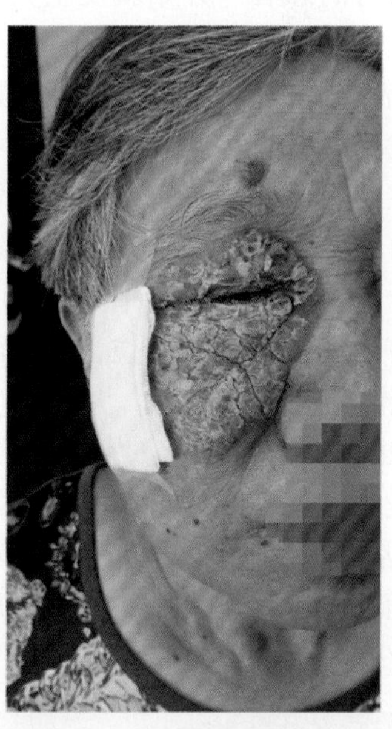

图 32-19　红斑型天疱疮(三)

似,颗粒层有显著的棘刺松解,可见角化不良细胞,毛囊往往角化过度。直接免疫荧光表现结合了落叶型天疱疮和红斑狼疮的特点,可发现表皮细胞间和基底膜带有 IgG 和 C3 沉积。间接免疫荧光可发现天疱疮抗体,抗核抗体也可出现。

【治疗】 醋酸氟轻松霜或曲安西龙霜等作用较强的激素类外用药对本病有良好的效果。有人采用氨苯砜治疗有效。糖皮质激素类药物的剂量一般不需很大。

巴西天疱疮(Brazilian pemphigus)

巴西天疱疮发生于南美的一些国家,最常见于巴西。皮肤灼痛起疱，当地居民称为野火（fogo selvagem），临床表现、组织学变化和免疫病理学变化都类似落叶型天疱疮。与落叶型天疱疮好发于中年及老年人不同，本病好发于儿童和青年，其发病与环境因素有关，多数患者居住在河流附近，在一家之中常有相同的患者，黑蝇及吸血昆虫（如臭虫、猎蝽）可能与发病有关。

患者的面部和胸部往往先发生大疱，尼氏征阳性，有时也发生湿疹、银屑病、脓疱疮或脂溢性皮炎损害，以后逐渐扩展。黏膜一般正常，头发及眉毛往往稀疏，指甲也常发生营养性变化。患处常有灼痛，发作时体温增高。大关节强直及长骨端骨质疏松是常见的并发病。有的患者皮肤有疣状损害及色素变化或发生掌跖过度角化。

泼尼松可使症状迅速减轻，羟氯喹可以应用。

副肿瘤性天疱疮
（paraneoplastic pemphigus）

副肿瘤性天疱疮具有严重的黏膜糜烂和多形性的皮肤损害，常伴发各种肿瘤。

【症状】发生在眼结膜、口腔和外阴黏膜的疼痛性糜烂、溃疡是副肿瘤性天疱疮的早期特征。其皮肤损害可类似多形红斑、扁平苔藓、大疱性类天疱疮和移植物抗宿主病等，皮疹表现为多形性，有红斑、丘疹、水疱、大疱、糜烂，掌跖可出现特征性水疱、多形红斑样皮损和角化过度。致命的原因除了肿瘤本身及天疱疮的并发症外，有些患者会出现闭塞性细支气管炎，最终由于呼吸衰竭而导致死亡。

【病因】副肿瘤性天疱疮常合并淋巴增生性肿瘤，如非霍奇金淋巴瘤、Castleman 瘤、胸腺瘤、滤泡树突状细胞肉瘤以及慢性淋巴细胞白血病等。

【组织病理】可出现基底层上的棘层松解和裂隙，表皮内有散在的坏死角质形成细胞，真皮浅层可见淋巴组织细胞浸润。直接免疫荧光检查显示表皮细胞间和基底膜 IgG 和补体沉积。以鳞状上皮和移行上皮进行间接免疫荧光均可发现针对细胞间物质的自身抗体。

【治疗】目前各种治疗天疱疮的治疗方法对于副肿瘤天疱疮的临床疗效均不肯定，尤其是严重的口腔损害对系统激素和/或免疫抑制剂的治疗抵抗。及早发现和切除肿瘤是治疗副肿瘤性天疱疮的关键，肿瘤切除后 6～18 个月皮损逐渐消退，这期间需要维持激素和免疫抑制剂的治疗，目前的治疗经验：泼尼松 0.5mg/（kg・d）、环磷酰胺 2mg/（kg・d）、环孢素 5mg/（kg・d）。静脉滴注大剂量免疫球蛋白对缓解临床症状和减少闭塞性细支气管炎等并发症的发生有一定意义。

疱疹样天疱疮
（pemphigus herpetiformis）

疱疹样天疱疮临床表现不定，可像寻常型天疱疮或像大疱型类天疱疮，但大多数更像疱疹样皮炎，而组织学和免疫荧光表现符合天疱疮。

【症状】多数患者有泛发的红斑，疱壁紧张的小水疱为主，有时也有大疱、丘疹及风团。红斑可呈环状或回状，边缘可略隆起并有水疱，中央可有鳞屑，有时红斑表面剥蚀糜烂而结痂（图 32-20）。皮损最易发生于躯干和四肢近侧，常引起剧痒。黏膜损害偶见。Nikolsky 征多为阴性。

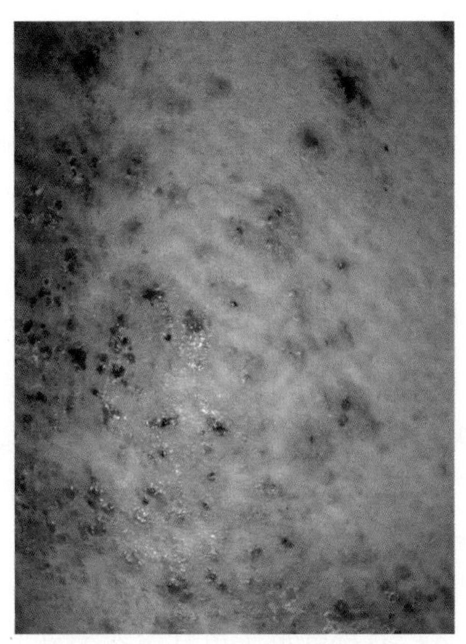

图 32-20　疱疹样天疱疮

本病是否为独立疾病尚有争论。表皮细胞间隙内有 IgG 型自身抗体而像寻常型天疱疮，而临床表现及组织变化常不相同，有人认为是寻常型天疱疮的变型，但少数病例终于发展成典型落叶型天疱疮或寻常型天疱疮。既往文献中提到的混合性大疱病（mixed bullous disease）、棘层松解性疱疹样皮炎（acantholytic herpetiform dermatitis）及嗜酸细胞性海绵形成（eosinophilic spongiosis）都和本病是同一疾病。

【病因】本病多见于中年尤其 60 岁以上的人，也可发生于青年。有的有应用 D-青霉胺、吡哆硫辛（pyritinol）、利福平或青霉素等药物史。血液中嗜酸性粒细胞数不定，可高达 50%。全身性健康不受影响，预后良好。

【组织病理】 水疱位于棘层中部，疱液中常有较多的嗜酸性粒细胞，还有可见少量淋巴细胞及其他炎性细胞，表皮有海绵形成及由真皮移入的嗜酸性粒细胞，这些细胞可集合成表皮内微脓肿。疱腔内可见棘层松解细胞，但不像寻常型天疱疮有显著的棘层松解。也不像疱疹样皮炎常有真皮乳头内中性粒细胞小脓肿。

直接免疫荧光检查发现正常处及患处皮肤的表皮细胞间隙内有 IgG 或 C3 沉积，多数患者的靶抗原为 Dsg1（落叶型天疱疮抗原），但也有些患者的抗体针对 Dsg3（寻常型天疱疮抗原）。疱疹样天疱疮患者的 Dsg1 抗体通常不引起明显的棘层松解，其原因不明。间接免疫荧光发现血清中有抗表皮细胞间物质自身抗体可帮助诊断。

【治疗】 糖皮质激素有良好的疗效，所需剂量低于寻常型天疱疮，可加用硫唑嘌呤和环磷酰胺等免疫抑制药。氨苯砜 150~300mg/d 常能控制本病，轻症患者可以单独使用氨苯砜。氨苯砜加泼尼松治疗可减少泼尼松的用量。长效磺胺（SMP）2g/d 或磺胺吡啶（SP）1.5g/d 也可有效。

IgA 天疱疮（IgA pemphigus）

IgA 天疱疮又称为 IgA 落叶型天疱疮、IgA 疱疹样天疱疮、细胞间 IgA 水疱脓疱性皮肤病，其特征以表皮细胞间 IgA 沉积和表皮内中性粒细胞浸润及棘层松解为特征，主要发生于中老年人。

【症状】 表现类似于落叶型天疱疮或角层下脓疱性皮肤病，伴有明显的瘙痒，Nikolsky 征多阴性，有时阳性。好发于腋下和腹股沟，躯干和四肢近端也可以受累。黏膜很少受累。临床上一般可分为两种类型，即角层下脓疱性皮肤病型和表皮内嗜中性皮肤病型。

角层下脓疱性皮肤病型表现为表浅松弛性脓疱，常发生在红斑基础上。损害向周围扩展可形成环状或花环状（图 32-21），与经典的角层下脓疱性皮肤病难以区分。

表皮内嗜中性皮肤病型（intraepidermal neutrophilic，IEN）：表现为泛发的脓疱结痂，红斑周围出现脓疱，可形成特征性的向日葵样形态，也可呈疱疹样皮炎样损害。瘙痒很常见，有时很严重。

【组织病理】 角层下脓疱性皮肤病型在角层下可见单房性脓疱；表皮内嗜中性皮肤病型在表皮

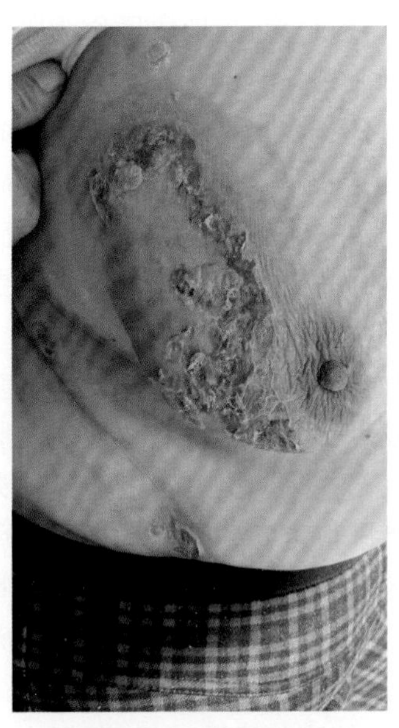

图 32-21 IgA 天疱疮

中下层有单房脓疱，疱液内充盈中性粒细胞或嗜酸性粒细胞，可见棘层松解现象。

直接免疫荧光检查：IgA 在表皮细胞间网状沉积，角层下脓疱性皮肤病型，IgA 沉积在表皮上方细胞间，表皮内嗜中性皮肤病型，IgA 呈网状沉积在整个表皮细胞间。间接免疫荧光检查：本病 1/3~2/3 患者有循环抗表皮细胞间 IgA 抗体，其亚型为 IgA1。免疫电镜显示棘细胞膜上有颗粒状 IgA 沉积。

【鉴别】 需要和本病鉴别的疾病包括角层下脓疱性皮肤病、落叶型天疱疮、大疱性脓疱疮、疱疹样皮炎、线状 IgA 大疱性皮肤病和脓疱型银屑病。

【治疗】 首选氨苯砜（DDS），大多数患者使用 DDS 治疗有效，50mg，每日 2 次。临床效果通常在 24~48 小时内出现。如果不能耐受 DDS，可以选择磺胺吡啶或阿维 A。上述药物无效时，可使用小或中等剂量的泼尼松、光化学疗法（PUVA）或秋水仙碱。

药物诱发的天疱疮（drug-induced pemphigus）

可以诱发天疱疮的药物很多，应用含硫氢基团的药物 2~48 个月可以诱发天疱疮，特别是青霉胺和卡托普利。最早期可表现为非特异性麻疹样或荨麻疹样皮损，临床上最常见的是落叶型天疱疮（包括红斑型天疱疮）样的损害。但随着非硫氢基药物的应用，寻常型天疱疮更常见。多累及躯干上部，大多数病例在停用致病药物后，皮损自行消退或改善。

药物性天疱疮与特发性天疱疮没有区别。间接免疫荧光检查显示,70%的患者有血清 IgG 型自身抗体,但抗体滴度一般较低。在停用致病药物并治疗后,病情持续、复发或天疱疮抗体滴度仍升高,很可能已激发转变为特发性天疱疮。

大疱性类天疱疮
(bullous pemphigoid,BP)

大疱性类天疱疮曾经被认为是寻常型天疱疮的良性型,但皮损是饱满的表皮下大疱,没有棘层松解现象,黏膜损害轻微或不见,预后较好,曾经被称为假天疱疮(pseudo-pemphigus)或副天疱疮(para-pemphigus)。

【症状】 本病一般发生于成年人,多半是老人,发于幼童的很少。

皮损是充满浆液的饱满大疱,疱壁较厚而不易破裂,不像寻常型天疱疮的大疱容易扩展而成为松弛的大疱,也没有较多的糜烂面,而且糜烂迅速愈合而遗留色素沉着(图 32-22,图 32-23)。半球形大疱由豆粒至鸡蛋大或更大,疱液透明,偶尔可见血性大疱,疱基部皮色正常或呈红色。可出现于任何部位,尤其常见于腋窝、腹股沟、前臂、股内侧、胸部及腹部。患者常有程度不定的痒觉。

大疱性类天疱疮在发病初期,大疱出现之前,湿疹样丘疹或荨麻疹样皮损可以持续数周或数月,伴有轻重不等的顽固性瘙痒。皮损愈后会遗留色素沉着或色素减退,少数患者在皮损愈合部位出现粟丘疹。

10%~20%的患者口腔黏膜有糜烂,而唇红缘往往正常。少数患者的咽喉、结膜、女阴及肛门内

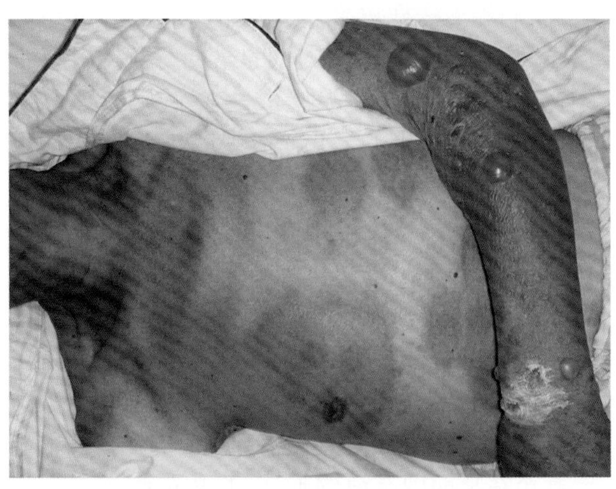

图 32-22 大疱性类天疱疮(一)

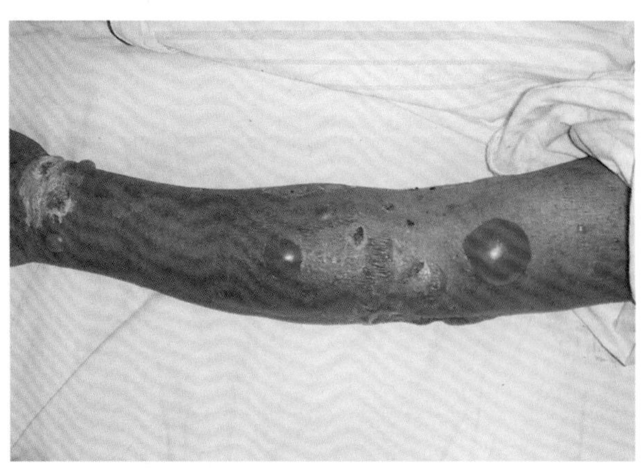

图 32-23 大疱性类天疱疮(二)

黏膜也可轻微糜烂,往往比皮疹出现为晚,一般不发生大疱。糜烂可以迅速愈合。

患者通常没有发热等全身性症状,但病情有时缓解,有时加重,往往经年累月才自然痊愈。

本病有时可出现少见的异型:

1. 结节性类天疱疮(pemphigoid nodularis) 结节性痒疹皮损伴水疱形成为其临床特点,水疱发生在角化过度的结节和斑块上或正常外观皮肤上。病理为表皮下水疱,有较明显的炎性细胞浸润和结节性痒疹的病理改变。直接免疫荧光检查可见表皮基底膜带 C3 和 IgG 沉积。

2. 小疱性类天疱疮(vesicular pemphigoid) 少数患者主要表现为成群小水疱,疱壁紧张,类似疱疹样皮炎。发生于掌跖时,酷似汗疱疹。直接免疫荧光检查可见表皮基底膜带 C3 和 IgG 沉积。

3. 局限性大疱性类天疱疮(localized cutaneous pemphigoid) 多发生于老年女性。病变局限,常见于小腿的伸侧面或颈部。主要临床表现是反复发生的水疱,愈后不留瘢痕,可自行消退。病理为表皮下水疱形成。直接免疫荧光检查可见表皮基底膜带 C3 和 IgG 沉积。

4. 增生性类天疱疮(pemphigoid vegetans) 多限于腹股沟、腋窝、脐部,而咽、头面和手背也有发生。原发损害为水疱,逐渐发展成疣状增生性斑块伴脓性结痂,酷似增生型天疱疮。病理为表皮下水疱,伴假性上皮瘤样增生,无棘层细胞松解。

【病因】 本病病因不明,诱发因素也难发现,可由于身体受刺激后产生自身抗体。在补体参与下,抗原抗体反应活化蛋白酶或促使白细胞等释放蛋白酶,于是基底细胞的浆膜和基膜分离而发生表皮下大疱,大疱位于浆膜和基底膜之间的透明板处,直接免疫荧光试验显示基底膜有线状绿色荧

光。在皮肤外观正常处直接免疫荧光试验也是阳性反应(图 32-24)。

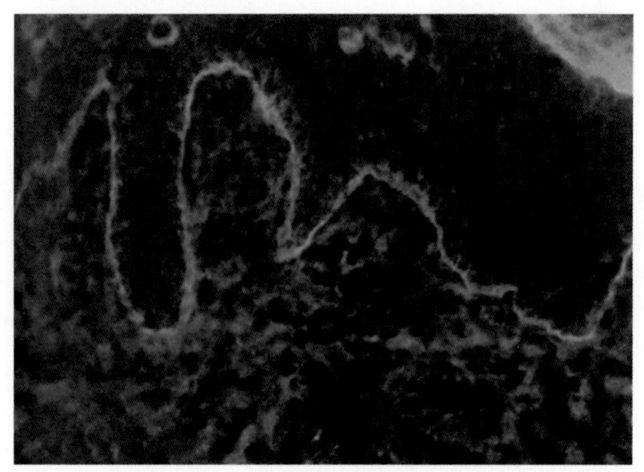

图 32-24　大疱性类天疱疮免疫荧光

多数患者是 50 岁以上的老人。70%～80%的患者血清中有基底膜带(BMZ)抗体(IgG)。基底膜带处有 IgG 及补体,还可有 IgA、IgM 及 IgE 以及纤维蛋白或纤维蛋白原沉积。大疱及半桥粒都含有 IgG 及 C3,在患处及外观正常皮肤处往往也有,部分患者还有 IgA 及 IgM。

本病自身抗原为类天疱疮抗原 1(BPAG1,230kDa)和类天疱疮抗原 2(BPAG2,180kDa),它们是半桥粒的组成成分,其中 BPAG2 在发病中起重要作用,针对 BPAG2 的 NC16A 区的自身抗体的滴度与病情活动性相关。患者血中存在 BPAG2 抗体时,其病情具有更高的危险性,常需更大量的糖皮质激素,预后较差。

有的患者伴发恶性贫血、类风湿关节炎、系统性红斑狼疮或寻常型天疱疮等其他自身免疫性疾病。本病和恶性肿瘤都多见于老人,因而有时可以并发,但有人认为恶性肿瘤可分泌某种物质影响基底膜而和本病有关。本病与神经系统疾病有明显关联,如帕金森病、痴呆、精神疾病、卒中和多发性硬化症。也有可能是这些疾病所用的药物所诱发。

【组织病理】 在早期,大疱完全在表皮下,疱壁圆滑,没有棘层松解现象。以后大疱边缘的表皮细胞往往向疱底扩展至整个疱底而使大疱为表皮所包围。表皮细胞继续向上推进,表皮下形成的大疱最后可达角质层下。疱顶的表皮开始很完整,在陈旧的大疱则可坏死。大疱腔内有网状的纤维蛋白及大量嗜酸性粒细胞,还有一些中性粒细胞(图 32-25,图 32-26)。

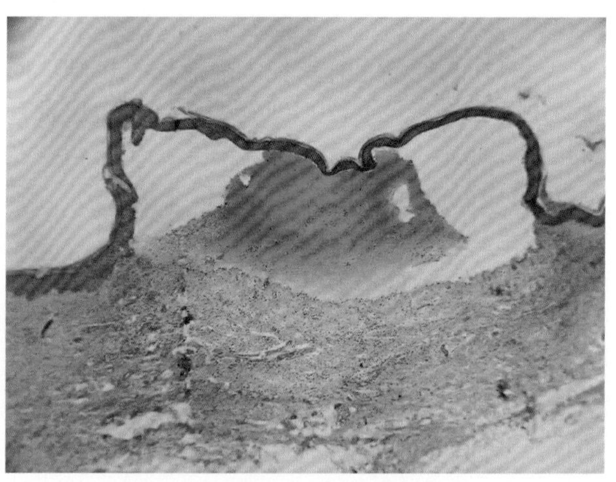

图 32-25　大疱性类天疱疮病理(一)

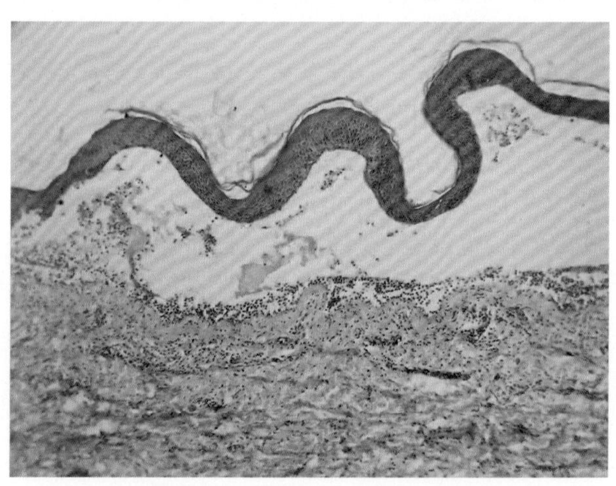

图 32-26　大疱性类天疱疮病理(二)

真皮的炎性浸润程度不定。如果大疱发生于外观正常的皮肤上,则真皮近于正常,仅血管周围有少量淋巴细胞及嗜酸性粒细胞。如果大疱出现于红斑上,则血管周围有很多的嗜酸性粒细胞,并有淋巴细胞及中性粒细胞以及核尘,浸润可扩展到疱下的整个真皮上部甚至到达乳头内。

本病和疱疹样皮炎及大疱性多形红斑的组织变化不易区别。疱疹样皮炎的早期有若干乳头小脓肿,含有中性粒细胞及嗜酸性粒细胞,乳头脓肿扩大并延伸到邻近的乳头而成多房性水疱,以后可呈单房性大疱,但疱壁仍有多房的痕迹。此外,中性粒细胞多于嗜酸性粒细胞,在早期尤其如此。大疱性多形红斑的组织变化更难区别,但多形红斑的组织变化在各病例互不相同,如果真皮内有嗜酸性粒细胞及中性粒细胞,则主要在血管周围而不是在真皮乳头,如果在表皮及真皮交界处见到细胞,则是淋巴细胞而不是嗜酸性粒细胞;表皮变化常很显著,甚至在早期即有海绵形成,真皮的细胞侵入表皮,有的有细胞内水肿或有坏死性变化。

直接免疫荧光检查：基底膜带 IgG 和 C3 呈线状沉积，有时只见到 C3 沉积，1mol/L 的 NaCl 分离表皮和真皮，荧光物质沉积在表皮侧。间接免疫荧光检查：血清中可以检测到抗基底膜带的循环抗体。

【诊断】 本病好发于老年人，在红斑或正常皮肤表面出现紧张性水疱或大疱，尼氏征阴性，皮损容易愈合。黏膜甚少受累。

临床表现常类似其他大疱性疾病，特别容易和获得性大疱性表皮松解症、线状 IgA 大疱性皮肤病、寻常型天疱疮及疱疹样皮炎混淆，还需要和 Stevens-Johnson 综合征、大疱性药疹、假卟啉症及迟发性皮肤卟啉症相鉴别，常需要依赖组织病理学及免疫学检查。直接、间接免疫荧光试验和 BP180 ELISA 可辅助诊断。

【治疗】 大疱性类天疱疮主要见于老年人，往往伴随有多种合并症，而本病为自限性疾病，大多数患者 5 年内可以缓解。因此治疗要慎重用药，尽量减少药物的不良反应。

外用强效激素治疗可以避免系统应用激素带来的风险，对皮损局限的患者尤其适用。推荐使用丙酸倍氯米松和卤米松，最高剂量 40g/d，主要不良反应：局部出现皮肤萎缩、变薄、毛细血管扩张、增加局部感染的机会。对于局限性顽固性皮损及口腔黏膜损伤，可以局部注射糖皮质激素。面部及皮肤皱褶部位皮肤薄，不耐受长期外用强效激素，建议短期使用，然后采用他克莫司维持疗效。

泼尼松等糖皮质激素类药物是最有效的内用药，开始剂量应较大，以后酌情减量，所需量一般比寻常型天疱疮小，泼尼松的开始量，一般为 40～80mg/d，但有时需要更大剂量才能控制病情，特别是外周血嗜酸性粒细胞显著增高者。如果疗效不令人满意，或是维持量太大而不宜长期应用，可加用硫唑嘌呤、吗替麦考酚酯、氨甲喋呤或环磷酰胺等免疫抑制剂，硫唑嘌呤剂量可按口服 0.5～1.0mg/(kg·d)，往往在数周以后即可停服或可降低泼尼松的用量。

雷公藤、白芍总苷及氯喹都可应用。烟酰胺 500～2 000mg/d 联合米诺环素或四环素，特别是对不能耐受糖皮质激素的轻症患者有良好效果。没有葡萄糖-6-磷酸脱氢酶缺陷的患者，如果有黏膜损害，可以使用氨苯砜治疗。

激素冲击、丙种球蛋白冲击、利妥昔单抗、血浆置换等可用于其他疗法均无效的严重病例，可以参照天疱疮的治疗。

瘢痕性类天疱疮 (cicatricial pemphigoid)

瘢痕性类天疱疮其大疱性损害主要发生于黏膜，又称为良性黏膜类天疱疮（benign mucosal pemphigoid）。口腔黏膜及眼结膜等黏膜有大疱而糜烂，以后有瘢痕形成，皮肤可有和大疱性类天疱疮相同的大疱。

【症状】 初起损害往往是两侧结膜发红，有松弛的大疱，以后逐渐引起结膜收缩及瘢痕形成，球结膜及睑结膜往往互相粘连而使眼睑紧贴在眼球上，眼睛因而不能睁大。眼睑内翻，常引起倒睫而损伤角膜。结膜的炎症可以自然消失，但很多患者的角膜混浊，也可发生松弛大疱及溃疡而最终可致盲。

大多数患者有口腔损害，常累及齿龈、颊黏膜、上腭、牙槽嵴、舌和唇，出现剥脱性龈炎，伴随出血、糜烂，很少见到完整的水疱，日久可造成牙齿脱落。咽部、鼻腔、食管、肛门、龟头及阴道黏膜可以发红、起疱及糜烂，以后有瘢痕形成。有的甚至引起食管狭窄。有时这些黏膜损害出现较眼损害为早。

有 1/3～1/2 的患者皮肤有类似大疱性类天疱疮的紧张大疱，往往出现于阴部及四肢等处。有的患者没有黏膜损害，仅面部、颈部或头皮等处有些红斑夹杂着大疱，以后有萎缩性瘢痕形成。

患者多半是成人，以老人较多。病程较久，一般不影响全身健康，但发生于眼部时可妨害视觉甚至失明。痊愈后复发的很少。

Brunsting-Perry 型，皮损常局限于头、颈或面部，在一个或数个红斑区域上，发生成群或散在水疱和大疱。有瘙痒感。愈后遗留轻度萎缩性瘢痕（图 32-27）。头皮受累可引起永久性脱发。一般不侵犯黏膜。

【病因】 本病可能是大疱性类天疱疮的一种亚型。20%～30%的患者血清中基底膜带自身抗体可被测出，主要是 IgG，也可有 IgA 和 IgM。同时存在 IgG 和 IgA 自身抗体往往提示病情较重。根据自身抗原的不同，本病可分为四种亚型：①以层粘连蛋白 332（即原层粘连蛋白 5）为抗原；②以 α6β4 整合素为抗原，眼部损害为主；③以 BP180 为主要抗原，黏膜和皮肤都有损害；④抗原尚不清楚，有程度不同的黏膜损害，皮肤不受累。

【组织病理】 变化和大疱性类天疱疮相同，为

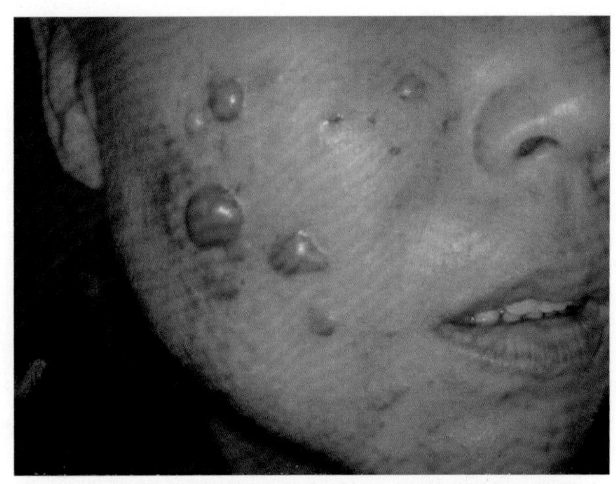

图 32-27 Brunsting-Perry 型瘢痕性类天疱疮

表皮下水疱，真皮炎症细胞浸润，陈旧损害或复发皮损可以出现纤维化、瘢痕。直接免疫荧光可见基底膜带 IgG 和/或 C3 呈线状沉积，黏膜部位的阳性率比皮肤要高。

【诊断】 本病好发于老年人，黏膜及皮肤出现水疱、大疱、糜烂，反复发作，预后遗留瘢痕。病理学与大疱性类天疱疮相同，后期表现为纤维化、瘢痕，基底膜带 IgG、C3 呈线状沉积。本病需要与天疱疮的黏膜病变进行鉴别。

【治疗】 局限性皮损可以外用强效糖皮质激素，或者皮损内注射激素治疗。眼部有损害时可用氢化可的松溶液滴眼，口腔黏膜损害引起剧痛而妨碍进食时可在食前 10 分钟喷涂 1%～2%丁卡因。如果效果不佳，可以使用氨苯砜（50～200mg/d），单独使用，或者联合小剂量激素。四环素 1～2g/d（或米诺环素 50～100mg/d），或联合烟酰胺 0.3～1.5g/d。还可以选择磺胺吡啶 0.5～1.5g/d，单用或联合氨苯砜治疗。

对于皮损比较广泛，黏膜损害严重的患者，可以考虑系统激素治疗，早期口服泼尼松有利于防止瘢痕形成。单独使用糖皮质激素对于严重患者效果不佳时，可以与环孢素、环磷酰胺、硫唑嘌呤或霉酚酸酯联合使用。免疫球蛋白及利妥昔单抗对进展期的眼部损害有一定疗效。眼结膜粘连、女阴瘢痕粘连、喉、食管因瘢痕形成而缩窄时需要施行手术松解，气管不通畅时可能需要气管切开。

妊娠疱疹（herpes gestationis）

妊娠疱疹的临床表现、免疫学和组织病理学变化都像大疱性类天疱疮，或和多形性红斑相似，通常在妊娠第 3～6 个月时出现，又被称为妊娠性类天疱疮（pemphigoid gestationis）、妊娠水疱病（hydroa gestationis）。一般认为本病是独立疾病，也有人认为是发生于妊娠期的大疱性类天疱疮、多形性红斑或疱疹样皮炎。

【症状】 初起时皮肤自觉瘙痒，1～2 日以后水疱及较小的大疱开始出现，往往分布于头皮、面部、躯干、臀部及掌跖等处，尤其容易发生于脐部附近，往往分批出现并聚集成群，可排列成环形或疱疹状，常有剧烈的痒觉。黏膜不受累。相邻的水疱或大疱可以互相融合成较大的大疱，有时，水疱或大疱群中夹杂着发痒的丘疹，以后疱膜破裂结痂而愈，将遗留暂时性色素沉着。有些患者的前臂伸侧、臀部及腹部等处有发痒的苔藓样丘疹，常因搔抓而有抓破，很像妊娠痒疹。

皮损常在妊娠晚期发生，也可出现较早或较晚，往往屡次减轻或变重，分娩时病情易加重，一般在分娩后痊愈，有的在产后 3～6 个月甚至月经再来时才愈。再次妊娠时容易复发。

【病因】 本病出现于某次或某几次妊娠中而和妊娠有关，但不影响妊娠及胎儿健康，只有少数新生儿可有轻微的皮损，并会很快自愈。患者血液中嗜酸性粒细胞可增多，少数有蛋白尿及血尿。有人认为本病可由于胚胎组织所致毒血症、卵巢功能异常、促绒毛性腺激素过高、妊娠代谢产物或 Rh 因子导致。此外，雌激素、黄体酮或避孕药可以诱发本病。

在免疫方面，10%～20%的患者血清中有抗基底膜带抗体（IgG），多数患者 HLA-DR3 阳性。C3 及 IgG 线状沉积于皮损的基底膜带而似大疱性类天疱疮，其主要自身抗原为类天疱疮抗原 2（BPAG2）。BP180-NC16A ELISA 有助于监测病情活动并指导用药。免疫电镜发现 C3 和 IgG 沉积在基膜带透明板内。基底膜带抗体可以通过胎盘进入胎儿血流，可附着于胎儿皮肤的基底膜带而使新生儿也有大疱，但新生儿的皮肤具有摧毁由母体而来免疫球蛋白的能力，因而大多数新生儿的皮肤正常。

【组织病理】 是和大疱性类天疱疮相同的表皮下水疱。表皮有海绵形成，基底层有灶性液化变性。真皮乳头水肿，真皮浅部及大疱内有嗜酸性粒细胞等浸润。

【治疗】 由于本病有自限性，以对症治疗为主，目标是缓解剧烈瘙痒，控制水疱。轻症患者予以强效糖皮质激素局部外用和抗组胺药口服。抗组胺药建议选择一代药物，如氯苯那敏、赛庚啶。严重患者泼尼松可以控制症状，20～40mg/d 或更多，不再出现新生水疱即减量。由于分娩时病情易加重，需临时提高糖皮质激素用量。如果妊娠妇女长期大量应用，应该注意新生儿是否有肾上腺皮质功能不足的表现。大剂量丙种球蛋白、血浆置换疗法可用于病情严重的患者。考虑到免疫抑制剂环磷酰胺、环孢素、硫唑嘌呤有致畸作用，尽量避免使用，除非病情严重，需要挽救孕妇生命时才会考虑。

疱疹样皮炎（dermatitis herpetiformis）

疱疹样皮炎其皮损是不易破裂的水疱，往往聚集成群，还有丘疹、红斑、大疱等皮疹，一般都有剧痒，又被称为杜林病（Duhring's disease）。

【症状】 初起时，多数患者没有前驱症状或只轻微发痒，部分患者可出现畏寒、低热、疲乏或全身不适等轻微的全身症状。本病皮损呈多形性，有的先有红斑、湿疹或荨麻疹性皮损，若干天以后，才出现丘疹及水疱；也常有红斑、大疱、脓疱及风疹块等多种皮疹，往往以其中某一型或某数型皮疹最显著，可以误诊为痒疹或多形红斑。有时，某型皮疹变成另一型，因此，各人症状不同，同一患者在不同时期也可有不同的表现，但皮疹皆有聚集成群的趋势，尤其水疱常是主要损害，水疱不易破裂，充满了透明的浆液，有时含有混浊的脓性浆液，少数可以发生增生性变化。多种形态皮损往往成群出现而排列成环形或圆状等形式，或是对称散布于身体两侧（图 32-28）。水疱往往出现于外观正常的皮肤或丘疹上，相邻的可以融合成大疱，较易出现于肘、前臂伸侧、腋、肩胛部位、腰部、臀部及膝部等处，也可发生于面部、头部或任何其他部位。有的患者只有红斑、丘疹及风团等而无明显的水疱或大疱，在临床上容易误诊。患者都有瘙痒，而程度不定，有时有灼热感或刺痛；往往因剧痒而搔抓，可引起皮抓破及继发性感染而改变皮损的原貌。黏膜损害不常有，少数损害可出现于口腔及咽喉黏膜，偶见于外生殖器的黏膜。

各人的病情及病程不同，往往多次缓解及加重，有的在若干年月后病情渐轻，有的痊愈后断断续续地复发而达十多年甚至更久。痊愈时患处遗留色素沉着，也可有浅瘢痕。

体内器官没有明显受损的表现，肠黏膜的病变表现为谷胶敏感性肠病，有时可引起轻度腹胀、吸收不良、乳糜泻等症状，食用含有谷胶的食物后，皮损和肠道症状加重。有的患者可以出现甲状腺功能减退。恶性肿瘤的发生率高于正常人群，已报告的有肺癌、胃癌、胰腺癌、直肠癌、前列腺癌以及白血病、霍奇金病、非霍奇金淋巴瘤或多发性骨髓瘤等。

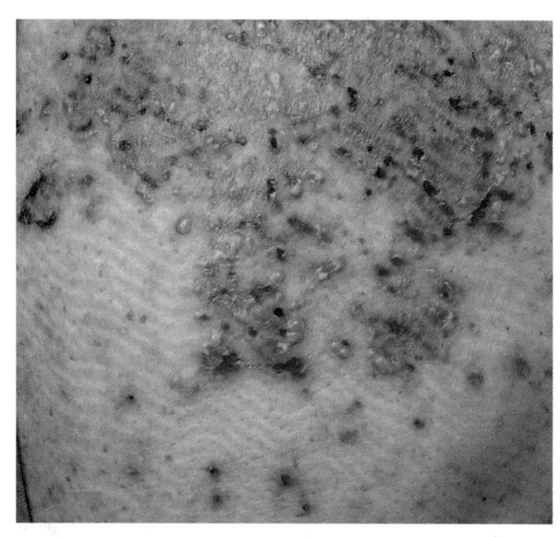

图 32-28　疱疹样皮炎

【病因】 本病被认为自身免疫性疾病之一，多半发生于 20～50 岁成人。直接免疫荧光显示大多数患者正常皮肤及患处的真皮乳头有 IgA 和补体结合的免疫复合物沉积而发出颗粒状荧光，部分患者还有 C3、IgG 或 IgM 沉积，有时要检查数次才能发现。有的患者血清中有某些自身抗体如抗肌内膜 IgA 抗体、抗网状纤维抗体、抗甲状腺抗体、抗胃黏膜抗体、抗小肠上皮抗体等。

疱疹样皮炎有先天易感性，小肠尤其空肠黏膜对谷胶（麸质）丰富的饮食有较高的敏感性，和内科疾病乳糜泻（celiac disease）相似。HLA-B8、HLA-DR3、DR5/DR7 与 DQ2（*A1 * 0501*，*B1 * 02*）存在连锁不平衡。几乎都有正常人所无的特异性 B 细胞表面抗原，饮食不含谷胶时病情都可缓解，小肠黏膜尤其空肠黏膜都有相同的组织病理学变化，因疱疹样皮炎的小肠黏膜病变较轻，才没有乳糜泻所常有的营养不良的表现。

目前认为小肠黏膜对谷胶敏感所产生的 IgA 抗体进入血流后和皮肤抗原起交叉反应而引起本病发生，其抗原为表皮的谷氨酰胺转移酶（epidermal transglutaminase，TG3），也有人认为 IgA 沉积于皮肤时可促使免疫复合物生成而发生本病。

疱疹样皮炎往往自然发生而无因可寻。情绪、疲劳、受寒、病毒、感染病灶、妊娠、月经失调及肾脏功能不良等被疑为诱因但难证实。本病与甲状腺疾病有关联,特别是桥本甲状腺炎。恶性肿瘤的发病率较正常人群高而可能有关,如肠病相关性 T 细胞淋巴瘤,并发肿瘤时疱疹样皮炎的治疗效果往往较差。

【组织病理】 多房性表皮下水疱内含有纤维蛋白及较多的中性粒细胞,也常有嗜酸性粒细胞,电子显微镜显示水疱或大疱位于基底板和真皮之间。

初起时,真皮乳头含有中性粒细胞及少数嗜酸性粒细胞,乳头渐渐水肿并和表皮分离而成多房性水疱,相邻水疱逐渐扩大并相融合而可成单房性大疱,但仍可见到曾是多房性疱壁的网嵴,疱壁光滑,疱液内含有构成网状的纤维蛋白及很多中性粒细胞,也有较少的嗜酸性粒细胞,大疱附近的乳头内常有成群中性粒细胞所形成的微小脓肿,这有诊断价值。表皮有海绵形成而无棘层松解,疱下真皮内有中性粒细胞以及嗜酸性粒细胞和淋巴细胞的中度浸润,有时可见核尘。

70%左右的患者十二指肠等小肠尤其空肠的黏膜成片平滑,肠绒毛模糊不清,柱状上皮细胞变形。肠系膜可有淋巴细胞及巨噬细胞浸润。

【诊断】 水疱及大疱等多形的皮疹常有剧痒,而黏膜损害轻微或无,氨苯砜的疗效良好。血常规检查正常,嗜酸性粒细胞有时增多,而组织变化及直接免疫荧光检查可以确定诊断。

【鉴别】 需鉴别的有大疱性类天疱疮、寻常型天疱疮、多形红斑、大疱型红斑狼疮和线状 IgA 大疱性皮肤病,也要和疥疮、痒疹、丘疹性荨麻疹、荨麻疹性血管炎或多形日光疹等病相鉴别。

【治疗】 麦类食物含有麸质(谷胶),最好不吃或少吃,特别是面筋应该禁食。如果完全不吃小麦、燕麦或大麦等食品,经过数日或一年以后,症状可全消失,如果又吃含有麸质的食物,往往复发。患者不吃这类食物时也可降低氨苯砜的用量,但有些患者不吃面食的效果不太显著,往往在数年之后病情才所好转。碘化物或含碘药物常使皮疹加重而应禁服。

1. **内用药** 氨苯砜是本病首选药物,有迅速而良好的疗效,一般为每次 50mg,每日 2 次,停药后容易复发。症状控制后,常需要长期应用维持量,每周服 3 次,每次 50mg 即可。使用前需排除葡萄糖-6-磷酸脱氢酶缺陷。定期监测血常规和肝功能。如果长期大量应用,可以引起溶血性贫血、粒细胞缺乏症、黏膜及甲床发青、周围神经病变、药疹及氨苯砜过敏综合征等不良反应。

不能耐受氨苯砜治疗者,可以选择磺胺吡啶,也有良好而迅速的疗效,初次量是 0.5g,每日 2~4 次,症状好转后减量,维持量为每日或隔日 0.5g,服药期间应多饮水,加服碳酸氢钠以防止此种磺胺药在肾小管内结晶。此药可和氨苯砜轮流服用。

四环素 1~2g/d,或米诺环素 100~200mg/d,可以联合烟酰胺 0.3~1.5g/d,还可以考虑使用秋水仙碱。抗组胺药可以减轻瘙痒,氯苯那敏等常被应用。泼尼松可以应用于严重患者,症状改善后减量,常需要长期应用维持量,大量久用可引起不良反应。

2. **局部治疗** 主要目的是减轻痒觉及防止继发性感染,可常进行糠浴或高锰酸钾浴,局部涂搽锌霜或其他无刺激性或致敏作用的止痒剂,外用糖皮质激素有效。

线状 IgA 大疱性皮肤病
(linear IgA bullous dermatosis)

线状 IgA 大疱性皮肤病分为儿童型和成人型,皮肤有饱满的表皮下疱而像大疱性类天疱疮或疱疹样皮炎,而直接免症荧光检查显示 IgA 沉积于基底膜带而呈线状,儿童型又被称为儿童慢性大疱性皮肤病,成人型一般较轻,多为局限性。

【症状】 皮损是饱满紧张的透明或带血大疱,迅速出现于正常皮肤上,有时基部为红斑,通常分布于躯干下部、股部内侧、手背或前臂等处,也可发生于头皮或面部等处,往往聚集成群。大疱可以自然吸收而消失,但附近常有新的大疱出现而可排列成花环形(图 32-29~图 32-31)。除大疱外,丘疹及

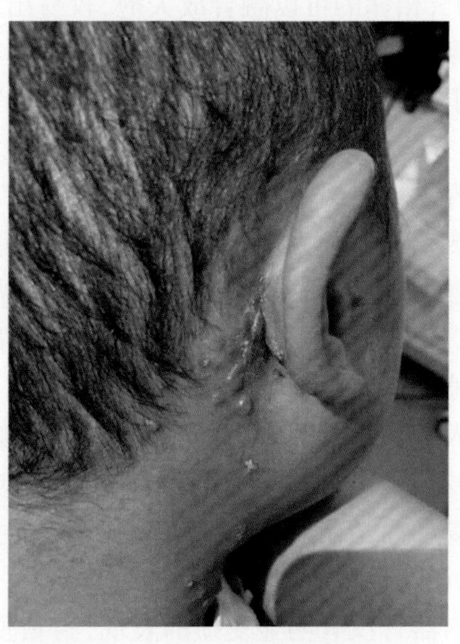

图 32-29 线状 IgA 大疱性皮肤病(一)
(昆明医科大学第二附属医院栾春艳提供)

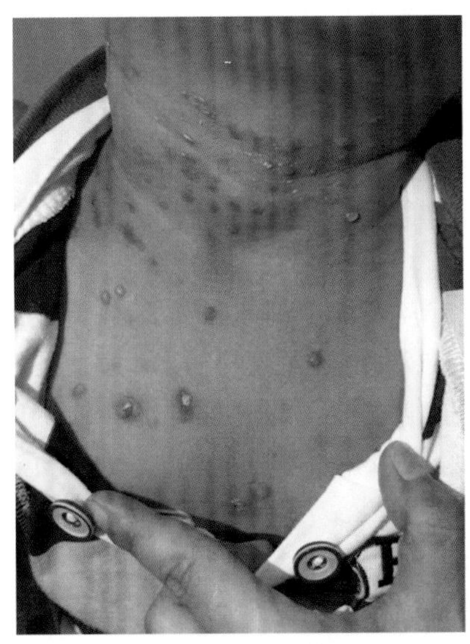

图 32-30 线状 IgA 大疱性皮肤病(二)
(昆明医科大学第二附属医院栾春艳提供)

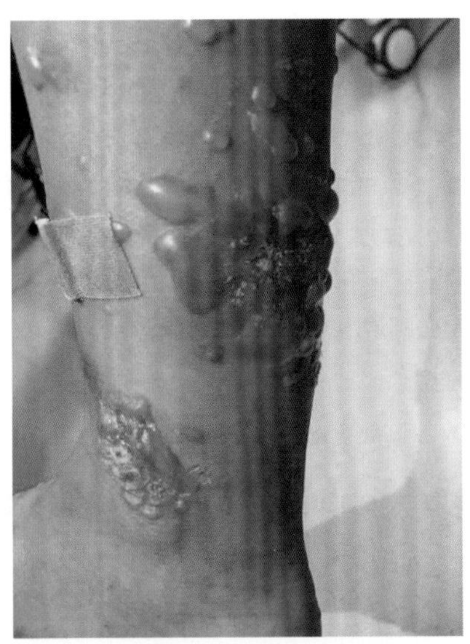

图 32-31 线状 IgA 大疱性皮肤病(三)
(昆明医科大学第二附属医院栾春艳提供)

水疱也可发生而像疱疹样皮炎。可出现同形反应。患处可有轻微或较重的痒感,一般比疱疹样皮炎轻。可累及口腔、鼻、咽和食管黏膜,口腔黏膜可以偶然发生大疱,严重病例可累及气管、支气管黏膜。病情有时减轻,有时加重,一般夏季较重,冬季较轻,也有冬季不发病的患者。文献报道缓解率为30%~60%,儿童型自然缓解时间为2~4年。

【病因】本病原因不明,临床表现很像大疱性类天疱疮,有时类似疱疹样皮炎。免疫学检查显示血清有 IgA 型基底膜抗体而无 IgG 型抗体。直接免疫荧光检查显示多数患者的基底膜尤其基底板下方有 IgA 沉积而呈现线状荧光,IgM、IgG 及 C3 可以同时存在。免疫电镜发现透明板和致密板下有免疫复合物沉积。抗原位于透明板内,分子量为 297kD(透明板型)、290kD 和 145kD(致密板下型)。HLA-B8 和 HLA-DR3 阳性率为 28%~56%。因此,本病和疱疹样皮炎更相似。

儿童型线状 IgA 大疱性皮肤病为表皮下水疱,有时真皮乳头见小脓肿。表皮基底膜带有 IgA 呈线状沉积,主要沉积在透明板内(图 32-32)。60%~70%的患者血清中可检测出 IgA 循环抗表皮基底膜带抗体。抗原位于致密板内,分子量为 97kD。73%患者 HLA-B8 阳性。

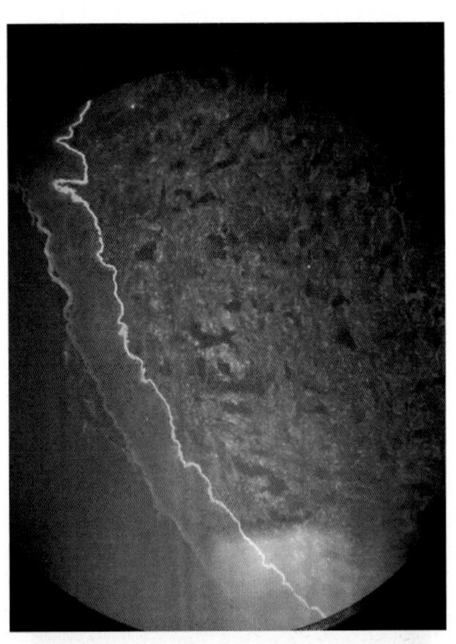

图 32-32 线状 IgA 大疱性皮肤病直接免疫荧光
(昆明医科大学第二附属医院栾春艳提供)

【组织病理】本病是以中性粒细胞浸润为主的表皮下大疱而像大疱性类天疱疮,但真皮的乳头可有中性粒细胞微脓肿而像疱疹样皮炎。后期可出现嗜酸性粒细胞。

【鉴别】本病临床与疱疹样皮炎和大疱性类天疱疮不易鉴别,需要进行直接免疫荧光检查。

【治疗】局部治疗:皮损局限者,可以外用糖皮质激素。系统治疗:氨苯砜是有效药物,成人的控制量为 100~200mg/d,儿童的有效量通常为 0.5~1mg/(kg·d),必要时可与口服糖皮质激素联合使用。氨苯砜的不良反应主要有溶血、血色素下降、骨髓抑制引起粒细胞缺乏,建议定期复查血常规。烟酰胺、磺胺吡啶也可应用。有报告抗生素治疗有效,如双氯西林、红霉素、四环素、米诺环素等。上述治疗无效的重症患者可使用环孢素、吗替麦考酚酯、硫唑嘌呤及免疫球蛋白治疗。

角层下脓疱性皮肤病
(subcorneal pustular dermatosis)

角层下脓疱性皮肤病又称为Sneddon-Wilkinson病(Sneddon-Wilkinson disease),皮肤有病因不明的无菌脓疱,没有明显的自觉症状,也不影响全身健康。病情往往屡次缓解或复发,病程往往数周或数月之久,甚至病程可达数年。

【症状】 皮损是浅表的松弛或饱满的脓疱,或者先是水疱,以后迅速变成脓疱,疱的基底发红或似正常皮肤。脓疱零星散布或聚集成群,也可排列成弧形或不规则的环形,逐渐向外扩展(图32-33)。数日内脓疱最终干燥结痂,或结成鳞屑痂紧密地附在皮肤上,以后脱落时,遗留暂时的色素沉着。

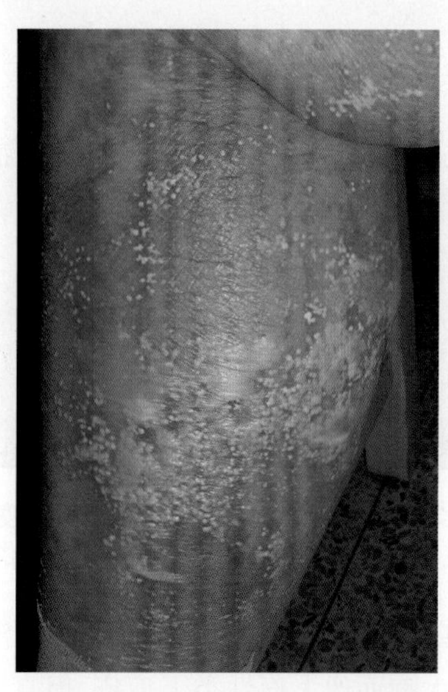

图32-33 角层下脓疱性皮肤病

损害多半发生于中年以上的妇女,男女比例为1∶4,偶见于儿童。往往发生于躯干及四肢近侧端,尤其常见于四肢屈侧面、腋窝、腹股沟及乳房下皱襞处,一般不发生或很少发生于面部、掌跖或黏膜。患者没有自觉症状或只轻微发痒,一般健康也不受影响。本病可反复发作,症状往往屡次缓解或加重,数周以后即可自然痊愈,但有的持久,病程可达数年。

【病因】 本病和身体别处疾病或感染无关。脓疱内无菌,病因不明。

有人认为本病不是一个独立的疾病,而是疱疹样皮炎、天疱疮、大疱性类天疱疮、泛发性脓疱性细菌疹或者疱疹样脓疱病的变型。部分患者直接免疫荧光可见细胞间IgA沉积。有的患者可有IgA副蛋白血症。

【组织病理】 脓疱在角质层下方,虽像脓疱疮,但不含化脓菌或其他致病菌,只可有少数腐生菌。脓液内有大量中性粒细胞,偶然有些嗜酸性粒细胞。

表皮有轻度细胞内水肿及海绵形成。脓疱基部可有棘层松解,出现较晚,被认为是脓疱内蛋白酶所引起的继发性变化。有时水肿的表皮内有少量白细胞。真皮内毛细血管扩张,周围有中性粒细胞、淋巴细胞及少数嗜酸性粒细胞。

【鉴别】 应与IgA天疱疮、脓疱疮、脓疱性银屑病、疱疹样皮炎、疱疹样脓疱疮、泛发性脓疱性银屑病、急性发疹样脓疱病及落叶型天疱疮相鉴别。

【治疗】 外用糖皮质激素制剂有效。系统治疗砜类药物及磺胺类药物常有效,氨苯砜50~150mg/d对于大多数患者有效,但疗效较疱疹样皮炎为慢。磺胺吡啶或长效磺胺(SMP)可以应用,也可以联合氨苯砜治疗。大多数抗生素治疗无效,四环素、米诺环素可以抑制脓疱产生。有报道阿维A 30~40mg/d治疗有效,需要维持数月。严重患者可以使用雷公藤多苷20mg,每日3次,或者口服泼尼松30~40mg/d。光化学疗法,PUVA和窄波UVB有一定的疗效。

急性泛发性发疹性脓疱病
(acute generalized exanthematous pustulosis,AGEP)

急性泛发性发疹性脓疱病于1980年由Beylot命名,多由药物引起,表现为弥漫性水肿性红斑基础上泛发的小于5mm的非毛囊性脓疱,皮疹多从面部或身体皱褶部位开始,在数小时内就可扩散至全身,最先出现的是水肿性、灼热性和/或瘙痒性、融合性红斑,很快许多小的非毛囊性脓疱出现在红斑上。少数患者有黏膜受累,也可有面部水肿、紫癜、水疱和多形红斑样皮损(图32-34)。皮损持续1~2周后出现脱屑。患者多伴有高热,90%的患者有中性粒细胞计数增多,30%患者有嗜酸性粒细胞升高。可有暂时性肾功能不全和低钙血症。一般在15日内能自行缓解,常继发广泛脱屑。

【病因】 本病90%的患者是由药物所诱发,且潜伏期短,有时仅需数小时。常见的致病药物包括抗生素(β内酰胺类、大环内酯、磺胺类等)、钙通道阻滞剂、非甾体抗炎药(阿司匹林、对乙酰氨基酚

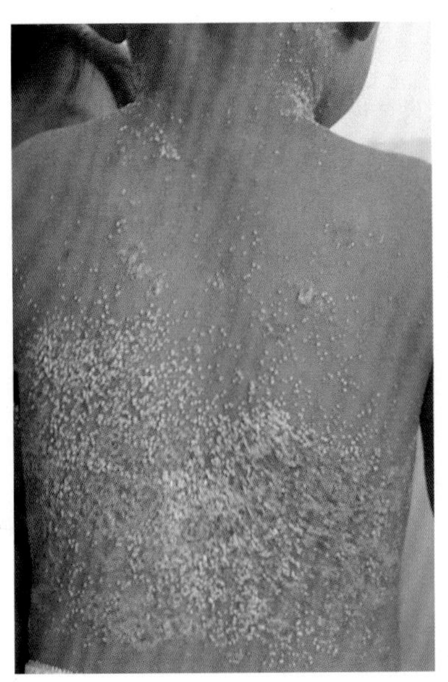

图 32-34 急性泛发性发疹性脓疱病

等)、卡马西平等。有时也可由肠病毒感染、造影剂或暴露于水银而诱发。

【组织病理】 检查显示表皮内或角层下脓疱,伴有大量中性粒细胞,有时疱内可见少许松解的角质形成细胞。常可见明显的海绵水肿,偶见表皮下疱。真皮浅层血管周围有中性粒细胞、淋巴细胞、组织细胞和嗜酸性粒细胞浸润。部分病例可见白细胞碎裂性血管炎的病理改变。

【鉴别】 本病需要与角层下脓疱病、脓疱性银屑病鉴别。

【治疗】 本病病程较短,可对症治疗,及时停用可疑药物,严重者口服泼尼松 20mg/d,或地塞米松 5~10mg/d 静脉滴注,体温恢复正常后即可减量。

家族性良性慢性天疱疮 (familial benign chronic pemphigus)

家族性良性慢性天疱疮其皮损是局限性水疱及松弛大疱,向外围扩展而呈环形,有时很像脓疱疮,容易复发。患者往往有家族史。组织变化和毛囊角化病及天疱疮很相似,因此本病也称为先天性大疱性角化不良病(dyskeratosis bullosa hereditaria)或大疱性达利埃病(bullous Darier's disease),也称为 Hailey 良性天疱疮(benign pemphigus of Hailey and Hailey)或 Hailey-Hailey 病(Hailey-Hailey disease)。

【症状】 初起时,外貌正常的皮肤或红斑上发生水疱,尼氏征阳性或阴性,迅速扩展成松弛大疱,容易浸渍、糜烂、结痂,痂呈琥珀色,有时大疱的中央部分消退,而边缘部分出现水疱、结痂,向外围逐渐扩展,容易被误认为脓疱疮、体癣或湿疹(图 32-35~图 32-37)。可逐渐发展成为湿润、恶臭的增生性损害,并伴有疼痛性皲裂。

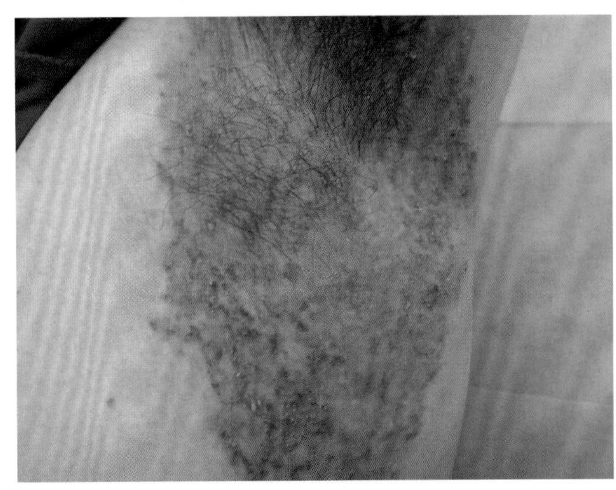

图 32-35 家族性良性慢性天疱疮(一)

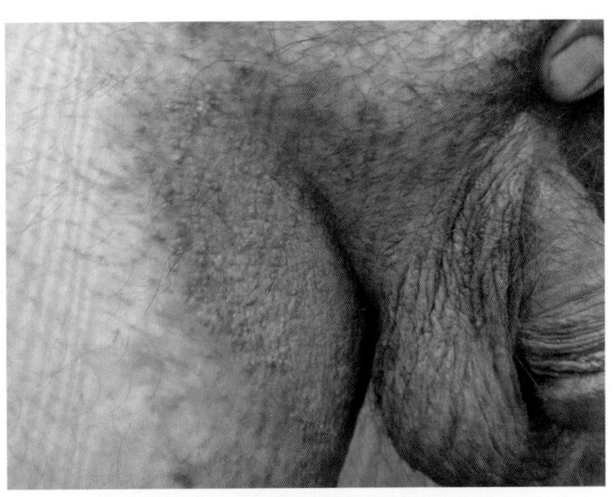

图 32-36 家族性良性慢性天疱疮(二)

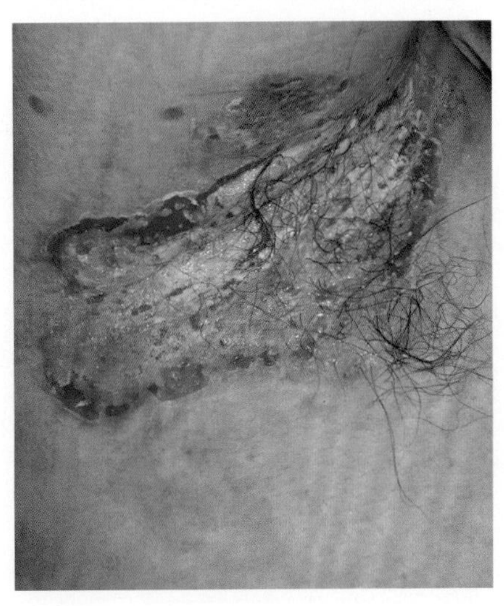

图 32-37 家族性良性慢性天疱疮(三)

皮损好发于皱褶部位，如腋窝、腹股沟、颈侧、肛周，也可出现于头皮、肘窝、腘窝和躯干等处，女性患者可发生于乳房下或外阴。极少累及黏膜。指甲上出现的纵向白色条纹对提示本病的诊断有一定价值。皮损数周或数月后常自然消退，以后可复发，在原患处尤易复发，往往在夏季复发或加重。愈后不留瘢痕，可遗留炎症后色素沉着。

【病因】 本病属常染色体显性遗传，70%的患者有家族史，突变位于 *ATP2C1* 基因，其编码高尔基复合体相关 Ca^{2+} ATP 酶 hSPCA1，从而导致细胞内 Ca^{2+} 信号通路的异常，细胞间黏附丧失，出现棘层松解。紫外线、炎热、出汗、摩擦或感染等刺激可以诱发本病。

表皮有显著的棘层松解而表明细胞间异常，但不能由免疫学证明，直接免疫荧光检查呈阴性。有人认为表皮细胞的张力微丝和桥粒在成长方面有先天性缺陷。

【组织病理】 本病和毛囊角化病的组织变化很相似，曾经有人称为大疱性毛囊角化病。

早期变化主要为基底层上方发生裂隙，很像毛囊性角化病的隙腔，很多表皮细胞因棘层松解而分离，裂隙渐渐发展成大疱。表皮细胞零散或成群分布于疱液中而像寻常型天疱疮，有的细胞凝缩而像毛囊性角化病的谷粒，也有的像圆体。疱底的单层基底细胞可形成"绒毛"状。真皮内有中度淋巴细胞浸润(图 32-38，图 32-39)。

家族性良性慢性天疱疮、毛囊角化病及天疱疮的组织变化非常相似，皆有绒毛，基底层上方的表皮因棘层松解而分离。他们之间的不同点是：毛囊角化病只有隙腔，没有明显的大疱，角化不良很显著；天疱疮的大疱附近有棘层松解，并有具有特征的天疱疮细胞；慢性家族性良性天疱疮的棘层松解较普遍，几乎整个表皮的细胞皆失去细胞间桥，有的聚集，有的零散，表皮支离破碎，像是"倒塌的砖墙"，这些失去细胞间桥的细胞有形状正常的细胞核及均匀的细胞质。

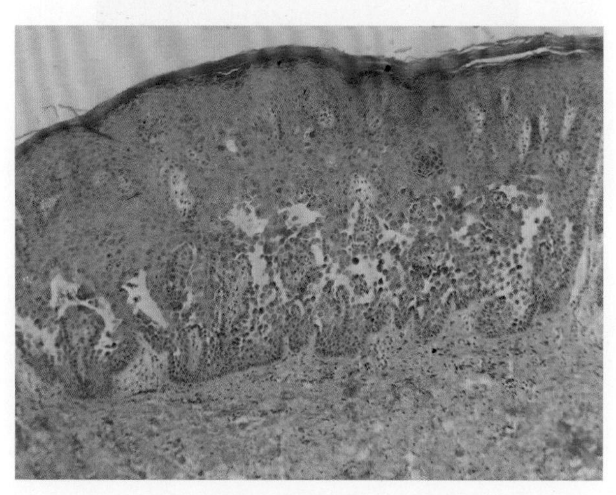

图 32-38　家族性良性慢性天疱疮病理(一)

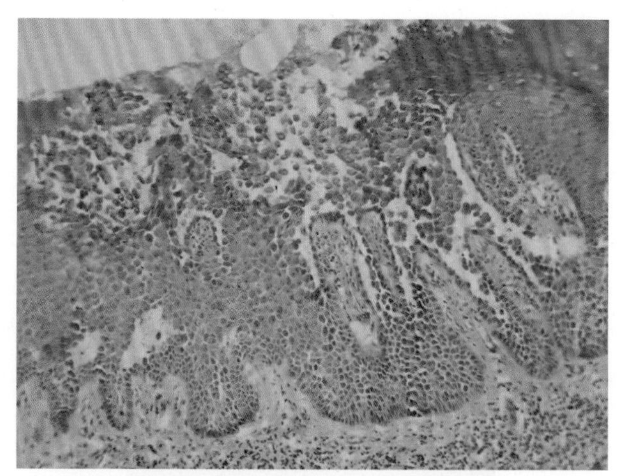

图 32-39　家族性良性慢性天疱疮病理(二)

【治疗】 以局部治疗为主，对于病情严重者需要系统治疗。糖皮质激素类药物有暂时的疗效，可以内用、外用或同时应用，常使复发的严重症状迅速缓解。糖皮质激素混悬液等可注射入皮损内。皱褶部位皮肤较薄，不宜长期外用激素，激素控制病情后，可外用他克莫司、卡泊三醇或他卡西醇维持治疗。氨苯砜常有效而被应用。有阿维 A 治疗有效的报道，可试用雷公藤、环孢素、氨甲喋呤。必要时可选择局部手术及激光治疗。

本病皮损部位潮湿，且由于经常摩擦，局部容易滋生细菌、真菌和病毒感染，感染使病情加重。四环素等抗生素的内用及局部应用有时可以缓解病情。患处有白色念珠菌或单纯疱疹等继发性感染时应酌选抗真菌和抗病毒药物。

大疱性表皮松解症
(epidermolysis bullosa，EB)

大疱性表皮松解症分为遗传性和获得性两大类，轻微的外伤就能使皮肤发生水疱、大疱。本病的诊断不能完全依靠临床表现，常规组织病检查也可能不准确，具体类型的确定必须依靠电镜或免疫荧光检查。

遗传性大疱性表皮松解症按照水疱发生的部位分为三类：

(一) 单纯型(EB simplex，EBS)

水疱发生在表皮内，大多由于编码角蛋白 5 和

14 的基因突变造成。目前已发现十余个不同的亚型,其临床表现变化多样。本章介绍最常见的四种亚型,均为常染色体显性遗传,水疱及大疱愈合后不留瘢痕。

1. 泛发性单纯型(generalized EBS,koebner 型) 好发于手、足、四肢,大疱很松弛,只有少量浆液,数目不多,大小不定,以后自然吸收或破裂而消失,只有暂时的色素沉着或色素减少而不遗留萎缩、瘢痕或其他后果,指甲、牙齿及黏膜一般没有损害。患者到青年时期往往减轻或停止发展,但常永久存在。

2. 局限性单纯型(localized EBS,weber-cockayne 型) 大疱屡次发生于肢端尤其常见于掌跖,往往在温暖季节中出现。摩擦、碰压或轻微外伤就使局部发生松弛大疱,以后自然吸收而不遗留瘢痕(图 32-40)。指(趾)甲一般不受影响。有的患者到成年才发病,常于高强度运动后在手足部出现厚壁水疱,可出现手足多汗。

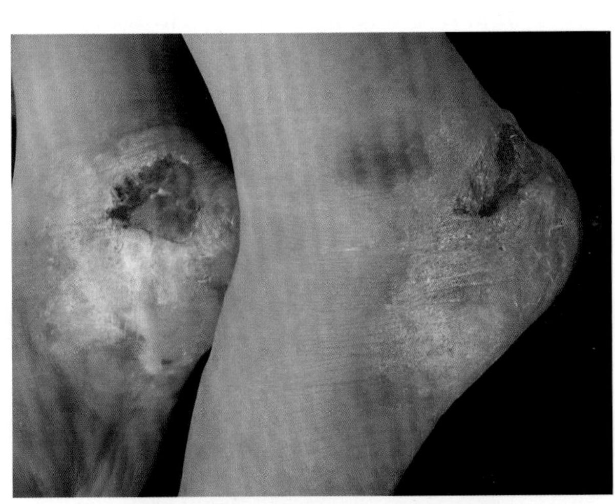

图 32-40 局限性单纯型大疱性表皮松解症

3. 疱疹型(EB herpetiformis,Dowling-Meara 型) 出生后即发病。口腔黏膜常受累,皮损表现为多形性,躯干和四肢近端可出现疱疹样水疱,愈合后不留瘢痕,可有一过性粟丘疹形成。甲可脱落,再生后出现营养不良。6~7 岁后可能会出现掌跖角化。与前面两种亚型不同的是,受热不会使本型皮损加重。

4. Ogna 型(EBS of Ogna) 通常在婴儿期发病,此亚型发生于挪威和德国。常于夏季在肢端发生小的出血点和水疱,愈合后没有瘢痕。

(二) 交界型(Junctional EB,JEB)

水疱发生在基底膜带的透明板。本型为常染色体隐性遗传,临床表现具有谱系特点,其严重程度取决于病变基因和环境因素。JEB 至少有六种临床亚型,本章介绍其中三种最常见的亚型。

1. Herlitz 型 JEB(JEB-H) 又称为致死性 JEB(lethal JEB)。患儿在出生时,表皮成片糜烂,一般看不到疱。腔口周围有特征性的肉芽组织增生。皮损愈合很慢,可发生于掌跖以外的任何部位。指(趾)甲常很早脱落,表现为营养不良损害。黏膜也常糜烂,牙釉质缺陷导致牙齿畸形或发育不良,毛发可稀少,头皮常有慢性难愈合的糜烂伴有肉芽组织的增生。损害可以累及呼吸道、胃肠道和泌尿生殖器官的上皮,常出现气管和喉的水疱、狭窄或阻塞,婴儿早期出现声音嘶哑提示预后不好。患儿会出现明显的生长发育障碍和顽固的贫血。患者往往在出生后几个月内或幼儿时期因继发性感染导致败血症、多脏器衰竭,从而死亡。本型常由编码板层素 5 的基因(*LAMA3*、*LAMB3*、*LAMC2*)突变所致。

有一型少见的重症型 JEB,表现为患儿出生时严重的交界性水疱,皮肤黏膜脆性增高,伴发幽门和/或十二指肠闭锁。这一型由 α6 或 β4 整合素基因(*ITGA6* 或 *ITGB4*)突变导致。患者还容易伴发各种泌尿系异常,包括肾积水和肾炎。

2. 非 Herlitz 型 JEB(JEB-nH) 又称为非致死性 JEB(nonlethal JEB)。一些患者出生时有中到重度的交界性损害,但是能够存活下来,随着年龄增大临床症状逐渐改善。患者通常没有或只有很轻微的声音嘶哑,有明显的头皮和甲损害,腔口周围有难愈合的糜烂。本型常由编码板层素 5 的基因杂合突变造成。

3. 泛发性萎缩性 EB(generalized atrophic benign EB,GABEB) 出生时即可出现泛发的皮肤损害。大小不等的水疱主要出现在四肢,躯干头皮、面部也可受累,损害持续出现伴随着患者长到成年。环境温度升高时水疱更容易出现。水疱愈合后遗留萎缩性瘢痕。可以出现甲营养不良、脱发,口腔黏膜损害较轻,牙釉质缺陷可导致牙齿营养障碍。随着年龄增长水疱会逐渐减轻,但是牙齿的损害和萎缩性瘢痕将会持续终身。患者生长发育通常不受影响,贫血也很少发生。本型是由于编码ⅩⅦ型胶原的基因(*COL17A1*)发生突变造成。

(三) 营养不良型(dystrophic EB,DEB)

水疱发生在致密板下,愈合后常遗留瘢痕和形成粟丘疹。本章按照其遗传方式分为两大亚型,都是由于编码Ⅶ型胶原的基因突变导致的表皮下水疱形成。

1. **显性型**(dominant DEB,DDEB) 开始发生于婴儿早期,病情比单纯型EB严重,也较少见。在四肢伸面尤其关节面等常受外伤的部位发生水疱及大疱,大疱往往带血。尼氏征阳性,大疱的疱液可在皮肤下方推动好几厘米。大疱干燥愈合时发生萎缩性瘢痕,并有色素沉着或色素减少斑。大疱、水疱及糜烂常见于口腔黏膜、舌、上颚、食管及咽部,可引起长期声音嘶哑及吞咽困难,有的发生黏膜白斑病,以后可以发展成恶性肿瘤。指(趾)甲发生萎缩等营养不良的变化,甚至脱落,以后不再长出。手足发绀及多汗的现象也很常见。其他发育异常或不良的表现有身材矮小、头颅较小、头发稀少、无体毛、手指尖短小、手背及前臂伸侧等处有粟粒疹等(图32-41,图32-42)。

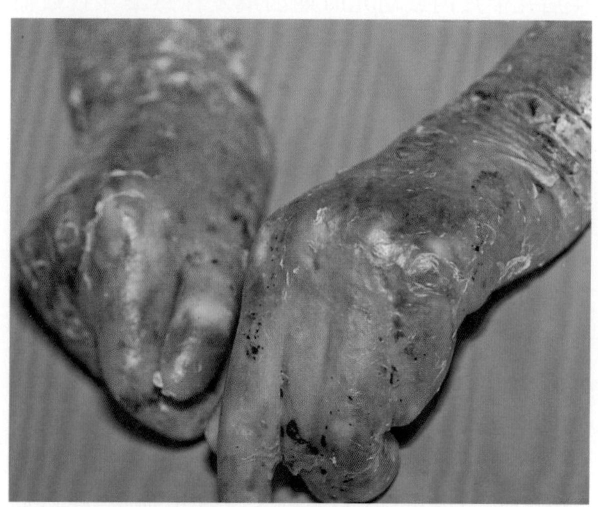

图32-41 遗传性大疱性表皮松解症(一)
(山东省广饶县朱宝国提供)

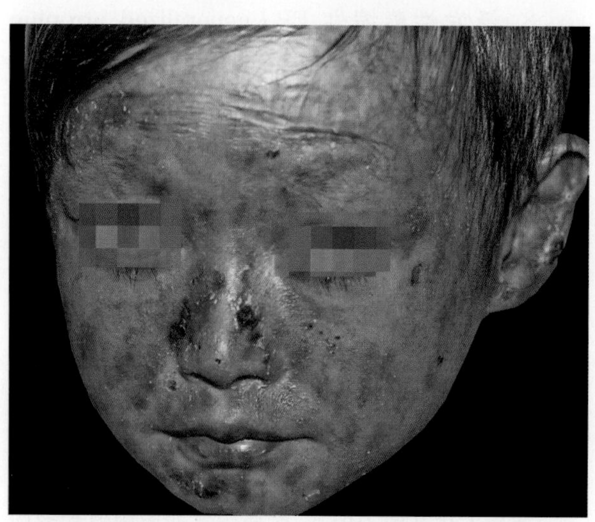

图32-42 遗传性大疱性表皮松解症(二)
(山东省广饶县朱宝国提供)

在幼少年甚至青年时期,白色丘疹样瘢痕状损害可以自然出现,最常分布于躯干,尤其背部、肩胛区及腰骶部。皮损是坚实的象牙色小丘疹,散布成群,相邻的可以融合并逐渐扩大,直径可达15cm,以后长久不消。

Pasini型是10~20岁时胫前发生大疱,可以伴发白色丘疹样损害。

外伤后所起大疱发生瘢痕,同时有甲畸形及先天性皮肤局部缺损时称为巴尔特(Bart)综合征,被认为常染色体显性遗传的大疱性表皮松解的特型。

2. **隐性型**(recessive DEB,RDEB) 病儿在出生时,皮肤已成片地糜烂起疱,以后愈合时有显著的瘢痕形成。口腔黏膜有严重的损害,气管、直肠及尿道都可起疱糜烂,以后因瘢痕形成而狭窄。我国有人报告一例排尿时疼痛,经膀胱检查,发现膀胱的部分黏膜糜烂,并有多处成群水疱。患者常有并指等骨畸形、贫血、生长迟缓、牙齿脱失等先天性异常,有的在儿童时期死亡。

3. **胫前营养不良型大疱性表皮松解症** 可出生时即发生,也可儿童期后发病。表现为胫前区瘙痒性水疱、萎缩及隆起性瘢痕,也可形成苔藓样斑块(图32-43)。也有发生在颈部、前臂及躯干者,表现为剧烈瘙痒性丘疹或结节,轻度水疱及糜烂,可呈线状排列,称为痒疹样营养不良型大疱性表皮松解症。

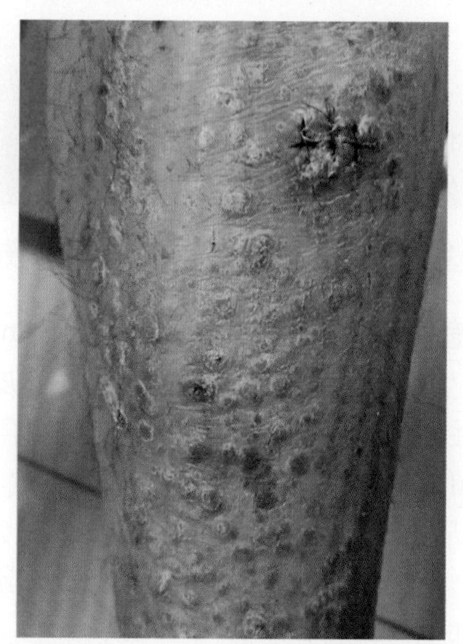

图32-43 胫前营养不良型大疱性表皮松解症

【鉴别】 单纯型需和大疱性药疹或其他大疱性疾病区别。发生于足部的大疱可误认为足癣或汗疱。营养不良型可误诊为中毒性表皮坏死松解或迟发性皮肤卟啉症。

【治疗】目前无特效治疗方法，支持治疗为主，要注意保护皮肤，避免外伤、防止感染以及营养支持。维生素 E 可以有益，口服 300~600mg/d 或更多。

单纯型患者可口服氯喹 125~250mg/d，每周应检查眼底一次。营养不良型者也可试用氯喹，此外，苯妥英钠可抑制胶原酶从而对 JEB 和 RDEB 有一定的疗效，在第 1 周可按口服 5mg/(kg · d)，分数次服。必要时可用糖皮质激素及维 A 酸类药物。Pasini 型 1 例口服苯妥英钠 0.1g 而有效，每日服 2~3 次。四环素可用于 EBS 的治疗。沙利度胺和环孢素被用于 DEB 的治疗。皮肤损害严重者，可以考虑皮肤移植术。在未来，基因治疗可能对某些类型的 EB 起到治疗作用。

获得性大疱性表皮松解症 (epidermolysis bullosa acquisita, EBA)

获得性大疱性表皮松解症临床表现和常染色体显性遗传的营养不良性大疱性表皮松解相似，但常发生于成年时期，而且没有家族史。

【症状】患者多半是男性。手部、足部、耳垂、肘部及膝部等为多发部位。轻度外伤即可有水疱、大疱及糜烂，以后有瘢痕形成，附近可有粟丘疹，遗留色素沉着或色素脱失。甲有营养不良性表现，黏膜也可常有损害(图 32-44)。

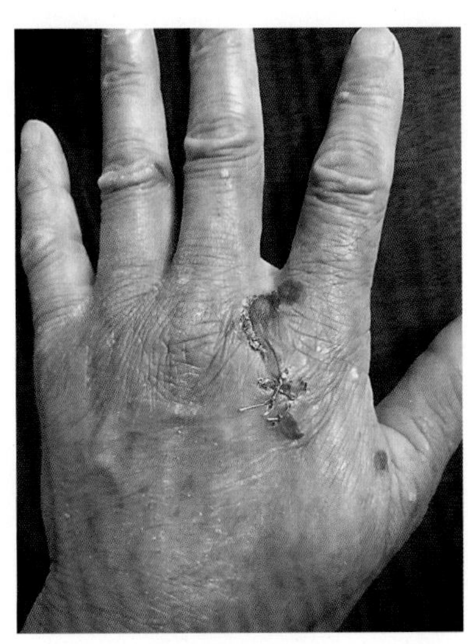

图 32-44 获得性大疱性表皮松解症

本病常伴发炎症性肠病(局限性肠炎或溃疡性结肠炎)、迟发性皮肤卟啉症、淀粉样变、慢性甲状腺炎、类风湿关节炎、骨髓瘤或糖尿病等疾病。

【组织病理】表现为表皮下水疱，真皮浅层血管周围少量单核细胞为主的炎细胞浸润(图 32-45)。直接免疫荧光显示患处和外观正常皮肤的基底膜带都有 IgG 沉积，有时也有 IgA、IgM、C3、纤维蛋白原和其他补体。患者盐裂皮肤标本的直接免疫荧光表现为 IgG 沉积于真皮侧。间接免疫荧光检查可检测到抗基底膜自身抗体，以正常人盐裂皮肤标本为底物进行间接免疫荧光检查，可发现抗体沉积在基底膜致密板及其下部。本病的自身抗原为Ⅶ型胶原。免疫电镜发现 IgG 和补体沉积在致密板及其下方的锚纤维处。抗原分子量为 290kD、145kD。67%~82%的患者 HLA-DR2 阳性。

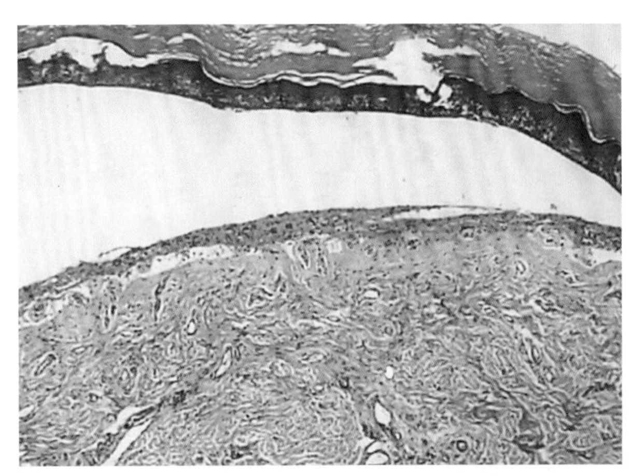

图 32-45 获得性大疱性表皮松解症病理

【鉴别】本病须与遗传性大疱性表皮松解症、瘢痕性类天疱疮、中毒性表皮坏死松解或皮肤卟啉症鉴别。

【治疗】可试用糖皮质激素、氨苯砜、秋水仙碱，也可以选择环孢素、硫唑嘌呤、氨甲喋呤、环磷酰胺等免疫抑制药。丙种球蛋白及体外光化学疗法治疗有效。

(李 燕)

参考文献

1. 张建中. 皮肤病治疗学最新循证治疗策略[M]. 北京：人民卫生出版社，2011：634-638.
2. 赵辨. 中国临床皮肤病学[M]. 南京：江苏科学技术出版社，2009：833-852.
3. 靳培英. 皮肤病药物治疗学[M]. 北京：人民卫生出版社，2004：197-213.
4. 陈喜雪，朱学骏. 天疱疮及大疱性类天疱疮的治疗[J]. 继续医学教育，2006，20(23)：54-56.
5. PORRO A M, SEQUE C A, FERREIRA M C C, et al. Pem-

phigus vulgaris [J]. An Bras Dermatol, 2019, 94 (3): 264-278.

6. 沈旭成,张怡,叶兴东. 天疱疮治疗的研究进展[J]. 皮肤性病诊疗学杂志,2018,25(6):373-376.
7. 朱学骏,王京,陈喜雪,等. 伴发副肿瘤性天疱疮的Castleman瘤——附10例报告[J]. 中华皮肤科杂志,2005,38(12):745-747.
8. 陈颖炜. 利妥昔单抗在皮肤科的应用[J]. 临床皮肤科杂志,2012,41(2):127-129.

第三十三章

色素减少性皮肤病

色素减少性疾病是由于黑色素不足或缺乏，表现为皮肤局限性或弥漫性白斑，这种由于色素脱失而形成的白斑，包括先天异常的白化病及后天获得的炎症后白斑等病。白斑可以继发于红斑狼疮、梅毒、皮肤结核病、烧伤和烫伤的瘢痕，或已经消退的扁平苔藓、银屑病、脂溢性皮炎、副银屑病、玫瑰糠疹、湿疹、痒疹、梅毒疹及慢性单纯苔藓的后期皮损，白斑又可为麻风、硬斑病、梅毒（颈白斑病）及花斑癣的皮肤表现之一。

白癜风（vitiligo）

白癜风是一种常见的后天色素脱失性皮肤病，限局性或泛发性。因皮肤黑素细胞功能消失或细胞数量减少引起，常见于头面部、四肢末端背侧、摩擦部位、皮肤和黏膜交界部位等。白癜风发病率为0.5%~2%。男女发病无明显差异，各年龄组均可发病，但青少年好发。

【症状】 皮损为色素脱失斑，常呈乳白色，也可呈浅粉色，表面光滑无皮疹。白斑境界清楚，周边正常皮肤往往色素加深，白斑内毛发正常或变白（图 33-1，图 33-2），病情进展期白斑扩大或增多，可有皮肤同形反应。病变好发于受暴晒、摩擦及损伤部位，头面部是最常见的发病部位，口唇黏膜的白斑多出现在肢端型白癜风之前或之后。阴唇、龟头及包皮内侧黏膜也常受累，容易误诊为黏膜白斑。本病一般无自觉症状，少数患者在发病前或同时有患处局部瘙痒感。白癜风常伴自身免疫性疾病或内分泌疾病，如糖尿病、甲状腺疾病、肾上腺功能不全、硬皮病、异位性皮炎、斑秃等。最多见者为甲状腺疾病；有家族史者发病年龄低于无家族史者，节段型、进展期比例均高于无家族史者，病情相对严重。

研究显示儿童白癜风患者有相关家族史者、局限型、疾病进展期比例、伴发晕痣和自身免疫性疾病比例均高于成人组。成人组精神因素、日晒史对

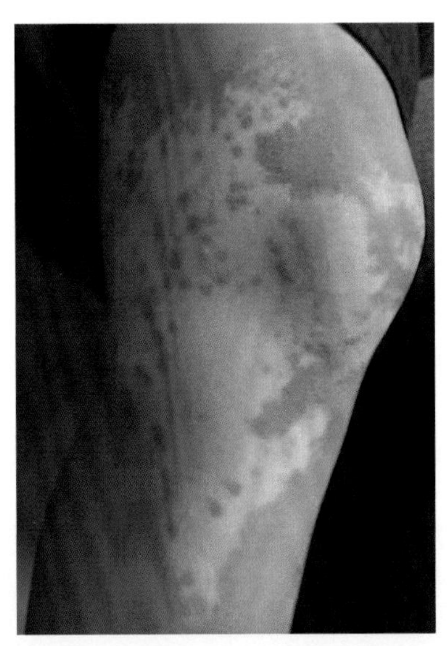

图 33-1　白癜风

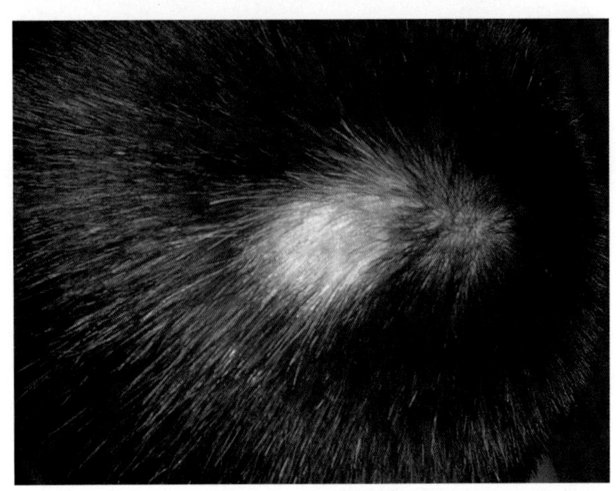

图 33-2　白癜风白发

发病影响较儿童组高。

本病病程不定。有的扩展较快，新损害陆续出现。有的只有长期不变的 1~2 片白斑，或在皮疹发展到一定程度后，自然停止发展而固定不动。少数患者的白斑逐渐缩小，或先在成片白斑中出现一些褐色斑点，以后这些色素小点逐渐扩大及融合，

终于皮肤完全恢复正常。有 10%~15% 的患者可自然痊愈。

未经治疗的进展期白癜风患者在皮肤上可以见到 5 种深浅不同的颜色，由外至内为正常肤色、深褐色、棕黄色、淡褐色、白色。有人将其称为五色白癜风（pentachrome vitiligo）。

有文献报道白癜风患者合并 HIV 感染或接受某些药物治疗（如博来霉素、齐多夫定等），白癜风皮损上出现蓝灰色斑，称为蓝色白癜风（blue vitiligo）。

鱼鳞病患者合并白癜风，患者在典型的鱼鳞病皮损中有豹点状色素脱失，如豹斑状。称为豹斑状白癜风（leopard vitiligo）。

白癜风目前无统一分类方法，本书将其分为节段型、寻常型、混合型。临床分型中节段型和寻常型最常见，且以散发型多见。

1. **节段型白癜风** 沿某一皮神经节段分布，单侧的不对称的白癜风。少数可双侧多节段分布（图 33-3）。

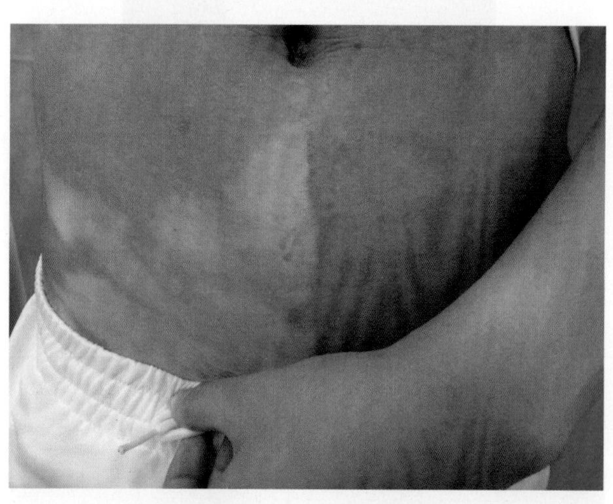

图 33-3 节段型白癜风

2. **寻常型白癜风** 包括限局型、散发型（图 33-4）、泛发型（图 33-5）、肢端型、黏膜型。

3. **混合型白癜风** 包括节段型和寻常型中不同类型白癜风同时并存。

白癜风的病期分为进展期和稳定期。进展期判定参考白癜风疾病活动度（vitiligo disease activity，VIDA）评分、临床特征、同行反应、Wood 灯检查结果［（中国中西医结合学会皮肤性病专业委员会色素病学组制定的白癜风诊疗共识（2018 版）］。

1. **VIDA 积分** 近 6 周内出现新皮损或原皮损扩大（+4 分），近 3 个月出现新皮损或原皮损扩大（+3 分），近 6 个月出现新皮损或原皮损扩大（+2 分）；近 1 年出现新皮损或原皮损扩大（+1 分）；至少稳定 1 年（0 分）；至少稳定 1 年且有自发色素再生（-1 分）。总分>1 分即为进展期，≥4 分为快速进展期。

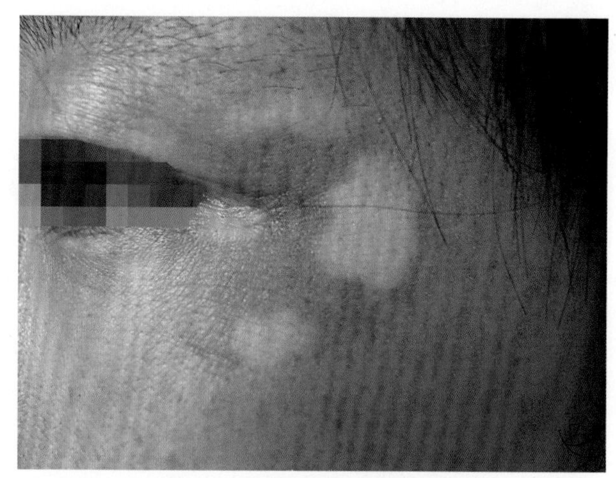

图 33-4 寻常型白癜风散发型

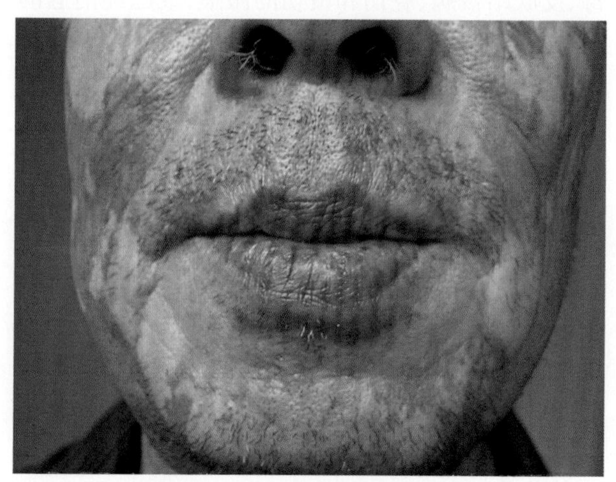

图 33-5 寻常型白癜风泛发型

2. **同形反应** 皮肤损伤 1 年内局部出现白斑。损伤包括物理性（创伤、切割伤、抓伤）、机械性摩擦、化学性/热灼伤、过敏性（接触性皮炎）或刺激性反应（接种疫苗、文身等）、慢性压力、炎症性皮肤病、治疗性（放射治疗、光疗）。白斑发生于持续的压力或摩擦部位，或者衣物、饰品的慢性摩擦部位，形状特殊，明显由损伤诱发。

3. **伍德（Wood 灯）** 皮损颜色呈灰白色，边界欠清，Wood 灯下皮损面积大于目测面积，提示是进展期。皮损颜色呈白色，边界清，Wood 灯下皮损面积≤目测面积，提示是稳定期（图 33-6）。

以上 3 条符合任何一条即可考虑病情进展。

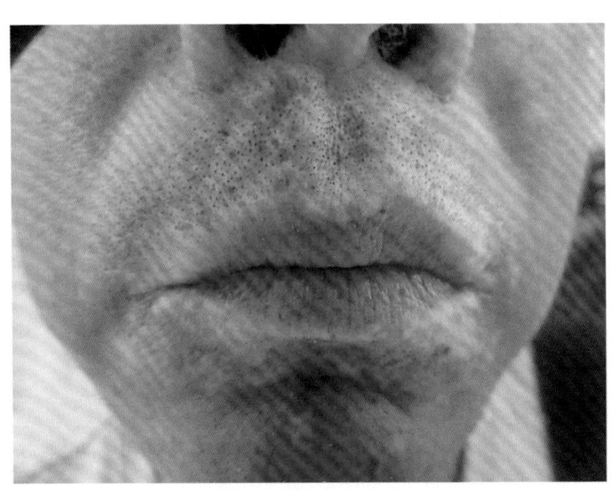

图 33-6　白癜风 Wood 灯检查
（武警特色医学中心卢涛提供）

近来一系列的研究发现了一些可能有助于早期诊断和评估白癜风病情活动程度的血清学指标，如血清 CXCL9、CXCL10 水平被证实和白癜风患者病情活动程度成正相关，并且 CXCL10 水平和白癜风 VASI 评分成正相关。还有报道血清中 TNF 相关凋亡诱导配体（TRAIL）水平增高可能提示白癜风病情开始活跃。最近，血清中 IL-33 的水平也被发现和白癜风病情和活跃程度正相关。这些血清学指标的敏感度和特异性还有待于进一步的大样本研究验证。

白癜风治疗后的疗效评估方法众多，包括患者自我评估及临床医师评估。这些评估方法主要针对患者生活质量改善情况及皮损复色情况，但各类方法均存在一定的局限性。基于临床医师评估方法白癜风程度评分（VES），经过与传统的 VASI 评分法相比，也显示出更为精准且省时省力的优势。

【病因】白癜风是黑素细胞受损所引起，白癜风的发病机制复杂，关于机制有以下说法：

1. **多基因遗传**　白癜风有明显的家族聚集现象。Wang 等对全国 6 个城市 17 345 人的调查发现，白癜风发病率为 0.56%，其中 9.8%的患者有家族史。白癜风是一种典型的多基因相关性疾病，Spritz RA 等利用全基因组关联研究（GWAS）分析研究在白种人中共发现 30 个白癜风易感位点。中国人群中存在位于染色体区 3q28，6p22.1，6q27，10q22.1，11q23.3，10p15.1，10q25.3，12q13.2，22q12.1 和 22q12.3 共 10 个白癜风易感位点。其中的 7 个位点与白种人的结果重叠。而位于 *SLC29A3* 和 *CDH23* 基因之间的 10q22.1 位点，位于 *DDX6* 和 *CXCR5* 基因之间的 11q23.3 位点，以及位于 *CASP7* 基因内的 10q25.3 位点为中国人独有，提示白癜风发病的基因背景可能存在人种特异性差异。在 GWAS 发现的白癜风易感基因中，多数为免疫相关基因，如 CD80、CTLA4、HLA-A 和 FOXP3 等适应性免疫相关基因，以及 IFIHl 和 TICAMl 等先天免疫相关基因。有报道，miR-196a-2 的一个功能性 SNP *rsll614913* 与白癜风发病相关，*rsll614913C* 等位基因显著降低黑素细胞中 *TYRPl* 基因的表达，降低细胞内的活性氧水平，有助于保护人黑素细胞免受氧化应激的损伤。白癜风发病的遗传学研究表明，首先具有易感基因的人群在体内外多种因素诱导下产生氧化应激或先天免疫反应，进而诱发针对黑素细胞的适应性免疫反应，最终由氧化应激等协同适应性免疫反应导致黑素细胞的破坏和皮肤脱色。

2. **自身免疫反应**　白癜风患者常伴有自身免疫性甲状腺疾病、系统性红斑狼疮、类风湿关节炎、斑秃和银屑病等其他自身免疫疾病，提示本病与免疫相关。

（1）细胞免疫

1）T 细胞：白癜风患者皮损周围活检提示存在大量炎性细胞，进行标记发现主要由 $CD8^+$ 和 $CD4^+$T 细胞组成，且 $CD8^+/CD4^+$ 比值显著升高，这为细胞免疫损伤黑素细胞提供了直接证据。

$CD8^+$T 细胞：白癜风患者的 $CD8^+$T 细胞可以表达皮肤归巢受体和皮肤淋巴细胞相关抗原，从而进一步动员外周血 T 细胞迁移到受损皮肤。在白癜风患者外周血及皮损周围可以检测到高水平的 Melan-A/MART-1 特异性 $CD8^+$T 细胞，其在体外实验中表现出强大的细胞毒作用和皮肤归巢能力，且可以通过分泌颗粒酶 B 及穿孔素杀伤黑素细胞，$CD8^+$T 细胞可能在白癜风黑素细胞破坏中起主导作用。

$CD4^+$T 细胞：自身免疫性疾病通常与外周 $CD4^+$T 细胞的功能障碍有关。外周耐受的 $CD8^+$T 细胞在识别自身抗原的过程中依赖淋巴系统中的 $CD4^+$T 细胞并诱导其进一步增殖活化；而在自身免疫损伤黑素细胞阶段，诱导 $CD8^+$T 细胞向皮肤迁移，形成局部的炎性微环境维持杀伤效应。细胞毒性 T 淋巴细胞相关抗原 4 是一种重要的 T 细胞免疫耐受调节分子，在白癜风小鼠模型中，敲除细胞毒性 T 淋巴细胞相关抗原 4 基因后，可以发生严重的自体免疫性白癜风。

调节性 T 细胞（Treg）：白癜风调节性 T 细胞功能及数量存在异常。Treg 抑制实验发现，白癜风皮损周围 Treg 不能有效地抑制具有杀伤活性的 CD8⁺ T 淋巴细胞的增殖。此外，Treg 表面表达的细胞毒性 T 淋巴细胞相关抗原 4 具有调节针对自身抗原 T 淋巴细胞状态的功能。

2）B 细胞：白癜风皮损周围存在 B 细胞浸润，在一定程度上支持了局部分泌产物介导体液免疫或影响黑素细胞破坏的观点。此外，人黑色素浓集素受体 1 是一种白癜风 B 细胞自身抗原，而白癜风患者存在针对人黑色素浓集素受体 1 的抗体，这证实了白癜风中 B 细胞的参与。阻断人黑色素浓集素受体 1 可以改变黑素细胞相关信号通路，从而影响黑素细胞功能。

3）其他免疫细胞：在白癜风外周血单个核细胞基因组及基因特异性 DNA 甲基化的研究中发现，白癜风基因组甲基化显著升高，而患者血清中与自身免疫疾病密切相关的白细胞介素 10 水平显著下降，且白细胞介素 10 增强子区域存在 DNA 的过甲基化，提示白癜风外周血单个核细胞存在甲基化修饰，从而控制免疫相关的基因表达。自然杀伤细胞参与白癜风免疫杀伤过程，研究发现其在白癜风皮损区及非皮损区均有浸润，白癜风自然杀伤细胞表面激活相关受体表达明显增高。树突状细胞在白癜风发病中不但可呈递黑素细胞相关抗原，还可分泌大量的 1 型干扰素，在诱导皮肤 T 细胞归巢方面发挥重要作用。朗格汉斯细胞具有修饰自身抗原肽及抗原呈递的功能，在进展期白癜风患者中，皮肤朗格汉斯细胞数量明显高于正常对照组，提示其可能参与黑素细胞相关抗原的修饰及呈递，进一步诱导免疫应答。此外，巨噬细胞在白癜风皮损周围浸润数量较正常对照组明显升高，表明巨噬细胞参与了白癜风黑素细胞清除。

（2）体液免疫：白癜风患者体液免疫涉及的主要抗体为 IgG，包括 IgG1，IgG2，IgG3，在皮损处的基底膜可见少量 IgG、C3 的沉积。白癜风患者血清中抗黑素细胞 IgG1、IgG2 阳性率明显高于正常人，其中尤以进展期患者 IgG1 血清水平增高最为显著，故认为白癜风患者体内广泛存在的抗黑素细胞膜抗原自身抗体主要为 IgG1 亚类抗体，并与疾病活动度和严重程度有密切关系。黑素细胞相关抗原：目前已知的黑素细胞相关抗原主要包括酪氨酸酶（Tyr）、酪氨酸酶相关蛋白 1（Trp1）、酪氨酸酶相关蛋白 2（Trp2）、黑色素小体基质蛋白（gp100）、Malen A 黑素细胞转录因子 FOX10、黑色素聚集激素受体 1（MCHR1）。酪氨酸酶是黑色素合成的关键酶。酪氨酸酶相关蛋白 1 和酪氨酸酶相关蛋白 2 是酪氨酸酶相关蛋白家族中重要的一员，与黑色素的合成代谢密切相关。遗传、环境、氧化应激等因素可使黑素细胞损害，释放黑素细胞相关性抗原，诱发机体产生特异性抗体，直接对黑色素产生破坏，同时黑素细胞相关抗原也可通过抗原递呈细胞激活 T 细胞免疫应答，最终导致黑素细胞的大量破坏。因此，泛发性白癜风的发病可能与体液免疫相关。

（3）细胞因子：白癜风免疫发病过程中，细胞因子发挥重要的辅助作用。细胞因子可以通过自分泌和旁分泌的方式影响黑素细胞生物功能，且多种细胞因子及其受体在黑素细胞生长、分化、增殖、凋亡及黑色素生成中起重要作用。白癜风患者外周血中促炎细胞因子如肿瘤坏死因子（TNF）-α、干扰素（IFN）-γ、白细胞介素（IL）-1β、IL-6、IL-8、IL-4、IL-18 等表达升高，而外周血中 IL-2 的表达降低，说明白癜风患者外周血中细胞因子表达失衡。白癜风皮损处与皮损周围、非皮损处及健康皮肤相比，GM-CSF、bFGF 和 SCF 的表达明显降低，而 IL-6、TNF-α 的表达明显升高。TNF-α 可以诱导角质形成细胞凋亡，导致促黑色素合成的细胞因子的释放减少，引起黑素细胞凋亡。TNF-α 对黑素细胞活力有抑制作用，使细胞增殖力降低，TNF-α 作为旁分泌的细胞因子可以导致黑色素合成减少，增加黑素细胞的凋亡率。邓茂等在研究了白癜风患者血清中的 IL-10 含量呈下降趋势，进展期白癜风呈现最低值。黑素细胞间黏附分子（ICAM-1）在白癜风活动期的表达明显增加，ICAM-1 是介导黏附反应的重要黏附分子，在白细胞与黑素细胞黏附中起重要作用，从而介导细胞毒作用引起黑素细胞的破坏。许多细胞因子如 IFN-γ、TNF-α、TNF-β、IL-1、IL-6 和 IL-7 均可以诱导黑素细胞表面 ICAM-1 表达的增加。IL-17 可激活转录因子 NF-κB，诱导成纤维细胞产生 IL-6、ID8、GM-CSF 和 ICAM-1。汪姿等报道白癜风患者外周血 IL-17 和 IL-23 的水平与健康对照组相比显著升高，且 IL-17 与 IL-23 成正相关性，提示 IL-23 可能通过参与 IL-17 的产生而参与白癜风的发病。

由 Th17 细胞分泌的 IL-17、IL-23 等细胞因子在白癜风患者外周血中明显增多，是引发白癜风的一个重要原因。IL-22 是一种急性炎症期释放的细胞因子，参与组织浸润和破坏、炎症反应及组织修复。此外，IL-22 能够刺激上皮细胞的增生、异常分化和迁移，参与多种免疫性疾病，在白癜风、银屑病、特应性皮炎患者中存在明显的IL-22分泌紊乱。Foxp3是调节性T细胞发育和功能维持的关键转录因子，是Treg细胞的特征性标志。白癜风患者$CD4^+$ $CD25^+$ Treg细胞数量减少或功能缺陷，同时伴有细胞内Foxp3表达的降低，Foxp3的异常与细胞的抑制功能异常有关，提示Foxp3与白癜风细胞的功能异常和发病机制密切相关。

3. 氧化应激　氧化应激反应可能是诱发白癜风的始动因素。白癜风患者血液及表皮中活性氧簇（reactive oxygen species，ROS）过度产生，一方面可能会直接破坏黑素细胞，引起异常蛋白释放，这些异常蛋白有可能会作为自身抗原诱发自身免疫反应，另一方面可能刺激产生热休克蛋白，热休克蛋白作为一个报警信号，可激活抗原呈递细胞，随后启动$CD8^+$ T细胞，产生黑素细胞的自身免疫反应。

白癜风患者存在四氢生物蝶呤自身稳定的代谢缺陷，这个缺陷可以导致表皮内具有高浓度的过氧化氢，使过氧化氢酶减少。除了四氢生物蝶呤代谢异常外，白癜风还存在其他表皮过氧化氢来源，包括儿茶酚胺合成增加和钙依赖的硫氧还蛋白/硫氧还蛋白还原酶抑制。实际上白癜风角质形成细胞和黑素细胞存在钙转运缺陷，这种钙转运缺陷可以解释白癜风自由基防御功能的缺陷。所有这些异常都可以引起氧化应激、黑色素合成过程中毒性中间产物的蓄积和天然解毒过程的抑制，最终导致白癜风皮损中黑素细胞的破坏。

4. 神经精神因素　有的白癜风患者并发斑秃或神经性皮炎，或白斑出现于这些疾病的皮损中，而这些疾病常常受精神紧张因素的影响。白斑的分布往往对称，并常在某神经所支配的皮区域内。此外，有的人在精神受刺激后可发生白癜风。神经细胞和黑素细胞在胚胎过程中都起源于神经嵴。黑素细胞利用酪氨酸合成黑色素，而神经细胞利用酪氨酸生成儿茶酚胺类，儿茶酚和多巴的化学结构很相似。白癜风发病与心理因素有关，有人认为去甲肾上腺素或某些其他儿茶酚胺类神经中毒性物质在黑素细胞附近释放太多时可妨碍黑色素合成，5-羟色胺在抑郁及焦虑等症状的产生中有非常重要的作用。白癜风患处出汗往往比正常皮肤少，表明交感神经纤维有些变性。因此，神经元介质对黑色素可有影响。Bonotis等研究发现白癜风患者在发病前经历的应激性生活事件明显高于正常对照组。因此，做好白癜风患者个体的心理评估，进行合理的心理治疗干预，对白癜风患者的病情控制以及治愈也有一定的作用。

5. 黑素细胞自毁学说

（1）黑素细胞自噬与抗氧化防御：自噬与氧化应激在皮肤色素代谢过程中可影响黑色素小体的合成和成熟，影响角质形成细胞中黑色素小体的降解，参与角质形成细胞的分化过程等。

（2）黑素细胞脱落与黏附缺陷：Ecad分子欠表达或低水平表达是白癜风皮肤黑素细胞黏附缺陷的起始，在黑色素的运输过程中，黑素细胞的树突和邻近角质形成细胞结合并发挥作用，促使黑素细胞"扎根"到基底层，树突的消失也可通过影响黑色素转运过程而干扰黑色素的生物合成。黑素细胞脱落学说主张黑素细胞本身的黏附缺陷是脱落的中心环节，机械应力是黑素细胞脱落的"加速器"，两者具有协同效应。当机械应力足够引起黑素细胞丢失，且无法抵消外源性黑素细胞进入的数量时，就出现白癜风的同形反应。

（3）黑素细胞自噬与脱落的协同作用：低水平Ecad表达与高水平氧化应激的协同作用能加速黑素细胞脱落，自噬水平低下的黑素细胞中线粒体清除障碍、ROS异常聚集，继而激发氧化应激，对黑素细胞产生毒理损害，阻碍黑色素合成，最终出现皮肤色素脱失。氧化应激能放大机械应力对Ecad分子功能低下黑素细胞的损伤作用，高浓度过氧化氢打破Ecad/β-连环蛋白复合体稳定性，使黑素细胞的黏附力下降；ROS累积及基底膜结构变异可致黑素细胞脱落增强。

6. 其他

（1）环境因素：外伤、化学因素、心理因素及暴晒/晒伤等环境因素与白癜风的发病也有着重要关系。

（2）维生素与微量元素：维生素B_{12}、叶酸及铜、锌、硅、硒、铁、钴、等微量元素在白癜风的发生、发展中所起到的作用目前仅处于探讨阶段，对其确切的作用机制并尚无统一的认识。

【组织病理】表皮黑素细胞及黑色素颗粒明显缺少，基底层多巴染色阳性的黑素细胞往往完全缺乏。在早期炎症期可见表皮水肿及海绵形成，真皮内可见淋巴细胞和组织细胞浸润。

【鉴别诊断】

1. 贫血痣　自幼发病，多见于颜面，为浅色斑。刺激摩擦局部不发红，而周围皮肤发红；用玻片压迫局部白斑和周围正常皮肤，皮肤均较白。

2. **白色糠疹** 可能和皮肤干燥及日晒有关，表现为色素减退斑，边缘不清楚，表面有少量白色细小糠状鳞屑。

3. **无色素痣** 在出生时或生后不久发病，皮损为局限性淡白斑，边缘呈锯齿状。

4. **花斑癣** 也称为汗斑，多发于躯干、上肢，为淡白色圆或椭圆形斑，边界不清，表面有细鳞屑，真菌检查阳性。

5. **白化病** 为先天性非进行性疾病，常有家族史，周身皮肤、毛发缺乏色素，两眼虹膜透明，脉络膜色素消失，易和白癜风鉴别。

6. **麻风白斑** 为不完全性色素减退斑，边界不清，表面感觉消失，有麻风的其他症状。

7. **二期梅毒白斑** 发生于颈项，不呈纯白色，梅毒血清反应阳性。

8. 白癜风还应与盘状红斑狼疮、黏膜白斑等鉴别。

【预防】

1. 减少暴晒、摩擦外伤等诱发因素，避免过劳、作息不规律造成氧化损伤。

2. 注意心理健康，减少精神刺激，及时缓解精神压力，保持愉快的心态。

3. 早期发现，警惕皮肤淡白斑，及时就医。用Wood灯有助于早期发现。

【治疗】 治疗原则：早发现早治疗，用整体医学观点，细分白斑分型分期，兼顾全身各系统异常，中西医结合，标本兼职，减少全身异常状况，有利于白斑的恢复。

一、系统治疗

1. **系统用激素** 适用于VIDA>3分的白癜风患者。口服或肌内注射激素可以使进展期白癜风尽快趋于稳定。成人进展期白癜风，可小剂量口服泼尼松0.3mg/(kg·d)，连服1~3个月，无效中止。见效后每2~4周递减5mg，至隔日5mg，维持3~6个月。或复方倍他米松针肌内注射，每20~30日1次，可用1~4次或根据病情酌情使用，应用时应注意激素的禁忌证及可能出现的不良反应。

2. **Janus激酶(Janus kinase,JAK)途径** JAK途径抑制剂托法替尼可阻断该途径产生的γ-干扰素及其下游趋化因子10(C-X-C motif chemokine,CXCL)的表达，从而增加白癜风的复色。Craiglow等给予托法替尼柠檬酸盐治疗白癜风，起始剂量为5mg，隔日1次，3周后，剂量增加到5mg，每日1次。2个月后，面部和上肢部分复色明显。5个月后，前额和双手完全复色，患者无不良反应。

3. **维生素D** 维生素D_3的缺乏或抵抗与自身免疫相关，高剂量维生素D_3可抵消生物学抵抗的影响。Finamor等研究发现给予白癜风患者口服维生素D_3 35 000U每日1次，同时低钙饮食和饮水(最低2.5L/d)。6个月后16例患者有14例达到25%~75%的复色。患者血清尿素、肌酐和钙无改变，尿钙排泄增加但在安全范围内。

4. **抗氧化剂** Colucci等予口服菲斯果提取物(100mg)、维生素E(4.7mg)和类胡萝卜素(10mg)抗氧化剂组，每日3次，治疗6个月。治疗组与对照组同时给予局部治疗或光疗，患者头颈部有明显复色，对照组头、颈部、躯干和上下肢无复色率很高，不良反应主要包括炎症、红斑、新发白斑。欧亚水龙骨是一种生长在中美和南美本土的热带蕨类植物，有抗氧化和光保护的作用，保护紫外灯照射区，减少光老化、色素沉着和组织改变。一项随机、双盲对照研究发现，给予泛发性白癜风患者欧亚水龙骨每日3次口服，联合NB-UVB每周2次，治疗25~26周后，联合组的复色率明显高于单独NB-UVB组，且头部、颈部复色最明显。

5. **阿法诺肽皮下注射** 阿法诺肽(afamelanotide)是一种促α黑素细胞受体的激素类似物，可诱导黑素细胞分化和增生。对稳定期或缓慢进展期白癜风采用NB-UVB联合阿法诺肽皮下注射，NB-UVB光疗每周治疗2~3次(要求每月至少10次)，在光疗的第28、56、84、112日皮下注射阿法诺肽16mg，再接受NB-UVB单独治疗1个月，疗程6个月。不良反应主要有色素沉着、瘙痒、胃肠道反应，较严重的是高血压。

二、外用药治疗

1. **局部外用激素** 适用于白斑累及面积<2%~3%体表面积的进展期皮损。超强效或强效激素，可连续外用1~3个月，或给予强弱效或弱中效激素交替治疗。成人推荐外用强效激素。不良反应有皮肤萎缩、毛细血管扩张、多毛症、痤疮样皮疹和萎缩纹等。如果连续外用激素治疗3~4个月无复色，则表明激素疗效差，需更换其他治疗方法。

2. **钙调磷酸酶抑制剂(TCI)** 包括他克莫司软膏及吡美莫司乳膏，钙调磷酸酶抑制剂能抑制T细胞的活化，可以阻止原炎症性细胞因子的产生和

职业性白斑
(occupational leucoderma)

职业性白斑常是接触橡皮手套等橡胶制品而引起的白斑。有时,用橡胶手套擦拭汗液,或手套所含物质被水或汗液溶解而粘到附近或其他皮肤,也可引起白斑。橡胶中所含防老剂是氢醌单苯醚时可以影响多巴氧化酶的作用,也可能和酪氨酸酶竞争而抑制其作用,从而影响黑色素的生成。其他橡胶用品也能引起白斑,避孕套可以使龟头、包皮发生乳白斑,有时由于汗液的浸渍,阴囊等附近皮肤也可发生白斑,容易误诊为白癜风。

其他某些醌类化合物,汽车制造业中汽车装配油所含对位特丁基儿茶酚可引起职业性白斑病,制造消毒药的原料叔丁基酚类也可使工人的接触部位发生色素脱失斑。

炎症后白斑
(postinflammatory leucoderma)

炎症后白斑是指发炎部位皮肤的继发性色素减少,见于多种炎性皮肤病。其发生原因有可能是损害内黑素细胞消失;也可能由于角质形成细胞分裂加快,黑素细胞内成熟的黑色素体输入角质形成细胞内的数量减少;或者角质形成细胞自基底层到达表皮脱落的时间缩短,黑色素体在角质细胞中降解障碍。在烧伤遗留的瘢痕、梅毒及结核等溃疡愈合处常有继发性色素脱失斑,银屑病、玫瑰糠疹、盘型红斑狼疮或带状疱疹等炎性皮损消退时也常有白斑。有的皮肤病如麻风、硬斑病、花斑癣及白色糠疹等虽没有明显的炎症,也可有继发的白斑(图33-10)。

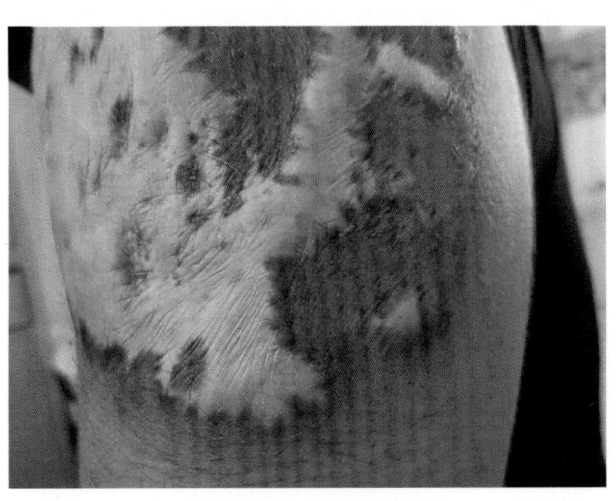

图 33-10 炎症后白斑

特发性滴状色素减少病
(idiopathic guttate hypomelanosis)

特发性滴状色素减少病是一种老年性皮肤退行性病变,又称为老年性点状白斑,可能与遗传基因和日光有关。

【症状】 一般出现于老人,男性发病率比女性高两倍多,汉族及回族发病率远远高于维吾尔族。年龄愈大者发病率愈高,大多数 60~70 岁以上老人患有本病,但也有在中年发病者。

皮损是圆形、卵圆形或不规则形白斑,由米粒至豆粒大小而呈滴状,一般在 0.6cm 以下,偶尔可达 2.5cm,边界清楚,表面平滑,可以萎缩而略凹陷,既无鳞屑及炎症,也无自觉症状,分布于躯干及四肢等处,但面部极少受累。随年龄增长,白色斑点数量增加,单个面积大小不会改变,但永不消失(图 33-11,图 33-12)。

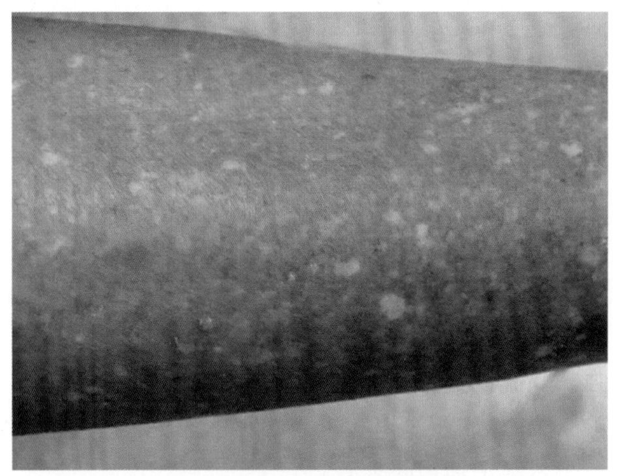

图 33-11 特发性滴状色素减少病(一)

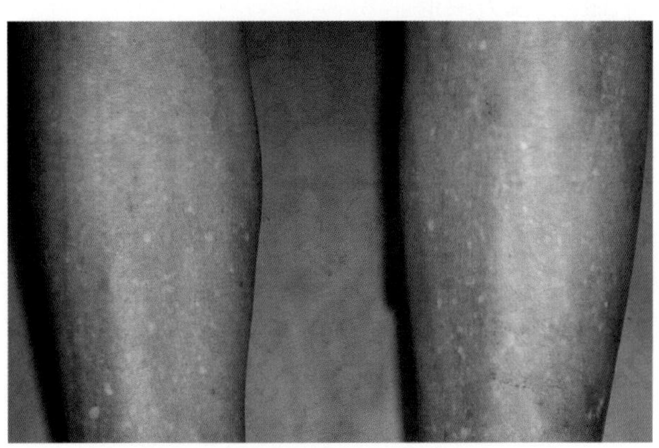

图 33-12 特发性滴状色素减少病(二)

【病因】 本病原因不明而被称为特发性,但若干患者有家族史,而且在种族方面有所差异,因而认为本病是由于遗传因素所引起，日光可能是促发因素。

【组织病理】组织学检查基底层和基底上层黑色素颗粒有中度至明显减少或灶性缺失，有时伴表皮萎缩。在电子显微镜下，黑素细胞虽正常，但数量减少，而所含的黑色素比正常处为少。

【治疗】一般不需要治疗，日光很可能是促发因素，因此防晒、保湿、促进皮肤修复，理论上能延缓老年性白斑发展。

液氮冷冻治疗是早期特发性滴状色素减少病的一种治疗方法，一项研究报道大约90%的皮损可完全色素再生。但也应考虑到冷冻治疗后所致的色素脱失与色素沉着。

福格特-小柳综合征 (Vogt-Koyanagi syndrome)

福格特-小柳综合征又称福格特-小柳-原田综合征（Vogt-Koyanagi-Harada syndrome）、葡萄膜-脑膜炎、特发性葡萄膜大脑炎，表现为双眼弥漫性渗出性葡萄膜炎（葡萄膜炎），同时伴有头痛、耳鸣、颈项强直以及白发、脱发、白癜风等累及多器官系统的临床综合征。多发生于青壮年，易复发。有报道本病与糖尿病、甲状腺功能减退、黑色素瘤和溃疡性结肠炎伴发。

【症状】

1. 前驱期表现为头痛、头晕、恶心、呕吐，颈项强直及其他脑膜刺激症状。小柳型50%的患者有脑膜刺激症状；原田型可高达90%，这些症状出现后不久发生葡萄膜炎。

2. 在前驱期症状后3～5日出现眼部症状，眼痛、眼红、视力减退。

3. 在眼部症状起病后数周或数月，相继出现耳鸣、重听、毛发变白、脱发以及白癜风等病症，白癜风常呈节段性。这些是迷路式中枢神经系统的改变，且多为对称性。

4. 恢复期多次反复发作者，病情逐渐加重，可出现虹膜萎缩，瞳孔膜闭或并发性白内障，继发性青光眼以至眼球萎缩。

【病因】病因不明，多认为本病与自身免疫有关，是一种全身性黑素细胞性自体免疫性疾病，患者血清中常可以测出抗眼色素层抗原的抗体。也有人认为本病与感染有关，尤其是病毒感染，推测为噬黑素细胞病毒引起。另有人认为本病是发生在其他含黑素细胞器官的白癜风。胚胎神经嵴细胞逐渐分化成神经系统和色素系统（包含皮肤黑素细胞和视网膜黑素细胞），后天软脑膜、眼葡萄膜、皮肤及内耳的黑素细胞相继被损伤，可能引发以上症状。此外，本病与HLA-BW54、HLA-DWα、DR4、MT3相关，可能与遗传有关。

【治疗】提倡眼科、皮肤科、耳鼻喉科联合防治。局部和全身应用糖皮质激素，全身使用大剂量维生素和ATP、辅酶A、肌苷等辅助药物。中药：清热解毒、利温明目。

白化病(albinism)

白化病是罕见的染色体隐性遗传性疾病。白化病患者的皮肤、毛发及眼睛都缺乏黑色素，皮肤容易晒伤，眼睛有畏光等表现。白化病的流行病学数据多来自西方人群，以北美和欧洲为主，总体发病率约为1∶17 000。非洲一些国家的发病率可高达1∶14 000。这可能是源于近亲婚配和奠基者效应。中国人群白化病的总体发病率为1∶18 000。

【症状】全身皮肤缺乏黑色素而呈现带有粉红色的乳白色，皮肤干燥柔嫩，各处毛发变成淡白或淡黄色，纤细如丝，毳毛不少。虹膜透明而粉红，瞳孔呈棕红色，脉络膜也缺乏色素，因而患者畏光，日光强烈时不敢睁眼。此外，患者常迅速眨眼及流泪，往往有眼球震颤及散光。

由于缺乏黑色素的保护，皮肤对光线有高度敏感性，患者容易发生日光性皮炎，而皮肤从来不被晒黑。日光照射常引起日光性唇炎及毛细血管扩张。有的可发生日光性角化病或皮角，部分可以转变成基底细胞癌或鳞状细胞癌。

患者的一般状况往往正常，但有些患者的身心发育较差或有其他先天性异常。

白化病可分为皮肤及眼都缺乏黑色素的眼与皮肤白化病（oculocutaneous albinism，OCA）及仅眼睛受侵的眼白化病（ocular albinism，OA）。

眼与皮肤白化病包括酪氨酸酶阴性型、酪氨酸酶阳性型、黄色突变型（yellow mutant）、赫曼斯基-普德拉克（Hermansky-Pudluk）综合征。有人将克罗斯（Cross）综合征及凯迪克-东（Chediak-Higashi）综合征也列入。

酪氨酸酶阴性型（OCA1）的全身皮肤呈乳白色并带粉红色，毛发及虹膜都不含黑色素而变色。酪氨酸酶阳性型（OCA2）患者年龄增长时，皮肤、毛发及虹膜有些色素出现；黑种人的皮肤可有些暗褐色斑点，虹膜可呈褐色。黄色突变型患者在出生时皮肤、毛发及眼都缺少黑色素而像酪氨酸酶阴性型，1岁时毛发呈黄红色。赫曼斯基-普德拉克综合征包括白化病及血小板异常而有出血性素质，服阿司匹林可以严重出血，手术或生产时也易出血。

【病因】 眼与皮肤白化病由常染色体隐性遗传，较常见于血缘近亲结婚家族。酪氨酸酶阴性型的黑素细胞先天地缺乏酪氨酸酶，而黑素细胞本身正常，仅黑色素体不含黑色素，毛球在孵育时不能变黑。酪氨酸酶阳性型的黑素细胞尚有一些产生黑色素的能力，多巴染色阳性，毛球在酪氨酸或多巴溶液中孵育时发黑。

眼白化病的皮肤及毛发的色素正常，仅虹膜有色素变化，由X连锁或常染色体隐性遗传。

目前，已确定的与OCA相关的基因有：*TYR*（*OCA1*），*OCA2*（*OCA2*，*TYRP1*（*OCA3*），*SLC45A2*（*OCA4*），*n. d.*（*OCA5*）基因定位的连锁区间位于第4号染色体*D4S421*和*D4S2913*间，达3.84Mb；*SLC24A5*（*OCA6*），*C10orf11*（*OCA7*）；与OA相关的基因*GPR143*（*OA1*）。

【组织病理】 基底层虽有透明细胞，而银染色法不能显示出黑色素。酪氨酸酶阳性型患者的活检组织是多巴阳性，病理组织在酪氨酸酶或多巴溶液中孵育时，黑素细胞会有色素形成，而阴性型患者的黑素细胞不能生成黑色素。

【治疗】 日晒容易引起皮炎，故应防避日光照射及涂搽遮光剂，带深色眼镜可以保护眼睛并使患者不太畏光，尽量减少紫外辐射对眼睛和皮肤的损害。伴有日光性角化病或肿瘤时要及时切除或用其他适当方法消除。白化病目前尚无根治办法，仅能通过物理方法对症治疗，关注患者心理。应以预防为主，禁止近亲结婚，进行产前基因诊断。

斑驳病（piebaldism）

本病常有家族史，属于常染色体显性遗传病。本病曾称为部分性白化病，但现在认为它并非白化病的一个异型。

【症状】 常在相似部位的皮肤发生成片白斑。前额或额部头皮常有白斑及白斑处头发变白（图33-13），眉毛及眼毛内侧部分也可发白。在白癜风样皮损中及颜色正常的皮肤上，色素增多斑的存在是本病的特征（图33-14，图33-15）。

缺少黑色素的成片白斑可分布于任何部位，较常见于身体前侧的面部中央、前胸及腹部，但少见于腕部、踝部及手足部位的四肢远侧。白斑的大小

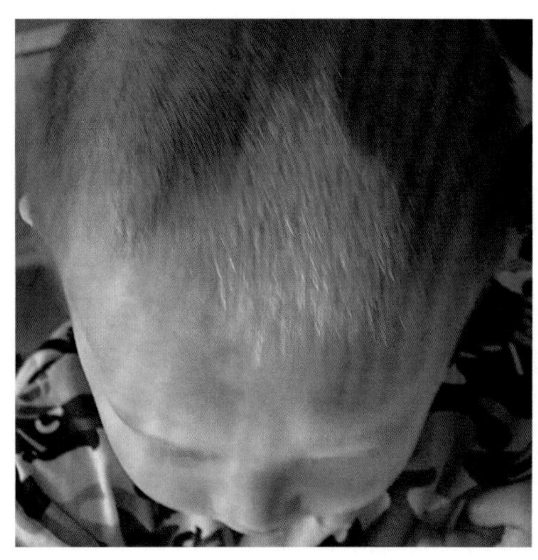

图33-13　斑驳病（一）

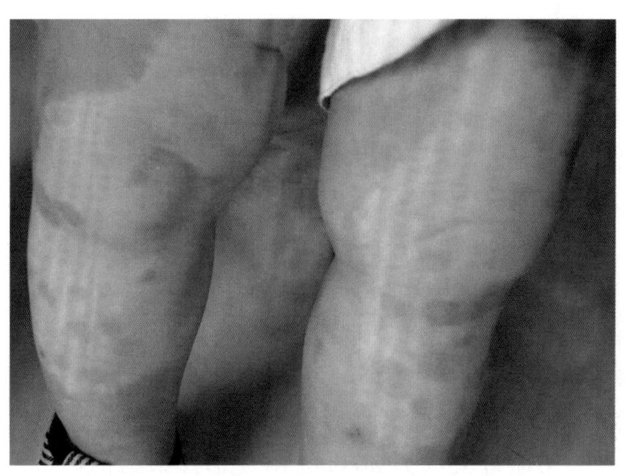

图33-14　斑驳病（二）

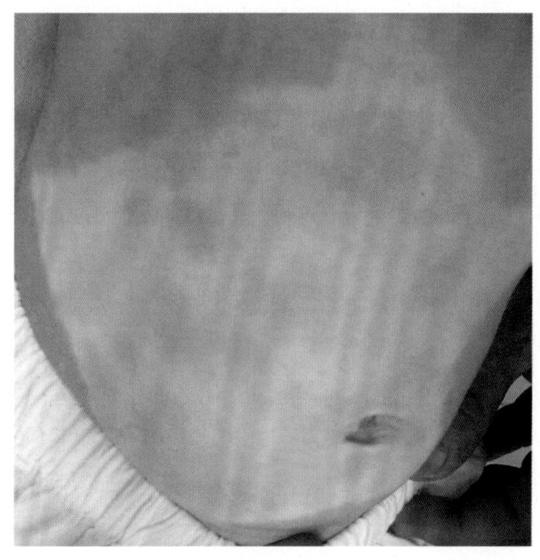

图33-15　斑驳病（三）

及形状不定，有清楚的边缘而像白癜风，但不扩大增多或缩小消失。

有90%的患者前额或额部头皮中线部位常有菱形或三角形白斑，白斑处头发变白，为该病的特征性表现。有的患者虹膜变色，或一只眼睛缺少色素，可有眼球震颤及散光。有的伴有先天性耳聋及智力迟钝等异常，正常皮肤咖啡斑较为常见。

【病因】 斑驳病属常染色体显性遗传病，与*KIT*突变和*SLUG*基因缺失相关，*KIT*基因是斑驳病的致病基因。*KIT*基因位于人染色体4q12，是70kb的DNA片段，包含21个外显子，最长的转录片段为5 230bp。*XIT*基因的作用是编码一种细胞表面受体，即酪氨酸激酶（RTK），是一个包含976个氨基酸的多肽链，其由细胞外的配体结合位点、一个短的信号跨膜区和细胞内位点（包含两个RTK活性部分）三部分组成，属于RKT家族成员中的第三类型。KIT受体的配体是肥大细胞/干细胞生长因子。KIT受体依赖配体结合的信号传导是由配体与受体和细胞内酪氨酸激酶位点形成二聚体后实现的。*KIT*基因突变导致受体酪氨酸激酶功能下降或失活，信号传导功能受损，胚胎发育期成黑素细胞的增殖和迁移发生障碍，从而导致斑驳病的发生。*SLUG*基因是斑驳病的另一致病基因。*SLUG*位于染色体8q11，包含3个外显子，长4 034bp，编码蛋白为SLUG蛋白，由268个氨基酸组成。SLUG蛋白又称为锌指神经嵴转录因子，相对分子质量大约为30 000，由5个锌指结构组成，是锌指蛋白基因家族的一员。*SLUG*基因在胚胎期神经嵴衍生的细胞发育中起重要作用，可调节表达KIT神经嵴细胞的迁移，从而影响黑素细胞的发育。据统计，75%的斑驳病患者是由*KIT*基因突变引起。

斑驳病临床表型的轻重与*KIT*基因突变的不同位点有密切相关。Richards等认为，细胞内酪氨酸激酶活性域编码序列的突变导致临床表型重。细胞外配体结合区域编码序列的突变引起的临床表型轻。发生在跨膜区附近的突变临床表型一般为中型。目前发现至少有九种不同的病理位点突变，因基因突变位置不同，家族中的表现型也不同。

【组织病理】 白斑区皮肤多巴反应阴性；电镜检查未能发现含黑色素颗粒的黑素细胞；色素沉着区皮肤黑素细胞数量正常。

【治疗】 有报道用自体细胞悬浊液、自体表皮移植术治疗斑驳病。

瓦尔登堡（Warrdenburg）综合征

瓦尔登堡患者出生时就有斑驳病的皮肤表现，两眼内部的距离加宽，鼻根部可肥大。有的患者虹膜完全或部分变色，有的伴有耳聋，前额常有白发。

色素脱失处没有黑素细胞。在显微镜下所见的基底层上方透明细胞是朗格汉斯细胞而像白癜风。有些患者前臂脱色处看到一些黑素细胞，但黑色素体不含黑色素或只有少许黑色素，有的黑素细胞形态异常。还有些患者在脱色处看到黑素细胞含有小而不规则的黑色素体。将小片正常皮肤移植于白斑处仍然保有色素，且色素可略扩展。

白细胞异常色素减退综合征（Chediak-Higashi syndrome）

白细胞异常色素减退综合征又称凯迪克-东综合征。患者皮肤发白，毛发变色，眼色素层色素减少，畏光及眼球震颤，日晒后容易引起晒伤而和白化病的表现相同。患者贫血，血细胞减少，对感染的抵抗力下降。到晚期时，肝、脾及淋巴结可肿大，脾功能可亢进而引起血小板减少及溶血性贫血。有些患者早在儿童时期就因严重的病毒性或细菌性感染而死亡，有的患者并发恶性淋巴瘤而死亡。

本病由常染色体隐性遗传，皮肤、毛发及眼睛的色素缺乏而和白化病不能区别，但基因不同。由于各种细胞内溶酶体膜有先天性缺陷，溶酶不能释放，因而白细胞及血小板等细胞质内有粗大的溶酶体颗粒，白细胞的抗菌能力减弱而使患者对感染的易感性显著增加。黑素细胞中黑色素体降解，可相互融合成稀疏散布的巨大色素颗粒，表皮等处色素因而缺乏。

类白化病（albinoidism）

临床表现类似白化病，通常是由常染色体显性遗传引起，在某些家族可为常染色体隐性遗传。初生时皮肤和眼症状与白化病相同，随着年龄的增长，皮肤有些色素甚至渐变正常，但可有些畏光，偶然有眼球震颤，视物的精确度往往较差。

克罗斯综合征（Cross syndrome）

克罗斯综合征又称为克罗斯-麦克库斯克-布林（Cross-Mekusick-Breen）综合征或眼大脑-色素减少综合征（oculocerebral-hypopigmentation syndrome），由常染色体隐性遗传引起。患者在出生时就已有皮肤及眼的色素减少而像白化病，毛发金黄而有灰黄色金属光泽。眼小及角膜混浊，并有眼球震颤。龈部可有纤维瘤病，心智发育迟钝。

泰兹综合征（Tietz syndrome）

本病由常染色体显性基因遗传。皮肤及毛发都缺乏黑色素，而眼睛正常。眉毛发育不全。出生时耳朵已聋，因而患者完全聋哑。

无色素痣（achromic nevus）

无色素痣是一种先天性的，局限性白斑，又称为脱色素痣（nevus depigmentosus）。无色素痣较为少见，而且对患者的健康和容貌影响较小，容易被患者和临床医师所忽视。

【症状】无色素痣的发病年龄较早，皮损表现与伊藤色素减少症一致，但皮损为一侧性，位置固定，分布较局限。生后不久发现白斑，可随身体发育而按比例扩大，脱色区内色素不会再生，所以不能自然消失。无色素痣皮损的相对位置和大小持续终身不变。夏季由于周围正常皮肤晒黑而白斑显得更加明显，冬季或皮肤白者白斑不明显。躯干是无色素痣最常受累的部位，包括胸、腹、背、臀，面部和颈部很少受累。无色素痣往往沿神经节段分布或沿 Blaschko 线分布，在四肢多呈条状或带状，躯干可呈方形。脱色斑可散在分布，彼此之间距离很远。损害为大小不一的苍白色局限性色素减退斑，脱色不完全，没有白癜风那么明显，境界模糊不规则，有时边缘呈锯齿状或呈泼洒的白漆状，周围无色素增加（图 33-16，图 33-17）。脱色区内毛发

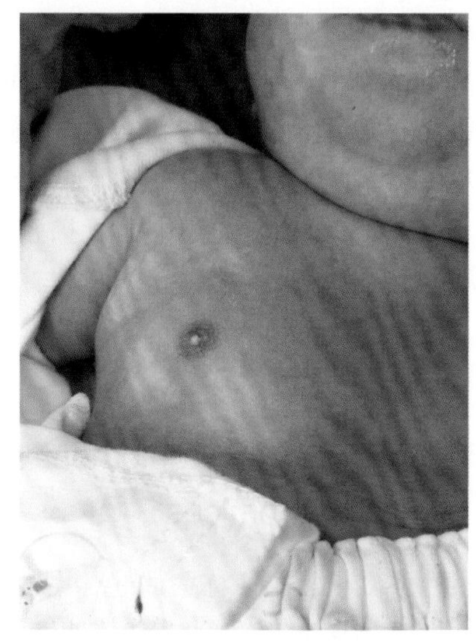

图 33-16 无色素痣（一）

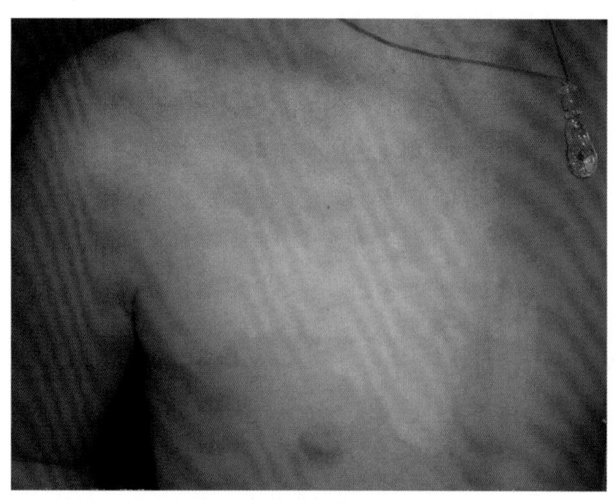

图 33-17 无色素痣（二）

色素可减退但比例很小。有时无色素痣的对侧出现单侧片状雀斑样斑痣。

临床上一般将无色素痣分为三型：①孤立型：为局限的、单发的白斑，可出现在身体任一部位，皮损为圆形或不规则的形状。②节段型：皮损为带状或条纹状，沿皮节或沿 Blaschko 线节段性单侧分布，可累及多个皮节。③涡漩型：白斑表现为多发的涡漩型、条索状或类似人工溅泼的白漆的形状。

【病因】病因不清，有人认为与体细胞突变有关。无色素痣无家族聚集性，故不像其他色素性疾病与遗传相关。有学者认为，无色素痣的发病很可能与胎儿时期的黑素细胞发育缺陷或黑色素小体从黑素细胞向角质形成细胞转移过程中存在某种异常有关。

【组织病理】HE 染色无特异性改变，可见表皮钉突变平，基底部色素减退，基底层噬黑色素色素细胞增多，真皮轻度炎症反应。Kim 等比较无色素痣皮损和周围正常皮肤组织病理学特征，无色素痣皮损中，基底部的色素减退，真皮噬黑素细胞和真皮轻度炎症反应比正常皮肤常见，但是差异无统计学意义。其他组织病理特征也不明显。但是，Fontana Masson 染色显示，无色素痣一个显著的组织学特点是其皮损中黑色素含量与正常皮肤相比明显下降。

电镜观察显示无色素痣皮损内黑色素小体数量显著减少，尚存的黑色素小体有聚集现象且形态各异，但黑素细胞的数量和形状却没有发生变化。另外，在受累部位的角质形成细胞中还观察到由薄膜包绕成团状的黑色素小体，这可能是无色素痣中角质形成细胞的一项重要特征。

【鉴别诊断】

白癜风：白癜风多后天发生，以暴露及摩擦部位（如颜面部、颈部、腕部、前臂及腰骶部等）多见，临床上还可以借助 Wood 灯来鉴别无色素痣与白癜风。白癜风在 Wood 灯下是白垩色，而且可以见到亮白的荧光；而无色素痣在 wood 灯下则是黄白色的，也没有荧光。此外，也可以采用皮肤色素测量仪器（如皮肤镜）或组织学方法等来鉴别无色素痣和白癜风。

无色素性色素失禁症：具有家族遗传倾向，常伴有系统异常，且皮损形态会发生变化。斑驳病：为常染色体显性遗传，80%～90%有白色额发，白斑好发于身体近中心的部位，白斑中可见正常色素岛，组织学表现为黑素细胞缺失。而无色素痣虽然也表现为出生时或出生后不久即出现白斑，但无白色额发，白斑边缘无色素加深，中央无色素沉着斑。

【治疗】目前缺少有效药物。可以使用遮盖霜或试用自体表皮移植。

贫血痣（nevus anemicus）

贫血痣为一种先天局限性淡白斑，一般单侧分布或局限在某一部位。出生后或不久发生，以后本身很少继续扩大，形状不变，色泽为色素减退但不是真正的色素脱失。

【症状】皮损为单侧发生，境界不清，形态很不规则的浅白色斑片，周边可呈树枝状，皮肤黑色素无改变。损害大小不定。冬季轻、不明显，夏季因周围正常皮肤晒黑或周围血管扩张而白斑较明显（图 33-18，图 33-19）。本病可发生在任何部位，较常发生于面部、颈部、胸部或背部等处，不引起任何自觉症状，终身不消退。

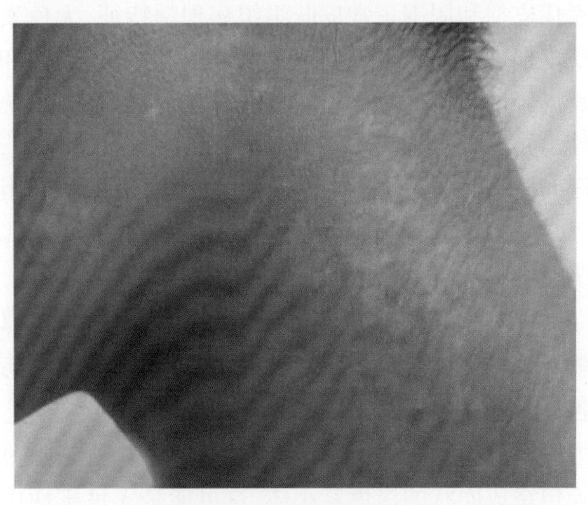

图 33-18 贫血痣（一）

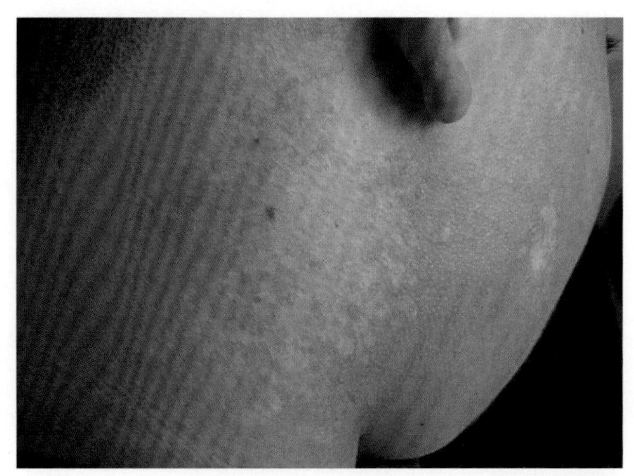

图 33-19 贫血痣（二）

【病因】贫血痣是一种先天性异常。该处血管组织发育缺陷，血管功能紊乱，而血管构造正常。患处血管对于拟肾上腺素药儿茶酚胺类的敏感性增高；儿茶酚胺类抑制组胺释放使皮肤血管长期收缩而苍白。有人认为本病是由于血管舒张纤维长期处于抑制状态，或由于小血管的收缩神经纤维长期处于兴奋状态，局部皮肤血流明显减少而引起的皮肤表现为苍白色。

【组织病理】组织病理变化无异常，血管处于收缩状态，为功能性的异常。

【鉴别诊断】贫血痣要和白癜风、白色糠疹及炎症后白斑等病区别。用手指或玻片按压患处时，皮损和附近正常皮肤都成苍白色，放手后才又分清。如果搓揉或拍击患处，附近皮肤因机械性刺激而充血发红，而贫血痣仍是苍白色。

【治疗】贫血痣无有效治疗方法。有时，为了改善美观，可涂有适当颜色的化妆品以掩盖苍白斑。可以局部试用使血管扩张的药，如 5%辣椒碱软膏等。大部分贫血痣周边毛细血管扩张，也可以采用激光针对血管扩张治疗，以减轻红与白之间的界限。

无色性色素失禁症（inocotinetinentia pigmenti achromicus）

无色性色素失禁症又称为脱色素性色素失禁症，最早是由日本学者伊藤于 1952 年报道，故又为伊藤色素过少症。本病较少见，患病率为 1/10 000～

1/8 000。

【症状】皮损是奇形怪状的色素减少斑,没有炎症或水疱,幼时发病,多半只发生于女孩。躯干四肢出现形状奇特的线状斑,持续多年不退。在面、躯干及四肢呈奇特的线状或涡轮状脱色,有如色素失禁症的表现,但不是色素沉着而是色素脱失。可伴有神经系统改变,肌肉及骨骼改变,胸廓畸形、指畸形以及上腭高耸、齿畸形,还可伴有身材矮小、口腔发育异常、先天性心脏病、回肠闭锁、性早熟、生殖器发育异常、肝大、肾积水等。有时可伴有斜视、眼小、眼色素层萎缩、弥漫性秃发等。最常见的神经系统改变如智力低下、抽搐、小头、大脑萎缩、语言和听力障碍等。

【病因】本病病因不明,大多认为是常染色体显性遗传,但亦有无阳性家族史的病例报告。50%以上的患者可见多种染色体异常,包括 X,17 易位和 18-三体,7-三体等。有学者提出脱色素性色素失禁症是由遗传嵌合现象或遗传嵌合体导致的一组疾病的皮肤表现,即本病不仅是单纯的一种皮肤病,很可能是一种神经皮肤的综合征。

【组织病理】皮损组织病理检查可见表皮多巴阳性黑素细胞数目减少,体积变小,树突短而且少,银染色示黑色素颗粒少。表皮角质形成细胞多正常,真皮无炎症反应。

【治疗】暂无特别治疗方法,成年后色素减少斑也可自然痊愈。

对称性进行性白斑

(symmetrical progressive leucopathy)

本病罕见,为对称性的点状皮肤脱失斑,好发于四肢伸侧,点状白斑逐渐增多,持续终身。

斑秃后白斑

(post-alopecia areata leukoderma)

斑秃后脱发区皮肤和/或毛发变白,皮肤变白的边缘没有色素增殖晕或带。临床上斑秃与白癜风伴发并不少见,二者在发病机制、病程、病理及治疗方面有诸多相似之处。斑秃可以发生在白癜风之前或之后,也可以同时发生,女性常见。斑秃后新生的毛发几乎均为白发,但脱色是短暂的,最终被褐色完整的毛发所替代。

斑秃区头发的真皮乳头和其下的结缔组织含有不同数量的黑色素,这种色素失禁可能是炎症后的作用。

假梅毒性白斑

(leucoderma pseudosyphiliticum)

假梅毒性白斑病因不明,多见于肤色较深的青中年男性,好发于腰背臀部,多发性的片状、圆形、椭圆形,边界模糊的脱色不完全的色素减退斑,起病缓慢、逐渐增多,无自觉症状。

组织病理见表皮大致正常,可见空泡形成及表皮下部区域黑色素减少。

治疗上可试用补骨脂素配合紫外线照射,避免皮肤机械刺激。

(亓玉青)

参考文献

1. 赵辨. 中国临床皮肤病学[M]. 江苏:科学技术出版社,2009.
2. 中国中西医结合学会皮肤性病专业委员会色素病学组,许爱娥. 白癜风诊疗共识(2018 版)[J]. 中华皮肤科杂志,2018,51(4):247-250.
3. 李春英. 2016 年白癜风临床进展回顾[J]. 皮肤病与性病,2017,39(1):11-12.
4. VAN GEEL N, LOMMERTS J E, BEKKENK M W, et al. Development and validation of a patient-reported outcome measure in vitiligo: The Self Assessment Vitiligo Extent Score(SA-VES)[J]. J Am Acad Dermatol, 2017, 76(3): 464-471.
5. 王凯,唐亭亭,尚艳华. 202 例白癜风临床类型与构成特点分析[J]. 海南医学,2017,28(1):136-137.
6. JIN Y, ANDERSEN G, YORGOV D, et al. Genome-wide association studies of autoimmune vitiligo identify 23 new risk loci and highlight key pathways and regulatory variants[J]. Nature Genet, 2016, 48(11): 1418-1424.
7. CUI T, YI X, GUO S, et al. Identification of Novel HLA-A * 0201-Restricted CTL Epitopes in Chinese Vitiligo Patients [J]. Sci Rep, 2016, (6): 36360.
8. LI S, ZHU G, YANG Y, et al. Oxidative stress drives CD_8^+ T-cell skin trafficking in patients with vitiligo through CXCL16 upregulation by activating the unfolded protein response in keratinocytes[J]. J Aller Clin Immunol, 2017, 140(1): 177-189.
9. 徐可佳,刁庆春. 308nm 准分子激光治疗白癜风的作用机制[J]. 中国麻风皮肤病杂志,2015,31(10):600-602.
10. 秦凯炜. 413 例儿童和成人白癜风患者的临床特点比较

[J]. 安徽医药,2015,19(1):146-147.

11. 马锦媛,杨钰琪,高天文,等. CD8⁺T 细胞对白癜风患者黑素细胞的杀伤机制[J]. 中国麻风皮肤病杂志,2017,33(6):341-343.
12. KIM J Y,LEE EJ,SEO J,et al. Impact of HMGB1 on melanocytic survival and its involvement in the pathogenesis of vitiligo[J]. British J Dermatol,2017,176(6):1558-1568.
13. WANG X X,WANG Q Q,WU J Q,et al. Increased expression of CX-CR3 and its ligands in patients with vitiligo and CXCL10 as a potential clinical marker for vitiligo[J]. British J Dermatol,2016,174(6):1318-1326.
14. EDGUNLU T,SOLAK TEKIN N,OZEL TURKCU U,et al. Evaluation of serum trail level and DR4 gene variants as biomarkers for vitiligo patients[J]. JEADV, 2016, 30(10):97-98.
15. 王丽莉. NB-UVB 治疗对寻常型白癜风患者外周血 IL-17、IL-22 和 FoxP3 的影响[J]. 医学临床研究,2017,34(2):397-399.
16. 刘哲,曲生明,李志彪,等. 白癜风的免疫学发病机制及吡美莫司治疗白癜风的研究进展[J]. 中国老年学杂志,2017,5(37):2588-2592.
17. 鲁功荣,许爱娥. 白癜风的治疗现状与进展[J]. 安徽医科大学学报,2016,51(11):1713-1716.
18. VACCARO M,CICERO F,MANNUCCI C,et al. IL-33 circulating serum levels are increased in patients with non-segmental generalized vitiligo[J]. Arch Dermatol Res, 2016,308(7):527-530.
19. VAN GEEL N,LOMMERTS J,BEKKENK M,et al. Development and Validation of the Vitiligo Extent Score(VES): an International Collaborative Initiative[J]. J Investig Dermatol,2016,136(5):978-984.
20. BABINO G,GIUNTA A,ESPOSITO M,et al. UVA1 Laser in the Treatment of Vitiligo [J]. Photomed Laser Surg, 2016,34(5):200-204.
21. 邓莉,韩晓凤,刁庆春,等. 白癜风发病过程研究进展[J]. 中国麻风皮肤病杂志,2017,33(5):308-310.
22. 许爱娥. 白癜风发病机制及治疗靶点的研究现状[J]. 中华皮肤科杂志,2016,49(6):377-378.
23. FEILY A,SEIFI V. Ramirez-Fort MK Fractional CO_2 Laser Pretreatment to Autologous Hair Transplantation and Phototherapy Improves Perifollicular Repigmentation in Refractory Vitiligo: A Randomized, Prospective, Half-Lesion, Comparative Study [J]. Dermatol Surg, 2016, 2(9): 1082-1088.
24. ISMAIL S A,SAYED D S,ABDELGHANI L N. Vitiligo management strategy in Jeddah Saudi Arabia as reported by dermatologists and experienced by patients[J]. J Dermatol Treat,2014,25(3):205-211.
25. DE LA FUENTE-GARCÍA A,GÓMEZ-FLORES M,MANCILLAS-ADAME L,et al. Role of the ACTH test and estimation of a safe dose for high potency steroids in vitiligo: A prospective randomized study[J]. Indian Dermatol Online J,2014,5(2):117-121.
26. 侯占英,刘芳,黄珍,等. 他克莫司联合窄谱中波紫外线治疗白癜风的临床效果及其影响因素分析[J]. 海南医学,2015,26(3):363-365.
27. COLUCCI R,DRAGONI F,CONTI R,et al. Evaluation of an oral supplement containing Phyllanthus emblica fruit extracts,vitamin E,and carotenoids in vitiligo treatment[J]. Dermatol Ther,2015,28(1):17-21.
28. 杨丽,陆东庆. 白癜风发病机制中相关细胞因子的研究进展[J]. 皮肤性病诊疗学杂志,2016,23(1):68-70.
29. 田军,周进科,李强. 白癜风免疫发病机制研究新进展[J]. 医学综述,2016,22(18):3541-3542.
30. 李博为,李舒丽,高天文,等. 白癜风免疫微环境黑素细胞 CX-CL10 表达的影响[J]. 中国麻风皮肤病杂志,2017,33(1):8-10.
31. VINAY K,DOGRA S,PARSAD D,et al. Clinical and treatment char-acteristics determining therapeutic outcome in patients undergoing autologous non-cultured outer root sheath hair follicle cell suspen-sion for treatment of stable vitiligo[J]. J Eur Acad Dermatol Venereol,2015,29(1): 31-37.
32. 赵晓菲,刘国艳. 白癜风氧化应激发病机制的研究进展[J]. 中国麻风皮肤病杂志,2016,32(3):189-191.
33. 张秋鹂,常建民. 白癜风与维生素 B_{12}、叶酸及微量元素关系的研究进展[J]. 中国麻风皮肤病杂志,2015,31(3):164-165.
34. JANG Y H,JUNG S E,SHIN J,et al. Triple combination of systemic corticosteroids, excimer laser, and topical tacrolimus in the treat-ment of recently developed localized vitiligo[J]. Ann Dermatol,2015,27(1):104-107.
35. ZHANG D M,HONG W S,XU A E,et al. A randomized controlled study of the effects of different modalities of narrow-band ultraviolet B therapy on the outcome of cultured autologous melanocytes trans-plantation in treating vitiligo[J]. Dermatol Surg,2014,40(4):420-426.
36. 鲁功荣,许爱娥. 白癜风治疗最新进展[J]. 实用皮肤病学杂志,2016,9(4):262-264.
37. 中华中医药学会皮肤科分会. 白癜风中医治疗专家共识[J]. 中国中西医结合皮肤性病学杂志,2017,16(2): 191-193.

38. 李振洁,马少吟,朱慧兰. 点阵激光治疗白癜风的研究进展[J]. 中国中西医结合皮肤性病学杂志,2017,16(3):286-288.

39. Lim H W, Grimes P E, Agbai O, et al. Afamelanotide and nar-rowband UV-B phototherapy for the treatment of vitiligo: a random-ized multicenter trial[J]. JAMA Dermatol, 2015, 151(1):42-50.

40. 胡孟娇,武松江,刘志军. 非节段型白癜风患者黑素细胞自噬及脱落的研究进展[J]. 中国美容医学,2017,26(6):137-139.

41. 王婷婷,闵仲生,施建新. 激光治疗白癜风的研究进展[J]. 中国麻风皮肤病杂志,2016,32(4):251-253.

42. NESTOR M, BUCAY V, CALLENDER V, et al. Polypodium leucotomos as an adjunct treatment of pigmentary disorders[J]. J Clin Aesthet Dermatol, 2014, 7(3):13-17.

43. MATIN M, LATIFI S, ZOUFAN N, et al. The effectiveness of excimer laser on vitiligo treatment in comparison with a combination therapy of Excimer laser and tacrolimus in an Iranian population[J]. J Cosmet Laser Ther, 2014, 16(5): 241-245.

44. 张凯,张江安,于建斌,等. 白癜风相关自身免疫性多腺体综合征 45 例临床分析[J]. 中华实用诊断与治疗杂志,2016,30(2):150-152.

45. ANBAR T S, EL-AMMAWI T S, ABDEL-RAHMAN A T, et al. The effect of latanoprost on vitiligo: a preliminary comparative study[J]. Int J Dermatol, 2015, 54(5):587-593.

第三十四章

色素增加性皮肤病

色素增加性皮肤病的原因很多,大致可分为遗传因素、物理性因素(如紫外线、日光暴晒等)、化学性因素(如重金属铋、银、汞等物质刺激)、内分泌因素(妊娠、垂体、甲状腺、肾上腺、性腺功能紊乱等致黄体酮、雌激素水平变化)、炎症性因素和代谢性因素等几大类,或由于血管功能障碍、环境因素引起。发病机制亦十分复杂,包括:①黑色素及胡萝卜素含量增多;②黑素细胞的结构或分布部位不正常:如小儿青斑(蒙古痣)的真皮内有大量黑素细胞;③黑素细胞增殖过多:如恶性黑素瘤;④黑素小体的生成、降解缓慢:如太田痣等;⑤黑素细胞不能移行至表皮:如蓝痣;⑥内分泌疾病影响黑色素合成:如艾迪生病垂体中黑素细胞刺激激素(MSH)的分泌增加,大量进入血流而刺激黑素细胞;⑦炎症后色素沉着:如酪氨酸-酪氨酸酶系统的黑色素生成过程发生改变。虽然大多数仅有碍美容,但由此带给患者精神上的压力足以影响其工作、学习、生活等,甚至导致心理疾病。

组织病理可见表皮或真皮以黑色素、黑素细胞为主的成分增加以及其他病理性变化,其范围广泛,横跨多个疾病谱系,包括单纯色素性皮肤病、黑素细胞相关性肿瘤、结缔组织病、炎症性皮肤病等。皮肤色素增加可能存在表皮细胞内色素增多,基底细胞层黑色素、黑素细胞增多,色素失禁导致真皮浅层黑素颗粒及噬黑素细胞增多等多种原因。

目前皮肤镜的诊断方法学和基本理论体系已逐渐形成。皮肤镜观察的是皮肤水平面的病理变化,组织病理活检反映的是皮损纵切面的病理变化,两者之间存在关联性。不同组织病理变化的皮肤疾病,其皮肤镜下表现各有不同。皮肤镜下色素分布模式的不同与不同类型形态学特征的出现,往往对应不同的疾病类型以及疾病发展阶段。因此,为色素增加性皮肤病的诊断与鉴别诊断提供了理论依据,显示了良好的应用前景。

雀斑(ephelis,ephelides,freckles)

雀斑为好发于面部的淡褐色或棕褐色点状色素沉着斑。为常染色体显性遗传,过度日晒可诱发或加重。

【症状】皮损多半在6~7岁时开始出现,少数患者从青春期开始发病。主要发生在面部,以鼻和双面颊部为主,也可见于颈部、胸背、前臂和手背,常发生于暴露部位。皮损特点为边界清楚的淡褐色或深褐色斑点,针尖至绿豆大小,对称或稀疏分布,相互不融合,表面光滑无鳞屑。一般无自觉症状(图34-1,图34-2)。

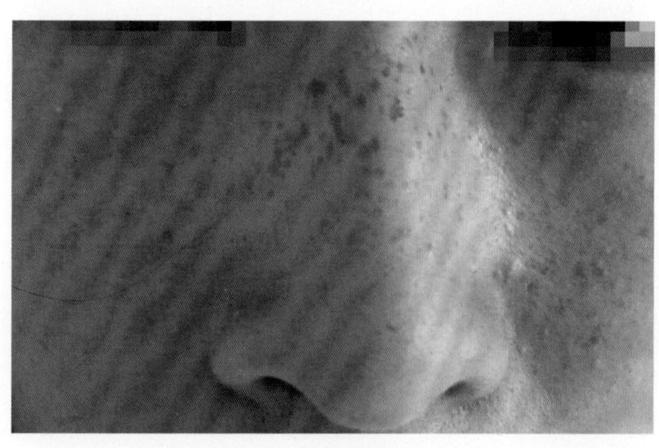

图34-1　雀斑(一)

【病因】是常见的常染色体显性遗传性皮肤病,女性发病多于男性,伴有家族遗传史,在数代家族中往往有些人在相同部位患有形式相似的雀斑。夏季日光的暴晒对本病的发生是一个必需因素。

【组织病理】基底层有增多的黑色素,而黑素细胞不增加,反而可比正常少,但黑素细胞较大,有更多更长的枝状突,多巴反应强阳性。

【治疗】内服复合维生素B、维生素E或静脉注射大剂量维生素C有帮助。外用3%氢醌霜、阿维A酸乳膏、五妙水仙膏等药物;苯酚、50%三氯醋酸化学剥脱;液氮冷冻疗法、磨削术等虽可取得一

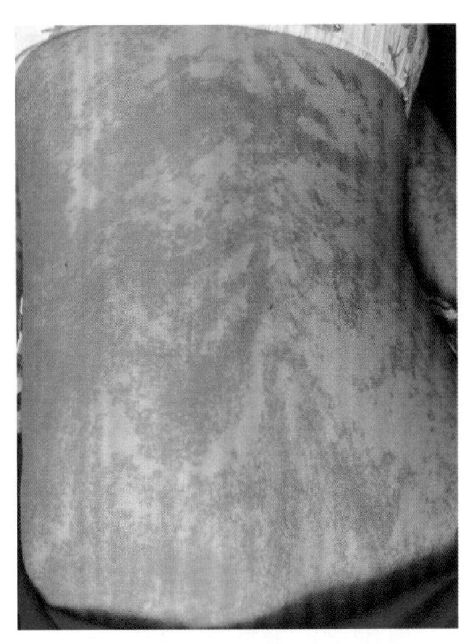
图 34-17　色素失禁症(四)

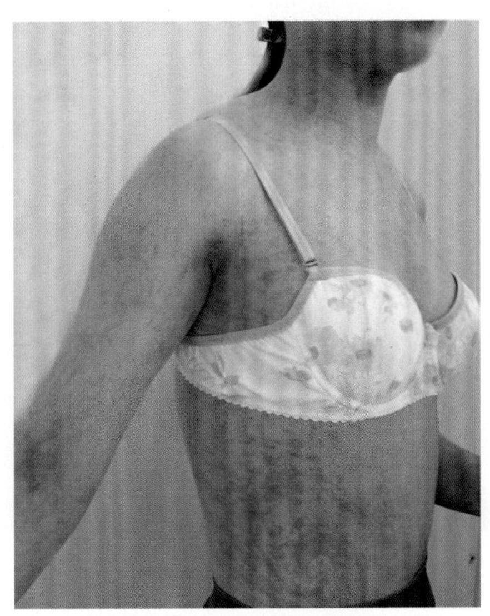
图 34-18　色素失禁症(五)

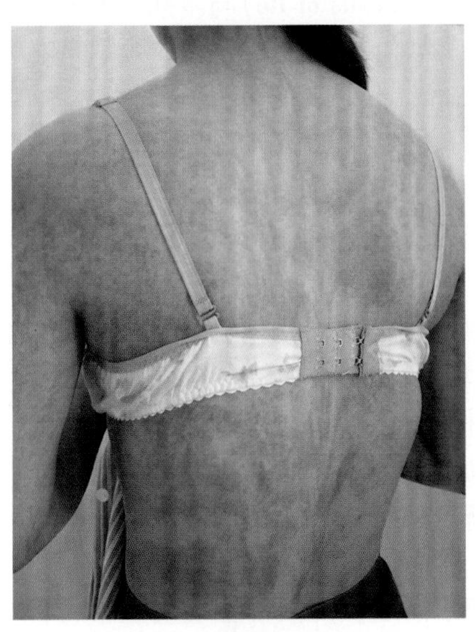
图 34-19　色素失禁症(六)

在青春期开始消退,多数会在 20 岁之前彻底或接近彻底消退。其他的皮肤改变包括假性秃发、痣样羊毛状发,甲营养不良或者甲萎缩,乳头发育不良等。

除了皮肤表现非常具有特征性之外,往往伴有皮肤外表现:牙齿稀少,齿形异常等、骨骼呈溶骨性损害、神经系统异常及眼部异常。中枢神经系统异常发生于近 30%的色素失禁症患者,男性患者比例会更高。最常见的症状为癫痫,以局灶性阵挛为主要表现,多数会在第一年出现。此外,智力发育迟缓或者智力低下也是常见的临床表现。有一部分患者会出现大脑结构异常或脑血管异常。眼部异常在色素失禁症的比例可高达 70%,其中最常见的是以眼底血管增生为主的眼底血管异常,其他常见表现包括白内障、斜视、视神经萎缩、眼底色素异常等。

无色性色素失禁症(inocotinetinentia pigmenti achromians),因最早由日本学者伊藤报道,又称伊藤黑素减少症。有人认为本病是常染色体显性遗传。多半只发生于女孩,躯干及四肢呈现奇形怪状、线状或漩涡状的色素减少而不是增多,偶尔也发生于面部。本病无自觉症状,但也可伴有与色素失禁症相类似的其他器官的异常。本病可出现在有色素失禁症的家族,有的患者同时存在色素失禁症和无色性色素失禁症两种皮损,因此认为无色素性失禁症可能是色素失禁症的一型。遗传学发现本病半数以上有多种染色体异常,皮肤症状仅是一种表现。

【病因】 色素失禁症是一种多器官受累的 X-连锁(性连锁)显性遗传性疾病,主要见于女性,现证实为定位于 X 染色体长臂的 Xq11(IP1)和 Xq28(IP2)突变引起。核因子 NF-κB 基因调节体(*NEMO*)基因突变在抑制肿瘤坏死因子诱导的细胞凋亡中起作用,显示其是发生本病的原因。

【组织病理】 小疱位于表皮内,伴海绵形成,有多数嗜酸性粒细胞,水疱间表皮常含有小团的表皮细胞,呈涡轮状排列及散在的大的嗜酸性透明胞质的角化不良细胞,真皮浸润如表皮。疣状增生处表现棘层肥厚不规则的乳头瘤样增生及角化过度,色素沉着处真皮上层噬黑素细胞增多,内含大量黑素颗粒,基底层黑素颗粒减少,有空泡变性。

无色性色素失禁症的皮疹处黑色素不规则地减少,甚至消失,多巴胺染色显示黑素细胞缩小,枝状突短,染色较浅。表皮内朗格汉斯细胞增多,真皮无炎症及噬黑素细胞。

【鉴别】

1. **Franceschetti-Jadassohn 综合征** 有人认为该病为色素失禁症的异型，色沉呈网状，无水滴状，早期无水疱、疣状损害，亦无齿和眼部损害。

2. **脱色性色素失禁症** 多见女孩，无家族遗传史。无色素沉着斑，只有色素减退斑，前期无水疱、无炎症。

3. **色素性荨麻疹又称为肥大细胞增多症** 该病色素斑不呈水滴状，刺激色素斑可出现风团，皮肤划痕征阳性，组织病理显示，真皮内可见大量肥大细胞。

本病还须与大疱性表皮松解症、儿童期大疱性类天疱疮相鉴别。

【治疗】红斑水疱期主要是保护皮肤，预防继发感染，如炎症严重可予抗生素及适量糖皮质激素。疣状增生期可以外用阿维A酸软膏，配合水杨酸软膏或者尿素软膏软化角质，但大部分患者自2岁开始疣状斑块和色素斑逐渐消退，故不建议特殊治疗。在色素沉着期，由于激光对色素失禁症的色素沉着治疗效果并不满意，因此不推荐使用。无色性色素失禁症也可自然痊愈。皮肤外损害应对症处理。

【预后】色沉斑持续数年后可渐消退，直至20~30岁才觉察到，有的伴有萎缩和硬化。

眼颧褐青色痣
(nevus fusco-caeruleus opthalmo-maxillaris)

眼颧褐青色痣是1938年由日本的太田正雄首先报道，故而常被称为太田痣，是波及巩膜及受三叉神经支配的面部皮肤的黑褐色斑状损害。在我国人群中，太田痣的发病率为0.1%~0.2%，对患者心理、精神影响很大。

【症状】是以眼周区域青褐色斑痣为特点的色素性胎记，大约50%的患者出生时至1岁内即被发现该病，但也有到儿童期开始发病，甚至到青春期才逐渐显现，表现为棕、灰及蓝色的斑点所组成的斑，界限多数比较清楚，边缘不规则。偶伴蓝痣而有结节或隆起。斑片单侧分布，最常见于三叉神经第1及第2支的支配区，发生于前额、眼周、颊部及颧部，有的黑素细胞同时还分布于结膜、角膜及视网膜上（图34-20，图34-21）。部分患者的病灶随年龄、日晒、妊娠和劳累有缓慢加重的倾向，与恶性变无明确的关系。

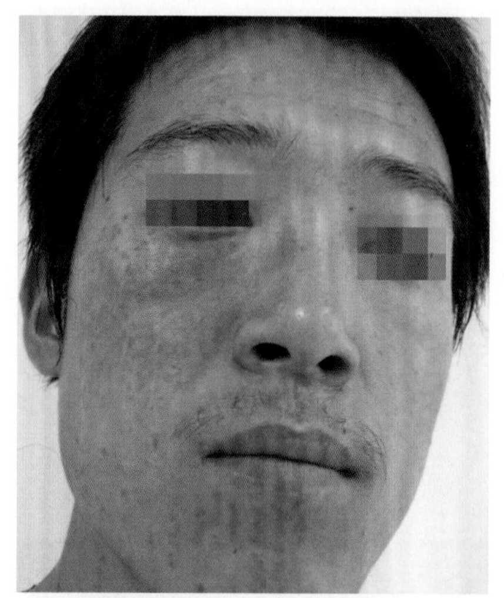

图34-20 眼颧褐青色痣（一）

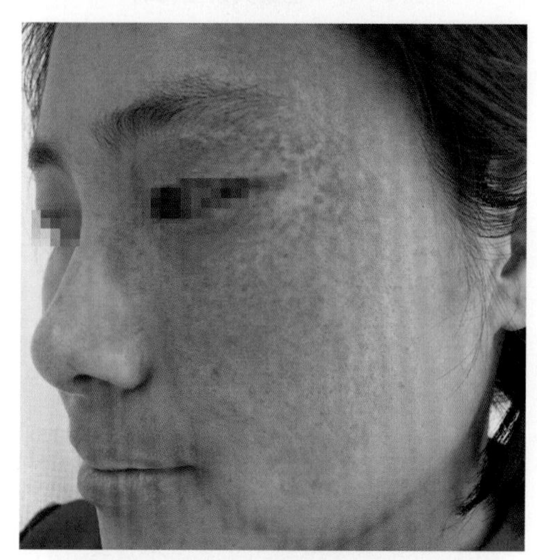

图34-21 眼颧褐青色痣（二）

伊藤痣（nevus of Ito）与本病具有相似的皮损，常见于一侧，沿神经区域分布的颈肩部、锁骨区或三角肌部位。伊藤痣实际上是发生在颈部、肩部、躯干部的太田痣。眼颧褐青色痣和伊藤痣可以同时存在，都不能自然消退。

【病因】发病机制不明。有研究证明性激素对真皮组织内黑素细胞的调控作用异常是太田痣发病的主要原因，某些遗传因素可能会增加患者的罹患概率，多有报道与内分泌干扰物质在生态系统中积聚相关。已有证据表明激素水平相关疾病的发病特征存在逐年产生变化的趋势，出生时或1岁以内发病和青春期发病患者各占约50%。常有家族史，可能为常染色体显性遗传。

【组织病理】皮损部位表皮正常，真皮层内更趋近于真皮深层黑素细胞数量增多。真皮上、中部胶原束间有呈树枝状、星形或梭形黑素细胞。

【治疗】既往常见的治疗方法如皮肤磨削术、植皮、化学药物剥脱术等虽有一定的疗效，但容易损伤周围正常组织，形成瘢痕、色素异常等，已被激光治疗所替代。常用的太田痣治疗激光有三类：Q开关红宝石激光、翠绿宝石激光和Q开关Nd：YAG（石榴石）激光。三者各有其优缺点。其区别主要在于激光的核心部分所用的宝石不同，分别为红宝石，翠绿宝石及石榴石。激光治疗间隔6～8周为宜，如有明显的色素沉着时，应待色素沉着消退后再进行下次治疗，否则会影响激光的穿透力，延迟间隔时间并不影响疗效。有报道对于难治性太田痣患者（患者已经使用调Q694/1 064/755激光治疗4～12次，临床无明显疗效），可使用755nm皮秒激光治疗，疗效可能满意。

颧部褐青色痣(naevusfuscoceruleuszygomaticus，NFZ)

颧部褐青色痣（nevus fusca-coeruleus zygomaticus，NFZ）又称为Hori痣、获得性双侧太田痣样斑。由Hori在1984年首次报道。NFZ均为后天发病，发病高峰见于16～40岁中青年女性，好发于亚洲人，在我国发病率较高，本病比太田痣多见。

【症状】双侧颧部散在、褐色的椭圆形或多角形斑点，无明显自觉症状。直径1～3mm，灰褐、灰蓝或深褐色，对称分布，不累及眼及上腭（图34-22），临床表现与多数太田痣不同。

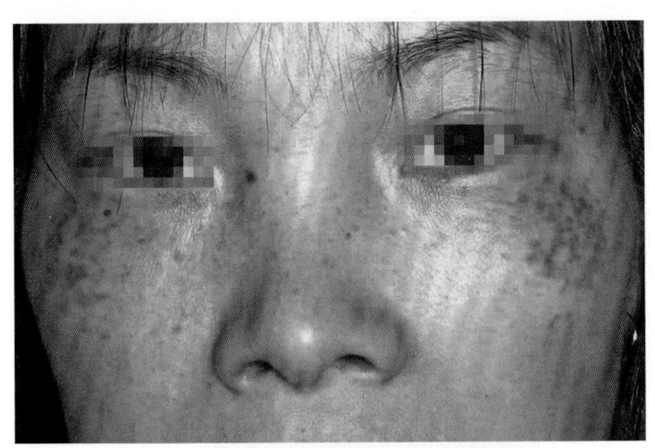

图34-22　颧部褐青色痣

【病因】常染色体显性遗传。

【组织病理】表皮正常，主要变化在真皮上部胶原间散布梭形色素细胞，细胞的长轴与皮肤表面平行，呈带状成簇分布于真皮浅层或血管周围；亦发现黑素细胞或分散在真皮乳头层和网织层上层，有双极树突状的黑素细胞单个或散在于胶原纤维束间，还有部分噬黑素细胞存在。

【治疗】激光治疗同太田痣。颧部褐青色痣越早治疗效果越好。年龄越小其吸收就越好，沉积的色素颗粒少。成人后面积变大，色素颜色加深，加大了治疗的难度。

蒙古斑(mongolian spot)

蒙古斑又称为小儿青斑，一般为新生儿最常见的胎记或胎斑，属先天性，其发生率约为86.3%。欧美学者早先认为本病只见于蒙古族而称为蒙古斑。

【症状】色素沉着斑几乎总是局限于腰骶部及臀部，偶见于股侧甚或肩部，呈灰青、蓝或蓝黑色，圆、卵圆或不规则形，边缘不很明显，直径可从仅数毫米到十余厘米，多为单发，偶见多发。患处除色素改变外无任何异常，皮纹也正常（图34-23）。随婴儿成长，蒙古斑色泽逐渐转淡或消失，对机体亦无任何危害，一般在3～4岁时完全消失。

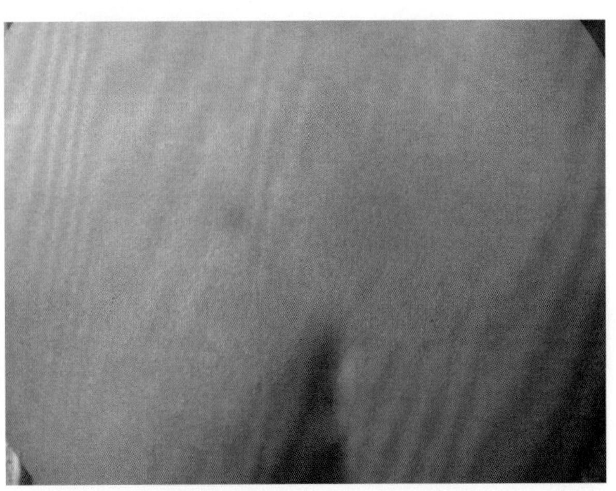

图34-23　蒙古斑

【组织病理】蒙古斑是由于成黑素细胞在出生时尚未完全到达表皮，黑素细胞停留在真皮深部，或滞留于真皮内而散布于胶原纤维束之间。

【治疗】一般无须治疗。泛发性长期不退者，可选用短脉冲激光治疗。

色素性毛表皮痣(pigmented hairy epidermal nevus)

色素性毛表皮痣又称为贝克痣（Becker nevus)。本病是一种先天的黑变病,男性多于女性,常在儿童期发病,且可合并其他痣。

【症状】多见于青少年。皮损初为淡褐色及褐色斑片,手掌大小或更大,边界清楚但不规则,最易发生于一侧的肩部、前胸或肩胛部位,有时为双侧性或发生于身体其余部位。色素斑通常是一大片,有时附近出现新皮损而成岛状,数年后出现多数粗毛,色斑表面毛囊性丘疹是本病的特征之一(图 34-24,图 34-25)。皮损随年龄逐渐发展,至成年后稳定不变。少数患者的患处并发隆起的色素痣或表皮痣。

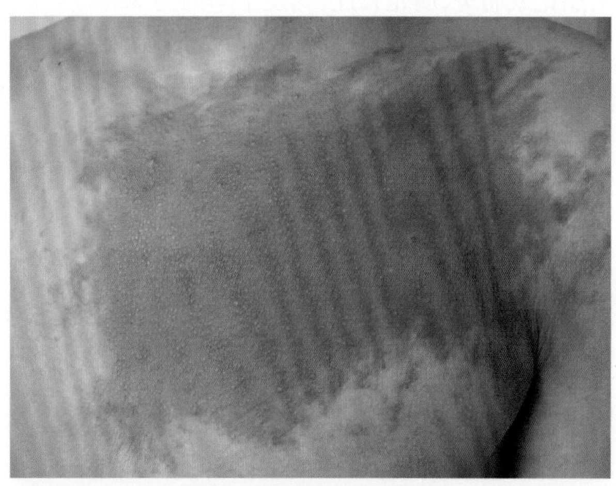

图 34-24 色素性毛表皮痣(一)

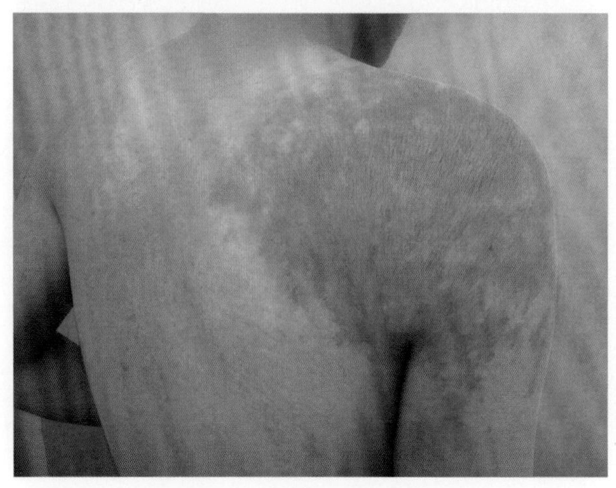

图 34-25 色素性毛表皮痣(二)

【组织病理】表皮增厚,角化过度较轻,表皮嵴和真皮乳头可延长。棘细胞层略肥厚,基底层黑色素增多,但黑素细胞数目正常。并发色素痣时有痣细胞巢。

【治疗】一般不需要处理,必要时激光脱毛或采用调 Q 开关翠绿宝石激光或倍频 Nd:YAG 激光治疗。

着色性干皮病
(xeroderma pigmentosum)

着色性干皮病是一种少见的常染色体隐性遗传性皮肤病。

【症状】患者出生时皮肤正常,一般在出生后 6 个月至 3 岁发病。但大多数患者在 20 岁前进入肿瘤期。初期的皮损发生在曝光部位,也可发生于身体其他部位。

光敏感最为常见,日晒部位发生水疱、大量雀斑、伴有色素减退和萎缩、皮肤干燥、毛细血管扩张、瘢痕形成和日光角化病。雀斑淡至暗棕色,针头至 1cm 大小,可互相融合而形成不规则的色素沉着斑片,其间逐渐夹杂有毛细血管扩张及小血管瘤(图 34-26,图 34-27)。常见疣状角化,可自行消退或恶变。并可出现眼部损害和神经系统改变等。本病常在 10 岁前死亡,2/3 的患者于 20 岁前死亡。可在 3~4 年内出现恶变的肿瘤,多为基底细胞癌、鳞癌或黑色素瘤,且为多发性,可因广泛转移导致死亡。

眼损害可见于 80%的患者,可有畏光眼睑外翻和下睑损毁致球结膜暴露,结膜可有色素斑,血管性翼状胬肉,角膜混浊,患者发育差而矮小,很多患者智力显著迟钝。

少数患者在成年时期甚至 30 岁以后才发生本病,称为迟发性着色性干皮病,预后往往好于儿童时期开始发病者。

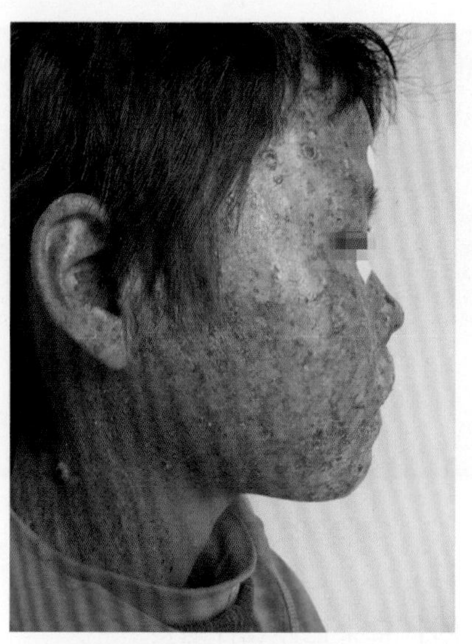

图 34-26 着色性干皮病(一)
(襄樊市中心医院皮肤科王润和提供)

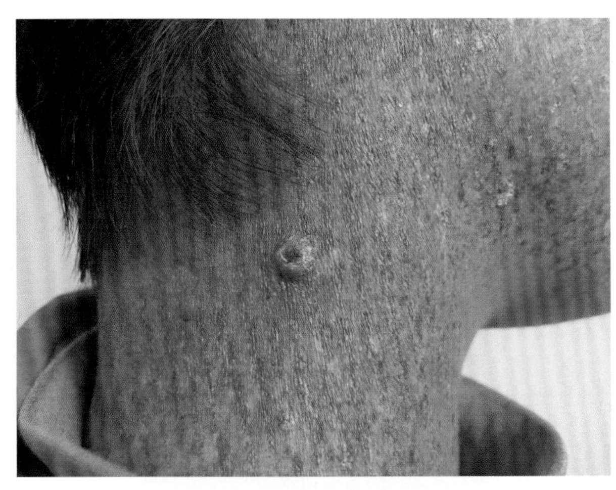

图 34-27　着色性干皮病(二)
(襄樊市中心医院皮肤科王润和提供)

着色性干皮病可合并日光性角化病、肉瘤、基底细胞癌、鳞状细胞癌及恶性黑素瘤等。患者发育差,伴有身材矮小、脑小、智力低下、性腺发育不良及智力障碍,呼吸道及皮肤易有继发性感染。

【病因】本病是一种少见的常染色体隐性遗传性皮肤病。近亲结婚是本病的主要原因。患者的皮肤部位缺乏核酸内切酶,不能修复被紫外线损伤的皮肤的 DNA,因此在日光照射后皮肤容易被紫外线损伤,先是出现皮肤炎症,继而可发生皮肤癌。有人认为本病可能和血清中铜含量先天性增高和/或血液中谷胱甘肽先天的不足有关。也有认为与促肾上腺皮质激素的分泌不足有关。

【组织病理】早期病理变化为非特异性,可有角化过度,基底层变薄伴某些皮突萎缩和伸长相互交叉,真皮上部有慢性炎性浸润。中期表皮部分区域表现萎缩,间以棘层肥厚。表皮细胞核排列紊乱,有向真皮方向呈牙蕾状的生长。色素沉着处基底层及真皮都有大量的黑色素。疣状损害的表皮突伸展,真皮浅部的胶原及弹力纤维变性,血管周围有大量的炎细胞浸润。有些表皮呈不典型性生长而使其组织像有如肿瘤期可见的各种组织学改变。

【治疗】目前尚无特殊有效的治疗方法。

1. 避免日晒,不宜室外工作。

2. 遮光剂如25%二氧化钛霜保护皮肤;0.05%阿维 A 酸乳膏、5-FU 霜可预防光老化。

3. 口服 β 胡萝卜素减轻皮肤的光敏性;阿维 A 可有效地减少皮肤肿瘤形成,口服配合外用效果更佳。

4. 角化的结节、赘生物及早激光或冷冻治疗,较大的肿瘤及早切除,边缘超出正常皮肤 0.3~0.5cm,且达足够深度。

5. 对于头面部不能用物理治疗或手术切除的损害,可采用放射治疗。

6. T4 内切核酸酶 V 能够特异识别环丁烷嘧啶二聚体,可用于着色性干皮病的酶替代治疗。

黄褐斑(chloasma,melasma)

黄褐斑是一种发生于面部难治的色素性皮肤病,目前病因仍不太清楚。

【症状】多发于中青年,女性多见,呈慢性病程。病变多发生于颧部、颊部、口鼻周围或额部、眶附近,呈淡褐色、咖啡色或淡黑色斑片,或多或少地对称,界限清楚而不规则,无自觉症状(图 34-28,图 34-29)。

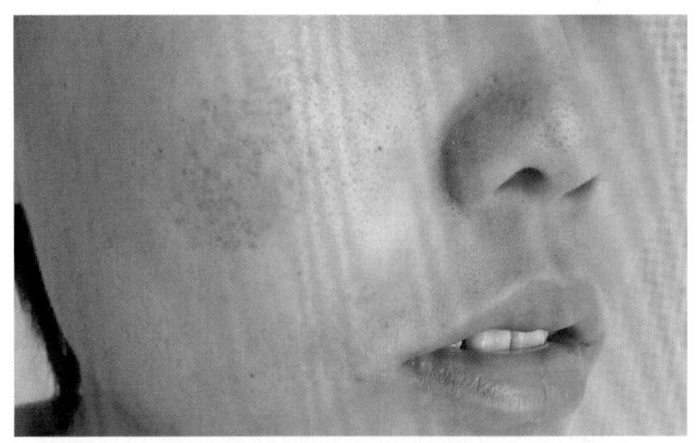

图 34-28　黄褐斑(一)

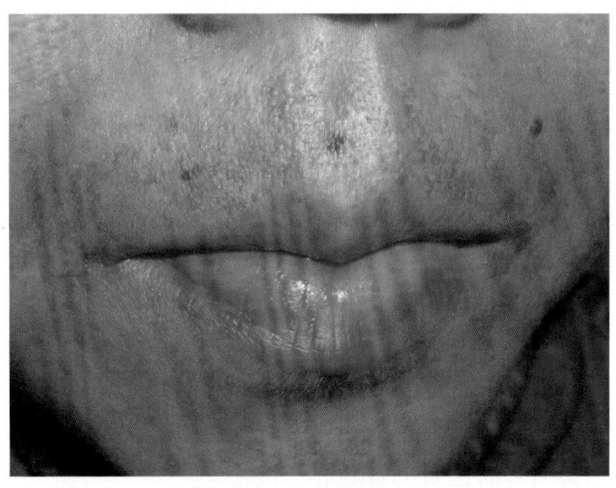

图 34-29　黄褐斑(二)

【病因】目前病因仍不太清楚。可能与遗传、内分泌、妊娠、日光等有关,近来发现本病的发生与微生态平衡、代谢异常及使用劣质化妆品有关。雌激素水平的变化可能在黄褐斑的发病中具有重要作用，一定浓度的雌激素可以提高酪氨酸酶的活性，促进黑素细胞合成色素；雌激素刺激黑素细胞，与黄体酮联合使黑色素产生增加，妊娠、口服避孕药、特别是女性生殖器官疾病和月经不调、痛经、子宫附件炎、不孕症等患者面部也常常出现黄褐斑。某些慢性疾病如肝脏病、慢性酒精中毒、结核、内脏肿瘤、甲状腺疾病及一些自身免疫性疾病等亦可发生本病。本病虽无家族史，但有人认为与先天体质有关。日光未必是病因，但强烈日晒能使损害颜色加深，夏季时黄褐斑更明显。据报道此病可与化妆品有关，有人认为后者属于化妆品皮炎的色素沉着型，但有时两者很难区分。

【组织病理】 表皮变薄，棘层黑素颗粒增加，基底层细胞周围可见明显色素颗粒，基底上层、毛囊上段、真皮层也有色素颗粒分布，真皮胶原紊乱、断裂，皮肤附属器数量较少。

黄褐斑患者皮肤镜下主要表现为均匀一致的淡黄褐色或深褐色斑片或斑点。

【治疗】 选择不同治疗方法，经过综合治疗可以取得满意疗效。寻找病因并做适当处理，全身治疗包括口服谷胱甘肽及维生素 C、维生素 E；口服氨甲环酸可干扰酪氨酸酶对酪氨酸的催化作用从而抑制黑色素合成。避免日晒可以使损害颜色变浅，有时可涂遮光剂以减少日光的影响。

局部外用药物有 3%氢醌、15%～20%壬二酸、3%过氧化氢及超氧化歧化酶（SOD）等；氢醌内加入二氧化钛也可以和其他药物如阿维 A 酸合配成褪色剂。

激光治疗理论上可以选择性破坏黑素小体，加速色素颗粒的代谢，可用 Q 开关激光、强脉冲光、点阵激光等治疗，但大部分患者的原皮损色素加深，应慎重选择。

修复皮肤微生态的制剂及中医中药治疗亦有疗效。

里尔黑变病（Riehl's melanosis）

里尔黑变病首先由 Riehl 描述，是发生于中年妇女面部的色素沉着病。

【症状】 本病开始皮肤轻度瘙痒、红斑，以后发生色素沉着。色素斑边界不清，色素由浅而深，逐渐播散，呈淡褐色、灰褐色、褐色、深褐色，色素沉着处有轻度充血，毛细血管扩张。皮损表面有弥漫细薄的鳞屑，呈特征性粉尘样外观，可有轻度萎缩及毛囊过度角化现象（图 34-30，图 34-31）。黏膜不受累。主要发病部位在前额、颧骨、耳前、耳后及颈部两侧，面部中央很少受累。有时也发生于摩擦部位如腋下、脐窝、前臂、胸部。手指背面、头皮近发际部位，色较浅，病程缓慢，可达数月或数年不等，损害发展到一定程度不再变化，以后色素斑逐渐变浅，角化过度逐渐消失，会自然痊愈。根据临床表现可分为 3 期：炎症期、色素沉着期、萎缩期。

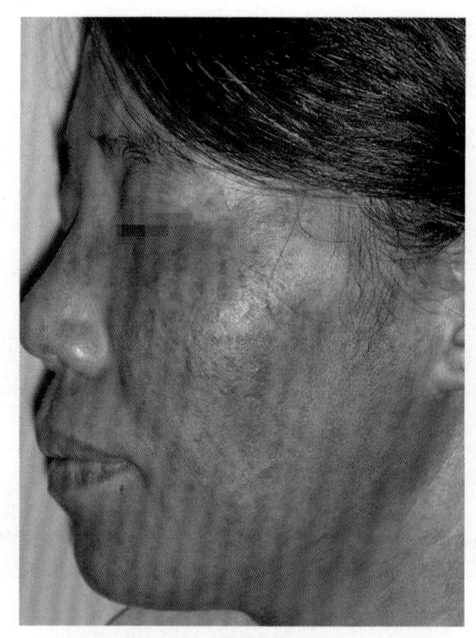

图 34-30 里尔黑变病（一）

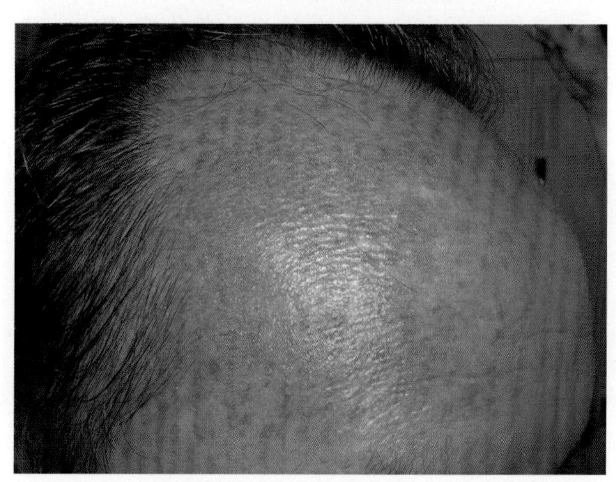

图 34-31 里尔黑变病（二）

【病因】 病因和发病机制尚不明确。一般认为长期应用含有焦油衍化物等光感性物质的化妆品而造成光敏感，日晒后致黑色素代谢紊乱。营养不良、内分泌失调也可能致病。有研究证实本病黑色素的合成活跃，黑素细胞由树突远端向角质形成细胞的转运增强。

【组织病理】 表皮角化过度及毛囊性角质栓、棘细胞层轻度萎缩、基底细胞层液化变性、真皮表层毛细胞血管扩张、噬黑素细胞增加、血管周围主要为淋巴细胞浸润。

Riehl 黑变病皮肤镜下表现为不规则颗粒样色素结构、线状血管结构、粉尘样鳞屑、毛囊角栓、毛囊周围白晕，其中不规则颗粒样色素结构敏感性最高，有时这些呈点、球状的色素颗粒会围绕毛囊倾向于形成一种网状结构。

【鉴别】

1. **Civatte 皮肤异色病** Civatte 皮肤异色病发生于面颊、颈、前胸，有网状色素沉着，淡白斑点状的皮肤萎缩及显著的毛细血管扩张等症状。本病是面部前额、颧部、耳前、耳后及颈部的边缘性色素沉着，轻度角化和细薄的鳞屑，呈特征性粉尘样外观。

2. **苔藓样中毒性黑皮炎** 是长期与沥青、煤焦油、石油接触或长期吸入这类物质的挥发物而发病。面、颏、颈部有发痒的网状色素斑、毛细血管扩张及黑色苔藓样毛囊性小丘疹及痤疮样炎性反应。

里尔黑变病还应与血管性萎缩性皮肤异色病、砷黑变病或艾迪生病鉴别。

【治疗】

1. 避免服用光感性药物及擦含焦油衍生物的化妆品，减少对皮肤的机械性刺激，加强劳动保护。

2. 维生素的应用尤以维生素 C 更为重要，口服或每日静脉注射维生素 C，也可口服维生素 E 或 1%维生素 E 霜外用，以改善皮肤营养。

3. 脱色剂外用，3%～5%氢醌霜更为有效，但须注意避免过分应用褪色不匀的问题。

网状皮肤异色病 (poikiloderma peticulare)

网状皮肤异色病又称为西瓦特皮肤异色病（poikilodrma of Civatte），皮损对称发生于面部和颈侧，大片网状色素沉着，呈棕红色或青铜色斑点，密集成网状，网间有萎缩白斑点及毛细血管扩张（图 34-32）。皮疹表面光滑，偶见细薄糠屑，无自觉症状，与季节、日光无关。本病患者多半是闭经期的老年妇女，因此可能和性激素水平下降及内分泌障碍有关，可以试用雌激素治疗。

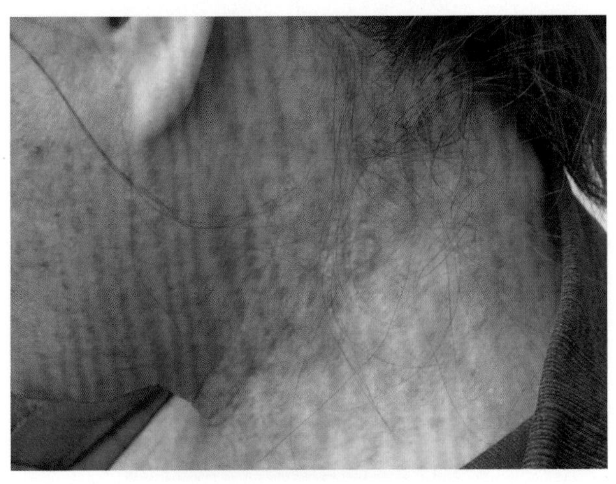

图 34-32 网状皮肤异色病

焦油黑变病(tar melanosis)

焦油黑变病往往是职业性皮肤病之一，长期接触煤焦油的工人发生色素沉着为焦油黑变病，系因焦油中某些衍生物有很强的光敏作用，故光敏与光毒作用是本病主要的发病机制。

【症状】本病多见于女性，表现为：

1. **红斑期** 初起在前额、颞部、耳后出现斑状充血，充血红斑时轻时重，伴有轻度的瘙痒，继而发生斑点状或网状灰黑色色素沉着（图 34-33），前臂屈侧也多见，还可见毛囊口扩大。

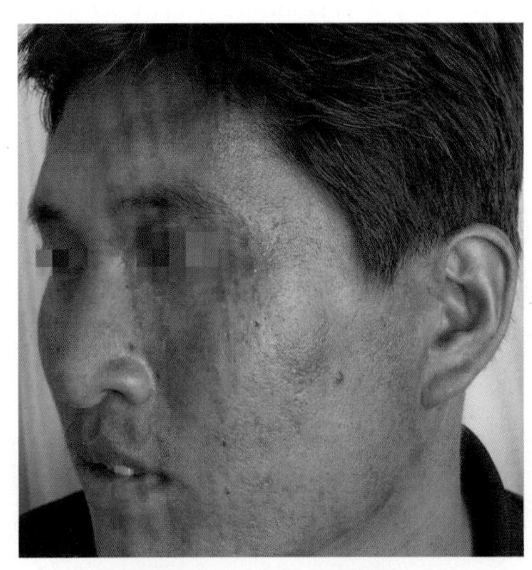

图 34-33 焦油黑变病

2. **色素沉着及毛囊口角化期** 在颜面、颈部、四肢等处出现明显斑状或网状色素沉着。多数患者伴有明显的毛孔角化，有的呈现以毛孔为中心的小片状色素沉着斑，灰褐色到暗褐色不等。

3. **皮肤异色症期** 除了患处皮肤有大片的色素沉着，伴毛细血管扩张和表皮萎缩，毛孔角化现象减轻，痒感减轻。老年人可伴角化，皮肤粗糙。焦油黑变病患者可有疣状增殖的角化病，少数可以恶变。

【组织病理】表皮基底层细胞液化变性，黑素颗粒脱落，被真皮内的噬黑素细胞吞噬，呈团块状分布。

【治疗】加强个人防护。多种维生素及对症

治疗。局部治疗:①皮疹渗出、红肿明显者可用3%硼酸水溶液湿敷,外搽氧化锌油。②对色素沉着重者,可外用3%氢醌霜。

摩擦黑变病(friction melanosis)

摩擦黑变病又称为Kobner型黑皮病,由日本武藤等于1980年首先描述。本病好发于体型消瘦女性,未见于肥胖者,男性少见。

【症状】 以淡褐至暗褐色的带状或斑状色素沉着为主,呈弥漫性。表面光滑无丘疹、鳞屑及角化倾向。在色素斑边缘明显可见色素沉着与皮丘一致,而毛囊口、皮沟处则不发生。纵观色素斑呈细网状,境界大多比较清楚,形状与损害部位的骨上皮肤形状大体一致。不痒或瘙痒程度轻微。色素沉着多见于易受摩擦的骨隆起处(图34-34,图34-35)。病变往往局限于锁骨、肋弓、肩胛、脊柱以及胫前、肘、膝等骨隆起处,少数患者也可波及上背、颈、腰、腹等非骨隆起部位。后者边缘较模糊,色调较淡。弥漫分布,淡褐至暗褐色斑,呈带状或斑片状。高出皮肤的皮疹处色素沉着明显,而毛囊口、皮沟等凹陷处无色素加深。

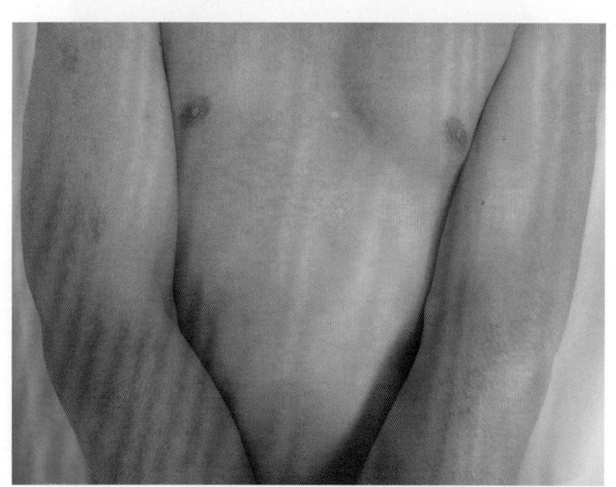

图34-34 摩擦黑变病(一)

【病因】 由于强力反复地摩擦和压迫,加之紧贴骨面的皮肤皮下脂肪稀少,日久易损伤表皮基底层黑素细胞而发病。本病起因于外在的局部刺激。最引人注目的刺激物是以尼龙、人造丝和棉花等为原料的浴巾。

【组织病理】 表皮基底层和棘层黑素颗粒增多,真皮变化以色素失禁为特征,真皮上层尤其在乳头层可见多数噬黑素细胞。特殊染色真皮内未发现有淀粉样蛋白沉积。附属器及血管周围有轻

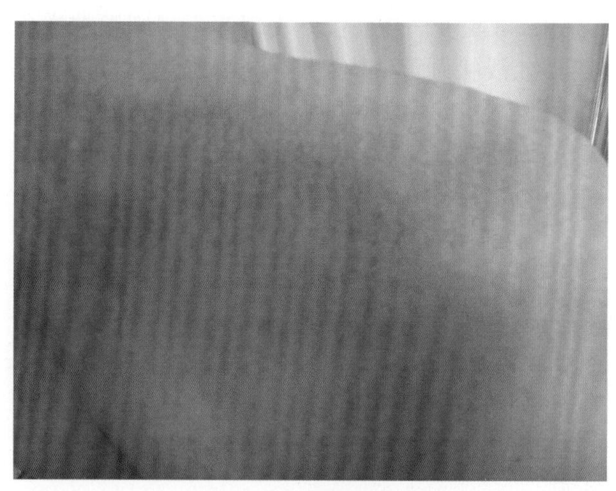

图34-35 摩擦黑变病(二)

度炎细胞浸润。

【鉴别】 本病应与斑状皮肤淀粉样变鉴别,后者由点状色素性丘疹组成,组织病理示真皮乳头层有淀粉样蛋白沉积。

【治疗】 治疗应停止摩擦刺激,使用柔软浴巾,避免强力摩擦皮肤。

色素性化妆品皮炎 (pigmented cosmetic dermatitis)

色素性化妆品皮炎由化妆品成分引起的女性面部色素沉着反应,由日本学者中山秀夫(Nakayama)命名,黄种人多见,严重时称为化妆品黑皮病或黑变病。近年来,我国女性发病率也有所增加。

【症状】 初期损害为颊部,甚至整个颜面的网状色素斑点,淡褐色、青褐色或灰褐色,呈一致性外观(图34-36)。日晒后加重,数年后颜色逐渐加深,而呈深褐色、红褐色或淡黑色,呈弥漫状或斑片

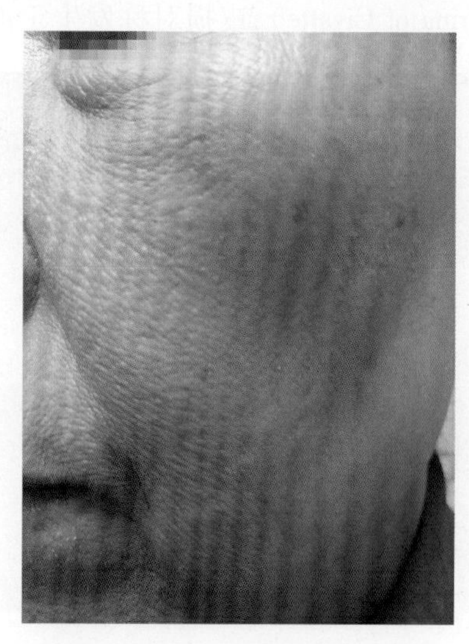

图34-36 色素性化妆品皮炎

第三十五章

皮肤萎缩性疾病

萎缩性慢性肢端皮炎 (acrodermatitis chronica atrophicans)

萎缩性慢性肢端皮炎是莱姆病慢性期的一个皮肤表现,多见于欧洲,我国罕见。

【症状】中年女性居多,下肢多见,起病隐匿,慢性病程。皮疹多初始于一侧肢体远端,为紫红色的浸润斑块或结节,逐渐向心性发展成片状皮损,数月后皮肤萎缩,皮肤菲薄,可见下方皮内血管,周围仍有活动皮损,可伴发系统症状。

【实验室检查】ELISA、蛋白印迹等免疫学方法可检测出特异性抗体。还可用组织块进行博氏螺旋体DNA检测。

【病因】蜱叮咬后博氏螺旋体感染所致。

【组织病理】表皮萎缩变薄,表皮突变平、消失;真皮浅层较致密的带状淋巴细胞浸润,在表皮与真皮炎症细胞间有一狭窄的无浸润带;真皮中下层及皮下脂肪血管周围散在淋巴细胞、组织细胞浸润,还可见浆细胞;真皮间质水肿,胶原间距离增宽。萎缩阶段真皮因胶原纤维、弹力纤维减少而明显变薄,皮下脂肪亦萎缩变薄。毛囊、皮脂腺萎缩,小汗腺仍存在。六胺银染色可将螺旋体染成黑色。体形较直,不似梅毒螺旋体柔软。

【鉴别】主要依据流行区内、蜱叮咬史、临床特点、组织病理、抗博氏螺旋体抗体阳性及病原学检测结果。需鉴别离心性环状红斑、多形红斑、匐行性回状红斑、二期梅毒疹等。

【治疗】抗生素有效。可选用青霉素、头孢曲松钠、米诺环素。糖皮质激素、雷公藤可改善病情。外用糖皮质激素有效。

皮肤松弛症(cutis laxa,CL)

广义上讲,皮肤松弛症是一种由各种原因引起的症状,典型表现为皮肤松弛、褶皱、下垂,皮肤弹性及回缩力下降。狭义的皮肤松弛症特指皮肤弹力纤维先天性发育缺陷引起的一种皮肤病。不包括继发于其他疾病引发的皮肤松弛。皮肤松弛症可大致分为遗传性、获得性和局限性三种。

【症状】遗传性皮肤松弛症出生或生后不久即有皮肤松弛症状,呈早老貌,随年龄增长逐渐加重。全身皮肤均可受影响,面颈部、皮肤皱褶部为重。该型常合并多系统的结缔组织发育缺陷,表现为肺气肿、多发性疝、胃肠道及膀胱尿道憩室、左右心室肥厚、大血管扩张等。还可伴有毛发稀少、牙齿稀疏、外生殖器发育缺陷等。其中肺损伤的发病率和死亡率最高。

获得性皮肤松弛症一般成年后发病。发病前数周至数月可有皮肤炎症,如湿疹、荨麻疹、多形红斑、药疹等,也可无明确诱因。临床表现与遗传性皮肤松弛症表现相似,难以鉴别。皮肤广泛松弛下垂,呈早老表现,内脏受累相对少。

局限性皮肤松弛症多于生后不久或青少年期发病。常累及眼睑(眼睑皮肤松弛症)、肢端等。表现为相应部位的皮肤松弛、疝样感的局限性皮肤隆起。上眼睑严重下垂可导致睁眼困难。下眼睑严重下垂可致下眼睑外翻。

【病因】弹力纤维缺陷所致。除皮肤外还可累及多系统中的弹力蛋白,如血管、肺、消化道、泌尿道等。遗传性皮肤松弛症相对少见,遗传方式为常染色体显性、隐性遗传或X-连锁隐性遗传。已发现的常染色体突变基因包括 *Fibulin-5*、*Fibulin-4*、弹力蛋白基因(*elastin gene*,*ELN*)等。以上基因突变导致弹力纤维mRNA水平异常,弹力纤维合成减少或异常。X-连锁隐性遗传与铜离子代谢异常、赖氨酰氧化酶活性减低有关,该酶是胶原纤维交互连接的重要酶。

获得性皮肤松弛症多见,发病较晚。该类患者易过敏,发病前数周至数月,过敏反应或免疫反应激活并释放大量弹力蛋白酶至细胞外环境中,导致基质中的弹力纤维被缓慢降解,进而产生皮肤松弛表现。此外,该型还可能与 *Fibulin-5*、弹力蛋白基因的等位基因错义突变有关。

【组织病理】 HE 染色切片上可无明显改变,或仅在真皮中部有断裂,呈颗粒状的弹力纤维。弹力纤维染色见真皮乳头及真皮中下部弹力纤维断裂、破碎、明显减少,甚至消失。

【治疗】 尚无有效、系统的治疗方法,仅以对症处理。容貌缺陷可做整形手术,但术后可再发皮肤松弛。内脏系统损伤需多学科协作共同诊治。

皮肤痘疮样斑状萎缩
(atrophia maculosa varioliformis cutis)

本病是一种少见的斑状萎缩性皮肤病,1918 年由 Heidingsfeld 首次描述。临床以年轻人额头、面部无症状的点状或线状凹陷性瘢痕为特征。

【症状】 好发于年轻人,男女发病率大致相当,无种族特异性。皮损好发于面部,也可泛发于胸腹部和四肢近端。典型皮损为凹点状皮肤萎缩,呈圆形或卵圆形。往往多发呈片状,但孤立存在、不融合。多为正常肤色,少数呈淡褐色,皮损周围皮肤无异常。发病前无炎性改变,无自觉症状。皮损随年龄增长而增多,达到一定程度后停止发展(图 35-1,图 35-2)。

【病因】 病因不明,大多有家族史,呈常染色体显性遗传。

【组织病理】 无特异性。典型皮疹表现为表皮萎缩,棘层变薄,皮突消失,真皮浅层弹力纤维变性、减少。该病还可进展为硬斑病表现。

【诊断】 通过特征的临床表现即可诊断。需

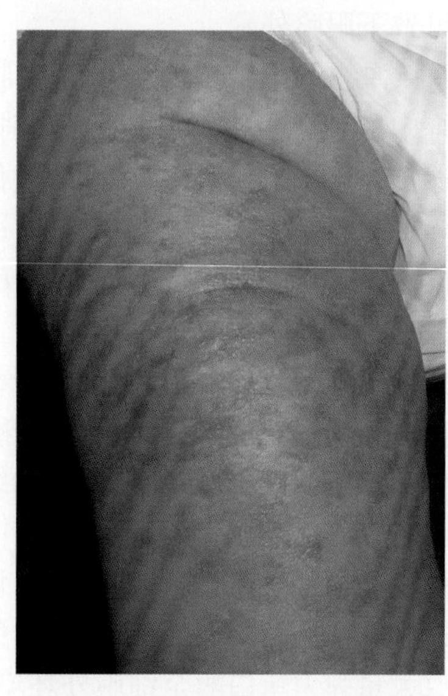

图 35-1　皮肤痘疮样斑状萎缩(一)

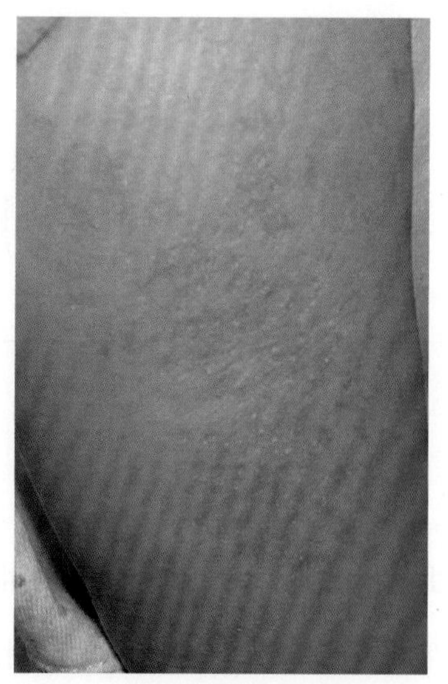

图 35-2　皮肤痘疮样斑状萎缩(二)

排除痤疮、外伤、水痘、天花、传染性软疣等引发的瘢痕。

【治疗】 无特效疗法,口服异维 A 酸可能有效。

虫蚀状皮肤萎缩
(atrophoderma vermiculatum)

虫蚀状皮肤萎缩是一种仅累及面部的毛囊异常角化过度的疾病,有学者认为该病属于萎缩性毛发角化症(keratosis pilaris atrophicans)的一种类型。本病可能合并先天性心脏传导阻滞、神经纤维瘤病、智力低下或唐氏综合征。

【症状】 常儿童期发病,少数于青春期发病,男女同等受累,病程呈慢性进展。皮损对称发生于面颊部,部分延至前额和下颌。发疹前,面颊可先有多发、对称性的炎性丘疹,这些丘疹随后变成虫蚀状萎缩性凹窝,凹窝呈针头或绿豆大,小凹间有狭窄的正常皮肤相隔,如筛孔或蜂窝状(图 35-3,图 35-4)。有时,在小凹窝的边缘可以发现少数黑头粉刺及粟丘疹样损害。患处皮肤不如正常的柔软,可有颜色不均匀及边界不明显的红斑。

【病因】 原因不明,少数有家族史,呈常染色体显性遗传。可能与异常的毛囊过度角化有关。

【组织病理】 表皮轻微萎缩,毛囊扩大伴角质栓。真皮内可见上皮囊肿。毛囊上皮角化过度、颗粒层增厚,皮脂腺萎缩减少,真皮血管、毛囊周围见单一核细胞浸润。胶原纤维增粗、变性。

【治疗】 无特效疗法。针对毛囊角栓,可口服或外用维 A 酸类药物。针对萎缩,可采用皮肤磨削

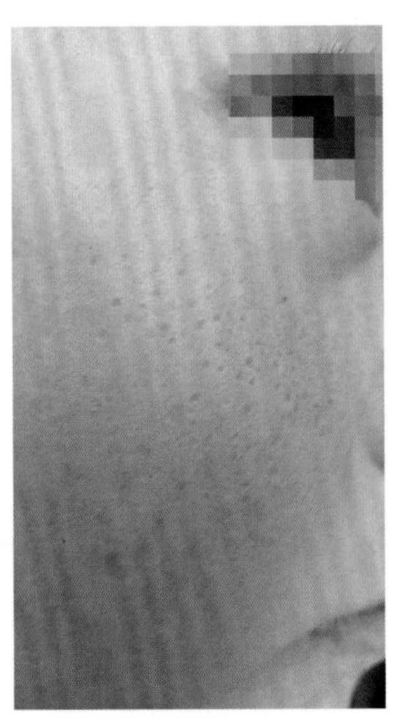

图 35-3　虫蚀状皮肤萎缩(一)

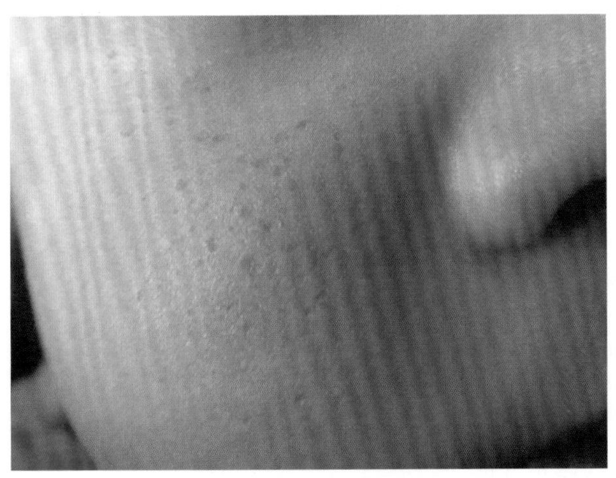

图 35-4　虫蚀状皮肤萎缩(二)

术或点阵激光等,但不能改善毛囊角化。

毛囊性皮肤萎缩 (follicular atrophoderma)

毛囊性皮肤萎缩少见。特征是在毛囊口形成小坑状萎缩。可单独出现,但一般是某些遗传性综合征的组成部分。

【症状】多于幼年发病。主要发生于手、上肢、小腿伸侧及颊部,而皮脂腺及毛囊孔附近的皮肤正常。皮损呈片状或带状分布,边缘清楚。患区可见成片皮肤没有毳毛,几乎所有毛囊孔都扩大,成为无数的凹陷小坑,宽约 1mm。该病常伴其他遗传性缺陷,如 Bazex 综合征、先天性心脏病、智力低下等。还易合并出现其他疾病,如基底细胞癌、毛发稀少、局部无汗症、萎缩性毛发角化症、鱼鳞病等。

【病因】多伴家族史,常染色体显性或隐性遗传。

【组织病理】灶状表皮萎缩。真皮内血管周围轻度炎症浸润。

【治疗】尚无特效疗法。

面部偏侧萎缩(hemiatrophy facialis)

面部偏侧萎缩又称为进行性单侧面部萎缩(progressive facial hemiatrophy)、Parry-Romberg 病。面部一侧发生进行性萎缩,患处皮肤、皮下组织及肌肉甚至软骨及骨都可萎缩而使面部一侧扭曲性凹陷和瘦削。肌肉功能一般不受影响。皮损发生于面部两侧的很少见。部分学者认为该病属于线状硬皮病。

【症状】多在 20 岁前发病,女性多见。偏侧面部的任何部位可以先发生萎缩,逐渐或迅速扩大到一定程度后停止发展,呈局限性或整个面部半边萎缩。患处常为进行性皮肤、皮下脂肪、肌肉甚至骨骼的萎缩,还可波及耳、龈、舌或咽喉。患处皮肤菲薄、色素沉着、干燥,下方血管往往清晰易见。皮脂和汗腺分泌减少,毳毛稀疏、变细、脱落。如果血管显著萎缩,皮肤可呈苍白色。头皮受侵时头发可稀疏或脱光。还有小部分患者累及神经系统和眼部。一般无自觉症状。

【病因】不明。可能与胚胎发育异常、交感神经功能异常、自身免疫异常和炎症、血管病变、感染、外伤等有关。

【组织病理】与硬皮病相似。表皮萎缩变薄,表皮突变平。真皮内胶原束硬化、附属器消失,皮下组织纤维化,肌肉萎缩、水肿、空泡形成、灶状炎症及肌横纹消失。

【治疗】本病难治,治疗方法可参照硬皮病的治疗。去除可疑致病因素和对症治疗。如出现癫痫可用抗惊厥药控制。免疫抑制剂、糖皮质激素、抗疟药、青霉胺、血浆置换及外用糖皮质激素、维生素 D_3 衍生物等可一定程度上控制该病的进展。文献报道小剂量 He-Ne 激光照射及针刺对本病有效。皮损稳定后可行整形手术加以修复,如注射胶原、自体脂肪填充、脂肪干细胞移植、植骨等。

斑状萎缩(macular atrophy)

斑状萎缩又称为斑状皮肤松弛(anetoderma maculosa),是一种局限性弹力纤维组织溶解症,表现为散在的、局限性、疝囊样松弛皮肤,伴或不伴炎症。斑状萎缩通常分为原发性、继发性，还有少见类型如医源性（如早产儿心电监护贴电极处）、先天性、家族性、药物诱发性（如青霉胺）。

【症状】原发性斑状萎缩多见于年轻人，女性略多，好发于躯干部，发病前无原发皮肤疾病，无自觉症状。原发性斑状萎缩常合并自身免疫性疾病或眼、骨、心脏异常。典型皮疹表现为正常皮肤上散在分布的、局限性、圆形或椭圆形、疝囊样松弛皮肤，直径1~2cm，数目从数个至数百个不等，多为肤色或周边颜色加深呈环状，可凹陷、平齐或略隆起于皮肤，表面正常或有细皱纹或中央凹陷（图35-5），触之有落空感（图35-6）。根据发病前有无红斑、炎症分为：红斑炎症型（Jadassohn-Pellizari 型）及非炎症型（Schweninger-Buzzi 型）。

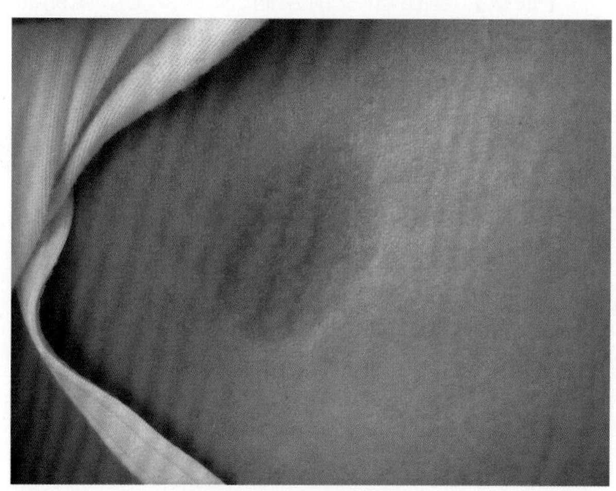

图35-5 斑状萎缩（一）

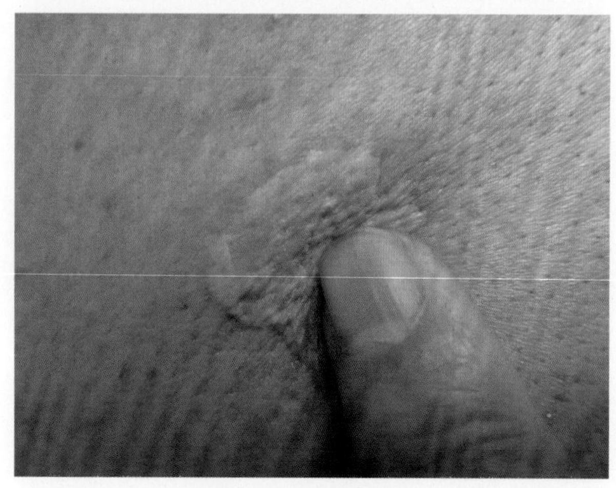

图35-6 斑状萎缩（二）

继发性斑状萎缩多见于感染、肿瘤或炎性皮损，如水痘、疏螺旋体感染、痤疮、肥大细胞增多症、结节性痒疹、结节性淀粉样变、泛发性环状肉芽肿、幼年黄色肉芽肿、毛母质瘤、皮肤浆细胞瘤和B细胞淋巴瘤等。

【病因】该病与弹力纤维的破坏增加或合成减少有关，具体机制待进一步研究。

【组织病理】特征表现是真皮弹力纤维减少或消失。红斑炎症型早期具有炎症反应阶段，而非炎症型始终缺乏炎症反应。

【治疗】目前尚无特效疗法。早期炎症阶段可试用青霉素，有病灶感染时要移除。

进行性特发性皮肤萎缩
（progressive idiopathic atrophoderma）

进行性特发性皮肤萎缩又称为 Pasini-Pierini 萎缩性皮肤病（atrophoderma of Pasini and Pierini）。1923年 Pasini 首次报道，命名为进行性特发性皮肤萎缩，1936年 Pierini 和 Vivoli 进一步阐述本病可能和硬斑病相关联。

【症状】该病好发于青年人，女性居多。先萎缩，后硬化是其特点。好发于背部和四肢近端。单发或多发。初起为水肿性红斑，数天变为略凹陷的萎缩性损害，呈青灰色或棕褐色，呈圆形、卵圆形或不规则形，直径由数厘米到数十厘米，边界清楚，表面光滑，呈淡褐色，可见浅表血管，触之柔软，后期中央略发硬。无自觉症状。经过数月或数年后自然停止发展。

【病因】病因不明，可能与外伤、感染、神经因素有关。部分患者博氏疏螺旋体（B. burgdorferi）抗体阳性。

【组织病理】无特征性变化。早期真皮浅层血管扩张，周围散在稀疏淋巴、组织细胞浸润，胶原纤维略变粗。晚期表皮变薄，皮突变平，真皮变薄，胶原硬化、玻璃样变性、碎裂。弹力纤维可以减少或碎裂。皮下组织及附属器正常。

【诊断】根据典型的临床表现即可诊断。需鉴别硬斑病，后者皮肤先明显变硬，以后萎缩。而进行性特发性皮肤萎缩先萎缩，后期略发硬。

【治疗】该病可持续进展数十年，达到一定程度后停止发展，很难自行消退。博氏疏螺旋体抗体阳性患者可用四环素、强力霉素或青霉素治疗，大部分患者有效。还可尝试外用糖皮质激素软膏、钙调神经磷酸酶抑制剂。色素沉着可用Q开关激光来改善。

局部全层萎缩(local panatrophy)

局部全层萎缩又称 Gowers 全萎缩(panatrophy of Gowers),1903 年由 Gowers 首次报道。该病少见,临床特点是无症状的局限性皮肤萎缩凹陷,皮下脂肪部分或全部消失,有时伴有肌肉和骨骼的萎缩或破坏。

【症状】多见于 40 岁以下的妇女,常见于背部、肩部、臀部及四肢,数目、大小、形态都不定。发病前无炎症阶段,局部皮肤发生萎缩、变薄,较大血管走行清晰可见。皮下脂肪部分地或完全地消失,下方的肌肉组织可以萎缩,下方的骨骼也可以发育不良而显著凹陷。在数月内停止发展而不变。有时皮疹表面出现色素减退,不伴系统疾病。有的患者萎缩的皮肤较坚实而像硬斑病,可称为硬化性全层萎缩(sclerotic panatrophy)。

【病因】病因不明。

【组织病理】皮下脂肪明显减少或缺失。真皮胶原纤维可能出现变薄、团块样聚集。

【鉴别】根据皮疹临床表现和组织病理一般可以诊断。MRI 可以辅助发现脂肪、肌肉及骨骼萎缩。肌电图可提示肌源性萎缩性损害。需鉴别脂膜炎、半环形脂肪萎缩、进行性特发性皮肤萎缩、硬斑病。脂膜炎引发的皮肤萎缩伴有炎症。半环形脂肪萎缩好发于女性大腿前外侧,因反复创伤或注射引发的水平或带状分布的萎缩。进行性特发性皮肤萎缩好发于躯干,呈青灰色或棕褐色萎缩斑。硬斑病明显硬化,组织学见表皮变薄,真皮胶原纤维玻璃样变性,皮下脂肪基本正常。

【治疗】可尝试脂肪填充治疗。

老年性皮肤萎缩(atrophia cutis senilis)

老年性皮肤萎缩,又称为老年萎缩,是指老年人的皮肤发生萎缩和变性。实际是老年人皮肤的正常生理变化,而不是“病”。

【症状】一般始于 50 岁以后。因皮肤和附属器萎缩,表现为皮肤变薄、干燥、汗少、毳毛少而细、弹性降低而起皱纹、皮下脂肪减少而使皮肤松弛。暴露部位表现更显著。此外,老年人皮肤还易发生脂溢性角化、雀斑状色素沉着、淡白色或灰白色斑点及老年血管瘤等。毛发渐渐变白,有的脱落而成老年脱发。皮肤衰老的各种变化不仅发生于老人,也可发生于常受风吹日晒的农民、水手及渔民。

【病因】衰老机制尚不清楚。严重程度除与年龄有关,还与个人的遗传、营养、内分泌障碍、户外工作、风吹日晒等有关。

【组织病理】皮肤各层及皮肤附属器萎缩,胶原纤维嗜碱性变,弹力纤维及网状纤维断裂、变性、减少。

【治疗】有诱因者注意防护。避免过度风吹、日晒,营养均衡,适当锻炼,维持身体健康。进行皮肤按摩、药浴、矿泉浴等,可延缓皮肤老化。口服复合维生素(尤其维生素 E)、复方丹参片等可改善皮肤微循环。外用含有维生素 E、维 A 酸等的乳膏,注意保湿,可延缓衰老。

神经炎性皮肤萎缩 (atrophoderma neuriticum)

神经炎性皮肤萎缩又称为光泽皮肤(glossy skin),是一种神经营养性变化。神经受伤、外伤性神经炎、麻风、痛风、脊髓空洞症及瘫痪都能引起皮肤萎缩。本病往往继发于炎性疾病如神经梅毒、麻风,也可继发于类肉瘤、结节性黄瘤或其他皮肤病。

【症状】好发于四肢尤其手指。手指皮肤变薄,光滑无毛,几乎没有皮纹,光泽红润,或是像冻疮。皮肤往往干燥,但有的患者显著多汗。有时患处发生水疱及大疱,甚至溃疡形成。指甲往往向纵横方向屈曲,有营养不良性变化。患处往往疼痛,在情绪激动时则更痛,疼痛常由手指传散到前臂或上臂。预后良好,患者常可自然痊愈。

【病因】由于神经性损伤,四肢尤其手指有营养及血液循环不良的表现。

【治疗】治疗原发病。

先天性角化不良 (dyskeratosis congenita)

先天性角化不良又称 Zinsser-Engman-Cole 综合征(Zinsser-Engman-Cole syndrome),是一种罕见的遗传性外胚叶和中胚叶发育不良综合征,特征性临床表现为皮肤色素沉着、指(趾)甲发育不良和黏膜白斑三联征。

【症状】幼儿时期发生或出生时就有,通常只发生于男孩。本病最常表现为皮肤色素沉着、甲萎缩和黏膜白斑三联征。一般 2 岁以后出现皮肤异色病的表现:细网状灰褐色色素沉着、毛细管扩张及皮肤萎缩。可以泛发全身,但常显著发生于暴露部位,在网状色素斑之间可以夹杂着色素脱失斑。几乎所有患者出现甲营养不良,甲萎缩而变薄、变尖、弯曲并脱落，可反复发生化脓性甲沟炎。黏膜损害可与甲损害同时或以后发生，所有黏膜部位均可受累，最常累及口腔黏膜，还可累及食管、尿道、阴茎、阴道、直肠、泪管等。以上黏膜部位可发生狭窄和收缩，进而引起相应症状。黏膜白斑还可恶变，特别是口腔黏膜的损害往往发展成鳞癌。

其他先天性异常往往同时存在，包括头发、眉毛、睫毛的脱失或稀少，眼睑外翻，畏光，掌跖角化，多汗，手、足、肘、膝等易受外伤部位容易发生水疱、大疱及萎缩，牙齿及骨骼发育不良等。此外，患者常合并严重的骨髓衰竭、恶性肿瘤、肺纤维化等，这些是先天性角化不良患者早逝的主要原因。

【病因】 多有家族史，患者几乎均为男性，呈X-连锁隐性遗传。少数为常染色体显性遗传或常染色体隐性遗传，故偶尔累及女性。该病主因端粒酶相关基因缺陷引起，目前发现 8 个致病基因：*DKC1*、*TERC*、*TERT*、*NOP10*、*NHP2*、*TIN2*、*C16orf57* 和 *TCAB1*，其中 7 个与端粒酶相关。

【组织病理】 非特异表现。皮肤色素沉着处可见色素失禁、黑素细胞吞噬现象。

【诊断】 根据特征性皮肤色素沉着、指(趾)甲发育不良和黏膜白斑三联征及家族史即可诊断。

【治疗】 不同系统受累进行对症支持治疗。小剂量雄激素长期维持治疗，如羟甲烯龙 0.25mg/(kg・d)，可促进端粒酶活性，有效率可达 60%~70%，联合小剂量糖皮质激素，有效率约 70%。骨髓衰竭者，行异基因造血干细胞移植可获得造血功能重建。

先天性皮肤异色病
(congenital poikiloderma, poikiloderma congenitale)

先天性皮肤异色病又称为罗思蒙-汤姆森综合征(Rothmund-Thomson syndrome)，是一种常染色体隐性遗传疾病，引起外胚层和中胚层发育不良。早发的皮肤异色表现为共同特征，伴以幼年型白内障、毛发稀少、骨骼异常、早老、身材矮小及易发生骨肉瘤等表现。该病分为两型，Ⅰ型以迅速发展的双眼幼年白内障为特征，约占 1/3；Ⅱ型以先天性骨骼异常、儿童时期骨肉瘤、鳞状细胞癌为特征，约占 2/3。

【症状】 症状往往于出生 3~4 个月后出现，颊部、臀部、手足等隆起部位的皮肤先出现水肿性红斑。随后红斑消退，呈网状毛细管扩张、轻度萎缩、色素减退及色素沉着的皮肤异色表现。颊部皮损可以扩展到眉部、额部及耳朵附近，臀部皮损可以扩展到下肢外侧，其他部位也可有皮损，暴露部位为重。光敏感，日晒可使皮损加重，严重时可发生大疱。幼儿时期皮损可逐渐减轻，持续终生。

多数患者发育迟缓，性腺发育不全，身材矮小、四肢细小似侏儒症。约 50%的患者伴发全身毛发细稀、甲营养不良、牙齿较小等。25%~40%在儿童时期患双眼白内障。暴露部位皮损可发展成鳞状细胞癌。少数患者存在智力障碍。

Ⅱ型患者更多见，先天性骨骼异常约占 68%，表现为鞍鼻、额骨隆起、长骨异常等，Ⅱ型患者的 *RECQL4* 基因突变导致骨肉瘤、鳞状细胞癌等恶性肿瘤的易感性升高。

【病因】 大多为散发病例，部分有家族史，呈常染色体隐性遗传。Ⅰ型患者的突变基因尚不明确。Ⅱ型患者的突变基因为 *RECQL4*，该基因属于 DNA 解螺旋酶 *RecQ* 基因家族成员之一，参与 DNA 复制、转录调节、碱基切除修复等。

【组织病理】 非特异。皮肤异色部位表现为表皮萎缩，角化过度，基底层液化变性，可见个别凋亡小体，真皮毛细血管扩张，色素失禁伴黑素吞噬现象，真皮浅层炎症浸润。

【诊断】 根据 3~4 个月面颊、臀部、手足等隆起部位出现皮肤异色改变、经过一段时间进展后稳定、持续终生的特点即可诊断。须鉴别以下疾病：沃纳综合征有硬皮病样皮肤变化，早老症状出现较晚。先天性角化不良的网状色素沉着开始出现于 5~13 岁的儿童，在背部、躯干及股部最显著，以后可有萎缩及毛细血管扩张，常合并严重的甲萎缩、黏膜白斑。早老症的患儿在 1 岁之后才不能正常发育，毛发脱落，全身渐呈衰老状。科凯恩综合征对光敏感而无皮肤异色病。着色性干皮病有色素斑点，也不是皮肤异色病的表现。

【治疗】 本病需多学科长期随访以早期发现合并症状，早期进行对症支持治疗。皮肤尽量避免日晒，白内障可手术治疗，恶性肿瘤早期手术切除。

成人早老症
(adult-onset progeria, adult progeria, progeria of the adult)

成人早老症又称沃纳综合征(Werner's syndrome)，是一种罕见的常染色体隐性遗传性疾病，由 Otto Werner 于 1904 年首次报道。以 10~20 岁或20~30岁出现白发、白内障、骨质疏松、糖尿病和动脉硬化等早老表现为特征。

【症状】 常在青春期以后发病。因蛋白质合成先天性缺陷，临床表现多样，可导致皮肤、结缔组织、神经系统、内分泌、免疫和代谢异常，并可导致多种肿瘤发生。具体表现为：①特殊体型和面容：身材矮小，四肢细长，鸟样面容(面部皮肤紧绷，突眼，钩状鼻，口周放射性沟纹)。②早衰表现：面容苍老，头发灰白、脱发，高血压，动脉硬化，软组织钙化，性腺功能减退。③皮肤改变：硬皮病样皮肤表现，"鸟"样面容，表面弥漫的暗灰色或淡黑色色素沉着，也可呈皮肤异色病(色素沉着、毛细管扩张及萎缩)的表现，踝部、跟腱、足底等处角化过度，并形成溃疡。④眼部病变：白内障、水疱性角膜病变、角膜营养障碍等。⑤内分泌障碍：糖尿病倾向，性腺机能低下，甲状腺机能不全等。⑥骨和肌肉病变：骨质疏松，骨和关节变形，皮下脂肪及肌肉萎缩，小腿及肢端易发生溃疡，四肢骨骼萎缩而呈纺锤形。⑦其他：声音高亢、尖细，局部钙质沉着，易发生恶性肿瘤。患者的中位存活时间为53~54岁，多死于恶性肿瘤和心肌梗死。

【病因】 常染色体隐性遗传，致病基因 *WRN*(*RECQL2*,*RECQ3*)位于8号染色体8p11-12，编码蛋白是RecQ家族的一员，具有解旋酶和核酸外切酶活性，基因突变致DNA复制、重组、修复以及端粒的稳定和转录调节发生障碍。

【组织病理】 表皮角化过度、萎缩、色素增加，真皮纤维化伴透明样变。附属器萎缩，皮下脂肪变薄。

【诊断】 诊断标准如下：

(1) 主要症状(10~40岁发生)：①头发早衰(灰白发、秃头等)；②双眼白内障；③皮肤改变或难治的皮肤溃疡(皮肤萎缩、紧绷、鸡眼、胼胝或老茧)；④软组织钙化(跟腱等)；⑤鸟样面容；⑥声音(音调高、尖细、嘶哑)。

(2) 其他症状或体征：①血糖或脂代谢异常；②骨变形或异常；③恶性肿瘤；④近亲结婚；⑤过早动脉硬化；⑥性腺机能减退；⑦身材矮小，体重低。

(3) 基因检测有相应的基因突变。

主要症状都存在或基因检测+3条主要症状即可确诊。

【鉴别】 本病需与先天性皮肤异色病鉴别，后者发病年龄早，出生后3~4个月发病，呈早老表现但无硬化。

【治疗】 以对症处理为主。有家族史者可对该病进行产前基因检测。

儿童早老症(progeria)

儿童早老症又称为Hutchinson-Gilford综合征(Hutchinson-Gilford progeria syndrome)，Hutchinson于1886年首先报道。临床罕见。以生长发育迟缓、婴儿期就发生老年变化为特征的致死性综合征。主要影响皮肤、骨骼、关节和心血管系统。

【症状】 出生时正常，1岁以后开始有衰老表现，累及皮肤、骨骼、关节及心血管系统。在2~3岁时出现各种特征性表现，生长发育迟缓，身材矮小，体重轻，头大脸小，进食少，皮下脂肪减少而渐呈老年外貌，皮肤干燥萎缩，有皱纹及斑驳的色素沉着，在暴露部位最显著，皮下静脉清晰可见。头发、眉发及睫毛常脱失。指(趾)甲萎缩变脆。下腹部及股上方等处可有硬斑病样皮损。乳牙迟出，换牙延迟，牙齿拥挤。骨质疏松，在幼儿时期就易骨折，远端趾指骨骨质溶解，髋外翻，关节周围纤维变性而可限制关节活动。50%的患者有胰岛素抵抗。常因动脉硬化而发生偏瘫或血管梗死，往往在幼少年时期因脑血管意外或冠心病而死亡。患者还可有其他先天性异常，如埃勒斯-当洛斯(Ehlers-Danlos)综合征及眼缺陷等。几乎所有患者成年前即死于动脉硬化相关的并发症，如心肌梗死、脑卒中、心力衰竭。实验室检查的特征表现是尿透明质酸增加。

【病因】 绝大多数患者存在核纤层蛋白A(*LMNA*)基因的突变，*LMNA*基因编码核纤层蛋白A和C，为核膜层的主要组成部分及细胞核的支架成分。与正常老年人相比，患者的端粒特别短。该病呈常染色体显性遗传，但因患者往往未成年即死亡，导致多数患者为散发，考虑是新发突变。极少为常染色体隐性遗传。

【组织病理】 表皮角化过度、萎缩、色素增加，基底细胞液化变性，真皮胶原增厚及透明样变，弹性组织增加。皮肤附属器和血管减少或缺失。皮下脂肪减少或完全缺乏。

【治疗】 尚无特效疗法。美国FDA批准用依维莫司(everolimus)可改善儿童早老症的部分症状。此外，依维莫司联合洛那法尼(lonafarnib)正在临床试验中。

科凯恩综合征(Cockayne syndrome)

科凯恩综合征是一种罕见的常染色体隐性遗

传性光敏感疾病,1936 年由 Cockayne 首次报道,累及皮肤、眼、耳、神经、肌肉骨骼等多系统,临床特征包括生长发育迟缓、早衰、小头畸形、光敏感、进食障碍、牙齿畸形、听力障碍、视网膜病变、白内障、认知障碍等,平均存活年龄仅为 12 岁。

【症状】 根据发病年龄和严重程度分为 3 型。

Ⅰ型又称为经典型,见于 80%的患者,2 岁左右发病,逐渐进展,累及皮肤、眼、脑神经等多个系统。神经系统表现为共济失调,运动、认知发育滞后,语言发育迟缓;色素性视网膜病变及白内障;皮肤为面颊光敏感呈蝶形红斑,日晒后脱屑;小头畸形,凸额、眼凹,皮下脂肪消失及钩状鼻,而呈早老样或鸟样面容;牙齿畸形;身材矮小,而四肢长、手足大,骨骼畸形;性腺发育迟缓;感觉神经性耳聋;动脉硬化及相关并发症;胃食管反流及胃肠道动力差;急慢性肾损害甚至肾衰竭。临床症状较重,平均寿命 12.5 岁。

Ⅱ型又称先天型,出生时即发病,特征表现包括胎儿发育不良、低体重、先天性眼部结构异常、严重神经系统功能障碍。临床症状更严重,平均寿命 6~7 岁。

Ⅲ型为晚发型,发病迟,多于学龄期发病,临床症状相对较轻,可以存活到成年,可能表现为正常的智力、生长和发育。

此外,科凯恩综合征有三个变异型:

(1) 脑-眼-面-骨综合征(cerebro-oculofacio-skeletal syndrome,COFS):为科凯恩综合征的最重型,主要表现为关节屈曲、小头畸形、白内障及小眼畸形。

(2) 紫外线敏感综合征(ultraviolet sensitivity syndrome):为科凯恩综合征的最轻型,仅表现为皮肤光敏感、雀斑、肺血管扩张及皮肤干燥。

(3) 着色性干皮病-科凯恩综合征型:同时具有着色性干皮病和科凯恩综合征的临床特点。

【病因】 现已知 *CSB*(*ERCC6*)、*CSA*(*ERCC8*)、*XPB*(*ERCC3*)、*XPD*(*ERCC4*)、*XPG*、*XPF*、*UVSSA* 基因突变可导致 Cockayne 综合征。其中 CSB 和 CSA 突变为最主要致病基因。发病机制是遗传性核苷切除修复机制功能失活,导致 DNA 转录缺陷及修复缺陷。患者的细胞对紫外线照射过度敏感,紫外线照射产生的光产物不能及时修复而引发皮肤症状。

【组织病理】 皮肤活检组织无特异性,面颊皮损活检示表皮萎缩伴基底细胞液化变性,真皮浅层炎症细胞浸润。脑部损害活检示脱髓鞘,神经胶质增多,还可见载铁神经元、神经纤维缠结,星形胶质细胞巨大、形态怪异。肾脏组织活检示基底膜Ⅳ型胶原沉积,肾小球硬化,肾小管萎缩和间质纤维化。

【诊断】 通过特征性临床表现结合基因检测而诊断。2013 年 Laugel 等制定的经典 3 型科凯恩综合征临床诊断标准如下:发育落后,生长迟缓,小头畸形;次要标准:光敏感,色素性视网膜病变和/或白内障,进行性感音神经性耳聋,牙釉质发育不良、眼球凹陷。皮肤成纤维细胞紫外线照射后 RNA 合成修复缺陷是该病确诊的金标准。

【治疗】 尚无特效疗法,完善全身检查以早期发现各系统受累症状,进行对症支持治疗。听力障碍者行耳蜗移植;白内障采取手术治疗光敏感者严格防晒,营养不良者下胃管等。因该病是一种严重致残致死性遗传性疾病,一旦发现和诊断该病,应及时对患者家族进行遗传咨询,必要时产前基因检测。

先天性外胚层发育不良
(congenital ectodermal dysplasia)

先天性外胚层发育不良又称为先天性外胚叶发育不良,是一种外胚层(叶)来源的两种或多种组织的结构性或功能性异常的遗传性疾病。外胚层来源的器官包括皮肤、汗腺、皮脂腺、毛发、甲、牙齿、黏液腺等。根据是否出汗,先天性外胚层发育不良可分为无(少)汗型(hypohidrotic ectodermal dysplasia)及有汗型(hidrotic ectodermal dysplasia)两型。

【症状】 无(少)汗型外胚层发育不良又称 Christ-Siemens-Tourine 综合征,相对多见,特征性表现包括头发稀疏或全秃;钉状齿或牙齿缺如;无汗或少汗。90%以上的患者是男性。毛发稀疏、干燥、柔细及短小,或完全没有。眉毛很少或不见,胡须、腋毛及阴毛都稀少或不长,毳毛也常没有。牙齿有先天性缺陷。乳牙及第三磨牙可以不长,或门牙、犬牙或前磨牙呈圆锥形,牙龈可以萎缩。皮肤柔软干燥而光滑,可有皱纹而像老人皮肤(图 35-7,图 35-8)。50%的患者甲板脆而薄,可有沟嵴。有的患者耳朵肥大,嘴唇肥厚外翻,鼻梁凹陷成鞍鼻,额部及颏部往往隆起,身心发育正常或比正常人差。寿命正常或轻度缩短。汗腺发育不良或是完全不发育,腋部顶泌汗腺的发育也可不良,因此患者不能耐热,当天气酷热或环境温度较高时,全身

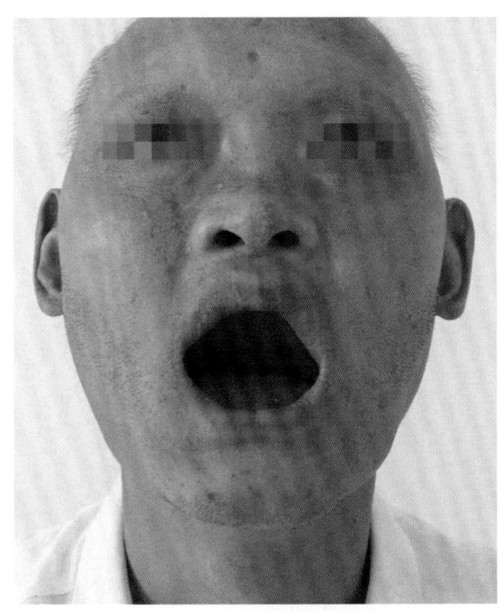

图 35-7 先天性外胚层发育不良(一)

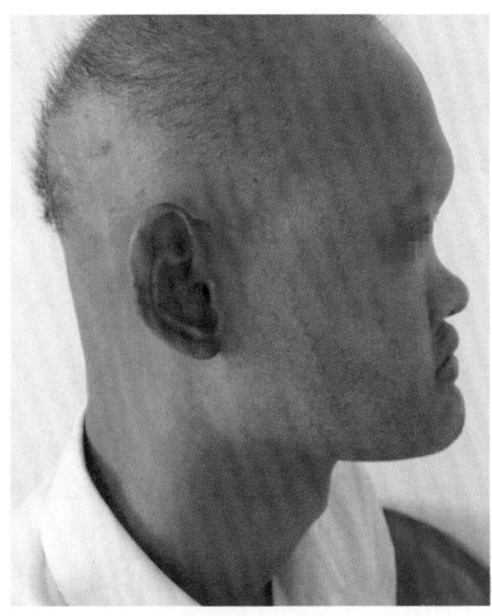

图 35-8 先天性外胚层发育不良(二)

因为无汗而不适,在运动时特别容易倦乏,天热剧烈运动、过热饮食、轻微感染或服用甲状腺片都可使体温上升。婴儿期或儿童期常表现为原因不明的发热。唾液腺及泪腺的分泌减少引起口干及眼干。呼吸道及胃肠道的黏液腺发育也不良易引起呼吸及吞咽困难,并可有口炎及腹泻,鼻黏膜干燥而可引起鼻炎,有的甚至失去嗅觉和味觉。皮脂腺很少或缺失。携带基因的女性可有部分汗腺发育不良的现象。

有汗型外胚层发育不良又称 Clouston 综合征,非常少见,影响毛发和甲,牙齿和汗腺正常。头发呈金属丝状,易断无光泽,头发减少。眉毛稀少或脱光,特别是眉毛外侧部分不见。睫毛短小稀少,阴毛及腋毛很少或不长,也可没有毳毛。婴儿期甲呈乳白色,儿童期甲板逐渐增厚,成年后甲板远端与甲床分离,生长缓慢。还可见掌跖角化过度、口腔白斑、睫毛稀疏,手指、肘部及膝部关节背侧的皮肤肥厚、色素增加。

有的患者伴发其他先天异常如耳聋、多指、并指等症,并发耳聋时称为海尔威格-拉森(Helweg-Larsen)综合征,并发缺指及唇裂或腭裂时称为 EEC(ectodermal dysplasia、ectodactyly 及 clefts)综合征。

【病因】 外胚层(叶)发育缺陷,相对应的受累器官皮肤、头发、牙齿、甲、汗腺、黏液腺及皮脂腺发育异常。无(少)汗型外胚层发育不良多是 X-连锁隐性遗传,男子发病,致病基因是 Xq12-q13.1 的 *EDA* 基因,该基因编码 ectodysplasin,属于肿瘤坏死因子配体家族Ⅱ型三聚体跨膜蛋白。基因缺陷可能导致胚胎分化期间上皮-间质相互诱导的细胞信号受阻或细胞移行障碍。此外,该病还可以常染色体隐性和显性遗传,隐性基因是 *EDAR* 或 *EDARADD*,显性基因是 *EDAR*。

有汗型外胚层发育不良多是 *GJB6* 基因错义突变导致的常染色体显性遗传性疾病,男女发病相当。*GJB6* 基因编码连接蛋白 30,该蛋白是连接蛋白家族成员之一,对于细胞间交流非常重要。

【病理】 诊断并非必须依靠病理。无(少)汗型外胚层发育不良皮损组织病理示表皮萎缩变薄,毛囊和皮脂腺数量减少,小汗腺未完全分化或缺失。有汗型外胚层发育不良的皮损病理无特异性。掌跖角化过度部位活检示正角化过度。电子显微镜示角质层桥粒数量增多。头发病理无特异性。

【诊断】 通过典型的临床表现及基因检测诊断。无(少)汗型外胚层发育不良相对多见,根据毛发稀少、无汗或少汗、缺牙症三联征初步诊断。有汗型外胚层发育不良非常少见,通过关节表面皮肤变厚及色素增加、掌跖角化过度、多指(趾)及并指(趾)畸形、毛发缺如、指甲畸形、牙齿发育不良等表现可初步诊断。

【治疗】 无特效疗法,主要对症治疗。对于无(少)汗型外胚层发育不良患儿,需要控制环境温度,可 3 岁起开始戴义齿。

有汗型外胚层发育不良患者指甲疼痛难耐,可通过消融法去除甲母质。

先天性皮肤成形不全
(aplasia cutis congenita)

先天性皮肤成形不全又称为先天性皮肤发育

不全、皮肤再生不良(aplasia cutis)、先天性皮肤缺陷症(congenital absence of skin),临床罕见,指出生时即有一个或几个区域内表皮、真皮直至皮下组织的全部或部分缺损。

【症状】 可发生于全身各部位,但最常见于头皮。在患者出生时,即可发现头皮中线处有一块境界清楚的无皮区,只有光滑的一层透明薄膜,2 日内即可溃破,迅速长出红色肉芽组织,在短期内即可愈合并遗留瘢痕,皮肤附属器消失。约 80%的患者只有一个皮肤损害出现于头颅中线附近。其次好发于四肢及髌骨,多对称分布。偶尔多个皮损发生于躯干、上肢及面部,一般对称,范围也常较大,但也较易愈合,愈合处凹陷而成沟形,在颊部呈酒窝状。这些发生于头颅皮肤以外部位的多发性损害在出生时往往就要愈合,或处于大疱、膜状覆盖物、溃破、结痂或瘢痕形成的不同阶段(图 35-9,图 35-10)。有的患者同时有某些其他先天性异常,如大疱性表皮松解症、肢体的环形缩窄、心血管、胃肠道和中枢神经系统异常等。

【病因】 病因不明。部分有家族史,常染色体显性或隐性遗传。此外,本病可能由于妊娠期营养不良、宫内感染、化学性因素如药物、物理性刺激或中毒性因素,引起胚胎或胎儿的皮肤不能正常发育。

【组织病理】 典型表现为表皮至皮下组织部分或全部缺失,深在的溃疡面,肉芽组织形成及附属器消失。愈合处显示瘢痕形成。

【诊断】 根据出生即有的边界清晰的皮肤缺

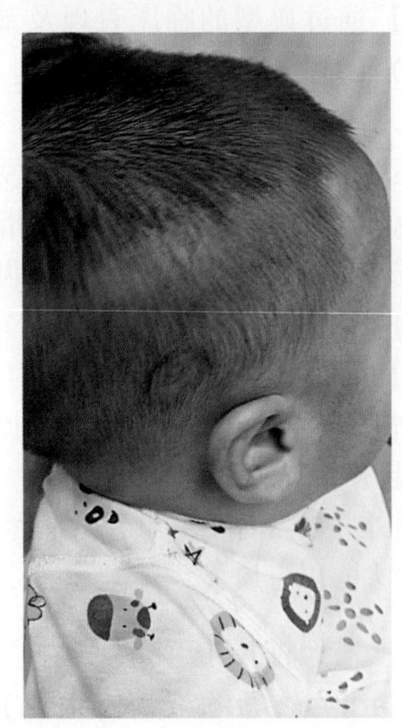

图 35-9　先天性皮肤成形不全(一)

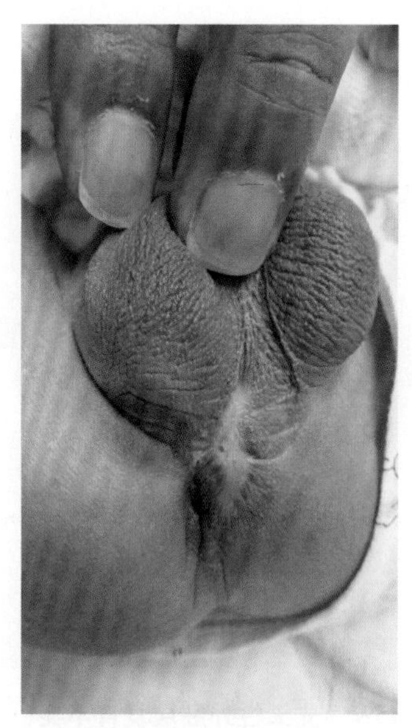

图 35-10　先天性皮肤成形不全(二)

损即可诊断。需鉴别产钳伤。

【治疗】 早期注意保护患处及防止继发性感染。小的皮损数月后形成瘢痕。大的皮损可行整形美容手术。此外,要注意全身各系统全面检查,以防遗漏合并的其他先天性损害。

局灶性真皮发育不全
(focal dermal hypoplasia)

局灶性真皮发育不全又称为 Goltz 综合征(Goltz syndrome),1962 由 Goltz 等首先报道,是一种罕见的 X 染色体显性遗传性综合征。本病由外胚叶及中胚叶发育的结构特别是皮肤、骨骼、牙齿、毛发和甲先天性缺陷所致。

【症状】 90%的患者为女性。因结缔组织发育不全,致皮肤、骨骼、牙齿、毛发、甲、眼、神经系统等多系统受累,不同患者的严重程度不一。超过 95%的患者有皮肤受累,表现为皮肤萎缩、色素沉着、脂肪疝、甲营养不良、秃头及乳头瘤,以上皮损几乎均沿 Blaschko 线分布,皮损常在出生时即有。乳头瘤好发于腔口部位,需与尖锐湿疣鉴别。超过 50%的患者有并指、少指、缺指、脊柱侧凹或脊柱裂等不同骨畸形表现,多不对称分布。X 线检查示长骨干骺端的条纹状改变及耻骨联合变宽,有特征性。约 20%的患者牙齿发育不良及畸形。15%的患者眼部可出现小眼或一侧眼不发育等先天异常。颅面畸形具有一定的特异性,常见下巴突出、鼻翼有缺口,少见唇腭裂。此外,还可表现为毛发稀少或缺如,缺甲或甲营养不良,扁桃体表面有米粒样淡黄色小囊肿，胃肠道疝，智力低下等。

【病因】 位于 Xp11.23 的 *PORCN* 基因突变，呈 X-连锁显性遗传，男胎大多不能存活。

【组织病理】 真皮变薄甚至消失，脂肪组织上移，甚至完全替代真皮结缔组织。

【治疗】 针对不同症状对症治疗。产前基因检测可预防该病。畸形部位行整形手术。

先天性瘘管(congenital fistulas)

【症状】 常见的是两侧耳朵前方的耳瘘，面部两侧近耳处各有一个深浅不定的瘘管，最深的可以通入中耳或鼻咽，挤压窦口周围，偶有少许黏稠皮脂腺样物自瘘口溢出。有的患者耳瘘瘘孔已经闭合而成囊肿，或发生肉瘤状结节而类似皮肤瘰疬或表皮囊肿。多见于男性。平时无自觉症状。

先天性泪腺瘘管发病率仅 1/2 000，多单侧分布。鼻部可以发生较小的瘘管，瘘孔很小，往往只有针头大。下唇近中线的一侧可以有个瘘管，深 5~25mm。颈部中线可有舌骨囊肿。脐窝处可有瘘孔。肛门周围的先天性瘘窦往往闭合而成囊肿。骶部或会阴部都可发生囊肿或瘘管。

瘘管或瘘窦可因继发性感染而化脓或发炎。

【病因】 胚胎发育异常形成瘘管，但具体原因不详。部分散发，部分有遗传史。最常表现为常染色体显性遗传，但存在不规则显性遗传及表现度的差异。基因定位尚不明确。以耳瘘为例，由于发育的缺陷，胚胎原基的鳃裂未能合拢，因而皮肤上出现瘘孔。

【组织病理】 部分窦道见分支，局部内陷呈囊袋样结构，内含皮屑及皮脂。

【治疗】 可先行抗感染治疗，切开引流，炎症消退后可行手术切除。

自发性断趾(指)病 (dactylolysis spontanea)

自发性断趾(指)病又称为阿洪病(ainhum)、箍指症、趾(指)断症、自发性趾(指)脱落症，是热带地区的一种地方病。主要发生于非洲以及巴西等地的居民。

【症状】 本病好发于 20~50 岁男性，最易累及足趾尤其小趾，有时发生于手指、四肢、阴茎，大多对称发生。病程分为 4 个阶段：凹槽出现伴表面皮肤紧绷发硬；动脉狭窄最终闭塞伴水肿；趾(指)关节处骨分离；自动断趾(指)。趾(指)处的凹槽最终形成环形凹沟，像被细绳捆勒所成，周围肿胀柔软，可以疼痛及溃烂发臭。病程缓慢，环形沟愈陷愈深，终于趾(指)头在数月至数年自然截断，一般在趾间关节截断。无自觉症状或觉疼痛。

【病因】 病因不明，可能与感染、慢性外伤、赤脚走路、血供不足、外周神经病变及遗传等因素有关。

【组织病理】 表皮角化过度，真皮见类似瘢痕组织的致密纤维组织，血管狭窄甚至闭塞，伴淋巴细胞为主的炎症浸润。

【诊断】 根据趾(指)凹槽伴软组织球形肿胀、趾(指)骨变细直至分离即可诊断。

【治疗】 疾病早期(第 1 和 2 阶段)，局部外用或注射水杨酸制剂、糖皮质激素或维 A 酸类药物有效，还可行 Z 字成形术加以矫正。疾病后期施行截肢术。继发感染时予定期换药、抗感染治疗。

指(趾)部环形收缩 (annular contraction of digits)

指(趾)部环形收缩又称为假性阿洪病(pseudo-ainhum)，症状与阿洪病类似，呈自发性断指。

【症状】 同阿洪病类似，局部皮肤角化过度形成裂隙，其他常见表现包括趾(指)退化、骨侵蚀、自发断趾(指)。与阿洪病的区别之处在于本病发病原因明确，人种不限于黑种人，发病部位不仅在趾、指部位，还可发生于躯干。

假性阿洪病常与某些先天性或非先天性疾病有关。伴发的先天性疾病有先天性掌跖角化病、进行性掌跖角化病(线形角化病)、先天性厚甲或先天性外胚层发育不良。非先天性疾病有麻风、螺旋体感染、钩虫病、梅毒、硬皮病、雷诺病、毛发红糠疹、银屑病、脊髓空洞症、麦角中毒或脊髓肿瘤等。

【病因】 外界因素如外伤、感染、人为绑扎等所致血流受阻、冻疮、麦角中毒，或其他疾病诱发，如遗传性皮肤病、角皮症相关的综合征、银屑病。上述原因导致缩窄环形成，血流受阻，最终骨溶解断裂。

【组织病理】 类似于阿洪病。

【治疗】 早发现早治疗，可降低截肢的风险。早期口服阿维 A 酯和异维 A 酸有效，但可能复发，并可能因不良反应较多而限制其应用。病程早期的外科治疗包括 Z 字成形术、皮瓣移植等，晚期或病情严重时只能行截肢术。

(曾三武)

参考文献

1. BRUCK N, FIEBIG B, SCHNABEL A. Acrodermatitis Chronica Atrophicans[J]. J Pediatr,2016,170:331-335.
2. MONIUSZKO-MALINOWSKA A, CZUPRYNA P, DUNAJ J. Acrodermatitis chronica atrophicans: various faces of the late form of Lyme borreliosis[J]. Postepy Dermatol Alergol, 2018,35(5):490-494.
3. 姜萍,张亚芹,李福秋,等. 儿童慢性萎缩性肢端皮炎1例[J]. 中国麻风皮肤病杂志,2008,24(3):225-226.
4. TCHOUAKAM D N,TOCHIE J N,GUIFO M L. Ainhum,a rare mutilating dermatological disease in a female Cameroonian:a case report[J]. BMC Dermatol,2019,19(1):12.
5. CHAUNG J Q, SUNDAR G, ALI M J. Congenital lacrimal fistula:A major review[J]. Orbit,2016,35(4):212-220.
6. GOYAL T,VARSHNEY A,BAKSHI S K. Familial atrophia maculosa varioliformis cutis:first case report from the Indian subcontinent with pedigree analysis[J]. Indian J Dermatol Venereol Leprol,2012,78(2):182-185.
7. DAS A,PODDER I. Atrophoderma vermiculatum[J]. Indian Pediatr,2014,51(8):679.
8. ALSABBAGH M M,BAQI M A. Bazex-Dupre-Christol syndrome:review of clinical and molecular aspects[J]. Int J Dermatol,2018,57(9):1102-1106.
9. YOUSSEFIAN L,TOUATI A,SAEIDIAN A H. A novel mutation in ST14 at a functionally significant amino acid residue expands the spectrum of ichthyosis-hypotrichosis syndrome[J]. Orph J Rare Dis,2017,12(1):176.
10. NERI I,VIRDI A,TORTORA G. Novel p. Glu519Gln missense mutation in ST14 in a patient with ichthyosis,follicular atrophoderma and hypotrichosis and review of the literature[J]. J Dermatol Sci,2016,81(1):63-66.
11. WONG M,PHILLIPS C D,HAGIWARA M. Parry Romberg Syndrome:7 Cases and Literature Review[J]. AJNR Am J Neuroradiol,2015,36(7):1355-1361.
12. EL-KEHDY J,ABBAS O,RUBEIZ N. A review of Parry-Romberg syndrome[J]. J Am Acad Dermatol, 2012, 67(4):769-784.
13. BELLANCA S,MUSUMECI M L,CATALANO F. Primary anetoderma in a woman after ovarian stimulations for in vitro fertilization program[J]. JAAD Case Rep, 2019, 5(5):466-467.
14. 郭生红,李薇. 斑状萎缩[J]. 临床皮肤科杂志,2012,41(7):393-394.
15. 阳眉,冉玉平,蒋献,等. Gowers 全萎缩1例[J]. 临床皮肤科杂志,2002,31(12):793-794.
16. PALIWAL V K,BHARGAWA P,GUPTA R. Panatrophy of Gowers is a rare disease:case reports and review of the literature[J]. Int J Dermatol,2015,54(6):656-661.
17. DOKAL I. Dyskeratosis congenita[J]. Hematology Am Soc Hematol Educ Program,2011,2011:480-486.
18. KELMENSON D A,HANLEY M. Dyskeratosis Congenita[J]. N Engl J Med,2017,376(15):1460.
19. 李威,谢晓恬. 中国儿童先天性角化不良的诊断与治疗[J]. 中华实用儿科临床杂志,2017,32(8):591-594.
20. LEE S,CHOE S J,AHN S K. Almost Unilateral Focal Dermal Hypoplasia[J]. Ann Dermatol,2017,29(1):91-94.
21. OSHIMA J,SIDOROVA J M,MONNAT R J. Werner syndrome:Clinical features,pathogenesis and potential therapeutic interventions[J]. Ageing Res Rev, 2017, 33:105-114.
22. LEBEL M,MONNAT R J. Werner syndrome(WRN) gene variants and their association with altered function and age-associated diseases[J]. Ageing Res Rev,2018,41:82-97.
23. TAKEMOTO M,MORI S,KUZUYA M. Diagnostic criteria for Werner syndrome based on Japanese nationwide epidemiological survey[J]. Geriatr Gerontol Int,2013,13(2):475-481.
24. AHMED M S,IKRAM S,BIBI N. Hutchinson-Gilford Progeria Syndrome: A Premature Aging Disease[J]. Molec Neurobiol,2018,55(5):4417-4427.
25. KARIKKINETH A C,SCHEIBYE-KNUDSEN M,FIVENSON E. Cockayne syndrome:Clinical features,model systems and pathways[J]. Ageing Res Rev,2017,33:3-17.
26. 李东晓,杨艳玲. Cockayne 综合征的临床及遗传学研究进展[J]. 中华实用儿科临床杂志, 2018, 33(9):714-717.
27. LAUGEL V. Cockayne syndrome: the expanding clinical and mutational spectrum[J]. Mechan Ageing Devel,2013,134(5-6):161-170.
28. REYES-REALI J, MENDOZA-RAMOS M I, GARRIDO-GUERRERO E. Hypohidrotic ectodermal dysplasia:clinical and molecular review[J]. Int J Dermatol,2018,57(8):965-972.
29. 常宏宇,花少栋,李芳. 新生儿先天性外胚层发育不良一例[J]. 实用皮肤病学杂志,2015(4):260-262.
30. DOGAN P,VARAL I G. A huge absence of skin on the trunk:aplasia cutis congenita[J]. Pan Afr Med J,2018,31:234.
31. BELKHOU A,FRANCOIS C,BENNIS Y. Aplasia cutis congenita:Update and management[J]. Ann Chir Plast Esthet,2016,61(5):450-461.

第三十六章

皮下脂肪疾病

结节性发热性非化脓性脂膜炎
(nodular febrile non-suppurative panniculitis)

结节性发热性非化脓性脂膜炎又称为韦伯-克里斯汀病(Weber-Christian disease),是一种组织学上表现为小叶型脂膜炎,临床表现为皮下结节合并其他系统症状的综合征。本病可以累及皮肤、内脏、肠系膜、大网膜等各脏器的脂肪层,因此是一个全身性疾病。本病可能是某些疾病的一种皮肤表现,而不是一独立性疾病。

【症状】 女性好发,各年龄均可发病,以30~50岁多见。临床上呈急性或亚急性经过,可分为皮肤型及系统型。

皮肤型病变只侵犯皮下脂肪组织而不累及内脏,临床上以批量发生的红色皮下结节为特征。结节大小不等,直径一般为1~2cm,亦可增大到10cm以上。表面皮肤水肿、潮红,质地坚实,边界清楚,触痛明显及伴自发痛。结节位置较浅时与皮下粘连,活动度差,较深时可推动。结节好发于四肢,下肢多见,对称分布,臀部、躯干、头面部亦可受累。常反复发作,经数周至数月消退,消退后局部皮肤出现程度不等的凹陷和色素沉着,这是由于脂肪萎缩、纤维化而残留的萎缩性瘢痕(图36-1~图36-3)。有的结节最终自行破溃,流出棕黄色油样液体,称为液化性脂膜炎(liquefying panniculitis),常见于股部和下腹部。约50%的皮肤型患者伴有发热,通常迟于皮下结节出现数日,经过1~2周消退,部分病例伴有关节疼痛,不出现关节畸形,预后良好。

系统型亦常伴有发热,先于皮疹或同步出现,多为弛张热,随着皮疹发展,热度逐渐上升,可达40℃,持续1~2周后下降。内脏损害多样,可累及肝、小肠、肠系膜、大网膜、腹膜后脂肪组织、骨髓、肺、胸膜、心肌、心包、脾、肾和肾上腺等。肝脏损害出现右季肋区疼痛、肝大、黄疸、肝功能异常。消化道损害出现腹痛、腹胀、腹部包块、肠梗阻、穿孔与消化道出血等。骨髓受累出现全血细胞减少、贫血、骨痛等。呼吸系统受累,可出现胸膜炎、胸腔积液、肺门阴影和肺内一过性肿块。累及肾脏出现肾功能不全。累及中枢神经系统可出现精神障碍、意识不强、脑膜炎等。内脏严重受损者预后较差,可死于出血、败血症、多脏器功能衰竭等。

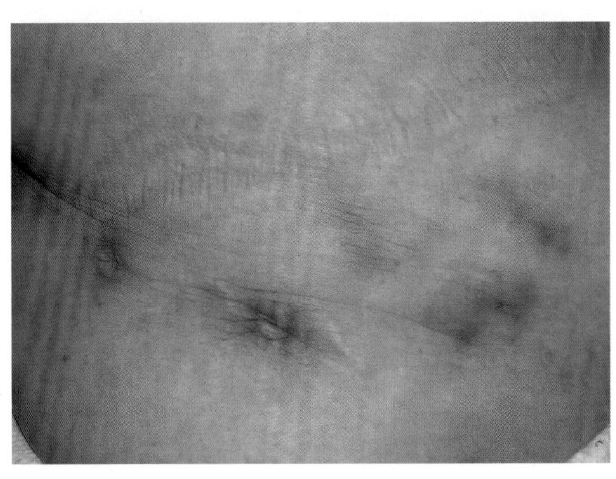

图36-1 结节性发热性非化脓性脂膜炎(一)

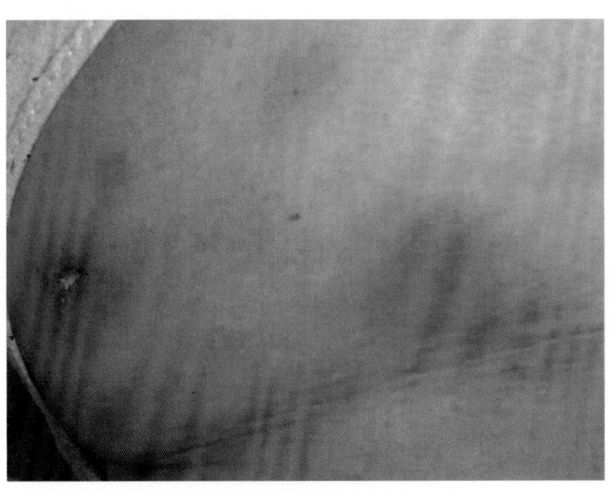

图36-2 结节性发热性非化脓性脂膜炎(二)

【病因】 病因不明,可能与下列因素相关:

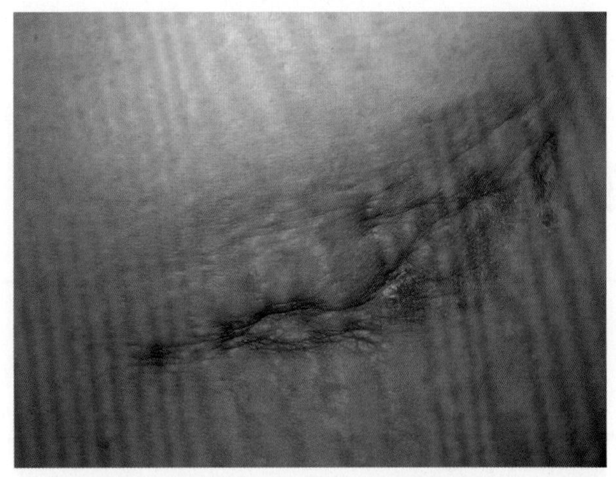

图 36-3 结节性发热性非化脓性脂膜炎(三)

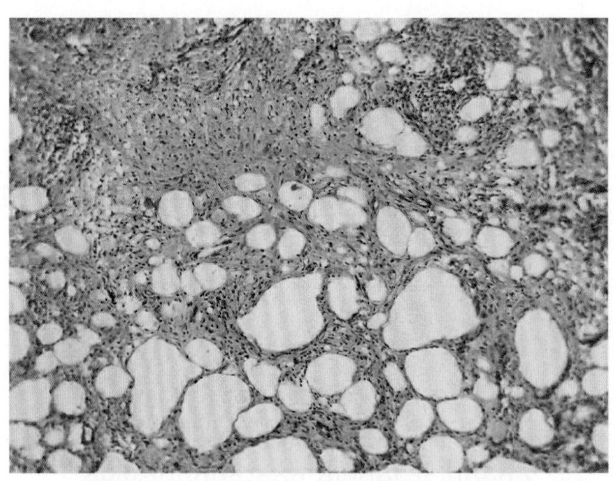

图 36-4 结节性发热性非化脓性脂膜炎病理

1. **免疫异常** 患者常合并自身免疫性疾病，如SLE、硬皮病、皮肌炎、干燥综合征、风湿热、血管炎等，有学者认为本病是对自身脂肪组织所发生的一种自身免疫性反应，可能只是上述自身免疫疾病的一种皮肤表现，而不是独立性疾病。

2. **感染** 有些患者起病前反复发作上呼吸道感染，也有报道本病发生于空回肠分流术后，其盲肠内有大量细菌繁殖。另有报道认为与结核感染相关。

3. **化学物质** 某些药物如碘、溴、磺胺、奎宁、锑剂、乙醇等也可诱发本病。

4. **脂代谢异常** 或与胰腺炎、胰腺肿瘤、α_1-抗胰蛋白酶缺乏症等有关，可能为潜伏于组织的蛋白酶样物质活化，从而破坏组织引起炎症。

【组织病理】为小叶性脂膜炎，可分为三期：

第一期(急性炎症期)：小叶脂肪细胞间有中性粒细胞、淋巴细胞、组织细胞和少量嗜酸性粒细胞浸润，脂肪组织发生变性和坏死，皮下组织纤维间隔中炎细胞浸润很少，极少数有血管炎性改变，如管壁水肿及内皮细胞增生(图 36-4)。

第二期(吞噬期)：大量组织细胞浸润，吞噬变性脂肪细胞形成具有特征性的泡沫细胞和噬脂性巨细胞，可同时伴有少量淋巴细胞和浆细胞等浸润。

第三期(纤维化期)：组织细胞和泡沫细胞大量减少或消失，被成纤维细胞所替代，胶原纤维增生而最后完全纤维化。在液化性脂膜炎则是泡沫细胞液化变性。

【诊断】本病只是暂时性诊断，大部分学者认为本病不存在，应该查找其原发疾病。

【鉴别】根据以上临床及病理学特点可做出诊断，常需与下列疾病鉴别：

1. **结节性红斑** 亦常对称发生于双下肢伸侧的皮下结节，疼痛性，周期性发作消退，不伴严重系统症状，不累及内脏，愈后良好，不留瘢痕。

2. **硬红斑** 好发于小腿屈侧，为紫红色皮下结节，常形成难以愈合的穿掘性溃疡，病理学表现为结核性肉芽肿或结核结节，并伴有明显血管炎表现。

3. **结节性多动脉炎** 亦可为皮下结节性损害，中心常形成溃疡，结节沿动脉走向分布，常累及肾脏、心脏等脏器，并可累及外周神经。病理表现为发生于真皮深部与皮下交界处的中、小动脉纤维素样坏死及中性粒细胞碎裂性血管炎。核周型抗中性粒细胞胞质抗体(p-ANCA)与乙肝表面抗原阳性具有诊断价值。

4. **组织细胞吞噬性脂膜炎** 亦表现为多发皮下结节，发热、多脏器损害，病情进行性加剧，出血倾向严重，常为致死原因。病理特征性表现为吞噬了炎细胞、血细胞及其碎片的"豆袋细胞"。

【预后】仅有皮肤损害患者，可在数月后恢复健康，或是缓解后间隔数年复发，少数患者屡次复发达十多年之久。有明显内脏累及者，偶尔因内脏损害而致命。

【治疗】有病灶感染等致病因素时应首先应用抗生素控制感染。沙利度胺、氨苯砜、水杨酸盐及碘化钾都可应用。糖皮质激素能控制急性期高热等症状，疗效显著。系统型患者可同时加用硫唑嘌呤、环磷酰胺、环孢素等免疫抑制剂并同时加强支持疗法。

α_1-抗胰蛋白酶缺陷性脂膜炎
（α_1-antitrypsin deficiency panniculitis）

本病类似韦伯-克里斯汀病（Weber-Christian disease），主要与 α_1-抗胰蛋白酶缺陷有关，是一种遗传代谢性疾病。

【症状】男女发病率大致相同，各年龄均可发病，以 20～40 岁多见。皮损发生于轻度外伤后，发生疼痛性皮下结节，结节直径一般为 1～5cm，亦可增大到 10cm 以上类似蜂窝织炎。结节好发于臀部、躯干和四肢近端，常反复发作，消退后局部皮肤出现程度不等的凹陷和色素沉着。大部分结节最终自行破溃，流出棕黄色油样液体，常见于股部和下腹部。

少数患者伴有发热，可出现胸膜炎、胸腔积液、血栓性静脉炎或肺栓塞等。内脏严重受损者预后较差，严重者可死亡。

【实验室检查】血清中 α_1-抗胰蛋白酶缺乏和纯合子 ZZ 表型测定阳性。

【病因】α_1-抗胰蛋白酶缺乏是脂膜炎的明确病因，症状严重的患者血清中蛋白酶拮抗剂的水平显著降低，容易出现中性粒细胞浸润的可形成溃疡的脂膜炎。α_1-抗胰蛋白酶是肝脏产生的一种糖蛋白，是血清中含量最丰富的丝氨酸蛋白酶抑制剂。编码该蛋白的基因（*SERPINA1*）超过 120 对不同的等位基因。根据这些等位基因编码的蛋白质电泳迁移速率分为三类（M＝中，S＝慢，Z＝很慢）。常见的蛋白酶拮抗剂的表型是 MM（M 等位基因的纯合子），这种情况下血清 α_1-抗胰蛋白酶浓度正常，当等位基因表型为 MS 或 MZ 时，血清中 α_1-抗胰蛋白酶出现轻度至中度缺陷。当基因表型为纯合子 ZZ 时，血清中 α_1-抗胰蛋白酶水平显著降低，临床症状也最严重。

【组织病理】为小叶性脂膜炎，伴脂肪坏死。早期为真皮深部、脂肪间隔、脂肪小叶中性粒细胞浸润。中期有广泛的脂肪小叶、间隔及真皮液化性坏死，但邻近部位仍可见大片正常的脂肪组织。后期细胞浸润为组织细胞、淋巴细胞、大量泡沫细胞和巨噬细胞，并有纤维化。

【鉴别】应与其他脂膜炎鉴别，本病病理是小叶性脂膜炎伴脂肪坏死，特别是结节性发热性非化脓性脂膜炎诊断中有的就是 α_1-抗胰蛋白酶缺陷性脂膜炎。应做血清中 α_1-抗胰蛋白酶测定。

【预后】仅有皮肤损害患者，可在数月后恢复，或缓解后间隔数年复发，少数患者屡次复发达十多年之久。有明显内脏累及者，偶尔因内脏损害而致命。

【治疗】有病灶感染时应首先应用抗生素控制感染。免疫抑制剂通常无效。米诺环素、羟氯喹、氨苯砜可以抑制中性粒细胞趋化，抑制过氧化酶的氧化作用，可能对轻型患者有效。糖皮质激素能控制急性期高热等症状，但文献报道糖皮质激素应用可加剧脂膜炎。最有效的治疗是静脉输注 α_1-抗胰蛋白酶，一般每周用 60mg/kg，连续给药 3～7 周。当体内 α_1-抗胰蛋白酶水平低于 50mg/dl 时，本病可复发，再次替代疗法仍然有效。其他有效方法包括血浆置换和肝移植。

类固醇后脂膜炎
（poststeroid panniculitis）

类固醇后脂膜炎也称为类固醇后小叶脂膜炎（poststeroid lobular panniculitis），临床少见，通常发生于大量系统应用糖皮质激素类药物的儿童，在突然停药或迅速减量过程中，周身出现皮下结节或硬红斑块，患者应用泼尼松总量往往超过 2g。

【症状】一般发生于 1～14 岁儿童，在短期内大量系统应用糖皮质激素后，突然停药或减量 1 个月内，面颊、躯干、臀部以及四肢等处发生皮下结节，直径为 0.5～4.0cm，界限清楚，质韧，可在皮下自由推动，触压时疼痛，表面皮肤正常或淡红色，可有瘙痒症状。经过 2～3 个月后，结节往往自然消退，不遗留萎缩及瘢痕，仅个别暂时留有色素沉着。不伴其他系统症状，通常无其他激素撤退症状，恢复激素用量或激素加量使用也可使皮疹消退。有的患者出现轻度发热、胃肠道症状及关节疼痛，偶尔发生心力衰竭。

【病因】类固醇后脂膜炎是全身性脂肪代谢失常的一种表现。糖皮质激素减撤加速了局部脂肪动员，暂时干扰了脂肪细胞中的脂酶代谢而使细胞变性和出现结晶化所致。

【组织病理】组织病理表现为小叶性脂膜炎，与新生儿皮下脂肪坏死相似，在脂肪细胞和巨噬细胞内可见到针状裂隙。小叶间隔在早期有中性粒细胞及单核细胞浸润，后期可见泡沫细胞、组织细胞、淋巴细胞及异物巨细胞浸润。小叶脂肪细胞变性、坏死，可见肉芽肿性脂膜炎改变。

【鉴别】在临床表现上，须与其他面部红斑性疾病鉴别，如红斑狼疮、丹毒、传染性红斑等，上述疾病病理表现均非小叶性脂膜炎改变。还须与寒冷性脂膜炎及狼疮脂膜炎鉴别，两者临床表现与本病相似，病理均为脂膜炎改变，但不出现特征性针状裂隙。在病理表现上出现脂肪细胞针状裂隙的还有新生儿硬化症及新生儿皮下脂肪坏死，均归属伴结晶沉着脂膜炎（panniculitis associated with crystal deposition），与类固醇后脂膜炎的鉴别需要依靠病史、临床表现及转归等。

【治疗】 本病可自然消退，一般不需治疗。皮损严重者可增加糖皮质激素应用剂量或恢复至以前使用水平，待皮损消退后，再缓慢减撤激素。

亚急性结节性游走性脂膜炎
（subacute nodular migratory panniculitis）

亚急性结节性游走性脂膜炎因其部分临床表现和病理特征与结节性红斑相似，一般被认为是结节性红斑的慢性型，又称为慢性结节性红斑（chronic erythema nodosum），或游走性结节性红斑（erythema nodosum migrans）。好发于女性。

【症状】 皮损常发生于单侧小腿下缘，亦可发生于大腿及臀部，初起可为孤立或多发的皮下结节损害，数目逐渐增多，无疼痛或轻微疼痛，以后逐渐向周围扩展形成环状或弓状斑块，中央消退，边缘部分颜色鲜红，以后逐渐消退呈微黄或硬皮病样外观，后期可遗留色素沉着达数月之久，不出现溃疡、瘢痕等损害，除轻微关节痛外，一般不伴有明显系统症状（图 36-5，图 36-6）。皮损可反复发作缓解，整个病程常持续数月至数年。

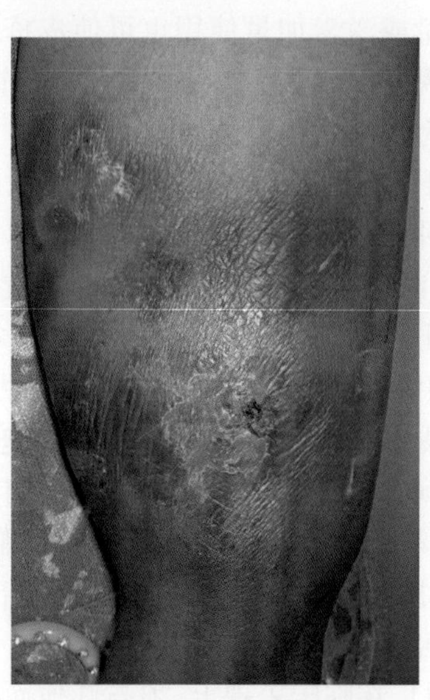

图 36-5 亚急性结节性游走性脂膜炎（一）

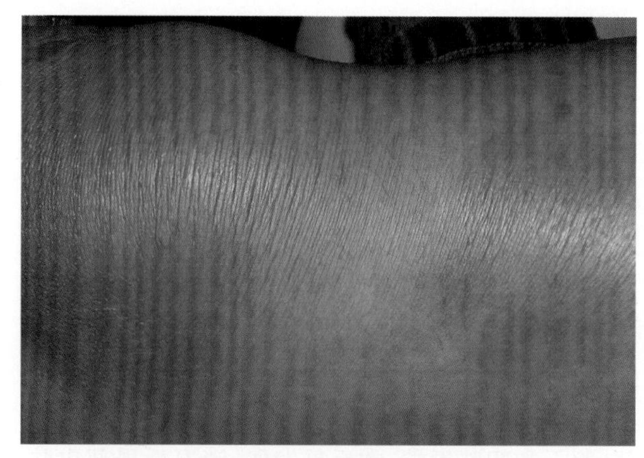

图 36-6 亚急性结节性游走性脂膜炎（二）

【病因】 大部分为特发性。在与发病有关的因素中，感染最常见，尤其是链球菌引起的上呼吸道感染，其他有关因素如病毒、化学物质及甲状腺疾病等。

【组织病理】 病理变化为脂肪小叶间隔性脂膜炎，间隔内毛细血管内膜增生，管壁水肿，甚至可闭塞、出血，胶原纤维增生、纤维化，伴有淋巴细胞及组织细胞为主的细胞浸润，也可伴有少量中性粒细胞及嗜酸性粒细胞，尚可见泡沫细胞、多核巨细胞等噬脂性肉芽肿形成。因由于其病程慢性，因此与急性结节性红斑相比，常可见到更加显著的脂膜间隔增厚及纤维化，脂肪肉芽肿性反应也更为明显。

【治疗】 积极去除感染等诱因；碘化钾、羟氯喹、氨苯砜、秋水仙碱及沙利度胺等均可应用；小剂量糖皮质激素常起到明显疗效，但减量过程中仍难以克服病情反复迁延等问题，可与其他药物联合使用；疼痛严重者可服用非甾体抗炎药；病程通常为数月至数年，预后良好。

皮下脂肪肉芽肿病
（lipogranulomatosis subcutanea）

皮下脂肪肉芽肿病又称为罗斯曼-马凯脂肪肉芽肿（Rothmann-Makai lipogranuloma），是一类未分类脂膜炎。也有学者认为本病是结节性发热性非化脓性脂膜炎的异型。

【症状】 好发于年轻肥胖女性，皮损往往为对称分布于四肢、躯干、臀部的皮下结节，坚实或有韧性，表面皮肤正常或淡红色，有轻度的压痛。球形皮下结节可以融合成硬结，直径由数厘米到十几厘米，持续半年至一年逐渐消退，少数患者可以持续数年，极少数结节最后液化破溃，流出油样物质而愈合。一般不留萎缩与瘢痕。患者无系统症状。

【病因】 病因不明,外伤或血管性损伤可能和本病有关。

【组织病理】 病理变化类似结节性发热性非化脓性脂膜炎,为脂肪小叶型脂膜炎。在早期急性炎症阶段,脂肪细胞有变性及灶性坏死,血管扩张,大量淋巴细胞、组织细胞、泡沫细胞、中性粒细胞等浸润;晚期,纤维组织增生硬化,组织细胞大片坏死,形成纤维包裹样囊腔,可有钙化。

【鉴别】 皮下脂肪肉芽肿病要和硬红斑、结节性红斑及结节性血管炎鉴别,更须与结节性发热性非化脓性脂膜炎区别。本病病情发展缓慢,不伴全身系统性症状,消退后局部皮肤无凹陷、萎缩及瘢痕。预后良好。

【治疗】 暂无确切有效疗法。

油物肉芽肿(oil granuloma)

油物肉芽肿是油脂物质注射入皮肤组织内所引起的异物肉芽肿(foreign body granuloma)反应,又称为硬化性脂肪肉芽肿(sclerosing lipogranuloma)、石蜡瘤(paraffinoma)。油脂物质包括矿物油、硅酮、动物油或植物油等,注射入皮肤后发生异物反应,形成脂膜炎。

【症状】 注射这类物质后,经过数月至数年以后,局部发生无痛的坚实结节或斑块,可缓慢增大,长期存在不消退。结节或斑块和附近组织粘连,上方皮肤正常或呈暗红色,附近可以出现轻度水肿。有时伴溃疡和脓肿形成。注射融化的石蜡可以引起剧烈的异物反应而发生不规则隆起的石蜡瘤。技工使用油脂枪意外走火造成的脂肪肉芽肿,外观呈疣状结节或斑块,通常发生在手背。

注入物质可因流动而扩展到其他部位,可进入肺部及淋巴网状系统,引起自身免疫反应,出现肺纤维化、脾大、关节疼痛、肢端皮肤硬化及循环障碍、抗核抗体阳性等症状。

【病因】 矿物油,尤其是液状石蜡,在过去常被局部注射作为组织填充塑形剂,用以填补鼻梁塌陷、面部凹陷或妇女乳房及臀部扁平、男性生殖器短小等缺陷。这些物质不能被脂肪酶水解,被机体识别为异物。尽管多个国家已将其列为禁用,但在某些地区,仍有医务人员使用。有报道,术中鼻腔内放置石蜡纱布后,可意外发生眼眶和眼睑的石蜡瘤。

【组织病理】 组织病理变化是异物肉芽肿性反应及小叶脂膜炎,真皮和皮下组织存在大滤泡具有特征性。组织标本处理后,石蜡潴留部位留有许多卵圆形或圆形空洞,组织学上表现为真皮内特征性的"瑞士奶酪"样外观。周围组织可见淋巴细胞、组织细胞、异物巨细胞及成纤维细胞浸润,以后浸润减少,纤维组织大量形成。有的组织细胞吞噬矿物而形成泡沫细胞,炎症变化轻微。脂质染色(如油红 O)阳性。动物油脂往往引起结核样肉芽肿,而植物类常引起炎症变化及噬脂性肉芽肿。

【鉴别】 注射硅酮也可引起异物肉芽肿反应,组织病理上可见瑞士奶酪样外观的空泡,但脂质染色阴性。与其他异物反应的鉴别需结合病史、组织病理学检查、PAS 染色、偏振光镜检查、能量色散 X 线分析、电子能量损失谱学、激光微探针质量分析及红外分光光度法。

【病因】 手术切除并行组织重建是唯一的治疗方法。对油脂枪肉芽肿需要在局部清创的基础上,注射破伤风抗毒素和系统应用糖皮质激素。

组织细胞吞噬性脂膜炎 (cytophagic histiocytic panniculitis)

组织细胞吞噬性脂膜炎是一类少见疾病,以小叶性脂膜炎中出现组织细胞增生并吞噬红细胞、核碎屑、血小板等形成"豆袋细胞"为组织病理特点。临床有良性型和致死型两种不同类型。随着免疫学和基因技术的进步,许多患者已被证实与淋巴瘤特别是 T 细胞淋巴瘤关系密切。目前认为,组织细胞吞噬性脂膜炎可能属于一个病谱,这个病谱包括皮下脂膜炎样 T 细胞淋巴瘤。后者常伴发嗜血细胞综合征,病情急速进展而导致死亡。另外,大部分良性型和少数致死患者尚缺乏淋巴瘤相关证据。还有部分患者与系统性红斑狼疮相关,这表明还存在其他形成吞噬性脂膜炎皮损的情况,组织细胞吞噬性脂膜炎这一概念尚待研究完善。

【症状】 本病好发于青年及中年人,儿童也可发病。躯干和四肢出现多发性皮下结节或斑块,有触痛,皮肤表面多呈鲜红色,结节可发展成紫癜样或青肿样外观,并出现破溃。也可表现为广泛的、边界不清的出血性斑片。良性型一般系统症状较轻,可伴发水肿和一过性发热,其后病情反复发作缓解,趋于慢性。临床更常见暴发性患者,常伴持续性高热,肝、脾、淋巴结肿大,黏膜溃疡、进行性肝功能减退、黄疸、浆膜炎、全血细胞减少、凝血功能障碍,最后出现肝肾衰竭、肺炎、消化道、脑等出血而死亡。

【病因】目前认为本病与T细胞淋巴瘤关系密切，推测本病是组织细胞对潜在良性或恶性T淋巴细胞增生出现的反应。另外一些具有相似皮损的临床病例可表达自然杀伤细胞表型（CD56），或证实为B细胞淋巴瘤。部分病例即使早期未能判断由肿瘤引发，随着时间推移可能最终被证实存在淋巴瘤。有些病例存在EB病毒、巨细胞病毒等感染。也有报道本病发生与系统性红斑狼疮有关。各种细胞因子如IFN-γ、TNF-α、IL-1β等均可激活组织细胞吞噬活性，也可刺激单核细胞和内皮细胞表达促凝血分子，导致高凝状态而触发DIC。

【组织病理】为小叶及间隔混合性脂膜炎，有灶状脂肪细胞坏死及组织细胞增生。浸润细胞以淋巴细胞为主，也有巨噬细胞、中性粒细胞和浆细胞浸润。特征性表现为增大的巨噬细胞吞噬红细胞、核碎屑、淋巴细胞、血小板等形成"豆袋细胞"。免疫组织化学检查显示浸润细胞为T淋巴细胞来源，且组织细胞的标记抗原CD68阳性。肝、脾、淋巴结、骨髓、心肌及肺内也可见到吞噬性组织细胞增生。非典型淋巴细胞通常出现在皮下脂膜炎样T细胞淋巴瘤患者中，免疫分型及基因重排等检查有助于明确诊断。

【鉴别】临床上常误诊为结节性发热性非化脓性脂膜炎，两者鉴别有赖于特征性病理检查。结节性发热性非化脓性脂膜炎中，组织细胞吞噬脂质形成"泡沫状细胞"，而不出现巨噬细胞吞噬碎片形成的"豆袋细胞"。判断组织细胞吞噬性脂膜炎患者是否合并淋巴瘤或其他非肿瘤性疾病较困难，如果临床症状急重，伴发全血细胞减少及出血倾向，组织病理中出现淋巴细胞沿脂肪空泡呈"花环状"排列，或见淋巴细胞异型性改变，免疫组织化学染色见CD43、CD45RO、CD3阳性，CD20、CD68阴性，表达活化的$CD8^+$CTL表型，分泌颗粒酶（TIA-1）、穿孔素和T细胞胞质内抗原，有T细胞受体（TCR）基因的重排，系统应用皮质类固醇疗效不佳等，需考虑皮下脂膜炎样T细胞淋巴瘤。

【治疗】对于良性型组织细胞吞噬性脂膜炎，首选治疗为中至大剂量甲泼尼龙联合环孢素，可使症状明显缓解。对于复发、暴发性、难治性或其他更严重类型应当考虑应用细胞毒性药物化疗。可同时辅助输血、输注丙种球蛋白、抗病毒等治疗。考虑皮下脂膜炎样T细胞淋巴瘤时，因为研究认为其组织细胞吞噬功能是由增生的T淋巴细胞释放的细胞因子所激活，因此采用针对淋巴瘤的联合化疗是必要的，常采用CHOP方案（环磷酰胺、柔红霉素、长春新碱、泼尼松）或CVP方案（环磷酰胺，长春新碱，泼尼松）。尽管大大地降低了死亡率，但是很少能够达到长期缓解。

嗜酸性脂膜炎
（eosinophilic panniculitis）

嗜酸性脂膜炎属于嗜酸性粒细胞增多性疾病范畴，是一种嗜酸性粒细胞显著浸润于皮下脂肪组织的病理模式而不是一个独立的疾病，可继发于多种局部和系统性疾病，如血管炎、特应性皮炎或恶性肿瘤等。因此，本病是病理性诊断。

【症状】临床表现多样，可为风团样丘疹和斑块，亦可表现为紫癜、脓疱和溃疡，但以皮下结节最常见。皮损可单发或多发，多累及四肢，尤以下肢多见，其次为躯干和面部（图36-7）。病程慢性，易反复发作，部分患者具有自限性。血常规检查常见外周嗜酸性粒细胞计数及百分比增高。

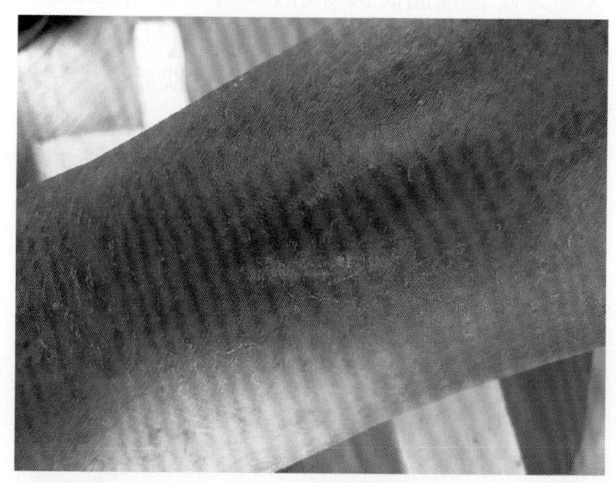

图36-7 嗜酸性脂膜炎

【病因】目前认为本病是炎症性或免疫反应性的脂膜炎，是与全身状况相关的一种反应过程，也可能为皮肤局部的一种迟发型变态反应。可能由血液系统疾病导致的免疫缺陷、节肢动物叮咬、注射药物（肌内注射氨苄西林、低分子肝素钠）、接种疫苗（如麻疹减毒活疫苗）及感染（卫氏并殖吸虫、腭口线虫、蛔虫、肝吸虫、链球菌及病毒）等引起。此外，还可见于结节性红斑、特应性皮炎、结节性多动脉炎、嗜酸性蜂窝织炎、狼疮性脂膜炎、恶性肿瘤（B细胞和T细胞淋巴瘤、白血病）等疾病。

【组织病理】为累及脂肪小叶和间隔的脂膜

炎，并有特征性的弥漫性嗜酸性粒细胞浸润，可伴有数量不等的中性粒细胞、淋巴细胞、组织细胞等炎性细胞浸润，还可见到脂肪组织坏死及血管病变（图 36-8，图 36-9）。有时可见到破碎的嗜酸性粒细胞碎屑黏附在渐进性坏死的胶原纤维周围，外周有组织细胞和巨细胞呈栅栏状排列，呈"火焰状"。

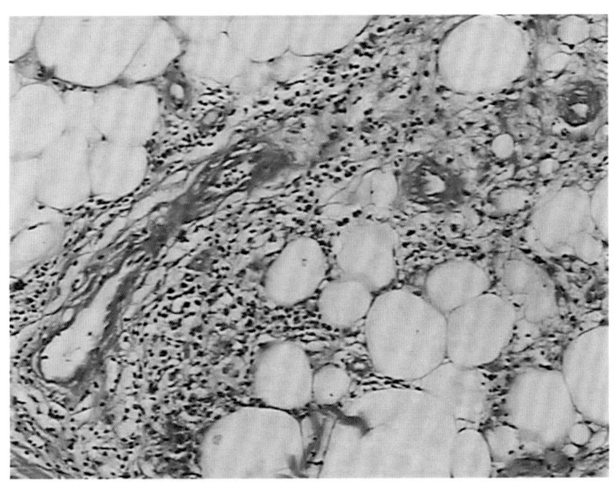

图 36-8　嗜酸性脂膜炎病理（一）

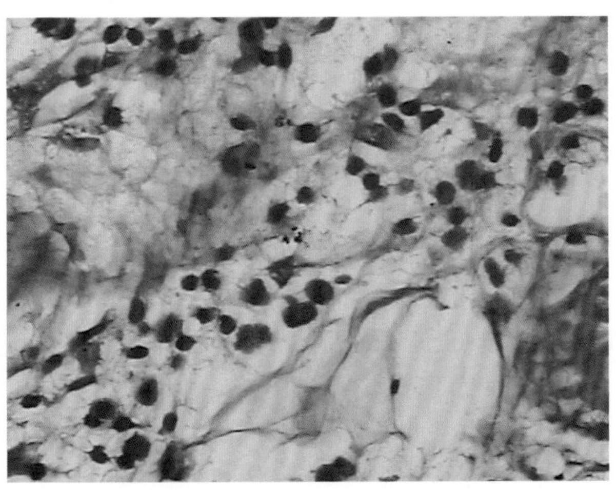

图 36-9　嗜酸性脂膜炎病理（二）

【鉴别】 本病需与嗜酸性粒细胞增多症、嗜酸性蜂窝织炎、嗜酸性筋膜炎等进行鉴别：①嗜酸性粒细胞增多症表现为血液和/或骨髓嗜酸性粒细胞持续增多，真皮血管周围嗜酸性粒细胞及单核细胞浸润，血管壁见内皮细胞增生、管腔闭塞，皮下脂肪组织变化不明显。②嗜酸性蜂窝织炎病变部位主要在真皮，表现为弥漫的嗜酸性粒细胞浸润，可有淋巴细胞和浆细胞，常见特征性"火焰现象"，中心为局灶性纤维蛋白样坏死的胶原，其上由嗜酸性粒细胞的碎屑构成的无定形或颗粒状物质覆盖，周围可见嗜酸性粒细胞、大而淡染的组织细胞及多核巨细胞呈栅栏状围绕排列。外周血及骨髓嗜酸性粒细胞增多。③嗜酸性筋膜炎的病变部位主要在筋膜，真皮一般不受累，表现为筋膜明显增厚、纤维化，筋膜内以嗜酸性粒细胞浸润为主，伴淋巴细胞、浆细胞、肥大细胞浸润。

【治疗】 多数患者对糖皮质激素治疗效果较好，但停药后易复发。如有感染需加用抗生素，并积极治疗原发疾病，伴发恶性肿瘤者治疗困难，预后欠佳。

狼疮性脂膜炎（lupus panniculitis）

狼疮性脂膜炎又称为深在性红斑狼疮（lupus erythematosus profundus，LEP），是介于盘状红斑狼疮（discoid lupus erythematosus，DLE）和系统性红斑狼疮（systemic lupus erythematosus，SLE）之间的亚型。以深部皮下结节及斑块为特征性表现，占全部红斑狼疮患者的 2%～3%。好发于中年女性，儿童也可发生。

【症状】 皮损最常发生于面部及上肢，也可发生于躯干及臀部，但一般不累及四肢远端。为单发或多发皮下结节或斑块，有触痛，质硬，表面皮肤呈肤色或淡红色。轻微早期皮损有时缺乏特异性，或为特征性 DLE 皮损（萎缩性红斑、鳞屑、毛囊角栓、毛细血管扩张、皮肤异色症和瘢痕）。结节可融合成斑块，表面出现凹陷、坏死或形成溃疡，愈后留有萎缩性瘢痕（图 36-10）。LEP 可单独出现，也可在盘状红斑狼疮（DLE）或系统性红斑狼疮（SLE）出现之前或之后发生，LEP 与慢性皮肤红斑狼疮的关系较系统性红斑狼疮更密切，约 1/3 的 LEP 患者同时伴有 DLE 皮损，有 10%～15% 的 LEP 患者满足 SLE 的诊断标准。后者大部分系统表现较轻，可出

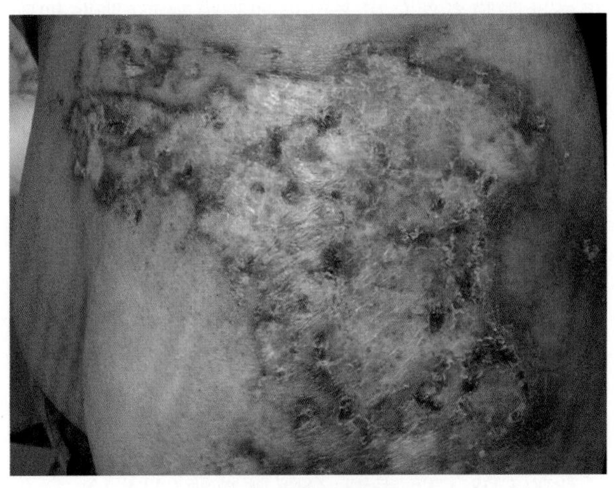

图 36-10　狼疮性脂膜炎

现低滴度的抗核抗体、白细胞减少、血小板减少、红细胞沉降率增快、低补体血症、关节痛及雷诺现象。具有重叠特征的伴有硬斑病样改变的“硬化型”线性红斑狼疮性脂膜炎已有报道，其伴发 SLE 及抗心磷脂抗体综合征的风险可能更高。

【病因】 发病原因与其他类型红斑狼疮相似，自身免疫异常、遗传、感染、药物、物理因素、性激素以及其他如精神因素等均可导致疾病发生。

【组织病理】 本病组织病理学特征主要包括：小叶性或伴有间隔性脂膜炎，脂肪小叶细胞坏死形成玻璃样变性，大量淋巴细胞团块状聚集或形成淋巴滤泡结构。其他特征包括：淋巴细胞性血管炎，可见少量组织细胞和浆细胞浸润，亦可见黏蛋白沉积或钙沉积。有的患者表皮和真皮同时伴有 DLE 的基本改变，包括表皮基底细胞水肿或液化变性，真皮胶原束间黏蛋白沉积，真皮全层血管及附属器周围中度淋巴细胞浸润。直接免疫荧光显示脂肪小叶间隔内血管壁有免疫球蛋白沉积，基底膜带荧光试验阳性。

【鉴别】 本病需与其他类型脂膜炎鉴别。狼疮性脂膜炎很少累及四肢远端，据此可以从临床与好发于下肢的结节性红斑及硬红斑区分开来。但当系统性红斑狼疮同时出现 LEP 及结节性红斑、风湿结节样皮损、胰腺性脂膜炎等，需仔细全面考虑。

需与局限性硬皮病和皮肌炎性脂膜炎相鉴别。前者为间隔性脂膜炎表现，小叶间隔增宽，以淋巴细胞和浆细胞浸润为主，炎症主要发生在真皮-皮下组织交界处，同时伴有真皮胶原纤维硬化；后者在组织病理上与 LEP 鉴别困难，LEP 更易出现脂肪玻璃样坏死，炎症更易累及真皮附属器周围，皮肌炎性脂膜炎部分患者可见到脂膜改变（脂肪细胞膜增厚、波形弯曲，形成囊肿和乳头状结构），基底膜带荧光试验阴性。两者鉴别常需要根据临床表现和实验室检查综合判断。

还需与皮下脂膜炎样 T 细胞淋巴瘤（SPTCL）相鉴别。本病病理形态为不同比例混合存在的小、中、大淋巴细胞在皮肤和皮下组织中浸润，多呈花边外观，尤其可导致皮下脂肪坏死，形成淋巴滤泡样脂膜炎改变，可见组织细胞吞噬红细胞和坏死碎屑形成特征性豆袋细胞。免疫组织化学染色可见 CD43、CD45RO、CD3 阳性，CD20、CD68 阴性，表达活化的 $CD8^+$ CTL 表型，分泌颗粒酶（TIA-1）、穿孔素和 T 细胞胞质内抗原，有 T 细胞受体（TCR）基因的重排。伴有噬血细胞综合征者，病情进展迅速，预后极差。

【治疗】 抗疟药如羟氯喹是治疗本病的首选药物，可使大部分患者病情改善。对于 ANA 阳性、皮疹浸润明显或皮疹数目较多者，可联合系统应用糖皮质激素，病情好转后仍可用硫酸羟氯喹长期维持治疗。其他治疗包括氨苯砜、沙利度胺、环磷酰胺等均可应用。如果伴有盘状损害，可外用强效皮质类固醇或皮损内注射。

硬化性脂膜炎
(sclerosing panniculitis)

硬化性脂膜炎又称为硬皮病样皮下组织炎（hypodermatitis sclerodermiformis）、脂肪皮肤硬化症（lipodermatosclerosis）、静脉淤积性脂膜炎（venous stasispanniculitis）、硬化性萎缩性蜂窝织炎（sclerous atrophiccellulitis）等，是一种由静脉供血障碍和纤维蛋白溶解异常引起的累及皮下脂肪的硬化性皮损。

【症状】 好发于 40 岁以上中年女性，皮损发生在单侧或双侧小腿中下 1/3 处，病变早期表现类似于血管炎，皮肤表面出现疼痛性淡红斑，伴肿胀、小结节和触痛，局部温度升高；中期皮损颜色转暗，有鳞屑，表现为淤积性皮炎样外观和条索状浸润硬结；后期发展融合为大片木质样硬性斑块，病变皮肤增厚，呈木板样固定于硬肿的纤维化皮下组织上，色素沉着，局部萎缩凹陷，成袜套样分布，甚至发展为所谓的“倒置啤酒瓶”样外观（图 36-11，图 36-12）。部分患者缺乏急性期表现而隐匿发病，有的患者伴静脉曲张性溃疡。

【病因】 下肢静脉功能不全被认为是本病发病的重要因素。其中约 67%为深静脉功能不全，约 19%为腿肌肉泵功能异常，约 20%为血流波动指数

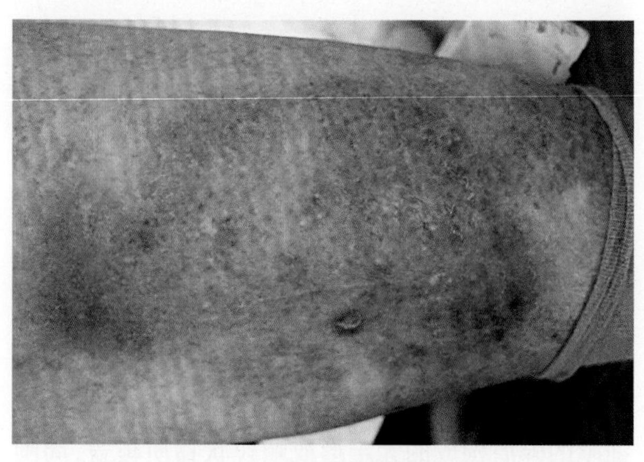

图 36-11 硬化性脂膜炎（一）

尿淀粉酶和脂酶常升高，组织病理上可见脂肪皂化形成嗜碱性物质和“鬼影细胞”。当形成液化性脂膜炎出现排出物和溃疡时，须与硬红斑鉴别，后者常位于小腿屈侧，慢性经过，病理为结核性肉芽肿样变化。狼疮性脂膜炎亦可见嗜碱性物质，但多为玻璃样变性，而不像本病，嗜碱性物质呈颗粒状或匀质状沉积。

【治疗】本病的治疗强调治疗原发胰腺疾病。可应用胰蛋白酶抑制剂、氨苯砜、小剂量皮质类固醇、秋水仙碱、多西环素等。患者的预后根据胰腺疾病的性质而定，可因胰腺损害严重而死亡。

寒冷性脂膜炎(cold panniculitis)

寒冷性脂膜炎是外源性伤害引起的创伤性脂膜炎中的一种，脂肪组织受寒冷损伤后发生局限性脂膜炎，常见于寒冷季节尤其是久在户外的儿童、脊髓灰质炎患者、年轻女性马术运动员等。冷凝球蛋白、冷凝集素、血清蛋白电泳等检查均正常。

【症状】多见于冬季，往往在受寒后 2 日内出现，最常见于颊部、臀部、股部及下腹部等处。在暴露或受寒部位出现青红或紫红色皮下结节或硬块，局部皮温降低，手摸觉凉，经过 1～2 周或几周以后，皮下肿块逐渐软化而消失，不遗留萎缩、瘢痕等，发生于小腿后侧的冻疮样肿块可以溃破，容易误诊为硬红斑。年轻女性常因着薄裤长期暴露于寒冷环境或参加骑马、滑冰等户外运动，在大腿外上方出现皮损(图 36-17)。儿童可因吮吸冰棒，在面部出现寒冷性脂膜炎。肥胖男童可因受寒，阴囊出现红斑、肿块及疼痛。

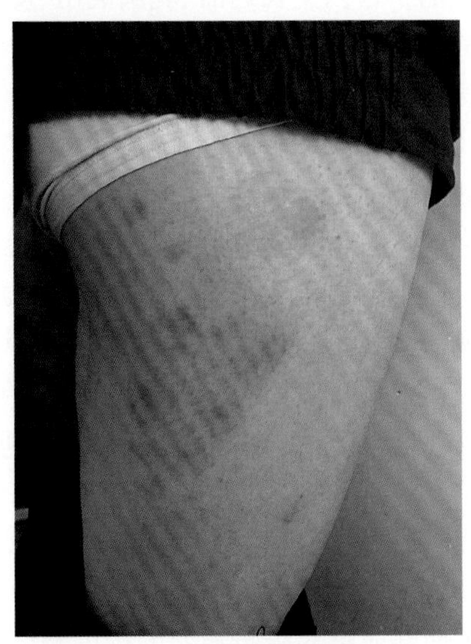

图 36-17 寒冷性脂膜炎

【病因】本病是由于局部脂肪组织受寒而损伤，并和局部血液循环状态不良有关，如果将有冰的试管放在前臂屈侧约 2 分钟，往往引起相似的损害。本病好发于新生儿及儿童，与婴幼儿饱和脂肪酸比例较高，其冷凝点较高，遇冷时可凝成硬块有关。

【组织病理】表现为小叶或间隔性脂膜炎。局部皮下脂肪坏死及纤维变性，大量淋巴细胞、中性粒细胞、泡沫样巨细胞浸润。缺乏放射状针状裂隙改变。

【治疗】患者受寒后，应避免快速复温，不可烤火或用热水烫，以后将自然痊愈而不需治疗。愈后应该注意保暖，避免再受寒，以免本病复发。

压力性脂膜炎(pressure panniculitis)

压力性脂膜炎由 Sarkany 于 1969 年首次报道 1 例，患者局部受压 2～12 小时后，皮下出现结节性脂膜炎。

【症状】外伤或受压后局部红肿，皮温升高，有触痛，以后形成暗红色结节，一般为 10～20cm 大小，界限清楚，质地较硬。2～3 个月后逐渐萎缩。发病期间，可伴有四肢肌肉及关节酸痛，在劳累后更甚。实验室检查可见 γ-球蛋白和 IgG 增高。

【病因】病因不明。由于损害在外伤或受到外界压力后出现，故考虑外伤可能为诱因。根据患者 γ 球蛋白和 IgG 升高，脂肪小叶内有大量浆细胞浸润，对激素治疗反应好及发病时伴有肌肉和关节疼痛，推测该病可能是自身免疫性疾病。

【组织病理】病理改变为脂肪小叶出现弥漫性浆细胞、组织细胞和淋巴细胞浸润。

【鉴别】该病需与结节性发热性非化脓性脂膜炎、外伤性脂肪坏死及局限性硬皮病相鉴别。

【治疗】系统应用糖皮质激素治疗有效。可辅助应用活血化淤中药。

全身性脂肪营养不良
(total lipodystrophy)

脂肪营养不良用于描述一组有特定的身体分布模式的脂肪萎缩和脂肪聚集为特征的异质性疾病。脂肪营养不良的患者特征性地会发展成代谢综合征，包括胰岛素抵抗、糖尿病、高胰岛素血症、高甘油三酯血症、高血压、冠心病和脂肪肝。脂肪代谢障碍可依据发病部位、分布模式分为三型：全身性、部分性和局限性。

全身性脂肪营养不良(total lipodystrophy)可分为先天性全身性脂肪营养不良和获得性全身性脂肪营养不良。

【症状】

1. **先天性全身性脂肪营养不良(congenital generalized lipodystrophy,CGL)** 是一种常染色体隐性遗传疾病,又称为脂肪萎缩性糖尿病(lipoatrophic diabetes),Berardinelli-Seip 综合征(Berardinelli-Seip syndrome)。男女发病率相当,患者在出生时具有代谢活性的全身性皮下脂肪缺失,还存在骨髓及内脏脂肪缺失,1 型"机械"部位,如眼眶、掌跖、舌、胸部、外阴、关节周围和硬膜外区域等脂肪贮存,2 型"机械"部位脂肪亦缺乏。儿童早期出现代谢综合征,在青春期更严重,表现为基础代谢率增加,食欲旺盛,生长加速,身高高于同龄人,骨龄和齿龄提前,面部及肢端肥大,肌肉肥大,生殖器增大及女性男性化,形成死尸般面容和特征性肌肉发达的体型。从婴儿早期开始出现胰岛素抵抗、严重的空腹及餐后高胰岛素血症,常在青春期出现完全的胰岛素抵抗型糖尿病及高甘油三酯血症伴生长停止。器官损害表现为器官巨大症,如肝脾大、心肌肥厚、扁桃体、淋巴结、肾上腺、卵巢等腺体增殖,中枢神经系统异常如智力水平低下、下丘脑垂体功能障碍。女性常出现多囊卵巢、月经过少及不孕。皮肤可出现广泛分布的黑棘皮病、多毛症、多汗症、黄瘤病等。代谢紊乱造成脂肪肝可发展至肝硬化、肝衰竭;高甘油三酯血症常造成急性胰腺炎、早发性动脉粥样硬化,加上糖尿病并发症及肥厚型心肌病均成为本病高危致死原因。

2. **获得性全身性脂肪营养不良(acquired generalized lipodystrophy,AGL)** 又称为 Lawrence-Seip 综合征(Lawrence-Seip syndrome)。目前分为三个亚型:脂膜炎变种(1 型),自身免疫变种(2 型),原发性(3 型)。男女发病比约为 1∶3,与 CGL 特点类似,但发病更晚,脂肪萎缩发展隐匿,常于儿童期出现,骨髓及内脏脂肪无缺失。30%~50%的患者有手掌和/或脚掌受累,大约 50%的患者形成疼痛性胼胝。约 1/3 的患者发病前患免疫性疾病,如幼年型皮肌炎、干燥综合征、慢性荨麻疹、病毒或细菌感染等。约 25%的患者发病前患有脂膜炎,此型脂肪缺失症状较轻,且糖尿病和高甘油三酯血症发病率较低。通常无中枢神经系统异常和肾损害。皮肤常出现黑棘皮病、局限性或全身性色素沉着、发疹性黄瘤、多毛症等。女性出现真性或假性阴蒂肥大、多囊卵巢综合征和月经不调。合成代谢综合征表现多样而症状较轻,但肝脂肪变性造成肝大、肝硬化等病变的致死率较高。

【病因】先天性全身性脂肪营养不良是一种常染色体隐性遗传疾病,1 型为染色体 9q34 上编码 1-酰基甘油-3-磷酸基 O 酰基转移酶 2(*AGPAT2*)基因发生突变,抑制三酰甘油和磷脂合成而引起脂肪代谢障碍。2 型为染色体 11q13 的 *BSCL2* 基因突变,其蛋白产物的功能尚不清楚。

脂肪组织具有内分泌功能,能分泌激素和脂肪细胞因子,如瘦素、TNF-α、TL-6 和脂联素。脂肪细胞被破坏或分化不足可导致细胞因子缺失及代谢异常,造成饮食过度,瘦素水平降低,瘦素信号缺失,三酰甘油在肝脏和肌肉聚集,最终造成胰岛素抵抗、糖尿病和肝脂肪变性。

获得性全身性脂肪营养不良病因不清,脂膜炎及自身免疫疾病等前驱疾病提示存在免疫介导的脂肪细胞溶解,大部分患者存在血清瘦素和脂联素水平降低。

【组织病理】先天性全身性脂肪营养不良皮下脂肪和内脏脂肪缺失,真皮和筋膜直接对生。获得性全身性脂肪营养不良病理呈小叶性脂膜炎改变。

【诊断】先天性全身性脂肪营养不良:①矮妖精貌综合征(Donohue syndrome)患者有全身性脂肪营养不良、胰岛素抵抗、黑棘皮病和多毛症。但尚具有特征性面容(患儿眼距宽,鼻子扁平而宽,耳朵位置低,头发较多且密集,面部有胎毛样毛发分布)、严重的子宫内生长迟滞、乳头突出、皮肤松弛,婴儿期常死亡。②早老症表现为肢体脂肪萎缩、心血管疾病、糖尿病、肌肉消瘦、硬皮病样改变、白内障等。③Cockayne 综合征中脂肪萎缩伴有生长延迟、视网膜异常、光过敏及 DNA 修复障碍。

【鉴别】获得性全身性脂肪营养不良需与先天性全身性脂肪营养不良鉴别,前者脂肪缺失症状出现较晚,起病前常患脂膜炎及免疫性疾病。

【治疗】无确切的有效疗法。药物治疗主要用于改善代谢紊乱,曲格列酮或罗格列酮可改善胰岛素抵抗,甲二磺酰基人瘦素重组体对控制血糖、高脂血症、肝大及调节食欲都有帮助,不良反应包括难治性蛋白尿和肾病。

改善面部或臀部脂肪萎缩可行皮瓣移植,或使用永久性、非永久性填充物进行缺陷矫正。

进行性脂肪营养不良
(progressive lipodystrophy)

进行性脂肪营养不良又称为获得性部分性脂肪营养不良综合征(acquired partial lipodystrophy syndrome)或 Barraquer-Simons 综合征(Barraquer-Simons syndrome),是部分性脂肪营养不良中最常见的疾病。

【症状】 常发生于儿童期或青春期前,但也可延迟至 40 岁,女性发病率大约是男性的 3 倍。皮下脂肪缺失始于头皮和面部,向下发展到骨盆带和大腿中部,常呈对称性、持续性、隐匿性进展。面部由于眶周脂肪及 Bichat 脂肪垫缺失而导致眼睛凹陷,呈早老性或死尸样面容。脂肪缺失不累及下肢,下肢常表现为脂肪增生。无下半身脂肪增生者称为 Weir-Mitchell 型,有下半身脂肪增生者称为 Laignel-Lavastine 型。1/5 ~ 1/3 的患者出现肾损害,C3 肾炎因子、补体 C3 降低和补体功能障碍,肾衰竭常是致死原因。不发生生长延迟或发育障碍。也可出现代谢综合征,如黑棘皮病、月经不调、多毛症、胰岛素抵抗、糖尿病、高脂血症等。可观察到中枢神经系统异常,如智力减退、癫痫和感觉神经性耳聋。

【病因】 常发生于病毒感染后,亦可发生于中脑或间脑损伤。具体发病机制不明,但可能与脂肪酶(可激活选择性补体旁路)和 C3 肾炎因子(一种抗补体旁路酶 IgG)有关。这导致补体旁路活化和补体 C3 过度消耗,从而导致补体依赖的脂肪细胞溶解。

【组织病理】 皮下脂肪部分缺失。

【治疗】 无确切有效疗法。积极改善代谢紊乱及缓解系统受累症状,外科整形手术改善外观缺陷。静脉注射免疫球蛋白治疗肾脏受累患者取得了积极效果。

环状脂肪萎缩(lipoatrophia annularis)

环状脂肪萎缩是一种原因不明的局限性皮下脂肪萎缩,临床少见。如果起病前出现肢体触痛和水肿,或发热、关节炎等,继而出现局部环状萎缩病变,可能提示患者合并自身免疫性疾病,皮损可能是萎缩性结缔组织病性脂膜炎的一个变种或末期表现。

【症状】 皮损常表现为围绕上臂、股或踝关节出现一圈红肿性损害,其上可见细小脱屑,常有麻木、针刺等异常感觉。以后,患处皮下脂肪渐渐萎缩,出现带状皮肤深凹陷,凹陷持续存在,如被一根绳子勒束而成(图 36-18)。皮肤表面无红斑,无明显萎缩,无任何自觉症状。

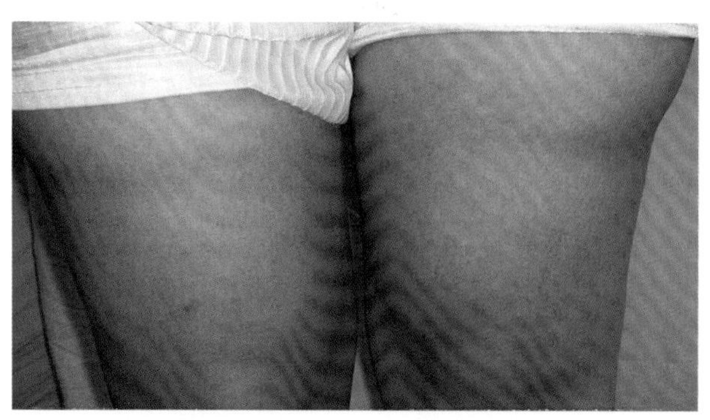

图 36-18　环状脂肪萎缩

【病因】 多见于女性,病因不明。创伤、慢性压力、自身免疫性疾病等可能与发病有关,部分病例可合并糖尿病、肾病、多毛症、神经系统发育异常等。

【组织病理】 踝部环状萎缩表现为混合性小叶脂膜炎改变。伴脂肪坏死和大量淋巴细胞、组织细胞、浆细胞、多核巨细胞等浸润。

【鉴别】 本病须与单纯及继发性萎缩性结缔组织脂膜炎、进行性脂肪营养不良、继发性局限性脂肪萎缩相鉴别。①萎缩性结缔组织脂膜炎:常见于四肢上部和下部,单纯性常无明显炎症过程,病理表现为淋巴细胞性脂膜炎,继发性有典型原发疾病表现,如继发于狼疮脂膜炎。②进行性脂肪营养不良:多发生于儿童或青少年,发病前常出现神经官能症,随后出现面部脂肪对称性消失,呈特殊的尸灰色,逐步扩展至胸、背、上肢,部分病例下半身出现脂肪增厚,常合并肾病。③继发性局限性脂肪萎缩:常有局部注射胰岛素、糖皮质激素或长时间外用糖皮质激素等病史。

【治疗】 目前尚无有效的治疗方法。

腹部离心性脂肪营养不良
(lipodystrophia centrifugalis abdominalis, LCA)

腹部离心性脂肪营养不良是一种特殊类型的局限性特发性皮肤及皮下脂肪萎缩性疾病。该病于 1971 年由 Imamura 等首先报道,并被命名为婴儿腹部离心性脂肪营养不良(lipodystrophia centrifugalis abdominalis infantilis, LCAI),之后所报道的

90%的患者均为5岁前儿童,但也有少数成人发病的报道,因此多数学者建议此病称为腹部离心性脂肪营养不良。

【症状】腹部皮下脂肪消失,皮肤凹陷为特征性改变。皮损可为单侧性,多无家族史,初起时,腹部出现淡蓝色斑片,边界清楚,以后呈暗红色。皮下脂肪出现萎缩,因而皮肤表面低于附近正常皮肤,皮下血管尤其浅静脉清晰可见。后期,皮损边缘略红,可有少许鳞屑,逐渐向周边呈离心性扩展,累及腹部大部分区域,向下可累及腹股沟、会阴及下肢,也可向上发展到胸背部及腋窝,但不侵犯颈部、面部和上肢(图36-19,图36-20)。一般无明显自觉症状,不累及内脏。2/3病例有邻近区域淋巴结肿大,还可合并血管网状细胞瘤,匍行性红斑、瘢痕性脱发等。

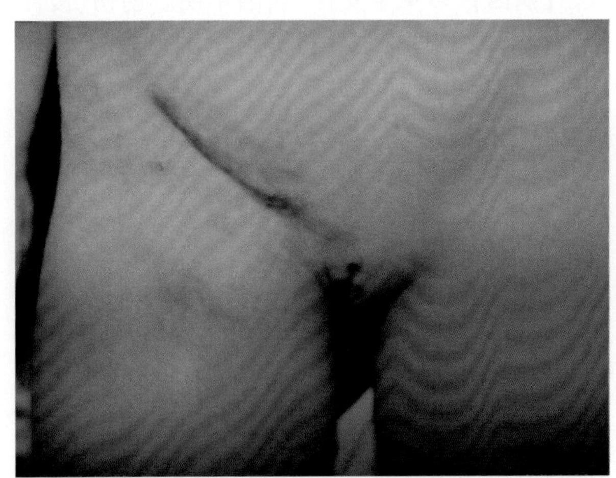

图36-19 腹部离心性脂肪营养不良(一)

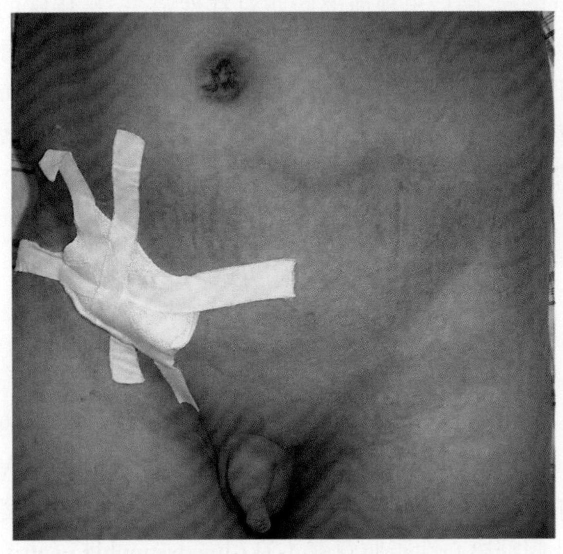

图36-20 腹部离心性脂肪营养不良(二)

【病因】主要发生于亚洲儿童,发病原因不明,可能与自身免疫、细胞凋亡、人白细胞抗原等位基因、局部刺激、感染等因素有关。国内外均有报道兄弟两人同患此病,也有报道出生时即患病者,提示本病可能与遗传因素有关。

【组织病理】表皮变薄,真皮胶原纤维减少,但无变性,弹性纤维正常。萎缩处皮损可见皮下脂肪缺失或显著减少,无或少量炎细胞浸润;边缘炎症性皮损可见脂肪组织中大量或中等程度的炎症细胞浸润,浸润细胞主要为淋巴细胞和组织细胞(图36-21)。极少数可见脂肪细胞黏液样改变。

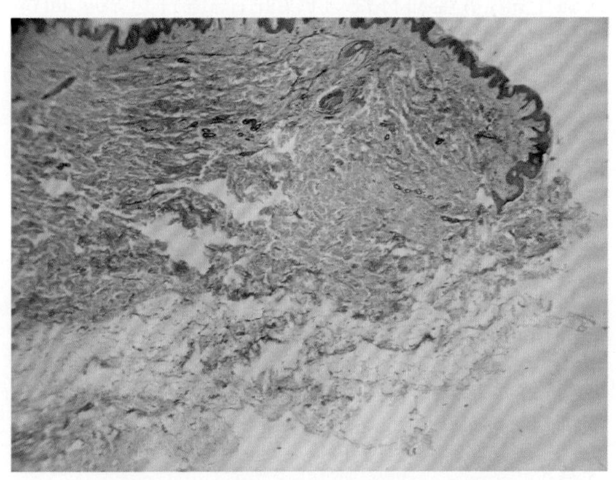

图36-21 腹部离心性脂肪营养不良病理

【鉴别】本病须与斑状萎缩、进行性特发性皮肤萎缩、局限性硬皮病及狼疮性脂膜炎等鉴别:①斑状萎缩:原发性斑状萎缩皮疹多发,一般对称分布于躯干及四肢皮肤,初发可为微红或暗紫圆形斑疹,常伴瘙痒,可继续扩大,发展为表面色淡、干燥、皱缩稍凹的斑片,最终呈灰白色,松弛性扁平丘疹,触之柔软。组织病理上表皮萎缩,可见弹性纤维断裂、消失,皮下脂肪无显著改变。②进行性特发性皮肤萎缩:通常10~20岁发病,好发于背部,无自限倾向,组织病理表现为胶原纤维均质化,凹陷区的真皮变薄,皮下脂肪无显著改变。③局限性硬皮病:局部皮肤呈象牙白色,水肿硬化,组织病理改变主要为真皮胶原纤维硬化和小动脉纤维化。④狼疮性脂膜炎:临床主要以深部皮下结节或斑块为主,表面皮肤发红,可发生凹陷、坏死、溃疡及萎缩性瘢痕,组织病理为脂肪小叶性脂膜炎或同时出现小叶间隔性脂膜炎,还可见血管炎、脂肪细胞透明坏死、淋巴滤泡或基底细胞液化变性改变等。

【治疗】本病暂无特效疗法,绝大多数患儿在

13 岁之前病情趋于稳定,青春期后可自行缓解。国内外学者应用抗生素、羟氯喹、糖皮质激素等治疗均未见明显疗效。予维生素、活血类中药、白芍总苷、光化学疗法,并外用他克莫司软膏、多磺酸黏多糖、类肝素软膏等可能对控制皮损扩展起到一定的疗效。

胰岛素脂肪营养不良(insulin lipodystrophy)

胰岛素脂肪营养不良又称为胰岛素脂肪萎缩(insulin fat atrophy),属于局限性脂肪营养不良,是指长期注射胰岛素的部位发生脂肪营养不良。

【症状】最易发生于 20 岁以下的糖尿病患者,特别常见于妇女及儿童。多半在开始注射后数月或 1~2 年内发生。注射部位皮肤凹陷成坑状,直径为 2~4cm 或出现多个凹陷区域(图 36-22)。胰岛素注射也可引起胰岛素脂肪肥厚,注射部位皮下脂肪发生同化作用而持久肿胀并略发硬,无炎症反应及自觉症状。更换注射部位或改用纯化胰岛素,萎缩可消失。

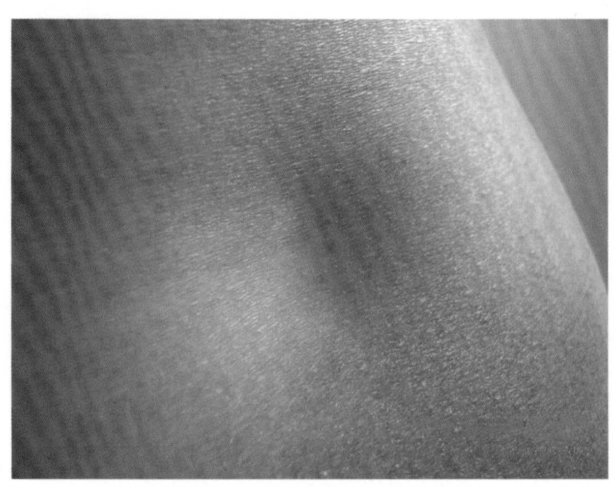

图 36-22 胰岛素脂肪营养不良

【病因】可能是由于胰岛素商品内含有高分子量溶脂物质,或与机体发生免疫反应导致局部脂肪病变。

【组织病理】局部脂肪组织缺失,无炎症改变。脂肪增生可能是胶原纤维被增生的脂肪细胞替代。

【治疗】不断更换注射部位能够有效地预防皮下脂肪萎缩的发生,或更换为高纯度胰岛素。脂肪增生的患者可采用吸脂治疗。

痛性脂肪病(adiposis dolorosa)

痛性脂肪病由 Dercum(1892)首先描述,又称为 Dercum 病(Dereum's disease)、痛性肥胖病、痛性积脂病、疼痛性脂肪过多,是一种病因不明的自主神经系统疾病,临床少见,表现为躯体某些部位皮下脂肪异常堆集,并伴有该部位自发性疼痛。

【症状】女性好发,多为 30~50 岁的育龄妇女,主要表现为在肥胖基础上出现痛性结节或脂肪斑块,大小不等。好发于躯干、颈部、腋部及腰臀部,分布不对称。早期脂肪结节柔软,晚期较硬。随着脂肪结节增大,疼痛也随之加重,可为针刺样或刀割样剧痛,呈阵发性或持续性,沿神经干可有压痛。常伴停经过早、性功能早期减退等症状。尚可同时出现肢体麻木、无力及发汗障碍、关节痛等。本病呈慢性进展,于月经期可发生心力衰竭,常于后期出现精神症状如抑郁和智力减退、精神衰退等,并有逐渐发展成痴呆的趋势。

【病因】尚不明确,可能的原因包括神经系统功能障碍、神经机械性受压、脂肪组织代谢功能障碍和创伤。可能因异常脂肪堆集影响皮神经引起局部疼痛,皮神经变性导致痛觉减退。

【鉴别】本征应与单纯结节性肥胖及多发性血管脂肪瘤鉴别。前者指非特殊性疾病引起的肥胖,过多的脂肪均匀地分布于身体各部,或主要分布于腹壁、臀部及乳房等处,由于下肢淋巴液或静脉回流受阻,下肢出现凹陷性水肿;或由于激素的波动而出现周期性水肿,尤其见于更年期,但无自发性疼痛,故可加以鉴别。后者表现为结节触痛明显,很少有自发性疼痛,根据脂肪瘤的组织病理学活检即可明确诊断。

【治疗】本病尚无特效疗法,以对症治疗为主,如对疼痛、衰弱及精神症状的治疗。对异常堆集的脂肪可应用吸除方法减轻疼痛,也可针对疼痛行局部注射或静滴利多卡因,或单纯口服止痛药或美西律。文献报道,用干扰素(干扰素 α-2b)治疗合并慢性丙型肝炎的病例,可长期缓解疼痛。

痛性脂肪疝(painful fat herniation)

痛性脂肪疝又称为疼痛性压力产生性足丘疹(painful piezogenic pedalpapules),是一种与压力有关的疼痛性足跟部假性丘疹。

【症状】多见于肥胖的中年女性,皮损分布于足跟非负重部位,如足跟的后侧、内侧。为直径 2~

8mm 的柔软圆形肤色丘疹,10~40 个,使足跟呈鹅卵石样外观。站立时皮损明显,且有疼痛感。久站、负重或行路多时,疼痛加剧。一旦去除负重压力,丘疹消失,疼痛缓解。患者一般健康良好。

【病因】 尚不清楚,可能是足跟部皮下脂肪组织及其血管神经在外力作用下通过筋膜层“疝孔”进入真皮而形成脂疝,其中的血管、神经因受压缺血而引起疼痛。此外,本病的发生似与患者的特异性素质有关。

【组织病理】 真皮组织致密,厚度增加,几乎缺乏脂肪组织。胶原均质化,持续时间较长的损害可见大片的坏死组织和出血。

【治疗】 避免长期站立,是减轻症状的有效方法。此外,足跟负重前移的方法,如穿高跟鞋也可使疼痛部分缓解。必要时可采取手术切除丘疹。

(岳　颖)

参考文献

1. 孙建方,高天文,涂平. 麦基皮肤病理学与临床的联系[M]. 4 版. 北京:北京大学医学出版社,2017.
2. BOLOGNIA J L, JORIZZO J L, RAPINI R P. 皮肤病学[M]. 2 版. 朱学俊,王宝玺,孙建方,等译. 北京:北京大学医学出版社,2015.
3. STOLLER J K, ABOUSSOUAN L S. Alpha1-antitrypsin deficiency[J]. Lancet, 2005, 365(9478):2225-2236.
4. 刘影,陈德宇. 硬化性脂膜炎的研究进展[J]. 中国皮肤性病学杂志,2015,29(2):197-199.
5. 赵向府,庄晓明. 脂肪营养不良综合征[J]. 首都医科大学学报,2013,34(2):315-323.
6. 吕宏军,郭辉,施秉银,等. Barraquer-Simons 综合征病因、诊断及治疗新进展[J]. 中华内科杂志,2011,50(8):701-703.
7. 刘洁,周涛,方凯,等. 腹部离心性脂肪营养不良的临床和病理特点[J]. 协和医学杂志,2012,3(4):423-426.
8. HANSSON E, SVENSSON H, BRORSON H. Review of Dercum's disease and proposal of diagnostic criteria, diagnostic methods, classification and management[J]. Orphanet J Rare Dis, 2012, 30(7):1-15.

第三十七章

皮肤附属器疾病

皮肤附属器包括毛发、毛囊、汗腺、皮脂腺及指(趾)甲。

毛囊的疾病很多,包括各种毛囊炎性损害、真菌感染、肿瘤及各种毛囊角化的疾病。

毛发本身也有很多疾病,如多毛、秃发及白发等,有各种不同的病因,遗传基因、衰老、内分泌紊乱、神经系统障碍、物质代谢失常、慢性消耗性疾病、急性热病、某些皮肤病及真菌或细菌感染等。

汗腺的疾病为功能性,也可为器质性。汗液数量异常,如汗闭及多汗症;汗液质量异常,如臭汗症及色汗症。汗腺与毛囊不同,它不容易受外界的化脓菌或真菌的侵害,因为汗腺管很细长,且汗液不断分泌而有冲洗的作用,故化脓性汗腺炎等疾病较为少见。汗腺肿瘤不在本章范围内。

皮脂腺的分泌可以不正常地减少或增多,也可发生囊肿、腺瘤或恶性肿瘤。

损伤甲母的任何全身或局部因素皆可妨碍甲的生长,甲母的活动暂时被抑制时,甲的表面就可显出横沟,抑制太久时甲板就会萎缩或停止生长,如果长期刺激甲母,甲板往往肥厚,或甲床发生角化过度的现象。心脏病和神经炎等全身性疾病、湿疹及银屑病等皮肤病皆可影响甲的营养而使甲板发生病变。

毛 发 疾 病

多毛症(hypertrichosis,hypertrichiasis)

多毛症目前仅指女性终毛由于雄激素分泌过多或终末器官对雄激素的敏感性过高以男性模式过度增长。毛增多症指身体的任何部位毛发数量过度增长。这两个术语常混淆。毛发等粗毛过分增多而超出正常范围,或毳毛部位长出粗黑的毛都是多毛症。另一外文病名 hirsutism 也指女性多毛,特别常指女性面部、胸部和腹部多毛,成年女性或儿童有成年男人的粗毛时更易惹人瞩目。

【症状】 多毛症是先天性或后天性的,全身各处或身体的某些部位或仅一两处发生过多的粗毛。

先天性全身多毛症是极少见的泛发性多毛症,出生时全身多毛随着年龄的增长,毳毛逐渐成为柔软的粗长黑毛(图 37-1),除手掌足底外遍布于全身皮肤,还可有其他先天畸形。

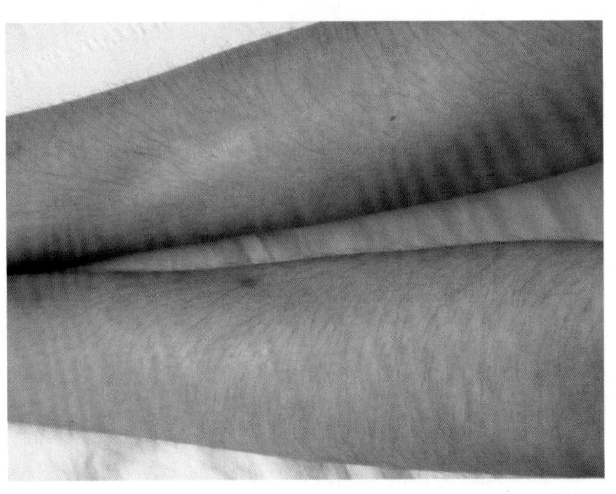

图 37-1 多毛症

先天多毛者往往因胸脯、四肢等处粗长的毛影响外观而苦恼,特别是女性上唇长出粗毛而像男人的胡子,虽然不会太长,也足使患者烦恼。

脊柱裂患者的腰部及骶骨部位往往长出一丛长的黑色粗毛(图 37-2,图 37-3),色素痣尤其巨痣可有较长的黑毛,贝克尔(Becker)痣也有终毛过多的现象,库欣(Cushing)综合征、肢端肥大症或卵巢肿瘤等内分泌紊乱的患者,卟啉症患者及妊娠妇女等都可多毛,某些药物服用后可发生医源性多毛症。

【病因】 多毛症是先天性或获得性。毛发的分布及数量常由基因决定,例如,欧美人中毳毛一般比亚洲人粗黑,多毛常有家族史,常染色体显性遗传的先天性全身性多毛症很罕见。先天性泛发

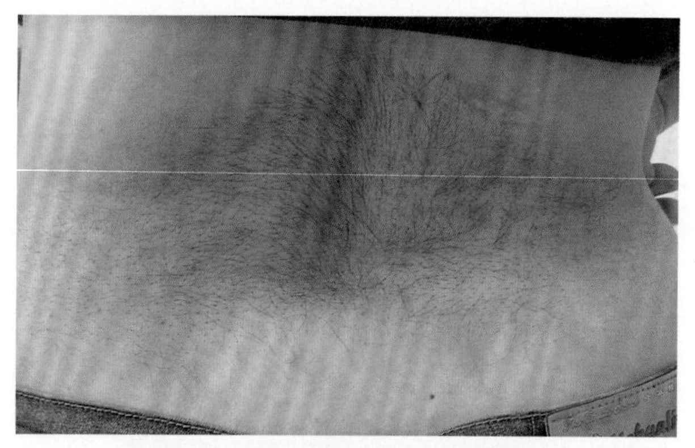

图 37-2　脊柱裂腰骶部黑色粗毛(一)

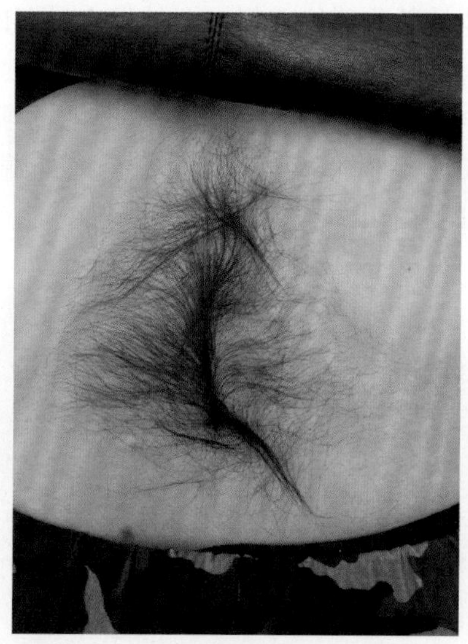

图 37-3　脊柱裂腰骶部黑色粗毛(二)

性毳毛过多由基因突变所致,可呈“猴面”样外观。

限局性多毛症是指位于通常无终毛生长部位的毳毛转化为终毛。先天性局限性多毛症,如色素痣有毛称为毛痣,Becker 痣常有或多或少的粗黑毳毛。有的患者皮肤黑素细胞不增多,但局部有成簇的粗毛,腰骶部位的一丛粗黑长毛常伴有脊柱纵裂,骶尾有胶质神经瘤或畸胎瘤等皮肤可有黑毛。

获得性限局性多毛症(acquired circumscribed hypertrichosis)可由局部慢性炎症或反复刺激、外伤或石膏绷带封包等所致,例如,左肩扛重物处或外科伤口附近的皮肤可以表现为多毛,同时可伴有色素沉着。

症状性多毛症(symptomatic hypertrichosis)可出现于卟啉症或营养不良性大疱性表皮松解等遗传性疾病,也可由内分泌紊乱导致,例如,胫前黏液性水肿患处往往多毛。有时,多毛和营养不良或恶性肿瘤有关。

医源性多毛症(iatrogenic hypertrichosis)可由于苯妥英钠、可的松类,补骨脂类、青霉胺、链霉素及环孢素等或长期外用糖皮质激素、雄激素引起。

女性多毛症指粗大的躯体终毛过多,并有类似男性的粗毛,常为特发性,也可由于毛囊对活化的雄激素或对血浆中升高的雄激素水平敏感。病因较复杂,卵巢功能失调或内分泌紊乱是主要诱因,多囊卵巢综合征最常见,占 70%~80%,也可见于卵巢肿瘤如卵巢母细胞瘤、卵泡膜细胞瘤,还可见于先天性肾上腺增生、成人肾上腺生殖器综合征、肾上腺腺瘤或肾上腺恶性肿瘤及 Cushing 综合征。女性的医源性多毛症可由于含有雄激素药物的应用,例如含有癸酸去甲睾酮的孕激素类避孕药或苯丙酸诺龙等同化激素类药物。

【治疗】 应该寻找病因尤应注意内分泌学检查和性激素水平的检查。刺激雄激素分泌的肾上腺肿瘤在切除后,妇女多毛现象可以消失,但多数患者的多毛症持久存在;医源性多毛症在停药后可渐痊愈,也有的仍然多毛;有多囊卵巢综合征的患者可能有胰岛素抵抗,如果肥胖,则建议减轻体重。

传统的治疗方法很多,如修剪、剃、蜡脱、镊子拔毛、脱毛剂等,只能起到短期疗效,不能达到永久脱毛效果,多被淘汰。

现临床多采用激光或光子脱毛,其机制是利用选择性光热作用原理,破坏毛囊组织,达到永久脱毛的目的,临床疗效肯定,不良反应少,因此激光脱毛是一种快速、大面积除毛的有效疗法,临床得到广泛应用。

根据毛发的部位、生长周期的不同,治疗次数和间隔时间也不同,大多数患者需要 3~5 次治疗,才能获得满意的疗效,有可能继发色素沉着或色素减退。

(1) 强脉冲光:波长在 590~1 200nm 范围的波长。

(2) 半导体激光:波长 800nm,该波段穿透深,脱毛效果好,尤其是粗大的毛发。脉宽有 30ms、100ms 及自动设置 3 种,脱毛效果良好,不良反应小,无瘢痕形成。

(3) 翠绿宝石激光:波长 755nm,适用于各种类型皮肤,是目前临床上应用较多的激光脱毛仪之一。

女性广泛多毛时可试用雄激素受体阻滞剂,如螺内酯、氟他胺。5α-还原酶抑制剂非那雄胺(FNT)通过抑制该酶活性进而抑制睾酮向二氢睾酮转化,从而抑制毛发生长。抗雄激素药物醋酸环丙氯地孕酮，在月经周期第 5～14 日，可每日服醋酸环丙氯地孕酮 100mg，在月经周期第 5～21 日，同时每日口服炔雌醇 0.05mg，3 个月内就可见明显的疗效，治疗 6 个月后，可用较低的维持量。含有环丙氯地甲酮和炔雌醇 0.05mg 的避孕药也可服用。若将螺内酯和口服避孕药合用，不仅可提高有效率，还可减少不规则月经的发生率。

斑秃（alopecia areata）

斑秃是局部头皮迅速脱发而无炎症或其他表现，眉毛或胡须等粗毛也可成片脱落，严重时头发脱尽甚至全身脱毛。

【症状】 头发成片地迅速脱落，脱发处皮肤光滑，无鳞屑和炎症反应也不引起自觉症状，仅少数患者可觉脱发处轻微瘙痒或有触痛。

毛发脱落区的形状不定，呈圆形、椭圆形或不规则形，数目也不定，由一处至多处，在脱发区的边缘处常有一些松而易脱的发，有的已经折断，近侧端的发干往往萎缩，拔出后可以看出萎缩头发上粗下细而像惊叹号（!）。本病可分为活动期、静止期及恢复期，脱发区的范围不定，可以停止不变，也可逐渐进行或迅速扩展，经过一段时期后，毛发逐渐或迅速重新长出，以后可以屡次再脱再长。有的患者毛发脱落可经若干年之久。

斑秃是一种可突然发生于身体任何长毛部位的局限性斑状脱发，斑秃可分为单灶性斑秃、多灶性斑秃、全秃、普秃、弥漫性斑秃、网状斑秃、蛇形斑秃及马蹄形斑秃 8 种（图 37-4～图 37-8）。

部分患者的全部头发在短时间内迅速脱光，称为全秃（alopecia totalis）。除了头发脱光外，胡须、鼻毛、眉毛、睫毛、腋毛、阴毛和全身毳毛也都脱落

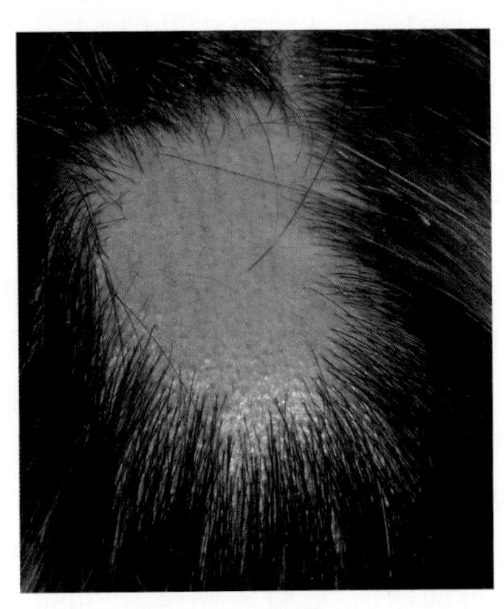

图 37-4　斑秃（一）

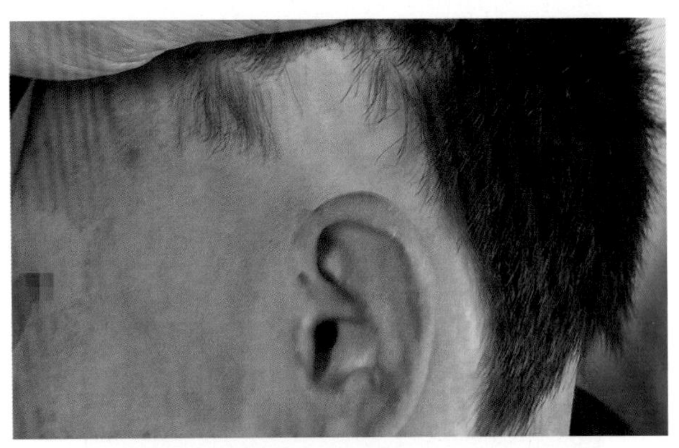

图 37-5　斑秃（二）

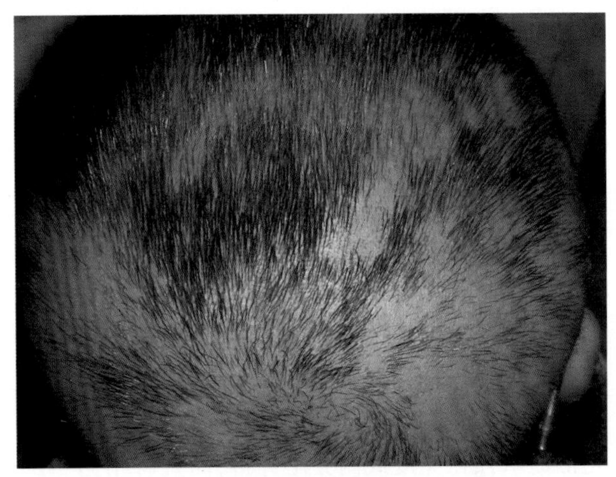

图 37-6　斑秃（三）

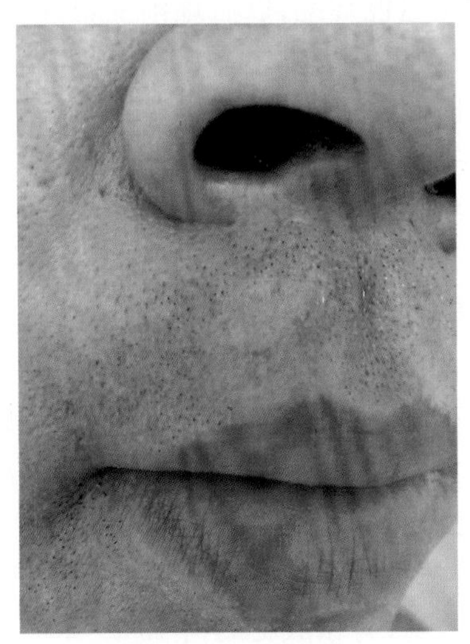

图 37-7　斑秃（四）

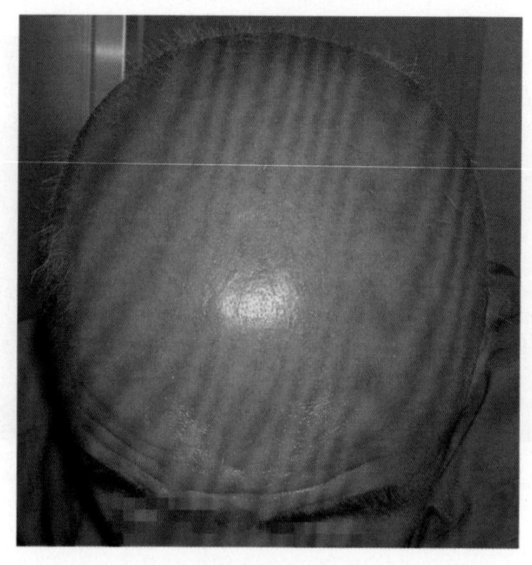

图 37-8 全秃

或几乎脱光,称为普秃(alopecia universalis),此类患者少见,愈后不良,严重患者可有甲面小凹坑、纵嵴或剥离等甲变化。

弥漫性头发脱落者称为弥漫性斑秃,而沿头皮边缘扩展的局限性脱发为蛇形性秃发。眉毛和睫毛可能为唯一的受累部位。

根据脱发面积可将本病分为两型:轻型累及面积≤49%,重型累及面积>49%。

斑秃临床类型的确定对判定预后和确定病因有重要指导意义,局限性斑秃预后良好,网状型斑秃常提示存在免疫或内分泌异常,而且有相当一部分患者可能发展为全秃,蛇形斑秃往往合并有特应性体质,而且预后不良。

一般斑秃患者将逐渐长出正常头发,有的患者新长出的是白色茸毛,以后逐渐变粗加长,也渐变黑,终于成为正常头发,少数患者长期停在恢复过程的某一阶段,不能长出正常头发,只有很短的白色茸毛或长出的新发很柔细,也容易脱落。年老患者尤其全秃或普秃患者往往较难恢复,可以持续若干年之久。

【病因】 斑秃是一种具有遗传素质和环境因素激发的自身免疫性疾病,可以发生于由婴儿至老年人的任何年龄,但以 30~40 岁中年人较多。某些患者容易发生此病,在一生之中复发多次。

斑秃的病因还不完全清楚。先天性素质是因素之一,有的患者家族中父辈患病,其子辈患病率较正常人群高,有家族史的占 10%~20%。也有报道单卵双胞胎同时患病的。一般认为多基因遗传性,因某种内外环境因素而发病。

神经系统的紊乱被认为是一个重要因素。有的患者在发病前长期焦急、忧愁或悲伤,有的在精神紧张或情绪不安时发病,也有的在突然惊恐或悲痛之后迅速发生斑秃。

病灶感染、内分泌紊乱等都是可疑的诱因。甲状腺疾病、糖尿病、恶性贫血及白癜风等病的并发率可比正常人群高。

过敏因素:有研究认为过敏在斑秃中起一定的作用,斑秃患者合并特应性皮炎的概率比正常人高。斑秃患者总 IgE 升高,早发型、重型斑秃患者对尘螨的特异性 IgE 升高。

免疫方面:有研究表明,本病是由能够识别毛囊抗原的 T 淋巴细胞介导发生的,与毛囊周围 $CD4^+$ T 淋巴细胞浸润和毛囊内 $CD8^+$ T 淋巴细胞浸润密切相关,$CD4^+$、$CD8^+$ T 淋巴细胞协同作用导致毛囊受损。也有学者报告脱发处有抗毛球细胞的自身抗体,认为毛球处自身免疫反应可减弱毛囊活动性而使毛发脱落。斑秃活动期,毛球部有淋巴细胞浸润、朗格汉斯细胞的数量增加。

与细胞因子的关系:除 T 淋巴细胞外,大量实验室数据显示,细胞因子也是造成本病的关键因素之一。在斑秃患者的皮损处发现多种细胞因子的异常表达,并通过干涉毛发的生长周期使毛发提前抑制,从而导致脱发,如 IL-1a、IL-1b 和 TNF-α 可以抑制角化细胞生长和毛囊上皮细胞增殖,从而影响毛发生长。

近年还有研究发现,儿童患者体内微量元素失衡可能是引起其发病的诱因之一。

【组织病理】 毛囊微小化,真皮乳头内黑色素可增多,在早期,毛囊附近尤其毛球周围常有淋巴细胞浸润。晚期,毛囊的体积变小、数目减少,嗜酸性粒细胞和肥大细胞弥漫性浸润。供应毛囊的某些血管有血栓形成,毛球和毛乳头缩小。

【治疗】 有病灶感染、贫血、食欲缺乏,神经衰弱或失眠等情况时对症处理。应该强调本病终能痊愈以免患者失去信心,既减轻精神的负担又是暗示疗法。

脱发范围广泛尤其全秃患者可服小量糖皮质激素类,口服泼尼松 15~30mg/d,病情稳定后逐渐减量,直到头发长出。其他,如胱氨酸、维生素 B 族、锌制剂、复方甘草酸苷、白芍总苷等口服对毛发的再生也有促进作用。

局部治疗:刺激皮肤而引起充血的各种疗法如红斑量紫外线照射、氦氖激光照射、308nm 准分子激光、外用斑蝥酊、辣椒酊、2%~5%的米诺地尔酊等药物涂搽脱发处，均有很好的疗效。曲安奈德等皮质固醇激素类混悬剂可皮内注射于小片皮损内，每周一次，平均4~6周起效。如果脱发范围太大，可用高浓度糖皮质激素类外用药涂搽，并用塑料薄膜覆盖以提高疗效。对于难治性患者，可考虑选用二硝基氯苯（DNCB）、方正酸二丁酯（SADBE）和二苯环丙烯酮（DPCP），但应注意局部接触性皮炎的不良反应。对于脱发范围广泛且难治的患者，可选择外用或口服甲氧沙林，以及长波紫外线治疗（PUVA）。

近年来，随着基因、生物技术的发展，一些新的治疗方法如生物制剂、毛囊干细胞移植术等正在研发中。

先天性脱发（alopecia congenitalis）

先天性脱发是指毛发先天地完全或部分脱落，在出生时或出生不久后发生。通常伴有其他外胚层缺陷，如甲、牙齿和骨骼异常。

先天性无毛症（atrichia congenita）由常染色体显性或不规则显性遗传，少数是隐性遗传，患者出生时没有毛发，以后终身不长。

先天性毛发稀少（congenital hypotrichosis）由常染色体显性或隐性遗传，患者出生时头发稀疏，或在出生数日后逐渐稀少，短毛及毳毛都可稀少或消失，但也可正常。毛干正常或脆弱易断，可以有色素变化，毛囊变小或减少。毛发终身稀少，或在成年时期开始生长。

先天性毛发稀少可单独发生，或为某些先天性疾病的一种表现，其中有先天性角化不良、先天性外胚层发育不良、Rothmund-Thomson综合征、Werner综合征、早老症、毛发-鼻-指（趾）综合征、眼-牙-指（趾）发育不良及口-面-指（趾）综合征等先天性异常。先天性毛发稀少往往有扭曲发、念珠形发或门克斯（Menkes）扭结综合征等其他毛发异常，或是并发毛发苔藓、鱼鳞病、黑子病或氨基酸代谢失常的苯丙酮尿等先天性疾病。

先天性秃发伴丘疹是一种少见病，表现为患者出生后不久长出的最初毛发脱落后，全身毛发几乎难以再生。此后，患者皮肤上出现毛囊囊肿及粟粒疹样皮损。此病与染色体8p21上的无毛基因及位于染色体12q12-q14上的维生素D受体基因有关。

雄激素性秃发（androgenic alopecia）

此种脱发由于遗传并受雄激素的影响而有性别差异，在我国男性的患病率为21.3%，女性的患病率为6.0%。本病常见于成年男性，在国外被称为寻常秃，在我国被称为谢顶。本病的别名是脂溢性脱发。

【症状】 本病是一种发生于青春期和青春期后的毛发进行性减少性疾病，在男性主要表现为前额发际后移和/或头顶部毛发进行性减少和变细，在女性主要表现为头顶部毛发进行性减少和变细，少部分表现为弥漫性头发变稀，发际线不后移。各人脱发式样可不同。脱发速度不定，有的在若干年内顶部、额部头发逐渐稀少，有的在较短时期内迅速脱发而露出头皮，额部、顶部头发可以脱尽而呈一片光滑头皮，或尚有少数白色细发。脱发区有不同的形状，往往两侧颞部、枕部有头发围成马蹄形，严重时仅枕骨部位发际处有些头发（图37-9）。

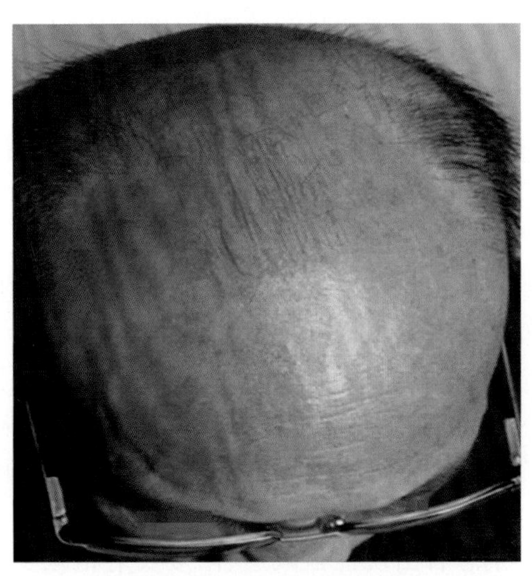

图37-9 男性雄激素性秃发

成年女性也可发生雄激素性秃发，但发生较晚，发展较慢，头发一般不脱尽（图37-10）。头皮往往多油。

【病因】 雄激素性秃发常有家族史，常染色体显性遗传多变性疾病，但受性别及年龄的影响。脱发的早晚及模式都和基因有关。一般认为额部及顶部头发的生长受雄激素的控制，青春期前因故摘除睾丸者不会发生此种脱发，如果给予睾酮就可使基因易感者出现脱发。雄激素性秃发患者的雄激素水平和正常人差不多，正常人接受大量雄激素药物也常不脱发，而本病患者的毛囊先天地对雄激素敏感，可由于5α-双氢睾酮聚集于毛囊而抑制其代谢过程。患有本病的女患者尿液中所含睾酮量几乎和正常男性差不多。

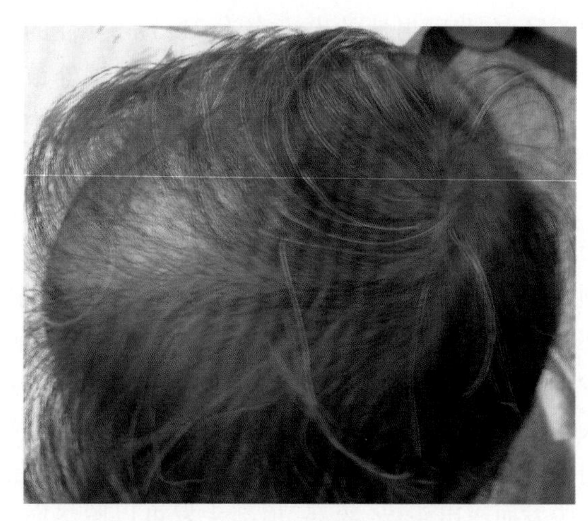

图 37-10 女性雄激素性秃发

头皮多油等局部情况不会影响头发的生长，雄激素性秃发患者虽常有皮脂溢出，但不应称为“脂溢性脱发”。雄激素性秃发往往开始出现于青年或中年，也不必称为“早老性脱发”。

【组织病理】 毛囊微小化，但总数正常且无明显炎症，毳毛数目及比例增加，可见大量纤维束。休止期毛发轻度增加。

【治疗】 雄激素性秃发是一个进行性加重的过程，因此治疗越早，疗效越好，治疗方法包括内服药、外用药和毛发移植。

非那雄胺是Ⅱ型 5α-还原酶抑制剂，是美国 FDA 批准的唯一治疗男性雄激素性秃发的口服药，1mg/d，一般服药 3 个月后毛发脱落减少，6~9 个月头发开始生长，需连续服药 1 年以上达到较好的疗效，个别患者出现性欲减退、阳痿及射精减少等不良反应。

螺内酯用于女性患者，可减少肾上腺产生睾酮，同时对 5α-双氢睾酮和雄激素受体结合有温和的抑制作用。用量为 40~200mg/d，能使部分患者的症状得到改善。也可用复方环丙氯地孕酮，有较强的抗雄激素作用。其他抗雄激素受体药物，如氟他胺、伊诺特隆的应用还需大量的临床试验研究。

目前，有报道口服南瓜子油适用于轻度雄激素性秃发、女性及老年性雄激素性秃发，且不良反应少。

局部治疗：外用 2%~5%的米诺地尔，适用于男性和女性患者；0.2%雌二醇的酒精溶液涂搽脱发处可用于治疗女性雄激素性秃发。研究表明给予雄激素性秃发患者富含血小板血浆皮下注射 3 个月，可有疗效。肉毒霉素注射也可用于此病的治疗。激光治疗（激光束、激光帽等）治疗雄激素性秃发有效。

毛发移植术：随着毛发移植技术的不断改进，以毛囊单位分离毛胚的毛发移植技术日趋成熟和标准化。一次植发可以使毛囊保持长久的存活，但应注意可能出现的术后出血、感染、瘢痕等并发症。

假斑秃（pseudopelade）

脱发处毛囊已损毁，皮肤光滑萎缩而瘢痕，又称为瘢痕性脱发（alopecia cicatrisata）或萎缩性脱发（alopecia atrophicans）。

假斑秃多半出现于成人，病因不明，可大致分为原发性和继发性。原发性的要点在于毛囊为炎症的靶点，在继发性瘢痕性脱发，毛囊仅被认为是无辜的旁观者，被非特异破坏。最常见的炎症性原因是盘状红斑狼疮、毛发扁平苔藓、结节病和毛囊炎性脱发。也可以继发于一些细菌、真菌感染或某些发生于头皮的皮肤或附属器肿瘤，还有的患者并发于限局性硬皮病及瘢痕性类天疱疮等。继发性瘢痕性脱发还可以由一些物理性或化学性损伤引起，如机械性外伤、电离辐射、烧伤或强酸、强碱等腐蚀性化学物质。

头发成片脱落，初起时仅 1~2 片，以后增多，可以分散或相融合，呈圆形、椭圆形或不规则形，直径一般为 0.5~2cm。患处有清楚的边界，皮肤表面光滑并略凹陷，没有脓疱、鳞屑、痂或断发，也无炎症或自觉症状而像斑秃，但有萎缩性瘢痕的表现而无斑秃的惊叹号状头发，而且发展较慢，到一定程度后不再进行，不会像全秃那样脱尽，以后不能复原，治疗效果不佳。

早期组织变化根据不同原因有不同的组织病理表现，有的是毛囊上部有炎症浸润，有的是毛囊下部炎症浸润，炎症细胞有的为淋巴细胞为主，有的中性粒细胞为主，有的嗜酸性粒细胞明显。但晚期组织病理大致相同，表现为毛囊减少，纤维组织增加。

毛发周期的障碍
（disturbances of the hair cycle）

毛发的生长周期包括生长期、退化期及休止期。在正常情况下，生长期为 2~6 年，衰老期为 2~4 个月，然后毛发脱落，每日脱发数为 70~100 根，并不引人注意，但由于某些原因而使脱发数目远远超过此数时就有明显的脱发表现。

休止期脱发（telogen effluvium）是最常见的与

全身疾病或生理状态改变相关的脱发。诱因常使生长期毛发过早地转化为休止期毛发，诱因发生3~5个月后头发开始脱落。诱因包括牵扯等机械性损伤或精神刺激，或出现于伤寒或肺炎等传染病之后，也可由于肝素、双香豆素、吲哚美辛或硫脲嘧啶等药物。蛋白或其他营养缺乏、甲状腺功能减退或结核病等慢性疾病可以是病因，产妇产后2~5个月都容易脱发。很多女性出现无明显诱因的休止期脱发，这种慢性的休止期脱发主见于30~60岁女性，诊断时应排除其他病因。毛发稀疏累及整个头皮，且可影响其他部位的毛发（如阴毛和腋毛）。组织病理表现为毛囊总数正常，休止期毛囊增多，比例超过20%，且无炎症及瘢痕的表现。脱落的头发可完全再生。女性慢性休止期脱发的预后相对较好，经过数月或数年后常可自行缓解。有系统性疾病或其他原因所致的，在消除诱因后预后良好。

生长期脱发（anagen effluvium）发生于生长期。抗代谢药及烃化剂等抗癌药和醋酸钠等化学品可使生长期头发在短期内大量脱落，甲状腺及垂体功能减退等内分泌障碍可使生长期毛发脱落，外压、摩擦及放射线等物理性损伤以及营养与代谢障碍或多种急性或慢性感染都可成为病因。

感染是毛发脱落的常见病因。肺炎、猩红热或流行性脑膜炎等急性热病和梅毒、麻风等慢性传染病都可引起脱发。黄癣、脓癣、脱发性毛囊炎、疖及痈等局部感染都使患处发生瘢痕有脱发。

机械性损伤可使毛发稀少，例如，拔毛狂的精神病患者常扯拉头发而使发少；婴儿头部在枕头上尤其枕芯不太柔软时受压或摩擦，头后部及两侧头发常较稀疏；手术后脱发（postoperative alopecia）偶然发生在手术时间较长特别是施行全身麻醉的外科患者头后部，局部血管因头部固定不动而被压缩或闭塞，因而头后部血液供给减少，而妨碍头发的营养，10多日后久压处脱发，脱发前局部往往水肿并有压痛，有时有些渗液及结痂，脱发后约经2个月才能恢复。长期卧床且不能转动头部的慢性患者也可有类似的脱发。

某些皮肤病的皮损处毛发稀少，或完全脱落，如红斑狼疮、硬斑病、剥脱性皮炎、扁平苔藓及斑秃等。先天性疾病如Gronkhite-Canada综合征、Werner综合征和Rothmund-Thomson综合征等及早老症。引起脱发的代谢性疾病包括维生素A缺乏、黏蛋白性脱发及肠病性肢端皮炎等，生长期脱发在天疱疮中也可见。

毛发-鼻-指（趾）综合征及毛发稀少的其他综合征 (tricho-rhino-phalangeal syndrome and other syndromes with hypotrichosis)

毛发-鼻-指（趾）综合征及毛发稀少的其他综合征除了先天性外胚层发育不良及Rothmund-Thomson综合征等先天性疾病外，毛发稀少还可见于毛发-鼻-指（趾）综合征等先天性综合征。

毛发-鼻-指（趾）综合征（tricho-rhino-phalangeal syndrome）：多半由常染色体显性遗传，但某些患者被认为常染色体隐性遗传。毛发脆细稀疏，但每个人的程度不同，有些毛发可以卷曲或长度仅数厘米时即断折，眉毛内侧往往较密而外侧稀疏，睫毛少。鼻部宽大而呈梨状，人中升高，上颌骨凸起而下颌骨发育不良，近侧指间关节肿大而呈梭形，手指不能伸直。X线显示指（趾）骨骺线呈圆锥形。其他先天性异常包括薄甲，指趾较短及偏斜，腋毛、阴毛不长及脊柱弯曲等。

口-面-指（趾）综合征（oral-facial-digital syndrome）：是性染色体隐性遗传，男性不能成活。毛发变得粗而脆，失去光泽，弥漫稀少或顶部头发很少。舌或上腭分裂，上唇短及鼻翼小，钩形鼻作瓶塞状，手部畸形，指骨变短或有并指，约50%的患者智力迟钝。

眼-牙-指（趾）发育不良（oculo-dento-digital dysplasia）：由常染色体隐性遗传。毛发干燥稀疏，失去光泽，眉毛及睫毛都可稀少或不见。眼小、眼凹陷，虹膜有畸形。指（趾）屈曲、挛缩，常有并指（趾）。其他有鼻小或无鼻翼，牙齿淡黄可有缺牙等。

另一先天的综合征又称为Hay-Wells syndrome，睑缘粘连，外胚层发育不良，唇及上腭有裂，毛发稀疏变粗或不见，汗液减少，鼻梁较宽，甲营养不良及牙齿缺损。

另一先天性外胚层发育不良综合征是缺指，外胚层发育不良，唇及上腭有裂，毛发稀少，眉毛、睫毛不见，牙齿呈瓶塞状。这一综合征由常染色体显性遗传。

白发（anities）

白发是先天性或获得性的，头发全部或部分变白。

【症状】遗传性白发出现于白化病(全身毛发发白)或斑驳病(成片毛发发白)。老年白发(canities senilis)是老年人的一种生理变化。有些青年或中年人有早老白发(canities premature),初起时只有少数白发,以后渐渐增多,尤其颞部的白发往往较多。少数患者在很短时期内头发变白,文献有过毛发迅速变白的记载,我国历史上有伍子胥过韶关时头发一夜变白的故事。

头发早白往往是家族性(图 37-11),也可出现于早老症及罗斯蒙德(Rothmund)综合征。成片白发可以出现于瓦登布格(Waardenburg)综合征及结节性硬化病。白癜风及福格特-小柳综合征的白斑处毛发可以变白,斑秃新长出的茸毛也是白色的,没有头发脱落的移行性白发症可代表斑秃的顿挫型。

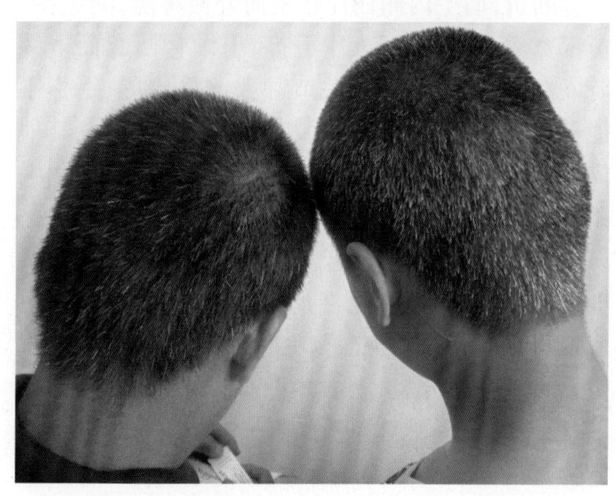

图 37-11 兄弟俩白发

【病因】现代医学认为父母遗传、不良饮食习惯、紧张情绪、环境污染等致毛囊细胞黑色素生成与色素沉着障碍是形成白发的重要原因。毛发中含有大量黑色素,由毛囊黑素细胞合成。在黑素颗粒的生成、转移与融化过程中,任何一个环节发生障碍均可影响黑色素代谢,从而导致毛发颜色变化。酪氨酸酶及其相关蛋白活性降低可导致毛发变白。本病还与微量元素、维生素异常等有关。

遗传性白发很少见,在出生时就已出现,少白发常有家族性;神经精神疾病如情绪紧张、长期忧愁、过度恐怖、瘫痪、神经痛及神经外伤可能促使头发全部或部分变白;消耗性疾病如伤寒、结核病、梅毒及疟疾等病也可能促使某些患者的头发发白,垂体功能降低及甲状腺疾病等内分泌障碍有时可和白发有关,斑秃及白癜风等皮肤病也可发生影响。

体内微量元素异常也可引发毛发变白,有研究表明青少年白发与发中铜、锌离子含量变化密切相关。

老年白发虽是一种衰老的生理现象,但各人不同。有的老年人一般健康状态很好,但有满头银发;有的年迈老人体衰力弱,但白发很少。

【组织病理】毛囊的黑色素产生于黑素细胞质内。毛发的颜色是按毛发内纤维与纤维间隙内黑色素形成情况而定。白发的黑素细胞少,于是产生黑色素的能力小,酪氨酸酶活性也较低。

【治疗】本病缺乏有效的治疗药物,为美观起见,可将白发染黑,常用的染发剂含对苯二胺,染后加用氧化剂(过氧化氢溶液)以促进氧化而迅速变黑,但这类染发剂可以致敏而引起接触性皮炎,严重可引起中毒。因此,单纯染发不能根本解决头发早白的问题,深入系统研究白发病因与发病机制及相应治疗药物是当今医学界与美容界的课题。

黑白轮替发(pili annulati)

黑白轮替发又称为黑白段毛发(ringed hair)、黑白段发(leukotrichia annulris)或花斑毛发病(trichonosis versicolor)。

发干变色而为黑白节段轮流出现的状态。每一节段的长度不定,一般为 1mm 左右,全部或部分头发在出生或婴儿时期发生这种变化,以后腋毛可有相似的改变。除了黑白相间外,毛发本身正常,但有的长到 10~20cm 时就易折断。

患者常有数代遗传的家族史而被认为常染色体显性遗传,但有的没有家族史。本病可由于黑素细胞周期性地处于活动及非活动状态所致。

脆发(fragilitas crinium)

毛发干燥变脆,较正常毛发容易断裂,尤其妇女的长发末端容易分裂而成一束细丝,当发干分裂成细丝而成羽毛状态时,可称为羽毛样脆发病或毛发纵裂症(trichoptilosis)。病因往往不明,有些全身性疾病尤其恶性肿瘤、结核病、糖尿病、甲状腺功能降低及维生素 A 缺乏病可引起脆发,头癣及脂溢性皮炎等皮肤病、天气过分干燥、热水、频繁使用碱性肥皂洗等也可成为毛发脆裂的因素。妇女常用冷烫剂代替电烫发,冷烫剂是巯基醋酸盐,屡次使用冷烫剂可使头发变脆而易折断。

积极治疗引发毛干异常的各种原发病,减少烫发频次,注意洗发的水温,尽量不用强碱性洗发剂洗发,适当补充头发生长所必需的蛋白质、维生素及微量元素，对减少脆发的发生是有益的。

结节性脆发症(trichorrhexis nodosa)

结节性脆发症属于毛干结构异常类疾病，其发干有一个或多个梭形小结节，显微镜显示这些小结是个别皮质细胞和其碎片向外展开，似一对扫帚相对嵌接。目前已证实有三种类型的结节性脆发症：①近端结节性脆发症，为最常见的类型，发生于黑人；②远端结节性脆发症，多由于获得性、累积性毛小皮受损所致；③局限型结节性脆发症，只发生于小的范围，可发生于头皮、胡须。

结节性脆发症可分为先天性和获得性。先天性是一些代谢性疾病的伴随症状，主要见于精氨酸琥珀酸尿症；获得性常继发于其他毛发异常，如Menkes卷发综合征、套叠性脆发病、假念珠状发和毛发硫营养障碍症，还可见于长期的物理或化学性损伤，导致毛干异常，结节样损害，发干的营养不良，尤其维生素A缺乏时毛发细胞因营养障碍而脆弱，常用碱液或肥皂洗头发可使发干干燥发脆。获得性结节性脆发症的结节往往发生于发干的远侧部分。

去除诱因，避免损伤。有报道口服硫酸锌可使此症改善。

套叠性脆发病
(trichorrhexis invaginata)

套叠性脆发病的发干某处套叠成竹节状，因而被称为竹节发(bamboo hair)，套进部分在发干的远侧，是由于发育异常的头发在发干角化处开始套叠，眉毛、睫毛等粗毛也可发生本病，念珠形发等其他毛发异常可以同时存在。受累患者常有特应性表现，常在婴儿期即可表现出头发异常，在成人头发有改善的倾向，但眉毛及体毛的损害可能持续存在。

Netherton综合征包括套叠性脆发病及常染色体隐性先天性鱼鳞病样红皮病或迂曲线状鱼鳞病，以女性患者较多见。

念珠形发(monilethrix)

特征为头发干燥、发脆、稀少，毛干的粗细不均匀，粗大部分呈梭形结节状，结节之间发干萎缩，毛髓质几乎不见。

本病大多数发生于婴儿期，开始为枕部脱发，逐渐延及头皮的其他部位，伴有红斑和明显的毛囊角化性丘疹，中间有念珠状发，毛干呈梭形或纺锤形肿胀，中间有狭窄、萎缩的节段，粗细不均，发干往往扭曲、干燥且无光泽，病发容易在纤细的节段处折断，长度一般不超过1~2cm，腋毛或阴毛可有相似的变化。有的还有白甲病等先天异常。许多患者在儿童期病情逐渐加重，到青春期或妊娠期可减轻或缓解。

念珠形发一般由常染色体显性遗传，往往伴发Menkes扭结发综合征。大量研究发现本病主要与Ⅱ型毛发角蛋白基因*hHB6*、*hHB1*及*hHB3*突变密切相关。

发套(hair casts)

本病又称为毛周角质管型，指若干头发在离头皮1~3cm处为一层透明的角质物所包裹，角质物长3~5mm而如衣服的套袖，是由于内根鞘残留于发干上，容易误认为虱卵或癣菌鞘。本病女性常见，可能与头发长期过度牵拉、使用发胶或某些皮肤病(如石棉状糠疹、头部银屑病)有关，在伍德灯下，发套呈现淡蓝黄色荧光。

扭曲发(pili torti)

扭曲发的特征为毛干沿自身纵轴扭曲，呈节段性增厚，失去光泽，较脆较硬而易被折断及竖起。发干的扭曲度不定，显微镜下卷曲的毛干横断面呈椭圆形。头发、眉毛及睫毛均可受累。

扭曲发常为常染色体显性遗传，但也有隐性遗传和散发病例的报道。典型病例不伴发其他疾病，常在幼年发病，至青春期好转。扭曲发也可见于多种先天性疾病。Bjornstad综合征，其遗传模式呈常染色体显性遗传和常染色体隐性遗传均有报道，包括先天性耳聋及扭曲发。Crandall综合征由性连锁遗传，包括扭曲发及性腺功能减退。毛发-牙-骨综合征(tricho-dento-osseous syndrome)由常染色体显性遗传，出生时满头有扭曲发，到儿童时期往往变直。此外，牙小颌宽，额部隆起。Menkes综合征也常有扭曲发。

毛发打结(trichonodosis)可被认为是扭曲发的一个特型。发干尤其发梢绕成圈状及打结，横切面呈扁圆形。发干干燥而失去光泽，发梢往往分裂弯曲或伴有结节性脆发病。

羊毛发(woolly hair)也扭曲，出现于出生或婴儿时期。头发松软呈螺旋状卷曲而如羊毛，色素减少，脆而易断，长度为2~3cm。到成年时期往往有所改善。羊毛发是先天性的，但有些患者没有家族史，到成年时期才出现于额部、顶部及颞部，头发逐渐柔细卷曲而被称为获得性进行性头发扭结（acquired progressive kinking of the scalp hair）。

目前无有效治疗方法。

门克斯扭结发综合征 (Menkes' kinky hair syndrome)

门克斯扭结发综合征又称为门克斯综合征（Menkes' syndrome）或扭结发病（kinky hair disease），被认为性连锁隐性遗传，可由于参与铜代谢的酶有先天性缺陷，也可能因肠道不能通畅地输送铜离子，血清铜离子和血浆铜蛋白的水平减低，因而头发及其他器官因铜离子不足而异常。

临床表现为全身皮肤色素减少，面色苍白，往往缺少表情，有的易患湿疹或脂溢性皮炎。在出生以后，正常头发渐为浅色短发所替代，这些短粗头发扭结纠缠及稀疏，眉毛等短毛也可如此，常伴有扭曲发、念珠形发或结节性脆发病。其他表现为中枢神经系统症状如癫痫、智力迟钝、神经反射亢进、角弓反张、剪形腿、失明及周期性低体温等，大脑及小脑可以广泛变性而使患者在1～2岁内死亡。此外，动脉可以异常扭曲，骨骼可以畸形。

可给予适量含铜的饮食，但由于铜不能穿过胃肠道的细胞膜，血液中的铜离子和血浆铜蛋白水平仍然低，硫酸铜稀溶液缓慢由静脉注射可能有效。

小棘状毛壅病（trichostasis spinulosa）

多根细绒状毳毛聚集在毛囊内，被认为同一毛母质所长出的一簇细小的毳毛，由于毛囊漏斗部过度角化而使这些休止期毳毛残留在毛囊口内。

病因不明，部分患者有内分泌或代谢性疾病，部分患者由于外界刺激因素所致。好发于成年男性的鼻、肩胛间区及上肢近端，但其他部位也可发生。

若干毛囊口处有微凸的黑头粉刺状角质小点（图37-12），不引起炎症或任何自觉症状。挤出后放在显微镜下观察，就可见到一团角质物中有些没有毛髓的毳毛，数目不定，由数根至十根，根端呈钝圆形。

局部应用角质松解剂的效果不大，可采用粉刺器挤压，最好用"拔毛蜡"（松香、蜂蜡、石蜡、白凡士林比例为50∶25∶15∶10）于加热变软后敷贴患处，冷却后可将敷贴处黑头粉刺样小栓完全扯出，

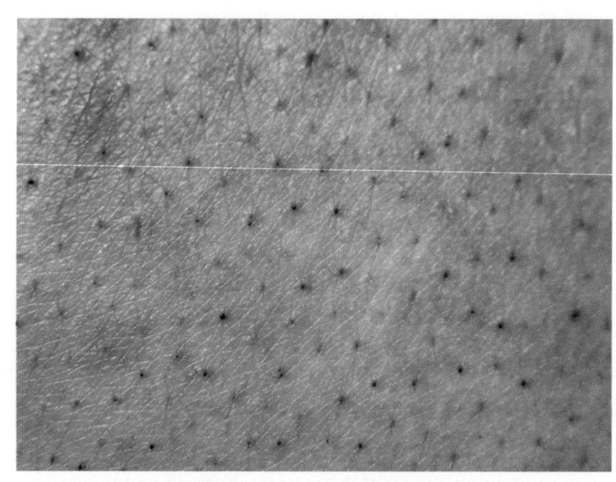

图37-12 小棘状毛壅病

然后可搽角质松解性外用药。有人局部外用0.05%维A酸溶液达2～3个月有效，还有人尝试采用800nm半导体激光脱毛治疗本病有效。

汗腺疾病

多汗症（hyperidrosis，hyperhidrosis）

多汗症分为原发性和继发性，局限性或泛发性，一侧或两侧对称，急性或慢性，暂时性或持久性。原发性多汗是最常见的类型，其主要特点为掌跖和/或腋窝局部泌汗过多，可由情绪紧张或压力刺激所导致，且患者通常只在清醒时出汗过多。多汗可以是局限性的或泛发性的，与恶性肿瘤、感染等疾病有关。

【症状】 全身性多汗症可由湿热环境、剧烈运动引起，但主要有其他疾病诱发，如感染性高热、内分泌失调等均可引发全身性多汗；中枢神经系统及周围神经的损害，如帕金森病、脑震荡、嗜铬细胞瘤、水杨酸中毒、虚脱等也可导致全身性多汗。全身出汗过多的患者容易发生间擦疹或痱子，也容易并发毛囊炎及疖。

限局性多汗症往往发生于手掌、足底、头皮、面部及腋部等处，通常对称发生于两侧，有的只发生于一侧或身体上某一小片部位。患者运动及感情冲动时汗液分泌更多。

掌跖部多汗症最常见，有些患者的手心及足底经常地淌流冷汗，尤其在情绪紧张时，汗珠不停地滴流。不少患者有局部缺氧现象，手足的皮肤除了湿冷以外，呈苍白色或青紫色，偶尔发生水疱及湿疹样皮炎，掌跖往往角化过度。有些患者只有过多

的足汗，汗液分解时有臭味，浸腐的皮肤往往轻微发红疼痛，有时起水疱及脱屑，角质层增厚者行走时感觉疼痛不便。腋部也易多汗，有的同时发生臭汗症而放出奇臭，外生殖器部附近也易多汗及发臭。多汗的脂溢性皮炎患者的帽子及枕头可以经常为油液及汗水所污染。肥胖的人容易发生间擦疹或痱子，偶然发生毛囊性脓疱疮及疖等并发症。

味觉性多汗症（gustatory hyperhidrosis）是饮食后多汗。有的人在吃热食或芥末、花椒、辣椒等刺激性调味品后，前额、上唇、口周及前胸等处大量出汗，如此多汗是生理现象；病理性味觉多汗症很罕见，往往在儿童时期开始出现于受损交感神经所支配的部位，例如，耳颞神经受损时可发生耳颞综合征（auriculotemporal syndrome），患者饮食后，同侧颊部多汗并有红斑。

【病因】 天气太热、衣服过多、剧烈运动及发热性疾病患者服用退热药后皆可流汗，这是生理现象，不应称为多汗症。按病因，多汗症一般可分为器质性疾病（继发性）和功能性失调（原发性）两种疾病：器质性疾病所致的多汗症主要见于内分泌失调，如甲状腺功能亢进、糖尿病、垂体功能亢进；神经系统疾病：如脑震荡、偏瘫；转移性肿瘤以及长期显著衰弱性疾病；亦见于感染过程中及感染后，如疟疾、结核病；功能性多汗症主要与自主神经功能紊乱有关，一般以精神性出汗较多，由高度情绪刺激而造成，为交感神经失调所致。每当感情冲动及神经紧张时，情绪的波动使神经的冲动增加，导致乙酰胆碱分泌量增加，手掌、足底及会阴等部位可以立刻大量出汗。

酒类、铅及砷的慢性中毒等都能促使全身汗液分泌。有的患者足部多汗是由于扁平足的影响，矫治扁平足多汗现象就可消失。

按部位分，可分为局限性和全身性。局限性及全身性多汗症可以发生于神经系统的某些器质性疾病，例如，半身不遂、脊髓痨、横贯性脊髓炎、周围神经炎及交感神经的疾病。小脑、延髓、脊髓、神经节及神经干发生外伤、神经胶质瘤及硬化病或其他损害时，全身或身体的一部分可以多汗。偏头痛、一侧额叶或视丘的疾病以及脑干等处某种损害可以引起偏侧汗（hemidrosis），有的癔症患者一侧多汗，也有的病因不明。

味觉多汗症多半由于头颈部一带的交感神经受伤。恢复后的交感神经可和已受伤或未受伤的副交感神经错综纠缠，刺激味觉的反射弧而使受伤交感神经所支配的皮肤多汗。当腮腺部位的颞神经因外伤、手术、脓肿或肿瘤而受损时，可影响交感神经而发生耳颞综合征。鼓索受伤时可引起颏下部味觉多汗症。颈交感神经截除术引起上臂味觉多汗症。50%～80%接受腮腺手术的患者在术后4～7个月发生味觉多汗症，经过3～5年才消失或永久存在。糖尿病患者也可因自主神经系统紊乱而有味觉多汗症。

【治疗】 移除病因是最好的治疗方法。全身性多汗症的患者治疗目的在于治疗引起多汗的全身疾病。

不少患者的多汗症是由于精神紧张，应该施行精神疗法。溴剂、苯巴比妥等镇静剂或氯丙嗪、奋乃静、甲丙氨酯（安宁）、氯氮、羟嗪、利血平及抗组胺类等药，虽有减轻精神紧张状态的作用，而功效往往不大，最好对患者进行劝慰解释等思想工作。

抗胆碱药物可以抑制全身性多汗症，但可引起口干、眩晕、皮肤发红、心跳加快等不良反应，患者往往难以忍受，故此类药物疗法趋向淘汰。局部多汗的患者也可用1%氢溴酸东莨菪碱溶液涂搽，每隔几日搽一次。

全身多汗的患者在洗浴后先用清水冲净皮肤，擦干后可搽明矾饱和溶液或25%氯化铝溶液，然后任其自然干燥。足部多汗的患者不要穿不易透气的鞋子，要常洗脚及擦干皮肤，涂搽25%氯化铝溶液或其他收敛药，也可用5%明矾溶液、5%鞣酸溶液或0.5%的醋酸铝溶液。

铝盐或铝化合物及醛类能收敛及阻塞汗腺管口而能暂时祛汗。醛类较易引起接触性皮炎及刺激皮肤，浓度不可太高，戊二酸醛溶液的浓度一般不超过2%，足底多汗时可增高浓度至10%，加入碳酸氢钠（1.65%）后还有消灭微生物的作用，每隔一日搽一次即可，2周后可每周搽1～2次。5%～10%乌洛托品溶液在皮肤表面水解成氨及甲醛，也能减少汗液。

X线照射虽有抑制局部多汗症的作用，但可引起皮肤干燥等不良反应，因而不可用。如果必须应用，应有良好技术条件和治疗经验。

近年来，国内外学者开始研究使用A型肉毒毒素治疗腋窝多汗症，该方法起效快，无创伤、疗效稳定确切，但注射剂量差别很大，文献报道中尚无标准的每点注射剂量和总剂量，而且注射过程中疼痛和较高的费用及注射后维持疗效的时间等问题，限制了其应用。

也有学者采用激光、微波治疗腋部多汗症，不良反应轻微，效果可维持数月。

其他治疗方法无效时可考虑手术治疗。切除汗腺对腋窝多汗症常有效，可采取腋窝皮肤全切或分离术、刮除术或脂肪抽吸术来去除或破坏腋窝汗腺层。

如今，内镜下的胸交感神经干切除/切断术作为治疗原发性手汗症的方法之一已被广泛认可，且对足多汗也有一定的疗效，但术后会造成其他部位的代偿性多汗，故应慎重。

无汗症（anidrosis，anhidrosis）

汗液不能产生或排出，虽有引起出汗的环境或刺激，皮肤也干燥无汗，但完全无汗的极少，甚至于“无汗型”外胚层发育不良患者未必都是绝对无汗。

全身皮肤或某些部位可以终年没有可见的汗液，全身无汗患者每到天热季节就觉周身不适，容易疲倦乏力，可觉头痛、体温升高及心跳加快，在进行体力劳动时尤如此，在酷热气候中剧烈劳动时，体内产热过多而无法迅速散出，可引起循环衰竭而危及生命。

无汗可由先天性疾病引起，由于汗腺发育不良，往往伴有毛发、皮脂腺及甲等先天性异常。无汗可由扰乱下丘脑前部到外泌汗腺的神经刺激的中枢性及神经元性疾病或药物引起，如糖尿病、尿崩症、黏液性水肿、多发性骨髓瘤及维生素 A 缺乏症的患者；或由脊髓灰质炎、脊髓空洞症、横贯脊髓炎、延髓脑桥及交感神经系统受损的神经性疾病引起。周围神经受损的麻风，内服大量抗胆碱药及重金属中毒，都可引起汗液缺乏或减少。汗腺本身的疾病也可导致少汗或无汗，如老年人的汗腺萎缩，汗液也常减少。先天性外胚层发育不良患者应该在凉爽的环境中生活和工作，避免剧烈的体力劳动和各种增加体温的刺激。原发性疾病如黏液性水肿及维生素 A 缺乏等应该积极治疗原发性疾病。局限性无汗症引起的皮肤干燥、皲裂等，可局部外用保湿剂或润肤剂。

臭汗症（bromidrosis）

汗液有特殊的臭味，可由于汗液含有发臭物质。例如，口服麝香等药物，吃咖喱、洋葱、大蒜、蒜苔及饮酒都可使全身汗液有些气味，肠道的吲哚化合物可部分经汗液排泄而使汗液略带臭味，足跖臭汗症常因细菌作用于浸软的角质层所致，常与足部多汗伴发。

臭汗症常由于汗液分解而放出臭味，往往限局于腋部、足部、肛门、外生殖器及乳房等部位。通常认为是细菌分解顶泌汗腺汗液并产生不饱和脂肪酸所致。局部汗臭常伴有局部多汗症，臭味可以轻淡，也可很浓而触鼻难闻。肥胖症、糖尿病及间擦疹也可促发。臭汗症患者大多有家族史，推测与遗传因素有关。

有局部多汗症时，可涂搽 25%氯化铝溶液、5%～10%甲醛溶液、2%～10%戊二酸醛溶液或 5%～10%乌洛托品溶液。足部臭汗症的人可每日用高锰酸钾稀溶液泡脚，也可涂搽 25%氯化铝溶液或使用抗菌肥皂，鞋袜应该透气且常洗换。

腋臭（bromhidrosis）

腋臭是局部臭汗症，俗称狐臭。

腋臭为显性基因遗传性疾病，有明显的家族遗传倾向，不少患者有家族史，成年女性占多数；大多数患者有流质耵聍及多汗症。国内有学者统计：腋臭 100 例中 86 例有多汗症，94 例有流质耵聍，耳内有油状液体，一般称为油耳；发生腋臭的平均年龄为 16～17 岁，100 例中 38 例有家族史，33 例有腋毛霉菌病。

腋臭发生于腋下是由于腋部顶泌汗腺较多，由于受内分泌的影响，到青年时期才分泌旺盛，女性最显著，汗液内所含挥发性脂肪酸经细菌分解而放出奇臭，顶泌汗腺随年龄的增长而渐退化，腋臭也渐减轻，一般到老年时消失。天热、饮酒及情绪激动时顶泌汗腺分泌增加而使腋臭更加浓烈。脐窝及外生殖器虽也有顶泌汗腺但较少，因而臭味较轻。

腋臭的治疗方法分非手术治疗和手术治疗两类。其中非手术治疗包括局部外用药物治疗、激光、微波、射线等。可用 CO_2 激光逐点烧灼毛囊，每点烧灼 1～2 秒，深度达到毛乳头。也可以选用 Nd：YAG 激光，输出功率为 30W，焦点光斑直径为 1.5mm，功率密度为 $15W/mm^2$。

局部外用药物：20%～25%氯化铝溶液等收敛剂可使汗液减少，0.025%氢溴酸东莨菪碱溶液也可供局部应用，氯己定溶液等消毒药可以消灭分解汗液的细菌而使臭汗暂时失去臭味。

顶泌汗腺分泌部位于真皮网状层与腋浅筋膜之间的浅层脂肪组织内，并在真皮网状层下方移行为导管部，即顶泌汗腺分泌部位于皮下组织浅层，并不在真皮中，此解剖学决定了激光、搔刮术、吸脂术、盲视修剪术等方法治疗存在很高的复发率，小切口微创直视下清除术是目前得到认可的一种腋臭根治手术。目前以麻醉肿胀液配合小切口切除顶泌汗腺方式应用最为广泛，该方法微创，不切除皮肤，仅仅切除顶泌汗腺组织，创伤小，也最为有效，且术后瘢痕很轻微。

近年来，有文献报道 A 型肉毒毒毒素局部注射，对轻度及中度腋臭患者，可以减少汗腺分泌，减轻或消除异味，是一种安全、快捷、有效的治疗方法，为腋臭的临床治疗，提供了一种新的方法。

本病无论采用何种治疗方法都不是根治，只是最大限度上减轻，因为顶泌汗腺不止存在于腋下，脐周、阴部也较丰富。

色汗症(chromhidrosis)

色汗症发生的确切机制尚不十分清楚，分为顶泌汗腺色汗症和小汗腺色汗症。顶泌汗腺色汗症通常为内源性的，由于顶泌汗腺汗液排出大量脂褐素或被过度氧化所致。顶泌汗腺色汗症主见于腋窝，可见于内源性褐黄病。顶泌汗腺色汗症大都由罕见的顶泌汗腺功能失调造成有色汗液。汗液中含有某种物质而呈淡黄、淡红、淡绿、淡青或淡黑色。局限性色汗症通常发生于腋窝、腹股沟、外生殖器、下眼睑等顶泌汗腺所在部位；恐怖、愤怒或肾上腺素类药物等拟肾上腺素刺激可以引起顶泌汗腺分泌黄色、青色或别种颜色的汗液。

小汗腺色汗症很少见，常为外源性的，主要与药物或疾病有关。如注射亚甲蓝溶液可使汗液变为青色，铜盐可使汗液呈青绿色，碘化物可使汗液呈淡红色，氯法齐明使汗液发红，褐黄病的汗液可呈褐色，肝功能衰竭和明显高胆红素血症的患者的胆汁可经汗液排泄，呈褐色或深绿色。

带色的汗液也可由皮肤或毛干上有产色的细菌或真菌如腋毛菌之类的产色微生物产生，或是由于衣服的染料等有色物质溶解于汗液内，这些不是真正的色汗症，应称为假色汗症。

尿汗症(urhidrosis)

发生于严重的尿毒症患者，糖尿病及痛风患者亦可出现。含量不正常的尿液物质在汗液中出现，其中以尿素最多。皮肤表面的汗液干燥后，尿素等物质就被析出，成为白色细粉或结晶附在皮肤表面，可像冬天地面上的一层薄霜。处理原则为积极治疗原发病。

血汗症(hematidrosis)

血液或血液色素混在汗液内而由汗液排出，多半发生于眼睑、额部、胸部及生殖器部位等处。严重的神经疾病、紫癜、败血病、鼠疫、血友病及月经异常患者偶然发生本病。目前仍不能对血汗症的原因做科学解释。

汗腺囊瘤(eccrine hidrocystoma)

汗液潴留于先天异常的汗腺管内而扩张成囊肿状。

皮损是疏散或密集成群的圆形或卵形水疱，饱满透明并呈淡青色，所含液体量中性或酸性。疱基在真皮内，因而水疱比痱子深而难破裂。

临床可见两种类型：Robinson 型，来源于外泌汗腺的导管，皮损小而多发；Smith 型，来源于外泌汗腺的分泌部，皮损较大而单发。皮损由针头至豆粒大，可以单发，也可多发，对称地散布而于前额、鼻部、眼睑及颊部，有时也发生于面部下方及颈部，不引起炎性反应，经过数周或数月后，水疱自然干涸。

本病是由于汗腺管先天异常，在天热时往往加重或复发，在天冷时减轻或完全消失，最易发生于中老年妇女，特别是辛勤的家庭主妇，洗衣工人或厨师等常在火炉或热水灶旁工作而不断出汗，炽热的空气或蒸气冲熏面部，大量汗液可使软弱的汗腺管扩张成囊肿状，扩张部分一般是真皮的汗腺管下段。

组织病理表现为真皮中部可见一个或多个扩大的囊性导管和腔。囊壁由两层细胞组成，内层为立方形，外层为柱状；囊壁也可只有一层扁平细胞。

汗腺囊瘤要和痱子尤其深痱子、毛发上皮瘤、汗管瘤及顶泌汗腺囊瘤鉴别。

本病一般不需治疗。用针挑破皮损即可使汗液立即流出而使皮损消失，但容易复发，为了防止复发，应该改善工作环境，保持室内干燥凉爽。有学者采用超脉冲 CO_2 激光治疗取得了较为理想的近期疗效，但其远期疗效尚需进一步随访。

鼻红粒病(granulosis rubra nasi)

局限性红斑及粒状小丘疹出现于儿童的鼻部，局部时常多汗。

皮损是边界不太明显的一片弥漫性红斑，出现于鼻尖及鼻翼，可以波及上唇、颊部及额部。红斑处时多汗，并有针头大或较大的圆形柔软丘疹，呈淡红或暗红色，顶端没有凹窝或鳞屑，不会溃破或发生瘢痕，相邻丘疹也不互相融合，有的患者虽有鼻部红斑及局部多汗，而丘疹很少或不太明显或仅有轻微的毛细管扩张，少数患者的鼻部除有红斑、多汗及柔软的小丘疹外，还有小脓疱及水疱，患处无自觉症状，有的有轻微灼热感或略痒。本病通常于1~5岁时开始出现，到青春期逐渐减轻而痊愈。

患者的年龄多为6个月至16岁，只有少数是成人，往往伴有肢端发绀、冻疮及多汗症，有的有家族史，遗传机制尚不清楚。有学者认为本病是血管舒缩神经发生障碍时所引起的多汗症。

组织变化是真皮内血管扩张，汗腺周围有炎性细胞浸润，包括淋巴细胞及浆细胞，也可有巨细胞，真皮汗腺下端显著扩张而成囊肿状。

因本病至青春期大多可以自然消退，通常不需治疗，也可试用液氮冷冻疗法，以棉签蘸液氮压迫患处约30秒后，局部苍白结冰，半日后结痂，2个月后红斑、丘疹及多汗皆消失。

腋部苔藓(lichen axillaris)

腋部苔藓又称为福克斯-福代斯病(Fox-Fordyce disease)、顶泌汗腺粟粒疹，有密集的圆形小丘疹，主要发生于青年或中年妇女两侧腋窝，但也可累及大阴唇、会阴及脐部。皮损是顶泌汗腺口阻塞时所形成的毛囊性丘疹，又称为顶泌汗腺痒疹(apocrine miliaria)。

【症状】损害是圆锥形毛囊性丘疹，由米粒至绿豆大，往往呈暗灰色，也可和正常皮色差不多，患者主要是13~35岁的女性，少数是男人，常在绝经期后一般逐渐痊愈。

丘疹坚实、密集而不融合，丘疹的大小基本相同，顶端可有角栓或少许鳞屑，皮损往往有剧痒，有的患者只轻微瘙痒。

皮损通常发生于成年妇女的两侧腋窝，其次是阴部，有时也发生于脐部附近、乳晕、大阴唇及会阴部位(图37-13)。腋窝患处没有腋毛或是腋毛稀少，有些丘疹上可有折断的腋毛。有的丘疹顶部中央是毛囊口，用手挤压时，可以挤出略微混浊的微量液体。

【病因】本病通常发生于青年或中年妇女，有的患者在月经期时瘙痒加重，绝经期及妊娠期减

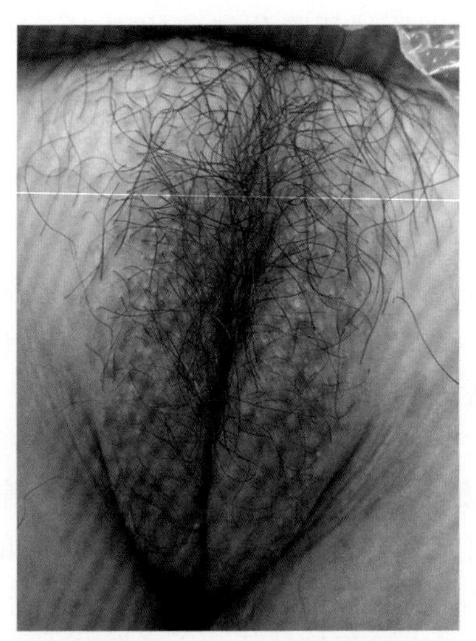

图37-13 顶泌汗腺痒疹

轻。组织变化显示顶泌汗腺管口有炎性反应，因此本病可能是在内分泌影响下，顶泌汗腺功能发生障碍的一种慢性疾病，真皮及表皮的损害仅是继发性变化。

【组织病理】毛囊及顶泌汗腺管附近的表皮有角化过度、毛囊漏斗部角质栓，角化不全、棘层肥厚，顶泌汗腺口阻塞，腺管扩张，汗液潴留导致毛囊漏斗部上皮海绵水肿，甚至小水疱形成，汗腺及顶泌汗腺附近有淋巴细胞为主的浸润。

【治疗】内用药物一般无效。有人试用己烯雌酚，每日1~2次，每次1mg，也有人应用含有孕激素的避孕药有效。

糖皮质激素类软膏可以应用，但各种外用药往往只能暂时减轻痒觉，因搔抓所引起的继发性感染可选用抗生素类乳膏，也有学者尝试采用口服或外用维A酸类药物有效。

醋酸曲安西龙或其他类固醇激素混悬液可直接注入损害内，也可用紫外线照射，或施行液氮的冷冻方法或电灼术，必要时可施行切除手术。放射线治疗以每周或隔周照射100伦(R)，可照射3~4次。

皮脂腺疾病

寻常痤疮(acne vulgaris)

寻常痤疮是青年或中年人常有的慢性皮肤病，常起病于青春期，为性激素合成增加的首发表现，通常只发生于面部、胸部及背部等皮脂溢出部位，也可发生于臀部。

慢性炎性细胞浸润，包括组织细胞，淋巴细胞及浆细胞。

丘疹性损害中可有结核样浸润，由上皮样细胞及少数异物巨细胞构成，周围有淋巴细胞。这种结核样结构被认为角质碎片所致的异物性反应，但有人发现了蠕形螨残体而认为是蠕形螨所致的迟发型过敏反应。

鼻赘是由于皮脂腺增多且极度肥大，真皮的大部由皮脂腺占据。血管扩张，结缔组织增生并有轻度炎症。

【鉴别】酒渣鼻发生于成年人面部，可引起红斑、丘疹、脓疱及毛细血管扩张，常伴有睑缘炎、结膜炎及角膜炎，到晚期皮脂腺肥大可以发展成鼻赘。典型酒渣鼻一般不难诊断。

应鉴别的疾病有湿疹、多形日光疹、红斑狼疮、碘疹或溴疹、脂溢性皮炎、面部脓皮病、痘样痤疮、接触性皮炎、口周围皮炎及寻常痤疮等，但酒渣鼻常有时和寻常痤疮同时存在。

酒渣鼻样结核疹是丘疹性损害出现于鼻部以外的面部而像酒渣鼻，长期被认为是结核疹之一。目前，一般认为本病是和结核无关的丘疹性酒渣鼻，可称为类狼疮性酒渣鼻（lupoid rosacea）。

面部粟粒性狼疮也一直被认为是结核疹，虽然组织有显著的干酪样坏死等结核性变化，但没有其他证据可证实本病和结核病有关。有人认为本病和酒渣鼻有关，甚至认为它是一种丘疹性酒渣鼻或是与酒渣鼻样结核疹为同一疾病。

【治疗】

1. 一般处理　寻找及消除可疑的致病因素如神经紧张、感染病灶及胃肠障碍等，要避免各种刺激因素，如不要多吃脂肪性食物，不要吃过热或过辛辣食物，不饮酒，避开烈日、寒风或炉火等。

皮肤一般多油，可常用肥皂或含硫肥皂洗净面部，勤洗头皮，不搽油腻的化妆品。洗脸水不要太热以免过度扩张血管。

2. 内用药　甲硝唑对某些患者尤其丘疹、脓疱性损害常有效，每次 0.2g，每日 3 次，连服 1 周；有的有头晕、乏力、轻度胃肠反应，白细胞可略减少。

复合维生素 B、维生素 B_2 及维生素 B_6 常被应用于并发角膜炎及睑缘炎的患者。

如患者无溃疡病或胃酸过多现象，尤其食欲不好的患者可服 10% 稀盐酸或稀盐酸合剂，每次 10ml，每日 3 次，饭前服。有胃酸过多现象时可内服氢氧化铝及制酸药。

四环素类是治疗酒渣鼻最有效的抗生素，可降低中性粒细胞的趋化反应，一般认为其疗效在于抗炎活性而不是抗菌活性。四环素类为抑菌类抗生素，具有广谱抗菌作用，且对促炎细胞因子如 IL-1 和 TNF-α 产生下调作用，并对中性粒细胞趋化性、NO 产生、活性氧簇（ROS）及基质金属蛋白酶（MMP）均有抑制作用，通过调控上述炎症反应通路而减低炎症反应来治疗酒渣鼻。通常推荐多西环素或米诺环素治疗起始量为 100mg/d，持续 2~4 周。常规口服用药控制病情后，逐渐减量至最小有效维持量，并维持数月。四环素每次服 250mg，每日 2 次，数周后症状减轻时可每日或隔日服 250mg 一次，往往须服 3~6 个月。抗生素可以控制病灶感染而使症状减轻，也能使脓疱性损害消失。

异维 A 酸：由于可缩小皮脂腺组织、抑制皮脂腺活性、减少皮脂分泌、减轻上皮细胞角化及毛囊皮脂腺口的毛囊角栓和抑制痤疮杆菌，异维 A 酸对多种类型酒渣鼻均有效，尤适于肥大性酒渣鼻。因维 A 酸类药物有潜在的致畸作用，禁用于近期有妊娠计划的女性患者。

凡和本病有关的可疑因素要处理。例如，绝经期女患者可服适量的己烯雌酚，便秘者可服缓泻剂，精神紧张者可服镇静药，对日光敏感者可每日服小剂量羟氯喹。

合并幽门螺杆菌感染者，可按幽门螺杆菌感染治疗，多采用 1990 年世界胃肠病专题会议推荐的标准三联疗法：胶态次枸橼酸铋 120mg、阿莫西林 500mg，均每日 4 次；甲硝唑 400mg，每日 3 次，共 2 周。

3. 外用药　要选用刺激性很小的外用药，妨碍皮脂排泄的泥膏或软膏最好不用。常被应用的是含有硫黄的洗剂，例如：硫黄 5g，鱼石脂 10g，氧化锌 10g，甘油 15g，水加到 100ml。

硫黄也可加入白色洗剂，例如：硫黄 4g，硫酸锌 4.5g，多硫钾（硫肝）4g，玫瑰水加到 100ml。炎症较重时，硫黄制剂中可含氢化可的松（1%）但不该应用含氟的糖皮质激素类如氟轻松或倍他米松等。硫黄也可以和过氧苯甲酰（5%~10%）配成外用药，适用于毛囊蠕形螨感染的患者。

克林霉素凝胶、莫匹罗星软膏、夫西地酸乳膏、氯霉素洗剂因其具有杀菌、消炎的作用，有助于红斑的减轻和丘疹、脓疱的消退，常被用于红斑期和丘疹脓疱期的治疗。

0.1%~0.2%异维A酸霜可抑制酒渣鼻的炎性损害。

甲硝唑因其有抗炎和免疫抑制作用,治疗丘疹脓疱型酒渣鼻。有人试用1%甲硝唑霜有效,但著者发现此药可以引起接触性皮炎。外用中药有颠倒散等。青蛤散可每日搽两次。

壬二酸:是天然饱和二羧酸,具有抗菌活性、促进角质正常化和抗炎活性,可用于治疗酒渣鼻。据临床试验证明,外用15%壬二酸凝胶治疗轻、中度丘疹脓疱型酒渣鼻,是安全有效的,具有良好的耐受性。

遮光剂:宜选用防光指数(SPF)≥15的UVA+UVB型遮光剂。

他克莫司:是有增强免疫调节活性和抗炎活性的钙调磷酸酶抑制剂。该药物通过对钙调磷酸酶抑制作用而抑制炎性细胞因子释放。外用0.03%他克莫司软膏对面部酒渣鼻红斑期的疗效较好,对炎性丘疹和脓疱型的疗效不理想。

4. **手术治疗** 酒渣鼻切割术适用于毛细血管扩张期而不宜于红斑期,尤其适用于鼻赘,对于毛细血管明显扩张及鼻赘患者可用5张刀片平行排列的酒渣鼻切割刀纵横切割患处皮肤以破坏血管及结缔组织,达到鼻部红肿消退及鼻赘缩小的目的,疗效决定于切割是否均匀及深度是否适当。

5. **其他治疗** 鼻部有明显可见的扩张小静脉时,可用电解法使小静脉闭塞。液氮喷雾法适用于一般酒渣鼻,以在皮损表面形成薄霜为度,隔2~3周后,可酌情再冷冻1次。鼻赘较轻时,可进行磨削术或点阵激光。

对于严重的鼻赘必要时可行整形手术,应在全身麻醉之下进行,或对两侧颌孔组织施行眶下神经局部麻醉后对鼻周皮肤用2%利多卡因溶液做环形注射。以后,在无菌操作下用刀片一片片切削,除去肥厚的鼻赘部分时用压迫法止血,切断小动脉时就缝一针,然后用敷料包好而不必植皮,因为残余皮脂腺的上皮细胞可不断繁殖,以后将长出正常表皮。在恢复期中,可应用小剂量放射线,每次200伦(R),每周1次,共2次,可减少皮脂腺的活动,也可能促使表皮恢复。电刀止血效果较手术刀好,对残余的鼻赘组织可用磨削术磨削平整。对并发的角膜炎及睑缘炎可用1%氢化可的松溶液滴入眼内。

近年来,各类激光正逐步应用于皮肤科临床治疗,其中脉冲染料激光(PDL)和强脉冲光(IPL)对改善酒渣鼻患者的皮肤红斑和毛细血管扩张程度疗效显著,其中IPL能去除红斑、封闭小血管、收缩毛孔效果好,治疗红斑期轻度扩张的毛细血管和丘疹脓疱期、鼻赘期患者激光治疗后遗留的红斑及残余毛细血管;PDL对于直径较大的毛细血管有选择性破坏作用,使其凝固、裂解而达到治疗目的,二者治疗红斑毛细血管扩张型酒渣鼻均能取得较好的疗效。光动力治疗(PDT)目前已应用于红斑毛细血管扩张型及丘疹脓疱型玫瑰痤疮的治疗,有效率可达50%以上。对于酒渣鼻发展的最后阶段鼻赘期,主要是用CO_2激光、铒钇铝石榴石激光和铒激光等剥脱性激光对增生的组织进行汽化、凝固、切割,取得疗效。有经验的医师可同时将两种甚至三种不同的光或激光联合起来治疗玫瑰痤疮。

面部粟粒性狼疮(lupus miliaris faciei)

本病长期被认为是皮肤结核疹之一,表现为面部暗红色粟粒至绿豆大小的丘疹或结节,消退后遗留萎缩性瘢痕,和痤疮炎(acnitis)及成簇性痤疮(acne agminata)可为同一疾病,有人认为属于酒渣鼻的一种变型。

【症状】皮损为迅速出现于面部、腔口周围及颊部的多个半球形或略微扁平的圆丘疹,表面光滑,呈红色或紫红色并略透明,由小米至豆粒大,陈旧丘疹常呈黄褐色,有时丘疹顶端有黄色小脓疱或鳞屑痂,丘疹多半独立,相邻的可相融合,数目不定,往往数个至数十个或多或小地对称。最常出现于眼睑、颊部、鼻部及唇部附近,在下眼睑处往往融合成堤状,不引起任何自觉症状,用玻片按压时,可见寻常狼疮所常有的狼疮结节,经过数月或1年左右甚至更久以后,丘疹逐渐消退,遗留边缘清楚的萎缩性瘢痕而成凹坑(图37-23,图37-24)。

【病因】本病几乎只见于20岁以上的成人,由于组织变化是十分典型的结核性结构,一直被认为是一种血行播散的皮肤结核,但国内外许多学者应用PCR等方法均难以在本病皮损中检测到结核分枝杆菌DNA,结核菌素常呈阴性反应或弱阳性,抗结核治疗无效,多数患者体内没有任何结核病灶,因此结核疹的说法证据不足。近年来,人们认为本病是丘疹型酒渣鼻的一个特殊表现,但确切病因至今不明。

【组织病理】真皮内尤其中上部有典型的结核性结构,中央是干酪样坏死,周围是上皮样细胞及淋巴细胞,也常有朗汉斯巨细胞。

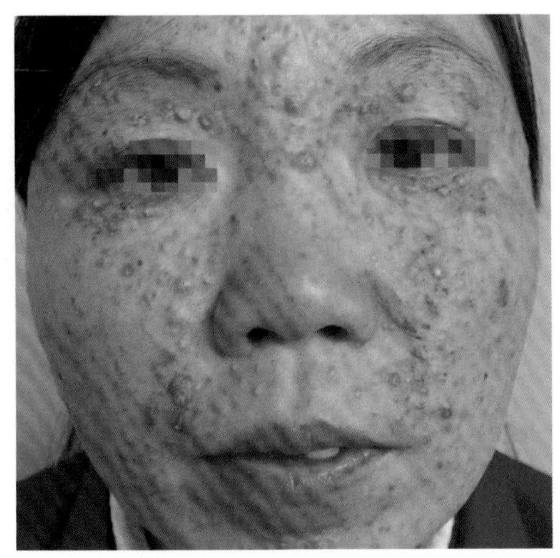

图 37-23　面部粟粒性狼疮

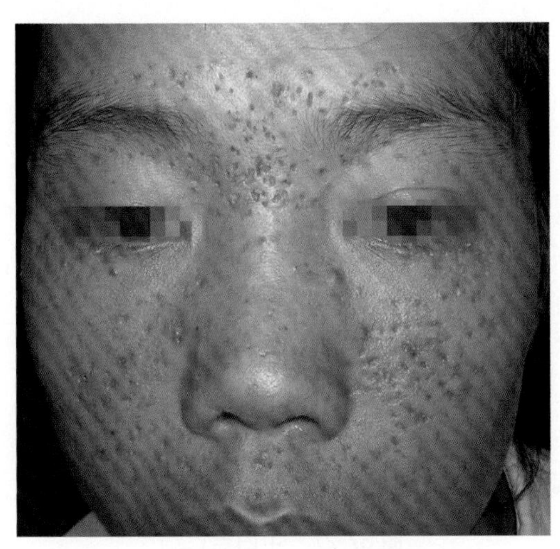

图 37-24　面部粟粒性狼疮萎缩性瘢痕

【治疗】 本病将自然痊愈，抗结核药无效，氨苯砜可服 50mg/d，数月后多半痊愈，小剂量四环素长期服用或转移因子都被人应用。泼尼松可使症状暂时减轻，与雷公藤、白芍总苷联合用药效果较好，维 A 酸类药物也有效。局部可外用糖皮质激素软膏或应用液氮冷冻治疗。

酒渣鼻样结核疹 (rosacea-like tuberculids)

酒渣鼻样结核疹可见若干红色或淡青红色丘疹散布于面部，通常发生于颊部、前额及颈部，几乎不或完全不发生于鼻部（图 37-25），也不发生角膜炎及脓疱，因而和酒渣鼻有所不同，用玻片按压时显示狼疮结节，组织变化主要为上皮样细胞浸润，毛囊附近常有淋巴细胞，也可有少数巨细胞。皮损自然消退后遗留小瘢痕。

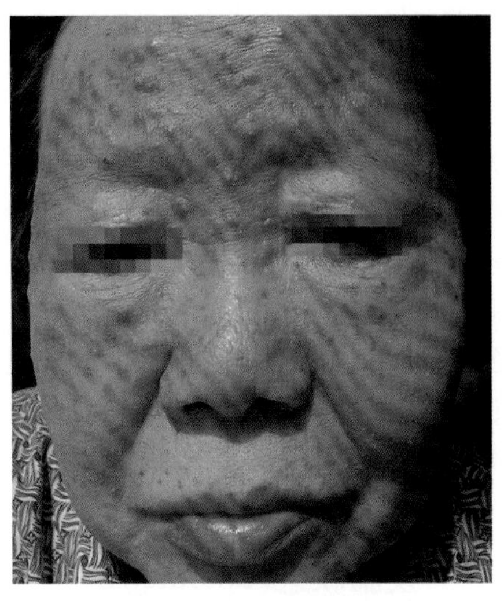

图 37-25　酒渣鼻样结核疹

本病于 1917 年由 Lewandowsky 命名，是根据其病理改变有结核样结构改变、结核菌素试验阳性，故认为本病属于结核疹之一。但近年来很多学者研究认为酒渣鼻病理也可有结核样结构，而且结核菌素试验在本病中不定，皮损内也找不到结核杆菌，而不认为是独立疾病。临床表现和酒渣鼻及面部粟粒性狼疮相似，有人称为类狼疮性酒渣鼻（lupoid rosacea）。著者认为本病与面部粟粒性狼疮相同，可称为丘疹型酒渣鼻。

面部脓皮病（pyoderma faciale）

本病少见，急性发作，好发于无痤疮的青年女性。含有脓液及油状物质的脓肿突然出现于面部，相邻的脓肿或囊肿可以相互贯通，甚至形成窦道，并有广泛的青紫或褐红斑，痊愈后往往遗留瘢痕或瘢痕疙瘩样损害。

本病曾被认为由葡萄球菌所致，脓液培养常可发现凝固酶阳性的葡萄球菌，但引发此菌感染的确切因素不明，有人认为是化脓严重的酒渣鼻（或称暴发型玫瑰痤疮）。

本病治疗可以选用异维 A 酸联合抗生素，早期急性炎症明显可口服糖皮质激素。

皮脂溢出（seborrhea）

青年及中年人的皮脂腺分泌旺盛而使皮肤表面多油，特别是面部油腻光亮，易被煤烟尘埃污染，鼻部等出油太多时甚至有闪烁的油珠，头部、胸部及背部等处，皮肤也常油腻，可使枕巾及内衣有明显的油渍，面部毛囊孔显著扩张，特别是鼻部及鼻唇沟的毛囊孔常含柔软的乳酪样白色皮脂，容易被挤出，有的并发寻常痤疮或男性型脱发。

皮脂溢出或称为油性皮脂溢出（seborrnta oleosa），病因不明，多与遗传基因有关，可以是生理性的，如雄性激素水平增高，年轻时加重，到老年时减轻；也可以与一些系统疾病有关，如肾上腺肿瘤、糖尿病及某些乳腺癌患者的皮脂分泌可明显增加。可常用热水及肥皂洗涤，有乳酪样皮脂栓时可用软毛巾轻揉而挤出，勿搽油腻的化妆品或外用药。对于头皮皮脂溢出明显者，宜使用中型或酸性的洗发剂，含有硫黄、2%酮康唑的洗发剂对缓解头皮鳞屑和瘙痒有益。

皮脂缺乏（asteatosis）

皮肤表面皮脂的减少可由于碱性肥皂或洗涤剂的过分应用，或由于接触可溶皮脂的各种溶剂，天气寒冷及天气湿度太低时，皮肤容易干燥，尤其手足可以发生皲裂。

皮脂腺分泌减少或缺乏时皮肤干燥而可称为干燥病（xerosis），表皮容易脱屑及发生皲裂。皮脂缺乏可为先天性缺陷，往往伴有毛发发育不良等其他先天性缺陷。较多见的是症状性皮脂缺乏，可发生于某些系统疾病，如黏液性水肿、糖尿病、尿崩症、特应性皮炎、维生素缺乏、着色性干皮病、硬皮病、鱼鳞病、麻风及皮肤萎缩等，烧伤的瘢痕及射线皮炎等可使局部缺乏皮脂。

治疗时要寻找病因及原发的疾病，避免用过热的水洗浴，不要常用碱性较强的肥皂及洗涤剂，可选用中性或弱酸性沐浴露，洗浴后可涂擦浴后乳液或润肤液。冬季室内干燥时可增加湿度，无刺激性或无致敏性的保湿润泽剂可以适当涂搽，例如，10%尿素霜、胶质乳剂或2%维生素E乳膏。

甲 疾 病

甲板变形（deformities of the nail）

甲变形可由于先天性异常，也可由于某些系统性疾病或某些皮肤病的存在，有的病因不明。

（一）影响甲板的皮肤病

银屑病患者的指甲面上常有不规则散布的点状小坑（图37-26，图37-27），或甲下过度角化（subungual hyperkeratosis）使甲板翘起。甲板也可以变色，失去正常光泽，常有一片片的混浊斑点；指甲也常变脆增厚或弯曲，甲板游离端往往损毁而像虫

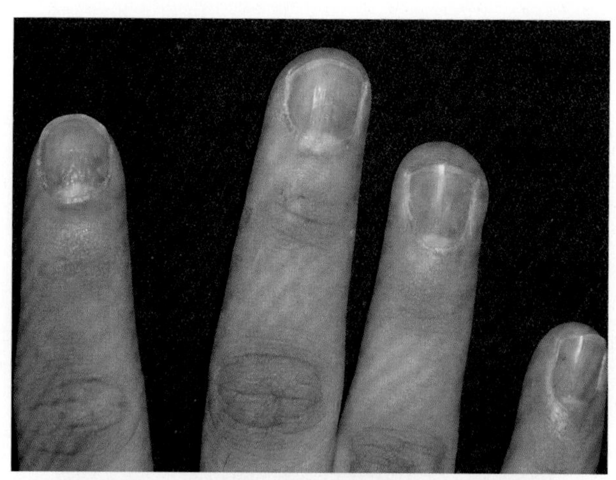

图37-26 甲凹点（一）

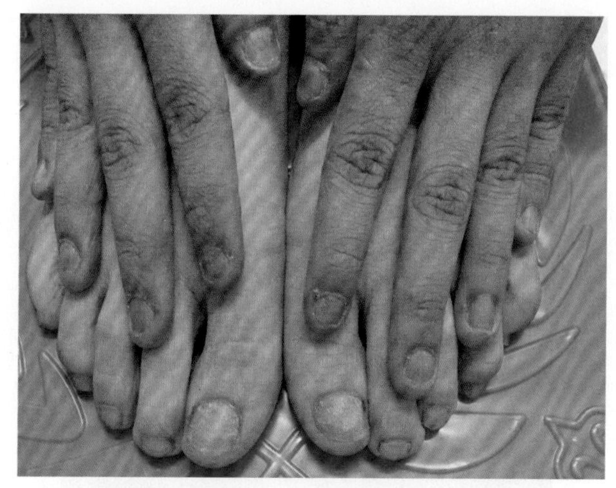

图37-27 甲凹点（二）

蚀。甲板小坑除发生于银屑病患者外，也可出现于手部皮炎、甲沟炎或斑秃患者，有的没有银屑病皮疹或其他明显的病因。

湿疹或慢性皮炎发生于手指时，可使邻近的指甲变脆变形，发生沟纹凹坑，也往往变成污黄色并失去正常光泽；甲下过度角化或甲床上鳞屑可使甲板弓起或翘起，甚至使甲板脱落。

扁平苔藓、天疱疮、疱疹样皮炎、大疱性表皮松解症及毛发红糠疹皆可使甲板变形变色甚至脱落，尤其剥脱性皮炎患者的指（趾）甲容易发生改变。毛囊角化病的甲板可有纵行的白条。

放射线引起手指发生慢性皮炎后，甲板可以变形，甲沟往往发炎而有剧痛，有时甲下过度角化。化脓性甲沟炎或甲床炎也可使甲板变形、变色或脱落，真菌常引起甲真菌病致甲板明显增厚，外形和色泽改变甚至指（趾）甲完全被破坏。

在雷诺病、慢性淋巴水肿、先天性淋巴水肿及

淤积性皮炎等血液供给不良的情况下，甲板可以变薄，而静脉血液长期淤滞可使甲板肥厚。硬皮病患者的指甲往往逐渐萎缩，尤其在发生指(趾)硬皮病时，残留的甲板可以变成一小块角质物。

寻常疣容易发生于甲板的侧缘或游离缘的下面，有时在甲板下方逐渐扩大而将甲板顶起，常有压痛。外生骨疣、化脓性肉芽肿及各种良性或恶性肿瘤皆可发生于甲部而使甲板发生改变。

(二) 影响甲板的全身性疾病

肺炎等急性热病、维生素缺乏病、甲状腺功能亢进、梅毒及心脏病等患者的甲板可以变色、变形，或脆弱变薄。充血性心力衰竭患者的甲半月可以发红；亚急性细菌性心内膜炎患者的指甲下方可以间歇地发生小出血点；肝硬化患者的指甲有时呈现白色或毛玻璃样外观；慢性肺结核患者的甲板可有横沟及凹坑或白甲；肾脏病患者的甲板前半侧可以发红或呈褐色，而后半侧发白；淋巴回流不好并有胸膜积液时，指甲可以变黄，略带绿色，指甲中央隆起，甲半月不明显，被称为黄甲综合征；慢性低蛋白血症、慢性水肿或肾病综合征患者的指甲可以有对半甲；各种关节炎也可使指甲发生变化。

神经创伤、神经炎、脊髓空洞症、脊髓痨、半身不遂及麻风等神经系统障碍都可妨害甲的生长，或使甲板和甲床分离。

(三) 甲的各种畸形

1. **甲肥厚(onychauxis)**　甲肥厚是先天性或获得性。甲板肥大时称为巨甲(megalonychia)，可以是一种先天畸形，也可是毛囊角化病、银屑病及毛发红糠疹等皮肤病患者的一种表现，也出现于杵状指上。杵状指的末指指骨增宽，末指关节肿胀，因而指端肥大而呈鼓槌状，可见于肢端肥大症、甲状腺功能亢进症、慢性心肺疾病，肝硬化或慢性腹泻尤其伴有溃疡性结肠炎的患者。

甲板增厚时称为厚甲(pachyonychia)(图 37-28，图 37-29)，向远侧端逐渐增厚，常是一种先天性疾病，有的是症状性。先天性厚甲(pachyonychia congenital，PC)往往开始出现于婴儿时期，皮肤及毛发或其他皮肤附属器也可有先天性缺陷。先天性厚甲的甲板越到游离缘越厚，甲板很硬，游离缘常因甲床上角质物而翘起，根据临床特征将本病分为4型：Ⅰ型，表现为厚甲、掌跖角化、口腔黏膜白斑、声音嘶哑、掌跖痛性水疱或溃疡、多汗、肢体疣状损害、甲沟炎及毛发异常；Ⅱ型，除Ⅰ型特征外，另伴多发性囊肿及胎生牙；Ⅲ型，伴有角膜白斑、白

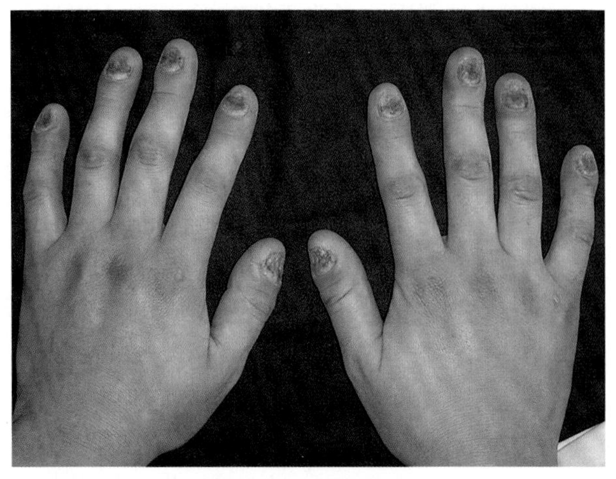

图 37-28　先天性厚甲(一)

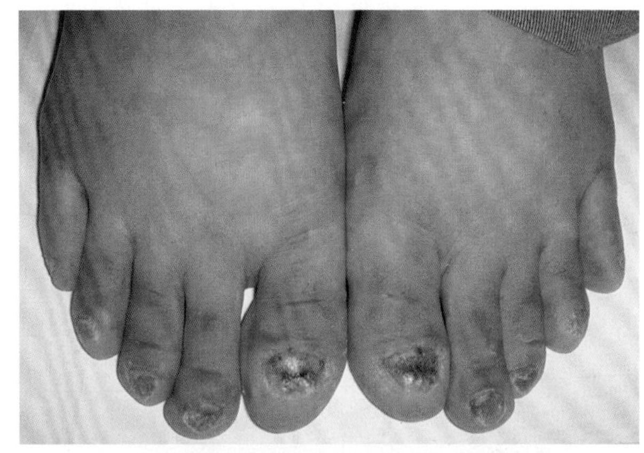

图 37-29　先天性厚甲(二)

内障等；Ⅳ型，除具有Ⅰ～Ⅲ型的症状外，在颈部、腰部、腋窝、腘窝、大腿、臀部及腹部有色素沉着，还伴有智力障碍及咽喉损害。厚甲甲周容易感染，常伴有掌跖角化病、毛囊角化过度的皮疹及口黏膜过度角化等。

先天性厚甲由常染色体显性基因遗传，近年来遗传学方面的研究显示，大部分突变为错义突变，另有小部分缺失和插入突变。国内外多数文献报道，PC-Ⅰ型和 PC-Ⅱ型发病分别由于角蛋白 *K6a/K16*、*K6b/K17* 基因突变，关于本病的基因治疗方面国内外也进行了一些探索性研究。

麻风、银屑病及慢性湿疹等慢性皮肤病及甲癣的甲板常肥厚。甲肥厚也可以发生于衰老、甲状腺或垂体功能不良、血液供给不足及某些营养性障碍的患者。

2. **甲弯曲(onychogryphosis)**　本病又称为钩甲或爪状甲。甲板变厚并卷成棒状，生长时逐渐向腹面弯曲，因而成为钩状或兽爪形态。甲板不透明，表面失去甲的正常光泽。

甲弯曲少数是一种先天性畸形，多数由甲反复外伤或周围血管病所致，也可由天疱疮、鱼鳞病、红皮病、毛发红糠疹、周围神经性病变如麻风或脊髓痨、外周循环障碍及内分泌障碍，如甲状腺功能衰退等引起。

目前本病尚无特效疗法，有文献报道外用 40% 尿素乳膏进行化学剥脱，定期修甲，同时口服维生素 AD 胶丸和维生素 E 丸有效，若病甲血供良好，可行甲板抽出术后用酚或 CO_2 激光破坏甲母质。

3. **甲萎缩(onychatropia)** 甲板萎缩变薄并变小，甲萎缩可以是先天性的，也可以是获得性的，又称为甲发育不良(onychoplasia)。先天性甲萎缩可见于色素性先天性外胚层发育不良和 Cronkhite-Canada 综合征。获得性甲萎缩可由于外伤、感染、内分泌障碍、脊髓空洞症及麻风等神经性障碍、雷诺病等血管性疾病，也可见于大疱性表皮松解症、扁平苔藓及毛囊角化病等病(图 37-30)。

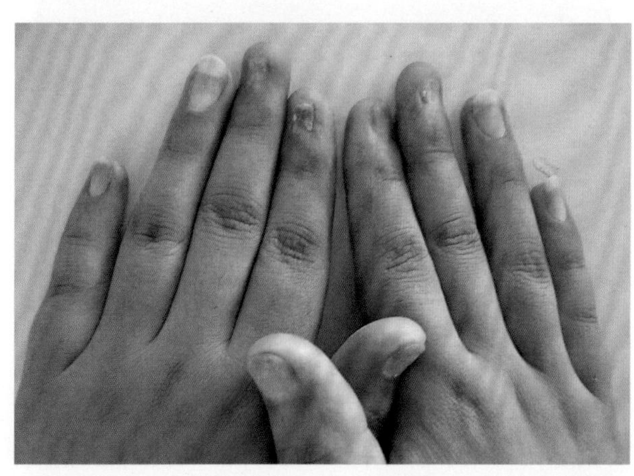

图 37-30 甲萎缩

4. **软甲(hapalonychia)** 甲板柔软，薄而透明，常见于先天性甲母质缺陷，或由于严重外伤、神经或血管性营养障碍所致。还可伴发于黏液性水肿、麻风、雷诺现象及放射性皮炎，有的病因不明。

5. **脆甲病(fragilitas unguium)** 甲板脆弱，容易碎裂，常和甲母受损有关。经常接触有机溶剂或洗涤剂、酸、碱等均可引起脆甲病。也可因低色素性贫血、雷诺病、甲状旁腺功能低下及厌食症引起。脆甲也可以是多种皮肤病的一个症状表现，如 Darier 病、鱼鳞病、银屑病及扁平苔藓等，有的病因尚不明确。

6. **反甲(koilonychia)** 指甲中央凹陷而边缘翘起，可以盛一两滴水而像汤匙，所以又称为匙甲(spoon nail)(图 37-31)，是普鲁姆-奋森(Plummer-Vinson)综合征的症状之一，提示机体存在缺氧，有时出现于缺铁性贫血、雷诺病、冠状动脉疾病及风湿热等患者，有的有家族史。在我国昌都地区，曾经发现过不少反甲患者，尤其青壮年较多。昌都海拔 3 200m，含氧量相当于海平面的 2/3，青壮年的劳动强度大，消耗氧气较多，可能是发病率较高的原因。

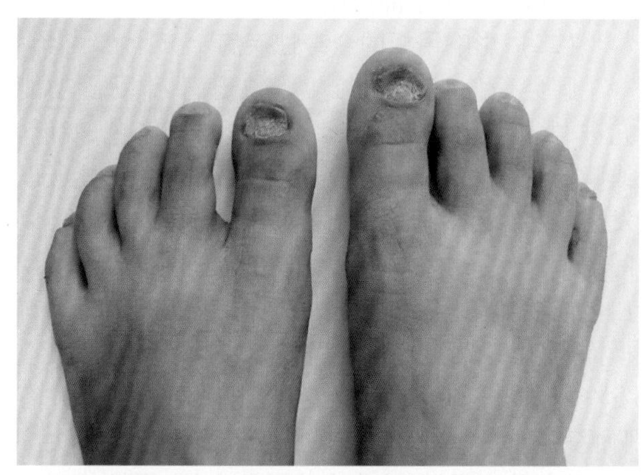

图 37-31 反甲

另外，持续、超强度手工劳动及湿冷气候环境，造成局部微循环障碍，血液中含氧量不足，也是反甲的主要致病因素之一。

高原地区气候干燥，低海拔地区居民进入青藏高原后皮肤往往干燥皲裂，有的发生反甲，离开高原数周后，反甲就可逐渐恢复正常。著者仅用一般的橡皮膏贴于甲面上，反甲可以较快复原，认为高原地区缺氧虽是重要病因，反甲也可和甲板的含水量太少有关。另有人认为长期接触碱性物质或矿物油也是病因之一。

7. **甲纵裂(onychorrhexis)** 由各种原因导致近端甲母质受损所致。甲板脆而薄，在纵方向裂开，偶有疼痛感(图 37-32～图 37-35)。长期接触水，潮湿与干燥环境交替是常见的诱因。甲的游离缘往往变薄，容易破碎不齐。甲纵裂往往和甲纵沟或甲纵嵴同时发生于一个或数个指甲的中央，可以是一种先天性畸形，有的和湿疹、银屑病及扁平苔藓等皮肤病或甲状腺功能障碍、维生素缺乏、糖尿病、雷诺病、缺铁性贫血等疾病有关，外伤及指甲常接触碱性肥皂或苯及丙酮等溶剂都是可疑病因。

8. **甲横沟(transverse furrows of the nail)** 甲横沟又称为博氏线(Beau's lines)，是由于甲板蛋白形成过程中暂时性受阻所致，即源自近端甲母质有丝分裂活动暂时受阻所致，往往发生于甲沟炎

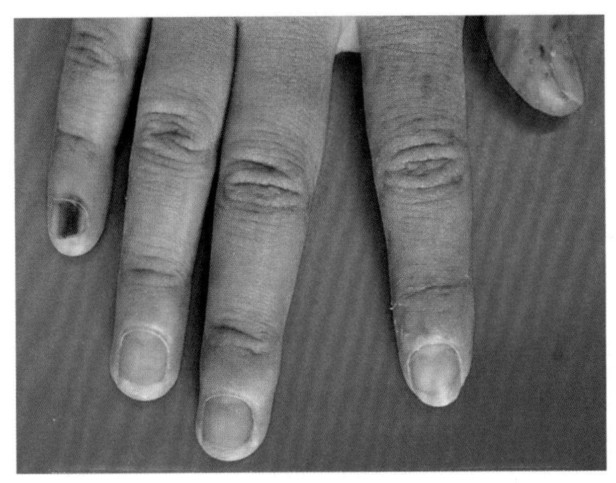

图 37-43　甲母痣

4. **绿甲**(green nails)　铜绿假单胞菌侵犯指甲时可使甲板部分或全部变绿而不伴有甲分离者称为绿甲(图 37-44～图 37-46),伴有甲板远端分离及甲沟炎而被称为绿甲综合征(green nail syndrome)。

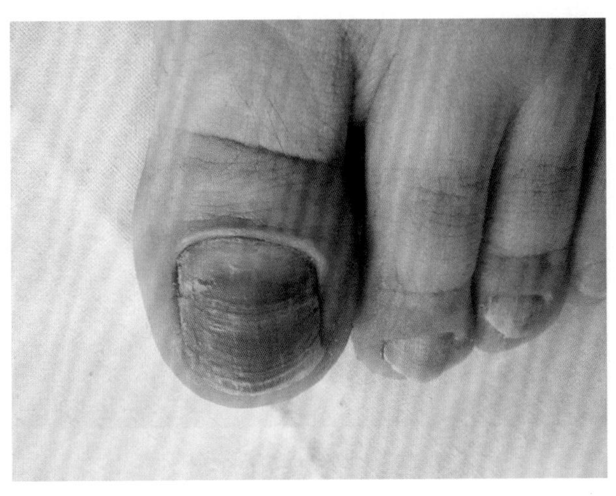

图 37-44　绿甲(一)

1%的庆大霉素或多黏菌素 B 溶液每日可浸泡患甲两次,每次约 1 小时。1%醋酸溶液浸泡患甲也有效。

5. **青甲**(blue nails)　指头的恶性黑素瘤(黑瘭疽)、甲下血肿及口服阿的平、喹啉等药物都可使甲部发青。银质沉着病可使甲半月呈灰青色。氟尿嘧啶、博来霉素、米诺环素及其他抗疟药、羟基脲、酚酞、齐多夫定也可使甲弧影或整个甲床呈现青色。

肝豆状核变性又称为威尔逊(Wilson)病,甲半月呈天青色,角膜边缘有褐色状,下肢常有色素增生,面部、颈部及外生殖器的皮肤隐约发绿。肝脾大,常有神经精神症状及肾损害,肝损害可引起皮肤发生蜘蛛痣及肝掌。本病由常染色体隐性基因遗传,铜代谢有先天性异常,血清中有大量血浆铜蓝蛋白而可损伤肝、脾、脑、肾、神经系统及角膜等各处组织,天青色甲半月即由于血浆铜蓝蛋白的沉积。

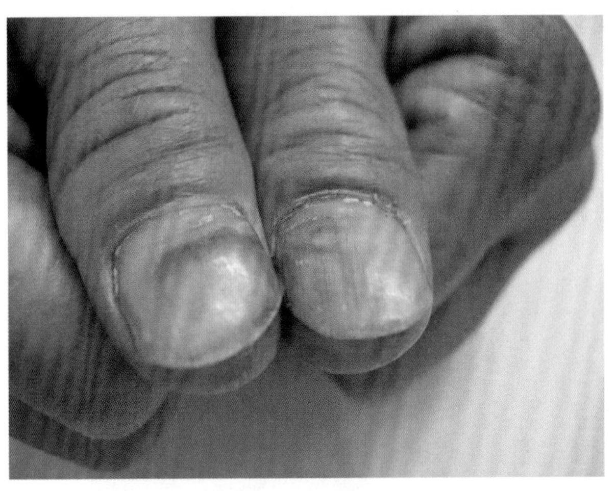

图 37-45　绿甲(二)

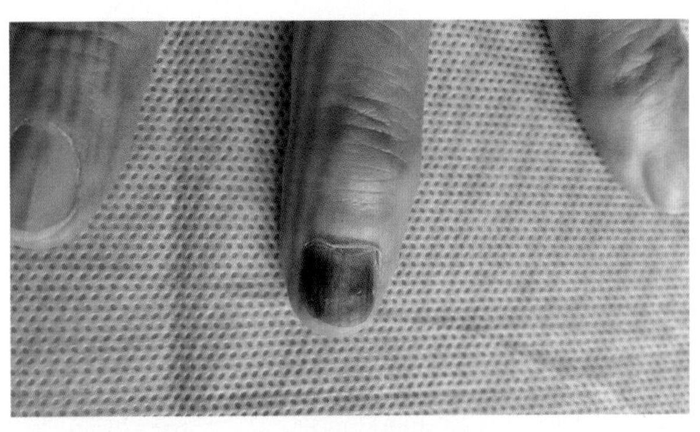

图 37-46　绿甲(三)

主要药物治疗方法是驱铜治疗。驱铜药物通过降低体内游离铜的水平,减少铜沉积及降低其产生的自由基对组织器官的损害。目前主要的驱铜药物包括铜离子螯合剂青霉胺和阻止肠道对铜吸收的锌剂。有研究表明青霉胺与锌剂联用是有效和安全的。

6. **对半甲**(half and half nails)　甲的近侧半边发白,远侧半边呈红色、粉红或褐红色,其间有清楚的分界,对半甲可出现于慢性肾功能不全和肝硬化氮质血症的患者。血液透析患者更常见缺少甲弧影、甲板破裂出血及对半甲。

甲下出血(subungual hemorrhage)

常由于指(趾)端受到外压或撞击,除了一阵剧痛外，甲部立即鲜红成片，以后渐成暗红及暗紫红色，又变成黑色，再逐渐变青变黄（图 37-47，图 37-48），终于吸收消失。如果受外伤后出血较多而成血瘤，甲板的压迫能引起剧烈疼痛，甲板部分地离开甲床，以后甲板可以脱落。

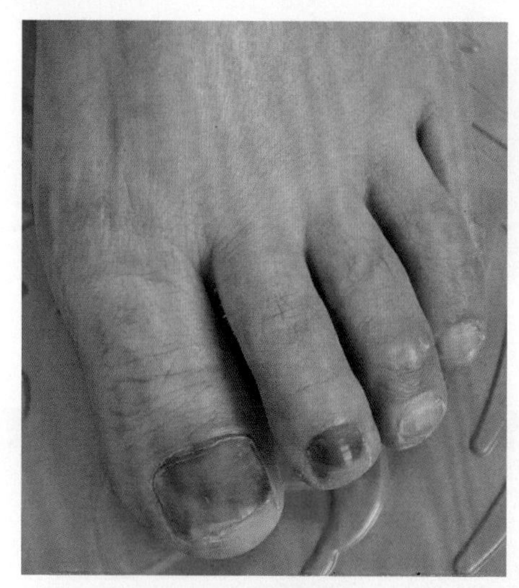

图 37-47 甲下出血（一）

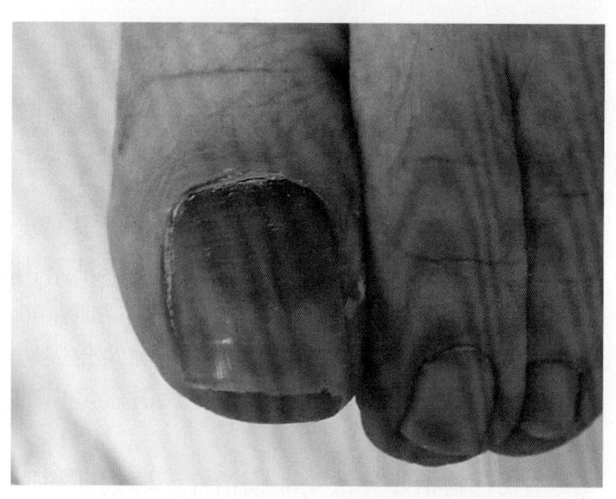

图 37-48 甲下出血（二）

亚急性心内膜炎的指甲下可有线状、裂片形出血，类风湿关节炎、恶性肿瘤、结缔组织病及某些大环内酯类药物也可引起甲下出血。

甲下因受外伤而出血时在甲上放置冰块或用力抵压甲板即可迅速止血。如果甲下发生血瘤，往往需切开甲板或用钻取病理组织的口径最小（2mm）的小钻在甲板上钻孔以将淤血放出，才能减轻剧烈的疼痛。由于维生素 C 缺乏症引起的要应用大量维生素 C，同时口服芦丁。

甲下肿瘤（subungual tumors）

不太多见，而甲下寻常疣较常见。甲下良性肿瘤包括色素痣、化脓性肉芽肿、黏液囊肿（滑液囊肿）、纤维瘤、甲下外生骨疣及血管球瘤等（见良性肿瘤、恶性肿瘤）。甲下外生骨疣表现为甲下坚实的肿块，是正常骨组织生长过度所致，常易误诊为疣。血管球瘤多半发生于甲床而引起阵发性疼痛。甲下恶性肿瘤包括 Bowen 病、鳞状细胞癌及黑素瘤等。

嵌甲（ingrown nail）

是甲侧缘嵌入软组织内，引起压痛，也容易继发感染。嵌甲是甲板的侧缘长入附近软组织内，像异物似地引起疼痛或局部损伤，通常只发生于足趾甲尤其大趾甲的一侧（图 37-49，图 37-50），往往由于患者有不正确修剪趾甲的习惯或鞋子太窄而将趾甲的一侧压弯或甲癣侧趾甲脆而促使变形，变形的趾甲侧缘继续生长，就会挤压附近的软组织；如果甲缘不剪齐，侧缘可像硬刺似地插入软组织内而

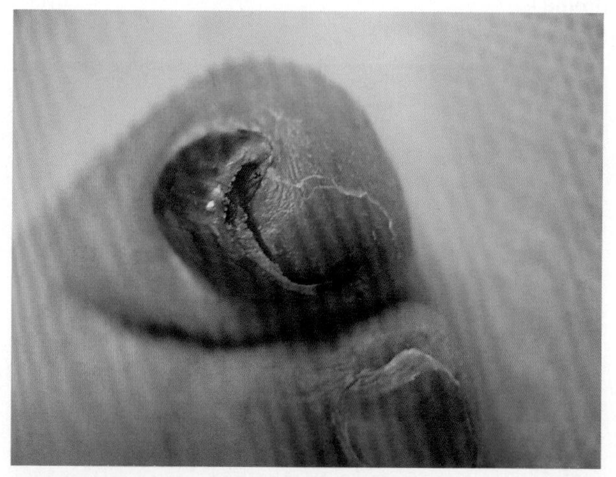

图 37-49 嵌甲（一）

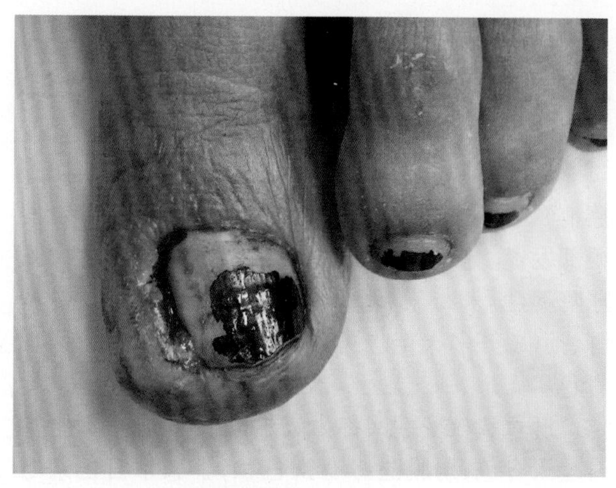

图 37-50 嵌甲（二）

引起压痛，在行走时更痛，容易刺破软组织及引起继发性感染，使肉芽组织增生或发生脓肿。

患者的鞋子应该宽松，鞋头不能太窄，如有甲癣时应该治疗，在剪短趾甲时要将甲缘剪平剪齐，可用一小团棉花塞在嵌入甲下方以免甲褶处软组织受伤，有时须在局部麻醉下切去趾甲的嵌入部分。有继发性感染时要应用抗菌药物，有增生的肉芽组织时可用小棉球沾10%硝酸银溶液塞在甲褶内，若保守治疗无效，必要时需行手术治疗，切除增生的肉芽组织和部分两侧的甲母质。

逆剥(hangnail)

逆剥又称为甲旁倒刺(unguis incarnatus)，甲旁的表皮撕裂成刺状细条，可使甲褶附近皮肤发生疼痛的裂口，容易引起继发性感染。

天气干燥，用洗涤剂或肥皂洗手太勤，习惯性咬指甲，皆可使甲旁发生逆剥。治疗方法是将撕裂的细条顺妥，然后将刺状细条齐根剪断，然后涂搽抗菌药以防止感染。

甲床炎(onychia onychityis)

外伤及细菌感染可使甲床化脓及发炎，以后指甲可以扭曲，甚至脱落，严重患者的指头可以溃烂坏死。天疱疮、疱疹样皮炎、剥脱性皮炎、毛发红糠疹、银屑病、梅毒以及甲板下的异物都可引起甲床炎。

甲沟炎(paronychia)

甲沟炎是甲部周围的组织发炎。一个或数个手指的部分或全部甲周软组织发红、肿胀，有压痛及疼痛。严重时化脓，脓液由甲沟处排出，疼痛及压痛常较剧烈，甲板往往变色变形。病情更严重时，指头甚至整个手指发炎、红肿、化脓或溃烂。

1. 急性甲沟炎(acute paronychia)　划破或针刺等外伤可使甲褶有急性感染。由于金黄色葡萄球菌或化脓性链球菌等细菌的侵入，甲褶红肿疼痛并有压痛，可以迅速化脓，轻压甲褶就可挤出脓液而流到甲板上。感染可向附近及深部扩展，甲床上可有较多的脓液而将甲板顶起。

抗生素常需应用。对于急性化脓性甲沟炎，特别是提示有化脓性球菌感染时，应首选青霉素或头孢类抗生素，为了引流脓液，可用刀尖刺破化脓的甲褶，以后每日换药及包扎。

2. 慢性甲沟炎(chronic paronychia)　慢性甲沟炎常由多因素引起，刺激性皮炎和念珠菌感染可能起重要作用。家庭妇女及饭馆洗碗员等的手部常在水中浸泡，甲褶容易慢性发炎，糖尿病患者及有吮指习惯的儿童等也较易发生慢性甲沟炎(图37-51)。

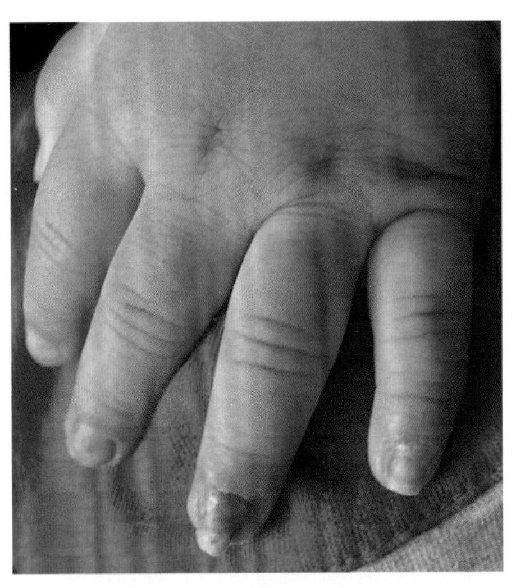

图37-51　慢性念珠菌甲沟炎

初起时，甲皱肿胀并略发红，但不太痛，由于甲皱襞和甲板的接触不太紧密而有空隙，异物就易进入，如果化脓菌进入，就会引起急性化脓性甲沟炎。结核菌、孢子丝菌、念珠菌、铜绿假单胞菌、大肠埃希菌、白喉杆菌、梭形杆菌或其他微生物都可偶尔侵入而引起慢性感染。

甲部有慢性甲沟炎时，甲板可以变形而有不规则的沟嵴，也可变色，往往呈深黄褐色，有念珠菌感染时甲板可增厚呈褐色或浅棕色，甲沟红肿，触痛不明显，且很少化脓。有铜绿假单胞菌感染时甲板则呈绿色。慢性甲沟炎往往波及多个手指，手部也可有慢性皮炎。

患有甲沟炎的手指应该避免刺激和保持干燥，如果手指必须和水、肥皂、染剂、溶脂性溶剂或其他化学品接触，应戴棉布手套，再戴上橡皮手套或塑料手套，否则，在工作完毕后立即用清水冲净及拭干。应该查找致病微生物而选用抗真菌或抗细菌药物，可应用氯碘羟喹或复方间苯二酚搽剂等外擦，常需治疗数月之久，若局部治疗无效可口服咪唑类抗真菌药。

(王　双)

参考文献

1. MLACKER S, ALDAHAN A S, SIMMONS B J, et al. A re-

view on laser and light-based therapies for alopecia areata [J]. J Cosmet Laser Ther, 2017, 19(2): 93-99.

2. 林挺,杨慧兰,刘仲荣,等. 308nm 准分子激光治疗斑秃疗效观察[J]. 中国误诊学杂志,2011,11(31):7606.
3. KIM W S, LEE H I, LEE J W, et al. Fractional photothermolysis laser treatment of male pattern hair loss[J]. Dermatol Surg, 2011, 37(1): 41-51.
4. 戴珊,李春婷,陈学荣,等. I 型毛发-鼻-指(趾)综合征:骨骼测量、毛发超微结构及基因突变研究[J]. 临床皮肤科杂志,2014,43(9):527-530.
5. SHIN H, RYU H H, YOON J, et al. Association of premature hair graying with family history, smoking, and obesity: a cross-sectional study[J]. J Am Acad Dermatol, 2015, 72(2): 321-327.
6. FATEMI N F, EBRAHIMI B, VAKILIAN H R, et al. Serum iron, zinc, and copper concentration in premature graying of hair[J]. Biol Trace Elem Res, 2012, 146(1): 30-34.
7. 章星琪. 原发性瘢痕性脱发的研究进展[J]. 中国皮肤性病学杂志,2013,27(2):196-200.
8. 陈东. 斑秃发病病因研究进况[J]. 现代医药卫生,2013,29(5):5718-5721.
9. 彭忠禄,罗桐秀. 味觉性多汗症的研究进展[J]. 医学综述,2010,16(6):896-898.
10. 陈俊帆,王向东,许爱娥. 小汗腺汗囊瘤 2 例[J]. 中国中西医结合皮肤性病学杂志,2010,9(5):324-325.
11. 陈剑名,杨镇生. 两种手术方法治疗腋臭对比分析[J]. 中国误诊学杂志,2011,11(25):6100.
12. 郝瑜,胡永璐,余静,等. 半导体激光(800nm)脱毛 248 例临床观察[J]. 中国美容医学,2012,21(6):971-972.
13. SUH D H, LEE S J, KIM K, et al. Transient median and ulnar neuropathy associated with a microwave device for treating axillary hyperhidrosis[J]. Dermatol Surg, 2014, 40(4): 482-485.
14. JACOB C. Treatment of hyperhidrosis with microwave technology[J]. Semin Cutan Med Surg, 2013, 32(1): 2-8.
15. CERFOLIO R J, DE CAMPOS J R, BRYANT A S, et al. The Society of Thoracic Surgeons expert consensus for the surgical treatment of hyperhidrosis[J]. Ann Thorac Surg, 2011, 91(5): 1642-1648.
16. 严磊,尹晓晴,张美华,等. Bjornstad 综合征[J]. 临床皮肤科杂志,2010,39(9):543-544.
17. 江阳,闫国富,万远芳,等. Fox-Fordyce 病 1 例[J]. 中国皮肤性病学杂志,2011,25(10):808-809.
18. 杨帆,曾维惠,耿松梅,等. 鼻部多发性小汗腺汗囊瘤 5 例[J]. 中国皮肤性病学杂志,2009,23(11):743-744.
19. 纪薇. 痤疮的病因病机研究进展[J]. 中国美容医学,2012,21(3):528-530.
20. BHAT Y J. Update on etiopathogenesis and treatment of acne[J]. Indian J Dermatol Venereol Leprol, 2017, 83: 298-306.
21. 袁丹,陈金. 痤疮药物治疗进展[J]. 实用医院临床杂志,2016,13(1):128-129.
22. 中国痤疮治疗指南专家组. 中国痤疮治疗指南(2014 修订版)[J]. 临床皮肤科杂志,2015,44(1):52-57.
23. 王磊,徐春兴. 红蓝光治疗面部轻中度痤疮疗效观察[J]. 实用皮肤病学杂志,2011,4(3):168-170.
24. 黄新闻,雷招宝. 浅谈寻常痤疮治疗中抗菌药物的合理使用问题[J]. 医学理论与实践,2012,25(8):986-987.
25. 陈琳,曹宇,张虹亚,等. 幽门螺杆菌和酒渣鼻发病相关性研究进展[J]. 中国中西医结合皮肤性病学杂志,2011,10(4):263-264.
26. 韩飞,宋为民. 酒渣鼻的激光与强脉冲光治疗进展[J]. 中国中西医结合皮肤性病学杂志,2012,11(2):134-136.
27. 高启发,陈向东. 酒渣鼻治疗进展[J]. 中国美容医学,2010,19(5):783-785.
28. 解方,赵梓纲,杨闰平,等. 口周皮炎致病因素的相关性分析[J]. 中国皮肤性病学杂志,2012,26(5):399-402.
29. TUZUN Y, WOLF R, KUTLUBAY Z, et al. Rosacea and rhinophyma[J]. Clin Dermatol, 2014, 32(1): 35-46.
30. 中国医师协会皮肤科医师分会皮肤美容亚专业委员会. 中国玫瑰痤疮诊疗专家共识(2016)[J]. 中华皮肤科杂志,2017,50(3):156-161.
31. FRIEDMANN D P, GOLDMAN M P, FABI S G, et al. Multiple sequential light and laser sources to activate aminolevulinic acid for rosacea[J]. J Cosmet Dermatol, 2016, 15(4): 407-412.
32. 李庆朗,杜格,冯佩英. 黑甲的诊断[J]. 皮肤性病诊疗学杂志,2013,20(2):136-139.
33. 张江安,于建斌. I 型先天性厚甲症 1 例[J]. 中国皮肤性病学杂志,2010,24(4):361-362.
34. 杨建强. 先天性厚甲症家系临床和遗传特点分析[J]. 中国优生与遗传杂志,2010,16(8):115-117.
35. 李妍,徐薇,赵俊英. 多发性钩甲一例[J]. 实用皮肤病学杂志,2013,6(3):183.
36. 赵辨. 中国临床皮肤病学[M]. 南京:江苏科学技术出版社,2009.

第三十八章

接近皮肤的黏膜疾病

接近皮肤的黏膜，如鼻黏膜、口腔黏膜、外生殖器黏膜及肛门黏膜，可以发生多种感染性、变应性、肿瘤性、先天性、代谢性或其他各种刺激引起的疾病。有的皮肤病有黏膜表现，如寻常型天疱疮及维生素 A 缺乏症的患者常有结膜损害；麻风、皮肤结核的患者鼻黏膜可以受损；核黄素缺乏及扁平苔藓常有黏膜表现；念珠菌病及黏膜白斑可涉及外生殖器黏膜。有的皮肤病或由皮肤蔓延到黏膜，如黑棘皮病及尖锐湿疣可以波及肛门黏膜等。多种黏膜疾病在相关学科如眼科、耳鼻喉科、口腔科、妇产科、内科或外科书籍中有详细论述。

黏膜和皮肤的结构不完全相同。它的表面红润，既没有毛发，也没有汗腺，正常黏膜也没有皮脂腺，但黏膜像皮肤一样容易受到机械或化学损伤，容易受微生物侵害，也可发生变态反应、肿瘤、溃疡及瘢痕等病变。可是黏膜损害和皮肤损害并不完全相同，黏膜损害的颜色变化较少，形态常因潮湿浸渍、食物摩擦及感染等因素的影响而改变，例如，发生于黏膜的水疱及大疱常难完整，一般成为灰色的糜烂性损害，丘疹表面也容易浸渍、糜烂及溃破，黏膜损害的排列形式常没有明显的规律，皮肤损害和黏膜损害的变化也常不一致。

剥脱性唇炎(exfoliative cheilitis)

剥脱性唇炎是指原因不明的唇部伴有脱屑的慢性炎症，一般发生于下唇，又称单纯性唇炎(simplex cheilitis)。

【症状】 本病多半只发生于下唇，唇红缘干燥、脱屑，鳞屑脱落的基底鲜红光滑，以后又渐发生鳞屑，可有微量黏液而成鳞屑痂，往往覆盖整个下唇的唇红缘，有时上唇唇红缘也发炎结痂(图 38-1)，偶尔扩展到面部。唇部容易发生裂口而引起疼痛出血。患部可有触痛及灼热感。

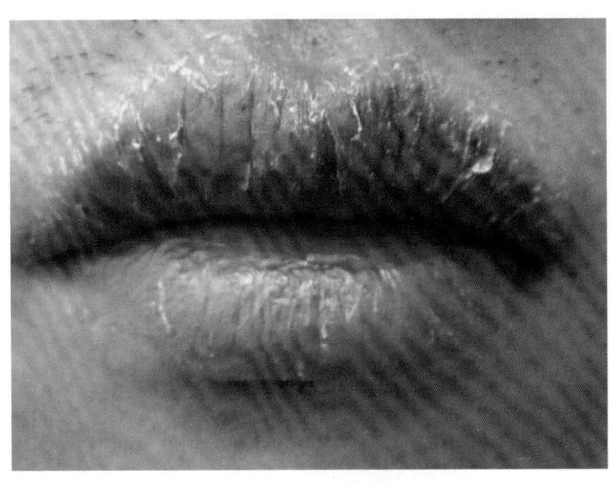

图 38-1　剥脱性唇炎

剥脱性唇炎往往单独出现，有的继发于脂溢性皮炎等疾病，或是伴有念珠菌病，也可以是普卢默-文森(Plummer-Vinson)综合征的一个症状。

病程慢性，可持续数月至数年之久。

【病因】 剥脱性唇炎可有不同的病因。有的患者长期在室外工作，经常日晒可引起唇炎。有的患者尤其儿童有舔唇的习惯而发生唇炎。戏剧演员用油彩或妇女用的口红含有光敏感物质，某些有致敏物的牙膏，含抗生素或其他药品的漱口药或口含药，番茄、桂皮、橘汁或其他某些食物都可使人过敏而发生唇炎。有报道含钛种植牙等也可引起剥脱性唇炎。脂溢性皮炎、特应性皮炎、艾滋病、念珠菌病及普卢默-文森综合征患者可患唇炎。情绪也可有影响。

【鉴别】 本病要和接触性唇炎、光化性唇炎、唇黏膜白斑、扁平苔藓及盘状红斑狼疮等病区别。

【治疗】 应该寻找及去除病因。要保持局部清洁，纠正牙周炎，调整饮食，尽量防避风吹日晒等外界刺激。

糖皮质激素软膏外用常有效，也可外用他克莫司软膏，病情严重时可用类固醇激素如曲安西龙之类混悬液作损害内注射。

腺性唇炎(cheilitis glandularis)

腺性唇炎是唇红缘及唇部内侧有肥厚的黏液腺及所分泌的黏液,又称为唇部黏液腺炎,以唇部异位唾液腺的增大和唇部继发性炎症性改变为特征。

【症状】 唇部因黏液腺的肥厚而肿大。翻开下唇时,可以看见唇红缘和唇部内侧面有黏液腺管口,像筛孔似地散布在黏膜的表面,稀薄的黏液或脓性黏液从这些针头大的小孔渗出来,往往在唇黏膜上成为黏着的胶膜(图 38-2,图 38-3);患者睡觉时,分泌液较少而渐干燥,早晨睡醒时,可发觉上唇和下唇已经粘贴在一起。

本病主要发生于下唇。患部肿胀发紧,用手指捏摸时,可以觉出黏膜下面的黏液腺胀大而成一粒粒的小结节,颊部、龈部及喉部黏膜可以同时有肥厚的黏液腺,也常有卡他性炎症。

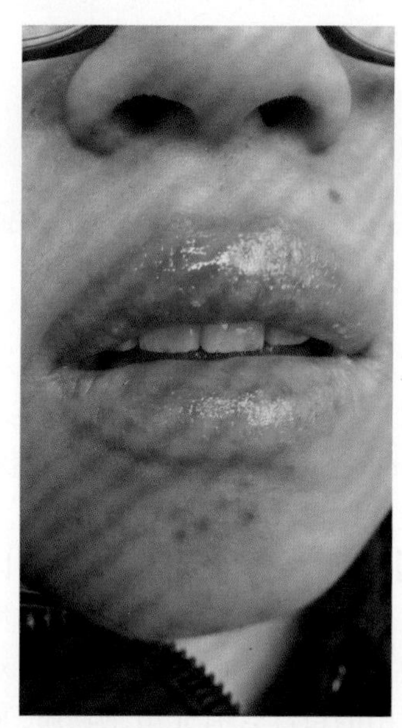

图 38-2 腺性唇炎(一)

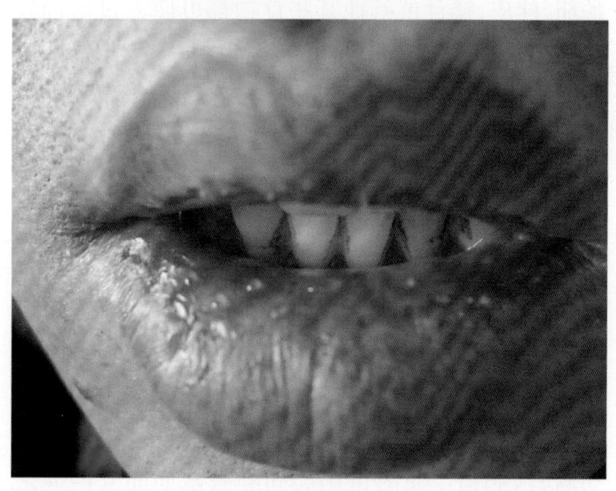

图 38-3 腺性唇炎(二)

腺性唇炎一般分为单纯性腺性唇炎(cheilitis glandularis simplex)及脓肿性腺性唇炎(cheilitis glandularis suppurativa)(图 38-4),事实上,后者是单纯性发生感染的表现。

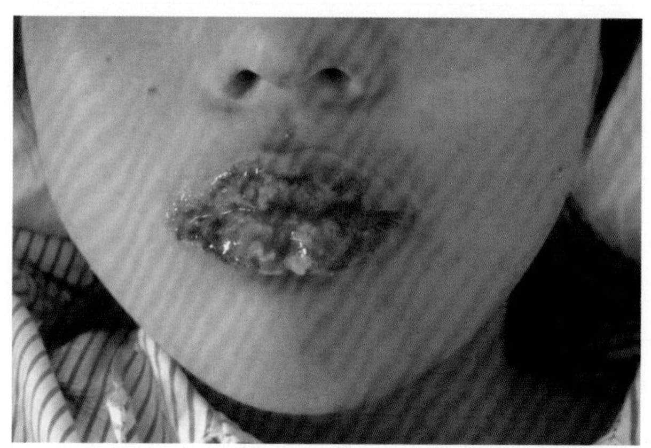

图 38-4 脓肿性腺性唇炎

腺性唇炎是癌前驱疾病之一,据统计,12%~33%的患者患处将发生癌瘤。

【病因】 腺性唇炎的病因不明,可能是先天性,也有后天性致病因素,如牙膏或漱口药的刺激、外伤、吸烟、口腔卫生不良等,情绪不安也可能是致病的因素。

【组织病理】 单纯性腺性唇炎的唾液腺增生,腺管扩张,腺体小叶间和小叶内腺管及腺体周围有组织细胞、淋巴细胞及浆细胞浸润。脓肿性腺性唇炎有致密的慢性炎症细胞浸润或肉芽肿性改变。

【治疗】 单纯性腺性唇炎可局部应用糖皮质激素软膏与内服碘化钾治疗。化脓性腺性唇炎则需局部和系统应用抗生素,必要时加用氨苯砜、雷公藤等。有脓肿及瘘管时,应切开引流并使用抗生素。对有肉芽增生和伴纤维化者,可在切除后进行局部整形。

切除含有增生腺体的组织是目前唯一的有效疗法。

接触性唇炎(contact cheilitis)

接触性唇炎是唇部接触原发性或致敏性化学物品后所发生的炎症反应,一般只发生于唇红缘,附近皮肤也可有接触性皮炎的表现(图 38-5,图 38-6)。病变部位与接触面积大体一致,急性接触性唇炎可表现为红肿、水疱、糜烂及结痂等,慢性接触性

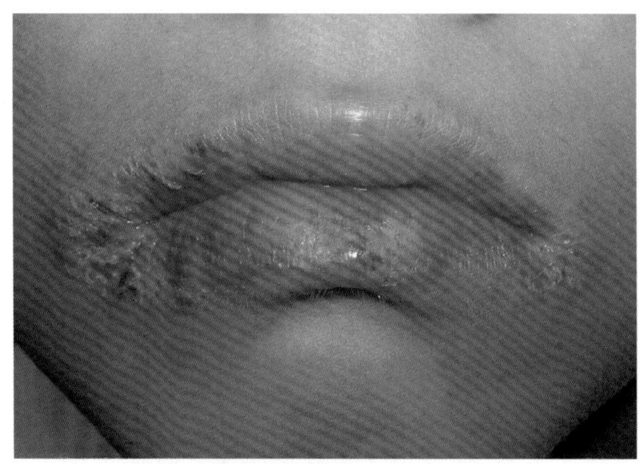

图 38-5　接触性唇炎(一)

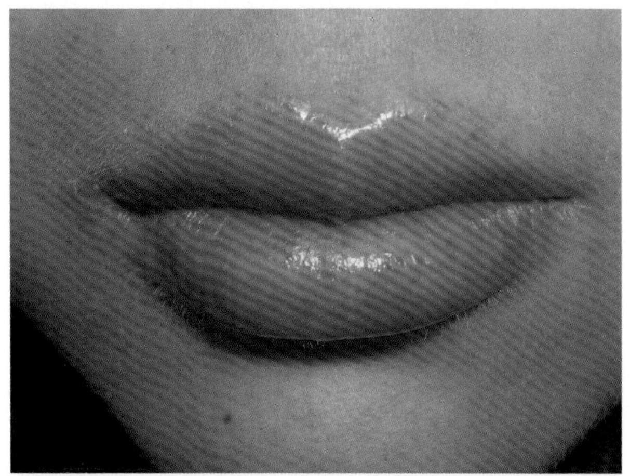

图 38-6　接触性唇炎(二)

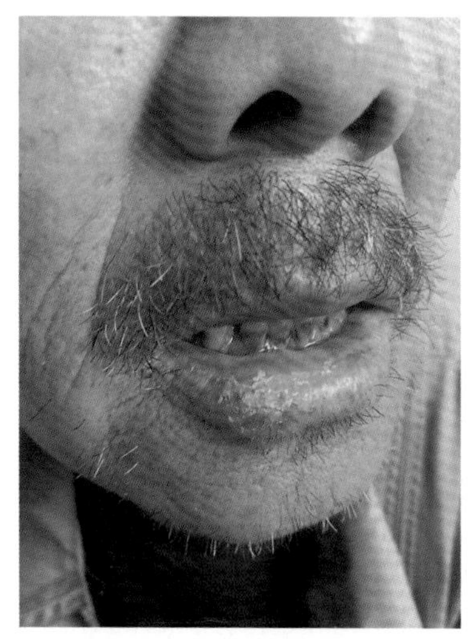

图 38-7　光化性唇炎(一)

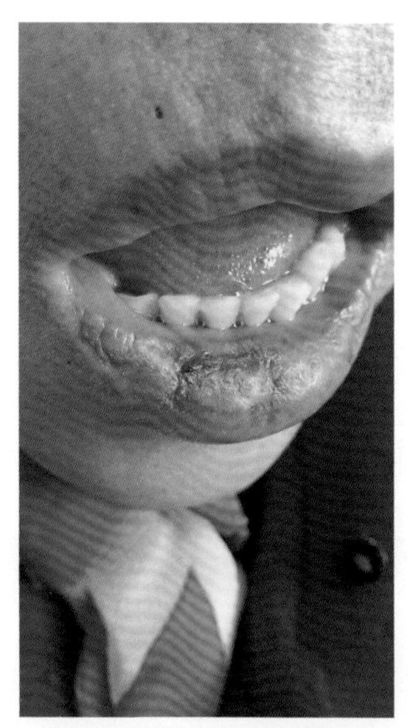

图 38-8　光化性唇炎(二)

唇炎可有干燥、脱屑、浸润及肥厚等表现。接触性唇炎常由抗生素漱口药水、橘子等食物，吹奏乐器或演员化妆所用的口红或唇膏引起。

要寻找和避免致病的物质。糖皮质激素制剂的外用能使症状减轻或消失。

光化性唇炎(actinic cheilitis)

光化性唇炎又称为日光性唇炎、夏季唇炎，是唇部尤其下唇受强烈日光的照晒而发生的炎症。有急性和慢性两型：急性型少见，多有强烈日光照射史，表现为下唇急性肿胀，充血，继而糜烂，表面有黄棕色血痂，可形成浅表溃疡，反复不愈的患者形成慢性光化性唇炎(图 38-7～图 38-9)；慢性光化性唇炎通常只发生于农民、水手、渔民或成年在室外工作的人，慢性者与长期受紫外线照射、慢性刺激和吸烟等有关。慢性光化性唇炎表现为唇部脱屑、肿胀及发生皲裂、结痂，常有灰白色变和萎缩，久者表面角化过度，唇红缘分界线丧失，最终可发

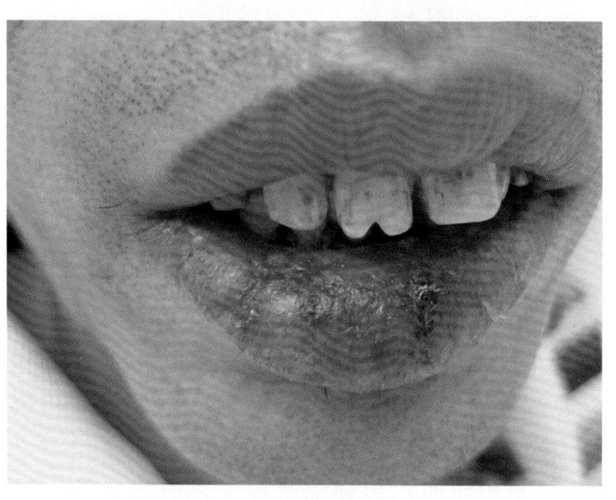

图 38-9　光化性唇炎(三)

展成疣状结节，本症属于癌前病变，有的患者唇部对口红、唇膏感光过敏而发生湿疹样唇炎。

局部应用糖皮质激素软膏、维A酸及他克莫司等软膏。内服硫酸羟氯喹、复合维生素B、雷公藤、白芍总苷及对氨基苯甲酸片等药物。如局部皮损长期不愈，5%氟尿嘧啶或维A酸可外涂，有肥厚、增生者可用冷冻、激光、光动力等。有恶变倾向的可行局部切除。本病治疗的关键是预防，应该尽量避免日晒，唇部可以搽防晒唇膏。

浆细胞性唇炎(plasma cell cheilitis)

浆细胞性唇炎是一种少见的原因不明的炎症性疾病，临床上以多发生于下唇的界限清楚、暗红色、有漆样光泽的浸润性斑块为特征。

【症状】本病多见于中老年人，局部长期病理性、机械性刺激如义齿的刺激或光线刺激可能是本病的诱因。浆细胞性唇炎上、下唇均可受累，但好发于下唇，表现为唇部发亮、发红的水肿性斑块，界限清楚，也可表现为溃疡、结痂和脱屑，后期可有萎缩性改变，或肥厚及萎缩性病变在不同部位同时存在。外生殖器及口腔等皮肤黏膜移行处亦是其好发部位(图38-10)。相同的损害发生于龟头时，为浆细胞性龟头炎，在女性外阴时是浆细胞性外阴炎，在口腔附近是口周浆细胞病。

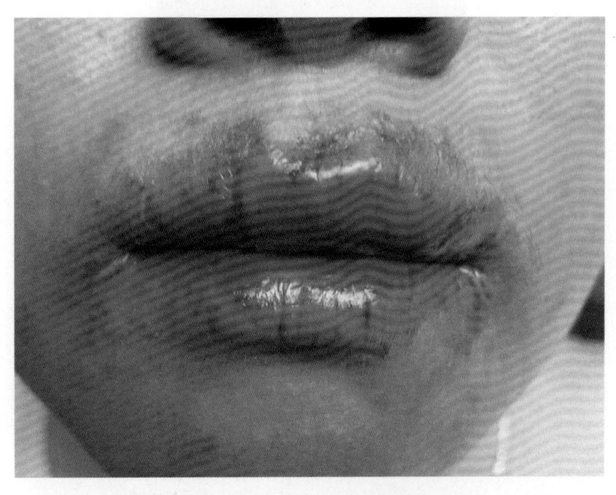

图38-10　浆细胞性唇炎

【病因】浆细胞性唇炎病因不明，现认为是对多种不同刺激所发生的共同反应。可能的病因包括物理性损伤、接触性致敏、感染因素、自身免疫因素及遗传因素等。

【组织病理】表现为真皮上部弥漫性浆细胞浸润。

【治疗】治疗方法包括外用糖皮质激素或环孢素、糖皮质激素皮损内注射、手术切除、放射治疗、液氮冷冻等，然而疗效却并不确切。有报道外用他克莫司治疗浆细胞性唇炎，并取得成功。

巨唇(macrocheilia)

巨唇是指上唇或下唇或上下唇全部或部分的肿胀，淋巴管瘤、血管瘤或腺瘤之类的肿瘤以及慢性炎症都可使唇部肿大。

炎症性巨唇炎(inflammatory macrocheilitie)最常见于上唇，往往由于链球菌感染。在急性期，唇部因为丹毒或蜂窝织炎的发生而出现红、肿、疼痛，附近的局部淋巴结往往肿大，以后丹毒或蜂窝织炎屡次在原处复发，唇部屡次发炎而逐渐肥大(图38-11)，可发生持久的慢性淋巴水肿。

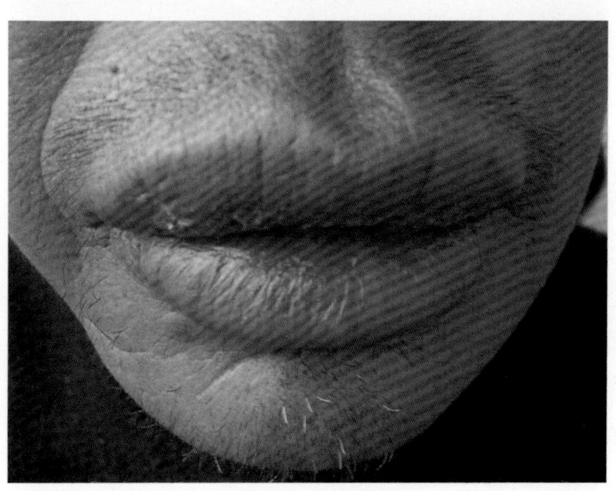

图38-11　巨唇

本书所述的肉芽肿性唇炎(类肉瘤性唇炎、肉芽肿性巨唇炎)主要是唇部的一侧或两侧肥大，包括肉芽肿性唇炎、沟状舌及面瘫的梅克松-罗森塔尔(Melkersson-Rosenthal)综合征不仅有巨唇，还有巨舌，舌及唇部组织皆有类似类肉瘤的浸润。有些巨唇的组织变化主要是水肿，可称为水肿性巨唇炎(edematous macrocheilitis)，除水肿外，血管周围有淋巴细胞及组织细胞浸润。

腺瘤性巨唇(adenomatous macrocheilia)多半发生于上唇，患唇内有肥大的唾液腺及唾液腺管腔组织，周围有慢性炎症细胞浸润。阿歇尔综合征(Ascher's syndrome)包括腺瘤性巨唇、睚部脂肪悬垂或泪腺组织肥厚所形成的眼睑松垂。

口角炎(angular cheilitis)

口角炎又称为传染性口角炎、口角唇炎，是指上唇与下唇连合处发生炎症反应，而发生糜烂、横行皲裂。

【症状】皮损往往对称发生于口角，可以扩展至附近皮肤及唇内侧黏膜。初起时，口角往往有一小片轻微红斑，边界不太明显，以后浸渍发白，略微肥厚，并常有小的横行皲裂，这些皲裂很浅通常不会出血，牵拉唇部时可以看出损害的基底发红，尖端指向口角而成楔形（图 38-12）。自觉症状很轻，患处只有轻微的灼热感、干燥感，皲裂较深时可以引起疼痛。

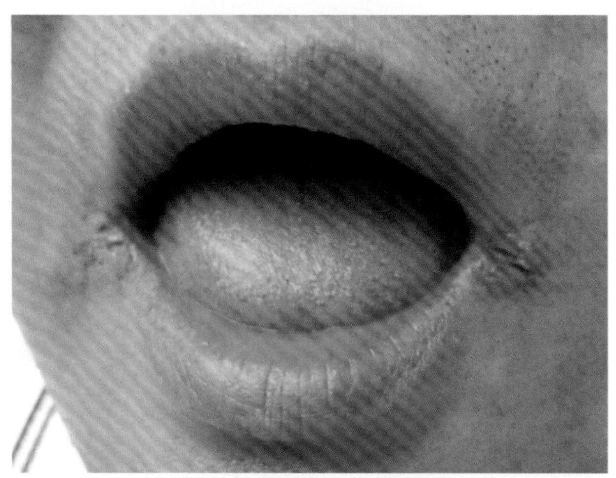

图 38-12　口角炎

【病因】传染性口角炎发生于任何年龄，尤其易发生于儿童，最易流行于托儿所、幼儿园及小学校中。可由于直接接触而传染，但常由于公用茶杯、手巾、铅笔及其他用具而间接传染。白念珠菌或化脓菌常是引起口角炎的病因，很类似皱褶部位的褶烂。有的患者同时发生传染性口炎、甲沟炎、指间糜烂或脓疱疮之类的感染。

龋齿、不合适的义齿和口腔不卫生都易并发口角炎，烟酸、维生素 B_6，尤其是核黄素的缺乏可引起口角炎。

【治疗】去除病因是最好的治疗：患者应该使用自己的手巾、茶杯及餐具；如果口角炎和龋齿、不良的义齿有关，或是由于核黄素等维生素缺乏都应该从病因上纠正；有念珠菌病时须应用抗真菌药物如制霉菌素等。

外用药以抗菌消炎为主，例如含有氯碘羟喹或抗生素的糖皮质激素类制剂常有良好的疗效。亦可内服维生素 B_1、维生素 B_2 或复合维生素 B。

舌炎（glossitis）

舌炎泛指舌部的慢性、非特异性炎症，表现为舌面成片光滑发红，舌乳头萎缩。

【症状】舌尖及舌缘往往先发红光滑，舌前半部尤其明显。舌面有些光滑的牛肉色红斑或瘀点，大部分舌面可以光滑如磁釉，也可以同时存在浅溃疡，有的还伴有念珠菌病。女患者的阴道黏膜可有相似的变化。

舌乳头萎缩、变薄或消失，致使舌面呈火红色，并伴有较浅的裂隙。舌乳头往往先肿胀后萎缩。

默勒舌炎（Moeller glossitis）是恶性贫血患者的舌炎，舌尖及舌的侧面有明显发红的斑片，边界清楚，其中丝状乳头消失或变薄，而蕈状乳头肿胀，表层剥脱，引起灼热感及疼痛，对于刺激性食物很敏感，常使患者在饮食时感觉痛苦。舌中央也可成片剥脱，唇部、颊部及上腭的黏膜偶有相似的变化。症状时轻时重，病程往往很久。

【病因】舌炎常由于贫血、维生素 B 缺乏、胃肠疾病、糙皮病等因素引起。某些药物，如汞剂、铋剂、酚剂、溴化物以及某些安眠药或镇痛药可以是舌炎的病因。

抗生素的长期应用可以促使舌炎发生，被认为肠道内合成维生素 B 的细菌被抗生素消灭的结果。

默勒舌炎和舌痛及贫血是恶性贫血患者常有的症状，有的默勒舌炎患者是老年妇女，似乎和内分泌障碍有关。口腔及牙齿不卫生也可成为致病因素。

【治疗】保持口腔卫生，有贫血、肠胃道紊乱或维生素缺乏时要及时纠正，口服复合维生素 B，尤其维生素 B_2、维生素 B_6、维生素 B_{12} 常有疗效。

黑舌（lingua nigra）

黑舌又称为黑毛舌、舌黑变病或舌过度角化病，舌面的丝状乳头过度生长并变色而似褐色、青黑或黑色短毛。

【症状】舌面中央的丝状乳头过度生长及变色，愈近中央的颜色往往愈深，像是褐色、青黑或黑色短毛，不引起任何自觉症状。损害范围可扩大，到一定程度后就停止发展；后颜色渐渐变淡，直至损害完全消失，舌面恢复正常，有的以后复发。

此病多见于成人，儿童少见，病程长短不一，愈后可复发。

【病因】黑舌被分为真、假两种。真黑舌是一种发育异常，而假黑舌是由微生物等所引起。

有人从黑舌上查到白念珠菌或是其他真菌或细菌，尤其黑色变种枯草杆菌具有产生色素的能力，但在正常情况下，这种杆菌为乳酸菌所抑制，当乳酸菌不能抑制它们时，就可繁殖而引起黑舌；另有人认为埃希菌属能产生硫化氢，在舌上可和钙质或铁质等发生作用而生成黑色物。有的黑舌患者有长期服用抗生素的历史，口腔内本来有些微生物可以抑制引起黑舌的某些真菌或产生色素的细菌，当抗生素消灭这些微生物后，这些真菌或细菌就能生长繁殖而可成为黑舌的病因。

另一说法是黑色丝状乳头的色素有铁质，吸烟的人舌面上有硫及氨化合物，吸收后就和血液的血红蛋白化合而产生一种色素；食物蛋白质分解物也可和血红蛋白化合成色素。有人用含有植物性有色物质的酊剂涂在舌面上，可使丝状乳头肥厚及过度角化，相当于煤焦油或苯胺衍化物使皮肤发生的过度角化现象。

外来的有色物质使舌面染色后，容易误认为黑舌，应注意区别。

【组织病理】舌黏膜的丝状乳头变细变长，角质形成细胞构成有色素的毛状物。

【治疗】本病自然痊愈，不大需要治疗。

患者应该注意口腔卫生，最好不吸烟和少喝浓茶。内服复合维生素 B 及烟酰胺可以缓解。

外用药如 1∶1 000 核黄素、稀释的乳酸或三氯醋酸溶液，涂搽 40% 尿素溶液后经数分钟，用软牙刷可能是较好的疗法。

舌灼痛（glossodynia）

【症状】患者感觉舌部灼热疼痛。患者往往情绪不稳定，尤其是精神抑郁的患者。不少患者是中年以上的妇女，自觉前半舌部尤其舌尖及舌缘常有灼热感及疼痛，吸烟、喝酒、进食刺激性食物或热饮料、疲劳可增加不适感，但客观检查口腔无异常，可以持续多年。

【病因】本病是一种神经症，也可和营养缺乏、闭经或吸烟等慢性刺激有关。

【治疗】患者应该注意口腔卫生，不要吸烟，可常用弱收敛剂漱口。烟酸、维生素 B_{12} 及复合维生素 B 常被应用，贫血时要用铁剂，神经紧张的患者可服安定药，有剧烈疼痛时可服用止痛药物。

沟状舌（furrowed tongue）

沟状舌又称为皱襞舌（lingua plicata）。舌面有些沟纹，很像阴囊皮肤，所以又称为阴囊舌，沟纹弯曲或分叉，舌头肥厚而成巨舌，一般无自觉症状。有的患者舌面中央有一条纵行深沟，旁边有些短沟向两侧呈辐射状排列，像树叶的叶脉。其共同特征是在沟纹上有正常但发红的黏膜覆盖着，沟内黏膜上有正常乳头（图 38-13，图 38-14）。

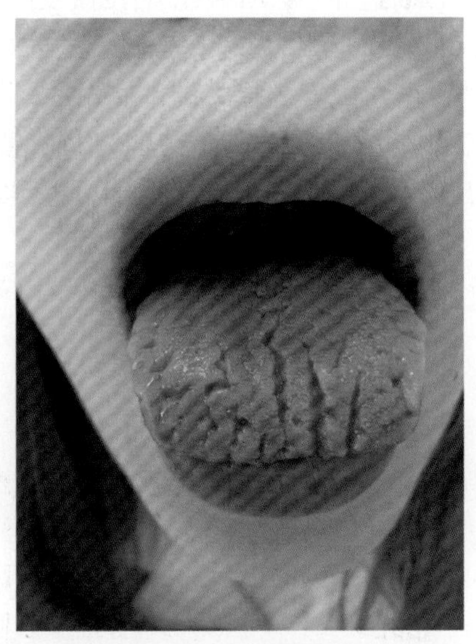

图 38-13 沟状舌（一）

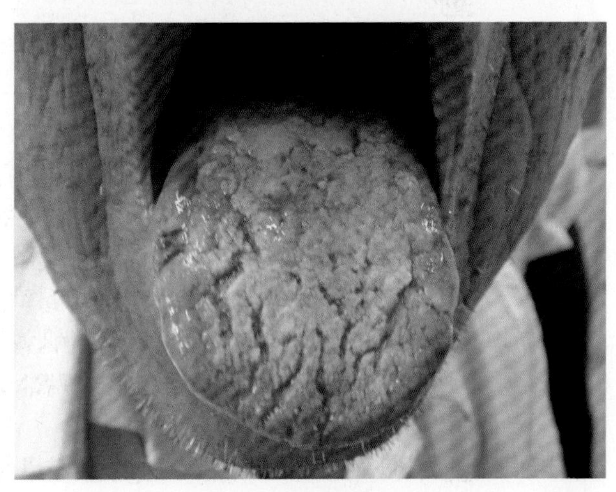

图 38-14 沟状舌（二）

沟状舌分为先天性或获得性。沟状舌往往是一种先天性异常，有的患者有家族史。

沟状舌可以是一种炎症性变化，吸烟、饮酒及龋齿可促使沟状舌发生。沟状舌常和一些皮肤病伴发，掌跖脓疱性银屑病、脓疱性细菌疹、连续性肢端皮炎及脓疱性银屑病的患者容易有沟状舌，这些皮肤病都或多或少地互相有关，看来沟状舌的出现不是巧合。沟状舌也常是梅克松-罗森塔尔综合征的症状之一。

患者应该保持口腔和舌部清洁，不要让食物的残渣碎屑积留在沟内，以免腐烂后有刺激性。

地图舌(lingua geographica)

地图舌是指舌背面有迁移性回状损害,边界蜿蜒迂曲而像地图。

舌的背侧面有一片或几片豆粒大红色斑状损害,表面平滑,和周围的舌面在同一平面,也可略低或略高。丝状乳头消失,而蕈状乳头依然存在甚至更明显。以后损害迅速扩展,边缘呈环状或地图形,呈淡黄色或金黄色,边界清楚,而边缘以内患处平滑发红。损害附近的舌背面正常没有炎症。

损害一般发生于舌背面或舌缘,偶尔也出现于唇部、颊部及上腭的黏膜,形状往往逐渐改变,可以部分扩展及部分消退,别处可有新的损害发生,但有些患者的损害长久不变。损害不引起任何自觉症状,少数患者有轻度的热感或略痒。

病因不明,可能和感染、神经营养障碍或遗传等有关。患者以柔弱的儿童占多数,可能和先天的体质及身体孱弱有关,或是舌部黏膜的一种亚急性炎症。

正中菱形舌炎
(median rhomboid glossitis)

正中菱形舌炎一般发生于中年以上的人。在舌背面正中的中1/3部位,有些略微坚硬的结节性突起,常由较小结节聚集而成,边界明显或不太明显,表面发红光滑,有时有些不透明的小点或聚集的丘疹,损害出现以后,既不扩大也不消退,也不引起任何自觉症状。

本病的原因不明,可能是舌部的一种先天异常。

患处病理表现为慢性非特异性变化,角化过度或角化不全、棘细胞层肥厚,真皮内血管、淋巴管扩张,周围可见淋巴细胞、浆细胞浸润,在角化不全层有时可见真菌菌丝。

本病一般不需要治疗,但应检查患处有无白念珠菌感染。必要时可施行电灼法或液氮冷冻疗法。

巨舌(macroglossia)

巨舌可是原发性或某些疾病的一种表现。舌部体积和口腔容积相比,如果大得不成比例,就称为巨舌,沟状舌常大于正常舌而是巨舌之一。

原发性巨舌是一种先天畸形,常伴有其他发育异常。除了舌体巨大以外,舌部完全正常。血管瘤性、淋巴管瘤性巨舌的舌部不对称地肿大。血管瘤性巨舌的损害柔软有色;淋巴管瘤性巨舌的损害可有水疱,也可有阵发性疼痛及肿胀。

神经纤维瘤性巨舌不对称肥大,同时有神经纤维瘤病的其他一些症状。

水肿性巨舌可以由于血管性水肿或急性舌炎引起,也可发生于上腔静脉阻塞、心脏病或肾病患者。

巨舌的其他原因如原发性淀粉样变、多发性骨髓瘤、放线菌病、矮小症、黏液性水肿、梅毒性树胶肿、类肉瘤病及其他囊肿或肿瘤性疾病。

黏膜白斑(leukoplakia)

黏膜白斑发生于舌、颊或女阴黏膜,是略微隆起的白色或淡白色斑块,边界一般清楚。

黏膜白斑和白色角化病(leukokeratosis)常被认为同一种病,目前认为两者的临床表现相同,但黏膜白斑不能恢复,并可发展成鳞状细胞癌,是口腔或黏膜的间变性早期损害;而白色角化病是口腔黏膜的良性损害,刺激因素除去后恢复正常,病理组织中无间变现象。

【症状】 黏膜上有形状大小不定的乳皮样斑片,可以融合,表面往往有光泽,紧贴在黏膜上,有时是隆起的粗糙斑块(图38-15),用力刮除则可引起出血。损害最常见于口腔的唇、咽、颊及舌的黏膜,也易见于女阴的黏膜,偶然发生于老年男人龟头或包皮内侧,也偶尔出现于肛门处。

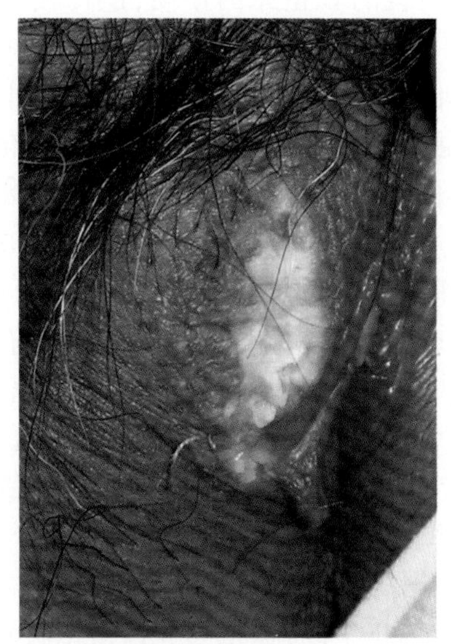

图38-15　黏膜白斑

发生于口腔黏膜表面的早期损害是淡白色小点或细条,后融合成白色斑片,境界不清,长期以后，白色薄膜出现于唇部、颊部内侧或舌背及舌缘，扁平或略高起，呈点状、条状或片状，渐渐增厚变硬，紧附于黏膜，用力刮除时引起出血。早期不引起任何自觉症状。以后患处渐对饮食或刺激性食物敏感。严重时患处有裂口或溃疡，有触痛及充血，轻微外伤即可引起流血。

唇黏膜白斑常和慢性唇炎密切相关，几乎都发生在下唇。患者往往先觉得唇干，有的常用烟斗，有的有日光性唇炎，以后发生局限或弥漫的白色或灰色斑块，形状及大小不定，有时呈网状。

女阴黏膜白斑较常见于闭经后的肥胖妇女，有的伴有女阴干枯，损害是灰白色斑块，一片或数片地出现于阴唇内侧，也可发生于阴蒂或阴道黏膜。损害往往发痒而使患者经常摩擦搔抓，容易引起患处肿胀及皲裂，也易有继发性感染，日久以后，患处可以明显肥厚或常糜烂，有的最终癌变，黏膜白斑的癌变率可达 5%~10%。

黏膜白斑偶见于龟头或包皮内侧，可和包皮过长有关，逐渐肥厚或屡次溃疡而可癌变。

【病因】 颊黏膜白斑多半发生于 40 岁以上尤其嗜好吸烟的人，可和过度吸烟、牙列不齐、义齿不合适等长时期的刺激或外伤有关，其他因素如口腔不卫生、维生素 B 缺乏及贫血等也能发生影响。

外阴黏膜白斑可由局部不洁、慢性炎症及阴道分泌物的长期刺激引起；老年人外阴萎缩，容易发生阴唇的黏膜白斑。

黏膜白斑的真正原因不明，遗传被认为因素之一。

黏膜白斑与白色角化病临床无法区别，并有密切联系，黏膜白斑患者可以同时有白色角化病的病理改变。长期不愈的白色角化病可以发展成黏膜白斑。

【组织病理】 正常黏膜没有角质层及颗粒层，而黏膜白斑的患处有角化过度现象，还可有一层颗粒层细胞。此外，棘细胞层肥厚，表皮突延长，真皮浅层有显著的炎性浸润，和黏膜的扁平苔藓很难区别，但炎症较轻，浆细胞较多。这是良性的白色角化病的组织变化。

黏膜渐出现不典型的上皮细胞，大小不一致，有核分裂现象，相当于皮肤的日光性角化病的组织变化，但过度角化的程度较轻。这种组织变化是黏膜白斑的特征性改变。将发展成癌瘤的组织有更不典型的细胞及更多的核分裂现象，以后渐有角珠形成。

依赖组织病理学检查才知是可恢复的白色角化病还是有恶变趋势的黏膜白斑。

【鉴别】 颊黏膜白斑可误认为颊黏膜扁平苔藓或念珠菌病，外阴黏膜白斑要和女阴干枯、白癜风、萎缩硬化性苔藓及念珠菌病区别。黏膜白斑有时还要和盘状红斑狼疮区别。

侵犯黏膜及皮肤的扁平苔藓、硬化萎缩性苔藓甚至会阴部的白癜风常被误诊为女阴黏膜白斑，有的医师为预防其恶化而为患者施行不应做的女阴切除术，致使患者无辜地遭受痛苦。

【治疗】 在开始治疗前，应该进行活体组织检查。

口腔黏膜有损害时，要注意保持口腔清洁，不要吸烟，酒要少饮或不饮酒，更换不合适的义齿，避免局部外伤等各种有害刺激，并发的念珠菌病应该抗真菌治疗。组织学检查时，如果表皮没有间变现象，可搽糖皮质激素类制剂，在移除病因后可渐痊愈，如果表皮分化不良尤其损害发生于口深部、舌腹面及舌缘时最易恶变，应该切除。

女阴黏膜白斑可酌用电灼、激光或液氮冷冻简便有效，也可采用光动力疗法，5%氟尿嘧啶（5-FU）软膏也被应用，发生恶变时要施行女阴切除术。

口腔菜花状乳头瘤病
（oral florid papillomatosis）

口腔菜花状乳头瘤病是指口腔黏膜有白色乳头瘤蓬勃生长，可呈菜花状而易误认为癌瘤，曾经和巨大尖锐湿疣一并被误称为“疣状癌”（verrucous carcinoma），但有的可以恶变而成鳞状细胞癌。皮损不断扩展而可铺满舌体，扩展到口腔的大部分黏膜，甚至蔓延到咽部、耳咽或气管的黏膜，并放出臭味（图 38-16~图 38-19）。

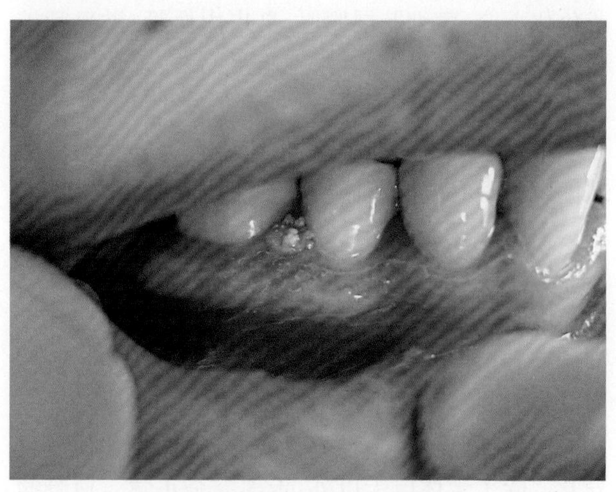

图 38-16 口腔菜花状乳头瘤病（一）

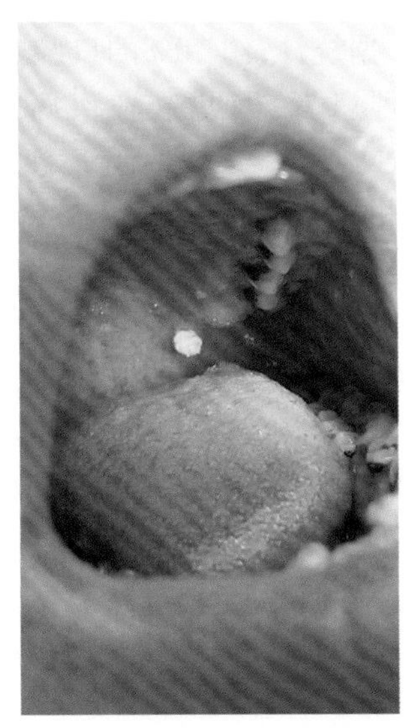

图 38-17 口腔菜花状乳头瘤病(二)

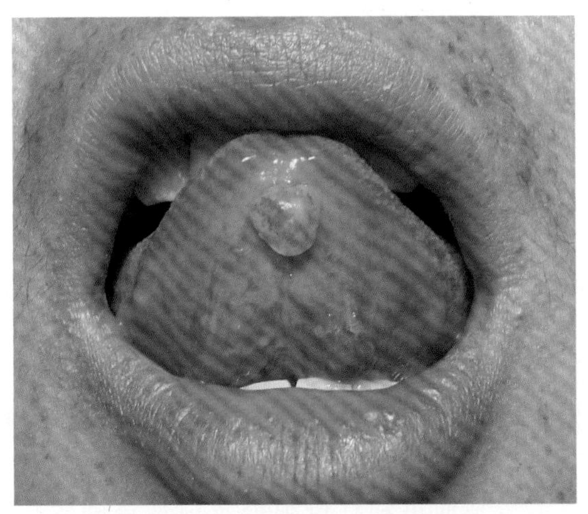

图 38-18 口腔菜花状乳头瘤病(三)

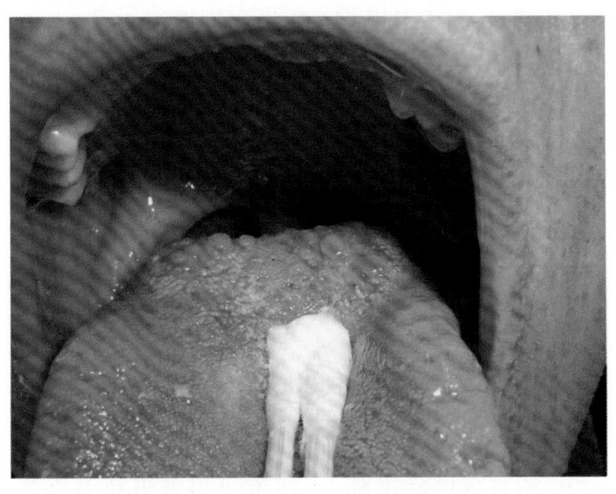

图 38-19 口腔菜花状乳头瘤病(四)

组织病理变化是口腔上皮有乳头瘤样增生,每个乳头都绕以纤细的结缔组织索,真皮有慢性炎症细胞浸润,恶变时则有鳞状细胞癌改变。

【治疗】 电灼、激光、冷冻、切除等方法治疗后往往复发,放射治疗无效。可应用光动力或口服阿维 A。有人试用两性霉素 B 认为有效。另有人应用氨甲喋呤及 6-巯嘌呤,但疗效不确切。

白色海绵痣(white sponge nevus)

白色海绵痣是常染色显性遗传性疾病,往往在出生时或幼年时出现。

【症状】 颊部、龈部或唇部等处口腔黏膜有一个形状不规则的白色隆起,表面凸凹不平而有皱褶,像海绵般柔软,到成年时期停止发展。龟头、阴道、肛管或直肠的黏膜也可发生此病。患者常无自觉症状。

【病因】 白色海绵痣是由黏膜特异角蛋白 4(基因位于染色体 12q)和 13(位于染色体 17q)的螺旋状区域突变所致的一种疾病。突变方式为氨基酸缺失、置换和插入,造成角蛋白丝不稳定及张力微丝聚合异常。感染和炎症因素可能在发病上起作用。

【组织病理】 组织变化是棘层显著肥厚,棘细胞水肿,核固缩或消失,形成空泡状。在电镜下,可见角质形成细胞的胞质内张力微丝聚合成嗜酸性微小物质。

【治疗】 目前无较好的治疗方法,可试用局部冷冻和小范围手术治疗,也可口服阿维 A,从 10mg/d 开始逐渐适应,增至 30~60mg/d,1~2 个月为一个疗程。补充维生素 B、优质蛋白及注意口腔卫生。

皮脂腺异位症(Fordyce's disease)

皮脂腺异位症又称为福代斯病,是针头至小米大的淡黄或淡白色小点,有时为略微隆起的扁平丘疹而似粟丘疹,有时数目较多,可聚集或融合成更大黄白色斑块,稍隆起,边界清。发生于唇部、颊部或龈部黏膜,而不引起任何自觉状,因而患者本人常未觉察,往往在医师检查口腔时才被发现(图 38-20)。损害的大小均匀,数目不定,往往很多,可以密集而不融合。也可发生于龟头或阴唇黏膜,被认为皮脂腺异位的先天性异常或一种错构瘤(图 38-21)。黏膜的真皮浅层有成群的成熟皮脂腺小叶,但没有毛囊。

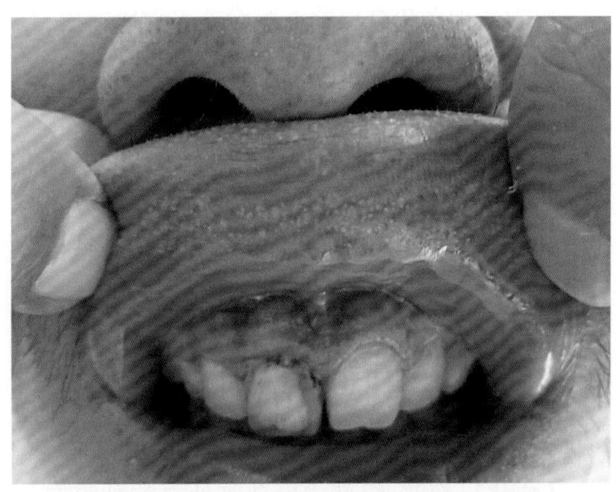

图 38-20　皮脂腺异位症(一)

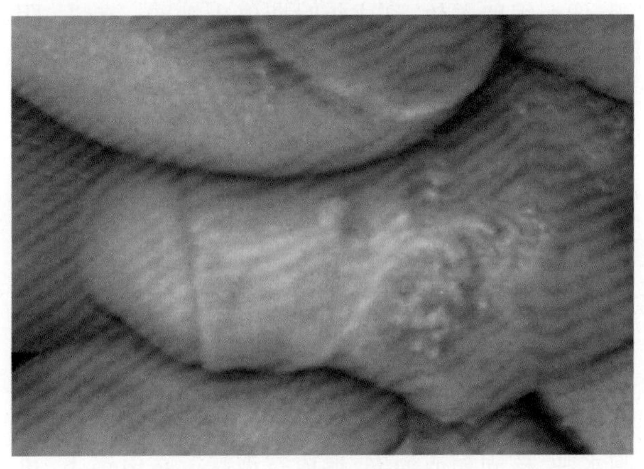

图 38-21　皮脂腺异位症(二)

本病往往在成年时期开始出现,发生于男患者黏膜的福代斯小点(Fordyce spots),往往较密较大,既不引起自觉症状,又对人无害,因而不需治疗。

普卢默-文森综合征(Plummer-Vinson syndrome)

普卢默-文森综合征又称缺铁性吞咽困难综合征,包括小细胞性贫血、吞咽困难及舌炎等症状,多半发生于中年以上的妇女。

【症状】 初起时,引人注意的往往是唇部及指甲的变化。唇部萎缩,变薄变小,甚至嘴巴不能像正常一样张大。口腔、咽部及食管的黏膜皆可萎缩,舌乳头也可变平;显著发炎时,唇及舌皆肿胀发红,并有触痛。反甲(匙甲)也是一个常见的症状,有的患者发生丝状角膜炎。

患者一般营养不良,差不多皆有小细胞性贫血,患者的胃酸往往缺乏,食欲不良,吞咽困难,有的发生慢性腹泻。长久以后,有的患者口腔或上呼吸道发生癌瘤。

【病因】 咽部和食管的萎缩及角化过度皆可以引起癌瘤。据统计,约 70% 的口腔、上呼吸道癌瘤发生于此种患者,因此这种疾病是癌前疾病之一。

营养障碍是其重要的病因。患者的维生素尤其维生素 B 往往缺乏;唇炎、舌炎和有血丝的角膜炎往往由于核黄素等维生素不足所致。反甲可能是和贫血有关的表现。患者吞咽困难,可由于咽部及食管黏膜因维生素 A 缺乏而萎缩及过度角化,饮食时可觉疼痛;同时,胃酸缺乏,吞咽困难及慢性腹泻等营养缺乏的情况可以妨碍维生素的吸收和利用,于是造成恶性循环,更使症状加重。

患者多半是中年以上的妇女,内分泌的紊乱似乎也有影响。

【治疗】 注意改善营养,可应用大量维生素 A 及复合维生素 B,贫血时应用铁剂及维生素 B_{12} 等,女患者可试用己烯雌酚。

接触性黏膜炎(contact mucositis)

口腔黏膜受到外界刺激所发生的炎症往往是变态反应性或原发刺激,而相当于皮肤的接触性皮炎。包括唇红缘及牙龈的口腔黏膜全部或大部分发红肿胀,有感觉过敏、灼热感及触痛。舌部红、肿、灼痛,尤其进食时过度敏感;牙龈尤其齿间处牙龈显著红肿,可以糜烂而有渗液。口内流涎,容易并发奋森感染,牙齿往往疼痛而可妨碍咀嚼,有时同时伴有接触性唇炎,唇部红肿、糜烂或脱屑,损害边界不清楚而可和红斑狼疮及扁平苔藓等病相鉴别。

引起接触性黏膜炎的致敏物或刺激物包括义齿、牙膏、香料或化妆品,某些食物或漱口药、止咳药及滴鼻药等药品,接触时加重或复发,经常接触就常有症状。

【治疗】 治疗时要寻找并停止接触致敏物或刺激物,可用生理盐水漱口但不能应用具有刺激性的漱口药水,口含皮类固醇激素类药物或涂搽其制剂可使症状迅速减轻,有继发性感染时加用四环素或红霉素。

传染性口炎(infectious stomatitis)

急性链球菌感染可使口腔黏膜弥漫红肿,舌苔变厚,附近淋巴结可肿大,严重时患者发热及全身不适。

膜性口炎(membranous stomatitis)是口腔黏膜

有纤维蛋白性渗出物所成的灰白色假膜，抹涂黏膜时有点状出血，以后假膜不断生成，常由于白喉杆菌，也可由于链球菌或铜绿假单胞菌感染引起。由念珠菌所致的真菌性口炎（mycotic stomatitis）有白色假膜附着于口腔黏膜及舌面，但易抹除而不引起出血，假膜含有大量白色念珠菌。

口干（xerostomia）

口腔黏膜干燥是干燥综合征的症状之一，也可以由于唾液腺萎缩或发育不良，维生素缺乏或X线照射等引起，热病、脱水、多尿、糖尿病、尿崩症、年老及精神病患者皆可感觉口干；有些患口痛、食管狭窄或尿道疼痛等病的患者不能或不敢多喝水而觉口干，有的关节炎患者、绝经期妇女、普卢默-文森综合征患者也常口干；阿托品或颠茄的应用使唾液暂时减少而口干。

口腔黏膜干燥使患者感觉不适，也妨碍进食，又易发生皲裂而引起细菌或真菌感染。

【治疗】 首要处理是消除引起口干的病因。饮食要合适，复合维生素B及烟酰胺可以常服；患者可常用生理盐水漱口。

溃疡性膜性口炎（ulceromembranous stomatitis）

溃疡性膜性口炎又称为奋森咽峡炎（Vincent angina），是发生于口腔黏膜的一种溃疡性、急性感染，又有普兰特-奋森咽峡炎（Plant-Vincent angina）、奋森感染（Vincent infection）及梭形-螺旋体性龈炎（fuso-spirochetal gingivitis）等名称。

【症状】 初起时患者发热，全身不适，口腔黏膜红肿，迅速发生疼痛的溃疡，饮食时可很痛苦，颌下及颈部淋巴结往往肿胀疼痛。

溃疡上紧贴着一层淡灰绿色假膜，移除假膜时容易出血。溃疡往往不止一个，迅速扩大蔓延，扁桃体、咽部甚至全呼吸道任何部分皆可发生溃疡；牙龈往往肿胀出血，扁桃体也常肿大，唾液增多，口内发出臭味。少数严重患者的皮肤可以发生红斑、大疱或浅溃疡，患者在数周以后痊愈。

慢性溃疡性龈炎（chronic ulcerative gingivitis）被认为一种慢性奋森感染。局部淋巴结一般肿大，患者也没有全身症状。

【病因】 分泌物的涂片中可见到大量奋森梭形杆菌（Fusobacterium planti-vincenti）及奋森螺旋体（Borrelia vincenti），它们本是腐物寄生菌，经常存在于正常人的牙缝及牙槽内，但在某些情况下可迅速繁殖并可对人有害。维生素缺乏等都是对它们有利的条件，患有糙皮病或维生素C缺乏症的患者较易并发溃疡性膜性口炎。有人提出病毒是病因。

【鉴别】 本病要和白喉、化脓性扁桃体炎、粒性白细胞缺少性咽峡炎及梅毒鉴别。

【治疗】 注意保持口腔及牙齿卫生，最好不吸烟、不饮酒，移除病灶感染如慢性扁桃体炎等常可防止复发。

除了抗生素应该使用外，可常服维生素C及烟酸或烟酰胺，患处可常用过氧化氢溶液或过硼酸钠溶液洗净。

口颊坏疽（cancrum oris）

口颊坏疽又称为坏疽性口炎（gangrenous stomatitis，noma），是指口部有感染性坏疽，发生于抵抗力低弱的儿童，是一种严重的奋森感染，多半发生于刚患过麻疹或其他传染病的5~6岁以内儿童。口腔黏膜先出现浅溃疡，迅速发展成坏疽，损毁皮肤及骨骼等组织并放出臭味，患者容易死亡。

【治疗】 营养不良尤其蛋白质缺乏是主要的因素，因此高蛋白饮食和补充维生素很重要。此外，要注意护理，应用抗生素以控制感染。愈合后发生瘢痕而引起畸形时要施行整形手术。

龟头炎（balanitis）

龟头炎有数种，有的和包皮炎同时存在。

急性龟头炎（acute balanitis）是龟头急性发炎而发红水肿（图38-22~图38-24），有疼痛及压痛，严重时湿润，甚至出现水疱，偶尔发生大疱，容易误

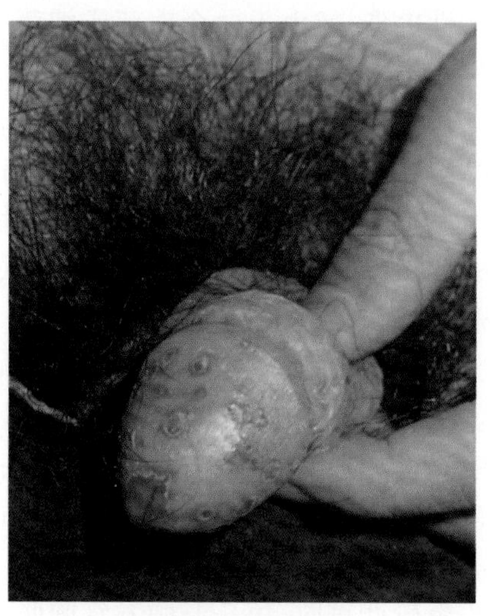

图38-22　龟头炎

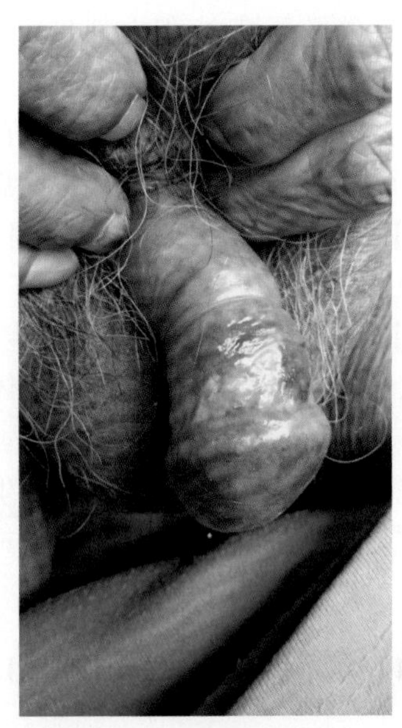

图 38-23　包皮龟头炎(一)

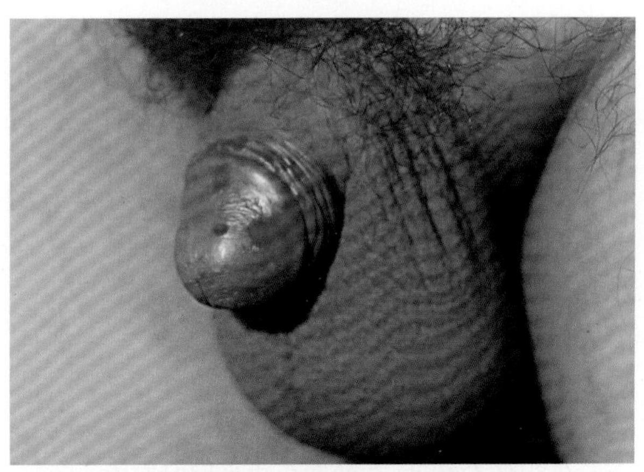

图 38-24　包皮龟头炎(二)

认为单纯疱疹或磺胺类药物等引起的固定性药疹。急性龟头炎往往是药物、橡皮、衣服、避孕药膏等引起的接触性皮炎,或由于白念珠菌或细菌感染,往往通过性交传染。热水及肥皂等刺激常使症状加重。

慢性限界性龟头炎(chronic circumscribed balanitis)是龟头的黏膜发生鲜红色斑片或斑块,边界明显,病程持久,附近黏膜完全正常,容易误诊为银屑病、扁平苔藓或红色增生病。

龟头及包皮发炎时称为龟头包皮炎(balanoposthitis)。龟头及包皮内侧的黏膜都发红,甚至有渗液,往往有发臭的乳酪状包皮垢,如果龟头上有不规则的环状损害,可称为环形龟头炎(balanitis circinata)。

龟头炎较严重时,龟头黏膜发红肿胀,表面剥蚀,以后发展成浅溃疡,被称为糜烂性龟头炎(balanitis erosiva)。相似的损害可以发生于女阴黏膜上,可称为糜烂性女阴炎(vulvitis erosiva),女阴有疼痛的浅溃疡,流出发臭带血的脓液。在损害处常能找出奋森螺旋体,它们是否致病的问题还有待研究。

包皮过长、包皮口狭小、包皮垢储积、尿液浸渍或其他刺激可和龟头炎有关。

坏疽性龟头炎
(balanitis gangrenous)

坏疽性龟头炎是迅速发展的崩蚀性溃疡(phagedena),由包皮及龟头迅速蔓延至阴茎甚至阴囊或耻骨部位,它的破坏性很大,可使大部分甚至整个阴茎残毁不全。溃疡引起剧烈的疼痛,不容易愈合;溃疡边缘坚实,向内陷入,溃疡面上有肉芽组织,容易出血,表面有浓稠的坏死物而放出臭味。溃疡附近的皮肤往往肿胀并呈暗红色,局部淋巴结肿大及疼痛。有的患者有高热等全身症状,甚至因败血症而死亡。坏疽性龟头炎是由于化脓菌等感染,也可能和奋森螺旋体感染有关。

【治疗】龟头炎的患处要避免外伤、摩擦等刺激,防止继发性感染。对于急性龟头炎,常需要应用高锰酸钾或醋酸铝的稀溶液湿敷;对于慢性限界性龟头炎,常需要环切过长的包皮;对于坏疽性龟头炎,要应用抗菌药物,并应清除溃疡内脓液及腐烂组织。

浆细胞性龟头炎
(balanitis plasmocellularis)

浆细胞性龟头炎或称为浆细胞性限界性慢性包皮龟头炎(balanoposthitis chronica circumscripta plasmocellularis),发生于包皮内侧及龟头,是一个境界清楚的红色光滑斑块,持久不退,少数患者的损害是几个融合的红斑(图 38-25,图 38-26)。此种损害可以发生于妇女的阴唇而称为浆细胞女阴炎(plasma cell vulvitis),可有糜烂、点状出血及色素沉着,故又称为慢性外阴紫癜。此病也可发生于口腔黏膜、唇部、颊部及舌部而称为口周浆细胞病(plasmacytosis circumorificialis),容易误诊为鳞癌。浆细胞龟头炎不引起自觉症状,也不使腹股沟淋巴结肿大,真皮的乳头内有大量浆细胞,因而和红色增生病不同。浆细胞性龟头炎目前病因尚不清楚,可能与局部刺激如包皮过长摩擦及感染等因素有关,多见于未行包皮环切术的老年人。本病临床表

损害应该完全切除,否则容易复发。激光及电凝固法也可应用。

良性幼年黑素瘤
(benign juvenile melanoma)

本病又称为斯皮茨痣(Spitz nevus)、梭形细胞痣(spindle cell nevus)或上皮样细胞痣(epitheloid cell nevus),通常发生于青少年或儿童,是一种良性的痣细胞痣,与黑素瘤无关。

【症状】 损害呈粉红色、淡紫色或褐黑色的坚实结节,直径为 3～15mm,表面光滑无毛,轻度脱屑,可有毛细血管扩张,多为单发,偶尔多发。最常见于青少年或儿童的面部,但也可发生于成人及任何部位。

【组织病理】 本病和色素痣很相似,组织变化也和混合痣差不多,痣细胞有两型:即梭形痣细胞和上皮样痣细胞,常以一型为主,大多数患者以梭形细胞为主。表皮的棘细胞层不规则,某些部分变薄,另一些部分特别肥厚而呈假上皮瘤样增生,真皮浅部水肿及血管扩张是特征之一,痣细胞有多种形态,多半呈梭形或多边形。在真皮内,可有染色较红及核较大的巨细胞,偶然也有多核的巨细胞,真皮深部的纤维组织往往增多。

【鉴别】 须和本病鉴别的有血管瘤、化脓性肉芽肿、寻常狼疮、色素痣、寻常疣、黑素瘤、血管纤维瘤、肥大细胞瘤及基底细胞癌。

【治疗】 损害可切除并应做组织病理学检查。

巨大性黑素细胞痣
(giant malanocytic nevus)

巨大性黑素细胞痣又称为巨大性先天性黑素细胞痣(giant congenital melanocytic nevus),在出生时就被发现,有人认为是常染色体显性不规则遗传的先天性疾病,也有的没有明显家族史。

【症状】 皮损的范围广泛,往往对称覆盖于胸部、背部或腰部等穿着背心、短裤、披肩、游泳衣、衣袖或长袜的部位。像是穿着的背心或短裤等衣服,色素沉着的深度不定,皮肤略微或显著隆起于皮肤表面,可以扭曲不平或有疣状突起,常有粗黑的毛,附近或别处常有散布或融合的颜色较深的色素痣,或颜色较浅的成片咖啡斑(图 39-12,图 39-13)。约有 10%的患者的损害可发展成黑素瘤,往往出现于儿童时期,以后迅速转移而引起死亡。发生于脊椎部可伴发脊柱裂或脑膜膨出。也可伴发软脑膜黑素细胞增多病而有癫痫或其他神经异常,有的伴发脑膜的黑素瘤,预后都不良。

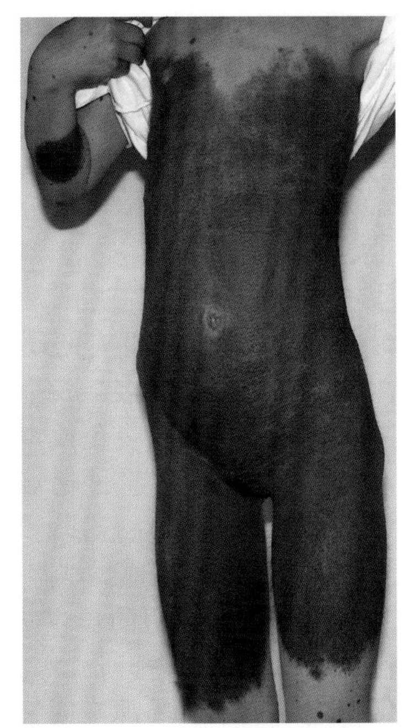

图 39-12 巨大性黑素细胞痣(一)

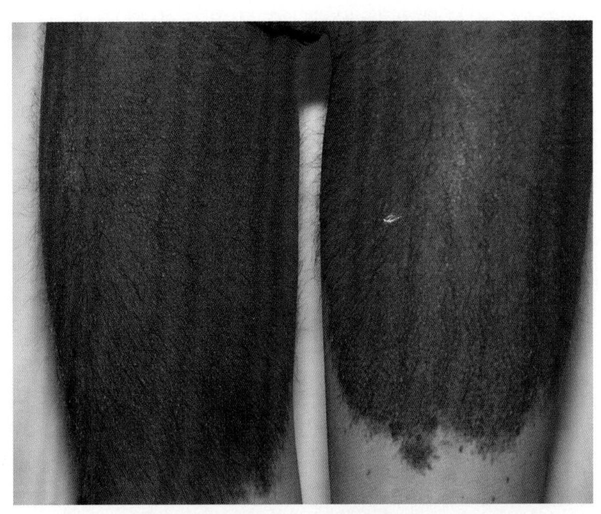

图 39-13 巨大性黑素细胞痣(二)

【组织病理】 组织学变化一般是混合痣或皮内痣,也可为神经痣,偶然是青痣。黑素瘤先出现于表皮真皮交界处,偶然由真皮深部的痣细胞恶化而成。

【治疗】 由于本病较易恶变,最好全部切除。部分学者主张在患儿出生后就切除损害或植皮,往往手术较易,且效果较佳。

疣状痣(naevus verrucosus)

疣状痣是表皮结构的发育性缺陷,局部表面皮肤过度发育而有疣状角质突起，常排列成线条状表皮痣（linear epidermal nevus）或线状痣（naevus linearis），发生于身体的一侧而称一侧痣（naevus unius lateris），表面角质厚而硬，又称为角化痣（naevus keratosus）或硬痣（naevus durus），患处几乎无毛或完全无毛。

【症状】皮疹多在出生时或几岁以后被发现，表现为米粒至豆粒大或更大的硬丘疹或疣状角质物，范围及形状不定，多半发生于身体的一侧，有时是两侧性，呈正常皮色或由淡红至深褐色甚至污黑色，一般不引起自觉症状。皮损发生于四肢时，常沿肢体呈纵行排列，可以连续成条或成片，也可断断续续地排成条状或片状隆起皮损，长的可达数尺，短的长仅 3～6cm；皮损发生于躯干时，往往横行排列或弯曲成弧形，像带状疱疹似地出现于肋间神经或腰骶神经分布区（图 39-14～图 39-17）。

少数患者的皮损除为角质鳞屑性丘疹以外，还略发红，并且持久地发痒，容易误认为局限性神经性皮炎（慢性单纯苔藓）、扁平苔藓，甚至误诊为银屑病，这种发炎的疣状痣被称为炎性线状表皮痣（inflammatory linear epidermal nevus），往往发生于一侧的下肢或臀部，偶然发生于两侧，范围不定，常排列成丝条状，有的患者除有疣状痣外，还有四肢骨骼异常、中枢神经系统障碍、血管瘤、咖啡斑或其他色素变化，在出生时或一至数岁内，几种发育异常可同时或先后出现，被称为表皮痣综合征（epidermal nevus syndrome）。

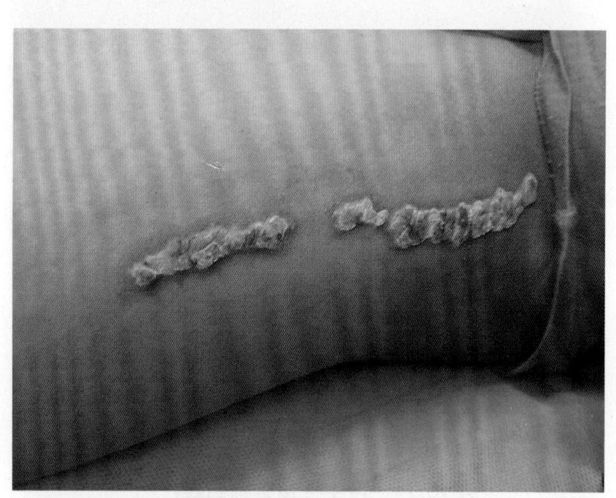

图 39-14　疣状痣（一）

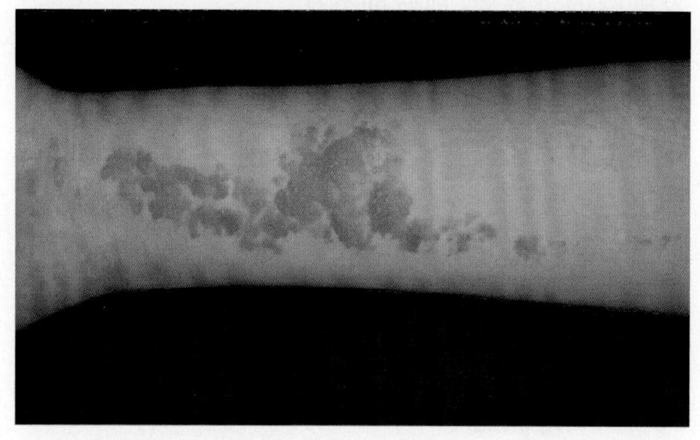

图 39-15　疣状痣（二）

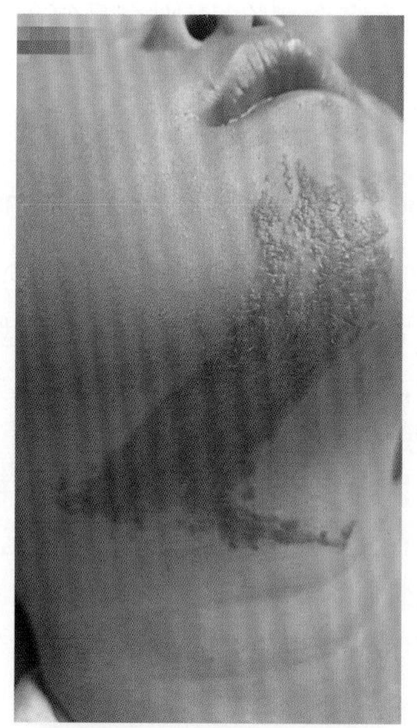

图 39-16　疣状痣（三）

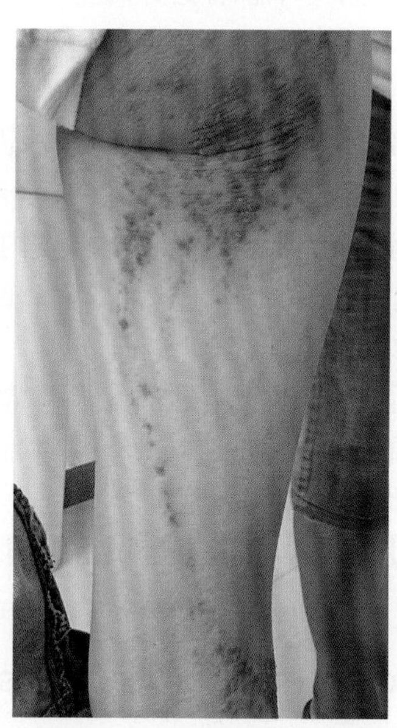

图 39-17　疣状痣（四）

皮损广泛发生于身体的一侧或对称分布于两侧时被称为系统化线状表皮痣（systematized linear epidermal nevus）。疣状角质突起分散或互相融合，也常排列成线条状。有的人并发骨骼畸形、智力迟钝、癫痫、神经性耳聋或某种其他中枢神经系统异常等发育的缺陷。炎症性线状表皮痣常有自觉瘙痒,多见于单侧下肢,因搔抓表面常有红斑、脱屑和结痂。

疣状痣的另一特型是黑头粉刺痣(comedonevus),通常发生于身体的一侧,是由毛囊口突出的黑头粉刺样损害密集而成,又称为角化性毛囊痣(naevus follicularis keratosus)或一侧痤疮样痣(naevus acneiformis unilateralis)。可伴有米粒至豆大或更大的凹陷性瘢痕,边缘不规则地隆起并较坚实,由黑头粉刺状污黑色丘疹可挤出皮脂样物质(图39-18~图39-20)。

【病因】疣状痣是表皮的一种过度发育的缺陷,都是正常组织而应认为一种错构瘤,虽是表皮痣而无痣细胞,虽常伴有某种先天性异常,但本病似非由基因决定,一般没有家族史。

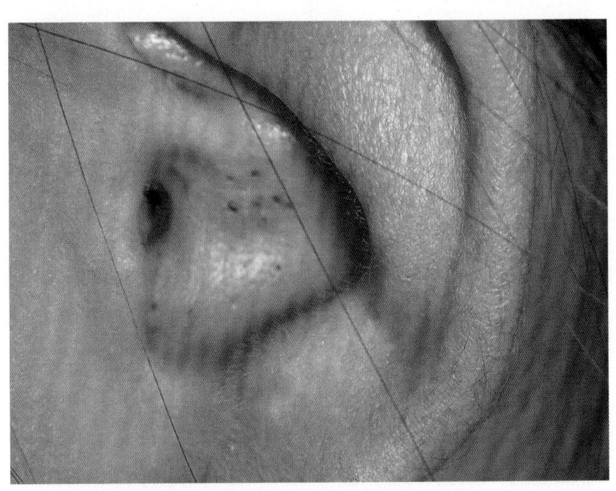

图39-18 黑头粉刺痣(一)

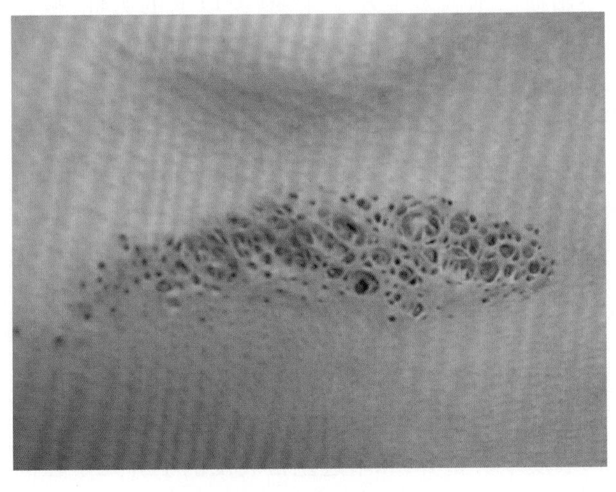

图39-19 黑头粉刺痣(二)

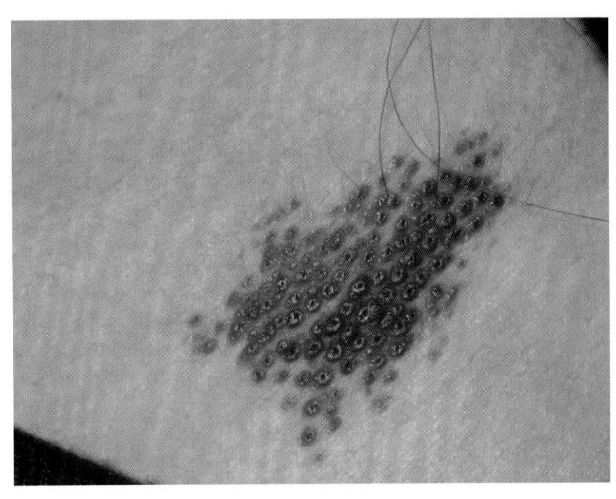

图39-20 黑头粉刺痣(三)

【组织病理】角化过度很显著,含有灶性角化不全,颗粒层也增厚。棘细胞层不规则地肥厚而呈乳头瘤性增生,表皮突不规则地延伸到真皮内,基底层的黑色素增加。真皮没有炎性浸润及痣细胞。

炎症性线状表皮痣的组织变化是慢性皮炎。角化过度伴有灶性角化不全,棘细胞层中度肥厚,表皮突延长,有成片的海绵形成。真皮内有慢性炎症浸润。

系统化线状表皮痣也有一般疣状痣所有的角化过度及乳头瘤性变化。有时,表皮有表皮松解性过度角化病(大疱性先天性鱼鳞病样红皮病)的组织变化,表皮细胞有空泡形成,颗粒层有粗大的透明角质颗粒。

黑头粉刺痣实际由毛囊皮脂腺发育异常所致,每个黑头粉刺是一个充满角质物的表皮深凹,而像巨大的毛囊角质栓,下方可有一两个皮脂腺小叶。

【治疗】二氧化碳激光、磨削术、电灼术、液氮及切除术都可酌情选用。切除范围太大时常需要植皮。

脂溢性角化病(seborrheic keratosis)

脂溢性角化病曾经称为基底细胞乳头瘤(basal cell papilloma)、老年疣(verruca senilis)或皮脂溢疣(seborrheic warts)。通常是多个淡褐到黑色疣状损害,表面有油脂状鳞屑痂,最常发生于中年以上尤其老人的面部、颈部、胸部、背部及手背等处,但不发生于掌跖部位。有时损害较大,呈圆顶形并有色素,或是表面有脑回状沟纹且损害直径可以大达数厘米。

【症状】损害是略微隆起的扁平疣状皮疹,呈圆形,由浅褐色至黑色,边界清楚,表面有油脂状鳞屑痂，将痂移除后，表面呈乳头瘤样，不久鳞屑痂再形成。皮疹的数目不定，往往很多，甚至成百，常发生于中年以上尤其老年人的“皮脂溢出”部位，即面部、颈部、胸部及背部，也常出现于臂部及手背，直径一般为0.5~3cm，常由小点逐渐扩大成疣状皮疹。不引起自觉症状，但有的有程度不定的痒感（图 39-21~图 39-24）。

有些患者的皮损显著隆起，色素很深而像色素痣，但表面无光泽，毛囊孔有小栓而使表面有若干小点。

有时，皮疹孤立，直径可达数厘米，显著隆起而呈半球形，表面有颗粒而凹凸不平或有脑回状细纹，基部可呈蒂状。深色的巨大脂溢性角化病（giant seborrheic keratosis）因含有色素而像黑素瘤，但黑色很均匀。本病病程缓慢，无自愈倾向，一般不认为是癌前期病变。

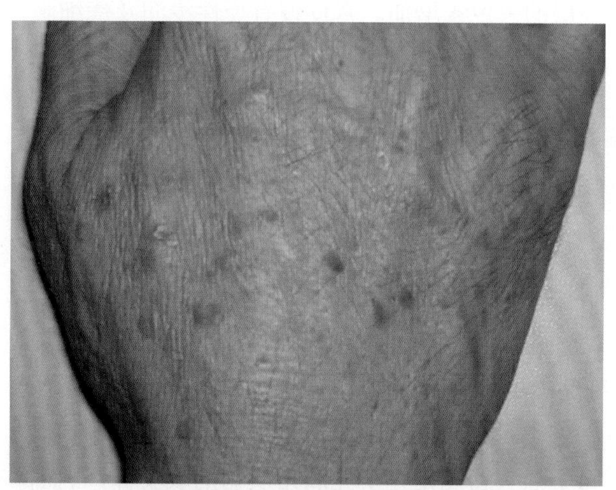

图 39-21　脂溢性角化病（一）

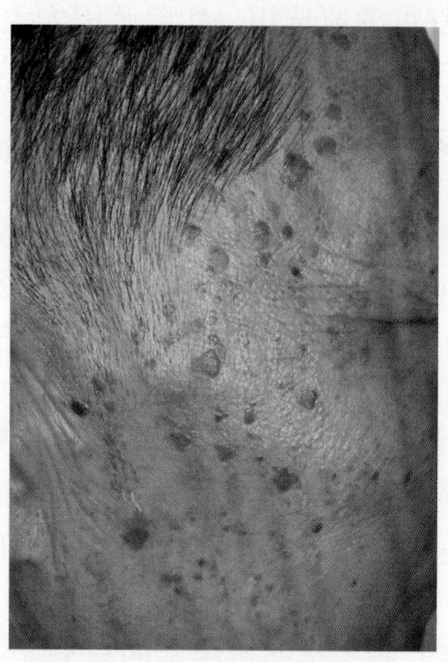

图 39-22　脂溢性角化病（二）

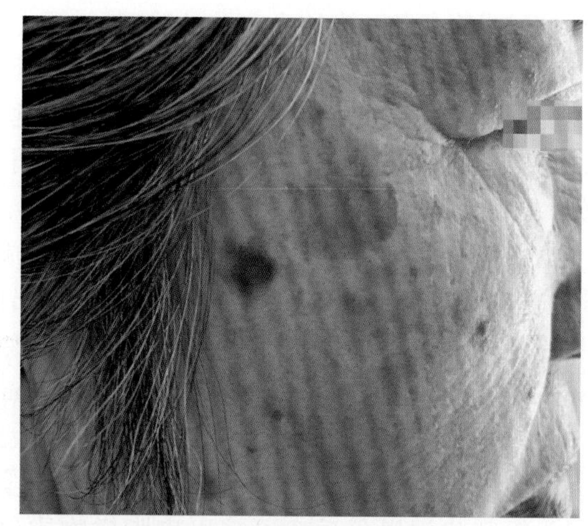

图 39-23　脂溢性角化病（三）

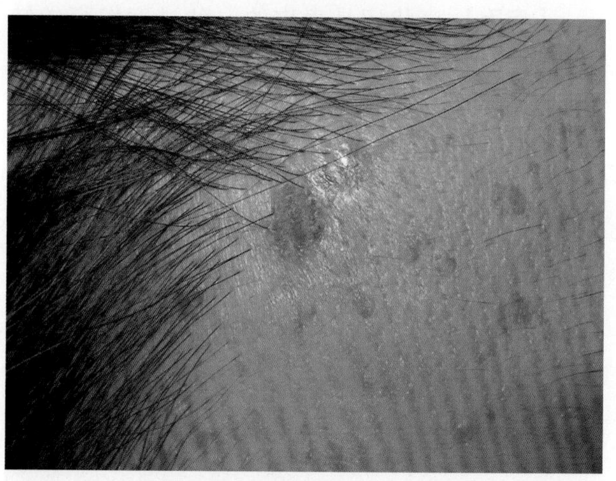

图 39-24　脂溢性角化病（四）

灰泥角化病（stucco keratosis）是几个至 100~200 个淡灰白色角化性损害附贴在小腿上，特别容易发生于跟腱附近，也可见于足背及前臂，往往对称分布，但不出现于躯干、头部及掌跖部位。皮损不大，直径为 1~3mm，也可大到 1cm，容易刮除而不出血。本病多半发生于 40 岁以上的男性，被认为脂溢性角化病的特型，也有学者认为它是一个独立的疾病。

【病因】 本病常有家族史，被认为常染色体显性基因所决定的先天性疾病，而出现不一定很晚，一般发生于 30~40 岁以后。另有人认为本病是一种错构瘤，永久存在而不恶变，可认为是一种良性肿瘤，但极少数患者可伴有纤维-上皮型基底细胞癌。

【组织病理】 主要的病理组织变化是表皮过度角化，棘细胞层不规则地肥厚及乳头瘤性增生，但表皮下界整齐，和附近正常表皮的下界几乎在同一平面上。增生的表皮细胞除为正常的棘细胞外，还有类似基底细胞但较小的基底样细胞(basaloid cells)。

组织病理变化可以分为角化型、棘层肥厚型及腺样型,不止一型的组织变化往往存在于同一处损害内。

角化型:有明显的角化过度及乳头瘤样增生。增多的角质填塞在表皮扭曲的凹陷部分,有时在切片中呈角质囊肿状,被称为假角质囊肿。大部分表皮细胞是外观正常的棘细胞(鳞状细胞),少数是散在的小群基底样细胞(图 39-25)。

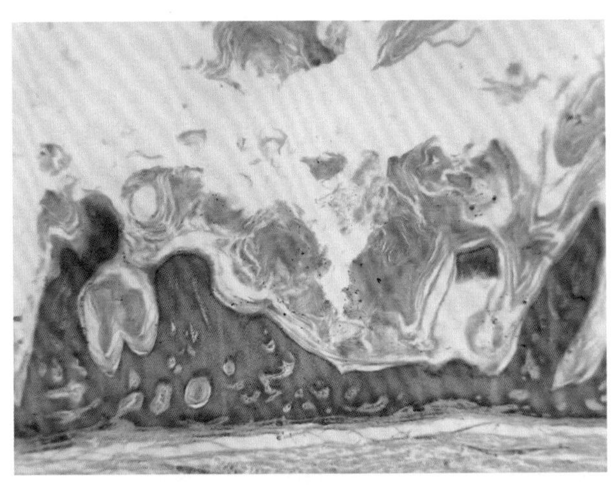

图 39-25 脂溢性角化病病理(一)

棘层肥厚型:角化过度及乳头瘤性增生的程度较轻,而表皮显著肥厚,增大变长的表皮突间有狭窄的乳头。多数表皮细胞是基底样细胞,有的为鳞状细胞环绕而成细胞巢。假角质囊肿往往不少,表皮内甚至有完全角化的真正角质囊肿(图 39-26)。

腺样型:表皮细胞束呈细长的枝条状,由两行基底样细胞构成的表皮细胞束,可像腺体。如果腺样型与棘层肥厚型混合存在,则可见到角质囊肿及假角质囊肿(图 39-27)。

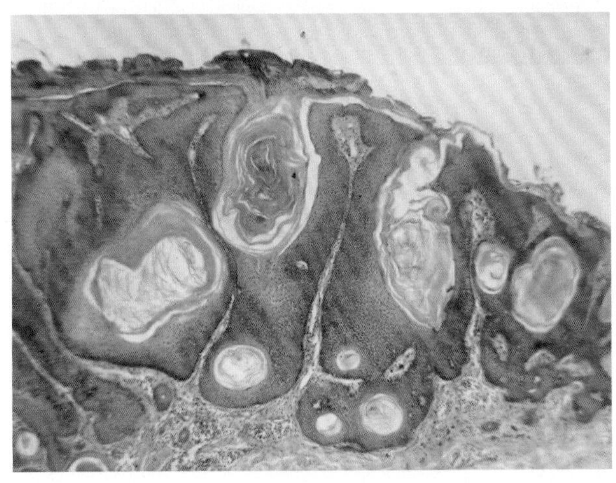

图 39-26 脂溢性角化病病理(二)

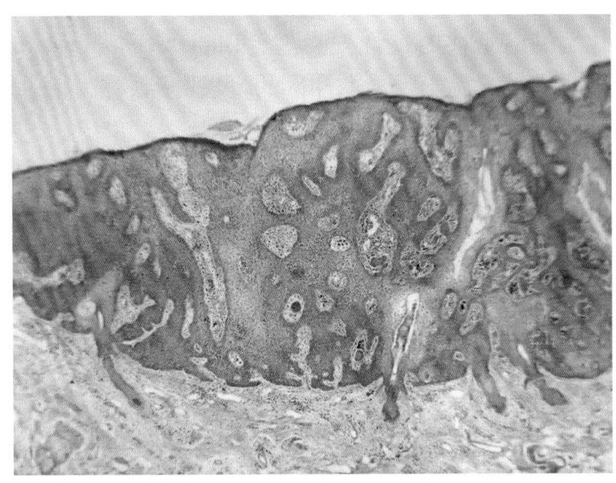

图 39-27 脂溢性角化病病理(三)

各型的黑色素数量不定,以腺样型的色素沉着最显著。

受刺激的脂溢性角化病有特殊的组织变化,不仅在真皮常见淋巴细胞样细胞浸润,而且因鳞状涡常见,曾经被称为基底鳞状细胞性棘皮瘤(basosquamous cell acanthoma),有的组织病理学家认为它是内翻性毛囊角化病。

灰泥角化病的组织学变化为显著角化过度,棘层肥厚的表皮呈教堂塔尖样(山峰)。但脂溢性角化病的角质假囊肿及基底细胞样细胞等特征表现,在本病可不明显或不存在。

【鉴别】 本病要和扁平疣、日光性角化病、色素痣、雀斑、雀斑样痣及恶性雀斑样痣等病鉴别。棘层肥厚的黑色巨大损害可以误诊为黑素瘤或色素性基底细胞癌,尤其发炎的皮损容易误认为黑素瘤,可应用抗生素及观察数天,如果炎症消失,就可认为本病。色素性基底细胞癌较易区别,常有不规则而卷起的光滑边缘,中央部分可溃破。

日光性角化病也可和本病混淆,但常为红斑角化性,轻度脱屑,边界不太清楚,通常只发生于面部及手背等日晒部位。

【治疗】 激光、电干燥法或液氮的冷冻疗法都可应用,皮损浅薄时可用化学腐蚀剂如三氯醋酸等,或在氯乙烷表面麻醉下施行刮术,损害巨大而明显时可以切除。

内翻性毛囊角化病
(inverted follicular keratosis)

内翻性毛囊角化病也称为倒置性毛囊角化病,

也曾经称此病为基底鳞状细胞性棘皮瘤，但现在认为本病不是特殊的角化病，而是组织内有“鳞状漩窝”（squamous eddies）的寻常疣或刺激性脂溢性角化病的内生性的良性变异型。Duperrat 和 Mascaro 推测它是起源于毛囊漏斗部的良性肿瘤，称为漏斗瘤（infundibuloma）。

【症状】 损害是正常皮色的坚实丘疹，或褐色、暗褐或污褐色坚实小瘤，显著地隆起，直径为 2~10mm，中央有鳞屑。有时表面有角质物而像皮角。损害通常是一个，往往发生于面部，尤其常见于睑缘，也可出现于躯干或其他部位，不引起自觉症状。

【组织病理】 组织变化是乳头瘤性肿物内翻入真皮内，旁边的表皮耸起。损害是单叶、双叶或多叶性，边缘部分是较小的基底细胞样细胞，中心部分是染色较淡的嗜酸性鳞状细胞样细胞，有的鳞状样细胞排列成若干“鳞状漩窝”。肿物上方是角化过度，伴有角化不全，偶尔结痂。损害较大时，中央可有漏斗状裂隙，其中含有致密的角化过度及角化不全的角质物。如果损害类似皮角，中央有环形坑，含有角化过度及角化不全所构成的柱状角质物。下方的真皮正常或有轻度炎性浸润。

【鉴别】 本病容易和寻常疣、脂溢性角化病、皮角、角化棘皮瘤、鳞状细胞癌及日光性角化病混淆，和寻常疣或脂溢性角化病的关系还需研究。

【治疗】 治疗上可以应用二氧化碳激光或浅表刮除，疗效快而好。

黑色丘疹性皮肤病（dermatosis papulosa nigra）

本病开始出现于儿童时期，也可发生于青年或中年人，几乎只见于黑种人。

【症状】 皮损是多个米粒或小米大的圆形丘疹，和患者的皮肤颜色相同或色素更深。数目不定，往往逐渐增多，在数年以内可以增加到几十个，多半发生于颈部、面部，尤其眼下方的颊部，大小及形态很像扁平疣或色素痣。

皮疹不痒，不脱屑或结痂，也不溃破，长期存在而难消失。

【病因】 有人认为本病是发生于黑人的一种脂溢性角化病。

【组织病理】 病理组织的主要改变是棘细胞层不规则地肥厚，在表皮内尤其基底层有大量黑色素。常有角质囊肿，偶然有腺样变化，真皮浅层可有慢性炎细胞浸润。

【治疗】 可用刮除，也可施行激光、电灼或切除术，但有的在治疗后发生瘢痕。

日光性角化病（solar keratosis）

日光性角化病，近年来多被称为光化性角化病，多半发生于老人的面部、手背及前臂等经常日晒的部位，以前被称为老年角化病（keratosis senilis），有角质鳞屑，可以演变成鳞状细胞癌。日光性角化病也常称为光照性角化病（actinic keratosis）。

【症状】 皮损是独立的疣状或角质性皮疹，扁平或略隆起，呈正常皮色或红色，直径为数毫米至 1cm 以上。数目不定，由一个至多个，通常分布于中年以上尤其老年人的面部、耳部、手背及前臂等经常日晒的部位，但也可出现于身体的任何部位。因此，患者多半是年老的农民、海员、渔民或室外工作人员。

皮损表面有干硬光滑的角质性鳞屑，可呈污褐或黑褐色，紧密地附着于皮肤，用强力刮除时容易出血。鳞屑下方的表面红润，凸凹不平而呈乳头瘤状（图 39-28）。

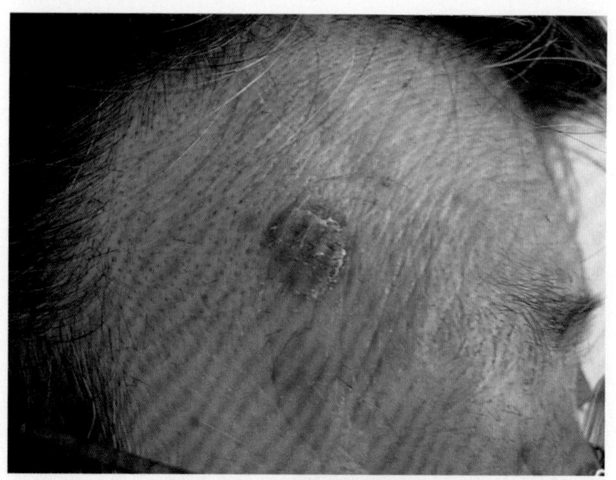

图 39-28 日光性角化病

患者往往有皮肤萎缩，色素沉着、皮肤干燥等老年性皮肤变化，或有毛细血管扩张及色素沉着等慢性光照性皮炎的表现。

本病是癌前疾病之一，0.01%~0.3%的损害演变成鳞状细胞癌。开始恶变时，损害基底部迅速变厚，周围有红晕，或是先变成疣状结节或斑块，以后成为边缘坚硬的暗红色溃疡，溃疡上有不易移除的角质物。

【病因】 本病和长期日晒有关，多半发生于常在室外工作的人，日光照射、紫外线和放射能、辐射热、电离辐射以及接触沥青、煤提炼产物均可诱发本病。日光干扰细胞内脱氧核糖核酸合成而促使细胞增生，释放高能量的电磁波也可有影响。此外，患者多半皮色较白，且年龄多在中年以上，个人的易感性也和本病有关。

【组织病理】 组织变化往往和鲍恩病（Bowen's disease）相似，棘细胞层不规则地肥厚，棘细胞紊乱排列，有的发生空泡或角化不良，有的有丝状核分裂。基底细胞也不典型，往往不像正常排列成栅状，角质层肥厚可有角化不良的有核细胞。真皮深部胶原纤维常有嗜碱性变性，并有炎性浸润（图 39-29，图 30-30）。

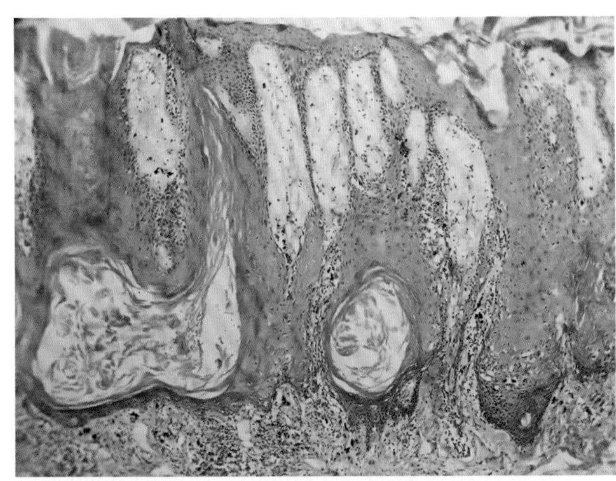

图 39-29　日光性角化病病理（一）

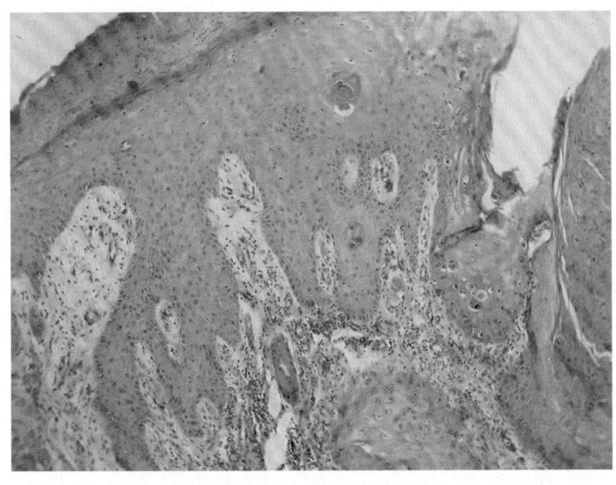

图 39-30　日光性角化病病理（二）

日光性角化病临床亚型主要分为肥厚型、萎缩型、苔藓型、色素型和棘突松解型。

肥厚型的表皮过度角化并有灶性角化不全，表皮肥厚而呈乳头瘤性增生，有的细胞不典型，真皮浅部有淋巴细胞为主的炎性浸润。

萎缩型的角化现象较轻，表皮萎缩，基底细胞不典型并可向真皮延伸及围绕毛囊和汗腺管，有时基底层上方有空隙及少数棘层松解细胞。真皮浅部有细胞浸润，胶原纤维可发生嗜碱性变性。

苔藓型除上述变化外，尚可见基底层细胞液化变性及表皮下带状炎细胞浸润，真皮上部还可见胶样小体。

色素型表皮内色素显著增多。

棘突松解型在表皮基底层不典型细胞上方，可见裂隙，其中有少量棘突松解细胞。

本病是癌前皮肤病，特别是鲍恩病样型容易发展成鳞状细胞癌，由日光性角化病逐渐递变到第一度鳞状细胞癌时没有很明显的分界。一旦表皮下部不规则地增生，染色嗜酸性的较大表皮细胞成群地深入真皮内时，往往是恶变的征兆。

【鉴别】 应鉴别的有盘状红斑狼疮、鲍恩病及脂溢性角化病，特别要注意和鳞状细胞癌区别，但本病可逐渐癌变。

【治疗】 日光对本病有一定的影响，要尽量防避日晒，对日光显著敏感者可涂搽遮光剂。

液氮、电干燥法、激光、刮术或切除术酌情选用，手术切除是比较好的方法，而放射疗法不可应用。皮损较多较小而难应用上述疗法时，可用 5% 氟尿嘧啶霜或溶于丙二醇的 5% 氟尿嘧啶溶液涂搽患处，每日 2 次，一般在 4～10 日内发生局部红斑及灼热感，10～14 日后有较强的反应而应停止治疗，通常在停止治疗 2 周后痊愈，如果仍未痊愈，就应进行组织病理学检查是否已经癌变。

角化棘皮瘤（keratoacanthoma）

角化棘皮瘤通常发生于面部，又称为皮脂软疣（molluscum sebaceum）或假癌性软疣（molluscum pseudocarcinomatosum），是个鳞状细胞癌状半球形小瘤，顶部中央有角质痂，在 1～2 个月内迅速发展，直径多半不超过 2cm，然后自然消退。

【症状】 损害是一个孤立的半球形结节，通常发生于面部尤其颊部及鼻部，偶然出现于唇部。有时损害不止一个，也可出现于手指、手背、头皮或颈部，而发生于四肢及躯干的很少见。

坚实的半球形肿瘤耸立在皮肤上，呈正常皮色，或呈苍白或淡红色。边缘隆起，顶端中心凹陷呈火山口形，其中含着松脆的角质痂，可以挑出而不引起出血(图 39-31～图 39-34)。在 1～2 个月以内,损害迅速发展,到直径达两厘米左右时就不再扩大,角质痂开始脱落,损害逐渐消退,经过 3～6 个月或更久以后,就自然痊愈,遗留微凹的萎缩性瘢痕。

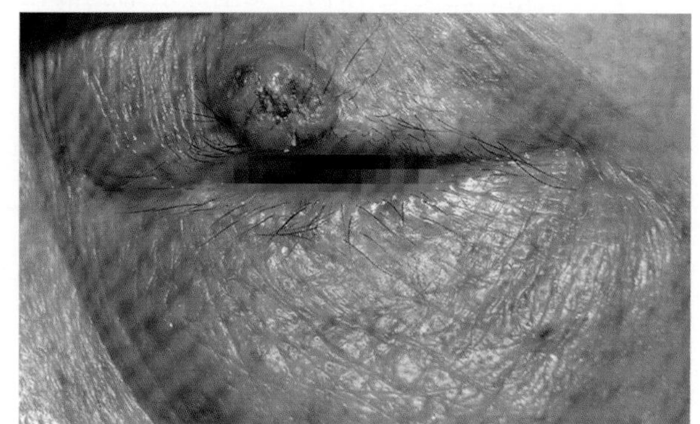

图 39-31　角化棘皮瘤(一)

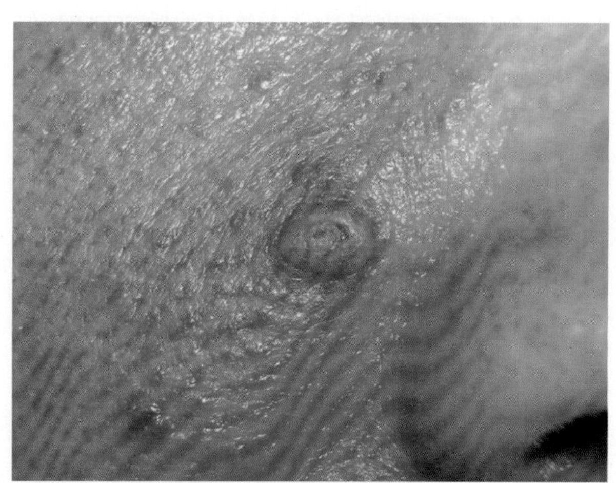

图 39-32　角化棘皮瘤(二)

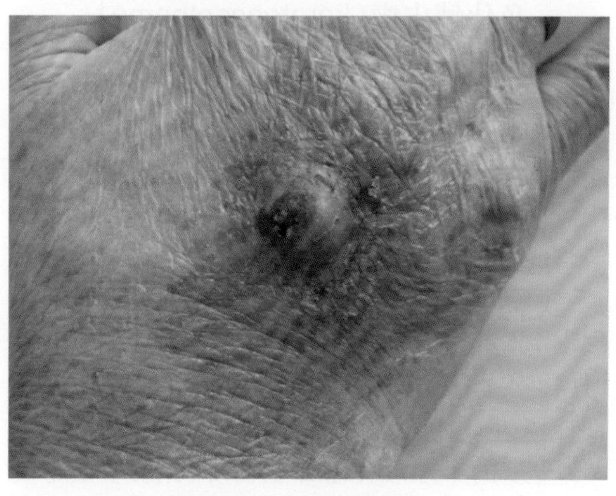

图 39-33　角化棘皮瘤(三)

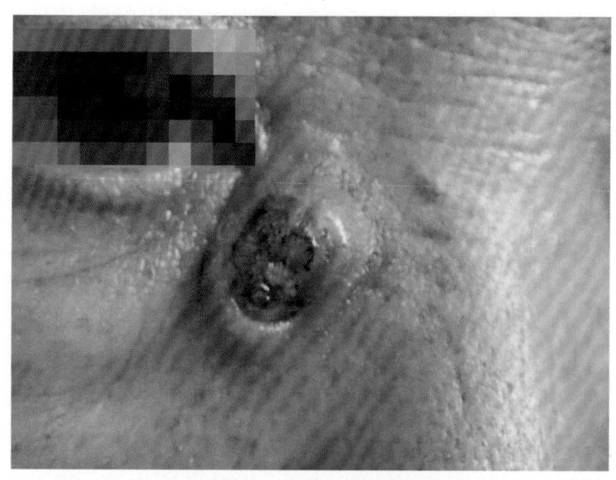

图 39-34　角化棘皮瘤恶变

典型损害是发生在面部中央等部位的孤立性角化棘皮瘤(solitary keratoacanthoma)。不典型的可以类似脂溢性角化病或是结节性增生的表现,也可以是火山口状凹窝,或是边缘扩展而中央渐愈。有的直径超过 2cm 而成巨大角化棘皮瘤,最大的可达 15cm。另一型是损害周围出现多个新损害。

多发性角化棘皮瘤(multiple keratoacanthoma)的数目不定,一般是 3～10 个,最常见于青年男性的面部、躯干或生殖器上,偶然发生于黏膜、上腭、舌及口腔黏膜。此型消退较慢,病程长者很难有自愈倾向。

发疹性角化棘皮瘤(eruptive keratoacanthoma)是很多正常皮色的圆顶丘疹,直径 2～7mm,广泛分布,也可发生在口腔黏膜,有的患者皮肤损害有瘙痒。

【病因】 角化棘皮瘤可能是源于毛囊的一种肿瘤,也可能由病毒引起,与自身免疫功能有关。煤焦油及其产物及外伤等因素可以促使发生。本病发生与紫外线暴露有关,皮损多发生于暴露部位,患者一般是成人,以中年男人较多。多发性角化棘皮瘤被认为常染色体显性遗传。

【组织病理】 肿瘤中央是角化过度及角化不全的角质物,附近的棘细胞增生,有的可见有丝核分裂,细胞显著地多形而不典型,有时可以看到角珠甚至角化不良,因此,组织变化很像鳞状细胞癌(图 39-35,图 39-36)。但皮损中央是充实角质物的火山口状结构,附近表皮向上延伸而成唇状,鳞状细胞常明显角化,瘤为结缔组织膜所包绕(表 39-1)。有时,附近有脓肿。角质形成细胞质可呈云雾状,胞质内有 PAS 阳性并对淀粉酶敏感的糖原。

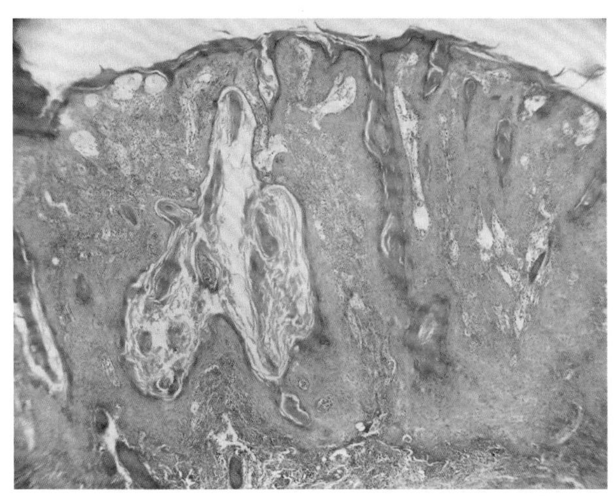

图 39-35 角化棘皮瘤病理(一)

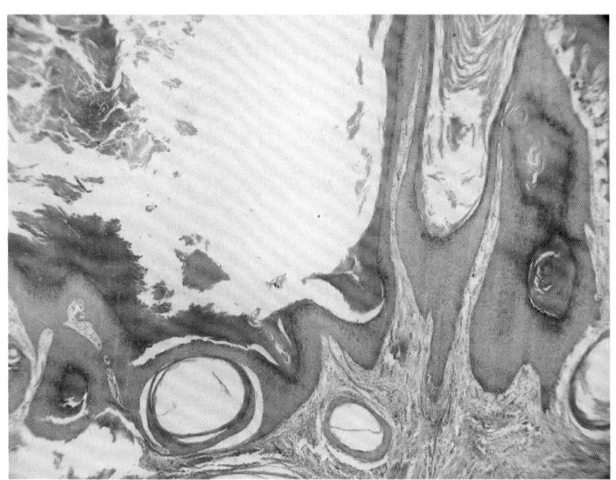

图 39-36 角化棘皮瘤病理(二)

表 39-1 角化棘皮瘤和鳞状细胞癌的组织学鉴别

	角化棘皮瘤	鳞状细胞癌
一般组织学变化	顶端中央下陷成火山口状,凹坑内充满角质物	不规则苗长隆起可有溃疡形成
表皮变化	表皮耸起成唇状,成为火山口样角质坑的外壁	没有"上皮唇"
表皮脓肿	常见于瘤的周边,由中性多核白细胞、嗜酸性粒细胞及坏死上皮构成	很少见
角质形成细胞胞质呈毛玻璃状	有	很少见,仅可偶见于浅表皮间
细胞分化状态	灶性细胞分化不良,但较成熟	分化不良
瘤周围基膜	有	不见
纤维变性	瘤消退时发生	无纤维变性或很轻微,弹力维破坏
细胞内糖原	PAS 染色阳性	无

【治疗】因此病可自然消退,仅局部应用20%的氟尿嘧啶软膏,或只严密观察而等它消退。但少数病例,虽在临床和组织学上已确认角化棘皮瘤,以后却成典型鳞状细胞癌,因此,最好按早期鳞状细胞癌处理本病,单发皮损可采用外科切除。

皮角(cutaneous horn)

正常皮肤上有坚硬的角质突起物逐渐生长,大小不定,小的比豆粒还要小,大的可以比羊角更大。

【症状】皮角形态也不定,有的呈圆锥形或圆柱形,有的像兽角似地弯曲成弧形,有的笔直,也有的形态很不规则。皮角常呈淡黄、淡褐或黑褐色,表面光滑或粗糙。皮角往往仅是一个,也可较多,常发生于头皮及面部,也可出现于躯干、四肢、阴茎或其他部位(图 39-37)。

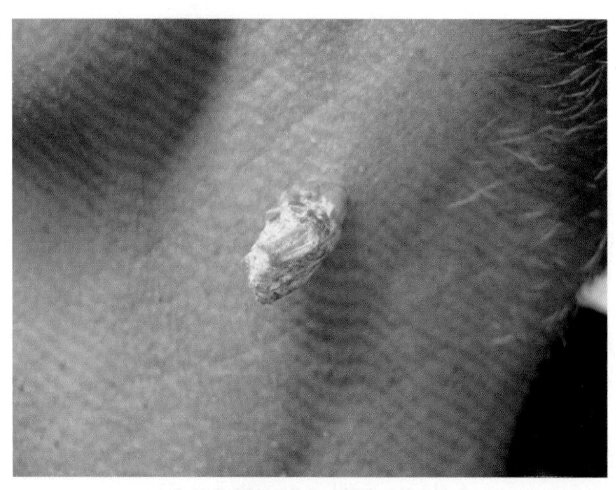

图 39-37 皮角

皮角出现于外观很正常的皮肤上,有时继发于一个疣、痣或表皮囊肿,也可发生于瘢痕上,有的是由日光性角化病的损害发展而成。

皮角是一种癌前疾病,多半发生于 40 岁以上尤其常被日晒的老人。皮角发展成癌瘤的约占10%(图 39-38),在发生恶变时,皮角基部先充血,以后皮角脱落。

【组织病理】皮角是角化特别过度所形成,还夹杂一些角化不全的细胞,其他病理组织变化和日光性角化病的组织相同(图 39-39)。

【治疗】切除是唯一疗法。应该在距离皮角基部 0.5cm 处做切口,将皮角及其所在的皮肤各层完全切除并作病理组织学检查,发现癌变时还要用放射线照射。

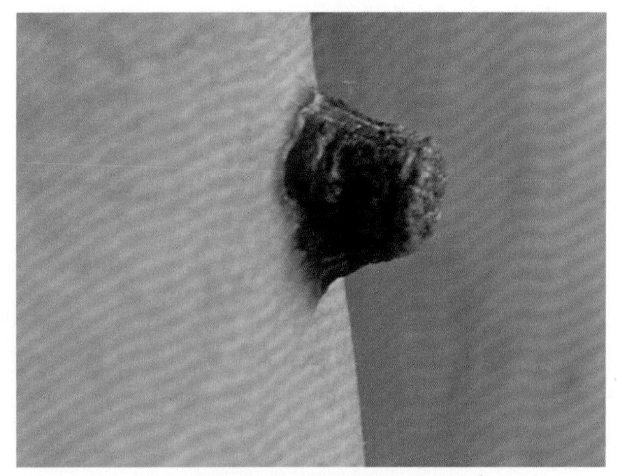

图 39-38 皮角(恶变)

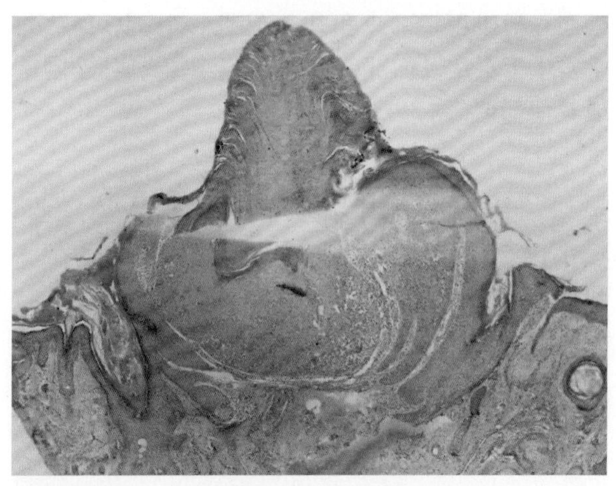

图 39-39 皮角病理

透明细胞棘皮瘤 (clear cell acanthoma)

透明细胞棘皮瘤又称为苍白细胞棘皮瘤(pale cell acanthoma),多半发生于40岁以上的人。

【症状】典型损害是有点湿润的淡红色至鲜红色或棕色卵圆形丘疹或结节,表面略结痂或半透明,周围有细屑,多半是一个,直径为1~4cm,轻微外伤后易出血,临床表现与化脓性肉芽肿类似(图39-40)。最常发生于小腿的前侧或后侧,偶然出现于股部或腹部,缓慢发展,不引起自觉症状。本病也可继发于表皮痣、蚊虫叮咬或外伤后。

【病因】有学者认为它是一种炎性表皮增生,错构瘤或脂溢性角化病的一种亚型。绝大多数学者认为本病是一种良性肿瘤,但其细胞来源仍有争议。

【组织病理】组织变化是角化不全及棘层肥厚,棘层细胞是细胞核正常的水肿性苍白色细胞,

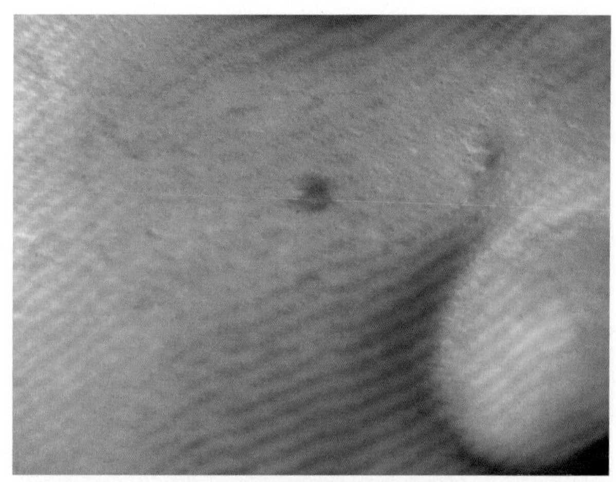

图 39-40 透明细胞棘皮瘤

由PAS染色法证明胞质内含有糖原,而基底细胞层正常。表皮内及表面结痂中可有散在的中性粒细胞,肿瘤下方的真皮内有炎性浸润及血管扩张。

【治疗】损害可切除或由电灼法毁去,发生于面部的损害最好由刮匙刮除,液氮及激光也可应用。

毛发上皮瘤(trichoepithelioma)

毛发上皮瘤又称为囊肿性腺样上皮瘤(epithelioma adenoids cysticum),是多个坚实丘疹,呈淡黄、淡红或正常皮色,一般地对称发生于面部中央及前额。

【症状】损害是小米至豌豆大的圆形或卵圆形坚实丘疹,往往是正常皮色,或略带淡黄或淡红色,有的半透明而像粟丘疹,表面光滑,有蜡样光泽,也可有毛细血管扩张,有的损害中央略微凹陷,边界清楚。

损害多半开始出现于青年时期。数目不定,几个甚至上百个,面部损害的特点为沿鼻唇沟对称分布的大量丘疹,这些丘疹独立而不融合,逐渐发展到一定程度后就固定不变(图39-41)。

皮损一般只发生于面部,往往对称地密集于眼皮、鼻根、颊部、前额及颏部,偶然发生于颈部、乳房、头皮、上肢、躯干上部或别处。孤立性毛发上皮瘤(solitary trichoepithelioma)很少见,也最常发生于面部,偶然见于别处(图39-42)。皮损永久存在,既不溃破,也不引起自觉症状,临床无特征性。圆柱瘤、粟丘疹或汗腺瘤偶然并发。本病损害偶然演变成基底细胞癌。

【病因】毛发上皮瘤起源于毛母质细胞,因此又称为毛母质细胞瘤(trichoblastoma),是指完全向

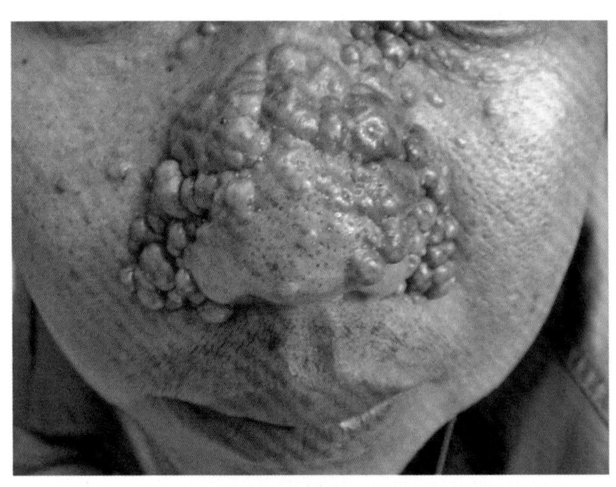

图 39-41　毛发上皮瘤

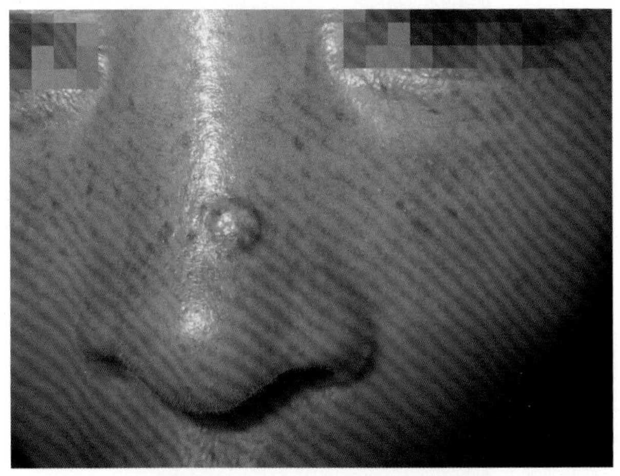

图 39-42　孤立性毛发上皮瘤

毛球分化的肿瘤。毛发上皮瘤被认为是毛母质细胞瘤的变异型。可有家族史而被认为常染色体显性遗传,而孤立性毛发上皮瘤似乎和遗传无关。

【组织病理】 真皮内有多个角质囊肿及成群成团并有清楚边界的细胞群,囊肿内含有完全角化的物质或胶状物质。囊肿壁是一层扁平的嗜碱性粒细胞,在角质囊肿及囊肿周围的细胞内可以有些色素颗粒,囊肿物质可以钙化。除角质囊肿外,还有成团成条的细胞群,和毛囊的外毛根鞘细胞相像,细胞群有清楚的边界,外缘的细胞排列成栅状。

毛发上皮瘤和角化性基底细胞癌的组织变化几乎无法区别,需根据临床表现做出不同的诊断。

孤立性毛发上皮瘤的组织内如无大量的角质囊肿和不成熟的毛乳头,应该认为是角化性基底细胞癌。

【鉴别】 组织变化虽似角化性基底细胞癌而临床表现不同,仅孤立性毛上皮瘤鉴别较难,但孤立性毛上皮瘤的临床表现及组织变化和基底细胞癌有所不同。要鉴别的还有结节性硬化病的皮损、粟丘疹、汗腺瘤尤其眼睑汗腺瘤。

【治疗】 分期分批施行二氧化碳激光、电干燥法或液氮的冷冻疗法可使损害不太明显,而且不形成明显的瘢痕。磨削术适用于损害浅小且多的患者,可改善患者的容貌。

毛囊瘤
(folliculoma,trichofolliculoma)

毛囊瘤又称为毛囊痣(hair-follicle nevus),是一个孤立小瘤,通常发生于成人面部及耳郭周围,偶尔多发,有时开始出现于幼年时期。

初起的损害很小,以后渐渐变大,成为豌豆大或更大的半球形肿瘤,表面皮肤正常或略呈苍白色。著者所见一例的损害有弹性,中央有个小孔,由孔内不断地长出棉花状白色细丝,容易用手拔出,以后又渐长出。

在病理组织方面,真皮内有个巨大而扭曲的"原发性"毛囊,其中充满着角质物,中央有一根没有毛髓质的细毛;"原发性"毛囊附近有皮脂腺。在这毛囊的附近有很多"继发性"毛囊,这些毛囊较小,中央往往有根细毛,附近常有皮脂腺。小群皮脂腺细胞可以埋藏在继发性毛囊壁内。真皮内有大量成纤维细胞。

毛母质瘤
(pilomatricoma,pilomatrixoma)

毛母质瘤,又称为钙化上皮瘤(calcifying epithelioma),毛囊漏斗部毛母质瘤、毛囊漏斗毛母质囊肿,女性发病率较高,可发生于任何年龄。

【症状】 损害是个孤立的坚硬肿瘤,直径一般0.5~5cm,极少超过12cm,通常发生于面部或上肢等处真皮下部或皮下脂肪内并和表皮粘连(图39-43),皮肤表面正常,生长缓慢,以后可以溃破。

【组织病理】 在结缔组织间,有密集成群的嗜碱性粒细胞,这些细胞的细胞核是圆形或椭圆形,染色很深,而细胞质不多,细胞边界也不明显,所以细胞核像是密集在一起,和基底细胞癌细胞有点相似。另有一类细胞染成淡红色,有清楚的边界,而中央的细胞核不能明显染色,这类细胞被称为"影子细胞",是毛母质瘤的特征性改变。在早期时,损害内有较多的嗜碱性粒细胞团;到晚期时,若干嗜碱性粒细胞逐渐变成"影子细胞"。此外,组织内常有些角质细胞,"影子细胞"附近常有异物巨细胞反应;

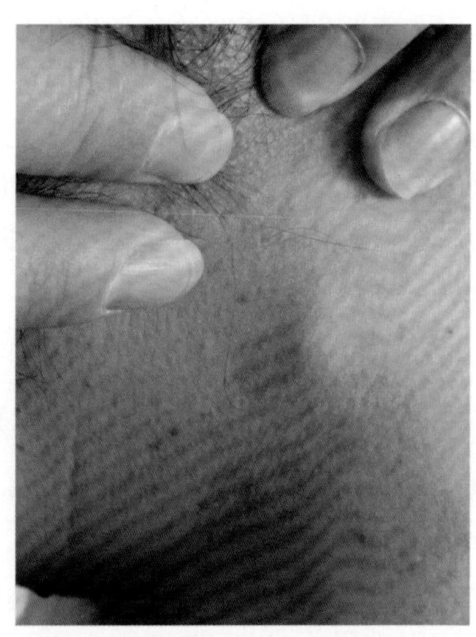

图 39-43 毛母质瘤

偶然有黑色素存在(图 39-44)。钙质沉着往往成片出现于"影子细胞"区内,也可以是发生于"影子细胞"细胞质中的钙质细粒,有时发生骨化。

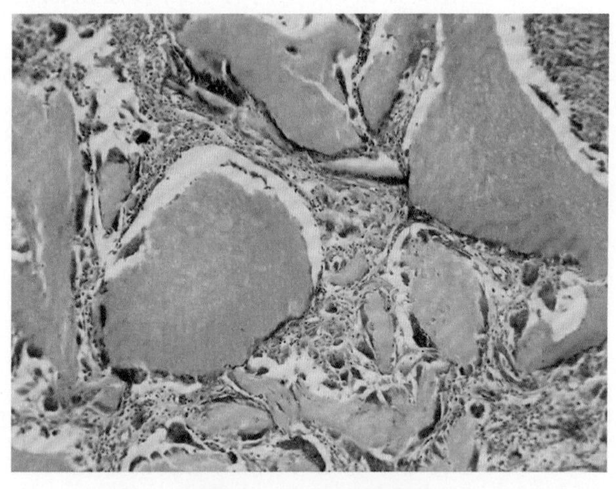

图 39-44 毛母质瘤病理

【治疗】 治疗方法是外科切除。

毛鞘瘤
(trichilemoma, tricholemoma)

毛鞘瘤往往是一个小丘疹,通常发生于面部,特别易见于鼻部及颊部,常被误认为寻常疣或基底细胞瘤,偶然不止一个。

毛鞘瘤起源于外毛根鞘细胞,或是向这些细胞分化的良性肿瘤,细胞含有糖原而呈浅淡颜色或透明。孤立毛鞘瘤有小叶状结构,除了大量透明的细胞外,中央常有毛囊结构并接近表皮。孤立或多个毛鞘瘤可为毛囊漏斗部肿瘤。真皮浅部有成群的上皮细胞,和表皮平行并接近或连接表皮,瘤细胞群外围细胞排列成栅状,内部的细胞浅淡或透明,若干分化程度不定的小毛囊由瘤细胞群向下方延伸。

增生性毛鞘肿瘤
(proliferating trichilemmal tumors)

增生性毛鞘肿瘤又称为增生性毛发肿瘤(proliferating pilar tumor)或增生性表皮样囊肿(proliferating epidermoid cyst),是和表皮粘连的小结节(图 39-45),多半发生于老年女性的头皮及颈后,如果皮损迅速扩大,考虑恶变可能,可以起区域性转移,称为恶性增生性外毛根鞘瘤。

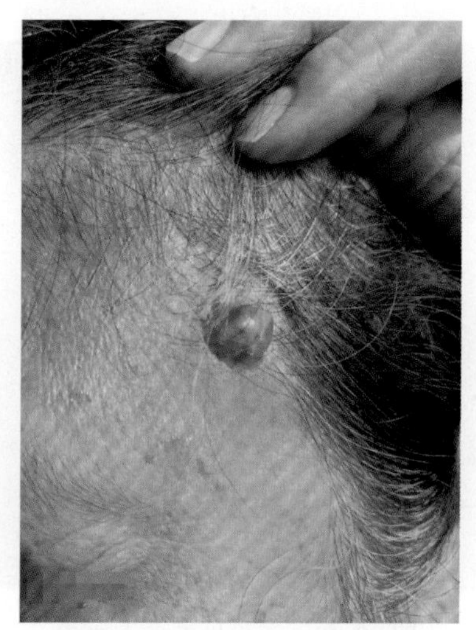

图 39-45 增生性毛鞘肿瘤

本病起源于外毛根鞘细胞,细胞质染色浅淡,细胞聚集成巢状,周边为栅状排列的柱状细胞,外围是 PAS 阳性的膜状物。细胞巢之间有空隙,大小及形状不定,含有角质物,可有钙盐沉着。个别瘤细胞角化,或有角株形成而需和鳞状细胞癌区别。

毛盘瘤(trichodiscoma)

毛盘瘤罕见,属于错构瘤,多发于成年人,其损害是很多的甚至数以百计的丘疹,分布于面部、躯干及四肢,丘疹扁平或是圆顶形,直径 1~5mm,呈正常皮色,长期存在而可多年不变,不引起自觉症状。有时可与多发性纤维毛囊瘤或软纤维瘤并发,称为伯特-霍格-杜布综合征。组织变化是真皮内伴有毛囊的一团物质,含有很多血管及神经末梢,血管壁有若干 PAS 阳性小层,毛囊附近的基质含有丰富的透明质酸。

表皮样囊肿(epidermoid cyst)

表皮样囊肿又称为表皮囊肿或角蛋白囊肿(keratin cyst),以往常称为皮脂囊肿(sebaceous cyst)或粉瘤,实际上起源于毛囊而不是皮脂腺。一个或多个柔韧或坚实的球形肿瘤逐渐扩大,皮肤表面渐渐隆起,中央有扩大的毛囊孔。

【症状】 损害是真皮的一个或多个坚韧结节,可以用手指推动,逐渐扩大,直径可达0.5~5cm。皮肤逐渐隆起而呈圆顶形,表面光滑,有时因下方肿瘤的挤压而紧张或轻微萎缩,隆起的皮肤中央有一个扩大的毛囊孔,推动肿瘤时,就可显出该孔处皮肤凹陷成点状小坑。有时,扩大的毛囊口含有一个黑头粉刺,挤压出乳酪或白蜡样泥状物(图39-46,图39-47)。

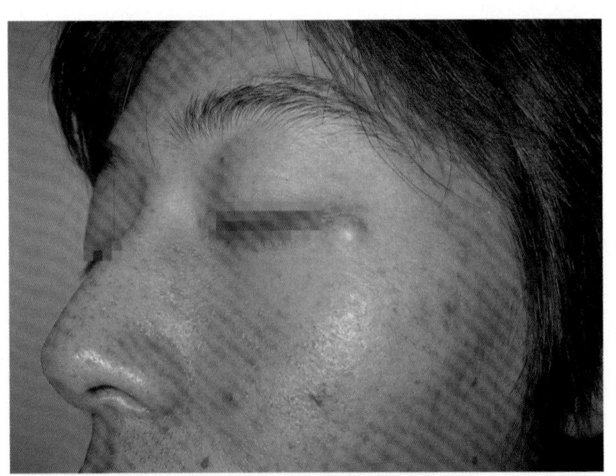

图39-46 表皮样囊肿(一)

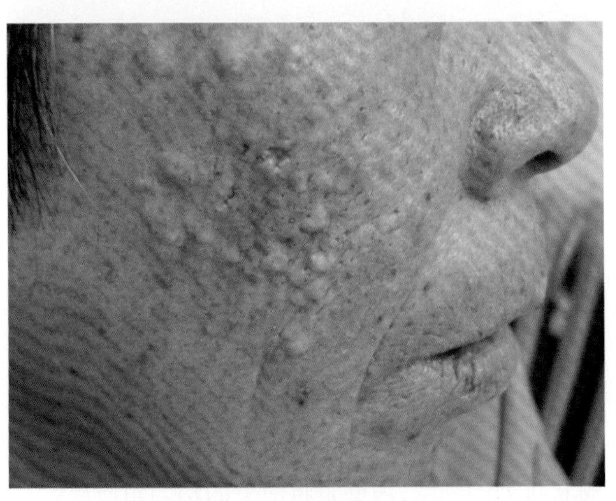

图39-47 表皮样囊肿(二)

表皮样囊肿是最常见的皮肤囊肿之一,往往在青年时期发生,有的患有严重的寻常痤疮。损害多半发生于面部、颈部及躯干,长期存在,不引起自觉症状,常因继发性感染而发炎,以后可以化脓而溃破,感染后常和附近组织粘连,极少数损害可发生鳞状细胞癌。

加德纳综合征(Gardner syndrome)是常染色体显性遗传的疾病,皮肤有多个表皮样囊肿,往往发生于头皮及面部真皮、皮下组织或腹腔可有纤维瘤。另一表现是肠息肉,最常发生于大肠,容易恶变成腺癌。此外,颅骨等处可发生骨瘤病。如因外伤所致的表皮囊肿,可称为外伤性表皮囊肿,多发生掌跖部位。

【组织病理】 囊肿埋藏在真皮内,可达真皮深处和皮下组织,囊肿壁的细胞类似毛囊漏斗部的上皮,有几层鳞状细胞,内壁为含有角质透明颗粒的颗粒细胞。日久以后,囊肿壁萎缩,甚至只有1~2层扁平细胞。囊肿的内涵物是排列为多层的角质物。有继发性感染时,囊肿的附近有炎性浸润(图39-48)。囊肿如果破裂,囊肿内角质物进入真皮后,将引起异物反应而有多核巨细胞等细胞浸润,囊壁不完整,残余的囊肿壁可有假癌性增生。

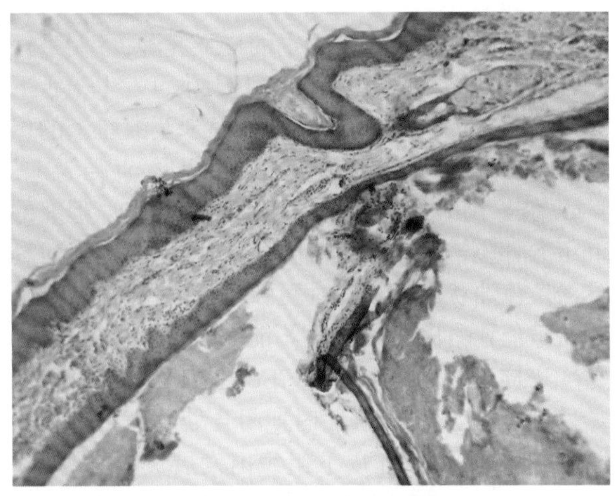

图39-48 表皮样囊肿病理

【治疗】 囊肿容易被摘除,可用刀尖在隆起处划破成一小口,有时仅用活检钻在圆顶形损害的顶部中央钻一个小孔,就可轻易地用手指将囊肿从切口或小孔挤出。因继发性感染而化脓时,可切开引流及应用抗生素,感染消退后,附近组织往往和囊肿粘连而不易摘除,此时常需要切除,或是将附近组织分离后将囊肿壁完全清除,否则以后容易复发。

毛发囊肿(pilar cyst)

毛发囊肿又称为毛鞘囊肿(trichilemmal cyst)，临床表现和表皮样囊肿十分相似，以往都常称为皮脂囊肿或粉瘤。

毛发囊肿可为一个，也可不止一个。90%的患者损害发生于头皮部位，仅少数患者的损害发生于面部、躯干、四肢或阴囊等处，不像表皮样囊肿多半出现于头皮以外的部位，光滑的隆起表皮中央也常无明显可见的扩大毛囊孔，组织变化也有所不同。

毛发囊肿起源于毛囊中部的毛囊上皮。染色浅淡的囊肿壁曾经被误认为向皮脂腺细胞分化而成，现认为退行的毛囊峡部上皮。构成囊肿壁的细胞没有可见的细胞间桥，外围是栅状排列的细胞。构成内壁的细胞有丰富的细胞质，细胞之间没有界限，也没有像表皮样囊肿的透明角质颗粒，这些细胞可以没有细胞核，或仅有核残余。囊肿腔含有无定形嗜酸性均匀物质，有时有灶性钙质沉着。如果囊肿壁毁坏，将会引起异物反应。

治疗方法和表皮样囊肿相同。也可用粗针头刺破囊肿，然后将液体苯酚1~2ml注入囊肿腔内，轻轻按摩，使药液均匀分布于囊肿内。

皮样囊肿(dermoid cyst)

皮损是硬度及大小不定的皮下囊肿，可发生任何部位，多见于面部尤其眼皮附近，也可发生于舌下及鼻底部，在舌下的是直径为数毫米至数厘米的球形软囊肿。囊肿柔软，呈圆形或卵圆形，直径为1~4cm，在皮下可被推动，不和上方的皮肤粘连，但有的和下方骨膜连接。注射器刺入囊肿后，能抽出酸臭的淡黄色油状液体。有时囊肿较坚，囊肿含有淡白或淡黄色乳酪状物质，因而不能抽出油状液体。

皮样囊肿是先天性的，在出生或婴幼儿时期开始发生，可能起源于胚胎时期闭合处游离出来的上皮细胞，这些细胞在皮下组织内发展成皮样囊肿。但有人认为它是毛囊漏斗部-皮脂腺导管囊肿。

囊肿壁常有表皮附属器，是成熟或近于成熟的皮脂腺、汗腺及毛囊。囊肿内壁是扁平上皮细胞，常有带毛的毛囊伸入囊肿腔内，囊肿腔的内涵物有皮脂及角蛋白，还可有钙质沉着。

囊肿破裂时将引起异物反应。

多发性脂囊瘤 (steatocystoma multiplex)

多发性脂囊瘤又称为皮脂囊肿病(sebocystomatosis)。损害是多个半球形囊肿，和上方的表皮粘连，由豆粒至指头或杏子大，直径一般不超过2cm，多半发生于前胸、背部、面部、四肢及阴囊等处而不常见于头皮，呈正常皮色、淡青或淡黄色(图39-49)，发生于阴囊的常为多个黄白色结节，无继发性感染时不引起任何自觉症状，长期存在而无变化(图39-50)。较大的囊肿可较柔软，往往含有无臭的糖浆样淡黄色油液，可由注射器抽出。有的囊肿较坚实，切开时可见白色乳酪状物质。

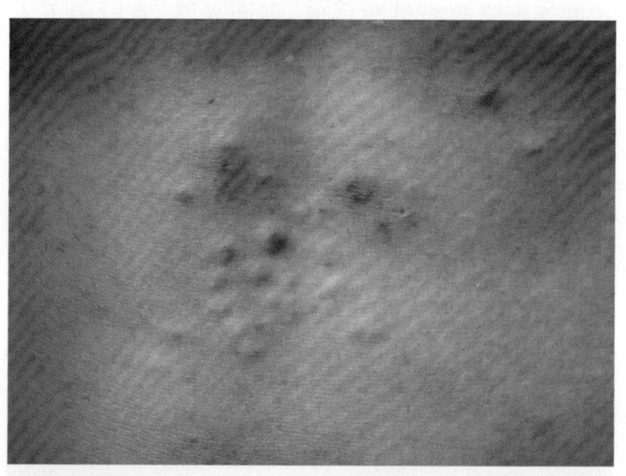

图39-49　多发性脂囊瘤(一)

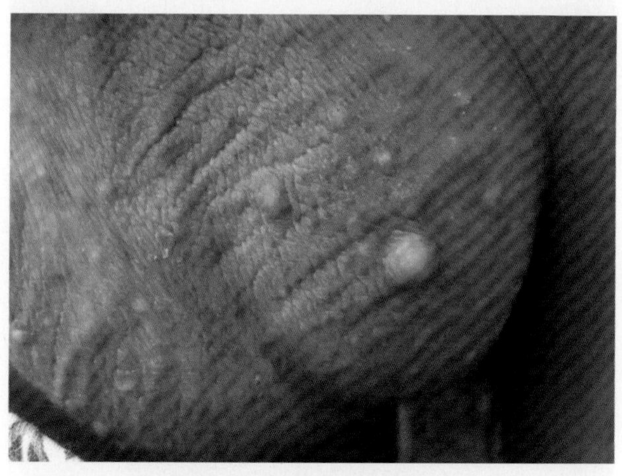

图39-50　多发性脂囊瘤(二)

本病多半在20岁左右开始发生，也可出现于婴幼儿时期，有的有家族史。

本病被认为皮脂腺导管囊肿。囊肿壁是由数层上皮细胞构成并折成皱褶。有的部分很薄，只有1~2层或2~3层扁平细胞，有的部分较厚并不规则地伸入囊肿腔内。细胞间没有细胞间桥，外周是栅状排列的细胞，内壁是将消失的均匀角质层。

囊肿壁内或其附近常有扁平的皮脂腺小叶。有时部分囊肿壁像毛囊似地陷入附近的基质内，其中甚至有毛干，可见囊肿壁的毛囊状凹陷处起于毛的外根鞘。PAS染色显示囊肿壁含有糖原。囊肿腔的内涵物主要是嗜酸性染色均匀的无定形皮脂，可有少许角质细胞及成团细毛（图39-51）。

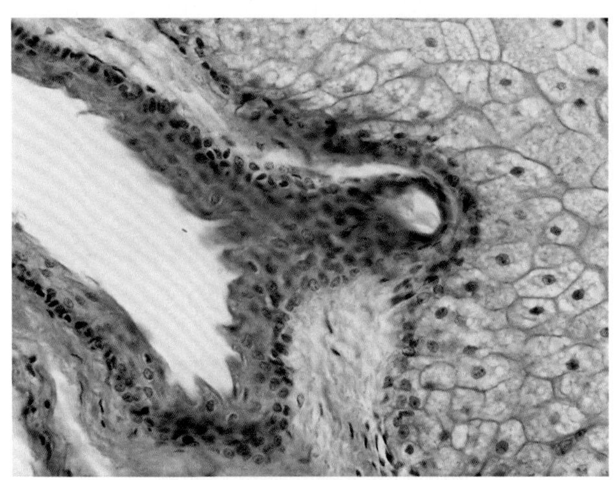

图39-51 多发性脂囊瘤病理

粟丘疹（milium）

损害是多个白色或黄白色坚硬小丘疹，表面光滑，直径仅1～2mm而像粟粒，因而称为粟丘疹，通常发生于面部尤其眼皮及眼部下方，也可出现于颊部、额部或颞部，有时可见于阴茎、阴囊、龟头及小阴唇内侧等外生殖器部位，不发炎，不溃破，不扩大，也不消失，无任何自觉症状（图39-52，图39-53）。

多数患者是中年妇女。少数损害可出现于婴儿的面部，尤其常见于唇部及颞部。新生儿也常有散布或密集的粟粒大白色丘疹而称先天性粟丘疹

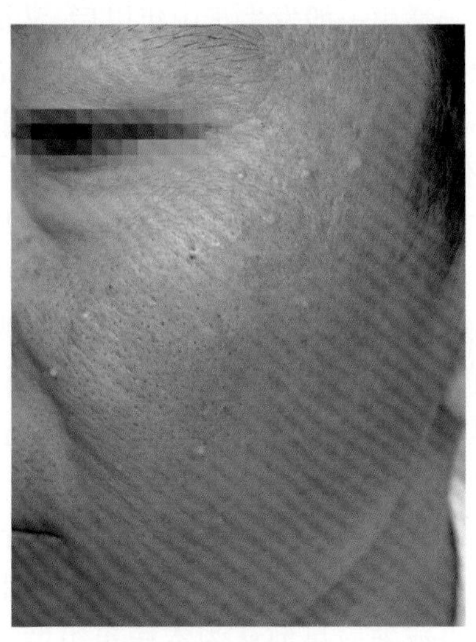

图39-52 粟丘疹（一）

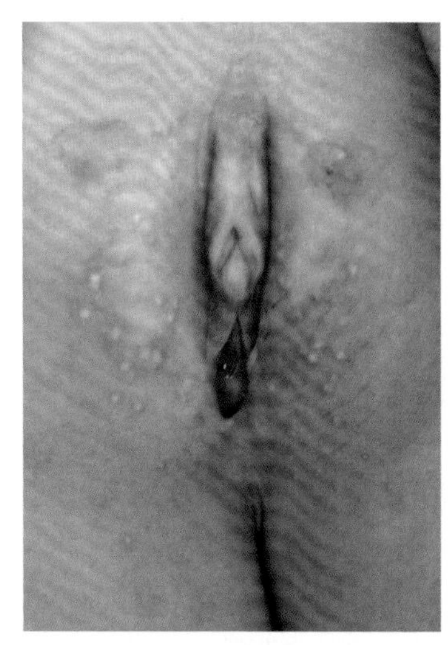

图39-53 粟丘疹（二）

（congenital milium），可发生于任何部位，婴儿及新生儿的损害在数月后自然消失。

粟丘疹是小型且浅部的表皮样囊肿，可起源于毳毛毛囊的外根鞘。粟丘疹样小囊肿除常见于新生儿外，也可发生于萎缩性大疱性表皮松解症、天疱疮、迟发性皮肤卟啉症、先天性外胚叶缺损，有时出现于磨削术等外伤处或大疱性类天疱疮等大疱或水疱性损害已愈的部位及某些瘢痕内，这些继发的粟丘疹可由于毛囊口先天或后天地堵塞，从而引起潴留性囊肿而不是真正的粟丘疹。

粟丘疹的组织变化和表皮样囊肿相同，但囊肿较小，位于真皮的浅部（图36-54）。

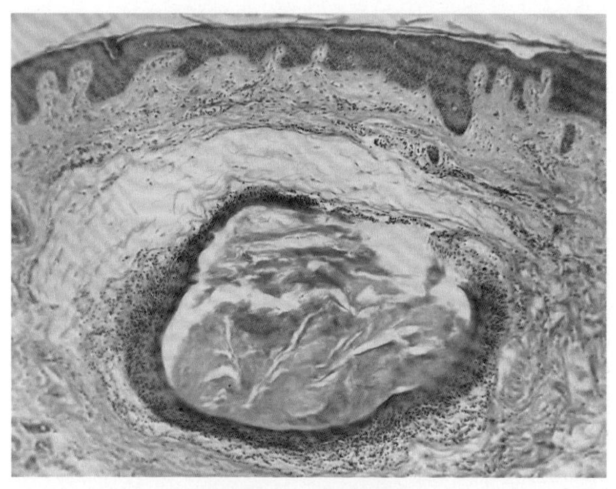

图39-54 粟丘疹病理

粟丘疹往往不需治疗。发生于面部而影响美观时可用针尖挑破表皮，就能挑出坚硬的角质粒状物。国外文献报道外用维A酸及口服维A酸治疗本病可取得较好的疗效。

皮脂腺痣(naevus sebaceous)

皮脂腺瘤比较多见，通常在出生时就有，损害是边界清楚但不规则的痣状隆起物，表面可有柔韧的颗粒而凹凸不平并为皮脂痂所覆盖，揭除皮脂痂后，可见损害呈黄褐到淡红褐色，并有扩大的毛囊孔。损害一般是一片，大小不定，直径约数厘米，最常见于头皮部位，患处没有头发(图39-55，图39-56)。这种疣状损害也可发生于颞部、额部或背部等其他部位(图39-57，图39-58)，长期存在而无变化，偶然伴发乳头性汗腺腺瘤、大汗腺瘤或角化棘皮瘤，也有基底细胞癌发生于患处的报告。

在婴幼儿时期，皮脂腺痣的主要组织变化是角化过度及乳头瘤性增生，还有发育不完全的毛囊和皮脂腺。到成年时期，真皮有很多成熟或几乎成熟的皮脂腺，下方往往有成群的大汗腺。

切除术、刮除术、液氮、电干燥法及化学腐蚀药都可酌情应用。

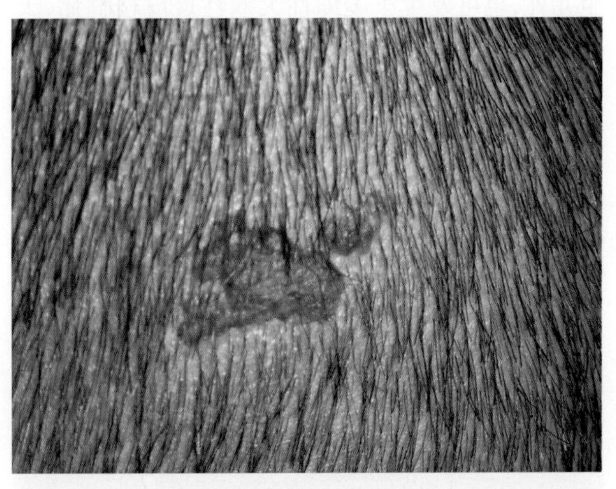

图39-55　皮脂腺痣(一)

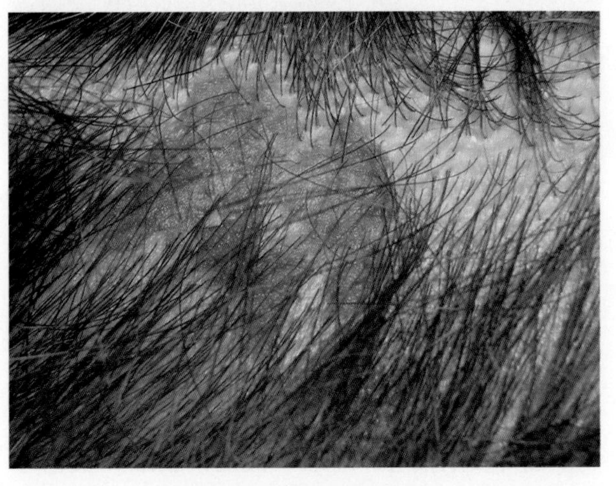

图39-56　皮脂腺痣(二)

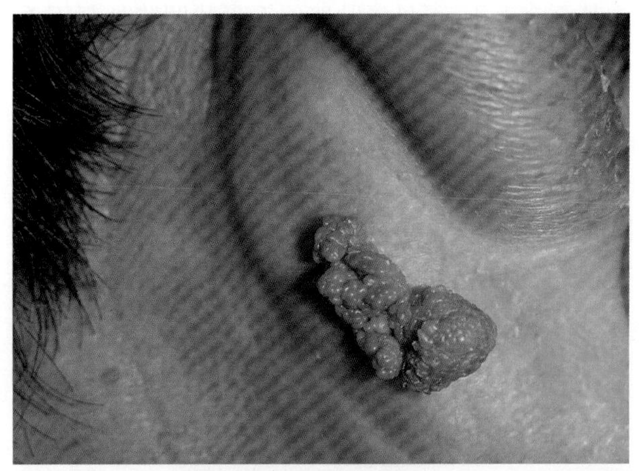

图39-57　皮脂腺痣(三)

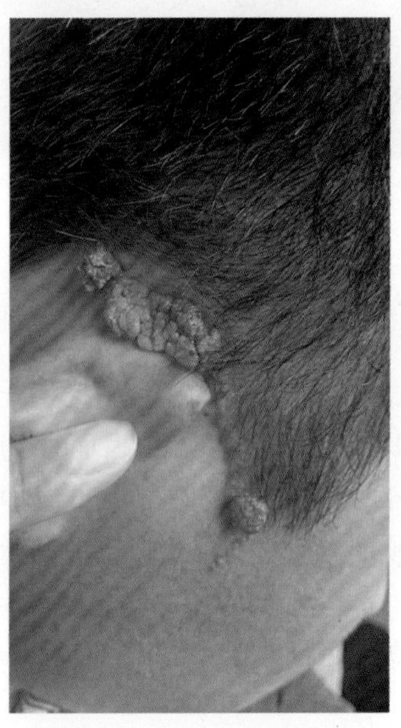

图39-58　皮脂腺痣(四)

皮脂腺增生(sebaceous hyperplasia)

皮质腺增生一般发生于中年以后，又被称为老年皮脂腺瘤(senile sebaceous adenoma)或老年皮脂腺增生(senile sebaceous hyperplasia)。皮脂腺显著增生，但不是腺瘤。

损害是一个或多个扁平圆顶小丘疹，呈淡黄色或奶油色，直径为2~5mm，中央往往略微凹陷而成脐状，边缘呈多边形而不规则，通常不规则地分布于前额(图36-59，图36-60)、眶下方及颞部，有时误诊为早期基底细胞癌。有的患者并发酒渣鼻及皮脂溢出。

组织变化主要是一个或几个皮脂腺特别肥大，皮脂腺分成很多小叶而像成串的葡萄，皮脂腺细胞成熟或近乎成熟。目前认为本病单组增生的皮脂腺小叶数量大于15个，而小于15个可能为正常皮

者的家族也易发生瘢痕疙瘩。

有的人外伤后很容易发生瘢痕疙瘩，尤其烧伤及烫伤后容易发生，甚至蚊虫叮咬、种痘、皮下注射、外科切口，撞击、外用腐蚀药或发疱剂等轻微损伤也可引起瘢痕疙瘩出现。寻常狼疮、皮肤瘰疬、痤疮、纹身、带状疱疹或梅毒性溃疡等皮肤病患处发生瘢痕疙瘩的也不少见。有的患者没有外伤及瘢痕，瘢痕疙瘩像是发生于完全正常的皮肤上，被人称为“真性”“自发性”瘢痕疙瘩，实际上，患处往往已经有过蚊咬、抓破、擦伤或挫伤之类微小而易忽略的外伤，或患处的毛囊及皮脂腺已有慢性炎症。

瘢痕疙瘩的发生可和常染色体显基因有关。由于胶原酶(collagenase)先天地不足，外伤等机械性刺激可使纤维细胞生成不正常的大量胶原纤维。局部组织张力也是瘢痕疙瘩形成的重要因素之一。

【组织病理】 在真皮内，结缔组织非常浓密，边界也很明显，成结节状增生，在发生不久的的损害中，结缔组织细胞很多，日久以后，结缔组织较密而细胞减少，这些结缔组织细胞呈卵圆形，纤维束很粗很厚，都是成熟的胶原纤维，其间夹杂着血管，而弹力纤维几乎完全没有。在真皮的最上部，有一层正常的结缔组织将表皮和瘤性纤维组织分开。

皮脂腺、汗腺、毛囊及平滑肌皆被挤到结缔组织附近而逐渐萎缩。

【鉴别】 瘢痕疙瘩诊断较易，但常被认为是肥厚性瘢痕的别名，由机械性损伤后皮肤的结缔组织过度增生而成，有相似的临床表现和组织变化。

一般认为肥厚性瘢痕仅是一种瘢痕而不是一种疾病，多半出现于外科手术切开皮肤处，红色硬索状隆起逐渐发生于切口愈合处区域，但不像瘢痕疙瘩不规则地扩展到远离外伤后瘢痕处，也不引起痒痛等自觉症状，经过半年或一年左右即可自然消平，切除肥厚性瘢痕后也不像瘢痕疙瘩于切除后容易复发及迅速扩展。

【治疗】 外伤后易发生肥厚性瘢痕的人，在日常生活中应尽量避免各种外伤。如果只用简单的切除术、腐蚀法或电干燥法治疗本病而未采取其他措施，以后可迅速复发并常加重，应该尽量避免手术切除。手术切除可以联合放射疗法预防瘢痕切除后的复发。

糖皮质激素类可以促使增生的纤维消失，通常用曲安西龙混悬液(每毫升含 10mg)与等量的 2% 利多卡因注射液混合后用无菌注射器注射入损害内，或用注射器的细针头在水平方向注射入表皮下方及紧密结缔组织之间的松弛处，范围太大时可分区注射，每 2 周一次，每次总量不应超过 2ml，如果注射量太大、注射间隔太短或次数太多，都容易引起注射处发生萎缩。

皮肤纤维瘤(dermatofibroma)

皮肤纤维瘤是表皮下方的纤维性坚硬结节，曾称为硬纤维瘤(fibroma durum)、单纯纤维瘤(fibroma simlex)、豆状皮肤纤维瘤(dermatofibroma lenticulare)、结节性表皮下纤维变性(nodular subepidermal fibrosis)等。

“纤维型”皮肤纤维瘤是由大量的成熟及未成熟的胶原纤维束构成，而成纤维细胞不太多。另一方面，“细胞型”皮肤纤维瘤有大量的成纤维细胞，曾经误称为组织细胞瘤(histocytoma)，胶原纤维束较少，皮肤纤维瘤内有增生的毛细血管及内皮细胞时被称为硬化性血管瘤(sclerosing hemangioma)。

【症状】 损害通常仅是一个，有的不止一个，一般不超过 6 个，初起时为米粒大小或直径约数毫米的结节而与表皮粘连，以后渐渐扩大，直径可达 1cm 或数厘米，表面略微隆起。

结节坚硬，皮肤表面的颜色正常或呈淡红、淡黄或淡褐甚至青黑色，一般没有自觉症状(图 39-67)。

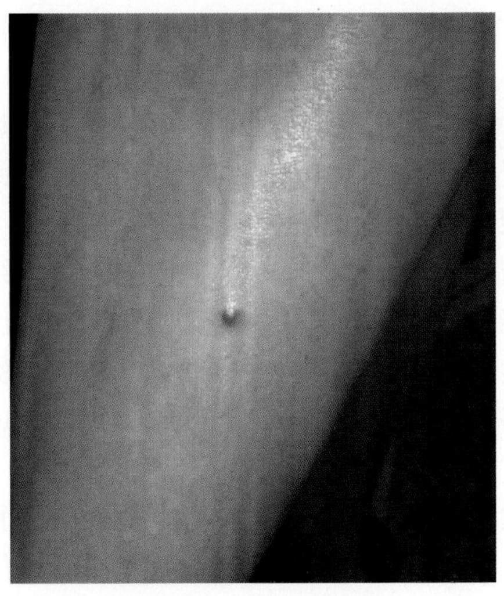

图 39-67　皮肤纤维瘤

损害多半发生于 20～50 岁的成人，但也可发生于儿童，往往发生于下肢、肘部附近或躯干的两侧，多有昆虫叮咬史或外伤史，发展至一定程度后就不再改变，以后也不恶变。本病无遗传倾向。

【组织病理】皮肤纤维瘤的组织变化是“纤维型”或“细胞型”，是由不同比例的成纤维细胞、幼稚及成熟胶原纤维所构成(图 39-68)。

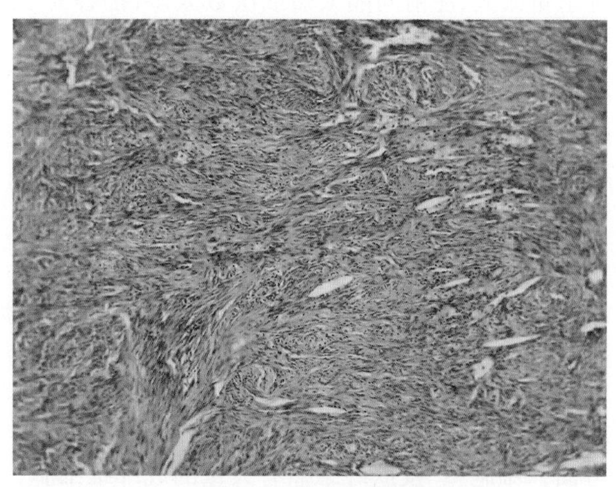

图 39-68 皮肤纤维瘤病理

“纤维型”皮肤纤维瘤含有大量的胶原纤维及更多的幼稚胶原纤维，还有不少的成纤维细胞，瘤的外围没有包膜，附近正常组织的胶原纤维可以伸入瘤体，瘤体和上方的表皮间有一条含有正常纤维组织的带状区而互相隔开，瘤体下缘有清楚的界限，可达真皮深处甚至皮下组织内，胶原纤维束错综交织，不规则地成束或散列，而散乱的幼稚胶原纤维可染成淡蓝色，和成熟的胶原纤维束自由连接。

“细胞型”皮肤纤维瘤有大量成纤维细胞及散布而不成束的少数胶原纤维，在电镜下可见成纤维细胞含有类脂质及含铁血黄素，而不是由附近正常组织侵入瘤体的组织细胞吞噬这些物质，因此以往称此型为组织细胞瘤是不正确的。

瘤体内毛细血管有内皮细胞增生，成纤维细胞可围绕血管而成漩涡状，附近可有灶性出血，皮肤纤维瘤内尤其“细胞型”瘤体内成纤维细胞所含脂质较多时可呈泡沫状，甚至可像图顿(Touton)巨细胞。

皮肤纤维瘤的表皮正常或因瘤体压迫而萎缩，但也可角化过度及棘层肥厚。基底层的黑色素可以增多，容易被误诊为脂溢性角化病、毛母质瘤或基底细胞癌。

【鉴别】应与瘢痕疙瘩、幼年黄色肉芽肿、透明细胞棘皮瘤、纤维肉瘤及黑素瘤等鉴别。

【治疗】本病为良性病变，预后良好，一般不需要治疗，影响美容者可手术切除。

黏液样囊肿(myxoid cyst)

黏液样囊肿又称为假黏液性囊肿(pseudo-mucinous cyst)或指部黏液囊肿(digital mucous cyst)，而滑液囊肿(synovial cyst)及甲周腱鞘(periungual ganglion)等名称认为不恰当已经很少再用。

【症状】损害是一个柔韧的半球形结节，直径约 1cm，通常发生于一个手指的背侧而介于甲根部位和末端关节面之间，偶然发生于足趾的背侧，通常仅是一个，偶然是 2~3 个。表面皮肤完全正常，或因长期压迫而变薄。用手指触摸时有波动感，用注射器针头刺入后，能抽出甘油状透明液体，同时，结节缩小，不久后恢复原状。损害无限期地存在，自然消失的极少(图 39-69，图 39-70)。

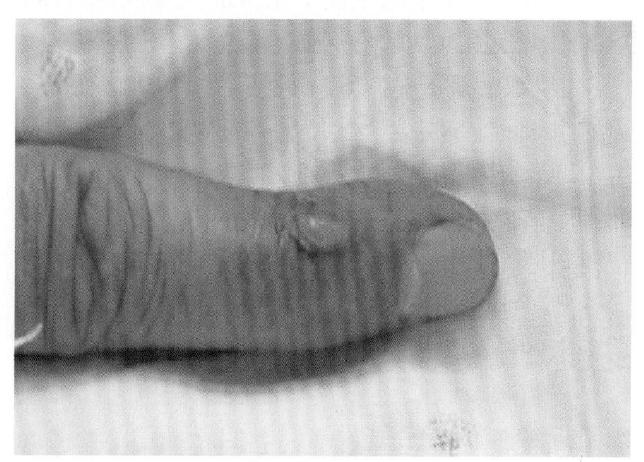

图 39-69 黏液样囊肿(一)

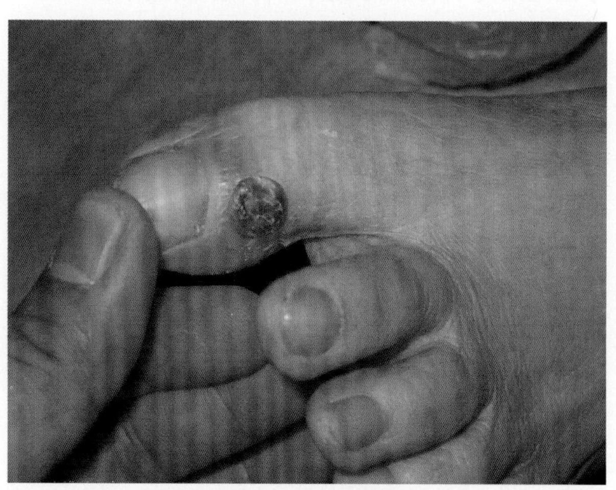

图 39-70 黏液样囊肿(二)

【病因】以往，本病被认为是关节囊的一种变性囊肿，或关节附近发生黏液变性的纤维瘤，还有人认为囊肿的黏液和指关节腔相通。目前，一般认为黏液样囊肿的形成是由于真皮的纤维组织增生，或纤维细胞产生过多的透明质酸，而不是只产生少量胶原。

【组织病理】 在皮损早期，真皮内有大量黏蛋白所致的空隙，以后黏蛋白汇聚成囊腔，成为真皮及皮下组织一个充满黏液的囊肿，囊肿壁是由结缔组织构成。

【治疗】 黏液样囊肿可被切除，但损害和附近正常组织没有明显界限，常难彻底施行切除术，极易复发。较简便的疗法是用注射器抽出黏液，然后注入透明质酸酶注射液或糖皮质激素，常用的糖皮质激素，是曲安西龙混悬剂，注射后随即用绷带包扎两周。

阴茎海绵体硬结症
(induratio plastic of penis)

阴茎海绵体硬结症又称为佩伦涅病(Peyronie disease)，阴茎纤维瘤病(penile fibromatosis)，阴茎纤维性海绵体炎(cavernitis fibrosa)。

【症状】 阴茎的海绵体间隔内成纤维细胞增生，大量结缔组织聚集成瘤状硬块而位于阴茎的一侧，阴茎勃起时不能伸直而妨碍性交并可有疼痛。本病慢性经过，最终可使阴茎发生畸形，严重者可有尿道狭窄，排尿困难。

【病因】 病因不清，有学者提出本病的本质是一种炎症过程。著者也曾见到一包茎患者长期患包皮龟头炎，最终合并本病。

【组织病理】 开始为淋巴细胞及浆细胞浸润，而后成纤维细胞增生导致纤维化，偶有发生钙化或骨化者。

【治疗】 早期患者全身应用抗生素是有意义的，患者可服大量维生素 E，也可口服对氨苯甲酸钾，每日 12g，至少连服 3 个月。较可靠的疗法是用醋酸曲安西龙或其他激素混悬液作损害内注射法。

掌跖纤维瘤病
(palmoplatar fibromatosis)

掌跖纤维瘤病中掌部纤维瘤病又称为杜皮特朗挛缩(Dupuytren contracture)。是由常染色体显性遗传，男性患者较多。手掌发生无痛的坚实结节，逐渐发展，增厚的腱膜可成硬条状，往往先侵犯环指或小指，以后波及其他手指，但一般不侵犯拇指，纤维瘤性拘挛可使手指不能伸直。足底可发生相似的结节，腱膜有纤维瘤性增生但不易引起足趾拘挛。掌部和跖部纤维瘤病同时或单独存在。

本病可并发指节垫、跖部纤维瘤病、佩伦涅病、瘢痕疙瘩、肩关节周围炎等，亦可合并癫痫。酗酒及糖尿病患者本病的发病率较高。

肢端纤维角化瘤
(acral fibrokeratoma)

肢端纤维角化瘤又称为获得性指部纤维角化瘤(acquired digital fibrokeratoma)。损害是光滑的角样突起物，呈粉红色，基底的皮肤隆起于皮肤表面。

本病发生于手指，只偶然出现于足趾，容易误诊为皮角、指节垫或畸形指(图 39-71)。组织变化是表皮正常或角化过度及棘层肥厚。损害中心是错综而纵行的胶原纤维束，周围是织成网形的网形纤维及毛细血管(图 39-72)。

在皮肤表面切除皮损后，应灼净基部以防复发。

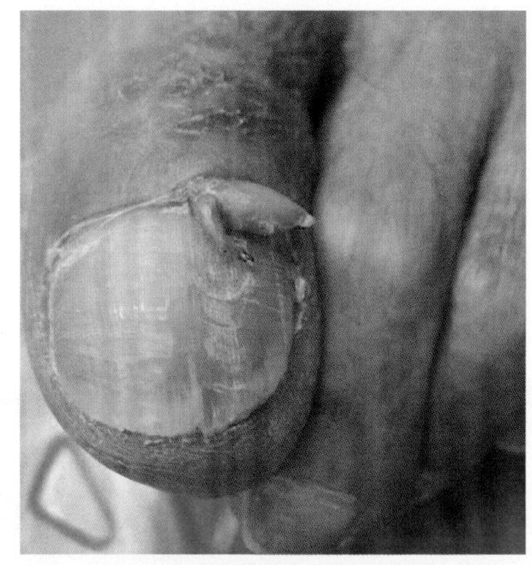

图 39-71　肢端纤维角化瘤

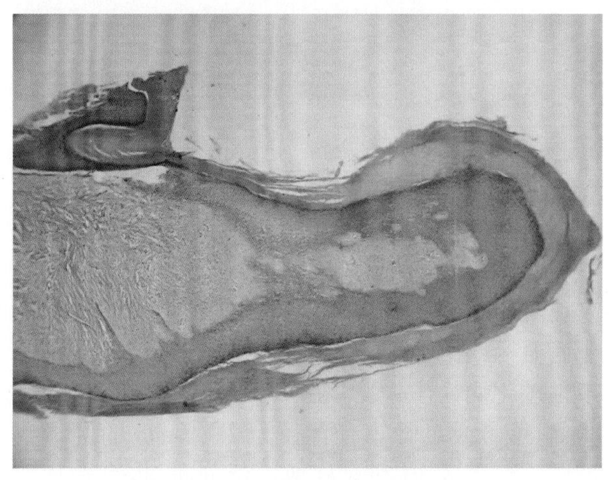

图 39-72　肢端纤维角化瘤病理

结缔组织痣(connectine tissue nevus)

皮损是一个或多个坚实丘疹或结节,由针头至黄豆大,呈淡白色、象牙色、淡黄色、淡褐色或正常皮色,往往成群出现而呈鲨鱼皮状,或带状疱疹似地分布成条状(图39-73,图39-74)。相邻的丘疹或结节可以融合成一片或数片斑块,常见于臂部、躯干及臀部,有时散布于不同部位。呈脂肪瘤分化型的结缔组织痣又称为浅表性脂肪瘤样痣。

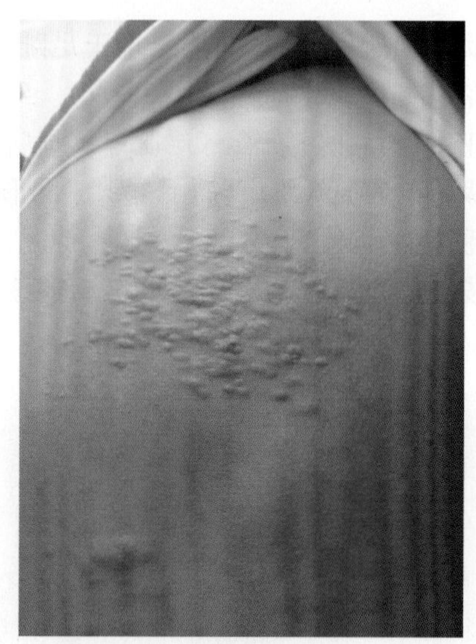

图39-73 结缔组织痣(一)

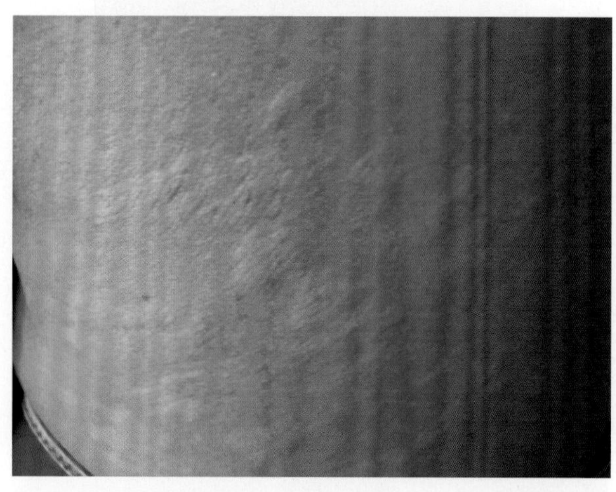

图39-74 结缔组织痣(二)

本病在出生时出现,或在儿童时期发生,有的患者有家族史。有的伴有某些先天性异常,尤其结节性硬化病往往并发。在X线下,有时可见长骨、骨盆、手骨或足骨等有直径为2~10mm的圆形或卵圆形致密区,往往对称地广泛分布,也可聚集而不对称,被称为脆弱性骨硬化(osteopoikilosis)。本病被认为一种先天性疾病或错构瘤。

病理组织中胶原纤维往往增多,有时胶原纤维束肥厚。弹力纤维断裂卷曲,也无钙盐沉积。

本病要和硬化萎缩性苔藓、硬斑病及带状疱疹遗留的肥厚性瘢痕区别。

一般不需要治疗。可施行切除、电灼或冷冻疗法。

皮赘(cutaneous tag)

皮赘又称为软瘊(achrochordon)、纤维上皮息肉(fibroepithelial polyp)、软纤维瘤(soft fibroma),是一种最常见的皮肤纤维性损害。

【症状】 小米至黄豆大或更大的软丘疹或小瘤,最常见于颈部,也称为颈部乳头瘤(papilloma colli)或颈部皮赘。皮赘的数目不定,可以是一个,也可多至百余,发生于眼皮、颈部、躯干或腋部(图39-75)。颈部皮赘是针头到米粒大的柔软小丘疹,和正常皮肤的颜色相同,有的根端较细而成蒂状,多半发生于妇女尤其中年以上的妇女,不引起任何自觉症状。

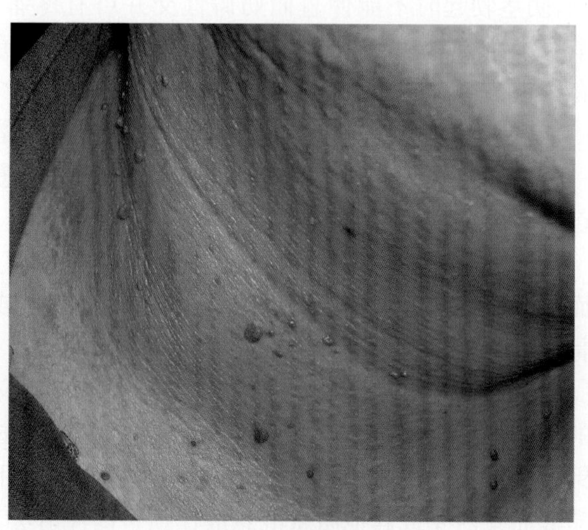

图39-75 皮赘(一)

有些妊娠妇女的颈部背侧或乳房部位发生皮赘,所以也被称为妊娠性软纤维瘤(fibroma molluscum gravidarum),产后就部分或全部消失,也可永久存在或在每次妊娠时变大。

巨大软瘊是柔软的痣状纤维瘤,根端常较细而成蒂状,悬挂在皮肤表面而像柔软的小皮囊(图39-76~图39-78),和正常皮肤颜色相同,没有黑毛,也没有自觉症状,老年人多见,常见于躯干尤其腹部或背部,也可出现于颈部、腋窝或面部,一般仅是一个。

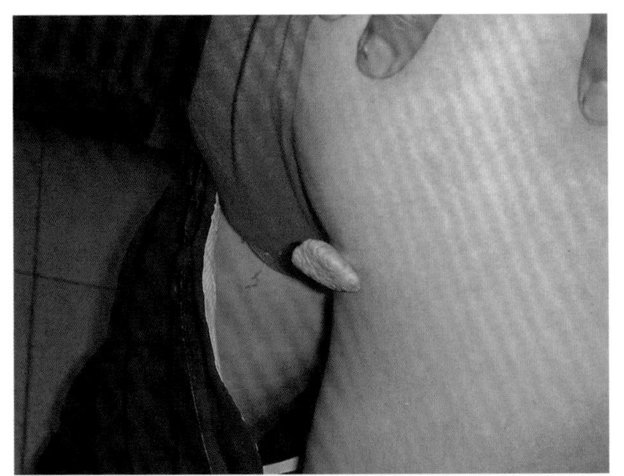
图 39-76 皮赘(二)

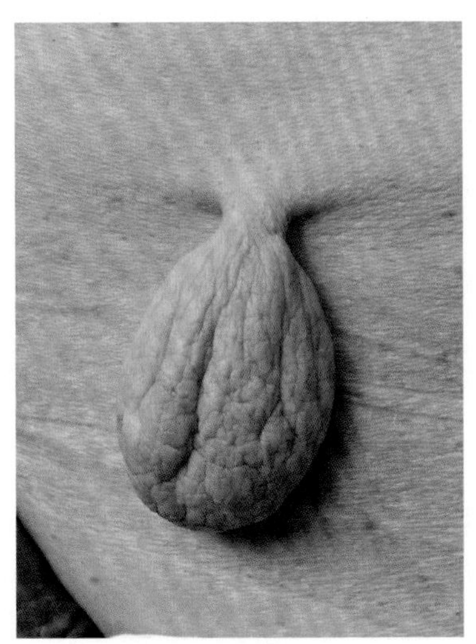
图 39-77 皮赘(三)

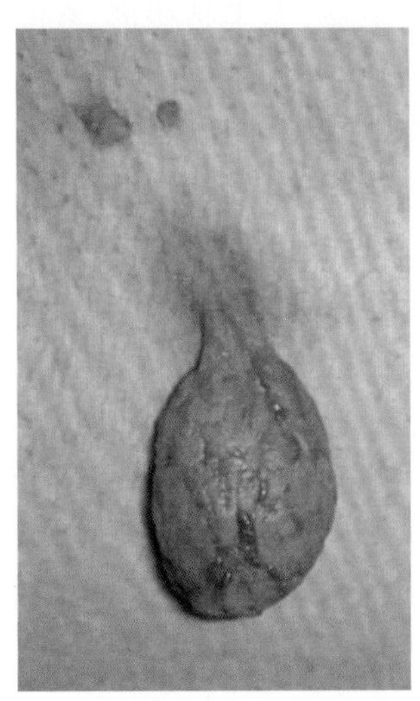
图 39-78 皮赘(四)

【组织病理】 皮赘组织是乳头瘤性增生或棘层肥厚,有时表皮变薄,真皮内结缔组织增多而疏松(图 39-79)。

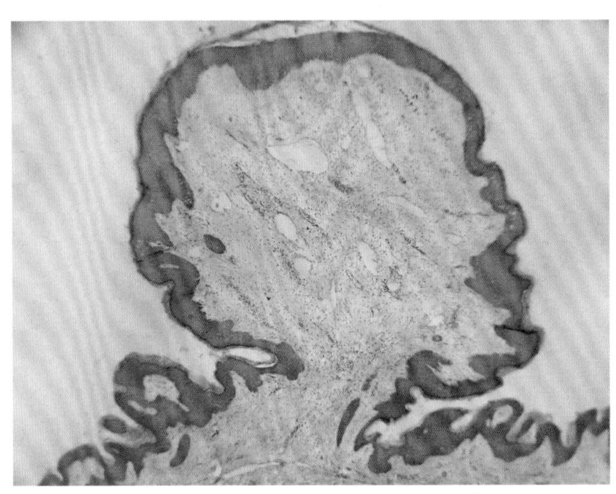
图 39-79 皮赘病理

【治疗】 皮赘可以手术切除,也可以电凝去除。

珍珠状阴茎丘疹
(pearly penile papules)

珍珠状阴茎丘疹是发生于男性青春期后的较常见疾病,中年以后可逐渐消退。

【症状】 珍珠状阴茎丘疹皮损常见于靠近冠状沟的龟头边缘,可见珍珠状与龟头颜色相近似的小丘疹。早期丘疹呈圆顶形,生长缓慢,随着病变的进展可呈锥状,顶端常有绒毛样物质,呈灰白色,擦洗后绒毛可脱落,但数日后仍可形成。每个丘疹为 1~3mm。沿冠状沟排列成行,也可并列 2~3 行。在包皮系带处常有少许不成行的小丘疹(图 39-

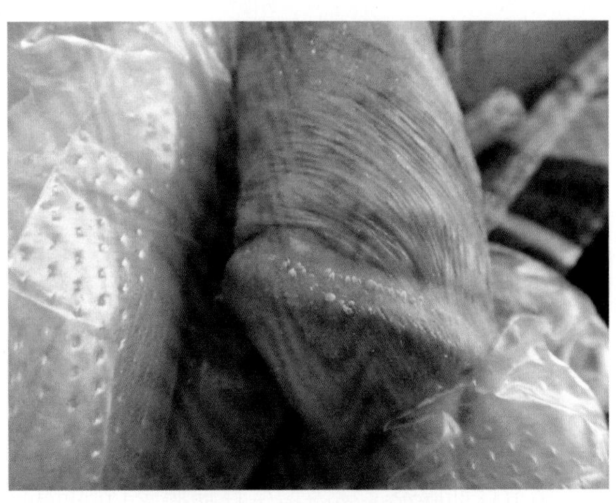
图 39-80 珍珠状阴茎丘疹

80)。相邻的丘疹不相融合,没有自觉症状。

【病因】本病原因不明,曾认为是生理发育上的变异。著者认为本病多发生于频繁手淫者,可能与长期慢性刺激有关,中年后减轻并逐渐消失。

【组织病理】组织变化是一团正常结缔组织并有丰富的血管,外围是较密的结缔组织及少许淋巴细胞,上方表皮变薄而周边肥厚。

【治疗】本病良性经过,不需特殊治疗,中年后自愈。

假性湿疣(pseudocondyloma)

女阴假性湿疣又称为绒毛状小阴唇。

【症状】本病只发生于女性,一般无自觉症状,少数可有轻微瘙痒。多在合并其他疾病时偶尔发现。皮损主要发生在小阴唇和阴道前庭,左右对称,1~2mm 大小正常黏膜颜色、淡红色或灰白色小丘疹,表面光亮,群集分布,宛如鱼子(图 39-81)。较大的损害常发生在接近阴道前庭的部位,呈锥状或呈球状有蒂与基底连接,部分皮损呈息肉状,触之有颗粒感。

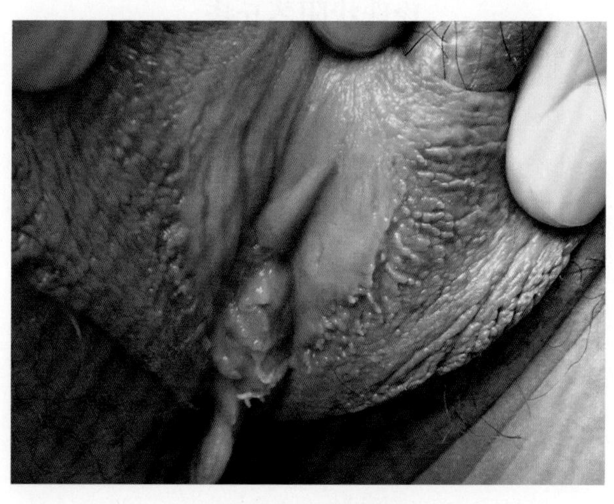

图 39-81 假性湿疣

【病因】本病是一种良性乳头瘤,而发病机制不清,多认为属于一种正常的生理变异。

【组织病理】病理为表皮轻度肥厚呈乳头状,部分向上突起似绒毛样。可见环状游离的表皮断面,真皮水肿和因水肿而扩张的小血管、淋巴管,常看见与表皮连接的皮脂腺。

【治疗】本病良性经过,不需特殊治疗。

结节性筋膜炎(nodular fascutis)

结节性筋膜炎又称为增生性筋膜炎(proliferative fasciilis)、结节性假肉瘤性筋膜炎(nodular pseudosarcomatous fasciitis)或皮下假肉瘤性纤维瘤病(subcutaneous pseudosarcomatous fibromatosis)。

【症状】损害是一个皮下结节,表面光滑,质硬,不止一个,结节附着于筋膜上,与周围组织无明显分界。有轻微的压痛,结节上方的皮肤组织不和它粘连而可自由推动。结节逐渐扩大,在数周内,直径可达 1~5cm,以后停止发展(图 39-82)。损害多半发生于臂部或前臂,也可发生于腹部、下肢、头部、面部或颈部,有时出现于唇部或任何其他部位,日久以后可自然消失。

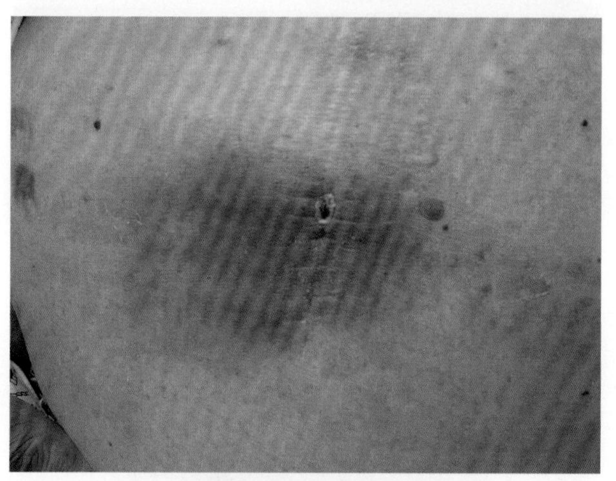

图 39-82 结节性筋膜炎

【病因】病因不明,可能是成纤维细胞及血管的一种反应性增生或结缔组织的良性肿瘤之一。

【组织病理】组织病理变化是成纤维细胞显著增生,毛细血管增多,有时有红细胞渗出,基质为黏液样,还有慢性炎症性浸润。成纤维细胞的大小不定并有多种形态,多半是梭形,有的细胞核呈圆形或卵圆形,成群细胞在皮下组织内不规则地扩展,环绕个别或成团脂肪细胞而成岛状,有时也侵入下方的肌肉组织内。细胞周围有较密的胶原纤维束。幼稚成纤维细胞较大且可发生核分裂而使本病组织容易误诊为纤维肉瘤,但结节性筋膜炎的细胞核分裂无异常,组织内有增多的毛细血管及慢性炎症,而且基质呈黏液状。

【治疗】结节性筋膜炎有的可自然痊愈,必要时可以切除。著者曾用泼尼松、雷公藤治疗一例结节性筋膜炎,1 个月内治愈,停药 1 年后复发,再用前药仍有效。

韧带瘤(desmoma,desmoid tumor)

韧带瘤是形状不规则的一个或多个皮下肿瘤,

坚硬程度和硬橡皮差不多，如压迫邻近神经组织可产生疼痛或麻木感，皮损缓慢扩展，附着于腹壁或别处肌肉但不和皮肤粘连。

韧带瘤主要发生于30~40岁经产妇或妊娠后妇女的脐下正中线旁，但可出现于任何年龄的人及其他部位，有的发生于腹部手术后瘢痕处。我国有学者报告4例韧带瘤发生于鼻侧或上颌部，不痛的硬橡皮样索条状肿块和肌纤维方向的一致。韧带瘤容易并发加德纳（Gardner）综合征，有表皮囊肿、骨瘤、纤维瘤及可以癌变的大肠息肉等。

韧带瘤起源于肌腱膜，特别常起于下腹壁的肌腱膜，没有包膜而易扩展，但瘤细胞分化良好而不发生转移，但常由肌肉发展到另一肌肉或破坏附近血管和其他器官。组织变化是成纤维细胞增生并错综排列成束，伸展到附近软组织内，可将横纹肌纤维分割成岛状。瘤内可有黏液样变性区或钙盐沉着。

韧带瘤切除应彻底以免以后容易复发。

结节性硬化病
（tuberous sclerosis，epiloia）

结节性硬化病主要表现是癫痫（epilepsy）、智力低下（low intellegence）及皮脂腺瘤（adenoma sebaceum），这些表现的部分字首合成epiloia这一外文病名。既往认为的皮脂腺瘤实际是血管纤维瘤，是主要的皮肤表现。从幼年起，面部尤其鼻部及两侧颊部有密集的黄褐色或红褐色柔韧丘疹，因多数患者皮损仅局限于鼻部或下颌的两侧，常被忽略。

【症状】 典型症状是皮脂腺瘤、智力不足及癫痫，但三者未必同时存在，有的患者只有其中之二或其中之一，有的还发生内脏瘤或其他先天性异常。

1. 皮肤损害　60%~70%的患者有皮肤损害，往往在5岁以前出现，以后逐渐增多，到青年时期才停止发展，长期存在而不消退。

（1）Pringle皮脂腺瘤：损害是米粒大或更大的柔韧丘疹，呈淡黄、黄褐色或红褐色，也可和正常皮色差不多，相邻的两三个丘疹可相融合。皮损只发生于面部，多少地对称，最常见于中央部位，分布于颊部、鼻部及前额，往往在鼻部两侧尤其鼻唇褶处密集成群（图39-83，图39-84），不引起任何自觉症状。

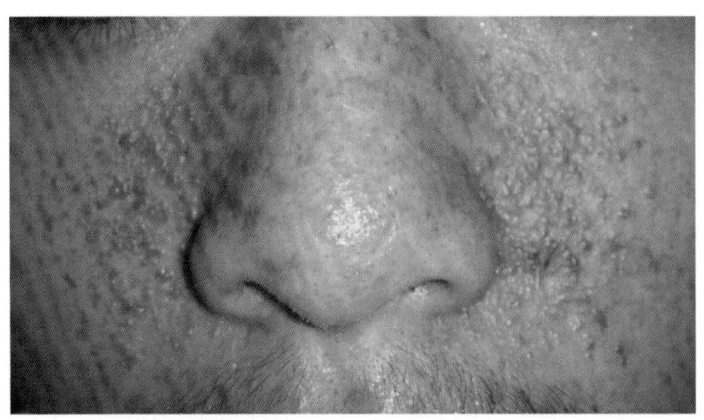

图39-83　结节性硬化病（一）

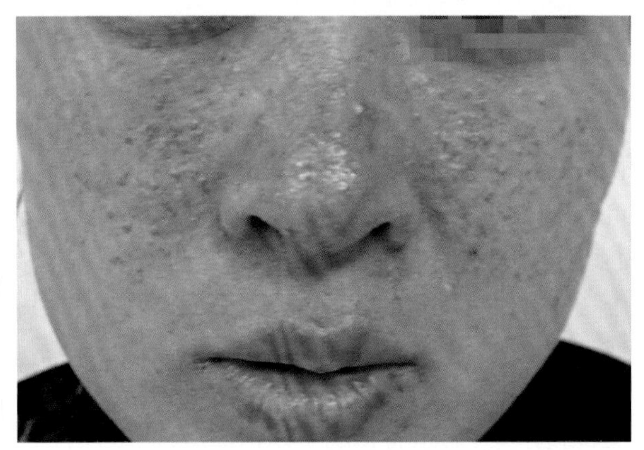

图39-84　结节性硬化病（二）

（2）甲周纤维瘤（periugual fibroma）：往往于青春期以后，甲褶处发生坚实光滑的结节，像豆粒大，可以不止一个（图39-85）。有时，纤维瘤在甲褶下方出现，可以扩展到甲床上而成甲下纤维瘤。类似肿瘤也可发生于嘴唇、上腭和齿龈。

（3）白斑：50%以上的患儿皮肤有多个淡白斑，常呈卵圆形或细长的柳叶状，长1~3cm，往往在皮脂腺瘤发生前的婴儿早期出现于躯干及小腿等处。在滤过紫外线下最易发现。这种“灰叶”斑是一个特征性皮疹，有早期诊断本病的价值。

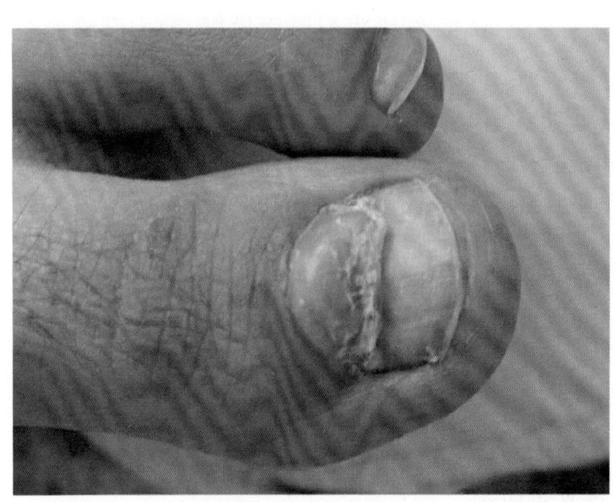

图39-85　甲周纤维瘤

有些患者的皮肤有略微隆起的斑块，形状不规则，表面粗糙而像鲨鱼皮，呈正常皮色，最常见于腰骶部位。有的患儿在出生后，躯干等处有咖啡斑样或色素沉着不太显著的皮疹，有的有痣样损害，或有一簇白发。牙龈、上腭、舌或咽喉偶然发生纤维瘤。

2. **智力低下** 60%～70%的患儿智力发育逐渐迟钝，行为可以明显失常。

3. **癫痫** 智力低下的患儿在婴幼儿时期往往开始频繁地发生癫痫，有的到成年时期才有癫痫发作。患儿偶然发生脑水肿、轻瘫或麻痹。

4. **其他症状** 其他器官或组织可有先天性异常，或发生纤维瘤、神经纤维瘤或血管瘤等肿瘤。视网膜容易有神经胶质瘤，或发生色素性变化。最特征的眼部病变是视网膜星形细胞错构瘤。肺部可有纤维增生而引起呼吸困难，甚至自发性气胸。心脏可有横纹肌瘤等肿瘤而引起心力衰竭。不少患者的肾脏有肿瘤而无症状，或有血尿等表现。其他内脏也可有肿瘤、囊肿或腺瘤。

本病的预后取决于器官的受累情况及病变程度，约有50%的患者在成年以前因癫痫、继发性感染、肿瘤或心力衰竭而死亡。

【病因】有患者常有家族史，有的直系家属经仔细检查后，才能发现部分症状或极易被人忽略的轻微症状。本病是由常染色体显性遗传，有血管纤维瘤或纤维瘤等良性肿瘤和其他表现。

【组织病理】血管纤维瘤，真皮的纤维组织增生，毛细血管扩张，而皮脂腺正常或萎缩。有时，毛囊周围可为胶原纤维所围绕。瘤组织内无弹力纤维。

甲周或甲下纤维瘤有纤维变性。鲨鱼皮斑处胶原纤维增生，纤维束粗厚而模糊，弹力纤维减少或缺失。叶状淡白斑处黑素细胞数正常，而多巴反应微弱，电子显微镜显示黑素细胞及角质形成细胞的体积缩小，酪氨酸酶的活性减弱。

癫痫发作及智力不足等脑症状是由于大脑皮质、脑膜或脑室膜有坚硬的神经胶质瘤，直径可达3cm，青春期后往往钙化。视网膜瘤是在视网膜周边的神经胶质瘤，不大影响视力，瘤体可侵入玻璃体。心脏的横纹肌瘤中瘤细胞内有糖原而呈空泡状。肾脏的肿瘤是仅见于本病的血管肌肉脂肪瘤，偶然引起肾衰竭。肺脏纤维化或有伴发囊肿的纤维平滑肌瘤。

【鉴别】血管纤维瘤要和毛发上皮瘤及颜面粟粒性狼疮区别，而叶状淡白斑容易误认为白癜风。

【治疗】血管纤维瘤发生于面部而妨碍容貌，虽可用激光、切除术、电干燥法或腐蚀药等疗法毁除，但皮疹往往很多而难消除，宜分期分批施行，液氮的冷冻疗法较为简便。已确诊的患者需要检测并发症。

神经纤维瘤(neurofibroma)

神经纤维瘤是真皮或皮下柔软松弛的肿瘤。神经纤维瘤病(neurofibromatosis，NF)分为7个亚型，其中NF1是经典型，也称为雷克林豪森病(von Recklinghausen's disease)，除了多个神经纤维瘤外，还有咖啡斑、骨骼及神经系统的损害或其他先天性异常，被认为常染色体显性遗传的先天性疾病。

【症状】皮肤的神经纤维瘤(软纤维瘤)很柔软，用手指压捺时，觉得肿瘤像疝通过皮肤内环形洞口陷落下去，放开手指时肿瘤又鼓起，这是其他肿瘤所没有的现象，称为“纽孔”征。软纤维瘤的数目及大小不定，少的只有几个，多的数以千计；小的只有小米粒大，而大的比鹅蛋还大，甚至有数千克重，松弛地悬挂在皮肤上。

神经纤维瘤的形状不定，可呈半球形或囊状，有的不规则或有分叶，有的体积很大，可使肢体等患部肿大而呈橡皮病状，或使患者的面貌及外形有很大的改变(图39-86，图39-87)。表面皮肤粗糙或正常，颜色和正常的皮肤相同，或是略带暗红色，也可有色素沉着。

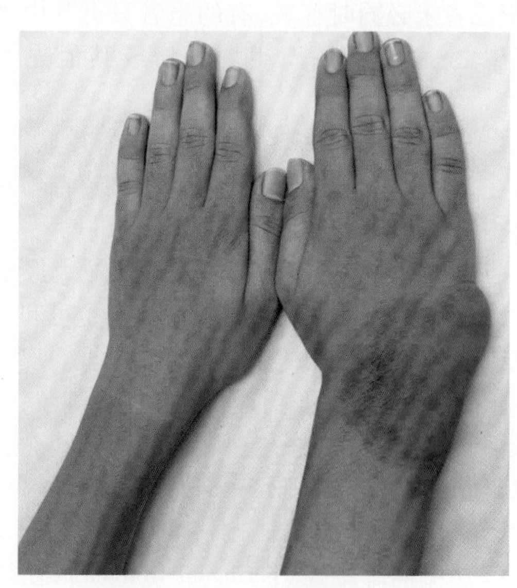

图39-86 神经纤维瘤(一)

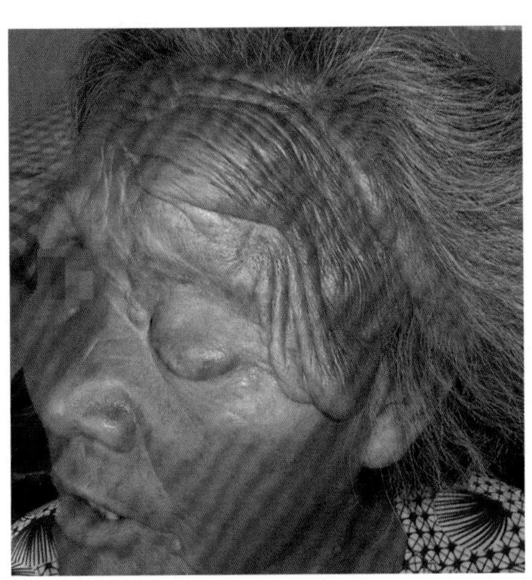

图 39-87　神经纤维瘤(二)

神经纤维瘤病(neurofibromatosis)

神经纤维瘤病的瘤体与神经纤维瘤相同,只是分布更广泛,除了大小不定的多个神经纤维瘤外(图 63-83,图 63-84),被称为咖啡斑(café-au-lait spot)的色素斑也是显著的皮肤表现。

【症状】 咖啡斑可以是初起的皮肤表现,呈圆形或形状不规则的咖啡色斑点,大小不定,在这些黄褐色斑片中常有几个暗褐色斑点。此外,腋窝、颈部、会阴部等处常有雀斑状小点。雀斑样色素沉着也为本病特征,称为 Crowe 征。皮肤的色素往往增多或呈青铜色。有的患者只有长期存在的多个咖啡斑而没有神经纤维瘤,在 NF1 的诊断标准中,咖啡斑数目在 5 片以上,且青春期后患者咖啡斑直径超过 1.5cm 时才可诊断。

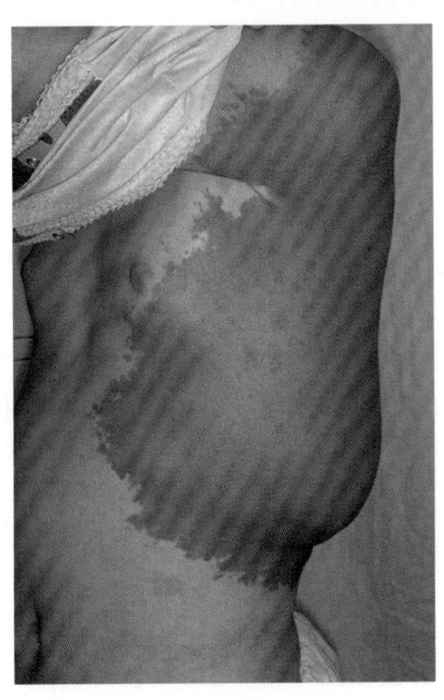

图 39-88　神经纤维瘤病(一)

咖啡斑、雀斑痣状色素斑点及神经纤维瘤同时出现或先后发生,可在同一处,也可在不同部位(图 39-88～图 39-90)。

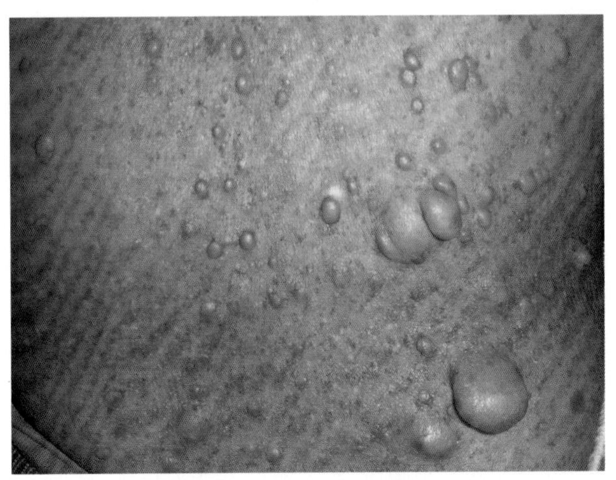

图 39-89　神经纤维瘤病(二)

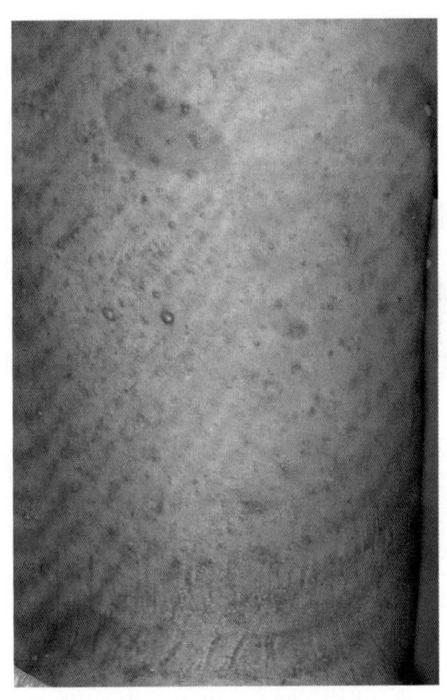

图 39-90　神经纤维瘤病(三)

神经纤维瘤多半发生于躯干,有时出现于四肢及面部,偶然发生于口腔、直肠及其他肠部的黏膜。有的侵入中枢神经系统,引起智力不全或言语障碍,或引起运动神经及感觉神经受损的症状而类似脊髓痨、脊髓空洞症或痉挛性瘫痪,有的患者常有癫痫或有脑瘤的各种症状。神经纤维瘤也可侵害关节,由 X 线可查见长骨有假关节病,骨端可以枯萎而类似骨软化病。神经纤维瘤也偶然侵犯肾上腺等内分泌腺,引起肢端巨大症、矮小病、甲状旁腺功能亢进、黏液性水肿或早熟等。

在皮下组织内,常有沿周围神经散布的纤维结节,称为丛状神经瘤(plexiform neuroma)。此外,有的患者有血管瘤、疣状痣、贫血痣、色素性毛痣、骶部多毛症、回状颅皮、巨舌、脊柱裂或驼背等先天性异常。

神经纤维瘤出现于任何年龄,永久存在,虽是良性肿瘤,偶然恶变而成神经纤维肉瘤或恶性神经鞘瘤。

【病因】 本病被认为是常染色体显性遗传的先天性疾病。

【组织病理】 神经纤维瘤没有包囊,但有较清楚的边界。纤维组织比皮肤纤维瘤的纤维细得多,纤维紧密排列,轻度卷曲而呈波浪形,苏木紫-伊红的常规染色法染出的纤维往往略带淡蓝色,有时,纤维发生黏液变性而模糊不清;神经染色法能染出零碎的有髓及无髓神经纤维。大小几乎一致的圆形或梭形细胞散布于柔细的波形纤维之间。

咖啡斑或雀斑状损害的组织变化是基底细胞层的黑色素增多。

神经纤维瘤可能起源于神经周围结缔组织鞘中结缔组织细胞和施万细胞,以增生的未成熟施万细胞为主要的瘤细胞。

【鉴别】 典型神经纤维瘤病的诊断不难。奥尔布赖特(Albright)综合征也有咖啡斑,但其他症状和神经纤维瘤病不同。出血性多发性特发性肉瘤(卡波西肉瘤)有坚实的淡红或紫红色肿瘤。瘤型麻风有边界不明显的结节及知觉改变。神经瘤有疼痛及触痛的坚实结节。脂肪瘤是绵软如枕的分叶肿瘤。

【治疗】 神经纤维瘤是不易恶变的良性肿瘤,一般不需治疗。如果肿瘤太大而妨碍身体活动,或是发生于面部而影响容貌,唯一的治疗方法是切除。肿瘤切除以后,有的可以复发。虽然有人认为切除术有促使肿瘤变成肉瘤的可能,但切除浅损害一般没有多大危险。

神经瘤(neuroma)

神经瘤是小米至绿豆大的球状或卵圆形坚实结节,往往不止一个,在真皮下发展而不能自由推动,可引起阵发性疼痛及触痛,表面皮肤正常或呈淡红或紫红色。

自然出现的皮肤神经瘤不常见,是一个或多个疼痛或不痛的坚实结节。一般所见的是外伤性神经瘤(traumatic neuroma),例如外科手术的切断术神经瘤(amputation neuroma)。周围神经切断端的神经纤维过分生长,代表神经组织的增生,而非真正的肿瘤。于是皮肤有光滑或疣状丘疹,可有疼痛和触痛,往往出现于皮肤瘢痕处。

多发性黏膜神经瘤(multiple mucosal neuromas)往往密集于舌面或口腔黏膜,也可出现于唇部或睑结膜。这种神经瘤常伴发多种错构瘤,其中有皮肤的毛鞘瘤、血管瘤、脂肪瘤、甲状腺瘤及乳房的纤维性囊肿等,可称为多发性错构瘤综合征(multiple hamartoma syndrome)或考登综合征(Cowden syndrome),也可伴有甲状腺癌或嗜铬细胞瘤。

孤立而坚定的有包膜的神经瘤是一个正常皮色的半球形结节,往往发生于面部尤其口部或鼻部附近,容易误认为皮内痣。

皮肤神经瘤是由大量增生的结缔组织及周围神经纤维束所构成。有髓及无髓神经轴索和施万胞构成多个漩涡状神经束,外围是神经束膜的细胞,和紧密的胶原纤维束相连接。

节细胞神经瘤(ganglioneuroma)

节细胞神经瘤又称为皮肤神经节瘤、神经细胞瘤,是坚硬的丘疹或结节,直径为1~1cm,淡黄色,或褐红色,往往先发生于臀部,以后散布于躯干及四肢。成人较多见,新损害陆续出现,而旧损害陆续消退,不引起萎缩或瘢痕,也没有自觉症状,容易误诊为黄瘤、类肉瘤或结核疹,但病理组织中含有很多交感神经节细胞而可诊断本病。

神经鞘瘤(neurilemmoma)

神经鞘瘤又称为施万细胞瘤,是一个或多个柔软或坚实的结节,直径由数毫米至数厘米,发生于真皮或皮下组织内,可以自由推动,表面皮肤可呈淡黄或淡红色,往往沿肢体尤其臂部、腕部或膝部的屈侧分布,也可发生于头皮或颈部,引起疼痛或没有任何自觉症状。有的伴有神经纤维瘤病。

神经鞘瘤起源于周围神经的神经鞘,是由神经鞘细胞构成,瘤外围有包膜。在瘤组织内,很多梭形细胞核顺着同一方向排列,有的细胞核排列成两行或栅状,而行列之间的细胞核很少。此外,还常有肥大细胞及小囊肿和神经纤维。

粒性施万细胞瘤 (granular-cell Schwannoma)

粒性施万细胞瘤又称为颗粒细胞瘤,是一种良性肿瘤。瘤细胞的细胞质内有无数小颗粒，曾认为是胞质含有脂质的组织细胞，也曾认为此类肿瘤来源于肌细胞而称为颗粒细胞肌母细胞瘤（granular-cell myoblastoma），而现时一般认为起源于神经组织尤其可能起源于神经鞘，最易出现于皮肤及舌部等处，也可发生于其他部位。

皮损是一个或不止一个的皮内或皮下坚实结节，轮廓清楚，直径5～20mm，瘤上方的皮肤正常或呈淡红褐或灰褐色，可以光滑或角化过度甚至可以溃破，多半发生于30～50岁成人的面部及舌部，也可见于四肢。有时出现于支气管、食管、胃、阑尾或肌肉等处。一般无自觉症状，少数患者有阵发性钝痛。少数患者是儿童。

瘤细胞较大，常为不规则的多边形，细胞质苍白，细胞膜明显，细胞核小而圆并位于细胞中央，核内有空泡，有时为多核或有核凝缩。细胞质内有嗜酸性粗粒，PAS染色阳性及耐淀粉酶。瘤细胞可以恶变及转移，恶变时细胞核的大小及颜色不均匀并有显著核分裂。肿瘤上方可呈假上皮瘤样增生，避免误诊为鳞状细胞癌。

糖皮质激素类如曲安西龙混悬液可注射入瘤内，但本病可以恶变，最好完全切除。

皮肤脑膜瘤（cutaneous meningioma）

皮肤脑膜瘤又称为砂瘤（psammoma），是和皮肤粘连而坚硬的皮下小结节，通常沿脊柱排列。有时，发生于颅内的脑膜瘤可通过颅骨的损蚀处或手术切口扩展到头皮上，可发展成巨大的皮肤脑膜瘤。

皮肤脑膜瘤和颅内脑膜瘤的组织变化相同。除非是继发于颅内脑膜瘤的头皮肿瘤，皮肤脑膜瘤有砂瘤小体（psammoma bodies），它们有空泡状卵圆形大细胞核和颗粒性细胞质并发生钙化，形成砂瘤小体的透明蛋白样物质来源于瘤细胞的细胞质。

鼻部神经胶质瘤（nasal glioma）

鼻部神经胶质瘤是一种少见的先天性良性肿瘤，发生于鼻的外部时容易误认为血管瘤，损害坚实但不太硬，呈淡红青色，不能压缩，它发生于鼻梁也可发生于鼻内或头骨，不能自然消失。组织变化是真皮内有神经胶质性组织及神经胶质性巨细胞、纤维组织及很多血管。

淋巴管瘤（lymphangioma）

淋巴管瘤是增生和扩张的淋巴管所形成的肿瘤，分为深浅两种。深型淋巴管瘤是可以压缩的囊肿，被称为海绵状淋巴管瘤（lymphangioma cavernosum），也称为囊肿性淋巴管瘤（lymphangioma cysticum）或水囊瘤（hygroma）；浅型淋巴管瘤，即微囊肿淋巴管畸形（macrocystic lymphatic malformation），临床表现为疱壁较厚的成群水疱，有时淋巴液和血液混在一起可称为血管淋巴管瘤（hemolymphangioma）。

【症状】 海绵状淋巴管瘤（囊肿性淋巴管瘤、水囊瘤）是真皮或皮下囊肿，其中充满了透明无色的淋巴液，因此它很柔软而可压缩，常只发生于颈部的一侧，成为巨大的软瘤，发生于舌部就成巨舌，发生于唇部就成巨唇。表面皮肤一般没有变化，是正常皮肤颜色或带些淡黄或淡红色，有时表面有毛细管扩张。

微囊肿淋巴管畸形表现为不规则地聚集成群的水疱，附近的皮肤完全正常。它们没有一定的排列形式及分布部位，最常见于股部、上臂及腋部等处，也可发生于口腔黏膜。损害柔软透明，往往由小米至豌豆大，通常是淡黄色（图39-91，图39-92），有时混杂着小血管而呈淡红或紫红色，称为淋巴血管瘤（图39-93，图39-94）。水疱壁较厚而不易破裂，用针刺破后就有透明的淋巴液流出，如果是淋巴血管瘤，流出的是淡红色液体。损害表面光滑或凹凸不平，有时表面是淡褐色疣状而易误认为寻常疣之类的疾病。淋巴管瘤对人体并非无害，可以生长迅速造成畸形，甚至死亡。

【组织病理】 海绵状淋巴管瘤的组织变化是真皮及皮下组织有巨大囊腔，这些囊腔内充满了淋巴液，腔壁是一层内皮细胞，囊腔附近是肥厚的结缔组织束。

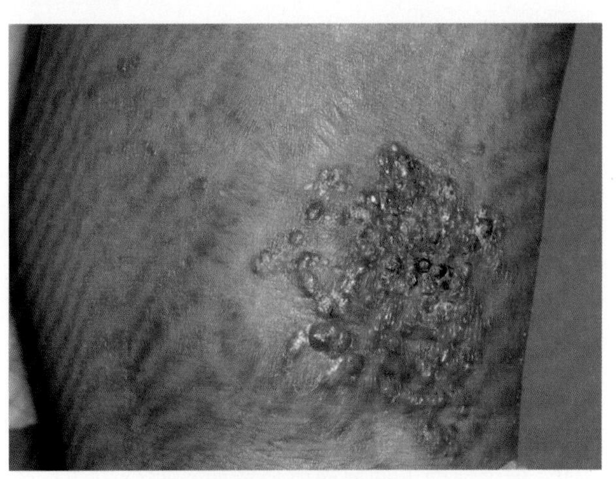

图39-91　淋巴管瘤（一）

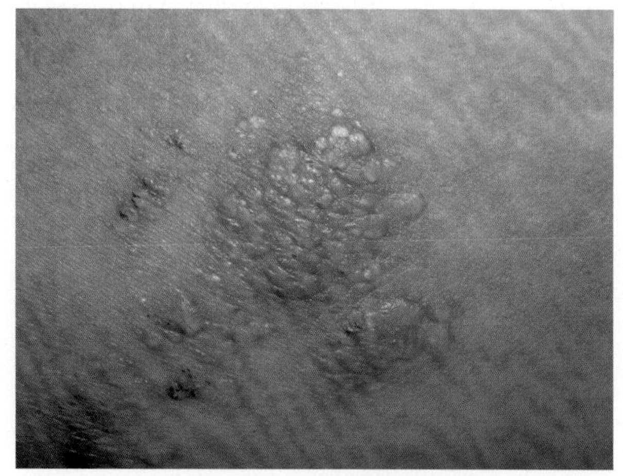

图 39-92 淋巴管瘤(二)

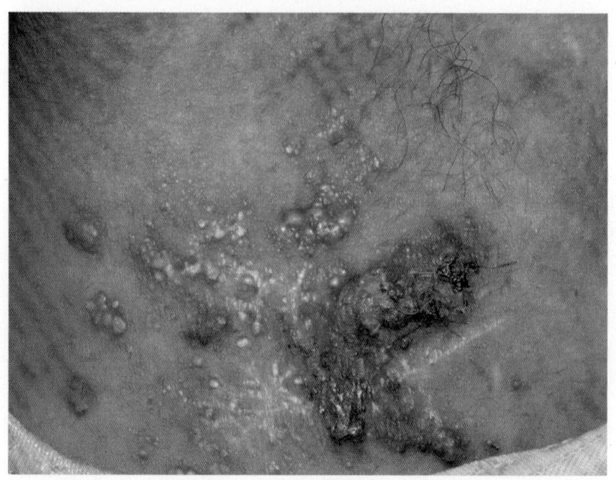

图 39-93 淋巴血管瘤(一)

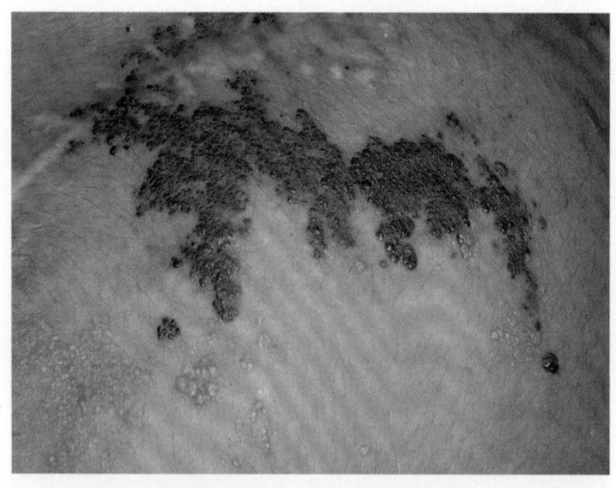

图 39-94 淋巴血管瘤(二)

限界性淋巴管瘤的组织变化是囊腔在真皮内尤其真皮浅部,是由增生及扩张的淋巴管构成,其中含有淋巴液及淋巴细胞。囊腔的顶部是变薄的表皮,表皮突向下伸展而成囊壁的一部分,有时,囊腔上方的表皮很不规则,可有过度角化现象。限界性淋巴管瘤的淋巴液内常有红细胞而为血管淋巴管瘤。

【治疗】淋巴管瘤对放射线不敏感,因而 X 线治疗无效。淋巴管瘤发展到一定程度就不再扩大,但也很难自然消失,有时因外伤而破裂后可以消平。

海绵状淋巴管瘤一般不必治疗,严重妨碍行动或形貌及器官功能时可切除,但常难施行。

限界性淋巴管瘤可以由冷冻疗法、电干燥法或激光毁除,也可切除,但损害和下方的淋巴管通连,如果不被毁坏到一定深度,以后容易复发。

平滑肌瘤(leiomyoma)

平滑肌瘤其皮肤有一个或多个坚实的丘疹或结节,往往有阵发性疼痛,是来源于立毛肌、血管中层、阴囊、大阴唇或乳头乳晕平滑肌的良性肿瘤。

【症状】

1. **平滑肌瘤** 在平滑肌瘤中最常见,起源于立毛肌,可发生于任何年龄,最易在青年时期出现。

多个皮肤平滑肌瘤可被称为多发性毛平滑肌瘤(multiple piloleiomyomas),是和皮肤粘连的多个圆形或卵圆形坚实丘疹,有的半透明,呈淡红、黄红、紫红或暗红色。数目及大小不定,由数个到上百个,由米粒至黄豆粒大或比樱桃大,往往不对称地散布或聚集于躯干及四肢伸面,也可出现于面部及颈部等处,有时仅在身体的一侧或在一侧较多,逐渐增多及扩展,相邻的可以融合成表面不平的斑块,常有阵发性疼痛,在一日之内可以突然疼痛多次,特别是遇寒或情绪激动时平滑肌突然收缩可引起剧痛。损害较多、较大时疼痛往往难忍。手指按捺尤其挤捏等局部刺激都可引起疼痛,但有的患者尤其早期损害较小时不觉疼痛或只略痛。

孤立的皮肤平滑肌瘤可称为孤立性毛平滑肌瘤(solitary piloleiomyoma)。皮内深部有一个限界性球状结节,直径为 2~20mm,不和表皮粘连而可自由推动,一般有压痛,偶然有阵发性疼痛。

2. **肉膜性肌瘤**(dartotic myoma) 是一个坚实的皮内或皮下结节,源始于阴囊、大阴唇或乳头乳晕的平滑肌而最常发生于阴囊,或是出现于阴茎、大阴唇或乳头,上方表皮正常或是略呈淡红或淡青色,一般不痛或仅有较轻的阵发性疼痛,寒冷及揉捺等刺激可使平滑肌收缩而疼痛,但疼痛程度比皮肤平滑肌瘤轻。

3. **血管平滑肌瘤**(angioleiomyoma) 是一个坚实的皮下球形结节,偶然发生于皮内,直径一般不超过15mm,最大的可达40mm,来源于静脉的平滑肌,多见于中年女性,上方皮肤正常,约半数患者有自发性疼痛及压痛,寒冷等刺激有时引起阵发性疼痛。损害最易发生于下肢。有时,这种孤立的良性肿瘤出现于上肢、躯干或面部。

【组织病理】除了孤立性血管平滑肌瘤外,其他各种平滑肌瘤的组织变化基本相同,都是由方向不定的平滑肌束错综交织而成,瘤体外围有结缔组织环绕的包膜。平滑肌束之间夹杂着胶原纤维束,虽然平滑肌束较直,肌细胞核呈短杆状,但常规染色都呈嗜酸性而难区分,而胺苯蓝染色时肌纤维呈红色,胶原纤维呈蓝色,用马森(Masson)三色法染色时肌纤维呈暗红色而胶原纤维呈绿色。

血管平滑肌瘤有很多管腔,如裂隙、窦或星形的静脉,有平滑肌纤维束及结缔组织包膜。

【治疗】外科手术切除是首选的治疗方法,可复发。放射线治疗无效。

脂肪瘤(lipoma)

脂肪瘤是有分叶的柔软肿瘤,藏在皮下组织内,也可发生于内脏。

【症状】脂肪瘤是发生于皮下组织的柔软肿瘤,不和表皮粘连,皮肤表面完全正常(图39-95)。脂肪瘤分叶,用手指仔细捏摸即可觉出,如果脂肪瘤较大较浅,用手指紧捏脂肪瘤并使皮肤绷紧时甚至可以显出它的分叶形态。

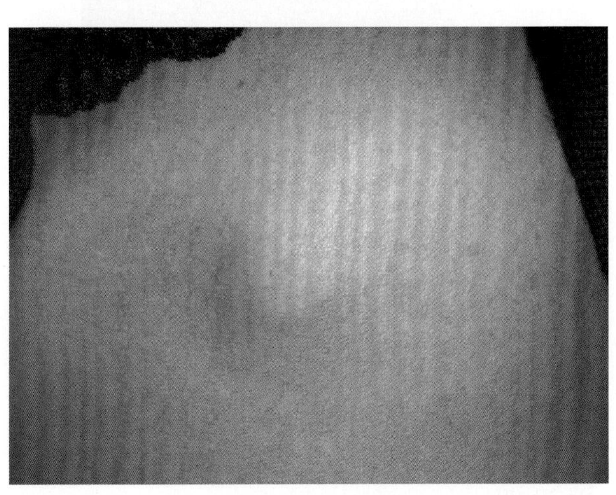

图39-95 脂肪瘤

脂肪瘤柔软而略有弹性,其程度和塑料泡沫枕芯相似,可以被压而变形,也易被推动。有的脂肪瘤含有较多的结缔组织而较硬。

脂肪瘤可发生于任何部位,逐渐增大到一定程度后即停止发展。有的可以自然萎缩、钙化或液化而成油性囊肿,而演变成脂肪肉瘤的极少。

【病因】本病可能属常染色体显性遗传,大部分患者有染色体异常。

【组织病理】结缔组织囊内有成群的正常脂肪细胞并被结缔组织束分成叶状,有的脂肪瘤含有较多的结缔组织或血管(图39-96)。

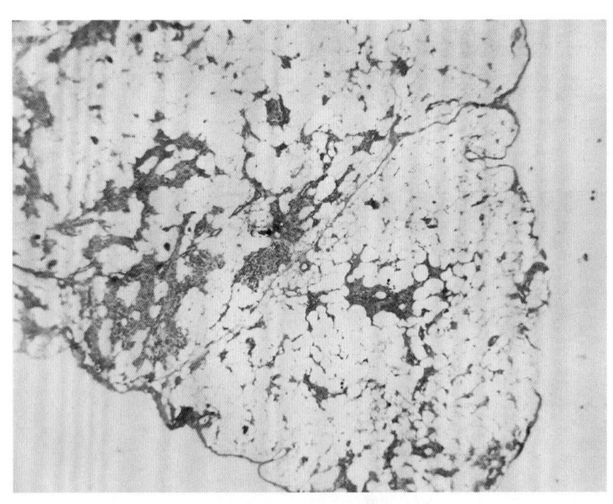

图39-96 脂肪瘤病理

【治疗】一般不必治疗,必要时可切除。

冬眠瘤(hibernoma)

冬眠瘤由胚胎型脂肪细胞构成,主要发生于成人。

损害是一个坚实的皮下结节,逐渐扩大,直径可达5~10cm,主要发生于纵隔,也可出现于肩胛区、胸骨区、头皮或小腿等处,临床上往往误认为脂肪瘤。

组织变化是有包膜的分叶肿瘤,几乎全由多泡的圆形细胞构成。细小空泡内含有不成熟的脂肪,小泡之间为颗粒性嗜酸性细胞质的褐色脂肪细胞。此外,成熟脂肪细胞可以同时存在。

本病可恶变成恶性冬眠瘤(malignant hibernoma)。切除是唯一疗法。

成脂肪细胞瘤病(lipoblastomatosis)

几乎均发生于儿童,90%发生于3岁以内。

临床损害像脂肪瘤,是一个柔软的、可移动的、无痛的肿瘤，或较弥漫浸润而像脂肪瘤病，最常发生于肢体软组织内。

组织变化是没有包膜的分叶肿瘤，由成脂肪细胞构成。这些不成熟的脂肪细胞是有核的大空泡性细胞，或多泡性桑葚样细胞。瘤的周边可有含空泡的梭形细胞，基质呈黏液状。

浅表脂肪瘤样痣
(naevus lipomatosus superficlalis)

在出生时或婴幼儿时期，淡黄色或正常皮色的柔软扁平丘疹或结节成群出现，表面光滑，较大而成斑块时表面可有脑回状沟纹(图 39-97)。损害多半发生于股部、臀部或耻骨部位，偶然出现于头皮或耳朵，不引起自觉症状。有时，损害像一个皮赘(软瘊)，有的伴有皮内痣。

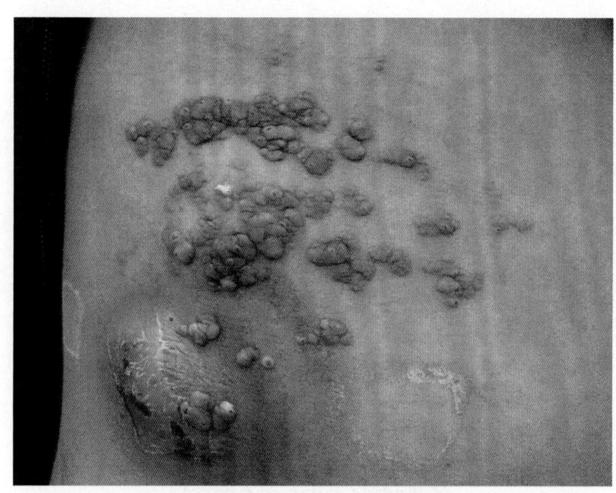

图 39-97　浅表脂肪瘤样痣

组织变化是真皮的胶原纤维束间有聚集成群而成条的成熟脂肪细胞，在真皮浅部及较深处，脂肪细胞常聚集在较大血管的周围。

皮肤骨瘤(osteoma cutis)

皮肤骨瘤是皮肤有骨骼组织的一种原发性错构瘤，是较少见的良性肿瘤之一。损害是真皮或皮下坚硬如石的肿物或结节，有时是多个丘疹状小硬物。

继发性骨骼形成可称为皮肤骨化病(osteosis)而不应称为皮肤骨瘤。可发生在某些肿瘤尤其毛母质瘤(钙化上皮瘤)内，也可发生在有的瘢痕或肉芽肿性组织以及脂肪坏死等变性组织内，这些病变部位可有钙盐沉着，以后偶然骨化。

【症状】骨瘤是坚硬如石的真皮内或皮下的肿块或结节，往往呈球形，数目不定。损害为小丘疹，各含有一粒骨质物，往往发生于面部，有时很像粟丘疹。

【病因】胚胎发育异常所致的错构瘤，通常在出生时就被发现，也有的在年龄较大时才发生皮肤骨瘤。

【组织病理】骨瘤内有一个或几个骨质小粒，形状不规则。骨质小粒内有很多骨细胞，还有多个同心层所环绕的骨小管，管内有血管及结缔组织，骨的周边有成骨细胞及破骨细胞。骨质小粒外围有很多血管及细胞，也可有脂肪细胞，有时骨瘤内不仅有骨组织，还有软骨组织。

【治疗】可手术完整切除。

甲下外生骨疣(subungual exostosis)

甲下方局部正常骨组织过分生长而成为纤维性及骨性硬结，并非真正的外生骨疣，多半发生于年轻女性。

损害通常是一个，一般发生于大足趾甲外侧缘下方或内侧缘甲下，有时发生于小趾或其他足趾，只偶然发生于手指，损害缓慢发展而成略微隆起的淡红色坚硬丘疹，表面光滑或过度角化，直径一般不到 1cm，常因鞋子挤压而有剧痛。损害上方的甲板往往变脆，可以破裂或移位(图 39-98)。

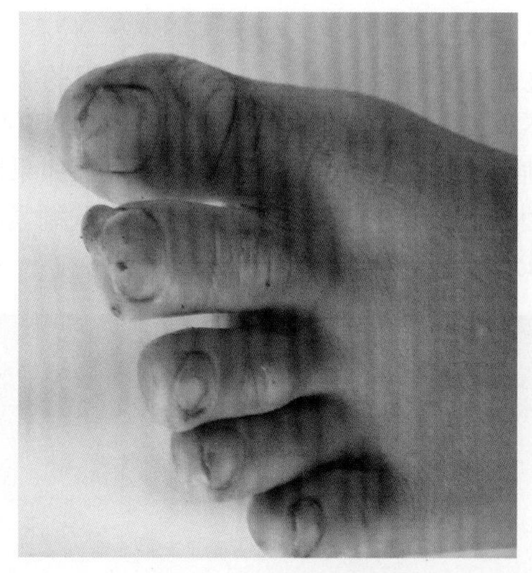

图 39-98　甲下外生骨疣

本病容易误诊为甲下寻常疣或化脓性肉芽肿。有时要和血管球瘤或指头黑素瘤鉴别，诊断可疑时可用 X 线检查，可见一个圆形骨性结节附着于趾骨(图 39-99)。

完全切除过多的骨组织是适宜的治疗。

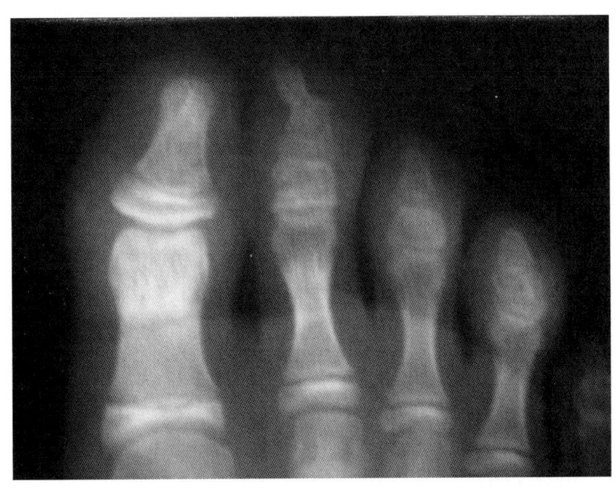

图 39-99　甲下外生骨疣 X 线片

耳壳慢性结节性软骨皮炎 (chondrodermatitis nodularis chronica helices)

耳壳慢性结节性软骨皮炎，一侧或两侧耳壳尤其外耳上端有一个或数个坚硬的疣状小结节，边界清楚，直径为 3~4mm，皮肤表面呈淡红或正常皮色，可有少量鳞屑，偶然破溃而有浅溃疡（图 39-100）。

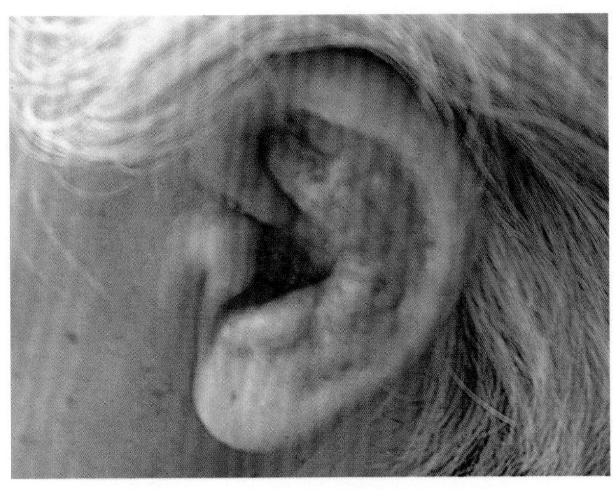

图 39-100　耳壳慢性结节性软骨皮炎

皮损长久存在而不消退，按压时可引起剧痛，患者往往因皮损与枕头摩擦时疼痛难忍而不能安眠。

本病是皮肤及软骨的一种慢性炎症而不是良性肿瘤，往往被误诊为日光性角化病或角化棘皮瘤甚至鳞状细胞癌。患者一般为男性，可有患过冻疮或晒伤的病史，不良天气及摩擦等外界因素可和本病有关。

组织变化是耳软骨突起及变性，软骨细胞可部分消失或为肉芽组织所替代，附近的结缔组织增生，软骨上方的皮肤过度角化及角化不全，棘细胞层肥厚，真皮水肿及胶原变性并有炎性浸润及新生的毛细血管。

损害内注射曲安西龙等糖皮质激素混悬液、电干燥法及切除术都是有效的疗法。

皮肤软骨瘤 (chondroma cutis)

软骨瘤是由软骨组织及细胞间质构成，多半发生于骨骼，特别常见于短骨的髓腔或骨膜，有时发生于肌腱、跟腱或手足部关节处软组织或关节囊内，而皮肤软骨瘤很少见，国内曾报道一例损害出现于右侧胸锁关节前皮肤上而像皮赘。

软骨瘤为真皮及皮下良性肿瘤，软骨细胞群外围是较小的卵圆形幼稚软骨细胞，细胞质呈空泡状，细胞核呈圆形。瘤细胞成群，有致密结缔组织所形成的包囊，基质是软骨黏蛋白和水分所构成的凝胶状半固体。

复发性多软骨炎 (relapsing polychondritis)

复发性多软骨炎，临床表现为多处软骨屡次发炎，可以伴有发热不适、结膜炎及关节痛，以后软骨萎缩及松解。本病最常见于耳软骨，耳壳发红或呈牛肉色，肿胀疼痛并有压痛而耳垂正常，外耳道可因过度水肿而堵塞甚至影响听觉，以后软骨变性而使耳壳弛软。鼻中隔及鼻翼的软骨炎常引起鼻黏膜结痂出血，以后鼻部塌落变形。支气管及气管的软骨炎可引起声嘶、咳嗽及呼吸困难，严重时使呼吸道堵塞使患者窒息而死。关节的软骨及肋软骨都可患多发性软骨炎而易误诊为软骨肿瘤，往往多次复发，病程缓慢而持久。

本病被认为是一种自身免疫性反应。间接免疫荧光显示血清含有抗软骨抗体和抗Ⅱ型胶原的 IgG 抗体，可能是免疫复合物引起免疫反应而使软骨溶解。

组织变化是软骨溶解伴有软骨炎及软骨周围炎。软骨细胞核凝缩，伴有炎性浸润。

氨苯砜对本病有效，每次 50~100mg，每日 1~2 次，连服两周就可痊愈。也可应用泼尼松、吲哚美辛及水杨酸盐治疗本病。

皮肤子宫内膜异位
(cutaneous endometriosis)

皮肤子宫内膜异位,有生命的子宫内膜细胞偶然移植于外科手术后瘢痕而可引起皮肤子宫内膜异位,也可能经过淋巴管转移到皮肤而使本病自然发生。

皮损是一个棕色结节,只发生于成年妇女,通常发生于接受妇科手术后的中年妇女脐部或下腹部瘢痕处,最易出现于剖宫产后腹部瘢痕内,有时出现于腹股沟部、阴唇及会阴部位,但多半在瘢痕内,直径由数毫米至5~6cm,有轻度压痛及触痛,月经期时加重,同时肿胀及出血而呈淡青黑色。

组织变化主要是子宫内膜的腺状结构,附近组织可以对此子宫内膜组织发生异物性反应。

(陈　敬)

参考文献

1. CHEN E, CHIARAVALLOTI A J, FINCH J. Keratinocytic epidermal nevus with ipsilateral breast hypoplasia [J]. Int J Womens Dermatol, 2019, 5(3): 181-182.
2. BELYSHEVA T S, VISHNEVSKAYA Y V, NASEDKINA T V, et al. Melanoma arising in a Giant congenital melanocytic nevus: two case reports [J]. Diagn Pathol, 2019, 14(1): 21.
3. KARADAG A S, PARISH L C. The status of the seborrheic Keratosis [J]. Clin Dermatol, 2018, 36(2): 275-277.
4. CHUNG H J, MCGUIGAN K L, OSLEY K L, et al. Pigmented solar (actinic) keratosis: an underrecognized collision lesion [J]. J Am Acad Dermatol, 2013, 68(4): 647-653.
5. CONIC R Z, NAPEKOSKI K, SCHUETZ H, et al. The role of immunosuppression in squamous cell carcinomas arising in seborrheic keratosis [J]. J Am Acad Dermatol, 2017, 76(6): 1146-1150.
6. KO C J, MCNIFF J M, BOSENBERG M, et al. Keratoacanthoma: Clinical and histopathologic features of regression [J]. J Am Acad Dermatol, 2012, 67(5): 1008-1012.
7. O'CONNOR N, PATEL M, UMAR T, et al. Head and neck pilomatricoma: an analysis of 201 cases [J]. Br J Oral Maxillofac Surg, 2011, 49(5): 354-358.
8. WILLIAMS K, SHINKAI K. Evaluation and management of the patient with multiple syringomas: A systematic review of the literature [J]. J Am Acad Dermatol, 2016, 74(6): 1234-1240.
9. BIJLARD E, TIMMAN R, VERDUIJN G M, et al. Intralesional cryotherapy versus excision with corticosteroid injections or brachytherapy for keloid treatment: Randomised controlled trials [J]. J Plast Reconstr Aesthet Surg, 2018, 71(6): 847-856.
10. EMAD M, OMIDVARI S, DASTGHEIB L, et al. Surgical excision and immediate postoperative radiotherapy versus cryotherapy and intralesional steroids in the management of keloids: a prospective clinical trial [J]. Med Princ Pract, 2010, 19(5): 402-405.
11. ESTELA J R, RICO M T, PEREZ A, et al. Dermatofibroma of the face: a clinicopathologic study of 20 cases [J]. Actas Dermosifiliogr, 2014, 105(2): 172-177.
12. YUKSEL M, USTABAS KAHRAMAN F, et al. Oxidant and antioxidant levels and DNA damage in tuberous sclerosis [J]. Brain Devel, 2019, 41(3): 245-249.
13. SERDAROGLU E, KONUSKAN B, KARLIOGUZ K, et al. Epilepsy in neurofibromatosis type 1: Diffuse cerebral dysfunction? [J]. Epilep Behav, 2019, 98: 6-9.

第四十章

皮肤恶性肿瘤

恶性肿瘤细胞具有不典型细胞核，染色体增多并有丝状核分裂，这样的变化称为间变。细胞排列紊乱，生长迅速。

1. 皮肤的恶性肿瘤 皮肤的恶性肿瘤可以原发于皮肤或由体内肿瘤转移到皮肤，也可以转移到体内器官。各种恶性肿瘤的发病率和恶性程度不同。例如，基底细胞癌很少转移，鳞状细胞癌、恶性黑素瘤则早期就发生转移而致命。

2. 癌前皮肤病 癌前皮肤病（precancerous dermatoses）是指有明显癌变危险的皮肤疾病，如不及时治愈即有可能转变为癌。例如着色性干皮病日光刺激后容易引起鳞状细胞癌；慢性唇炎、射线皮炎、焦油或砷引起的角化病、盘状红斑狼疮、寻常狼疮、慢性溃疡等慢性炎症、萎缩性瘢痕、烧伤后肥厚性瘢痕、慢性裂口、瘘孔或瘘管也可发生恶性肿瘤；有些痣及良性肿瘤也能恶变；过度角化的癌前疾病如日光性角化病、皮角、角化棘皮瘤、黏膜白斑等。以上这些癌前疾病在多种因素刺激下均可引起恶变。

3. 恶性肿瘤和免疫 机体对恶性肿瘤有免疫监视能力，当这种能力减弱时，细胞免疫力降低，细胞可连续突变而发生癌变。

实验表明放射线的照射、糖皮质激素的应用、感染、中毒或手术、胸腺的切除，都可降低实验动物的免疫力，促使移植的恶性肿瘤生长。患有低丙种球蛋白血症及原发性免疫缺陷的人较易发生恶性肿瘤。器官移植者常需要应用免疫抑制药以消除排斥反应，恶性肿瘤发生率可达5%左右，比正常人高得多，可能由于免疫监视功能受免疫抑制药的干扰而降低，病毒等因素干扰核酸形成而刺激恶性肿瘤发生。上述事实都表明恶性肿瘤和免疫有密切的关系。

肿瘤与免疫的关系可应用于诊断。甲胎蛋白（AFP）可诊断原发性肝癌，癌胚抗原（CEA）可诊断结肠癌及直肠癌。其他诊断方法包括直接或间接免疫荧光抗体试验、细胞集落抑制试验及花瓣形成试验等细胞免疫诊断方法。

恶性肿瘤的免疫治疗正在研究中。特异性免疫疗法有免疫血清、免疫核糖核酸、致敏淋巴细胞、自体及异体瘤苗等。非特异性免疫疗法有干扰素、胸腺素、左旋咪唑、二硝基氯苯、光敏剂及卡介苗等。各种免疫疗法仍在尝试阶段，通常作为手术切除、放射或化学药物治疗的辅助疗法，或只用于其他疗法无效或无法施行的患者。

4. 白血病及淋巴瘤

（1）造血系统的恶性肿瘤：包括白血病及多发性骨髓瘤。皮肤的原发性浆细胞瘤可被认为多发性骨髓瘤的一型。

白血病（leukemias）是一种血液病，代表白细胞的恶性肿瘤，在骨髓和血液中有不成熟的粒细胞、淋巴细胞或单核细胞，病程为急性或慢性。急性白血病的骨髓和外周血液中都有大量原始细胞和幼稚细胞，而在慢性白血病中主要为较成熟的异常细胞，其次是幼稚细胞，有时可以急性发作而像急性白血病。一般在外周血液中，白细胞总数很高，并有若干异常的幼稚细胞，但有的病例外周血液中白细胞数正常甚至低于正常，异常幼稚细胞也不多，但白细胞增多、正常或减少的现象是可互相转变的。

早期的分类法将白血病分为慢性淋巴细胞白血病、急性淋巴细胞白血病、慢性粒细胞白血病及急性粒细胞白血病。嗜酸细胞白血病被包括在慢性粒细胞白血病内，而骨髓单核细胞白血病及红白血病列入急性粒细胞白血病内。较新的分类法是将白血病分为慢性淋巴细胞白血病、急性淋巴细胞白血病、慢性粒细胞白血病及急性非淋巴细胞白血病。急性非淋巴细胞白血病包括急性粒细胞白血病、急性早幼粒细胞白血病、急性粒-单核细胞白血病、急性单核细胞白血病及红白血病。

白血病是全身性疾病，可波及肝脏、脾脏、淋巴结及其他器官。除了分化良好的淋巴细胞淋巴瘤外，淋巴瘤一般不发展成白血病。皮肤被波及或有表现时被称为皮肤白血病。皮肤有幼稚细胞浸润时，往往表现为结节或斑块，可称为特异性皮疹。皮肤内没有白血病性浸润，但有红皮症、湿疹、大疱或出血等皮损时，可称为非特异性皮疹（non-specific lesions）或白血疹（leukemids）。

（2）淋巴瘤（lymphomas）：是起源于B或T淋巴细胞的一群恶性肿瘤，又称为恶性淋巴瘤（malignant lymphomas）。有的瘤细胞起源于组织细胞（巨噬细胞）系统，也被列入淋巴瘤内。在淋巴瘤病程中，损害常在多处分别出现，不像鳞状细胞癌或肉瘤等恶性肿瘤原发于某处而后转移别处。

淋巴瘤是低度或高度恶性，未分化、分化不良或分化良好，有过多种分类法及病名。有学者将具有多种细胞结构的淋巴瘤称为多形态细胞类淋巴瘤（polymorphous lymphomas），包括霍奇金（Hodgkin）病及蕈样肉芽肿，而组织中只有一种形态的瘤细胞时为单一形态细胞类淋巴瘤（monomorphous lymphomas），包括干细胞性、网状细胞性、成淋巴细胞性、淋巴细胞性及滤泡性淋巴瘤。迄今为止，尚无公认合理并统一应用的分类法。本书仅从皮肤科角度，简单分为霍奇金淋巴病和非霍奇金淋巴病。蕈样肉芽肿及有关的塞扎里（Sezary）综合征也被列入淋巴瘤内。这些疾病都有特异性皮疹或非特异性皮疹，或是兼有两者。

基底细胞癌（basal cell carcinoma）

基底细胞癌又称为基底细胞上皮瘤（basal cell epithelioma），最常见于面部，缓慢发展，有珍珠状色泽的边缘，可以严重毁坏局部组织，发生在面部时可以侵蚀鼻软骨和眼眶，甚至累及脑组织，因此癌的名称比基底细胞上皮瘤更合适。本病极少发生转移。

【症状】 基底细胞癌最常发生于面部，尤其是前额发际与上唇之间的部位，也可发生于任何其他部位，但未见于手掌、足底及黏膜。

本病有几种临床类型，结节溃疡型基底细胞癌、色素型基底细胞癌、硬化型基底细胞癌、浅表型基底细胞癌，其中最常见的是结节溃疡型，往往先是一个丘疹，不断扩大成结节，以后可溃破而成侵蚀性溃疡（rodent ulcer）。色素型基底细胞癌有黑色素，有时被误诊为恶性黑色素瘤。硬化型基底细胞癌像个纽扣或像硬斑病的斑块。浅表型基底细胞癌发生于表皮内或紧贴表皮，像佩吉特病或扁平瘢痕，可以多发。

1. **结节溃疡型** 初起损害往往是一个小米至豌豆大的蜡样小结节。以后新损害在附近出现，互相融合，成为一个有蜡样光泽的盘形斑块，中央往往结痂，揭除痂时基底轻微出血，以后又渐结痂。经过一段时间后痂下发生溃疡，逐渐扩大，溃疡边缘坚实及卷起，往往半透明及凹凸不平，呈珍珠色、淡黄色或稻草色，表面有蜡样光泽及毛细血管扩张。有时损害表面完全为痂所覆盖（图40-1～图40-4）。

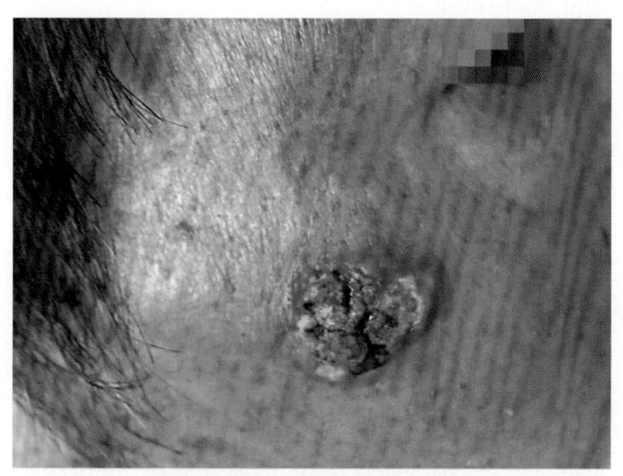

图40-1 基底细胞癌（一）

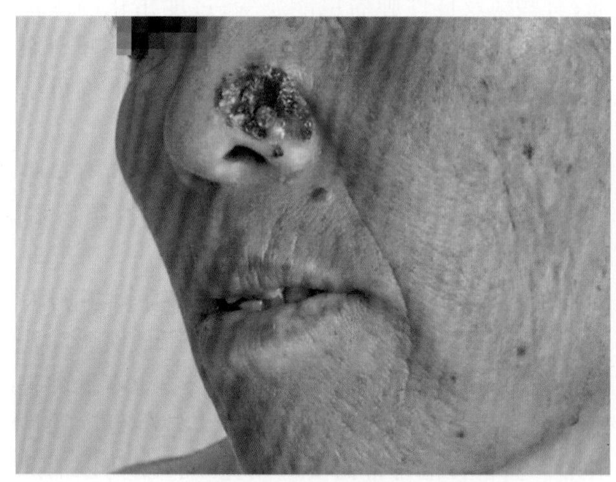

图40-2 基底细胞癌（二）

结节往往陆续出现，痂时常脱落和再生，溃疡渐渐扩大，不引起疼痛或触痛，可有少量出血。有时，溃疡部分愈合而发生瘢痕，但溃疡逐渐变深而成侵蚀性溃疡，可以扩展到皮下组织甚至软骨及骨骼。各种组织可被摧毁而成深坑状，其中有坏死组织及渗出液并结痂（图40-5）。损害发展缓慢，通

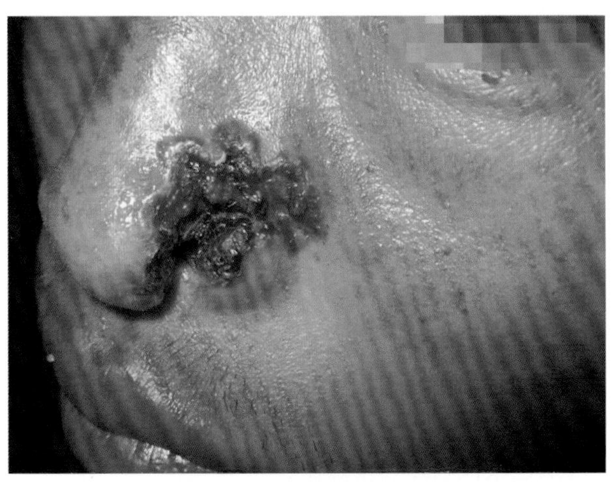

图 40-3 基底细胞癌(三)

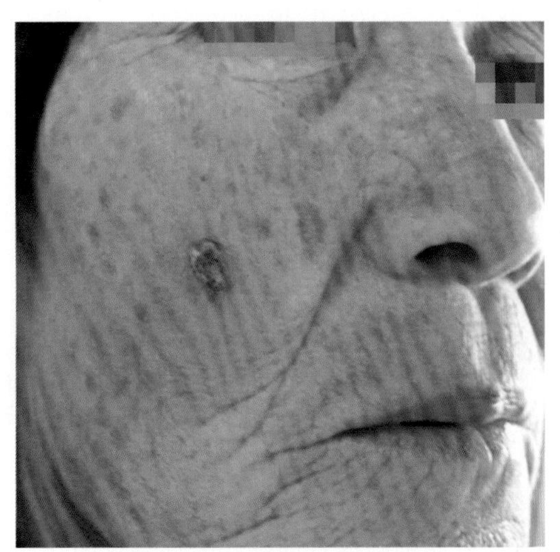

图 40-4 基底细胞癌(四)

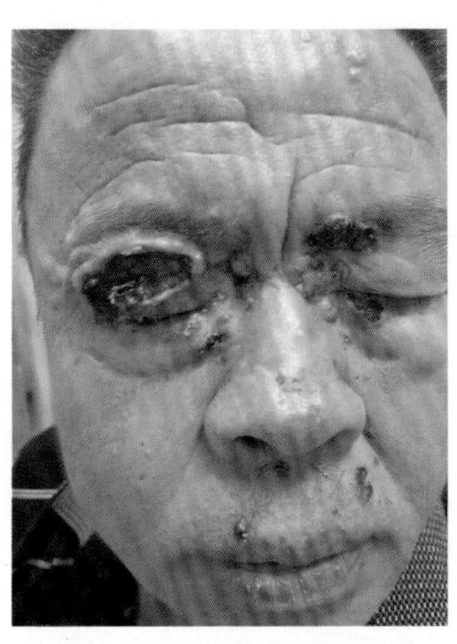

图 40-5 基底细胞癌侵蚀性溃疡

常不侵犯附近的区域性淋巴结,也不转移到别处,患者的一般健康不受影响,但有极少数死于内脏转移的报告。少数患者可因局部血管破裂、继发性感染或某种并发症而死亡。

2. **色素型** 色素性基底细胞癌,占基底细胞癌的 50%以上。发病时往往是一个较扁平的斑块。由于含有黑色素,损害边缘除有珍珠色光泽外,还有点状或网状淡褐或褐黑的色素斑,中央部分也可有色素沉着,但色素沉着也可见于其他类型,在结节溃疡型则少见。有时,损害是由蜡状结节融合而成,表面往往有结痂,揭痂时容易出血,痂下是淡褐或深褐甚至炭黑色颗粒状表面,容易误诊为恶性黑色素瘤(图 40-6,图 40-7)。

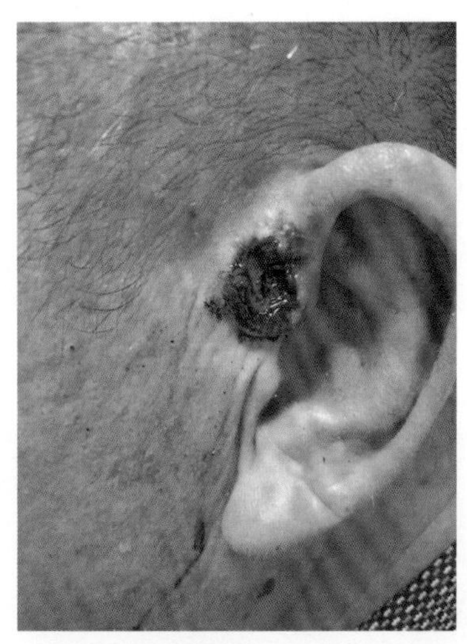

图 40-6 色素型基底细胞癌(一)

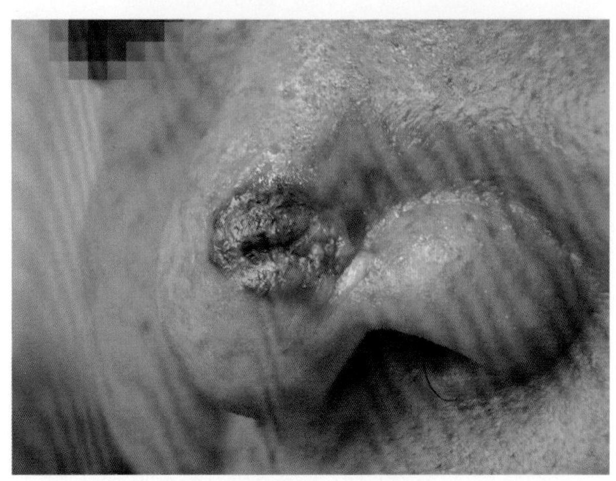

图 40-7 色素型基底细胞癌(二)

3. **硬化型** 硬化型基底细胞癌又称为纤维化或硬斑病样基底细胞癌,开始的皮损是个略隆起的淡黄色坚实斑块,边缘不太明显,很像硬斑病,长久以后才会溃破。有时,损害是蚕豆大小的圆形斑块,略微隆起,有蜡样光泽而像纽扣。

4. **浅表型** 损害是一片或数片浸润性红斑,表面脱屑或结痂,但有略微隆起的堤状边缘(图 40-8,图 40-9),多半发生于身体的非暴露部位。有时损害萎缩而成扁平瘢痕型,可以溃破成浅溃疡,边缘有蜡样光泽及毛细血管扩张。此型多发生于砷摄入者,也见于日光角化病和 Bowen 病。

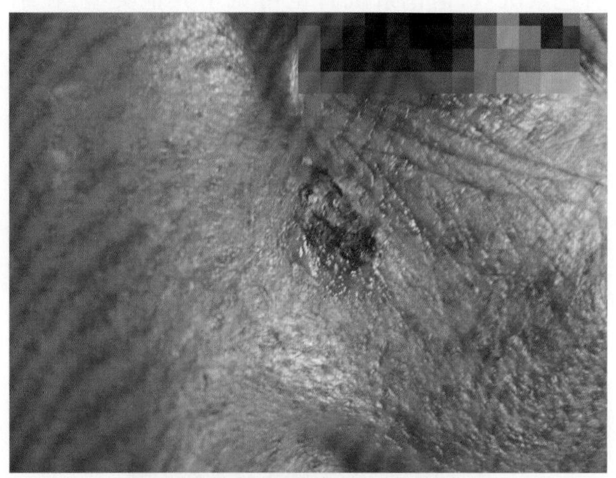

图 40-8 浅表型基底细胞癌(一)

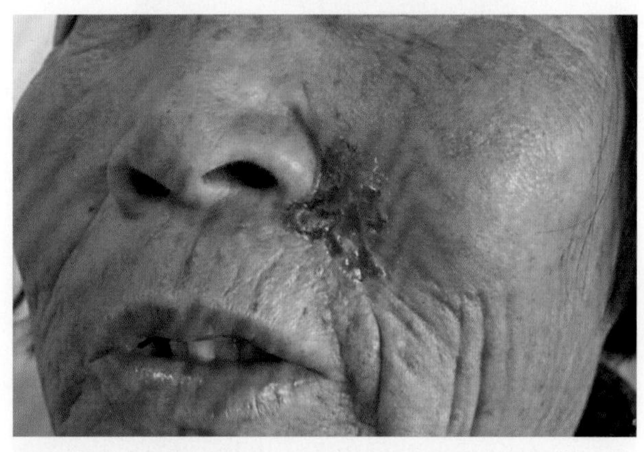

图 40-9 浅表型基底细胞癌(二)

【病因】本病多半发生于 40 岁以上的男性,也可出现于任何年龄。本病一般不发生转移,但是破坏性极大,可侵犯皮下组织,甚至软骨及骨骼,又很像恶性肿物。但有过转移到骨骼及肺部的报告。基底细胞癌来源于不分化的多功能表皮干细胞,这些细胞起源于毛囊间的基底细胞或皮脂腺中的干细胞。

基底细胞癌可以发生于身体的任何部位,但有的出现于 X 线过量照射处、红斑狼疮的皮疹中、烧伤或种痘的瘢痕处。另一现象是 80%的肿瘤较易发生于面部,可能是受长期日晒的影响。此外,有的人长期服用砷剂后若干年,皮肤发生基底细胞癌或鲍恩病及鳞状细胞癌。着色干皮病也是先天性疾病,往往发生基底细胞癌。少数基底细胞癌患者有家族史。

【组织病理】在组织学方面,按组织形态可分为实体性、囊肿性、腺样性及角化性基底细胞癌。

实体性基底细胞癌较为常见。真皮内有边界明显的瘤细胞群,最外一层瘤细胞是排列成栅状的柱状细胞。瘤细胞没有细胞膜及细胞间桥,只能见到密布的细胞核及细胞质,而无细胞界限。细胞核有两种:一种较小,染色较深;另一种较大,呈卵圆形,染色较浅(图 40-10)。

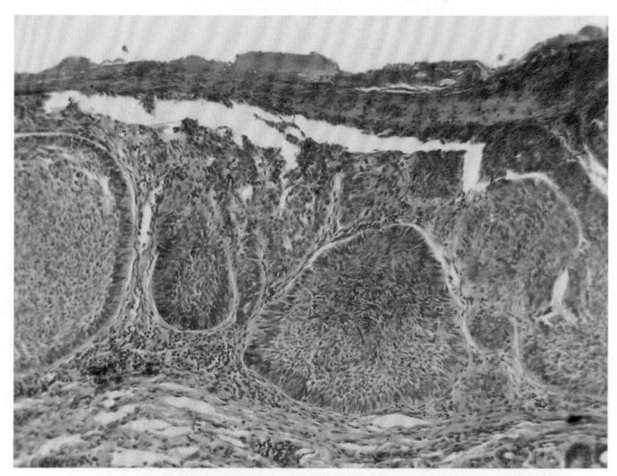

图 40-10 基底细胞癌病理

有些基底细胞癌有向某些附件分化的结构:囊肿性基底细胞癌的瘤组织内有囊腔;腺样基底细胞癌内有管形腺样结构,腺细胞状瘤细胞构成管壁;角化性基底细胞癌和毛发上皮瘤(囊性腺样上皮瘤)差不多而不能区别,瘤内有完全角化的角质性囊肿。CD10 免疫组织化学染色有助于鉴别二者:基底样癌细胞 CD10 呈阳性表达,癌巢周围间质细胞 CD10 呈阴性表达,而毛发上皮瘤,瘤细胞 CD10 呈阴性表达,而瘤细胞团周围间质细胞呈阳性表达。

【鉴别】本病要和病程不长的角化棘皮瘤及坚硬隆起的鳞状细胞癌区别,还要同鲍恩病、佩吉特病、脂溢性角化病、日光性角化病、硬斑病、恶性黑色素瘤或色素痣鉴别。

【治疗】根据肿瘤的部位、大小及类型选用药物、冷冻、激光、手术、放射及光动力等疗法(图 40-11~图 40-14)。如果皮损直径小于<1cm 可采用激光或者冷冻治疗,也可以外涂氟尿嘧啶软膏、咪奎

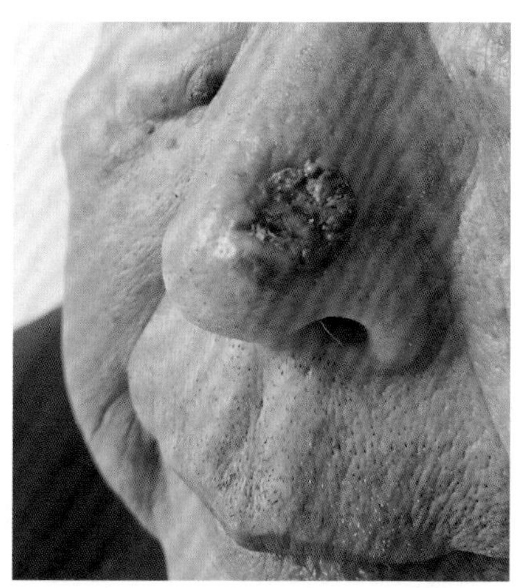

图 40-11　基底细胞癌冷冻治疗前

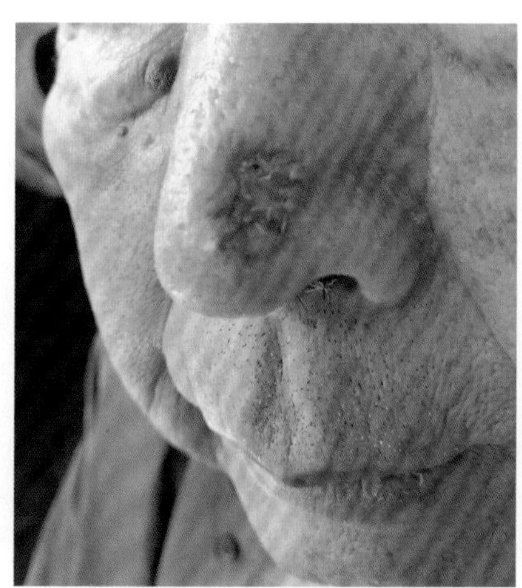

图 40-12　基底细胞癌一次冷冻治疗后

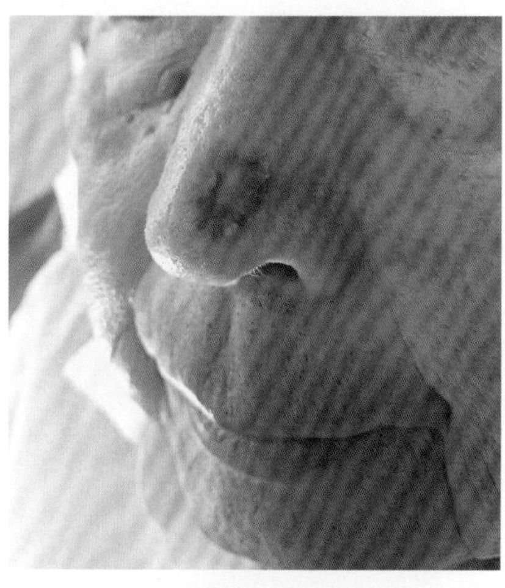

图 40-13　基底细胞癌二次冷冻治疗后

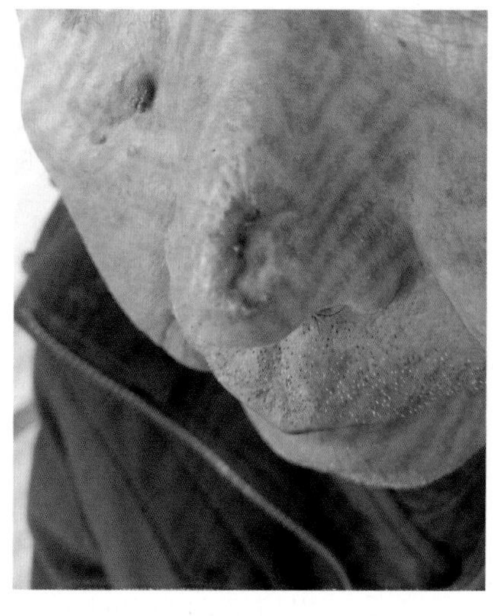

图 40-14　基底细胞癌三次冷冻治疗后

莫特霜，>1cm 建议手术切除。肿物发生于面部，面部皮肤松弛多采用转移皮瓣手术切除即可，往往不需要植皮，以免影响美观。硬化型基底细胞癌病理中肿瘤的范围常大大地超过临床估计范围，切除时采用 Mohs 手术最为合适。

老年人如果不能耐受手术，可以采用 ALA-光动力疗法治疗基底细胞癌，疗效肯定，痛苦小，患者依从性好。外用 δ-氨基酮戊酸（δ-aminolevulinicacid，ALA）涂在肿物表面，2 小时后红光照射，能量密度为 100～120J/cm^2，每周一次，4 次为一个疗程。有效率可达 80%。

痣样基底细胞癌综合征 (nevoid basal cell carcinoma syndrome)

痣样基底细胞癌综合征由常染色体显性遗传，具有完全外显率和不同表现度，除了皮肤有多个基底细胞癌外，其他器官尤其骨骼有先天性异常。

皮肤有多个临床表现不典型的基底细胞癌，容易误认为色素痣，多半出现在 20 岁左右，有的在幼儿时期就已发生。初起时，皮肤有几个略微隆起的圆顶形或扁平丘疹，呈淡褐色或正常皮色，以后逐渐增多，往往数十个散布于头部、颈部及躯干。损害逐渐扩大，可以溃破及侵犯下方的组织。手掌、足底及指趾侧面常有边缘凿入的圆形或卵圆形小坑，坑面呈淡红色，有特殊的诊断意义，可以发展成典型基底细胞癌。

骨骼有先天性异常：额骨凸起、眶上嵴明显、下颌骨前凸、面部变宽，因而患者有特殊的面容，颌骨或腭骨常有囊肿，患者可觉颌部疼痛及压痛，闭嘴困难。肋骨可分叉，脊柱可向后侧凸。

有的患者有白内障、智力迟钝，X 线可显示大脑镰、小脑镰、硬膜及基底神经节有板层状钙化，患者常有精神失常。其他缺陷包括肠系膜、卵巢及乳房囊肿、子宫纤维瘤、脂肪瘤、上皮囊肿、粟丘疹、肾结石、钙化多结节性卵巢纤维瘤。

基底细胞癌性损害对放射治疗不敏感，放射线甚至促使皮损增多，一般用刮除术或切除术等方法去除皮损。

恶变前纤维上皮瘤
（premalignant fibroepithelioma）

恶变前纤维上皮瘤又称为 Pinkus 纤维上皮瘤，损害是单发或多发的结节，质地较硬，皮肤表面隆起成圆顶形，皮肤颜色正常，也可呈淡红或淡褐色。临床上常误诊为纤维瘤。多半发生于中年或老年人的躯干部及腰骶部，别处可有脂溢性角化病或基底细胞癌。

组织变化是类似基底细胞癌的细胞由表皮向下延伸，分成若干细条并相连接而成蜂窝状，有些短分支像树枝出芽，瘤细胞群附近是纤维黏液性基质。此外，可有轻度炎性浸润。以后，这些排列成枝条的嗜碱性粒细胞可发展成真正的基底细胞癌。

基底鳞状细胞癌
（basal squamous cell carcinoma）

基底鳞状细胞癌，在病理变化上有两种类型。一类近似基底细胞癌，有成群的染色较红的较大细胞，可成漩涡状，或有角质囊肿，此种被称为混合型，和角化性基底细胞癌差不多；另一类是瘤细胞成条排列，外层为深染的基底细胞，瘤内部为染色较浅的较大细胞，是介于基底细胞癌和鳞状细胞癌之间的中间型肿瘤。

鲍恩病（Bowen disease）

鲍恩病是特殊的表皮内鳞癌，又称为原位鳞状细胞癌（squamous cell carcinoma in situ），临床过程相对良性，早期只是在局部逐渐增大，晚期逐渐向深处发展，而成为侵袭性鳞癌，不少患者常伴发体内恶性肿瘤。

【症状】本病可发生于任何部位，皮肤黏膜交界处或黏膜偶发。初起损害是一个或多个粉红或淡红色坚实丘疹，表面过度角化或有角质硬痂，以后慢慢扩展，相邻的可互相融合。损害的大小不定，直径由几毫米至几厘米，表面脱屑结痂，呈暗红或污褐色，边界清楚，周围无炎性红晕，边缘常略隆起或扁平。有时，表面显著角化而呈疣状或蛎壳状，剥除硬痂后可见潮湿暗红基部的颗粒状突起（图 40-15～图 40-18）。有时中央部分可部分消退变平，或有瘢痕形成，但皮损边缘仍缓慢发展，可迁延数年至数十年。当癌变向深处发展时，可以出现结节并逐渐扩大，以后可破溃并溢出血性渗出物，此时多半已成侵袭性鳞状细胞癌。

黏膜损害少见，往往是单个或多个圆形或分叶状斑块，边界清楚，表面鲜红发亮并有颗粒状突起，发生于女阴时可浸渍发白。若干年后，可发生典型鳞状细胞癌，以后发生转移。

鲍恩病多半发生于 40 岁以上的人，最常见于躯干，其次是四肢及外生殖器等处，也可发生于外

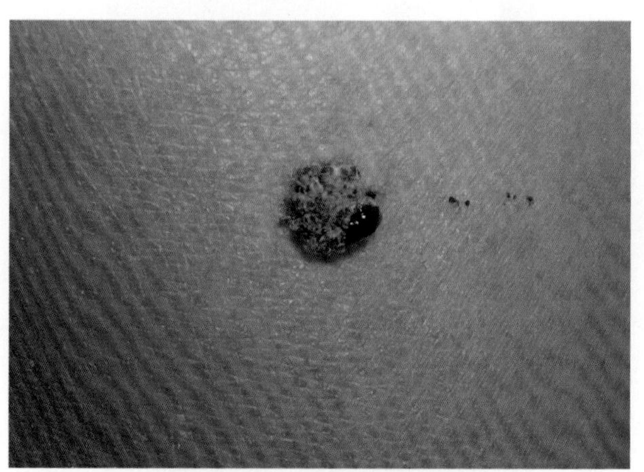

图 40-15　鲍恩病（一）

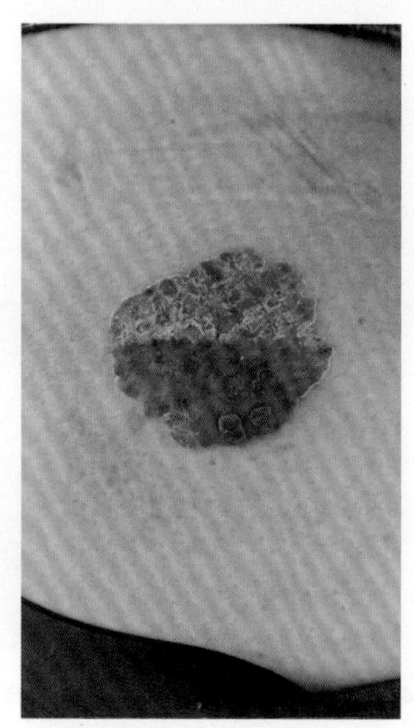

图 40-16　鲍恩病（二）

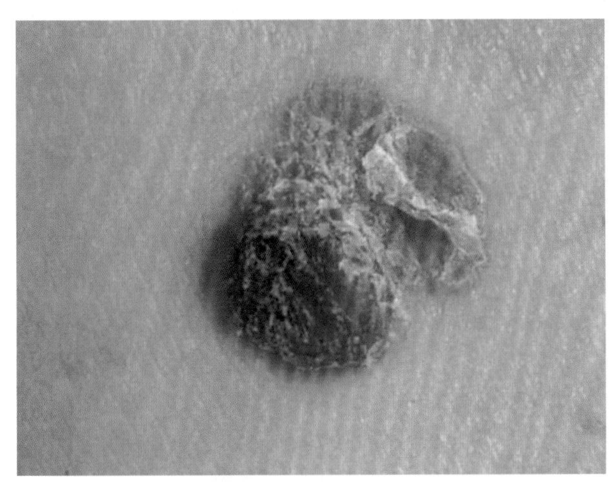

图 40-17　鲍恩病（三）

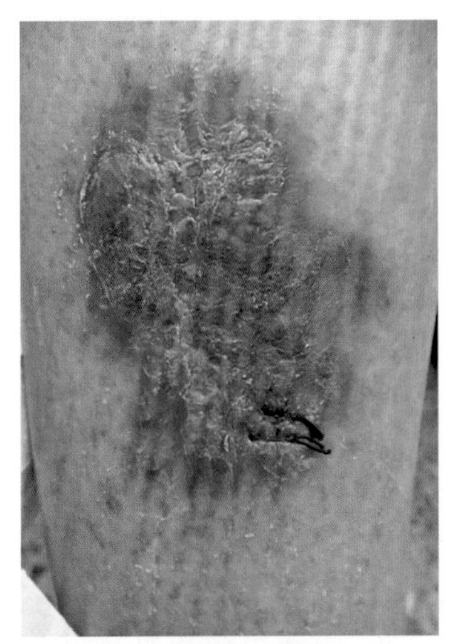

图 40-18　鲍恩病（四）

生殖器黏膜如阴唇、阴道及子宫颈上，或出现于口腔、咽喉、眼、鼻，甚至支气管黏膜。约 10%的患者在若干年后发展成侵袭性鳞状细胞癌，一旦侵入真皮，即可发生局部及内脏转移。

【病因】有的患者有癌前疾病；有的在若干年前有过长期口服砷剂的病史，有砷角化病或砷引起的恶性肿瘤；此类患者人类乳头瘤病毒检出率较高，最常见的是 HPV-16、HPV-18。

【组织病理】角化过度及角化不全，棘层肥厚或变薄，棘细胞呈不典型，杂乱排列，细胞核的大小不一，染色不均匀，多半较正常棘细胞染色深，有明显的丝状核分裂现象，有一个或多个核仁，有的细胞有多核。有的细胞很大并呈空泡状，常有丝状核分裂，很像佩吉特细胞，但细胞间桥仍然存在，由特殊染色法可以鉴别。表皮内也可有染色较红的角化不良细胞，细胞核较大且不规则，染色也较深。有时表皮内有角珠。表皮往往不规则地突起。真皮浅层有中度炎性细胞浸润，多为淋巴细胞及浆细胞（图 40-19，图 40-20）。

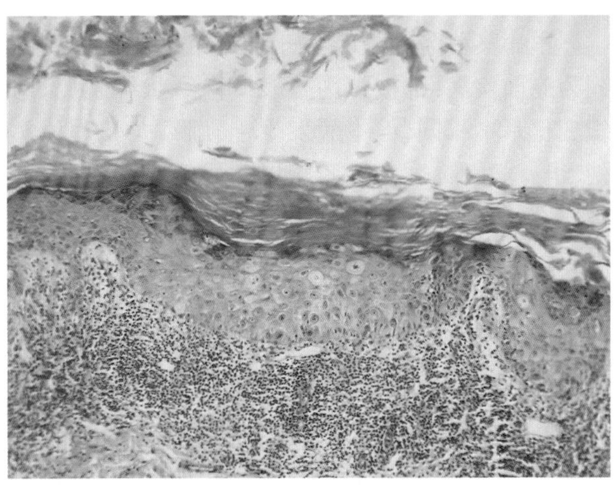

图 40-19　鲍恩病病理（一）

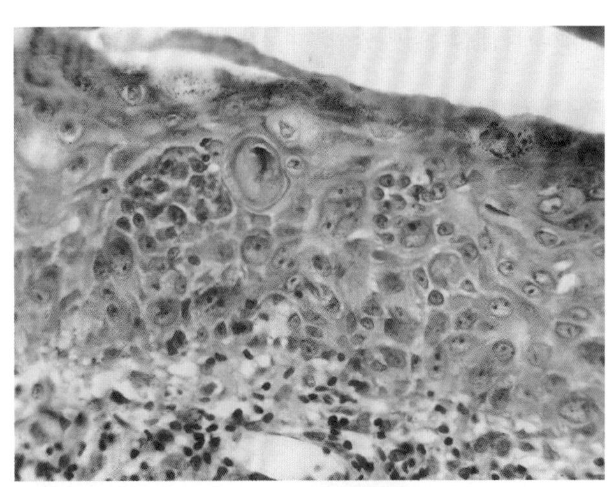

图 40-20　鲍恩病病理（二）

【鉴别】常需要依赖组织病理学检查以确定诊断。无论在临床上还是在组织学方面，鲍恩病和佩吉特病尤其乳房外佩吉特病常难区别。佩吉特细胞含有黏蛋白物质可由阿新蓝染色，过碘酸希夫（PAS）染色，显示 PAS 阳性耐淀粉酶，而鲍恩病不像佩吉特病具有酸性及中性黏多糖类，因而对上述染色法呈阴性。

鲍恩病也常被误诊为银屑病、钱币状湿疹、日光性角化病或砷角化病，在早期还可被误认为寻常疣、脂溢性角化病、盘状红斑狼疮、色素痣等病，在晚期则要和基底细胞癌及鳞状细胞癌相鉴别。黏膜损害要和扁平苔藓及黏膜白斑区别。

【治疗】早期较小损害可外用 5%氟尿嘧啶软膏或外用咪奎莫特霜等药物，也可激光治疗，后期皮损增大时可以做光动力或者手术切除。

奎纳红色增生病
(erythroplasia of Queyrat)

本病又称为红斑增生病,本病和鲍恩病都曾被列为癌前疾病,都被认为是表皮内鳞状细胞癌,组织变化基本相同,但本病发生于黏膜,尤其是龟头处,也有学者称之为黏膜鲍恩病或龟头鲍恩病,但身体别处皮肤常不出现鲍恩病。

【症状】本病多半发生于成人,在老年时期发病率高,损害是一个略微隆起的扁平斑块,边界清楚表面光滑鲜红,或呈天鹅绒样外观(图 40-21,图 40-22)。以后可糜烂结痂但不溃破。直径为 0.5~1cm,偶然不止一个并可互相融合,多半发生于龟头,偶然出现于唇黏膜,颊黏膜或舌面,相似损害发生于包皮或阴唇时,一般被认为鲍恩病。损害发展很慢,偶然由黏膜扩展到皮肤,终于发展成鳞状细胞癌而将转移。在变成鳞癌时,损害变硬或溃破并呈疣状,表面常有颗粒。

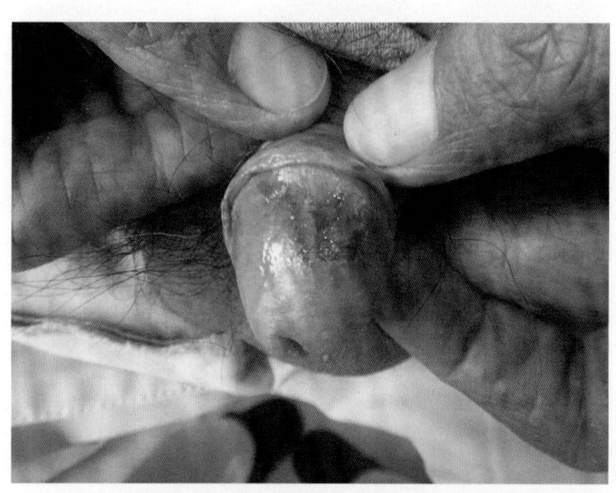

图 40-21 奎纳红色增生病(一)

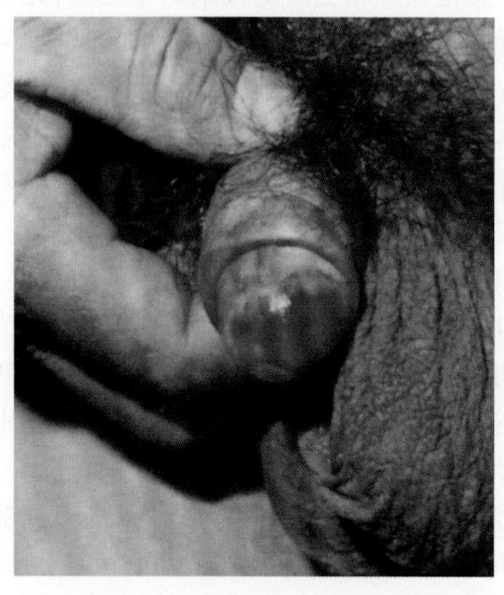

图 40-22 奎纳红色增生病(二)

【组织病理】组织变化是角质层缺失,或表面结痂或角化不全。棘细胞层肥厚,细胞排列杂乱,有的细胞多核或有染色较深的细胞核及丝状核分裂,有的细胞角化不良,这些变化和鲍恩病相似,表皮突延伸到真皮深处,真皮浅部有细胞浸润。

【鉴别】慢性限界性龟头炎(chronic circumscribed balanitis)或慢性限界性包皮龟头炎(chronic circumscribed balanoposthitis)和本病的临床表现相似,而组织变化及预后均不同,棘细胞正常,仅真皮浅层有炎性浸润。浆细胞龟头炎也不易和本病区别,但真皮乳头内有大量浆细胞。此外,和本病相鉴别的还有龟头的银屑病、扁平苔藓。

【治疗】损害可视面积大小,可外科手术切除,局部激光、冷冻或局部外用药物或光动力疗法。损害已变成鳞状细胞癌时,按鳞状细胞癌处理。

鳞状细胞癌
(squamous carcinoma,squamous cell carcinoma)

鳞状细胞癌又称为棘细胞癌(prickle cell carcinoma)或表皮样癌(epidermoid carcinoma),起源于上皮细胞。

【症状】初起的皮损往往是一个干燥的疣状小结节,基底较硬,表面呈暗红色或有毛细血管扩张。损害逐渐扩大,表面常有角质物,不易剥离,用力剥离则可出血,剥离后很快又长出角质物,以后中央可以发生溃疡,溃疡边缘可显著隆起及充血。有时初起损害是一个微小而坚硬的红色斑块,表面有少许鳞屑。损害逐渐扩大,经过数周或数月后,可以成为带痂的浅溃疡,剥痂后其下面的溃疡基底坚硬,并有颗粒状突起,以后损害陆续扩大,可和深部组织粘连,成为坚硬的肿瘤,边缘往往翻起,损害表面可成菜花状,有众多的颗粒状突起,其间含有黏臭的脓液(图 40-23~图 40-26)。

发生于皮肤和黏膜交界处的鳞状细胞癌往往因潮湿而浸软,因此发生于口腔黏膜、舌、包皮、龟头或其他黏膜皮肤连接处的早期恶性肿瘤往往是出血性乳头状损害,很像一块凸起的肉芽组织,只是较硬而已(图 40-27)。以后损害渐渐扩大,浸润增多,终于溃破而成边缘坚硬的溃疡,此时,肿瘤与下面组织互相粘连,往往已经发生转移。

【病因】鳞状细胞癌往往自然出现,也可继发于多种生物性、化学性或物理性因素所致的癌前疾病,例如日光性角化病等癌前皮肤病、瘢痕、慢性溃

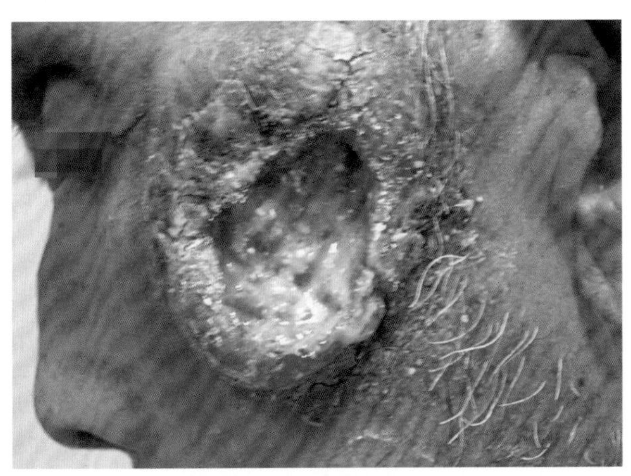
图 40-23　鳞状细胞癌(一)

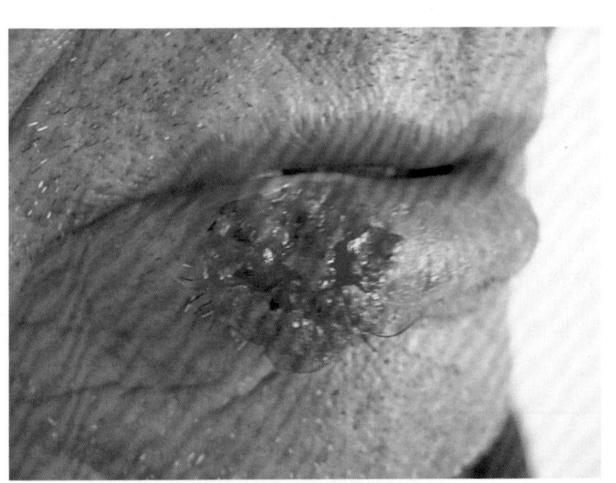
图 40-24　鳞状细胞癌(二)

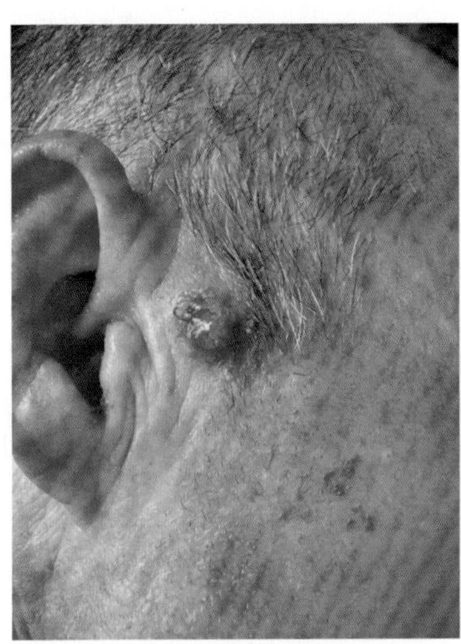
图 40-25　鳞状细胞癌(三)

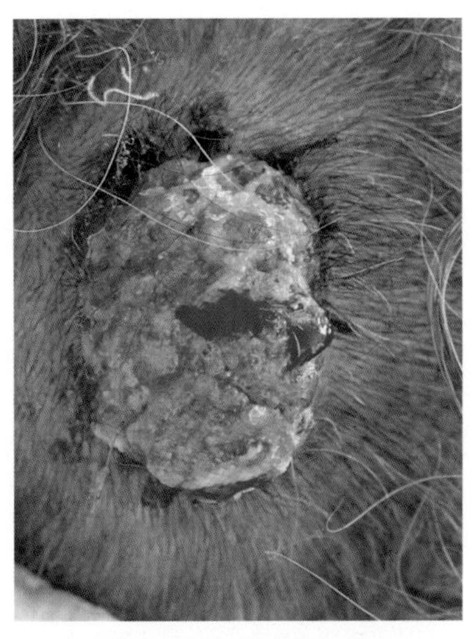
图 40-26　鳞状细胞癌(四)

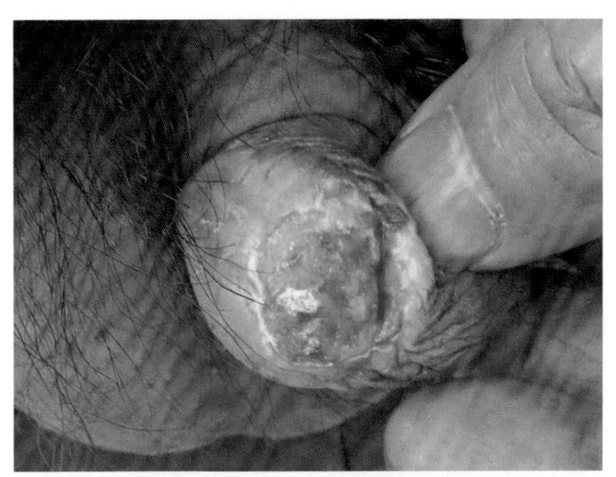
图 40-27　鳞状细胞癌(五)

疡或瘘管、慢性放射性皮炎,长期接触煤焦油、沥青等,或是长期内用无机砷剂等致癌物质。鳞状细胞癌常发生于老人或免疫功能低下者。鳞状细胞癌常见于下唇,而较少发生于鼻端及被胡子遮光的上唇,同光线的长期照射有关,室外工作者的长期日晒部位发病率也较高。

【组织病理】在鳞状细胞癌中,类似上皮细胞的瘤细胞侵入真皮。在这些细胞中,有的是已经分化的鳞状细胞及角质细胞,也有的是分化不良的非典型鳞状细胞,肿瘤恶性度越高,非典型鳞状细胞越多。非典型鳞状细胞的形状和大小的变化性很大,细胞核增生及染色体增多,细胞之间没有桥粒,个别细胞角化,有些细胞作有丝核分裂。鳞状细胞癌细胞上皮膜抗原(EMA)和细胞角蛋白阳性。

鳞状细胞癌的分化程度按角化情况而定。角化情况的主要表现是角珠,它是由鳞状细胞所构成的同心球,愈近球心时愈角化,球的中心可以完全角化(图 40-28,图 40-29)。

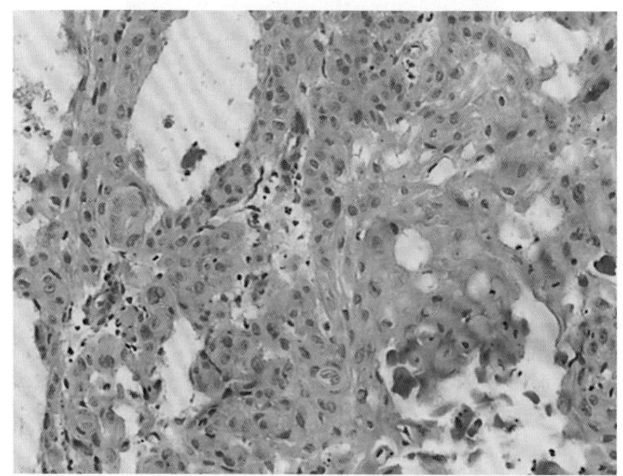

图 40-28　鳞状细胞癌病理(一)

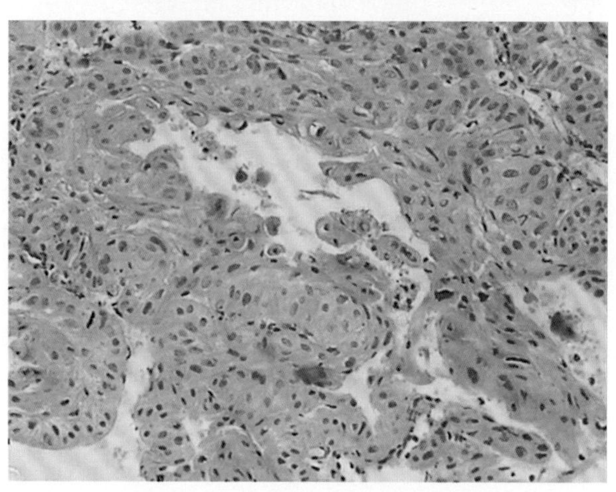

图 40-29　鳞状细胞癌病理(二)

通常采用 Broders 提出的未分化癌细胞所占的百分比将鳞癌分为Ⅳ级,但需结合癌细胞的非典型程度与损害的侵袭程度进行分级。

Ⅰ级鳞癌:所含的非典型鳞状细胞低于 25%。癌组织向真皮侵犯,不超过汗腺水平,癌细胞团块边缘在一些部位可见基底细胞排列尚完整,而在另一些部位则排列紊乱,甚至没有基底细胞。此时癌组织的细胞排列不规则,大小不等,有不少角珠。有的中心部位已完全角化,有的仅部分角化。在癌组织周围的真皮内有明显的炎症反应,为机体对不成熟的恶性肿瘤细胞的一种防御性反应,级别越高肿瘤周围的炎症细胞浸润越不明显,呈逐渐减少最终完全消失趋势。

Ⅱ级鳞癌:非典型鳞状细胞较Ⅰ级多,为 25%~50%。癌组织向下侵犯,达到真皮深层。癌细胞团块与周围间质的境界不清,角化情况轻,仅有少数角珠,其中心多见角化不全。周围的炎症反应较Ⅰ级轻。

Ⅲ级鳞癌:有大量的非典型鳞状细胞,为 50%~70%。角化情况不明显,或根本见不到。不见角珠,可见个别角化不良细胞。胞核不典型,有丝分裂象显著,周围炎症不明显,说明组织对癌细胞的反应已不强。

Ⅳ级鳞癌:几乎整个癌组织的细胞均为非典型鳞状细胞,且无细胞间桥。有丝分裂象多,已完全看不到角化情况,如癌细胞呈梭形时,常呈漩涡状排列。此时鳞癌已很难与肉瘤鉴别。在鳞状细胞癌早期,真皮内有大量淋巴细胞及浆细胞,度数越高浸润越少或完全消失,但在发生溃疡时,可以见到很多中性粒细胞。

Ⅰ级鳞癌一般不发生转移,其他各级的癌细胞都可以转移,往往先转移到附近的区域性淋巴结。

【鉴别】鳞状细胞癌的诊断越早越好,要注意和慢性肉芽肿、非特异性溃疡、日光性角化病、角化棘皮瘤及基底细胞癌(表 40-1)区别,特别是癌前病变有恶化成鳞状细胞癌的可能时,要做组织病理学检查。

表 40-1　鳞状细胞癌与基底细胞癌的鉴别

	基底细胞癌	鳞状细胞癌
发展情况	损害发展很慢,局部通常不充血	损害发展较速,在 1 年内,它的直径往往达 1cm 以上;局部往往充血,或是周围及表面有扩张的血管
角化	无,表面只有痂	角化现象显著
边缘	蜡状,结节性,卷起,半透明	高起,浸润性,坚硬,表面或周围有角化物质
炎性反应	没有,或是非常轻微	显著
主要部位	面部,尤其鼻部、前额、眼皮、颧部及上唇	暴露部位,尤其皮肤黏膜交界处及四肢、下唇、鼻周、耳朵、阴唇及手背,损害往往发生于角化病或其他癌前疾病的患处

【治疗】怀疑本病时先做病理学检查,明确诊断和切除范围,手术切除是最佳方案,采用 Mohs 外

科手术切除或切除肿物扩至正常组织 3cm 处，配合做光动力疗法。

皮肤的鳞状细胞癌容易接受放射线治疗而有良好的效果，应该根据肿瘤的大小、深度部位及患者年龄而用适当放射量照射。眼皮、鼻部、手背及耳朵等处皮肤薄弱，特别是肛门及生殖器部位等处须慎用或不照射。

疣状癌（verrucous carcinoma）

疣状癌最初被描述为发生在口腔的低度鳞癌，但现在口腔菜花样乳头瘤病、肛门或外生殖器的巨大尖锐湿疣以及发生在掌跖部的隧道样癌也被称为疣状癌。

【症状】 发生在口腔的疣状癌也称为口腔菜花样乳头瘤病（oral florid papillomatosis），表现为灰白色疣状颗粒或菜花样损害，可侵犯口腔黏膜的大片区域，常有很臭的气味。

肛门生殖器的疣状癌是巨大的尖锐湿疣（Buschke-Lowenstein 瘤），其外生性更明显，菜花样损害常覆盖整个肛门或外生殖器，常合并感染而使表面的脓性分泌物放出恶臭的气味。

掌跖部疣状癌，也称为隧道样癌或穿掘状上皮瘤（epithelioma cuniculatum），皮损可见于全身各处，包括手腕、手指、甲床、耳、鼻、头皮和腹部，但绝大多数发生在足跖部（图 40-30，图 40-31）。表现为角化疣状损害，除向外生长，同时容易发生内生性生长，形成充满角质的隧道，并通过皮下向附近转移，较深的慢性损害可有骨破坏。

【病因】 疣状癌绝大多数是人类乳头瘤病毒（HPV）引起的增生性损害，通过原位杂交已发现 HPV-1、HPV-2、HPV-11、HPV-16、HPV-18 亚型。

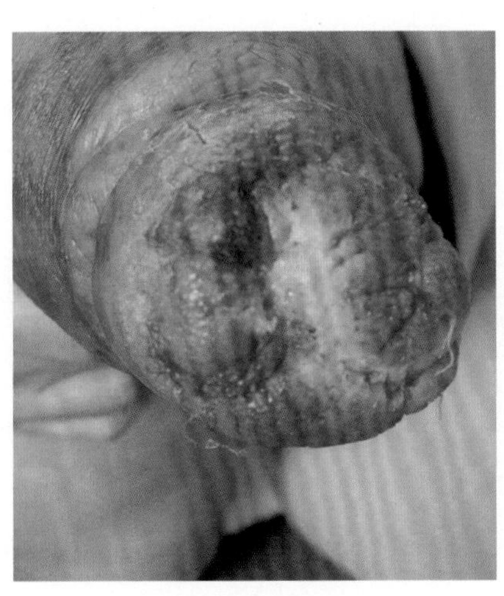

图 40-30 疣状癌

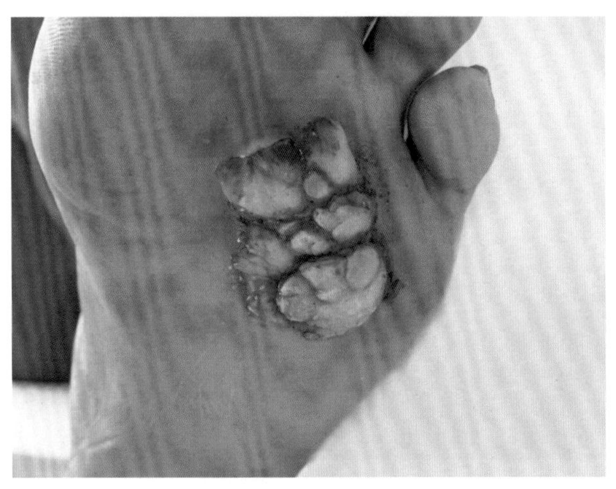

图 40-31 跖部疣状癌

另一可能的病因是瘢痕和慢性炎症。

【病理】 外生性疣状癌组织病理与疣类相似，内生性疣状癌由分化良好的鳞状上皮向组织深层侵入生长，球形生长形成特征性的挤压性边界。角化常为团块状，伴有坏死时即形成特征性的窦道。异形及有丝分裂很轻，有丝分裂主要发生在基底层。

【治疗】 外生性疣状癌可选用冷冻、激光、手术等疗法，内生性疣状癌手术广泛切除是首选治疗。

佩吉特病（Paget disease）

佩吉特病是一种特殊癌症，多半发生于女性的一侧乳房，极少数患者是男性。本病也可发生于其他部位而称乳房外佩吉特病（extramammary Paget disease），男性发病率较高，皮肤损害为红斑、渗液、脱屑、糜烂或溃破，边界清楚，容易误认为湿疹。

【症状】 佩吉特病发生于一侧乳房，由一侧的乳头渐渐蔓延到乳晕及周围皮肤，患者多半是中老年妇女，罕见于年轻人。佩吉特病的早期症状很轻。乳头上结痂、有少量渗液，轻微发痒，有灼痛，先只局限于一侧的乳头，逐渐向四周扩展，成为一片鲜红的浸润斑，边界清楚，表面脱屑结痂，或有少量黏滞渗液而易误认为湿疹（图 40-32，图 40-33）。损害可以是边缘高出皮面的红色斑块，表面发亮并有鳞屑或有颗粒状突起，以后可糜烂或发生溃疡。半数患者到晚期伴有乳腺癌，乳房部位有一个或数个硬块，乳头可下陷。乳腺癌转移时，腋部淋巴结肿大变硬。

乳房佩吉特病的病程不定。发展缓慢，到手掌大后长期不变，可以经过几年甚至 10～20 年而无

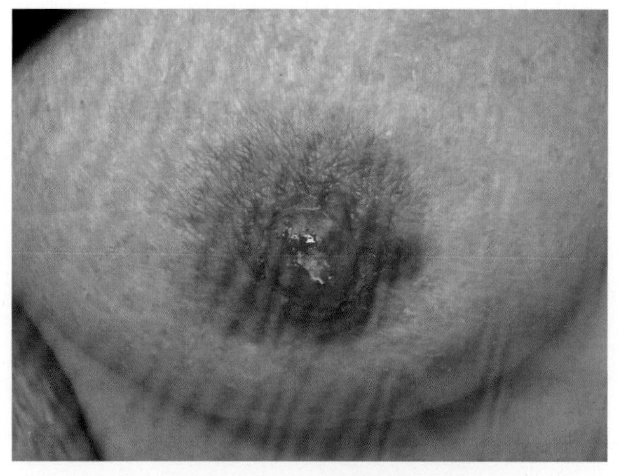

图 40-32 佩吉特病(一)

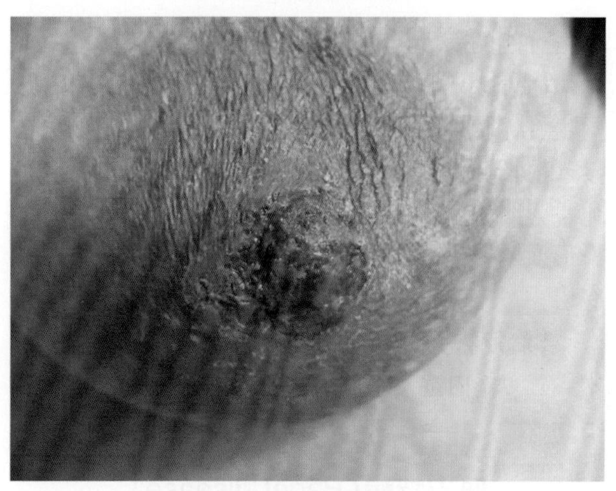

图 40-33 佩吉特病(二)

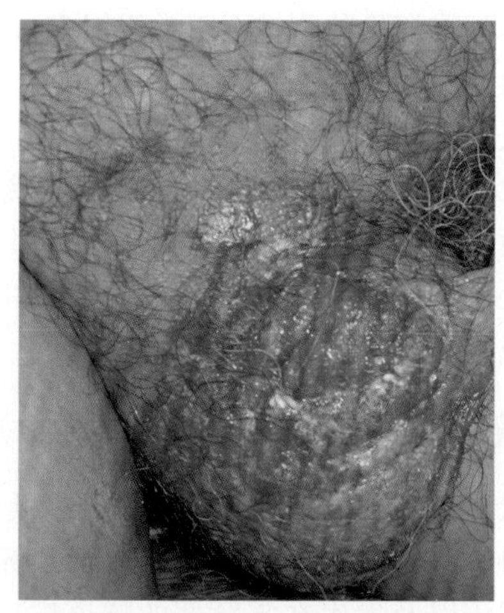

图 40-34 乳房外佩吉特病(一)

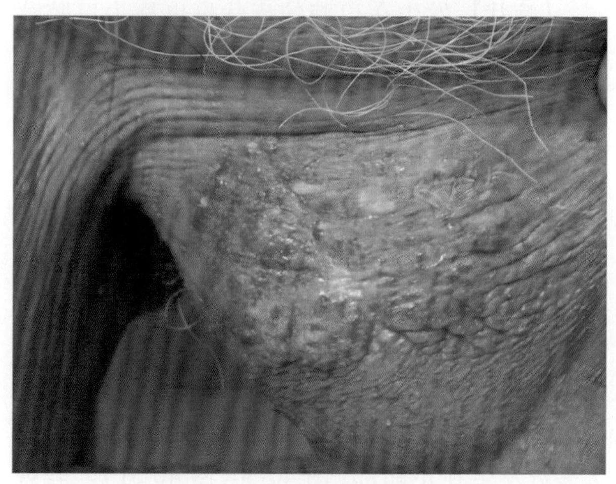

图 40-35 乳房外佩吉特病(二)

明显变化,也没有可摸出的肿块。有的在乳头有早期表现时,乳房已有癌性肿块,不久后发生转移而致人死亡,几乎所有患者都要发生乳腺癌或乳腺管癌。

乳房外佩吉特病并不少见,主要发生于女阴、阴茎、阴囊、腋窝、耻骨部位、脐窝、臀部等处,偶然发生于黏膜,通常是一侧性。初起时,患处发痒或有烧灼感,以后糜烂、渗液、结痂等湿疹样损害出现,有清楚的边界,和乳房佩吉特病的表现相似(图 40-34,图 40-35),数年后可发生溃疡或颗粒状突起,以后恶性肿瘤发生转移,多数患者同时发生顶泌汗腺癌,有的伴发腺瘤性腺癌、乳腺癌、鳞状细胞癌或其他体内恶性肿瘤。

【组织病理】 佩吉特病表皮内有分散或成群的佩吉特细胞。佩吉特细胞是圆形的大细胞,细胞间桥不见,细胞质染色浅淡,细胞核大而不规则,可含有多个核仁,核常作丝状分裂。这些细胞单独或成群出现于表皮细胞之间,有的可由表皮伸入毛囊上皮内(图 40-36,图 40-37)。佩吉特细胞的免疫表型与深部乳腺癌一致,常为低分子量 CK 阳性、EMA 阳性、CEA 表达不定,不表达 LCA 和 CD3。

佩吉特细胞起源于乳腺管细胞癌,癌细胞向上

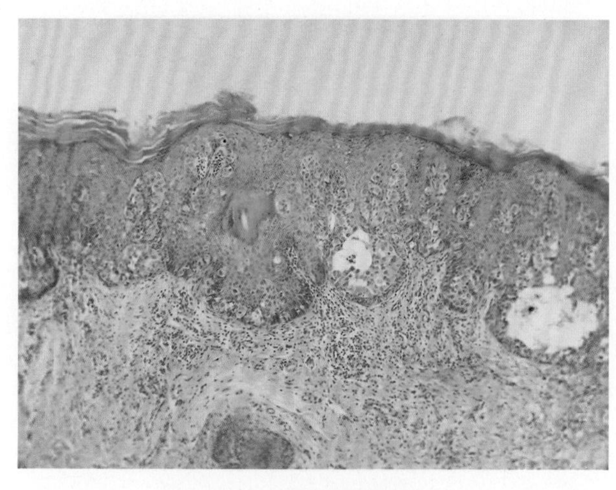

图 40-36 佩吉特病病理(一)

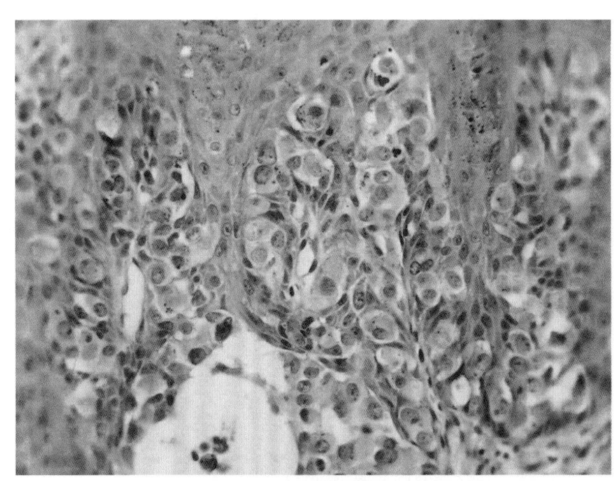

图 40-37　佩吉特病病理(二)

侵犯表皮而引起湿疹样皮疹,佩吉特细胞即侵入表皮上的癌细胞,由丝状核分裂方式繁殖,渐由乳头部分向四周扩展。

乳房外佩吉特病发生于顶泌汗腺较多的部位,组织内也有佩吉特细胞,多数人认为来自表皮内汗腺导管或顶泌汗腺。

佩吉特细胞和鲍恩病中所见大细胞很相似,但佩吉特细胞对 PAS 染色多呈阳性,阿新蓝染色呈弱阳性。免疫组织化学染色佩吉特细胞对上皮膜抗原及癌胚抗原常为阳性,少数可表达雄激素受体(ER)和孕激素受体(PR)。

乳房佩吉特病和乳房外佩吉特病的组织病理变化相同。表皮的棘细胞层肥厚,表皮突加宽及延长,表皮细胞间轻度水肿。表皮内有零星散布或密集成团的佩吉特细胞,在本病晚期时增多,但不进入真皮。出现于表皮下方的佩吉特细胞常由基底细胞层和真皮隔开。真皮内有炎性细胞浸润。

佩吉特病及乳房外佩吉特病常伴发乳腺癌。乳腺癌可出现于佩吉特病患者乳房的任何部位,腺泡内可充满癌细胞,癌细胞可侵入表皮,也常穿越乳腺管并向结缔组织蔓延。

【鉴别】 佩吉特病要和鲍恩病、基底细胞癌、恶性黑色素瘤鉴别,在临床上尤易误认为慢性乳房湿疹。在早期病理组织中佩吉特细胞较少,如未找到,更易忽略本病。乳房湿疹一般患处柔软,边界常不明显,往往发生于两侧乳房尤其是哺乳妇女的乳头、乳晕部,糖皮质激素如氟轻松霜等能使症状迅速减轻或消失。

乳房外佩吉特病常有剧痒,容易误认为癣病,在肛门周围及会阴部位容易误诊为鲍恩病、基底细胞癌或恶性黑素瘤。

【治疗】 切除乳房是乳房佩吉特病唯一获得痊愈的疗法。如果已波及淋巴结,预后较差,患者可因癌转移而死亡。放射治疗的效果很差,一般不被采用。乳房外佩吉特病损害手术切除联合光动力治疗,可以收到良好的治疗效果。

恶性黑素瘤(malignant melanoma)

恶性黑素瘤曾称为痣癌(nevocarcinoma)、黑癌(melanocarcinoma)、黑肉瘤(melanosarcoma)或黑瘤(melanoma),较易转移。占皮肤恶性肿瘤的第三位(6.8%~20%)。90%以上的恶性黑素瘤患者的损害原发于皮肤,其他往往原发于眼部。恶性黑素瘤可以由色素痣尤其手掌足底等处易受外界刺激的色素痣演变而来。色素痣是极其常见的皮肤病,典型的先天性痣极少恶变,巨大型躯干下部变异痣有3%~18%的恶变率。

【症状】 恶性黑素瘤多半发生于老年人,男性较多,常见于足部,其次是面部,也可见于腹部、臂部或颈部等处。多数患者的恶性黑素瘤原发于皮肤,少数原发于眼部,偶然原发于口腔、鼻或支气管等上呼吸道黏膜、泌尿生殖道或胃肠道的黏膜、肛门、肝脾等处。

原发性皮肤恶性黑素瘤分为三型:

1. **浅表扩展型恶性黑素瘤**(superficial spreading malignant melanoma)　由佩吉特病样原位恶性黑素瘤发展而来。初起时,损害是略微隆起的黑色斑点或斑片,逐渐扩大成为边界不规则的肿块。颜色不均匀,灰褐、灰黑、青黑、褐色等不同颜色混杂出现(图 40-38),有时是褐色及黑色混杂的斑块,表面常过度角化,皮纹明显或不太明显,较常见于日晒部位,也可发生于别处或黏膜部位,表面有结节而凹凸不平时较易转移。

2. **结节型恶性黑素瘤**(nodular malignant melanoma)　比浅表扩张型更易转移,但发病率较低。初起损害往往是一个青红或青黑色丘疹或类似水疱样结节,可发生于任何部位的正常皮肤,也可由色素痣发展而成。颜色不均匀、灰色、褐色、灰紫或青紫色可相混杂,表面光滑,或呈乳头状或蕈状,也可角化过度或凹凸不平。有时损害是棕色或黑色较明显的斑块(图 40-39~图 40-41)。

当瘤细胞侵入表皮时,可使皮肤溃破出血,如果侵入附近淋巴管,周围可发生线状或圆形卫星状损害。

3. **恶性雀斑痣样黑素瘤**(lentigo maligna melanoma)　恶性雀斑痣样黑素瘤的前驱期是恶性雀

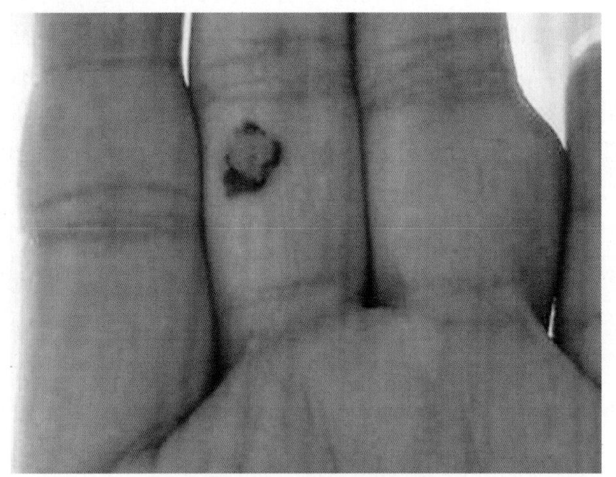

图 40-38 浅表型恶性黑素瘤

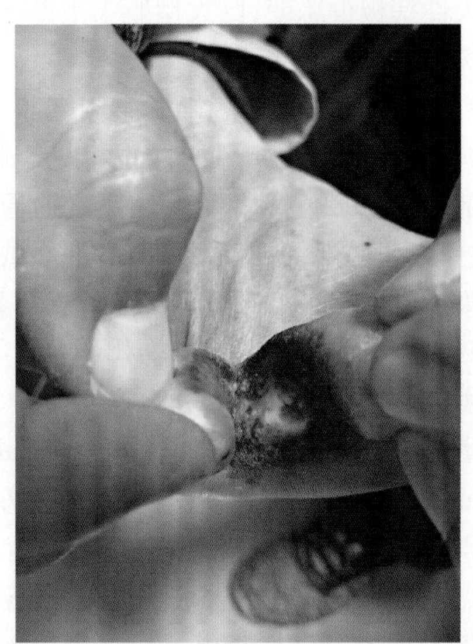

图 40-39 恶性黑素瘤(一)

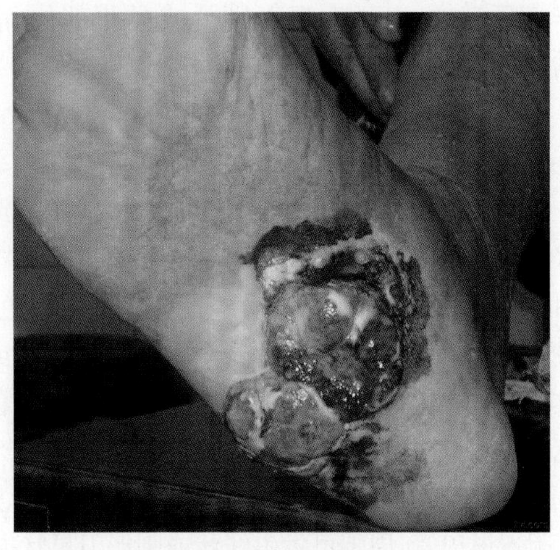

图 40-40 恶性黑素瘤(二)
(重庆市垫江县人民医院皮超提供)

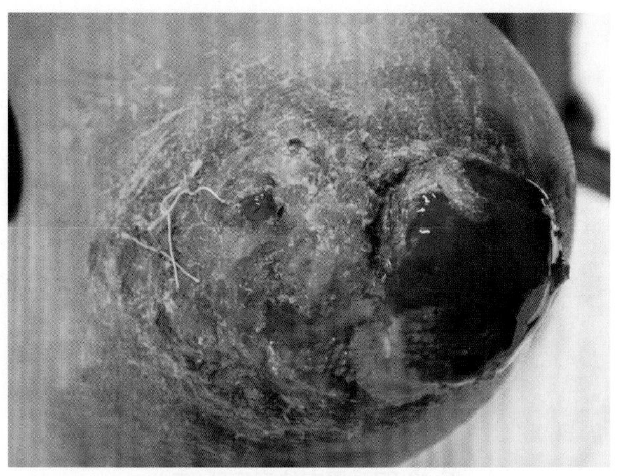

图 40-41 恶性黑素瘤(三)

斑。最常见于 50~70 岁的老年人,皮损多为黑色或褐色的斑片,色素不均匀,边界不规则(图 40-42)。通常经过 10~15 年的原位生长,终于出现丘疹,后变结节,可出现破溃发生侵袭性生长,发展为侵袭性恶性黑素瘤。

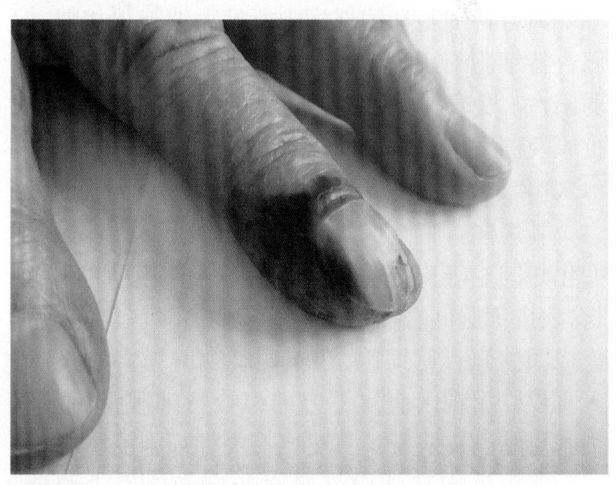

图 40-42 恶性雀斑痣样黑素瘤

无黑色素性黑素瘤(amelanotic melanoma)是正常皮色的结节性恶性黑素瘤,但可带点灰色,基部可有一些黑褐色或黑色斑点。手掌足底的恶性黑素瘤是结节性,略微或显著隆起,呈棕黑或青黑色,也常混杂灰黑、淡灰或褐色。甲床的恶性黑素瘤也常使甲的颜色不均匀,可伴有甲分离或甲变形。恶性黑素瘤常发生于甲床或甲外侧的甲皱褶部位,称为甲下黑瘤(subungual melanoma)、黑瘭疽(melanic panaris)或黑变性瘭疽(melanotic whitlow)。初起损害为淡褐或黑褐色小点或丘疹,往往不引起注意而误认为无害的色素痣,以后不断扩大,常成为形状不规则的结节,进一步发展成溃破的蕈状黑色肿瘤。瘤细胞先转移到同侧滑车上及腋部淋巴结，以后向肝、肺等内脏转移而使患者死亡。

恶性黑素瘤转移后，患者渐有消瘦、四肢乏力、水肿等恶病质的表现，在原始恶性黑素瘤的附近或远处皮肤常有黑色圆形色素斑点或皮下硬结，皮肤可以弥漫发黑，日晒后更黑，尿液也往往带黑色。恶性黑素瘤和交界痣及混合痣常有关，当色素痣迅速变大，颜色突然变深，甚至像煤一样地乌黑，表面结痂，出血或溃破，色素痣或其周围有坚实的结节出现，有痒、痛及红晕的炎性变化时，应该立即完全切除并做病理检查。对于发生于足底等易受刺激的色素痣，必须提高警惕，防止恶变。有人统计原发于外观正常皮肤上的恶性黑素瘤仅约占 1/4，大多数皮肤的恶性黑素瘤是由交界痣、混合痣（交界痣与皮内痣并存），尤其属于交界痣的表皮痣恶化而来。

【病因】 恶性黑素瘤较易发生于长期日晒的部位以及极易摩擦部位。恶性雀斑痣是一种早期黑素瘤，最易发生于暴露部位，终于成为典型黑素瘤而扩散。另有许多患者的恶性黑素瘤虽不是由恶性雀斑样痣发展而来，也常发生于暴露部位。黑种人的恶性黑素瘤发生率远比白种人低，与其皮肤黑色素较多而有减少日光损伤的作用有关。

恶性黑素瘤的发生与基因有关。有的患者有家族史，或同时患其他恶性肿瘤。例如，着色性干皮病既容易发生恶性黑素瘤，也容易发生鳞状细胞癌或其他皮肤肿瘤。

免疫因素是重要的因素，多数恶性黑素瘤患者血清中有抗黑素瘤抗体，恶性黑素瘤容易并发白癜风。

【组织病理】 浅表扩展恶性黑素瘤的组织变化主要是表皮及真皮交界处有增生的不典型黑素细胞，成群的形状不规则的瘤细胞侵入表皮及真皮内；结节性黑素瘤由交界处向真皮内发展而不易侵袭表皮，瘤细胞呈骰形或梭形，或奇形怪状的巨细胞，可见较多丝状分裂象，黑色素可有可无，瘤下方密集或少量的炎性细胞浸润，也可完全没有。恶性雀斑黑素瘤由交界处聚集成巢的黑素细胞样细胞渐向真皮扩展，成为大量黑素瘤细胞（图 40-43，图 40-44）。

不少恶性黑素瘤是由交界型色素痣或混合痣演变而成。痣细胞在表皮下方渐向真皮深处发展，由聚集成巢渐变散乱，痣细胞不典型，形状及大小不定，细胞越向真皮深部越不典型，黑素细胞也常逐渐减少，瘤细胞也可侵袭表皮，引起表皮崩解溃破。大多数瘤细胞是密集成群的骰形细胞，外围有纤维组织及少量成纤维细胞，有的瘤细胞呈梭形。多数黑瘤细胞表达 S100、HMB45、melan-A（图 40-45）。

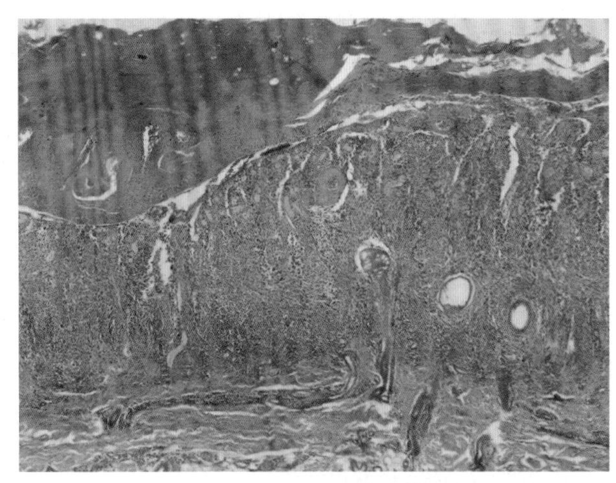

图 40-43　恶性黑素瘤病理（一）

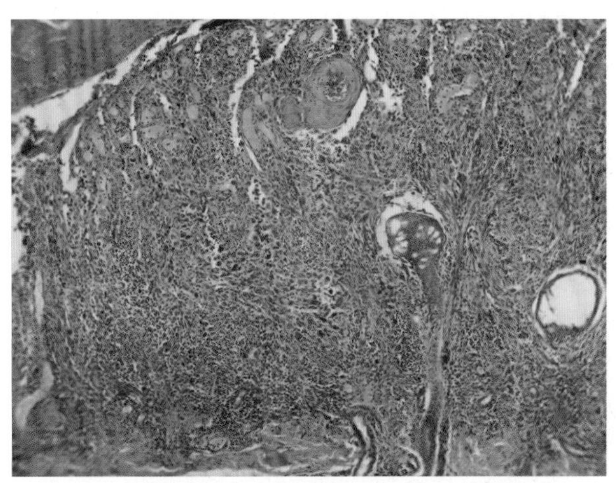

图 40-44　恶性黑素瘤病理（二）

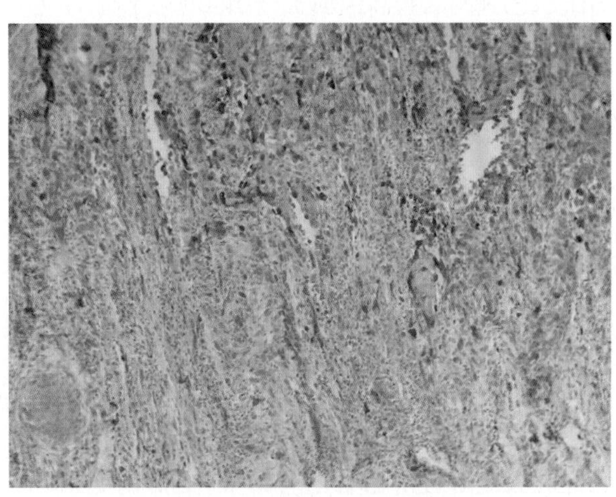

图 40-45　恶性黑素瘤的免疫组织化学结果

恶性黑素瘤多半有黑色素存在于瘤细胞之间及真皮的黑素细胞内。黑色素的数量不定，常很密集，而无黑色素黑瘤的常规染色片中没有黑色素，如果用氨化硝酸银染色，就常看到一些黑色素存在于瘤细胞之间。

恶性黑素瘤在早期阶段时，肿瘤基部有带状炎性细胞浸润，当瘤细胞侵入真皮深层时，炎性细胞浸润减少。晚期或转移的恶性黑素瘤中浸润可完全消失，因此炎性细胞浸润越少，预后越不好。

根据 Clark 分级标准可将恶性黑素瘤侵袭程度分为 5 级：

Ⅰ级：原位黑素瘤。

Ⅱ级：瘤细胞侵入真皮乳头层，单个分布或少数聚集成巢。

Ⅲ级：侵入的瘤细胞常成结节状，紧邻真皮网状层界面上方。

Ⅳ级：瘤细胞侵入真皮网状层。

Ⅴ级：瘤细胞侵入皮下脂肪层。

【鉴别】 常需要和恶性黑素瘤鉴别的有色素痣、幼年良性黑素瘤、基底细胞癌尤其色素型基底细胞癌，还有蓝痣、脂溢性角化病、日光性角化病、纤维血管瘤、化脓性肉芽肿等。如果在临床上不易鉴别，要依赖组织病理学检查，有时需在多处切取活检材料才能肯定诊断。

【预后】 Clark 分级级数愈高（侵袭愈深）则 5 年内存活率愈小，但各人病情发展不同，预后有所差异。

浅表扩展恶性黑素瘤可长期局限于真皮浅部，早期切除可以根治，而结节性黑素瘤至少已侵及真皮网状层，很容易扩散。当恶性黑素瘤已经出血，附近有卫星状损害，或有溃疡形成时，在镜下可见瘤组织已到网状层深部或皮下组织内，预后不好。如果附近的区域性淋巴结已被侵袭，则 5 年内存活率不到 20%。

恶性黑素瘤较易转移，往往先由淋巴管扩散到附近淋巴结，在检查时要注意这些淋巴结是否肿大。瘤细胞也可由血流扩散到其他部位的皮肤，以及肝、肺等内脏。发生转移后，患者可在 2~3 年以内死亡，虽有转移后因身体免疫力增强而痊愈者，但极罕见。

【治疗】 本病唯一的治疗手段是手术切除，切口要在离肿瘤 3~4cm 的正常皮肤处。如果淋巴结已经肿大或附近淋巴管已有结节，更需彻底清除，但此时已太晚，预后一般不好。

对于甲下黑素瘤应早做截指术。如果肿瘤已经转移而无法施行手术，或手术已经施行但肿瘤已经转移，可应用各种抗癌药物，但病情得以缓解的不到 5%。

卡波西肉瘤（Kaposi's sarcoma）

本病又称为多发性特发性出血性肉瘤（multiple idiopathic hemorrhagic sarcoma）。是四肢出现青红或青褐色坚实斑块及结节，可自然消失而遗留色素性瘢痕，有的溃破，常伴瘀点、瘀斑及淋巴水肿，黏膜、淋巴结及内脏都可受侵。

【症状】 损害往往开始发生于四肢，尤其容易出现于前臂、小腿、手部及足部。初起时为淡红、淡紫或青黑色斑点，渐成豌豆至鸡蛋大的坚实结节，边界不太明显，有的单发，有的互相融合而成浸润性斑块，表面或附近皮肤常有毛细血管扩张。少数损害为囊肿性。结节可以陆续出现于面部、耳部、躯干及口腔黏膜，有时，损害可像化脓性肉芽肿、血管瘤或神经纤维瘤。病情逐渐发展，新的结节、瘀点及瘀斑陆续发生，往往引起患部发生淋巴水肿而肿大，并可溃破而放出臭味（图 40-46），有时足部发生坏疽而需截肢。

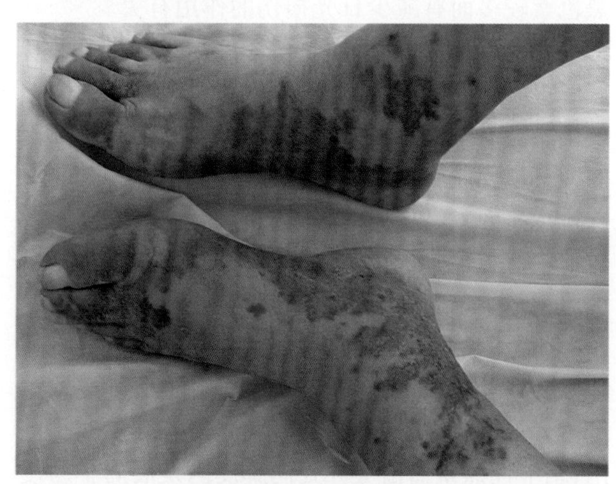

图 40-46 卡波西肉瘤
（哈尔滨医科大学附属第二医院皮肤科党林提供）

病情往往有时缓解，尤其在早期阶段，有的结节可以消退而遗留色素沉着的萎缩性瘢痕。但本病自然痊愈的极少。

体内器官常有肉瘤性结节，一般在尸检中才被发现。肝脏、脾脏、心脏、肺脏、肾上腺、淋巴结及胃肠道等都常受累及，胃肠道症状如胃肠出血腹泻等常为明显的临床表现。

大多数患者在数年内因内脏出血或恶病质而死亡，有泛发损害的仅生存数月或1~2年，少数患者可以存活10年，甚至20~30年。有人统计卡波西肉瘤患者的平均存活期为9年。著者所见1例15岁患者于发病后1年内就因为内脏出血而死亡，艾滋病(AIDS)患者发生卡波西肉瘤后一般在2年内死亡。

卡波西肉瘤容易并发霍奇金病、白血病及其他恶性肿瘤。

【病因】卡波西肉瘤较罕见，最常见于撒哈拉大沙漠以南的非洲黑种人，乌干达和刚果的卡波西肉瘤发病率占所有恶性肿瘤的9%~10%。有关卡波西肉瘤是反应性还是肿瘤性的还存在争议。个别的研究发现病变是克隆性的，支持为肿瘤性的。但目前多数证据表明病变可能是反应性的。在所有类型的卡波西肉瘤中均发现人疱疹病毒HHV-8的DNA序列，更加支持这一观点。

【组织病理】组织病理表现为肉芽肿、毛细血管增生及扩张、红细胞外渗及组织间水肿并有含铁血黄素沉着。以后，毛细血管大量增加并有大小不定的血管腔而像血管瘤，多半只有一层内皮细胞，有的还有周皮细胞，血管附近水肿并有渗出的红细胞及沉积的含铁血黄素。除了血管瘤的变化外，组织内还有大量结缔组织，新生的成纤维细胞有大小不定的梭形细胞核，染色的深度不匀，很像纤维肉瘤的细胞，但细胞间有外渗的红细胞及含铁血黄素颗粒而可鉴别，毛细血管瘤状及纤维肉瘤样变化以不定的比例出现于各损害内。肿瘤细胞多表达CD31、CD34或VWF。

血液中白细胞总数正常或减少，单核细胞可以增多。X线往往显示骨骼有囊肿、骨质疏松及骨膜破损的变化。

【治疗】放射线的局部照射可以促使皮损消退，较小的斑块或结节可被切除，但无法阻止新皮损在别处出现。各种细胞中毒药或免疫抑制药的疗效一般不能使人满意。泼尼松可和免疫抑制剂合用，著者认为患者的免疫功能低下，泼尼松及免疫抑制剂的应用不但无益，还可有害。

恶性血管内皮细胞瘤
(malignant angioendothelioma, malignant hemangio-endothelioma)

恶性血管内皮细胞瘤是毛细血管的内皮细胞恶性增生。小淋巴管的内皮恶性增生形成的恶性淋巴管内皮细胞瘤(malignant lymphoendothelioma)应是淋巴管肉瘤(lymphosarcoma)。由于临床表现和组织变化与本病基本相同，并可同时存在，可以归入恶性血管内皮细胞瘤。

皮肤损害呈暗红、青紫或正常皮色，最常发生于老年人的头皮或面部，可略水肿或隆起，或是多个结节或肿块，边界往往不规则，逐渐扩大，严重时可波及大部分面部及头皮甚至颈部，可以有溃疡形成，极易经淋巴管及血管扩散而引起死亡。肿瘤可发生于儿童，常是发生于躯干或肢体的一个硬块，可侵入皮下脂肪、肌肉及静脉。肿瘤偶然出现于婴幼儿，可在鲜红斑痣等血管瘤处发生。

恶性血管内皮细胞瘤的分化程度不定，血管腔的大小及形状也不定，不规则地吻合，有一层或多层不典型内皮细胞，细胞比正常内皮细胞大，细胞膜清楚，细胞质染色很浅，细胞核呈圆形、卵圆形或不规则形，染色深浅不定，有的是多核性，常作丝状核分裂。分化较差时，内皮细胞呈异形的立方形，分化很差时，胶原束附近有索条状排列的梭形内皮细胞，血管腔的界限不清楚。

斯图尔特-特里夫斯(Stewart-Treves)综合征又称为乳房癌切除术后淋巴管肉瘤(postmastectomy lymphangiosarcoma)。在施行乳房切除术后发生慢性淋巴水肿，以后淋巴水肿的臂部发生“淋巴管肉瘤”。现在，已知任何严重而慢性的淋巴水肿肢体尤其下肢都可发生“淋巴管肉瘤”，实际是一种恶性血管内皮细胞瘤继发于严重的慢性淋巴水肿。临床表现很像卡波西肉瘤，皮肤有多个淡红或淡青色结节，经过1~2年，就可转达移到肺部等器官而致命。此种继发性恶性肿瘤的组织变化和自然发生的恶性血管内皮细胞瘤相同，但肿瘤附近有很多扩张的淋巴管，且肿瘤内有纤维形成而像卡波西肉瘤，但成纤维细胞正常。

隆突性皮肤纤维肉瘤
(dermatofibrosarcoma)

隆突性皮肤纤维肉瘤是缓慢发展而低度恶性、很少发生转移的恶性肿瘤。初起损害是一个或多个隆起而坚实的结节或斑块，呈淡红、淡青或红蓝色，极少的病例也可表现为萎缩性斑块，容易误认为瘢痕(图40-47，图40-48)。以后肿瘤逐渐扩展，相邻的可以融合成大小不等的肿块，表面光滑，偶尔化脓、糜烂或渗出少量血液。损害多半出现于成

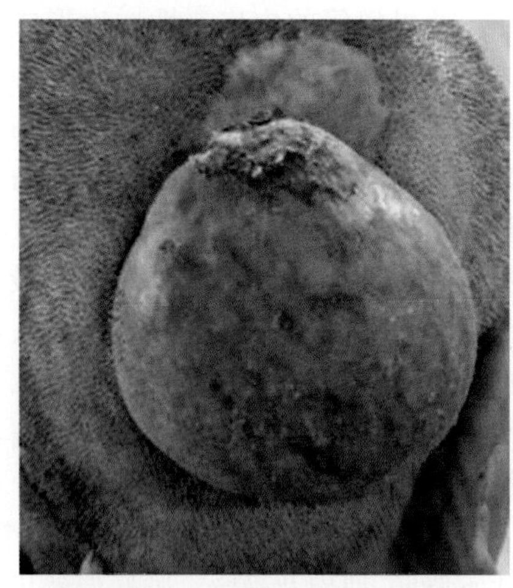

图 40-47 隆突性皮肤纤维肉瘤

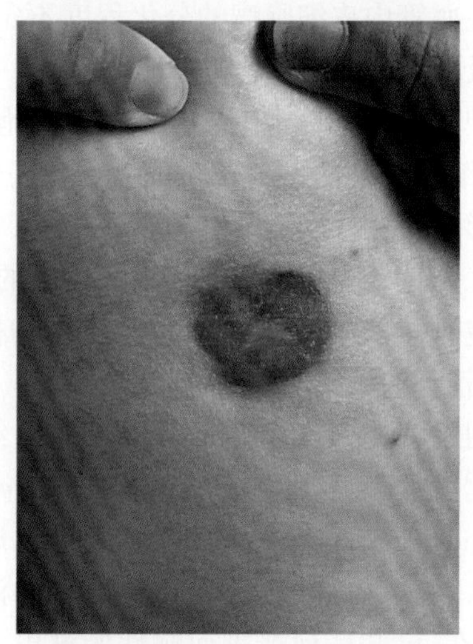

图 40-48 隆突性皮肤纤维肉瘤(萎缩性斑块)

人的腹部、腹股沟、阴部或胸部,偶尔发生于四肢及头部,不引起任何自觉症状,但到晚期时,损害可以疼痛、溃破,但转移到淋巴结的很少,淋巴结转移主要发生在反复复发的患者。本病也可发生于儿童,肿瘤常类似血管性错构瘤,诊断较为困难。

本病属遗传学异常性疾病,常见的染色体异常有环状染色体或染色体异位。

组织病理变化介于皮肤纤维瘤和纤维肉瘤之间。梭形细胞核紧密排列而成不规则的条形及漩涡状,有的纤维束发生胶原变性。肿瘤细胞弥漫表达 CD34 和波形蛋白,不表达 S100 蛋白。本病和恶性组织细胞瘤(maligant histiocytoma)的临床表现相同,但恶性组织细胞瘤(恶性纤维性组织细胞瘤)瘤细胞的细胞核异形,有奇形核分裂。

白血病(leukemias)

白血病是一种血液病,属于白细胞的恶性肿瘤,在骨髓及血液中有不成熟的粒细胞、淋巴细胞或单核细胞,病程为急性或慢性。白血病是全身性疾病,可波及肝脏、脾脏、淋巴结及其他器官。皮肤被波及或有表现时被称为皮肤白血病。

【症状】皮肤白血病可为白血病的最显著表现或最早症状而受人注意,从而早期发现白血病。

1. **急性白血病** 发病较急。患者发热,周身不适,严重贫血并易出血,肝脏、脾脏及全身淋巴结肿大。病程较短,患者往往在数月内死亡。最常见的皮损是皮肤常自然出血而发生紫癜、出血性大疱或皮下大片溢血,口腔黏膜及鼻黏膜往往发生瘀点、瘀斑、出血或溃烂,皮肤因贫血而苍白,有时有红斑或中心坏死的丘疹。

(1) 急性淋巴细胞白血病:最常见的非特征性皮疹是紫癜性损害。有特征性皮疹的仅约 3%,通常是皮肤及皮下结节。

(2) 急性非淋巴细胞白血病:可分为急性粒细胞白血病、急性早幼粒细胞白血病、急性粒细胞-单核细胞白血病、急性单核细胞白血病及红白血病。

急性粒细胞白血病患者常有贫血及出血性损害,少数患者伴有或先有大疱及溃疡而像坏疽性脓皮病。有的有特征性皮疹但较少见,通常为增殖坏死的肿块,或是有水肿坚实的红色斑块或结节而易误认为急性发热性嗜中性皮肤病。

急性粒细胞-单核细胞白血病患者中有牙龈肥厚及口腔溃疡的约占 50%。特征性皮疹不常见,皮损多为丘疹、斑块或结节,结节中心可以坏死。在患者临死前,皮肤及黏膜常有大量瘀点,红白血病常有紫癜性皮损,偶然发生斑疹、斑块、结节及溃疡。早期血液中未成熟的有核红细胞显著增多,而幼稚粒细胞不多,但长久以后,幼稚粒细胞增多,患者往往终于因急性粒细胞白血病而死亡。

粒细胞性肉瘤(granulocytic sarcoma)曾经被称为绿瘤(chloromas),所含绿色物质被认为血红蛋白在髓过氧化物酶(myeloperoxidase)的作用下变成胆红素过程中的一种中间产物。最易出现于儿童或青少年的面部尤其眼眶附近及颞部或颅部,异常粒细胞浸润于眼眶颅骨的骨膜。皮损是一个或数个淡绿色肿瘤,直径为 1~3cm,柔软或坚韧,有压痛或不痛,不容易溃破,除发生于皮肤外,也可发生于骨骼及淋巴结,多半出现于急性粒细胞白血病的初期,此时幼稚粒细胞往往尚未出现于外周血液中。

2. **慢性白血病** 包括慢性淋巴细胞及粒细胞

白血病，发展缓慢，病程长达数年或更久。患者贫血并易出血，淋巴结及脾脏显著增大，有时患者有急性症状。慢性淋巴细胞白血病的全身症状一般较轻。

特征性皮疹包括结节、弥漫性浸润或斑块等；非特征性皮疹包括风团、天疱疮样大疱、多形红斑、丘疹坏死性或湿疹性损害、出血性皮疹及溃疡，有的发生红皮症或只有皮肤瘙痒症。带状疱疹容易发生并常为出血性或坏疽性严重型。特征性皮疹或非特异性皮疹可单独出现或同时存在。

（1）慢性淋巴细胞白血病：特征性皮疹较常见，通常是斑块及结节，最常见于面部，其次是肩部、乳房及四肢伸面。初起皮损往往是一个或数个无痛而坚实的结节，表面皮肤正常或呈青红或暗红色，以后逐渐变大，或停止发展，或逐渐消退。

有的患者发生红皮症，皮肤广泛发红肿胀并有剧痒，或有对称分布的弥漫性浸润及肿块，表面皮肤往往紧张光滑，并有菲薄或大片鳞屑。有些患者的皮肤发生苔藓样化或湿疹性变化，全身淋巴结可肿大，毛发及指甲都可脱落。

（2）慢性粒细胞白血病：特征性皮疹及非特征性皮疹都可发生，但特征性皮疹比慢性淋巴细胞白血病为少见。皮肤的白血病性浸润往往出现于白血病末期，通常为丘疹及大小不定的结节，相邻的可以融合为斑块但难溃破，可为出血性，或伴发紫癜性皮损及出血性大疱，最易出现于躯干或面部，也可见于四肢等处。有时，慢性粒细胞白血病变为急性，转变后或在转变前数月内可发生一个或数个粒细胞性肉瘤。

嗜酸细胞性白血病是罕见的慢性粒细胞白血病，偶然有皮肤表现，较常见的特征性皮疹是泛发的结节。

【病因】白血病的发病因素复杂，包括遗传因素、核素放射、电磁波、苯化合物或服用氯霉素等药物、病毒感染、基因突变等都与其发生有关。

【组织变化】特征性皮疹有异常白细胞浸润，而非特征性皮疹的组织变化按皮损而不同，例如，湿疹样皮疹的组织学变化和一般湿疹相同，并无白血病性浸润。

1. **急性淋巴细胞白血病** 其特征性皮疹的真皮及皮下组织有弥漫的浸润，是由细胞核不规则的单核大细胞构成，浸润区或其附近可大片出血。急性非淋巴细胞白血病其特征性皮疹中有大量的未分化细胞而易误诊为非霍奇金淋巴瘤。

急性粒细胞白血病的特征性皮疹内有形态及大小不定的未成熟细胞分布于真皮及皮下组织内，较大的细胞核可呈水疱状，而较小的细胞核可有裂隙或折叠。急性粒-单核细胞白血病的非特征性皮疹中含有不典型的髓细胞及单核细胞，常要特殊染色法才能区别这两类细胞。红白血病的非特征性皮疹中含有红细胞及髓细胞性异常细胞，偶尔可见有核的红细胞。

2. **慢性淋巴细胞白血病** 皮疹有密集的白细胞性浸润，几乎都是成熟的淋巴细胞，而细胞核的大小及形态不太一致，偶尔有核分裂现象。少数患者有些形态不规则的较大细胞核而像分化良好的淋巴瘤。表皮轻度肥厚及水肿，成片的淋巴细胞弥漫地密集于真皮浅层，也可聚集成群分布于真皮及皮下组织内，往往混杂一些浆细胞及成纤维细胞。

3. **慢性粒细胞白血病** 其特征性皮疹中细胞浸润弥漫地密集于真皮内，成片或成群，往往波及皮下组织。部分浸润是成熟的中性多核白细胞，另有较大的髓细胞及成髓细胞，细胞核呈圆形、卵圆形或锯齿状，可以类似淋巴瘤的未成熟细胞，常需要依赖特殊染色才能区别。此外，常有成熟的嗜酸性粒细胞，也可见到细胞核形态不规则的嗜酸细胞性髓细胞，细胞质内有丰富的嗜酸性颗粒。

嗜酸细胞性白血病的特征性皮疹除有未成熟的单核细胞外，真皮及皮下还有嗜酸细胞性髓细胞，也可见到成熟的嗜酸性粒细胞。

【治疗】急性白血病患者往往在数日内死亡，而慢性患者可生存 2~3 年，甚至 10~20 年，适当的治疗可以延长生命或暂时减轻症状。

白血病是血液系统肿瘤，抗白血病疗法包括糖皮质激素类药物的应用、化学疗法、放射治疗及造血干细胞移植等。

淋巴瘤(lymphomas)

淋巴瘤是起源于 B 或 T 淋巴细胞的一群恶性肿瘤，在淋巴瘤病程中，损害常在多处分别出现。淋巴瘤是低度或高度恶性，未分化、分化不良或分化良好，有过多种分类法及病名。本书仅从皮肤科角度，简分为霍奇金病和非霍奇金淋巴瘤。这些疾病都可有特征性皮疹或非特征性皮疹，或两者兼有。

非霍奇金淋巴瘤 (non-Hodgkin's lymphoma)

非霍奇金淋巴瘤是一群有单一形态细胞的淋

巴瘤，以此与具有多种炎性细胞的霍奇金病分开，曾经有过淋巴肉瘤等多种名称，也有过各种分类法。免疫组织化学和基因技术的进展，使我们能够识别B细胞和T细胞的变异，因此建立了诊断特殊淋巴瘤亚型的精确标准。迄今为止，新的分类方法不断出现，包括WHO的分类方法都各具优缺点，在近年来的医学文献中都有争议，特别是B细胞淋巴瘤部分，目前尚无统一意见。

伯基特淋巴瘤（Burkitt lymphoma）发生于非洲的乌干达及肯尼亚等地区，被称为非洲淋巴瘤（African lymphoma），多半侵犯少年、儿童的颌骨或卵巢、肾脏、胃肠道等器官，但不侵犯皮肤。组织变化为高度恶性的淋巴瘤而被列为未分化淋巴瘤，公认为昆虫媒介的EB病毒使B淋巴细胞恶变而成淋巴瘤。

【症状】 皮肤淋巴结及体内器官都可被侵而有各种临床表现，有些病例的淋巴瘤先出现于皮肤。特征性皮疹比霍奇金病常见，往往是丘疹或坚实结节，有时是一个或多个隆起的结节或肿块。数目、大小及部位都不定，有的可以自然溃破。颜色也不定，可呈淡红、褐红、深褐或正常皮色（图40-49～图40-51）。非特征性皮疹包括斑疹、丘疹、水疱、大疱、多形红斑样皮损及剥脱性皮炎样皮损。剥脱性皮炎及带状疱疹虽可存在，但不像霍奇金病较易发生。

【病因】 大多数非霍奇金淋巴瘤的瘤细胞是变形B淋巴细胞，而可能起源于淋巴结的滤泡，细胞表面有免疫球蛋白。淋巴瘤往往自然出现，与基因、染色体异常或自身免疫紊乱等有关。放射线及病毒等因素可以是诱因，例如已公认EB病毒可诱发伯基特淋巴瘤。

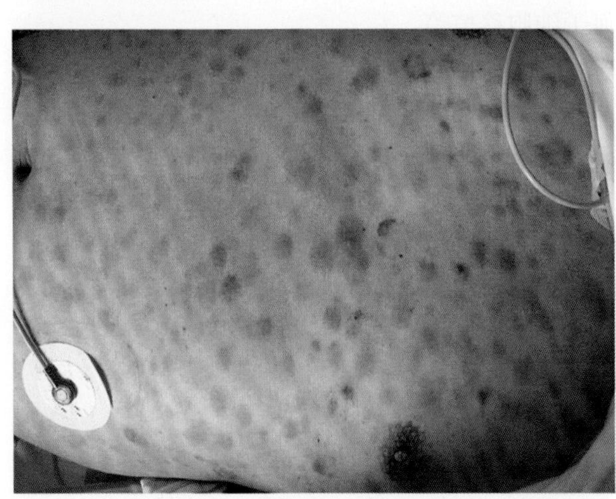

图40-49 非霍奇金淋巴瘤（一）

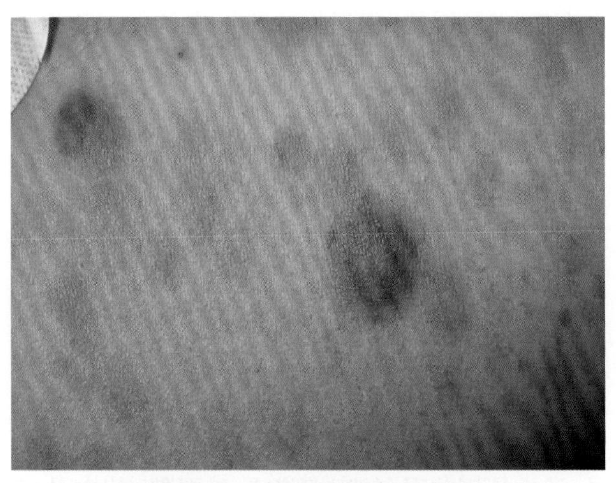

图40-50 非霍奇金淋巴瘤（二）

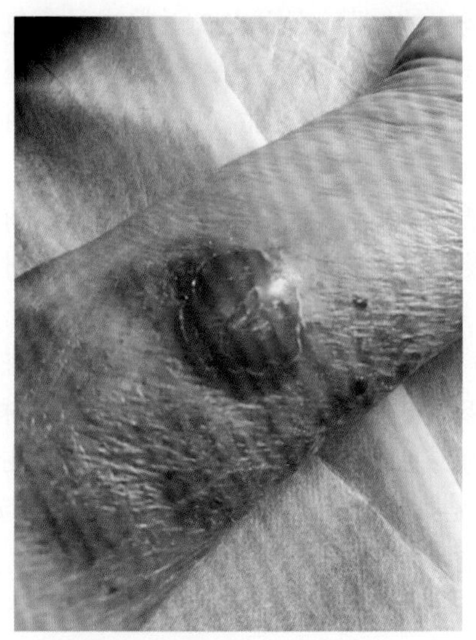

图40-51 非霍奇金淋巴瘤（三）

【组织病理】 在同一结节或不同皮损内，瘤细胞的形态未必完全一致，在不同的阶段也可有所变化。一般瘤细胞常有不典型细胞核及丝状核分裂，大量瘤细胞往往弥漫浸润真皮深层或皮下组织，瘤细胞群有较明显的界限，但有些瘤细胞在纤维束之间可排列成行。在淋巴结及脾脏内，瘤细胞可聚集成结节（滤泡），不像正常滤泡的外围有很多淋巴细胞。

分化良好的淋巴细胞淋巴瘤的特征性皮疹有一片或一大片瘤细胞，和正常淋巴细胞很难区分，有时混杂一些未完全分化的淋巴细胞而有丝状核分裂，或相邻的细胞核互相融合。瘤细胞群外围可见排列成行的瘤细胞。

分化不良的淋巴细胞淋巴瘤（淋巴肉瘤）有大量未成熟淋巴细胞，细胞质不多而有嗜碱性外缘，细胞核大而圆或有凹陷处，染色体均匀分布，不典型丝状核分裂常很显著。

所谓"组织细胞"淋巴瘤的瘤细胞有较丰富的染色嗜酸性细胞质,边界不整齐,也不大清楚,细胞核呈卵圆形或肾形,染色体不密,所以细胞核染色不深,核膜清楚,核内有染色很深的核仁。这些异形瘤细胞曾被误认为未成熟的组织细胞,现由免疫学技术证明,这些细胞的表面有大量免疫球蛋白,说明它们是由B淋巴细胞转变而来,常有不典型丝状分裂。

淋巴细胞-组织细胞淋巴瘤内有不典型淋巴细胞及组织细胞,弥漫发生或密集成结节状。

干细胞淋巴瘤的瘤细胞较大,细胞核比正常淋巴细胞核大2~4倍,有多种形状。染色体颗粒不规则地聚集,不典型丝状分裂非常显著。

伯基特淋巴瘤有高度未分化的瘤细胞,大小及形态都较均匀。很多染色较浅而巨大的巨噬细胞散布于瘤细胞之间,像是"满天星"。瘤内可有出血及坏死区。

【治疗】放射线对特征性皮疹有较好的疗效。在切除后用X线照射。肿瘤泛发多处而无法切除或用放射疗法时,可应用甲基苄肼、三乙烯胺、白消安、环磷酰胺或氮芥等细胞毒药物进行化学疗法,能使症状缓解甚至生命延长。切除术、放射疗法及化学疗法可联合应用。

霍奇金病(Hodgkin's disease)

大多数霍奇金病患者的初起损害是浅部及深部淋巴结肿大,以后肝脾及皮肤等器官或组织被波及,患者有发热及贫血等全身症状。部分患者有瘙痒症或荨麻疹等非特征性皮疹,少数有丘疹、结节或斑块等特征性皮疹。

【症状】患者发热及逐渐贫血,浅部、深部淋巴结或两者显著肿大,脾脏也渐变大,肝脏可同时增大。

约1/4的患者有特征性及非特征性皮疹,少数患者的最早症状是皮肤瘙痒症。

1. **特征性皮疹** 不太常见,通常是丘疹、结节或局限性浸润,分批出现而无明显的自觉症状。坚实的丘疹或结节逐渐扩大而成肿物,有的可溃破。有时,痒疹状丘疹同时存在,或丘疹中心坏死而像丘疹坏死性结核疹。银屑病样红色斑块也可出现。

2. **非特征性皮疹** 较特征性皮疹常见。最早的皮肤表现往往是瘙痒症,多半出现于淋巴结肿大以后,搔抓容易引起血痂、皮抓破、苔藓样化及继发性感染。

风团也较常见。有的有红斑、水疱、大疱或多形性红斑状皮损或发生红皮症。斑点状或弥漫性色素沉着可出现于腋窝及乳房等处,可被误认为艾迪生病,但不侵犯黏膜。带状疱疹容易并发,往往是较严重的出血型、坏疽型或泛发型。

皮肤往往干燥及过度角化,可为鱼鳞病样(获得性鱼鳞病),毛发容易脱落。

【病因】本病可和基因及免疫有关,组织病理学中特征性霍奇金细胞及R-S细胞有类似巨噬细胞的免疫功能;霍奇金病患者比正常人容易发生桥本甲状腺炎、系统性红斑狼疮、皮肌炎、舍格伦(Sjogren)综合征或类风湿关节炎,一般认为这些疾病是自身免疫性疾病。带状疱疹更易并发,可能是细胞免疫反应减弱的缘故。

多数患者没有可疑的诱因,有的有放射线照射或苯妥英钠等服药史。有人认为,大多数霍奇金淋巴瘤为来源于B细胞生发中心的肿瘤。也有人认为在细胞免疫功能降低及体内干扰素产生较少的情况下,病毒可使脆弱的T细胞变成瘤细胞。

【组织病理】特征性皮疹内含有不典型单核的霍奇金细胞及常为多核的R-S细胞。此外,还有嗜酸性粒细胞、浆细胞、淋巴细胞、组织细胞、成纤维细胞的多种细胞浸润。霍奇金细胞及R-S细胞的出现可以较晚,但为病理学特征。

R-S细胞有一个形状不一、巨大细胞核呈多叶状或是超过两个。细胞核往往在细胞中央,大小及形态常不一致,尤其陈旧损害的R-S细胞常有奇形怪状的细胞核,细胞核较多时也可在细胞质内散乱分布,可由一个核分裂而成,提示一个核的细胞是活动性较强的瘤细胞。细胞核内有粗大的染色体及明显的核仁。核仁有不同的染色反应,由嗜酸性到嗜碱性,核仁外围有不含染色体的透明晕环。丝状核分裂常很显著。

在病情发展缓慢的类型中,淋巴细胞或组织细胞很多,而嗜酸性粒细胞、中性粒细胞及浆细胞很少或不见,未成熟的不典型单一核细胞和R-S细胞都很少,此型最常见。

另一型是粗大的纤维束把细胞群分割成若干限界性结节。典型R-S巨细胞少见,而细胞质丰富而透明的R-S细胞可不少,细胞核像在小空腔内,被称为隙腔细胞(lacunar cells)。此外,还有数量不定的淋巴细胞、嗜酸性粒细胞、中性粒细胞、浆细胞、组织细胞、成纤维细胞及未成熟的不典型单一核细胞。瘤组织内可有坏死区。

典型的霍奇金病组织变化是数目不定的瘤细胞、淋巴细胞、嗜酸性粒细胞、中性粒细胞、浆细胞及组织细胞互相混合。还有坏死及纤维化,但没有粗大的纤维束。

还有一型是 R-S 细胞很多,并有广泛而弥漫的纤维形成,但没有纤维束,淋巴细胞也稀少,预后很不好。

【预后】发热的急性患者多半在数月内死亡,慢性患者的病情时轻时重,可经数年,甚至可以生存 10~20 年。

【治疗】化学疗法可使 80%~90%的患者缓解症状,并使生命延长。

氮芥、氧化氮芥、苯丁酸氮芥、美法仑类药物、环磷酰胺、白消安、长春碱或长春新碱都可应用。甲基苄肼缓解症状的作用较久,患者较易耐受。

泼尼松等糖皮质激素类可以暂时减轻症状。放射线或电子束可以使淋巴结暂时缩小,促使特征性皮疹消退。

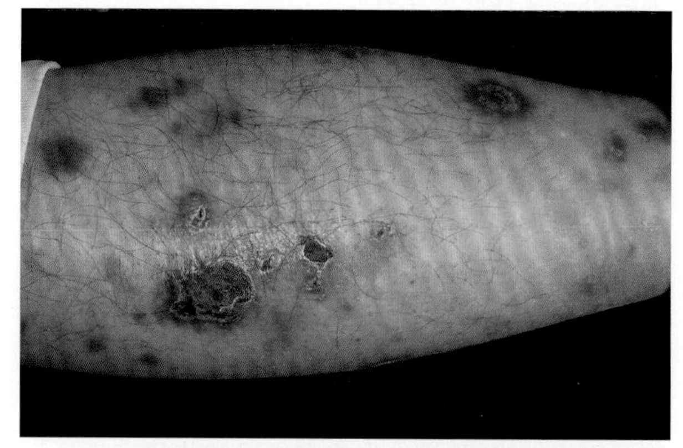

图 40-52 皮下脂膜炎样 T 细胞淋巴瘤(一)
(天津医科大学总医院罗素菊提供)

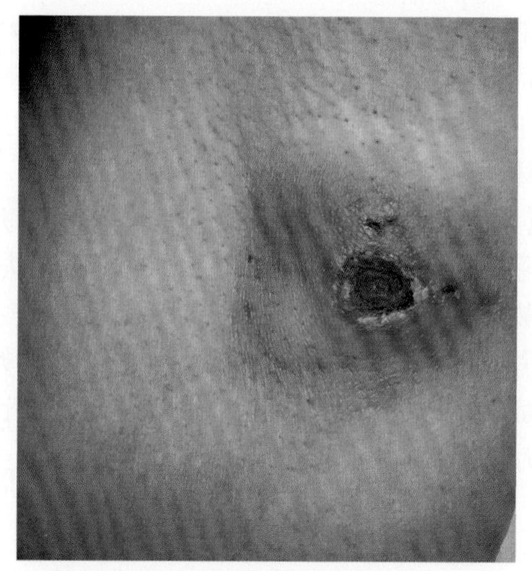

图 40-53 皮下脂膜炎样 T 细胞淋巴瘤(二)
(天津医科大学总医院罗素菊提供)

皮下脂膜炎样 T 细胞淋巴瘤 (subcutaneous panniculitis-like T-cell lymphoma)

皮下脂膜炎样 T 细胞淋巴瘤局限于皮下组织,甚似脂膜炎,也被称为皮下脂膜炎性 T 细胞淋巴瘤,是一种罕见的原发性 T 细胞淋巴瘤。

【症状】发病于各年龄组,但大多数在 21~50 岁,平均年龄 39 岁。典型的临床表现是皮下出现单个或多个正常皮色到红色或紫色无症状的结节、斑块和肿块,直径为 0.5~15cm,有时可见紫癜和坏死(图 40-52,图 40-53)。皮损可发生于任何部位,常见于躯干和四肢,也见于面、颈、腋窝和腹股沟。有时可累及黏膜,淋巴结受累不常见。

约 30%的患者可出现嗜红细胞综合征,而出现全身症状,表现有肝脾大、寒战、发热、乏力和肌痛,严重者可广泛出血伴凝血功能障碍而死亡。

【组织病理】典型浸润从真皮深层扩展到皮下脂肪小叶或间隔,形成不典型淋巴细胞浸润,包括多形性、胞核不规则、染色质深、核仁不明显的小细胞型及核仁明显的大细胞型。淋巴样细胞往往围绕脂肪细胞排列,形成花边样外观。有丝分裂明显,核分裂常见(图 40-54)。皮下脂膜炎样 T 细胞淋巴瘤肿瘤细胞具有细胞毒性 T 细胞免疫表型,常为 CD8 阳性、粒酶 B、穿孔素和 TIA-1 阳性(图 40-

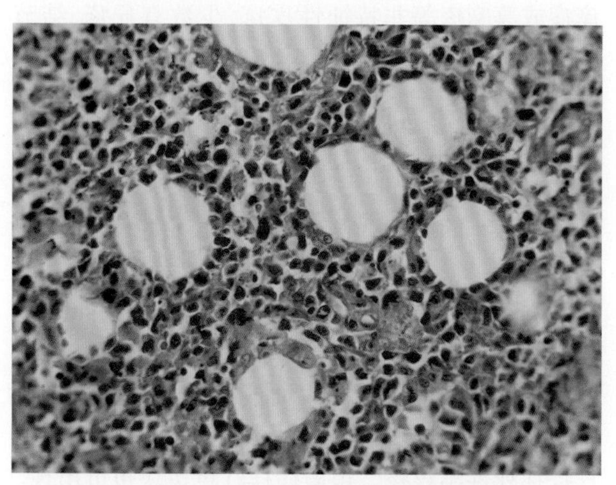

图 40-54 皮下脂膜炎样 T 细胞淋巴瘤病理
(天津医科大学总医院罗素菊提供)

55)。脂肪细胞坏死常导致组织细胞反应,包括多核巨细胞,有时可出现浆细胞,但无嗜酸性粒细胞。

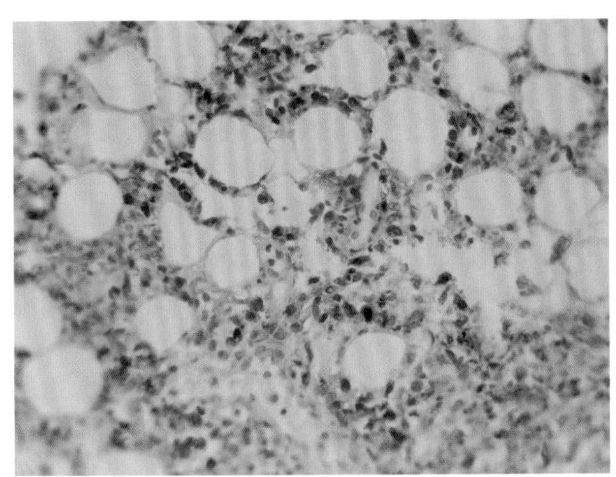

图 40-55 皮下脂膜炎样 T 细胞淋巴瘤免疫组化
(天津医科大学总医院罗素菊提供)

【鉴别】本病应与脂膜炎鉴别,诊断主要靠组织病理检查。

【治疗】联合化疗。

结外 NK/T 细胞淋巴瘤(鼻型)
(extranodal NK/T-cell lymphoma, nasal type)

结外 NK/T 细胞淋巴瘤(鼻型)曾被称为致死性中线肉芽肿或血管中心 T 细胞淋巴瘤,在 2005 年 WHO-EORTC 分类中,命名为结外 NK/T 细胞淋巴瘤,鼻型。该病程进展迅速,死亡率高,通常在数月内死亡。

【症状】见于成年人,最常累及鼻腔和鼻咽部,其次是口唇。表现为浸润性斑块,近黏膜部位糜烂、破溃、出血。逐渐扩展至邻近组织造成面中线广泛的毁损和较大的溃疡(图 40-56,图 40-57)。躯干、四肢可有多发的红色结节和紫色斑块,常发生破溃。此损害可发生在多个部位,包括内脏器官,甚至累及骨髓和血液系统,可伴有发热等全身症状,生存期小于 1 年。

【病因】通常认为结外 NK/T 细胞淋巴瘤(鼻型)与 EB 病毒感染及多重耐药基因有关。曾有器官移植后并发本病的报道。

【组织病理】瘤细胞在真皮内呈弥漫性浸润,血管中心浸润,血管及细胞广泛坏死,瘤细胞大小不一,细胞核不规则,染色质呈细颗粒状,核仁不明显,核分裂象易见。常有较多的炎性细胞浸润、包

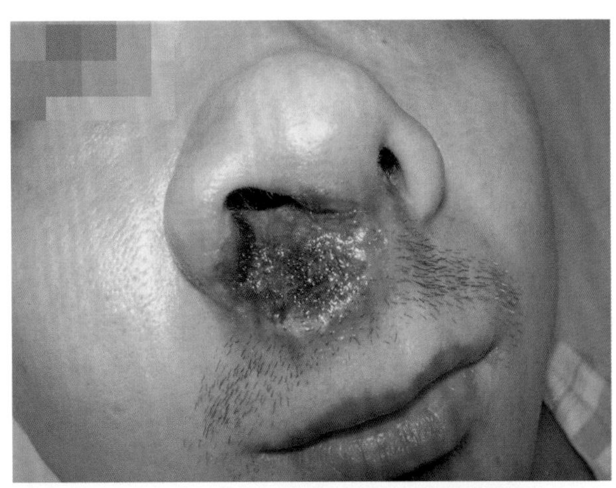

图 40-56 结外 NK/T 细胞淋巴瘤(鼻型)
(哈尔滨医科大学附属第二医院皮肤科杨建勋提供)

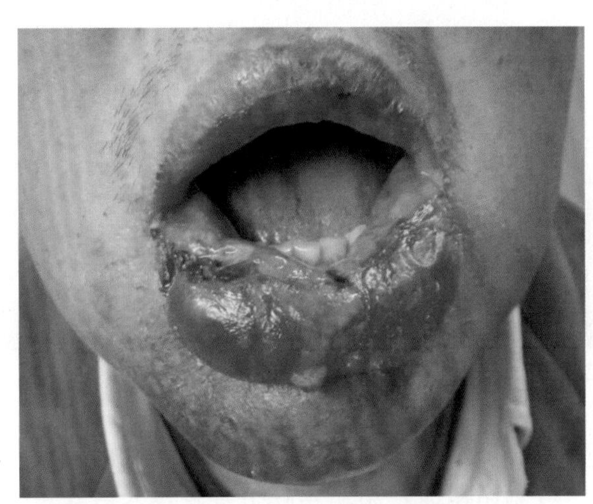

图 40-57 结外 NK/T 细胞淋巴瘤(鼻型)

括小淋巴细胞、浆细胞、组织细胞和嗜酸性粒细胞,混杂在肿瘤性淋巴细胞中。

免疫表达:CD2、CD56、胞质 CD3ε 阳性,胞膜 CD3 阴性,大部分肿瘤细胞表达细胞毒性颗粒相关蛋白,如 Granzyme B、TIA-1 和穿孔素等。肿瘤也常表达 CD43、CD45RO 及 Fas,偶尔 CD30 阳性。原位杂交大部分 EB 病毒编码的小 RNA(EBER)阳性。

对于少数 CD56 阴性的病例可通过探针原位杂交,检测 EB 病毒,并检测细胞毒蛋白来确诊。

【治疗】首选系统化疗,但疗效不满意。

种痘水疱样淋巴组织增生性疾病
(hydroa vacciniforme-like lymphoproliferative disorder)

本病曾称为种痘样水疱病样 T 细胞淋巴瘤(hydroa vacciniformelike lymphoma, HVLL),2016 版世界卫生组织淋巴瘤分类将其更名为种痘水疱样

淋巴组织增生性疾病，具有发展为系统性淋巴瘤的危险。

种痘水疱样淋巴组织增生性疾病是一种少见的、和 EB 病毒有关的、$CD8^+$ 细胞毒性 T 细胞淋巴瘤，WHO-EORTC 分类中认为是鼻型结外 NK/T 细胞淋巴瘤的一个亚型。

【症状】 好发于儿童，成人亦可发病，皮损主要累及面部和四肢等暴露部位，但季节性不明显。皮损与种痘样水疱病相似（图 40-58），病情加重时可伴发热、淋巴结及肝脾大等全身症状。

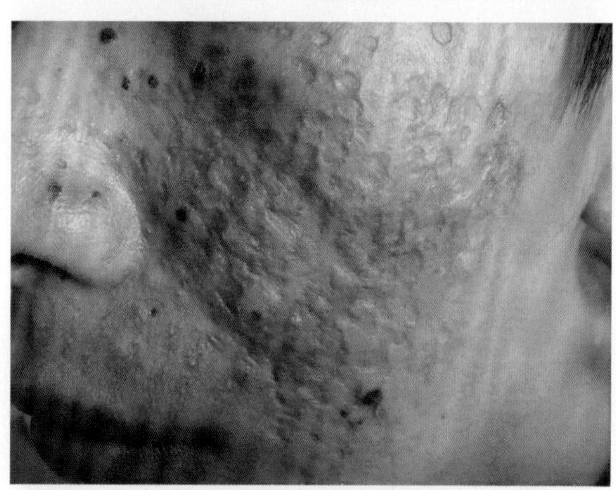

图 40-58 种痘水疱样淋巴组织增生性疾病

【病因】 通常认为本病与 EB 病毒感染有关。

【组织病理】 组织学特点是真皮全层及皮下脂肪弥漫性淋巴细胞浸润，伴少量嗜酸性粒细胞，可见核分裂象及异性淋巴细胞。

免疫组织化学示 CD8、CD45RO、CD43 阳性，而不表达 CD20、CD30、CD56。皮损组织基因重排检查 TCR-γ(+)。Epstein-Barr 病毒原位杂交(+)。

【治疗】 放疗或化疗对于改善病情效果不明显，糖皮质激素、干扰素及抗病毒治疗对于改善病情有一定的疗效。该病恶性程度高，预后较差。

蕈样肉芽肿（granuloma fungoides）

蕈样肉芽肿曾称为蕈样霉菌病（mycosis fungoides），属于皮肤 T 细胞淋巴瘤的一种，是原发性皮肤 T 细胞淋巴瘤中最常见的类型，占所有皮肤淋巴瘤的 54%。其特征是经过斑片期、斑块期，最后发展为肿瘤期，或其他具有相似临床经过的临床病理变异型。

本病和霉菌无关，病理组织中有一种特殊细胞被误认为霉菌细胞，因而有过蕈样霉菌病一错误病名。本病常有类似多种皮肤病的皮疹，逐渐发展，有时缓解，后来经浸润期而达肿瘤阶段。内脏也可发生损害。

【症状】 本病有不同的分期法，一般分为三期：蕈前期、浸润期及肿瘤期。有些患者最早的症状是某种皮疹或是浸润性斑块，也有少数患者的最初损害已是肿瘤而为无蕈前期型，不同期的表现可以重叠。

1. **蕈前期**（premycotic stage） 又称红斑期。初起时往往全身皮肤发痒，经过若干时期甚至几年以后，才有多种形态的皮疹。

皮疹可以类似各种皮炎，如湿疹、银屑病、脂溢性皮炎、多形红斑等，因而往往是斑疹、丘疹、风团、水疱、大疱及鳞屑等，形态、大小、数目及范围都不定，呈淡青或淡黄色，或由猩红到深红色，暂时或持久（图 40-59，图 40-60）。有的患者先有多年的“斑块状副银屑病”，表现为淡黄褐、淡黄红或紫红色圆形或卵圆形斑块，躯干及股部常有斑片。另有些患者的皮肤表现为血管萎缩性皮肤异色病，皮肤成片或广泛地呈暗紫红色，有很多扩张的毛细血管，往往先不太痒，以后很痒，几年后可发生浸润性斑块及溃疡。

红皮症型的表现是剥脱性皮炎，全身皮肤发红脱屑，毛发稀疏，指（趾）甲脆而有嵴，淋巴结及脾大，常有剧痒。

2. **浸润期**（infiltrated stage） 浸润期又称为斑块期。蕈前期皮疹处或正常皮肤处先有不明显的浸润，用手触摸时才能觉出，在同一处可有不同程度的浸润。以后渐渐成为隆起扁平的坚实斑块，

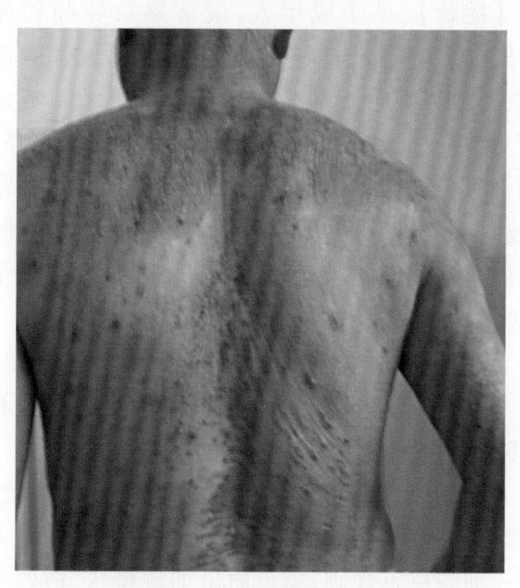

图 40-59 蕈样肉芽肿（一）

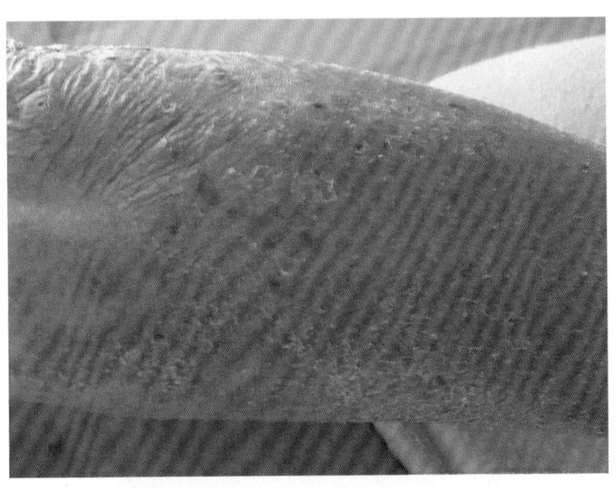

图 40-60　蕈样肉芽肿(二)

常呈红色到暗红色。数目不定,少的只有几片。大小也不定,可以是小片盘形斑块,也可以较大,直径可达数寸,不和皮下粘连,相邻的斑块可以聚合成更大的斑块(图 40-61～图 40-64)。

坚实的浸润性斑块表面扁平,有时边缘较中心部分更高起,少数患者的斑块上发生大疱或水疱,或有溃疡而引起疼痛。斑块可在某处消退,但新斑块可在别处出现,而多数斑块往往长期不变,有时,除皮肤斑块外,黏膜也有损害。

全身淋巴结往往坚硬肿大,可自由推动而无按痛。脾脏也可增大,毛发往往稀疏,指(趾)甲可变脆易裂。有的患者先有黏蛋白性脱发(毛囊性黏蛋白病),或是和蕈样肉芽肿同时存在。

3. **肿瘤期(tumor stage)**　在浸润的斑块处或外表正常的皮肤上出现大小不一、形状不定的结节或肿块,小的只有豆子大,大的像拳头大或更大,隆

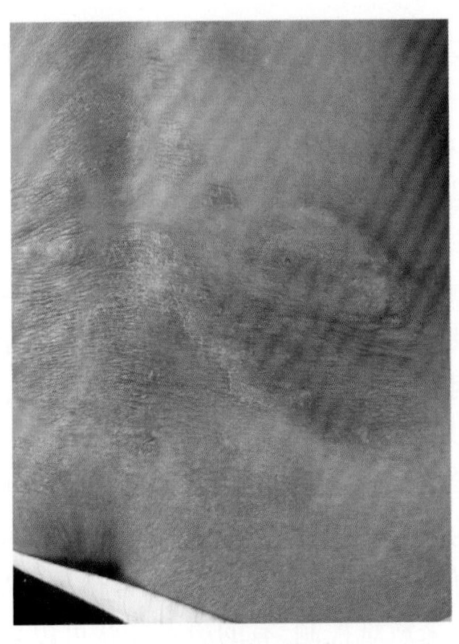

图 40-61　蕈样肉芽肿(三)

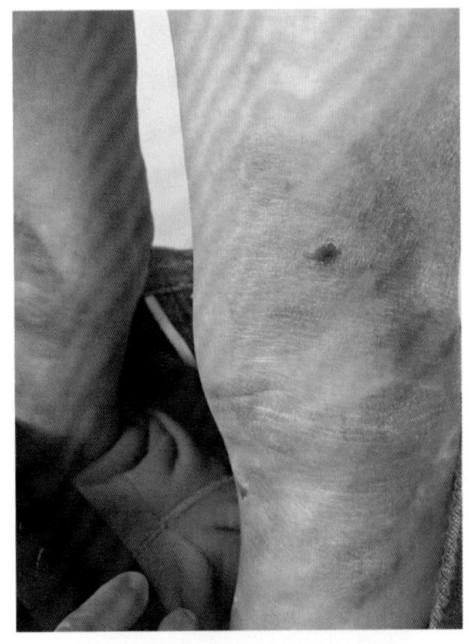

图 40-62　蕈样肉芽肿(四)

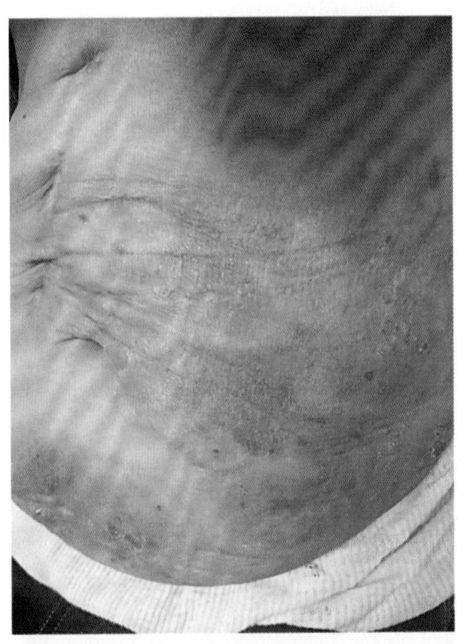

图 40-63　蕈样肉芽肿(五)

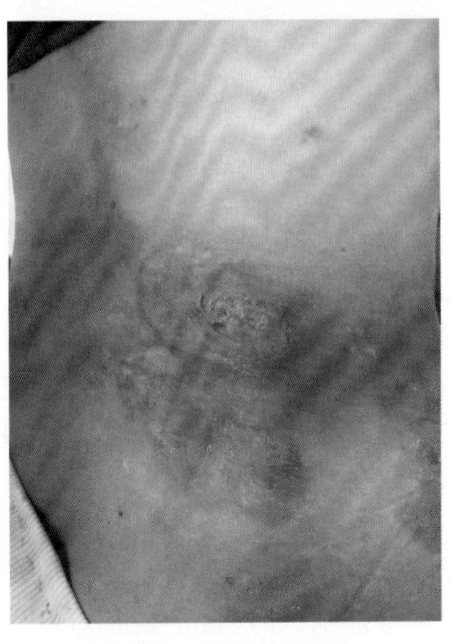

图 40-64　蕈样肉芽肿(六)

起于皮肤表面而呈半球形或半环形，或是基底较小而呈番茄或蕈状，常呈淡红至暗红色（图 40-65，图 40-66）。

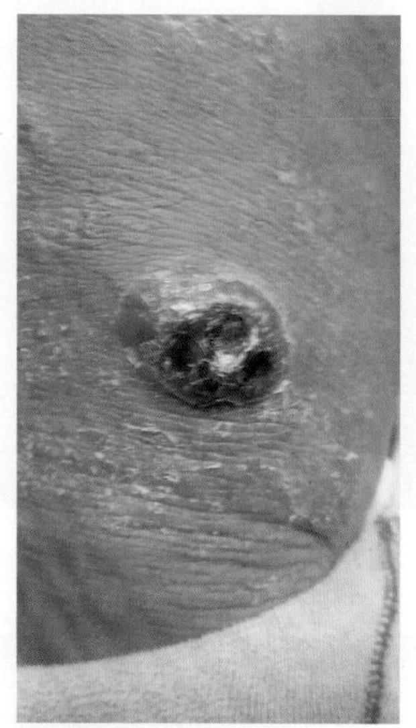

图 40-65　蕈样肉芽肿（七）

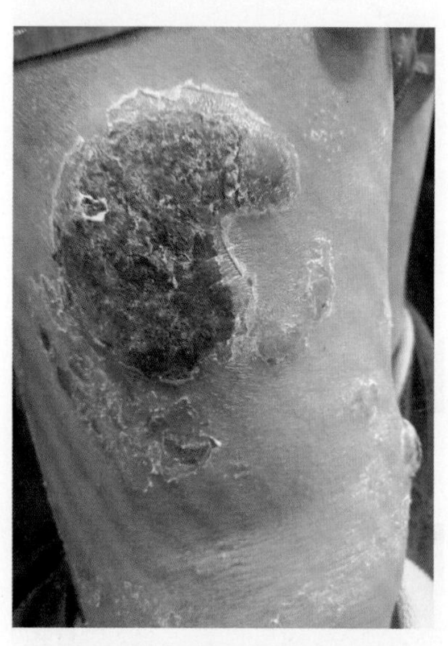

图 40-66　蕈样肉芽肿（八）

肿瘤有韧性，最后往往溃破而成深溃疡，溃疡内有坏死的灰色污物。有时溃疡边缘卷起，损害可像腐烂的番茄（图 40-67，图 40-68）。

肿瘤最易发生于躯干，也可发生于任何部位，偶尔发生于口内及上呼吸道，可以长久不变而达数年之久，有的肿瘤可以自然消失，以后别处又发生肿瘤。

蕈样肉芽肿患者一般只有皮肤损害，常没有内脏受损或全身症状，在尸检中也常难发现内脏损害，仅是淋巴结常有病变，有的患者有典型蕈样肉

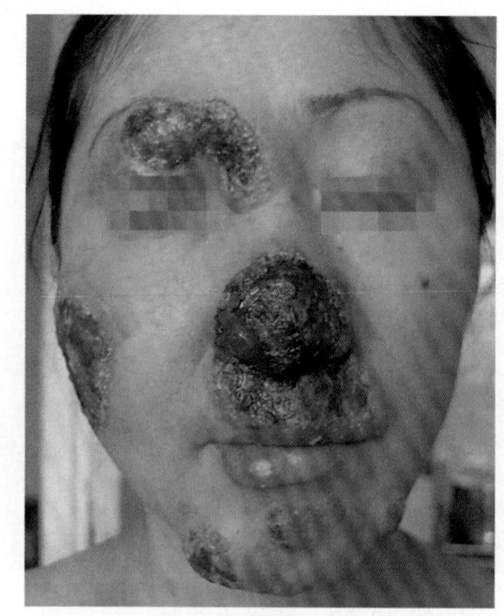

图 40-67　蕈样肉芽肿（九）
（哈尔滨医科大学附属第二医院皮肤科党林提供）

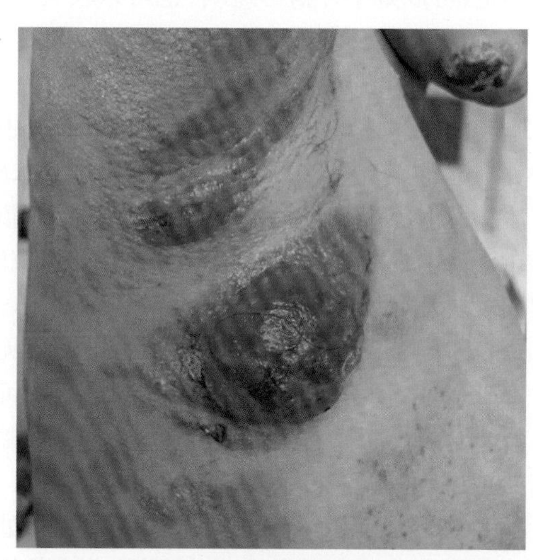

图 40-68　蕈样肉芽肿（十）
（哈尔滨医科大学附属第二医院皮肤科党林提供）

芽肿的皮疹，而淋巴结内有非霍奇金淋巴瘤的组织改变。

极少数病例可以侵犯口腔及上呼吸道黏膜，舌部可以是蕈样肉芽肿性浸润的斑块。此类患者中约 20%有内脏损害，组织变化表现为非霍奇金淋巴瘤、淋巴瘤、霍奇金病或蕈样肉芽肿，骨髓内可有增多的浆细胞。有的肝大，肝功能不正常，心肌可有像蕈样肉芽肿的浸润，肺及肾脏很少受侵，脾脏、胃肠道、睾丸及脑髓等器官也很少发生损害。

蕈样肉芽肿最常发生于 30～70 岁的成人，不受性别的限制。病情的发展往往很慢，有时减轻有时加重，但皮疹很难完全消失，治疗能使症状缓解，但以后愈来愈难控制，有的患者症状可以长期停留在某一阶段，内脏没有显著损害而生存数十年之

久，但有的数年甚至数月内因肺炎或败血症并发而死亡。少数患者并发类肉瘤病、卡波西肉瘤、霍奇金病、非霍奇金淋巴瘤或白血病而可因此致命。仅有少数蕈样肉芽肿患者可以自然痊愈。

【病因】本病和霍奇金病等并发症被列入淋巴瘤。蕈前期组织有多种炎细胞浸润而被认为防御性免疫反应，斑块期尤其肿瘤期有蕈样肉芽肿细胞而被认为瘤细胞，是由T淋巴细胞变成，一般认为本病先是免疫性疾病，以后发展成淋巴瘤。蕈样肉芽肿细胞是慢性免疫刺激的结果或T细胞的异常克隆，已证实有单克隆T细胞受体基因重排。

【组织病理】在蕈前期中，患者有湿疹、银屑病或玫瑰糠疹状等非特征性皮疹时，组织病理变化和这些疾病相符，真皮内有淋巴细胞浸润等改变。在浸润中有不少的组织细胞时，尤其有不典型的单核细胞时，要怀疑蕈样肉芽肿。

在发生浸润性斑块的阶段，真皮内有多形态的浸润。表皮发生细胞间及细胞内水肿，棘细胞层肥厚，可有角化不全，但最有病理性特征的是Pautrier微脓肿，是由一些单一核细胞在表皮内聚集而成的灶性小脓肿。这些单一核细胞有大量的透明细胞质及小而色深的细胞核，多半出现于表皮棘细胞层，Pautrier微脓肿也可含有不典型单核细胞或由这些细胞构成。

在浸润性损害的真皮浅层，有多种形态的细胞，包括中性粒细胞、淋巴细胞、嗜酸性粒细胞、浆细胞、组织细胞、内皮细胞、成纤维细胞及不典型单核细胞。这些细胞浸润弥漫而边界清楚，多半在血管、毛囊皮脂腺、汗腺及立毛肌附近，真皮深部则有成片的多种形态细胞，在浸润细胞，嗜酸性细胞经常存在，组织细胞的细胞核大小及形态不定，有的凝缩，有的裂成碎粒；内皮细胞可以聚集成群，成为内皮细胞型巨细胞。有的单核细胞不典型，细胞较大，有一个染色较深及形状不规则的细胞核，而细胞质少，有的可见有丝核分裂，这种细胞称为蕈样肉芽肿细胞，以前误认为霉菌细胞而称为“霉菌病细胞”(mycosis cell)，这种细胞不仅存在于真皮内，也可个别地存在于表皮内或出现于Pautrier微脓肿内。

在肿瘤阶段，浸润很浓密，范围也广泛，可由表皮伸展到皮下组织内并可发生溃疡，在多种形态的细胞浸润中，有很多蕈样肉芽肿细胞及巨大而未成熟的单核细胞，很像网状细胞肉瘤，也可能是正在过渡到网状细胞肉瘤的瘤细胞。此时，瘤细胞多而淋巴细胞等炎性浸润少，或全是瘤细胞，丝状核分裂很显著，有的细胞核碎裂或发生颗粒变性，某些患者的蕈样肉芽肿细胞很大，可以是多核的细胞和霍奇金病的R-S细胞相似，都是转变了的T淋巴细胞(图40-69~图40-72)。

蕈样肉芽肿的免疫表型为$CD2^+$、$CD3^+$、$CD4^+$(图40-73)、$CD5^+$、$CD45RO^+$、$CD8^-$、$CD20^-$、$CD30^-$。

【鉴别】在蕈样肉芽肿的初期常极难诊断，有的患者只觉得皮肤发痒，或只有湿疹等表现。霍奇金病也常如此，霍奇金病患者往往先有多年的皮肤瘙痒症。临床表现与其他恶性淋巴瘤也极相似，尤其非特征性皮疹无论在临床上或组织变化方面都难诊断。例如，霍奇金病及其他恶性淋巴瘤、毛发

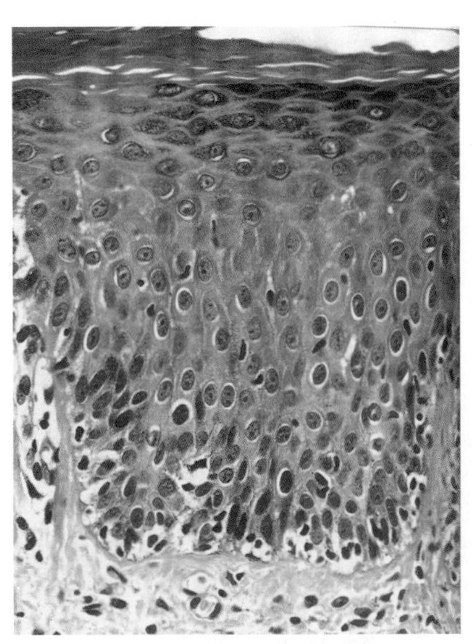

图40-69　蕈样肉芽肿病理红斑期

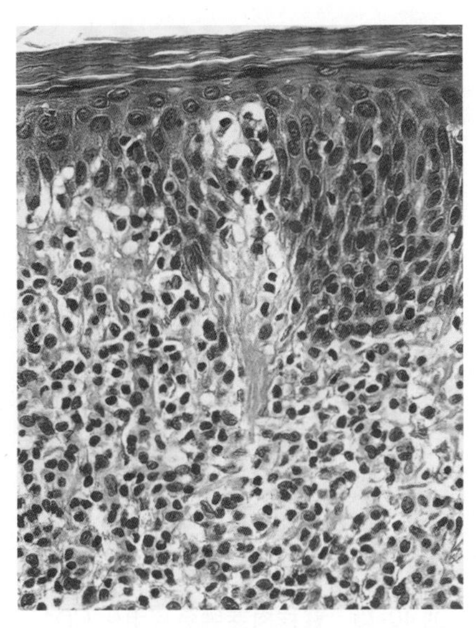

图40-70　蕈样肉芽肿病理斑块期

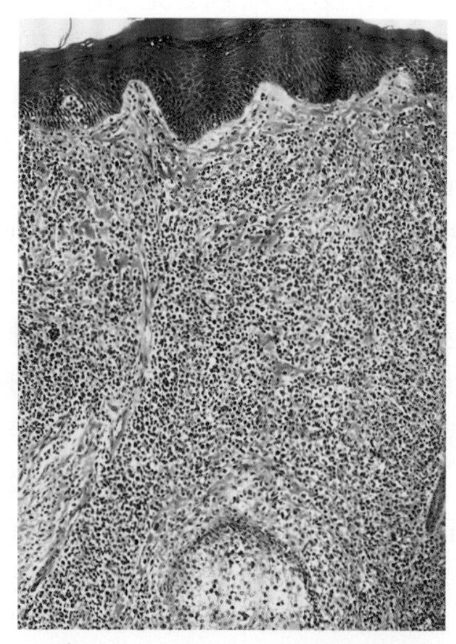

图 40-71 蕈样肉芽肿病理肿瘤期

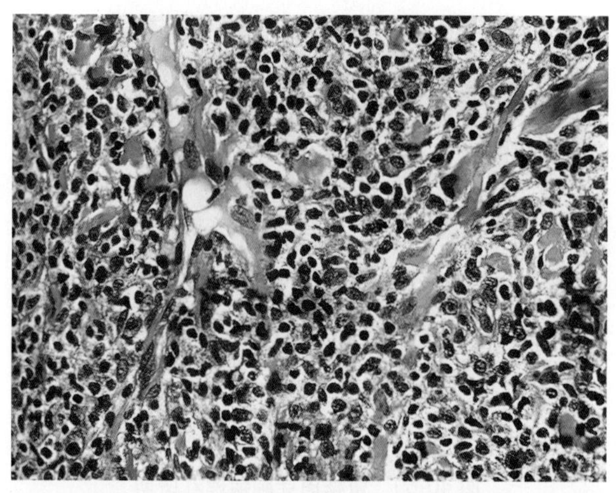

图 40-72 蕈样肉芽肿病理异形淋巴细胞

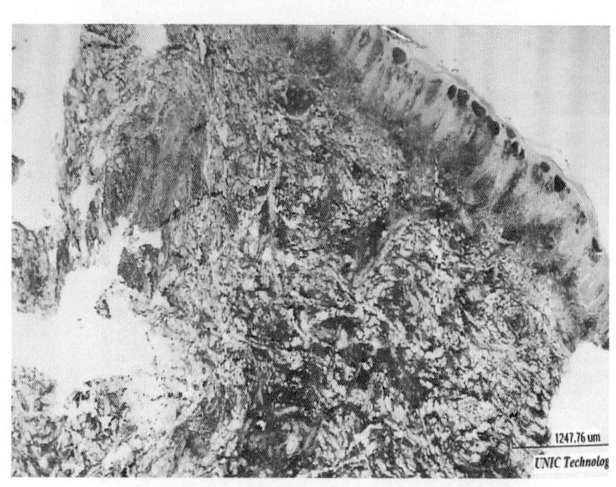

图 40-73 蕈样肉芽肿免疫组化 CD4⁺
（天津市中医药研究院附属医院病理科提供）

红糠疹、银屑病样红皮病都可以有剥脱性皮炎，几乎不可能鉴别它们。

当患者有长期不愈及原因不明的慢性皮肤病如皮肤瘙痒症、广泛的慢性湿疹或剥脱性皮炎尤其有剧痒时，要怀疑为本病的早期阶段。当皮肤发生浸润的斑块或肿块渐进，较易诊断，但需做组织病理检查以和皮肤白血病、淋巴肉瘤及网状细胞肉瘤、霍奇金病区别，但病理组织学鉴别有时也较困难。

【治疗】 蕈样肉芽肿有多种疗法，包括光化学疗法（PUVA）、化学疗法、糖皮质激素类药物的应用、局部治疗及放射疗法。方洪元教授曾用电子束（electron beam）治疗较晚期患者，使皮损消退或完全缓解数月之久，尤其适用于其他疗法无效者。

1. **蕈前期** 早期患者只有瘙痒症或湿疹等症状，可按症状治疗，如内服抗组胺药或镇静剂以使痒觉减轻并可安眠，糖皮质激素类制剂可供局部应用，但停药后容易复发。紫外线特别是光化学疗法，可以应用，皮损消退后可每隔一周施行光化学疗法一次以免迅速复发。有红皮症或皮肤症状较重时可酌服泼尼松或肌内注射曲安西龙等糖皮质激素类。

有难愈的局限性红斑或湿疹时可用小量 X 线照射，每次 50～100r，每 1～2 周照射一次，皮损较浅及范围较广时用境界放射线治疗较为安全。

2. **浸润期** 光化学疗法也可应用于浸润性斑块，和银屑病的 PUVA 疗法相同。斑块消失后可每隔 1 周施行一次以维持疗效。

高浓度糖皮质激素制剂或倍他米松之类的激素混悬剂注射入皮损内可有更好的疗效。

有人用每 50ml 含 10mg 的氮芥溶液涂搽斑块，临用时配成溶液后用棉棒涂搽多次，涂搽处保持潮湿，15 分钟后任其自然干燥，3 小时后用肥皂及清水洗净，如此连用 4 日，涂搽处有暂时性红斑及刺痒，经 2～4 周后皮损消退。

5%氟尿嘧啶（5-FU）软膏常被应用，斑块发炎后便易消退。

X 线可在 60～120kV 下照射 400～500r，皮损较轻时可照射 100～200r，每 3 周照射一次，开始照射时最好用较小照射量。

3. **肿瘤期** 曲安西龙或其他皮类固醇激素类混悬液注射入结节或肿块内可以促使消退。泼尼松之类内用虽可有效，但长期大量应用将引起不良反应，停药后往往迅速复发。

晚期病例特别是内脏已有损害时，可应用烷化剂等化学疗法。细胞毒药物包括多种烷化剂及抗代谢剂等，如环磷酰胺、氨甲喋呤、氮芥类以及多柔比星或博来霉素等可以使用，但疗效不定，应用时要注意白细胞减少等不良反应。在这类药物中，环磷酰胺较常应用，开始量为 40～50mg/(kg·d)，以后改为 10～20mg/(kg·d)，维持量为 1～3mg/(kg·d)。氨甲喋呤也常应用，每周可肌内注射 50mg 一次，约 20%的患者可以缓解数月。

X 线的照射可使肿瘤消退，照射量根据肿瘤的大小而定，一般为每次照射 100～200r，每周 1～3 次，共照射 800～1 200r。X 线常只暂时有效，以后可复发，照射过量可引起不良后果，肿瘤吸收太快可引起全身性反应。

塞扎里综合征(Sezary syndrome，SS)

塞扎里综合征又称为恶性网状细胞血症性综合征(malignant reticulemic syndrome)，为原发于皮肤的 T 细胞淋巴瘤(PCTLC)。患者多半是 50 岁以上的老人，以男性较多，有剧烈发痒的红皮症，皮疹内具有不典型单核细胞的浸润，在周围血液中也有这些细胞，一般认为起源于 T 淋巴细胞。

关于此综合征是否为独立疾病的问题是有争论的，有学者认为 SS 为 MF 的红皮病亚型，有人认为 SS 为 MF 的白血病异型，占原发性皮肤淋巴瘤的 75%，其中 MF/SS 是最常见的类型，约占所有皮肤恶性淋巴瘤的 50%，其他类型的 T 细胞淋巴瘤约占 25%，包括 $CD30^+$、$CD30^-$ 的大 T 细胞淋巴瘤和多形性小中 T 细胞淋巴瘤。

初起皮疹常为红色斑块或弥漫红斑，周围血象正常，一般经 1～5 年后，火红的红皮症广泛发生，眼皮常水肿，眼睑可外翻，毛发稀疏，掌跖皮肤过度角化，甲有营养不良。皮疹剧烈发痒，有灼热感，并常多汗。患者常有阵发性寒战，颈部及腹股沟等处浅部淋巴结可肿大，肝脾大。据统计，患者都有红皮症、剧痒及水肿，大多数患者的淋巴结及肝脾大，其次是眼睑外翻及甲营养不良，少数患者的毛发脱落及色素增生。黏膜可有色素沉着。

病程可像慢性淋巴细胞性白血病患者，常在发病后 5 年左右死于并发感染或淋巴瘤，有的因过分应用化学疗法而致命。

周围血液中白细胞总数可增高达到 3×10^9/L 左右，甚至可达(5～6)$\times10^9$/L 或更多，但总数也可在正常范围内。在浸润的皮肤、周围血液及肿大的浅部淋巴结内，可以查到奇特的单核细胞，称为塞扎里(Sezary)细胞，占白细胞总数的 5%～20%。

塞扎里细胞被认为一种白血病性或独特的组织细胞，现有人认为是变形的 T 淋巴细胞，它的大小和中性粒细胞差不多或更大，较小的一种和淋巴细胞一样大。细胞核大而不规则，约占细胞体积的 4/5，有浓密而扭曲的染色体，核周围的细胞质像一圈镶边，细胞质内有小泡，而淀粉酶 PAS 染色法可染出假足样粒状物，在细胞周边排列成项圈状，系由耐淀粉酶的中性黏多糖构成。在电子显微镜下，可见细胞核表面有些沟纹而类似人脑的沟回，核膜及核内有密集的染色体颗粒，线粒体肿大。

本病和蕈样肉芽肿的组织变化相似。除了类似蕈样肉芽肿细胞的塞扎里细胞外，还有浆细胞、淋巴细胞、组织细胞、中性粒细胞、嗜酸性粒细胞及成纤维细胞，表皮内可有 Pautrier 微脓肿。

需鉴别的有剥脱性皮炎、毛发红糠疹，霍奇金病、非霍奇金淋巴瘤、蕈样肉芽肿等，特别是慢性淋巴细胞性白血病不易鉴别，但慢性淋巴细胞性白血病骨髓象显著异常，有核细胞中淋巴细胞类占 80% 以上。

治疗方法和蕈样肉芽肿相似，可应用糖皮质激素。

多发性骨髓瘤(multiple myeloma)

多发性骨髓瘤又称为浆细胞瘤(plasmacytoma)，主要发生于 40 岁以上的人。

患者常有发热、淋巴结及肝脾大、胃肠及神经系统症状，可有原发性全身淀粉样变。骨骼常有变化，X 线片显示头骨及其他骨骼可有圆形龛影，骨质往往弥漫疏松，可以自然发生骨折。

皮肤可有特征性及非特征性损害。由大量不典型浆细胞增生所形成的浆细胞瘤可由骨骼扩展到皮肤，成为附着于骨骼的皮下肿物，或转移到皮肤而成直径为 10～20mm 的青红色结节，不引起自觉症状。皮肤的浆细胞瘤可以是本病的最早表现，但常出现于骨骼等处损害之后，孤立于皮肤的原发性浆细胞瘤很罕见。

皮肤的非特征性表现是贫血、紫癜、弥漫红斑、脱发、鱼鳞病样皮疹，广泛脱屑发痒的皮炎，或有泛发性皮肤淀粉样变。此外，患者可因肾脏或肺脏等内脏受侵而迅速死亡。

患者的骨髓内及骨骼或皮肤损害内有大量不典型浆细胞，大小、形状、核染色深度都和正常浆细胞不同，并有不典型核分裂。外周血液中常有冷凝球蛋白血症,Ig 及 IgA 增加,淋巴细胞及嗜酸性粒细胞增多,红细胞沉降率加快,梅毒血清试验可呈假阳性反应,血钙往往增高,而碱性磷酸酶正常。50%的患者尿液有本周蛋白尿(凝溶蛋白尿),本周蛋白可能是免疫球蛋白降解的产物。

乌拉坦或氮芥等烷化剂有抑制异常浆细胞的作用。X 线或 ^{32}P 等放射疗法可减轻症状甚至延长生命。血浆置换疗法也被应用。

皮肤转移癌(metastatic carcinoma)

皮肤转移癌是身体内部的恶性肿瘤转移到皮肤组织内。有时体内恶性肿瘤未转移到皮肤,而皮肤出现某些表现,有的表现足以引起人们的警惕,有助于早期发现隐藏体内的恶性肿瘤。

体内恶性肿瘤可以直接扩散,更常通过淋巴管或血流转移到皮肤。乳腺癌最易转移到皮肤,约占转移癌患者的 50%,一般通过淋巴管转移,其次是胃癌、子宫癌、肺癌、大肠癌及肾癌。偶然转移到皮肤的是前列腺癌、睾丸癌、膀胱癌、胰腺癌及卵巢癌等,这些体内恶性肿瘤的癌细胞主要通过血流散布到皮肤。

乳腺癌转移到皮肤的可以分为四种:炎性癌、毛细血管扩张癌、结节癌(图 40-74,图 40-75)及铠甲状腺癌(carcinoma en cuirasse),其中几种类型可以同时存在。如果乳腺癌由淋巴管迅速散播,往往发生炎性癌;偶然发生毛细血管扩张癌;如果散播较慢,就容易发生结节癌或铠甲状腺癌。炎性癌是患病乳房及附近皮肤发生红斑及弥漫的水肿而像丹毒,病理组织内有成群成条的癌细胞,毛细血管显著充血,血管周围有水肿及轻度淋巴细胞浸润。毛细血管扩张癌是多个紫红色丘疹及出血性假水

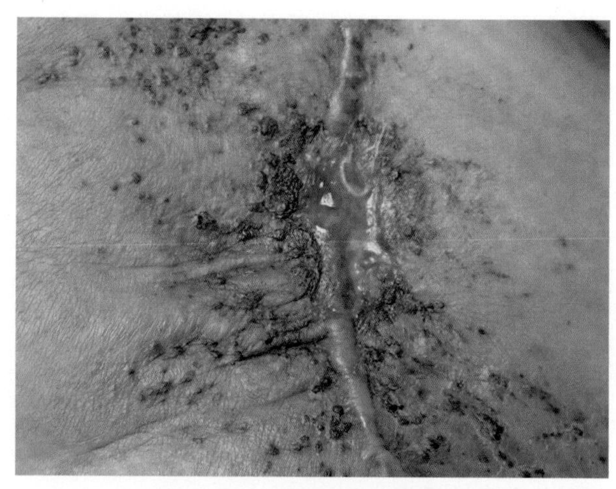

图 40-75 乳腺癌皮肤转移(二)

疱而像血管淋巴管瘤,病理组织变化是淋巴管扩大,含有红细胞及成群的癌细胞。结节癌是发生于皮肤及皮下组织的坚硬结节,没有自觉症状,发生于皮肤的容易溃破,病理组织内有成群的癌细胞,有的呈腺体状排列,周围有纤维形成。铠甲状腺癌是乳房及附近皮肤所发生的弥漫性浸润,成为褐色硬块,胸部及一侧或两侧上肢的活动常受限制,病理组织内只有少数癌细胞而易忽略,癌细胞较小,在胶原纤维束间常成小团及排列成线状。

肺癌、胃癌、肝癌、子宫癌、肾癌、结肠癌(图 40-76,图 40-77)等几乎任何内脏的恶性肿瘤皆可转移到皮肤,有时,皮肤转移癌最先被人发现。这些转移癌出现于原发癌的附近皮肤或远离部位,往往是表皮下方、真皮或皮下组织的不痛而坚硬的结节,由一个至多个甚至于数百个,大小也不定,由小米至蚕豆大或更大,有时是扁平的浸润性硬块,有的可以溃破。表面皮肤一般是正常皮色,转移到头皮的结节处失去头发。

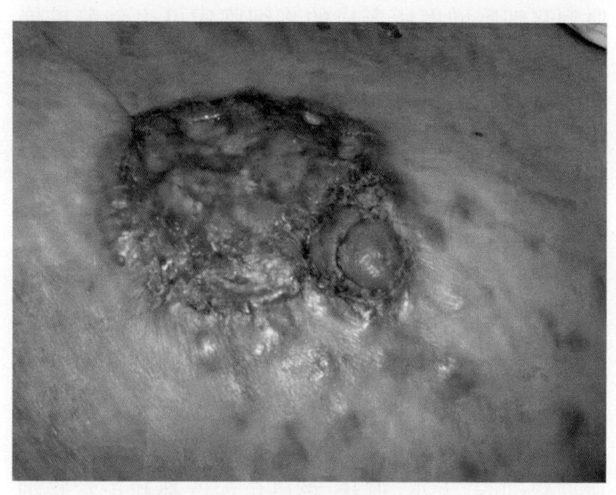

图 40-74 乳腺癌皮肤转移(一)

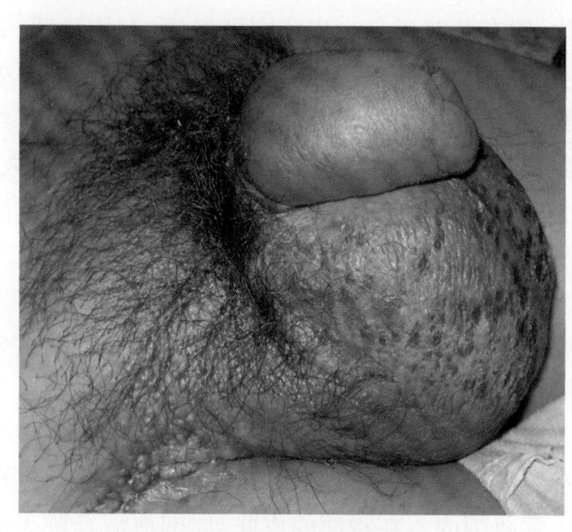

图 40-76 结肠癌皮肤转移(一)

嵌甲的手术治疗

嵌甲发生原因与穿鞋太窄，长期压迫将趾甲的一侧压弯并向甲沟软组织内生长，也可因甲真菌病导致趾甲增厚变形，受压所致，个别患者因修甲方法不当，使甲板弯曲，嵌入甲沟。嵌甲患者往往疼痛明显，影响走路，常继发甲沟炎、肉芽组织增生等症状。

外科治疗方法为嵌甲切除术，行趾根部神经阻滞麻醉，从患侧甲游离缘向甲根部纵向劈开甲板，宽 2~3mm，将嵌入甲沟软组织内的甲板在甲根除剪断，用电离子烧灼甲根处以破坏甲母组织，避免复发。加压包扎，术后 3 日换药，避免感染。若合并明显肉芽组织增生，可联合 CO_2 激光治疗（图 41-5~图 41-9）。

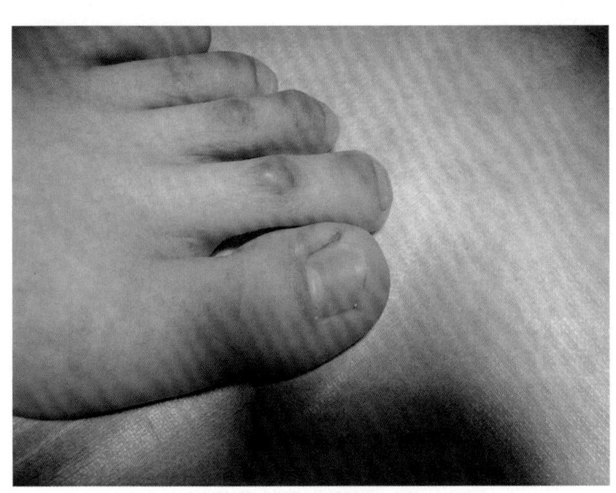
图 41-5　嵌甲术前

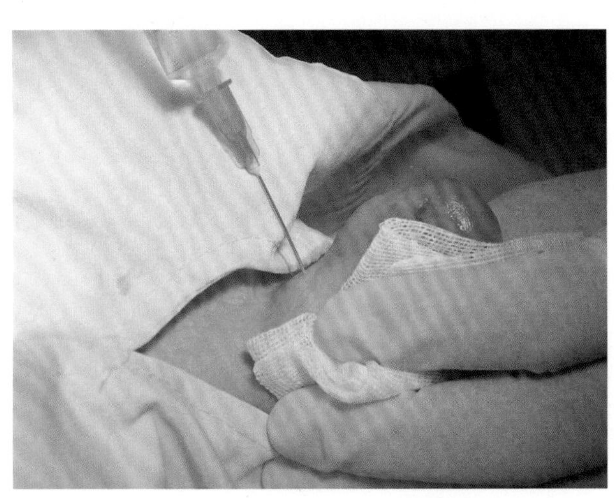
图 41-6　嵌甲术前神经阻滞麻醉

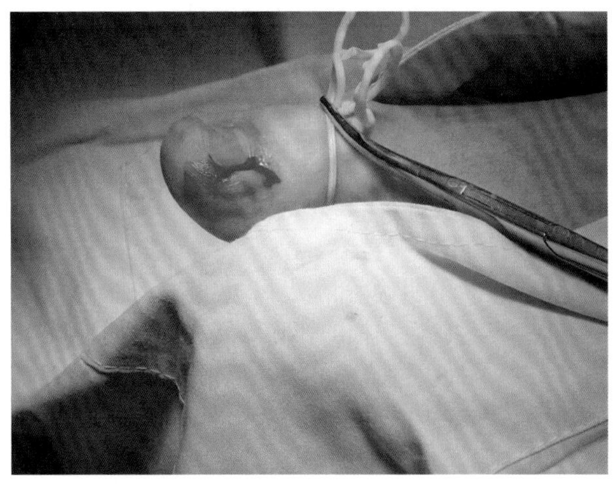
图 41-7　嵌甲手术切口

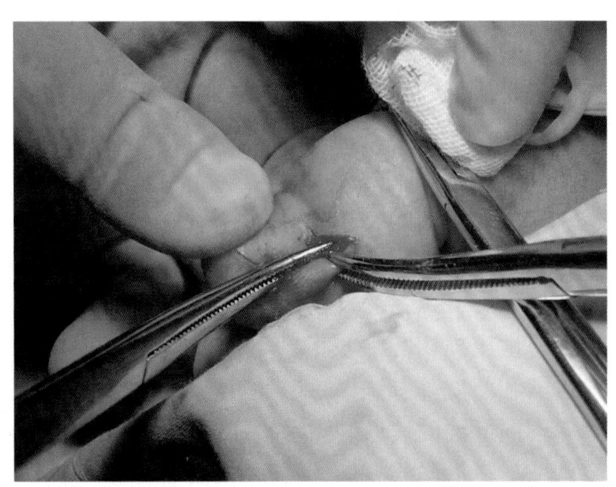
图 41-8　嵌甲术中去除部分趾甲

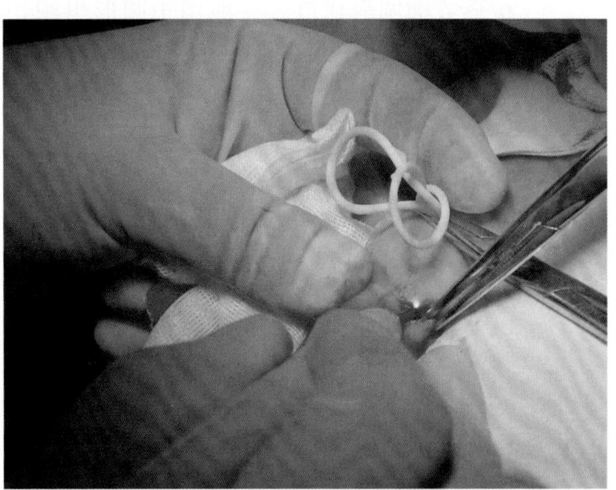
图 41-9　嵌甲术中电离子烧灼甲根

皮肤肿瘤的手术治疗

皮肤肿瘤分良性肿瘤和恶性肿瘤，根据肿瘤性质，决定切除范围。

皮肤良性肿瘤包括色素痣、疣状痣、脂溢性角化、角化棘皮瘤、表皮囊肿、皮肤纤维瘤等。如皮肤良性肿瘤位于影响美容、经常受刺激部位，皮损有高危性、诊断不明确等情况下，可采取皮肤外科手术切除治疗，良性皮损的切除修复在设计时应减少过多或过长的附加切口以避免术后过长的切口瘢痕。

皮肤恶性肿瘤根据其临床表现及病理诊断确定手术切除范围，如鲍恩病、基底细胞癌切除范围应扩大至皮损边缘外 1cm，鳞状细胞癌切除范围应扩大至皮损边缘外 3～4cm。恶性黑素瘤是一种高度恶性的肿瘤，目前治疗方法仍不理想，及早局部切除仍是治疗的最好方法。大量回顾性研究表明，扩大切除不能减少复发、转移及改善预后。切除的原则以局部不复发为标准，切除方法包括：Mohs 手术及一般外科手术。Mohs 手术应做到切除镜下肿瘤。一般外科手术也可根据检查结果扩大手术范围，尽量做到术后无瘤组织残存并做附近淋巴结清扫。恶性皮损切除后较大的创面修复可以应用转移皮瓣和植皮等方法即时修复。

不同部位的皮肤肿瘤手术切口设计不同，切口设计应尽量沿皮纹方向，需转移皮瓣者尽量减少切口张力，以下是几种常用的皮肤切口及适用部位（图 41-10～图 41-19）。

1. **梭形或椭圆形切口** 一般用于圆形组织切除且易于愈合的切口，设计切口时长为宽的 2～3 倍，如较小的色素痣、表皮囊肿、皮肤纤维瘤等的

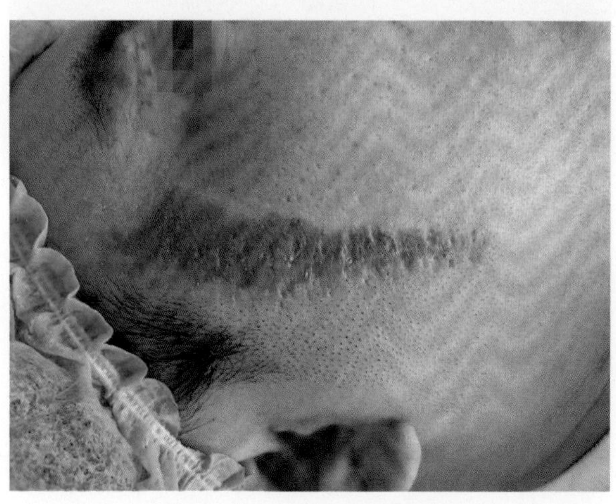

图 41-10 面部先天性色素痣

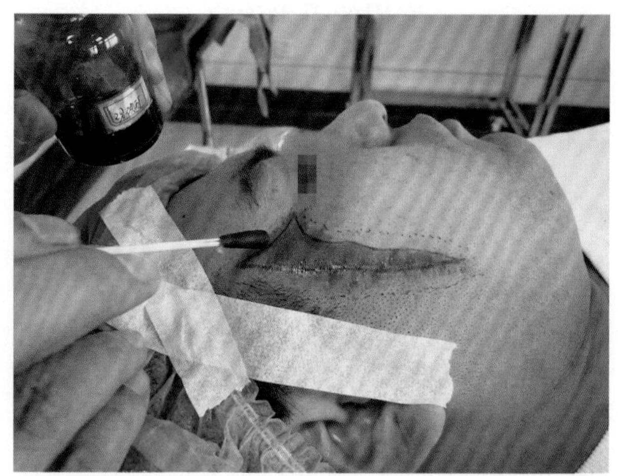

图 41-11 面部先天性色素痣 A-T 皮瓣切口设计

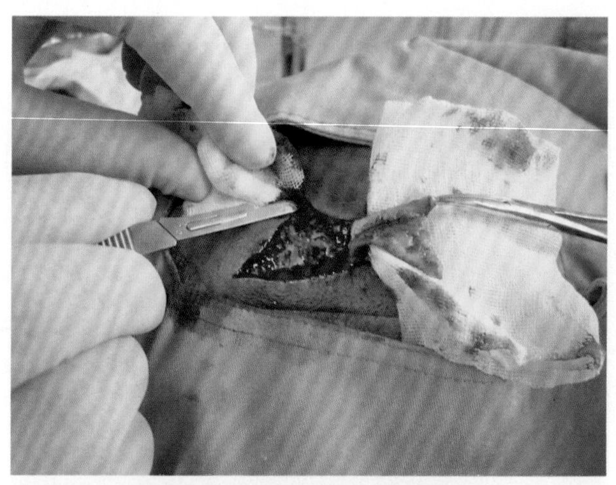

图 41-12 面部先天性色素痣术中

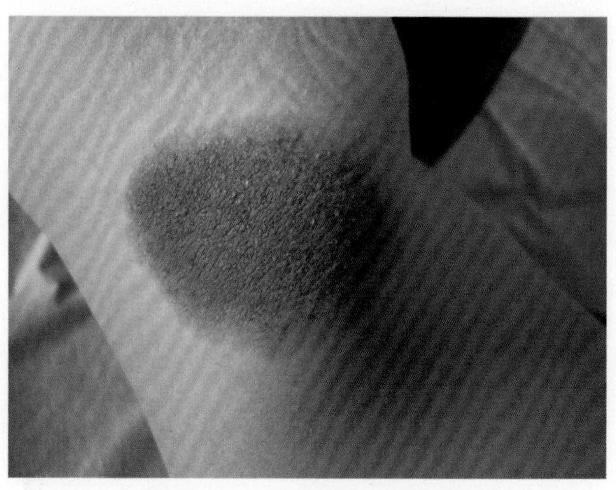

图 41-13 上肢先天性色素痣

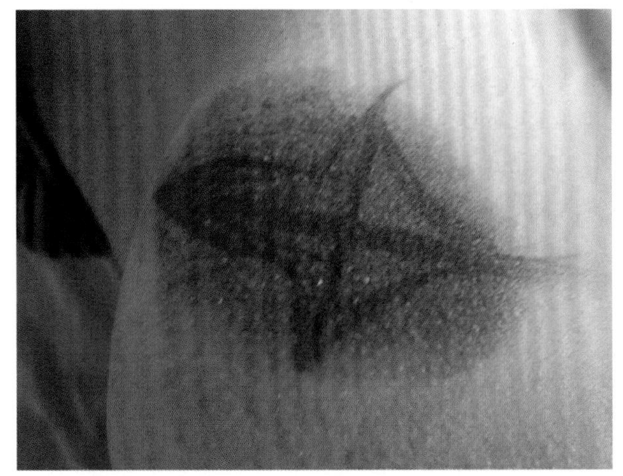

图 41-14　上肢先天性色素痣星形皮瓣切口设计

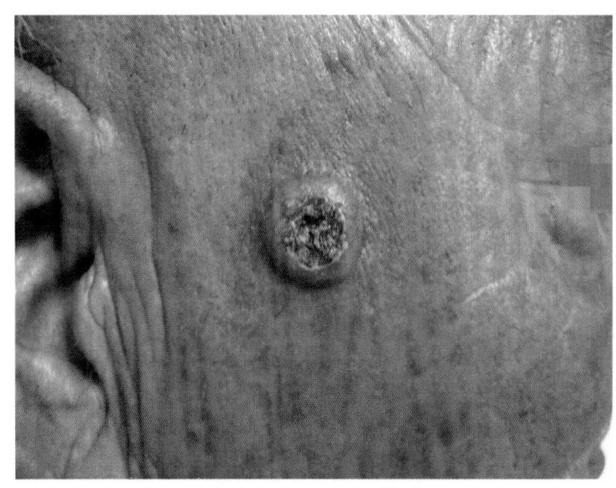

图 41-17　基底细胞癌

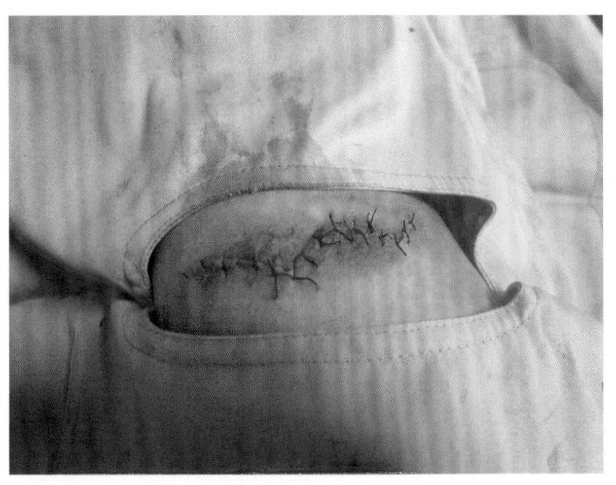

图 41-15　上肢先天性色素痣星形皮瓣切除缝合术后(一)

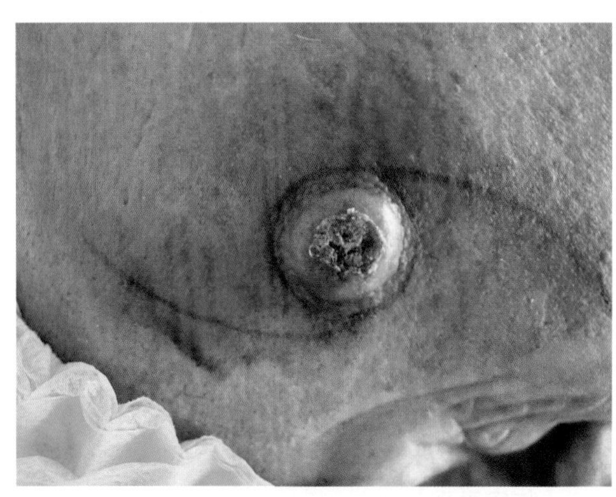

图 41-18　基底细胞癌 O-Z 皮瓣切口设计

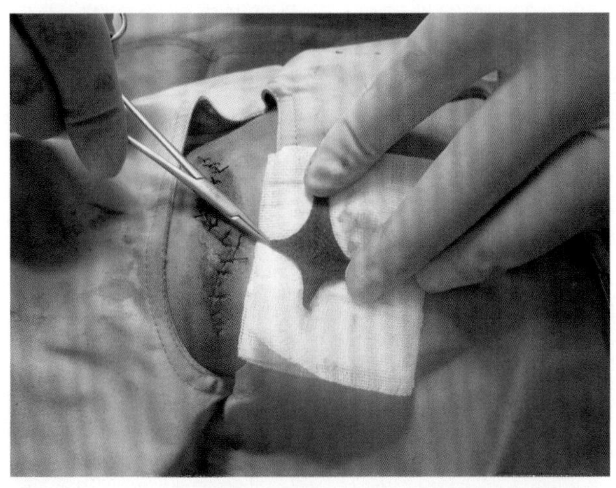

图 41-16　上肢先天性色素痣星形皮瓣切除缝合术后(二)

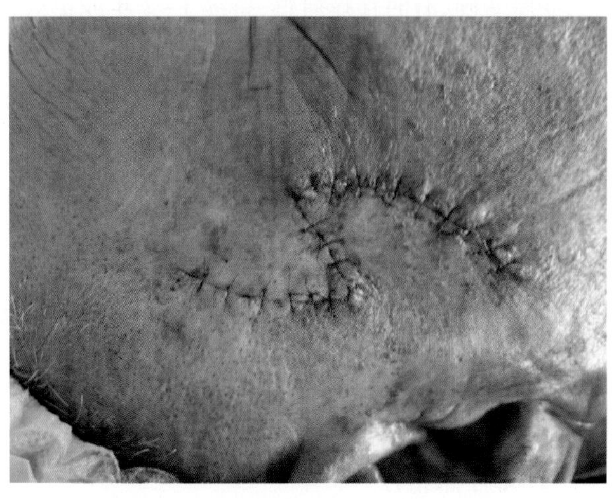

图 41-19　基底细胞癌 O-Z 皮瓣缝合后

切除。

2. **V形切口(楔形切除)**　常用于组织边缘的全层切除,如唇部肿瘤的切除、耳郭复合组织的切除等。眼睑缘部位的肿瘤的切除往往采取五角形切口,相对于楔形切除效果更好。

3. **S形切口(S形皮瓣)**　常用于与肢体长轴平行的切口设计,如关节附近的切口,也可以S形皮损切除,形成一侧或双侧推进皮瓣修复缺损创面。

4. **V-Y切口(推进皮瓣)**　常用于眼周皮损的切除。

5. **O-Z皮瓣**　常用于较大类圆形皮肤肿瘤的切除。

6. **M形切口(M形皮瓣)**　适用于避免由于椭圆形切除过长切口延至重要部位如眼睑、口唇和鼻部等。

7. **W形切口(W改形术)**　切除组织两侧的皮肤创缘切口为W形,小的皮瓣交叉缝合,变直线瘢痕为曲线,从而改变切口皮肤张力。

8. **星形切口**　常用于长轴和短轴同时缩小,如耳郭缩小、小阴唇缩小、较大良性皮损缩小等。

瘢痕的非手术与手术治疗

瘢痕是各种创伤愈合的结果,如形成的瘢痕过大或挛缩,则可破坏人体美感和发生功能障碍,需要皮肤外科治疗。

【临床表现】

1. **增生性瘢痕**　多见于深度皮肤损伤自行愈合后,早期瘢痕表面毛细血管扩张,潮红色,逐渐增生,变厚变硬,有时伴痒痛感,持续1~2年或更久,充血逐渐减退,瘢痕可逐渐变平变软。

2. **瘢痕疙瘩**　患者为瘢痕体质,常可因轻微皮肤损伤而引起,为结缔组织异常的瘤样增殖形成的肿块,形态不一,突出于皮肤表面,超出原皮肤损伤范围,侵犯周围正常皮肤,逐渐变厚变硬,难以退化。

3. **挛缩性瘢痕**　多见于深度皮肤损伤自行愈合者,由于瘢痕收缩牵拉周围正常组织,导致畸形,时间久后可影响肌肉、肌腱、血管、神经、骨骼发育。

【治疗】

1. **非手术治疗**

(1) 压力疗法:在压力的持续作用下,受压瘢痕组织血液循环减少,组织缺氧,成纤维细胞减少,胶原纤维排列规则,瘢痕变薄,压力疗法在切口愈合时即可实施,保持一定压力,需坚持数月至1年。

(2) 注射疗法:瘢痕内注射长效皮质激素如曲安奈德,具体方法为曲安奈德50mg加2%利多卡因1~2ml混合后局部注射入瘢痕组织内,瘢痕组织较硬时使用助推器辅助注射,直至注射区水肿变白,保证药物充分进入瘢痕组织,注射后加压止血,嘱患者保持局部清洁干燥,避免感染,每3~4周1次,经3~4次注射后,皮疹逐渐变平变软。

(3) 放射疗法:X线、电子束及放射性核素治疗可抑制成纤维细胞,从而抑制瘢痕出现和增生。

(4) 硅胶膜:外用制剂,可于伤口愈合后局部外敷。

2. **手术治疗**

(1) 增生性瘢痕:如经非手术治疗无明显效果可选择手术治疗,手术时机须待瘢痕软化稳定后,一般为创口愈合后3~6个月,对于重要部位可提前进行。较窄的线状瘢痕可采取直接切除,切除后游离切口两侧皮瓣,减小张力,5-0可吸收线缝合皮下组织,5-0丝线间断或皮内缝合皮肤。对于较宽(大于5cm)的条状瘢痕,手术切除时可采用W成形术,要做到对合整齐,缝合细致。面积较大的瘢痕切除后需进行植皮或先进行皮肤扩张后再进行皮瓣修复(图41-20~图41-26)。

(2) 瘢痕疙瘩:单纯手术切除复发率高,往往采取手术联合非手术疗法,切除较大瘢痕疙瘩时可沿皮损边缘内取切口,保留部分瘢痕表面组织,切开后锐性剥离并切除瘢痕组织,彻底止血,封闭无效腔,缝合皮肤切口,术后加压包扎,并配合放疗、局部注射等方法。

(3) 挛缩性瘢痕:手术要彻底解除挛缩,术后可行辅助牵引。

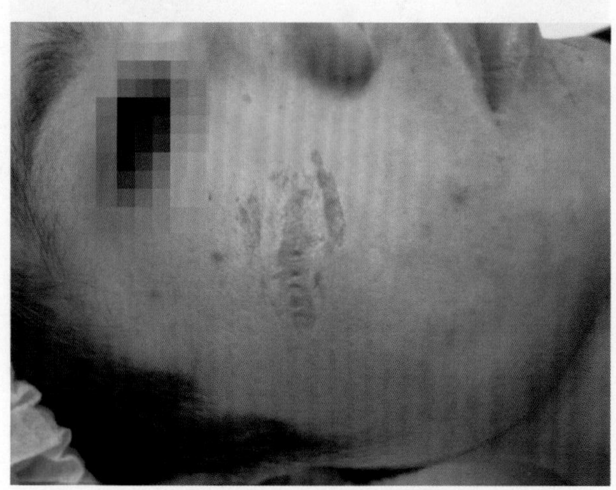

图41-20　面部萎缩性瘢痕

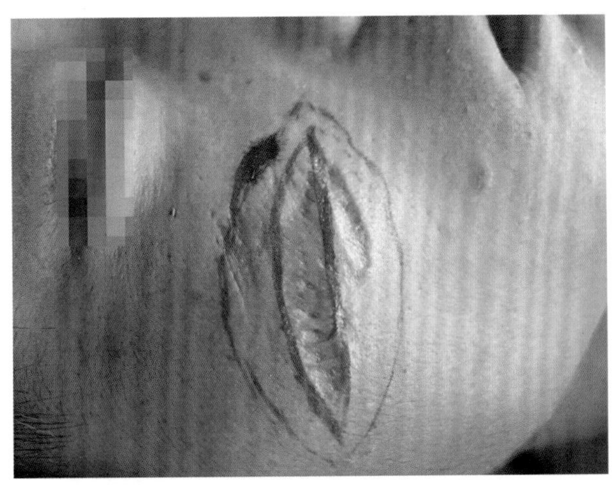

图 41-21　面部萎缩性瘢痕切口设计

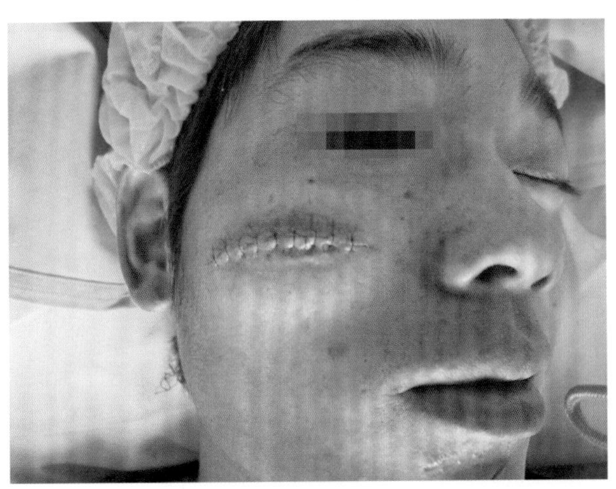

图 41-22　面部萎缩性瘢痕切除缝合后

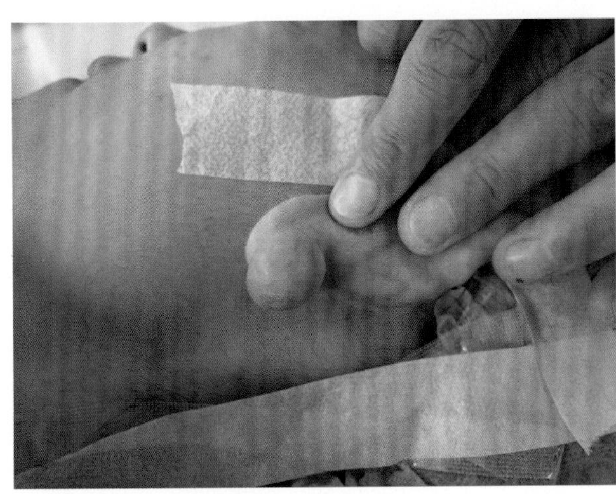

图 41-23　耳垂瘢痕疙瘩

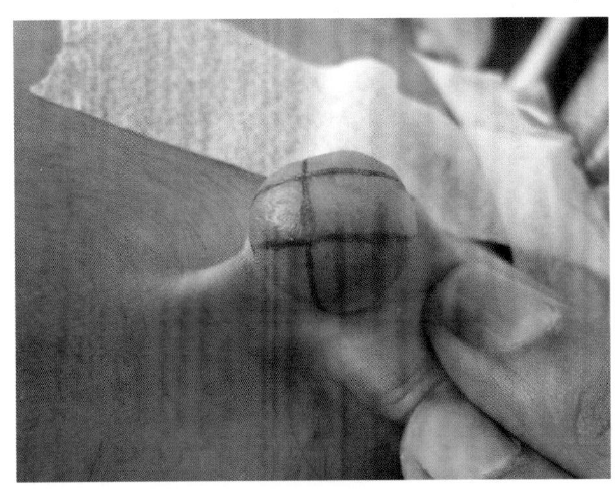

图 41-24　耳垂瘢痕疙瘩切口设计

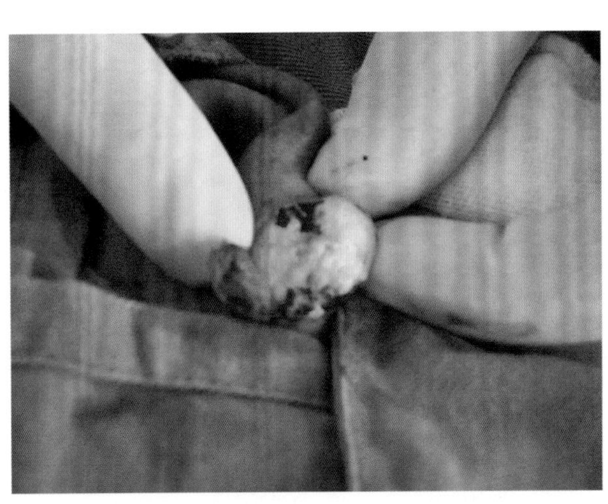

图 41-25　耳垂瘢痕疙瘩术中分离瘢痕组织

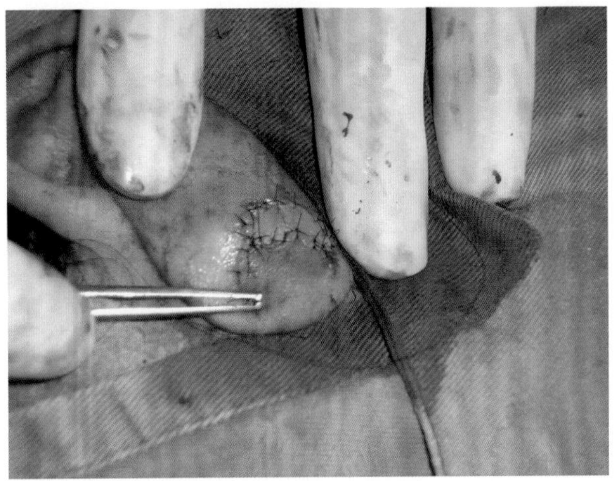

图 41-26　耳垂瘢痕疙瘩切除缝合后

（邢卫斌）

参考文献

1. 彭庆星，向雪岑，张其亮. 美容皮肤科学[M]. 北京：科学出版社，2003.
2. 张斌，吴信峰. 特殊部位皮肤外科手术图解[M]. 沈阳：辽宁科学技术出版社，2013.
3. 邢新. 皮瓣移植实例彩色图谱[M]. 沈阳：辽宁科学技术出版社，2004.
4. 杨海平，杨苏. 实用美容皮肤外科技术[M]. 上海：第二军医大学出版社，2006.
5. 邢卫斌，刘文芳，赵子申. 顺腋纹平行双切口保留真皮血管网切除顶泌汗腺治疗腋臭[J]. 中国麻风皮肤病杂志，2014，30(2)：77-79.

第四十二章

其他疾病的皮肤表现

甲状腺功能减退的皮肤表现 (cutaneous manfestations of hypothyroidism)

甲状腺功能减退是下丘脑-垂体-甲状腺轴的功能损伤，导致甲状腺素缺乏，或由于甲状腺素受体缺陷导致，引起一系列的临床综合征。其皮肤改变(cutaneous manfestations of hypothyroidism)为皮肤干枯、粗糙、潮湿、水肿、苍白，易擦伤(毛细血管脆性增加)。皮肤病有鱼鳞病和掌跖角化病表现。毛发粗糙易折断，甲变薄变脆、生长缓慢。

甲状腺功能亢进的皮肤表现 (cutaneous manfestations of thyrotoxicosis)

突眼性甲状腺肿又称为 Graves 病，是甲状腺功能亢进的主要症状，结节性甲状腺肿及某阶段的亚急性甲状腺炎都可引起甲状腺功能亢进的临床表现。

在甲状腺功能亢进的影响下，皮肤光滑柔软，可和婴儿皮肤相似。皮肤血管扩张，血流量增加，因而皮温升高，充血发红，尤其面部经常潮红，颈、肘及手掌等处皮肤也常出现红斑。交感神经兴奋，汗腺分泌旺盛，导致全身多汗，尤其手掌及足底多汗，而皮脂腺分泌几乎正常，寻常型痤疮发病率和正常人差不多。毛发细而软，甲的游离缘可翘起，甲板游离端可与甲床分离，即甲分离。

患者可伴有全身性瘙痒症，少数患者的皮肤有色素改变，色素沉着可以成片或弥漫地出现，在面部常较明显。荨麻疹、斑秃及白癜风等皮肤病的发生率可高于正常人群。

部分患者可患局限性黏液性水肿，是自身免疫性甲状腺炎的一种晚期且罕见的表现，特别是 Graves 病。1%~5%的 Graves 病患者有这种皮肤表现，它常见于中年女性，男女发病率比例约为 1∶7。黏液性水肿表现为局部皮肤增厚，常常发生于胫骨前侧，因此也称为胫前黏液性水肿。常见临床表现为非指凹陷性水肿，橘皮样外观的皮肤硬结，硬结有时伴有凸起的、色素过度沉着的紫色丘疹。皮肤组织病理学检查显示真皮内黏蛋白沉积，在真皮内呈蓝染物质沉积，阿申蓝染色阳性。最新治疗可用奥曲肽、胰岛素类似物使成纤维细胞减少氨基葡聚糖的产生。

糖尿病的皮肤表现 (cutaneous manifestations of diabetes mellitus)

糖尿病是最常见的内分泌疾病，在全球普遍影响人类健康。血糖浓度升高损伤多种细胞，包括内皮细胞、神经元细胞、肾小管上皮细胞以及角质形成细胞和成纤维细胞。皮肤损害可出现在 1/3 的糖尿病患者中，常常发生在糖尿病确诊之前，因此加强对皮肤病变的认识对潜在糖尿病患者的诊断具有重要意义。糖尿病的皮肤病表现(cutaneous manifestations of diabetes mellitus)包括糖尿病相关的皮肤损害，糖尿病合并皮肤感染性疾病和降糖药物相关性皮肤不良反应。

(1) 糖尿病相关的特异性及非特异性皮肤损害

1) 糖尿病皮肤病变(diabetic dermopathy, DD)：是糖尿病最常见的皮肤表现，以糖尿病患者具有局限于胫前的萎缩性色素沉着斑为特征，常伴 3 种糖尿病的微血管并发症——神经病变、肾脏病变和视网膜病变。病因尚不明确。皮损表现为棕色、境界清楚的浅表性凹陷性萎缩，典型皮损直径<1cm(偶可增大至 2.5cm)，与瘢痕类似，表面光滑，有色素沉着，沉着程度与萎缩程度有关。DD 往往不对称，无痛痒。典型皮损局限于胫前区两侧。皮损可缓慢消退，遗留无萎缩的色素沉着，亦可完全消退。组织病理学无特异性改变。该病可不予治

疗，在皮损自然消退过程中，控制血糖可促进皮损消退。

2）糖尿病性大疱病（bullosis diabeticorum）：是浅表的薄壁大疱，大小不定，无炎症及自觉症状，数周后即可吸收，偶尔复发。好发于四肢末端，足趾多见。大疱位于表皮内，组织病理无特异表现，免疫检查提示 IgM、IgG 和 C3 免疫荧光检测阴性，真皮正常。大疱的发生原因机制不明，可能与糖尿病神经病变相关。治疗以控制血糖、营养神经、预防感染等对症处理为主。

3）类脂质渐进性坏死（necrobiosis lipoidica，NL）：是一种少见的与糖尿病相关的慢性肉芽肿病。它的病因和发病机制或与微血管病变相关。其特征性临床表现为双下肢前侧对称性卵圆形淡黄色斑块，斑块中央见萎缩、苍白色皮肤，患者一般无自觉症状。目前临床对 NL 尚无有效治疗措施，控制血糖浓度也无明显改善作用，可以局部应用糖皮质激素、免疫调节剂，光疗或外科治疗。

4）黑棘皮病（acanthosis nigricans，AN）：糖尿病初诊患者中 AN 发生率约为 36%。AN 发病原因可能是胰岛素与胰岛素样生长因子具有同源结构，而角质形成细胞及成纤维细胞可过量表达胰岛素，过多胰岛素与胰岛素生长因子受体-1 相互作用可致角化过度和棘层增厚。AN 临床表现为对称性疣状天鹅绒样过度角化的斑片伴色素沉着，好发于腋窝、颈侧及身体其他部位的屈侧皮肤皱褶部位。目前 AN 的临床疗效不佳，局部外用卡泊三醇、水杨酸和尿素或局部磨削术可减轻皮损症状，系统或局部外用维 A 酸类药物也具有一定的疗效。

5）糖尿病性硬肿病（scleredema diabeticorum，SD）：硬肿病是以皮肤增厚和硬化为特征的结缔组织疾病，SD 为硬肿病的第Ⅲ型，部分糖尿病患者并发此病，男女之比 10∶1。SD 主要是由于血糖升高导致异常胶原蛋白沉积于真皮所致，主要累及上背部、面颈部和肩部，临床表现为皮肤增厚和肿胀。组织病理学改变为大量胶原束间有腔隙形成，肥大细胞数目增加。临床治疗需要严格控制血糖，可应用糖皮质激素、免疫抑制剂、雌激素拮抗剂和前列地尔等药物治疗或采用电子束照射法、光疗及光化学疗法等治疗手段，其中补骨脂素联合长波紫外线（PUVA）的光化学疗法已有治疗成功的个案报道。

6）瘙痒症（pruritus）：皮肤瘙痒症是一种初始无原发性皮损，以瘙痒为主和/或伴抓痕、结痂、色素沉着等的皮肤疾病。是糖尿病常见的皮肤并发症之一。病因和发病机制与皮肤干燥、神经损害有关。临床表现为全身或局部皮肤瘙痒，呈游走性、阵发性，以夜间发作为重，而无任何原发性皮肤损害，严重者可出现抓痕、红斑、丘疹、色素沉着、皮肤干燥脱屑、血痂和皮肤肥厚皲裂等继发性损害。全身性皮肤瘙痒症多见于老年糖尿病患者，局部瘙痒常见于外阴和肛门部位。治疗应注意控制血糖，保湿护肤，继发湿疹时可外用糖皮质激素控制炎症和瘙痒症状；中医治疗主要以养血、祛风、安神为主。

另外，糖尿病还有一些非特异性表现，如软纤维瘤，黄皮肤、黄甲，面部潮红，甲周毛细血管扩张，色素性紫癜性皮肤病；糖尿病相关神经病变的皮肤表现如糖尿病足，糖尿病患者的手部异常表现如卵石样手指（也称为砂砾样手指或 Huntley 疹）。糖尿病患者罹患银屑病、白癜风的发病率也较正常人高。

（2）糖尿病合并皮肤感染性疾病：感染是糖尿病最常见的并发症之一，包括细菌或真菌等病原体感染。主要是由于血糖控制不良、局部皮肤脱水、中性粒细胞功能下降、皮肤细小血管受损、神经受累及抗体和补体功能低下等引起防御功能降低所致，体液因素的参与，尤其在高血糖和酮症酸中毒的情况下更易发生感染。

1）细菌感染：糖尿病患者合并细菌感染的发病率明显高于正常人群，其中金葡菌和 β 溶血性链球菌感染性疾病较常见，包括脓皮病、丹毒、疖、痈、睑腺炎和蜂窝织炎等，感染严重者可致坏疽和筋膜炎。治疗可选用口服或外用抗生素，严重感染者需接受外科清创处理。上述患者需同时严格控制血糖水平。

2）真菌感染：糖尿病患者因血糖升高，频发念珠菌感染，主要致病菌为白念珠菌和近平滑念珠菌，可表现为口角炎、甲沟炎和间擦疹等，女性常见外阴及乳房下念珠菌感染，男性常见念珠菌性包皮龟头炎。治疗首先需控制血糖水平，外用抗真菌药物如制霉菌素及咪唑类药物，难治性患者可选择口服抗真菌药物如氟康唑。甲真菌病在糖尿病患者中多见，主要致病菌为白念珠菌及毛癣菌。临床表现为指（趾）甲变黄、甲板增厚和远端剥离等。治疗以系统性抗真菌治疗为主。

（3）降糖药物相关性皮肤不良反应：糖尿病患者应用胰岛素治疗的不良反应表现为注射部位脂肪萎缩或脂肪增生，局部过敏反应多为迟发型，为急性荨麻疹和血管性水肿等。可口服抗组胺药物。磺脲类、双胍类及胰岛素增敏剂罗格列酮或吡格列酮类口服降糖药均可引起不同程度皮肤和黏膜反应。二甲双胍还可引起银屑病样药疹、多形红斑和白细胞碎裂性血管炎样皮疹。

风湿性疾病的皮肤表现 (cutaneous manifestations of rheumatismal disease)

一些风湿性疾病常有皮肤表现,如类风湿性结节或风湿性环状红斑、多形性红斑、荨麻疹或荨麻疹样红斑等皮肤损害。风湿性环状红斑可见于风湿病的任何阶段,尤其易见于风湿性心脏病或风湿性关节炎的活动期,可和风湿性结节或结节性红斑等皮损同时存在。初起皮损是较小的红斑或斑丘疹,迅速扩展而中央消退,成为淡黄红或暗红色弧形、半环形或环形红斑,直径为 1~2cm 或数厘米,边缘可略隆起,相邻的皮损可融合成网形或多环形红斑。通常出现于躯干,尤其常见于腹部,也可发生于四肢近侧端,但罕见于面部及手足,也不侵犯黏膜,一般无自觉症状,或是仅有轻微的灼热感或瘙痒。仅过数小时或 2~3 日后,红斑消失,但新皮损可陆续地分批发生,病程绵延数周至数月甚至 1~2 年。

1. 红斑狼疮(lupus erythematosus,LE)　大部分系统性红斑狼疮患者在其疾病进程中会发生皮肤损害。红斑狼疮皮损具有多样性和可变性,临床上易与多种皮肤病混淆。LE 包括特异性皮损和非特异性皮损。

根据 James Gilliam 分类标准,LE 特异性皮损分为 4 种:急性皮肤型红斑狼疮(ACLE)、亚急性皮肤型红斑狼疮(SCLE)、慢性皮肤型红斑狼疮(CCLE)。这类皮损具有特征性的组织学改变:表皮基底层空泡变性,即水肿变性或液化变性。①ACLE 的皮损特点是日晒后发生的蝶形皮损,一般位于曝光区,不累及鼻唇沟,消退后没有瘢痕,有时有色素沉着异常。急性皮损常伴发口腔溃疡。②SCLE 皮损表现包括鳞屑性丘疹和环形红斑两种,表浅对称,可扩大或融合成更大的斑块,很少发生水疱-大疱性损害。持续时间比 ACLE 长,消退后往往遗留色素减退和毛细血管扩张。③CCLE:盘状红斑狼疮(DLE)是最常见的 CCLE 类型,发病率高于 ACLE 和 SCLE。皮损好发于头颈部,可导致瘢痕性脱发。毛囊角栓常发生于耳郭,剥离被覆鳞屑可产生刺钉样皮屑,即"毯钉征"(carpet tack sign)。典型的皮损为外周色素沉着,中央萎缩和色素脱失。直接免疫荧光检查可以提供可靠的诊断依据。其他类型较少见,如肿胀性红斑狼疮、狼疮性脂膜炎、冻疮样狼疮。

LE 非特异性皮损有光敏、口腔溃疡、脱发、荨麻疹和血管炎、水疱-大疱性损害、肢端皮肤钙质沉着等。

2. 成人 Still 病　是一种急性的病因未明的系统性炎症疾病,以长期间歇性发热、一过性皮疹、关节炎或关节痛、咽痛为主要临床表现,并伴肝功能受损及脾大等系统受累的临床综合征。最主要的皮肤表现为四肢末端及躯干的斑丘疹,呈线状分布,可出现同形反应,皮疹颜色可见红色至棕色,其他还有一些荨麻疹样丘疹,苔藓样丘疹等。有些患者伴有持续性瘙痒,躯干可有丘疹脓疱型皮损,下肢可肿胀伴疼痛。皮肤组织病理检查提示:间质和血管周围以中性粒细胞浸润,无血管炎表现,间质黏液沉积,界面性皮炎伴角质形成细胞坏死,基底空泡形成。

3. 滑膜炎-痤疮-脓疱病-骨肥厚-骨髓炎(synovitis acne pustulosis hyperostosis osteitis,SAPHO)综合征　SAPHO 综合征是银屑病性关节炎(psoriatic arthritis)的一种类型,是 1987 年 Chamot 等首次提出的一组特殊的症候群,包括滑膜炎、痤疮、脓疱病、骨肥厚及骨炎。临床上包括皮肤表现和骨关节表现。皮肤表现包括掌跖脓疱病、严重的痤疮、化脓性汗腺炎、毛囊闭锁三联征。皮肤表现与骨关节表现可先后出现,也可同时出现,也有少数患者只有单纯骨关节表现。Kahn 诊断标准,符合以下 4 条中的任意 1 条即可诊断:①骨和/或关节病伴有掌跖脓疱病;②骨和/或关节病伴有严重型痤疮;③成人孤立的无菌的骨肥厚或骨炎(痤疮丙酸杆菌除外);④儿童慢性复发性多灶性骨髓炎。掌跖脓疱病、严重的痤疮是 SAPHO 综合征的特征性皮疹,早期对于有典型的皮疹的患者追问其关节症状,有助于该病的早期诊断。

4. 类风湿关节炎(rheumatoid arthritis,RA)　20%的患者有类风湿性结节,表现为皮下质韧的半活动性损害,常发生于受累关节的伸侧面,患者一般无自觉症状。类风湿关节炎晚期还可有变应性血管炎样表现,皮损为环形红斑、紫癜、皮肤浅溃疡或大疱性损害,也可出现小腿慢性溃疡、坏疽性脓皮病或肢端坏疽。有的伴发周围神经病,或有自主神经紊乱而引起掌红斑、手足多汗及雷诺

(Raynaud)现象。受累关节处皮肤可变薄并有光泽,也可有色素沉着。甲周可有红斑或毛细血管扩张。有膝关节滑囊炎时偶尔发生腘窝囊肿并可形成瘘管。此外,偶尔并发的皮肤病包括斯约格伦舍格伦综合征、大疱性类天疱疮或瘢痕性类天疱疮等。

肝脏疾病的皮肤表现 (cutaneous manifestations of hepatic diseases)

皮肤黏膜表现是肝脏疾病最常见的肝外表现。常见表现有黄疸伴随鱼鳞病,抓痕,掌纹色素沉着,足部水肿,暴露部位可有皮肤色素沉着,皮肤水肿,腹壁小静脉因门静脉阻塞而显著扩张。可见杵状指,甲呈乳白色,伴有慢性低蛋白血症时常有平行的成对白条。男性患者乳房肥大,体毛稀疏。

酒精性肝病常见蜘蛛血管瘤(数目可能与食管静脉曲张相关),掌红斑,黄疸,瘙痒症,荨麻疹,萎缩性舌炎等。瘙痒症最常见于丙型病毒性肝炎患者中,伴色素性紫癜性皮肤病、鹅口疮、口疮性溃疡、扁平苔藓及白细胞破碎性血管炎。黄疸和瘙痒症与肝脏受损导致的患者血清和组织中胆汁酸的升高及转氨酶的升高有关。慢性肝炎在活动期时躯干及小腿可有结痂的红丘疹,也可有红斑性、痤疮样或紫癜性皮损。病毒性肝炎儿童可有 Gianotti-Crosti 综合征,表现为四肢末端对称分布的丘疹,患者无临床症状,为自限性疾病。

伴有胃肠紊乱的皮肤病 (dermatoses associated with gastro-intestinal disorders)

1. **吸收不良** 由于胃肠紊乱或营养不良等因素而使营养物质不易吸收时,全身健康状态往往很差,消瘦无力,生长发育缓慢,肠道常可胀气,粪便量不少但颜色浅淡,可有泡沫及恶臭。皮肤苍白、干燥及脱屑,可有鱼鳞病样或慢性湿疹样表现,或有毛囊过度角化、皮肤色素增加、毛发干燥稀疏、舌炎、口炎或口角炎等维生素及蛋白质等营养物质不足的临床症状,可称为营养不良综合征(malabsorption syndrome)。

2. **克罗恩病(Crohn's disease,CD)和溃疡性结肠炎(ulcerative colitis,UC)** CD 和 UC 常有皮肤和黏膜损害的表现。有一些皮肤表现是 CD 病患者特有的,如肛周及吻合口的瘘管和溃疡、口腔肉芽肿浸润。CD 和 UC 都有的皮肤表现包括结节性红斑(常反映炎性肠病的活动),荨麻疹,小血管炎,皮肤结节性多动脉炎,脓疱性血管炎或伴肠道疾病相关皮肤关节炎综合征样皮损。坏疽性脓皮症:常表现为下肢皮肤溃疡和口周皮损。增殖性脓性口炎:表现为口腔黏膜密集丘疹,形成肥厚性疣状突起,常伴有唇部溃疡及脓疱。一些嗜中性皮肤病包括痤疮样皮损、Sweet 综合征、脂膜炎样皮损、营养不良综合征等。另外,急性溃疡性结肠炎可有紫癜及冷凝纤维蛋白原血症。慢性患者常有杵状指及皮肤色素沉着,长期患病可使血流不畅而易有血栓性静脉炎及动脉血栓形成。

3. **消化道出血相关性皮肤病** 蓝色橡皮疱样痣综合征(blue rubber bleb nevus syndrome,BRBNS)是一种少见的先天性疾病,是与皮肤和内脏器官相关的多发性静脉畸形,常累及消化道,肠出血是常见临床症状。皮肤表现是皮下蓝紫色斑、静脉畸形。内镜检查示消化道内多个巨大静脉畸形是诊断的金标准。遗传性出血性毛细血管扩张症皮肤表现为黄斑和丘疹,面部及肢端皮肤、口腔黏膜的毛细血管扩张,上消化道有时表现为复发性出血,鼻出血常是最初表现。

慢性肾衰竭的皮肤表现 (cutaneous manfestations of chronic renal failure)

肾脏疾病的皮肤表现一般发生在慢性肾衰竭患者,其皮肤表现多种多样,可发生于开始透析之前或之后,皮肤干燥症、瘙痒症是其最常见的症状,后期常有获得性鱼鳞病,这可能与体内维生素 A 代谢变化有关。患者可因贫血面色苍白,但更多的是由于皮肤中有类胡萝卜素和含氮色素的存在而表现为灰褐色。指甲可出现对半甲,即甲近端的一半为白色,对半甲可出现在肝病患者与正常人,其发生机制不清楚。

慢性肾衰竭患者在接受透析治疗后在皮肤暴露部位可能有两种大疱性皮肤病:迟发性皮肤卟啉病和假性卟啉病。表现为皮肤脆性增加,前臂伸侧和手背表面皮肤的水疱。迟发性皮肤卟啉病可见多毛症,硬化斑,营养不良性钙化。假性卟啉病的发生可能与体内卟啉清除率和口服光敏性药物有关。慢性肾衰患者还可引起迁徙性钙化,临床表现为皮肤和皮下组织较大的钙沉积物,数量和体积与高磷血症程度相关,恢复血清钙磷浓度可促进皮损吸收。

透析患者可有假 Kyele 病，基本皮损表现为直径 2～10mm 的过度角化的丘疹和结节。有报告肾衰竭患者四肢发生类似硬化黏液性水肿的表现，称为肾性纤维性皮肤病。透析部位的静脉炎、炎症性肉芽肿、接触性皮炎、慢性溃疡较为常见。

性腺紊乱的皮肤表现
(dermatoses of gonadal disorders)

雄激素和雌激素决定各种性征，对皮肤、毛囊、皮脂腺及毛发都有不同的影响。在性腺功能紊乱时会伴有一些皮肤表现。

在雄激素的影响下，皮脂腺分泌增加而易引起寻常型痤疮，成年男性可发生秃顶的男性型脱发，女性成人额顶部头发也易稀疏。有人认为雄激素还能影响表皮细胞分裂而使表皮增厚，也能影响胶原纤维增生而使真皮加厚。女性的雄激素过多时，可以引起男性化综合征(virilizing syndrome)。女孩未到成年就长出阴毛及腋毛，阴蒂肥大，成年时渐呈男性的第二性征如皮肤粗厚，面部毛囊孔扩张并且多油而易发生寻常型痤疮，头顶、颞部可有男性型脱发，毳毛可以粗黑。男性化综合征可见于多囊性卵巢综合征，也可见于因促肾上腺皮质激素(ACTH)大量分泌而使肾上腺皮质大量分泌性激素导致的先天性肾上腺生殖器综合征。

雌激素抑制皮脂腺分泌而和雄激素的作用相反。女童有性早熟，外生殖器及乳房过早发育，腋毛及阴毛生长。男性有女性乳房等特征。另外，雌激素还具有促进成纤维细胞增生和外伤愈合，增加真皮胶原及透明质酸生成、抑制炎症形成、延缓皮肤老化等作用；对表皮的功能也具有重要的调节作用，如增加角质层含水量，促进角质形成细胞的增生和分化等。

雌激素的分泌过多可由于卵巢或睾丸患有产生雌激素的肿瘤或下视丘有某种病变。雌激素水平高(如妊娠或口服含雌激素的避孕药)时，皮肤的色素增多，局部应用含雌激素的软膏也会引起局部色素沉着，含有各种合成雌激素和黄体激素的避孕药可引起毛细血管扩张等，并且约 5%的口服避孕药患者有黄褐斑。

性激素分泌不足所引起的皮肤变化因性别及年龄等而不同。例如，男性在未成年时，雄激素的缺乏使外生殖器发育不良，皮肤细嫩，皮脂腺分泌减少而不会出现寻常型痤疮，胡须、腋毛及阴毛都不生长也不会发生男性型脱发，而且皮下脂肪容易增多；而成年后才缺乏雄激素可减缓胡须、腋毛及阴毛的生长。雄激素对皮脂腺生长、分化也很重要，皮脂分泌量少而易使皮肤及毛发干燥。

性染色体的畸变也引起性腺紊乱而影响皮肤及毛发的生长。克兰费尔特综合征(Klinefelter syndrome)多半由于 X 染色体增多一个(XXY)，主要表现为性腺功能减退。男患者有女性型乳房，睾丸较小或不见，精液无精子，而促性腺激素分泌亢进，由尿液排出的促性腺激素增加。少数是由于 XY 染色体都增多成 XXYY，除了性腺功能变化外，还可有血管性变化。克兰费尔特综合征患者在未成年时和正常人几乎无异，但到成年时睾丸仍小或完全不发育，乳房肥大成女型，胡须、腋毛及阴毛稀疏或不生长，骨密度减低，有的身材较高或较肥胖，还可有小指变短或智力发育迟缓等先天异常。

特纳综合征又称为先天性卵巢发育不全综合征，是由于全部或部分体细胞中一条 X 染色体完全或部分缺失所致，是最常见的人类染色体畸变之一。一般性染色体只有一个 X(XO)，因而染色体总数(46 条)少一条，少数患者虽有 46 条，但性染色体的结构异常。本病又称为女性性腺发育不全综合征，只有一个 X 染色体(XO)者有较显著的女性第二性征，但生殖器官发育不全，原发闭经、身材矮小，往往伴有颈蹼、指蹼、皮肤松垂、高度弹性皮肤，肘外翻及脊柱后凸等骨畸形、眼异形、毛发脱落及甲发育不良等先天异常，有的患者除有女性性腺发育不全外，还有男性性腺发育不全如小阴茎及小睾丸。尿中促性腺激素排泄量增多。

伴有体内疾病的色素沉着
(pigmentation associated with internal disorders)

伴有体内疾病的色素沉着是指体内疾病可引起色素沉着，如艾迪生(Addison)病、西蒙(Simmond)病、肢端巨大症、库欣(Cushing)综合征等，其他如妊娠、口服避孕药及注射 ACTH 等。

引起黑素增加的其他全身性疾病如某些慢性感染，特别是疟疾、黑变病、血吸虫病、结核病、晚期的亚急性细菌性心内膜炎。肿瘤患者在恶病质阶段有弥散的色素沉着；在成人，黑棘皮病常是恶性肿瘤的伴发病；淋巴瘤类如 10%霍奇金和 1%～2%的非霍奇金淋巴瘤以及某些淋巴性白血病患者有弥散的色素沉着；神经系统的疾病如希尔德

(Schilder)病、肝豆状变性、慢性精神分裂症长期精神紧张也能引起黑色素增多。另外,类风湿关节炎、硬皮病、皮肌炎、系统性红斑狼疮、肾衰竭、肝硬化、血色病、维生素A缺乏、糙皮病、高雪(Caucher)病、尼曼-皮克(Niemann-Pick)病、长期饥饿也能引起黑色素增多。

费尔蒂(Felty)综合征包括色素沉着、类风湿关节炎、脾脏淋巴结增大及白细胞减少。

内源性非黑素色素沉着 (endogenous non-melanin pigmentation)

内源性非黑素色素沉着是指除黑素以外,在体内有很多代谢物过剩,或以异常形态、部位存在时,以及由于代谢原因生成的一些物质均可引起皮肤颜色的改变。

胡萝卜素血症(carotenemia)是因摄入过多胡萝卜导致皮肤呈淡黄色,特别是掌、跖和面中部较明显,而巩膜不着色。类似着色也见于过食橘子、南瓜、黄玉米、菠菜、油菜、豆类、黄油、鸡蛋、木瓜等。

番茄红素血症(lycopenemia)为过食红色西红柿、甜菜、辣豆及某些水果和浆果所致,导致皮肤呈淡红色。

紫癜、血色病、出血性疾病和淤积性溃疡患者可出现含铁血黄素过度色素沉着。

内脏肿瘤的皮肤表现 (skin appearance of internal organs tumor)

体内恶性肿瘤可引起多种皮肤表现。有的体内恶性肿瘤未转移到皮肤,由于变态反应、神经反射、继发的营养性变化或其他未明因素,皮肤可有某些非特征性表现。较常见的是全身性瘙痒症、弥漫性色素沉着、湿疹、红皮症、荨麻疹、血管炎、苔藓性或银屑病样皮疹、离心性环状红斑或匐行性回状红斑等。但有的可能是巧合,著者遇见一个患者的皮肤先有银屑病样红斑鳞屑性损害,以后,逐渐发生弥漫的色素沉着,经过全身的详细检查,终于发现了肺癌。

根据已有的报告,霍奇金病等淋巴瘤或乳腺癌转移到肝脏时,有的患者发生鱼鳞病样变化,还有的脱发,或手掌足底的皮肤过度角化,肝癌患者常有黄疸、蜘蛛痣及肝掌,有的内脏恶性肿瘤患者的屈侧皮肤发生发痒脱屑的皮炎,或有糙皮病样皮疹,或皮肤因结缔组织萎缩而呈淡黄色,或屡次发生荨麻疹或多形红斑样皮损,有的肝癌患者可有全身性瘙痒症或荨麻疹。肠癌患者有红斑狼疮样红斑,子宫癌患者可有广泛的红斑、毛细血管扩张及皮肤轻度萎缩,有的乳腺癌或肺癌患者有回状红斑,肺癌患者常有杵状指,或伴发肥厚性骨关节病。胃癌容易并发游走性栓塞性静脉炎或是脐周围静脉曲张,尤其在胃癌转移时容易发生。胰高血糖素瘤的特征性皮肤变化是坏死松解性游走性红斑而有助于早期诊断。类癌患者有阵发性潮红,也可有糙皮病样皮疹。

食管癌常并发掌跖角化症,结肠癌患者可有掌跖脓疱病样皮损,甲状腺及卵巢等处恶性肿瘤患者可有大疱性类天疱疮,有的腺癌、甲状腺肉瘤、霍奇金病患者屡次发生多形红斑。各种体内恶性肿瘤往往并发带状疱疹。淋巴瘤类尤其霍奇金病及蕈样肉芽肿常有各种非特征性皮疹,尤其色素沉着、全身性瘙痒症、获得性鱼鳞病、血管萎缩性皮肤异色症及红皮病常是淋巴瘤皮肤表现。

某些皮肤病和体内恶性肿瘤有密切的联系,引起某些皮肤病的病毒可以或可能是体内肿瘤的病因或诱因。例如,Ⅱ型人单纯疱疹病毒,可使宫颈处发生单纯疱疹,以后患处容易发生宫颈癌,伯基特(Burkitt)淋巴瘤(非洲淋巴瘤)的病因是EB病毒,常伴有鼻咽癌等,由于人乳头瘤病毒造成的疣状表皮发育不良患者发生鳞状细胞癌的达20%~30%。

有些皮肤病患者的体内恶性肿瘤发生率比一般人高。天疱疮类疾病特别是大疱性类天疱疮比正常人容易发生体内恶性肿瘤,40岁以上皮肌炎患者伴有或将发生恶性肿瘤的可达1/3,多中心性网状组织细胞增多病伴发恶性肿瘤的约占25%。药物中尤其无机砷剂的长期应用可引起角化病,砷角化病可演变成鳞状细胞癌、基底细胞癌或鲍恩病,结节性脂肪坏死患者患有胰腺疾病,往往是胰腺癌。

某些遗传性皮肤病的恶性肿瘤并发率较高,布卢姆综合征(Bloom syndrome)患者常死于恶性肿瘤,共济失调性毛细血管扩张患者易患恶性淋巴瘤,沃纳综合征(Werner's syndrome)患者不到50岁就常因恶性肿瘤而死亡,威斯科特-奥尔德里奇综合征(Wiskott-Aldrich syndrome)患者在婴幼儿时期就可有恶性肿瘤,凯迪克(Chediak)综合征患者也常在10岁以前因恶性肿瘤而致命，魏纳-加德纳(Gardner)综合征有多发性结肠息肉而常发展成腺癌。先天性角化不良患者的恶性肿瘤并发率可随年龄而增加。先天性掌跖角化病可伴发食管癌而称为豪威尔-伊文思(Howel-Evans)综合征，患者的家属在30~50岁时比正常人容易发生食管癌。色素沉着息肉病综合征的肠内息肉可恶变成腺癌等。

有的皮肤病几乎并发或将伴有恶性肿瘤。派杰病很像湿疹，属于癌性疾病，也常伴发腺癌等，黑棘皮病的恶性型是体内有恶性肿瘤的疾病，匐行性回状红斑是几乎遍布全身的同心环形及波浪形红斑，严重时可发展成红皮症，患者几乎均发生恶性肿瘤，往往是支气管癌。坏死松解性游走性红斑是胰高血糖素瘤的皮肤表现，有此红斑而不能查出胰高糖素瘤的很少。

EB病毒引起的皮肤表现 (cutaneous manifestations of Epstein-Barr virus infection)

EB病毒(EBV)是1964年在非洲儿童Burkitt淋巴瘤细胞中发现的人类疱疹病毒。EBV是嗜B淋巴细胞的线性双链DNA病毒，能够潜伏在感染的B淋巴细胞内，呈单克隆性，在自然界中普遍存在。人类是唯一的宿主，90%~95%的成人在儿童时期即被感染，并终身携带。唾液和密切接触是其主要感染方式，其次为血液、宫内感染和性接触。

1. 传染性单核细胞增多症(infectious mononucleosis，IM) 本病又称为腺性热，接吻病，一般呈良性自限性临床经过。可出现发热、咽扁桃体炎、淋巴结大(其中颈部淋巴结大最常见，腋下、腹股沟部次之)典型的三联征表现，腭部瘀点、肝脾大等全身症状，严重者可合并其他系统损害，如间质性肺炎、中枢神经系统脑炎、冠状动脉瘤、心肌炎、自身免疫性溶血性贫血、肾小球肾炎、口咽部淋巴样组织增生所致气管阻塞等。约1/3的患者于发病后4~6日出现皮疹，主要表现为躯干、上臂部弥散分布米粒大小红色斑疹，呈典型的麻疹样发疹。皮肤损害可累及面部、前臂，并进展至四肢。部分患者可出现疱疹样、荨麻疹样、紫癜样、多形红斑样、Gianott-Crosti样皮疹等皮肤损害。

IM患者若使用氨苄西林治疗后可发生超敏反应性皮疹，称为传染性单核细胞增多症-氨苄西林综合征(infectious mononcleosis-ampicillin syndrome)。此外，类似皮肤损害也可发生于IM患者使用甲氧西林、红霉素、头孢氨苄、阿莫西林后。表现为使用抗生素后7~10日，出现瘙痒性、铜红色猩红热样斑疹，先发生于四肢伸侧，随后向躯干及肢端扩散并整合，皮肤损害约持续1周，停药后可自行缓解。机制尚不清楚，可能与潜在的感染影响机体免疫系统，引发药物过敏反应相关。若患者既往对使用的抗生素不过敏，在IM恢复后仍可使用这些药物。此病需与药物超敏综合征(drug reaction with eosinophilia with systemic symptoms，DRESS)鉴别，后者可因EBV、HHV-6感染的再活化与原致敏药物所致的迟发性过敏反应相互作用，而进一步导致免疫反应被放大，引起机体严重损伤。常见表现为麻疹样发疹，呈现周身弥散分布的瘙痒性红色斑疹，严重者表现为红皮病样外观，其中颜面水肿是DRESS的典型特征。DRESS皮疹瘙痒剧烈，持续时间长，甚至可长达数月。除皮肤损害外，DRESS还表现为持续高热、肝脾淋巴结大、顽固性腹泻等全身症状。

2. 慢性活动性EBV感染(chronic active EBV infection，CAEBV) 若因多种因素EBV感染不能进入潜伏感染状态，可发展为慢性活动性EBV感染。根据外周血中EBV感染细胞类型，CAEBV可主要分为系统性EBV^{+}T细胞淋巴增殖性疾病和皮肤T/NK细胞变异型，皮肤表现以后者为主。后者包括种痘样水疱病和蚊叮超敏反应。

(1) 种痘样水疱病(hydroa vacciniforme，HV)：是一种少见的慢性、特发性光敏感性皮肤疾病，又称为夏令水疱病。该病多发生于儿童，偶有成人发病的报道。皮损多发于颜面、手背等光暴露部位，冬轻夏重，日晒后加重。皮损主要表现为阳光直射后水肿性斑丘疹、丘疱疹、水疱，可有伴炎性红晕的脐凹，伴或不伴反复高热。水疱破溃、结痂，可出现坏死。1~2周后皮损消退留下永久性、凹陷性痘疮样瘢痕，甚至残毁畸形。皮损组织病理早期表现为表皮内多房性水疱，其下可见出血及以淋巴细胞为主的炎症浸润，晚期可见表皮坏死变性，真皮和皮下脂肪多形性核不规则中小异型淋巴细胞至单一中大细胞浸润，愈合期成纤维细胞增生，形成瘢痕。

(2) 蚊叮超敏反应(hypersensitivity to mosquito bites，HMB)：蚊虫叮咬后高度过敏、高IgE抗体。该型多见于亚洲人、中南美洲土著、美洲儿童和年轻人。现有报道中，最常引起该反应的蚊虫是伊蚊。临床特征为叮咬部位严重超敏反应，包括红斑水肿、大疱、脓疱，后形成溃疡、坏死，愈合后遗留萎缩性瘢痕。此外还常伴有全身症状，如发热、淋巴结病、肝脾大、肝功能不全、肾衰竭、血尿、蛋白尿、哮喘等，有文献报道个别病例可出现自发性肠穿孔。大多数患者在外周血和皮损部位存在 EBV 感染的 NK 细胞。蚊叮超敏反应可以单独发生，也可发生在种痘样水疱病基础上。

同样与蚊虫叮咬和 EBV 感染相关的常见疾病还包括嗜酸性蜂窝织炎，该病是一种罕见的、特发性疾病。节肢动物咬伤、骨髓增生性疾病、结肠癌、含硫柳汞疫苗、Churg-Strauss 综合征、盘尾丝虫病、单纯疱疹病毒感染、药物和手术等可能为其诱因。典型皮肤表现为四肢和躯干周期性发生，伴瘙痒、烧灼感的水肿性红斑，偶有水疱、大疱等，类似蜂窝织炎、荨麻疹、虫咬或接触性皮炎，但对抗生素治疗反应不佳，一般于 3～6 周从皮损中央部分开始逐渐消退，边缘呈紫色或玫红色，皮损消退后可遗留中轻度色素沉着。据报道，该病患者常表达高水平 IL-5 的 Th2 细胞，而 IL-5 的过度表达会导致血液和组织中嗜酸性粒细胞的产生，故组织病理可见嗜酸性粒细胞、组织细胞、嗜酸性粒细胞浸润于胶原束之间，形成“火焰状”图像，但是随着急性期肉芽肿样浸润的发展，该特征会消失。

3. **EBV 感染相关的淋巴增生性疾病（Epstein-Barr virus associated lymphoproliferative diseases，LPD）及淋巴瘤** EBV 相关的淋巴增生性疾病并非一种独立的疾病，而是涵盖多种疾病类型的疾病谱，是 EBV、宿主免疫功能状况和遗传易感性，以及多种环境因素相互作用的结果。LPD 主要包括 X 联锁淋巴增殖综合征（XLP）、移植后 LPD、AIDS 相关的 LPD、脓胸相关的淋巴瘤（PAL）、EBV 相关的噬血细胞性淋巴组织细胞增生症（EBV associated hemophagocytic lymphohistiocytosis，EBV-HLH）、MTX 相关 LPD 等。淋巴瘤包括霍奇金淋巴瘤（HL）、Burkitt 淋巴瘤、非特指 EB 病毒阳性弥漫大 B 细胞淋巴瘤、EB 病毒阳性皮肤黏膜溃疡、侵袭性 NK 细胞白血病、儿童系统性 EB 病毒阳性 T 细胞淋巴瘤、种痘水疱样淋巴组织增生性疾病、结外 NK/T 细胞淋巴瘤（鼻型）、肝脾 T 细胞淋巴瘤、皮下脂膜炎样 T 细胞淋巴瘤、蕈样霉菌病（阿利贝尔病）、外周 T 细胞淋巴瘤、原发性皮肤 γδT 细胞淋巴瘤等。以上疾病可伴发红斑、丘疹、水疱、局部结节或溃疡，皮损反复迁延。血清抗 EBV-IgM 检测阳性，反映 EBV 活动性感染。

（1）种痘水疱样淋巴组织增生性疾病（hydroa vacciniforme-like lymphoproliferative disorder）：曾用名为种痘样水疱样 T 细胞淋巴瘤，2016 版世界卫生组织淋巴瘤分类将其更名，具有发展为系统性淋巴瘤的危险。该病多见于亚洲儿童和青少年、美洲土著成年人，男性发病率相对较高。其皮损除发生在面部、手背及其他曝光区域外，还可累及躯干、大腿等非曝光区域，出现红斑、丘疹、水疱，伴有坏死、结痂，愈后留有凹陷性瘢痕，严重时可累及结膜、角膜，少数患者可以眶周肿胀为首发症状，罕见的特征包括光照性甲松离、耳垂残损、骨骼溶解。还可伴发热、食欲减退、肝脾及淋巴结增大和血清酶学异常。镜下见表皮基底层破坏、海绵水肿及血管、附属器周围淋巴细胞浸润，瘤细胞小及中等大小，细胞轻到中等异形，浸润真皮和/或皮下组织，可见血管中心性浸润，免疫组织化学提示浸润细胞多为 NK、T 淋巴细胞来源，细胞表达毒性 T 淋巴细胞（CD3、CD8）或 NK 细胞标志物及细胞毒颗粒，EBER（+）。与种痘样水疱病临床及组织学均有重叠，两者皮损形态一致，但前者皮损更深，也可发生在非曝光区域，且其皮损不会因光照而诱发或加重，常合并系统受累，症状更严重，部分 HV-like LPD 可进展为 T/NK 细胞淋巴瘤或 EBV 相关的噬血细胞综合征（hemophagocytic syndrome，HPS）而危及生命。

（2）结外 NK/T 细胞淋巴瘤（鼻型）（extranodal NK/T-cell lymphoma）：属于非霍奇金淋巴瘤的少见特殊类型，本病亚洲、中南美洲青年男性多见，临床常表现为鼻部皮下硬结、局部红肿，患者可有鼻塞、鼻出血、流涕等不适主诉。皮损随疾病进展可逐渐增大，形成局部斑块、隆起、破溃，破溃后继发感染，可引起局部炎症、溃烂，使面部毁形，晚期可出现硬腭穿孔、眼球突出、颅神经麻痹等。除鼻部外，皮肤损害还可发生于咽、扁桃体、肢端皮肤、胃肠道和性腺，表现为多发性皮肤色至紫红色结节、浸润性斑块，坏死、溃疡形成，也可有斑疹、环形红斑、脂膜炎、蜂窝织炎等非特异性皮肤损害。病理主要表现为血管的侵犯和组织破坏。该病极易复发，常伴噬血细胞综合征，致死率高。

（3）淋巴瘤样肉芽肿病（lymphomatoid granulomatosis，LyG）：是一种罕见的血管及血管中心破坏的 EBV-LPD，与其他皮肤 LPD 不同，该病大部分患者没有明显的潜在免疫缺陷，但可合并 Wiskott-Aldrich 综合征、骨髓及髓外增殖性肿瘤等免疫缺陷综合征。本病主要影响中年男性。多发生于肺，可依次累及上呼吸道和胃肠道、皮肤、脑、肾、肝，体征和症状与病变发生的部位有关。累及肺时表现为咳嗽、呼吸困难和胸痛，并伴发热、体重减轻、疲劳和体重下降等类似恶性肿瘤的全身症状，也可有关节痛、肌肉痛和胃肠道不适，X 线可见双侧肺中、下叶多发性结节性浸润，较大结节中心可坏死，形成空洞。累及皮肤时表现为皮下结节、丘疹或红斑，可伴坏死和溃疡，斑块和苔藓硬化性病变偶有报道。累及中枢神经系统时可因部位不同而表现为头痛、呕吐、癫痫、步态不稳等神经精神症状。镜下可见各级血管管腔、内皮下、血管壁和血管周围多种细胞浸润，包括数量不等、大小不一的异型淋巴样细胞、小淋巴细胞、组织细胞、浆细胞等，一般无中性粒细胞和嗜酸性粒细胞，异型淋巴样细胞中含大量 EBV 阳性异型大 B 细胞，受浸润血管可因 EB 病毒介导的纤维样坏死和淋巴样细胞渗出而闭塞，病变严重者血管呈中心性坏死。该病虽名为淋巴瘤样肉芽肿病，但肉芽肿并非其特征，仅是脂肪坏死反应的一部分，镜下也无上皮样细胞和多核巨细胞肉芽肿病变。该病预后较差，中位生存时间约 2 年，多死于肺部并发症。

（4）EB 病毒阳性皮肤黏膜溃疡（EBV-positive mucocutaneous ulcer，EBV-MCU）：该病是一种罕见的疾病，直到 2010 年才由 Elaine Jaffe 教授首次报道，并确认为一个独特的临床案例，2016 年 WHO 将其新增进造血与淋巴组织肿瘤分类中。其主要发生于老年性或医源性免疫抑制个体，大多数医源性免疫抑制的个体都是高龄，表明免疫衰老可能是 EBV-MCU 发展的一个重要因素。临床主要表现为口咽黏膜（颊黏膜、舌、扁桃体）中单独的、边界清晰的溃疡，也可见于嘴唇、手臂、躯干和消化道，同时可伴局部淋巴结病变。镜下主要表现为含 T 细胞、组织细胞、浆细胞及嗜酸性粒细胞的多形性浸润的背景中异型大细胞，部分为霍奇金样和 HRS 样大细胞，可见浆细胞样凋亡小体，偶见坏死及嗜血管现象。免疫表型 EBER、CD30、PAX5、OCT-2、MUM1 均为阳性，部分表达 CD20、CD45、CD15、CD79a、BCL-6，病变周边是界限清楚的 $CD8^+$ T 细胞条带。该病是一种局部的 PTLD，血液中 EBV PCR 通常为阴性，故预后良好，具有一定自限性。

4. 结缔组织病（connective tissue disease，CTD） EBV 与 CTD 相关，如多发性硬化症（MS）、红斑狼疮、类风湿关节炎等。CTD 是一类谱系性疾病。CTD 有些临床表现是共有的，包括关节炎、炎性肌炎、间质性肺病变、肺动脉高压、炎症性血管炎、浆膜炎、食管蠕动障碍、光过敏、脱发、发热以及雷诺现象等。红斑狼疮皮肤表现包括盘状红斑，表现为淡红色斑疹或略带水肿的小丘疹，逐渐向四周扩大，中央逐渐萎缩、凹陷、瘢痕，形成类似碟盘的损害，表面附有灰白色黏着性鳞屑，不易剥离。用力剥离后可见其下有角质栓。皮疹消退后可见色素沉着、毛细血管扩张。皮损可出现在全身任何位置，发生于两颧颊部的皮损又称为蝶形红斑。类风湿关节炎皮肤表现可参照相关章节。

5. 其他疾病

（1）口腔、鼻咽部上皮病变：口腔、鼻咽部是包括病毒在内的环境病原体进入人体的主要门户，尤其是淋巴组织丰富的 Waldeyer 环及其周围。EBV 通过唾液感染咽扁桃体、上皮细胞等，延迟上皮分化，进一步增强了上皮细胞对 *HPV16 E6* 和 *E7* 致癌基因的表达，即使在 EBV 被清除后，这种效应仍可持续存在，从而参与口腔癌、口腔毛状黏膜白斑、侵袭性牙周炎、良性腮腺淋巴上皮囊肿等疾病的发生。

口腔癌（oral cancer）：是指发生于口腔及其他邻近解剖结构的恶性肿瘤。主要包括唇、舌根、舌其他部位、龈、口底、腭、口腔其他部位、腮腺、其他大唾液腺、扁桃体、口咽、鼻咽、梨状窦、下咽、唇、口腔等部位，以鳞状细胞癌最为常见。典型的口腔鳞状细胞癌（oral squamous cell carcinoma，OSCC）最常表现为有症状或无症状的表浅溃疡，溃疡常进展成外生型结节或肿瘤，表面破溃或形成溃疡，或直接侵犯深部组织结构而形成坚实且固定的肿块。

口腔毛状黏膜白斑（oral hairy leukoplakia，OHL）：1984 年首次被报道为一种 HIV 相关疾病，后陆续在 HIV 阴性的免疫抑制人群也有报道，因此，OHL 现被认为是免疫抑制状态的标志，其中仍有约 1/3 的患者合并 HIV 感染。典型临床表现为舌的侧缘、舌下、软腭、口颊黏膜、齿龈边界欠清的、有波纹的灰白色斑块，轻症者可仅表现为舌腹侧表面微小平坦的白色斑块，斑块不能用力刮去，以此区别于鹅口疮。少数患者可诉疼痛、味觉改变或烧灼感。在活检组织切片中检出 EBV DNA 或抗原，或分离出完整病毒可确诊。组织学表现为棘细胞层过度不全角化、上皮细胞增生、空泡样细胞，固有层炎性细胞减少，棘层上部可出现带状透明细胞层。

（2）Lipschutz 溃疡：是常发生于 EBV 急性感

染期间，与性无关的急性生殖器痛性溃疡。可能因急性感染期间 EB 病毒通过淋巴细胞浸润、血液循环、尿液或子宫颈分泌物的自体接种而发病。主要发生在青春期的女性身上，平均发病年龄为 14.5 岁，首发症状常为疲劳、厌食、头痛和低热等全身症状，后于生殖器部位出现痛性溃疡，最常见部位是阴唇的内侧或外表面，溃疡呈多灶性，典型的溃疡边缘呈紫红色，伴有明显的疼痛和腹股沟淋巴结增大，约 70%的患者还可伴发口疮病史，易误诊为白塞病和单纯疱疹病毒感染。排除梅毒等其他可引起生殖器溃疡的病因，并通过外阴拭子检测出 EBV DNA 可确诊。该病呈自限性，溃疡通常在 2~6 周内可以缓慢自愈。

（3）慢性 EBV 感染引起环状肉芽肿样皮疹（granuloma annulare-like eruption of chronic EBV infection）：多见于春、秋季，最初表现为一个或多个坚实光滑的肤色、红色或紫红色小丘疹，也可相互融合，皮损中央渐消退呈离心性扩大，逐渐形成环状、非环状斑块或边缘隆起的弧形斑片样皮损。主要发生在面部、四肢伸侧，也可发生在其他部位。病理表现为肉芽肿性炎症，真皮全层有淋巴细胞、组织细胞浸润和黏蛋白沉积，伴有较多的上皮样细胞和少量中性粒细胞。

（4）组织坏死性淋巴结炎（histiocytic necrotizing lymphadenitis，HNL）：1972 年由 Kikuchi 和 Fujimoto 报道，故又称为 Kikuchi 病。是一种良性、自限性疾病，多见于中青年亚洲女性，病程一般为 1~4 个月。最常见临床表现为伴或不伴发热的淋巴结病、白细胞减少，以颈淋巴最常见，其次为颌下、锁骨下淋巴结，少数可出现全身淋巴结增大，增大的淋巴结活动性好，不与周边粘连，伴有局部压痛或自痛，其他非特异性皮肤黏膜表现包括皮肤和口腔溃疡、红斑、丘疹或斑块，可伴疲劳、关节痛、厌食、寒战和脾大等，也有个案报道本病可合并神经系统损害。病理可见真皮淋巴细胞浸润、非中性粒细胞核碎裂、基底层空泡样变性和黏蛋白沉积。病变淋巴结活检可见由泡沫细胞和巨噬细胞包围的特征性嗜酸性纤维素样坏死区域。该病对抗生素治疗无效，对糖皮质激素敏感。

除了以上介绍的与 EBV 关系比较密切的疾病外，EBV 还可以引起小儿丘疹性肢端皮炎、丘疹紫癜性手套和短袜综合征、川崎病、急性特发性血小板减少性紫癜、再生障碍性贫血、淀粉样变、多形红斑、结节性红斑、离心性环状红斑、急性痘疮样苔藓样糠疹、鼻咽癌、胃癌、乳腺癌、肺癌、沃辛瘤、鼻腔多形性腺瘤、阴茎癌、溃疡性结肠炎等，其皮肤表现可参照各相关章节。

血液病的皮肤表现
(cutaneous manfestations of hematology)

血液病亦称为造血系统疾病，包括原发于造血系统的疾病和主要累及造血系统的疾病。化学因素、物理因素、生物因素、遗传、免疫、污染等都可以成为血液病发病的诱因或直接原因。本章主要将血液病分为红细胞疾病、白细胞疾病、造血干细胞疾病、出血和血栓性疾病四大类型。

1. 红细胞疾病

（1）贫血（anemia）：贫血是一种症状，而不是一个具体的疾病。不同原因的贫血，往往有类似的临床与实验室表现。贫血并非指血液的减少，而是指单位容积血液里血红蛋白的低于正常。根据我国的具体情况，综合有关调查资料，凡男性血红蛋白代于 120g/L，女性低于 100g/L 可诊断为贫血。因血常规测得的血红蛋白量只是血液中的浓度，故可受血液稀释或浓缩的影响。临床较为常见的包括缺铁性贫血、巨细胞贫血、先天性红细胞生成异常性贫血、溶血性贫血及其他原因引起的贫血，如营养缺乏、慢性病等。与缺铁性贫血相反，当机体内铁贮存增多也可造成组织损害，如铁贮积病，也称为血色素沉着症、血色病，相关内容可详细参照相关章节。

贫血的非特异性表现可见皮肤黏膜苍白、乏力、头晕、头痛、心悸、气短、心率增快等，皮肤黏膜苍白尤以手掌、口唇黏膜和睑黏膜较为明显。此外，可有毛发、指（趾）甲的营养不良，若长期严重贫血，心脏超负荷工作且心肌供氧不足，会导致贫血性心脏病，表现为心律失常、心脏杂音、心肌肥厚，甚至心功能不全。

1）缺铁性贫血（iron-deficiency anemia）：因缺血引起组织器官缺氧，可致黏膜组织变化和外胚叶营养障碍，出现皮肤苍白干燥、口炎、萎缩性舌炎、萎缩性胃炎、包括反甲、薄甲、脆甲、凹甲、嵴状甲等在内的甲改变、异食癖、婴儿及儿童不宁腿综合征、儿童屏气发作、视网膜出血和渗出、毛发干枯、变细、脱落、月经量增多、脾大等，也可伴发 Plummer-Vinson 综合征，也称 Paterson-Kelly 综合征，表现为吞咽困难。

2）巨细胞贫血（megaloblastic anemia）：表现为中至重度贫血，周身皮肤呈特征性的柠檬色，因黑色素合成的增加可致可逆的皮肤色素过度沉着，以手掌、脚掌、口腔黏膜多见。最突出表现为舌炎，舌质红，呈牛肉色，其上有散在的鹅卵石样的红斑，后期舌乳头逐渐萎缩成光滑舌，伴疼痛、厌食致体重下降。有报道，个别患者会因缺氧导致内皮功能障碍而出现黄斑变性、视网膜出血，随着治疗，出血逐渐吸收，视力可恢复。白癜风、白发、灰色发在该病中也较多见。偶见肛周及会阴湿疹。伴钴胺素缺乏时，还可出现外周神经炎，指（趾）感觉异常、振动感、自身感觉障碍、嗜睡、味觉和嗅觉倒错、步态不稳、记忆丧失、精神错乱。

3）先天性红细胞生成异常性贫血（congenital dyserythropoietic anemias，CDA）：先天性红细胞生成异常性贫血是一组少见的先天性贫血性疾病，典型CDAs可分Ⅰ、Ⅱ、Ⅲ型，近年随着对疾病的认识，部分学者建议将该病分为Ⅰa、Ⅰb、Ⅱ、Ⅲ、Ⅳ、伴或不伴红细胞生成异常性贫血的X连锁血小板减少症等六个亚型。除贫血的非特异性表现以外，该病常因骨髓内及外周血细胞破坏加速致肝脾大、黄疸、胆石症和继发血色病，伴畸形手足（并指，单个或多个指/趾发育不全，额外的趾骨，内翻足）、体型矮小、蓝色杏眼、眼距宽、小颌畸形，随年龄增加贫血症状相对减轻，胆石症和血色病症状逐渐加重，若CDAⅢ型同时伴发杂合HFE、C282Y或H63D突变时，引起病理性铁负荷而致器官损伤的概率明显上升。

4）溶血性贫血（hemolytic anemia）

A. 先天性溶血性贫血：遗传性球形红细胞增多症：本病又称先天性或家族性溶血性黄疸，可有黄疸、巨脾、皮肤溃疡、痛风石、腿部慢性皮炎、先天性畸形，倒塔形头、鞍状鼻及多指（趾）等，皮肤表现通常在脾切除术后痊愈。若同时伴有病毒感染，可发生再障危象，典型表现为发热、畏寒、嗜睡、呕吐、腹泻、肌痛和颜面斑丘疹（掌掴综合征）、躯干和四肢斑丘疹。

葡萄糖-6-磷酸脱氢酶缺乏症（G-6-PD）：可分为先天性非球形细胞性溶血性贫血、蚕豆病、药物诱发的溶血性贫血、感染等诱发的溶血性贫血、新生儿黄疸。其中蚕豆病是G-6-PD潜在的最严重的临床结果之一。可在接触蚕豆后数小时或数日后发病，早期有恶寒、微热、头昏、倦怠无力、不定性腹痛，继之出现因溶血而发生的巩膜黄染及全身黄疸、贫血、血红蛋白尿，尿呈酱油色。

地中海贫血（thalassemia）：可分为α型、β型，前者又包括静止型基因携带者、α地中海贫血特征、HbH病和Hb Bart胎儿水肿综合征。皮肤表现为口腔黏膜病变、皮肤色素沉着增多、小腿溃疡。其中重型β地中海贫血的患者，若输血不足会出现Cooley贫血的典型特征：额部、顶部、枕部隆起，上颌区过度生长，鼻梁塌陷，上颌及牙龈前突，面部逐渐显现先天愚型样的面容。这些改变伴有颅骨、长骨和手的特征性放射学表现。骨板障加宽，有“立毛状”或“太阳线”现象以及长骨和指骨的花边状小梁形成。

镰状细胞贫血（sickle cell anemia）：由于异常血红蛋白S所致，因红细胞呈镰刀状而得名。患者通常于出生半年后发病，首发症状多为贫血，毛细血管微血栓形成后可导致急性组织缺血和继发性炎症，进一步可造成肌肉、骨骼、四肢关节、胸腹部的梗死，致使相应部位产生疼痛危象，出现在肢体远端可表现为手足综合征，即在肢体远端有红、肿、热、痛的炎症表现，数日后红肿消退，但可再发，最后可发生皮疹下的骨髓炎、骨坏死、骨髓增生。也可表现为下肢皮肤慢性溃疡，应用锌制剂可促进溃疡愈合，愈合形成萎缩性瘢痕，其上可再发生溃疡。出现在眼部可表现为视网膜梗死、眼底出血、视网膜脱离等。其他表现尚有急性胸部综合征、眶周水肿、黄疸、瘙痒、秃发等。

B. 获得性溶血性贫血：子痫前期/子痫和HELLP综合征、播散性恶性肿瘤、心脏瓣膜性溶血、行军性红血蛋白尿、化学和物理因素、微生物感染、血型不合输血、免疫损伤、胎儿和新生儿同种免疫性溶血性疾病、脾亢进均可引起获得性溶血性贫血。

铅中毒（lead poisoning）：慢性铅中毒可表现为面容呈灰色（铅容），牙齿与指甲因铅质沉着而染黑色，形成“铅线”，若尿铅排泄异常，还可出现视网膜点彩。

血型不合输血：患者可有皮肤潮红、荨麻疹、血管性神经性水肿、紫癜及血清病样反应。以上皮肤表现在输血过敏反应中也可出现。

自身免疫性溶血性贫血（autoimmune hemolytic anemia）：依据自身抗体与红细胞结合所需的最适温度分为温抗体型、冷抗体型和混合型。冷抗体型又包括冷凝集素综合征（cold agglutinin syndrome）、阵发性冷性血红蛋白尿症（paroxysmal cold hemoglobinuria，PCH）。冷凝集素综合征由自身的寒性抗体引起，暴露于寒冷环境时红细胞受 IgM 抗体及补体作用而发生凝聚、损害，出现溶血。见于支原体肺炎、传染性单核细胞增多症、血吸虫病、丝虫病、疟疾、肝硬化、系统性红斑狼疮及某些淋巴瘤。手、足、鼻、耳、指（趾）等遇冷后可发绀、疼痛，甚至坏疽，类似雷诺现象，但无发白阶段。阵发性冷性血红蛋白血尿症是一种主要发生于儿童病毒感染后的罕见自限性疾病，患者可出现背部或腿部剧痛、腹部痉挛、头痛、冷荨麻疹、肢端发绀。温抗体型引起的自身免疫性溶血性贫血多见于结缔组织病、白血病及淋巴瘤，其皮肤表现详细参照各相应疾病。少数患者可伴有免疫性血小样反减少性紫癜，称为 Evans 综合征。

微血管病性溶血性贫血（microangiopathic hemolytic anemia）：本病由各种原发病所致，外周血液循环出现红细胞碎片，常伴有紫癜。

（2）高铁血红蛋白血症、硫化血红蛋白血症和羰血红蛋白血症：前两者大多数为药物或化学物品所致，先天性和特发性极为罕见。由于高铁血红蛋白缺乏运送氧的能力，可表现出贫血的症状，包括气促、心悸和血管性虚脱（vascular collapse）。当高铁血红蛋白的浓度大于 15g/L 时，即出现皮肤、口唇黏膜、甲床呈明显发绀，发绀的特点是急骤出现。羰血红蛋白血症由一氧化碳中毒引起，皮肤呈樱桃红色。

（3）真性红细胞增多症：是一种慢性骨髓增殖性肿瘤（MPN）。常为隐袭性起病，首发症状有头痛、头胀、眩晕、耳鸣、视觉紊乱、手足麻木等，因血液黏度增加、血管扩张，可出现多血质表现，患者自觉脸和头部发胀感，随着病情发展面颊、唇、耳、鼻尖部、颈部和四肢远端出现明显紫红，有时为青紫，口腔和舌黏膜呈深红色并发青，眼结膜充血，甚至出血，如鼻、牙龈、消化道和泌尿生殖道出血。当血栓形成后，可出现皮肤瘀斑、血栓闭塞性脉管炎、肢端动脉痉挛、红斑肢痛症、肢端坏疽等。此外，可因肥大细胞数量增多和组胺水平增高等原因表现全身瘙痒，瘙痒可在沐浴后加重。

2. **白细胞疾病**　根据其形状、功能和来源部位白细胞可分为三大类：粒细胞、单核细胞和淋巴细胞，其中粒细胞又可根据细胞质中颗粒的染色性质不同，分为中性粒细胞、嗜酸性粒细胞和嗜碱性粒细胞。

嗜碱性粒细胞由外周血移动到结缔组织和黏膜上皮内时，称为肥大细胞。肥大细胞主要分布于机体与外界环境相通、可以经常接触到病原体、变应原的地方，如皮肤、气道和消化道，肥大细胞异常增生时常出现特异性皮肤表现。

单核细胞穿出血管壁进入组织后分化为结缔组织及淋巴组织中的巨噬细胞、肝的库普弗细胞、肺的尘细胞、神经组织的小胶质细胞、骨组织的破骨细胞、表皮的朗格汉斯细胞和淋巴组织中的交错突细胞，共同组成单核吞噬细胞系统。

淋巴细胞是机体免疫功能应答的重要细胞成分，根据淋巴细胞的发育部位、表面抗原、受体及功能等不同，可分为 T 淋巴细胞和 B 淋巴细胞等多种。B 淋巴细胞在抗原刺激下分化增殖形成可分泌免疫球蛋白的浆细胞。

本章将白细胞疾病分为非恶性和恶性两大部分。前者包括高嗜酸性粒细胞综合征、中性粒细胞功能异常（Chedial-Higashi 综合征、白细胞黏附缺陷、高免疫球蛋白 E 综合征）、肥大细胞增多症、朗格汉斯细胞组织细胞增多症、Erdheim-Chester 病、幼年性黄色肉芽肿、淋巴细胞增多症。后者包括单克隆免疫球蛋白病、白血病、淋巴瘤，其中单克隆免疫球蛋白病又包括多发性骨髓瘤、原发性巨球蛋白血症、重链病、原发性淀粉样变性。

（1）非恶性白细胞疾病

1）中性粒细胞功能异常

A. 白细胞黏附缺陷（leukocyte adhesion deficiency，LAD）：是一种罕见的常染色体隐性遗传病。其特征是反复和慢性乃至坏疽性的软组织（皮下组织或黏膜）细菌和真菌感染，新生儿可表现为脐带延迟脱落。患者的易感染倾向和伤口愈合异常与中性粒细胞和单核细胞浸润到血管外炎症部位的能力被削弱或延迟相关。

B. 高免疫球蛋白 E 综合征（Job syndrome，hyperimmunoglobulin E syndrome）：临床特征是慢性湿疹样皮疹，皮肤及肺反复葡萄球菌感染，明显血清 IgE 增高，典型皮疹为新生儿期即发生的瘙痒性丘疹。皮损通常累及颜面和四肢伸侧，其边界清楚，周围缺少红斑。到 5 岁时，所有患者都会有反复皮肤脓肿形成和反复肺炎，伴慢性中耳炎和鼻窦炎的病史。患者还可出现化脓性关节炎、蜂窝织炎或骨髓炎，皮肤感染的特点是感染灶周围不会形成红斑，因此形成了所谓的“冷脓肿”。其他临床特点包括粗大的五官特征，包括突出的额头、眼睛深陷、宽鼻梁、宽而多肉的鼻尖、轻度面部凸颌、不对称以及偏侧肥大。

2）Erdheim-Chester 病：又称为非朗格汉斯细胞组织细胞增生症。主要累及 50 岁以上人群。典型表现为对称性长骨骨干和干骺端骨硬化后引起的疼痛，伴不同器官的浸润和包裹性包块。皮肤表现常为呈黄瘤样的红色-褐色丘疹，和播散性黄瘤相似。累及神经系统的患者可出现尿崩症、促性腺激素不足、垂体机能减退等异常。

3）淋巴细胞增多症（Lymphocythemia）：该病分为原发性、继发性，后者又包括传单、急性感染性淋巴细胞增多症、百日咳、大颗粒淋巴细胞增多症、压力性淋巴细胞增多症、蚊叮超敏反应、持续性淋巴细胞增多症。

大颗粒淋巴细胞增多症（lymphoproliferative disease of granular lymphocytes，LDGL）：NK 淋巴细胞增多症多伴有反复发作的皮肤病灶，例如青斑状皮炎、荨麻症性血管炎或混合再发的溃疡性口炎。

（2）恶性白细胞疾病

1）单克隆免疫球蛋白血症（monoclonal gammopathy of undetermined significance，MGUS）：该病是一组由 B 淋巴细胞或浆细胞克隆性增殖所致的疾病，分泌具有相同氨基酸顺序和蛋白质结构的免疫球蛋白分子或其片段，即 M 蛋白。M 蛋白与许多皮肤疾病相关。与本病高度相的皮肤疾病包括硬化黏液性水肿、硬皮病、渐进坏死性黄色肉芽肿、扁平黄瘤、荨麻疹、巨球蛋白血症、坏疽性脓皮病、Sweet 病、白细胞碎裂性血管炎、持久隆起性红斑和角层下脓疱病。

2）巨球蛋白血症（macroglobulinemia）：该病分为原发性和继发性。原发性巨球蛋白血症即华氏巨球蛋白血症，具有遗传倾向。继发性巨球蛋白血症多与感染、自身免疫病或特殊职业暴露所引起的慢性抗原刺激相关。临床主要表现为 IgM 相关和肿瘤浸润相关两个方面。IgM 相关的临床表现为：①高黏血症：口鼻黏膜出血以及视网膜出血导致的视觉障碍。②冷球蛋白血症：雷诺现象、手足发绀、暴露于寒冷部位的器官坏死（如鼻尖、耳朵、手指和脚趾）、踝部溃疡、紫癜和冷荨麻疹。③冷凝集素性溶血性贫血：红细胞在皮肤微循环中的凝集也可导致雷诺综合征、肢端发绀症和网状青斑。④IgM 组织沉积：无定型 IgM 在皮肤基底膜的线性沉积和大疱性皮肤病有关。在真皮的沉积能引起肢体末端伸肌表面的 IgM 丘疹，即皮肤巨球蛋白血症。单克隆轻链沉积即纤维淀粉样沉积。肿瘤浸润相关的临床表现：皮肤容易出现大量淋巴样浆细胞的浸润。皮肤浸润可形成皮肤斑块，慢性荨麻疹和 IgM 丙种球蛋白血症是 Schnitzler 综合征的两大特征性表现。

3. 造血干细胞疾病

（1）骨髓增生异常综合征（myelodysplastic syndrome，MDS）：轻症者主要表现为顽固性贫血，重症者除贫血表现以外还可有出血和感染并发症。少数可继发包括无巨核细胞血小板减少症，单纯性中性粒细胞减少症，慢性单核细胞增多在内的急性髓细胞白血病的综合征、再生障碍性贫血、阵发性睡眠性血红蛋白尿和嗜酸性粒细胞性筋膜炎，皮肤表现可详细参照相关章节。

（2）阵发性血红蛋白尿（paroxysmal nocturnal hemohlobulinuria，PNH）：PNH 常被认为是一种溶血性贫血，实际上它是一种获得性造血干细胞基因突变的克隆性疾病，以补体介导的血管内溶血和危及生命的造血功能衰竭、血栓形成、肾功能不全和肺动脉高压等并发症为特征。血红蛋白尿常为首发症状，典型尿色呈酱油色或红葡萄酒样，轻者可呈啤酒色或浓茶色，发作时可伴有乏力、发热、排尿不畅、尿不尽感、腰腹及四肢关节痛等，晨重暮轻。静脉血栓发生于肝静脉可引起 Budd-chiari 综合征，表现为黄疸、腹胀、下肢水肿、色素沉着及小腿顽固性溃疡、鼻出血、牙龈出血及上消化道出血，其次较常见的部位为肠系膜、脑静脉和下肢静脉。还有少数患者可有吞咽困难、吞咽疼痛、腹痛、男性阳痿表现。

（3）再生障碍性贫血（aplastic anemia）：是由多种病因、多种发病机制引起的一种骨髓造血功能衰竭症，主要表现为骨髓有核细胞增生低下，代之以脂肪组织而导致全血细胞减少。分为遗传性及获得性。遗传性再生障碍性贫血（inherited aplastic anemia）是一组先天性染色体异常导致的骨髓衰竭症，主要包括范科尼贫血、先天性角化不良、Shwachman-Diamond 综合征，以范科尼贫血相对多见。

1）获得性障碍性贫血：除贫血的非特异表现外，还会出现身体下垂部位出血点、口腔黏膜血疱、瘀斑、鼻出血、球结膜出血、女性患者月经增多，严重者还可出现深部组织器官出血，表现为咯血、呕血、血尿、黑便、颅内出血，眼底出血者表现为视物模糊，甚至失明。由于中性粒细胞减少或缺少，常合并呼吸系统感染、皮肤软组织感染等，表现为发热、咽痛、呼吸困难、皮肤脓肿、肛周脓肿等。若治疗时长期应用免疫抑制药物,可继发真菌、原虫等混合感染,还可能激活体内潜伏的肝炎病毒、水痘-带状疱疹病毒,出现相关的皮肤表现。

2）遗传性再生障碍性贫血

A. 范科尼贫血:新生儿和儿童早期仅表现为发育迟滞导致的体格矮小及骨骼异常,约 50%的患者具有拇指缺如、畸形或多指及桡骨发育不全,也可出现心脏间隔缺损、眼睛畸形及肾脏缺如、萎缩和融合肾、学习障碍、头颅畸形、智力发育迟滞。性腺发育不全。皮肤常有淡褐色色素沉着、色素脱失,以颈部、腹股沟、腋窝、躯干及肛门、生殖器部位为主,或者出现牛奶-咖啡斑(扁平、淡褐色、直径 1~12cm 的异常皮肤色素沉着区域)。

B. 先天性角化不良症(dyskeratosis congenita):表现为显著的临床与遗传异质性,经典的皮肤三联征为甲营养不良、皮肤异色和黏膜白斑。皮肤异色表现弥散性棕褐色或灰褐色、斑点状或网格状的色素沉着,可融合成片。常始发于面部和颈胸部,逐渐扩散至全身。黏膜白斑以口腔黏膜最多见,呈增厚性白斑,其他部位黏膜如结膜、泪管、食管、尿道、阴道、肛门等也可累及,有时甚至出现狭窄,可造成吞咽困难、排尿困难或泪道阻塞。皮肤异色和指甲变化通常出现在童年时期,而黏膜白斑和骨髓造血功能衰竭通常出现在青中年。此外,还可表现为牙齿形态或排列畸形、头发、睫毛与眉毛脱落、手指和脚趾皱褶消失、手掌和足底过度角化、外伤后皮肤出现水疱、大疱。X-连锁先天性角化不良女性携带者还可以出现单一色素减退区。

该病还有两个严重的亚型:①Hoyeraal-Hreidarsson 综合征,其特征性表现是小脑发育不全、小头畸形、发育迟缓、免疫缺陷、宫内发育迟缓和骨髓衰竭。②Revesz 综合征,其特征性表现是双边视网膜病变、生长发育迟滞、典型的皮肤黏膜三联征及小脑发育不全。

还有一些少见的与再生障碍性贫血相关的综合征可伴皮肤表现。施瓦赫曼综合征(Schwachman-Diamond syndrome)表现为身材矮小,并因胰腺分泌不足致慢性脂肪泻,而出现营养不良综合征皮肤表现。DNA 连接酶Ⅳ缺陷可有异形面容。杜博维兹(Dubowitz)综合征可表现为身材矮小、小头畸形、独特面容(前额突出、鼻梁宽、眶上嵴浅、鼻梁与前额齐高、鼻尖宽、睑裂小且内眦距过宽、上睑下垂、睑裂狭小、内眦赘皮、耳突出)、湿疹样病变、眉毛外侧及头发稀少。塞克尔(Seckel)综合征,也称为鸟头侏儒症,表现为特异性面部畸形(鸟头外观)。

(4) 纯红细胞再生障碍性贫血(pure red cell aplasia,PRCA):该病是一种发病率较低、贫血症状显著的疾病,分为先天性及后天获得性两类,先天性 PRCA 以 Diamond Blackfan 综合征为代表,后天获得性 PRCA 又分为原发性和继发性。Diamond Blackfan 贫血多在 1 岁内确诊。有的表现为出生时胎儿水肿。早期症状无特异性。后期表现为显著贫血,也可出现体格异常,包括颅面、拇指畸形、身材矮小、泌尿生殖系异常、蹼状颈、骨骼异常和心脏异常,拇指畸形严重的异常范围从鱼际异常到桡骨和前臂的缺失、增多、裂叉或典型的拇指三节指骨。获得性 PRCA 最常见原因是胸腺瘤,但胸腺瘤的发生和 PRCA 常无明确的时间相关性。

4. 出血和血栓性疾病

(1) 出血性疾病:血小板减少症、反应性血小板增多症、遗传性血小板质量性疾病、获得性血小板质量性疾病、血管性紫癜、血友病 A 和血友病 B、遗传性凝血因子缺乏、维生素 K 依赖的凝血因子联合性缺乏、遗传性纤维蛋白原异常、Von Willebrand 病、抗体介导的凝血因子缺乏、肝病和肝移植相关的止血功能紊乱等出血性疾病均表现为不同程度的皮肤黏膜出血,其中瘀斑、瘀点、鼻出血、牙龈出血、月经过多、消化道出血等最多见,也可出现关节内出血、软组织血肿、假瘤(血囊肿)、血尿、牙科出血或外科手术出血,也有视网膜出血。新生儿及婴儿初发症状可表现为啼哭引起的面部瘀斑及结膜下出血。威斯科特-奥尔德里奇综合征(Wiskott-Aldrich syndrome)除以上非特异性表现外,还会出现反复感染和湿疹。弥散性血管内凝血可出现出血性大疱、肢端坏死和坏疽。

(2) 血栓性疾病

1）遗传性易栓症(inherited thrombophilia):蛋白 C、S 缺乏者如服用华法林可能出现类似于暴发性紫癜的大范围血栓性皮肤坏死,分布于身体的躯干部位如胸部、腹部和外阴部,称为华法林皮肤坏死。

2）抗磷脂综合征(antiphospholipid syndrome,APS):是一种获得性易栓症,网状青斑最常见,最常见的病理特征是非炎症性血管炎,还可出现坏死性血管炎,青斑样血管炎,血栓性静脉炎,皮肤溃疡及坏死,红斑、紫癜、瘀斑,疼痛性结节和指甲下碎片状出血，皮肤松弛（斑状萎缩），盘状红斑，和皮肤 T 细胞淋巴瘤。

3）抗体介导的血栓性疾病：抗体介导的血栓性疾病主要包括血栓性血小板减少性紫癜（TTP）和肝素诱导的血小板减少症（HIT）。

HIT 继发血小板减少可出现瘀点、鼻出血与导管渗血等出血症状，中心静脉阻塞可导致四肢坏疽。皮肤坏疽改变发生在肝素皮肤注射部位，也可以发生在静脉输注肝素后或转用华法林之后。

4）静脉血栓形成：静脉血栓形成的临床特征包括下肢疼痛、触痛、水肿、明显的条索状的血管、皮肤颜色改变、静脉扩张、浅表静脉突以及发绀。若静脉循环完全受阻，可出现疼痛性蓝肿。

5）动脉粥样硬化血栓：动脉粥样硬化栓塞位置若涉及远端微循环，则可能发生"蓝趾综合征"，其表现为一个或多个趾端的急性疼痛和细嫩的脱色或蓝斑和不均匀斑，且可能会发展为溃疡和坏疽。其他共同的皮肤表现为腿、臀部或腹部痛性小瘤和紫癜的网状青斑。

因血液系统疾病种类众多，与前文病毒感染、物理性疾病、皮肤血管炎类疾病、皮肤脉管炎类疾病、紫癜性皮肤病、结缔组织病、营养及代谢性疾病、网状内皮系统肉芽肿性疾病、色素减少性皮肤病、皮肤萎缩性皮肤病、恶性肿瘤等章节内容多有重叠，在此就不再赘述，详细可参照各章节。

（王惠平）

参考文献

1. 邵宗鸿，郑萌颖. 自身免疫性溶血性贫血治疗进展[J]. 临床血液学杂志，2016，28(6)：439-441.
2. 冯帆，李志铭. 结外 NK/T 细胞淋巴瘤，鼻型的诊断与治疗进展[J]. 中国肿瘤临床，2016，43(14)：603-606.
3. GUPTA V，GULATI N，BAHL J，et al. Bullosis Diabeticorum：Rare Presentation in a Common Disease[J]. Case Rep Endocrinol，2014，14：1-3.
4. 陈燕坪，陈刚，谢建兰，等. EB 病毒阳性的皮肤黏膜溃疡临床病理学特征分析[J]. 中华病理学杂志，2017，46(4)：261-262.
5. LEITE P R，MARTINS L J，SILVESTRE K J，et al. Gianotti-Crosti syndrome：a case report of a teenager[J]. Anais Brasil Dermatol，2016，91(5 suppl 1)：163-165.
6. GODARA S，THAPPA D，POTTAKKATT B，et al. Cutaneous manifestations in disorders of hepatobiliary system[J]. Indian Dermatol Online J，2017，8(1)：9.
7. MASMOUDI A，DAROUICHE M H，SALAH H B，et al. Cutaneous abnormalities in patients with end stage renal failure on chronic hemodialysis. A study of 458 patients. [J]. J Dermatol Case Rep，2014，8(4)：86-94.
8. RICHTER L，RAPPERSBERGER K. Cutaneous involvement in chronic inflammatory bowel disease：Crohn's disease and ulcerative colitis[J]. Hautarzt，2016，67(12)：940-947.
9. 王雪萌，童梅，徐晨，等. EB 病毒感染及相关疾病的研究进展[J]. 中国临床实用医学，2016，7(3)：98-101.
10. 刘元香，徐子刚. EB 病毒感染相关皮肤疾病的研究进展[J]. 中华实用儿科临床杂志，2016，31(22)：1757-1760.
11. 李国辉，范玉贞，陈任安，等. EB 病毒感染相关性噬血细胞综合征 37 例单中心回顾性分析[J]. 临床血液学杂志，2016(4)：576-580.
12. 艾军红，谢正德，申昆玲. EB 病毒及儿童 EB 病毒相关疾病[J]. 中华实用儿科临床杂志，2016，31(22)：1683-1686.
13. 甘璐，陈浩. EB 病毒相关性皮肤淋巴瘤及淋巴组织增殖性疾病[J]. 国际皮肤性病学杂志，2016，42(6)：464-467.
14. CHEN B J，FANG C L，CHUANG S S. Epstein-Barr virus-positive mucocutaneous ulcer[J]. KJMS，2016，33(1)：50.
15. HALL L D，EMINGER L A，HESTERMAN K S，et al. Epstein-Barr virus：dermatologic associations and implications：part I. Mucocutaneous manifestations of Epstein-Barr virus and nonmalignant disorders[J]. JAAD，2015，72(1)：1.
16. ROBERTS T K，CHEN X，LIAO J J. Diagnostic and therapeutic challenges of EBV-positive mucocutaneous ulcer：a case report and systematic review of the literature[J]. Exper Hematol Oncol，2015，5(1)：13.
17. DI M N，GUBERTINI N，CROCÈ L，et al. DRESS syndrome with autoimmune hepatitis from strontium ranelate[J]. Cutis，2016，97(5)：E22.
18. PAIK J H，CHOE J Y，KIM H，et al. Clinicopathological categorization of Epstein-Barr virus-positive T/NK-cell lymphoproliferative disease：an analysis of 42 cases with an emphasis on prognostic implications[J]. Leuk Lymph，2017，58(1)：11.
19. TATSUNO K，FUJIYAMA T，MATSUOKA H，et al. Clinical categories of exaggerated skin reactions to mosquito bites and their pathophysiology[J]. JDS，2016，82(3)：145-152.
20. THERESIA C，郑捷. 药物超敏综合征后继发自身免疫病[J]. 国际皮肤性病学杂志，2017，43(2)：92-94.

中文索引

C

D

E

F

G

H

J

Q

R

S

T

Y

Z

英文索引

B

C

D

F

G

H

I

J

K

M

N

O

P

Q

R

S

T

U

V

W

X

Y

Z